올림픽 웨이트리프팅

선수와 코치를 위한 완벽한 지침서

Olympic Weightlifting: A Complete Guide for Athletes & Coaches

제3판

그렉 에버렛 지음

최민석 옮김

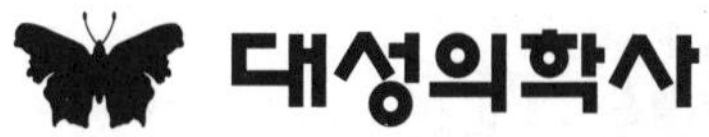

제3판
올림픽 웨이트리프팅: 선수와 코치를 위한 완벽한 지침서
Olympic Weightlifting: A Complete Guide for Athletes & Coaches

1판 1쇄 펴냄: 2022년 4월 7일

지은이: 그렉 에버렛
옮긴이: 최민석
펴낸이: 권오현
펴낸곳: 대성의학사

출판등록 2009년 6월 22일(제301-2013-095호)
서울특별시 중구 을지로 126-1 (을지로3가, 3층)
전화 02)2279-3444 / 팩스 02)2285-0108
Homepage www.medibook.co.kr

값 55,000원

ISBN 979-11-90868-20-4(13690)

Contents

역자 서문 7
감사의 글 9
3판을 내면서 11
이 책을 활용하는 방법 13

기초

리프팅 이해하기 15
리프팅 단계들 15
웨이트리프팅 운동의 법칙들 17
질량 중심, 압력 중심, 중력선 18
스트렝스 vs 기술 20
무릎 vs 고관절 21

리프팅 배우기와 가르치기 22
프로그레션 과정 25
코칭 26

개별적 특수성 28
신체 비율과 영향 28
시합에서 리프팅 동작별 무게 비율 33
신체적 특징들 33
훈련에 대한 반응과 회복 35
개인 맞춤형 리프팅 기술 35
훈련을 통한 성장 35

시설과 장비 37

준비 운동 52

호흡, 몸통 견고하게 만들기 61

스쿼트 64
스쿼트 자세 64
수정과 변형 72
바운스 73
호흡 74
스쿼트 배우기와 가르치기 75
백 스쿼트 77

발의 위치와 트랜지션 79

훅 그립 83

이중 무릎 굽힘 86

시작 자세와 관련된 원칙들 89
시작 자세 이해하기 90
시작 자세 들어가기 92

스내치

스내치 시작하기 97

리시빙 자세 98
그립 위치 98
오버헤드 자세 99
오버헤드 스쿼트 104
프레싱 스내치 밸런스 105
드롭 스내치 106
히빙 스내치 밸런스 107
스내치 밸런스 108

스내치 배우기 110
미드 행 자세 110
미드 행 스내치 점프 112
미드 행 스내치 풀 113
톨 머슬 스내치 115
스케어크로우 스내치 117
톨 스내치 118
미드 행 스내치 119
안전하게 스내치 실패하기 121
파워 스내치 122

스플릿 스내치 124

바닥에서 스내치 126
시작 자세 126
스내치 세그멘트 데드리프트 127
홀팅 스내치 데드리프트 129
세그멘트 스내치+스내치 129
스내치 130

스내치 이해하기 132
시작 자세 132
첫 번째 풀 137
두 번째 풀 141
세 번째 풀 151
리커버리 160
바벨의 동선 161

클린

클린 시작하기 165

리시빙 자세 166
그립 위치 166
클린 랙 자세 167
프론트 스쿼트 170

클린 배우기 172
미드 행 자세 172
미드 행 클린 점프 173
미드 행 클린 풀 174
랙 딜리버리 175
톨 머슬 클린 177
톨 클린 178
미드 행 클린 179
안전하게 클린 실패하기 180
파워 클린 181
스플릿 클린 182

바닥에서 클린 시작 183
시작 자세 183
클린 세그멘트 데드리프트 184
홀팅 클린 데드리프트 186
세그멘트 클린+클린 186
클린 187

클린 이해하기 189
시작 자세 189
첫 번째 풀 190
두 번째 풀 190
세 번째 풀 192
리커버리 196
바벨의 동선 197

저크

저크 시작하기 199

리시빙 자세 200
그립 위치 201
오버헤드 자세 202
스플릿 자세 203
점프해서 스플릿 자세 205

저크 배우기 208
저크 랙 자세 208
스탠스와 딥 210
프레스 212
푸시 프레스 213
톨 파워 저크 215
파워 저크 216
목 뒤에서 스플릿 저크 하기 218
저크 밸런스 220
스플릿 저크 220
안전하게 저크 실패하기 222
스쿼트 저크 223

저크 이해하기 225
시작 자세 225
딥 227
드라이브 229
푸시 언더 231
바벨 받기 233
리커버리 234
바벨 동선 235

클린 앤 저크 236

오류 교정

자세의 오류 교정 239

공통적인 오류 245

스내치 오류 263

클린 오류 268

저크 오류 276

프로그램 설계와 훈련

프로그램 설계 시작하기 289
점진적 과부화와 다양한 자극 289
신체적 적응 모형들 290
적응의 특수성 291

유전적인 잠재력 291
스트렝스와 파워 원리 292
스트렝스 증가 293
기본적인 스트렝스 훈련 방법 293
주기화 구조 294
선수 양성 방법 294
성장과 기대 295

평가 296
신체적인 특징들 296
훈련과 퍼포먼스 298
환경 300
기술 레벨 분류 301
평가 내용 활용 301

훈련 시 변수들 308
강도 308
반복 횟수 310
세트 312
볼륨 313
휴식 시간 315
템포 316
훈련 빈도 317
운동 시간 318
운동 선택 318
가변 저항 훈련과 보조 319

점프 훈련 321

보조 운동 327
몸통 스트렝스와 안정성 327
보디빌딩 330
안정성과 활성화 운동 330
그립 훈련 330

불가리안 훈련 방식 333
불가리안 훈련 방식 모형 334

구체적 선수 분류 337
유소년 337
여성 339
마스터 340

프로그램 설계 과정 342
훈련 계획 개요 343
메조사이클 형태 345
프로그램 구조 348
팀과 개인 프로그램 359
강도 결정 360
훈련의 유연성 361
부상을 고려한 변경 361

회복 362
회복하는 방법 364
회복 상태 확인하기 365
부상 369

훈련 시 지켜야 하는 부분들 371
1kg의 규칙 371
사이클 반복 372
준비 운동 반복 횟수 372
바벨 증량 방법 373
훈련일지 관리 374
실패한 리프팅 374
체육관 예절과 분위기 376
동작 반복 사이에 바벨 아래로 내리기 379
정신력 게임 381

훈련 프로그램 샘플 387
기술 레벨 0 389
기술 레벨 1 394
기술 레벨 2 397
기술 레벨 3 399
기술 레벨 4 406
기술 레벨 5 413
초보자용 425
주 3일 훈련 427
마스터용 428
체중 증량 430
불가리안 432
5주 프론트 스쿼트 사이클 433
10주 볼륨 스쿼트 사이클 436
온 더 미닛 사이클(OTM 사이클) 439
라이저, 웨이브, 다양한 포지션 446
더블 데이 스쿼트 & 헤비 웨이트 453

보완 운동

보완 운동 시작하기 461

스내치 연습 463

클린 연습 491

저크 연습 515

공통 훈련 528

영양과 체중

영양 537
양 537
질 537
다량 영양소 성분 537
다량 영양소 섭취 타이밍 539

영양 계획 540

체중 543
체중 유지 544
체중 감소 545
체중 증가 546
슈퍼헤비급 선수 547
유전적 요인 547

보충제 548

가동성과 유연성

가동성 & 유연성 운동 시작하기 553
최적의 가동성 553
어느 정도로 가동성이 필요한지 결정 555
가동성 훈련 방법 556
가동성 훈련 프로그램 설계 558

스트레칭 560

자가근막이완 570

대회

대회 573
나이 카테고리 573
체중 카테고리 573
대회 참가 자격을 위한 리프팅 기록 575
복장과 개인 장비 575
영양 575
이동 576
체중 조절 576
대회 준비 578
대회 시작 전 준비 580
대회 절차 581
시합 전 준비 운동 리프팅 타이밍 584
준비 운동 예절 590
플랫폼 예절 591

부록

동작 요약 설명 595
용어 정리 605
참고 문헌 608

역자 서문

미식축구 선수로 활동하던 시절 기초 체력 향상 운동으로 크로스핏을 추천받아서 시작했다. 처음에는 단지 힘들기만 했던 크로스핏이라는 운동의 매력에 나는 금방 빠져들었다. 이때 가장 큰 매력으로 다가왔던 것이 바로 웨이트리프팅(역도)이었다. 어린 시절부터 전형적인 엘리트 스포츠라고 생각했고, 올림픽 시즌이나 되어야 구경할 수 있었던 이 스포츠를 내가 직접 경험할 수 있는 날이 올 것이라고는 상상도 못했다.

단지 힘이 좋으면 유리한 스포츠라고 생각했던 나의 무지는 웨이트리프팅 경력이 조금씩 쌓이면서 웨이트리프팅에 대한 무한 애정으로 바뀌게 되었다. 웨이트리프팅을 시작하기 전, 더 정확하게 말하자면 크로스핏을 시작하기 전에는 적지 않은 시간을 운동에 투자했던 나는 나름대로 자부심이 있었다. 하지만 웨이트리프팅 동작을 하나씩 연습하면서 몰랐던 내 몸의 장단점을 느끼고 확인할 수 있었다.

웨이트리프팅은 바로 이런 운동이다. 겉으로는 단순히 힘의 경쟁처럼 보이지만, 엄청난 역학적 지식부터 시작해서 스트렝스, 파워, 근육 간의 협응력, 우리가 흔히 코어라고 부르는 안정성과 관련된 근육들까지 모든 것들의 집합체라고 할 수 있다. 그 과정에서 현재 신체적, 정신적 상태에 대한 피드백을 받을 수 있는 운동이기도 하다.

바닥에 놓여 있는 바벨을 들 때의 미세한 상체의 각도, 팔의 내회전 혹은 외회전 여부, 시선 등 아주 사소한 부분들과 바벨을 머리 위로 받는 찰나의 순간의 발과 팔꿈치의 움직임과 타이밍이 리프팅의 성공 여부에 지대한 영향을 미친다. 무게와 상관없이 한 번의 동작을 수행하기 위해서 우리는 평소에 유연성, 근력 등 다양한 신체 능력을 골고루 꾸준히 발달시켜야 한다.

모든 운동과 스포츠들은 저마다의 장점이 존재한다. 웨이트리프팅은 단 한 번의 동작을 위해서 다양한 신체 능력을 적절한 타이밍에 폭발적으로 활용해야만 하는 아주 매력적인 스포츠이자, 훌륭한 운동이다. 다른 나라와 비교했을 때 일반인들이 웨이트리프팅을 접할 수 있는 기회가 한국에는 많이 없었다. 하지만 최근 들어서, 적지 않은 사람들이 웨이트리프팅에 관심을 가지면서 이제는 일반인들이 웨이트리프팅을 하는 모습을 비교적 쉽게 볼 수 있다.

하지만 이렇게 웨이트리프팅을 하는 사람들이 점점 증가하는 상황에서도 사람들이 참고할 만한 정보는 많지 않다. 나 역시 마찬가지였다. 올림픽에서 역도 금메달리스트까지 배출한 역도 강국인 우리나라에서 웨이트리프팅(역도)과 관련된 책이 한 권도 존재하지 않는다는 사실에 너무도 놀랐다. 이런 상황 때문에 당연히 외국에 나와 있는 관련 서적을 찾을 수밖에 없었다. 그러다가 읽는 사람에 따라서는 너무 어렵게 혹은 복잡하게 느낄 수 있을 정도로 아주 많고 다양한 내용을 담고 있는 웨이트리프팅의 바이블과 같은 이 책을 만나게 되었다. 부담이 될 수도 있는 두께의 책이지만, 장기적인 관점에서 이렇게 매력적인 운동을 경험하고 즐기는 사람이 점점 많아지기 위해서라도 웨이트리프팅에 있어서 바이블 같은 책이 반드시 필요하다고 생각하기에 이 책을 소개하기로 했다.

카탈리스 애슬릿Catalyst Athletics은 전 세계적으로 가장 믿을 만한 웨이트리프팅 정보와 자료를 제공해주고 있다. 그리고 이 카탈리스 애슬릿이 가지고 있는 웨이트리프팅 관련 모든 노하우와 지식이 이 책에 모두 담겨 있다. 한국을 포함해서 전 세계적으로 아주 많은 웨이트리프터들이 이들의 도움을 받고 있다. 현재 그 어떤 웨이트리프팅 책도 이 책만큼 방대하고 핵심이 되는 내용들을 담고 있지 않다.

600페이지에 달하는 이 책을 혼자서 번역한다는 것 자체가 쉽지 않은 결정이었다. 특히 선수 출신도 아닌 내가, 그리고 스스로도 많이 부족하다고 느끼는 상황에서 더욱 망설임은 커졌다. 하지만 누군가에게 조금이라도 유익한 도움을 주는 역할을 할 수 있다는 생각에 작업을 시작하게 되었다.

예상했던 작업 기간은 몇 번이나 연기될 정도로 엄청나게 힘든 과정의 연속이었다. 정말 누군가에게 도움이 될 수 있다는 생각 하나로 버티면서 결국은 작업을 마무리할 수 있었다. 작업 과정을 거치면서 저자의 운동 철학을 간접적으로나마 경험할 수 있었다. 무엇보다도, 웨이트리프팅에 대한 지식과 이해가 깊어지고 관점이 넓어지면서 나 스스로가 가장 큰 수혜를 입었다고 생각한다.

내가 이번 작업을 통해서 성장할 수 있었던 것처럼 이 책을 읽는 많은 독자들 역시나 여러 측면에서 한층 더 성장할 수 있는 기회를 얻었으면 한다.

길고 힘든 작업에 집중할 수 있도록 체육관을 너무나 잘 챙겨준 우리 크로스핏 레드, 포르테짐 코치님들(재우 코치님, 은하 코치님, 미연 코치님, 형석 코치님, 희철 코치님) 그리고 혜정 매니저님에게 이 자리를 빌려서 감사의 말씀드린다. 그리고 번역 과정에서 해결되지 않는 부분에 대해서 자문을 구하기 위해서 갑작스럽게 연락드려도 단 한 번도 귀찮아하지 않고 복잡한 내용을 너무 쉽게 설명해주신 대한기능재활협회(Kafrehab) 강정현 대표님, 현장 지식이 부족한 저에게 인터뷰를 통해서 많은 얘기를 해주신 울산과학스포츠중고등학교 역도부 정현종 코치님께도 큰 감사의 말씀을 드린다. 두 분의 도움 때문에 책 번역을 무사히 마무리할 수 있었다.

이 책을 통해서 더 많은 사람들이 웨이트리프팅을 접하고 경험하고 느낄 수 있는 기회를 얻었으면 한다.

역자 약력

- 탈로스 역도 전문체육관 헤드 코치 & 대표(Talos weightlifting)
- 크로스핏 레드(CrossFit RE.D) 헤드 코치 & 대표
- 여성 전용 운동 센터 포르테짐(ForteGym) 대표

- Catalyst Athletics Weightlifting Level 1 coach
- CrossFit Level 2 coach
- IPF Korea Powerlifting 2급
- SFG 1(Kettlebell Hardstyle)
- IKSFA Kettlebell Sport Level 1Flexible Steel Level 1 Instructor
- Precision Nutrition Level 1

- 2018년 FISU 한국 미식축구 대표팀 S&C 코치
- Lee Taft 'Speed Training' 한국 세미나 통역

감사의 글

나보다 앞서서 웨이트리프팅을 해온 그리고 가르쳐온 코치들과 선수들이 이뤄온 업적과 웨이트리프팅에 대한 기여에 대해서 우선은 인정하고 감사해하지 않을 수가 없다. 이 모든 코치와 선수들 개개인에게 존경을 표하는 바이다. 물론 개인들의 웨이트리프팅에 대한 열정, 헌신 그리고 체육관 안팎에서의 노력으로 인해서 특정 주제 대해서는 이견이 있기도 하지만, 이 모든 것이 웨이트리프팅의 코칭과 훈련 방법론의 발전에 기여했음은 확실하다. 이런 코치와 선수들이 없었다면, 내가 지금의 위치에 도달하는 기회조차도 가지지 못했을 것이다.

나의 첫 웨이트리프팅 코치이자 멘토인 마이크 버거너Mike Burgener 코치는 나의 교육에 있어서 특히나 항상 중요한 존재였다. 그가 없었다면, 이 책도 존재하지 않았을 것이다. 처음 책을 출판할 때부터, 이 책이 나올 수 있도록 다양한 측면에서 나를 도와주고 지지해준 밥 모리스Bob Morris, 존 트러시John Thrush, 짐 슈미츠Jim Schmitz 그리고 밥 타카노Bob Takano 코치에게도 특히 감사의 인사를 전하고 싶다. 이외에도 끝까지 나를 도와주고 응원해준 많은 코치들에게 감사하다고 전하고 싶다. 이름을 언급하지 않아도 누군지 알 거라고 생각한다.

당연히, 내가 코치하면서 여러 가지를 함께 시도해온, 그 과정에서 나 역시 많은 것을 배울 수 있었던 나의 웨이트리프팅 선수들뿐만 아니라 이 책의 사진 촬영을 도와준 선수들에게 감사의 인사를 전하고 싶다.

그리고 그렇게 잘 알려지지도 않고, 돈이 되지 않는 스포츠를 교육하면서 생계를 이어갈 것이라는 터무니없는 결정을 했을 때도 항상 나를 지지해주고 응원해주는 나의 아내 에이미Aimee에게 가장 감사하고 고맙다는 말을 전하고 싶다. 그녀는 지금의 많은 것이 가능하게끔 여러 가지로 항상 나를 도와줬다. 또한, 수많은 웨이트리프팅 시합과 체육관에서의 긴 시간을 함께 견뎌준 나의 딸 제이드Jade에게도 감사하다고 전하고 싶다.

마지막으로, 몇 년 전에 체육관으로 데려와서 내가 사랑하는 일로도 생계를 꾸릴 수 있다는 확신을 준 NorCal Strength & Conditioning의 롭 울프Robb Wolf와 니키 비올레티Nicki Violetti에게도 감사의 인사를 전하고자 한다.

3판을 내면서

처음 『올림픽 웨이트리프팅: 선수와 코치를 위한 완벽한 지침서Olympic Weightlifting: A Complete Guide for Athletes & Coaches』를 내고서 8년이라는 시간이 지났다. 현재 관련 주제에서는 전 세계적으로 가장 성공적인 책이 되었다. 하지만, 코치로서 나는 나의 웨이트리프팅 선수들과 함께 훈련하고, 다른 성공적인 코치들과 소통을 하는 과정에서 계속해서 많은 것을 배우고 있다. 그렇다 보니, 리프팅 혹은 코칭의 다양한 요소에 대한 나의 접근법, 프로그램 설계 및 훈련의 특정 요소에 대한 나의 생각, 그리고 다양한 리프터를 관리하는 데 있어서의 나의 의견은 다소 유동적으로 바뀌는 편이다. 게다가, 최근 몇 년 동안, 이전의 책에서 충분히 혼란을 야기할 수 있는 내용이 있다는 것과, 새로운 내용들이 추가될 필요가 있다는 것을 느끼면서 이런 부분들을 분명히 하기 위해서 적절한 변화를 주었다.

이번 새로운 판에는 이런 변경된 내용을 포함하고 있다. 하지만 그렇다고 해서 이런 변경된 내용이 아주 극적이거나, 이전 책 내용에 반하지는 않는다. 또한, 책에서 다루고 있는 정보에 더 잘 접근하고 활용할 수 있는 방식으로 내용을 정리하고 다듬었다. 기존의 내용을 더 확장했을 뿐만 아니라, 새로운 챕터를 추가하고, 용어 설명, 더 많은 표와 추가적인 섹션 제목 등을 통해서 내용적으로도 상당히 더 풍부해졌다. 마지막으로, 책에서 설명하는 내용을 더욱 정확히 전달하기 위해서 사진과 그림들도 더 개선되었다.

웨이트리프팅 스포츠 교육과 정보에 있어서 압도적인 지지를 받는 존재로 성장할 수 있도록 해준, 지난 수년 동안 이 책을 사랑해준 모든 독자와 Catalyst Athletics 구독자 분들에게 깊은 감사의 말씀을 전하고 싶다.

이번 새로운 책과 같이 더 나은 정보를 더 많이 제공해주려는 나의 지속적인 노력이 감사의 마음을 표현하기에 충분하기를 바란다.

2016년 1월

그렉 에버렛Greg Everett

이 책을 활용하는 방법

이 책의 두께를 보면서, 벌써부터 몇몇 독자들은 겁을 먹을 수도 있다. 하지만, 모든 레벨의 독자들이 쉽게 접근하고, 유용하게 활용할 수 있도록, 독자들에게 도움이 되는 동작 설명 및 요약을 담았을 뿐만 아니라, 잘 정리된 합리적인 방식으로 내용을 책에 담으려고 했다. 항상 이런 의도를 가지고 처음 책이 나왔던 2008년 이후로, 이 책은 상당히 많은 변화를 통해서 내용을 개선해왔다.

이 책의 전체적인 내용은 근본적으로 익혀야 하는 기본적인 내용부터 시작해서 리프팅을 하는 데 필요한 원리와 실행과 관련된 구체적인 내용들을 하나의 연결된 훈련 단계로 설명하고 있다. 최대한 불필요한 내용의 중복을 피하기 위해서, 공통적이고 보편적인 내용을 우선 설명하고 나서, 특정 선수들에게 필요한 구체적인 내용으로 확장해서 설명하려고 했다. 뒤로 갈수록 앞에서 이미 설명한 내용에 추가하고 덧붙여서 설명하는 방식으로 내용을 정리했다.

그렇기 때문에, 처음에는 책의 앞부분부터 끝까지 순서대로 읽는 것이 좋으며, 이후에 자신이 구체적으로 필요한 내용이 있으면 해당 내용만 찾아서 보는 것을 추천하다.

각 세션마다 가장 중요한 내용을 간결하게 정리하기 위해서, 책 전체에 걸쳐서 정리한 요약을 적극적으로 활용한 두 가지 이유가 있다. 첫 번째는 읽은 내용을 확실히 정리하는 데 도움을 주고자 하는 것이며, 두 번째는 비교적 경험이 적은 리프터 혹은 코치가 즉시 활용할 수 있는 실용적인 내용에 집중할 수 있도록 간략하게 정리된 내용을 제공해주고자 하는 것이다. 이렇게 동작을 요약 설명한 내용은 각 해당 섹션과 책 마지막에 참고 자료에서 확인할 수 있다.

만약 당신이 이제 막 리프팅이나 코칭을 시작한 사람이라면, 정확하게 무엇을 어떻게 해야 하는지 분명하고 간략하게 알기 위해서 각 단계마다 요약된 내용을 우선적으로 활용할 수 있다. 이렇게 요약된 내용들은 순서대로 숫자로 표시되어 정리되어 있다. 이후에, 당신의 경력이 쌓이고 실력이 향상되어서, 책의 내용을 더 잘 이해하고, 이 내용을 실용적인 방식으로 더 잘 적용시킬 수 있는 수준이 되면, 다시 책에서 구체적인 내용을 확인하면서 깊이 있게 책을 읽을 수 있다.

책 뒤에 있는 용어 정리 자료를 통해서, 빠르게 자신이 알고 싶어 하는 용어를 확인할 수 있다.

이 책은 코치와 선수 모두를 위해서 만들어진 책이지만, 특히나 코치들에게 더욱 구체적으로 도움이 될 수도 있다. 만약 코치 없이 혼자서 훈련하고 있는 선수라도 실망하지 마라. 이 책을 활용해서 스스로가 자신의 코치가 될 수도 있다.

매우 힘든 동작의 특정 부분을 분명하게 설명하는 데 도움이 되고자 사진을 이 책 전반에 걸쳐서 많이 담았으며, 의도한 움직임과 순간을 완벽하게 담으려고 노력했다. 또한, 최대한 현실성을 반영하기 위해서, 다양한 선수들의 실제 훈련에서의 리프팅 장면을 사진으로 담았다. 만약 사진만으로는 관련 내용을 완벽하게 이해하는 데 한계가 있다고 느껴지는 경우에는, 설명 내용을 반드시 마지막으로 확인해보도록 하자.

리프팅 이해하기

리프팅을 배우는 과정에서, 올림픽 리프팅의 원리와 역학에 대한 이해도를 계속적으로 높여가는 것은 기술 개발과 코칭에 있어서 중요한 부분이다. 스내치와 클린 앤 저크에 있어서 근본적인 원리는 비록 다른 방식으로 표현될 수 있지만 공통된 내용이 많다. 가장 간단하게 설명을 해보자면, 세 가지 리프팅(스내치, 클린, 저크) 모두 바벨을 위로 들어올려서 가속하기 위해서 지면을 밀어내서 발생하는 힘을 이용한다. 그러고 나서 리프팅을 하는 사람이 빠르게 바벨 아래로 내려가서 바벨을 받기 위해서 들어올린 바벨의 관성을 이용하게 된다. 리프팅의 과정을 세분화해서 설명하기는 했지만 실제로 리프팅은 이상적인 자세 안에서 함께 자연스럽게 하나의 동작처럼 수행되어진다.

리프팅 단계들

스내치와 클린 앤 저크 모두 두 개의 기본적인 단계로 구성되어 있다고 볼 수 있다. 첫 번째 단계에서는 리프터lifter가 하체를 이용해서 바벨을 들어올리게 되고, 두 번째 단계에서는 상체를 이용해서 들어올린 바벨 아래로 자신의 몸을 움직이게 되는 것이다(그림 1.1).

좀 더 구체적으로 설명을 위해서 분석을 해보면 스내치와 클린은 첫 번째 풀pull, 두 번째 풀, 세 번째 풀로 나누어진다고 볼 수 있다. 이 세 가지 단계에서 준비 자세, 시작 자세, 리시빙 자세, 리커버리 단계들이 추가될 수도 있다. 앞에서 언급한 3가지 풀 단계로 나누는 방법은 간단하고 논리적이기 때문에 결과적으로 선수와 코치 간의 의사소통에서도 효과적이라고 볼 수 있다.

준비 자세 Preparatory position: 이 자세는 실제로 시작 자세를 세팅하기 전 자세이며, 리프팅을 본격적으로 시작하기 전에 집중을 하거나 정신적 의식을 마무리하면서 습관적으로 가볍게 잠시 바벨을 잡으면서 편안한 상태를 유지하는 단계이다. 가끔씩 바벨을 가볍게 잡으면서 바벨 앞쪽으로 몸을 기울이거나 바벨 뒤쪽으로 살짝 앉으면서 스쿼트 자세를 취하기도 한다.

시작 자세 Starting position: 이 단계에서부터 실질적인 리프팅이 시작된다. 다시 말하면 이 단계는 바닥에서 바벨이 떨어지기 전에 리프터가 취하는 마지막 자세이기도 하다. 리프터의 스타일에 따라서 우리가 쉽게 볼 수 있는 정적인 시작 자세를 취하는 선수들도 있으며 동적인 시작 자세를 취하는 선수들도 있다.

첫 번째 풀 First pull: 이 단계에서는 바벨을 바닥에서 들어올려 위로 향하는 폭발적인 힘이 시작되는 허벅지 중간 지점까지 가는 것이다.

두 번째 풀 Second pull: 위로 향하는 폭발적인 힘을 내면서 선

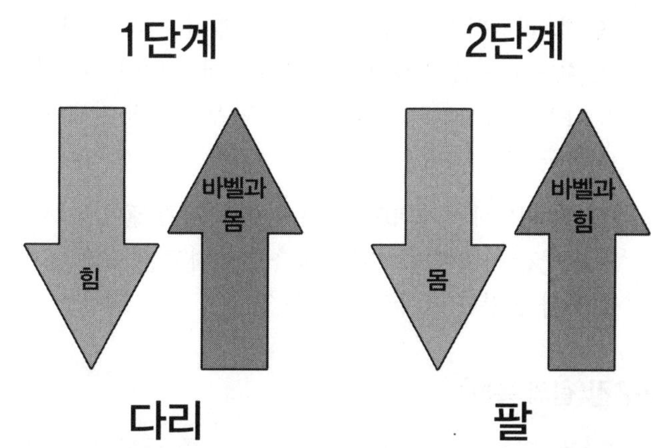

그림 1.1 스내치와 클린 앤 저크 모두 2단계로 구성되어 있다고 볼 수 있다. 그리고 힘이 작용하는 방향, 바벨과 몸이 움직이는 방향 그리고 가해지는 힘이나 움직임을 만들어내는 데 주로 몸의 어느 부위가 개입하는지에 의해서 설명될 수 있다.

수가 완전히 몸을 펴는 상태가 되는 것이다. 이 단계에서는 웨이트리프팅에서의 트랜지션Transition, 스쿱Scoop 혹은 이중 무릎 굽힘Double knee bend 동작을 포함하고 있으며, 허벅지 중간 지점에서 시작해서 무릎과 고관절을 최대한 펴는 것을 마무리하게 되면 두 번째 풀 동작이 마무리되는 것이다.

세 번째 풀 Third pull: 세 번째 풀에서는 완전히 몸이 펴진 상태에서 바벨 아래로 들어가서 리시빙 자세를 취하는 트랜지션이 일어나는 단계이다. 다시 말해서, 서 있는 자세에서 바벨 아래로 들어가게 되는 자세 변화가 일어나는 단계이다.

리시빙 자세 Receiving position: 리시빙 자세는 바벨이 최종적인 위치에 오는 것을 말한다. 스내치라면 머리 위, 클린이라면 어깨 위가 된다.

리커버리Recovery: 리커버리는 리프팅을 최종 마무리하기 위해서 리시빙 자세에서 마무리 스탠딩 자세를 취하는 것이다. 스내치의 경우는 오버헤드 스쿼트 자세에서 일어나는 것이며, 클린의 경우는 프론트 스쿼트 자세에서 일어나는 것이다.

러시아 자료에서는 리프팅을 분석해서 구체적인 요소들을 가르쳐주기 위해서 일반적으로 리프팅을 3개 구간과 6개 단계로 나누고 있다(Med-vedyev, 1986, 1989). 이 단계들에 익숙해지는 것은 코치들에게는 상당히 도움이 된다. 하지만 이 책에서는 스내치와 클린을 설명할 때 앞에서 먼저 언급한 3단계 방법을 이용할 것이다.

1구간(풀)

1단계: 리프터가 처음으로 바벨에 힘을 가하는 단계이다. 바벨에 힘을 가해서 바벨이 바닥에서 떨어지게 되면 이 단계는 마무리되는 것이다. 이 단계는 시작 자세와 비교될 수 있다.

2단계: 바닥에서 바벨을 들어서 이중 무릎 굽힘이 시작되는 구간 사이에 일어나는 풀을 포함하고 있으며, 첫 번째 풀과 동일한 단계라고 볼 수 있다.

2구간(힘의 폭발)

3단계: 기본적으로 스쿱 혹은 이중 무릎 굽힘이 일어나는 단계이다. 스쿱 혹은 이중 무릎 굽힘은 무릎과 몸통이 수직 방향으로 움직이면서 무릎이 앞으로 나가면서 다시 한 번 무릎이 살짝 굽혀지는 움직임이다. 이것은 두 번째 풀의 처음 부분이라고 볼 수 있다.

4단계: 최종적으로 몸을 위로 다 펴면서 바벨을 가속시키는 것이다. 이 동작은 이중 무릎 굽힘 동작에서 무릎을 최대한 굽혀서 몸을 완전히 펴면서 마무리하는 동작이다. 이 단계가 두 번째 풀의 마무리 동작이다.

3구간(아래로 스쿼트)

5단계: 리프터가 바벨 아래로 들어가기 시작하는 것이다. 4단계에서 리프터가 몸을 완전히 펴게 되면서 5단계가 시작되며, 바벨이 최대 높이로 올라갔을 때 마무리되는 것이다(몸을 폈을 때 나오는 폭발적인 힘과 리프터가 바벨 아래로 내려가기 위해서 바벨을 당기는 힘 때문에 바벨은 여전히 위로 올라가고 있다).

6단계: 마지막 단계인 6단계는 바벨이 최대 높이에 있는 순간부터 리프터가 스쿼트 자세로 바벨을 받는 순간까지이다.

저크 또한 위에서 설명한 것처럼 좀 더 나은 이해를 위해서 몇 가지 구간으로 나누어서 볼 수 있다. 이렇게 나누어진 부분들이 스내치와 클린과 완벽하게 일치하는 것은 아니지만 이해를 도울 만큼 충분히 비슷하기는 하다.

준비 자세: 실제로 저크를 시작하기 전 단계이다. 저크 그 자체에 사용되는 자세와 같을 수도 그렇지 않을 수도 있다.

시작 자세: 실제로 리프팅을 시작하는 자세이며, 딥 동작을 시작하기 전 마지막 자세이기도 하다.

딥Dip: 탄력적으로 근육과 바벨에 부하를 주기 위해서 무릎을 구부리는 동작이다. 그러면서 다리를 이용해서 바벨을 위로 들어올릴 수 있도록 한다.

드라이브Drive: 다리로 지면을 최대한 세게 밀어서 바벨을 최대한 가속화시키면서 들어올리는 것이다.

푸시 언더 Push under: 푸시 언더는 스내치와 클린의 세 번째 풀과 비슷하다고 볼 수 있다. 이 동작은 리프터가 바벨이 위로 올라가는 추진력을 최대화하기 위해서 팔로 바벨을 의도적으로 밀어내는 것이다. 그러면서 바벨 아래로 몸을 이동시키는 것이다.

리시빙 자세: 머리 위로 바벨을 들어올리는 저크 자세를 제대로 마무리하는 것이다. 이때 자세는 스쿼트나 스쿼트에 가까운 자세일 수도 있지만 대부분은 스프릿 자세

이다.

리커버리: 리프팅을 최종 마무리하기 위해서 리시빙 자세에서 마무리 스탠딩 자세를 취하는 것이다. 저크에서는 스프릿, 스쿼트 자세(혹은 스쿼트에 가까운 자세)에서 완전히 몸을 펴서 머리 위로 락아웃을 정확히 해서 서 있는 자세라고 볼 수 있다.

러시아 자료에서는 역시나 리프팅을 분석해서 구체적인 요소들을 가르쳐주기 위해서 일반적으로 저크 동작을 3개 구간과 5개 단계로 나누고 있다(Med-vedyev, 1986, 1989). 이 방법이 많은 코치들에게 실질적으로 도움이 안 될 수도 있지만, 익숙해지게 되면 역시나 도움이 될 것이다.

1구간(하프 스쿼트)

1단계: 저크 하기 전 딥을 하는 구간이다. 처음 서 있는 자세에서 무릎을 구부려서 딥 자세로 있는 것이다.

2구간(쓰러스트)

2단계: 리프터와 바벨이 더 이상 밑으로 내려가지 않도록 하기 위해서 딥 동작에 제동을 걸어주는 것이다.

3단계: 바벨을 가속화해서 들어올리기 위해서 딥 동작에서 다리로 바닥을 밀어내면서 드라이브를 하는 것이다.

3구간(아래로 스쿼트)

4단계: 리시빙 자세를 만들기 위해서 다리를 포함해서 몸 전체를 이용해서 바벨 아래서 적절한 자세를 만들어 내는 것이다. 주로 스프릿 자세이다.

5단계: 마지막 단계는 머리 위로 바벨을 들어올려 제대로 자세를 취해서 안정성을 갖추는 것이다.

웨이트리프팅 운동의 법칙들

리프팅이 결과를 좌우하는 원리들은 뉴턴의 운동의 법칙에서 알 수가 있다.

관성의 법칙: 모든 물체는 외부에서 힘이 가해지지 않는 한 정지한 채로 있으려고 하거나 운동하던 물체는 계속 직선 운동을 하려고 한다. 다시 말하자면, 모든 물체는 외부에서 작용하는 힘이 없거나 작용하기 전까지는 현재의 상태를 그대로 유지하려고 하는 것이다. 바닥에 있는 바벨 또한 리프터가 어떠한 힘을 가하지 않는 이상은 계속 바닥에 있을 것이며, 마찬가지로 리프터가 바벨을 들어올리기 위해서 힘을 가하게 되면 그 힘 혹은 그 힘으로 발생하는 추진력이 반대 방향으로 작용하는 중력보다도 크다면 바벨은 계속 위쪽으로 이동할 것이다. 게다가 바벨은 리프터가 힘을 가하는 어떤 방향으로도 이동할 수 있는 것이다(이 부분은 스내치, 클린을 하면서 몸을 완전히 펴는 동작에서 바벨이 고관절 혹은 허벅지 위쪽의 접촉 부분에 접촉될 때를 생각할 때 상당히 중요한 부분이다).

가속도의 법칙: 운동의 변화는 가해진 힘에 비례하며 힘이 가해진 방향으로 일어난다. 물체의 가속도는 가해진 힘에 비례하며, 그 물체의 질량에는 반비례한다. 즉, 더 많은 힘이 가해질수록 그 물체의 가속도는 증가하고, 물체의 질량이 증가할수록 가속도는 감소하게 된다. 바벨의 가속도를 증가시키기 위해서는 더 큰 힘이 가해져야 하며, 반대로 동일한 힘이 가해지는 상황에서 바벨의 무게가 증가하게 되면 가속도는 감소하게 된다.

작용 반작용의 법칙: 모든 힘은 쌍으로 발생하며, 이렇게 쌍으로 발생하는 힘의 크기는 같고 방향은 반대이며 동일 직선상에 있다. 이 법칙은 모든 움직임에 있어서 같은 힘이 반대 방향으로 일어나고 있다고 바꿔 말할 수 있다. 리프터가 바벨을 들어올리기 위해서 바닥을 세게 밀어내게 되면 똑같은 힘이 바닥에서부터 반대 방향으로 발생한다. 지구의 질량이 리프터와 바벨보다 훨씬 크기 때문에 결국은 리프터가 바벨을 들어올리는 과정에서 바닥을 밀어낼 때 엄청난 힘의 움직임이 나오게 되는 것이다. 이 법칙은 리프터가 바벨을 들어올린 상태에서 바벨 아래로 몸을 이동시키기 위해서 바벨의 질량에 대해서 힘을 가할 때도 똑같이 적용된다.

스내치 혹은 클린을 하는 처음 단계에서는 바벨을 위로 들어올려 가속하기 위해서 지면을 밀어내면서 다리와 엉덩이의 근력을 사용하게 된다. 몸을 펴면서 최대의 힘을 만들어내는 구간에 도달했을 때는 더 이상 지면을 밀어내면서 바벨을 들어올리는 힘을 만들어내지는 못한다. 이 순간에는 바벨은 위로 향하는 가속도를 가지게 되면서 리프터가 힘을 가지 않더라도 잠시 동안은 이 가속도 때문에 위로 이동하게 된다. 얼마나 높이 바벨이 올라갈지는 바벨의 무게와 리프터가 얼마만큼의 힘을 바벨에 가했는지에 따라서 달라진다. 그러나 리프팅을 올바르게 한다면 이 지점에서도 바벨에 힘을 보내는 것을 리프터가 멈추지는 않을 것이다. 지면을 밀어내면서 힘을 만들어내는 것은 멈추게 되지만 팔을 이용해서 바벨을 당기는 동작으로 힘을 계속 만들어낸다.

작용 반작용의 법칙에서 알 수 있듯이, 이런 식으로 지면을 밀어내지 않고 바벨에 힘을 가하면서 바벨은 계속 위로 올라가게 되고 반대로 리프터는 아래로 이동하게 되는 것이다. 이때 서로(바벨과 리프터)에게 발생하는 힘의 크기는 서로의 질과 양, 바벨의 가속도에 따른다. 다시 말해서, 바벨의 무게가 리프터의 무게보다 무겁다면 바벨은 더욱 천천히 움직이게 되며, 위로는 많이 이동하지 못한다. 그리고 리프터는 밑으로 더 많이 이동하게 된다(물론 여기서 발생하는 중력이 리프터가 바벨 아래로 이동하는 것을 돕고 바벨이 위로 이동하는 것을 제한함으로써 영향을 준다는 것도 고려해야 한다).

요약해보자면, 리프팅의 1단계(첫 번째, 두 번째 풀 동작)에서는 바벨을 들어올리기 위해서 하체를 이용해서 지면을 밀어내는 힘을 이용하는 것이며, 2단계(세 번째 풀)에서는 자신의 몸을 아래로 이동시키기 위해서 상체를 이용해서 바벨과 바벨의 관성에 힘을 가하는 것이다.

스내치/클린과 파워 스내치/파워 클린의 차이점은 바로 힘을 어떻게 가하는지와 바벨과 리프터의 질량에 달려있다. 리프터가 만약 최대 힘을 바벨에 가한다면, 그 바벨을 받기 위한 깊이는 리프터와 바벨의 질량에 전적으로 달려 있다. 바벨이 가볍다면 더 가속이 되면서 높이 올라갈 것이다. 반면에 바벨이 무겁다면 상대적으로 가속이 되기 쉽지 않으면서 바벨도 높이 올라가기 힘들다. 물론 얼마만큼의 힘이 가해질지는 리프터가 조절할 수도 있다. 바벨에 가하는 힘을 줄이면서 가벼운 바벨도 풀 스쿼트로 받을 수 있다. 그리고 이때 지면을 밀어내는 힘을 크게 발생시키지 않더라도 바벨 아래로 이동하기 위해서 바벨을 당기는 힘 때문에 가벼운 바벨일수록 상당히 높이 바벨이 올라가게 된다. 그리고 풀 스쿼트로 바벨을 받기 위해서 그렇게 많은 가속이 필요하지도 않다.

앞에서 설명한 부분은 저크에도 그대로 적용된다. 단지 차이점은 바벨을 당기기보다는 위로 바벨을 밀어내야 한다는 것이다.

리프팅을 할 때 필요한 이런 모든 원리들은 간단한 규칙들로 정리될 수 있으며, 이 책에서 자세히 설명될 것이다. 첫 번째와 두 번째 풀 동안에는 바벨에 최대 가속의 힘을 전달하기 위해서 가장 힘을 많이 낼 수 있는 상태까지 몸을 펴기까지는 리프터는 여전히 지면과 접촉 상태로 있어야 한다. 그리고 들어올린 바벨 아래로 이동해서 그 바벨을 받아내기 위해서는 리프터는 지면을 밀어내는 힘이 줄어드는 상태 혹은 거의 없어진 상태에서도 바벨을 반드시 세게 당기고 있어야 한다. 이러한 리프팅 단계들의 전환은 최대한 빠르게 일어나야 한다. 실제로 능숙한 선수들의 경우는 몸을 폭발적으로 펴면서 바벨을 들어올린 후 바벨을 당기면서 빠르게 바벨 아래로 이동하는 동작이 하나의 연속되는 동작처럼 일어난다.

질량 중심, 압력 중심, 중력선

리프팅을 하는 과정에서 몸과 바벨(무게)의 서로 간의 혹은 지면과의 상대적인 위치는 아주 빠르고 신속하게 바뀌게 되는데 이때 웨이트리프팅과 관련된 가장 기본적인 요소들 중에 하나가 바로 지지면에 대한 바벨과 리프터 간의 균형을 유지하는 것이다.

질량 중심: 어떤 물체의 전체 질량이 골고루 동일하게 분산되어 있는 지점을 질량 중심이라고 한다. 다시 말해서, 균형의 측면에서 물체의 중심이라고 할 수 있다. 질량 중심에서 물체를 지탱하면 물체의 지지면에 대한 균형을 유지해준다. 웨이트리프팅에서는 리프터와 바벨의 질량 중심이 모두 잘 갖춰져 있는 것이 가장 중요하다. 리프팅을 진행하는 과정에서 이 지점은 계속해서 바뀌긴 하지만 성공적인 리프팅을 위해서는 반드시 발을 중심으로 균형을 유지해야 한다.

중력선: 중력선은 리프터의 질량 중심을 통과하는 가상의 수직선이며, 이 선은 리프터가 균형을 잡을 수 있는 발의 지지면 지점을 지나게 된다. 다시 말해서, 리프터의 발에서 중력선이 지나는 지점에서 리프터와 바벨 간 균형을 잡을 수 있는 것이다. 무게를 들지 않고 자연스럽게 서 있는 사람의 중력선은 대략 뒤꿈치의 앞 가장자리와 발볼 부분 사이 어딘가에 있다.

현실에서는 누구든 괜찮은 균형감각을 가지고 있기 때문에 발의 볼 부분에서 뒤꿈치 뒷부분까지 어느 부분으로도 넘어지지 않고 서 있을 수 있다. 하지만 이상적으로 균형을 잡을 수 있다는 것과 그냥 균형을 잡는 것이 가능하다는 것을 구분하는 것은 상당히 중요하다. 특히 자신의 몸이 아닌 무게가 있는 물체를 이용해서 움직이게 된다면 말이다. 리프팅을 하는 내내 바벨과 리프터의 무게는 지지면(발)에 대해서 균형을 유지하고 있어야 한다. 그렇지 않으면 리프팅을 하는 과정에서 앞쪽이나 뒤쪽으로 쏠리는 현상이 일어나게 되면서 안정적인 리프팅이 힘들거나 불가능해진다. 리프팅을 할 때 바벨의 무게가 더해진 상태에서(이때 리프팅 과정에서 자세가 바뀌면서 무게도 고정되지는 않는다), 통제할 수 없

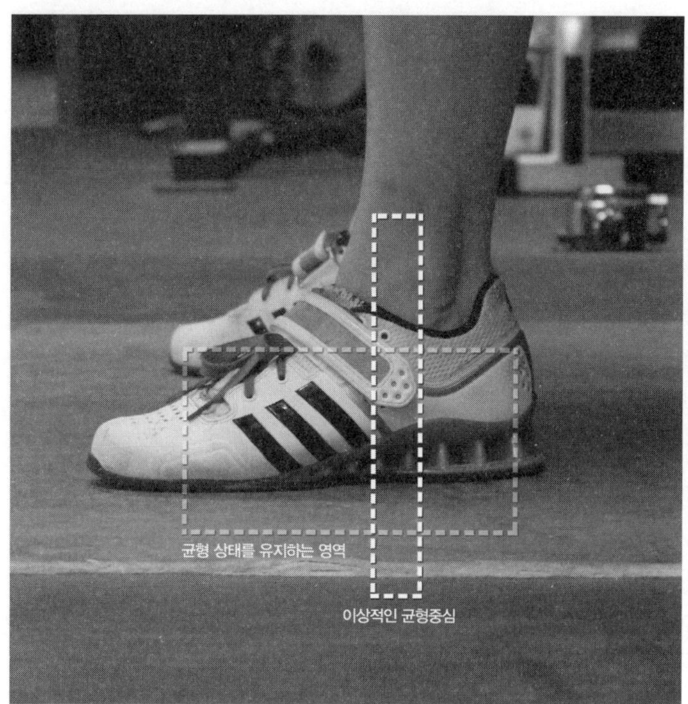

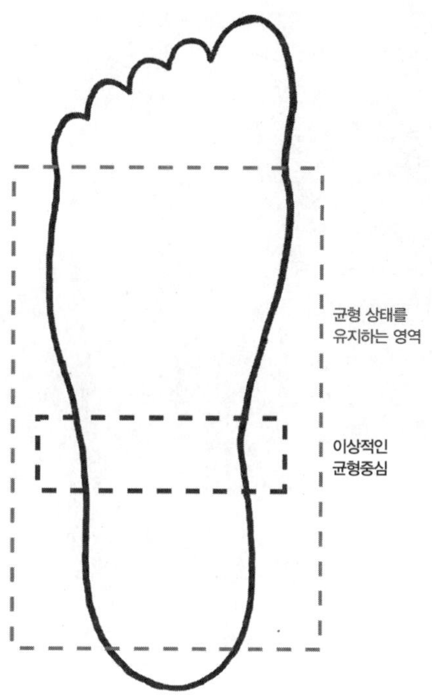

그림 1.2 발에서 균형 구간은 대략 발의 볼 부분에서 뒤꿈치의 뒤 가장자리까지 퍼져 있다. 이상적인 균형 중심(리프터의 중력선이 지나는 곳)은 대략 뒤꿈치의 앞 가장자리 쪽이며, 균형 중심 부분에서 약간 뒤쪽이다.

는 상태까지 균형의 이동이 빠르게 일어날 수도 있다.

움직이지 않고 똑바로 서 있는 자세에서는 볼보다는 뒤꿈치 쪽에 좀 더 압력을 느끼면서 이상적인 균형을 잡을 수 있다. 스내치와 클린을 하는 동안에 리프터는 리프팅을 하는 과정에서 압력의 중심이 바뀌는 것과 상관없이 계속적으로 균형을 잡으면서 바벨과 몸의 중력선을 유지하려고 노력할 것이다. 위에서 설명한 대로 약간 뒤쪽에서 균형을 잡는 것이 우리에게 더 유리하기 때문에, 리프팅을 할 때 이 중력선은 뒤꿈치의 앞 가장자리 근처가 될 것이다(그림 1.2).

어떤 경우든, 리프터의 균형은 발 중심의 약간 뒤쪽에 있어야 하며, 발가락보다는 뒤꿈치에 가까워야 한다. 뒤꿈치의 앞 가장자리라고 하는 부분은 실제 리프팅에 대한 설명을 도와주는 아주 용이한 용어이다. 실제 발의 균형 구간의 중심(발볼에서 뒤꿈치 뒷부분. 근본적으로는 발가락을 제외한 발에서 중심 부분)에서 약간 뒤쪽에서 적절한 균형 상태가 유리하다.

압력의 중심: 압력의 중심은 바벨과 몸의 아래로 향하는 힘이 집중되어 있는 발의 지점이다. 예를 들어, 만약 리프터가 발가락으로 서 있는 상태라면, 압력의 중심은 발볼 부분이 될 것이다. 하지만 발가락을 들어서 뒤꿈치 쪽으로 몸을 움직여서 서 있다면, 이때는 뒤꿈치 쪽에 압력의 중심이 있다고 볼 수 있다. 보통 중력선은 반드시 압력의 중심을 지나게 된다. 움직이지 않는 모든 물체가 중심을 잡기 위해서는 동일하다. 하지만 움직이는 동안에는 중력선과 압력의 중심이 반드시 일치하는 것은 아니다. 어느 정도 속도가 있는 동작에서 발에 압력이 최대치가 되는 순간에도 중력선을 처음과 동일하게 유지하는 것은 가능하다. 예를 들어 스내치, 클린의 두 번째 풀 동작이나 저크에서 드라이브를 마무리하는 동작에서 발목을 완전히 펴는 순간에도 중력선은 여전히 뒤꿈치 앞 가장자리에 위치하게 된다. 하지만 이때 모든 압력은 발볼 쪽에 위치한다.

이 부분을 좀 더 자세히 설명하기 위해서 수직 점프를 하는 사람을 한 번 생각해보자. 이 사람은 처음 점프를 시작한 지점에 그대로 착지를 하게 된다. 앞 혹은 뒤로의 움직임이 없다. 이렇게 되기 위해서는 질량 중심과 중력선은 반드시 이 점프 처음부터 끝까지 똑같은 곳에 있어야 한다. 하지만 압력의 중심은 점프를 하는 과정에서 발목을 펴게 되면서 앞으로 이동하게 된다. 여기서 압력의 중심과 중력선의 차이를 이해할 수 있는 것이다. 이 둘의 차이에 대해서는 수직 위로 점프하기보다는 뒤로 점프하는 경우를 통해서 더 확실히 알 수 있다. 발목을 펴면서 점프를 할 때는 당연히 압력의 중심은 앞으로 이동하게 된다. 하지만 질량 중심과 중력선은 반대 방향인 뒤로 이동하게 된다.

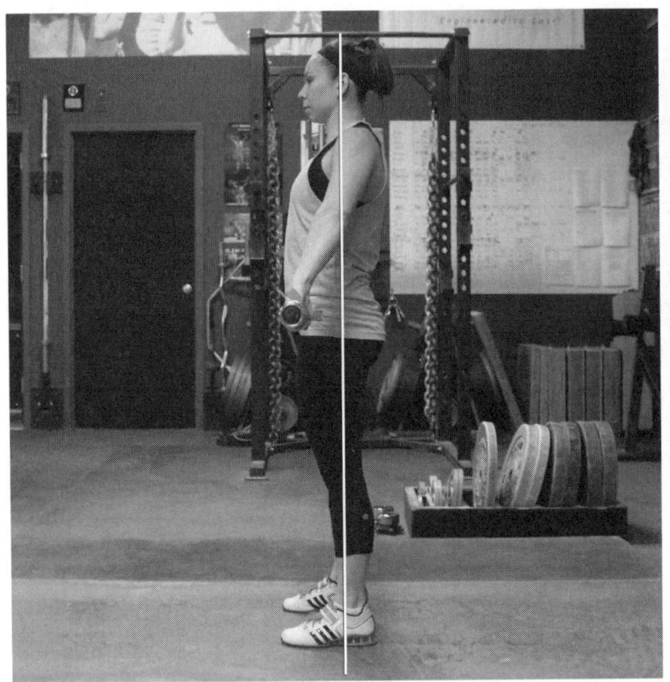
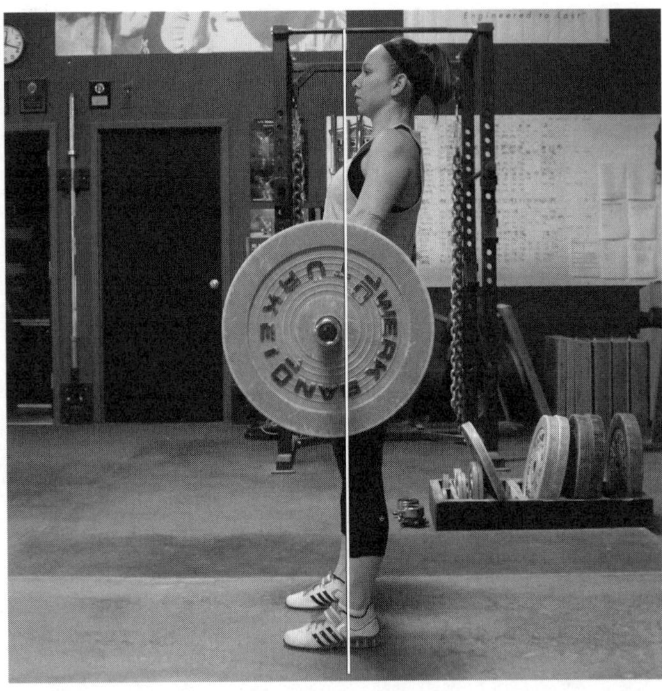

그림 1.3 무게가 있는 바벨을 편안하게 들고 서 있는 상태에서 동일한 중력선을 유지하고 있기 위해서는 빈 바벨을 들고 있을 때와 비교했을 때, 몸통(혹은 몸 전체가)이 상대적으로 뒤로 기울어지게 된다. 바벨의 무게가 체중에 비해서 더 무거울수록, 전체 질량(바벨 무게와 체중) 간의 균형 상태를 이루기 위해서 바벨이 중력선에 더 가까이 올 필요가 있다. 빈 바벨을 들고 있는 사진(왼쪽)과 체중 대비 135% 무게의 바벨을 들고 있는 사진(오른쪽)이다. 중력선과 바벨 간의 거리를 확인할 수 있다.

이것은 올림픽 리프팅에서 반드시 일어나는 것이며 반드시 이해해야만 하는 부분이기도 하다. 리프팅을 하는 과정에서 발볼 부분으로 지탱해서 몸을 위로 편다는 것이 질량 중심이 앞으로 이동한다거나 균형이 바뀐다는 것을 의미하는 것은 아니다.

대부분의 리프터나 코치들은 리프팅을 할 때 발에 무게가 제대로 잘 분산되어 있는지 특정 도구를 이용해서 자세히 살펴보거나 측정하면서 현장에서 즉각적인(혹은 이후에) 자세 교정을 잘 하지 않는다. 리프터는 발이 바닥에 완전히 붙어 있는 상태에서 발볼 쪽보다는 뒤꿈치 쪽에 압력이 더 오도록 한다. 그리고 이 상태에서 뒤꿈치를 들어올리는 과정에서도 균형을 유지하려고 한다. 리프팅의 마지막 동작에서도 균형을 유지하려는 것을 확인할 수 있다. 예를 들어 만약 리프터가 스내치에서 앞으로 점프를 하게 되면, 리프팅할 때 결국은 균형을 잡기 위해서 무게중심(질량의 중심)을 앞으로 이동시키게 될 것이다.

스트렝스 vs 기술

대부분은 경쟁적인 웨이트리프팅 커뮤니티 밖이기는 하지만 여전히 스트렝스와 기술의 역할에 관해서 많은 얘기들이 나오고 있다. 아마도 이 스포츠의 상대적 인지도와 이해 부족 때문일 수도 있다. 그리고 결국에는 이 스포츠에서는 기술이 가장 중요한 것이다, 혹은 이런 기술들은 스트렝스와는 무관한 것이다, 라는 얘기들까지 나오고 있다.

하지만 진실은 스트렝스, 기술 그 어떤 것도 서로의 상당히 부족한 부분을 채워줄 수는 없다. 아무리 기술이 뛰어난 사람이라도 충분한 스트렝스 없이는 200kg의 무게를 바닥에서 머리 위로 들어올리는 물리의 법칙을 무시해버리는 이런 마법 같은 상황은 일어나지 않는다. 마찬가지로 아무리 엄청난 스트렝스를 보유하고 있는 사람이라도 충분한 기술이 없다면 효율적으로 스내치나 클린 앤 저크를 잘할 수 없을 것이다.

기술은 스트렝스를 활용하는 매개체이다. 서로를 발전시켜주기 위해서 이 둘 중 어느 하나도 간과되어서는 안 된다. 프로그램 설계와 훈련은 항상 각 리프터의 장단점을 고려해야만 한다. 최고의 성과는 단점은 강화하면서 장점을 활용할 때 달성될 수 있다.

무릎 vs 고관절

또 다른 흔한 논쟁 혹은 많은 사람들이 헷갈려 하는 부분이 바로 무릎 혹은 고관절을 펼 때의 리프팅에 대한 상대적인 기여도이다. 결론부터 말하자면 무릎과 고관절 모두가 스내치와 클린에서 최상의 풀 동작을 위해서 상당히 중요하다. 정확하게 나누기는 힘들지만, 바벨을 들어올리는 동작에서는 무릎의 신전(바닥을 밀어낼 때)이 큰 기여를 하게 되고, 바벨의 속도를 증가시키는 동작에서는 고관절 신전이 큰 기여를 하게 된다. 다시 말해서, 바벨을 바닥에서 들어올려 최대로 가속시키기 위해서는 무릎과 고관절 신전 모두를 최대한 활용해야 한다. 엉덩이와 무릎 중에 어느 하나에 더 의존하기보다는 이 둘을 함께 최대로 사용해야 한다. 물론 리프터의 타고난 스트렝스나 몸의 구조에 따라서 리프팅 기술에 있어서 개인마다 어느 부분이 다른 부분보다 조금 더 강조되는 경우가 있을 수 있다. 저크의 경우를 살펴보면, 딥과 드라이브 동작에서는 고관절을 펴는 동작이 없기 때문에 고관절 신전의 영향이 크게 없다. 이 자세에는 거의 대부분 무릎을 펴는 동작의 영향을 받게 된다.

리프팅 배우기와 가르치기

스내치와 클린 앤 저크를 배우는 완벽한 단 하나의 방법이 존재하는 것은 아니다. 기술적 스타일의 다양성, 지금까지 해오던 방식, 허용되는 시간과 자원, 선수 개인의 목표, 나이와 같은 상황 등에 따라서 다양한 접근법이 있을 수 있다. 전 세계적으로 성공적인 웨이트리프터들의 코칭 방법들을 폭넓게 살펴봤을 때 방법 그 자체가 문제가 되는 것은 아니다. 항상 성공적인 코칭은 흔들리지 않는 기술적인 원리에 달려 있다는 것이 분명하다. 코칭 방법에도 여러 가지가 있듯이 선수와 코치에게도 리프팅 기술의 다양성이 존재한다.

이렇게 차이가 나는 다양성을 일반적으로 잘못된 기술로 구분하는 경우가 있다. 이런 차이점(혹은 다양성)은 리프터의 타고난 해부학적인 특성 때문일 수도 있으며, 훈련 환경이나 코칭의 결과일 수도 있다. 성공적인 리프터라도 이 책에서 설명하고 있는 구체적인 기술들 중에서 하나 정도는 위반할 수도 있다. 이 책을 읽는 독자들이 책에 나와 있는 기술 스타일에 따라서 리프팅을 배우거나 가르치려고 한다는 것을 가정해서 쓴 것이다. 가끔씩 적절히 도움이 되는 범위 내에서 서로 다른 스타일을 비교하는 경우가 있을 수 있지만 이것은 책에서 큰 부분을 차지하지는 않는다. 사실 이 책에 소개되는 기술 스타일은 내가 선호하는 스타일이라고 볼 수 있다. 만약 내가 선호하지 않는다면 책에서 소개하지 않았을 것이다.

그러나 나의 코칭 철학 중 하나가 바로 효과가 있다면 어떤 것이라도 시도해본다는 것이다. 사람들의 다양성을 고려했을 때 만약 어떤 사람에게라도 가장 효과가 있는 방법이 있다면 시도해볼 수 있다. 이 책을 읽을 때는 리프터의 타고난 장단점에 기초해서 그 사람의 잠재력을 극대화하기 위해서 필요하다면 방법은 언제든 조정할 수 있기 때문에 고정된 것은 거의 없다는 것을 명심하자. 요약하자면, 웨이트리프팅에 있어서 완전히 맞다 틀리다는 것은 없다는 것이다. 효율적이다, 비효율적이다, 라는 것도 없으며 선수들 모두에게 적용될 수 있는 정답이 없다는 것이다.

모든 리프터들은 우선 이 책이 가르쳐주는 보편적인 기술에 따라서 리프팅 기술을 연습하고 능숙해질 때까지 개선을 해나가야 한다. 그리고 시간이 지나면서 리프터는 기본적인 리프팅 원리를 위반해서 문제가 생기지 않는 범위 내에서는 자신의 장점을 최대한 잘 활용할 수 있는 독특한 자신만의 기술을 자연스럽게 만들어가게 될 것이다. 이 과정을 통해서 비록 책에서 설명하고 있는 기술과는 다른 기술을 사용하더라도 자신에게 유익한 결과를 가져다줄 것이며, 그 다른 기술을 사용해서 실패하더라도 단순히 실패에 그치는 것이 아니라 자신의 부족한 부분을 적절히 해결해주며, 기초가 되는 기술 능숙도를 발전시킬 수 있는 충분한 시간을 투자하는 데 도움을 줄 것이다.

과도한 코칭(잘못된 코칭): 과도한 코칭은 리프팅과 관련해서 지나치게 많은 정보 때문에 일어나는 경우가 많다. 코치는 반드시 우선은 자신이 잘 훈련되어 있는 상태에서 선수에게 필요한 것을 제공해줄 수 있어야 한다. 그리고 아직 준비가 충분히 되지 않아서 생산적으로 사용할 수 없는 내용에 대해서는 집중하라고 강요해서는 안 된다. 이런 잘못된 코칭은 대부분 코치가 자신의 지식을 뽐내는 과정, 선수를 성장시키고자 하는 과도한 욕심 때문에 발생하는 경우가 많다. 불행하게도, 자신이 직접 적용해보지 못한 정보를 선수들에게 강요하는 것은 역효과를 낳게 된다.

이 부분을 고려해서, 이 책에 담겨져 있는 내용들은 선수와 코치들에게 각각 다르게 사용되어져야 한다. 초보 리프터의 경우에는 너무 상세한 내용보다는 가장 기본적인 내용들에만 집중을 하는 것이 좋다. 나는 각 섹션마다 내용 요약과 목록을 정리해놓았다. 이제 리프팅을 시작한 사람들에게는 지나치게 상세한 내용에 집착하지 않고 이 내용만으로도 충분히 많은 도움이 될 것이다. 시간이 지나면서 더 훈련이 되면, 이 책에 담긴 더 많은 내용들이 이해가 되면서 훈련에 적용시킬 수 있을 것이다. 다시 말해서, 간단한 동작을 따라하는 수준에서 시작해서 개념적인 이해까지 가능한 수준으로 성장할 수 있다는 것이다.

프로그레션Progression: 나는 선수들의 스내치, 클린 앤 저크 동작에 대한 성장을 도울 수 있는 내용을 전달하기 위해서 아주 엄격하면서도 융통성 있는 자세로 접근했다. 전략적으로도 완벽해야 하지만, 개인 선수와 그 선수의 환경에 쉽게 적용될 수 있어야 한다. 어떤 의미로는, 리프팅을 가르칠 때 상세한 학습 단계만큼이나 다양한 틀을 가지고 접근하는 것이 중요하다. 이런 다양한 틀은 적절하다면 어느 부분을 더 추가하고 생략할지 혹은 대체할 것인지에 대한 기회를 제공해주기도 한다. 리프팅을 배우는 과정에서 거치는 단계들은 어떤 경우는 생략될 수도 있고, 어떤 경우에는 추가되거나 변경될 수도 있다. 그리고 당연히 이제 막 코칭을 시작한 사람들은 적혀져 있는 단계 그대로 진행할 수 있다.

프로그레션은 움직임 자체보다 훨씬 융통성 있게 조정될 수 있다. 이때 각 요소는 단순히 육체적인 훈련으로 여겨질 수도 있으며 혹은 그것이 기반으로 하고 있는 원리에 대한 교육 기회로 여겨질 수도 있다. 이것은 모든 수준의 선수들과 다양한 학습과 코칭 스타일을 가지고 있는 모든 사람들에게 유효한 얘기이다. 경험이 부족한 선수들의 경우는 특별한 설명 없이도 반복적인 훈련을 통해서 빠르게 리프팅을 배울 수 있다. 반면에 경험이 많은 선수들의 경우는 각 학습 단계의 각 부분이 기초로 하고 있는 원리들을 배우고 더 잘 이해함으로써 그들의 기술을 더욱 개선할 수 있다. 마찬가지로, 지도를 하는 데 있어서 좁은 시각의 접근법으로 접근하는 코치들의 경우는 훈련을 훈련 그 자체로만 볼 가능성이 높다. 하지만 좀 더 넓은 관점을 가진 코치들은 각 선수들에 대해서 아주 섬세한 내용을 더하면서도 그 선수들이 소화할 수 있도록 해준다.

또한 학습 과정을 구성하는 그 훈련들은 이미 리프팅을 배웠으나, 기술의 능숙도를 향상시킬 필요가 있는 선수들에게 보충 훈련의 역할을 하는 경우도 많을 것이다.

반복 횟수 Repetition: 움직임 패턴을 학습하는 데 있어서 좋은 자세로 반복을 하는 것, 제대로 된 피드백을 받는 것 그리고 노력을 하는 것은 반드시 필요하다. 그 어떤 고급 기술이나 과학들도 이 부분을 대신해줄 수 없다. 시간을 투자해서 집중해서 노력하는 부분을 대신해줄 수 있는 것은 아무것도 없다. 이런 요소들이 빠지게 된다면 리프팅을 배우는 과정에서 성장하는 만족감을 얻고 느끼지 못할 것이다.

훈련을 할 때 반복 횟수는 반드시 질에 집중해야 한다. 잘못된 자세로 수행하는 경우는 기술 향상에 있어서 움직임의 비효율을 야기할 뿐만 아니라 다른 곳에 쓰일 수 있는 시간과 에너지가 낭비될 수도 있다. 겉으로는 비슷해 보이지만 결국 잘못된 움직임 패턴으로 반복하게 되면 이후에 자세 교정을 위해서 더 많은 시간과 노력이 필요하게 될 것이다. 물론 리프팅을 배우는 초기 단계에서는 움직임이 완벽할 수는 없다. 평생 리프팅을 하면서도 항상 완벽한 움직임을 보여주는 것은 쉽지 않다. 하지만 그렇다고 기술을 배우는 것이 절대로 헛된 노력이라는 것을 의미하는 것은 아니다. 리프팅을 연습하는 모든 단계에서 가능한 동작 하나하나를 최대한 정확하게 하려는 의식적인 노력이 반드시 필요하다는 것이다. 다시 말해서, 게으르고 부주의하게 대충 훈련을 하는 것은 반드시 피해야 하며, 최대한 인내심을 가져야 한다는 것이다. 이것이 선수, 코치 모두가 책임감을 가져야 하는 부분이다.

피드백: 좋은 자세로 동작을 반복할 때 반드시 함께 동반되어야 하는 것이 양질의 피드백이다. 피드백은 유용성과 접근성을 고려했을 때 다양한 형태로 존재할 수 있다. 가장 좋은 피드백은 선수에 대한 관찰과 분석에 기초한 올바른 자격을 갖춘 코치의 지도일 것이다. 이 경우 가장 중요한 것은 선수와 코치 간의 효율적인 의사소통 능력이다. 만약에 선수가 코치의 피드백을 이해하지 못한다면 코치의 그 어떤 정확한 기술 분석도 효과가 없을 것이다. 마찬가지로, 선수 역시 각 동작에 대한 자신의 느낌, 경험을 코치에게 제대로 전달해줄 수 있어야 한다. 물론 이런 선수와 코치 간의 뛰어난 의사소통 능력은 시간이 지나면서 형성되는 데 시간이 꽤 걸리기는 한다. 하지만 처음부터 의사소통 능력을 향상시키기 위해서 지속적으로 노력해야 하며 서로 간의 관계를 발전시켜서 선수의 기술 향상에 도움을 줄 수 있어야 한다.

자신의 선수를 성공적으로 지도하기 위해서 반드시 코치 역시 전문 웨이트리프팅 선수로 활동할 필요는 없다. 그러나 충분한 웨이트리프팅 훈련과 대회 경험이 코치에게 필요하기는 하다. 리프팅에 대해서 익숙해지는 것, 프로그램을 자신에게 적용해보는 것, 대회에 참가해보는 것은 코치가 더 효율적인 프로그래밍을 하는 데 도움이 될 것이며 자신의 선수들과의 더욱 성공적인 의사소통이 가능해질 것이다. 그리고 섬세한 훈련과 대회 예의범절에 대한 몰입을 통해서 배울 수 있는 독특한 스포츠 문화가 있기도 하다. 미래에 코치가 되고자 하는 사람에게 가장 중요한 경험은 대회를 준비하는 선수들이 많은 체육관에서 경험 많은 코치의 지도 아래에서 실제로 진지하게 실제 시합을 준비하는 트레이닝을 해보는 것이다. 이런 경험은 절대로 책이나 세미나 혹은 인턴십으로도 대체될 수 없을 정도로 귀한 경험이다.

모든 코치들은 자신의 지도 방식이나 선수들과 소통하는 방식을 시간이 지나면서 더욱 발전시킬 것이다. 이 책은 단지 특정한 방식을 제시하기보다는, 모든 코치들이 자신만의 독특한 접근법을 만들어갈 때 필요한 튼튼한 기초가 될 수 있는 전략들과 믿을 수 있는 원리들을 알려주려는 목표를 가지고 있다.

여기서 한 가지 주의해야 할 점은 바로 긍정적인 신호와 부정적인 신호에 관한 것이다. 일반적으로 코치는 선수에게 무엇인가를 하지 말라고 지도한다. 혹은 자연스럽게 일어나는 움직임과는 일치하지 않는 움직임을 지도하기도 한다. 전자의 사례를 살펴보면, 바닥에서 바벨을 들어올릴 때 엉덩이를 너무 빨리 들지 말라고 하는 것이다. 이 경우 좀 더 효율적인 신호는 선수에게 엉덩이와 함께 가슴을 들어올리라고 하는 것이다. 후자의 사례가 되는 것은 코치가 선수에게 엉덩이를 낮춘 상태를 유지하라고 하는 것이다. 이 경우 좀 더 효율적인 신호는 엉덩이를 낮추라고 말하는 대신에 어깨나 가슴을 들어올린 상태를 유지하라고 말하는 것이다. 엉덩이를 낮추라고 말하는 것은 몸이 올라가는 동작에서 오히려 몸을 밑으로 낮추는 것을 생각하도록 만들 수 있지만 어깨나 가슴을 들어올리라고 말하는 것은 몸 위로 올라가는 자연스러운 동작과 일치하게 위로 올라가는 것에 집중하게 만들 수 있다. 요약을 해보면, 선수는 무엇을 하지 말라는 지도를 받거나 혹은 혼자서 무엇이 올바른 자세인지 고민하는 것보다는 무엇을 해야 할지 정확하게 신호를 받게 되었을 때 더 잘 반응할 가능성이 높다. 대부분의 경우에 선수들은 자신이 무엇을 하면 안 된다고 지도를 받으면서 본인의 기술적인 실수에 대해서만 인지를 하고 있다. 하지만 이것은 불필요한 것이며 도움이 되지 않는다. 선수들이 부족한 부분은 잘못된 자세를 제대로 교정하기 위해서 어떤 구체적인 동작들이 필요한지에 대한 내용이다.

영상 분석은 코치를 직접 만나지 않고 선수에게 피드백을 줄 수 있는 아주 훌륭한 수단이다. 실제 코칭을 받는 경우에도 많은 도움을 주기도 한다. 영상 분석의 효율성은 단순히 영상에서 무엇을 살펴봐야 하는지뿐만 아니라 그 부분에 대해서 어떻게 대응하면 좋은가도 함께 달려 있다고 볼 수 있다. 그렇기 때문에 리프팅 영상을 보고 무엇이 잘못되었는지 그리고 그 원인은 무엇이며 어떻게 하면 이 부분을 교정할 수 있는지에 대한 전략을 세울 수 있는 능력이 없는 선수들에게는 영상 분석이 도움이 되지 않는다. 이것은 리프팅에 대한 교육과 경험이 합쳐져야 가능한 것이다. 리프팅의 원리를 더 잘 이해한 선수들일수록 리프팅 자세와 움직임에 대한 역학 이론을 더 잘 이해할 수 있다. 그리고 결국은 잘못된 기술의 원인을 제대로 인지하고 그것을 교정할 수 있는 훈련이나 신호를 만들어낼 수 있는 것이다.

영상은 다양한 방법으로 활용될 수 있다. 영상을 활용하는 가장 효율적인 방법은 리프팅을 할 때마다 바로 자세를 분석하는 데 활용하는 것이다. 이 방법은 요즘에는 선수들 거의 모두가 개인적으로 가지고 다니는 핸드폰 카메라를 사용해서 가능하다. 또한 요즘은 느린 화면으로 돌려보기나 바벨을 동선을 확인하기 위해서 선을 그릴 수 있는 것과 같은 영상 분석을 도와주는 간단한 앱들을 핸드폰이나 태블릿에서도 사용 가능하다.

이런 영상 분석 도구들이 폭발적으로 늘어나고 사용 가능해지면서 과도한 분석이 요즘 발생하고 있다는 것도 알고 있어야 한다. 많은 선수들과 코치들이 역효과가 일어나는 정도까지 리프팅을 동작 구분해서 나누고 있다. 코치는 실시간으로 리프팅에서 잘못된 부분을 찾아낼 수 있어야 한다. 그리고 실제로도 많은 기술적인 문제들은 실시간으로 리프팅을 하는 상태에서도 진단이 가능하다. 그리고 이런 진단들은 대부분의 경우에 구두 신호만으로도 제대로 전달될 수 있다. 선수 역시 리프팅을 제대로 느낄 수 있도록 학습되어 있어야 하며, 구두 신호를 통한 추가적인 실시간 피드백을 제대로 활용할 수 있어야 한다. 하지만 과도하게 영상 분석 도구에 의존하게 되면 위에서 언급한 능력이 제한될 수도 있다.

가장 효율적이지 못한 영상 분석 방법은 훈련 세션 전체를 영상 촬영한 후, 훈련 세션이 끝난 후 자세히 영상 분석을 하는 것이다. 이렇게 되면 리프팅 느낌이 생생하게 그대로 살아 있는 당시에 피드백을 받을 수도 없으며 즉시 리프팅에 대한 자세 교정을 할 수 있는 기회도 잃게 된다. 이런 단점을 가지고 있는 영상 분석 방법이기는 하지만 물론 아무것도 하지 않는 것보다는 훨씬 낫다. 게다가 이렇게 영상을 촬영해서 보관하게 되면 장기적으로 봤을 때 자신이 얼마나 발전하고 있는지 훈련의 생산성은 어느 정도 되는지 평가할 수 있는 도구의 역할을 할 수 있다. 당연히 멀리 떨어져 있는 코치나 다른 선수들과 공유를 통해서 피드백을 받을 수도 있다.

피드백을 받는 가장 기본적인 방법은 바로 스스로 자세를 교정하는 것이다. 움직임 기술에 대한 원리를 더욱 잘 이해하고 있는 선수일수록 자신의 리프팅을 잘 느낄 수 있으며 더 나은 체계를 만들 수 있다. 예를 들어, 만약에 리프팅을 할 때 특정 시점에 무게중심이 어디에 위치해야 하는지를 모르면서 무게가 발볼에 있다고 인지하는 선수의 경우에는 스스로에게 피드백을 주는 방식이 의미가 없다. 다시 말하자면, 리프팅을 할 때 필요한 이런 감각에 대한 인지는 가장 효율적으로 리프팅을 향상시키기 위해서 사용되어지는 선수와 코치 간의 언어와도 같은 것이다.

간단함 vs 복잡함: 올림픽 리프팅은 엄청난 정확성과 집중이 요구되는 복잡한 움직임이다. 인내력과 훈련이 선수와 코치 모두를 장기적인 성공으로 이끌 것이다. 하지만 이런 과정을 피해가려고 하거나 인위적으로 빨리 가려고만 한다면 반드시 리프팅을 정복하지 못하고 실패하고 말 것이다. 코치들은 리프팅을 지도하는 과정이 얼마나 포괄적이고 종합적이어야 하는지에 대해서 동의하지 않는다. 몇몇 코치들은 아주 최소한의 리프팅 내용만을 선수들에게 지도한다. 그러면서 그것만을 반복적으로 훈련하도록 해서 스스로 리프팅을 학습할 수 있도록 한다. 다른 코치들은 선수가 당장 리프팅을 시작할 수 있는 정도로만 성장시킨다. 그 이후로 선수 스스로가 다른 선수들을 관찰하거나 훈련에서 실험적인 내용이 될 수 있는 것들로부터 피드백을 받으면서 훈련하도록 요구한다. 그러나 또 다른 코치들은 아주 폭넓고 상세한 훈련 방식을 통해서 리프팅 동작의 모든 구간에 대한 역학을 지도하기도 한다.

최소한의 과정만을 통한 훈련법은 두 가지 이유로 일반적으로 타고난 재능을 가진 선수와 어린 선수에게 효과가 있다. 이들은 자신들이 관찰한 동작을 그대로 따라 할 수 있는 능력이 있으며, 리프팅의 움직임에 대한 천부적으로 뛰어난 감각을 가지고 있기 때문이다. 하지만 이런 선수들에게도 이런 훈련 방식은 적절한 기술 수행과 리프팅 이해에 허점을 남길 수 있으며 결국은 자신의 리프팅 커리어 측면에서도 이후에 끊임없이 자신을 괴롭힐 수도 있다. 게다가 이런 방식은 어린아이들만큼 빠르게 동작을 따라 하고 습득할 수 없을 뿐만 아니라 뭔가를 배울 때 개념적인 부분을 습득하는 데 상당히 흥미를 느끼는 성인들을 지도하는 경우에는 적합하지 않을 수도 있다.

이 책은 의심할 여지없이 두 가지 이유 때문에 폭넓고 포괄적이면서 상세한 훈련법을 다룬다. 첫 번째 이유는, 이런 방식이 타고난 재능을 가진 사람부터 그렇지 못한 사람까지 모두에게 도움이 될 것이기 때문이다. 웨이트리프팅에 타고난 선수가 아닌 선수를 지도하는 코치라면 훨씬 더 많은 지도 방법을 제공할 수 있도록 준비되어 있어야 할 것이다. 두 번째로는, 상세한 훈련 방식은 경우에 따라서 필요하다면 아주 간단한 방식으로 다시 조정할 수도 있다. 코치 입장에서는 자신이 가지고 있는 도구보다는 필요한 도구가 더 많을 것이다. 그리고 자신이 그렇게 필요로 하는 도구보다는 실제로 더 많은 도구를 가지고 있는 것이 항상 낫다.

프로그레션 과정

스내치와 클린 앤 저크를 가르치고 배우는 과정이 걸리는 기간은 상당히 다를 것이다. 이 책에서 소개되는 프로그레션 동작은 절대로 특정한 시기에 수행되는 것은 아니다. 각 선수의 상황에 맞게 적절하게 조정되어 진행될 필요가 있다. 이때 기간은 몇 번의 훈련 세션 동안에 기본적인 요소, 스내치 그리고 클린 앤 저크를 가르쳐주는 비교적 짧은 기간부터 리프팅을 완벽히 하기 위해서 몇 주 혹은 그 이상이 걸리는 비교적 긴 기간까지 다양하다. 하지만 여기서는 기본적인 요소들부터 시작해서 모든 리프팅 동작을 제대로 수행할 수 있게끔 하기 위해서 필요한 단계들을 어떤 순서로 진행하면 되는지 알려준다.

더 나아가 스내치, 클린 앤 저크 동작을 상당히 잘할 수 있도록 배운 후에도 상황은 각자 꽤 다를 수 있다. 예를 들어, 상당히 빠르게 동작을 배우기에 적절한 나이대 선수 혹은 재능이 뛰어난 선수의 경우는 비교적 짧은 시간 안에 상당히 무거운 무게로 훈련이 가능할 수도 있다. 하지만 반대로 누군가는 스트렝스, 가동성, 안정성, 운동 능력 자체를 향상시키는 데 훈련 초점을 맞추면서 아주 가벼운 무게 혹은 빈 바벨을 가지고 리프팅 동작을 꽤 긴 시간 동안 훈련을 해야 하는 경우도 있다. 전자의 경우는 선수가 다양하고 폭넓은 운동 배경을 가지고 있어서 스트렝스, 가동성, 모터스킬과 관련해서 기초가 탄탄한 경우가 될 것이다. 후자의 경우는 웨이트리프팅이라는 스포츠를 처음 접하는 어린아이나 어떤 운동 경험도 없거나 체력이나 자세 교정이 상당히 필요한 성인들이 포함될 수 있다. 다양한 접근법에 대한 상세한 내용들이 이 책의 프로그램 디자인 설계 섹션에서 다뤄지게 된다.

프로그레션 훈련 실행하기

스내치, 클린 앤 저크에 대한 프로그레션 훈련을 가르치는 부분은 이 책의 다음 섹션에서 다룬다. 선수들이 언제 그리고 어떻게 이 훈련을 해야 하는지는 상당히 다양하다. 훈련 경험이 있는 10대 후반과 성인들은 대부분 리프팅 훈련을 한 번의 수업 혹은 많아도 몇 번의 수업 내에는 학습과 훈련을 함께 다 진행할 수 있다. 그리고 만약 바닥에 바벨을 두고 바로 훈련을 못하는 경우가 있더라도 이 경우에는 최소한 바벨을 들고라도 훈련을 진행할 수 있다.

어떤 경우는 훈련 기간을 좀 더 길게 계획하고 훈련 내용의 범위를 좁혀서 특정 부분에 집중할 수 있는 훈련 방식을 적용하는 경우도 있다. 이제 막 웨이트리프팅을 시작해서 스트렝스 훈련과 병행을 하면서 웨이트리프팅에 집중하려는 젊은 선수들에게는 점진적으로 강도를 조절하는 것이 훨씬 더 나은 방법이다. 예를 들어, 일정 시간 동안에는 바벨을 들고 있는 상태에서만 스내치나 파워 스내치 연습을 하거나, 스내치 풀과 오버헤드 스쿼트 연습에 집중하는 것이다. 그리고 이후에 기초가 탄탄하게 다져지면, 완전한 스내치 동작을 배우고 연습해보는 것이다. 어떻게 이 과정이 진행되어야 하는지는 선수 개인 환경이나 훈련 환경이 상당히 다르고 이런 부분에 의해서 좌우되는 경우가 많기에 전적으로 코치에게 달려 있다고 볼 수 있다.

하지만 잘못 실행되는 경우에는 이런 훈련의 효율성이 상당히 떨어질 수도 있다. 리프팅을 배우는 과정에는 반드시 자세, 움직임, 속도, 무게와 같은 우선적으로 고려해야 하는 부분에 대한 이해하기 쉬운 순서가 존재한다는 것을 완벽히 이해할 필요가 있다. 잘못된 자세로 올바른 움직임은 불가능하다. 잘못된 자세로 진행한다면 당연히 우리가 의도한 움직임이 나올 수 없으니 오히려 다른 움직임이라고 볼 수 있다. 그리고 제대로 된 움직임이 불가능한 상태에서 과도한 속도를 내거나 무게를 올리는 것은 오히려 역효과를 불러온다. 마찬가지로 움직임 자체가 잘못된 상태이기에 제대로 속도나 무게에 대한 부분을 연습할 수 없는 것이다. 이 부분들은 학습을 하는 초기 단계에 반드시 명심을 해야 하는 부분들이다. 만약 코치나 선수가 올바른 자세로 수행하지 못하거나 지도하지 못한다면, 그리고 정확성보다는 빠르게 하는 것만 신경을 쓰게 된다면, 결과적으로 이후에 재학습을 해야 하는 잘못된 움직임 패턴이 생길 수도 있다. 이렇게 재학습하는 과정은 처음 배울 때 올바른 자세로 가르친 것보다 훨씬 더 많은 노력이 필요하다.

가끔씩 선수들은 이런 훈련 과정을 서둘러 빠르게 마무리하려 한다. 그리고 심지어 리프팅 시작 자세에서 아주 잠깐 멈춰서 자세를 가다듬지도 않고 빠른 속도로 연속으로 동작을 진행하려고 한다. 이런 행위는 즉시 멈춰야 하며, 코치의 지도하에 제대로 진행된 훈련을 통해서만 올바른 자세가 가능하며 선수가 제대로 된 움직임이 가능하도록 지도해 줄 수 있는 것이다.

무게 증량은 제대로 된 자세, 움직임 그리고 속도의 기초가 갖춰져 있는 상태에서만 이뤄져야 한다. 이 부분은 리프팅을 배우는 전체적인 과정이나 개별적인 과정 모두에게 유효한 내용이다. 그렇기 때문에 모든 훈련 과정들은 올바른 자세에서 이뤄져야 하며, 필요하다면 훈련 초기에는 제대로 된 움직임으로 리프팅을 수행하기 위해서 최대한 천천히 여러 번 반복하는 과정을 거치는 것이 좋을 수 있다. 어떤 훈련 단계에서는 이렇게 천천히 동작을 수행하는 것이 힘들 수도 있다. 하지만 이 경우에도 어떤 문제를 발생시키지 않을 범위 내에서 그 움직임에 대한 그 기초를 탄탄히 유지하면서 진행해야 한다.

몇몇 경우에는, 이후의 선수들의 더 나은 성장을 위해서 추가적인 훈련들이 만들어질 필요가 있다. 리프팅의 원리들을 적절하게 잘 이해했다는 측면에서 이런 과정은 어떠한 문제가 되지도 않는다. 간단히 설명해보자면, 처음에 우리는 문제가 되는 부분을 가능한 최대한 발견해서 분리시키도록 한다. 그러고 나선 그 문제를 개선할 수 있는 방법을 고민하고 결정해서 그 방법을 직접 실행한다. 마지막으로 이런 개선된 부분들을 점진적으로 원래의 움직임으로 다시 통합시킨다. 이 기본적인 방법이 이후에 효율적인 교정 운동에 사용될 것이다. 그러나 어떤 경우에는 리프팅 기술에서의 부분적인 요소들을 효율적으로 가르쳐주기 위해서 실제 리프팅에서는 일어나는 동작과는 다른 동작(머슬 스내치 혹은 머슬 클린)에 대한 훈련이 사용될 수도 있다. 이런 동작들이 코치나 선수에 의해서 제대로 인지되고 사용된다면 문제가 되지 않는다. 특정 움직임이나 자세가 무게가 추가된 바벨을 사용한 상태에서는 약간 바뀔 수도 있다. 이때는 무게중심이 달라지기 때문에 올바른 움직임을 만들어내는 과정에서 필요에 따라서 자세가 약간씩 바뀌는 것이다. 하지만 이런 자세의 변화는 아주 사소한 것이며, 성공적인 리프팅에 영향을 주지도 않는다. 결국은 바벨의 무게에 상관없이 모든 리프팅은 당시 무게중심에 기반해 수행되어야 한다. 자세나 움직임에 대한 원리 자체가 바뀌는 것은 아니다. 이런 원리들만 제대로 지켜진다면 결국 무게에 상관없이 그 자세는 올바른 자세라고 볼 수 있다. 리프팅을 배우는 과정에서 훈련은 3~5회를 세트로 묶어서 진행하는 것이 좋다. 아무리 무게가 가볍다고 하더라도 혹은 실제 무게가 없다고 하더라도 5번 이상을 연속으로 진행하는 것은 결국은 리프팅의 정확성을 저하시키는 결과를 초래할 것이다.

코칭

코칭은 그 영역에 대한 지식과 다양한 훈련이 합쳐진 예술의 형태이다. 과학적 원리에 대한 이해와 지식, 다양한 훈련 방법들을 실제로 진행해 본 경험들, 서로 다른 선수들에 대한 평가와 그들의 개인적 목표, 훈련에 대한 반응이 어떨지에 대한 예측, 다양한 배경의 선수들을 심리적으로 지지해주는 것, 합리적인 훈련의 지시, 그리고 존경받을 만한 리더십 등의 내용을 모두 포함한 것이 코칭이다.

가장 완벽하게 설계된 훈련 프로그램조차도 만약 선수가 충분히 동기부여 된 상태로 훈련하지 않고, 코치가 자신의 성공에 헌신적이라는 확신을 가지지 않으면 실패할 가능성이 높다. 코치는 최적의 훈련 프로그램을 설계할 뿐만 아니라, 훈련에 집중하고 최선을 다하면 반드시 성과를 얻을 것이라는 확신을 선수에게 줄 수 있도록 해야 한다. 모든 코치들은 자신의 선수의 성공이 가장 우선순위가 되어야 한다. 코치가 자신의 개인적인 명성을 얻는 데 신경 쓰게 되면, 에너지가 다른 곳을 낭비되고 집중력이 낮아지면서 자신의 선수를 제대로 관리할 수 없게 된다. 자신의 선수가 성공하게 되면 자신이 따로 노력하지 않아도 코치의 명성은 자연스럽게 높아지게 될 것이다.

모든 선수들은 서로 다른 민감성, 경험 그리고 목표와 이해력을 가지고 있는 개별적인 존재들이다. 코치는 이런 선수들에게 적응하면서 훈련의 효과를 극대화하고, 선수를 지지하고 응원하면서 동기부여 할 수 있도록 해야 한다. 그러나 코치가 단순히 자신의 선수를 애지중지하기만 하는 것은 진정한 의미에서의 코칭이 아니다. 자신의 선수가 어느 정도로 노력하고 성과를 내는 것이 좋은지에 대한 기준과 목표를 정해주는 것도 코치의 역할 중에 하나이다. 만약 이 부분에서 코치가 실패하게 된다면, 훈련의 목표와 기준이 그 체육관 혹은 팀에서 가장 낮은 선수의 수준으로 맞춰져지게 될 것이다.

앞선 코치들로부터 배우기: 모든 위대한 장인은 그들보다 앞서 있었던 사람의 밑에서 직접 경험하면서 배우는 과정을 거치는 것이다. 동일한 방식으로 코치들도 자신의 지식을 앞선 코치들로부터 물려받게 되는 것이다. 이제 막 코칭을 시작한 사람이라면 책, 영상, 잡지 그리고 논문들을 통해서 배울 수도 있지만 이 정도로는 실제로 어려운 문제를 해결하는 데 있어서 많은 부족함이 있다.

요즘같이 지나치게 많은 정보 때문에 혼란스러울 수 있는 시대에서, 웨이트리프팅의 장인으로부터 무엇인가를 직접 배운다는 것은 상당히 중요하다. 하지만 가장 문제가 되는 것은, 이 분야의 장인을 인정하고 존경하지 않는다는 것이 아니라, 이들로부터 직접 배우는 것을 의도적으로 피하려고 한다는 것이다. 추측하건대, 이런 사람들은 대부분 현재의 위치에 오기까지 누구의 도움이나 가르침 없이 혼자의 힘으로 왔다는 천재의 이미지를 강화시키기 위한 의도가 크다.

위대한 코치들의 특징 중에 하나는 바로 그들의 멘토의 존재를 인정하고 존중한다는 것이다. 그들은 자신의 혈통에 대한 자부심이 있다. 그렇지 않고 멘토의 존재를 숨기려 하고 혼자만의 힘으로 성장한 척하는 것은 아마추어, 심하게는 사기꾼의 행동이다.

웨이트리프팅 경험: 위대한 웨이트리프팅 코치가 되기 위해서는, 일정 기간은 웨이트리프팅 선수로 활동해보는 것이 좋다. 진정한 웨이팅리프터가 되어보는 것이다. 단순히 리프팅을 훈련하거나, 즐기는 수준이 아니라, 정말 웨이트리프팅 선수의 환경에서 지내보는 것이다. 웨이트리프팅 체육관에서 웨이트리프팅 코치의 지도를 받으면서 훈련을 진행해보는 것이다. 만약 코치가 이런 경험이 없어도, 코칭은 할 수 있지만, 경험이 있는 코치와 분명히 차이는 있을 것이다. 그렇다고 코치가 세계적인 수준의 선수가 되어야 한다는 것은 아니다. 두드러진 성과를 위해서라기보다는, 선수의 삶을 경험해보는 것에 의미를 두는 것이다. 이런 선수 경험을 통해서 눈에 보이지 않는 아주 많은 것들을 배울 수 있다. 이런 경험들이 성공적인 코치가 되기 위해서 필요한 선수에 대한 이해와 소통 능력을 키울 수 있는 기초가 되는 것이다.

개별적 특수성

웨이트리프팅을 가르치고 배울 때 가장 힘든 부분들 중에 하나가 선수들 개개인의 타고난 신체적 차이점들이다. 이것은 결국 각 리프팅 단계에서 자세, 다양한 훈련에서의 선수들의 상대적 능력치, 시간이 지나면서 각 선수들이 발달시키는 기술 스타일 그리고 훈련에 대한 반응과 같은 다양한 측면에서 차이점을 발생시킨다.

그러나 이런 차이점들도 결국은 웨이트리프팅의 기본적인 원리에서 벗어나지 않는다. 아랫부분들이 가장 흔하게 발견될 수 있는 차이점들이다.

신체 비율과 영향

각 선수들의 팔다리와 몸통의 상대적 길이, 골반의 모양과 넓이, 어깨의 골격, 다양한 관절의 정확한 정렬 상태와 같은 독특한 구조가 각 선수들이 리프팅에서 실제 가능한 자세를 결정하게 된다. 이 부분은 당연히 성공적인 리프팅을 위해서 가장 중요한 요소들 중에 하나이다. 실제로 몇몇 선수들은 해부학적으로 신체조건이 타고 나서 가장 높은 수준까지 계속해서 성장하면서 성공하게 된다. 반면에 그렇지 못한 선수들은 신체적인 단점을 극복하지 못해서 시간이 지나면서 오히려 뒤처지는 경우가 많다.

체형

인간의 몸은 비율 측면에서 아주 다양한 형태로 존재한다. 각 체형의 차이점들은 특정 신체적 임무를 수행하는 데 장점이 되기도 단점이 되기도 한다. 타고난 신체적 비율이 장점이 되는 스포츠에서는 뛰어난 성과를 보여줄 것이며 반대로 단점이 되는 스포츠에서는 오히려 장애물이 된다. 신장이 확실히 장점이 될 수 있는 농구와 상대적으로 작은 키가 유리한 체조가 좋은 예가 된다. 물론 가끔씩 정말 드물게 예외의 경우가 발생하기도 하지만 실제로 이들이 신체 비율에서 선천적으로 타고난 선수들보다 성공하는 경우는 없다고 볼 수 있다. 웨이트리프팅이라고 다르지 않다. 체급이 존재하기 때문에 신장과 체중에 있어서 차이가 있을 수 있지만, 확실하게 웨이트리프팅에 있어서 장점이 되는 특정 신체 비율이 존재한다는 사실은 분명하다. 신체 비율에 있어서 3가지 기본적인 체형이 존재한다.

상대적으로 팔다리가 짧고 몸통이 긴 체형 Brachiomorphic: 짧은 다리가 무릎과 엉덩이에서의 역학적 단점을 줄여주기 때문에 스쿼트나 클린 앤 저크에서 유리하다. 이런 체형을 가지고 있는 선수들은 불균형이 지나치게 심한 것만 아니라면 웨이트리프팅에서 성공하는 경우가 많다.

팔다리, 몸통 비율이 균형이 잘 잡힌 체형 Mesomorphic: 이 체형의 경우는 자신의 키에 비해서 적절한 체중만 유지하면

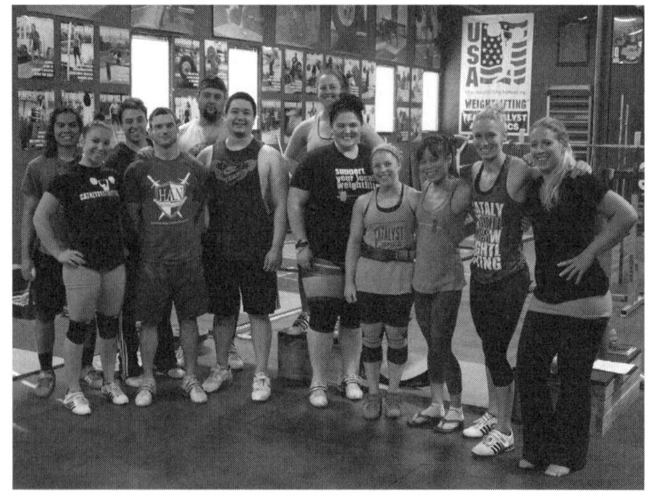

그림 3.1 다양한 성별과 체중 사이에서도 웨이트리프팅 수준에 상관없이 아주 다양한 신체적 차이가 존재한다.

웨이트리프팅에서 성과를 내는 경우가 많으며, 신체적 비율상 특별한 신체적 장점이나 단점이 존재하지 않는다.

상대적으로 몸통은 짧으면서 팔다리는 긴 체형 Dolichomorphic**:** 이런 체형의 선수들은 웨이트리프팅에 있어서 여러 이유로 상당히 불리하다. 다리 스트렝스의 역학적인 측면에서 불리하며, 스내치와 클린의 풀 동작에서 최적의 자세를 취하는 것이 힘들기 때문이다.

자세

선수들 사이에서 가장 분명하고 확실한 차이점들은 스내치와 클린 앤 저크의 시작 자세와 리시빙 자세와 같은 리프팅의 가장 기본적인 자세에서 나타난다. 실제 관절의 각도와 팔다리와 몸통의 자세는 상당히 다양할 수 있다. 그리고 이것이 정확한 자세 평가라는 행위를 근본적으로 무색하게 만들어버리며, 아직 경험이 부족한 선수와 코치가 정확한 자세를 확인하는 것을 힘들게 하기도 한다. 해부학적인 구조와 가동성은 확실히 다른 성격이라는 것을 명심할 필요가 있다. 전자의 경우는 절대로 바뀔 수 없는 부분, 후자의 경우는 바뀔 수 있는 부분이며, 성공적인 리프팅을 위해서 필요하다면 반드시 개선되어야 한다. 다음 내용에서 신체구조가 리프팅의 각 자세에서 무엇에 영향을 주는지에 대한 설명을 확인할 수 있으며, 겉으로는 다르게 보이지만 실제로는 올바른 자세를 취하고 있는 다양한 선수들의 사례를 살펴볼 수 있다.

시작 자세: 스내치와 클린 앤 저크의 시작 자세에서는, 신체구조는 발목, 무릎, 엉덩이 관절의 각도, 무릎과 비교했을 때의 엉덩이의 높이, 바닥을 기준으로 봤을 때 등이 각도, 발의 각도와 넓이에 영향을 준다. 그리고 발에서의 바벨의 위치, 바벨 앞으로 어깨가 어느 정도 넘어가는지도 일정 부분 영향을 준다. 거의 대부분의 선수들이 가동성이 충분히 확보되고 극도로 키가 큰 사람이 아니라면 이 책에서 소개되고 있는 사례들에서 적절한 자세를 배울 수 있을 것이다(그림 3.2).

클린 리시빙 자세: 프론트 스쿼트라고도 불리는 클린 리시빙 자세에서는, 신체구조가 스쿼트의 깊이와 발목, 무릎, 엉덩이 각도, 바닥을 기준으로 봤을 때 몸통의 각도, 발의 각도와 넓이, 바벨의 그립 넓이와 손의 위치, 랙 자세에서의 팔꿈치 위치에 영향을 주게 된다. 가장 두드러지는 차이점은 바로 랙 자세에서 확인할 수 있다. 예를 들어 몇몇 선수들은 풀 그립을 유지할 수 있는 반면에 몇몇 선수들은 몇 개의 손가락만 겨우 바벨 아래에 위치시킬 수 있다. 몇몇 선수

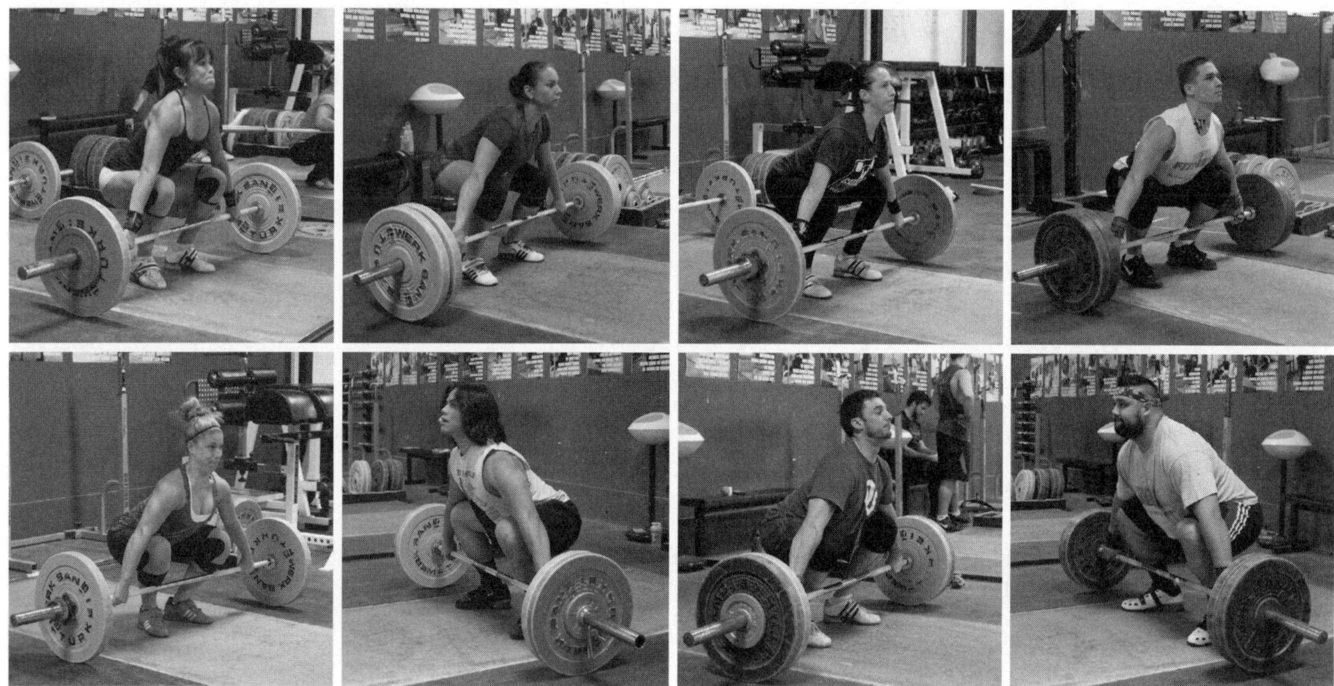

그림 3.2 스내치 시작 자세에서의 다양한 모습

들은 위팔이 지면과 수평이 될 정도로 팔꿈치를 올릴 수 있지만 팔꿈치를 많이 올리는 것이 힘든 선수들도 있다(그림 3.3).

스내치 리시빙 자세: 오버헤드 스쿼트라고도 불리는 스내치 리시빙 자세에서는, 신체구조가 스쿼트의 깊이와 발목, 무릎, 엉덩이 각도, 바닥을 기준으로 봤을 때 몸통의 각도, 발의 각도와 넓이, 바벨의 그립 넓이와 손, 손목의 위치, 어깨

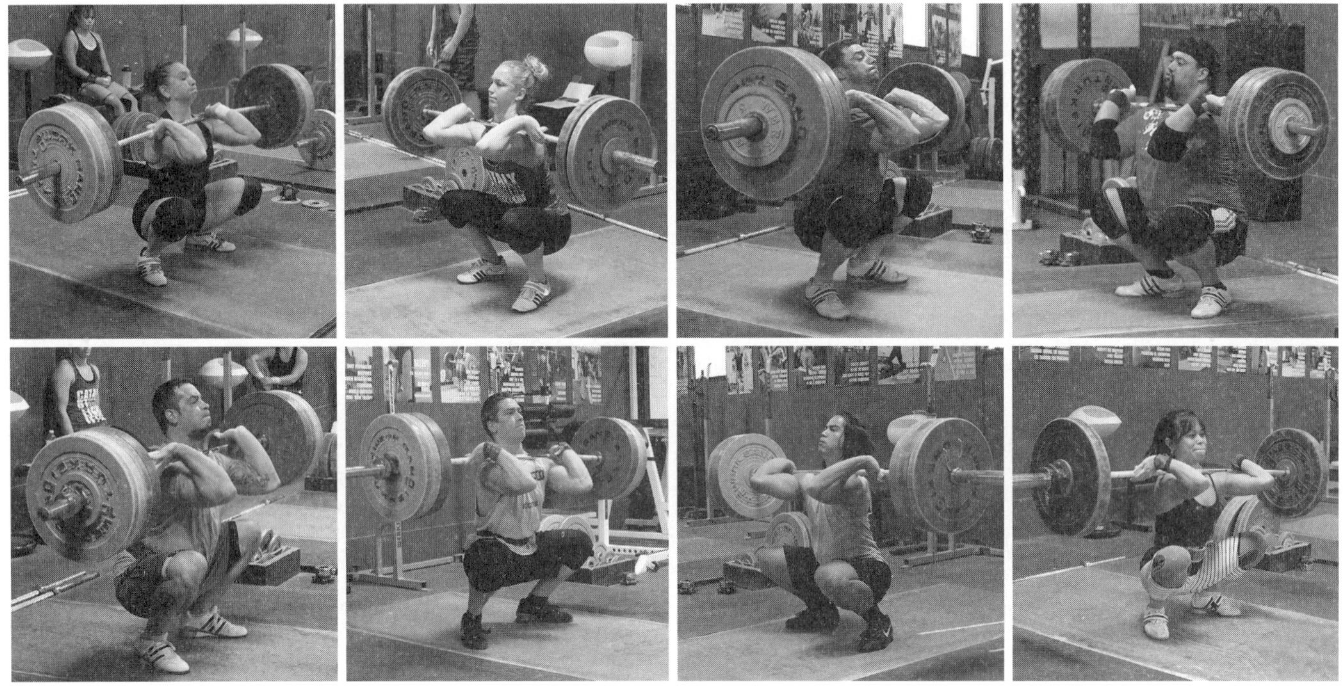

그림 3.3 클린 리시빙 자세에서의 다양한 모습

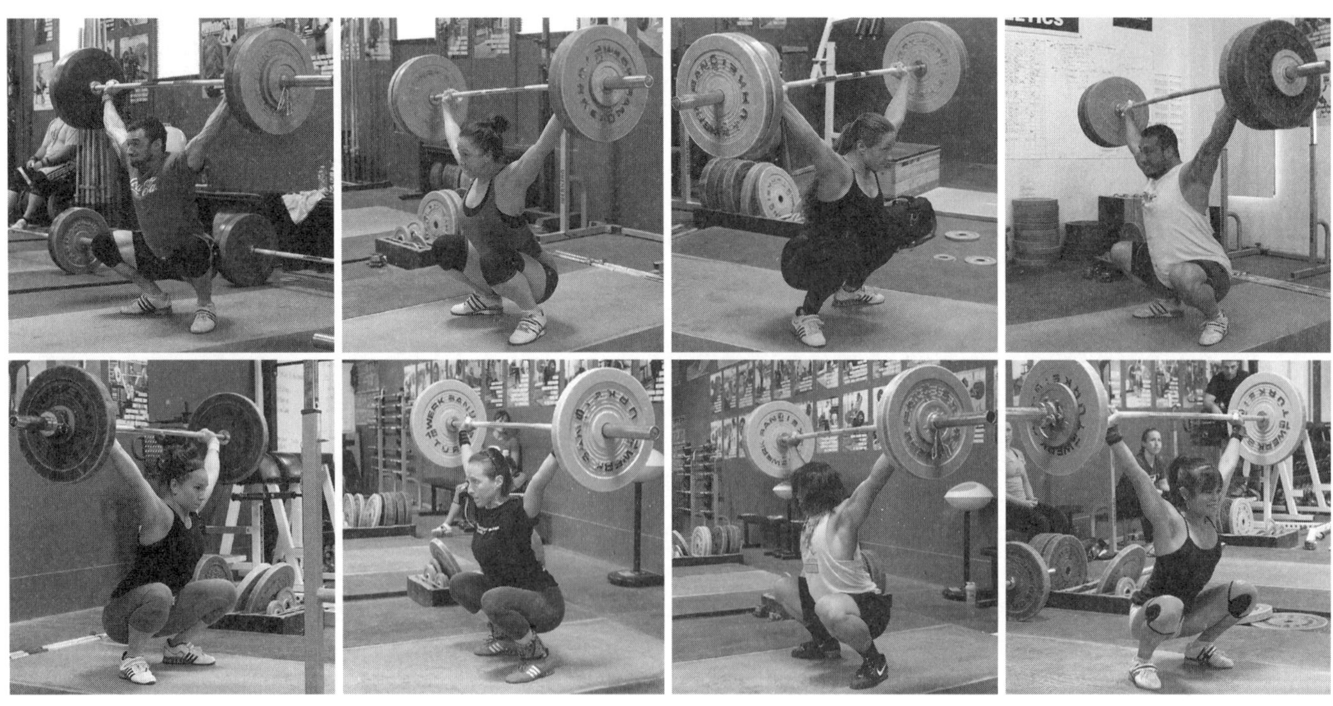

사진 3.4 스내치 리시빙 자세에서의 다양한 모습

에서의 팔의 회전, 팔꿈치가 펴지는 정도, 바벨과 머리의 상대적인 위치에 영향을 준다(그림 3.4).

저크 랙 자세: 신체구조가 바벨에서의 그립 넓이, 손의 위치와 팔꿈치 각도에 영향을 준다. 저크 랙 자세는 선수들 사이에서 자세 차이가 가장 크게 발생할 수 있는 자세일 수도 있다. 팔의 좋은 구조 비율과 최적의 가동성이 훌륭한 저크 랙 포지션을 가능하게 해준다. 이상적인 자세는 손바닥을 바벨

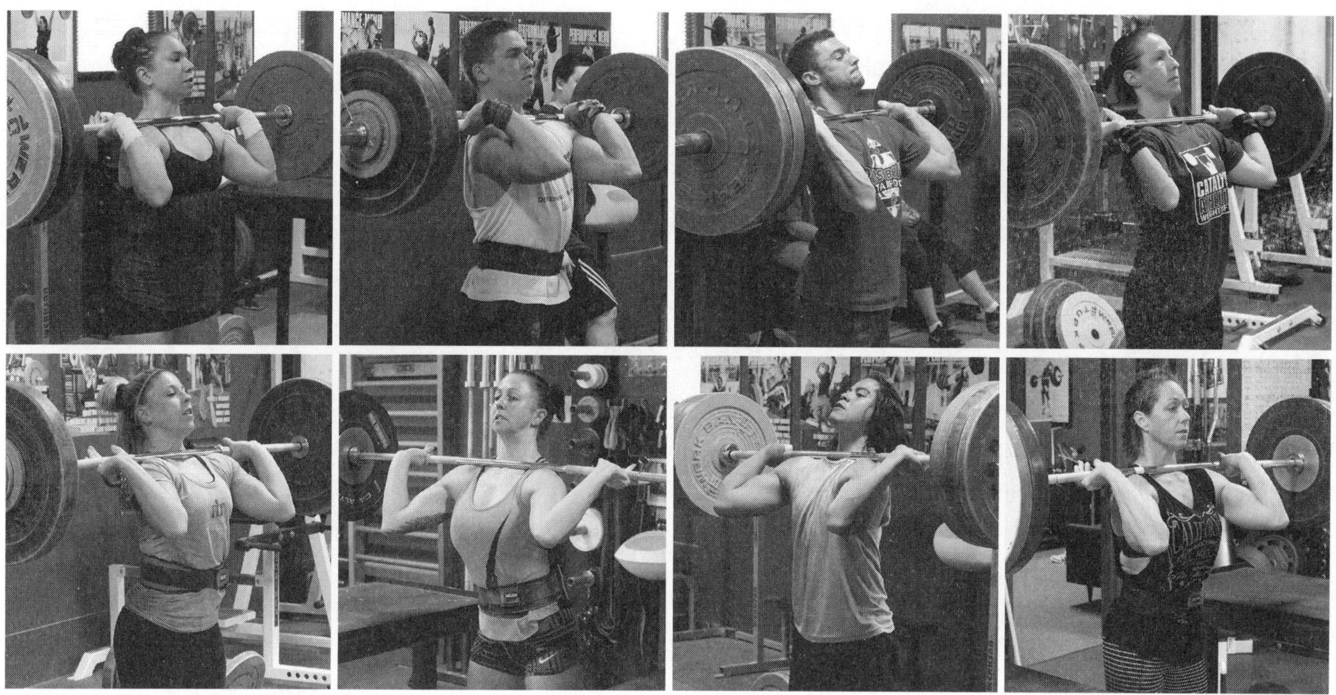

사진 3.5 저크 랙 자세에서의 다양한 모습

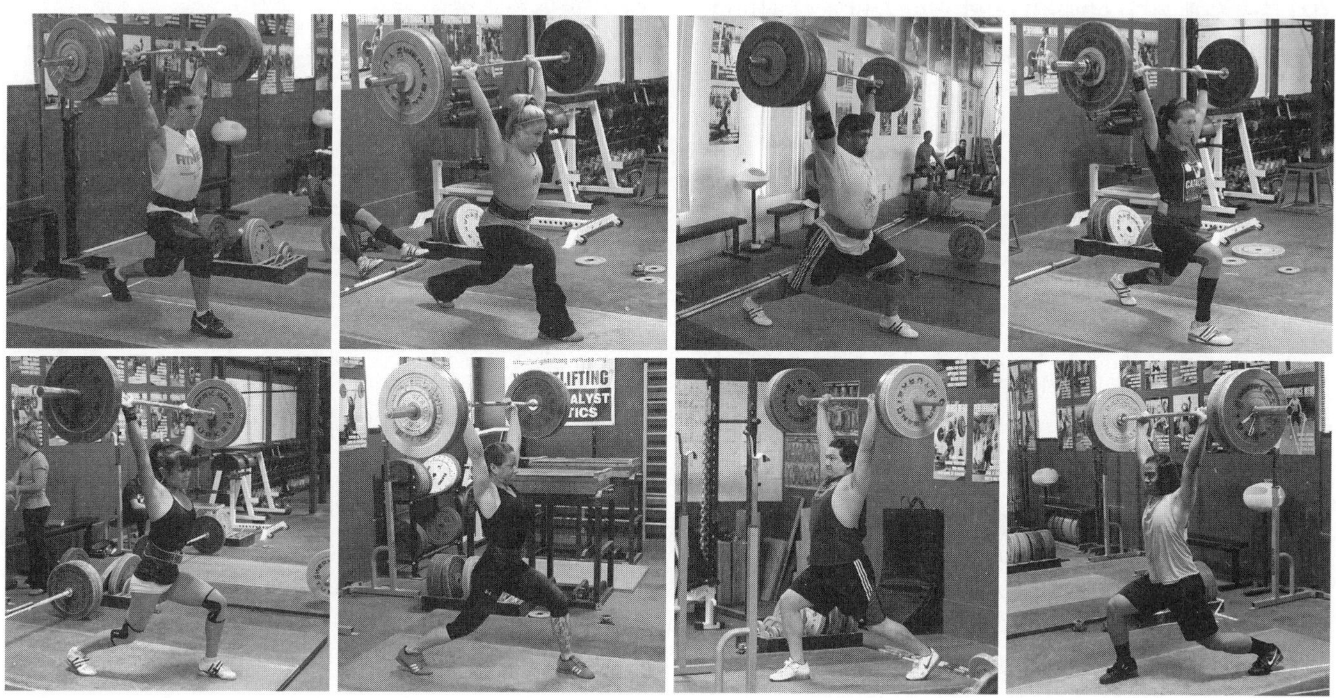

사진 3.6 스프릿 저크 자세에서의 다양한 모습

아래에, 팔꿈치는 상대적으로 낮게 유지하는 것이다. 하지만 많은 사람들이 손은 최적의 자세로 유지하지 못한 채 팔꿈치를 더 높이 올리면서 저크 랙 자세를 취하게 된다(그림 3.5).

저크 스플릿 자세: 신체구조가 스플릿의 넓이와 길이, 몸통의 각도, 뒷다리의 각도와 무릎 굽힘의 정도, 허벅지의 각도, 바벨 그립 넓이, 손, 손목의 위치, 어깨에서의 팔의 회전, 팔꿈치가 펴지는 정도, 바벨과 머리의 상대적인 위치에 영향을 준다(그림 3.6).

지렛대 원리Leverage

일반적으로 체중이 상대적으로 적게 나가는 선수들이 체중이 많이 나가는 선수들보다 자신의 체중 대비 더 무거운 무게를 리프팅 하는 능력이 있다. 당연히 자신의 능력치를 최대한 끌어내는 데에는 다른 많은 요소들이 개입되기도 하지만 사실 이 부분은 지렛대 원리와 관련된 부분이다. 다시 말해서, 단순히 모든 신장이 작은 선수들이 신장이 큰 선수들보다 체중 대비 더 강하다고 확신할 수는 없다는 것이다. 그러나 지렛대 원리 측면에서 리프팅에 있어서는 팔 다리가 상대적으로 짧은 선수들이 기본적으로 더 유리한 것은 사실이다.

지렛대 역학은 근육을 사용하여 관절을 움직일 때 일어난다. 근육들은 모든 관절에 붙어서 팔다리를 움직이기 위해서 수축하게 된다. 이때 팔다리의 길이 그리고 그 팔다리를 움직이는 근육의 부착점까지의 거리가 주어진 무게에서의 실제 저항을 결정하게 된다. 이것을 좀 더 쉽게 설명하기 위해서 5kg 무게가 한쪽 끝에 달려 있는 막대기를 한 손으로 들고 있다고 생각해보자. 그리고 이제 무게가 달려 있는 막대기 한쪽 끝 부분을 들어올려 보자. 달려 있는 무게 쪽에 좀 더 가깝게 손으로 막대기를 잡을수록 들어올리기가 더 쉽다는 것을 알게 될 것이다. 이것이 바로 지렛대 원리이다. 실제로 막대기에 달려 있는 5kg의 무게는 바뀌지 않았다. 하지만 저항과 그 저항을 견디며 들어올린 힘은 달라졌다.

스쿼트 할 때의 다리를 생각해 본다면 무릎은 지렛대의 받침점으로, 허벅지는 저항팔로, 무릎이 움직이는 축으로 삼고 있는 지점과 슬개건을 통해서 대퇴사두근에 의한 힘이 가해지는 구간 사이의 거리는 힘팔의 역할을 하게 된다(그림 3.7). 물론 방금 설명은 이 원리에 대해서 아주 간단히 요약한 것이다. 실제로는 스쿼트를 할 때 고관절과 그 주위에 더 많은 근육들이 동원되며, 심지어 발목 관절과 그 주위 근육들도 어느 정도까지는 개입된다. 그리고 복합 관절인 무릎은 가동범위 내에서도 적용되는 지렛대 원리가 바뀌기도 한다.

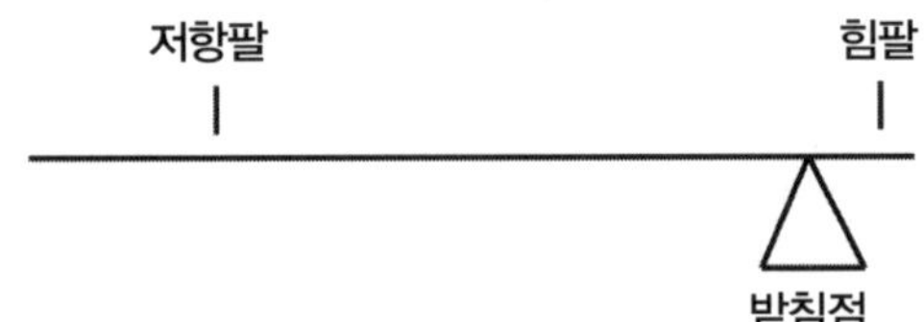

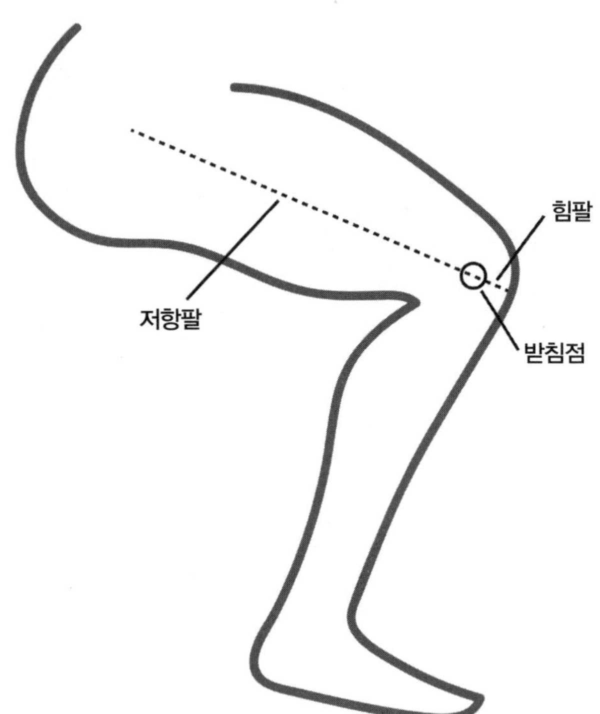

그림 3.7 상대적으로 긴 팔다리는 관절 주위의 팔다리를 움직이는 근육에게도 역학적으로 단점이 된다. 이것은 상대적으로 팔다리가 짧은 선수가 리프팅을 할 때 유리한 점이 많다는 것이며, 체중이 적게 나가는 선수들이 자기 체중에 비해서 상대적으로 무거운 무게를 들 수 있는 능력이 체중이 많이 나가는 선수들보다는 비교적 뛰어나다는 것을 의미한다.

우리 몸은 위쪽 다리에 붙어 있는데 이 지점이 몸의 끝 부위이며 고관절 근처이다. 이것은 리프터가 어느 정도의 무게를 등, 어깨, 머리 위로 들고 있던 저항과 관련이 있다. 키가 크거나 상대적으로 다리가 긴 사람처럼 허벅지가 길수록, 지렛대 받침점과 무게가 실리는 지점의 거리는 더 멀어지게 된다. 그렇게 되면 결과적으로 주어진 무게를 움직이는 게 더욱 힘들게 된다. 물론 키가 큰 사람이 힘팔(무릎에 있는 관절이 축으로 도는 지점과 실제 힘이 발생하는 지점까지의 거리) 역시 클 가능성이 높다. 그러나 저항팔이 커지는 만큼은 아니기 때문에 결국 전체 다리 길이가 길어질수록 역학적으로도 더욱 불리해지는 것이다.

리프팅에 불리하게 작용하는 또 다른 하나는 바로 신장이 커지거나 팔다리가 길어짐에 따라서 계속적으로 비례해서 근육의 단면적이 증가하는 것은 아니라는 것이다. 다리가 긴 선수와 짧은 선수를 비교해봤을 때도 다리 근육 크기에 있어서 비례적으로 증가하지는 않는다. 다시 말해서, 지렛대 원리에 있어서의 이점이 감소할수록 힘을 낼 수 있는 주요한 잠재 요소들도 점점 작아진다는 것이다.

요약해보자면, 허벅지가 긴 사람보다 짧은 사람이 스쿼트를 할 때 있어서 역학적으로도 더 유리하다는 것이다. 예를 들어 신장, 체중, 운동 경력 모두 비슷한 두 선수를 비교해보면, 다른 요소들이 개입되지 않는 한 다리가 상대적으로 짧은 사람이 더 스쿼트를 잘할 것이다. 비슷하게 만약 각 체급에서 비슷한 성적을 내고 있는 두 선수를 비교해보면, 비교적 체중이 적게 나가는 선수가 체중이 많이 나가는 선수보단 자신의 체중 대비 더 많은 무게로 스쿼트를 할 가능성이 높다.

물론 이런 역학적 차이들이 항상 100% 리프팅의 성과를 좌우하는 것은 아니다. 상대적으로 불리한 조건을 가지고 있는 경우에도 자신의 단점을 넘어서서 성과를 내는 데 기여하는 다른 요소들도 많다. 리프팅에 개입되는 근육에 있어서 더 유리한 지근과 속근의 구성, 뛰어난 신경학적인 효율성, 근육의 단면적 등은 지렛대 원리의 단점을 오히려 극복하는 요소가 될 수 있다. 반대로 이런 요소들이 상대적으로 지렛대 원리에 이점을 제한하는 경우도 발생할 수 있다. 게다가 이러한 해부적인 다양성이 스내치, 클린 앤 저크의 테크닉에 어느 정도까지 영향을 줄 수 있다. 예를 들어, 상대적으로 짧은 다리와 긴 몸통을 가지고 있는 선수는 좀 더 상체를 똑바로 세운 자세에서 다리와 엉덩이의 스트렝스에 많이 의존한 상태로 스내치, 클린 앤 저크 풀 동작을 할 수 있다. 정확한 테크닉과 자세로 리프팅을 하게 되면 선수가 가지고 있는 원래의 스트렝스를 최대한 잘 활용할 수 있게 된다.

클린 앤 저크보다 상대적으로 스내치가 무게가 높은 경우는 다음과 같은 이유가 있을 수 있다.

- 신장이 크거나 팔다리가 긴 선수
- 신장에 비해서 체중이 적게 나는 경우
- 자신이 가진 스트렝스보다 더 폭발적으로 힘을 쓸 수 있는 선수

스내치보다 상대적으로 클린 앤 저크 무게가 높은 경우는 다음과 같은 이유가 있을 수 있다.

- 신장이 작거나 팔다리가 짧은 선수
- 가동성이 제한된 경우
- 기술 능숙도가 떨어지는 경우
- 자신이 가진 스트렝스보다 폭발적으로 힘을 쓰지 못하는 선수

앞에서 이미 말했듯이, 키가 크고 팔다리가 긴 선수들은 기본적으로 무게를 들어서 이동시키는 데 있어서 불리하다. 클린 앤 저크의 경우는 일반적으로 선수의 스트렝스에 의해서 큰 영향을 받게 되고 좀 더 구체적으로는 스쿼스의 스트렝스에 영향을 많이 받는다. 그렇기 때문에 상대적으로 키가 작고 팔다리가 짧은 선수들과 비교했을 때 클린 앤 저크 시에 무게를 많이 들지 못한다. 그러나 신장이 더 큰 사람들은 적어도 스내치 동작에서 있어서는 오히려 유리한 점이 있다. 왜냐하면 신장이 큰 사람들은 스내치 동작 시에 몸을 최대한 폈을 때의 바벨의 위치와 리시빙 자세에서의 바벨의 위치가 당연히 높을 수밖에 없기 때문이다(물론 리시빙 자세에서의 가동성이 충분하다는 전제하에서). 몸을 최대한 폈을 때의 바벨의 위치가 높다는 얘기는 그만큼 바벨을 높이 들 수 있다는 말이나 상대적으로 키가 작은 선수보다 유리한 것이다.

시합에서 리프팅 동작별 무게 비율

일반적으로, 선수들은 스내치와 클린 앤 저크 간에 꽤 일관성 있는 무게를 든다. 그러나 어떤 경우에는 이 두 동작 간에 무게 차이가 상당한 경우도 있다. 이것은 가동성 제한이나 기술의 문제일 수도 있으며, 체중이 적절하지 않거나, 그 선수가 가지고 있는 장단점이나 훈련으로는 어느 수준 이상으로는 극복 될 수 없는 해부학적인 이유 때문일 수도 있다.

신체적 특징들

기본적인 신체구조에 추가해서, 다른 선천적인 신체적 특징들도 각 선수들의 리프팅 능력에 영향을 줄 수 있다. 이러한 특징들은 개인들이 태어날 때부터 선천적으로 가지고 있는 부분이다. 물론 이런 특징들이 적절한 훈련을 통해서 어느 정도까지 개선될 수는 있지만 천부적으로 엄청난 재능을 타고난 선수들은 (적절한 훈련까지 받게 되면) 그렇지 못한 선수

들보다 항상 앞서 있다. 비교적 타고난 재능이 덜한 선수들이 엄청난 노력과 훈련을 한다고 해도 타고난 재능을 가진 선수들과 절대로 경쟁을 할 수 없다는 것을 말하려는 것은 아니다. 단지 타고난 재능을 가진 사람이 똑같이 엄청난 노력과 훈련까지 한다면 이 타고난 선수들을 뛰어넘기는 힘들다는 것은 기억해야 한다는 것이다.

스피드와 폭발력은 웨이트리프팅에 있어서 틀림없이 가장 많은 영향을 주는 선천적인 신체 특징이다. 이 부분은 지근과 속근의 타고난 비율, 호르몬 수준, 뼈의 구조 그리고 운동 단위 동원motor unit recruitment과 발사 비율rate coding, 운동 단위 동시화synchronization, 근육 간 협응력에 영향을 주는 신경학적인 요소들과 같은 많은 요소들에 의해서 결정된다. 모든 선수들이 훈련을 통해서 어느 수준까지는 스피드를 향상시킬 수 있다(웨이트리프팅에서는 기술이 능숙해지거나 리프팅에서의 타이밍이 좋아지면 스피드가 많이 개선된다). 그러나 선천적으로 스피드가 부족한 선수의 경우는 스피드가 타고난 선수만큼의 리프팅 움직임에서의 스피드 수준이 되기는 힘들다.

타고난 스트렝스와 유연성의 수준도 사람들마다 상당히 다르다. 가장 유연한 웨이트리프팅 선수들 중 일부는 평생 동안 스트레칭에 시간을 거의 투자하지 않는 경우도 있다. 마찬가지로, 상당히 뛰어난 수준의 스트렝스를 원래부터 가지고 있던 선수들은 별도의 스트렝스 훈련이나 유난히 육체적으로 상당한 노력을 요하는 훈련을 하지 않는 경우도 있다. 이 두 가지의 경우도 훈련을 통한 성장 속도나 최종적으로 도달할 수 있는 수준이 유전적으로 이미 결정되는 경우가 일반적이기는 하나 스피드보다는 좀 더 훈련을 통해서 발전시킬 수 있는 부분이다.

그 사람의 움직임 학습 능력 역시 지적학습과 마찬가지로 대부분 타고나는 경우가 많다. 어떤 선수는 상대적으로 아주 쉽게 기술을 습득하고 그것을 완벽히 숙달하는 데도 그렇게 시간이 길게 걸리는 않는 경우가 있는 반면에 어떤 선수들은 동일한 기술을 습득하고 숙달하는 데까지 아주 긴 시간에 걸쳐서 상당한 노력을 해야 한다. 그러고도 자신이 원하는 수준에까지 도달하지 못하는 경우도 있다. 이 부분은 선수들이 어린 시절에 어떤 스포츠 활동을 했느냐에 따라서 영향을 받을 수도 있으며, 비교적 나이가 많은 상태에서는 이 부분이 영향을 받기는 쉽지 않다.

관절의 가동범위 또한 선천적으로 타고나는 부분 중 하나이다. 가동성과 유연성 훈련은 해부학적으로 개인이 가능한 가동범위까지 도달할 수 있도록 도와준다. 하지만 기본적으로 타고난 관절의 형태나 구조를 바꿀 수는 없다. 웨이트리프팅을 할 때 이 부분이 가장 유효하게 작용하는 부분

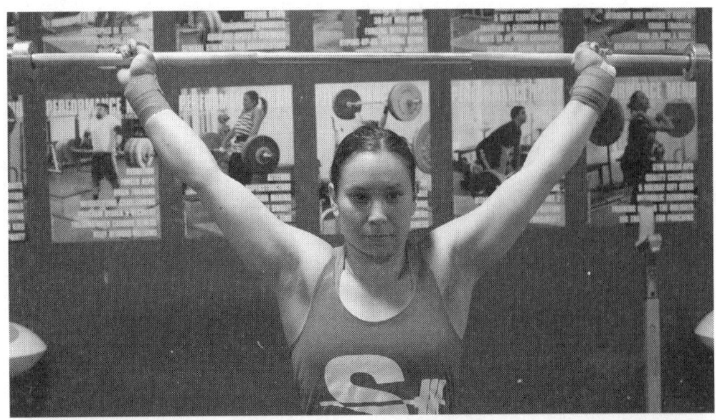

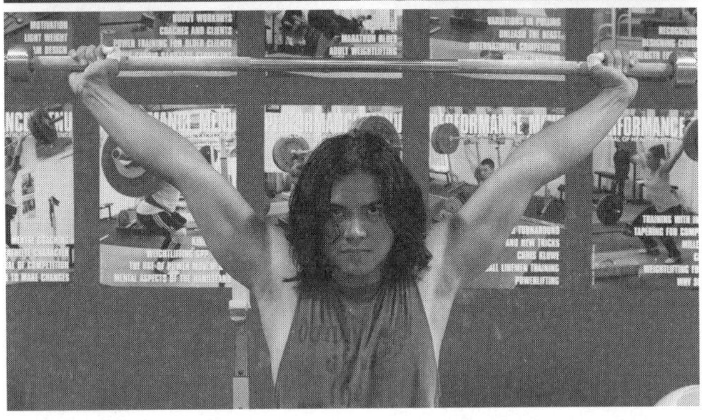

그림 3.8 선천적으로 타고난 본인의 관절 구조는 개인 관절 가동범위와 동작의 마지막 자세를 결정하게 된다. 팔꿈치 관절은 웨이트리프팅을 하는 데 있어서 가장 큰 영향을 주는 부위이다. 팔꿈치 관절을 완전히 락아웃시킬 수 있다는 것은 상당히 유리한 부분이다.

이 바로 팔꿈치이다. 몇몇 선수들은 팔꿈치의 선천적인 뼈 구조에 따라서 약간의 과신전(팔꿈치가 과하게 펴지는 상태)이 가능하다면 결과적으로 스내치나 저크 동작에서 머리 위에 바벨을 들고 있는 상태에서 안정적인 락아웃 자세가 가능하다. 반면에 어떤 선수들은 최대한으로 팔꿈치를 폈음에도 불구하고 팔 자체가 완전히 펴지지 않는 경우도 있다. 이런 경우에는 머리 위로 바벨을 드는 자세를 유지하면서 무게를 지탱하기 위해서는 근력에 더 의존하게 된다(그림 3.8).

물론 훈련 프로그램 적절하게 설계한 상태에서 올바른 지도와 오랜 시간에 걸친 충분한 노력이 동반된다면 이 단점이 극복이 되거나 최소화시킬 수도 있다. 오랜 기간 동안 꾸준히 열심히 노력하는 재능이 비교적 부족한 선수들은 타고났지만 노력을 하지 않는 선수들을 결국에는 이길 수도 있다. 하지만 모든 엘리트 스포츠에서는 타고난 선수들이 후천적인 노력까지 하는 경우가 대부분이기 때문에 이런 선수들을 이기는 힘들다.

프로그램 설계와 훈련은 반드시 각 개인의 타고난 신체적 특징들을 고려해야만 하며, 선수들의 장점은 극대화하고 단점은 최소화할 수 있도록 해야 한다.

훈련에 대한 반응과 회복

동일한 훈련을 진행하더라도 모든 선수들이 이 훈련에 대해서 동일한 반응을 보이는 것은 아니다. 그래서 웨이트리프팅 프로그램 설계는 매우 복잡하고 어렵다고 할 수 있다. 만약 동일한 훈련 프로그램에 대해서 모든 선수가 동일한 반응을 보인다면, 훈련이 절대로 어렵지 않을 것이다.

모든 선수들이 어떤 운동을 선택할지, 횟수는 어떻게 하며, 강도와 운동량은 어느 정도로 할지에 따라서 서로 다른 운동 프로그램을 선택한다는 사실을 제외하더라도, 선수들은 훈련 이후에 효율적으로 회복할 수 있는 있는 능력 역시 선천적으로 가지고 태어난다. 그래서 다른 모든 요소들이 동일한 상태라고 하더라도 어떤 선수들은 훈련을 더 잘 이겨내면서 성장해서 빠르게 어느 수준까지 도달하게 된다. 이것은 타고난 호르몬 상태뿐만 아니라, 스트레스를 잘 관리할 수 있는 능력과 선수들의 수면의 질 같은 요소들과도 관련이 있다. 이 부분은 거의 타고난 것들이며 훈련이나 다른 방법으로 크게 바꿀 수 없는 것들이다(PED 약물을 사용하는 경우를 제외한다면).

비록 우리가 프로그램 설계를 하면서 많은 이들에게 적용될 수 있는 일반적인 내용을 주로 활용하겠지만, 만약 최대의 성과를 얻고싶다면 개개인이 가지고 있는 모든 특성을 반드시 고려해서 프로그램 설계를 해야 한다.

개인 맞춤형 리프팅 기술

아주 높은 수준의 웨이트리프팅 선수들을 대상으로 살펴보면 스내치와 클린 앤 저크 기술의 아주 섬세한 부분까지도 상당히 다양하다는 것을 분명히 알 수 있다. 리프팅 기술에 있어서 일반적으로 적용되는 규칙들이 있지만, 세계 정상급 선수들 사이에는 이런 일반적인 규칙들에서 벗어나는 경우도 있다. 하지만 그렇다고 해서 이런 일반적으로 적용되는 리프팅 기술 규칙들이 틀렸거나 쓸모없다는 것은 아니다. 아주 높은 리프팅 수준에 도달하기 위해서는, 시간이 지나면서 기술들을 선수들 개개인의 신체적 특징에 맞출 필요가 있다.

제코프Zhekov(1976, 1992)는 "웨이트리프팅은 자기 스스로 체계화하고, 조율하는 시스템과 같다. 끊임없이 이 시스템은 스스로 조정하면서 주어진 운동 과제를 최고로 잘 수행할 수 있도록 도와주는 올바른 움직임을 찾아가는 것이다"라고 했다. 이 말은 운동 기능 측면에서 인간의 몸은 놀라운 정도로 뛰어나다는 점을 깨닫게 해준다. 그렇다고, 어떠한 지도나 피드백 없이 올바른 웨이트리프팅 기술을 자연스럽게 만들고 발전시킬 수 있다는 것을 의미하는 것은 아니다. 효율적인 리프팅 기술 안에서 올바른 지도와 함께, 모든 선수들은 자신의 강점은 최대한 활용하고 단점은 최소화하면서 자신의 능력을 극대화할 수 있는 자신만의 스타일을 자연스럽게 개발할 수 있다.

모든 선수들은 가장 근본이 되는 내용을 배우고, 책에 나오는 기술로 리프팅 훈련을 하면서 리프팅을 시작하는 것이 좋다. 이것이 이후에 자신에게 맞는 방식을 찾아가는 데 있어서 필수적인 튼튼한 기초를 다져주는 것이다. 게다가 리프팅을 시작할 때 이런 기초가 없다면, 이후에 자신만의 방식을 찾는 데 있어서 올바른 평가를 할 수가 없다. 예를 들어, 시간이 지나면서 자신만의 방식을 만들어가고 있는데 그 방식이 진정 자신에게 올바른 방식인지 아니면 실제로는 오히려 자신의 리프팅이 해가 되고 있는지를 확인할 길이 없다는 것이다.

아주 기초가 되는 기술을 거쳐서 언제부터 자신만의 방식을 찾도록 해줘야하는지는 정말 어려운 부분이다. 이 부분은 주관적인 기준에 의해서 많이 영향을 받기 때문이다. 어떤 경우든 선수, 코치 모두 서로 훈련을 통해서 성장하는 과정에서 선수 스스로가 어떻게 느끼고 있는지에 대해서 분명하게 소통하는 것은 상당히 중요하다. 이것 때문에 선수가 성장하지 못하고 정체되는 경우가 많다. 리프팅 훈련 과정에서 실제로 실수를 할 수 있다는 사실을 받아들이는 것 역시 중요하다. 이럴 때는 이전의 방법으로 다시 돌아가서 새로운 과정을 거쳐야 할 수도 있다는 것을 받아들일 수 있어야 한다.

훈련을 통한 성장

모든 선수들의 성장 속도는 다르며, 도달할 수 있는 수준도 모두 다르다. 이런 것들은 몇 살쯤에 리프팅을 시작하는지, 훈련 프로그램의 구체적인 내용은 무엇인지, 훈련, 회복, 동기부여 등등과 같은 일반적인 환경과 같은 요소들에 의해서 상당히 많이 영향을 받는다. 이 밖에도 통제할 수 없는 개개인에게 적용되는 추가적인 요소들도 있다. 이 부분들이 타고난 것인지, 성장을 할 수 있는 부분인지에 대해서 알려줄 것이다.

높은 체급에 있는 선수들은 비교적 장기간에 걸쳐서 꾸

준히 성장하는 경우가 많은 반면에 낮은 체급의 선수들은 일반적으로 높은 체급의 선수들에 비해서 빠르게 성장하는 경우가 많다(Medvedyev, 1986, 1989).

선천적으로 근육당 근섬유가 많고, 속근의 비율이 높은 선수들이 스트렝스와 폭발력의 잠재력이 높으며, 더 빠른 속도로 성장할 가능성이 높다(Zat-siorsky, 1995).

규칙적인 수면과 수면의 질을 높은 상태로 유지할 수 있는 능력, 생리학적인 영향이 비교적 없는 상태로 스트레스를 잘 관리하는 능력 그리고 호르몬 균형 같은 복잡한 요소들도 선수의 잠재력과 성장에 모두 기여를 한다.

시설과 장비

웨이트리프팅은 특별한 스포츠이면서 훈련이기에 특별한 시설과 장비가 필요하다. 바벨과 플레이트를 제외하고는, 가장 기초적인 훈련에 있어서 다음의 장비들이 반드시 필요한 것은 아니다. 하지만 웨이트리프팅용 신발과 같은 많은 장비들이 제대로 된 훈련을 위해서는 필요하기도 하다. 어떤 스포츠라도 더 높은 수준의 성과를 내고 싶다면, 더 높은 양질의 장비가 필요하게 될 것이다.

모든 웨이트리프팅 대회가 미터법 기준으로 진행된다는 것을 알고 있으면 좋다. 각 나라마다 따르는 방식이 다르더라도, 웨이트리프팅 스포츠에서는 모든 코치와 선수들은 kg을 사용하는 데 익숙해질 필요가 있다. kg이 아닌 기준으로 훈련하더라도 성과를 얻을 수는 있지만 불가피한 상황이 아니라면 kg 기준으로 훈련을 하는 것이 가장 현명한 훈련법이라고 할 수 있다.

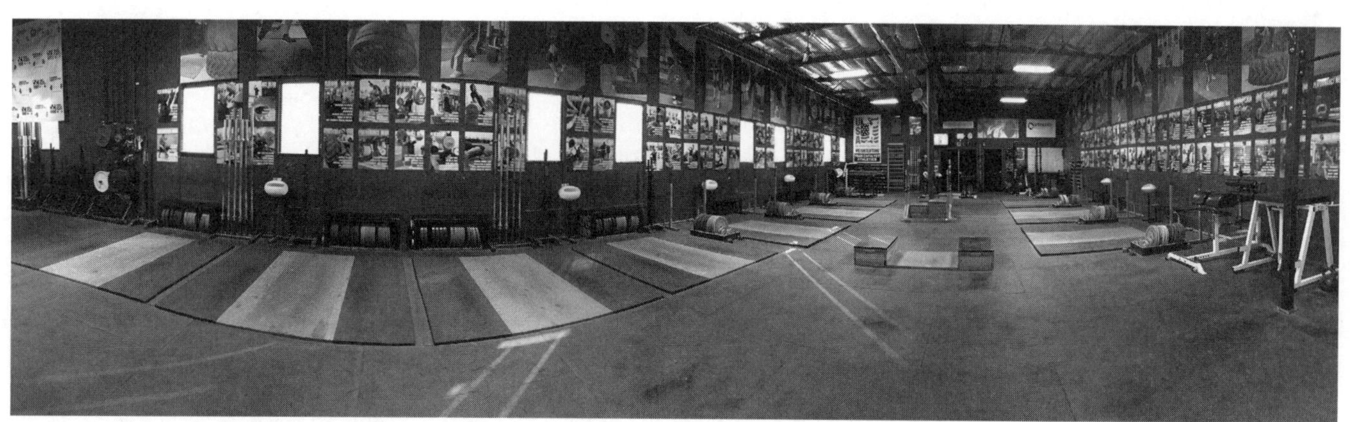

그림 4.1 캘리포니아 서니베일California, Sunnyvale에 위치한 카탈리스트 애슬릿 훈련 시설(현재는 오리건 테레본Oregon Terrebonne으로 이전)

바벨

올림픽 리프팅에 있어서 가장 중요한 장비는 바로 올림픽 리프팅용 바벨이다. 이 바벨은 상당히 내구성이 좋으면서도 영구적인 손상 없는 상태로 유연하기도 하다. 탄성이 있기 때문이다. 이 탄성은 흔히 'whip'(바벨이 탄성 때문에 출렁이는 현상)이라는 현상도 가능하게 해준다. 모든 바벨 브랜드와 종류에 따라서 이 탄성이 조금씩 다르기는 하지만 최고의 바벨들은 이 탄성이 거의 비슷하다.

니들 베어링needle bearings 때문에 세프트shaft에 있는 슬리브sleeve가 부드럽게 회전할 수 있다. 그래서 스내치나 클린의 턴오버turnover를 하는 동안에 바벨이 회전이 가능한 것이다. 이것 때문에 관성으로 인해 발생하는 플레이트의 회전을 리프터가 견뎌낼 필요가 없어지는 것이다. 이렇게 바벨이 제대로 회전하지 않는다면 리프팅이 힘들어지고 심한 경우는 부상까지 발생할 수 있다. 니들 베어링은 힘을 더 잘 분산시켜서 바벨 세프트의 손상을 방지해주고 부드럽고 지속적으로 회전이 잘될 수 있도록 해준다.

대회 규정상 남성의 바벨 무게는 20kg(44lb), 세프트 지름 28mm, 그리고 길이는 2200mm이다. 여성의 바

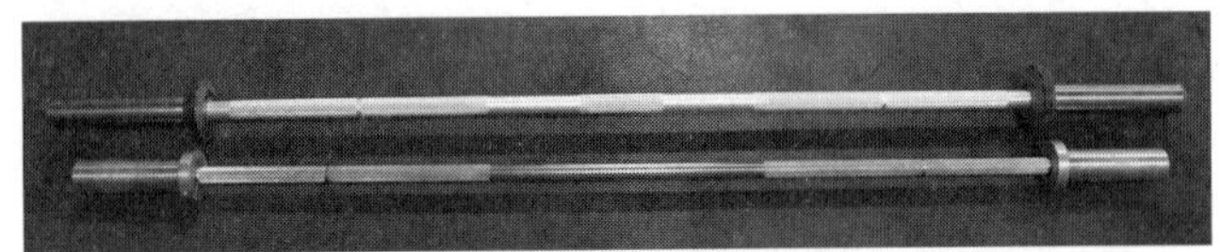

그림 4.2 국제 규정 남성, 여성 바벨(위)
그림 4.3 기술 지도를 위해서 사용되는 가벼운 훈련용 바벨(아래)

벨 무게는 15kg(33lb), 세프트 지름 25mm 그리고 길이는 2010mm이다. 남성용, 여성용 바벨의 슬리브 사이의 길이는 1310mm로 동일하다. 그리고 널링 표시도 동일하다(남성, 여성 바벨 사이에 0.5cm 널링 브레이크 위치는 대회 규정 바벨이 아닌 경우는 아주 미세하게 차이가 날 수 있다).

여성용 바벨은 중앙 부분에 널링이 없는 경우도 있지만 남성용 바벨의 중앙 부분에 널링이 없는 경우가 더 많다. 대회용 바벨의 경우는 국제 색상 규정에 맞춰서 바벨 엔드 캡 부분에도 색상 표시가 되어 있다. 20kg 바벨은 파란색, 15kg 바벨은 노란색으로 표시되어 있다. 훈련을 하는 경우에는 이 색상 규정을 지켜서 할 필요는 없다.

여성들의 경우는 훈련을 할 때 반드시 여성용 바벨을 사용할 필요는 없다. 하지만 여성이 남성용 바벨을 사용할 경우는 그립(바벨을 손으로 잡는 것)이 불편해서 문제가 될 수 있다. 어차피 대회에서도 여성용 바벨을 사용하기 때문에 항상 여성용 바벨로 훈련을 하는 것이 좋다(백 스쿼트를 하는 경우에는 예외가 될 수 있다. 무거운 무게로 백 스쿼트를 하는 경우는 남성용 바벨이 더 유리한 부분이 있어서 남성용 바벨을 선호하는 경우도 있다).

바벨에 좀 더 투자를 하는 것은 훈련에 도움이 될 뿐만 아니라 장기적으로 봤을 때도 오히려 돈을 아끼는 것이다. 바벨은 장기적인 투자로 생각하는 것이 좋다. 저렴한 바벨의 경우는 회전도 잘 되지 않으며, 탄성도 좋지 않고, 부식이 되기도 쉽다. 그리고 사용하면서 모양이 변형되는 경우도 있으며 플레이트가 잘 맞지 않을 수도 있다. 이런 문제들 때문에 비교적 비싼 바벨들보다 더 자주 바꿔야 하는 경우가 많을 것이다.

자신의 훈련 목적을 생각한다면 바벨의 선택이 좀 더 쉬워질 것이다. 만약 대회를 준비한다면, 더 많은 무게를 들게 되고 자주 사용하게 될 것이다. 그리고 이때 동작을 정확하게 하는 것이 우선이 되는 부분이다. 이 경우는 바벨에 더 많은 돈을 투자하는 것을 고려해봐야 한다. 만약 단지 훈련이 목적이라면 비교적 저렴한 바벨을 사용해도 충분할 것이다. 그러나 더 좋은 품질의 바벨만큼 내구성이 좋지 않을 것이다. 어떤 경우라도, 바벨을 가장 우선으로 생각해야 한다. 웨이트리프팅용 신발을 제외한다면 바벨의 품질이 다른 어떤 요소보다 훈련에 가장 큰 영향을 미칠 것이다.

올림픽 리프팅용 바벨에는 훈련용, 대회용 이렇게 크게 두 가지가 있다. 가격을 제외하고 가장 큰 차이는 널링이 더 깊고 날카로롭다는 것이며, IWF(국제 역도 연맹)의 인증된 바벨이냐 아니냐이다. 훈련을 주목적으로 하거나 큰 대회 출전을 목표로 하는 것이 아니라면 굳이 IWF(국제 역도 연맹) 인증의 바벨이나 정교하게 만들어진 바벨이 필수인 것은 아니다. 사실 대회용 바벨의 널링은 더 깊고 날카로워서 매일 바벨 훈련을 하기에는 쉽지가 않고 선수의 손 관리 측면에서도 큰 부담이 될 수도 있다.

이제 막 훈련을 시작하고 가르치는 단계에서는 테크닉 바벨을 사용하는 것이 좋다. 이 바벨은 정규 규격 바벨과 같은 지름이면서 무게는 5kg밖에 되지 않는다. 그렇기 때문에 정규 규격의 바벨 느낌을 그대로 느끼면서 점차적으로 무게를 올려서 훈련을 하는 것을 가능하게 한다. 이 책에서는 테크닉 바벨을 사용하기 전에 처음 움직임을 익히는 단계에서는 5피트 정도 되는 길이의 PVC 파이트를 이용할 것이며, 스내치 동작을 점차적으로 익히면서 훈련하는 도구로도 사용할 것이다.

범퍼 플레이트와 체인지

범퍼 플레이트는 리프팅 이후 바벨을 바닥으로 던지거나 리프팅 실패 시 바벨을 떨어뜨렸을 때 바벨, 플레이트와 바닥에 손상이 가지 않도록 해준다. 범퍼 플레이트의 지름은 450mm이며, 한가운데 지름 50mm의 구멍이 있다. 플레이트의 두께는 어떻게 만들어졌는지 그리고 사용된 고무의 성분 특징, 브랜드나 모델에 따라서 다양하다.

범퍼 플레이트의 종류도 아주 다양하다. 바벨과 마찬가지로 범퍼 플레이트도 시합용이 있으며 매우 비싸다. 훈련 목적이라면 재활용 고무를 이용해서 만들어진 매우 저렴한 범퍼 플레이트도 사용할 수 있다. 이런 플레이트들은 가운데 중심 부분을 금속으로 만드는 경우도 흔한데 계속 사

표 4.1 색상에 따른 범퍼와 체인지 무게

색깔	범퍼	체인지
빨강	25kg	2.5kg
파랑	20kg	2kg
노랑	15kg	1.5kg
녹색	10kg	1kg
흰색		5kg / 0.5kg

용하면서 헐거워지는 점이 좀 불편해지는 것 말고는 큰 문제는 없다. 대학이나 고등학교 훈련장에서 아주 많은 선수들이 자주 사용하는 경우에는 투자라고 생각하고 좀 더 비싼 훈련용 범퍼 플레이트를 하는 것이 좋다. 범퍼 플레이트는 10kg, 15kg, 20kg, 그리고 25kg이 있으며 체인지 플레이트는 0.5kg, 1kg, 1.5kg, 2kg, 2.5kg 그리고 5kg이 있다. 플레이트의 색상은 무게를 쉽게 구분하기 위해서 다음과 같이 국제 규정에 따라서 정해져 있다. 25kg 빨간색, 20kg 파란색, 15kg 노란색, 10kg은 초록색이다. 훈련용 체인지 플레이트의 경우는 보통 회색이나 검은색 중 하나의 색상으로 통일되어 있다. 그러나 대회에서는 규정에 따라서 범퍼 플레이트와 동일하게 색상이 나눠져 있다. 2.5kg 빨간색, 2kg 파란색, 1.5kg 노란색, 1kg 초록색 그리고 0.5kg과 5kg은 흰색이다. 1.5kg 체인지 플레이트의 경우는 비교적 최근에 만들어졌으며, 1kg과 0.5kg 플레이트를 함께 사용해서 대체하는 경우가 많아서 체육관에 없는 경우도 많다. 최근에는 대회에서 프릭션 플레이트Friction plate를 사용하는 경우도 많다. 프릭션 플레이트는 바벨에서 플레이트가 쉽게 빠지는 것을 방지하기 위해서 고무로 코팅을 한 체인지 플레이트이다. 이렇게 만들어진 플레이트는 2.5kg 이하의 무게의 경우는 조임쇠Collar를 빼지 않고 바깥쪽에 바로 끼울 수 있기 때문에 시합에서 시간을 줄여준다.

저렴한 범퍼 플레이트의 경우는 무게와 상관없이 모두 검은색인 경우도 있다. 훈련에서도 무게를 제대로 확인하기 위해서 색상으로 구분된 플레이트를 사용하는 경우가 흔하다.

테크닉 플레이트의 경우는 처음 리프팅을 배우는 단계에서는 도움이 된다. 테크닉 플레이트는 정식 범퍼 플레이트와 지름이 동일하다. 하지만 무게는 2.5kg 혹은 이보다 더 가볍기 때문에 처음 리프팅을 배우는 사람들이 가벼운 무게를 이용해서 표준 플레이트로 훈련하는 것과 같은 자세로 훈련하는 것이 가능하다

조임쇠

웨이트리프팅 조임쇠는 나사를 이용해서 조일 수 있다. 이 조임쇠의 나사를 조이게 되면, 조임쇠가 바벨의 슬리브 부분에 단단히 고정이 되면서, 플레이트가 움직이는 것도 방지해준다(그림 4.6). 이 조임쇠를 사용함으로써, 바벨의 끝부분에 있는 플레이트를 안정적인 상태로 유지할 수 있는 것이다. 이 조임쇠의 표준 무게는 2.5kg이며, 바벨의 최종 전체 무게에 포함된다.

이 조임쇠는 웨이트리프팅 체육관에서 많이 사용되지는 않는다. 무게를 자주 교체하게 되면 추가적인 시간과 노력이 필요하기도 하지만 예산상의 문제로 체육관에 구비하는 것이 쉽지 않기 때문이기도 하다. 좋은 바벨과 플레이트로 훈련을 하는 경험이 풍부한 선수들의 경우는 웨이트리프팅용 조임쇠를 사용하지 않더라도 큰 안정상의 문제가 생기지는 않는다. 왜냐하면 이들이 사용하는 바벨과 플레이트들은 아주 엄격한 제조 공정을 거쳐서 생산되었기 때문에 격렬하게 리프팅을 하는 과정에서도 바벨 슬리브에서 플레이트가 쉽게 미끄러져 빠져나가지 않기 때문이다. 리프팅을 할 때

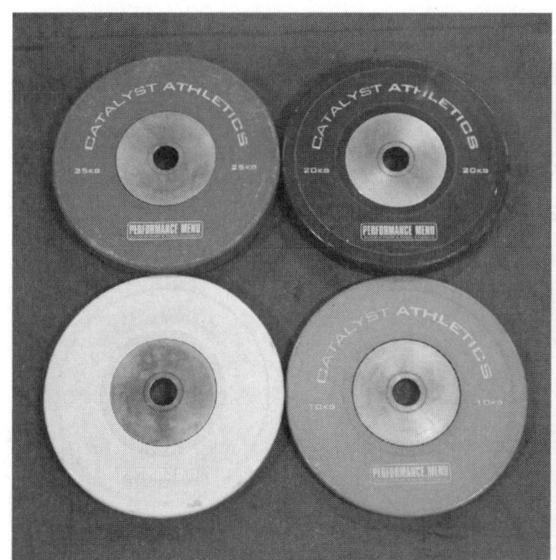

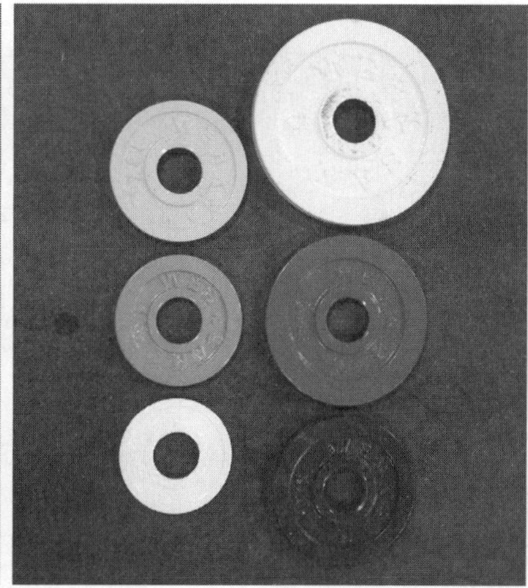

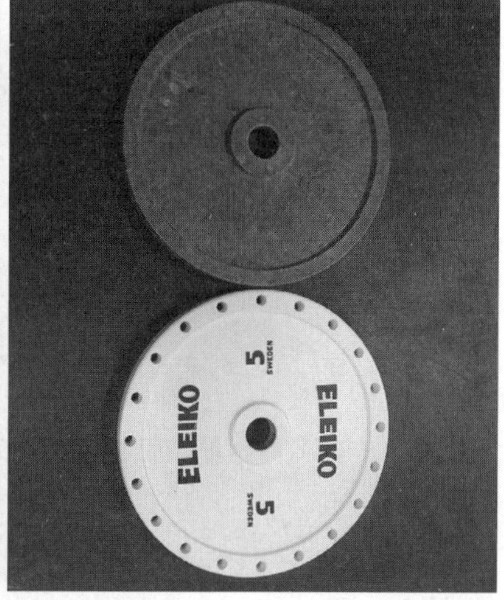

그림 4.4 범퍼 플레이트: 10kg, 15kg, 20kg, 25kg(왼쪽). 체인지 플레이트: 0.5kg, 1kg, 1.5kg, 2kg, 2.5kg, 5kg(가운데).
그림 4.5 테크닉 플레이트를 사용하게 되면, 아주 가벼운 무게의 범퍼 플레이트를 사용하면서도 표준 플레이트를 사용해서 훈련하는 것과 같은 높이에서 바벨을 위치시켜서 훈련할 수 있다(오른쪽).

바벨이 기울어지면서 플레이트가 빠지는 경우가 많은 경험이 부족한 사람의 경우는 저렴한 장비보다는 웨이트리프팅용 조임쇠가 큰 도움이 될 수 있다.

대회를 준비하는 선수들의 경우는 정기적으로 웨이트리프팅용 조임쇠를 사용하는 것이 좋으며, 조임쇠를 사용했을 때의 바벨의 느낌에 익숙해지기 위해서 대회 전 몇 주 동안에는 더욱 사용하는 것이 좋다. 조임쇠를 사용하지 않으면 바벨의 슬리브와 슬리브에 있는 플레이트 둘 다 회전하기 쉽다. 그런데 잘 고정해주는 조임쇠를 사용하게 되면 대회에서 그렇듯이 바벨 슬리브에 있는 플레이트가 회전을 하지 않게 되고, 발생하는 회전의 경우에도 사용하는 바벨의 베어링의 범위 내에서 일어난다. 좋은 바벨의 경우는 적절하게 잘 회전이 되지만 조임쇠를 사용한 경우와 그렇지 않는 경우는 큰 차이점이 있으며, 실제로 리프팅을 하는 도중에 발생하는 소리에도 차이가 있다. 이전에 사용해본 경험이 없다면 이 소리에 적응이 되지 않아서 놀라거나 이 소리가 약간은 거슬릴 수도 있다.

스피링 조임쇠 혹은 비슷하지만 좀 더 저렴한 조임쇠를 사용해서 플레이트를 안전하게 고정시키는 것도 괜찮다. 이런 조임쇠들은 가볍기 때문에 리프팅 최종 무게에 함께 합산할 필요도 없다.

리프팅 플랫폼

웨이트리프팅 플랫폼은 리프팅을 하기에 이상적인 바닥이며 시합을 준비하는 사람이라면 반드시 필요하기도 하다(그림 4.7). 많은 돈을 들이지 않고도 쉽게 괜찮은 플랫폼을 만들 수 있다. 아니면 돈을 많이 들여서 직접 구입할 수도 있지만 꼭 그럴 필요까지는 없다. 고무 재질의 바닥에 나무 재질의 판을 넣어서 간단하게 플랫폼을 만들 수 있다.

이렇게 플랫폼이 만들어지게 되면 나무 재질의 판이 안정적이고 부드러운 비압축성 리프팅 플랫폼을 가능하게 해준다. 그리고 고무 재질로 된 패드 부분이 바벨이나 플레이트가 받게 되는 충격을 줄여주면서 장비의 수명을 늘려줄 수 있다. 그리고 바닥에 충격도 줄여주고 소음도 줄일 수 있다.

어떤 방식으로 만든 플랫폼이더라도, 나무로 만든 바닥 부분은 안정적이고 부드러우면서도, 리프팅을 할 때, 바닥이 눌리지 않는 환경을 제공해준다. 나무로 만든 바닥 옆에 고무 재질로 된 패드 부분은 바벨이나 플레이트가 받게 되는 충격을 줄여주면서 장비의 수명을 늘려줄 수 있다. 그러면서 소음도 줄여주는 효과가 있다.

저렴하게 플랫폼을 만들 수 있는 방법을 살펴보자. 우선 8×8피트 크기의 플랫폼을 최종적으로 만들기 위해서, 두께 0.5인치 혹은 0.75인치의 4×8피트 크기의 합판을 2개 준비한다. 그리고 이 두 개를 나란히 놓고 8×8피트 크기로 만든다. 그리고 똑같은 합판을 2개 더 준비해서 위에 놓고서는 나사로 단단히 고정해서 흔들리지 않도록 한다. 접착제를 사용할 수도 있지만, 접착제를 사용하게 되면 이후에 플랫폼을 옮기거나, 합판을 교체할 때 힘들 수도 있다.

여기서 두께 0.5인치 혹은 0.75인치의 4×8피트 크기의 합판 하나를 한가운데에 제대로 정렬시켜 놓고 아래 합판에 단단히 고정시킨다. 여기서 사용하는 합판은 아래에 있는 합판보다 질이 좋은 합판 혹은 MDF 합판을 사용하는 것이

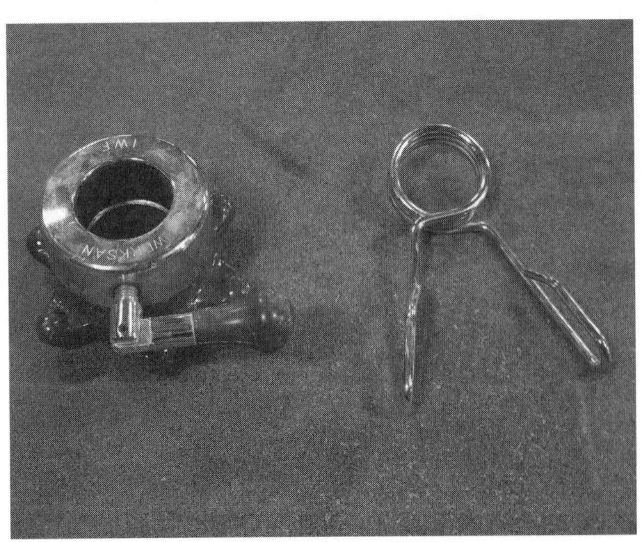

그림 4.6 바벨 조임쇠

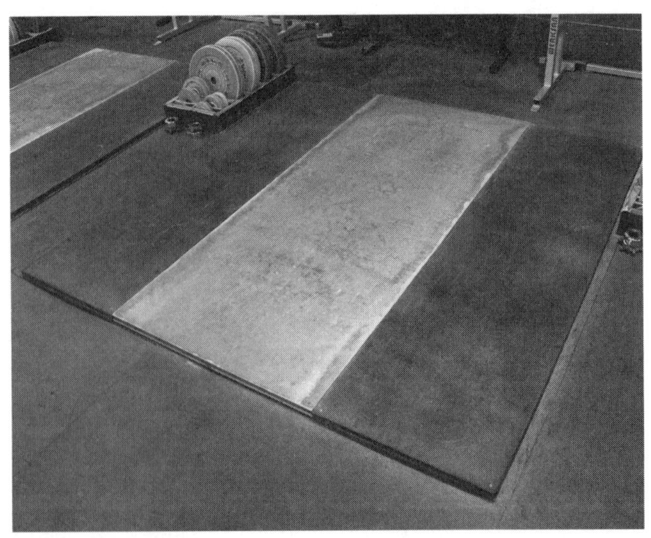

그림 4.7 리프팅 플랫폼

좋다. 그리고 이렇게 한가운데 위치한 합판 양쪽에 남아 있는 부분(2×8피트)을 고무 매트로 채우도록 한다. 이때 고무 매트의 두께는 가운데 있는 합판의 두께와 동일해야 한다. 매트는 비교적 저렴하지만 충분히 기능을 해주는 마방 매트Horse Stall Mat를 사용해도 되며, 고무 매트를 사용해도 된다.

만약에 시간과 장비가 허락한다면, 가운데 있는 합판을 더 좁게 만들고 양쪽의 고매 매트 부분을 더 넓게 만들 것을 추천한다. 4×8피트 크기의 합판에서 리프팅을 하고 바벨을 플랫폼에 내려놓을 때, 고무 매트의 공간이 충분하지 않아서 아슬아슬하게 플레이트가 고무 매트에 떨어지게 된다. 그렇게 되면 이후에, 연습을 하다 보면 플레이트가 고무 매트가 아니라 합판 부분에 떨어질 가능성도 있기 때문이다. 가운데 있는 합판의 넓이는 3피트 6인치로 줄이고 고무 매트의 넓이는 27인치로 늘리게 되면 바벨을 내려놓을 때 플레이트가 고무 매트에 떨어질 수 있는 충분한 상태가 된다(이 플랫폼은 그림 4.7에서 확인할 수 있다).

고무 매트의 바닥에 플랫폼을 설치하기 위해서는, 바닥 고무 매트와 똑같은 두께의 합판을 준비해서 플랫폼을 만들 공간을 정해서 합판이 들어갈 공간에 합판을 내려놓는다. 합판 모양 그대로 고무 매트 바닥에 표시를 하고 잠시 합판을 치운 후에, 표시한 대로 매트를 자르도록 한다. 그리고 자른 공간에 준비한 합판을 끼워 넣도록 한다. 이때 합판과 고무 매트 사이에 빈 공간이 없어야 한다. 건축용 접착제를 사용해서 합판이 움직이지 않게 단단하게 고정시킬 수도 있다.

스쿼트 랙

스쿼트 랙은 바닥에서 바벨을 들어올리는 첫 번째 리프팅 동작을 할 필요 없이 스쿼트, 저크, 프레스 등 많은 운동 동작을 무거운 무게로 훈련할 수 있게끔 도와준다. 웨이트리프팅을 하는 사람에게 스쿼트 랙은 반드시 필요한 장비이다(그림 4.8).

스쿼트 랙에는 일체형single unit과 분리형individual upright이 있다. 분리형의 경우는 공간 활용의 측면에서 유리하며, 이동하기에도 편하다. 하지만 일체형이 분리형보다 더 안정적이며 훈련을 하기에도 편하다. 모든 좋은 일체형 제품의 경우 넓이를 조절할 수 있다. 그렇기 때문에 이 부분 때문에 분리형 제품을 선택할 필요는 없다.

바벨과 범퍼 플레이트와 마찬가지로, 스쿼트 랙에 더 많은 돈을 투자하게 되면, 더 무거운 무게를 견딜 수 있고, 더 오래 사용할 수 있는 뛰어난 기능의 스쿼트 랙을 사용할 수

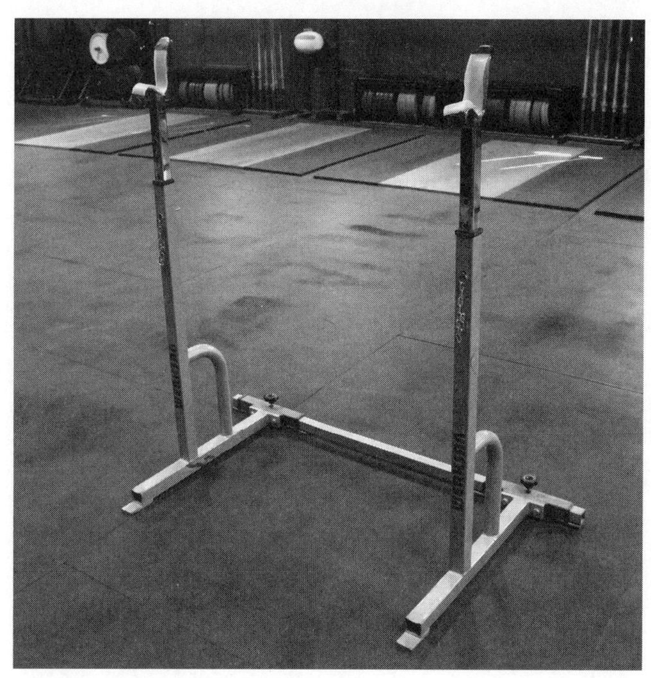

그림 4.8 스쿼트 랙

있게 되는 것이다. 그리고 선수가 훈련을 할 때, 마지막에 정말 무거운 무게를 성공할 수 있는지 없는지는 스쿼트 랙이 그 무게를 제대로 견뎌낼 수 있는지와 상당히 관련 있다는 것을 명심해야 한다.

스쿼트 랙을 선택할 때 고려해야 하는 기본적인 부분들이 있는데 랙의 높이와 넓이 조절이 어디까지 가능한지와 스쿼트 랙의 아래 받침대의 모양이다. 밴치 프레스를 할 때 스쿼트 랙을 사용하는 선수들의 경우나 키가 특히 작은 선수들의 경우는 아주 아래까지 스쿼트 랙이 조절되는지는 반드시 확인해야 하는 부분이다. 스쿼트 랙 중에서 키가 큰 선수들을 위해서 높게 조절하는 것이 문제가 되는 경우는 거의 없지만 반대로 벤치 프레스와 같이 랙을 아주 낮게 조절하는 데 문제가 생기는 경우는 꽤 많다.

몇몇 스쿼트 랙의 경우는 높이나 넓이를 조절하는 데 상당히 불편하기도 하며, 안정성이 의심되기도 한다. 그렇기 때문에 반드시 조절이 편리하고 튼튼한 스쿼트 랙을 찾아야 한다.

마지막으로, 스쿼트 랙의 바벨 크래들(바벨을 내려놓는 곳)의 모양도 조금씩 다르다. 일반적으로는 뒷부분은 수직으로 위로 높게 올라가 있고, 앞부분은 앞쪽으로 비스듬하게 낮게 만들어져 있다. 그리고 바닥은 평평하다. 앞부분도 수직 모양인 경우도 있지만, 앞부분이 수직이면 바벨을 내려놓는 것이 쉽지 않다. 몇몇 스쿼트 랙의 경우는 바닥이 평평하지 않고 곡선인 경우도 있다. 바닥이 이렇게 곡선 모양

인 경우는 바벨을 내려놓았을 때 앞이나 뒤로 이동하지 않고 한곳에서 고정되어 있을 수 있다. 크래들은 테프론Teflon 혹은 유사한 재질로 만들어진 것이 가장 이상적이다. 이런 재질을 사용하게 되면, 훈련을 하면서 바벨을 크래들에 반복적으로 내려놓더라도 바벨의 널링 손상을 막는 데 도움이 된다.

파워 랙

스쿼트 랙 대신에 파워 랙이 사용될 수도 있으며, 스쿼트 랙과 함께 사용할 수도 있다(그림 4.9) 스쿼트 랙 대신에 파워 랙을 사용할 때의 단점은 파워 랙이 차지하는 공간이 훨씬 많다는 점이다. 풀 사이즈의 파워 랙은 랙을 사용하지 않고 리프팅만 하는 경우에는 훨씬 더 많은 공간을 차지한다고 볼 수 있다. 그리고 이 파워 랙을 이동시키는 것도 상당히 힘든 작업이다. 그러나 파워 랙을 사용하게 되면 더 많은 훈련과 다양한 훈련을 할 수 있다. 그렇기 때문에 만약 돈과 공간이 충분하다면 파워 랙을 갖추는 것이 좋을 수도 있다.

파워 랙은 랙이 반드시 필요한 훈련에서 아주 유용하게 사용될 수 있다. 저크 리커버리 훈련, 고중량 부분 스쿼트, 점핑 스쿼트와 같이 바벨을 비교적 높은 위치에서 드는 훈련이나 바벨이 바닥에 떨어지는 것을 방지하기 위한 안정상의 이유로 사용되기도 한다. 하프 랙half-racks의 경우는 공간을 상대적으로 덜 차지하기는 하지만 벽에 나사로 고정을 해야 하는 단점이 있으며, 풀 랙full-racks은 벽에 고정해야 할 필요가 없지만 공간을 많이 차지한다.

풀링 블록

풀링 블록은 스내치나 클린 동작을 바닥보다 조금 더 높은 위치에서 시작할 수 있도록 일반 플랫폼보다 조금 더 높게 만들어진 것이다(그림 4.10). 이 블록은 상대적으로 저렴한 비용을 들여 다양한 방식으로 만들 수 있으며, 상황에 따라 유용하게 사용할 수 있도록 높이 조절도 가능하게 만들 수 있다. 이상적으로는 정강이 가운데 높이에서 허벅지 중간 지점까지 높이 조절이 가능하면 좋다. 금속 재질로도 몇몇 회사에 의뢰해서 만들 수 있지만 가격이 비싸며, 높이 조절에 그렇게 유리하지는 않다.

풀링 블록은 그렇게 튼튼하지 않기 때문에 리프팅 후에 바벨을 던지기는 힘들다. 그래서 풀링 블록의 경우는 부분 풀 연습이나 데드리프트 혹은 매우 가벼운 무게로 스내치나 클린 연습을 하는 데 사용된다.

스테어 블록

스테어 블록은 쉽게 제작할 수 있는 장비는 아니며 반드시 필요한 장비인 것도 아니다(그림 4.11). 이 블록은 계단 모양으로 여러 개의 높이가 함께 하나로 만들어진 블록이다. 바

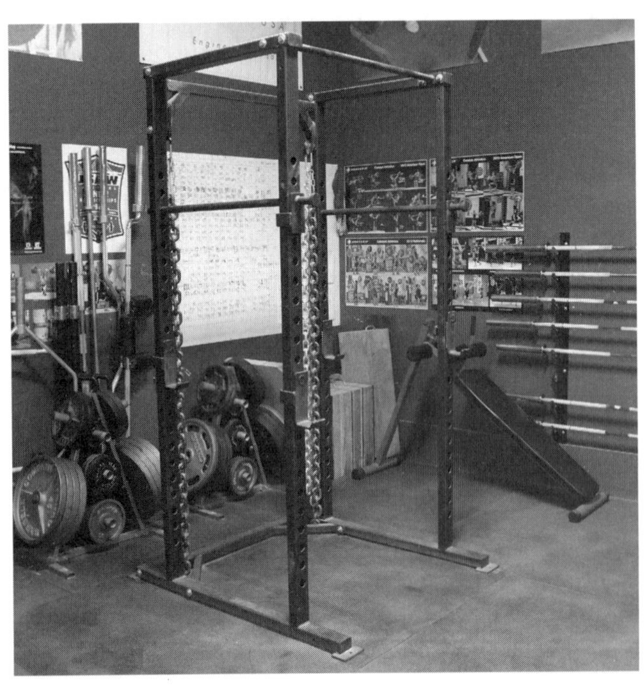
그림 4.9 파워 랙

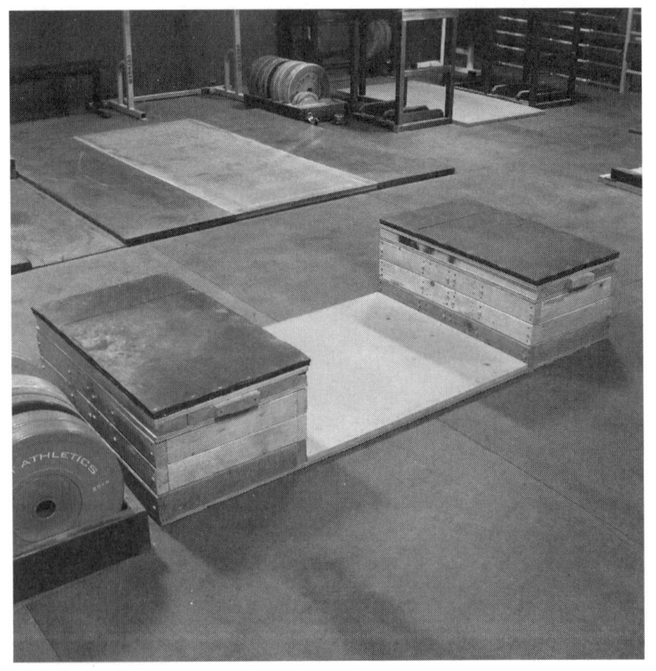
그림 4.10 풀링 블록

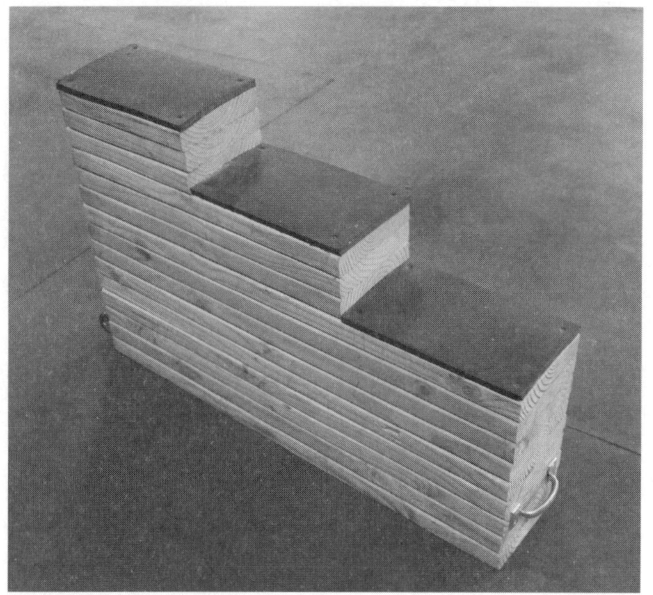

그림 4.11 스테어 블록

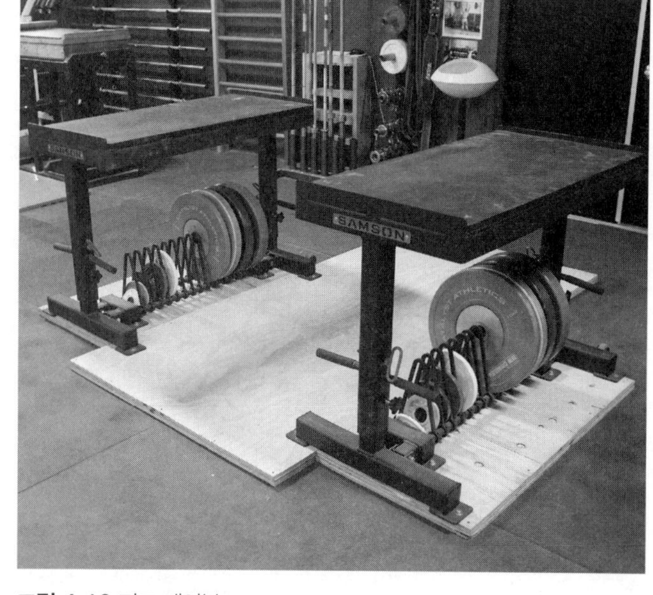

그림 4.12 저크 테이블

벨의 범퍼 플레이트 부분을 지탱해주는 풀링 블록과는 다르게 스테어 블록은 바벨의 한가운데 부분을 지탱해주고 리프팅을 하는 사람이 이 블록을 양다리 사이에 놓고 자세를 잡는 것이다. 스테어 블록을 사용하게 되면 풀을 시작하는 단계에서 바벨의 스피드를 끌어올리기 위해서 바벨이 다시 튕겨 나오는 탄성을 이용해서 부분 스내치 혹은 클린 풀 동작 연습에 도움이 된다. 그런데 이렇게 바벨을 사용하게 되면 바벨에 충격을 줄 수 있기 때문에 비교적 저렴한 바벨을 이용해서 이 훈련을 하는 것이 좋다.

저크 테이블/블록

최근에 들어서 저크 블록을 사용하는 사람들이 많아지기는 했지만 여전히 비용에 대한 부담과 공간을 많이 차지하기 때문에 꺼려 하는 것도 사실이다. 하지만 직접 만들 수도 있으며 비교적 저렴한 제조사를 찾아서 구매할 수도 있다(그림 4.12).

저크 블록을 사용하는 이유는 풀링 블록과 마찬가지로 바벨의 플레이트의 높이를 바닥보다는 더 높여서 연습하기 위해서이다. 하지만 풀링 블록보다는 더 높다. 스쿼트 랙에서 연습을 하는 것처럼 바벨을 더 높은 위치에서 들어올릴 수 있다. 하지만 저크 블록을 사용하는 가장 중요한 이유는 저크 동작을 하고 난 이후에 있다. 스쿼트 랙에서 저크 연습을 하게 되면 저크 동작 이후에 바닥에 떨어뜨리거나 자신의 어깨에 다시 얹어야 한다. 하지만 저크 블록을 사용하게 되면 저크 동작 이후에 바닥이나 자신의 어깨가 아니라 바닥보다 높은 저크 블록에 그냥 다시 떨어뜨리면 된다. 저크 동작을 연속으로 연습하기 위해서는 안전하게 자신의 어깨에 다시 얹어야 하는 부담이 있는데 이렇게 저크 블록을 이용하게 되면 훨씬 더 무거운 무게로 여러 번 저크 동작을 연속으로 연습할 수 있다. 저크 블록이 어떻게 만들어졌느냐에 따라서 높이를 조절해서 스내치나 클린 동작을 연습하기 위한 풀링 블록으로 사용될 수도 있다.

라이저

라이저Riser는 일반적으로 다른 장비를 만들다가 남은 나무로 쉽게 만들 수 있다(그림 4.13). 이 작은 플랫폼에 올라서서 훈련을 하게 되면 시작 자세에서의 바벨 높이를 별도로

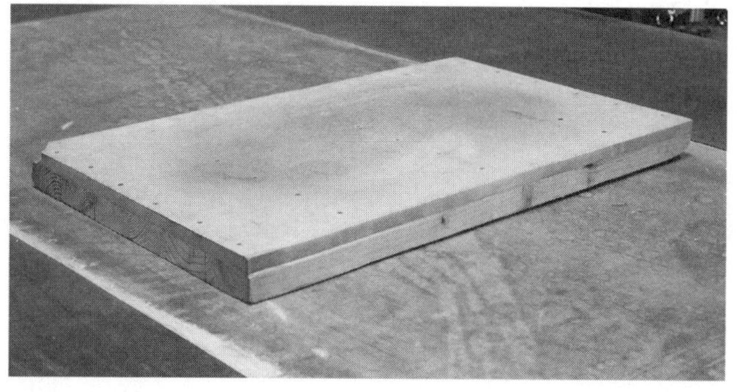

그림 4.13 라이저

조정할 필요가 없다. 다시 말해서 바닥에 놓여 있는 바벨을 이용한 풀 동작의 범위를 증가시키게 되는 것이다. 라이저 위에서 풀과 데드리프트를 하게 되면 풀 동작을 할 때의 스트렝스와 바닥에서 바벨을 들어올리는 스피드를 향상시키는 데 효율적이다. 라이저를 만들 때는 라이저 윗부분과 아랫부분을 부드럽고 평평하게 만드는 것이 가장 중요하다. 그래야만 리프팅을 하는 사람이 발을 헛디디거나 신발이 바닥에 걸리는 위험도 없으며, 라이저를 바닥에 있는 플랫폼에 놓았을 때 기울지는 것 없이 평평하고 안정적이다.

플라이오 박스

플라이오 박스는 구매할 수도 있고 꽤 저렴한 비용으로 만들 수도 있다. 다양한 높이의 플라이오 박스가 있다면 점프 훈련, 스텝업 그리고 다양한 스트레칭 및 훈련 등에 유용하게 사용할 수 있다(그림 4.14).

글루트-햄스트링 벤치

글루트-햄스트링 벤치는 비용도 많이 들고 공간도 많이 차지하는 장비이다. 그리고 반드시 필요한 장비는 아니다. 하지만 공간이 충분하고 구매할 수 있는 여유가 있다면 유용하게 사용할 수 있다(그림 4.15). 백 & 힙 익스텐션, 글루트-햄스트링 레이즈, 로만체어/GHD 싯업, 리벌스 하이퍼익스텐션과 같은 등, 허리, 엉덩이 그리고 코어를 위한 많은 보조 운동에 사용될 수 있다.

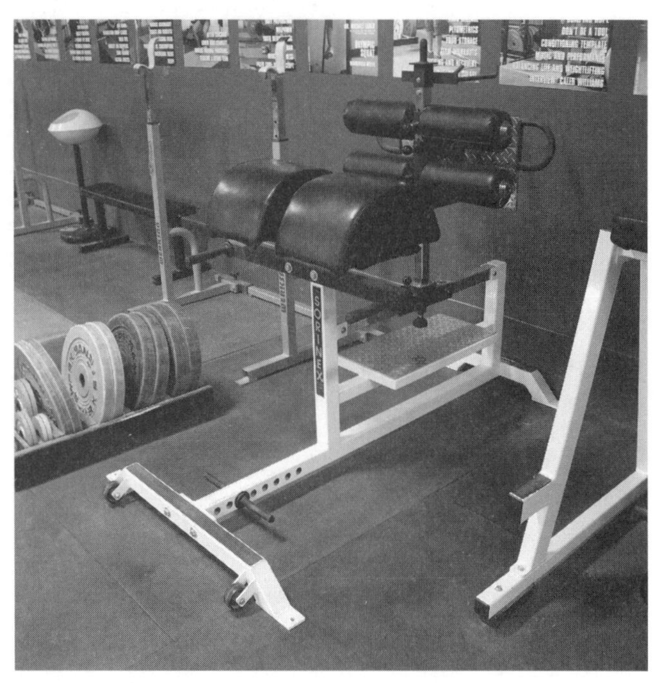

그림 4.15 글루트-햄스트링 벤치

조절 가능한 벤치

대회에서 프레스 동작이 빠지게 되면서 비록 사용이 많이 줄었지만 웨이트리프팅 선수들이 벤치프레스를 많이 하던 시기도 있었다(그림 4.16). 만약 예산과 공간이 허락한다면 벤치 프레스와 인클라인 벤치 프레스 모두가 가능한 좋은 제품을 갖추는 것이 좋다. 그냥 벤치 프레스보다는 인클

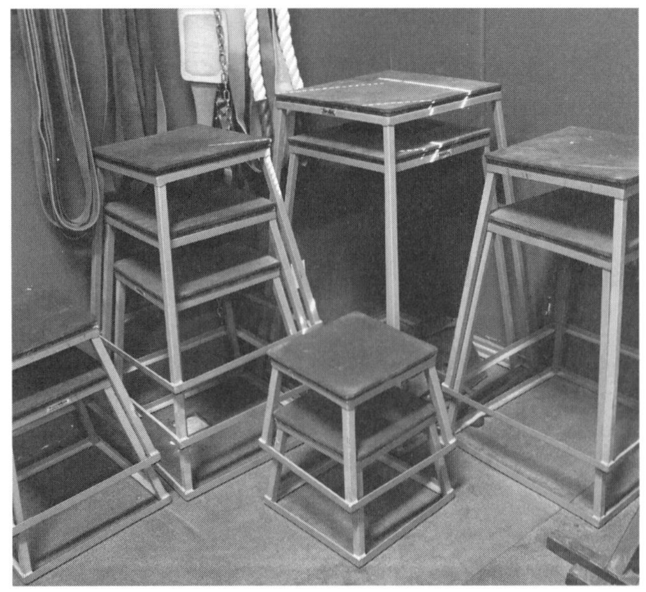

그림 4.14 플라이오 박스

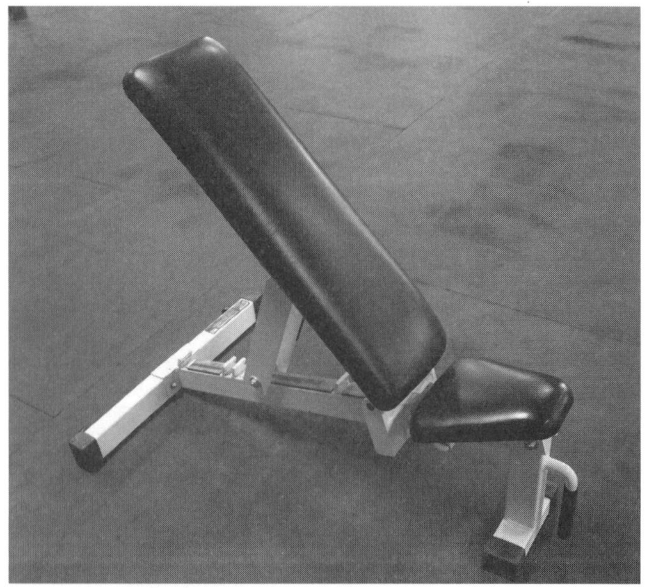

그림 4.16 조절 가능한 벤치

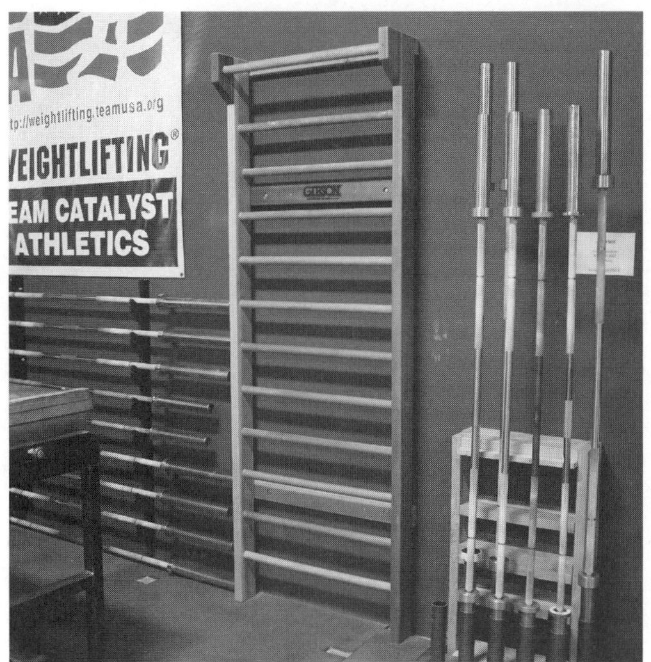

그림 4.17 스톨바

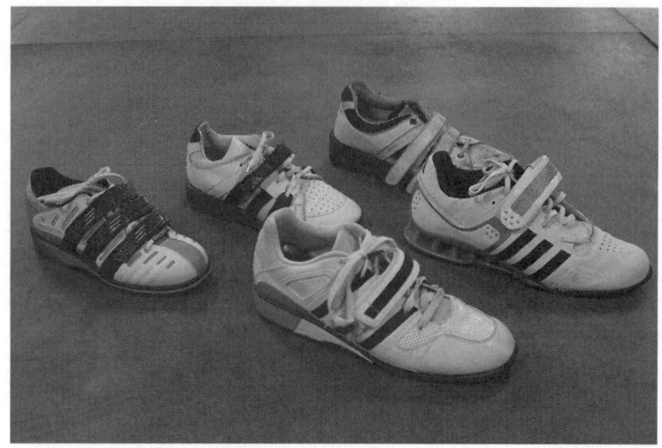

그림 4.18 웨이트리프팅용 신발

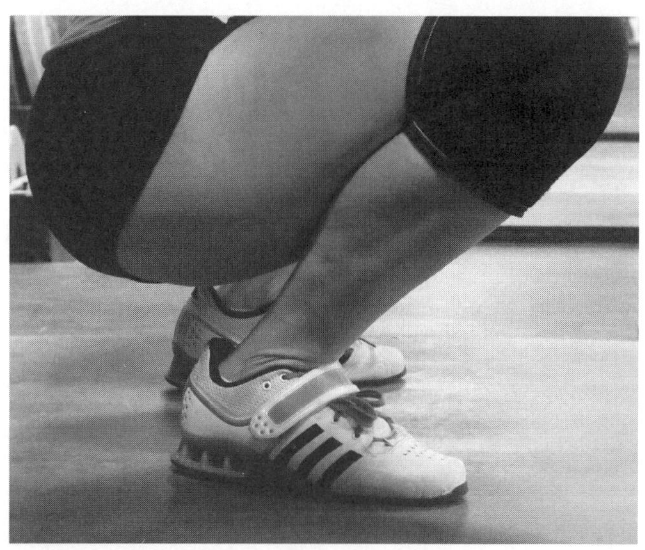

그림 4.19 웨이트리프팅용 신발은 발목의 가동범위를 향상시키면서 더 나은 스쿼트 자세를 만드는 데 도움을 준다.

라인 벤치 프레스를 더 많이 하기는 한다. 끝까지 바벨을 밀었을 때 자세가 좀 더 수직에 가깝기도 하고, 무거운 무게로 연습을 하게 되면 어깨와 위쪽 가슴에 무게감을 주게 되어서 특히 저크 랙 자세에 많은 도움이 된다. 벤치는 다양한 복부 운동이나 어깨 부상 방지 운동을 위해서도 유용하게 사용될 수 있다.

스톨바

반드시 필요한 장비는 아니지만, 있다면 유용하게 사용할 수 있다. 주로 스트레칭이나 복부 운동을 위해서 사용되지만, 어깨 부상 방지 운동을 위해서 탄력 밴드와 함께 이용할 수 있다(그림 4.17).

신발

웨이트리프팅용 신발은 두 가지 중요한 이유 때문에 반드시 갖추고 있어야 한다(그림 4.18). 첫 번째는, 신발 바닥이 단단하다면 무거운 무게 아래에서도 눌리지 않도록 해주며, 바닥이 부드러운 신발의 경우에 발생할 수 있는 불안정성을 제거해준다. 리프팅을 하면서 발생되는 힘을 플랫폼에서 바벨까지 더 확실하게 전달할 수 있도록 해준다. 두 번째로는 뒤꿈치가 올라가게 되면서 발목의 가동범위가 효율적으로 좋아지고 스쿼트 자세에서 엉덩이가 좀 더 앞쪽으로 올 수 있도록 해서 몸통을 더 곧게 세울 수 있게 해준다(그림 4.19).

발의 아치를 잘 지지해줄 수 있는 신발을 찾는 것은 아주 중요하다. 아치가 무너지는 사람의 경우는 웨이트리프팅용 신발을 통해서 올바른 발과 발목 상태를 유지하는 해야 한다. 그래야만 리프팅을 할 때 자신의 스트렝스를 완전히 사용하는지 알 수 있으며, 발목, 무릎, 엉덩이, 허리 부상을 더 잘 방지할 수 있다.

웨이트리프팅용 신발은 꽤 비싸다. 하지만 자신의 장기적인 훈련과 성과를 위한 투자로 생각해야 한다. 웨이트리프팅용 신발의 외형 가죽의 경우는 시간이 많이 지나도 잘 손상되지 않기 때문에 가끔씩 수선을 하거나 필요하다면 신발 창(신발 바닥 부분)을 갈아주기만 하면 몇 년에 걸쳐서 오랫동안 사용할 수 있다. 그러나 신발이 더 이상 적절하게 잘 지지해주지 못한다는 느낌이 들면 교체를 해야 한다. 발과 발목의 불안정성을 야기해서 무릎, 엉덩이, 허리 심지어는 어깨, 팔꿈치, 손목까지 부상을 당할 수 있기 때문이다.

초크

초크는 손을 건조하게 해서 바벨 그립감을 향상시켜줄 뿐만 아니라 바벨을 잡았을 때 손과 바벨 간에 발생하는 마찰로부터 보호를 해주기도 한다(그림 4.20). 초크는 체조 장비를 취급하는 업체에서 조각으로 구입하는 것이 일반적으로는 가장 좋다. 조각으로 구입하는 것이 비교적 저렴하며, 실제로 바로 사용할 수 있는 상태이기도 하다. 암벽 등반이나 피트니스 장비 업체에서 구입하게 되면 필요 이상으로 비싼 경우가 많다.

초크는 체육관 내의 주로 4군데에서 볼 수 있다. 바로 리프팅 하는 사람의 손, 바벨, 그리고 바벨과 손이 접촉하는 부위의 옷 그리고 마지막으로 초크를 보관하는 통이다. 초크가 담겨져 있는 통 위에서 초크를 사용하지 않고 체육관 내 이곳저곳에 초크를 흘리는 것은 체육관 주인에게 아주 실례가 되는 행위이며, 실제로 체육관 청소를 담당하고 있는 사람에게도 번거로운 일을 만들어주는 것이다. 그리고 리프팅을 하는 바닥에 초크를 흘리게 되면 다리가 미끄러져서 심각한 부상을 당할 가능성이 높다. 기억해라. 바닥에 초크 흔적을 남기고 다니는 사람은 아마추어라는 사실을.

손을 건조한 상태로 유지하기 위해서 타이트 그립Tite grip(손을 건조하게 만들기 위해 바르는 제품)과 같은 제품을 훈련할 때 사용하는 것도 괜찮다.

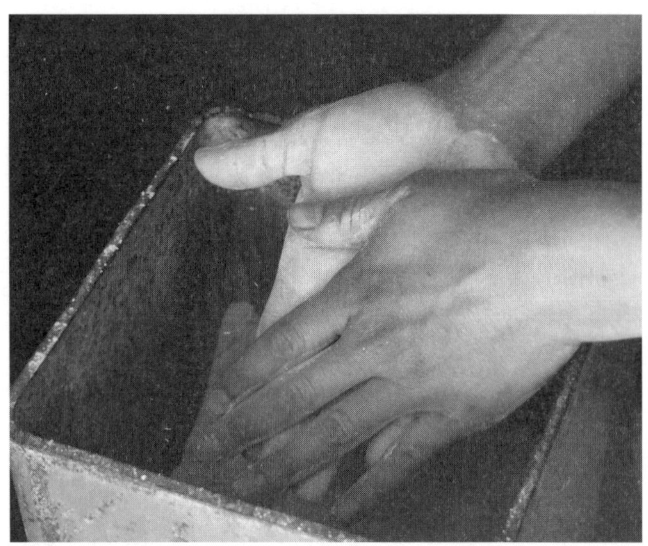
그림 4.20 초크

테이프

테이프는 다양한 이유로 사용될 수 있다(그림 4.21). 손에 사용할 때는 부상을 예방하거나 이미 있는 부상의 경우는 심해지지 않도록 보호해주는 역할을 한다. 마찰에 가장 많이 노출되는 손 부위에 테이핑을 하게 되면 굳은살이 있는 부위가 찢어지는 것을 줄여줄 수 있으며, 그립감을 향상시키기도 한다. 엄지손가락을 테이핑 하게 되면 훅 그립을 할 때의 불편함을 줄일 수 있으며, 좀 더 안정적인 그립이 가능해질 수 있다(그림 4.22). 손의 관절 부분에 테이핑을 할 때는 반드시 탄력성 테이프를 이용해야 한다. 만약 비탄력성 테이프를 사용하게 되면 그 관절의 정상적인 움직임을 막게 되고 그러면서 그 관절과 인접한 관절에 염좌가 생길 수 있다. 시합에서는 엄지손가락 끝부분까지 테이핑을 할 수는 없다. 그러니 엄지손가락 끝부분은 보일 수 있도록 테이핑

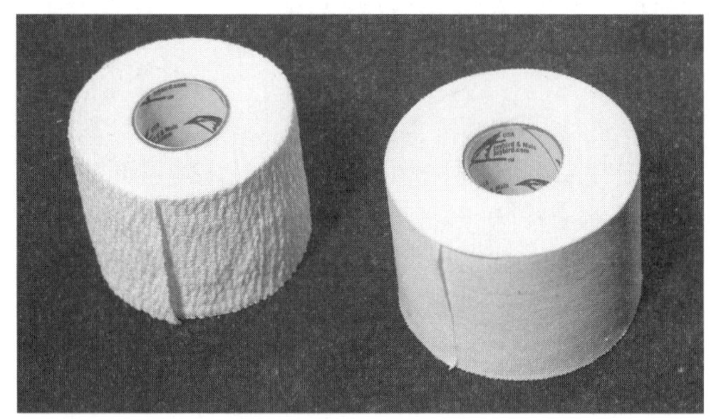
그림 4.21 탄력성 및 비탄력성 테이프

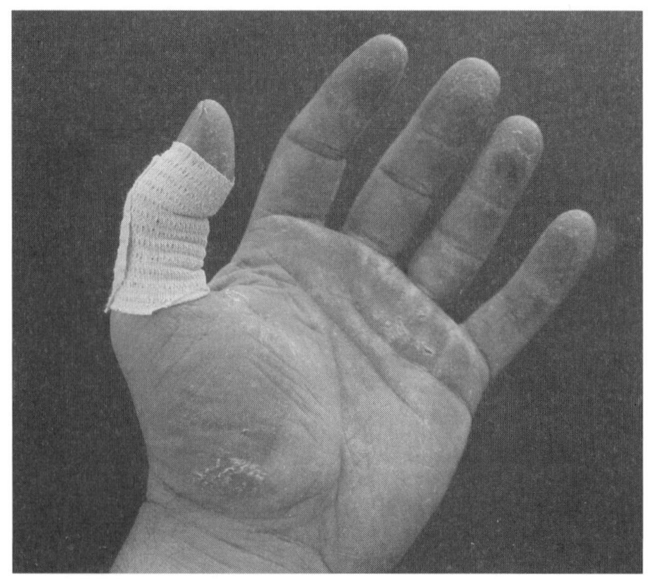
그림 4.22 엄지손가락을 테이핑 하면 훅 그립이 더 편해지며, 몇몇 리프팅을 하는 사람들은 좀 더 안정적인 그립이 가능해진다.

을 하는 것이 좋다.

또 테이프는 스내치나 저크 동작과 같이 머리 위로 바벨을 드는 동작에서 손목을 더 잘 지지하기 위해서 많이 사용된다. 이미 부상이 있는 경우에는, 안정적인 가동범위를 벗어나는 움직임이 발생하는 것을 방지할 수 있도록 더 안정적으로 지지해주는 역할을 하기도 한다. 손목이 과도하게 젖혀지는 것을 방지하기 위해서 사용되기도 한다. 하지만 관절의 움직임이 다른 신체 능력과 함께 어느 정도까지 발달하기 전까지는 이러한 용도로 테이핑을 하는 것은 정말 필요한 상황이 아니라면 하지 않는 것이 좋다.

손목 보호대

손목 보호대는 손목을 지지해주기 위해서 테이프 대신에 사용될 수 있다(그림 4.23). 손목 보호대를 너무 세게 해서 지나치게 손목의 움직임을 제한하지 않기 위해서 손목 보호대의 강도를 조절할 수도 있으며, 관절을 비교적 잘 움직일 수 있도록 좀 느슨하게 착용할 수도 있다. 그리고 손목 보호대를 사용하게 되면 테이프 구매에 들어가는 많은 돈을 절약할 수 있다. 손목 보호대에는 다양한 종류가 있다. 무릎 보호대와 마찬가지로 손목 보호대도 불필요하게 사용되어서는 안 된다. 보호대의 도움이 없는 상태로 훈련을 오래 할 수 있을수록 다른 신체 능력과 함께 손목이 발달하면서 더 강해지고 안정적인 상태가 될 것이다. 손목의 움직임 제한 때문에 문제가 생길 가능성도 더 낮아지게 된다.

너무 세게 손목 보호대를 착용하지 않도록 연습하는 것도 중요하다. 너무 세게 손목 보호대를 착용하게 되면 손목의 가동성이 떨어지게 되면서 오버헤드(머리 위로 바벨을 드는) 동작이 제대로 나오지 않게 되고 팔꿈치나 어깨에 부상의 위험이 생길 수 있다. 손목호보대는 그냥 손과 손목을 보호해주는 것이 아니라 올바른 손과 손목의 자세를 지지해주는 것이라는 것을 기억해야 한다.

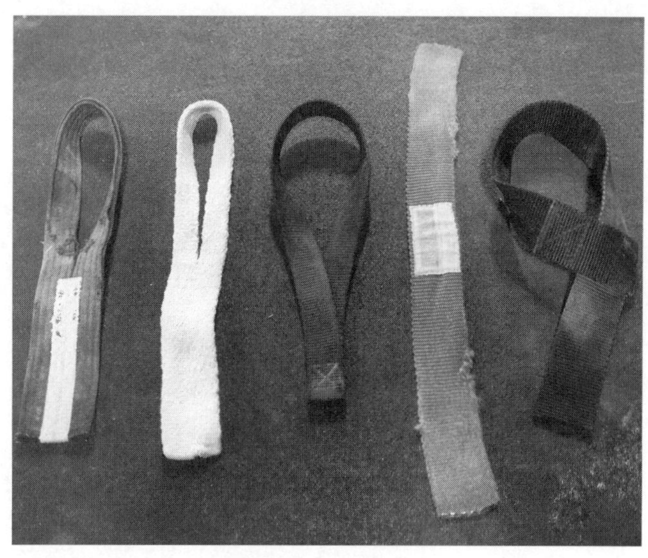

그림 4.24 리프팅 스트랩에도 여러 종류가 있다.

스트랩

스트랩은 일반적으로 풀 동작이나, 연속 동작, 블록이나 바벨을 들고 있는 상태에서 스내치 연습, 바벨을 잡기에는 손이 너무 손상이 된 경우와 같은 몇몇 상황에서만 사용된다(그림 4.24). 당연히 스트랩을 사용한다고 해서 그립의 스트렝스를 키울 필요성이 없다고 생각하게 되면 스트랩을 사용한다고 해도 특별한 효과를 경험하지 못할 수도 있다. 스트랩이 주는 그립의 안정감에 지나치게 의존하지 않도록 신중

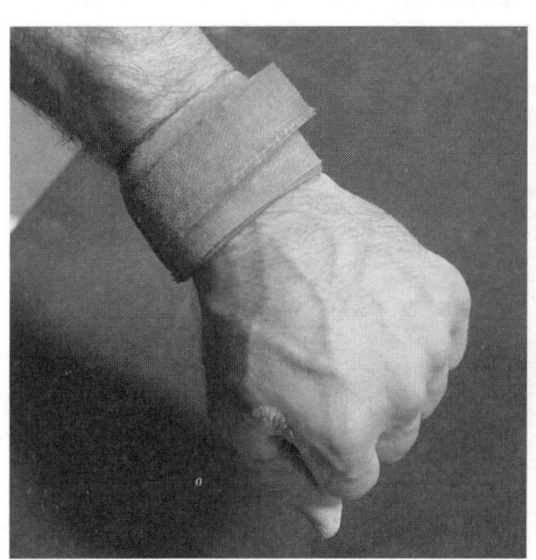

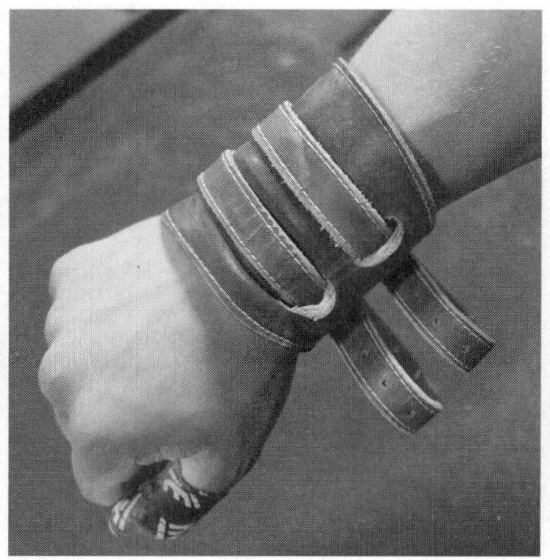

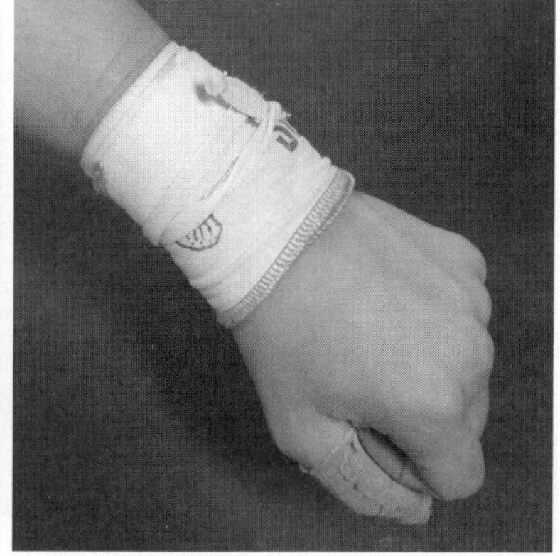

그림 4.23 손목 보호대는 스내치와 저크처럼 머리 위로 바벨을 드는 동작에서 추가적으로 손목을 지지해주는 역할을 한다.

하게 판단해서 사용해야 한다. 자신이 특정 무게에 대한 충분한 그립 스트렝스가 없다면 그 무게를 결국에는 들지 못하는 것이다. 그러니 전체적인 신체 스트렝스가 그립의 스트렝스를 넘어서서 발전하지 않도록 조심해야 한다. 그렇게 되면 그립 스트렝스가 부족해서 리프팅을 실패하는 경우가 발생할 것이다. 그러나 고중량에 초점을 두고 훈련하는 경우는 손에 지나친 스트레스를 주지 않기 위해서 스트랩의 사용이 필요할 수도 있다.

일반적으로는 대회가 다가오면서 스트랩을 사용하지 않으며 부상의 위험이 있는 경우를 제외하고서는 스트랩 사용을 줄이는 것이 좋다. 이미 엄청난 그립 스트렝스를 가지고 있거나 리프팅을 하면서 손이 미끄러진 경험이 한 번도 없다면 스트랩을 자유롭게 사용해도 좋다.

스트랩은 나일론 소재로 비교적 저렴하게 간단히 만들 수 있으며 구입할 수도 있다. 좀 더 부드러운 나일론의 경우는 손으로 느껴지는 기분이 더 좋지만 바벨에 더 잘 달라붙는 느낌이 들 정도로 충분히 거칠어져서 길들여질 때까지는 시간이 걸릴 수 있다. 넓이가 좀 더 넓은 스트랩의 경우도 손에서 느껴지는 기분은 더 좋기는 하지만 손이나 손목에서의 가동성을 제한하는 경우도 있다.

스트랩은 어떤 훈련을 하느냐에 따라서 감는 방법이 달라질 수 있다. 바벨을 아주 높이 들어올리는 동작이 아니라 단순히 손으로 바벨을 잡고 있는 동작인 풀, 데드리프트 동작의 경우는 스트랩을 상대적으로 세게 감는 것이 좋다. 매우 무거운 무게로 연속으로 풀, 슈러그 동작을 하는 경우는 손에서 바벨이 미끄러지는 것을 방지하기 위해서 스트랩으로 바벨을 두 번 정도 감기도 한다.

스내치를 할 때 스트랩을 감는 방법은 더 중요하다. 머리 위로 바벨을 받을 때 손과 손목이 뒤집히기 때문에 스트랩 때문에 손목이나 손의 가동성이 제한되어서는 안 된다. 스트랩으로 바벨을 너무 세게 감거나 손보다는 손목에 스트랩을 위치시키게 되면 손과 손목이 뒤집히는 동작이나 올바른 손의 위치를 불가능하게 한다. 스트랩을 좀 느슨하게 감아도 스트랩의 역할은 제대로 할 수 있다. 리프팅을 시작하기

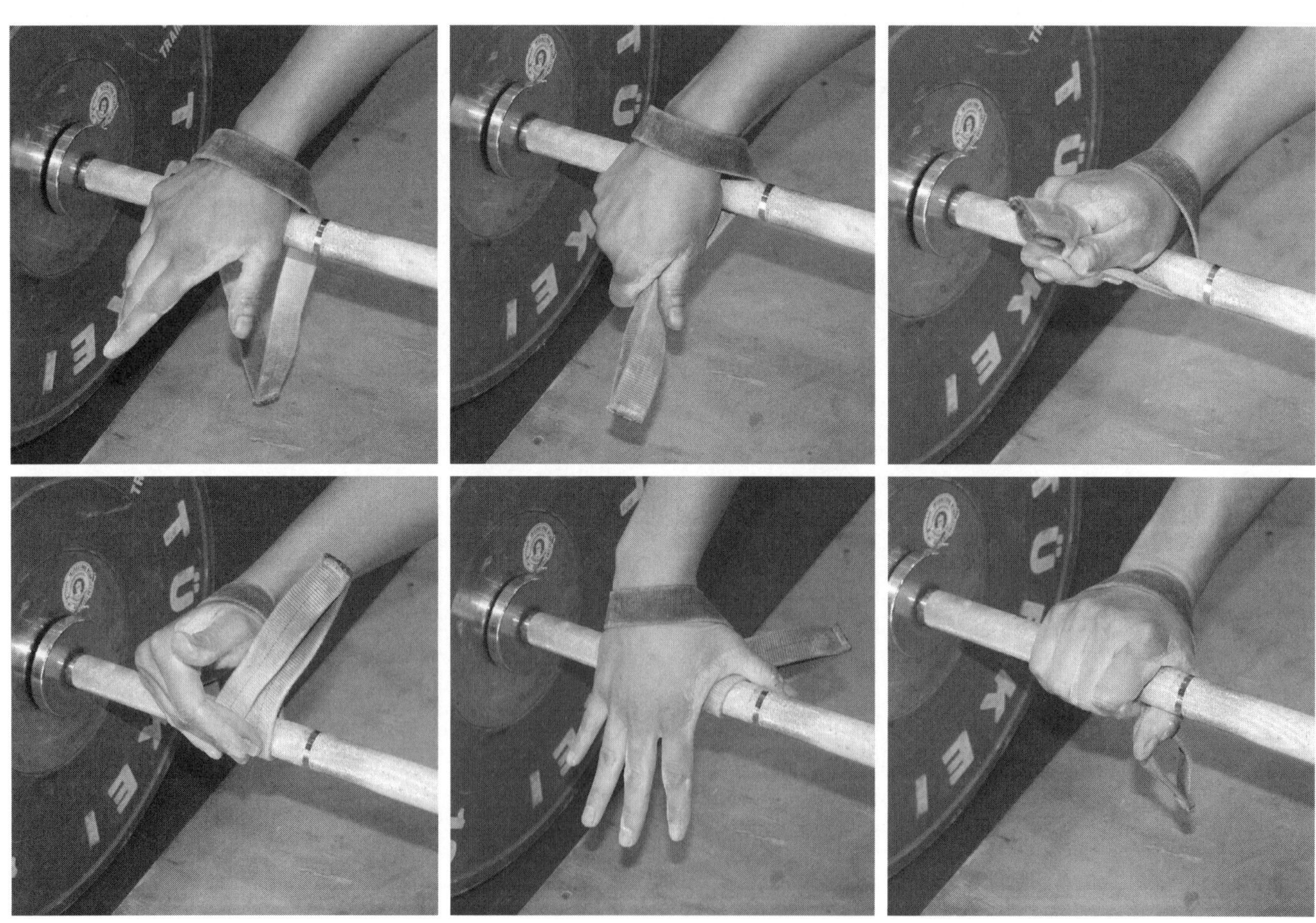

그림 4.25 스트랩 사용 방법

전에 스트랩을 제대로 감았는지 확인하는 쉬운 방법은 오버헤드 동작에서처럼 바벨을 들고 있다고 생각하고 손목을 펴고 손도 바벨에 대고 펴보는 것이다. 만약 이 동작이 힘들다면 스트랩을 너무 세게 감았거나 위치가 잘못된 것이다. 또한, 풀 동작을 할 때 손목이 제대로 펴지지 않아서 중립 상태를 유지하고 있지 못하다면 너무 세게 스트랩을 감은 것이다.

클린을 할 때 스트랩을 사용하는 것은 추천하지 않는다. 클린 시작 자세에서는 바벨이 손 깊숙한 곳에 위치해 있지만 클린 랙 자세에서는 손가락 끝 부분에 가깝게 바벨이 위치하게 된다. 그런데 스트랩을 사용하게 되면 이런 올바른 클린 랙 자세가 불가능해지며, 손목, 팔꿈치 그리고 어깨에 상당한 압박을 주게 된다. 스트랩을 한 상태에서 클린 랙 자세가 잘 나오는 사람조차도, 이 스트랩 때문에 리프팅을 실패할 가능성이 있다.

스내치의 경우는 어느 방향으로 바벨을 놓치더라도 스트랩이 빠르고 쉽게 풀리기 때문에 특별한 문제가 발생하지는 않는다. 하지만 클린의 경우는 손의 위치 때문에 스트랩이 바벨에서 쉽게 풀리지 않으면서 바벨이 손에 그대로 남아 있을 가능성이 높다. 그러면서 팔꿈치는 아래로 내려가게 되면서 손목, 팔꿈치, 어깨에 압박을 가할 수도 있으며 결국은 손목이나 아래팔 쪽에 부상의 위험이 발생하는 것이다. 클린을 하면서 뒤로 넘어지는 상황에서는 스트랩 때문에 바벨을 손에서 놓을 수가 없기 때문에 넘어지는 이 위험한 상황이 더 위험해질 수도 있다. 바벨이 아직 손에 있는 상황에서 팔꿈치가 아래로 떨어지면서 손목을 접질리거나 심하면 부러질 수도 있다.

스트랩을 착용하기 위해서, 스트랩 고리 안으로 손바닥이 아래를 향하도록 해서 손을 넣는다(그림 4.25). 그리고 스트랩 표면이 손에 평평하게 닿아 있도록 해주고, 그렇지 않다면, 스트랩이 평평해질 수 있도록 조정해준다. 스트랩 끝 부분이 봉제가 되어 있는 경우는, 사진에서 보이는 것처럼, 안쪽 끈이 바깥쪽 끝 위쪽에 있어야 한다.

스트랩을 착용한 상태로 바벨에 손을 위치시킨다. 이때, 스트랩 끈은 바벨 뒤쪽에 있어야 한다. 손가락을 이용해서 스트랩을 아래쪽에서 위쪽으로 당기면서 바벨을 스트랩으로 감싸면서 손을 바벨에 밀착시키도록 한다. 스트랩의 위치나 세기를 조절하기 위해서, 바벨이나 손을 돌리거나, 안쪽/바깥쪽으로 손을 이동시켜본다. 스트랩을 사용할 때, 반드시 훅 그립을 할 필요는 없다.

무릎 보호대와 스트랩

네오프렌 혹은 우븐 소재의 탄력이 있는 무릎 보호대를 가장 흔하게 사용한다(그림 4.26). 이 보호대는 관절을 지지해 줄 정도로 충분히 조여주지만 훈련 중 매 세트마다 풀어줘야 하는 스트랩만큼 세지는 않다. 무릎 보호대는 훈련 중 무릎이 안정적으로 움직일 수 있도록 해주며 결과적으로는 부

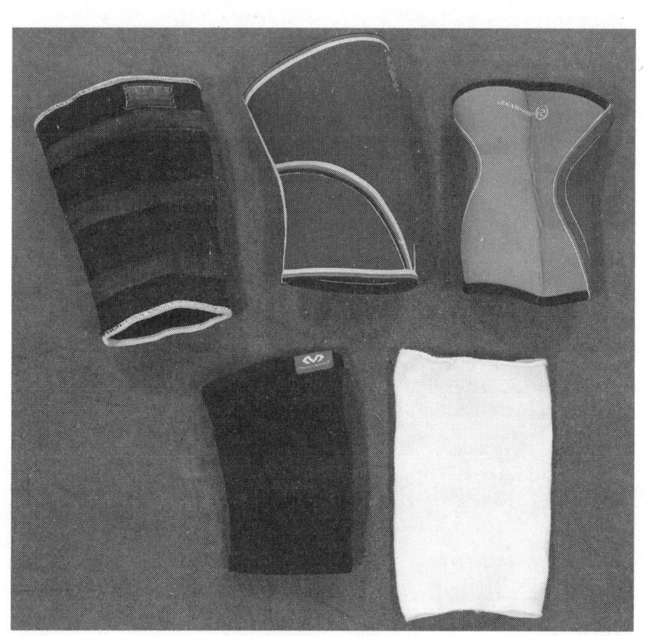

그림 4.26 어느 정도로 무릎 보호대의 지지를 받고 싶은지 혹은 사용 목적에 따라서 다양한 재질과 두께의 무릎 보호대를 사용할 수 있다.

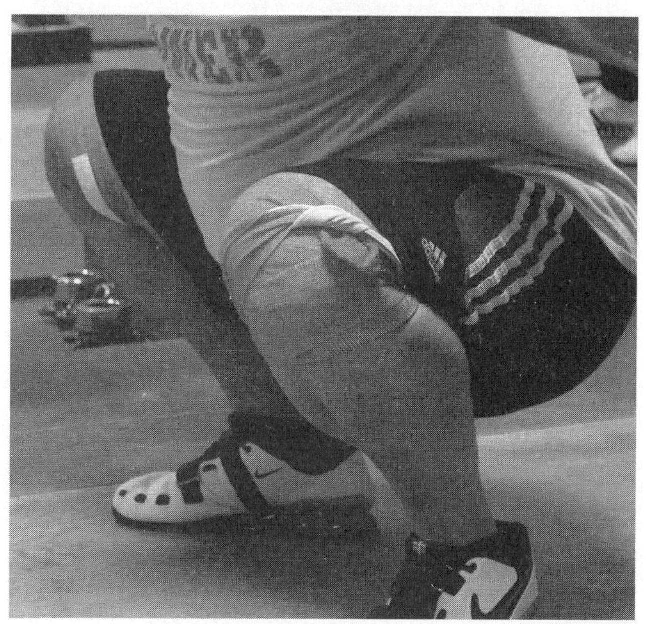

그림 4.27 무릎 스트랩을 사용하게 되면 무릎을 접었다가 펼 때, 무릎 관절 주위에서 무릎 보호대보다 더 많은 탄력을 만들 수 있다.

상을 방지하는 데도 도움을 준다. 무릎의 기능성을 향상시키기도 하며 통증을 줄여준다. 또한 딥 스쿼트 구간과 저크의 딥 자세에서 도움을 준다.

관절을 좀 따듯하게 해주려는 목적이 아니라면, 무릎 보호대도 벨트와 마찬가지로 고중량 훈련에만 사용하는 것이 좋다. 많은 사람들이 벨트처럼 스내치가 아니라 클린 앤 저크를 할 때만 착용한다. 훈련을 할 때는 고중량 스쿼트나 클린을 할 때에만 사용하는 것이 좋다. 몇몇 사람들은 저크를 할 때 딥과 드라이브 동작에서 탄성을 향상시키는 데 도움을 주기 때문에 저크를 연습할 때 많은 도움이 된다고 하는 사람들도 있다.

어떤 경우는, 깊게 스쿼트를 한 자세에서 무릎 뒤에 있는 보호대 소재 때문에 무릎 관절이 움직임에 방해가 되면서 오히려 무릎 통증이 발생하기도 한다. 당연히 이런 경우라면 무릎 보호대를 사용하지 않는 것이 좋다. 혹은 더 얇은 보호대를 사용해보고 자신에 맞는 보호대를 찾아서 사용하는 것이 좋다.

나이가 좀 있거나 부상 경험이 있는 사람이라면, 어떤 훈련에서도 무릎 보호대를 하는 것이 좋다. 이런 경우라면 선택할 수 있는 상황이 아니며 앞으로 꾸준히 훈련을 할 수 있기 위해서 착용하는 것이다. 이제 막 리프팅을 시작하거나 어린 사람의 경우는, 자신의 훈련이나 운동 성과를 위해서라도 최대한 무릎 보호대의 사용을 미루는 것이 좋으며 그럴수록 더 좋아질 가능성이 높다.

실질적으로 무릎을 지지해주는 역할을 못해주는 얇은 무릎 보호대의 경우, 특히 추운 날씨에서 훈련을 하는 경우라면 관절을 따뜻하게 해주기 위해서 사용할 수도 있다.

무릎 보호대 대신에 무릎 스트랩을 사용할 수도 있다(그림 4.27). 스트랩을 사용할 때 가장 좋은 점은 스쿼트의 가장 아래 구간에서나 저크 딥 구간에서 무릎 보호대보다 훨씬 견고하게 무릎을 지지해준다. 하지만 이 정도로 강하게 스트랩을 감았다면 훈련 세트 사이에 반드시 풀어주는 것이 좋다. 그래서 많은 웨이트리프팅 선수들은 스트랩이 장점도 있지만 그 장점보다는 귀찮다는 단점이 더 크다고 생각한다.

손목 보호대와 테이프처럼, 무릎 보호대와 스트랩은 높은 수준의 훈련과 대회를 준비하는 사람들만 사용하는 것이 좋으며, 그리고 이 장비들이 반드시 필요한지도 고려하고 결정해야 한다. 이제 막 리프팅을 시작한 사람들이라면 장기적으로 봤을 때, 더욱 생산적인 훈련을 위한 더 완벽한 기초를 다지기 위해서 무릎 보호대나 스트랩의 사용을 피하는 것이 좋다.

벨트

벨트 사용에 대한 의견은 코치들과 선수들 사이에서도 많이 나뉜다(그림 4.28). 그리고 이 논쟁의 중심에는 이 벨트를 안전장비로 봐야 하는지에 대한 부분이다. 하지만 벨트의 사용 목적을 오로지 '퍼포먼스 향상'으로만 생각한다면 이런 논쟁을 끝낼 수 있다. 최소한 이 논쟁을 줄일 수 있다.

무거운 무게를 들 때 흉부 안쪽과 복부 쪽의 압박 그리고 근육을 최대한 사용함으로써 척추를 보호할 수 있다. 벨트는 복부의 팽창을 제한함으로써 몸통의 압력을 증가시키는 것을 도와준다. 다시 말해서 벨트는 척추를 지지해주면서 직접적으로 도와주는 것이 아니라 몸통의 압력을 증가시켜 안정적인 상태를 유지하도록 도와주기 위해서 몸통 주위의 근육계를 강화시켜준다. 이렇게 증가된 압력 때문에 몸통의 견고함이 더 증가하게 되면서 다리와 엉덩이에서 발생하는 힘을 더 효율적으로 바벨로 전달될 수 있도록 해준다. 그리고 무거운 무게에서도 안정적으로 버틸 수 있도록 해준다. 게다가 이렇게 증가된 복부 안쪽의 압력은 척추 사이의 디스크에 가해질 수 있는 압력을 상당히 줄여주기도 한다.

벨트를 안전장비로 볼 수 없다는 관점이 무조건 리프팅에 도움이 될 수 없다는 것을 의미하는 것은 아니다. 무거운 무게를 다룰 때 있어서 올바른 방법으로 벨트를 사용한다면 안정성을 향상시켜줄 수 있다. 벨트를 안전장비로 볼 수 없다는 것은 지나치게 많이 사용해서 벨트에 대한 의존도가 높거나 적절한 방법으로 사용했을 때 국한되는 얘기이다.

시합을 준비하는 선수들의 경우는, 가장 무거운 무게로

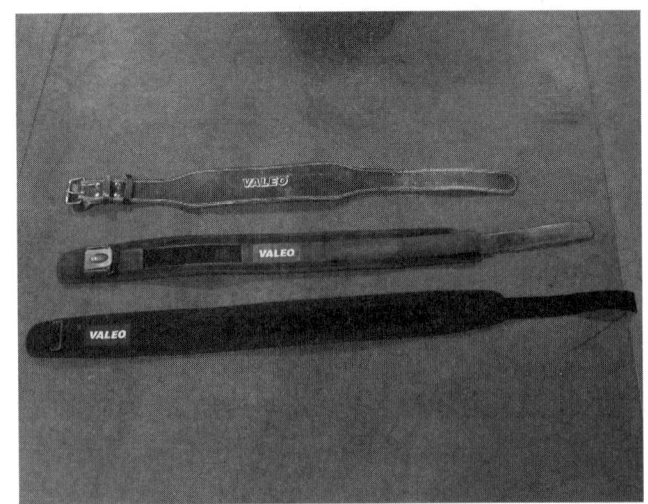

그림 4.28 벨트를 사용하게 되면 무게를 들었을 때 몸통의 견고함이 증가하면서 안정성과 퍼포먼스를 향상시킬 수 있지만 신중하게 판단해서 사용해야 한다.

스쿼트나 클린, 저크를 할 때 혹은 비교적 무거운 무게로 반복 횟수를 높이는 경우는 코어 근육이 상당히 지쳐서 자세가 불안정해질 가능성이 높기 때문에 일반적으로 벨트를 사용한다. 하지만 이보다 가벼운 무게로 리프팅을 하는 경우에는, 벨트를 하지 않는 것이 좋다. 그래야만 몸통을 안정화시키기 위해서, 많은 근육을 사용하려고 더 많이 노력하게 될 것이다. 그리고 자신의 올바른 자세를 유지하기 위해서 근육을 활성화하려는 의식적, 무의식적 통제 능력을 많이 하게 되면서 이런 능력이 향상될 것이다. 물론 벨트를 사용한다고 해서 몸통의 스트렝스를 키우기 위한 노력을 할 필요가 없어지는 것은 아니다. 벨트를 지나치게 많이 사용하기보다는 적절하게 사용해야만 몸통의 스트렝스를 키우고 확보할 수 있다. 특히 스트렝스를 발달시키는 초기에는 벨트 사용은 피하는 것이 좋으며 혹시나 사용하게 된다면 훈련 중 마지막 세트에서 최대한 퍼포먼스를 끌어올리기 위해서 사용하는 것이 좋다.

벨트에는 다양한 종류가 있다. 4인치 벨트가 일반적으로 괜찮으며 깊은 스쿼트를 할 때도 가동성을 제한하지 않는다. 리프팅 풀 동작을 할 때는 시작 자세에는 6인치 벨트도 괜찮다. 만약에 시합을 준비하는 경우라면, 벨트의 넓이는 120mm(대략 4.7인치)로 제한된다. 그렇기 때문에 6인치 벨트는 시합장에서는 허용되지 않는다.

믿을 만한 제품이기만 하다면 사실 벨트를 잠그는 부분의 형태는 중요하지 않다. 개인 기호에 따라서 결정하면 된다. 그러나 전통적인 벨트의 경우는 버클 부분을 조절하지 못한다. 그렇기 때문에 벨트가 좀 헐렁하거나 반대로 꽉 조이는 경우가 있을 수 있다. 캠cam 장비의 경우는 조절이 가능하기 때문에 이 문제가 생기지 않는다.

벨트는 너무 세게 착용하지 않는 것이 좋다. 벨트의 역할은 근육벽을 강화하기 위한 것이지 복부에 비정상적인 압박을 가하려는 것이 아니다. 다시 말해서, 벨트는 복부 호흡을 제대로 지지할 정도로만 세게 착용하면 되는 것이지 복부 호흡이 불가능할 정도로 세게 착용해서는 안 된다는 것이다. 벨트를 제 위치에 놓고 복부 쪽에 공기를 채워서 단단하게 힘을 준다. 그러고 나서 복부를 단단하게 유지시킬 수 있을 정도로 세게 벨트를 착용한다. 이렇게 하면 공기가 채워진 복부 때문에 압력이 증가한다. 이 증가한 압력이 착용하고 있는 벨트를 밖으로 밀어내면서 몸통을 단단하게 만드는 것이다.

이제 막 리프팅을 시작하는 초보자라면 벨트 사용은 가능한 늦게 하는 것이 좋다. 사실 일부 세계적 정상급 선수들의 경우는 충분한 스트렝스와 안정성을 키워왔기 때문에 절대로 벨트를 사용하지 않는 경우도 있다. 모든 초보자의 경우는 벨트를 사용하지 않고 최대한 많이 그리고 오랫동안 훈련하는 것을 추천한다.

준비 운동

훈련 전에 적절하게 준비 운동Warming-up을 하는 것은 관절, 근육을 훈련에 맞게 준비함으로써 부상 방지를 할 수 있을 뿐만 아니라 중추 신경계와 운동단위Motor unit 간의 신호 전달 능력이 개선되면서 퍼포먼스를 극대화할 수 있다(Bompa, 1999). 하지만 이런 목적의 훈련에 익숙하지 않거나 인내하지 못해서 그냥 생략하는 코치나 선수들이 엄청나게 많다. 준비 운동을 하는 데 10분도 투자하지 않는 선수는 훈련에 대해서 진지하게 임한다고 할 수 없다.

만약 자신이 운동하는 체육관이 유난히 춥거나 근육이 뻐근하다면, 로잉, 줄넘기, 자전거, 조깅 등의 단일 동작으로 구성해서 2~5분 정도 가볍게 몸을 움직여줄 수도 있다. 이렇게 하면 대사적으로 부담을 주지 않으면서 혹은 과도한 가동성을 요하는 동작이나, 스피드성 동작이나 힘을 많이 쓰는 운동을 하지 않고서도 체온을 올리면서 근육 내의 혈액 순환과 관절 내의 윤활액 생산을 도와준다.

그러고 나선 좀 더 부드러운 움직임을 위해서 근육을 준비시키고, 몸에 열을 좀 내기 위해서 몇 분 정도 폼롤링을 하도록 한다. 이후에 몇 가지 동적인 가동성 운동을 하고 난이도 높은 움직임에 관절과 근육을 준비시키기 위해서 정적인 스트레칭을 한다.

준비 운동과 관련해서 고려해야 하는 또 다른 부분은 훈련을 위한 제대로 된 몸 상태를 만들기 위해서 실제로 준비 운동에 얼마만큼의 시간을 투자해야 하는가이다. 제대로 된 준비 운동 프로그램을 진행하는 선수들의 경우에도 준비 운동을 했음에도 불구하고 실제 훈련을 한창 진행하는 중에도 준비 운동이 잘 안 된 것 같다고 느끼는 경우가 있다. 준비 운동 시간을 추가로 늘리지 않으면서도 준비 운동을 더 잘하는 아주 간단한 방법이 있다. 바로 한 가지 동작으로 구성된 준비 운동, 폼롤링, 혹은 동적인 관절 가동성 운동을 한 후 잠시 휴식을 시간을 갖는 것이다. 그리고 이 휴식 시간에 테이핑, 혹은 운동 전 음료 섭취, 훈련일지 작성 등 훈련 준비와 관련된 일들을 하는 것이다. 이렇게 하면 훈련 전체 시간을 조정하지 않고서도 실제 리프팅을 시작하는 시점과 준비 운동 시점 사이에 간격을 적절히 조정할 수 있다. 이렇게 하면서 준비 운동이 더 효과적으로 느껴질 수 있고 본 운동에 더 빨리 들어갈 수 있다.

게다가 가벼운 동적인 관절 가동성 운동과 같은 간단한 준비 운동을 아침에 일어나서 하게 되면 이후에 있을 훈련에서의 준비 운동의 효과를 더 빨리 경험할 수 있다. 상대적으로 아침 일찍 훈련하는 사람들에게 특히 도움이 될 수 있다. 이런 준비 운동 과정이 훈련을 훨씬 더 효과적으로 준비할 수 있도록 도와주며, 실제로 훈련을 할 때도 상당히 컨디션 좋은 상태를 만들어준다.

정적인 스트레칭

손목, 발목, 어깨, 고관절 굴곡근을 제외하고는 정적인 스트레칭은 일반적으로 준비 운동으로 이상적인 운동은 아니다. 훈련 후에 진행하는 것보다 유연성을 향상시키는 데도 그렇게 효과적이지 않으며 체온을 향상시키기에도 그렇게 효과적이지 않다. 훈련에서 하게 될 움직임을 준비하는 데도 큰 도움이 되지 않는다. 게다가 정적인 스트레칭은 일시적으로 폭발력과 고유수용성 감각을 감소시켜서 높은 수준의 선수들이 훈련이나 대회 전에 하는 것은 특히 좋지 않다는 연구까지 있다.

리프팅 하는 사람이 올바른 자세를 유지하는 것을 방해하는 특정 부위 근육이 뻣뻣한 경우라면 예외가 될 수 있다. 예를 들어, 몸이 매우 뻣뻣한 사람이라면 리프팅 전에 어느 정도의 정적인 스트레칭을 해야 할 수도 있으며, 훈련 세트 사이에도 스쿼트를 할 때나 풀의 시작 자세에서 허리의 만곡을 유지하기 위해서 정적인 스트레칭이 필요할 수 있다. 정적인 스트레칭은 최대 성과를 위해서 체온이 올라가 있고 충분히 몸이 유연해진 상태에서 하는 것이 좋아서 준비 운동이 끝나고 시간이 많이 지나지 않은 시점에 하는 것이 좋다. 만약에 이 정도로 몸이 유연하지 않은 사람이라면 사실 아주 높은 수준의 선수는 아니라는 뜻이기 때문에 이런 아주 작은 부분이 성과에 큰 영향을 주지는 않는다. 그렇기 때문에 이런 사람이라면 훈련 전에 정적인 스트레칭을 하더라도 큰 문제가 될 것은 없다.

가동성 훈련에 대해서는 이 책의 끝 부분에서 깊이 있게 다룰 것이다.

준비 운동 순서

아래에 폼롤링, 동적인 가동성 운동, 정적인 스트레칭 몇 가지를 진행할 때 좋은 순서대로 정리했다. 필요에 따라서 이 순서를 바꿀 수도 있다. 몸이 유연한 사람이라면 정적인 스트레칭 동작을 많이 생략할 수 있다. 아래 동작들은 더 나은 준비 운동 효과를 위해서 상대적으로 빠르게 진행하는 것이 좋다.

폼롤링 순서

훈련을 본격적으로 시작하기 전에, 폼롤링을 하는 이유는 단순히 근육을 풀어주고 움직일 때의 유연성을 향상시키려는 것이다. 절대로 문제가 있는 부위에 대단한 작업을 하려는 것이 아니다. 운동 후에 하는 것을 더 추천한다. 한 부위에 폼롤링을 10~15번 정도 편안하게 해주면 된다.

흉추: 척추와 직각이 되도록 폼롤러를 놓고 그 위에 눕는다. 가슴 앞쪽으로 양손을 편안하게 팔짱을 끼고 흉추 쪽으로 폼롤링을 한다. 그리고 점차적으로 폼롤러 위에서 몸을 편안하게 한다. 몇 번 왔다 갔다 한 후에, 폼롤링을 더 길게 하기 위해서 양팔을 뻗어서 머리 위로 올린다. 폼롤링 후에 몸을 움직이지 않고 그대로 누워서 폼롤러 위에서 등을 뒤로 젖힌다. 그러면서 흉추를 더 풀어준다. 흉추와 요추가 접하는 지점까지 조금씩 움직이면서 각 부위별로 멈춰서 동일하게 풀어준다(그림 5.1).

겨드랑이 부위: 팔을 머리 위로 뻗은 상태에서 몸통과 겨드랑이 부위가 만나는 지점 근처에 폼롤러를 놓고 측면으로 눕는다. 그 지점에 폼롤링을 하면서 몸을 회전도 시켜본다. 이렇게 폼롤링을 하다 보면 다른 부위보다 좀 더 민감하게 자극이 오는 곳이 있으면 그 부분에 집중해서 하도록 한다(그림 5.2).

둔근: 폼롤러에 앉아서 한쪽 다리를 꼬아서 다른 다리 무릎 위에 놓는다. 그리고 다리를 꼰 쪽의 둔근 쪽에 무게중심을 살짝 옮겨서 기댄다. 이 상태에서 폼롤링을 하면서 다른 부위보다 민감한 부위를 찾아서 그 부위에 집중한다(그림 5.3).

내전근과 햄스트링: 다리 한쪽 아래에 폼롤러를 놓고 앉도록 한다. 그리고 폼롤러를 놓은 다리 쪽을 약간 눌러주면서 폼롤러를 한다. 그러면서 다리를 안쪽으로 살짝 회전해준다. 내전근과 햄스트링의 기시점에 집중하도록 한다(그림 5.4).

대퇴사두근과 고관절 굴곡근: 바닥을 바라보고 양쪽 다리 대퇴사두근 모두를 폼롤러에 위치시킨다. 그리고 대퇴사두근 앞쪽 전체를 따라서 위 아래로 폼롤링 한다. 만약 폼롤링을 하면서 더 많은 힘을 가하고 싶다면 다른 한쪽 다리를 폼롤러에서 내려놓고 한다. 앞쪽을 다 했으면 다리 측면 쪽을 폼롤링 한다. 이때 장경인대IT band 부위를 직접적으로 폼롤링 하지 않고 무릎 바로 위에서 엉덩이까지 장경인대와 연결되는 부위를 폼롤링 하도록 한다. 이러면서 고관절 굴곡근까지 측면으로 폼롤링을 하면서 올라가다가 다시 정면으로 이동해서 폼롤링을 한다(그림 5.5).

내측광근 빗섬유와 내전근: 대퇴사두근이 아래쪽으로 향하도록 해서 폼롤러 위에 누워서 다리를 폼롤러 양끝 쪽으로 벌린다. 다리를 회전시키면서 한 번씩 한쪽 다리로 무게중심으로 옮기면서 내측광근 빗섬유와 내전근 부위를 폼롤링 한다(그림 5.6).

종아리: 종아리 부위를 빠르게 롤링시키면서 폼폴링을 마무리해도 된다. 양손으로 엉덩이 옆 바닥에 놓고 폼롤링을 하려는 다리를 길게 뻗은 상태에서 종아리가 폼롤러 위에 오도록 다리를 위치시킨다. 주로 종아리 아래쪽을 폼롤링 하는 게 좋다(그림 5.7).

동적 & 정적 스트레칭 순서

동적 가동성 운동의 경우는 운동을 하려는 부위에서 한 방향 혹은 한쪽마다 10~15번 정도씩 해주는 것이 좋다. 정적 스트레칭의 경우는 필요한 부위에서 20~30초 정도 멈춘다. 하지만 경우에 따라서 2초 동안 멈추는 것을 10~15번 정도 반복해서 하는 것도 괜찮다. 동적 & 정적 스트레칭을 할 때 쉬지 않고 빠르게 진행하게 되면 시간도 줄이면서 준비 운동의 효과도 있다.

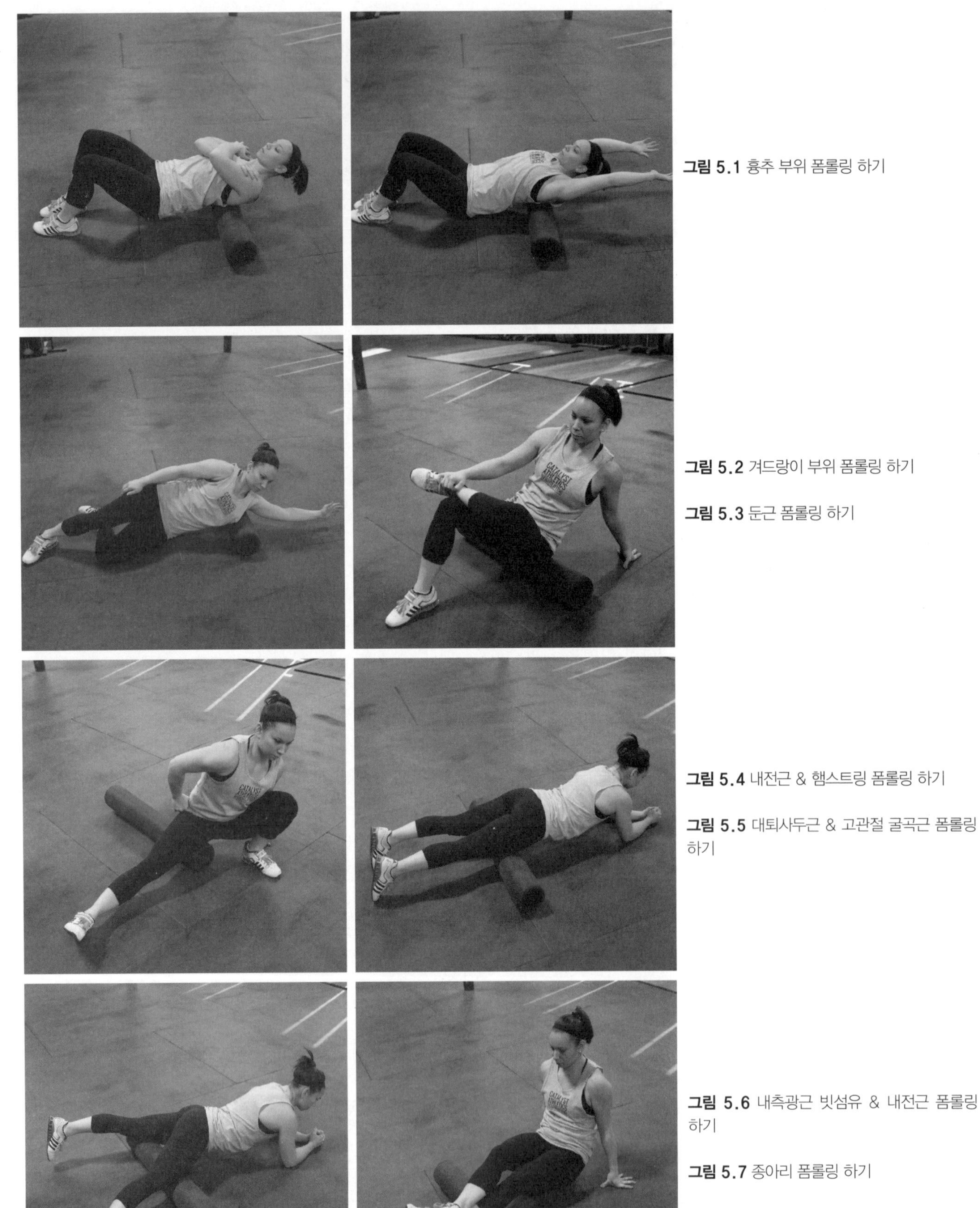

그림 5.1 흉추 부위 폼롤링 하기

그림 5.2 겨드랑이 부위 폼롤링 하기

그림 5.3 둔근 폼롤링 하기

그림 5.4 내전근 & 햄스트링 폼롤링 하기

그림 5.5 대퇴사두근 & 고관절 굴곡근 폼롤링 하기

그림 5.6 내측광근 빗섬유 & 내전근 폼롤링 하기

그림 5.7 종아리 폼롤링 하기

손목 돌리기: 양방향으로 모두 손목을 돌려주면 손목 관절을 풀어지고 부드러워지면서 가동범위를 최대한 사용한 상태에서 무거운 무게를 지탱할 수 있게 된다. 손과 아래팔(전완) 부위가 최대한 가까워질 수 있도록 손목을 돌려주면 가동범위를 최대한으로 확보할 수 있다. (그림 5.8)

팔꿈치 돌리기: 팔꿈치를 양방향으로 돌려주게 되면 무거운 무게를 지지할 때 생기는 스트레스를 대비하는 데 도움이 된다. 노뼈와 자뼈에서 함께 움직임을 만들어주기 위해서 손을 돌릴 때 손목과 함께 움직이는 것이 좋다. (그림 5.9)

프리스타일 바운스: 팔 하나는 위로, 다른 팔은 아래로 향하도록 해서 시작한다. 이때 팔꿈치는 살짝 구부린다. 위쪽으로 향한 팔과 아래쪽으로 향한 팔을 동시에 뒤쪽으로 당기면서 2~3번씩 튕겨준다. 그러고 나서 팔의 위치로 서로 바꿔서 다시 진행한다. (그림 5.10)

오버 & 백: 이 동작은 어깨, 이두, 삼두 그리고 광배근을 풀어주기 위한 것이다. 머리 뒤쪽으로 향하도록 팔을 흔들어주면서 어깨가 완전히 열릴 수 있도록 해준다. 이때 복부에 힘을 주고 갈비뼈를 아래쪽으로 내려준다. (그림 5.11)

팔 돌리기: 양팔을 돌리면서 가슴과 어깨가 제대로 열릴 수 있도록 도와준다. 이때 단순히 팔만 돌리는 것이 아니라 모든 방향으로 견갑골이 최대한 움직일 수 있도록 해야 한다. 앞쪽으로 팔을 돌리고 나서 뒤쪽으로도 팔을 돌려준다. (그

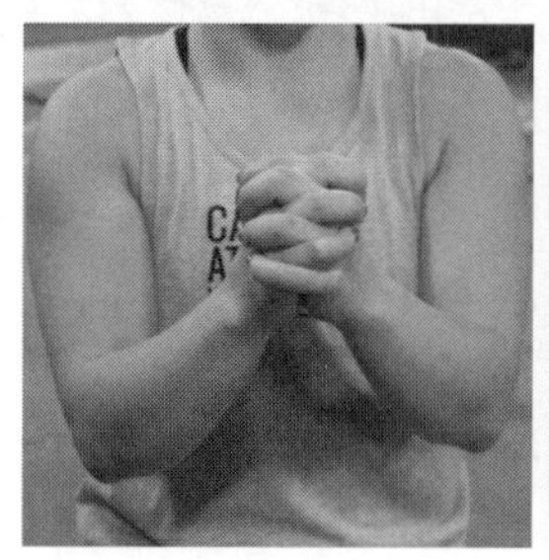
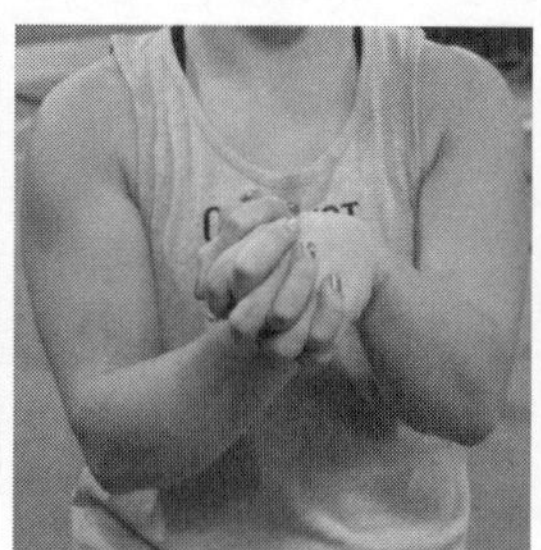
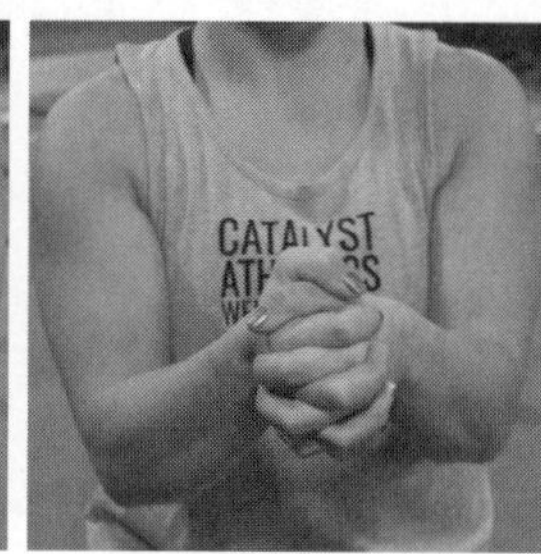
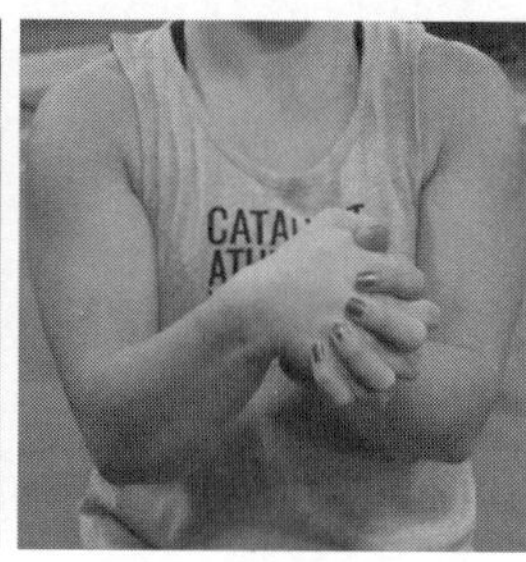
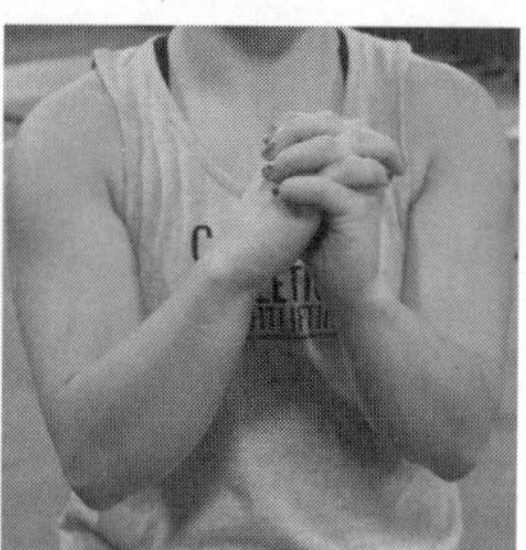

그림 5.8 손목 돌리기

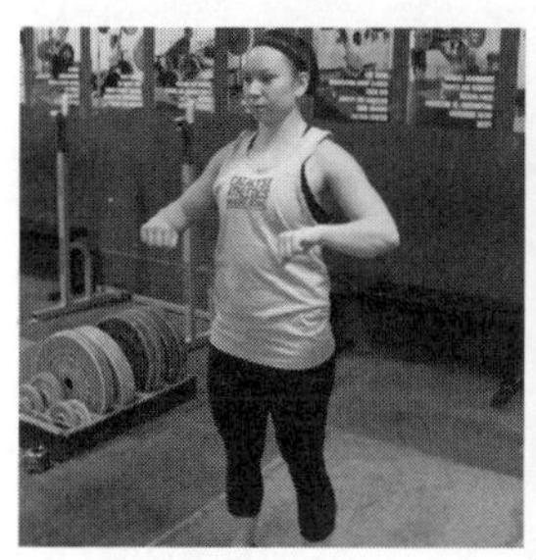
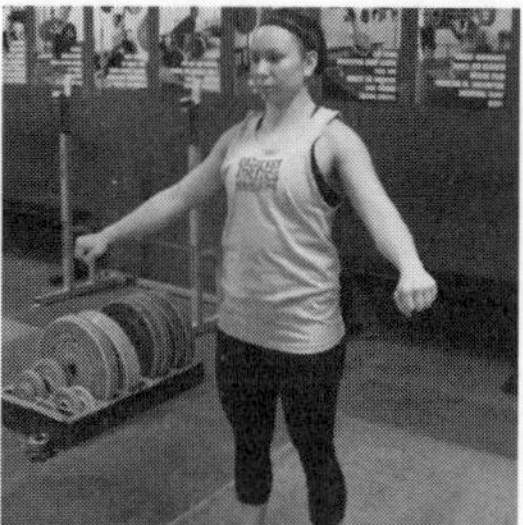
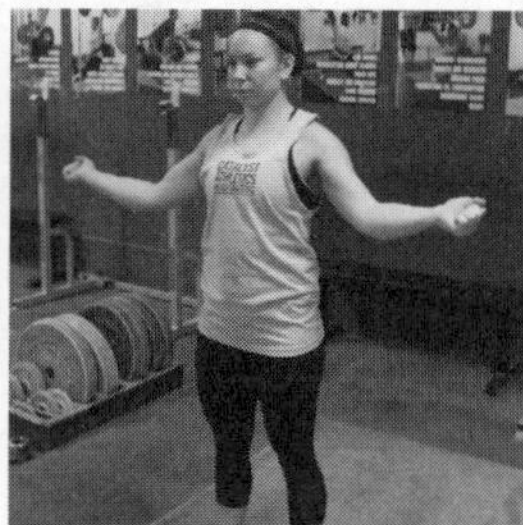
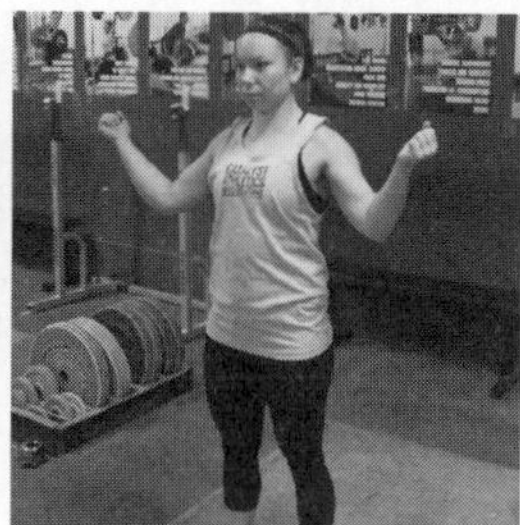
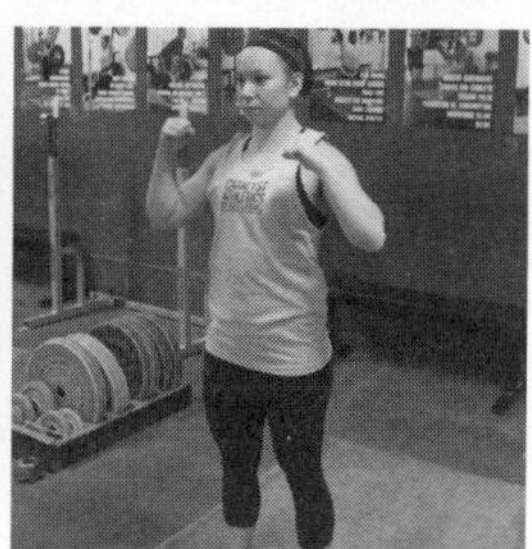

그림 5.9 팔꿈치 돌리기

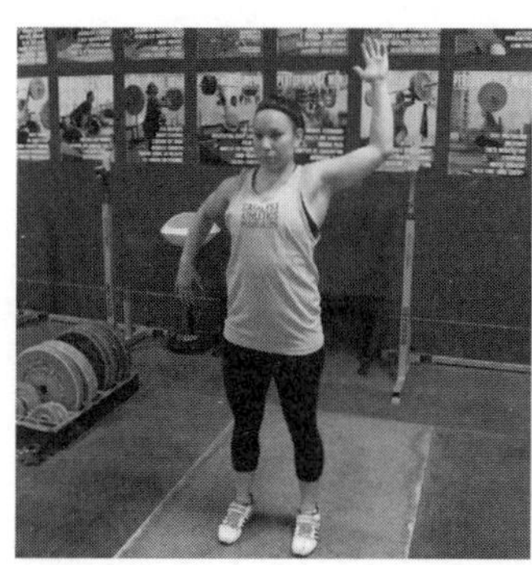
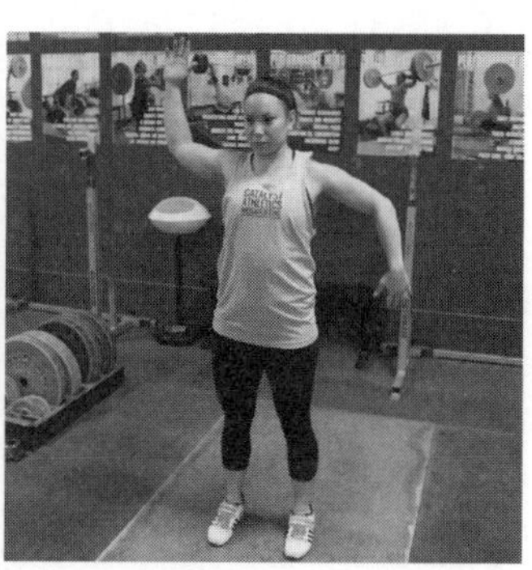
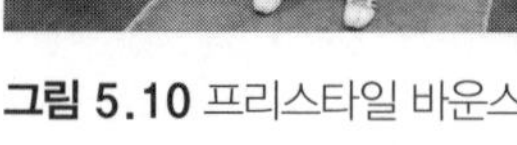

그림 5.10 프리스타일 바운스

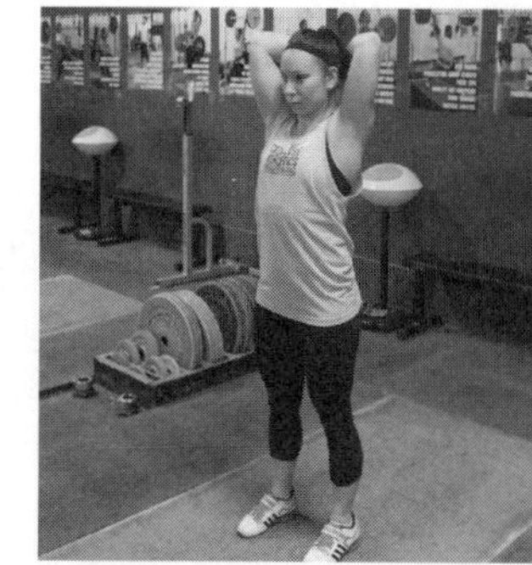
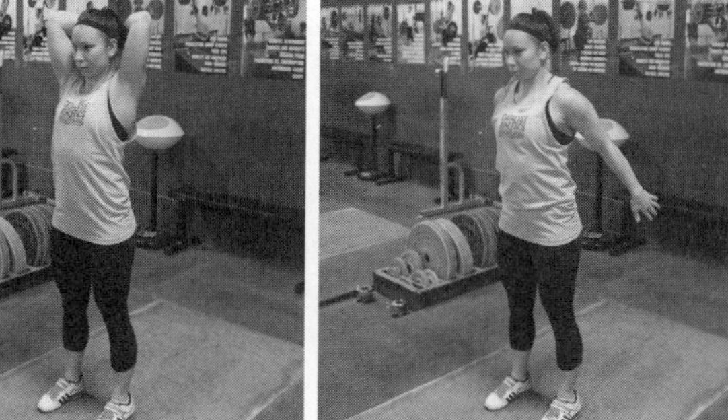

그림 5.11 오버 & 백

림 5.12)

견갑대 스트레칭: 팔꿈치를 구부린 상태에서 어깨보다 높게 들어준다. 그리고 실내 문틀이나 파워 랙의 기둥 혹은 비슷한 구조물에 아래팔(전완)을 놓고 가슴을 앞쪽으로 보내주면서 기대도록 한다. 그러면서 가슴근육과 어깨 삼각근을 풀어준다. (그림 5.13)

겨드랑이 부위 스트레칭: 팔꿈치를 구부리고 머리 위쪽으로 들어올려서 위팔의 아래쪽 중에서 팔꿈치 근처 부위를 파워 랙 기둥이나 비슷한 구조물에 위치시킨다. 팔꿈치가 뒤쪽으로 가도록 밀어주면서 앞쪽으로 몸을 보내준다. 이때 살짝 바깥쪽으로 밀어주기 위해서 다른 한 손으로 손목을 잡아준다. (그림 5.14)

백 스쿼트 린 쓰로우: 백 스쿼트 랙 자세로 어깨보다 조금 더 넓게 바벨을 잡는다. 바벨 아래에서 진짜 백 스쿼트를 하는 것처럼 자세를 잡고 바벨에서 멀어지도록 가슴을 앞쪽으로 밀어준다. 이때 팔꿈치는 아래쪽으로 계속 향하도록 유지해준다. (그림 5.15)

리닝 바 행: 풀업바를 저크 넓이로 잡고 필요에 따라서 다리가 바보다 몇 인치 앞쪽에 있도록 바닥이나 박스 위에 위치시킨다. 팔을 지나서 가슴을 앞쪽으로 보내주면서 바에 매

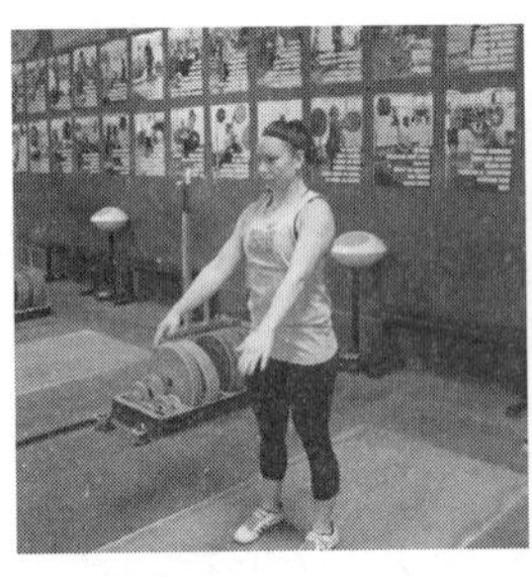
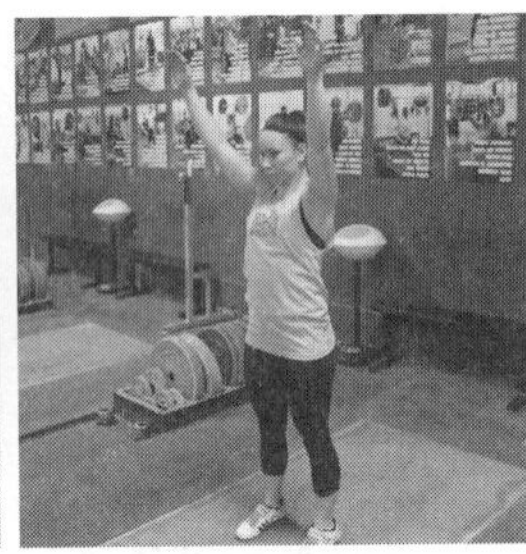
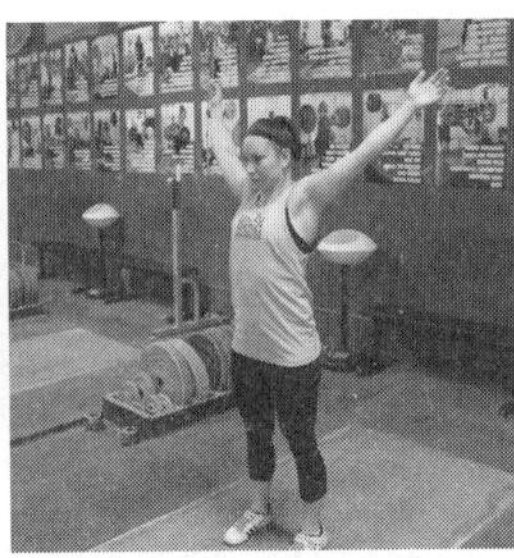
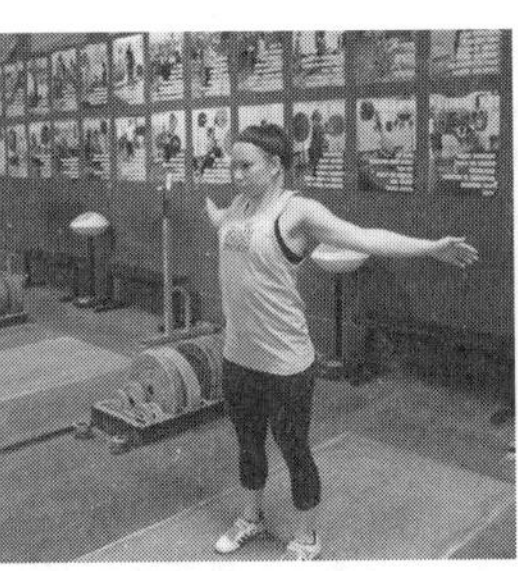
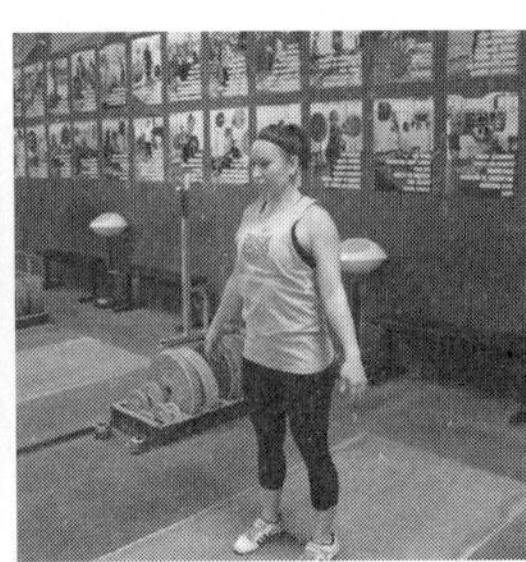

그림 5.12 팔 돌리기

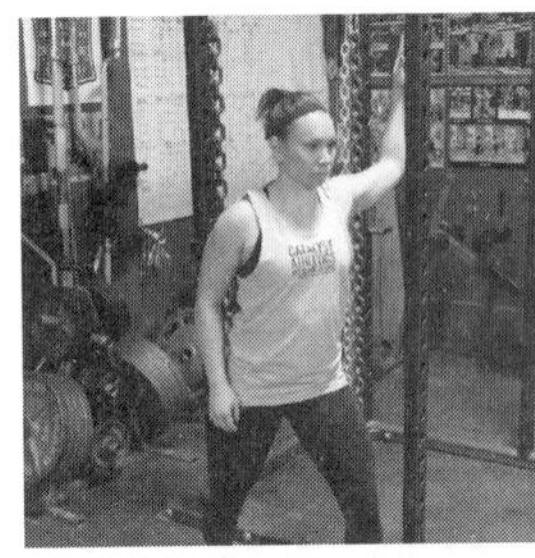
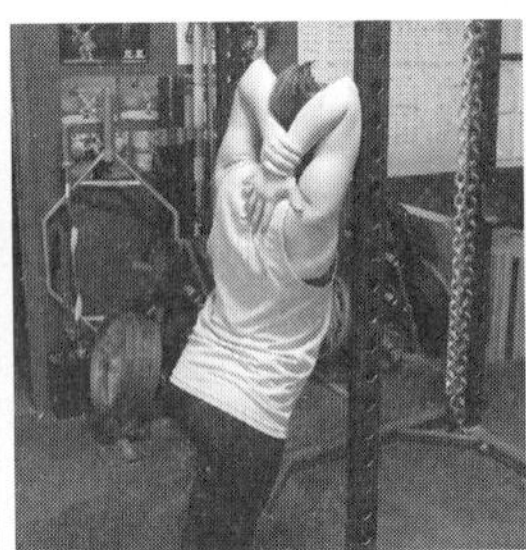
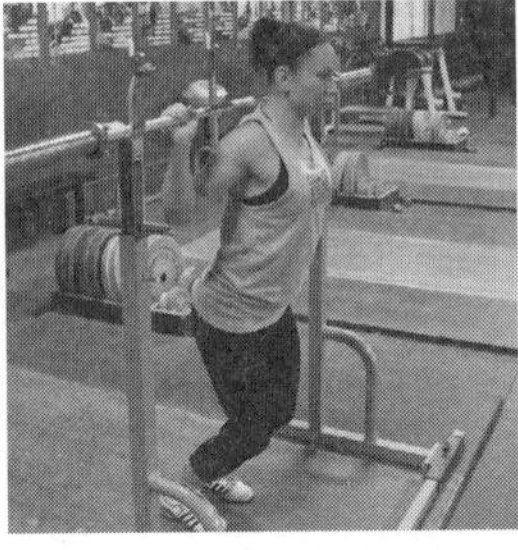
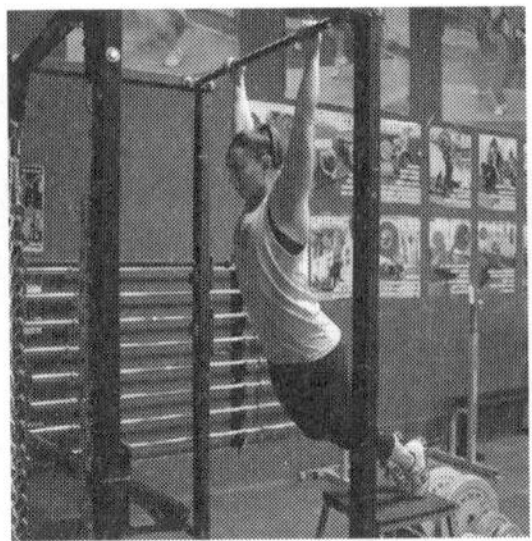
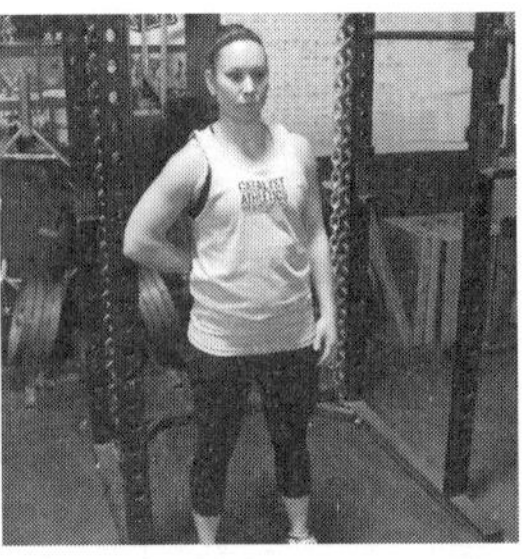

왼쪽부터: **그림 5.13** 견갑대 스트레칭, **그림 5.14** 겨드랑이 부위 스트레칭, **그림 5.15** 백 스쿼트 린 쓰로우, **그림 5.16** 리닝 바 행, **그림 5.17** 애플리 푸시

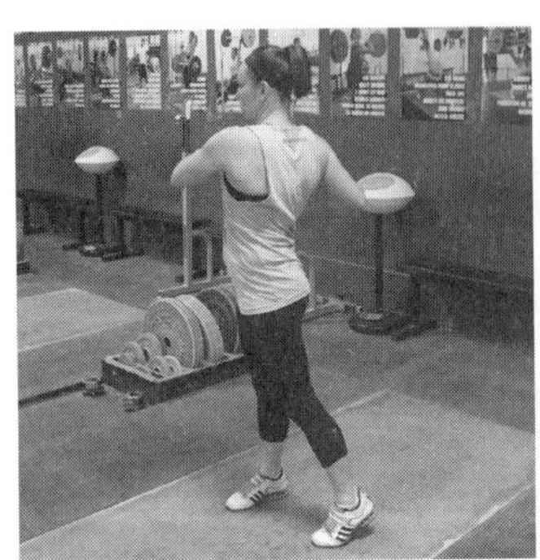
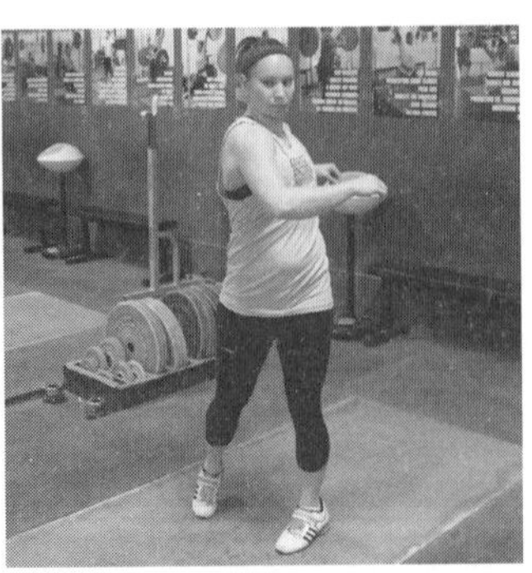

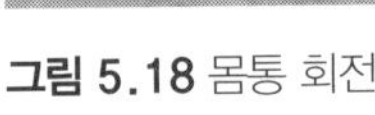

그림 5.18 몸통 회전

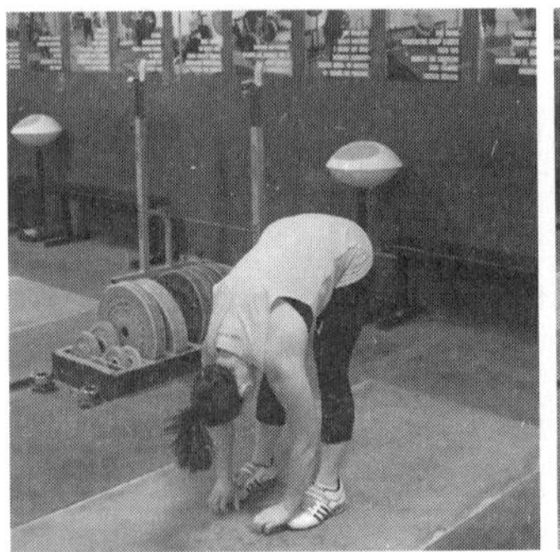
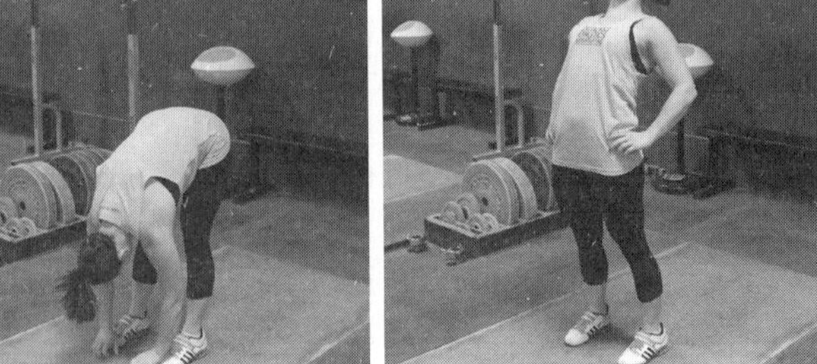

그림 5.19 앞뒤로 구부리기

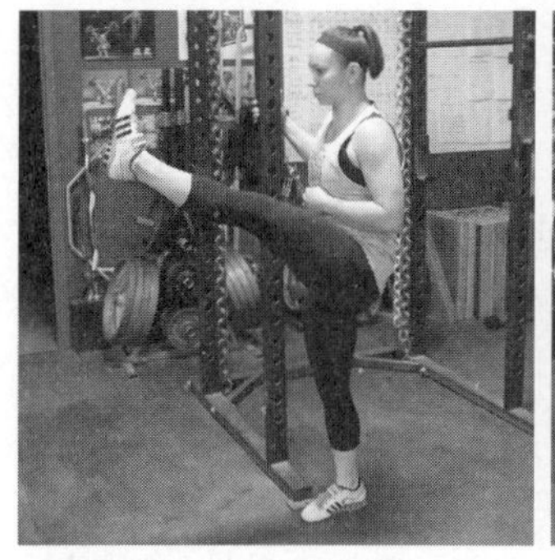
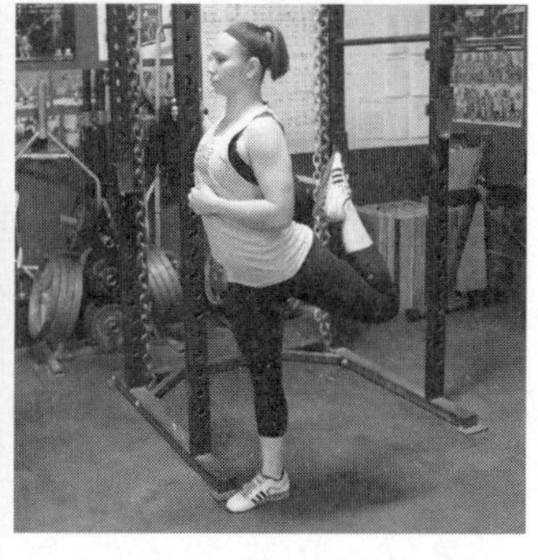

그림 5.20 다리 흔들기

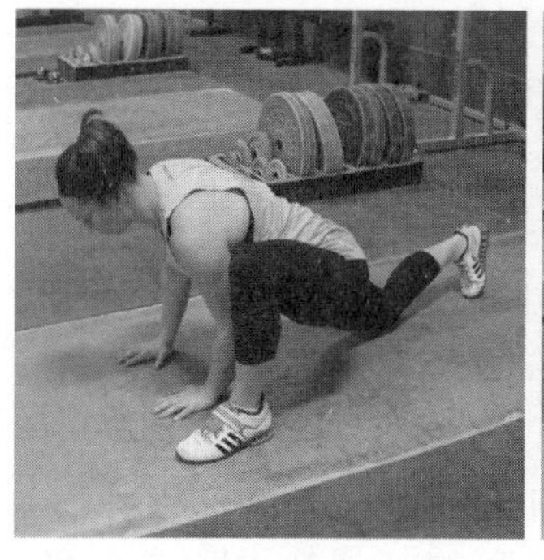
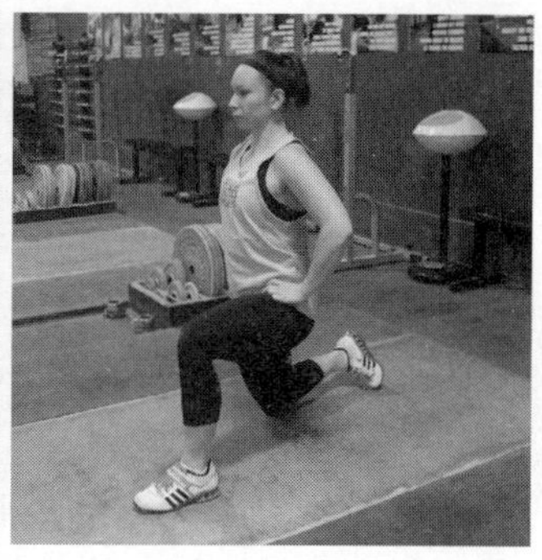

그림 5.22 스파이더맨 런지+고관절 굴곡근 스트레칭

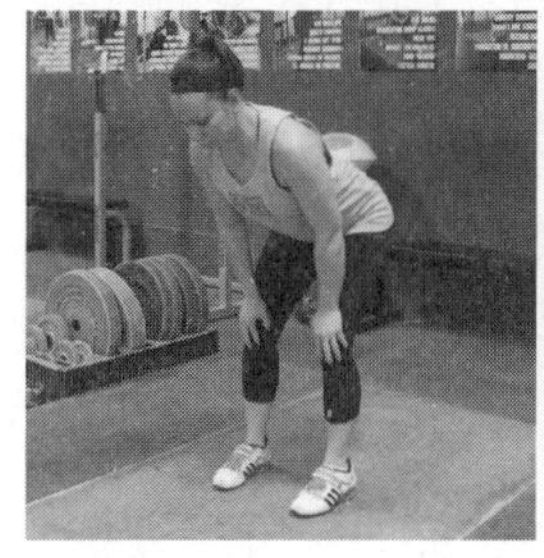
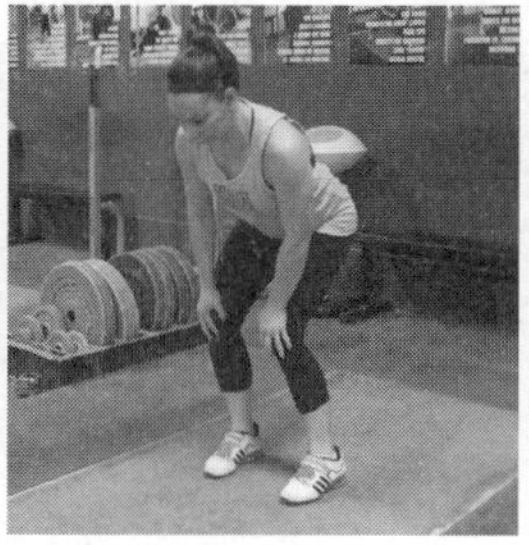
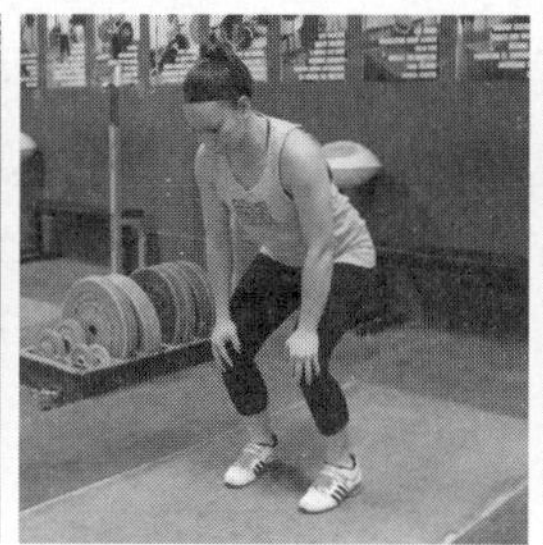
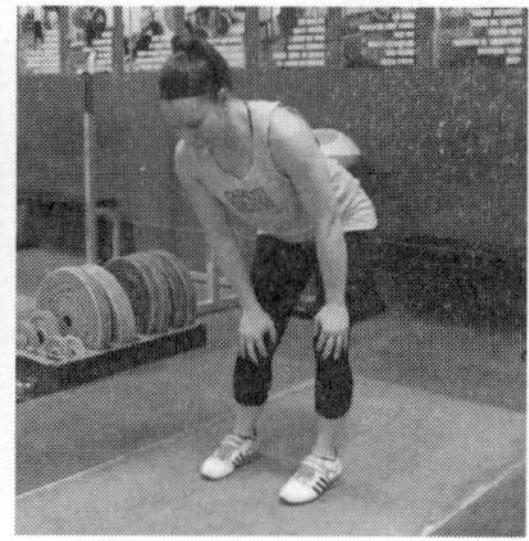
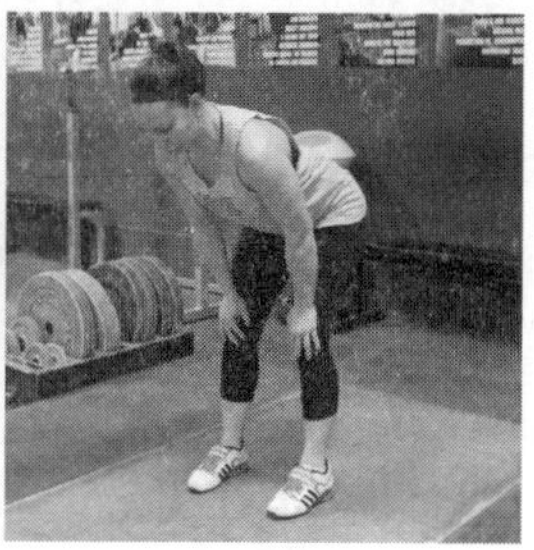

그림 5.21 무릎 돌리기

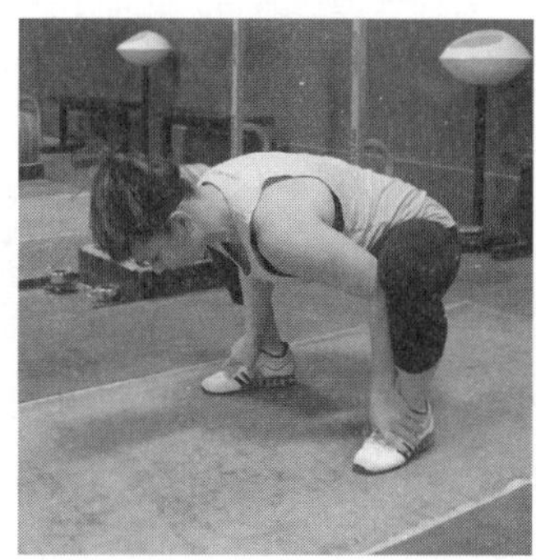

그림 5.23 러시안 베이비 메이커

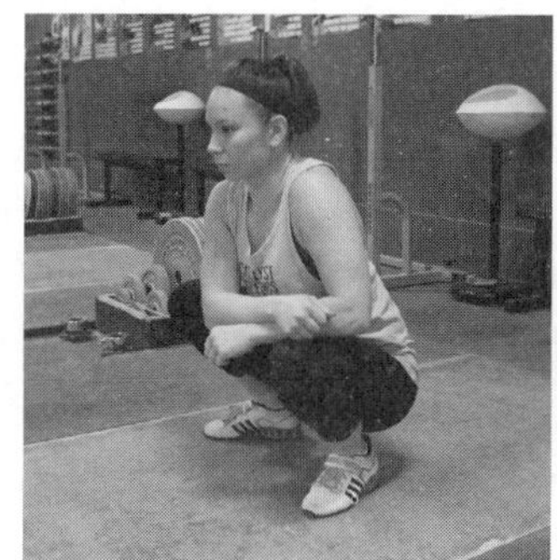
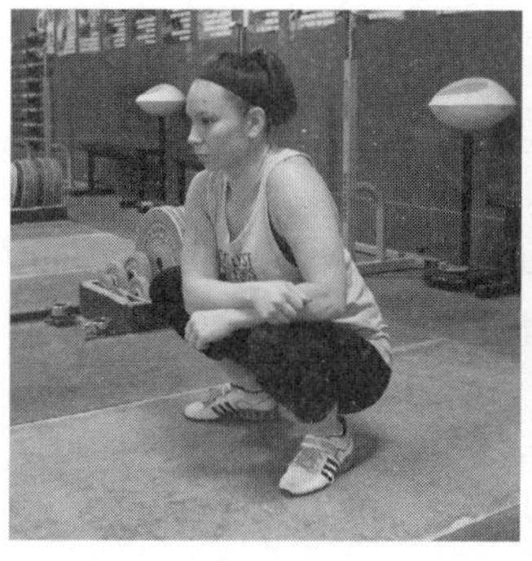

그림 5.24 스쿼트(왼쪽)와 런지(오른쪽) 자세에서 발목 스트레칭

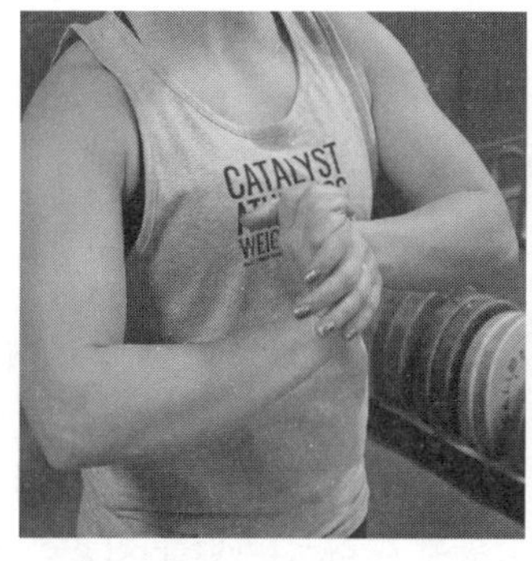

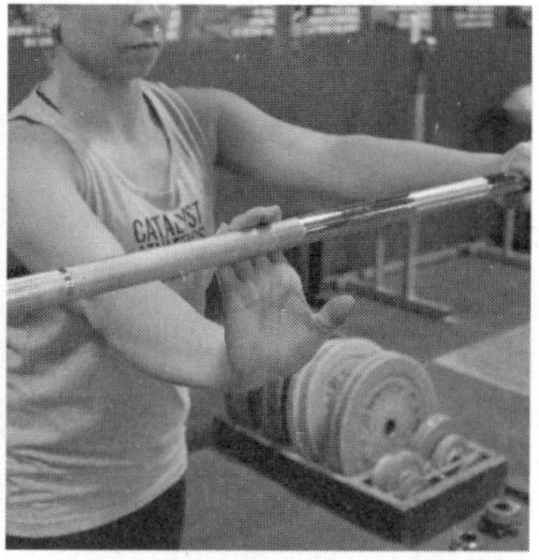

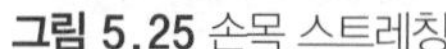
그림 5.25 손목 스트레칭

달린다. 이때 바닥에 다리를 계속 고정시켜서 앞으로 기대는 자세를 유지한다. (그림 5.16)

애플리 푸시: 이 동작은 몸이 크면서 유연성이 떨어지는 사람이 쉽게 할 수 있는 간단한 내회전 스트레칭이다. 한쪽 팔의 팔꿈치를 90도 정도로 구부려서 허리 쪽으로 위치시킨다(애플리 스크라치 테스트 자세와 비슷하다). 이때 팔꿈치를 구부린 팔로 몸을 가로질러 반대쪽 팔꿈치는 잡는 것이 아니라, 팔꿈치 뒷부분으로 실내 문틀, 파워 랙의 기둥, 혹은 벽 등을 몸을 회전하면서 밀어낸다. (그림 5.17)

몸통 회전: 스쿼트보다 조금 더 넓게 다리를 벌려서 선 상태에서, 몸통을 가동범위를 최대한 활용해서 한쪽 방향씩 돌아가면서 회전시킨다. 회전할 때 뒷발의 발가락을 축으로 해서 무릎이 비틀리는 것을 최소화한다. 연속동작으로 진행한다. (그림 5.18)

앞뒤로 구부리기: 무릎에 힘을 살짝 푼 상태에서, 고관절과 허리를 접으면서 바닥 쪽으로 몸을 숙인다. 그리고 엉덩이 쪽에 손을 얹은 상태에서 다시 서 있는 자세로 돌아온다. 다시 엉덩이를 앞으로 밀어주고 몸통을 뒤로 보낸다. 이때 무릎은 구부려져서는 안 된다. 뒤로 몸을 보낼 때 둔근을 꽉 조이면 허리의 과신전을 막아주면, 고관절 굴곡근 스트레칭에 효과를 높일 수 있다. 연속동작으로 진행한다. (그림 5.19)

다리 흔들기: 다리를 앞으로 흔들면 햄스트링을 풀어줄 수 있으며, 뒤로 흔들면 대퇴사두근과 고관절 굴곡근을 풀어줄 수 있다. 다리를 흔들 때 허리를 사용하지 않고 엉덩이 쪽을 스트레칭 효과를 높이기 위해서 골반은 중립 상태를 유지해주고 몸통은 힘을 주고 있어야 한다. 연속동작으로 진행한다. (그림 5.20)

무릎 돌리기: 좁게 서서, 무릎을 살짝 구부리고 양손은 편안하게 무릎 바로 위 허벅지 앞쪽에 놓는다. 양쪽 무릎을 동시에 같은 방향으로, 한 번은 시계 방향으로, 다음은 시계 반대 방향으로 돌려준다. 양쪽 무릎을 동시에 안쪽 방향으로 돌려줄 수도 있고 바깥 방향으로 돌려줄 수도 있다. (그림 5.21)

스파이더맨 런지+고관절 굴곡근 스트레칭: 양손을 바닥에 놓은 상태에서 한쪽 발로 큰 런지 자세를 취한다고 생각하고 앞쪽으로 내밀어준다. 이렇게 내민 발의 정강이는 거의 수직에 가깝도록 자세를 유지하며, 엉덩이와 몸통을 바닥 쪽으로 최대한 밀어준다. 이 상태로 몇 초 유지하고 상체를 수직으로 다시 세운 상태에서 뒤쪽 다리의 둔근에 최대한 힘을 준다. 그리고 엉덩이를 앞쪽으로 밀어서 뒤쪽 다리의 고관절 굴곡근 스트레칭을 한다. 이 상태로 또 몇 초 간 버틴다. 이 동작을 다리를 바꿔가면서 연속으로 진행한다. (그림 5.22)

러시안 베이비 메이커: 스쿼트를 할 때보다 조금 더 넓게 다리를 벌리고 서서, 스쿼트를 하면서 몸을 숙인다. 그러면서 양손을 다리 위에 위치시키고 팔꿈치를 사타구니 쪽으로 최대한 깊게 밀어 넣는다. 넓적다리 안쪽을 팔로 밀어낼 때 다리는 팔꿈치에 약간 편안하게 놓는다. 이 동작을 할 때 중요한 부분은 넓적다리와 엉덩이가 접하는 부분이 넓적다리와 최대한 많이 떨어지도록 벌려주는 것이다. 이 자세를 취하면 깊이 스쿼트를 하는 것이 힘들 것이다. 넓적다리는 지면과 거의 수평이 될 것이며, 몸통은 앞쪽으로 기울어져 있을 것이다. (그림 5.23)

스쿼트 혹은 런지 자세에서 발목 스트레칭: 스쿼트 자세로 앉은 상태에서 양팔 전완 부분 모두를 한쪽 다리 무릎 위에 놓는다. 그리고 무게중심을 그 다리로 옮겨서 발목이 최대한 많이 접히도록 한다. 이때 발바닥 전체가 바닥에 붙어 있어야 한다. 만약에 종아리나 엉덩이가 너무 뻣뻣해서 이 자세로 편안하게 앉아 있기 힘들다면, 스쿼트 자세를 런지 자세로 바꿔서 앞쪽으로 나와 있는 다리의 종아리를 스트레칭 한다. (그림 5.24)

손목 스트레칭: 만약 전완이 유난히 뻣뻣하다면, 무거운 무게를 제대로 다루기 위해서 추가적으로 손목을 펴고 굽히면서 스트레칭을 할 수도 있다. 손목을 굽히고 펴는 스트레칭을 하기 전에, 손가락 부위가 손목 부위에서 멀어지도록 당겨서 긴장감을 풀어주는 것이 좋다. 이렇게 하면 손목뼈가 더 편안하게 자유롭게 움직이는 것을 도와준다. (그림 5.25)

바벨 준비 운동

앞에서 언급한 준비 운동 후에는 훈련을 제대로 준비하기 위해서 바벨로도 준비 운동을 한다. 이 준비 운동은 이후에 하게 될 훈련에 특화된 준비 운동이다. 따라서 훈련 내용과 각 선수들의 상황에 따라서 바벨을 이용한 준비 운동은 달라질 수 있다.

처음에는 일반적으로 빈 바벨로 프레스, 스쿼트, 여러 풀 동작들을 연습하게 된다. 이 준비 운동은 앞에서 진행한 일반적인 준비 운동과 앞으로 진행하게 될 훈련에 특화된 준비 운동을 연결시키는 과정이라고 볼 수 있다. 여기서 하게 될 동작들은 자신의 상황에 맞게 선택해서 진행하면 된다. 만약에 스내치 훈련을 한다고 하면 스내치 프레스, 스내치 푸시 프레스, 오버헤드 스쿼트, 백 스쿼트+스내치 푸시 프레스, 스내치 밸런스, 스내치를 받은 자세에서 프레스 그리고 머슬 스내치 등의 동작들을 바벨 준비 운동으로 할 수 있다. 이러한 동작들을 몇 가지 세션으로 정해서 진행할 수 있다. 예를 들면 5 스내치 프레스, 5 스내치 백 스쿼트+스내치 푸시 프레스, 5 미드 행 머슬 스내치+오버헤드 스쿼트 이렇게 진행할 수 있다. 이런 순서로 진행한 후, 본래 진행하려고 했던 훈련을 빈 바벨을 이용해서 시작할 수 있다.

점차적으로 무게를 올려가는 훈련법이 여기서도 적용된다. 이렇게 바벨을 이용한 준비 운동을 할 때 본 훈련에서 사용하는 첫 번째 무게까지 점차적으로 조금씩 올리면서 본 훈련을 대비하는 것이다. 이 부분에 대해서 선수들과 코치들 사이에서도 다양한 접근법이 존재한다. 동일한 선수가 진행하는 훈련 내에서도 다른 접근법이 사용되는 경우도 있다. 어떠한 준비 운동이라도 가장 중요한 부분은 바로 훈련이나 시합에 대비해서 최적화된 몸으로 만드는 것이다. 움직임에 있어서 필수적인 가동범위를 위한 근육과 관절을 준비시키는 것이며, 불필요한 피로를 발생시키지 않으면서 제대로 힘을 발생시키고 모터 스킬Motor skill을 실행하기 위해서 신경계를 준비시키는 것이다.

훈련에 사용할 무게까지 조금씩 무게를 올리면서 준비 운동을 한다. 조금씩 무게를 올리다가 무게를 한 번에 많이 올리는 훈련법이 필요할 수도 있다. 그리고 기술이 더욱 필요한 훈련의 경우는 무게를 조금씩 올리는 방법이 좋다. 예를 들어, 스내치를 위한 준비 운동을 할 때는 클린 앤 저크를 위한 준비 운동을 할 때보다는 무게를 더 조금씩 올려야 하며, 스쿼트나 풀 동작을 위해서 준비 운동을 할 때보다는 훨씬 더 조금씩 무게를 올려야 한다.

대부분의 선수들에게는 단순히 무거운 무게로 준비 운동을 길게 하는 것보다 가벼운 무게로 더 많이 연습하고 그 뒤에 무거운 무게로 준비 운동을 하는 것이 더 나은 성과를 내는 데 도움이 된다. 전자의 경우(가벼운 무게로 반복 훈련) 후자의 경우(무거운 무게로 반복 훈련)보다 근피로도가 적게 발생하면서 충분한 운동 패턴과 근육 및 관절을 준비시키는 데 유리하다. 예를 들면 우선 처음에 빈 바벨로 준비 운동을 한 후 50kg로 2~3번씩 2~4세트를 진행한다. 그러고 나서 70kg으로 2번 진행하고, 90kg으로 무게를 올려서 한 번, 100kg, 110kg 그리고 115kg으로 준비 운동을 한다. 50kg×2, 60kg×2, 70kg×2, 80kg×1, 90kg×1, 100kg×1, 110kg×1, 115kg×1로 준비 운동을 하는 것과 가벼운 무게로 더 길게 준비 운동을 하고 무거운 무게로 올리는 것과 비교했을 때 거의 대부분의 선수들이 후자의 준비 운동 방식을 더 선호한다. 하지만 이런 방식은 주기적으로 진행하면서 익숙해지는 데 충분한 시간이 필요하다. 이전에 무게를 갑자기 올리는 방식이 아니라 균등하게 무게를 조금씩 올리면서 준비 운동을 했던 사람들에게는 처음에는 낯설고 불편할 수도 있기 때문이다. 그리고 아직 기술적으로 기복이 있어서 연습이 많이 필요한 사람이라면 무게를 조금씩 올리면서 준비 운동을 하는 것이 좋다. 어느 방식이 자신에게 더 잘 맞는지 확인하기 위해서 두 가지 방식으로 모두 진행해보는 것이 좋다.

훈련에 특화된 준비 운동을 하는 것은 기술 훈련에도 도움이 되기도 한다. 본 운동에서 올바른 자세로 수행하기 위해서 몸을 제대로 준비해야 하는 부분을 충족시킬 수 있다. 구체적인 기술 요소를 훈련함으로써 이후에 있는 본 훈련에 대해서 준비를 할 수 있다. 예를 들면 스내치 풀 이후 스내치 동작으로 전환을 더 정확하고 세게 할 필요가 있는 사람이라면 톨 스내치 동작을 몇 세트 진행하는 것이다. 또 다른 방식은 기술에 집중한 훈련과 본 운동에 집중한 훈련을 함께 묶어서 진행하는 것이다. 예를 들어 몸을 완전히 펴거나 힘차게 펴는 게 힘든 사람이나 바벨을 충분히 빠르게 머리 위로 올리는 것이 힘든 사람의 경우는 파워 스내치+스내치 훈련을 할 수 있다. 스쿼트 자세가 불안정한 사람의 경우라면 스내치+오버헤드 스쿼트 훈련을 할 수 있고, 바를 머리 위로 정확하게 힘차게 올리는 것이 힘든 사람이라면 머슬 스내치+스내치 훈련을 할 수 있다. 물론 필요에 따라서 여기에 추가적인 동작을 함께 할 수도 있다. 하지만 이렇게 되면 훈련이 지나치게 부담이 될 수 있으며 오히려 역효과가 발생할 수 있다.

기술에 집중한 훈련과 본 운동에 집중한 훈련을 함께 진행할 때도 점차적으로 무게를 올려가면서 진행을 하다가 준비 운동으로서 힘든 무게에 도달했을 때는 기술에 집중한 훈련을 하지 않는다. 예를 들면 앞에서 언급한 스내치 무게로 조금씩 올리면서 훈련을 하는 것이다. 50kg로 2~3세트, 70kg으로 1~2세트. 이후부턴 기술에 집중한 동작은 생략하고 그냥 스내치를 90kg로 진행한다.

만약에 훈련 자체가 무게보다는 기술에 집중하고 있다면, 더 무게를 적게 올려도 된다. 머슬 스내치+스내치 훈련이 예가 될 수 있다. 머슬 스내치 무게의 경우 그냥 스내치보다 상당히 낮기 때문에 무게를 많이 올릴 수가 없으며, 더 적은 폭으로 올려야 할 것이다. 이 경우 머슬 스내치+스내치 50kg로 2번, 60kg로 2번, 70kg로 1번, 그리고 75kg으로도 1번, 90kg으로는 머슬 스내치를 하지 않고 그냥 스내치만 한다.

그리고 추가적으로 고려해야 하는 부분은 익숙하지 않은 환경에 대해서 대처할 수 있는 능력을 발달시킬 수 있는지에 대한 부분이다. 대부분의 선수들은 긴 시간 동안 동일한 무게로 준비 운동을 했기 때문에 당연히 이 무게에 대해서 익숙할 것이다. 그렇다보니 자신이 항상 익숙해져 있던 무게가 아닌 무게를 들게 되면 정신적으로 힘들 수도 있으며, 예상치 못하게 무게를 조정해서 시도를 하는 대회와 같은 상황에서 문제가 발생할 수 있다. 변수를 최소화하고 자신감을 극대화시키기 위해서 대회를 위한 주어진 준비 운동에 대해서 아주 익숙해지고 편안해지는 것이 중요하지만, 가끔씩 훈련에 있어서 준비 운동에 사용되는 무게를 바꾸는 것이 익숙하지 않은 환경에 대해서 적응하는 것과 정신적인 성장에 도움이 될 수 있다.

마지막으로 처음 바벨로 준비 운동을 할 때 너무 강하고 빠르게 하지 않도록 신경 써야 한다. 몇 세트 진행한 후에 몸이 풀어지고 체온이 올라갔다는 느낌이 들 때까지 움직임 자체에 더 집중을 하고 빠르지 않은 속도로 하는 것을 추천한다. 1~2세트 빈 바벨로 바로 진행하며 세트 사이에 1~2분 정도 쉬면서 몸이 좋아지는 것을 한번 느껴본다. 가장 이상적인 것은 이 기분을 느껴보기 전까지는 무게를 올리지 않는 것이다.

호흡, 몸통 견고하게 만들기

무거운 무게를 들고 있을 때 몸통의 구조적 안정성을 유지하고 증가시키는 데 있어서 호흡 조절은 상당히 중요하다. 척추를 안정화시키기 위해서는 근육만으로는 충분하지 않으며 복부와 가슴 안쪽까지도 압력이 있어야 한다. 또한 복강 내압은 척추 사이에 있는 디스크에 대한 압력을 평균 20%, 최대 40% 만큼 줄여줄 수 있다(Zatsiorsky, 1995). 게다가 지금의 안정적인 구조를 갖춘 피라미드와 위아래가 뒤집힌 피라미드를 비교해본다면 논리적으로도 왜 우리가 넓고 튼튼한 지지대 역할을 하는 아랫부분을 갖추고 있어야 하는지 알 수 있다. 이건 우리 몸도 마찬가지이다. 단지 해변에서 겉으로 봤을 때 멋있어 보이는 복근을 만들려고만 노력한다면 오히려 우리가 만들어내려고 하는 힘을 지탱할 수 있는 몸의 능력치를 감소시킬 수도 있다.

우리의 몸통에는 무게를 지탱할 수 있는 척추라는 단 하나의 구조만이 존재한다. 그리고 이 척추 구조에서 모든 관절로 다 이어진다. 그러면서 추가적인 지지 능력이 생기면서 견고함을 유지할 수 있게 된다. 하지만 여기서 취약한 부분은 바로 흉곽 아래쪽 둘레 부분이다. 이 부분에서는 몸통과 골반을 단단하게 연결시켜줄 수 있는 것이 없다. 그래서 이 부근에서는 압력에 노출되기 쉽기 때문에 몸통이 앞쪽이나 측면으로 무너질 수 있다.

이 부분은 상대적으로 압력에 취약한 장기나 조직으로 구성되어 있으며, 이 공간을 압박에 더 잘 견디도록 직접적으로 무엇인가를 인위적으로 만들 수는 없다. 그러나 바로 이 위에는 횡격막이 있고, 그 위에 폐가 있는 이 구조를 잘 이해하고 활용한다면 큰 압축력을 견뎌내는 데 도움이 될 수 있다. 폐를 공기로 채우게 되면 가슴 안쪽을 단단하게 만들 수 있게 된다. 이렇게 가슴 안쪽에 있는 폐에 공기가 채워지고 단단해지면서 바로 아래 있는 횡격막을 아래로 누르게 된다. 그러면 이렇게 아래로 눌리게 되는 횡격막이 바로 아래에 있는 복부 안쪽의 장기를 누르게 되면서 압력이 증가하게 된다. 결과적으로 이렇게 횡격막이 아래로 눌리면서 생긴 압력 때문에 몸통이 견고해질 수 있는 것이다.

이 몸통의 견고함을 좀 더 증가시키려면, 몸통을 둘러싸고 있는 근육에 힘을 더 주면 된다. 근육에 힘을 더 주게 되면 앞에서 몸통에 공기를 채울 때, 지나치게 공기가 많이 채워지면서 몸통이 한쪽으로 무너질 수 있는 가능성을 줄여주기도 한다. 이렇게 몸통을 둘러싸고 있는 근육, 위쪽에 있는 횡경막, 아래쪽에 있는 골반 기저부 모두를 활용해서 몸통의 견고함을 만들어내는 것이다. 복부 쪽 근육에 힘을 주게 되면 몸통의 견고함이 증가할 뿐만 아니라, 이 근육들도 더욱 활성화되는 것이다.

근육의 힘은 숨을 들이마실 때보다는 숨을 내쉴 때 더 많이 생기고, 숨을 내쉴 때보다는 발살바 호흡을 할 때 근육의 힘이 상대적으로 더 생긴다(Zatsiorsky, 1995). 즉, 리프팅을 할 때 호흡을 참으면서 몸통에 압력을 가해주면 근육이 힘을 생산해내는 능력이 증가하게 된다. 그러나 호흡을 참는 방법은 아주 신중하고 시의적절하게 사용되어야 한다.

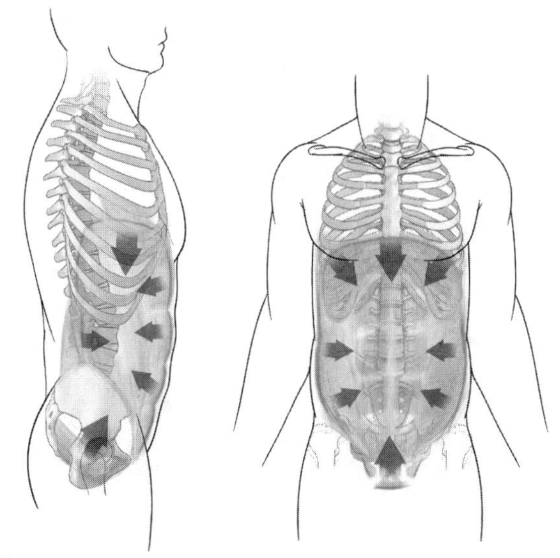

그림 6.1 몸통 내에 공기를 통해서 압력을 최대한 만들고 몸통을 둘러싸고 있는 근육을 모든 방향으로 활성화시키면서 몸통을 견고하게 만들 수 있다.

1 동작 요약 설명

호흡과 몸통 안정화

복부 근처 근육을 편안하게 한다.

코로 호흡을 시작해서 아래에서 위로 몸통을 공기로 채운다.

지나치게 숨을 들이마시지 않고 몸통 주위의 근육을 단단하게 만든다.

이 부분에 대해서는 이 챕터에서 다시 다룬다.

최대한 공기를 들이마실 필요가 있다. 그러면 복부가 팽창하게 되며 횡격막이 수축하게 된다. 폐도 완전히 채워지게 된다. 가슴을 살짝 들어올리거나 팽창해서 폐를 일부만 채우는 것은 충분하지 않다. 코를 통해서 숨을 들이마시고, 혹은 최소한 처음에는 코를 통해서 숨을 들이마시고 입으로 마무리하게 되면 횡격막을 더 활성화시킬 수 있으며 더 깊은 호흡이 가능하다. 폐 아래쪽에서부터 호흡하는 것도 생각할 수 있다. 다시 말해서 몸통의 아랫부분을 먼저 채우고 위쪽으로 가슴까지 올라오면서 채우는 것이다(이 호흡법이 우리가 흔히 'stomach breath'라고 부르는 호흡법의 원리이다). 어떤 경우든, 복부가 팽창하기 위해서 우선은 편안한 상태로 있을 필요가 있다. 그렇지 않고 이미 복부 쪽에 힘이 들어가 있다면 횡격막 아래쪽에 장기들이 움직일 공간이 없어지면서 횡격막이 아래로 움직이면서 수축할 수 없기 때문이다. 이렇게 되면 완전한 호흡이 힘들어지는 것이다.

일단 숨을 들이마시게 되면, 리프터는 몸통 안쪽의 압력을 증가시키면서 몸통의 과도한 신전과 굴곡을 줄이기 위해서, 골반 기저부와 몸통 주위의 복부와 등 근육을 단단하게 힘을 주게 될 것이다. 이렇게 몸통 주위를 단단하게 만들려다 보면 폐에서 공기가 나가게 되면서 기도로 향하게 된다. 그러면 그 리프터는 공기를 안에서 그대로 가지고 있으려고 성문(후두부에 있는 발성 장치)을 닫게 된다(숨을 참으려고 할 때 자연스럽게 일어나는 현상이다).

호흡을 할 때 '할로우Hollow'나 복부를 '드로우 인Draw in' 하지 않는 것이 중요하다. 왜냐하면 이렇게 호흡을 하도록 배운 사람들이 많기 때문이다(Hollow/Draw in 호흡법은 복부 전면을 안쪽으로 당기는 방법을 사용하여 복부의 심부 근육을 자극하기 위한 목적으로 사용된다. 따라서 척추에 가해지는 하중이 증가하면 복부 압력의 균형이 무너지면서 요추의 굴곡 토크를 유발시킬 수 있다). 만약 이렇게 하면 주위에 지지하는 부분이 감소하게 되면서 안정성이 떨어지게 된다. 몸통을 최대한 넓고 깊게 유지를 하면서 근육을 단단하게 활성화시켜야 한다. 이래야 무거운 무게를 지탱할 수 있는 지지대를 얻게 되는 것이다. 복부를 아래쪽으로 내리라고 하면 근육을 활성화하는 데 있어서 오히려 힘들게 할 수도 있다(이렇게 하는 것이 복횡근이 활성화되지 않는다는 것을 의미하는 것은 아니다. 단지 안정화시키는 것에만 집중해서 공기로 충분히 몸통을 채울 수 있는 능력을 제한할 정도로 하지는 말라는 것이다).

압박을 주는 상태는 움직임이 일어나는 동안에는 최대한 유지하는 것이 좋다. 하지만 클린의 리커버리 동작에서와 같이 어지러움을 느끼거나 의식을 잃을 것 같은 순간도 있을 수 있다. 이것은 바벨 랙 상태가 제대로 되어 있지 않거나 경동맥을 압박해서 뇌로 흘러가는 혈액을 줄여서 일어나는 현상이다(이 부분에 대해서는 이후 챕터에서 얘기할 것이다). 그러나 이것은 실제로 숨을 멈추면서 동시에 힘을 전력으로 낼 때 발생하기도 한다. 그렇게 되면 미주신경을 자극하게 되고 심박수와 혈압을 감소시킨다(정상적으로 호흡을 할 때 맥박을 확인해보고, 숨을 참고 심박수가 즉시 감소하는 것을 통해서 확인할 수 있는 부분이다). 어떤 경우에는 의식을 잃는 경우도 있는데, 집중을 하고 제대로 반응을 한다면 이 부분은 피할 수 있다. 게다가 흉곽 안쪽 압력을 증가시키면 심박출량을 줄일 수 있으며 어지러움이나 의식 불명 상태를 초래할 수 있다(Zatsiorsky, 1995).

리프팅을 하는 동안에 만약 어지러움이나 가벼운 두통이 발생한다면, 리프팅을 하는 동안에 가장 큰 압력이 증가하는 순간에 큰 소리를 내면서 약간의 공기를 밖으로 내보내줄 필요가 있다. 이렇게 하면 몸통의 안정성을 유지하면서 어지러움을 예방할 수 있다. 이때 최소한의 공기를 내보내면서 잘 조절할 수 있다면 스쿼트 리커버리 구간에서 소리를 내면서 공기를 내보내는 습관을 통해서 리프팅이 더 편안하고 강해지는 선수들도 있다. 사실, 이렇게 공기를 내보내는 것을 적절하게 잘만 활용한다면 오히려 몸통의 견고함을 향상시키는 데 도움이 된다. 만약 어지러움이 심하다면, 즉시 바벨을 내려놓고 회복하기 위해 안전하게 앉아서 쉬어야 한다.

스내치, 클린의 두 번째 풀 동작, 심지어 저크의 드라이브 동작에서 소리를 내면서 약간의 공기를 배출하는 선수들도 있다. 이것이 문제가 되는 것은 아니다. 보통은 폭발적인 힘을 내는 데 도움이 되는 경우가 많다. 그러나 다시 말하지만 이렇게 공기를 밖으로 배출할 때는 폐에 있는 공기 중 아주 일부만이 나가야 한다.

몸통에 압력을 줘서 단단하게 만드는 것에 대한 효과는 맨몸 스쿼트에서도 쉽게 확인할 수 있다. 몸통에 압력을 준 상태로 탄력을 주면서 스쿼트를 몇 번 해보자. 그러고 나서 공기를 최대한 내보낸 다음에 똑같이 스쿼트를 해보자. 틀림없이 당사자가 감탄하면서 알아챌 정도로 차이가 크다는 것을 알게 될 것이다.

스쿼트

스쿼트는 올림픽 리프팅의 자세, 움직임, 스트렝스 훈련에 있어서 가장 기본이 되는 것이다. 잘 발달되고 한결같은 스쿼트가 없다면 기술, 파워 이 둘 어떤 것도 성공적인 올림픽 리프팅에 기여할 수 없다. 선수들의 타고난 신체적 능력을 고려한다면 선수들 사이에서도 완벽하게 통일된 자세가 존재하는 것은 아니다. 그러나 선수들 개개인의 타고난 신체적 차이들이 존재한다 하더라도 이 부분과 상관없이 근본적인 원칙은 바뀌지 않는다. 이 근본적인 원칙들에 집중하게 되면 개별적인 차이에 따라서 자세를 변경하는 것이 오히려 합리적이라는 것을 알게 된다. 사람마다 개인차가 존재한다는 핑계로 근본적인 원칙에 대한 내용들을 거부하려고 하지는 마라. 가동성이 제한되는 경우와 같이 어느 정도 시간을 투자하면 교정이 가능한 부분임에도 불구하고 어쩔 수 없는 개인차라고 말하면서 잘못된 생각을 가지고 원칙에 어긋나는 자세를 고집하는 경우도 있다.

정확한 개인차를 확인하기 위해서 개인적으로 선수들을 평가해보는 것은 아주 중요하다. 코치는 선수가 실력이 천천히 는다거나 단지 게을러서 나쁜 습관을 계속 가지고 있는 것을 방관해서는 안 된다. 심하게는 부상의 위험이 증가할 수 있다.

스쿼트 자세

모든 움직임과 자세에 있어서 기초가 되는 부분이기 때문에

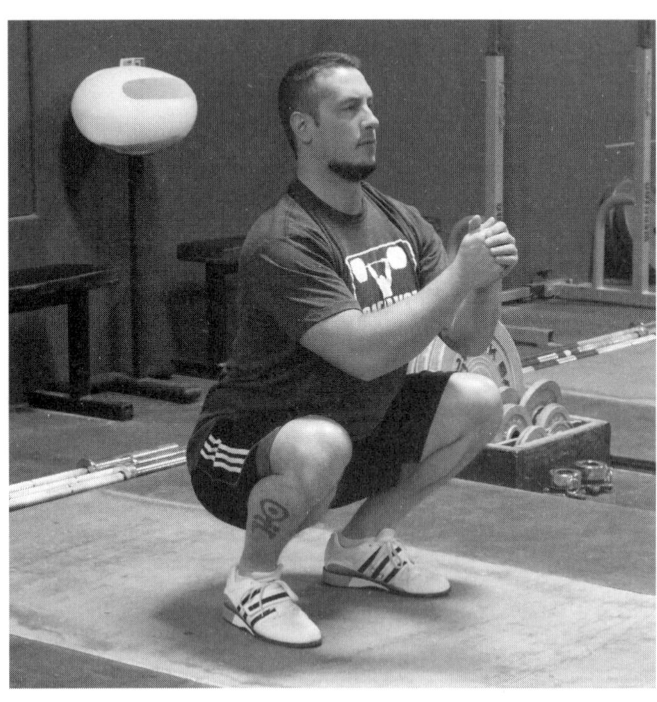

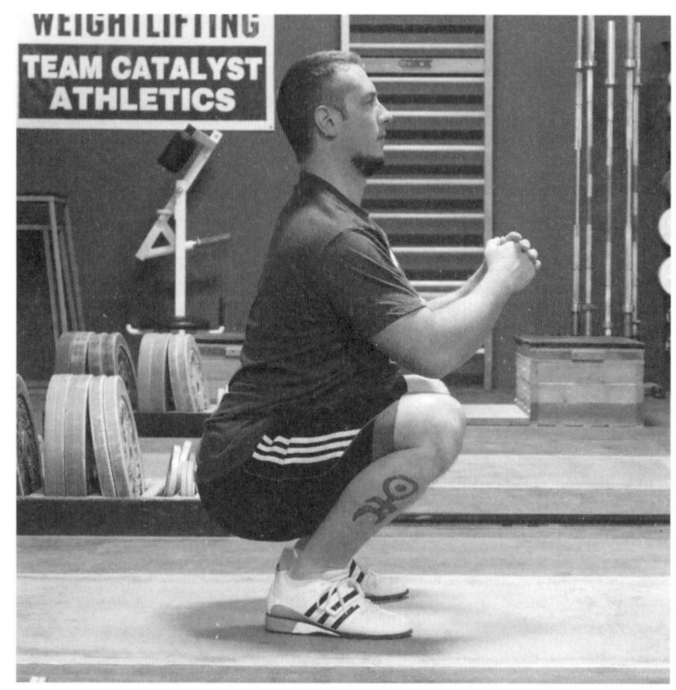

그림 7.1 기본적인 스쿼트 자세

발의 위치는 스쿼트에 상당한 영향을 줄 수 있다. 양발의 위치와 외회전이 어느 정도 되는가는 움직임, 엉덩이와 등의 자세, 스쿼트 성공 여부에도 영향을 주며 역학적으로는 안정적인지 혹은 부상을 당할 수 있는지에도 영향을 준다. 개인차가 존재하지만, 반드시 올림픽 리프팅만의 특별한 움직임과 자세를 제대로 지지해주고 가동범위를 최대로 사용할 수 있으면서도 다리, 엉덩이, 등을 역학적으로 적절히 잘 활용할 수 있는 방식으로 다리를 위치시켜야 한다.

신체 계측, 특히 상대적 다리 길이 그리고 고관절의 해부학적인 요소가 알맞은 발의 넓이와 다리를 어느 정도 회전하는 것이 좋을지를 알려줄 것이다. 가동성의 제한과 다른 문제들이 자신이 궁극적으로 달성할 수 있는 적절한 자세를 만드는 것을 방해할 수도 있다. 하지만 다시 말하지만, 이런 시간이 지나면서 해결될 수 있는 일시적인 문제들이다.

시작할 때의 다리 위치는 뒤꿈치 기준으로 골반보다 살짝 바깥쪽에 있도록 해서 발끝은 편안한 범위 내에서 바깥쪽을 돌려준다. 대략 중심에서 20~30도 사이가 될 것이다. 이 기본적인 자세에서 스쿼트로 깊이 앉아본다. 이 상태에서 적절한 자세를 만들기 위해서 다리와 몸통 길이, 엉덩이 해부학적 구조 그리고 발목/무릎 정렬 상태에 따라서 빠르게 자세 조정을 해본다. 이렇게 자세를 조정해서 자기에게 맞는 스쿼트 자세를 만든 상태에서 두 가지 기본적인 기준을 바탕으로 확인을 해봐야 한다.

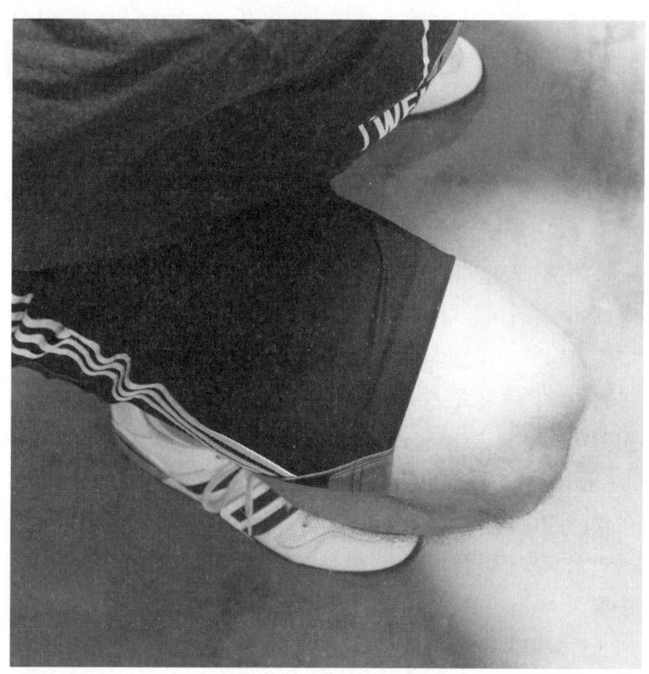

그림 7.2 허벅지와 발은 바로 위에서 봤을 때 거의 평행 상태인 것이 좋다.

바로 위에서 바라봤을 때, 발과 허벅지가 서로 거의 평행 상태로 있어야 한다는 것과 발끝 앞쪽에서 봤을 때, 발이 거의 무릎 아래에 있어야 한다는 것이다. 엉덩이는 양발의 뒤꿈치 사이에 있어야 한다. 다시 말해서, 뒤꿈치가 정확히 허벅지 바로 아래 있는 것이 아니라 약간 바깥쪽에 있는 것이다. 이 자세에서는 무릎과 발목이 정렬 상태를 잘 유지할 수 있으며, 스쿼트 깊이가 약간 더 개선될 수 있다. 더 중요한 것은 이 자세에서 스쿼트 마지막 자세가 안정적인 상태가 되면서 스쿼트로 깊이 앉았을 때도 흔들리거나 삐걱거리는 것이 없이 힘을 더 잘 흡수하는 상태가 된다는 것이다.

이런 부분들이 해결되면 엉덩이가 앉을 수 있는 최대 범위까지 앉을 수 있게 되고 자세와 관련된 다른 부분들도 당연히 교정이 된다. 그리고 외회전의 가동범위도 가능해지면서 일반적으로 자신이 가장 편안한 자세를 자연스럽게 찾게 될 것이다. 그렇다 보면 몇몇 사람들의 경우는 원래 자신들이 원하는 것보다 더 멀리 무릎을 밀라는 소리를 들을 수도 있으며, 가끔씩 골반 앞쪽 가장자리Foward edge of the pelvic 쪽으로 밀리는 허벅지의 해부학적인 이유 때문에 허벅지 사이로 엉덩이가 충분히 내려갈 수 없는 다리 넓이를 선호하는 사람들도 있다. 만약에 등을 편 상태에서 더 충분한 깊이로 스쿼트를 할 수 없다면, 특히 골반 앞쪽 근처에서 압박을 느낀다면, 좀 더 외회전한 상태의 다리 넓이가 나을 수도 있다.

하지만 발끝을 너무 바깥쪽으로 돌리는 것도 문제가 될 수 있다. 스쿼트를 할 때 발이 지지하는 능력이 감소하면서 결과적으로 균형을 잡는 것이 힘들어지기 때문이다. 그리고 실제로 엉덩이와 다리가 최상의 힘을 만들어낼 수 있는 자세에서 벗어난 상태로 근육을 사용하게 하기 때문이다. 게다가 스쿼트를 깊이 하면 할수록 허벅지가 고관절 가동범위를 제한하도록 하는 움직임이 나올 수 있다.

제대로 된 스쿼트 자세를 통해서 얻을 수 있는 것은 아주 간단하지만 중요하다. 스쿼트를 할 때 쓰이는 근육과 관절이 역학적으로 안정적인 정렬 상태를 유지해서 최상의 성과를 내면서 부상의 위험은 줄이는 것이다.

이런 발과 다리의 관계는 스쿼트를 하는 동안에 계속 유지가 되어야 한다. 다시 말해서, 앉고 일어설 때 발의 각도로 만들어진 선을 따라서 무릎이 움직여야 한다. 무릎은 안쪽으로 무너지려는 성향이 있기 때문에 몇몇 사람들의 경우는 의식적으로 무릎을 바깥쪽으로 계속 밀어내려고 최소한 처음에는 노력해야 한다. 그러나 이것을 모든 사람들이 무조건 무릎을 바깥쪽으로 세게 밀어야 한다는 말로 오해해서는 안 된다. 스쿼트를 할 때 무릎이 안쪽으로 무너지는 사람의 경우만 이 부분을 신경 쓰면 되는 것이다.

스쿼트를 할 때 무릎이 안쪽으로 무너지게 되면서 부상을 초래할 가능성도 높아진다는 견해가 많다. 하지만 이 둘 간의 관계는 많은 리프팅 선수들이 무릎이 안쪽으로 무너지는 상태로 수년간 스쿼트를 해도 부상이 발생하지 않았다는 실제 증거를 통해서 반박되었다. 그렇지만 스쿼트를 할 때 무릎이 안쪽으로 무너지는 것을 최소화하면서 부상을 최대한 방지할 수 있도록 선수와 코치들이 노력할 것을 추천한다.

기본적인 자세에서, 지켜야 하는 부분들을 최대한 지키면서 가능한 범위 내에서 약간씩 조정을 할 것이다. 다시 말해서, 발을 약간 안쪽이나 바깥쪽으로 움직이거나 발끝을 약간 안쪽이나 바깥쪽으로 돌릴 수도 있다. 하지만 그러면서도 지켜야 하는 기준들은 거의 그대로 지키는 것이다. 이 약간의 변화된 범위가 움직임을 좀 더 자유롭게 해줄 것이며, 가장 편안한 자세를 찾을 때까지 이 범위 내에서 계속 실험을 하듯이 자세를 바꿔볼 것이다. 다리는 골반에서 시작되기 때문에, 골반의 넓이는 당연히 처음 우리의 발 넓이에 영향을 준다(선수가 편안하게 서 있는 자세 상태에서의 골반과 발의 넓이를 생각해보면 더 쉽게 이해할 수 있다). 다리의 상대적인 허벅지와 종아리의 길이도 무릎을 굽힐 때의 움직임에 영향을 준다. 종아리가 허벅지보다 상대적으로 길수록, 무릎을 구부리면서 엉덩이가 다리 쪽과 가까워지게 된다. 그래서 종아리가 상대적으로 길면 길수록, 안정적인 스쿼트 자세에 더 근접해질 수 있다. 다시 말해서, 다리 전체의 길이만이 스쿼트 할 때의 다리 넓이에 영향을 주는 것은 아니라는 것이다(그림 7.3).

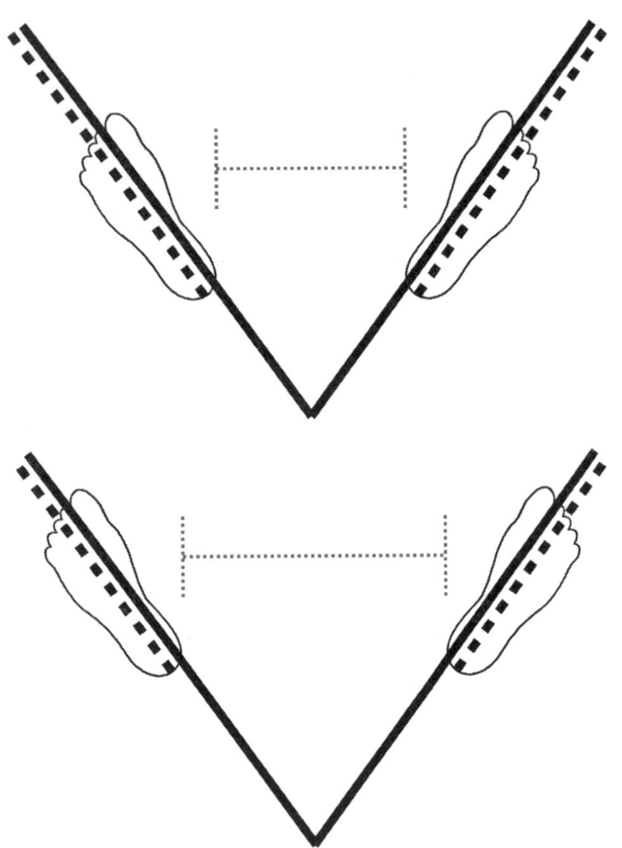

그림 7.3 올바른 스쿼트 자세에서 다리 넓이는 전체 다리 길이나, 키의 영향만 받는 것이 아니라 다리의 상대적인 허벅지와 종아리 비율의 영향도 받는다. 이 그림은 허벅지와 발의 길이는 동일하지만 종아리 길이가 다른 두 선수의 것이다. 만약 고관절의 구조와 외회전이 동일한 상태라면, 종아리 부분이 상대적으로 긴 사람이(결국은 전체 다리가 더 길고, 키도 더 크다) 실제로 더 좁게 다리를 벌려서 놓게 된다. 코치와 선수는 단순히 키가 크다고 키가 더 작은 선수보다 다리를 더 넓게 벌려야 한다고 생각해서는 안 된다. 각각의 선수들의 발 넓이는 앞에서 언급한 부분들을 고려해서 개별적인 지도가 필요하다.

모든 스쿼트(백 스쿼트, 프론트 스쿼트, 오버헤드 스쿼트) 자세에서 발의 위치는 동일한 것이 좋으며, 모든 리시빙 자세(스플릿 자세를 제외한 스내치, 클린, 파워 스내치, 파워 클린, 파워 저크, 스쿼트 저크)에서의 발의 위치도 동일한 것이 좋다. 많은 선수들이 스쿼트 종류마다 발의 위치가 다르고 생각한다. 이것은 그 선수가 올바른 스쿼트 자세를 배우고 연습하지 않아서이거나, 가동성 제한의 문제가 있을 수도 있다.

깊이

올림픽 리프팅에서 스쿼트 깊이는 논란의 주제조차도 될 수 없다. 하지만 올림픽 리프팅이 아닌 스포츠에서도 스쿼트에 관해서 선수들과 코치들 사이에 많은 얘기가 나오고 있기 때문에 적어도 분명히 할 필요는 있을 것 같다. 적절한 깊이는 완전히 앉는 것을 말하는 것이며, 이것은 말 그대로 완전하게 앉을 수 있는 만큼 앉는 것을 말하는 것이다. 이것은 무릎과 엉덩이가 수평이 되는 상태를 말하는 것이 아니며, 수평보다 더 낮게 앉는 것을 말하는 것도 아니다. 올바른 자세를 유지하면서 외형상 어떤 자세 변화도 일어나지 않는 상태에서 최대한 깊이 앉는 것을 말하는 것이다. 명확하게 설명하자면, 양발의 적절한 균형 상태를 유지하고 등을 올바른 아치 상태로 유지하면서 무릎 관절을 최대한 접어주는 것이다.

깊이는 엉덩이의 위치에 의해서 측정될 수 있으며, 엉덩이의 깊이는 무릎의 위치, 발목의 접히는 정도, 허벅지와 종아리의 절대적/상대적 길이, 발과 비교했을 때의 엉덩이의 수평적 위치, 다리 넓이와 어느 정도 외회전이 되는지, 그리고 허벅지와 종아리의 부피에 의해서 결정된다. 이러한 요소들은 서로 상당히 연관이 있으며, 한군데서 변화가 생기면 일반적으로 다른 부분들에도 영향을 준다.

만약에 무릎이 발을 넘어서 앞으로 많이 이동하지 않는다면(많은 사람들이 무릎이 발끝을 넘어가지 않아야 한다고 믿고 있기 때문에) 엉덩이가 반드시 발을 넘어서 뒤로 많이 이동해야 한다. 엉덩이가 몸의 지지면의 뒤쪽에 있다면 무게 중심을 잡기 위해서 몸통이 앞으로 상당히 많이 기울어지게 된다. 이 상태에서 엉덩이가 더 낮아지게 된다면, 올바른 아치 상태를 유지할 수 있는 척추의 능력을 제한하게 되면서 또다시 균형을 잡기 위해서 앞으로 몸이 웅크러지게 된다. 이런 자세들은 우리가 클린이나 스내치의 리시빙 자세에서 안전하고 효과적으로 바벨을 지탱할 수 없게 한다 (키가 작은 선수들의 경우는 무릎이 발끝을 지나가지 않는 상태에서도 자신에게 적절한 스쿼트 깊이와 자세를 취할 수 있다. 그리고 매우 유연하거나 유리한 신체 비율을 가진 선수들의 경우는 정강이가 상대적으로 수직의 가까운 상태로 앉을 수도 있다는 것을 알아두자).

발목 가동성이 좋지 않은 경우는 무릎이 꽤 뒤쪽에 위치해 있을 수도 있다. 만약 발목이 충분한 각도까지 접히지 않는다면, 엉덩이가 원래 있어야 하는 위치에 올 수 있을 정도로 종아리가 충분한 각도를 만들지 못한다. 그렇기 때문에 뒤꿈치 부분이 올라간 올림픽리프팅용 신발을 착용하는 것이다. 뒤꿈치가 올라가 있으면 발목의 가동성을 효과적으로 증가시켜주게 되고 그러면서 엉덩이가 어깨 아래쪽으로 더 잘 움직일 수 있는 것이다.

대퇴골 길이는 스쿼트를 해서 앉았을 때 엉덩이와 무릎의 위치에 영향을 주기 때문에 사람들의 스쿼트 깊이에도 영향을 준다. 고관절이 유연하고 긴 대퇴골을 가진 사람은 스쿼트를 할 때 상당히 깊이 앉을 수 있으며, 상대적으로 대퇴골이 짧은 사람들은 최대한 깊이 앉았음에도 불구하고 비교적 스쿼트 깊이가 높다. 어떤 사람들은 대퇴골이 길이가 지나치게 길어서 유연성이 상당히 좋음에도 불구하고 더 나은 스쿼트 자세를 위해서 조정이 필요한 경우도 있다.

다리 근육이 크고 스쿼트로 앉았을 때 몸통을 매우 곧게 세울 수 있는 사람이라면 무릎을 완전히 접은 상태라도 무릎의 위치와 비교했을 때 엉덩이가 많이 아래에 있지는 않을 것이다. 이런 사람들이 가장 깊이 앉은 상태로 스쿼트를 했을 때는 허벅지가 거의 수평에 가까운 상태이다.

엉덩이

올림픽 리프팅의 스쿼트에 있어서 자세 측면에서 가장 우선이 되는 부분은 몸통을 가능한 최대한 수직으로 곧게 세워서 유지해야 한다는 것이다(이후에 설명하겠지만, 오버헤드 스쿼트에서는 어깨를 올바른 자세에서 유지하기 위해서 몸통이 완전히 수직이 되지 않는 것이 좋다). 클린 동작에서는 바벨이 몸통의 어깨에서 바로 받쳐지게 된다. 근데 이것이 가능하기 위해서는 몸통이 반드시 똑바로 서 있어야 한다. 스내치를 할

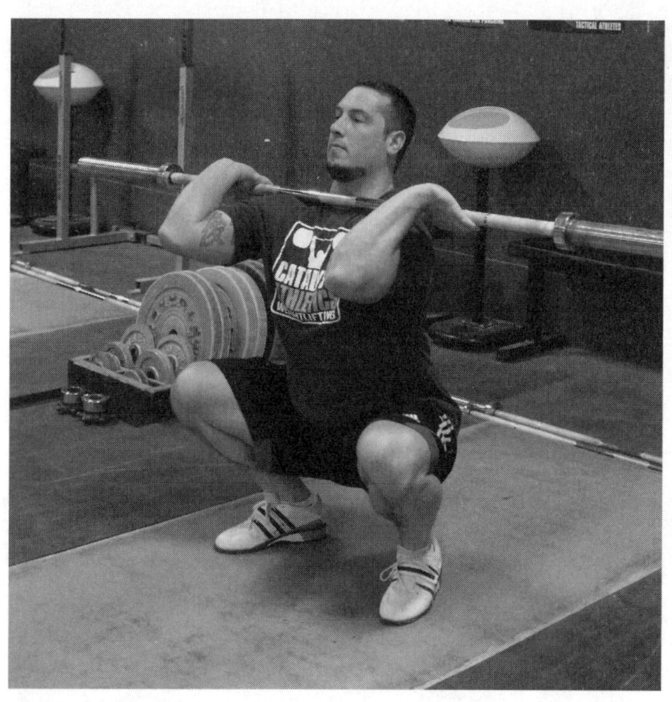

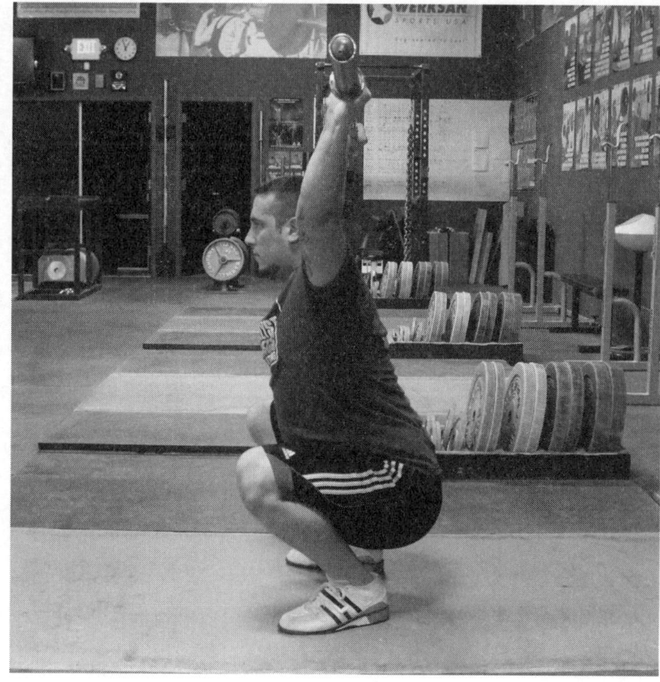

그림 7.4 클린과 스내치 동작에서 바벨의 위치는 몸통이 매우 곧게 서 있는 상태여야 유지된다.

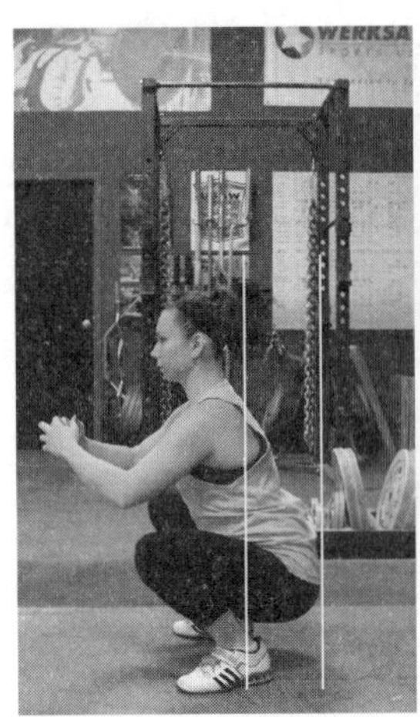
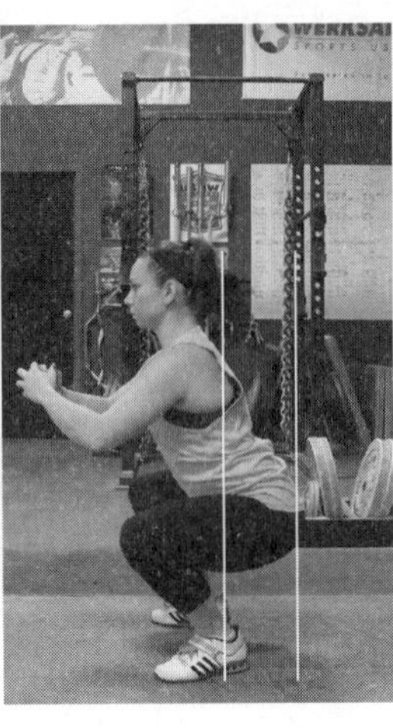
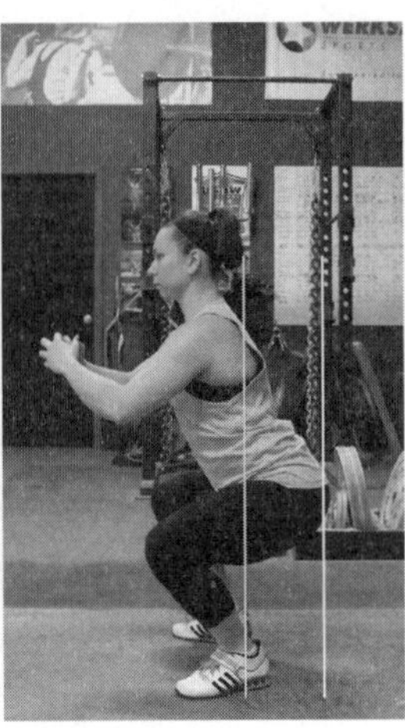
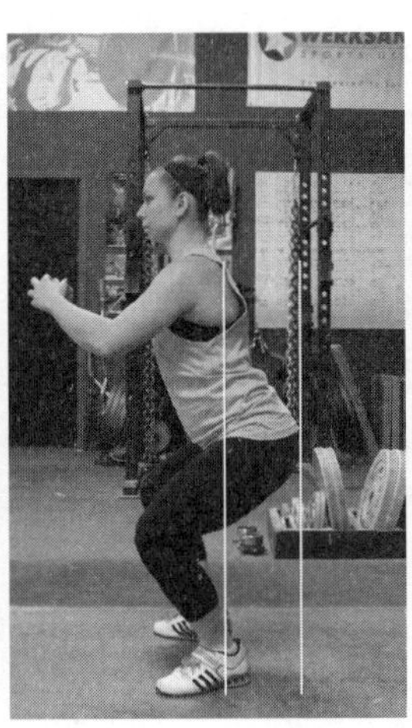
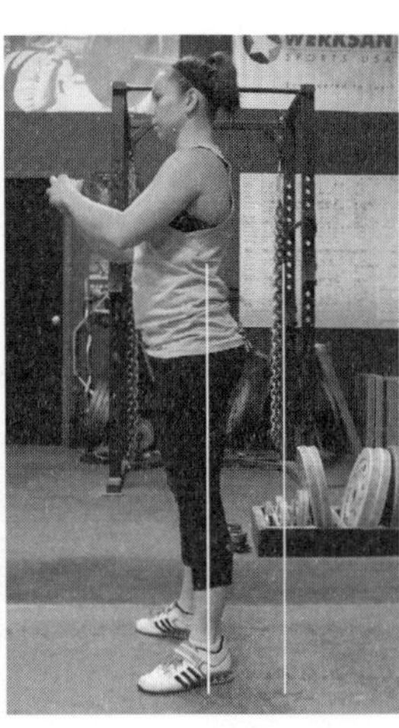

그림 7.5 스쿼트를 해서 앉은 상태에서 일어날 때 엉덩이는 반드시 약간 뒤쪽으로 움직이게 된다. 그러나 이런 엉덩이의 움직임은 몸통을 곧게 세운 상태를 유지하는 데 집중하고, 무릎과 엉덩이를 동시에 움직이면서, 어깨 아래로 최대한 엉덩이를 가져오려고 노력하면 최소화할 수 있다. 위 사진에 동일한 간격으로 그어진 선들은 실제로 스쿼트를 할 때 엉덩이가 최소한으로 뒤로 움직이는 것을 확인하는 것을 도와준다.

때는 팔꿈치가 제대로 펴진 상태에서 머리 위에 바벨이 받쳐져 있는 상태이다. 스내치를 할 때는 몸통이 과도하게 앞으로 기울어지게 되면 그만큼 어깨에 필요 이상의 가동성을 요구하게 되면서 스내치 자세를 유지하기 위해서 필요한 구조적인 안정성을 약화시킬 수 있다. 그렇기 때문에 스내치를 할 때 몸통의 각도를 아주 작게 유지하는 것이 강하고 안정적인 자세를 만드는 데 유리하다(그림 7.4).

이렇게 몸통을 수직으로 곧게 유지하기 위해 다른 신체 부위에도 요구되는 자세들이 있다. 몸통을 수직으로 유지하기 위해서, 엉덩이는 최대한 어깨 밑에 위치할 수 있도록 해야 한다. 이 상태에서 균형을 잡아야만 하기 때문에 엉덩이가 발과 더 가까워지기 위해서 무릎이 앞으로 이동하게 된다(무릎이 어느 정도 이동하는지는 자신의 종아리와 허벅지의 비율에 따라서 다르다).

일반적인 스쿼트 자세에 익숙한 사람은 이렇게 대퇴사두근을 많이 사용하는 움직임이 어색하고 약하다고 느낄 수 있다. 이런 사람들은 스쿼트를 하고 일어날 때 엉덩이를 조급하게 더 빨리 들게 되면서 햄스크링을 더 개입시킨다. 그러면서 이 부위들을 더 강하게 사용할 수 있다. 하지만 이렇게 엉덩이를 먼저 들게 되면 몸통이 앞쪽으로 기울어지는 문제가 생긴다. 이 자세로는 바벨을 제대로 지탱하는 것이 힘든 것도 있지만 대퇴사두근의 발달을 제한하면서 결과적으로 성장이 있을 수 없다. 그리고 올바른 자세로는 자신이 절대로 들 수 없는 무게로 연습을 하는 상태까지 되면서 결국 성장이 완전히 멈추게 될 것이다. 하지만 이런 상황은 아예 동작을 배우는 초창기부터 올바른 자세와 움직임으로 연습하도록 강하게 강조하면서 방지할 수 있다. 물론 이 과정에서 일시적으로 무게가 줄어드는 현상이 일어날 수도 있다.

스쿼트를 할 때, 엉덩이는 반드시 약간 아치 모양을 그리면서 뒤로 움직이게 된다. 이렇게 움직이게 되면 균형을 잡기 위해서 잠시 몸통이 앞쪽으로 살짝 기울어진다. 하지만 이런 엉덩이와 몸통의 움직임이 크게 일어나는 것은 아니다. 그리고 수직으로 몸통을 곧게 세운 상태를 유지하려고 노력하기 위해서 엉덩이나 무릎 중 하나를 먼저 움직이기보다는 동시에 움직여야 한다. 그러면서 똑바로 일어서는 부분에 집중을 하고, 이 움직임을 잘하기 위해서 적절히 훈련하는 한 문제가 발생하지는 않는다.

등

중립 상태의 척추는 요추 부분에서는 척추 전만의 커브가 있으며, 흉추 부분에서는 척추 후만의 커브가 있다. 이런 척추의 만곡 때문에 무게에 따른 압력이 척추와 척수 사이에 있는 디스크에 골고루 분산될 수 있는 자세가 가능하다. 그리고 무거운 무게를 들고 수직으로 서 있는 상태에서도 등은 구조적으로 가장 튼튼하고 안정적인 상태를 유지할 수 있다. 그러나 스쿼트 자세에서는, 바닥에서 바벨을 잡고 풀 동작을 하는 것과 마찬가지로, 대부분의 사람들은 압축력에 대해서만 신경을 쓰는 경우가 많지만, 척추와 엉덩이에서 발생하는 토크도 반드시 고려해야 한다.

스쿼트에서 우선적으로 신경 써야 하는 것은 요추에서의 척추 전만 상태를 유지하는 것이다. 요추들 간의 관절과 요추 5번과 천골 1번의 관절은 부상에 가장 약한 부위이기 때문에 상당히 많은 관심이 필요한 부분이다. 사실 이것은 어깨나 머리 위로 무게를 들고 있는 상태에서 힘이 발생하는 지점과 가장 멀리 떨어져 있기 때문이며 따라서 자연스럽게 발생하는 토크의 받침점이 되기 때문이다.

골반과 흉추에서 가동성이 부족하게 되면 결국은 요추에서 필요 이상의 과도한 가동성이 요구되는데 이것은 어쩔 수 없는 척추의 구조적인 특성 때문이다. 몇 년에 걸쳐서 잘못된 자세와 습관 때문에 상체에서 과도한 척추 후만이 일어나는 것은 매우 흔한 일이다. 그러면서 근육이 약해지고 활성화되지 않는다. 그리고 몸을 많이 움직이지 않게 되면 시간이 지나면서 흉추의 가동성도 상당히 감소하게 된다. 흉추와 골반이 제대로 움직이지 않게 되면 반드시 요추에서 보상 작용이 일어나게 된다. 그렇게 되면 훨씬 더 많은 가동성을 요구하게 되면서 결합조직이 손상되면서 상황이 더 악화될 수 있다.

과신전은 잠재적으로 부상을 유발할 가능성이 높은데, 이 가능성은 거의 수직에 가까운 자세를 유지했을 때 압축력이 발생하는 경우로 한정된다. 똑바로 몸을 세운 프론트 스쿼트와 오버헤드 스쿼트 자세에서는 이런 압축력이 발생하기 쉽다. 그러나 엉덩이와 척추에 더 흔하게 발생하는 힘은 앞쪽 토크Front torque이며, 요추의 안정성과 관련해서 더 신경을 써야 하는 부분은 무게를 들고 있을 때의 굴곡 상태이다. 이 상태에서는 후면 결합조직과 척추, 추간판의 앞쪽 부분에 엄청난 압력을 가하게 된다. 몸통이 약간 앞으로 기울기 때문에, 결과적으로 고관절 신전근의 장력tension을 따라서 발생하는 힘의 방향이 척추를 굴곡시키면서 올바른 몸과 바벨의 자세 내에서의 과신전을 더욱 힘들게 만든다. 게다가 고관절 신전근과 내전근이 스쿼트로 앉아 있는 경우와 같이 장력이 후면으로 회전하는 방향으로 작용할 때 골반을 당기게 된다. 이렇게 되면 요추를 굴곡시키게 된다.

이런 현상 때문에, 실제로 대부분의 경우에 요추의 전만 아치를 더 만들게 된다. 이렇게 요추의 전만 아치를 더 만들면서 동작을 하는 데 있어서 발생하는 굴곡을 막아주는 역할을 여러 방식으로 하게 된다. 만곡의 기울기를 커지게 만들면서, 모멘터 암의 길이가 줄어들게 되면서 발생하는 힘에 저항하는 능력이 커지게 된다. 더 많이 신전을 하게 되면 척추를 신전시키는 근육들의 레버리지가 증가하게 되고 결과적으로 신전 상태를 유지할 수 있는 능력이 향상된다. 그리고 만곡의 각도가 커지게 되면 자세의 오차가 커지면서 굴곡된 자세의 척추 상태를 만드는 의도하지 않은 움직임이 생기게 된다.

이러한 요추의 전만은 당연히 몸통이 앞으로 가장 많이 기울어진 상태에서 가장 두드러지며, 관절에 작용하는 토크와 압축력 때문에 몸통을 수직에 가깝게 만들수록 요추의 전만은 감소하게 된다. 다시 말해서, 척추가 굴곡이 가장 심한 지점에서 요추의 전만이 가장 심하며, 엄청난 압축력을

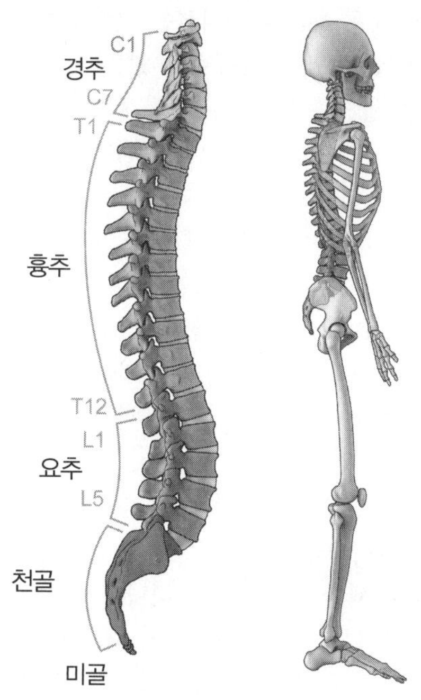

그림 7.6 중립 상태에서의 척추 만곡

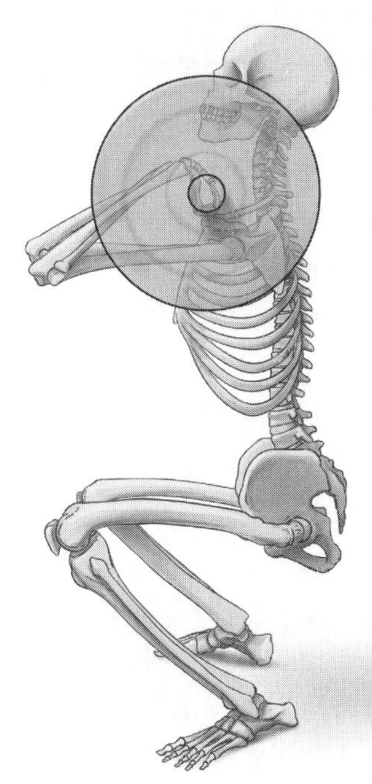

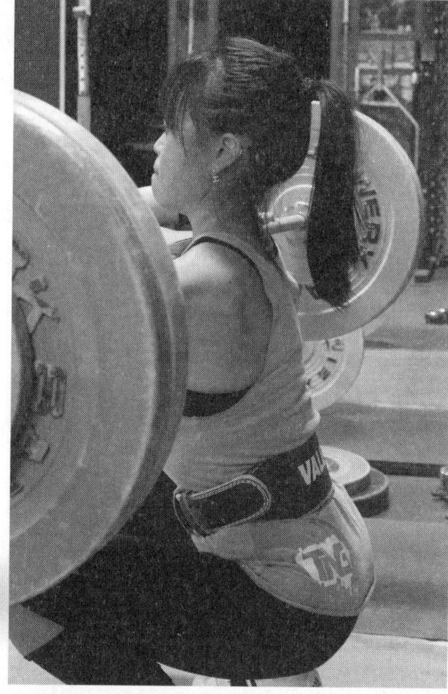

그림 7.7 퍼포먼스와 안전성 모두를 향상시키기 위해서 등을 완전히 신전시키는 것이 좋다. 척추를 완전히 길게 편 상태에서 아치를 유지시켜야 한다.

버티기 위해서 척추를 최대한 곧게 세운 자세를 만들게 되면 만곡은 거의 중립 상태에 가깝게 된다.

백 스쿼트와 오버헤드 스쿼트에서는 바벨의 위치 때문에 지지면을 중심으로 균형을 잡기 위해서 몸통이 약간 앞으로 기울어져 있기 때문에 절대로 완벽히 수직으로 몸통을 세울 수가 없다. 완전히 서 있는 상태에서도 마찬가지이다. 그렇기 때문에 요추를 중립에 가까운 상태로 만들 수는 있지만 완전히 중립 상태로 만들 수는 없다. 프론트 스쿼트에서는 바벨의 위치가 엉덩이 앞쪽에 위치해 있기 때문에 서 있는 상태에서는 몸통을 수직 상태로 만들 수 있다. 요추를 중립 상태로 만들 수는 있으며, 과신전의 가능성도 있기 때문에 이를 방지하기 위해서 중립 상태를 유지하려고 하는 것은 필요하다. 어떠한 리프팅 동작에서라도 요추의 과신전을 방지하는 것은 복부 쪽의 근육들과 관련 있다.

이론적으로는 아주 간단하지만, 실제로는 유연성 부족 때문에 척추의 올바른 만곡 상태를 만들고 유지하는 것은 쉽지 않다. 유연하지 못한 고관절 신전근과 내전근은 골반이 전방 회전을 하지 못하도록 한다. 그렇게 되면 스쿼트를 할 때 밑으로 내려가면서 골반이 접힐 때의 척추의 올바른 상태를 유지하는 것이 힘들어진다. 골반이 충분히 회전하지 못하게 되면 이 회전을 보완하기 위해서 요추가 개입된다. 그러면서 요추의 전만 상태를 유지하는 것을 제한할 수 있으며, 심하게는 요추에서 상당한 굴곡이 일어날 수 있다.

훈련을 이제 막 시작한 단계에서는 매우 약간의 굴곡은 문제가 되지 않는다. 이때는 무게를 조절해서 부상을 방지할 수 있으며, 움직임 역시 일반적으로 빠르지 않다. 현실적으로 훈련을 처음 시작할 때부터 성인들이 충분한 가동성을 가지고 있지 않은 경우는 쉽게 볼 수 있다. 그러나 이 부분은 최대한 빨리 개선이 되어야 하며, 무거운 무게로 훈련을 하기 전에는 확실히 개선이 되어야 한다. 가동성과 관련된 훈련은 이후에 이 책의 다른 섹션에서 자세하게 다룰 것이다. 더 많이 훈련이 되고 뛰어난 선수일수록 스쿼트로 가장 깊이 앉았을 때 요추의 신전이 약간만 감소할 것이다. 만약 이렇게 발생하는 요추의 신전 정도가 여전히 비슷하거나 중립 상태보다 좀 더 크다면 문제가 되지는 않는다. 그러나 모든 사람들은 리프팅을 하는 동안에 정적인 요추 상태를 반드시 유지해야 하는 것을 목표로 해야 한다.

흉추의 만곡 역시 조정될 필요가 있을 것이다. 흉추가 가진 원래의 후만은 클린, 오버헤드 스쿼트 그리고 스내치를 할 때 앞쪽에서 발생하는 토크에 저항하기 위한 구조적인 안정성을 감소시킨다. 앞쪽으로 척추가 굽어있게 되면 척추의 중심에서 무게가 더욱 멀어지게 되면서 관절에서의 모멘트가 증가하게 된다. 그러면서 결과적으로 척추가 굴곡되면서 몸통이 앞쪽으로 쓰러지게 된다. 이것은 요추의 굴곡을 예방하는 방법과 동일한 방법으로 효과적으로 예방할 수 있다. 요추의 경우는 이미 만곡이 좀 심한 상태이나 흉추의 경우는 가능한 최대한 만곡을 줄이는 것이 좋다. 가동성이 지나치게 좋은 드문 경우를 제외한다면, 흉추가 전만의 만곡 상태를 이루지는 않을 것이다. 단지 만곡이 줄어들기는 할 것이다. 이렇게 흉추를 효율적으로 평평하게 만들게 되면 척추 전반에 걸쳐서 단 하나의 아치만이 만들어지게 된다. 이 책에서 우리는 이 상태를 '완전히 신전된 상태'라고 한다.

이런 완전히 신전된 상태를 만들어내면서, 천골에서부터 두개골의 아랫부분까지 연속되는 아치가 형성되면서 등의 레버암Lever arm이 살짝 짧아지게 된다. 그러면서 등을 펴는 데 사용되는 근육들과 엉덩이의 역학적 단점을 줄여주면서 이 근육들의 레버리지가 향상된다. 결과적으로 스트렝스와 안정성이 증가한다. 당연히 이 부분이 퍼포먼스를 향상시키면서 척추가 굴곡되면서 발생할 수 있는 부상의 위험을 줄여주기도 한다. 요추에서와 같이, 흉추의 자세는 몸통이 기울어지는 정도에 따라서 조정될 필요가 있다. 몸통이 앞쪽으로 가장 많이 기울어졌을 때 흉추의 후만 만곡이 가장 심하며, 몸통이 거의 수직에 가까울 때 흉추의 만곡 상태도 중립 상태에 가깝다.

머리

머리는 수직으로 똑바로 세운 상태를 유지하는 것이 좋으며 스쿼트를 하는 동안에 정면을 계속 바라보고 있는 것이 좋다. 일반적으로 리프팅을 할 때 머리를 뒤로 젖히는 경우가 많으며 가끔씩 이 정도가 심한 경우도 있다. 그러면서 스쿼트의 스티킹 포인트Sticking Point(스쿼트를 하고 일어설 때 몸을 일으키는 동작이 막히면서 힘들어지는 지점)에서 드라이브 동작을 잘하기 위해서 시선이 위쪽으로 향하게 된다. 목을 신전시키는 것이 실제로 흉추와 요추의 신전에 도움을 주면서 강화시키기도 하지만, 목에 과도한 압박이 가해질 수도 있기 때문에, 지나치게 목을 신전시키는 것은 피하는 것이 좋다.

시선은 정면이나 정면보다 약간 위쪽으로 향해서 고정시키는 것이 좋다. 이때 바라보는 초점은 약간 먼 곳을 바라보면서 스쿼트를 할 때 자세가 바뀌거나 머리나 시선이 지나치게 움직이는 것을 방지하는 것이 좋다. 머리를 숙이거나 시선을 제대로 고정하지 않게 되면 스쿼트에서 일어날 때 몸이 시선이나 머리를 따라가려고 하면서 가슴이 떨어지면서 무게중심이 앞쪽으로 이동하게 된다. 그러면서 결국은 리프팅을 실패하게 된다. 시선을 위쪽으로 고정시켜 스쿼트가 더 좋아지는 것을 경험하게 되면, 이후에도 이 부분을 항상 신경 써서 시선 때문에 다른 문제가 발생하지 않도록 할 수 있다.

무게 분산

스쿼트를 하는 동안에는, 무게중심은 발 중심에서 약간 뒤쪽에 있는 상태에서 균형을 잡는 것이 좋다. 다시 말해서 발볼 쪽보다는 뒤꿈치에 가까운 부분에 무게중심이 있는 것이 좋다는 것이다. 이 부분을 좀 더 간단하게 설명하자면 뒤꿈치의 앞 가장자리를 생각하면 된다. 이 지점은 대략 리프터의 중력선이 지나는 지점이다.

고관절과 발목의 가동성이 충분하지 않으면 스쿼트를 하면서 앉을 때 일반적으로 뒤꿈치가 뜨게 되고 무게중심이 발볼 쪽으로 이동하게 된다. 이런 불균형은 바벨의 무게, 가끔씩은 선수 자신의 몸을 가지고 안정적인 상태를 유지하려고 할 때 특히 문제가 된다. 제대로 된 스쿼트를 하면서 가장 깊이 앉았을 때, 몸에 가해지는 압력이 다리를 넘어서 약간 앞쪽으로 이동할 수 있다. 이것 자체가 반드시 문제가 되는 것은 아니다. 스쿼트 가장 아래 구간에서 자세를 다시 조정해서 최대한 빨리 다시 무게를 뒤쪽으로 옮겨오면 된다.

만약 이 문제가 충분하지 못한 가동성 때문이라면, 스트레칭이 반드시 필요하다. 올바른 자세와 균형 상태를 확보하기 위해서 자신이 스쿼트를 할 때의 적절한 발 넓이에 대한 평가도 필요할 것이다. 이런 가동성의 문제가 아니라면, 발이 뜨지 않고 제대로 바닥에 단단하게 위치해 있고 발볼 쪽보다는 뒤꿈치 쪽으로 살짝 무게중심이 가도록 코칭과 훈련을 한다면 충분하다.

가끔씩 스쿼트를 해서 앉았을 때 발의 바깥쪽이 뜨는 경우가 있고 심지어 바깥쪽으로 회전하는 경우도 있다. 이것은 전형적으로 발목의 가동성이 부족해서 그런 것이다. 원하는 움직임을 만들어내기 위해서 발목의 가동성이 부족한 사람이 최대한 발목을 접어주긴 했지만 부족하니 추가적으로 무릎을 움직이면서 나오는 현상인 것이다. 발목 가동성 운동은 반드시 필요하다.

이것은 다리를 너무 넓게 벌려서 나타나는 현상일 수도 있다. 다리를 넓게 벌리게 되면 무릎이 안쪽으로 이동하게 되고 발이 이런 무릎의 이동에 달려오게 되는 것이다. 이런 잘못된 발의 넓이는 단순히 자신에 대해서 잘 모르기 때문에 발생하는 것이다. 그러나 이것 또한 발목의 가동성이 부족한 상태에서 스쿼트를 하면서 무의식적으로 부족한 발목 가동성에 대한 보상작용으로 일어나는 것일 수도 있다. 원인을 알고 싶다면 발 넓이를 조정해서 올바른 자세로 스쿼트를 해서 동일한 현상이 일어나는지 확인하면 된다.

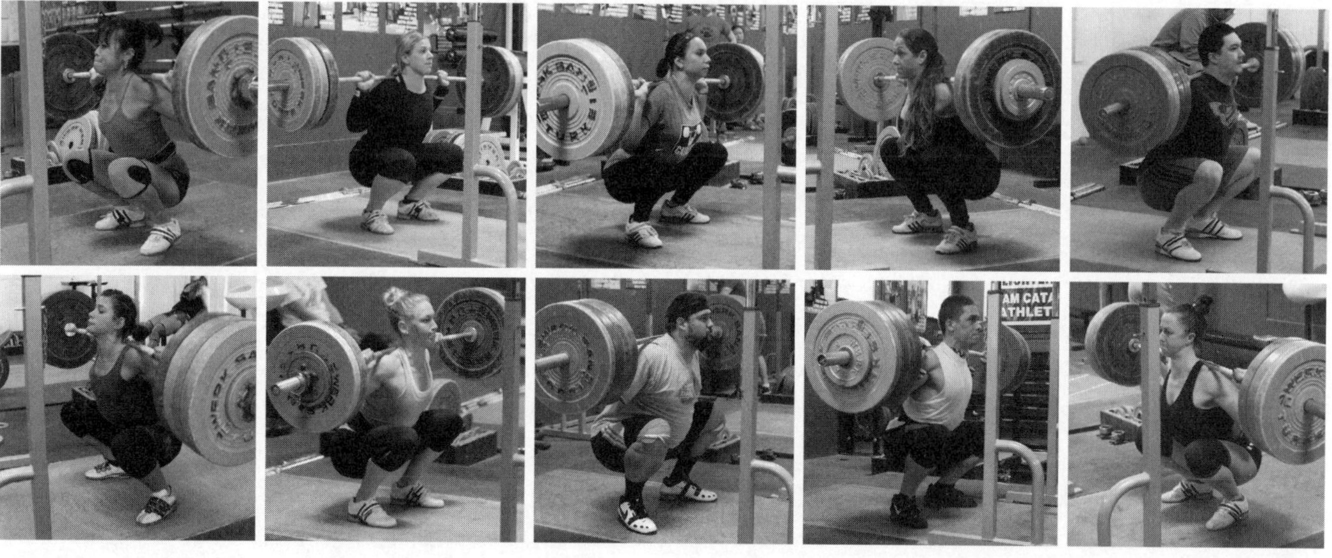

그림 7.8 리프터의 체형이 스쿼트를 할 때 궁극적인 자세를 결정한다. 이런 개인차가 모두가 올바른 풀 스쿼트 기준을 충족시킴에도 불구하고 스쿼트 자세에서의 엄청난 차이를 만들어낸다. 이런 개개인의 차이점들은 일시적인 가동성 제한 때문에 발생하는 것은 아니라는 것을 명심하자.

수정과 변형

어떤 경우에는 기본적인 스쿼트 자세에서 변형이나 수정이 필요한 경우가 있다. 하지만 가동성이 부족해서 자세 수정이 제대로 안 되는 경우도 많다. 그러면 결국은 부상 가능성이 높아지고 리프팅 실력이 향상되지 않는 경우도 많이 발생한다.

똑바로 서 있는 상태에서 자신의 발목과 무릎 관절이 서로 올바르게 정렬되지 않은 상태를 확인하는 경우도 있다. 이때는 발의 각도를 적절하게 조정해줘야 하며, 적절한 무릎의 위치를 유지하는 것을 우선으로 해야 한다. 다시 말해서, 다리 하부와 상부의 정렬을 제대로 맞추는 것이 발과 다리 상부의 정렬을 맞추는 것보다 우선이 되어야 한다는 것이다. 정렬이 좋지 못한 부분이 스쿼트를 할 때 많은 영향을 주지는 않는다. 보통은 스쿼트를 할 때 무릎에서 뒤틀리는 느낌이 들면서 정렬이 잘되지 않은 것을 알 수 있다. 이때는 이런 느낌이 없어질 때까지 자세를 조절하면 된다.

다리가 긴 사람의 경우는 올바른 척추 만곡을 유지한 상태로 풀 스쿼트를 했을 때 완벽한 정렬을 하는 것이 거의 불가능하다는 것을 알 수 있다. 이 경우에는, 다리를 좀 더 넓게 벌려서 바깥쪽으로 좀 더 돌려주는 것이 좋다. 이렇게 하면 스쿼트를 할 때 앉으면서 그리고 가장 아래 구간에서 엉덩이와 발을 가까이 유지할 수 있다. 이렇게 하면 척추의 만곡을 유지하기 위한 고관절 신전근의 유연성에 대한 부담을 감소시킬 수 있다. 이런 자세 조정은 점진적으로 주의를 하면서 진행되어야 한다. 엉덩이와 척추 자세를 개선하면서 부상의 위험을 증가시킬 만큼 무릎의 정렬에 영향을 주면 안 되기 때문이다. 이 과정에서도 여전히 고관절과 발목의 가동성 개선이 필요하다는 것을 기억해야 한다.

요약하자면, 스쿼트를 할 때 개개인의 차이가 반드시 문제가 되는 것은 아니다. 그리고 만약 이런 개개인의 차이가 교정이 가능한 요소(가동성이 부족한 것과 같은) 때문이기보다는 해부학적인 요소(골격의 구조와 같은)에 의한 것이라면, 기본적인 기준들이 지켜지고 있는 상태에서라면 충분히 받아들여질 수 있다. 만약 이런 기준들이 교정될 수 없는 요소들 때문에 충족되지 않는다면, 개인적으로 움직임이나 자세에 대한 안정성 평가를 해야 할 필요가 있다.

기본을 거스르는 선수들

책에서 설명하는 기본적인 내용들을 거스르면서(가끔씩은 상당히 심하다)도 상당히 성공적인 선수들이 있다. 어떤 경우는 자신이 잘 몰라서, 자신의 습관을 고치려는 노력을 하지 않아서 혹은 제대로 지도를 받지 못해서 그러는 경우도 있지만 또 어떤 경우는 완전히 의도적으로 특정한 목표를 달성하기 위해서 그러는 경우도 있다.

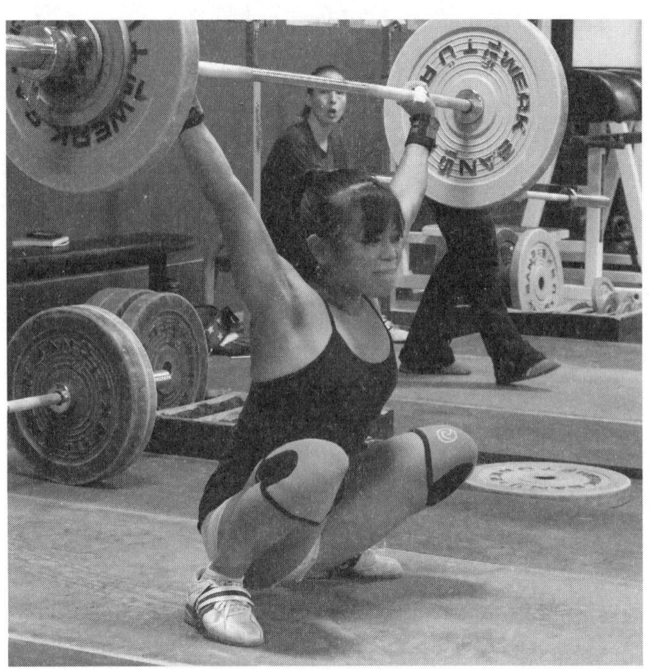

그림 7.9 과도하게 다리를 벌리게 되면 무릎에 토크가 발생한다.

가장 흔하게 발생하는 경우는 스쿼트 깊이를 확보하기 위해서 엉덩이를 양다리 사이로 최대한 많이 앉아서 낮추기 위해서 다리를 넓게 벌리는 것이다. 이렇게 되면 자연스런 정렬 상태에서는 경험할 수 없는 토크가 무릎에 발생하면서 무릎에 있는 결합조직에 엄청난 스트레스를 주게 된다.

이런 자세가 만성적인 통증을 유발할 수도 있고, 역도 생활을 끝낼 정도의 부상을 유발할 수도 있다. 혹은 겉으로 봤을 때 특별한 문제를 발견할 수 없는 경우도 있다. 하지만 그게 무엇이든 간에 이렇게 기본을 거스르는 자세는 누구든지 하지 않을 것을 강하게 권하는 바이다. 그러나 이 스포츠에 매우 최적화해서 훈련해왔거나 이런 자세를 감당할 수 있는 최상위 클래스의 선수들의 경우는 리프팅 자체에 그들의 선수 생명이 달려 있기 때문에 결과적으로 이런 위험 부담이 그들이 앞으로 가지게 될 잠재적 이익보다 크지는 않을 것이다. 이런 선수들의 경우는 이런 자세를 유지할 수도 있다. 만약 그 사람이 완벽한 자세를 만드는 데 있어서 크게 영향을 주지 않을 정도의 적절한 가동성을 가지고 있다면 크게 걱정할 정도로 빈번하게 문제가 발생하지는 않는다.

바운스

대부분의 스쿼트에서, 특히 클린 리커버리를 할 때 스쿼트를 하고 일어날 때 바운스Bounce를 하게 된다. 바운스를 하게 되면 근육의 동심성 수축Concentric contraction을 가능하게 하며, 리커버리 동작의 속도를 증가시켜준다. 그러면 역학적으로 가장 불리한 스티킹 포인트를 빠르고 쉽게 지날 수 있다. 그렇게 되면 다리의 피로가 낮아지게 되고, 클린 이후에 하게 될 저크에서도 유리해지며, 스쿼트를 할 때는 세트에서 동작을 반복할 때도 유리하다. 스트렝스보다는 폭발력과 탄력에 더 많이 의존하는 선수들의 경우는 클린이나 프론트 스쿼트를 할 때 적절한 바운스가 리커버리 동작의 성공과 실패를 좌우하는 결정적인 요소가 될 수 있다.

바운스는 실제로 근육의 신장반사Stretch reflex, 위쪽 다리와 아래쪽 다리가 서로 밀어내는 힘, 그리고 바벨의 휩Whip(바벨이 휘어지는 것), 이렇게 세 가지에 의해서 가능한 동작이다. 이 세 가지는 서로 별개의 요소처럼 보이지만, 서로 상당한 관련성이 있다.

엄청난 속도로 근육이 신장되면 근육은 자연스럽게 즉각적이고 강력한 파워를 내면서 수축을 하게 된다. 이런 신장반사(Myotatic reflex라고도 한다.)는 플라이오메트릭 훈련Plyometric training에서 일어나는 원리와 동일하다. 충분한 속력Speed과 장력Tension을 가지고 스쿼트를 함으로써, 이 신장반사가 수축성 움직임에서의 총 힘 생산량을 증가시키는 데 사용될 수 있으며, 스쿼트의 가장 힘든 구간에서 리커버리 동작으로 돌아오는 동안에 큰 탄성을 만들어낼 수 있는 것이다.

그런데 가끔씩 이 동작을 단순히 바벨 아래서 편안한 상태로 힘을 풀고 있는 것이라고 잘못 이해하는 경우도 있다. 실제로 단지 눈으로 보기만 하고 혼자서 연습하거나 이 원리에 대해서 전혀 이해를 하지 못하고 있는 사람들이 가끔씩 이렇게 하는 경우도 있다. 이것은 두 가지 이유에서 상당히 큰 실수라고 할 수 있다. 우선은 어떤 자세라도 무거운 무게를 들고 있는 상태에서 힘을 풀어서 편안하게 있게 되면 부상이 발생할 수 있다. 두 번째로, 편안하게 힘을 풀고 있는 자세에서는 엉덩이와 척추의 안정성이 떨어지게 된다. 그러면서 스쿼트로 앉았을 때 아래로 향하는 힘이 스쿼트 자세를 바꿔버리게 된다. 이 과정에서 몸이 아래로 향하는 힘을 흡수하게 되는 것과 마찬가지다. 결과적으로 스쿼트로 앉았다가 리커버리 동작으로 돌아오는 과정에서 필요한 탄성를 위해서 저장되어야 할 힘이 감소하는 것이다. 이것은 상당한 무게로 리프팅을 하는 데 있어서 퍼포먼스와 안정성 측면에서 좋지 못하다. 움직임 처음부터 끝까지 반드시 단단하고 구조적으로 안정적인 상태를 유지해야 하면서, 아래로 몸이 이동하는 움직임에 대한 순간적인 제어와 이후의 방향 전환이 가능할 수 있도록 대비해야 한다. 들고 있는 바벨의 무게를 최대한 버티면서 스쿼트로 내려가면서 마지막에 빠르게 움직이면서 일어서는 것이다.

바운스의 두 번째 부분은 다리의 윗부분과 아랫부분의 서로 밀어주는 반동을 이용한 것이다. 이것은 공이 튕겨 오르는 것과 다르지 않다. 공이 바닥과 충돌해서 튕겨 오르는 것처럼 다리의 아랫부분과 윗부분 사이에서 반동을 이용해서 몸 전체가 공처럼 튕겨 오르는 것이다. 다리가 클수록 이 반동의 효과는 더욱 크다고 볼 수 있다. 하지만 바운스가 가능할 정도로 무릎 관절을 접을 수 있는 가동성이 충분하지 않다면 스쿼트의 가장 아래 구간에서 이 바운스를 제대로 감당할 수 있는 능력이 감소한다는 것을 알아야 한다. 이렇게 아래로 내려갈 때 구조적으로 안정성이 확보되면 스쿼트 아래 구간에서 더 엄청난 속력이 발생하면서 단순히 근력만을 사용하는 것보다 더 큰 힘을 발휘하게 된다.

올림픽 리프팅 바벨은 의도적으로 엄청난 탄성을 가질 수 있도록 만들어진다. 다시 말해서, 바벨은 모양이 손상되지 않으면서도 엄청난 수준까지 구부려질 수 있다는 것이다. 바벨의 이 성격은 바운스의 마지막 요소이기도 하다. 리프팅을 하면서 적절한 속력으로 스쿼트 가장 아래 구간에 도달하게 되면 바벨의 플레이트에서는 아래로 향하는 엄청난 가속도가 생기게 된다. 바벨의 중심 부분이 받침점 역할을 하면서 무게가 실려 있는 바벨의 끝 부분은 바벨이 가지고 있는 탄성 때문에 아래로 이동한다. 자신의 몸은 이미 멈췄지만 계속 아래로 독립적으로 이동하려고 하는 것이다. 이렇게 되면 용수철을 압축했을 때 힘이 생기는 것처럼 바벨에서도 탄성 에너지가 생기는 것이다. 그리고 탄성의 마지막에 다시 무게가 실려 있는 부분에서 반동이 생겨서 올라오게 된다. 바벨의 휩은 바벨의 아래로 향하는 힘을 일시적으로 감소시키게 되며, 스쿼트 가장 아래 구간에서 동작 변환을 하면서 이렇게 일시적으로 힘이 감소한 부분을 이용해서 더 높은 속력으로 힘을 적게 내면서도 더 빠르게 가속을 해서 스티킹 포인트를 지날 수 있게 해준다. 바벨의 휩 정도는 당연히 바벨의 무게와 직접적으로 관련이 있다. 이 부분은 리프팅 종류와 리프팅을 하는 사람에 따라서 달라질 수 있는 부분이니 바운스 요소 중에서 가장 큰 변수가 되는 부분이기도 하다(바벨이 무거울수록 바벨이 더 많이 구부려질 것이며, 그렇게 되면 당연히 바벨에 더 많은 플레이트가 있다는 말이며 바벨의 전체 무게가 바벨 끝 쪽으로 이동하고 있다는 것이다. 그러면 결국 바벨은 더 많이 구부려지는 것이다).

바운스는 비교적 하체가 약한 사람에게는 특히 중요하다. 이 경우는 하체가 강한 사람들보다 자신의 클린 무게가 스쿼트 무게와 비슷할 수도 있다. 마찬가지로 저크가 클린보다 상대적으로 약한 사람은 가능한 한 저크 동작에 필요한 높은 수준의 다리 스트렝스를 위해서 노력해야 할 것이다. 이런 사람들의 리프팅 성공, 실패 여부는 특히나 바운스에 의해서 결정되는 경우가 많다.

스쿼트 가장 아래 구간에서 타이밍을 놓쳐서 일어서지 못하는 경우에는, 바운스를 더 연습해서 리커버리 동작으로 돌아오는 것이 개선될 수도 있다. 처음에는 앉았다가 일어나는 동작을 약하게 하면서 조금씩 바운스를 해보는 것이다. 이것을 반복하면서 조금씩 더 크게 바운스를 해보는 것이다. 그리고 마지막에는 스티킹 포인트를 벗어날 수 있을 정도로 강력한 바운스를 해보는 것이다. 물론 이렇게 바운스를 많이 연습하는 것이 효과는 있겠지만 바운스를 무작정 많이 하는 것보다는 적게 하더라도 제대로 된 바운스를 하는 것이 더 중요하다.

일반적으로 바운스 훈련은 클린의 테크닉, 타이밍 그리고 신장반사의 신경계 적응을 향상시키기 위해서 프론트 스쿼트를 훈련할 때 많이 하게 된다. 백 스쿼트의 경우는, 하체의 스트렝스를 키우기 위해서 최대한 깊이 스쿼트로 앉은 상태에서 가장 아래 구간에서 속력을 더 많이 통제하게 된다. 하지만, 가장 아래 구간에서 일부러 동작을 멈추려고 하거나, 3~5초 정도 버티고 있는 것이 아니라면, 어느 정도의 신장반사는 반드시 일어날 수밖에 없다.

만약 어떤 사람이 이미 엄청난 무게로 스쿼트를 하고 있지만, 바운스를 하면서 스쿼트를 해본 적이 없다면 결합조직이 새로운 스트레스에 적응할 수 있는 시간을 확보하기 위해서 점진적으로 조금씩 연습하는 것이 좋다.

바운스를 할 때 흔하게 일어나는 실수가 스쿼트를 하기 위해서 급하게 앉아버리는 것이다. 이렇게 먼 거리를 속력을 높여서 앉게 되면 아래로 향하는 중력의 힘이 더 커지면서 이 힘을 지탱한 상태로 동작 전환을 더욱 힘들게 한다. 바운스를 의식해서 급하고 빠르게 스쿼트를 하면서 앉기보다는 자연스러운 속력으로 허벅지 지면과 수평이 되는 지점까지 내려간다. 그리고 이 지점에서 가장 아래 구간까지 몸을 안정적인 상태로 유지하면서 내려간다. 이러면서 바운스를 위해서 필요한 속력이 생기는 것이다. 하지만 이때 아래로 향하는 전체 힘이 자신이 통제 가능한 범위에 있어야 한다. 클린 동작도 결국은 서 있는 자세보다는 낮은 자세에서 바운스를 하는 것이기 때문에, 이렇게 무릎 부근에서 바운스 연습을 하는 것이, 클린을 할 때 짧은 거리에서 경험하는 가속에 대해서 적응하고 연습하기에 적합하다.

호흡

스쿼트를 하면서 호흡을 조절하는 것은 앞에서 리프팅의 구조적인 부분에 대해서 설명한 것과 크게 다르지 않다. 몸통의 압력을 증가시키게 되면 리프팅을 하는 동안 척추의 안정성을 증가시킬 수 있으며, 퍼포먼스와 안정성 모두가 좋아진다. 그리고 근육이 더 활성화된다. 스쿼트를 할 때 몸통이 더 견고할수록, 다리에서 만들어지는 힘이 바벨로 더욱 완벽히 전달될 수 있다. 몸통이 견고하지 못한 상태로 움직이게 되면, 다리와 엉덩이 힘을 몸통이 흡수해서 바벨을 움직일 때 필요 이상으로 다리가 훨씬 더 많이 사용될 것이다. 이런 현상은 스쿼트를 할 때, 바운스를 하면서 아래에서 위로 올라오는 상황에서 많이 일어난다. 이렇게 몸통을 견고하게 만들면 불필요한 움직임을 최소화할 수 있으며 안정성과 균형을 향상시킬 수 있다.

어떤 사람들은 스쿼트를 할 때 내려가기 시작할 때 숨을 들이마시기 시작할 것이다. 이건 충분히 숨을 빨리 들이마실 수 있는 경우에만 효과가 있지만, 최고의 상태로 몸통에 압력을 채워서 견고하게 만드는 것은 힘들 수도 있다. 그리고 무거운 무게로 리프팅을 할 때는, 균형이 이동하면서 문제가 생길 수도 있다. 더 효과적인 것은 움직이기 전에 숨을 들이마시고 몸통에 압력이 충분한 상태를 만드는 것이다. 이렇게 하면 이상적으로 몸에 압력이 충분한 상태가 되며 동작을 1회 수행할 때 기껏해야 몇 초가 추가되는 것이다. 하지만 이렇게 했을 때의 장점을 고려했을 때 전혀 하지 않을 이유가 없다.

가끔씩 특히 프론트 스쿼트와 같이 무거운 무게로 스쿼트를 할 때 원하는 만큼 숨을 들이마시는 것이 쉽지 않은 경우도 있다. 이런 경우에는, 스쿼트를 하기 위해서 내려가기 전에 순간적으로 무게를 가볍게 하기 위해서 다리를 이용해서 바벨을 살짝 튕긴다. 그리고 이때 호흡을 한다.

몸통을 압력이 충분한 상태로 유지하는 것은 스쿼트를 할 때 바닥에서 동작 전환을 하면서 올라올 때 특히 중요하다. 이때가 몸의 구조를 무너트릴 수 있는 힘이 가장 강력할 때이다. 그러나 리프팅을 하는 동안에 호흡은 계속 유지가 되어야 한다. 만약 자신에게 도움이 된다면 리커버리 동작에서 약간의 소리를 내면서 숨을 내쉴 수도 있다. 그리고 이렇게 하면서 몸통의 견고함이 실제로 향상될 수도 있으며, 몸통의 안정성이 감소되지 않으면서 어지러움을 방지할 수도 있다.

스쿼트 배우기와 가르치기

앞에서 설명한 내용을 보면, 스쿼트를 배우고 가르치는 것이 꽤 간단하다. 그렇지만 가동성이 제한되거나, 자신의 몸에 대한 인지가 부족해서, 혹은 근육의 동원 능력이 충분하지 못해서 누군가는 힘들 수도 있다. 이런 상황들이라면 추가적인 훈련 단계가 필요할 것이다. 하지만 약간의 인내심을 가지고 창의적으로 고민해본다면 충분히 다 해결할 수 있는 부분이다. 스쿼트를 제대로 하는 것은 절대로 쉽지 않지만, 두 번 강조해도 지나치지 않을 정도로 아주 중요한 부분이다.

발의 위치

올바른 발의 위치를 찾는 것이 스쿼트에서 첫 단계이다. 이것이 자세에 있어서 기본이 되며, 발이 안정적인 상태가 되지 않으면 다른 자세는 쓸모가 없다. 우선 뒤꿈치가 엉덩이보다 살짝 바깥쪽에 올 수 있도록 위치시키고 발끝은 편안하게 바깥쪽으로 돌리면 되는데 대략 중앙선 기준으로 20~30도 정도가 될 것이다.

이렇게 자세를 잡은 상태에서 편안하게 스쿼트를 하면서 최대한 깊이 앉는다. 자세는 크게 신경 쓰지 않고 뒤꿈치 쪽으로 앉으려고 한다. 이렇게 앉은 상태에서 앞에서 설명한 발과 허벅지의 관계를 생각하면서 이 둘의 자세를 조정해본다. 허벅지와 발은 서로 거의 평행인 상태이며, 발 앞쪽에서 봤을 때 대략 발끝 위에 무릎이 위치해 있는 상태를 만들기 위해서 발의 넓이를 조정할 필요가 있다. 자세가 편안해질 때까지 다리를 외회전시키면 된다. 이 자세가 만들어지게 되면 발을 더 이상 움직이지 않고 그대로 일어서도록 한다.

이렇게 서 있는 상태에서, 자신 발의 위치를 확인하고 앞으로 이 발 넓이로 빠르게 설 수 있도록 이 넓이를 기억하도록 한다. 연습을 할 때, 첫 번째로 발의 위치를 조정한다. 그러고 나서 서 있는 상태에서 올바른 발 넓이를 찾을 때까지 위 과정을 반복한다.

등과 자세

발의 위치가 적절하게 조정되었다면, 이제는 몸통을 안정화시키고 적절한 자세로 스쿼트를 깊이 앉아볼 필요가 있다. 이 단계에서는 가동성 제한이나 근육 동원 능력이 문제가 되는지 제대로 확인할 수 있다.

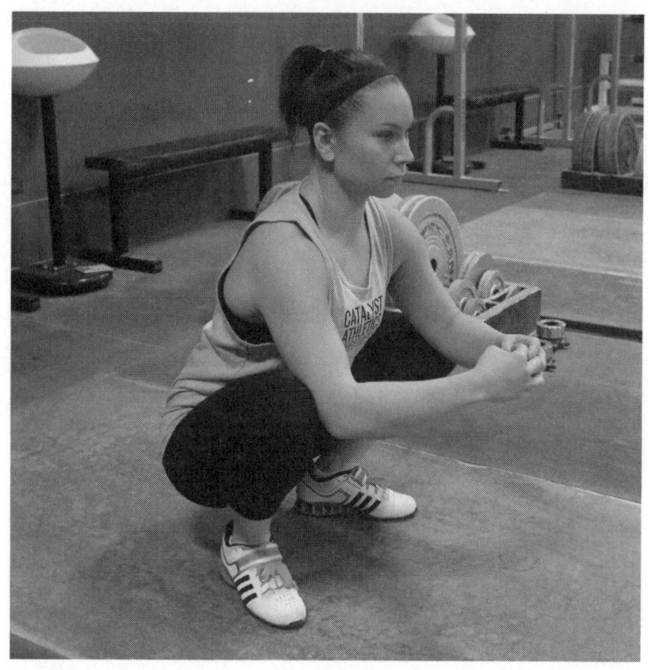

그림 7.10 자신에게 맞는 발 넓이를 결정하기 위해서 스쿼트로 편안하게 앉는다.

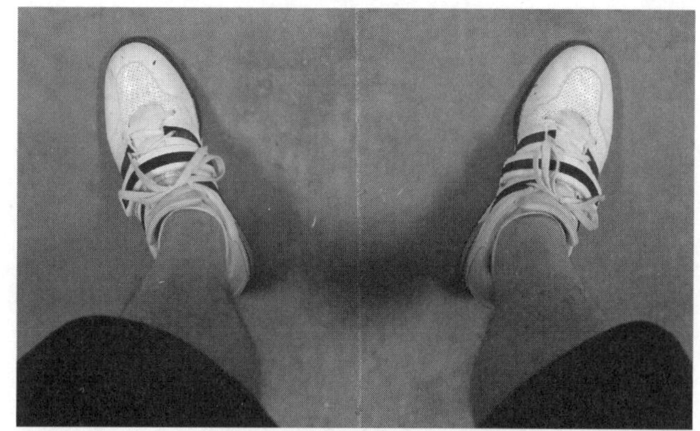

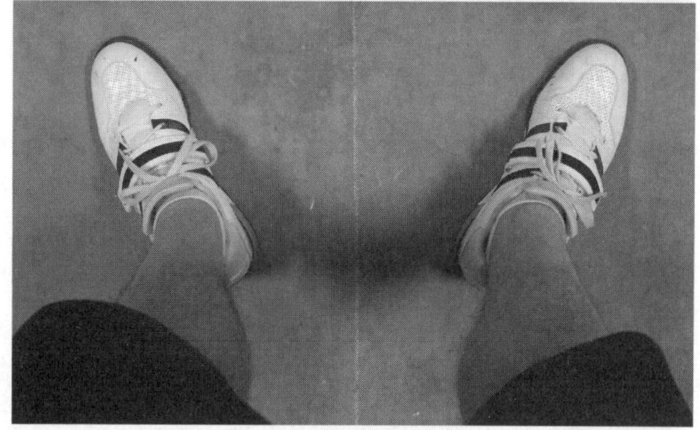

그림 7.11 발의 위치는 중심선에서 대략 20~30도 사이이다.

불필요하게 복잡해지는 것을 피하기 위해서, 우선 그냥 숨을 들이마시고 완전히 참도록 한다. 그리고 등을 완전히 펴도록 한다. 등이 완전히 편 상태를 유지하면서 최대한 깊이 스쿼트를 하면서 앉도록 한다. 이렇게 스쿼트를 하면 앞에서 등을 편안한 상태로 유지하면서 스쿼트를 할 때의 깊이만큼 나오지는 않을 것이다. 하지만 이 현상은 가동성이 충분한 사람에게도 비슷하게 일어날 수 있다.

만약 등을 적절하게 편 상태로는 스쿼트 깊이가 제대로 나오지 않는다면, 여러 문제가 있을 수 있다. 가장 일반적인 이유는 가동성이 충분하지 못하거나 척추신전근을 제대로 활성화시키지 못하기 때문이다. 혹은 이 두 가지 원인이 함께 작용할 수도 있다(물론 발의 위치가 이미 교정이 된 상태).

엉덩이 근육이 유연하지 못하면 스쿼트를 할 때 골반 후방 경사가 일어나게 된다. 그러면서 요추의 신전을 유지하는 것을 방해한다. 척추기립근을 활성화시킨다고 하더라도 완전히 이 현상을 보완할 수는 없다. 제한된 발목 가동성 또한 스쿼트를 할 때 적절한 깊이로 앉는 것을 방해한다. 정강이가 앞으로 기울어져 있기보다는 수직으로 곧게 서 있을 때, 그러면서 스쿼트를 할 때 거의 뒤로 넘어질 것 같은 모습을 보일 때 보통 발목 가동성이 제한된 경우라고 할 수 있다. 이런 경우에는 가동성을 향상시키는 것만이 유일한 방법이다.

가끔씩 충분한 가동성을 가졌음에도 불구하고 스쿼트를 할 때 적절한 깊이까지 앉지 못하는 경우도 있다. 대부분 척추 신전근을 활성화시키는 능력과 몸통 전체를 안정화시킬 수 있는 능력이 부족해서 발생하는 경우가 많다. 이 경우는 교정하는 것이 쉽지 않으며, 선수와 코치 모두에게 상당한 인내심이 요구된다.

스쿼트를 할 때 척추와 골반의 적절한 정렬 상태를 유지하는 능력을 키우기 위해서(가동성이 문제가 아닌 경우), 척추 신전근의 활성화가 개선될 필요가 있을 것이다(이 활성화는 제한된 가동성을 일부 개선해줄 수도 있다).

척추 신전근 활성화

척추 신전근을 더 활성화시키는 데는 여러 방법들이 있으며, 활성화시키려는 사람에게 가장 효과적인 방법을 찾아서 적용하면 된다. 이때, 이 동작은 선수가 이론적으로 어떻게 움직여야 하는지 모르는 상태 그리고 길항근이 유연하지 못해서 방해받지 않는 상태에서도 효과적으로 등을 신전시킬 수 있는 자세로 진행하는 것을 목표로 해야 한다.

백 익스텐션 홀드 Back extension hold: 다행히 백 익스텐션 홀드를 할 수 있는 글루트-햄 벤치Glute-ham bench는 체육관에서 쉽게 접할 수 있는 기구이다. 발패드Footpad를 받침대Fulcrum 높이로 조정한 상태에서, 받침대는 엉덩이 바로 아래에 올 수 있도록 조정한다. 그리고 머리와 가슴을 가능한 한 최대한 높이 들어올린다. 이때 등 위쪽에서 허리 쪽까지 척추 신전근이 강력하게 수축되는 게 느껴져야 한다. 이렇게 머리와 가슴을 들어올린 상태에서 몇 초간 멈춰 자세를 유지한 후에 쉬도록 한다.

머리 뒤쪽에 손을 위치시킨 상태로 진행하면 도움이 될 것이다. 또한, 이 훈련을 할 때 코치가 척추 신전근 부위를 손으로 터치하면서 인지시켜주면 근육을 더욱 활성화시킬 수도 있으며, 당사자가 수축시키려는 부위를 정확히 느끼는 것을 도와주기도 한다. 척추 양쪽 중 하나에(특히 요추 근처) 손가락 한두 개로 살짝 눌러주는 것만으로 충분하다.

슈퍼맨 홀드 Superman hold: 만약에 글루트-햄 벤치를 사용할 수 없는 환경이라면, 대신 슈퍼맨 홀드를 할 수도 있다. 손을 머리 뒤에 놓은 상태로 얼굴이 바닥을 향하도록 눕는

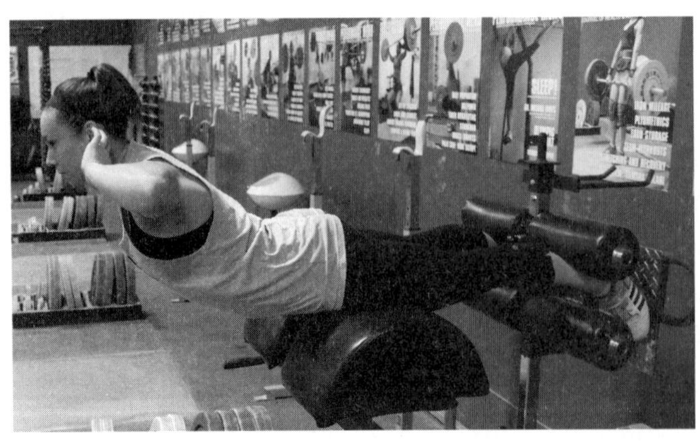

그림 7.12 백 익스텐션 홀드

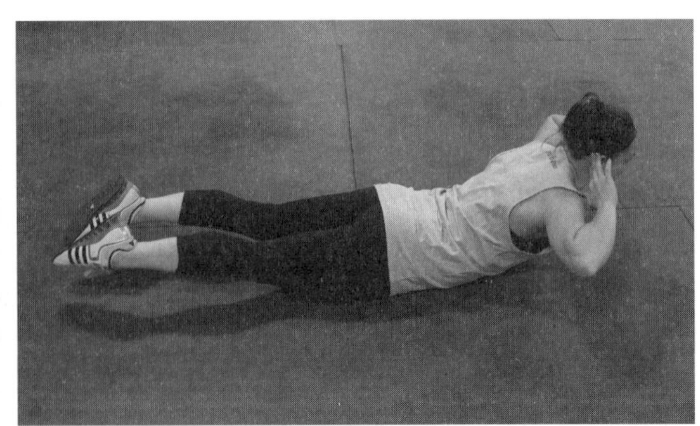

그림 7.13 슈퍼맨

다. 그리고 가슴과 다리를 가능한 한 최대한 높이 들어서 아치를 만든 상태에서 몇 초간 버틴다. 이렇게 하면 등의 위에서 아래까지 전체적으로 강력한 신전근 수축이 일어나는 것이 느껴지면서 기본적으로 백 익스텐션 홀드와 효과를 만들어낼 수 있다.

백 스쿼트

중량을 이용한 스쿼트 중에서 가장 기본적인 스쿼트가 바로 백 스쿼트다. 백 스쿼트는 올림픽 웨이트리프팅을 포함해서 모든 스트렝스 훈련에서 중요한 부분을 차지하고 있다. 앞에서 설명한 스쿼트와 관련된 내용들이 이 챕터에서도 그대로 사용될 것이 때문에 백 스쿼트에 관련해서 몇 가지 내용들만 추가될 것이다(프론트 스쿼트와 오버헤드 스쿼트는 클린과 스내치 파트에서 각각 더 자세히 다룰 것이다).

첫 번째로 등에 바벨을 놓는 위치이다. 대부분의 경우는 자신에게 맞는 편안한 바벨의 위치가 있다. 그러나 그렇지 못한 경우라면, 코치가 선수에게 맞는 위치를 찾아서 바벨 위치를 조정할 수 있도록 지도를 해주면 된다.

우선은 견갑골을 완전히 후인retraction시키고 약간 거상elevation시킨다. 이렇게 하면 승모근과 견갑골로 바벨을 매우 안정적으로 놓을 수 있는 자리를 만들 수 있게 된다. 바벨은 승모근 위쪽과 어깨 위쪽 사이에 위치한다. 이때 바벨은 경추나 흉추의 뼈 돌출부(극돌기) 부분이 아니라 근육에 올려져 있어야 한다.

바벨을 잡을 때는 앞이나 뒤에서 봤을 때 팔뚝이 지면과 거의 수직이 될 수 있는 넓이로 손이 꽤 어깨에 가깝도록 한다. 이렇게 손을 어깨에 가깝게 위치시키면 견갑골의 후인

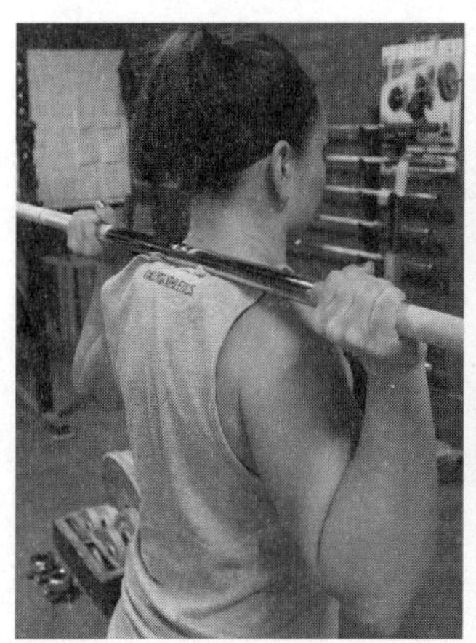
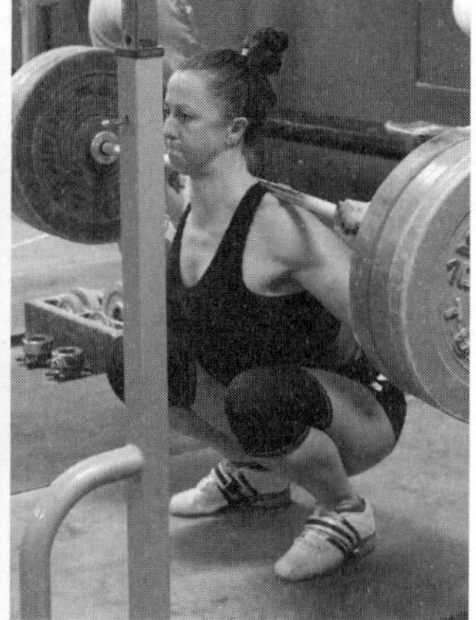

그림 7.14 백 스쿼트를 할 때 올바른 바벨의 위치

과 위쪽 등의 신전을 강화시키는 것을 도와줄 수 있다. 팔꿈치는 바벨 아래쪽에 있거나 약간 뒤쪽에 있는 것이 좋다. 팔꿈치가 너무 많이 바벨 뒤로 가면 등 상부가 앞쪽으로 말리면서 스쿼트를 하고 일어날 때 몸통이 앞쪽으로 기울게 된다. 엄지손가락은 다른 손가락과 함께 바벨을 감싸고 적당한 세기로 바벨을 잡고 있으면 된다. 바벨을 등에 안정적으로 위치시키기 위해서 반드시 바벨을 세게 잡고 있을 필요는 없다. 하지만 많은 선수들이 스쿼트를 하고 리커버리를 위해서 바벨을 세게 잡기는 한다.

스쿼트는 이 챕터에서 설명한 내용과 동일하게 진행하면 된다. 숨을 들이마시고 몸통을 안정적으로 만든 상태에서 스쿼트를 하면서 내려갈 때 속력을 조절한다. 그러다가 가장 깊이 앉았다가 빠르게 일어나면서 최대한 신속하게 리커버리를 한다(목적이 있어서 스쿼트를 늦게 하는 경우는 제외).

백 스쿼트는 당연히 스쿼트 랙에서 바벨을 들고 걸어 나와서 진행한다. 다리를 약간 구부려서 스쿼트 랙에 있는 바벨 아래로 들어가서 올바른 위치에 바벨을 위치시킨다. 바벨을 제대로 등에 위치시킨 후에는 무릎과 고관절을 펴서 바벨을 랙에서 들어올린다. 무거운 무게로 스쿼트를 할 때는, 랙에서 바벨을 들어올릴 때 자신감을 갖기 위해서 아주 공격적이고 적극적으로 임하는 것이 좋다. 그렇지 않으면 훨씬 더 바벨이 무겁게 느껴질 것이며, 랙에서 바벨을 들어올릴 때부터 무겁게 느껴지는 무게에 대해서 자신감을 가지고 스쿼트를 할 수 있는 사람은 없다. 바벨을 랙에서 들어서 몇 발 걸어 나온다. 그리고 다리로 스쿼트 자세를 취한다. 가벼운 무게로 여러 번 반복해서 스쿼트를 하는 것이 아니라면 일반적으로 매 세트 스쿼트를 할 때마다 호흡을 새롭게 하는 것이 좋다.

세트를 마무리한 다음에는 상체를 곧게 세워서 스쿼트 랙 쪽으로 걸어간다. 그리고 처음에 바벨을 랙에서 들어올린 것처럼 그대로 살짝 앉으면서 바벨을 내려놓는다. 이때 바벨을 내려놓기 위해서 랙을 향해서 몸을 기울여서 바벨을 내려놓아서는 안 된다. 이건 여러 이유로 위험하다.

보조하기Spotting와 리프팅 실패Missing

안타깝게 모든 백 스쿼트를 성공할 수 있는 것은 아니다. 벤치 프레스를 제외하고 모든 리프팅에서는 리프팅에 실패할 때 보조하는 사람의 도움 없이 그 자리에서 안전하게 빠져나올 수 있어야 한다. 이때 몸을 뒤로 기울이면서 바벨을 뒤쪽으로 던지거나 앞으로 뛰어나오면서 안전하게 그 자리를 벗어날 수 있다. 스쿼트로 가장 깊이 앉았을 때 이렇게 하기에 가장 좋은 타이밍이다. 스쿼트를 실패하는 대부분의 구

간은 가장 깊이 앉아 있는 바로 위쪽이기 때문에, 바벨이 뒤쪽 아래로 이동하도록(물론 조절 가능한 상태) 자연스럽게 뒤로 밀면서 이 지점에서 바벨을 던지면 된다. 몸통이 앞으로 기울어져서 스쿼트를 실패하는 경우에는, 무게에 눌리면서 앉을 때 훨씬 더 조심하고 주의해야 한다. 아래로 다시 앉으면서 더 몸통을 수직으로 세워서 양발에 무게중심이 잘 잡히도록 한다. 그러고는 자신의 뒤쪽으로 바벨을 던진다.

가끔씩, 실패할 가능성이 있을 때는 백 스쿼트를 할 때 옆에서 지켜보고 보조하는 것이 바람직하다. 이렇게 보조를 하는 데는 두 가지 이유가 있다. 첫 번째는 백 스쿼트 실패 시에 혼자서 바벨에서 빠져나오기 힘든 사람을 도와서 다시 바벨을 랙에 가져다놓기 위한 것이며, 두 번째는 선수를 도와서 끝까지 정해진 횟수를 마무리할 수 있게 하기 위함이다.

리프팅 하는 사람 바로 뒤 한 명이 서서 보조를 진행할 수 있다. 실패하는 스쿼트의 대부분은 힘이 정말 약간 부족하기 때문이다. 그렇기 때문에, 한 명의 보조자만으로도 스티킹 포인트를 지나서 리프팅을 마무리할 수 있는 충분한 도움을 줄 수 있다.

보조자가 뒤에 서 있을 때는 리프팅을 하는 사람의 엉덩이가 움직일 수 있는 공간을 확보하기 위해서 충분한 거리를 두고 서 있어야 한다. 그러고는 스쿼트를 하는 동안에 바벨 근처에 손을 두도록 한다. 이때 손은 바벨 아래쪽, 위쪽 중 어느 쪽에나 둘 수 있으며, 리프팅을 하는 사람의 그립이 그리 넓은 것이 아니라면 그 사람의 손 바깥쪽에 위치할 수도 있다. 어떤 식으로 도움을 주든지, 반드시 바벨이 수직으로 올라갈 수 있도록 도와줘야 한다. 의도적으로 이동시키는 것이 아니라면 절대로 바를 앞으로 혹은 뒤로 이동하도록 해서는 안 된다(리프터의 가슴이 떨어지는 경우는 바벨이 약간 앞쪽으로 이동한다. 이 경우에는 보조자가 바벨을 뒤로 살짝 당길 수 있다).

만약 보조자가 도와줄 수 있는 수준보다 더 많은 도움이 필요한 상태라면, 보조하는 사람이 리프터에게 바벨에서 빠져나오라고 말해야 한다. 보조자가 옆에서 지시를 해주고 그에 따라서 리프터는 바벨을 던지고 빠져나오면 된다. 스쿼트를 실패할 경우를 대비해서 스쿼트를 하기 전, 스쿼트를 하는 동안에 서로 분명하게 소통하는 것이 상당히 중요하다.

특히 백 스쿼트를 할 때 보조해주는 사람이 있으면 리프터의 자신감이 상승하면서 훨씬 더 좋은 퍼포먼스를 보여주는 경우가 많다(물론 프론트 스쿼트에도 도움이 된다). 특정 무게로 스쿼트 하는 것이 자신 없는 사람의 경우는 스쿼트에 완전히 집중하기보다는 무의식적으로 바벨에서 빠져나올 자세를 취하게 된다. 즉, 온 힘을 다해서 스쿼트를 하고 올라오려고 하기보다는 아래에서 버티고 있다가 결국은 앞으로 기울어지게 되는 것이다. 하지만 코치가 뒤에서 필요한 경우에 도움을 줄 수 있는 상태라면 리프터가 리프팅 실패에 대한 걱정을 적게 하면서 실패했을 경우에 자신이 어떻게 해야 할지에 대한 부분을 신경 쓰기보다는 리프팅 자체에 더 집중할 수 있게 된다. 이때 코치는 바벨을 건드리지 않도록 한다. 바벨을 건드려서 리프팅을 도와준다고 하기보다는 만약의 경우에 보조해줄 코치가 존재한다는 그 자체만으로 효과를 낼 수 있도록 하는 것이 좋다. 하지만 언제든지 도움이 필요한 경우를 대비하고 있어야 한다.

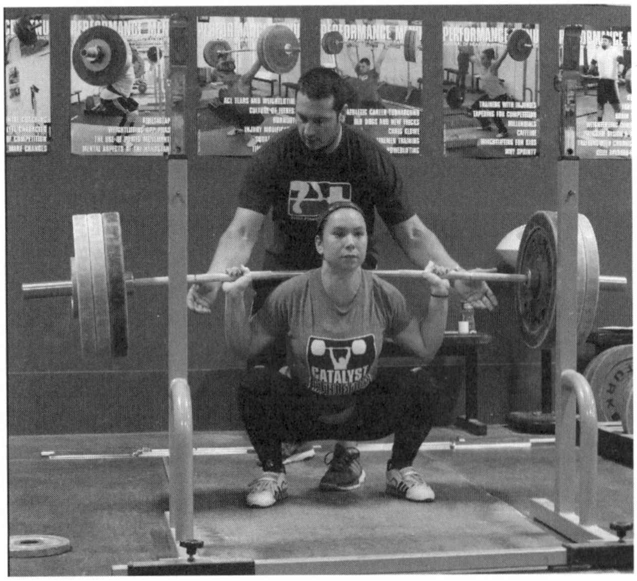

그림 7.15 필요하다면, 백 스쿼트를 할 때 보조할 수 있다. 이때 손은 바벨 위 혹은 아래 어느 쪽에라도 둘 수 있다.

2 동작 요약 설명

스쿼트

엉덩이보다 살짝 넓게 양발의 뒤꿈치를 위치시킨다. 그리고 발끝은 편안하게 바깥쪽으로 돌린다.

엉덩이를 아래로 이동시키면서 스쿼트 가장 아래 구간에서 편안하게 앉는다. 그리고 발과 허벅지가 수평이 되고 고관절이 편안해질 때까지 발의 위치를 조정한다.

이 상태로 일어나서 등에 아치를 만들고 몸통을 견고한 상태로 유지하면서 천천히 스쿼트를 하면서 최대한 깊이 앉아본다. 등의 아치와 몸통을 곧게 편 상태를 유지해야 한다.

발이 뜨지 않고 평평한 상태를 유지하며, 뒤꿈치 앞 가장자리에 무게중심이 잡힐 수 있도록 한다.

발의 위치와 트랜지션*

스플릿 저크Split jerk에서의 스플릿 자세를 제외한다면(드물지만 스플릿 스내치와 스플릿 클린도 있기는 하다), 발의 위치는 풀Pulling(혹은 저크에서의 드라이브) 자세에서의 발의 위치 그리고 리시빙Receiving 자세에서의 발의 위치 이렇게 두 가지 종류밖에 없다.

리시빙 자세에서의 발 넓이는 스쿼트와 같다. 스내치, 클린, 파워 스내치, 파워 클린 그리고 파워 저크를 할 때도 동일하게 적용되는 발 넓이이다. 그리고 모든 종류의 스쿼트에서도 동일하게 적용된다. 다시 한 번 말하지만, 기본적인 부분에 대해서 충실한 것은 리프팅의 전반적인 발전을 위해서 상당히 중요하다. 리시빙 동작에서의 발의 위치가 더욱 기본에 충실하면 할수록 발을 제외한 나머지 부분들이 어떠한 자세를 취해야 하는지 더 잘 알 수 있으며, 성공적인 리프팅을 위해서 수정하고 교정할 부분들이 더 줄어들게 된다.

풀 자세Pullimg position는 3가지 기본적인 기준을 충족시켜야 한다. 스내치와 클린의 풀 동작에서 최대치 파워를 만들어낼 수 있는지, 안정적인 시작 자세가 가능한지, 개개인의 구조적인 특이점들을 충분히 고려해서 일반적인 풀 자세를 변형해서 진행할 수 있는지이다. 마지막 두 가지 기준 때문에 스내치와 클린 사이에 약간의 자세 차이가 발생할 수도 있다. 그리고 저크 동작에서도 약간 다를 수 있다. 저크 드라이브 자세Jerk drive position에 대한 내용은 이 책의 저크 섹션에서 모두 다룰 것이다.

이론상으로는, 똑바로 서 있을 때 발이 바로 엉덩이 밑으로 오도록 해서 다리를 거의 수직에 가깝도록 발을 위치시키면 몸을 마지막까지 신전시켰을 때 최대치의 파워를 만들어낼 수 있게 한다. 이것은 바닥을 밀어내는 힘이 다른 곳으로 사라지지 않고 밑으로 향했다가 그대로 바로 올라오기 때문이다. 풀 동작을 할 때 엉덩이를 많이 사용하는 사람일수록 풀 동작 시에 손실되는 힘이 더 적어진다.

* 트랜지션은 어떤 동작이나 자세가 전환되는 것을 말한다.

하지만 이론적으로 유리한 자세라고 하더라도, 선수 개개인의 특이성 때문에 그 선수에게는 불편한 자세라면, 더 이상 그 자세가 유리하다고 할 수 없다.

다시 말하지만, 이런 부분들이 중요하긴 하지만, 개개인의 해부학적인 구조를 더 잘 반영할 수 있는 자세가 있다면 전통적인 풀이나 드라이브 자세에 무조건 집착할 필요는 없다.

발은 당사자가 편하게 느끼는 각도로 발끝을 바깥쪽으로 돌려주면 된다. 일반적으로는 중심선에서 10~20도 정도이다. 20도를 넘어가게 되면 바닥을 밀어내면서 최고의 힘

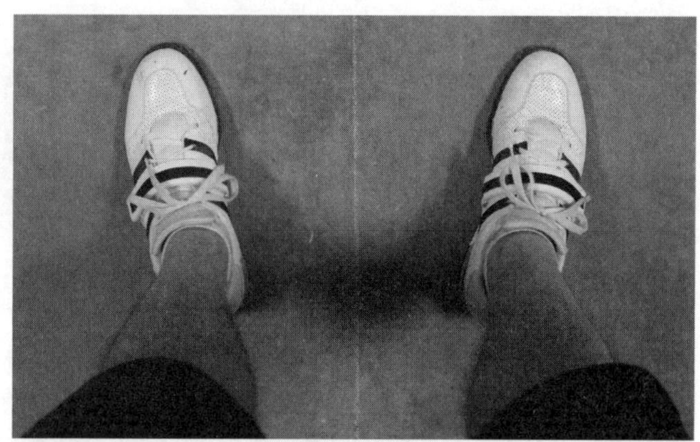

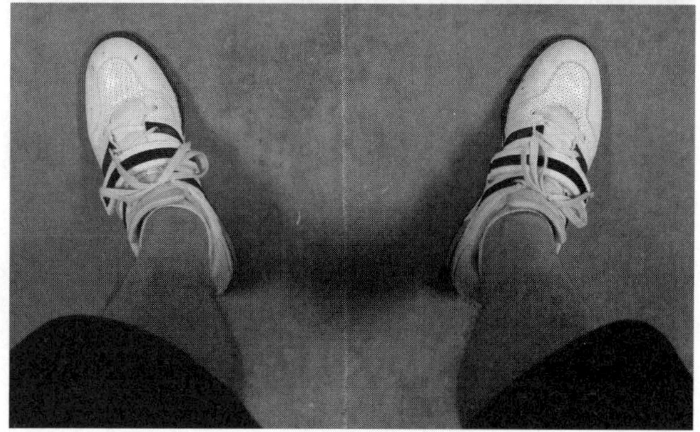

그림 8.1 일반적으로는 풀 자세에서는 발끝은 중심선에서 10~20도 사이로 벌린다. 각각의 발의 위치는 위에서 확인할 수 있다.

을 낼 수 있는 드라이브 정렬 상태 범위를 벗어나게 된다. 그리고 지지면이 많이 좁아지기 때문에 균형을 잡기가 더욱 힘들어진다. 반대로 발의 각도가 너무 작아서 발끝이 거의 정면을 바로보고 있는 상태가 되면 시작 자세와 풀을 하는 동안에 적절한 허벅지 각도를 유지할 수 없다. 연구에서는 풀 동작에서 발이 정면을 향해 있게 되면 스내치와 클린 모두 2.5~5kg 정도 감소한다고 한다(Glyadkovsky & Rodionov, 1972, 1992).

리프팅을 할 때 시작 자세에서부터 자신의 신체 특징을 고려한 자세로 수정할 수 있으며, 스내치와 클린을 할 때 어떤 자세가 나은지를 결정할 수 있다. 다리가 비교적 짧은 사람이라면 조정을 거의 안 해도 될 것이다. 다리가 비교적 긴 사람이라면 발을 좀 더 넓게 벌리고 발끝을 조금 더 바깥으로 벌려서 엉덩이를 바에 더 가까이 가져올 수 있다. 그러나 이렇게 엉덩이와 몸통의 자세를 이동시키는 것은 발의 위치를 조정하지 않고서 단순히 무릎을 바깥쪽을 밀어내면서 어느 정도까지는 해결할 수도 있다. 발의 위치를 바꾸는 것은 오로지 퍼포먼스를 향상시키기 위해서 행해져야 하며, 가동성이 부족한 것 같은 교정이 가능한 문제들을 피하기 위해서 행해져서는 안 된다.

발 트랜지션

풀 동작에서와 리시빙 동작에서의 발 넓이는 완전히 다르기 때문에, 스내치와 클린을 할 때 풀 동작 이후에 리시빙 자세로 바뀔 때 발 넓이도 바뀐다는 것은 확실하다. 심지어 엘리트 웨이트리프팅 선수들 사이에서도 발의 트랜지션 스타일은 너무도 다양하기 때문에 정확한 정답이 있을 수 없다. 그렇기 때문에 리프팅을 할 때 발 트랜지션이 얼마나 정확히 되고 있느냐는 개개인에게 최고의 퍼포머스를 가져다주는 자세가 무엇이냐에 따라 달라진다. 이렇게 개인의 퍼포먼스와 관계있는 많은 요소들이 있는데 이 요소들이 발 트랜지션에 모두 영향을 준다고 볼 수 있다. 자신에게 맞는 발 트랜지션을 정할 때까지는 많은 시행착오를 겪

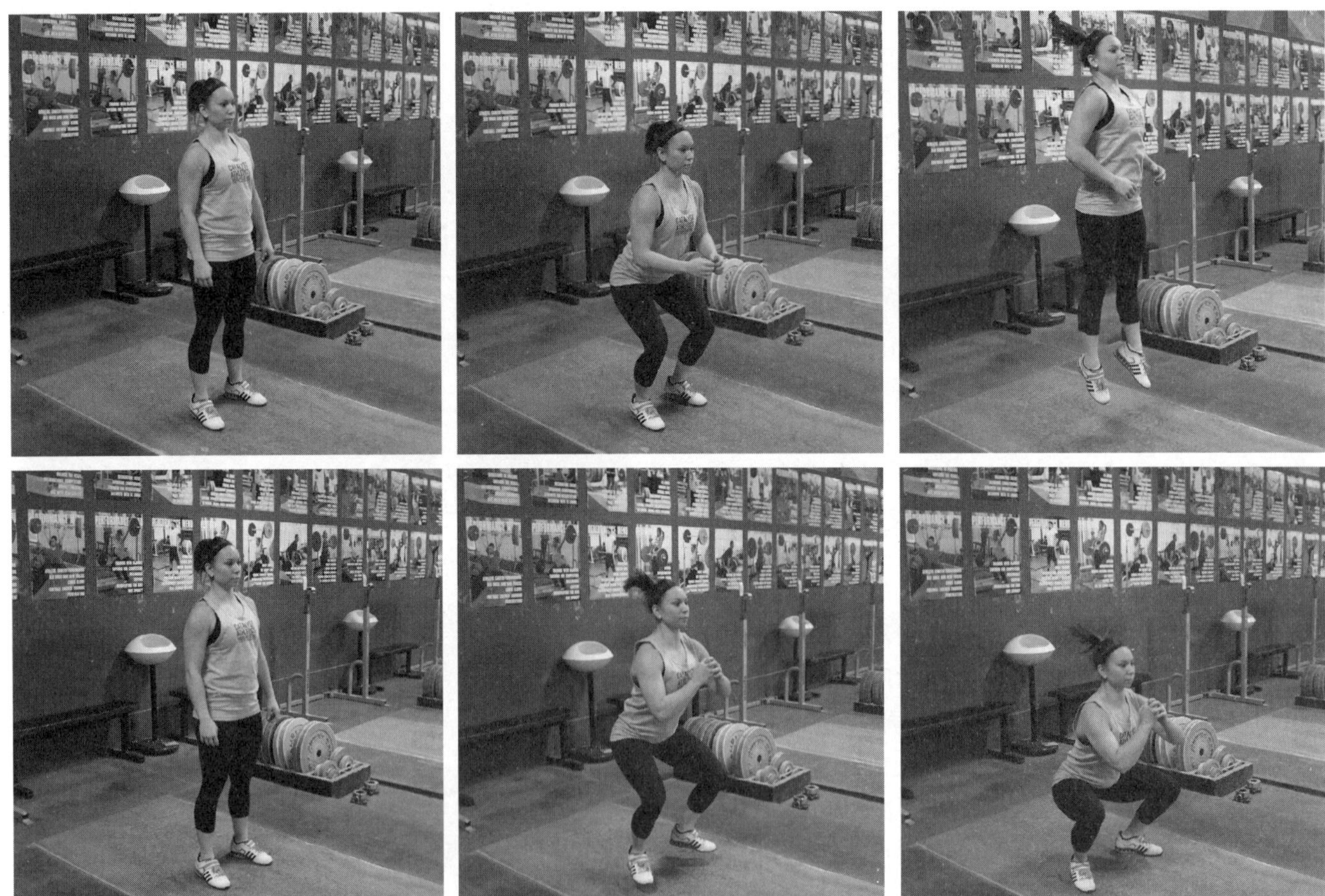

그림 8.2 점핑(위)은 지면을 밀어내면서 몸 전체를 더 높은 위치로 올리는 동작이다. 그러나 발을 들어올리는 것(아래)은 오히려 몸을 아래로 이동시키는 동작이다.

기 때문에 적지 않는 시간과 노력 그리고 많은 경험이 필요하다. 하지만 다시 말하지만, 우선의 기존 전통적인 테크닉을 먼저 배운 후 필요에 따라서 자신에게 맞는 방법을 찾아서 진행하면 된다.

스내치와 클린을 할 때 다리를 지면에서 떼는 데는 두 가지 중요한 이유가 있다. 첫 번째 이유는 풀 동작에서 리시빙 동작으로 바뀔 때 자세를 다시 잡기 위한 것이다. 그렇게 자세를 바꾸면서 지면을 밀어내는 힘이 사라지면서 바벨 밑으로 최대한 빠르게 이동하기 위함이다. 지면에서 발을 떼지 않고서도 지면을 밀어내는 상당한 힘을 제거할 수도 있다. 하지만 지면에서 발을 떼게 되면 더욱 확실하게 지면을 밀어내는 힘을 없애면서 더욱 빠르게 아래로 이동할 수 있게 된다. 이런 이유 때문에 풀과 리시빙 동작에서 발 넓이가 동일한 경우에도 다리를 지면에서 떼기만 해도 훨씬 리프팅에 도움이 된다. 다리를 지면에서 떼는 또 다른 이유는 리프팅을 할 때 몸의 균형이 앞이나 뒤로 이동하는 경우에 있다. 이렇게 몸의 균형이 앞이나 뒤로 이동하게 되면 발이 몸이나 바벨을 따라서 함께 이동할 수 있게 되면서 무게중심 바로 아래쪽에 발을 위치시킬 수 있다. 그러면 리시빙 자세에서 균형을 잡을 수 있는 가능성이 높아지면서 결국은 리프팅을 성공하게 되는 것이다. 만약 무게중심이 앞뒤로 움직이면서 균형이 무너졌는데도, 자신의 발이 시작 자세에서와 동일한 위치에 계속 있다면, 바벨을 리시빙 하자마자 자신의 지지면이 무게중심 아래 있기 힘들기 때문에 리커버리 동작이 더 힘들어지거나 불가능해질 수 있다.

바벨 아래로 이동할 때, 바닥에 발이 닿아 있지 않은 상태로 발을 많이 들어올리게 되면, 바벨을 받을 때 안정성이 감소할 가능성이 더 커진다. 이것은 발이 잘못된 위치로 이동할 가능성이 높기 때문이며, 더 큰 원인은 발이 바닥에 다시 닿자마자 즉각적으로 몸에 가해지는 아래로 향하는 힘이다. 그러나 후자의 경우는 턴오버 동작에서 바벨이 몸으로 떨어지는 것과도 관련이 있다.

점핑Jumping

발을 트랜지션하는 것과 점핑하는 것을 혼동하는 경우가 많다. 발을 바닥에서 들어올리는 것과 점핑을 하는 것은 분명히 다른 동작이며 많이 다르다는 것을 정확히 이해할 필요가 있다. 점핑은 지면을 밀어내면서 몸 전체를 더 높은 위치로 올리는 행위를 말한다. 모든 것이 지면에서 떨어지면서 위로 이동하는 것이다. 지면에서 다리를 들어올리는 것은 완전히 반대되는 움직임이다. 이 경우에는 중력의 힘을 받으면서 몸이 오히려 지면을 향해서 아래로 이동하는 것이다(만약에 이 부분이 헷갈린다면 똑바로 선 상태에서 다리를 들어올리게 되면 어떻게 되는지 확인해보면 된다). 얼마나 세고 높게 다리를 들어올리든 간에 우리의 몸은 조금도 위로 올라가지 않는다. 다시 말해서, 클린과 스내치를 하면서 풀 동작에서 리시빙 동작으로 바뀌면서 트랜지션이 일어날 때 심지어 엄청나게 다리를 많이 들어올린다고 해도 점핑을 하는 것은 절대로 아니다.

발 트랜지션 훈련Foot transition drill

자신에게 맞는 적절한 발 넓이를 찾았다면, 이제 트랜지션 훈련으로 넘어갈 수 있다. 리프팅 성공에 있어서 발을 움직이는 훈련은 상당히 중요하다. 그리고 이 단계에서 기초가 잘 쌓이게 되면 훌륭한 테크닉에서 필수적인 스피드, 정확

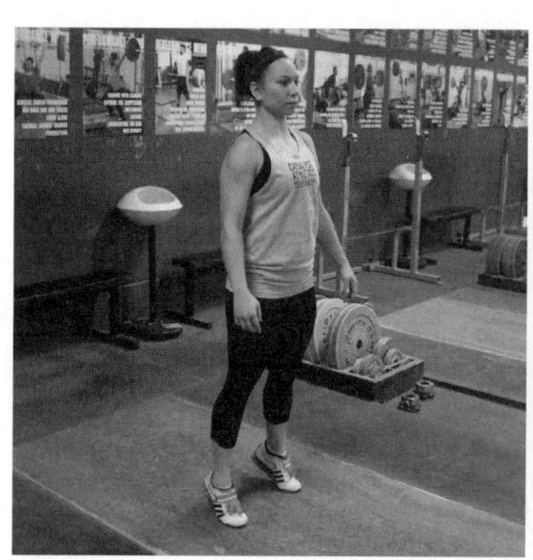
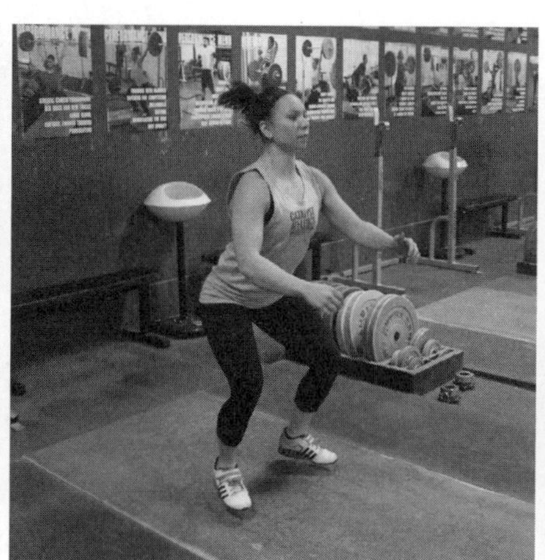
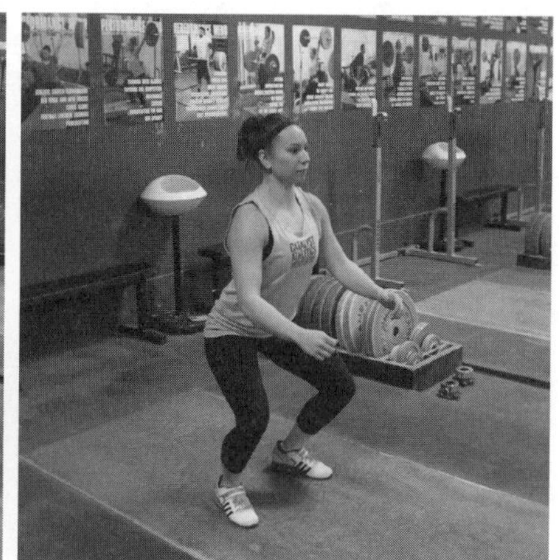

그림 8.3 발 트랜지션하면서 쿼터 스쿼트로 자세 잡기

성 그리고 일관성consistency 역시 개선될 수 있다.

풀 자세로 시작할 때 뒤꿈치의 앞 가장자리로 적절한 균형을 잡도록 한다. 발볼 부분으로 똑바로 선 자세에서, 몸이 전체적으로 더 이상 올라가지 않는 상태를 유지하면서 발을 들어올리면서 트랜지션을 한다. 그러면서 리시빙 자세를 취하면서 양발을 지면에 평평하고 안정적으로 두면서 쿼터 스쿼트Quarter squat 깊이로 앉는다.

이렇게 트랜지션을 할 때는 상당히 공격적이어야 하며 발이 바닥에 다시 닿을 때 발이 바닥을 세게 치면서 이 둘 간에 부딪히는 소리가 크게 나야 한다. 만약에 이 소리가 없다면 발볼 쪽으로 착지를 하면서 몸이 밑으로 힘없이 눌리는 것일 수도 있다.

일단 이 첫 번째 트랜지션 훈련에 익숙해지면, 스쿼트를 점차적으로 더 깊이 앉으면서 자신이 안정적인 상태에서 최대한 깊이 앉을 때까지 계속 하면 된다. 이 훈련에서 풀 스쿼트 깊이로 트랜지션을 할 때도, 풀 스쿼트 깊이에 도달하기 전에 이미 발이 바닥에 다시 접촉된다는 것을 알아야 한다. 하지만 실제로는 망설임 없이 물 흐르듯이 자연스럽게 하나의 동작으로 자신에게 맞는 스쿼트 깊이로 앉을 필요가 있다.

이 훈련에서 더 깊은 스쿼트 자세로 앉으면 앉을수록, 단지 발을 들어올리는 것이 아니라, 무릎을 함께 들어올린다는 생각으로 발을 들어올리는 것이 중요하다. 사실 스쿼트 동작을 할 때는 무릎과 발 모두를 들어올리는 것이기 때문이다. 이렇게 생각하고 훈련에 접근하게 되면, 발과 무릎을 수직으로 그대로 들어올리지 않고 뒤로 차는 실수를 방지할 수 있다. 그렇지 않으면 이후에 이 부분 때문에 심각한 기술적 문제가 발생할 수도 있다.

훈련에서 동작 하나 하나를 하면서 필요하다면 스쿼트 발 넓이를 계속 조정해줄 필요가 있다. 자세를 교정하고 수정하는 데 더 많은 시간을 보내고 확인할수록, 더 빠르게 일관성 있는 기술이 가능해진다.

3 동작 요약 설명

발 트랜지션

발을 대략 엉덩이 아래쪽에 위치시키고 편안하게 발끝을 바깥쪽으로 돌린다.

발볼 쪽보다는 뒤꿈치 쪽으로 살짝 무게중심을 옮긴다.

발볼 쪽으로 설 수 있도록 발을 들어올리면서 빠르게 발을 움직이면서 스쿼트 자세를 취하면서 발 전체로 착지한다.

처음에는 쿼터 스쿼트로 자세로 착지한다.

트랜지션 연습을 하면서 최종적으로 최대한 빨리 풀 스쿼트 자세를 취할 수 있는 상태가 될 때까지 조금씩 깊이 앉으면서 연습을 한다.

훅 그립

훅 그립Hook grip은 손의 크기에 따라서 조금씩 다르기는 하지만 보통 첫 번째 혹은 두 번째 손가락 사이에 엄지를 넣어서 내전그립(손바닥이 리프터 쪽으로 향하게 한다. 오버핸드 그립이라고도 한다.)으로 바벨을 잡는 것을 말한다. 스내치와 클린 풀 동작에서 두 번째 풀에서 나오는 폭발적인 힘을 제대로 통제하기 위해서 훅 그립은 결국은 반드시 필요하다.

이때 엄지손가락은 단순히 바벨과 평행하게 고정되어 있는 것이 아니라 손가락 안쪽으로 바벨 주위를 감싸고 있는 상태라는 것을 이해하는 것이 중요하다. 일반적인 오버핸드 그립Overhand grip처럼 손가락 위쪽에 엄지손가락을 위치시키면, 엄지손가락이 둘째손가락까지만 도달하면서 완전히 손가락을 굴곡시킬 수 없게 된다. 바벨을 엄지손가락으로 바로 감싸게 되면, 바벨에 더 강력한 고리 힘을 만들어 낼 수 있다. 그리고 이 힘은 집게손가락과 가운뎃손가락의 감싸는 힘 때문에 더욱 강해진다. 이렇게 하면 다른 손가락이 바벨을 충분히 세게 잡을 수 있는 능력을 제한하지 않으면서도 안정적인 그립을 하는 데 상당히 기여를 할 수 있을 정도로 엄지손가락이 바벨을 감쌀 수 있게 된다. 게다가 나머지 손가락이 엄지손가락을 움켜잡으면서 그립의 안정감이 더욱 증가하게 된다.

바벨의 균형 잡힌 그립 역시 가능해진다. 일반적인 오버핸드 그립에서는, 바벨이 모든 같은 방향으로 향해있는 손가락의 지지를 받는다. 그리고 이 상태에서는 바벨이 손에

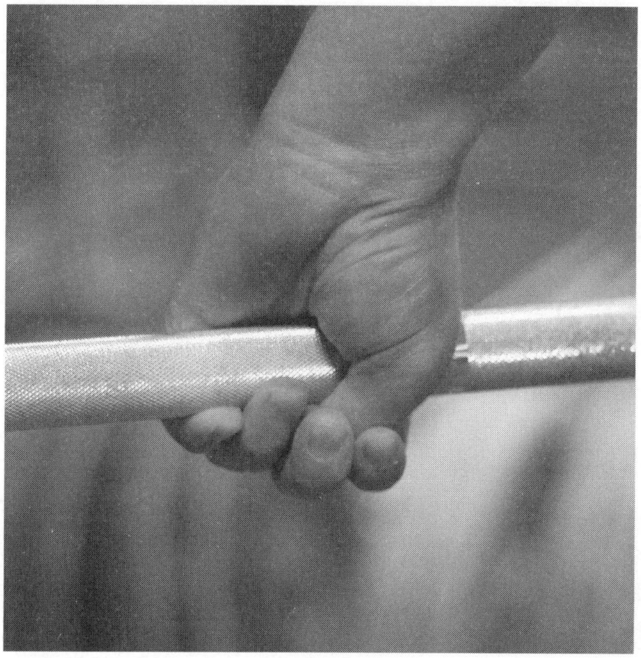

그림 9.1 훅 그립은 바벨과 손가락들 사이에 엄지손가락이 위치하는 내전그립(혹은 오버핸드 그립)이다.

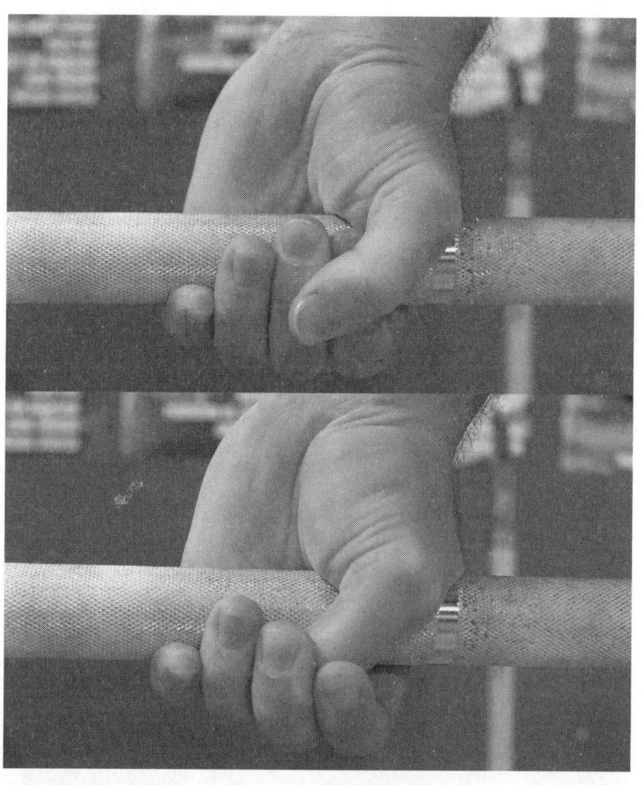

그림 9.2 훅 그립 상태에서는 일반적인 오버핸드 그립보다 더 넓게 바벨을 엄지손가락으로 감쌀 수 있다. 그러면서도 나머지 손가락들로 여전히 바벨을 세게 잡을 수 있기 때문에 더욱 안정적인 그립이 가능해진다. 게다가, 나머지 손가락들로 엄지손가락을 함께 감싸고 있기 때문에 그립이 더욱 안정적인 상태가 된다.

서 뒤쪽으로 쉽게 빠져나가기 쉽다. 그래서 파워리프팅 선수들이 데드리프트를 할 때 한 손은 오버그립Pronated grip, 다른 한 손은 언더그립Supinated grip을 하는 혼합된 그립Mixed grip을 일반적으로 사용한다. 왜냐하면 이렇게 하면 오버그립에서 바벨이 뒤로 빠져나가려는 것이 언더그립에서 바벨이 앞으로 빠져나가려는 것에 의해서 방지되면서 바벨을 더욱 안정적으로 잡을 수 있기 때문이다.

훅 그립은 이렇게 혼합된 그립과 비슷한 효과를 낼 수 있다. 스내치와 클린을 할 때는 이런 혼합된 그립을 사용할 수 없기 때문에 훅 그립을 통해서 스내치와 클린을 할 때 필요한 동작에서 바벨이 손에서 빠져나가는 것을 방지할 수 있다. 바벨은 엄지손가락에서 빠져나가려고 하겠지만 나머지 손가락에서는 반대 방향으로 바벨이 빠져나가려 하기 때문에 결국은 바벨이 손 안에서 도는 것을 막을 수 있다.

위에서 언급한 이유들 때문에 훅 그립을 통해서 그립이 훨씬 안정적인 상태가 되면서, 리프팅을 할 때 그립에 대한 부담이 줄어들게 된다. 다리와 엉덩이의 파워가 바벨로 더 많이 전달되고 두 번째, 세 번째 풀 동작 사이에서 부드러운 연결과 스피드가 증가하는 스내치와 클린 동작의 풀 단계에서 손가락과 손목의 굴곡근의 부담이 줄어들면서 팔꿈치의 부담도 줄게 된다. 정리하자면, 훅 그립은 손을 해부학적으로 최적화된 상태를 만드는 것이다.

리프팅을 할 때 손을 더 편안하게 유지할수록, 팔 또한 더욱 편안한 상태가 되면서 다리에서 바벨로 힘이 더 잘 전달된다. 그러나 몸을 완전히 신전시키는 동작이 격렬해지면서 그립이 미끄러지기 시작하기 전에만 손이 편안한 상태로 유지될 수 있는 것이다. 그립의 스트렝스, 손의 크기와 모양에 따라서 그립력을 키우려는 노력은 조금씩 달라질 수 있다. 하지만 모든 사람이 자신에게 필요한 수준만큼은 그립력을 증가시키는 것을 목표로 해야 한다.

스내치에서는 손을 넓게 벌리기 때문에 바벨에 위치하는 손의 각도에 영향을 주면서 넷째와 다섯째 손가락이 중심에서 아주 멀어지기 때문에 손이 상당히 큰 사람이 아니라면 넷째와 다섯째 손가락보다는 엄지와 둘째, 셋째 손가락을 함께 사용해서 안정성을 확보하는 것이 중요하다.

그러기 위해서는 나머지 손가락으로 바벨을 감싸고 있는 엄지손가락을 단순히 바벨 쪽으로 누르기보다는 세게 당길 필요가 있다. 이렇게 엄지손가락으로 바벨을 감싸고 걸고 있는 상태에서 엄지손가락 위를 다른 손가락으로 감싸고 당기면서 훅 그립의 진정한 파워가 나오는 것이다. 그러나 넷째와 다섯째 손가락이 풀리기 시작하면 훅 그립은 완전히 실패할 수 있기 때문에 넷째와 다섯째 손가락 역시 중요하다고 볼 수 있다.

손목이 약간 굴곡되면 손 뒤쪽이 전완forearm과 거의 일자 정렬 상태가 될 수도 있다. 그러면 엄지손가락에 가해지는 압박이 약해지면서 다른 손가락으로 이동하게 된다. 이때 엄지손가락의 불편함이 감소하고 짧은 손가락들이 바벨을 더 멀리까지 감쌀 수 있게 되면서 그립이 더 편안해지고 안정적인 상태가 된다. 그러나 이건 손목을 약간만 굴곡시켰을 경우에 해당하는 것이다. 풀 동작을 할 때 지나치게 손목을 굴곡시키면 팔꿈치를 일부 굴곡시키는 것과 같다. 다시 말해서, 스내치나 클린을 할 때 몸을 완전히 펴서 폭발적인 힘을 낼 때 약점이 될 수 있으며, 바벨로 전달되는 힘이 손실될 수 있다.

일반적으로 훅 그립을 처음 하게 되면 아픈 정도는 아니라도 불편할 수도 있다. 꾸준히 훅 그립을 해야 익숙해지면

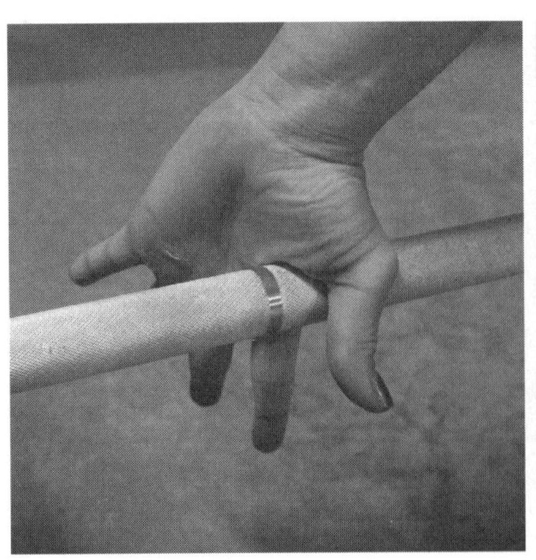
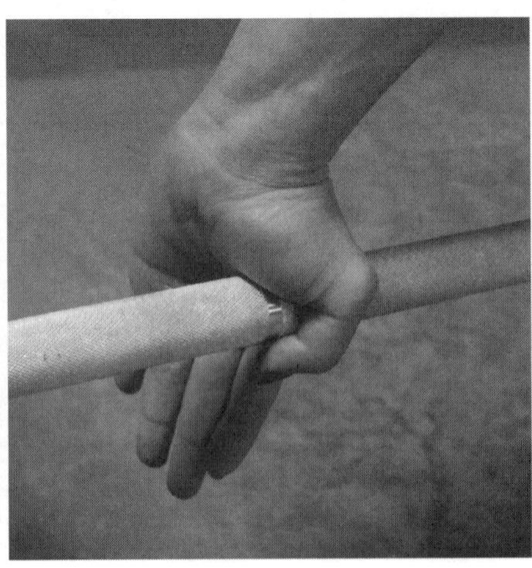
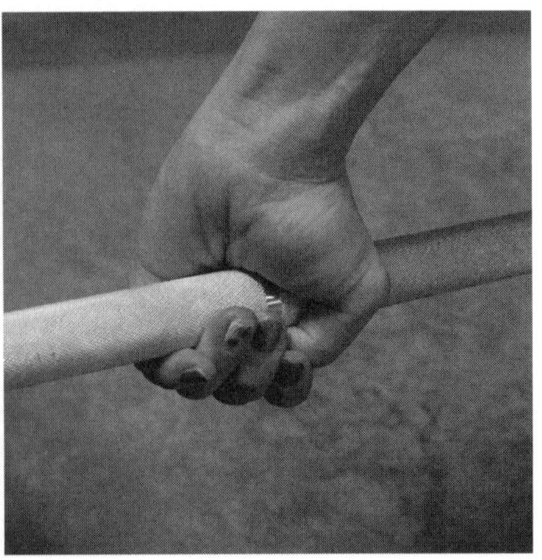

그림 9.3 훅 그립 만들기. 엄지손가락과 집게손가락 사이의 손바닥 부분으로 바벨을 누른다. 엄지손가락으로 최대한 멀리 바벨을 감싸도록 한다. 집게손가락과 가운뎃손가락으로 바벨을 감싸고 있는 엄지손가락을 잡고 당기도록 한다. 그리고 나머지 손가락으로 바벨을 감싸면서 잡는다.

서 큰 문제가 발생하지 않을 것이다. 계속 사용하면서 경험이 늘게 되면 오버핸드 그립보다 더 편안해질 것이다. 엄지손가락을 테이핑하게 되면 어느 정도까지는 불편함을 줄일 수 있으며 마찰감이 증가하면서 그립이 더 안정적이라는 것을 느끼게 될 것이다. 훈련을 한 후에 5~10분 정도 얼음물에 손을 담그면 통증을 줄일 수 있으며 더 빨리 적응할 수 있다.

만약 엄지손가락의 관절 부위를 테이핑한다면 일반적인 테이프보다는 탄성이 있는 테이프를 사용하는 것이 중요하다. 탄성이 없는 테이프는 테이핑한 관절의 움직임을 제한하면서 다른 관절에도 잠재적인 부상을 발생시킬 수 있다. 만약 탄성이 있는 테이프가 없다면, 탄성이 없는 테이프를 사용하면서 관절을 지나는 부위를 자르거나 덮지 않도록 해서 사용할 수도 있다.

처음 리프팅을 시작하는 사람들은 초반부터 훅 그립 사용법을 배워서 익숙해지는 것이 좋다. 그러나 초반에 일정 기간 동안은 그립의 스트렝스를 기르기 위해서 훅 그립을 사용하지 않고 훈련하는 것을 추천한다(마찬가지로, 이 기간 동안은 풀 동작이나 데드리프트를 할 때 스트랩 사용조차도 피하는 것을 추천한다). 리프팅을 시작하는 사람이 훅 그립을 언제부터 사용해야 하는지에 대한 정확한 기준은 없다. 무게가 올라가면서 스내치와 클린의 두 번째 풀 동작을 할 때 그립이 불안정하게 느껴지는 순간에 훅 그립을 사용하면 된다. 이런 기간 중에서도 훈련 중에 가장 무거운 무게로 진행하는 세트에서만 하는 훅 그립을 사용하는 것이 이상적이다.

장기적인 관점에서 만약에 그립 자체가 운동을 하는 데 어떠한 제한도 되지 않는다면, 스내치와 클린을 포함해서 모든 훈련의 세트에서 사용해도 무방하다. 그립 스트렝스가 약한 사람이라면 그립 스트렝스를 발달시키기 위해서 준비운동을 할 때는 훅 그립을 사용하지 않는 것이 좋다. 필요하다면 무거운 무게로 세트를 진행할 때만 훅 그립을 사용하도록 한다. 어떤 경우든, 훅 그립을 안정적으로 편안하게 사용할 수 있고 충분히 훅 그립에 적응되었을 때 주기적으로 사용하는 것이 좋다.

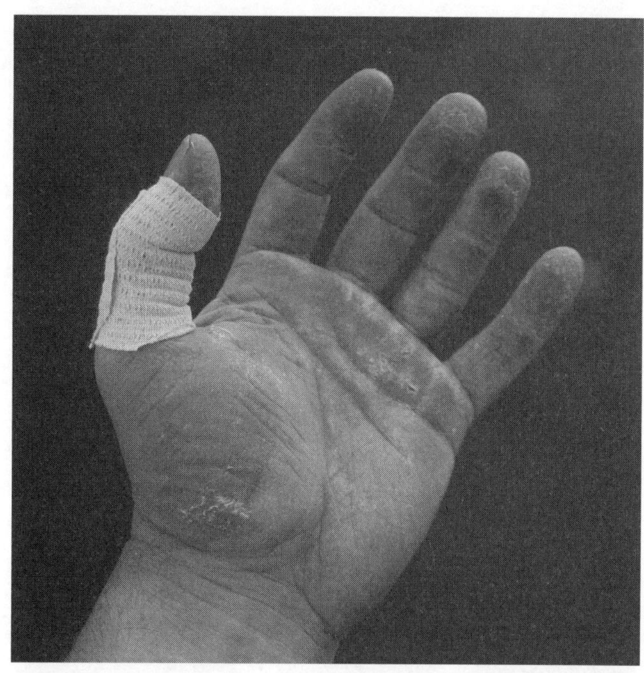

그림 9.4 관절 주위를 테이핑할 때는, 주위 관절의 부상을 방지하기 위해서 탄성이 있는 테이프를 사용하는 것이 중요하다.

이중 무릎 굽힘

이중 무릎 굽힘Double knee band은 스내치와 클린의 두 번째 풀 동작 초반에 일어나는 움직임이다. 바벨이 대략 허벅지 중간 지점에 오면서 무릎이 일부 펴질 때, 고관절과 무릎을 최종적으로 신전시키면서 폭발적인 힘을 만들어낸다. 이때 고관절이 신전되는 움직임에서 약간 굽혀져 있는 무릎이 앞으로 이동하게 된다. 그러면서 무릎이 약간 더 구부려졌다가 고관절과 함께 신전을 마무리하게 된다. 이 동작은 실제로 단순히 무릎이 굽혀지는 것이기보다는 엉덩이가 앞으로 이동하면서 순간적으로 무릎의 신전이 멈추는 것으로 볼 수 있다. 실제로 어느 정도까지 무릎이 다시 굽혀지는지는 리프팅 하는 사람의 리프팅 하는 자세, 언제 두 번째 풀을 하면서 폭발적인 힘을 내는지, 상대적인 다리와 엉덩이 스트렝스의 차이 그리고 신체구조에 따라서 아주 다양하다(즉, 상대적으로 다리가 짧거나, 다리를 많이 쓰는 사람의 경우는 바벨을 들어올리면서 더 가속시키기 위해서 자신의 다리를 신전시키는 스트렝스를 폭발시킬 때 이중 무릎 굽힘의 각도가 더 커진다). 이렇게 동작이 전환될 때 바벨의 스피드가 감소하는 것을 줄이기 위해서 무릎의 굴곡을 최소화하는 것이 좋다. 이 동작은 허벅지의 좀 더 높은 곳에 바벨을 위치시킨 상태에서 두 번째 풀을 시작하고 다리로 바닥을 세게 밀면서 동작이 끊어지지 않게 진행하면 최고로 잘 달성할 수 있다.

이중 무릎 굽힘 움직임은 두 개의 관절을 지나고 있는 햄스트링과 우리 몸이 균형 상태를 계속 유지하려는 이 두 가지 요소로 인해서 발생한다. 햄스트링 근육들은 고관절과 무릎관절을 모두 지나고 있기 때문에, 햄스트링이 수축을 하면서 고관절의 폭발적인 신전을 도울 뿐만 아니라 무릎

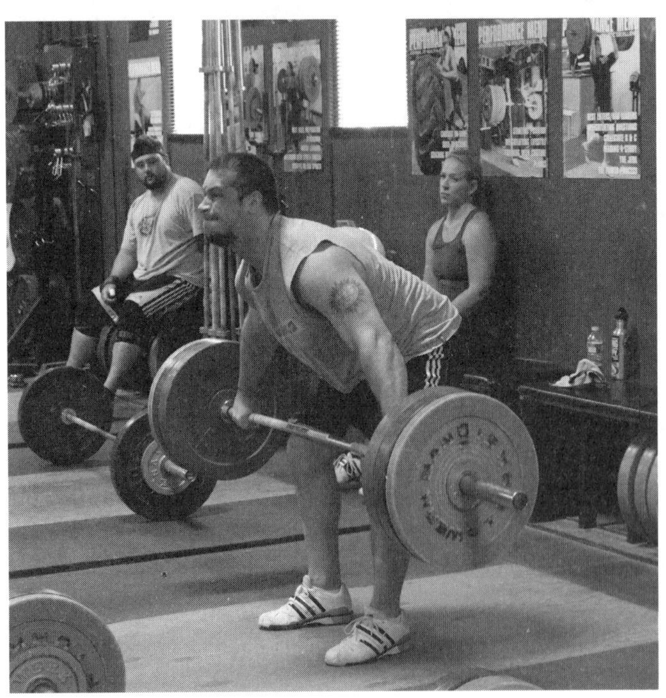
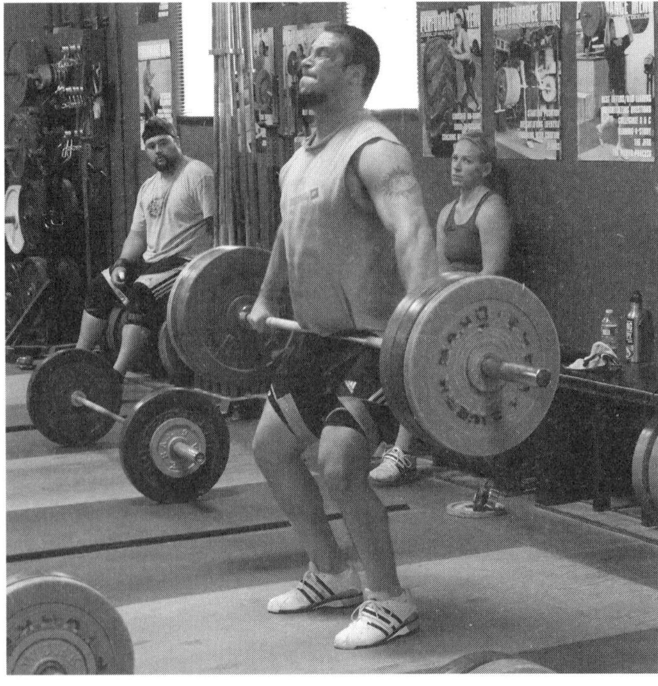

그림 10.1 이중 무릎 굽힘 혹은 트랜지션은 스내치와 클린에서 마지막에 몸을 펼 때 일시적으로 무릎의 신전이 멈추고 앞으로 이동해서 바벨 아래로 오는 것이다.

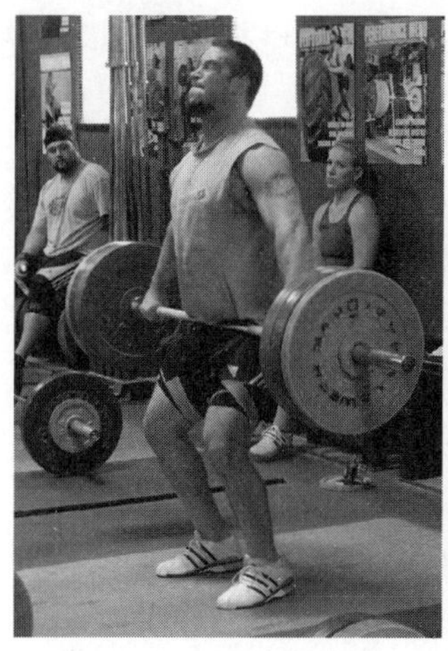
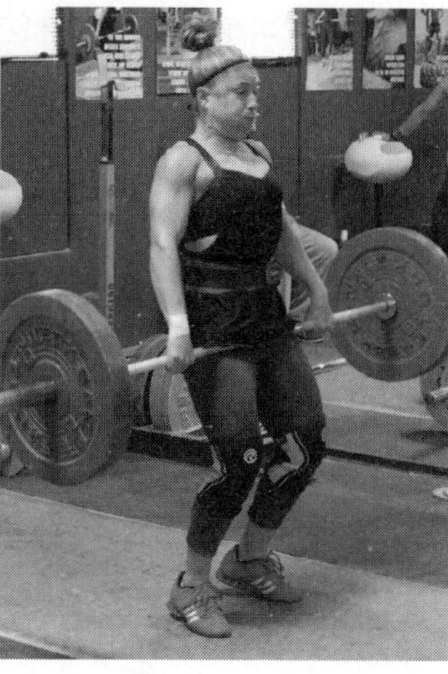

그림 10.2 이중 무릎 굽힘에서 무릎이 앞으로 나오게 되는 마지막 자세를 파워 포지션이라고 한다(왼쪽: 스내치, 오른쪽: 클린).

의 굴곡에도 영향을 주는 것이다. 그래서 고관절이 신전되는 시점에 무릎의 신전이 마무리될 수 없는 것이며 약간 굽혀져 있는 각도를 유지하고 있는 것이다. 고관절이 신전되면서 몸통이 위로 그리고 뒤로 이동하게 되면, 엉덩이와 무릎은 바벨과 몸의 균형을 상태를 유지하기 위해서 앞쪽으로 반드시 이동해야 한다.

무릎이 약간 굽혀진 상태에서 이렇게 무릎이 앞으로 이동하면서 바벨 아래쪽에 위치하는 것은 스쿱 혹은 트랜지션이라고 부른다. 몸통이 대략 수직 상태가 되면서 무릎은 바벨 앞쪽에 있으며, 엉덩이는 어깨 아래쪽에 있을 때가 무릎이 가장 많이 앞으로 나오는 시점이다. 이 자세는 파워 포지션power position이라고 불리기도 한다. 몸통이 거의 수직 상태가 될 때, 리프터가 자신의 다리로 지면을 세게 밀면서 고관절의 나머지 신전과 무릎의 신전을 마무리하는 것이다.

이런 무릎의 움직임은 올바른 자세와 스피드로 리프팅을 수행한다면 피할 수 없는 부분이다. 점핑을 할 때 발목이 자연스럽게 펴지는 것처럼 몸의 전체적인 움직임에서 자연스럽게 발생하는 움직임이다. 의도적으로 하려고 해서 나오는 움직임이 아니다.

이중 무릎 굽힘 가르치기

이중 무릎 굽힘 동작은 리프팅을 할 때 자세, 균형 그리고 타이밍이 정확하다면 자연스럽게 나오는 피할 수 없는 동작이기 때문에 특별히 가르칠 필요가 없다. 의도적으로 무릎을 앞으로 이동시켜서 바벨 아래에 오도록 하는 이중 무릎 굽힘을 가르치는 것이 오히려 문제를 발생시킬 수 있다.

스내치와 클린을 제대로 하기 위해서 이런 움직임이 실제로 일어난다는 것을 알 필요도 이런 동작에 대한 용어를 들어볼 필요도 없다. 이 동작은 의도적으로 수행하거나 자세를 교정하려고 노력하지 않아도 자연스럽게 나오는 동작이기 때문에 오히려 이 동작에 대해서 모르고 있는 것이 리프팅 실력 향상에 도움이 된다고 주장하는 사람들도 많다. 많은 세계적 엘리트 선수들 역시 미국에 와서 코치가 이 부분에 대해서 말하기 전까지 심지어 들어본 적도 없는 개념이라고 했다. 이 자체만으로도 이중 무릎 굽힘 동작을 가르치는 것이 반드시 필요한 것은 아니라는 것을 증명하는 것이다.

의도적으로 이중 무릎 굽힘을 하려고 하면 거의 항상 스쿱이 일찍 일어나게 된다. 이렇게 너무 빨리 무릎이 이동해서 바벨 아래로 가게 되면 여러 이유로 문제가 생길 수도 있다. 가장 기본적으로는, 앞으로 이동하는 허벅지에 부딪히면서 바벨이 앞쪽으로 이동할 수 있다. 그러면서 바벨이 몸에서 앞으로 튕기면서 멀어지게 되는 것이다. 이렇게 되면 무게중심이 발의 앞쪽으로 지나치게 옮겨지게 되는데 튕겨진 바벨 때문에 이런 무게중심의 이동이 더 심해지는 것이다. 더 복잡한 문제는, 스쿱이 일찍 일어나게 되면 무릎이 충분히 신전되기도 전에 무릎이 신전을 정지시켜버리게 된다. 무릎이 굽혀져 있는 각도가 더 크다는 것은 햄스트링의 장력이 감소하게 되고 고관절이 최종적으로 신전되면서 발생하는 힘도 감소한다는 의미이다. 마지막으로 고관절을 폭발적으로 신전시키면서 최대 파워를 만들기 위해서는 햄스트링의 충분한 장력은 반드시 있어야 하고 그래야만 바벨의 스피드도 증가하는 것이다. 마지막으로, 어깨가 바벨 뒤쪽으로 너무 이른 시점에 이동하게 되면 바벨이 허벅지를 따라서 올라오면서 바벨의 속도를 직접적으로 감소시키면서 두 번째 풀을 할 때 고관절과 무릎의 마지막 신전의 속도도 감소시키게 된다.

요약하자면, 진정한 이중 무릎 굽힘은 올바른 자세와 타이밍을 통해서 자연스럽게 발생하는 동작이다.

이중 무릎 굽힘 직접 수행하기

코치나 선수 모두에게 혼란스러운 부분이기에 엄격히 말하자면, 이중 무릎 굽힘을 가르치는 것은 불가능하다. 동작을 직접 하고 관찰하는 방식이 도움 될 수도 있다. 코치는 이 동작에 대한 개념을 선수에게 알려줘야 할지 말지에 대해서 신중하게 고려하는 것이 좋다. 이 방법은 확실히 선수보다는 코치에게 더 적절할 것이다.

적절한 두 번째 풀 자세에서 수직 점프를 하면서 간단하게 자세를 보여줄 수 있다. 풀 동작을 하는 자세로 발을 위치시킨 상태에서 무릎을 살짝 굽히고 고관절을 접으면서 힌지 자세를 만든다. 그리고 정강이는 대략 수직 상태를 만들고 어깨는 무릎 약간 앞쪽에 있게 한다. 무게중심은 뒤꿈치 앞 가장자리에 오게 한다. 이 자세에서 최대한 높이 점프를 하도록 한다. 고관절이 완전히 신전되는 것도 중요하지만, 여기서는 무릎의 신전을 우선적으로 신경을 써야 한다. 이렇게 점프를 할 때 무릎의 신전을 신경 쓰지 않는 경우가 많다. 만약 우리가 지나치게 고관절 신전에만 신경을 쓰게 된다면, 다리를 이용한 드라이브 마무리를 실패할 수도 있으며 수직으로 가속하는 힘이 미미할 수도 있다. 바닥을 밀어내면서 지지하는 힘이 줄어들면서 엉덩이에서 충분한 힘이 발휘되지 못할 것이다.

동작을 관찰하는 사람의 경우 무릎을 집중적으로 관찰해야 한다. 선수가 점프를 시작할 때 몸을 펴기 전에 무릎이 분명히 앞으로 이동할 것이다. 이때 코치는 선수에게 무릎을 앞으로 이동시키면서 점프를 하라고 하지 않고 시작 자세에서 수직으로 최대한 높이 점프하라고 말해주는 것이 중요하다.

만약 무릎이 앞으로 이동하는지 확실히 알 수 없으면, PVC 바를 이용한 기준선을 만들어서 시각적으로 좀 더 확실히 확인할 수 있다. 선수가 시작 자세를 취한 상태에서, 코치가 선수의 무릎 앞 가장자리에 맞춰서 PVC 바를 잡는다. 이렇게 잡은 상태에서 제대로 관찰할 수 있는 시야를 확보하기 위해서 뒤로 약간 물러나서 선수의 바로 측면에 있도록 한다. 선수가 점프를 하게 되면, 무릎이 PVC 바 쪽으로 이동하는 것을 분명히 확인할 수 있다. 이렇게 의도하지 않아도 자연스럽게 일어나는 무릎의 이동은 스내치와 클린을 할 때 분명히 일어나는 움직임이다. 이렇게 직접 동작을 진행하고 관찰하면서 리프팅을 할 때 이 움직임을 의도적으로 할 필요는 없다는 것이 분명해지는 것이다.

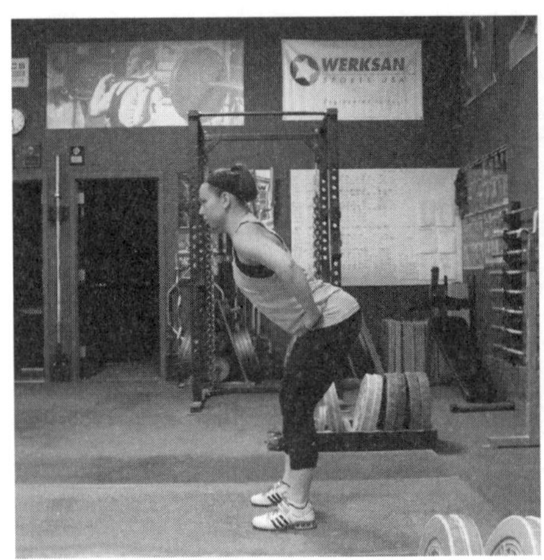

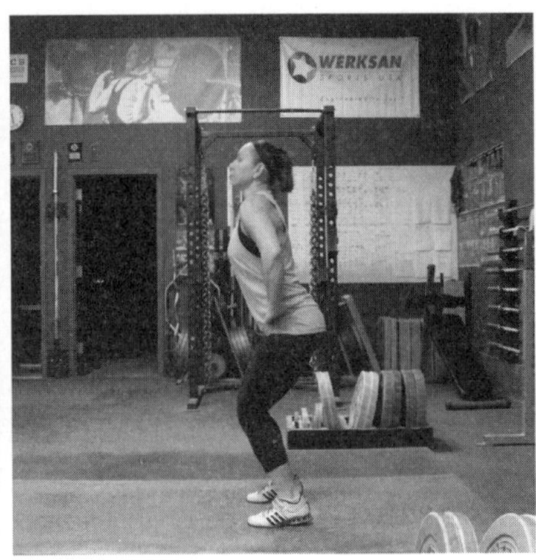

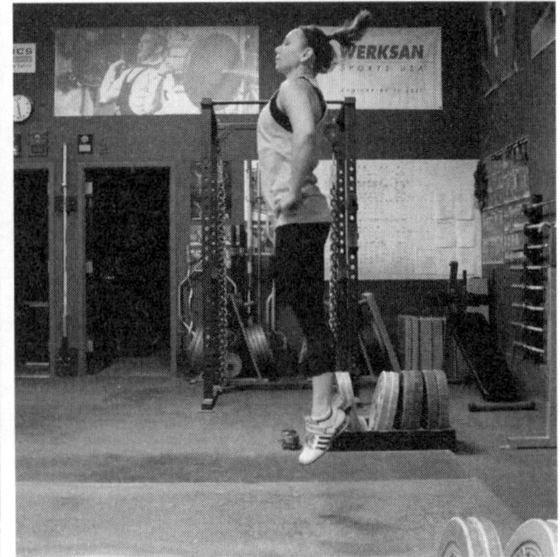

그림 10.3 스내치와 클린 풀 동작에서 무릎이 자연스럽게 앞으로 이동하는 움직임은 두 번째 풀의 시작 자세와 비슷한 자세에서 수직 점프를 하면서 경험할 수 있다.

시작 자세와 관련된 원칙들

스내치와 클린의 시작 자세는 여러 이유로 많은 사람들이 얘기를 나누는 주제이다. 그 이유 중에 하나가 바로 스내치와 클린 모두에게 적용되는 내용이기 때문이다. 게다가 이 주제는 스트렝스 & 컨디셔닝 커뮤니티에서 꽤나 많은 혼란이 야기되는 부분이기도 하다(웨이트리프팅 커뮤니티 내에서는 비교적 혼란이 없는 부분이며 있더라도 아주 적은 수준이다).

스내치와 클린 두 가지 동작의 적절한 시작 자세에 대한 기준과 근거가 동일하기 때문에, 두 가지 동작에 대해서 공통적으로 적용되는 내용을 여기서 다룰 것이며, 각 동작에 대해서 개별적으로 적용되는 내용에 대해서는 각 동작에 대한 섹션에서 구체적으로 다룰 것이다.

시작 자세에서 가장 우선이 되는 것은 최적의 자세, 균형 그리고 첫 번째, 두 번째 풀을 할 때 몸과 바벨 간의 적절한 간격을 잘 만들어내는 것이다. 다시 말해서, 리프팅을 할 때 가장 이상적인 역학 자세를 위해서 처음에 몸을 준비시키는 것이라고 볼 수 있다. 자세가 리프팅을 하는 데 있어서 부정적인 영향을 줄 정도로 불편한 것이 아니라면 자세가 편한지 그렇지 않은지는 크게 상관없다.

스내치와 클린에서의 두 번째 풀은 바벨을 수직으로 들어올리며서 가속시키는 데 있어서 가장 중요한 부분이다. 리프팅의 핵심이라고 할 수 있으며, 이 단계에서 리프터가 바벨 아래로 들어가면서 다시 자세를 잡을 수 있는 시간과 공간을 줄 수 있을 만큼의 충분한 가속의 힘이 바벨로 전달되는 것이다. 세 번째 풀의 성공에도 상당한 영향을 주기도 한다.

최고의 두 번째 풀 자세는 무릎과 고관절의 이상적인 굴곡 각도 그리고 지면을 밀어내면서 최대 힘을 만들어내며 바벨을 수직으로 제대로 당기면서 가속시킬 수 있는 발의 균형 상태에서 결정된다. 그러면서 리프터는 몸의 움직임을 전환하면서 바벨 아래로 들어가면서 최대한 빠르고 정확하게 자세를 다시 잡을 수 있어야 한다.

우리는 시작 자세에서 몸을 수직 상태로 만들라고 강조하지만, 그렇다고 몸통이 앞으로 절대로 기울어져서는 안 된다는 것이 아니다. 바벨을 수직으로 가속시키기 위해서 무릎의 신전과 더불어서 고관절의 신전 역시 움직임에 상당한 기여를 한다. 그 과정에서 경우에 따라서 앞으로 몸을 약간 기울여서 필요한 몸의 각도를 만들 필요가 있으며, 그러면서 발에서 무게중심을 잘 잡아서 적절한 균형 상태를 유지하는 데도 큰 도움이 되는 것이다.

처음 리프팅을 시작하는 사람에게 엉덩이를 더 높이 들고 어깨가 바벨 앞쪽으로 넘어가는 자세보다는 수직 상태의 자세를 가르쳐주는 데는 여러 이유가 있다. 첫 번째로는 수직 상태로 유지하면 할수록 고관절과 요추의 토크가 최소화되면서 결과적으로 첫 번째 풀 동작에서 척추신전근의 피로도가 최소화된다. 무릎과 고관절 신전에서 나오는 파워가 바벨로 전달되서 바벨이 위로 이동하는 가속을 최대로 만들기 위해서는, 두 번째 풀 동작에서 허리 주위 근육들이 척추의 견고한 상태를 유지할 수 있어야 한다. 그런데 리프팅에 동원되는 근육들 중에서 허리 근육이 상대적으로 가장 빨리 피로해지는데, 리프팅 초반에 허리를 많이 동원시키게 되면 결국 이후에 고관절을 마지막으로 신전시키면서 폭발적인 힘을 낼 때 척추의 견고함 정도가 감소할 가능성이 크다. 그러면 무릎과 고관절을 이용해서 만든 파워를 많이 사용할 수 없게 된다.

두 번째, 처음 토크의 각도가 더 작으면 가속을 더 잘할 수 있으며 피로도가 낮아지기 때문에 등을 더 수직 상태에서 엉덩이의 토크를 감소시키게 되면 두 번째 풀 동작에서 고관절 신전의 스피드가 더욱 증가하게 된다.

세 번째로, 두 번째 풀 동작에서 회전 구간rotational distance이 짧을수록 균형을 유지하는 데 부담이 줄어들게 된다. 그러면서 균형보다는 파워를 내는 데 더 집중할 수 있다.

네 번째로, 수직 상태로 유지하게 되면 자연스럽게 무게를 들었을 때와 비슷한 상태로 팔의 각도를 유지할 수 있게 되면서 바벨을 최대한 몸에 가깝게 유지하기 위해서 많은 노력을 하지 않아도 된다.

마지막으로 수직 상태에 가까울수록 일반적으로 더 편

안하게 느끼기 때문에 결과적으로 성공적인 리프팅을 위해서 심리적으로도 더 편안한 상태가 되는 것이다. 리프팅 성공에 있어서 이런 심리적인 부분도 절대로 간과해서는 안 된다.

시작 자세 이해하기

시작 자세에는 두 가지 중요한 기준이 있다. 첫 번째는 바벨이 대략 발볼 위쪽에서 있는 상태에서 시작해야 하며, 두 번째는 리프팅을 하는 사람을 측면에서 봤을 때 바벨을 잡고 있는 팔이 거의 수직 상태를 유지해야 한다는 것이다. 즉, 어깨 관절은 대략 바벨 바로 위에 있어야 하며, 어깨의 앞 가장자리가 바벨보다 살짝 앞에 있게 된다. 여기에 추가해서, 등은 완벽한 아치 상태(천골에서 머리 아래쪽까지 하나의 이어지는 아치를 형태)를 유지하면서 단단하게 고정되어 있어야 한다.

시선은 정면 혹은 정면보다 약간 위를 바라보는 상태에서 머리와 눈은 앞쪽을 향하도록 한다. 팔은 내회전시킨 상태(팔꿈치의 뼈가 튀어나온 부분이 바깥쪽을 향하도록)에서 신전시킨다. 견갑골이 전인, 후인되지 않은 중립 상태를 만들며, 광배근을 수축시켜서 견갑골을 하강시킨다. 이렇게 하면 등의 아치를 만드는데 도움이 되며 바벨을 최대한 몸에 가깝게 붙인 상태를 유지하는 데도 도움이 된다. 무릎은 바벨 위쪽에 있으며 바깥쪽으로 밀어주는데 양 무릎은 양팔 안쪽에 있어야 한다. 균형을 유지한 상태에서 발끝은 살짝 바깥쪽으로 돌린다. 엉덩이와 무릎의 상대적인 위치는 사람에 따라서 약간씩 차이가 날 수 있는데 누군가는 엉덩이가 무릎보다 약간 아래쪽 혹은 위쪽에 있을 수 있다.

발볼 위쪽에 바벨을 놓고 시작 자세를 취하게 되면 리프팅을 하는 사람이 원하는 자세를 취하기 위해서 정강이가 앞쪽으로 기울어질 수 있는 충분한 공간이 나오게 된다. 균형을 잡기 위해서 본능적으로 바벨을 발의 중심 부분 위쪽에 위치시키게 되면 정강이가 앞으로 움직일 수 없게 되며, 엉덩이가 많이 들리고 어깨도 앞으로 많이 기울게 된다. 어떤 경우는 발볼보다 더 뒤쪽에 바벨을 위치시켜서 자세를 만들어도 첫 번째 풀 동작을 하는 데 아무런 문제가 없는 경우도 있다. 선수가 생각하기에 이 자세가 자신에게 더 효율적이라고 판단한다면 이 자세로 진행해도 된다. 일반적으로, 다리가 상대적으로 긴 선수들이 약간 앞쪽에 바벨을 위치시키며, 반대로 상대적으로 다리가 짧은 사람들이 약간 뒤쪽에 바벨을 위치시킨다.

발볼 부분 위쪽에 바벨이 있는 상태에서 시작하기 때문에 상당히 무거운 바벨의 경우 바닥에서 들기 시작하면서, 리프터의 무게중심이 앞쪽으로 이동하게 될 것이다. 그러나

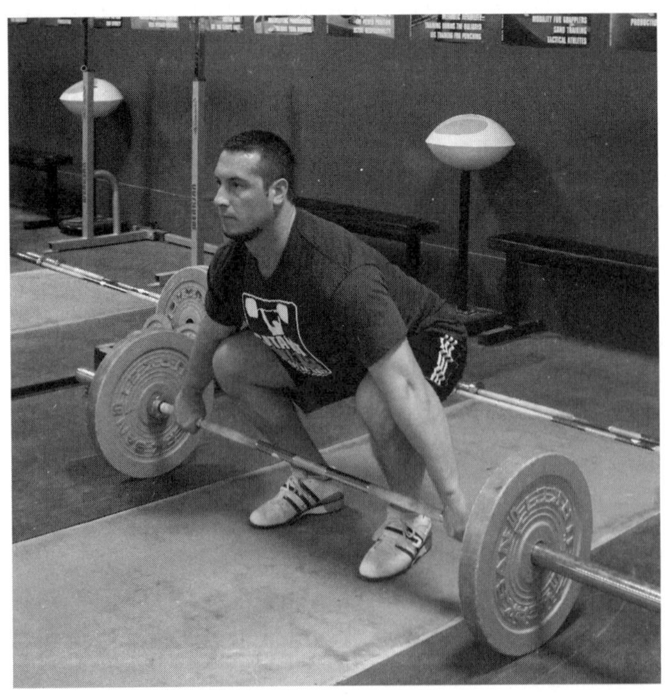

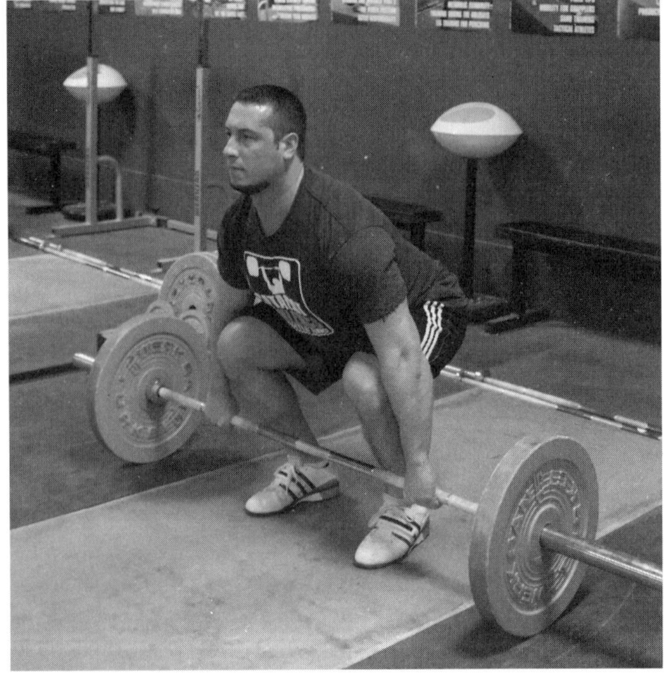

그림 11.1 스내치와 클린의 시작 자세에서 지켜야 하는 부분들은 동일하다. 단지 그립 넓이가 서로 달라서 자연스럽게 자세가 달라지는 부분이 있다.

첫 번째 풀 동작을 하면서 중력선에 맞춰서 무게중심을 뒤쪽으로 쉽고 빠르게 이동시키면서 자세를 다시 잡게 될 것이다.

팔을 거의 수직 상태로 유지하면 시작 자세를 수직 상태로 유지하는 것이 가능해지며, 풀 동작을 하는 동안에 바벨을 몸에 최대한 가까운 상태로 유지하는 몸통 각도를 만들 수 있게 해준다. 이렇게 하기 위해서는 어깨의 앞 가장자리 선이 바벨 위에 있는 것 아니라 어깨 관절이 바벨 바로 위쪽에 위치해야 한다. 어깨의 앞 가장자리 부분이 어느 정도 바벨 앞에 위치해 있을지는 리프팅 하는 사람의 어깨 크기에 따라서 좀 달라질 수 있다. 이렇게 바벨과 어깨의 위치에 대해서 잘못 이해하고 있다면 팔이 수직보다 약간 뒤쪽으로 기울게 된다.

풀 동작의 효과를 극대화시키기 위해서 등의 아치는 중요하다. 견고한 등의 아치 상태를 유지하지 못하게 되면 무릎과 엉덩이의 신전을 통해서 발생해서 바벨로 전달되는 힘이 감소하게 된다. 등의 아치 상태를 유지하지 못하고 등이 말린 상태를 유지하게 되면 여기서 힘이 일부 흡수되면서 대략 15% 정도의 힘이 손실된다(Kanyevsky, 1982, 1992). 리프터는 천골에서 머리 아래쪽까지 척추 전체를 따라서 하나의 연결되는 아치를 만들어야 한다. 경추와 요추의 경우는 중립 상태에서도 자연스럽게 아치 형태를 가지고 있지만 흉추의 경우는 반대 방향으로 굽어있다. 우리는 이 부분을 평평하게 만들어서 하나의 연속적인 아치를 만드는 것을 목표로 해야 한다. 그러기 위해서는 머리를 수직으로 세우는 것이 중요하다. 그렇다고 지나치게 고개를 뒤로 넘겨서 경추를 과신전시켜서는 안 된다. 등의 아치를 만드는 데 머리의 위치도 관여를 하며 시선은 정면 혹은 정면보다 약간 위를 향하도록 한다. 게다가 머리를 아래로 향하도록 하는 자세와 비교했을 때 수직으로 세우게 되면 등 근육의 스트렝스를 향상시켜 대략 20kg을 더 들 수 있는 것으로 입증되었다(Kanyevsky, 1982, 1992). 선수들이 정말 힘들게 스쿼트나 풀 동작을 할 때를 보면 이렇게 더욱 강력한 힘을 낼 수 있는 자세를 자연스럽게 만들어낸다는 것을 자주 확인할 수 있다. 풀 동작을 할 때 등의 스트렝스를 증가시킨다는 점 이외에도 리프팅을 할 때 머리를 수직으로 세우게 되면 정면이나 정면보다 약간 높은 시점을 바라볼 수 있는 시선 처리를 가능하게 해준다. 이런 시선을 리프팅을 하는 동안에 계속 유지를 하게 되면 몸을 움직이는 방향을 교정하고 몸이 흐트러질 수 있는 가능성을 최소화함으로써 균형을 잡는 데 도움이 된다. 스내치와 클린을 하면서 몸을 완전히 신전시키는 순간에 머리가 지나치게 뒤로 넘어가는 것을 막아주기도 한다.

팔을 내회전하면(가동범위 안에서 팔꿈치 뼈가 최대한 바깥쪽으로 향할 수 있도록 돌리는 것) 리프터가 바벨 아래로 들어가는 동작 전환이 일어날 때 몸에 가까이 바벨을 유지함으로써 세 번째 풀 동작을 최상의 상태로 만들 수 있기 때문에 중요하다. 팔꿈치를 신전시키는 것도 역시나 중요한 부분이다. 팔꿈치 신전은 이후에 있을 리프팅 동작에서 팔이 느슨해지면서 파워의 손실이 생길 수 있는 부분을 방지해준다. 그러나 팔꿈치를 과도하게 신전시킬 필요는 없다. 바벨을 잡을 때 어깨와 바벨 사이에 형성되는 장력 때문에 팔꿈치는 자연스럽게 펴지는 정도를 유지하면 된다.

바벨을 몸 앞쪽으로 당기고 등의 아치 상태를 강하게 만들기 위해서 광배근이 개입되기 때문에, 견갑골은 하강된다. 일부 리프터의 경우는 견갑골을 의도적으로 벌리는 것이 더욱 효과적인 경우도 있지만(일부 전인되기도 한다), 일반적으로는 전인이나 후인이 되지 않은 대략 중립에 가까운 상태를 유지하는 것이 좋다.

무릎은 리프터의 신체 비율에 맞게 적절하게 바벨을 넘어간다. 그러나 너무 많이 넘어가게 된다면, 리프터의 엉덩이가 너무 낮고 어깨가 바벨 뒤에 있다는 의미이다. 반대로, 무릎이 바벨을 넘어가지 않는다면 정강이가 너무 수직에 가까운 상태이기 때문에 올바른 자세를 잡기가 힘들며 무게중심이 너무 발의 뒤쪽에 있다는 의미이다.

무릎은 팔을 벗어나지 않는 범위 내에서 바깥쪽으로 밀어준다. 이때 팔과 무릎이 가볍게 닿을 수도 있다. 무릎과 발의 각도가 일치해야 하는 스쿼트와는 다르게, 시작 자세에서 무릎을 바깥쪽으로 밀어내다 보면 무릎이 발보다 바깥쪽에 있을 수도 있다.

무릎을 밀어내는 것은 몸통의 수직 상태를 유지하면서 바벨을 바닥에서 당길 때 중요한 요소이다. 다리의 허벅지 부분의 길이는 엉덩이가 무릎과 바벨에서 얼마나 멀어지는지를 결정하면서 등의 각도에 어느 정도 영향을 준다. 무릎을 측면으로 밀어주게 되면 엉덩이와 바벨 간의 거리를 줄여주면서, 등의 각도도 더 수직에 가까운 상태로 만드는 데 도움이 된다.

바벨이 시작 자세에서 정강이에 접촉할 수는 있지만 반드시 필수적인 부분은 아니다. 정강이에 바벨이 접촉되지 않는 상태에서 최대한 가까이 몸에 붙인 상태를 유지하면 풀 동작을 할 때 정강이나 무릎에 걸리는 것을 피할 수 있기 때문에 더 나은 퍼포먼스를 기대할 수 있다. 어떤 경우든, 바벨이 정강이를 긁게 되는 것은 기술적인 실수가 있다는 것을 의미한다. 이런 경우는 일반적으로는 리프팅 시작 자세에서 어깨가 바벨 바로 위에 있기보다는 바벨 뒤에 있는데 이것은 고관절을 너무 빨리 펴려고 하거나 리프팅을 시작하는 시점에 너무 세게 바벨을 몸 쪽으로 당겨서 그런 것이다(어깨를 바로 바벨 위쪽에 위치시킨 상태에서, 바벨을 최대한 몸에 가깝게 붙인 상태를 유지하기 위해서 지나치게 신경 쓸 필요는 없다. 무릎을 지날 때까지 조금만 신경을 쓰면 된다).

발 넓이에 대해서는 앞에서 이미 한 번 설명을 했다. 발은 대략 엉덩이 넓이로 위치시키며, 발끝은 편한 각도로 바깥쪽으로 돌려준다. 다시 한 번 말하지만, 시작 자세에서 발과 허벅지의 각도가 스쿼트에서처럼 반드시 정렬 상태를 유지해야 하는 것은 아니다. 게다가 항상 리프터의 무게중심이 발바닥에 골고루 분산되어 균형 상태를 유지해야 하며, 뒤꿈치 쪽으로 무게가 중심이 쏠려 있지 않는 것이 좋다. 발뒤꿈치 쪽으로 균형을 잡으려고 하면 제대로 된 자세 유지가 힘들며, 리프팅을 시작 할 때부터 지나치게 보상작용이 많이 발생할 수 있다.

마지막으로, 엉덩이의 높이는 무릎보다 약간 아래에서부터 약간 위까지 사람마다 아주 다양할 수 있다. 바벨을 바닥에서부터 들어올릴 때 엉덩이의 위치는 무릎보다 높은 위치에 있는 것이 관절의 각도 측면에서 더 이점이 많기 때문에 유리하다(키가 상대적으로 작은 사람이 엉덩이를 무릎보다 위쪽에 있는 상태에서 시작하는 것이 첫 번째 풀 동작에서 키가 큰 사람보다 더 높은 스피드를 내는 데 유리하다). 만약 시작 자세에서 지켜야 할 모든 것들이 가능한 상태에서 엉덩이를 무릎 위에 위치시키는 것이 가능하다면 이 자세를 사용하는 것이 좋다.

그러나 바닥에서 바벨을 쉽게 들어올릴 수 있는 부분이 시작 자세의 최우선 사항이 되는 것은 아니다. 좋은 시작 자세를 만들다 보면 오히려 바벨을 편하고 쉽게 들어올리는 것이 힘들어지는 경우도 있다. 하지만 전체적인 측면에서 리프팅에는 더 긍정적인 영향을 주게 될 것이다. 엉덩이 위치가 낮아져서 역학적으로 많이 힘들어지더라도, 동적인 시작 자세를 통해서 이 부분이 보완될 수 있다(이 부분에 대해서는 이후 챕터에서 다시 설명할 것이다).

개인차Variation

스내치와 클린을 할 때 개인의 가동성 정도나 이전 부상 이력과 같은 다양한 요인들 때문에 올바른 시작 자세를 하는 데 있어서 개인차가 많이 발생할 수 있다. 이런 부분들 중에서 교정될 수 있는 부분이 있다면 일정 시간에 걸쳐서 훈련을 하면서 보완해나가야 한다. 키나 몸의 신체구조가 달라서 시작 자세 모양이 다를 수도 있다. 이 경우는 교정할 수 없는 부분이다. 등과 정강이의 각도, 엉덩이의 높이, 발끝을 어느 정도 바깥쪽으로 돌릴 수 있는지, 무릎을 측면으로 어느 정도 밀 수 있는지, 등의 아치 정도, 팔이 어느 정도까지 내회전할 수 있는지와 같은 부분들이 여기에 속한다. 이런 부분들은 신체 비율 혹은 해부학적인 구조(뼈의 구조)와 관련된 구체적인 내용들이다. 자세 교정을 제대로 하기 위해서는 훈련을 통해서 교정할 수 있는 부분인지 그렇지 않은 부분인지를 정확하게 구분하는 것이 중요하다.

시작 자세 들어가기

어떻게 시작 자세로 들어가느냐가 그렇게 중요하지 않는 경우도 있다. 만약 자신이 시작 자세로 들어가는 동작으로 인해서 시작 자세나 리프팅이 흐트러지는 부분이 없다면 자신이 원하는 자세를 계속 유지해도 된다. 여기서 시작 자세와 준비 자세를 구분하는 것은 중요하다. 준비 자세Preparatory position(시작 자세 전에 선수가 취하는 자세)는 동적인 시작을 하는 경우에 특히 시작 자세와 혼동하는 경우가 종종 있다. 시작 자세는 실제로 바벨을 들기 시작하는 자세이며, 바벨과 지면이 분리되기 전 마지막 자세이기도 하다.

정적인 시작Static start을 하는 경우에는, 선수가 실제로 리프팅을 시작하기 전에 자세를 잡고 잠시 시작 자세를 유지한다. 동적인 시작Dynamic start의 경우는, 다양한 방법으로 몸을 움직이거나, 시작 자세에서 앞뒤로 몸을 움직이다가 동작을 멈추지 않고 바로 리프팅을 시작한다.

정적인 시작

웨이트리프팅을 시작하는 사람이라면 모두 정적인 시작을 배우고 사용하는 것이 좋다. 훈련 초기에는 기술적인 일관성을 갖추고 리프팅에 필요한 자세에 대한 운동감각을 발달시키고 익숙해지는 것이 중요하다. 이 부분에 있어서 정적인 시작은 리프터가 좋은 자세로 훈련을 하고 장기적인 관점에서 기술적 능숙도를 향상시키는 데 도움을 준다.

정적인 시작을 하게 되면 리프팅을 할 때 생길 수 있는 여러 가지 변수를 최소화할 수 있으며, 리프팅을 하는 동안에 신경 써야만 하는 많은 것들을 줄일 수 있고, 동작의 일관성을 향상시킬 수 있다. 현장에서 바로바로 선수의 자세를 정확하게 확인하고 교정해줘야 하는 코치에게도 도움이 된다. 동적인 시작의 경우는 아주 순간적으로 동작이 일어나기 때문에, 코치가 시작 자세에서의 문제점을 확인하기가 더욱 어렵다.

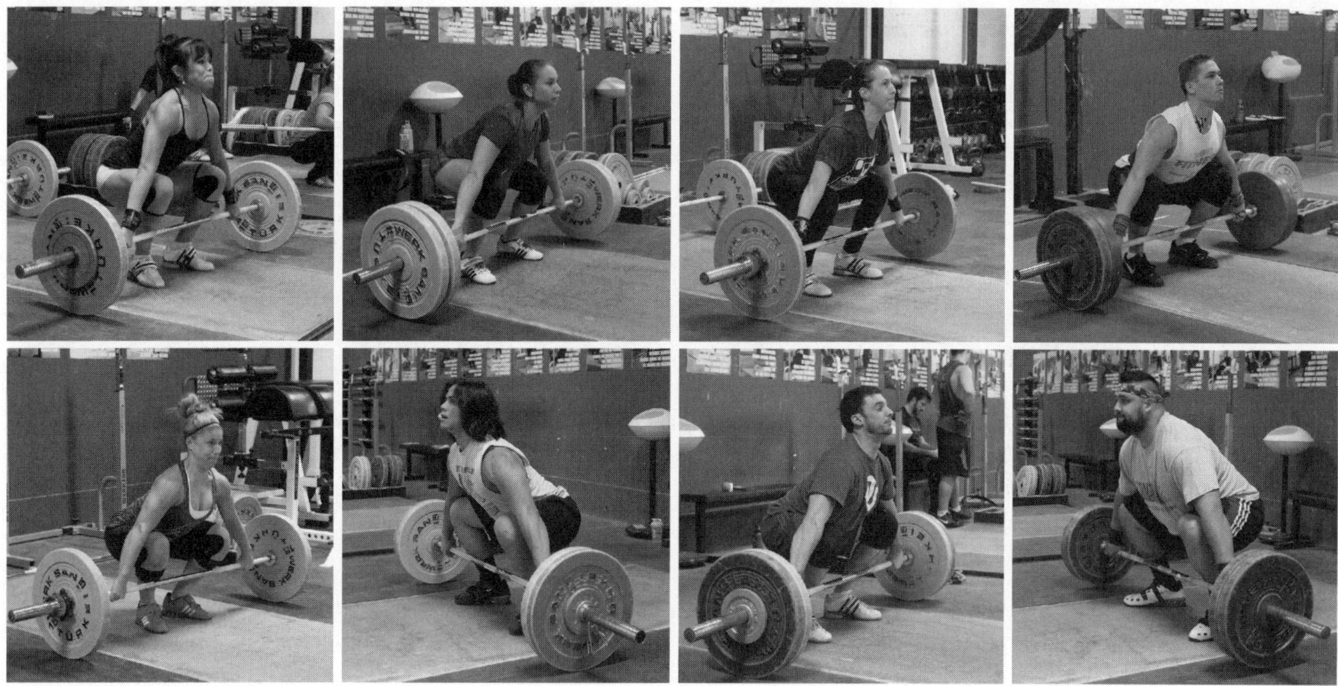

그림 11.2 시작 자세의 모습(여기서는 스내치 사진만 있다)은 사람의 키나 신체구조 때문에 올바른 시작 자세를 위한 기준을 모두 충족시켰음에도 불구하고 사람들 간에 상당히 다양할 수 있다. 등과 정강이의 각도, 엉덩이 높이, 발끝이 바깥쪽으로 돌아간 정도 그리고 무릎을 측면으로 어느 정도 밀어냈느냐가 여기에 속한다. 다시 말해서, 자신의 신체 비율이나 해부학적인 구조(뼈의 구조)가 모두 영향을 줄 수 있다. 게다가, 관절을 어느 정도 펼 수 있는지와 관련된 가동성 문제 그리고 팔을 어느 정도 내회전시킬 수 있는지와 같은 부분도 관찰할 수 있다.

게다가 이제 리프팅을 시작하는 사람이 동적인 시작을 하는 것은 좋지 않다. 가동성과 기술력이 부족해서 들 수 있는 무게에 한계가 있다. 그렇기 때문에, 바벨을 바닥에서 들어올려서 첫 번째 풀 동작을 쉽게 하기 위해서 더 복잡한 전략을 사용할 필요가 없다. 이런 복잡한 전략은 많은 훈련이 된 후에나 필요하다(물론 이 전략이 계속 필요하지 않는 사람도 있을 수 있다). 따라서 기술적인 능숙도와 일관성이 충분히 가능해질 때까지는 스내치와 클린을 할 때 정적인 시작을 하는 것을 권한다.

동적인 시작

동적인 시작은 바벨을 바닥에서 들기 전에 신장-수축 반사 Stretch-Shortening Reflex 혹은 더 많은 근육의 장력을 만들어서 바벨을 들어서 첫 번째 풀을 더 쉽게 만들어준다. 엉덩이를 아래로 빠르게 밀어내면서 자세를 잡고 즉시 바벨을 바닥에서 들어올리는 리프터의 경우는, 보통 신장-수축 반사를 이끌어낼 수 있는 충분한 스피드를 가지고 있다. 천천히 엉덩이로 앉고 나서 리프팅을 시작하기 위해서 다시 엉덩이를 들어올리는 선수들의 경우는, 바벨을 움직이기 전에 근육에 더 많은 장력을 만들게 된다. 그래서 리프팅이 시작될 때 더 많은 힘이 발생한다. 둘 중 어느 방식이라도 더 적은 피로로 바벨을 쉽게 바닥에서 들어올릴 수 있다. 그러면서 풀 동작에서의 스피드도 증가하면서 일반적으로 리프터의 자신감도 증가하고 리프팅의 성공에 기여하게 된다. 게다가 몇몇 동적인 시작의 경우는 풀 동작에서 등의 아치 상태를 더 쉽게 개선하는데 도움이 되기도 한다. Glyadkovsky와 Rodionov(1971, 1992)에 의한 실험에서는 정적인 시작과 비교해서 동적인 시작이 풀 동작에서 풀 높이를 평균 2.5cm 높여줬다고 보여준다.

기본적인 스트렝스 능력치에서 스내치와 클린이 차지하는 비중이 높은 엘리트 웨이트리프팅 선수들의 경우, 특히 리프팅에 있어서 신체 비율이 불리한 선수들(다리가 상대적으로 길거나, 키가 큰 선수)의 경우는 리프팅의 성과를 극대화하기 위해서 동적인 시작이 필수적이라고 할 수 있다.

선수에 따라서 어떤 동적인 시작을 사용할 것인지는 여러 가지를 경험해보고 결정할 필요가 있다. 당연히 자신에게 가장 효과적이라고 판단되는 형태를 선택하게 될 것이다. 하지만 선수가 선택하는 방식이 코치가 보기에는 문제가 있을 때는, 서로 간의 소통을 통해서 변형을 하거나 완전히 다른 자세를 선택해야 할 것이다. 예를 들어, 선수가 고집하는 자세로는 계속 바벨을 정강이 쪽으로 지나치게 당기면서 바벨을 바닥에서 들어올리는 순간에 균형을 잡기 힘들다면, 자세를 조정한 상태에서 연습을 해야 한다. 하지만 이렇게 자세를 조정하는 것 자체가 힘든 상태라면 아예 다른 형태의 자세로 바꾸는 것이 좋다.

정적인 시작에서 언급한 것처럼, 동적인 시작 자세에도 염려되는 부분은 할 때마다 자세가 바뀌는 부분에 대한 것이다. 수년 동안 동적인 시작을 해온 선수라도, 만약 아직 기초가 탄탄하지 못해서 기술적으로 능숙하지 않은 상태라면, 매번 동작이 바뀌는 경우도 있다. 이런 선수들의 경우는 자신의 기술 완성도에 따라서 적절하게 동적인 시작 자세를 사용해야 한다(반드시 동적인 시작을 할 필요는 없으며, 다양한 형태의 동적인 시작 자세를 할 수도 있으며, 스내치와 클린의 동적인 시작 자세가 동일할 필요도 없다).

동적인 시작 자세의 종류

싯-쓰루 Sit-Through: 이 자세에서는 엉덩이를 약간 높은 상태를 유지하면서 등의 아치를 만든다. 그리고 천천히 엉덩이를 낮추면서 시작 자세를 지나서 깊은 스쿼트 자세를 만든다. 종종 어깨를 바벨 뒤쪽으로 기울였다가 엉덩이를 다시 위로 올리면서 바벨을 바닥에서 들어올린다. 엉덩이를 이렇게 다시 위로 올리면서 시작 자세를 취하는 동시에 리프팅을 시작하는 것이다.

힙 펌프 Hip Pump: 잠시 시작 자세를 잡고 나서, 엉덩이를 빠르게 들어올렸다가 다시 밑으로 눌러주면서 시작 자세를 잡는다. 이렇게 바닥을 세게 눌러주면서 바벨을 바닥에서 들어올리게 된다. 리프팅을 하기 전에 바닥을 세게 눌러주는 동작을 한 번만 하는 경우도 있고, 여러 번 진행하는 경우도 있다. Glyadkovsky와 Rodionov(1971, 1992)의 연구에 따르면 두 번 세게 눌러주는 것(Double Pump)이 가장 효과적인 것으로 드러났다. 그러나 이 방식은 바벨을 바닥

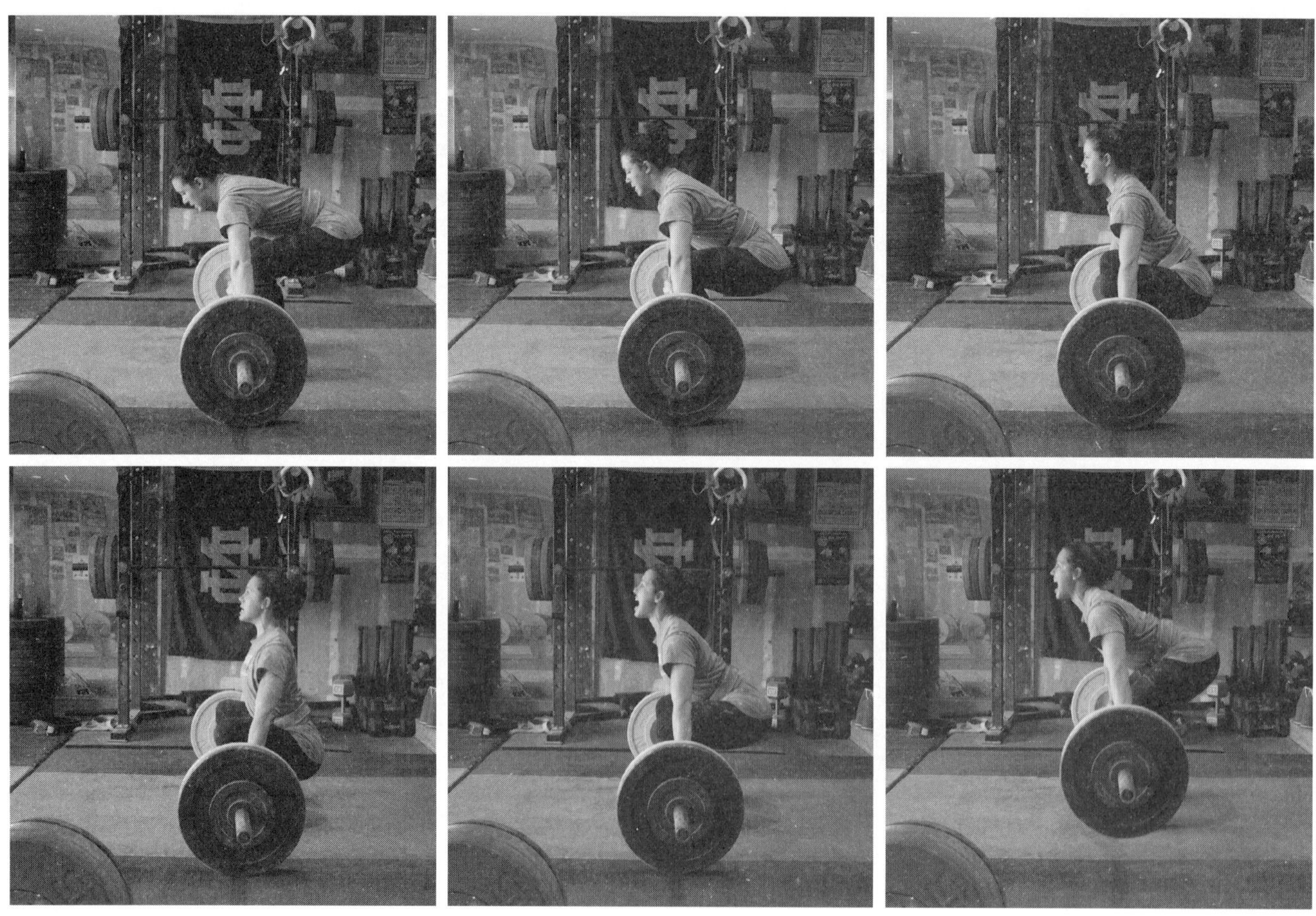

그림 11.3 동적인 시작 자세에서는, 선수들은 자세를 잡으면서 앉았다가 다시 시작 자세로 돌아가면서 멈추지 않고 바로 리프팅을 시작한다. 사진은 싯 쓰루 자세이다.

에서 들어올리자마다 적절한 균형 상태와 자세를 유지하는 것을 힘들게 하기도 한다.

슬로우 디센트 Slow Descent: 앞의 두 가지 방식을 어느 정도 합친 방법이다. 등의 아치 상태를 만들고 엉덩이를 높이 든 상태에서 시작한다. 천천히 엉덩이를 낮춰주면서 시작 자세를 만든다. 엉덩이와 다리에 장력을 만들어주면서 엉덩이를 움직이면서 최종적인 시작 자세를 만들어 바벨을 들어올린다.

로우 싯 Low Sit: 로우 싯 자세는 싯-쓰루 자세를 변형한 것으로 볼 수 있다. 엉덩이를 높이 든 상태에서 낮추면서 스쿼트 자세를 만들었다가, 다시 엉덩이를 들어서 시작 자세를 만들기보다는, 낮은 스쿼트 자세로 앉으면서 장력을 만들고 엉덩이를 들어올리는 것이다. 엉덩이가 적절한 높이까지 왔을 때 바벨을 바닥에서 들어올리면서 리프팅을 시작하는 것이다.

더 립 The Rip: 이 시작 자세는 보통 매우 공격적인 리프터들에게서 볼 수 있다. 적절한 발 넓이와 그립을 준비한 상태에서 스쿼트로 앉고 나서 바벨을 바닥에서 확 잡아당기면서 즉시 리프팅을 시작하는 것이다(불가리아의 Zlaten Vanev가 이 자세로 가장 많이 알려진 선수이다). 이 자세에서는 적절한 등의 아치 상태를 준비하는 것이 쉽지 않을 수도 있다. 그리고 처음 가속 이후에 바벨의 스피드가 줄어드는 문제가 생길 수도 있다.

다이브 스타트 Dive Start: 매우 드물게 사용되는 자세이며, 러시아의 David Rigert와 미국의 Wes Barnett 선수가 가장 쉽게 떠오른다. 스내치보다는 클린 동작에서 좀 더 많이 사용된다. 이 시작 자세의 경우는, 바벨에서 완전히 서 있는 상태에서 시작한다. 그리고 살짝 자세를 낮추면서 바벨을 잡고 즉시 리프팅을 시작한다. 몇몇 선수들은 이 자세에서 더 나은 등의 아치를 만드는 것이 더 쉬울 수 있지만, 바벨을 들어올릴 때 안정적인 그립과 적절한 자세 그리고 균형 잡는 것이 매우 어렵기도 하다.

준비 자세

정적인 시작 자세와 동적인 시작 자세로 들어가는 방법에는 여러 가지가 있다. 다시 한 번 말하지만, 어떤 자세를 통해서 시작 자세를 갖추게 될지는 시작 자세 그 자체보다 덜 중요하다. 시작 자세를 갖추는 과정에서 제대로 등의 아치를 만드는 것을 불가능하게 하거나 양발의 균형을 잡는 것을 어렵게 하거나 적절한 스피드, 풀 동작의 가속과 타이밍을 방해하는 것과 같이 시작 자세와 첫 번째 풀 동작에 부정적인 영향을 주는 것이 아니라면 그 자체는 크게 중요하지 않다.

자신이 어떤 준비 자세를 취하느냐보다는, 준비 자세를 얼마나 일관성 있게 유지하느냐가 더 중요하다. 올바른 시작 자세와 자신감 측면에서도 필요한 부분이다. 자세에 변수가 더 적으면 적을수록 실수, 불안감 혹은 걱정이 더 줄게 된다. 특히 시합에서는 이 부분에 대한 중요성은 아무리 강조해도 지나침이 없다.

준비 자세에는 두 가지 기본적인 형태가 있다. 첫 번째는, 양발을 제대로 위치시키고 그립을 세팅한 상태에서 서 있는 것이다. 그리고 바벨 앞쪽으로 약간 몸을 기울인다. 두 번째는, 양발과 그립을 세팅한 상태에서 바벨 뒤쪽으로 스쿼트로 앉는 것이다. 이 두 가지 자세 중에서 어떤 것을 선택하는지는 올바른 시작 자세가 가능하다면 자신의 개인적인 기호라고 할 수 있다.

몸통을 안정화시키기 위해서 언제 마지막으로 숨을 들이마시면서 압력을 만들어야 하는지는 자신의 스타일에 달려 있다고 볼 수 있다. 어떤 자세에서든, 지나치게 숨을 오래 참고 있는 것을 피하기 위해서 가능한 한 리프팅을 시작하는 최대한 가까운 시점에 숨을 들이마시는 것이 좋다. 그리고 충분히 몸통을 신전시키는 것이 가능한 움직임의 자세나 단계에서 들이마시는 것이 좋다.

리프팅을 할 때마다 이 과정이 더욱 정확하게 반복될수록, 리프팅의 나머지 동작의 기술적인 측면에서 더욱 큰 조절 능력을 가지게 될 것이다. 이 부분에 있어서 우리는 가장 편안하고 효과적으로 느껴지는 자세가 무엇인지 실험하고 찾아내야 할 것이다.

스내치 시작하기

스내치는 웨이트리프팅 시합에서 경쟁하는 두 가지 리프팅 동작 중에 첫 번째 동작이다. 바닥에 있는 바벨을 단번에 머리 위로 올리는 동작이다. 엄청난 스피드와 다양한 관절의 가동범위를 최대한으로 활용하여 역학적인 파워가 만들어지는 것을 확실히 보여주는 동작이다. 아주 짧은 시간에 최대 운동량을 보여주는 것은 물론이며 기술적인 정확성 또한 요구된다.

스내치의 풀 동작의 기능적 역학은 클린 동작에서도 그대로 적용된다. 그리고 처음 리프팅을 시작하는 사람들에게는 스내치를 배우는 것이 클린이나 저크 동작을 배우는 것보다는 더 어렵기도 하다. 하지만 스내치의 넓은 그립은 몸을 펼 때 몸과 바벨 간에 올바른 상호 작용에 대해서 좀 더 쉽게 배우는 것을 도와준다. 이런 이유들 때문에 일반적으로 스내치를 먼저 가르칠 것을 추천한다. 일단 리프팅을 처음 배우는 사람이 스내치에 익숙해지게 되면 클린 앤 저크 동작을 습득하는 시간이 상당히 줄어들게 될 것이다.

스내치를 처음 배울 때는 바벨 대신에 PVC 파이프나 나무막대를 사용할 수도 있다. 그러나 빈 바벨(15kg 혹은 20kg)도 그렇게 무겁지 않거나 훈련 목적을 고려했을 때 상대적으로 무거운 무게를 사용해야 하는 경우는 PVC 파이프나 나무막대는 가벼울 것이다. PVC 파이프는 저렴하기 때문에 여러 사람들을 동시에 가르칠 때 사용하기에도 좋다.

힘이 좋은 사람들조차도 이후에 다루게 될 동작을 정식 바벨을 이용해서 올바른 자세로 하는 것이 힘들 수도 있다. 이런 사람들의 경우는 가능하다면 5~10kg의 테크닉 바벨을 사용하는 것도 좋은 방법이다. 테크닉 바벨 사용이 힘들다면 PVC 파이프로 처음 훈련을 시작하는 것이 좋다. 앞으로 설명하게 될 동작에서 '바벨'이라고 하는 도구는 자신이 사용하는 모든 도구(정식 바벨, 테크닉 바벨, PVC 파이프나 나무막대)가 될 수 있다는 것을 명심하자.

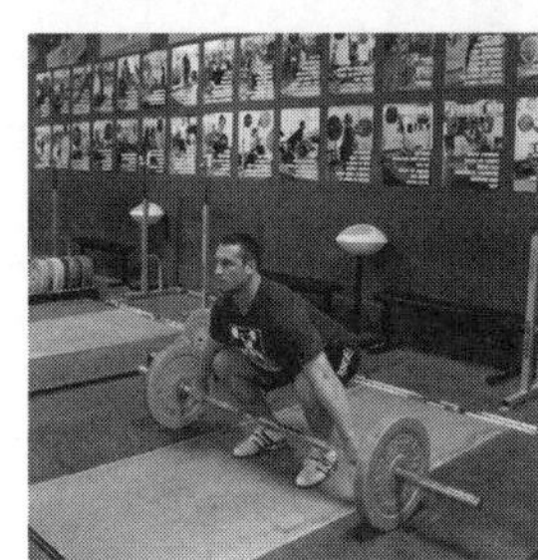
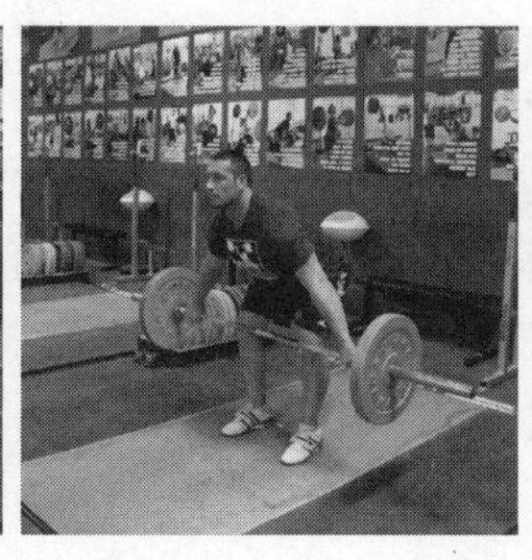
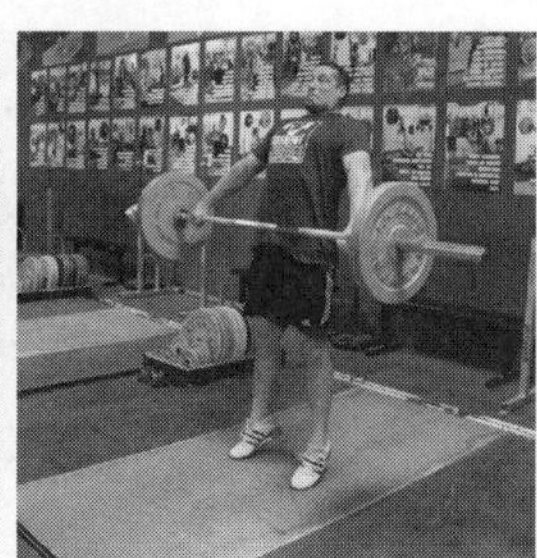
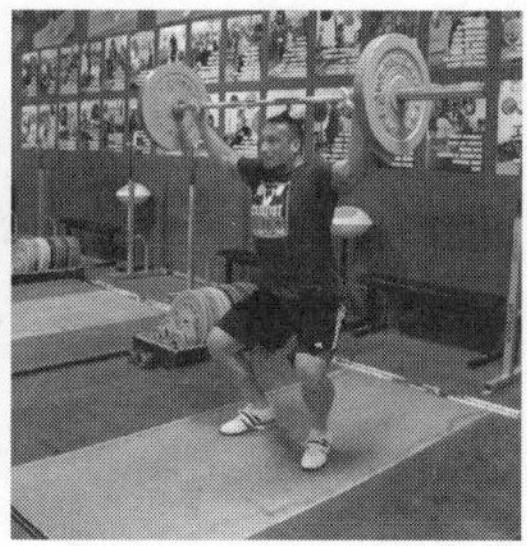
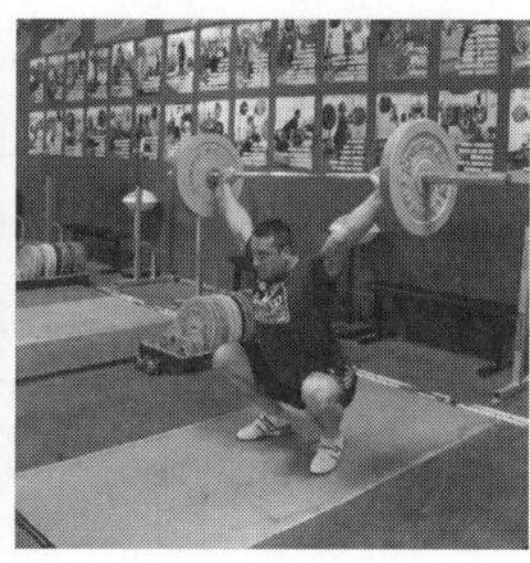

그림 12.1 스내치는 올림픽 웨이트리프팅 시합에서 경쟁하는 두 가지 동작 중에 하나로 바닥에 있는 바벨을 단번에 머리 위로 들어올리는 동작이다.

리시빙 자세

스내치에서 오버헤드 동작은 성공적인 리프팅에 있어서 상당히 중요하다. 저크 동작에서도 마찬가지로 중요하다. 무거운 무게를 리시빙 하고 제대로 지탱하기 위해서 구조적으로 최대한 안정적이며 이 자세가 꾸준히 유지될 수 있는 자세를 만들고 연습할 필요가 있다.

동작 미리 살펴보기

- 그립 위치
- 오버헤드 자세
- 오버헤드 스쿼트
- 프레싱 스내치 밸런스
- 드롭 스내치
- 히빙 스내치 밸런스
- 스내치 밸런스

그립 위치

스내치 동작에서 손의 넓이를 넓게 해서 잡게 되면 바닥에서 머리 위로 올라가는 바벨의 동선이 짧아지게 된다. 스내치를 시작할 때 그립의 넓이를 결정하는 방법에는 쉬운 방법에서부터 복잡한 방법까지 아주 다양하다.

스내치 동작에서 바벨과 몸이 접촉하는 이상적인 지점은 고관절에 주름(고관절이 접히는 부분)이 있는 부분이다. 결과적으로, 최적의 그립 넓이는 몸을 다 편 상태에서 바벨이 고관절의 주름이 있는 부분에 위치할 수 있도록 하는 넓이이다. 이 손의 위치를 빠르게 알아보기 위해서는 똑바로 선 상태에서 양팔을 펴서 훅 그립으로 잡는다. 이 상태에서 바벨이 고관절의 주름이 있는 부분에 놓일 때까지 손의 넓이를 계속 조정한다. 리프팅에서 마지막으로 몸을 신전시키는 구간에서 바벨과 몸이 충돌해서 통증이 생기는 것을 피하기 위해서 바벨은 치골 바로 위쪽에 접촉되는 것이 좋다.

이 방법은 선수의 팔 길이나 어깨 넓이를 고려한 방법일 뿐만 아니라 몸통과 다리의 비율에 대한 부분도 고려한 것이다. 그립의 넓이에 있어서 팔의 길이나 어깨 넓이와 직접적인 관계가 있기보다는 고관절에서 바벨의 위치가 어느 정도에 있는지가 가장 우선으로 생각해야 할 부분이다. 오직 상체만을 측정해서 그립 넓이를 결정하는 방법은 몸통의 길이를 고려하지 않기 때문에 고관절에서 너무 위로 혹은 아래로 바벨이 위치할 수도 있다.

이렇게 찾은 그립 넓이는 안정적인 시작을 가능하게 해주며 이후에 각 선수들의 장단점, 혹은 개인 기호에 따라서 약간씩 조정될 수도 있다. 다른 사람들과 비교했을 때 몸의 비율이 좀 다른 사람인 경우는 이 방법으로 그립 넓이를 결정하게 되면 그립 넓이가 너무 좁거나 넓어질 수도 있다. 예

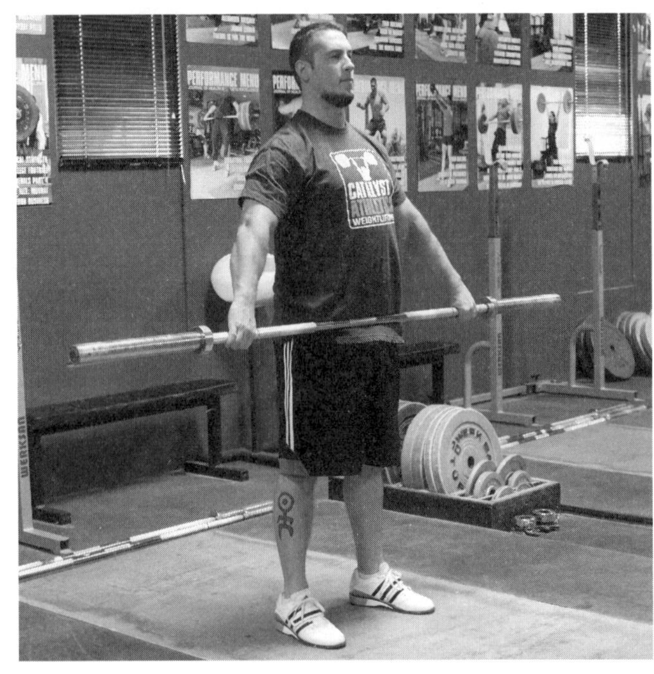

그림 13.1 고관절의 주름(접히는 부분)에 위치해 있는 바벨. 몸을 마지막으로 신전시키는 구간에서 통증을 피하기 위해서 바벨은 치골 바로 윗부분에 접촉하는 것이 좋다.

4 동작 요약 설명

스내치 그립

훅 그립으로 넓은 그립으로 바벨을 잡는다.

똑바로 선 상태에서 바벨이 치골 바로 위 고관절이 접히는 부분에 위치할 때까지 손의 위치를 조절한다.

이렇게 시작해서 조절한 뒤에도 자신의 신체 비율을 고려해서도 계속 조절한다.

를 들어, 다른 사람들에게 비해서 다리가 길고 몸통이 짧은 사람의 경우에 고관절이 접히는 부분에 맞춰서 그립을 잡게 되면 아주 넓게 그립을 잡아야 할 것이다. 이렇게 넓은 그립에서는 바벨이 머리 위로 올라가는 거리가 많이 짧아서 몸과 바벨의 움직임도 적어지면서 턴오버도 빨라지게 된다. 그러면서 손목과 그립 자체에도 많은 스트레스를 주게 되고 오버헤드 자세에서 어깨도 불안정한 상태가 되게 된다.

그립의 넓이는 각 그립 넓이의 장단점을 고려해서 결정하는 것이 좋다. 넓은 그립은 바벨이 이동하는 거리가 짧아지게 하며, 오버헤드 동작에서의 어깨 가동성의 부담이 줄어들게 된다. 그리고 바벨이 머리 위에 있는 상태에서 무게 중심도 더 낮아지면서 안정성이 좀 더 증가한다. 세 번째 풀 동작을 할 때 바벨과 몸의 거리도 가까워지게 되며 스피드도 증가하게 된다. 하지만 넓은 그립에서는 무릎과 엉덩이의 각도가 줄어들기 때문에 시작 자세를 잡는 것이 더 어려우며, 일반적으로 바벨을 머리 위로 들고 있는 자세에서 각도가 상당히 크기 때문에 손과 손목에 더 높은 압박감이 가해질 수 있다. 그리고 풀 동작을 할 때도 바벨을 잡는 것이 상대적으로 더 어려우며, 오버헤드 자세에서 팔꿈치와 어깨의 구조적인 안정성도 감소하게 된다. 그리고 스내치에 실패하면서 바벨을 뒤로 던지게 될 가능성도 더 높다.

좁은 그립으로는 시작 자세와 첫 번째 풀 동작에서 더 안정적이고 편안한 자세가 가능하다. 그립 자체의 안정성도 증가하며, 손목의 부담도 줄어들고 오버헤드 동작에서 구조적인 안정성도 더 좋아진다. 그러나 턴오버 시간이 길어지며, 바벨이 이동하는 거리도 늘어나게 된다. 오버헤드 동작에서 더 많은 가동성 능력이 요구되며, 세 번째 풀 동작에서 바벨을 몸에 최대한 가까이 위치시켜 유지하는 것이 힘들다. 바벨이 몸에 접촉되는 지점이 너무 낮기 때문에 두 번째 풀 동작에서 스피드, 균형, 정확성과 관련된 문제가 발생할 수도 있다.

훈련을 하면서 리프팅을 수행하기에 적합한 몸 상태를 갖춰가면서 자신에게 가장 잘 맞는 그립 넓이를 찾아보는 연습을 하는 것이 좋다. 예를 들어, 자신의 그립 스트렝스가 충분하다면, 더 어려운 그립인 넓은 그립을 함으로써, 더 빠른 턴오버와 바벨과 몸의 접촉 지점이 유리한 넓은 그립의 장점을 활용하는 것이 좋다. 반대로, 손이 작아서 그립의 안정성이 상대적으로 부족한 사람의 경우는 넓은 그립 방법을 사용하지 않는 것이 좋다.

일단 자신에게 맞는 그립을 찾았다면, 바벨의 어느 부분에 손을 위치시킬 것인지 확실히 하는 것이 좋다. 이때 바벨의 널링knurling이나 슬리브를 기준으로 바벨을 잡을 때마다 그립이 바뀌지 않도록 하기 위해서 손의 위치를 정확히 해두는 것이 좋다. 만약 선수나 코치가 리프팅 할 때마다 그립의 위치를 정확히 알지 못한다면, 테크닉을 평가하는 과정에서 불필요한 추측까지 할 가능성도 있다.

오버헤드 자세

빠르게 올바른 오버헤드 자세를 만들기 위해서, 훅 그립을 하지 않은 상태로 스내치 그립으로 바벨을 잡는다. 그리고 백 스쿼트를 하는 것처럼 바벨을 목 뒤 어깨에 얹어놓는다. 이 상태에서 견갑골의 후인과 상방 회전upward rotation 움직임을 만들어내기 위해서 견갑골 안쪽의 위 가장자리 부분을 수축시키도록 한다. 이렇게 움직이면 마치 견갑골이 거상되는 슈러그Shrug 동작이 있는 것처럼 보이지만 실제로는 그렇지 않고 상방 회전 과정에서 아주 약간 견갑골이 올라가는 것일 뿐이다.

이렇게 바벨을 놓게 되면 추가된 바벨의 무게 때문에 다시 균형을 잡기 위해서 바벨을 발 중심으로 가져오게 되면서 자연스럽게 몸통이 약간 앞으로 기울게 된다. 이 자세에

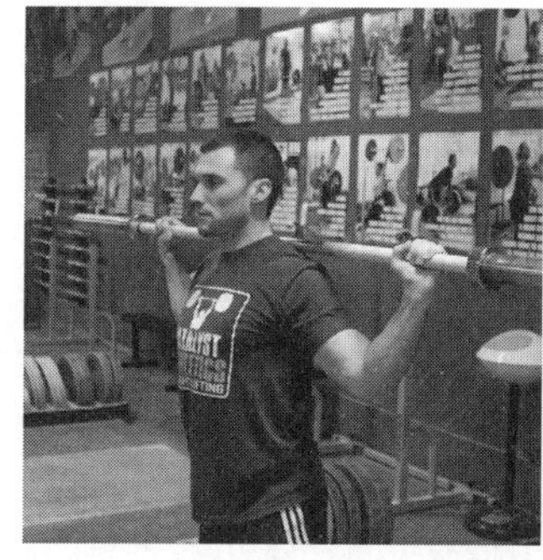
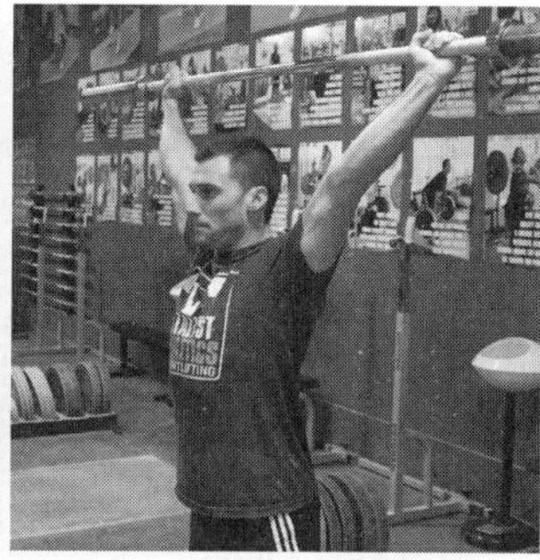

그림 13.2 올바른 오버헤드 자세를 쉽게 만들기 위해서, 목 뒤쪽에 바벨을 놓고 견갑골 안쪽 위 가장자리를 세게 수축시킨다. 그리고 바벨을 수직 위로 밀어내며, 기울어진 몸통의 각도와 견갑골의 위치를 유지한다.

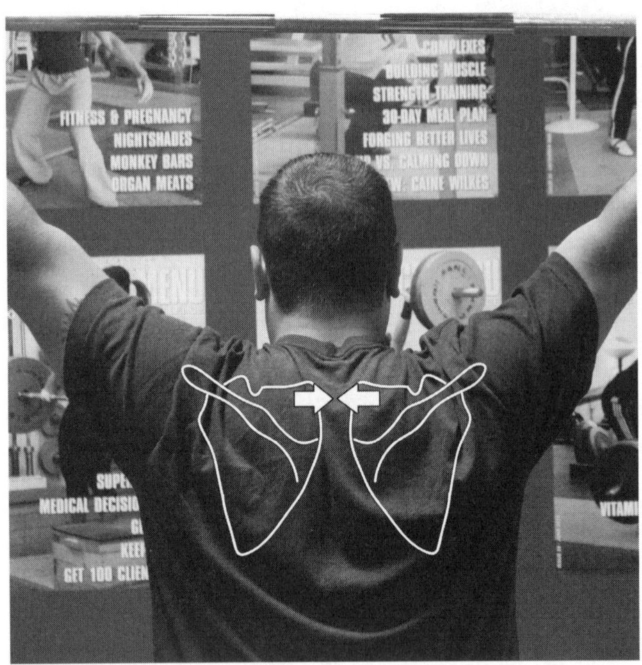

그림 13.3 오버헤드 자세에서 이상적인 견갑골의 상태는 상방 회전시킨 상태에서 완전히 후인시키는 것이다. 이 자세는 견갑골 안쪽 위 가장자리를 함께 수축시키면서 가능하다.

서, 몸통이나 견갑골 위치의 변화 없이 그대로 바벨을 수직 위로 밀어보도록 한다. 바벨은 목의 아랫부분 바로 위쪽에 있어야 한다. 팔꿈치의 뼈는 대략 약간 아래와 뒤쪽으로 향하도록 한다(이 자세는 위팔이 중립적으로 내/외 회전된 상태이다). 바벨이 손바닥에 놓여 있고 손목과 손은 약간 편안한 상태다. 이때 바벨은 상완 팔의 중심선에서 약간 뒤쪽에 있다. 바벨이 제 위치에 있고 조절할 수 있는 정도로만 바벨을 세게 잡고 있으면 된다. 팔은 측면에서 봤을 때 거의 수직 상태로 있어야 한다.

오버헤드 구조

오버헤드 자세는 관절이나 근육이 동원되는 수준이 매우 높기 때문에 이 자세를 유지하려는 노력을 계속하지 않으면 갑작스럽게 예상치 못한 바벨 움직임이 발생할 수도 있다. 상대적으로 리프터의 아주 사소한 동작에서 시작되었지만 바벨을 통제할 수 없는 수준까지 될 수도 있다. 이렇게 되면 리프팅 실패는 물론이며, 어깨, 팔꿈치, 손목에 부상을 초래할 수도 있다.

견고한 오버헤드 구조를 위해서는 견갑골의 올바른 자세를 통한 탄탄한 기초가 우선적으로 필요하다. 어깨는 구조적으로 아주 넓은 움직임 범위를 가지고 있다. 그래서 무거운 무게를 머리 위에서 안정적으로 들고 있기 위해서 구조적으로 안정적인 상태를 만들어주는 것은 반드시 필요하다. 이 상태를 만들어주기 위해서 견갑골을 상방 회전시키면서 후인시켜야 한다. 팔을 몸통에 안정적으로 고정시켜서 잠재적으로 어깨에 발생할 수 있는 부상을 예방할 수 있다. 안정성을 확보하기 위해서 반드시 견갑골을 흉곽에 고정시켜야 한다. 그리고 바벨을 제대로 잡을 수 있는 자세가 나올 수 있도록 조정해준다. 이 동작을 견갑골을 거상시키는 슈러그 동작과 혼동해서는 안 된다. 견갑골이 거상되면 어깨의 안정성이 떨어지게 된다.

이런 안정적인 견갑골의 자세를 유지하고 바벨을 든 상태에서 균형을 유지하기 위해서, 머리는 반드시 팔을 지나서 앞으로 밀어줘야 하며, 몸통은 약간 앞쪽으로 기울어지게 된다. 완전히 수직 상태로 몸통과 머리를 유지하려고 하면 견갑골을 후인시키는 것이 힘들어진다.

팔은 측면에서 봤을 때 거의 수직 상태이며, 바벨은 견갑골 상단 부분 위에 오게 된다. 손과 바벨은 팔뚝보다 살짝 뒤쪽에 있기 때문에, 팔은 바벨과 견갑골 상단 부분이나 목의 가장 맨 아랫부분을 지나는 수직선보다 약간 앞쪽에 있다.

오버헤드 자세에서 팔은 기둥 역할을 하기 때문에 아주 견고해야 한다. 올바른 자세에서 팔꿈치를 완전히 펴게 되면 엄청난 압축력을 견딜 수 있는 상당히 견고한 구조를 만들어낼 수 있다. 반대로 똑같은 무게를 팔꿈치를 살짝 굽힌 상태에서 지탱하려고 하는 것은 더 어렵다. 그리고 해부학적인 이유로 인해서 사전에 승인된 경우를 제외하고는, 시합 중 스내치를 할 때 리시빙 동작과 이후의 무게를 지탱하고 있는 자세에서 팔꿈치가 조금이라 굽혀지게 되면 올바른 동작 인정을 받지 못하게 된다. 이렇게 시합에서 지켜지는 규칙은 꾸준히 동일한 자세를 유지하면서 발전하기 위해서 훈련을 할 때도 신경을 써야 한다.

운이 좋은 사람들은 태어날 때부터 선천적으로 팔꿈치가 약간 과신전이 가능한 해부학적인 구조를 가지고 있기도 하다. 이 과신전은 무거운 무게를 머리 위로 들 때 이 무게를 잘 지지하는 데 있어서 뼈의 구조상 유리하기 때문에 매우 안정적인 오버헤드 자세가 가능하게 해준다. 이렇게 구조적으로 팔꿈치 신전이 유리한 상태가 아니라면, 더 많은 근육을 동원시켜서 팔꿈치 신전을 만들어야 한다.

오버헤드 자세에서, 팔꿈치 뼈는 대략 뒤쪽과 아래쪽을 향한다. 다시 말해서, 위팔을 너무 외회전시키지도 내회전시키지도 않은 중립 상태라고 볼 수 있다. 개인이 가지고 있는 해부학적인 특이성을 고려해서 자세가 바뀔 수도 있다. 우선은 위에서 언급한 것처럼 중립 상태로 팔꿈치를 만든 상태에서 자세에 큰 변형이 일어나지 않는 범위 내에서 자신이 편안하게 느껴지는 자세로 조금씩 바꿔주면 된다.

이 자세는 두 가지 이유로 상당히 안정적인 구조를 가능하게 해준다. 첫 번째로, 위에서 언급한 대로 팔꿈치를 향하도록 하면 견갑골이 올바른 위치에 오게 되며, 팔을 머리 위로 올릴 수 있는 충분한 어깨 관절 상태를 만들게 된다. 두 번째로는, 만약 팔꿈치가 바닥으로 향하게 한다면 이때 들고 있는 무게의 저항을 근육의 힘으로만 버텨야 한다. 하지만 여기서 팔꿈치를 뒤로 살짝 돌리게 되면 팔꿈치 관절이 더 이상 아래로 작용하는 힘과 정렬이 아닌 상태가 되면서 뼈의 견고한 구조가 무게를 지탱하는 데 상당한 도움을 주게 된다(팔꿈치가 과신전되는 사람에게는 큰 효과가 없을 수도 있다. 왜냐하면 이런 사람들은 어떤 방향으로라도 팔꿈치를 과신전시킨 상태를 유지하는 것이 더 쉽기 때문이다).

스내치를 하면서 원하는 자세로 정확하게 바벨을 받지 못한 경우에는, 스내치를 끝까지 성공하기 위해서 리커버리를 하는 과정에서 팔꿈치 방향을 조정할 수도 있다. 하지만 근본적으로 바벨을 받는 자세가 흐트러지면서 무너질 때, 팔꿈치를 조정하면서 자세를 만든다고 해도 실질적인 효과는 없을 것이며, 있더라도 미미할 것이다. 바벨을 정확하게 받지 못해서 균형이 무너지는 문제를 바벨을 받은 후에 단순히 자세를 조정한다고 해서 근본적으로 해결할 수는 없는 것이다. 이렇게 자세를 조정하려는 반응은 리프팅을 하면서 자세를 안정적으로 만들기 위해서 일반적으로 자연스럽게 발생한다.

그립은 오버헤드 자세에서 손과 손목 위치 모두에게 영향을 준다. 뿐만 아니라 턴오버 동작을 마무리할 때 팔꿈치 락아웃의 스피드와 팔꿈치를 어느 정도 신전시키는지에도 영향을 준다. 머리 위로 팔을 들고 있는 상태에서는 너무 세게 바벨을 잡고 있기보다는 바벨을 통제할 수 있는 범위 내에서는 손을 가능한 한 편안한 상태로 유지하면 된다. 손목은 뒤쪽으로 신전시킨 상태에서 바벨이 놓여 있는 손바닥 끝부분은 위로 세게 밀어준다. 바벨은 손바닥에 놓여 있는 상태에서 팔뚝의 중심에서 약간 뒤쪽에 있어야 하며 손가락으로 바벨을 완전히 감싸고 있어야 한다. 이때 바벨은 손가락 관절 쪽보다는 손바닥 쪽에 있어야 한다는 것을 기억하는 것이 중요하다. 만약 바벨이 손바닥보다는 손가락 관절 쪽에 가까이 있게 되면 오버헤드 자세에서 바벨이 뒤쪽으로 많이 이동해 있는 상태가 되는데 그렇게 되면 손목에 지나치게 심한 압박이 가해질 수 있으며, 무게를 지탱할 만큼 강하게 팔꿈치를 신전시킬 수 없게 제한하게 된다. 그러면서 결국 오버헤드 자세가 약해지면서 불안정해지는 것이다.

손바닥에 바벨을 올바른 위치에 놓고 손과 손목의 자세를 제대로 하게 되면 바벨이 살짝 뒤로 이동하려는 성향이 생기게 된다(혹은 손목을 신전시키게 된다). 그러면서 자세를 안정화시키는 것이 쉬워진다. 손과 손목을 중립 상태로 유지하면서(손이 팔과 정렬이 된 상태), 손목 바로 위에 바벨을 놓게 되면 바벨이 앞뒤 양쪽으로 똑같이 이동하려고 하기 때문에 바벨을 안정적인 상태로 유지하는 것이 더 어려워진다. 오버헤드 자세에서 손목을 중립 상태로 유지하려고 하다 보면 눈으로도 손과 손목이 불안정한 상태인 것을 확인할 수 있다. 그리고 사실상 손목이 중립 상태에서는 무거운 무게로 오버헤드 자세를 하는 것이 불가능하다.

손과 손목을 약간 편안하고 신전시킨 상태로 유지하기보다는 지나치게 세게 그립을 잡게 되면 원래 바벨이 손에 있어야 할 위치에 두는 게 힘들어진다. 그렇게 되면 원래 바

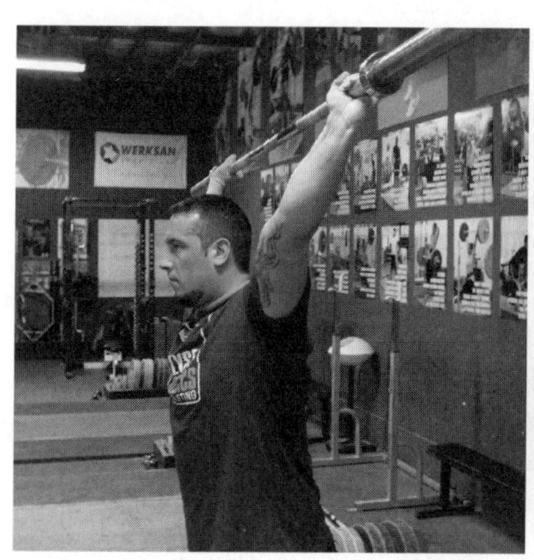

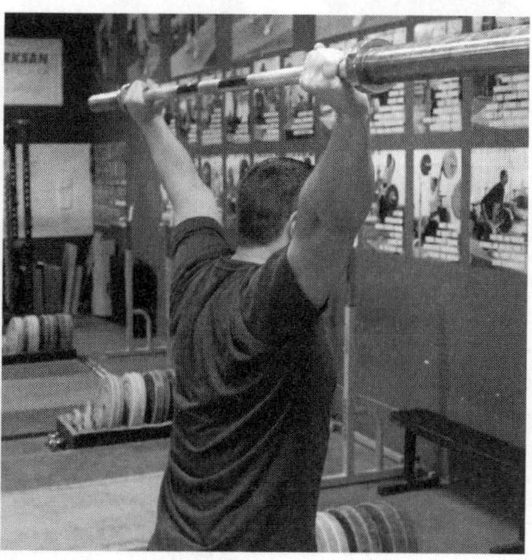

그림 13.4 오버헤드 자세에서, 팔꿈치 뼈는 뒤쪽과 아래쪽을 향하고 있는 것이 좋다.

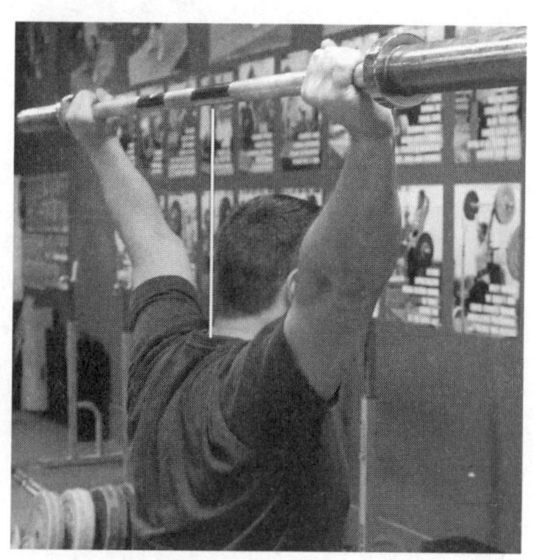

그림 13.5 오버헤드 자세에서, 바벨은 목의 아랫부분 위에 있어야 한다.

벨이 잘 지지될 수 있는 위치보다 좀 더 앞에 있게 되면서(이때 손목은 중립 상태에 가깝다) 어깨와 팔꿈치에 추가적인 무게가 실린다. 가끔씩 바벨의 위치가 앞으로 심하게 이동되면 스내치 리시빙이나 리커버리 동작이 무너질 정도로 균형에 영향을 주면서 리프팅 자체가 실패할 수도 있다. 무게가 증가하면서 바벨 위치의 1인치가 차이가 리프팅 성공 여부를 결정할 수도 있다.

손과 손목의 자세에 더불어서, 바벨을 머리 위로 들고 있는 상태에서 너무 세게 그립을 잡게 되면 턴오버를 마무리할 때 팔꿈치 신전을 제한할 수도 있으며, 팔꿈치를 신전시키는 속도로 감소시킬 수 있다. 손과 손목의 굴곡근을 활성화하면 팔꿈치의 굴곡근 역시 활성화될 수 있다. 하지만 팔꿈치의 신전근의 활성화는 방해하게 된다. 그립을 세게 잡는 것은 벤치 프레스와 같이 무게를 밀어내는 데 시간이 걸리는 움직임에서의 스트렝스는 증가시킬 수 있지만 스내치 턴오버 혹은 저크 락아웃에서는 큰 관계가 없다. 이 부분에 대해서는 그립을 세게 잡은 상태에서와 그렇지 않게 그립을 잡은 상태에서 팔꿈치를 신전시켜서 오버헤드 자세를 해보라고 하면 확실하게 확인할 수 있다. 그리고 빈 바벨을 이용해서 그립을 세기를 다르게 해서 스내치 푸시 프레스를 하면 팔꿈치 신전 속도도 비교할 수 있다.

손, 손목의 자세와 그립의 세기에 대한 설명을 듣고 나서는 스내치를 하는 동안에 혹은 오버헤드 자세로 바뀌는 자세에서 훅 그립을 계속 유지해야 하는지에 대해서 궁금증이 반드시 생길 수밖에 없다. 정답은 자신이 훅 그립 상태에서도 올바른 손과 손목의 자세, 최적의 그립 세기 그리고 팔꿈치 신전 최대의 힘과 속도를 낼 수 있는지에 달려 있다고 할 수 있다. 만약 그럴 수 있다면 굳이 훅 그립을 하지 않을 이유가 없다. 손목이 상대적으로 가늘면서 더 좋은 가동성을 가지고 있는 여성 선수들에게는 이 자세가 유리하다. 게다가 바벨의 지름 역시 남자 바벨보다 작기 때문에 훅 그립 상태에서 적절한 오버헤드 자세를 취하는 것이 더 유리하다. 반대로 남성의 경우 손이 더 두껍고 손목의 가동성이 상대적으로 부족하며 바벨의 지름도 더 크기 때문에 훅 그립 상태에서 오버헤드 자세를 취하는 것이 쉽지가 않다. 물론 성별에 따라서 일반적으로 적용되는 내용이기는 하지만, 실제로는 성별보다는 개인차에 따라서 적용하면 되는 부분이다.

스내치 턴오버를 하면서 계속 훅 그립 상태를 유지하는 것은 가장 이상적이다. 사실 가장 간편하기도 하며, 리프팅을 하는 동안에 바벨을 계속 안정적인 상태로 유지할 수 있기 때문이기도 하다. 하지만 오버헤드 자세에서 문제가 되는 부분이 있는 상태에서 훅 그립이 가지는 장점에만 빠져서 집착하면 좋지 않다. 올바른 오버헤드 자세를 유지할 수 없는 상태에서 훅 그립은 큰 도움이 되지 않는다. 스내치 턴

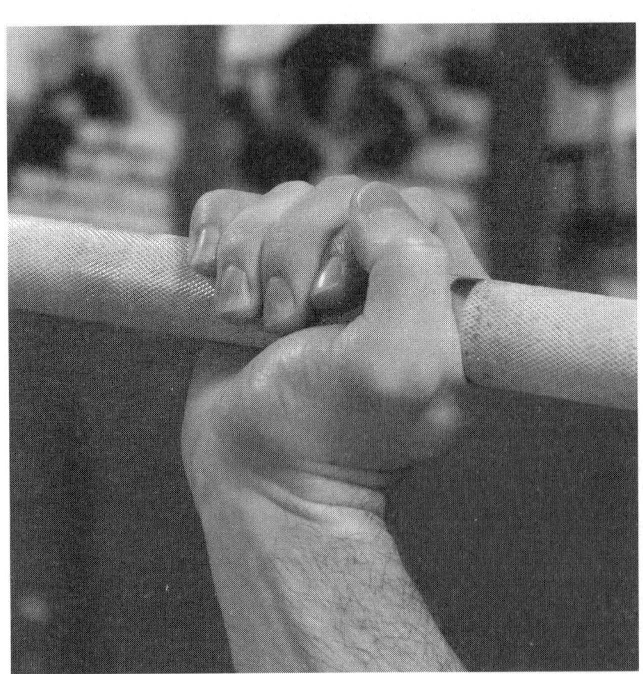

그림 13.6 올바른 스내치 그립. 바벨을 제대로 통제할 수 있을 정도로만 그립을 잡아야 한다. 바벨은 팔뚝의 중심에서 약간 뒤쪽 손바닥에 있는 것이 좋다.

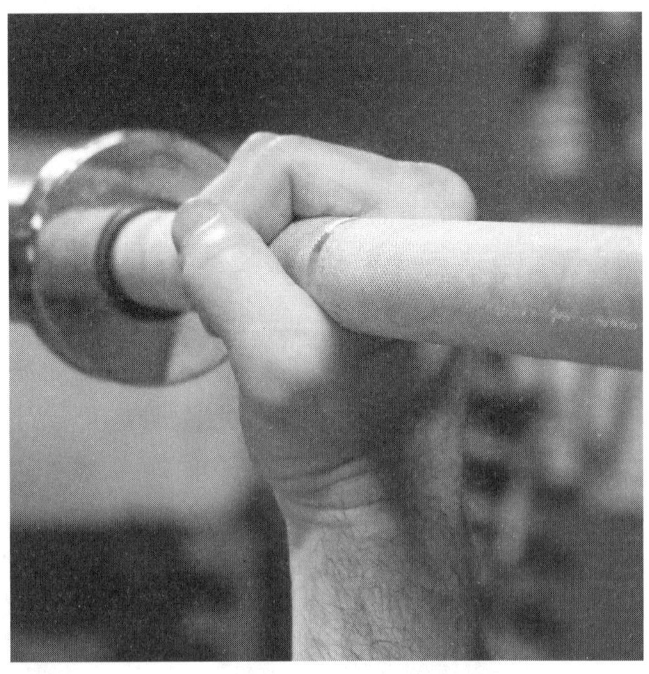

그림 13.7 너무 세게 그립을 잡으면 올바른 손과 손목 자세가 힘들어진다.

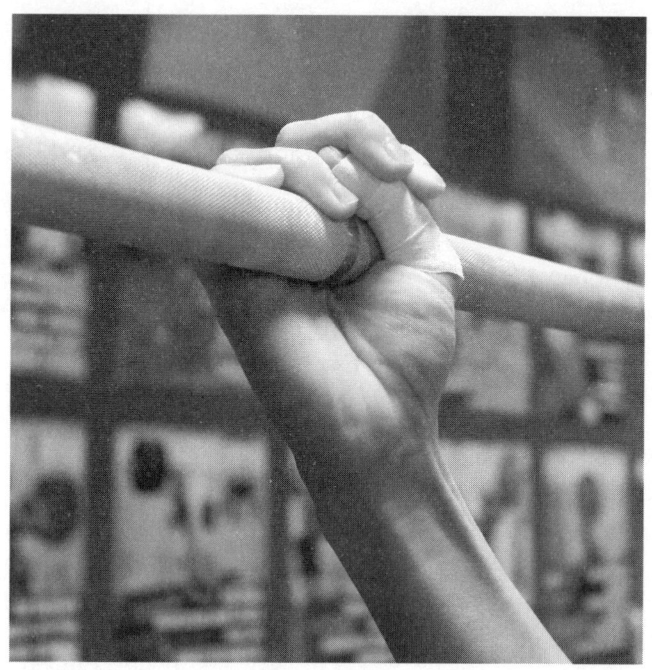

그림 13.8 손목을 중립 상태로 유지하게 되면 바벨이 앞뒤 쪽으로 움직이려고 하면서 안정적인 상태를 유지하기 힘들다. 그리고 관절에 더 심한 압박을 줄 수 있다.

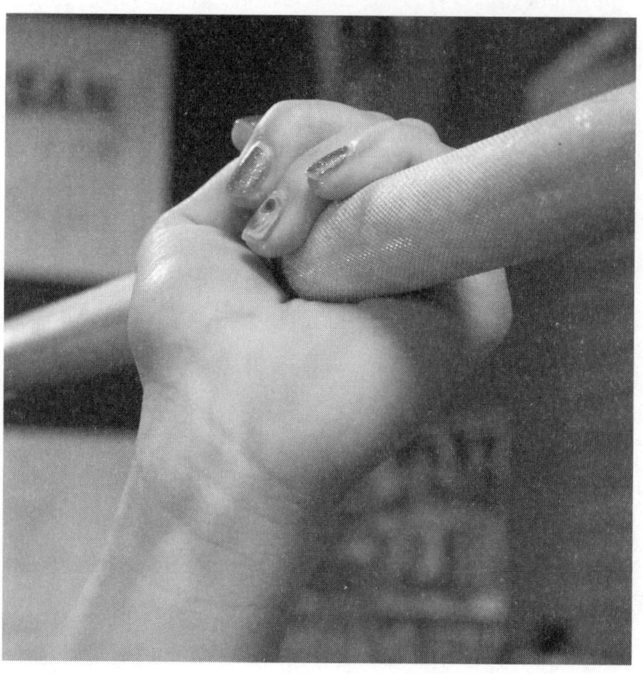

그림 13.9 훅 그립 상태로도 오버헤드 자세에서 올바른 손과 손목의 자세를 유지하고 있는 상태.

오버를 하면서 적절하게 훅 그립을 풀 수 있는 방법을 배우는 것은 아주 중요하다. 그리고 이제 리프팅을 배우고 있는 선수들에게는 추천하는 방법이다. 턴오버 동작에서 훅 그립을 적절하게 풀 수 있는 방법에 대해서는 이후 다른 챕터에서 자세하게 설명할 것이다.

오버헤드 자세에서 훅 그립을 계속 사용하기로 결정한 사람이라면, 오버헤드 스쿼트, 스내치 푸시 프레스, 스내치 밸런스와 같은 스내치 보조 운동을 할 때도 훅 그립으로 하는 것이 중요하다.

수평 & 수직의 동작

리프팅의 초보자들의 경우는 잡고 있는 바벨을 회전시키면서 오버헤드 자세로 들어올리면 동작이 마무리되는 것이라고 생각한다. 다시 말해서, 스내치에서 바벨이 리프터 앞으로 회전해서(수평적 동작) 오버헤드 자세로 이동하면 스내치가 끝나는 것이라고 보는 것이다. 실제로도 아직 경험이 많이 부족한 리프터들의 경우는 이렇게 불완전하게 리프팅을 마무리하게 된다. 유연성이 부족한 리프터들이 리프팅을 처음 시작했을 때 많이 일어나는 현상인데, 부족한 유연성 때문에 뻣뻣한 관절에 저항해서 바벨을 오버헤드 자세로 만들려고 하다 보면 자연스럽게 일어나는 것이다. 그러면서 바벨을 머리 위로 당기는 동작에만 신경을 쓰게 되는 것이다(수평적 동작).

하지만 실제로 세 번째 풀 동작의 마무리 단계는 수직 방향 위로 바벨을 밀어주는 것이다(이 동작을 하게 되면 바벨을 위로 밀어주기보다는 리프터를 바벨 아래로 밀어주게는 되는 효과가 있다). 마지막에 수직 방향으로 바벨을 밀어주지 않고, 바벨을 회전시키면서 들어올려 오버헤드 자세를 만드는 것만 신경을 쓰면, 보통 바벨이 올바른 위치를 지나가거나,

5 동작 요약 설명

스내치 오버헤드 자세

견갑골 안쪽 위 모서리 부분에 함께 힘을 준다.

팔꿈치를 세게 완전 신전시킨다.

팔꿈치 뼈 부분이 뒤쪽 아래를 향하도록 한다.

상대적으로 편안한 그립 상태가 가능하도록 손과 손목 상태를 유지한다. 바벨은 팔뚝이 있는 중심 부분에서 약간 뒤쪽에 있도록 손바닥에 위치시킨다.

고개를 들고 양팔 앞쪽으로 살짝 밀어준다.

목의 맨 아랫부분에서 수직에 바벨이 있도록 유지한다.

바벨을 뒤로 놓칠 수도 있다. 혹은 가슴이나 머리가 앞으로 심하게 기울어질 수도 있으며, 무게를 지탱할 수 있을 정도의 안정적인 구조를 만들기 힘들어진다.

그렇기 때문에, 리프팅을 배우는 초반에 오버헤드 자세에서 바벨을 수직 방향 위로 적극적으로 그리고 강하게 밀어주는 것을 연습하는 것이 중요하다. 게다가 이 연습은 바벨과 몸의 수평적 움직임을 최소화하면서, 적절한 오버헤드 자세를 위해서 바벨과 몸을 최대한 가깝게 해서 자연스럽게 전체적인 턴오버 동작의 수준을 높이는 데 기여할 수 있다.

오버헤드 스쿼트

오버헤드 스쿼트Overhead sqaut는 스내치 동작에서 바벨을 리시빙 하는 자세이다(그림 13.10). 이 자세가 안정적이고 익숙해지기 전까지는 리프팅을 할 때 필요한 훈련들을 이어갈 수 없다. 그렇기 때문에 리프팅을 배우는 초반에 오버헤드 스쿼트에 필요한 가동성과 이 동작에 익숙해질 것을 상당히 강조하는 것이다.

앞에서 스쿼트를 할 때 필요하고 강조되었던 내용들이 오버헤드 스쿼트에서도 그대로 적용된다. 발 위치는 위에서 봤을 때 허벅지와 발이 대략 평행할 수 있도록 유지해주면 된다. 발 앞쪽에서 봤을 때 무릎과 발끝 대략 위쪽에 있으면 된다. 엉덩이는 최대한 뒤꿈치 쪽으로 밀어주면 되며, 몸통은 거의 수직 상태를 유지해야 한다. 올바른 오버헤드 자세에서는 몸통이 앞으로 약간 기울어진다는 것을 다시 떠올려보자. 그렇지 않으면 가동성을 더 필요로 하기 때문에 대부분의 사람들은 자세를 유지하는 것이 불가능하다. 그러나 가동성이 뛰어난 사람의 경우는 어느 정도로 기울여야 자신이 이상적인 오버헤드 자세가 가능한지 알고 있어야 한다.

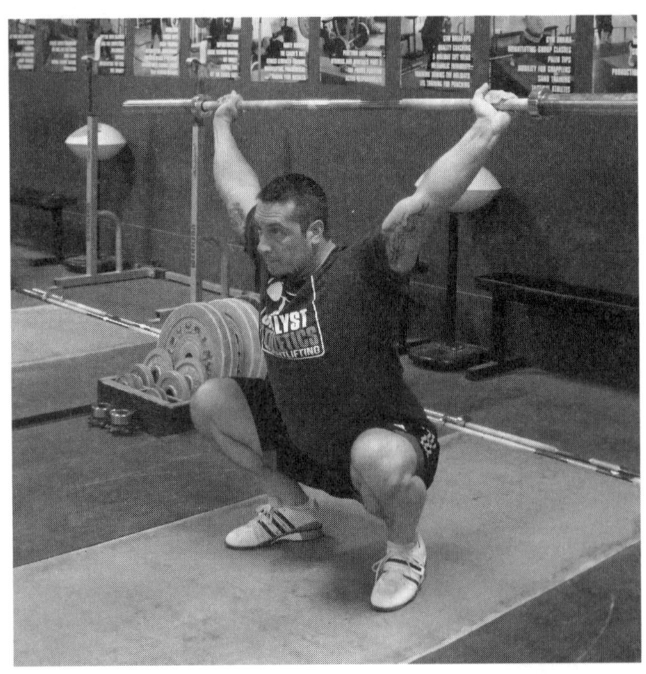

그림 13.10 오버헤드 스쿼트 자세에서는 스쿼트와 오버헤드 자세에서 갖춰야 할 모든 기준을 충족시켜야 한다.

비록 여성들이 타고난 가동성 때문에 유리하기는 하지만, 이제 리프팅을 시작하는 사람이 바로 완벽한 오버헤드 스쿼트 자세를 만들 수 있는 경우는 드물다. 앞으로 훈련을 제대로 이어가기 위해서 가동성 제한 문제는 즉시 그리고 적극적으로 해결해야 한다. 이 책의 다른 섹션에서 웨이트리프팅에 특화된 가동성 훈련을 자세하게 다룰 것이다.

현재 자신의 가동성이 자신의 훈련 내용을 결정하게 될 것이다. 그에 따라서 코치들은 선수들을 지도해야 한다. 처음 배우는 단계에서는 가동성에 상관없이 훈련을 하는 것이 좋다. 무게 없이 혹은 가벼운 무게로 훈련을 하게 되면 실제로 부상을 방지할 수 있으며, 다양한 동작을 시도하는 것 자체가 훌륭한 가동성 훈련이기도 하다. 하지만 가동성이 많이 부족한 상태에서 부상을 발생시킬 수 있는 자세를 강요하지 않도록 해야 하며, 선수와 코치는 항상 긴장을 늦추지 않아야 한다.

오버헤드 스쿼트와 스내치 리커버리에서의 자세

오버헤드 스쿼트와 스내치 리커버리를 할 때 바벨을 통제 가능한 범위 내에서 팔과 몸통이 어느 방향으로 약간 움직이기도 한다. 균형을 제대로 유지하기 위해서 바벨과 몸의 무게중심은 대략 발 중심에 위치해야만 한다. 몸이 조금이라도 앞으로 이동하게 되면 자연스럽게 이에 저항하는 동작도 발생하게 된다. 의도하지 않는 어떤 동작이 나오더라도 몸 스스로가 일반적으로 균형 상태를 유지하려고 하기 때문이다. 예를 들어, 사람은 본능적으로 넘어지지 않고 균형을 잡으려고 하기 때문에, 균형이 무너지는 동작이 나오게 되면 그에 따라서 반응해서 움직이게 된다. 그래서 만약 몸통이 앞으로 이동하게 되면, 엉덩이는 뒤쪽으로 이동하게 된다.

그러나 이런 보상작용이 일어나는 것도 한계가 있다. 너무 앞으로 몸통이 많이 기울게 되면, 바벨과 바닥이 수직 상태를 유지하고 있는 안정적인 구조가 무너질 가능성도 더 커지게 된다. 다시 말해서, 스트렝스와 안정성을 극대화시키기 위해서 동작을 수행하는 동안에 리프터의 자세를 가능한 한 수직의 곧은 상태를 유지해야 한다.

오버헤드 스쿼트를 할 때 허벅지가 수평에 가까운 상태가 되면서 그러듯이, 스내치에서 리커버리 동작을 하는 과정에서 엉덩이가 어쩔 수 없이 뒤로 이동하게 된다. 이렇게 엉덩이가 뒤로 빠지는 움직임은 몸통을 수직에 가까운 상태로 유지하기 위해서 웨이트리프팅의 모든 스쿼트에서 그렇듯이 최소화하는 것이 좋다. 엉덩이가 뒤로 움직이게 되면 균형 상태를 유지하기 위해서 반드시 가슴은 앞으로 기울게 된다. 엉덩이가 뒤로 많이 움직일수록, 가슴은 더 많이 앞으로 기울게 된다. 리커버리 동작을 하는 과정에서 가슴이 앞쪽으로 약간 기우는 것은 전혀 문제가 되지 않는다. 하지만 스쿼트를 할 때 움직임을 통제할 수 없는 상태이거나, 적절하지 못한 역학적 자세로 스쿼트를 하면서 상체가 앞으로 지나치게 많이 기울게 되면 심각한 문제가 발생할 수 있다.

오버헤드 스쿼트와 스내치 리커버리에서, 몸통을 수직에 가까운 상태와 올바른 바벨 위치를 유지하는 것은 리커버리 자세에서 바벨에만 집중하면 도움이 될 수 있다. 바벨을 위로 밀어내면서 밀어내는 방향으로 그대로 몸으로 따라가는 것이다. 만약에 바벨에 집중하지 않는다면, 스쿼트 리커버리 동작에서 엉덩이를 먼저 움직일 가능성이 높아지면서 몸통이 앞으로 더 많이 기울 수도 있다. 그러면서 최적의 오버헤드 자세 구조에서 멀어질 수 있다.

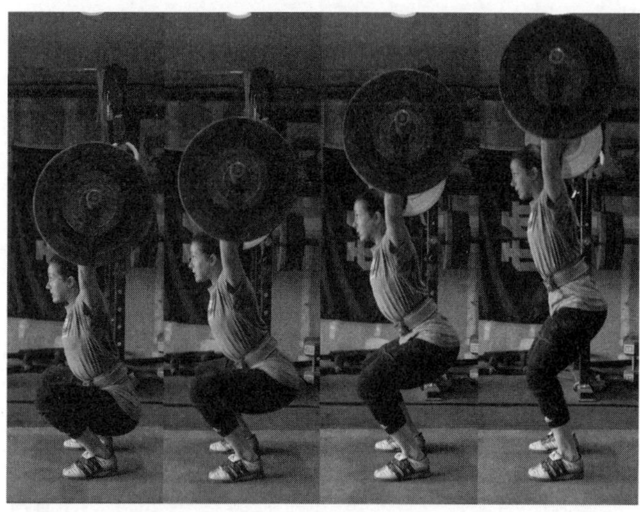

그림 13.11 오버헤드 스쿼트와 스내치 리커버리 동작을 하는 동안에 몸과 바벨은 발 위에서 균형 상태를 유지해야 하며, 최대한 수직에 가까운 자세를 유지해야 한다. 리프터는 바벨을 위로 밀어내면서 밀어내는 방향으로 그대로 몸으로 따라가도록 한다.

6 동작 요약 설명

오버헤드 스쿼트

적절한 스내치 오버헤드 자세로 바벨을 고정시킨다.

스쿼트와 같은 발 넓이를 만들 수 있도록 발을 위치시킨다.

몸통에 압력을 주면서 안정화시킨다.

수직 상태를 유지하면서 무릎과 고관절을 함께 접으면서 스쿼트를 한다.

리커버리 동작을 위해서 바벨을 위로 밀어내면서 그 동선을 몸으로 함께 따라간다. 이때 몸은 수직처럼 곧은 상태를 유지한다.

프레싱 스내치 밸런스

오버헤드 스쿼트 자세가 제대로 갖춰진 상태에서, 복합성complexity과 스피드가 추가될 수 있다. 스내치 밸런스 훈련은 스내치를 성공적으로 받기 위해 더 준비된 상태를 만들기 위해서 스내치의 복합성과 스피드를 고려한 훈련이라고 할 있다. 이후에 나올 모든 훈련에서는, 안정성과 가동성 훈련을 하기 위해서 스쿼트 자세에서 3초 동안 멈췄다가 일어날 것을 추천한다. 그러다가 이후에 하게 될 훈련에서 이렇게 동작을 멈추는 훈련을 하지 않았다가, 선수가 필요한 경우라면 리시빙 자세의 스트렝스, 안정성 그리고 자신감을 키우기 위해서 다시 시작할 수도 있다.

스내치 밸런스의 첫 번째 훈련은 프레싱 스내치 밸런스Presssing snatch balance이다(그림 13.12). 이 훈련 단계는 기본적인 움직임 패턴과 자세 그리고 타이밍을 알려주면서 훈련 마지막 단계에서 유용한 능동적인 스트레칭 훈련에 대해서도 알려준다.

우선 리시빙 자세로 양발을 위치시키고 바벨을 목 뒤쪽에 놓고 앞쪽에서 오버헤드 자세에서 배운 방식으로 스내치 그립으로 바벨을 잡도록 한다. 즉, 견갑골 안쪽 위 가장자리 부분에 힘을 준 상태의 안정적인 견갑골 상태를 유지해야 한다. 그리고 손과 손목은 편안한 상태를 유지해서 바벨을 손바닥의 팔뚝 위쪽에 오도록 편안하게 위치시킨다. 앞에서도 충분히 말했듯이, 훅 그립의 경우는 스내치를 하는 내내 이 상태를 유지할 수 있는 사람만 하는 것이 좋다. 이 부분에 대해서 확신이 없는 이제 리프팅을 시작한 사람이라면 이 단계에서는 훅 그립을 하지 않는 것을 추천한다. 여기

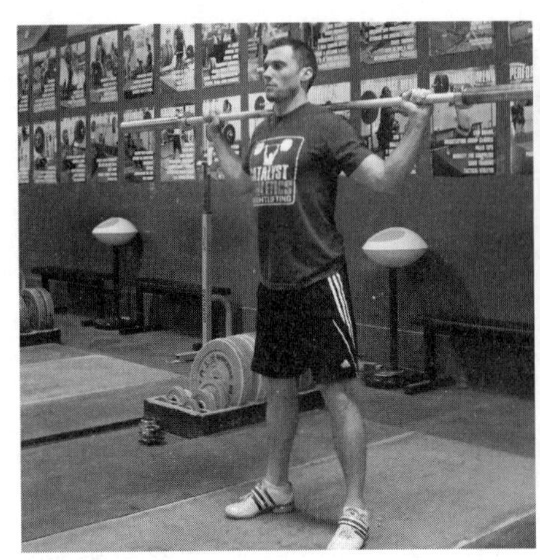
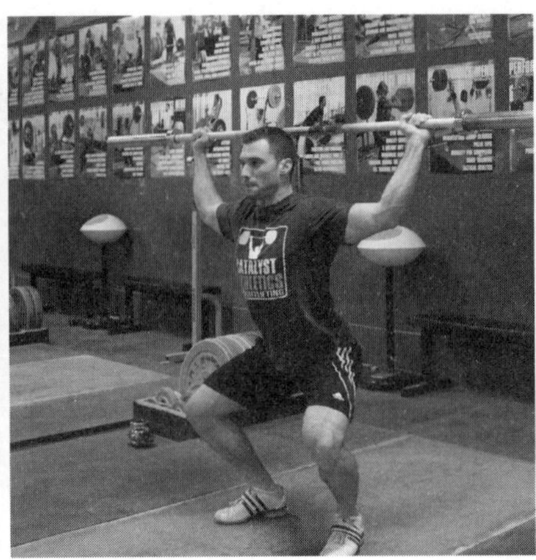
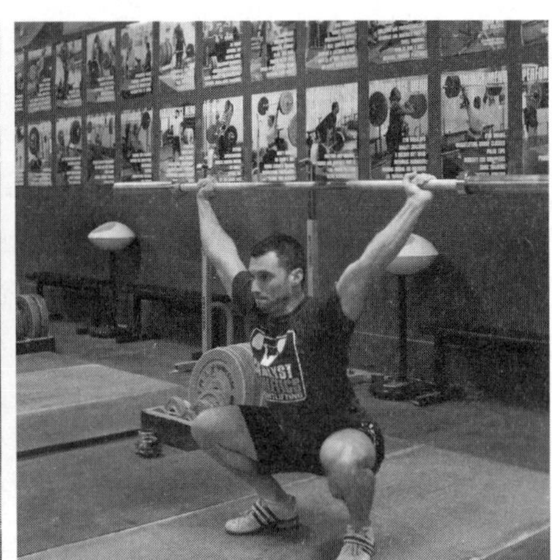

그림 13.12 프레싱 스내치 밸런스

서 올바른 오버헤드 자세를 만들기 위해서는 팔꿈치를 제대로 된 방향으로 향하도록 해서 팔을 밀어서 락아웃된 상태를 만들어주기만 하면 된다.

리프터는 바벨을 위로 올리지 않고 천천히 바벨 아래로 자신을 밀면서 오버헤드 스쿼트 자세를 만든다. 동작이 시작되기 전에 이미 바벨은 발을 중심으로 올바른 위치에 있으며, 바벨을 위로 밀어내지 않고 자신을 바벨 아래로 밀어내기 때문에 측면에서 봤을 때 바벨은 수직 방향 아래로 아주 살짝 움직일 뿐이다. 그렇기 때문에 실제로 바벨의 움직임은 거의 없다고 할 수 있다.

이렇게 안정적으로 스쿼트를 하고 나서는, 바벨을 머리 위로 단단하게 락아웃시킨 상태로 일어나도록 한다. 일어선 후에, 바벨을 처음의 목 뒤쪽 위치로 놓고 다시 동작을 반복할 수 있도록 준비한다.

7 동작 요약 설명

프레싱 스내치 밸런스

리시빙 자세로 양발을 위치시키고 바벨을 목 뒤쪽에 놓는다.

스내치 그립으로 바벨을 잡고, 양 견갑골 안쪽 위 가장자리에 힘을 세게 준다.

몸통에 압력을 주면서 안정화시킨다.

천천히 바벨 아래로 스쿼트를 하면서 바벨을 밀어낸다.

스쿼트를 하면서 팔꿈치를 펴서 오버헤드 자세를 만든다.

바벨을 머리 위로 단단하게 고정시킨 상태에서 일어선다.

드롭 스내치

드롭 스내치Drop snatch는 스피드와 발의 트랜지션 훈련을 포함하고 있으며 이후에 많은 리프터들에게 많은 도움이 될 수 있는 중요한 훈련이다(그림 13.13). 처음 시작하는 자세는 발을 제외하고는 프레싱 스내치 밸런스와 동일하다. 이때 발은 풀 동작을 할 때처럼 위치시킨다. 바벨 역시 동일하게 스내치 그립으로 잡은 상태에서 목 뒤에 위치시킨다. 견갑골도 올바른 위치에 올 수 있도록 단단하게 만들어준다.

드롭 스내치라는 이름 때문에 오해가 있을 수 있는데 절대로 그냥 단순히 바벨 밑으로 몸을 떨어뜨리는 것dropping이 아니다. 바벨을 밀면서 힘차게 바벨 아래로 내려가는 것이다. 호흡을 통해서 몸통을 안정적으로 만든 상태에서, 양발로 균형 상태를 유지한다. 그리고 동작을 시작한다. 이때 발을 풀 자세에서 리시빙 자세로 트랜지션 한다. 발을 움직이기 시작하면서, 세게 팔로 펀치punch를 날리면서 바벨 아래로 들어가며 스쿼트를 한다. 이때 팔 락아웃을 확실히 해서 제대로 된 오버헤드 자세를 만들도록 한다. 여기서는 바벨을 최대한 위로 움직이지 않도록 하면서 바벨 밑으로 들어가는 것이 목표다. 이렇게 하면서 발은 바닥을 다시 접촉하게 되는데 이때 발볼 부분으로 착지를 하지 않는 것이 좋다.

훈련을 하면서 스쿼트로 최대한 앉을 수 있는 깊이보다 약간 높은 위치에서 락아웃이 제대로 된 오버헤드 자세를 유지하는 것이 좋다. 그러고 나서 천천히 동작을 끊지 않고 이어서 원래 자신의 깊이까지 스쿼트를 한다. 마지막 스쿼

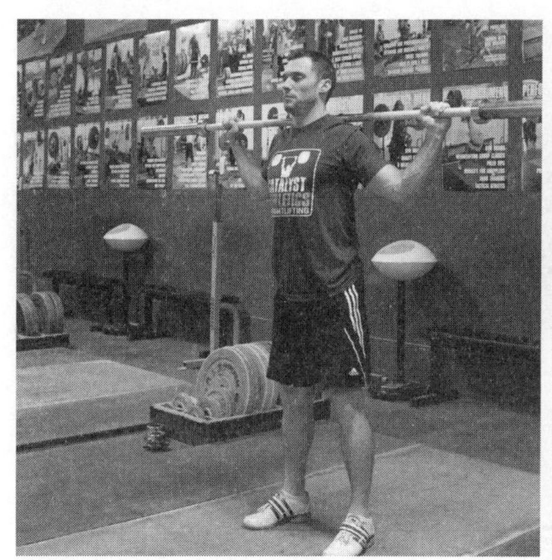
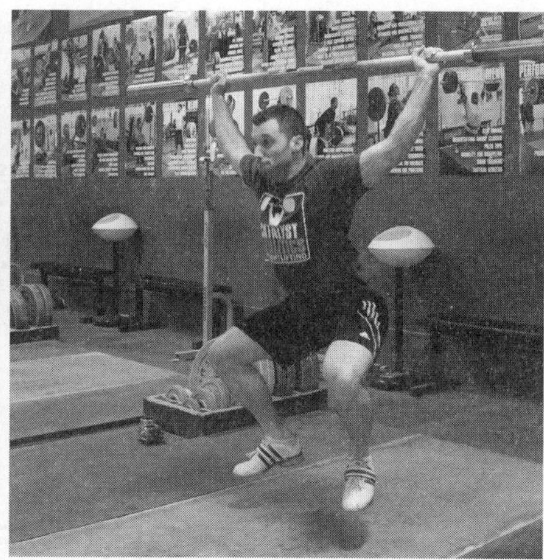
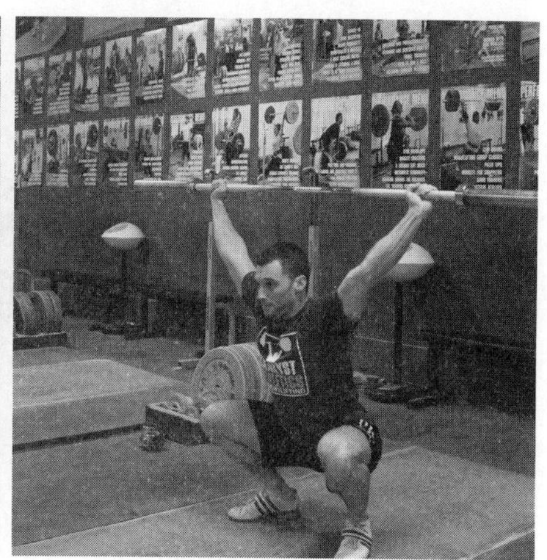

그림 13.13 드롭 스내치

트 자세에서 몸을 안정화시킨 상태에서 3초 동안 멈춰서 자세를 유지한 후 일어나도록 한다.

이 동작의 스피드는 오버헤드로 락아웃시키는 동작과 발을 다시 바닥에 접촉시키는 타이밍timing을 맞추려고 노력하다 보면 개선될 것이다. 이 타이밍은 스내치에서도 그대로 사용된다. 처음 리프팅을 시작하는 사람이 처음부터 이 부분에 대해서 집중하게 되면 이후 훈련 성과에도 좋은 영향을 줄 수 있다.

스쿼트로 앉아서 일단 안정된 상태를 유지하게 되면, 바벨을 오버헤드 자세로 안정적으로 락아웃시킨 상태로 일어나면 된다. 일어나게 되면 바벨을 처음의 목 뒤쪽 위치로 놓고 다시 동작을 반복할 수 있도록 준비한다.

8 동작 요약 설명

드롭 스내치

풀 자세처럼 발을 위치시키고 바벨은 목 뒤에 놓는다.

스내치 그립으로 바벨을 잡고, 양 견갑골 안쪽 위 가장자리에 힘을 세게 준다.

몸통에 압력을 주면서 안정화시킨다.

발을 들어올리면서 바벨 방향으로 펀지를 하면서 바벨 아래로 내려가서 스쿼트 자세를 만든다.

발이 바닥을 다시 접촉하는 타이밍과 동일하게 오버헤드 자세로 팔꿈치를 락아웃 한다.

오버헤드 자세로 락아웃시킨 상태를 유지하면서 일어선다.

히빙 스내치 밸런스

히빙 스내치 밸런스Heaving snatch balance는 드롭 스내치와 다음 훈련인 스내치 밸런스의 중간 단계 훈련이다(그림 13.14). 리프팅 초보자를 지도할 때는 필수적인 훈련 단계는 아니지만, 이후에 자신에게 부족한 부분을 채워줄 수 있는 아주 귀중한 훈련이 될 수도 있기 때문에 배워두면 유용하다.

이 훈련에서는, 다리를 이용한 딥과 드라이브 동작이 있기는 하지만 단지 바벨 아래로 훨신 많이 내려가기 위해서이다. 딥과 드라이브 동작이 비교적 크게 일어나지는 않으며, 바벨을 위로 세게 밀어내기 위함이 목적이 아니다.

바벨을 뒤에 놓고 어깨는 안정적인 상태를 유지한다. 그리고 리시빙 자세로 발을 위치시킨다. 무릎을 편안하게 굽힌 상태에서 바벨은 계속 몸에 밀착시켜놓고 몸통은 최대한 수직 상태를 유지한다. 그리고 다리로 바닥을 밀면서 바벨을 매우 살짝 들어올린다. 바벨이 위로 이동하기 시작할 때, 바닥을 미는 다리 힘을 살짝 풀고 바벨을 향해서 세게 펀치를 한다. 그러면서 가능한 한 바벨을 움직이는 않는 상태에서 최대한 빠르게 아래로 내려가면서 오버헤드 스쿼트 자세를 취한다.

이 동작을 하는 동안 내내 발은 평평하게 바닥에 붙어 있어야 한다. 다리로 드라이브를 할 때 뒤꿈치가 들리게 되면, 드라이브가 너무 세지기 때문이다. 비교적 천천히 딥과 드라이브를 하게 되면 바벨이 위로 올라가는 것을 최소화할 수 있으며, 바벨을 밀면서 빠르게 힘차게 내려가는 것에 집중할 수 있게 되면서 최고의 결과를 기대할 수 있다.

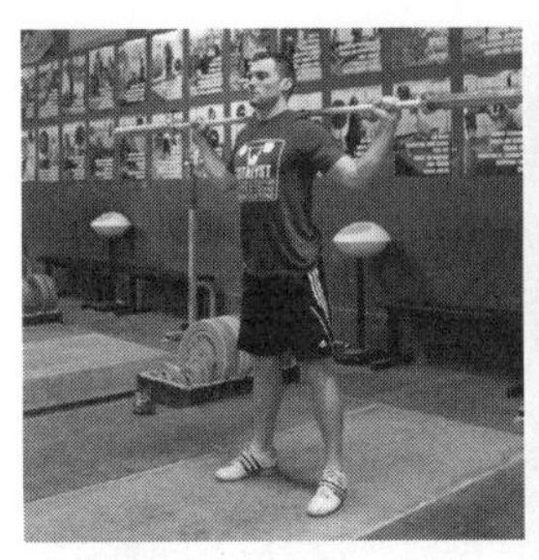
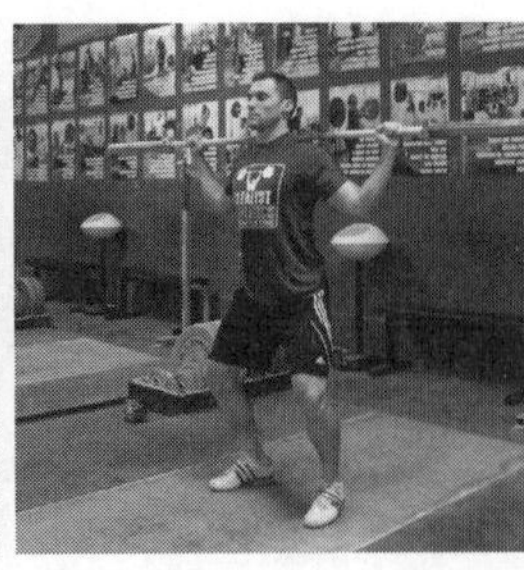
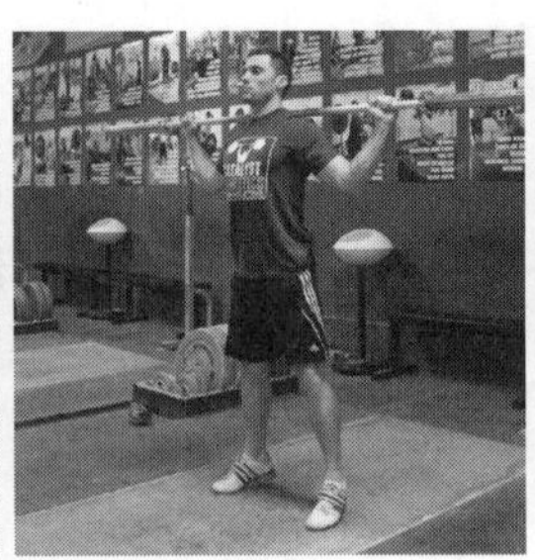
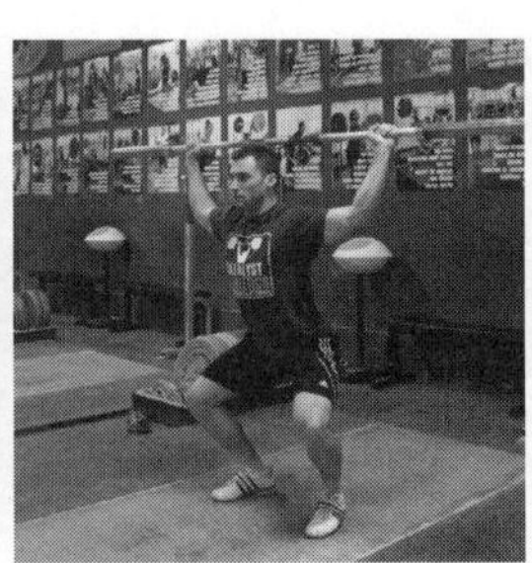
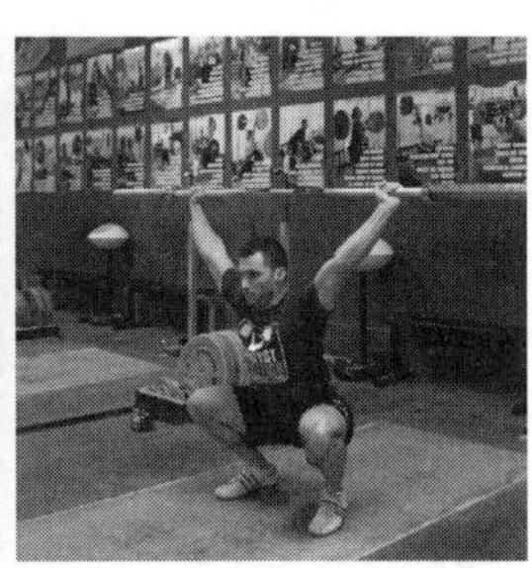

그림 13.14 히빙 스내치 밸런스

9 동작 요약 설명

히빙 스내치 밸런스

리시빙 자세처럼 발을 위치시키고 바벨은 목 뒤에 놓는다.

스내치 그립으로 바벨을 잡고, 양 견갑골 안쪽 위 가장자리에 힘을 세게 준다.

몸통에 압력을 주면서 안정화시킨다.

무릎을 편안하게 구부리고 다리로 드라이브를 하면서 바벨을 밀어 무게감이 느껴지지 않도록 공중에 띄운다. 이때 바벨이 위쪽으로 많이 올라가서는 안 된다.

바벨이 위로 이동할 때, 스쿼트 자세로 앉으면서 바벨 방향으로 펀치를 한다. 발은 바닥에 평평하게 붙을 수 있도록 한다.

오버헤드 자세로 팔꿈치를 락아웃시키면서 최대한 빠르게 스쿼트 자세로 깊이 앉는다.

오버헤드 자세로 락아웃시킨 상태를 유지하면서 일어선다.

제대로 안정적으로 스쿼트를 앉은 후에 3초 동안 버티고 나서 바벨을 여전히 오버헤드 자세로 락아웃시킨 상태로 일어난다. 일어나게 되면 바벨을 처음의 목 뒤쪽 위치로 놓고 다시 동작을 반복할 수 있도록 준비한다.

스내치 밸런스

현재 진행되고 있는 훈련은 스내치 밸런스를 마지막으로 마무리된다(그림 13.15). 이 동작은 스내치 밸런스 훈련에서 가장 많이 하는 훈련이다.

발은 풀 동작을 할 때처럼 위치시킨다. 무릎으로 딥을 하면서 몸통은 수직에 가까운 상태를 유지한다. 다리로 바닥을 밀면서 순간적으로 무게감이 느껴지지 않도록 바벨을 공중에 띄운다. 그리고 발을 트랜지션 해서 리시빙 자세를 만들면서 발바닥으로 완전히 착지한다. 이때 바벨 방향으로 펀치를 하면서 오버헤드 스쿼트 자세를 만든다. 다시 말하지만, 발이 바닥을 다시 접촉하는 타이밍과 오버헤드 자세로 팔을 락아웃하는 타이밍이 동일해야 스피드와 힘을 극대화할 수 있다.

다른 스내치 밸런스 훈련과 마찬가지로, 이 훈련은 목적은 바벨은 최대한 움직이지 않는 상태에서 최대한 깊이 그리고 빠르고 몸을 내려가게 하는 것이다. 그러면서 리시빙 자세에서 안정성과 균형 상태를 만들 수 있다.

스내치 밸런스를 할 때 무거운 무게로 진행한다면 최대 스피드와 힘을 활용해야만 성공할 수 있다. 모든 훈련에서 그렇듯이, 올바른 자세와 움직임이 가능한 상태에서 그 사람의 능력에 따라서 동작의 스피드를 높이는 것이 좋다.

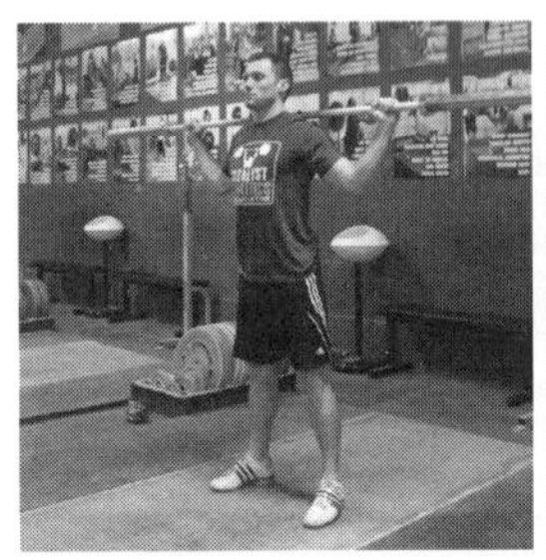
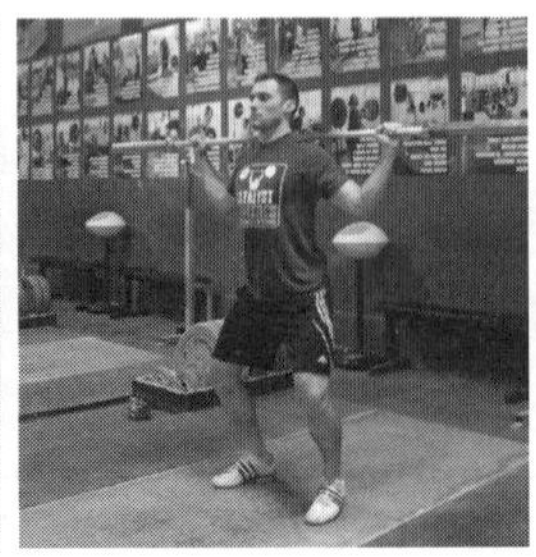
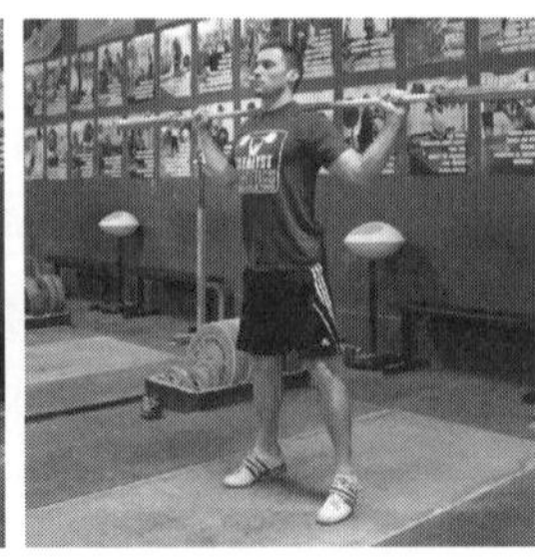
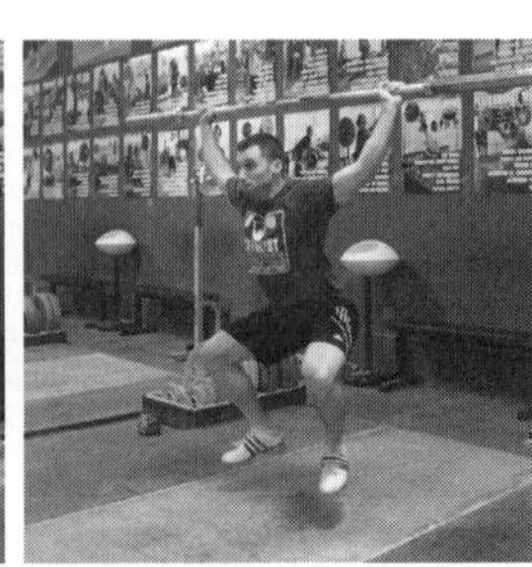
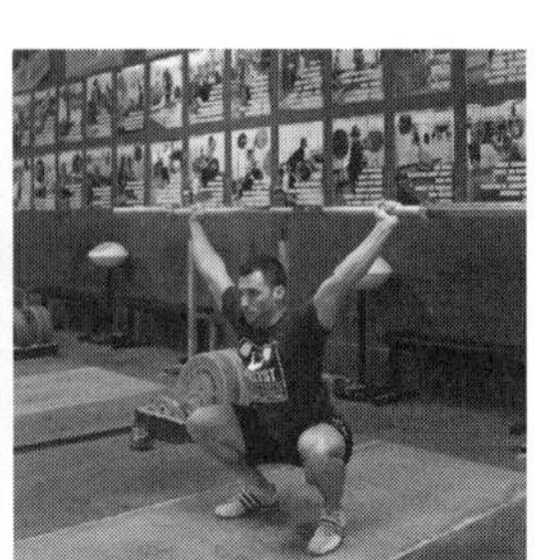

그림 13.15 스내치 밸런스

10 동작 요약 설명

스내치 밸런스

풀 자세처럼 발을 위치시키고 바벨은 목 뒤에 놓는다.

스내치 그립으로 바벨을 잡고, 양 견갑골 안쪽 위 가장자리에 힘을 세게 준다.

몸통에 압력을 주면서 안정화시킨다.

무릎을 편안하게 구부리고 다리로 드라이브를 하면서 바벨을 밀어 무게감이 느껴지지 않도록 공중에 띄운다. 이때 바벨이 위쪽으로 많이 올라가서는 안 된다.

바벨이 위로 이동할 때, 발을 들어올려서 트랜지션 해서 리시빙 자세를 만든다. 그리고 발을 바닥에 완전히 평평하게 접촉시키면서 착지한다.

발이 움직이기 시작하면서, 바벨 방향으로 펀치를 하면서 스쿼트 자세로 앉는다. 발이 바닥에 착지하는 타이밍에 오버헤드 자세로 팔을 락아웃한다.

오버헤드 자세로 락아웃시킨 상태를 유지하면서 일어선다.

스내치 배우기

리시빙 자세가 안정적인 상태가 되었다면, 이제 바벨을 실제로 리시빙 자세로 가지고 올 수 있는 움직임을 배울 수 있다. 리프팅의 요소들을 제대로 파악하기 위해서 여러 작은 단계로 나눠서 이 움직임을 살펴볼 수 있다. 이 움직임을 단순히 하나의 동작으로 가르치기보다는 개별적인 요소들로 나누어서 훈련하고 가르치는 것이 더 쉽고 생산적이다. 이렇게 개별적인 요소들로 나눠서 훈련하게 되면 뇌가 동작을 받아들이기 훨씬 수월하다. 의식적으로 뇌를 사용하지 않고 더 자연스럽게 자세와 움직임을 익히면 익힐수록, 우리 몸은 하나의 전체적의 움직임을 더 쉽고 빠르게 익힐 수 있게 된다. 이 훈련들은 결국 하나의 큰 움직임을 위해서 존재하는 것이다. 그리고 이 큰 하나의 움직임은 우리 몸이 훈련을 통해서 익힌 자세를 기억하게 되면서 멋지게 수행될 수 있는 것이다.

동작 미리 살펴보기

- 미드 행 자세
- 미드 행 스내치 점프
- 미드 행 스내치 풀
- 톨 머슬 스내치
- 스케어크로우 스내치
- 톨 스내치
- 미드 행 스내치

미드 행 자세

첫 단계는 미드 행Mid-Hang 자세를 연습하는 것이다(그림

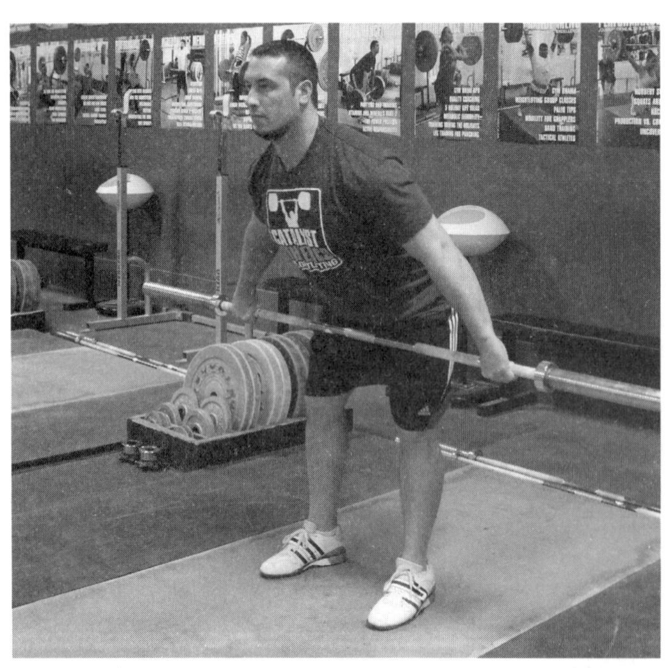

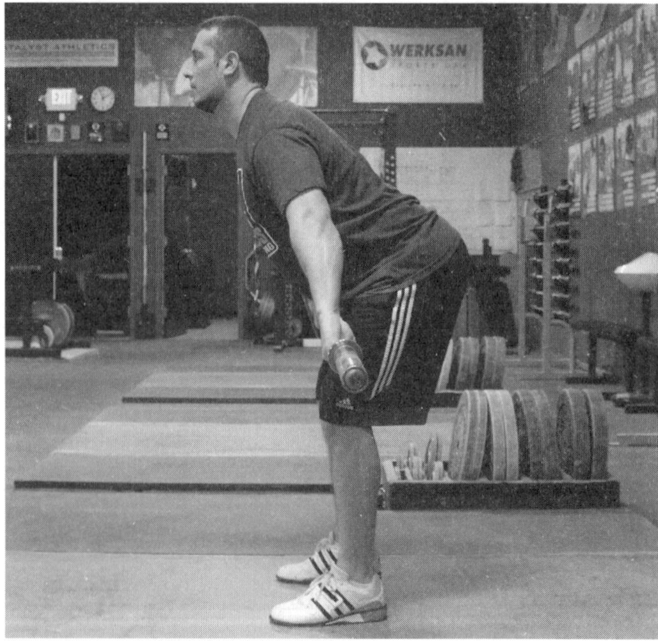

그림 14.1 미드-행 자세는 스내치에서 중요한 자세이며, 스내치 훈련을 하는 데 있어서 처음 하게 되는 시작 자세이기도 하다.

14.1). 이 자세에서 바벨은 대략 허벅지 가운데 지점에 있다. 스내치를 처음 배우는 사람이 바닥에 있는 바벨을 바로 들어올리기보다는 이 자세로 시작하고 연습하는 것이다. 미드 행 자세의 중요성은 아무리 강조해도 지나침이 없다. 이 자세는 폭발적으로 고관절과 무릎을 신전시키기 시작하는 동작 바로 직전의 자세이다. 이 자세를 일관성 있고 정확하게 수행하는 것이 스내치를 성공하는 데 상당한 영향을 준다. 훈련 초반에 이 자세를 배우고 습득하게 되면 앞으로 리프팅의 성장에도 큰 도움을 주게 된다.

미드 행 자세는 가장 중요한 두 번째 풀 동작을 위한 제대로 된 자세와 타이밍에 리프터가 익숙해지도록 도와줄 수 있다. 그러면서 특별한 지도를 하지 않아도 자연스럽게 이중 무릎 굽힘 동작이 가능해지면서, 최대한 바벨을 가속시키기 위해서 다리와 무릎이 신전되는 느낌을 제대로 배울 수 있는 기회가 되기도 한다. 그리고 이렇게 높은 자세에서도 충분히 가속이 가능하다는 것에 대해서 자신감을 가질 수 있는 기회이기도 하다. 이후에 바닥에 바벨을 들어올릴 때 필요한 적절한 리프팅 리듬과 타이밍에 대한 기초를 다질 수 있기도 하다.

11 동작 요약 설명

미드-행 자세

풀 동작에서처럼 다리를 위치시킨 상태에서 무게중심이 뒤꿈치 앞 가장자리에 오도록 한다.

정강이는 수직에 가까운 상태를 만든다.

무릎은 살짝 굽혀져 있으며, 몸통을 견고하게 유지한 상태에서 등을 편다.

어깨는 바벨과 무릎보다 약간 앞에 위치한다.

바벨은 허벅지 가운데 지점에 살짝 닿도록 한다.

팔은 편안하고 길게 편 상태에서 팔꿈치를 측면으로 회전시킨다.

머리와 시선은 앞을 향하도록 한다.

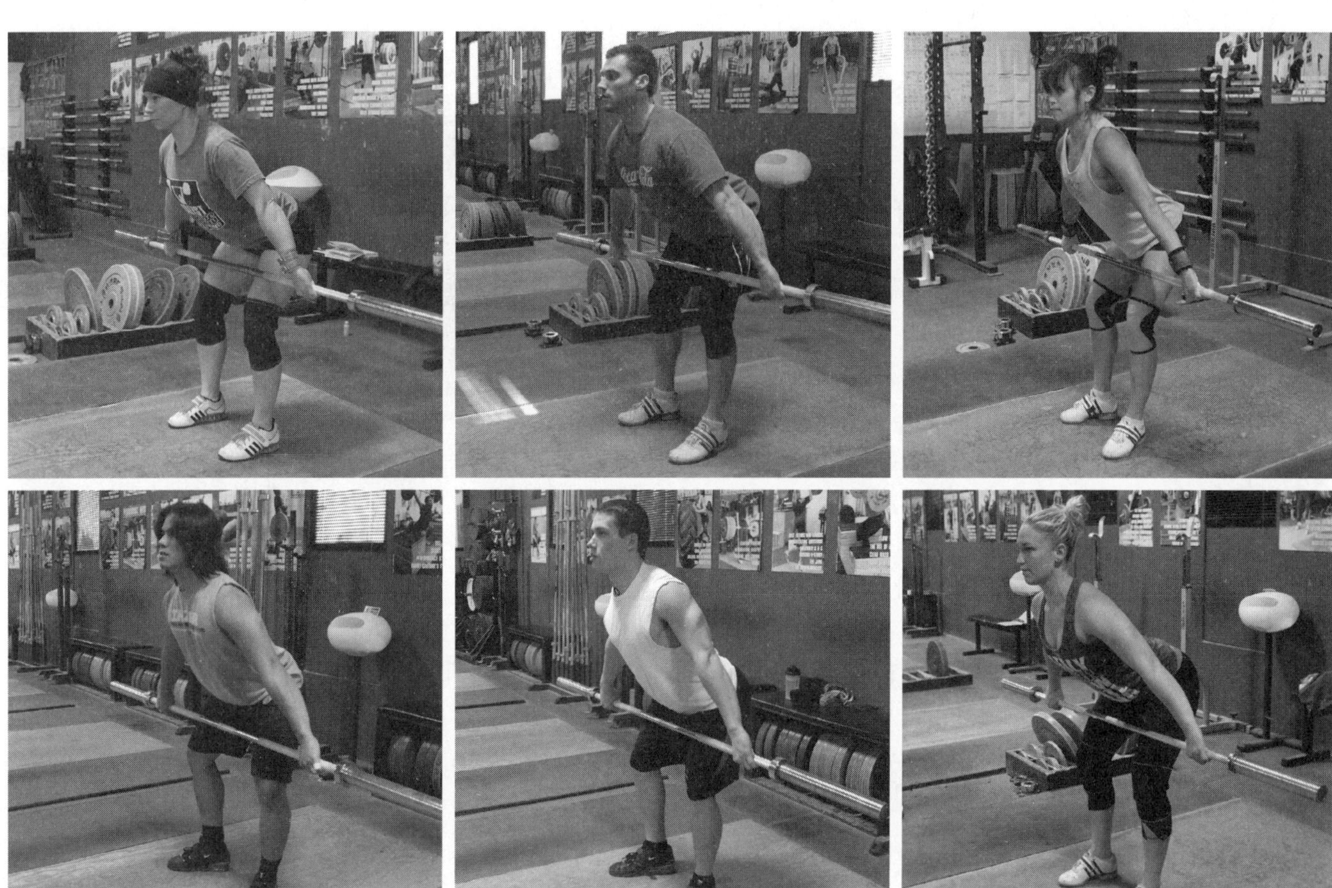

그림 14.2 미드-행 자세는 리프팅의 원칙을 모두 지킨 상태라도 체형에 따라서 자세가 조금 다를 수 있다.

스내치 그립 넓이로 훅 그립을 잡은 상태에서, 풀 동작에서의 발 넓이로 선다. 손목은 중립 상태로 유지하며, 팔꿈치뼈가 바깥쪽을 향할 수 있도록 팔을 내회전시키도록 한다. 팔을 내외전시킬 때 견갑골이 전인되면서 어깨가 앞으로 말려서는 안 된다. 견갑골은 전인이나 후인이 되지 않은 중립 상태를 유지해야 하며, 오로지 팔만 내회전되어야 한다.

견고한 몸통 상태를 유지하고 등에는 하나의 이어지는 아치를 만든다. 고관절에서 힌지를 만들고 무릎은 살짝 구부린다. 광배근와 어깨에 힘을 줘서 바벨이 다리에 살짝 닿도록 만든 상태에서 바벨이 미끄러지듯이 허벅지 중간 부분까지 내려갈 수 있도록 한다. 이때 정강이는 대략 수직 상태이며 어깨는 바벨과 무릎 보다 약간 앞에 있는 자세를 만든다.

무게중심은 발의 중심보다 약간 뒤쪽인 뒤꿈치 앞 가장자리에 와야 하며, 햄스트링, 둔부 그리고 등에 장력이 들어가 있는 상태여야 한다. 만약에 햄스트링과 둔부에 장력이 없다면, 무릎이 너무 앞으로 갔거나 많이 구부려져진 상태이다. 무릎은 정면을 향하기보다는 측면으로 약간 밀어내도록 한다. 팔은 억지로 힘을 줘서 편 상태가 아니라 힘을 뺀 상태로 펴고 있으면 된다. 이 상태에서 견갑골은 광배근을 수축시켜서 하강depression시킨다. 이러면 등 상부가 적절하게 펴지는 것과 바벨이 몸에 더 가까이 붙을 수 있도록 도와준다. 고개는 들어서 시선은 정면 혹은 그보다 조금 더 높게 향하도록 한다.

등의 각도와 얼마나 어깨가 바벨 앞에 있어야 하는지는 신체 비율에 따라서 아주 달라질 것이다. 중요한 것은 정강이가 수직 상태이며, 무릎은 약간 굽히고 어깨는 바벨과 무릎보다 약간 앞에 있어야 한다는 것이다.

보통 선수들은 실제로 처음에는 허벅지 가운데에서 바벨을 위치시키고 시작하지만 훈련을 계속 진행하는 과정에서 필요 이상으로 바벨을 더 아래로 내리려는 경우가 많다. 그러다가 결국은 바벨의 위치가 무릎 근처까지 오게 된다. 이렇게 바벨 위치가 바뀌지 않도록 훈련 초반부터 바벨의 올바른 위치를 신경 쓰는 것이 좋다. 만약 바닥에서부터 시작하는 스내치 동작을 할 때도 이 자세를 제대로 수행할 수 있을 정도로 훈련을 하게 된다면 더욱 폭발적인 힘을 낼 수 있으며, 더 빠르고 정확한 트랜지션으로 바벨 아래로 들어갈 수 있다. 나중에 이와 관련된 동작을 교정하려고 하기보다는 초반에 제대로 배우고 연습하는 것이 훨씬 쉽다.

미드 행 스내치 점프

미드 행 스내치 점프Mid-hang snatch jump는 바벨을 최대한 몸에 가깝게 유지한 상태에서 자신의 고관절과 무릎이 올바른 자세에서 폭발적인 힘을 내는 것을 느낄 수 있도록 해준다(그림 14.3). 앞 챕터에서 이미 얘기했듯이, 이 동작은 스내치를 할 때 단순히 공중으로 점프하는 동작으로 오해해서는 안 된다. 적지 않은 사람들이 오로지 고관절과 무릎 관절의 신전에만 집중하고 다른 부분들은 신경 쓰지 않는 경우가 있다. 이 훈련은 고관절과 무릎 관절이 폭발적인 힘을 내는 데 기여하는 것을 느낄 수 있도록 도와줄 뿐만 아니라 다리에서 폭발적인 힘이 나오는 타이밍을 느낄 수 있도록 도와준다. 이 동작을 보면 실제로 스내치 동작을 마무리하는 모습과는 다르게 보일 수 있다. 하지만 여기서 중요한 것은 스내치 동작 자체를 연습하는 것이기보다는 수직 방향으로 바벨로 힘을 전달해줄 수 있는 고관절과 무릎의 엄청나게 빠르고 섬세한 신전을 만들어내는 것이다.

우선 미드 행 자세에서, 동작을 수행하는 동안에 바벨이 계속 몸에 살짝 닿아 있는 상태를 유지하기 위해서 광배근

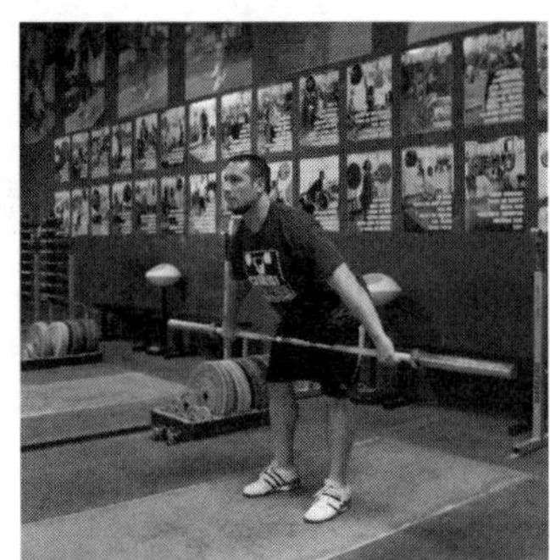
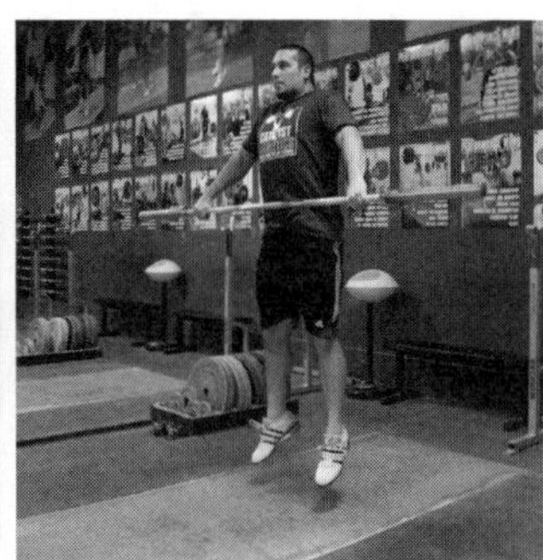

그림 14.3 미드 행 스내치 점프는 무릎관절과 고관절이 수직 방향으로 강렬하게 신전되는 것을 느껴볼 수 있는 간단한 훈련이다.

12 동작 요약 설명

미드 행 스내치 점프

미드 행 자세에서 무게중심이 발뒤꿈치 앞 가장자리에 올 수 있도록 한다.

어떠한 사전 움직임도 없는 상태에서, 최대한 높이 수직 방향으로 점프한다.

동작을 하는 동안에 몸에 바벨이 살짝 닿을 수 있는 상태를 유지한다.

과 어깨를 이용해서 바벨을 몸쪽으로 밀어준다. 이렇게 하면 동작을 하는 동안에 바벨이 몸에서 멀어지는 것을 방지할 수 있다. 이 상태에서 수직 방향으로 최대한 높이 점프하도록 한다. 점프를 시작하기 전에 다른 동작이 발생해서는 안 된다. 허벅지 가운데 지점에서 바벨이 움직이지 않고 위치해 있는 상태에서 그대로 시작해야 한다.

매번 점프를 하기 전에, 무게중심이 발뒤꿈치 앞 가장자리에 있는지 확인해야 하며, 점프하기 직전에 다시 무게중심이 발볼 쪽으로 이동하지 않도록 신경 써야 한다. 점프 동작은 스내치 두 번째 풀 동작만큼 매우 간결하고 강렬하기 때문에 바벨이 허벅지에서 올바른 높이에 위치하는 것도 역시 중요한 부분이다.

이 훈련에서 가끔씩 선수들이 그들의 코치들이 원하는 바를 오해해서 수직 점프보다는 스내치 풀 동작에 집중하는 경우가 있다. 그러다보니 과도한 고관절 신전이 일어나거나 무릎을 제대로 사용하지 않은 상태로 수직 점프가 아니라 전방 점프를 하는 일이 발생하기도 한다. 이 훈련의 목표가 수직 점프라는 것을 반드시 기억해야 한다. 뭔가를 어렵게 해석할 필요가 없이 바벨을 몸에 최대한 가까이 유지시키면서 지면을 세게 밀어내며 수직으로 점프를 하기만 하면 된다. 이 동작은 다음 훈련 동작에서 더 다듬어질 수 있으며 학습을 하는 과정에서 정교해질 것이다.

미드 행 스내치 풀

미드 행 스내치 풀Mid-hang snatch pull 동작에서는 미드 행 스내치 점프에서 학습한 강력한 무릎 관절과 고관절의 신전과 스내치 두 번째 풀로 연결시키는 데 필요한 정교함을 함께 연습하게 된다(그림 14.4). 이 동작을 올바른 자세로 배우는 것은 상당히 중요하다. 이렇게 두 번째 풀 동작을 분리해서 배우게 되면 바벨을 가속시키는 것을 배우는 데 상당히 도움이 되며 트랜지션과 세 번째 풀 동작의 정교함과 스피드에도 직접적으로 영향을 준다. PVC 파이프와 같이 무게가 없는 상태에서 이 동작을 제대로 수행하고 있는지 느껴보는 것은 처음에는 어렵다. 그래서 필요한 경우에는 이 훈련 단계에서 피드백을 받기 위해서 빈 바벨을 이용할 수도 있다. 그리고 다음 훈련에 다시 PVC 파이프를 사용할 수 있다.

우선은 미드 행 스내치 점프 동작을 하면서 몸을 신전시키는 마지막 순간에도 발볼 쪽이 지면에 닿고 있는 상태를 유지한다. 지면을 다리로 세게 밀어내게 되면 무릎을 완전히 신전시키면서 힘을 발생시킨다. 그래서 자연스럽게 발볼 쪽으로 서게 되는 것이다.

풀 동작의 절정에서는 고관절이 약간 과신전되며, 어깨는 엉덩이보다는 약간 뒤쪽에 위치하게 된다. 이때 고관절의 신전을 완료하기 위해서 둔부glute가 반드시 활성화되어 있어야 한다. 그렇지 않으면 고관절의 과신전이 실제로 고관절에서 만들어내는 것이 아니라 허리에서 만들어질 수도 있기 때문이다. 마지막으로 신전시켰을 때는 발볼 쪽으로 서 있게 되며, 측면에서 봤을 때는 다리가 수직 상태를 유지하고 있다. 어깨는 엉덩이보다 약간 뒤쪽에 있다.

발은 동작이 시작하고 마무리될 때까지 같은 위치에 있어야 한다. 만약 리프터가 동작을 하면서 앞으로 이동하게 된다면, 풀 동작을 하는 동안에 무게중심이 너무 앞쪽에 있다는 말이며, 다리로 지면을 밀어내는 동작을 너무 빨리 마무리해서이다. 만약 리프터가 뒤로 이동하게 된다면, 무게중심이 너무 뒤쪽에 있다는 말이며, 마무리 풀 동작에서 과도하게 고관절을 신전시키거나, 몸을 뒤로 기울인 것이다. 그리고 몸이 완전히 신전되기도 전에 다리로 지면을 밀어내는 힘을 일찍 풀어버린 것이다. 물론 미드 행 스내치 점프 동작에서처럼 다리로 지면을 밀면서 수직 방향으로 점프를 하는 것은 맞지만, 힘의 강도를 조절해서 실제로 바닥에서 발이 떨어지지도 않도록 해야 한다.

신전되는 동안에, 바벨은 허벅지에 가까이 있어야 하며, 고관절 부분에서는 완전히 닿게 된다. 이렇게 바벨을 몸에 가까운 상태로 유지하는 것은 어깨가 바벨보다 앞에 위치해 있지만 광배근과 어깨를 활성화시켜서 몸 쪽으로 바벨을 밀어낼 수 있기 때문에 가능하다. 일단 고관절에서 바벨이 닿게 되면 이후에 동작에서도 바벨이 몸에서 멀어지지 않고 계속 몸에 가까이 붙어 있는 상태를 유지할 수 있다.

신전이 일어날 때 팔은 편안하게 힘을 뺀 상태로 펴도록 한다. 팔꿈치에 힘을 줘서 펴는 것이 아니라 단지 힘을 주고 팔꿈치를 억지로 접으려고만 하지 않으면 자연스럽게 펴지

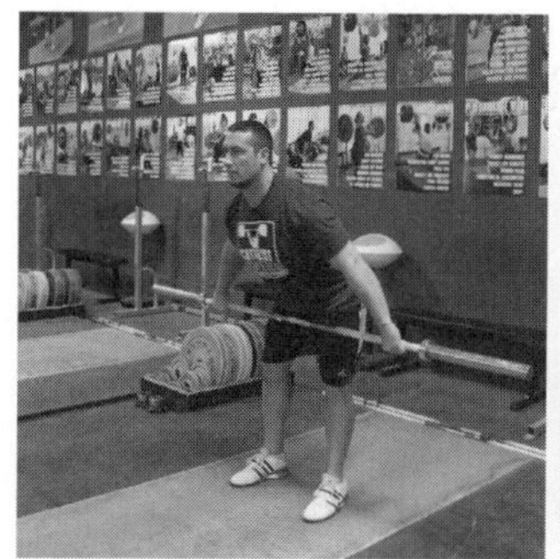
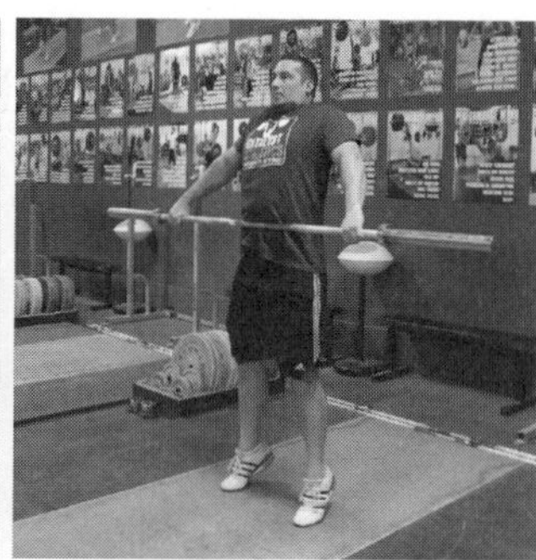

그림 14.4 미드 행 스내치 풀 동작은 바벨을 들어올리면서 가속시키기 위해서 미드 행 스내치 점프를 더 정교하게 몸을 신전시키는 동작으로 연결시켜준다.

13 동작 요약 설명

미드 행 스내치 풀

미드 행 자세로 서서 스내치 그립 넓이로 훅 그립을 잡는다.

다리로 세게 지면을 누른다. 그리고 광배근과 어깨를 이용해서 바벨이 허벅지에 근접한 상태를 유지한다.

다리가 수직 상태를 유지하면서 몸을 완전히 신전시킨다. 몸을 완전히 신전시킨 상태에서 어깨는 엉덩이보다 살짝 뒤에 있다.

고관절 쪽에 바벨이 살짝 닿을 수 있도록 몸 쪽으로 바벨을 밀어낸다.

어깨를 으쓱하면서 바벨이 몸 앞쪽으로 멀어지지 않고 탄력을 받아서 위로 계속 이동할 수 있도록 한다.

몸이 신전된 상태를 너무 오래 유지하지 마라.

게 된다. 의도적으로 힘을 줘서 팔꿈치를 펴는 것과 팔꿈치를 의도적으로 접지 않으려고 편안하게 있다보니 팔꿈치가 펴지는 것 사이에는 큰 차이가 있다. 팔꿈치에 힘이 들어가 있으면 두 번째 풀 동작에서 세 번째 풀 동작으로의 전환이 늦어지게 되며, 신전이 정점인 순간에 바벨이 몸에서 멀어지게 된다.

무릎 관절과 고관절이 완전히 신전이 되는 순간에 어깨가 앞으로 말리지 않는 상태로 어깨를 으쓱하는 슈러그 동작을 해야 한다. 이 동작(슈러그)은 바벨이 몸 앞쪽으로 멀어지지 않도록 해주는 아주 간단한 역할을 하는 것이다. 무릎과 고관절을 신전시킨 상태에서는, 바벨을 위로 움직이는 탄력을 받게 된다. 이 바벨의 탄력은 몸이 신전되는 구간을 지나서 계속된다. 만약 여기서 어깨를 으쓱하는 동작을 하지 않으면, 바벨이 앞으로 이동하면서 몸에서 멀어질 것이다.

여기서는 어깨를 으쓱하는 동작(슈러그)은 바벨을 직접적으로 들어올리기 위한 것이 아니다. 다시 말해서, 슈러그 동작이 바벨을 위쪽으로 들어올리면서 가속시키기 위해서 리프터가 하는 동작 중에 일부가 아니라는 것이다. 슈러그 동작을 실제로 바벨을 리프팅 하는 동작의 일부로 생각하는 실수를 범해서는 안 된다. 그렇지만 리프팅을 할 때나 리프팅 훈련을 할 때 슈러그 동작을 배제하는 것도 역시 문제가 될 수 있다.

슈러그는 몸을 신전시킨 후에 바벨 아래로 리프터가 들어가기 위해 필요한 동작의 일부라고 생각하면 된다. 즉, 리프터의 몸이 아래로 내려가는 세 번째 풀 동작 동안에 슈러그의 동작 대부분이 일어난다고 볼 수 있다. 그러나 슈러그는 두 번째 풀 동작이 마무리될 때와 세 번째 풀 동작이 시작될 때에 거쳐서 일어난다. 동작이 전환될 때 일어나는 것이라고 볼 수 있다. 그렇다보니 당연히 두 번째 풀 동작과 세 번째 풀 동작의 신전 정점에 모두 존재하는 동작이다. 슈러그 동작에서 중요한 것은 바벨을 더 많이 들어올리기 위해서 지나치게 힘을 주는 슈러그 동작을 피하는 것이다. 대신에, 바벨이 위로 올라가는 가속을 위해서 무릎과 고관절 신전에 집중하는 것이다.

미드 행 스내치 풀 동작을 완벽히 마스터하기 위해서 처음에는 동작을 천천히 해본다. 올바른 자세와 움직임에 대한 중요성을 강조하다 보면 동작의 스피드의 중요성이 가려질 수도 있다. 하지만 기본적인 자세나 움직임이 가능해지면, 자신이 낼 수 있는 완전 스피드로 제대로 동작을 수행할 수 있을 때까지 조금씩 스피드가 향상될 것이다.

동작을 천천히 한다고 해서 완전히 몸이 신전된 상태에서 필요 이상으로 동작을 멈출 필요는 없다. 몸을 제대로 완전히 신전시킨다는 것은 상당히 중요하지만, 스내치를 하는 과정에서 신전된 상태로 동작을 멈추거나 다음 동작을 하는 것을 망설이는 것은 피해야 한다.

몸을 완전히 신전시켜서 바벨 아래로 들어가는 동작의 전환(두 번째 풀 동작과 세 번째 풀 동작)은 멈추지 않고 물 흐르듯이 하나의 동작으로 이뤄져야 한다. 바벨로 힘을 완전히 전달한 후의 몸이 신전된 상태에 소요되는 시간은 바벨이 위로 올라가는 탄성을 잃고 밑으로 떨어지기 시작하는 시간 정도이다.

게다가 몸을 신전시킨 상태로 있는 시간이 길어지게 되면 압력 중심 때문에 무게중심이 발뒤꿈치 앞 가장자리에 있다가 발볼 쪽으로 이동하게 된다. 그러면서 원래의 올바른 자세에서 중력선이 앞으로 이동하게 만든다. 다시 말해서, 적절한 타이밍으로 몸을 신전시키게 되면 뒤꿈치를 든 상태에서 발볼 쪽으로 설 수 있게 된다(압력 중심이 발볼 쪽에 있다는 의미이다). 무게중심이 앞으로 이동하지도 않게 된다. 압력의 중심은 앞으로 이동하지만 무게중심과 중력선은 여전히 똑같은 위치에 있게 된다. 그러나 몸을 신전시킨 상태로 오래 있게 되면, 이렇게 될 수 없다. 동작이 멈춰져 있는 상태에서는 균형 상태를 유지하기 위해서 반드시 중력선이 압력선을 지날 수밖에 없다(그림 14.5).

가끔씩 선수를 포함해서 코치들조차도 압력의 중심과 무게중심이 서로 다른 지점에 있는 상태에서도 뒤꿈치를 들어서 발볼 쪽으로 설 수 있는 부분에 대해서 혼란스러워 한다. 미드 행 스내치 점프 동작을 하는데 점프를 하고 처음 동작을 시작한 지점보다 몇 인치 뒤에서 착지를 해보면 이 부분을 이해할 수 있다(그림 14.6). 이 동작을 해보면 발볼

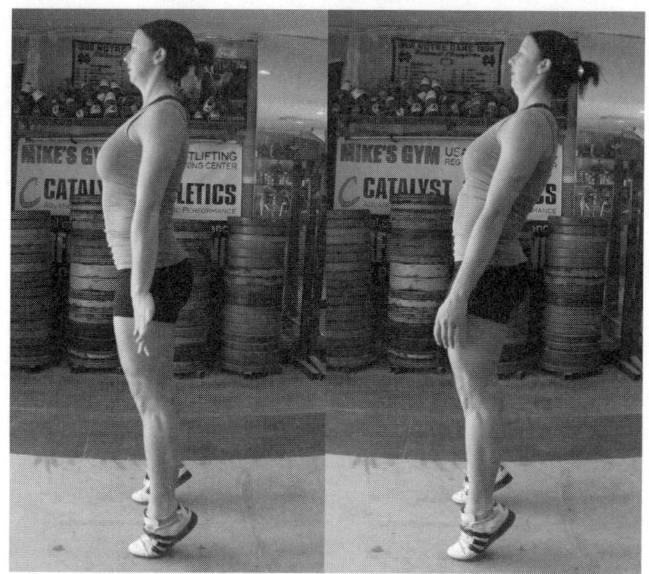

그림 14.5 몸이 신전 상태를 유지하면(왼쪽), 중력선을 압력선과 일치시키기 위해서 앞으로 이동하게 된다(발볼 쪽). 몸이 신전 상태를 유지하지 않으면 혹은 빠르게 동작을 진행하면(오른쪽), 균형 상태를 유지하며 올바른 자세를 잡기 위해서 중력선이 압력선보다 뒤쪽에 있는 상태를 유지할 수 있다.

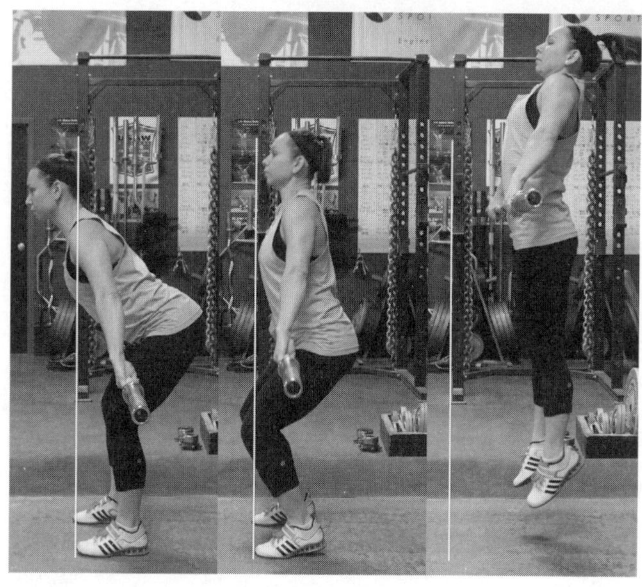

그림 14.6 미드 행 스내치 점프를 하게 되면 점프를 시작한 시점에서 뒤로 이동하게 된다. 이것이 압력의 중심을 따라서 무게중심과 중력선이 이동하지 않고서도 발볼 쪽으로 설 수 있다는 것을 잘 보여준다.

쪽으로 서서 몸을 신전시키는 데 중력선은 이 지점보다 뒤에 있다는 것을 확인할 수 있으며, 실제로 점프를 해보면 뒤로 이동하게 된다.

여기서 풀 동작을 마무리하기 위해서 바닥을 다리로 세게 밀게 되면 발목은 자연스럽게 신전되기 때문에 발목 신전에 대해서 따로 언급하지 않았다.

자세 교정을 위한 동작 변형

만약에 누군가 이 훈련에서 수직 방향으로 다리로 지면을 밀어내는 것을 힘들어한다면 다시 원래 훈련으로 돌아가기 전에 일시적으로 자세 교정을 위해서 동작 변형을 해서 도울 수 있다(그림 14.7). 미드 행 자세보다는, 무릎만 살짝 굽히는 딥 자세에서 시작할 수 있다. 이때 몸통은 수직 상태를 유지하며, 바벨은 고관절이 접히는 부분에 위치한다. 이 자세를 통해서 동작이 아주 간단해지면서 다리로 지면을 수직 방향으로 밀어내는 데 집중할 수 있다. 시작 자세가 달라지는 것 말고는 바뀌는 것은 아무것도 없다. 바벨은 몸에 최대한 가까이 붙여주고 몸을 다 신전시켰을 때는 어깨가 엉덩이보다 약간 뒤쪽에 있게 된다. 균형은 여전히 발뒤꿈치 앞 가장자리에서 잡을 수 있다.

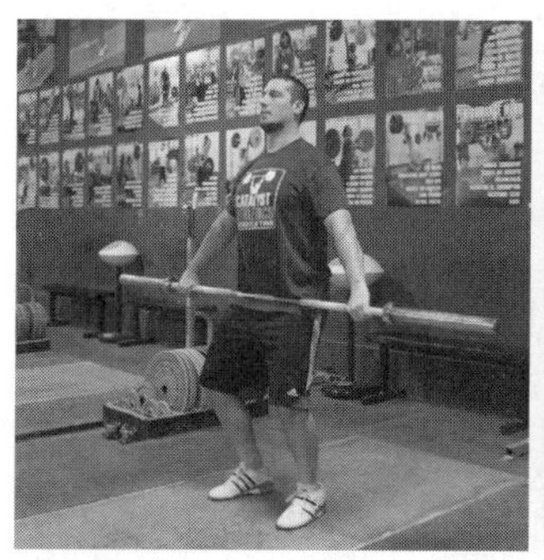

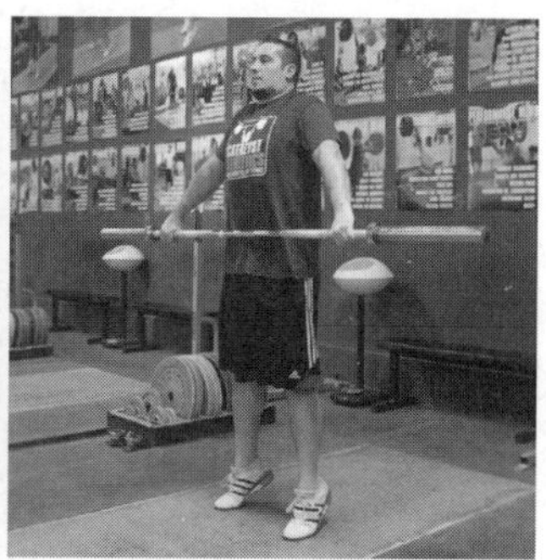

그림 14.7 미드 행 스내치 풀 동작에서 다리를 수직 방향으로 제대로 밀어내기 힘들어하는 사람들에게는 자세를 변형해서 훈련을 진행할 수 있다.

톨 머슬 스내치

톨 머슬 스내치Tall muscle snatch는 세 번째 풀 동작에서 상체의 움직임만 따로 분리시킨 것이다(그림 14.8). 이 동작에서는 몸이 아래로 내려가지 않는 상태에서 바벨을 들어올리기 위해서 팔을 접는다. 실제로 스내치를 할 때는, 바벨 아래로 들어가기 위해서 몸이 아래로 이동할 때만 팔을 접으면서 당기는 동작이 있다. 결과적으로 몸이 바벨 아래로 들어가기 위해서 이동하지 않는 경우에는 팔을 접는 동작은 없다. 그러나 성공적인 리프팅을 위해서는 세 번째 풀 동작에서 상체의 움직임은 상당히 중요하다. 따라서 이 단계에서 이렇게 상체의 움직임만 따로 분리해서 연습하는 것이다.

완전히 몸을 펴고 서 있는 상태에서 시작한다. 팔을 편안하게 편 상태로 바벨을 잡고 뒤꿈치 앞 가장자리에 무게중심을 두고 균형 상태를 유지한다. 팔은 약간 내회전시켜서 팔꿈치 뼈 부분이 바깥쪽을 향하도록 한다. 하체는 움직이지 않고 팔꿈치를 측면으로 움직이면서 최대한 높이 들어올리도록 한다. 바벨이 최대한 몸에 가까이 있을 수 있도록 견갑골에 힘을 주도록 한다. 슈러그 동작을 하게 되면 자연스럽게 이 모양의 동작이 나온다. 그렇지 않고서는 팔꿈치를 최대한 높이 올릴 수 없다.

팔꿈치를 도달할 수 있는 가장 높은 위치까지 당겨 들어올린 상태에서, 팔을 위로 올리면서 바벨을 오버헤드 자세로 위치시킨다. 팔꿈치가 올라갈 수 있는 높이는 리프터의 신체조건 혹은 가동성에 따라서 다르다. 팔을 뒤집으면서 견갑골에 힘을 주고 팔꿈치를 뒤로 보내주면서 바벨은 항상 몸에 가까이 있도록 유지해야 한다. 그리고 위로 펀치를 하면서 제대로 된 오버헤드 위치에 올 수 있도록 한다. 이렇게 바벨이 머리 위로 올라가는 동안에도 팔꿈치가 올라간 위치에서 더 밑으로 내려와서는 안 된다.

손이 뒤집어진 다음에는(몸이 바벨 아래에 있는 상태), 올바른 오버헤드 자세에서 손과 손목은 편안한 상태로 제대로 된 자세를 유지하면서, 바벨은 팔뚝보다 약간 뒤쪽의 손바닥 위치에 있도록 한다. 이 지점에서 훅 그립을 풀면 된다. 하지만 이렇게 훅 그립을 푸는 것은 바벨을 최대한 세게 당기는 동작에서 바벨을 머리 위로 밀어내는 동작으로 전환되면서 그립에 압력이 없는 타이밍에 정확하게 맞춰서 이뤄져야 한다. 다시 말해서, 풀 동작에서 푸시 동작으로 빠르게 전환될 때 훅 그립을 풀어야 한다. 만약 훅 그립을 너무 빨리 풀게 되면, 바벨을 세게 잡은 상태에서의 자세를 유지할 수 없게 된다. 만약 훅 그립을 너무 늦게 풀게 되면, 이미 무거운 바벨이 머리 위에 있는 손을 밑으로 누르게 되면서 자세를 제대로 잡기 위해서 엄지손가락을 움직이는 것이 힘들어진다.

바벨을 오버헤드 자세로 전환하는 동작은 오버헤드 자세에서 강하게 수직 바벨 방향으로 펀치를 해주면서 마무리되어야 한다. 이 부분을 이해하고 제대로 수행하는 것은 선수에게 중요하다. 이것은 단순히 바벨을 던져서 머리 위로 올리는 동작이 아니다. 팔꿈치를 위로 강하게 올리면서 바벨을 오버헤드 자세로 만들기 위해서 팔을 회전시킨 후에, 스내치 밸런스에서 그랬던 것과 완전히 동일하게 수직 방향

14 동작 요약 설명

톨 머슬 스내치

팔을 편 상태로 바벨을 잡고 선다. 팔꿈치는 바깥쪽으로 향하도록 돌리고 뒤꿈치 앞 가장자리에서 균형 상태를 유지한다.

측면으로 팔꿈치를 최대한 높이 당기면서 견갑골에 힘을 준다. 그리고 자연스럽게 어깨를 으쓱하면서(슈러그) 바벨을 최대한 몸에 가까운 상태로 유지한다.

팔꿈치가 최대 높이에 도달하면 바벨을 머리 위로 올리기 위해서 팔을 회전시킨다. 바벨이 이동하면서 얼굴에 최대한 가까이 지나도록 한다.

바벨이 머리 위로 올라가게 되면 훅 그립을 빠르게 풀도록 한다. 그리고 손과 손목을 오버헤드 자세에 적합한 자세로 고정시킨다.

수직으로 바벨을 향해서 펀치를 한다. 그리고 오버헤드 자세를 단단하게 고정시킨다.

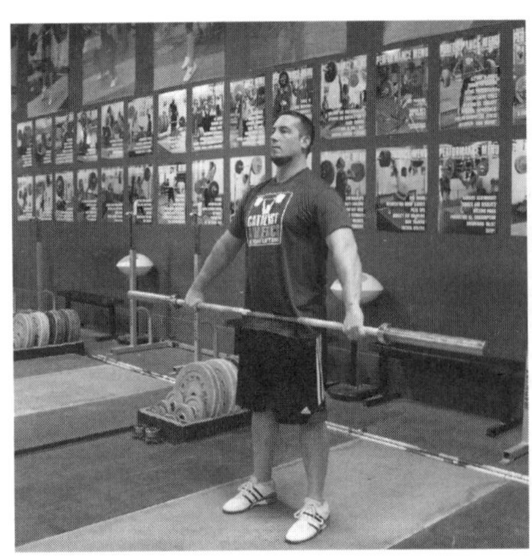
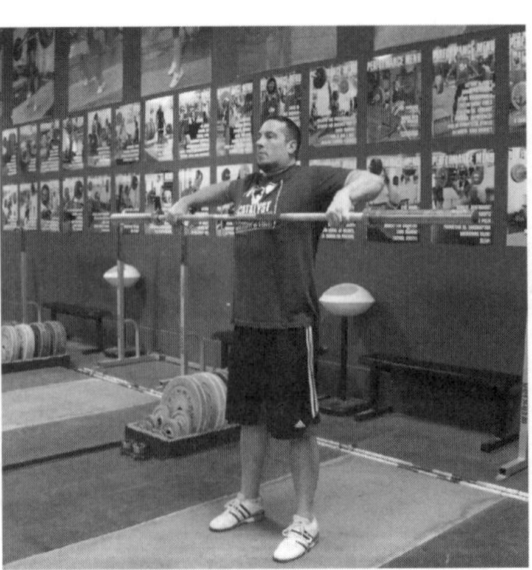
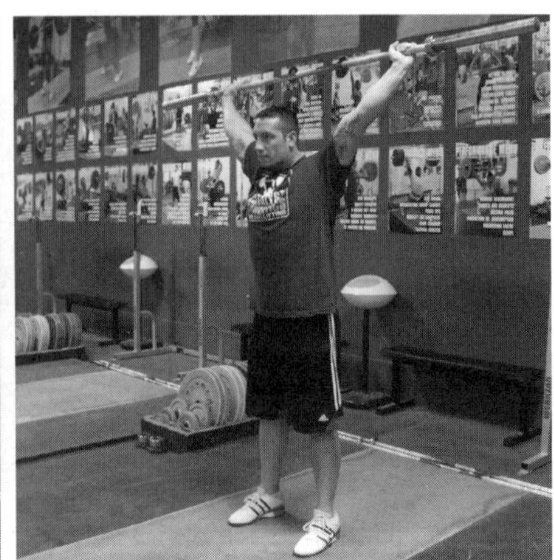

그림 14.8 톨 머슬 스내치는 세 번째 풀 동작에서 상체의 움직임을 연습하는 것이다.

으로 강하게 밀어주는 것이다. 바벨은 최단거리로 이동해야 한다.

리프팅 시작 자세에서부터 팔꿈치가 바깥쪽으로 향하게 하기 위해서 팔을 내회전시키는 것은 연습에서도 똑같이 중요하다. 이렇게 해야만 리프터가 팔로 풀 동작을 해서 아래로 내려갈 때 팔꿈치가 측면에서 위로 제대로 움직일 수 있다. 그러면서 바벨이 이동할 때 최대한 몸에 가까이 붙을 수 있다. 이렇게 팔꿈치가 바깥쪽과 위로 움직이는 동작이 스내치를 하는 동안에 최대한 가까이 바벨이 몸에 붙은 상태를 유지하도록 해줘서, 역학적 이점, 스피드, 정확성을 극대화시킬 수 있도록 해준다. 만약에 팔을 내회전시키지 않고 중립 상태로 두게 되면 팔꿈치가 측면으로 빠지면서 뒤로 이동하게 된다. 그러면 바벨이 몸에서 멀어지면서 풀 동작이 이후에 몸이 제대로 된 방향으로 내려갈 수 없게 된다.

최초에 팔꿈치를 바깥쪽 위로 당기는 것은 스내치에 있어서 중요한 부분이다. 이 움직임 때문에 두 번째 풀 동작 이후에 바벨 아래로 몸이 이동하는 데 가속이 가능해지는 것이다. 바벨이 머리 위로 올라가는 동작은 단지 팔꿈치의 제대로 된 움직임이 후에 자연스럽게 나오는 동작일 뿐이며, 팔꿈치가 제대로 움직였을 때 탄성도 생기고 올바른 자세가 유지 되었을 때 바벨이 제대로 머리 위로 올라갈 수 있는 것이다. 어깨가 외회전하는 경우를 한번 생각해보자. 어깨의 외회전은 그렇게 강력한 파워가 있는 움직임은 아니기 때문에 많은 무게를 감당할 수 없다. 바벨과 몸이 서로 이상적인 위치에 있도록 하기 위해서 충분한 탄성을 가진 상태에서 팔꿈치를 강하게 위로 측면으로 당기는 동작이 없다면, 바벨을 머리 위로 올리는 동작(턴오버)은 불가능하다.

바벨을 머리 위로 올리는 동작을 하기 전에 팔꿈치를 최대한 높이 올리면서 몸에 바벨을 최대한 붙일 수 있는 상태가 될 때까지는 이 훈련 동작을 천천히 하면서 진행하는 것이 좋다. 낮은 속도에서 안정적인 자세가 가능해지면, 속도를 높여가면서 진행하면 된다. 항상 바벨을 몸에 가까이 붙이면서, 팔꿈치는 최대한 높이 들어올리고 오버헤드 자세에서는 강력하게 바벨 방향으로 수직으로 펀치를 해야 한다.

스케어크로우 스내치

스케어크로우 스내치Scarecrow snatch는 톨 스내치 연습을 변형해서 올바른 상체 움직임을 통해서 바벨 아래로 들어가는 동작을 배우는 이번 섹션에서 가장 중요한 원리를 배우는 데 초점을 두고 있다. 이 자세는 바벨이 좀 더 높은 위치에 있는 상태로 시작하며 스내치의 다른 동작을 추가적으로 배우기 전에 배우는 동작이다(그림 14.9).

풀 자세로 양발을 위치시키고 몸을 제대로 편 상태로 선다. 몸에 바벨이 최대한 가까이 붙어 있는 상태 혹은 약간 접촉이 있는 상태로 팔꿈치를 측면 위로 최대한 들어올린 상태로 시작한다. 톨 머슬 스내치 동작에서 바벨을 머리 위로 올리기 직전의 상체의 자세와 동일하다. 바벨의 높이보다는 팔꿈치의 높이에 집중하는 것이 중요하다. 만약 팔꿈치보다는 바벨의 높이에 신경을 쓰게 된다면, 바벨을 높이 올리기 위해서 팔꿈치를 뒤로 당길 수도 있다.

일반적으로 톨 스내치는 리프터의 발볼로 서 있는 상태에서 시작된다. 리프팅 테크닉이 뛰어난 사람이라면 이렇게 훈련을 하는 것이 이상적이지만, 테크닉을 배우는 과정에서는 두 가지 이유 때문에 양말을 바닥에 완전히 닿은 상태로

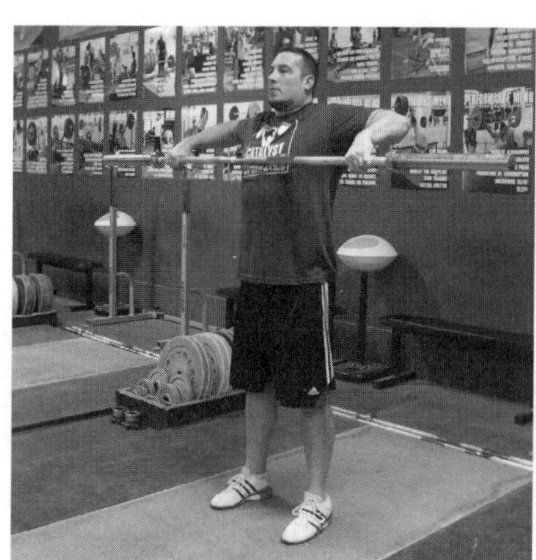

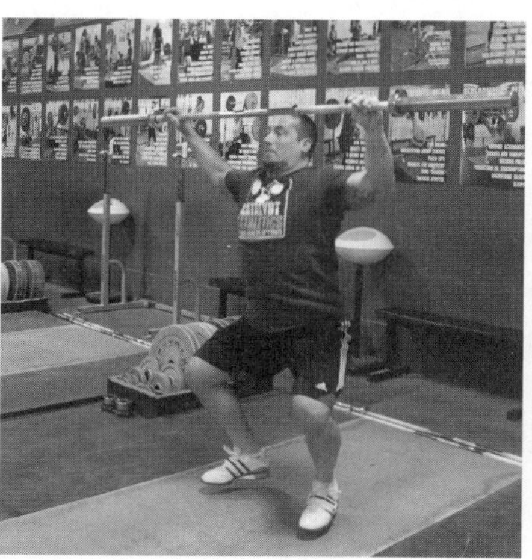

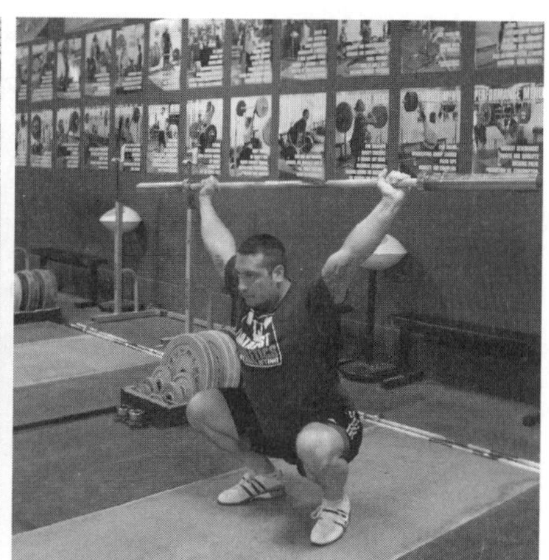

그림 14.9 스케어크로우 스내치는 세 번째 풀 동작에서 올바른 상체의 움직임을 연습하는 것을 도와준다.

15 동작 요약 설명

스케어크로우 스내치

스내치 그립으로 바벨을 잡고 몸을 완전히 편 상태로 선다. 팔꿈치는 측면으로 최대한 높이 올리면서 바벨은 몸에 가볍게 접촉된다.

발을 들어올리면서 움직여 리시빙 자세를 만드는 동시에 바벨을 머리 위로 들어올리면서 빠르게 스쿼트 자세를 취한다.

발이 바닥을 다시 완전히 접촉시키는 동시에 오버헤드 자세로 바벨을 락아웃시킨다.

오버헤드 자세로 바벨을 안정적으로 고정시킨 상태 그대로 일어선다.

시작해도 괜찮다. 우선은 균형을 포함해서 다른 리프팅 요소에 신경을 쓰지 않고 오로지 이 훈련의 목표에만 신경 쓸 수 있다. 두 번째로, 발을 바닥에 닿은 상태에서 시작을 하게 되면 동작을 할 때 발을 좀 더 들게 만들 수 있다. 요약하자면, 발을 바닥에 닿은 상태에서 훈련하게 되면 단점도 있지만 장점이 이 단점보다 더 많다.

이 시작 자세에서, 톨 머슬 스내치에서와 같이 바벨을 최대한 강하게 머리 위로 올린다. 이때 리프팅을 하면서 발을 들어올렸다가 리시빙 자세를 만들 때 양발이 다시 바닥에 완전히 닿도록 한다. 발이 바닥에 다시 완전히 닿는 순간에 오버헤드 자세에서 바벨을 제대로 락아웃시키도록 한다. 팔의 움직임은 톨 머슬 스내치에서 연습한 것과 동일하다.

이 훈련의 목표는 스내치 밸런스 훈련에서와 같이 리프터의 몸을 최대한 아래로 내려갈 수 있도록 만드는 것이며, 바벨이 위로 올라가는 움직임은 최소화하는 것이다. 이러기 위해서는 발 움직임의 타이밍이 중요하다. 팔로 바벨을 머리 위로 올리기 시작하는 시점 혹은 바벨 아래로 들어가기보다는 바벨을 들어올리는 시점에 발을 바닥에서 들어올려야 한다. 다리를 먼저 빠르게 움직이려고만 해도 이 타이밍을 쉽게 연습할 수 있다. 어떤 식으로 연습을 하더라도 이 훈련에서는 바벨이 약간은 올라갈 수밖에 없다(PVC 파이프나 막대기를 사용하면 특히 더 올라갈 수도 있다).

발의 움직임은 드롭 스내치와 스내치 밸런스와 동일하다. 동작을 할 때 지나치게 발을 과도하게 들어올리는 것은 피하는 것이 좋다. 발을 바닥에서 완전히 떨어지도록 들어올려서 바닥에 다시 발을 완전히 접촉하도록 하면서 강하게 리시빙 자세로 전환할 필요는 있다. 이렇게 하면 큰 소리가 발생하는데 이 소리는 3가지 중요한 요소를 나타낸다. 첫 번째는 발이 바닥에서 완전히 떨어졌다는 것이며 두 번째는 움직임이 강하게 일어났다는 것이다. 마지막으로 발이 완전히 평평하게 바닥에 접촉했다는 것이다. 이 훈련에서 만약에 소리가 나지 않는다면, 이 세 가지 중에서 하나 혹은 그 이상을 제대로 수행하는 데 실패했다는 것이다.

일단 리시빙 자세를 만들었다면, 바벨이 오버헤드 자세로 안정적으로 고정된 상태를 유지하면서 일어선다. 다시 말하지만, 이 단계에서 오버헤드 스쿼트 자세로 3초 동안 멈춰 있을 것을 추천한다.

처음에는 이 훈련을 파워 스내치 깊이로 스쿼트를 하면서 시작할 수 있다. 그러다가 자세가 편안한 상태가 되면, 풀 스쿼트 자세로 진행한다. 그러나 어떤 경우에도 바벨은 오버헤드 자세로 여전히 빠르게 고정이 되어야 한다. 이 동작은 풀 스쿼트로 앉기 전에 진행되는 것이기는 하지만 하나의 동작처럼 망설임 없이 연결해서 진행해야 한다.

풀 스쿼트로 이 자세를 연습하면서 범하는 흔한 실수가 바벨을 머리 위로 올리는 동작을 천천히 하는 것이다. 가끔씩은 바벨을 머리 위로 완전히 올려서 머리 위에 안정적으로 고정시키지 않은 상태에서 풀 스쿼트를 하는 경우가 있다. 리시빙 자세에서 스쿼트 깊이와 상관없이 바벨을 최대한 빠르게 머리 위로 올려야 한다. 정리하자면, 리시빙 자세가 파워이든 스쿼트이든 리시빙 받을 때 동시에 바벨이 오버헤드 위치에 안정적으로 고정이 되어야 한다.

다시 말하지만, 바벨을 오버헤드 위치에서 고정시키는 동작과 리시빙 동작에서 양발이 바닥에 다시 접촉하는 동작의 타이밍을 맞추는 것은 동작의 적절한 스피드와 세기를 유지하는 데 도움이 된다.

톨 스내치

톨 스내치Tall snatch는 바벨을 약간 높은 위치에 두고 시작하는 스케어크로우 스내치와 다르게 팔을 편안하게 편 상태에서 시작을 한다. 바벨의 위치만 제외하고는 스케어크로우 스내치와 동일하다(그림 14.10).

톨 스내치는 테크닉에 집중한 훈련이기에 스트렝스 향상에 목적을 둔 훈련에는 큰 도움이 될 수 없을 수도 있지만, 머슬 스내치와 마찬가지로 이후에 세 번째 풀 동작에서의 스피드와 정확성을 향상시키는 데 도움이 될 것이다.

풀 자세로 양발을 위치시키고 몸을 제대로 편 상태로 선다. 팔을 편안하게 편 상태로 바벨을 들고 있으며 바벨이 살짝 몸에 접촉된 상태를 유지한다. 이 시작 자세에서, 하체가 위로 움직이지 않는 상태로 서서 발을 들어올렸다가 바닥에

> **16** 동작 요약 설명
> ## 톨 스내치
> 스내치 그립으로 바벨을 잡고 몸을 완전히 편 상태로 선다. 팔을 편안하게 편 상태에서 바벨을 잡는데 이때 바벨은 몸에 가볍게 접촉된 상태이다.
>
> 발을 들어올리면서 움직여 리시빙 자세를 만들면서 팔꿈치를 측면에서 위로 최대한 높이 들어올린다. 동시에 바벨을 머리 위로 들어올리면서 빠르게 스쿼트 자세를 취한다.
>
> 발이 바닥을 다시 완전히 접촉되는 동시에 오버헤드 자세로 바벨을 락아웃시킨다.
>
> 오버헤드 자세로 바벨을 안정적으로 고정시킨 상태로 그대로 일어선다.

다시 평평하게 완전히 닿도록 하면서 리시빙 자세를 만든다. 팔꿈치는 최대한 높이 들어올린다. 바닥에 발이 다시 접촉되는 시점에 머리 위로 올린 바벨을 락아웃시킬 수 있도록 한다. 시작 자세에서의 팔의 위치를 제외하고는 스케어크로우 스내치와 동일하다.

톨 스내치는 팔꿈치를 접어서 들어올리는 동작 이전에 시작되는 동작이기 때문에, 팔꿈치에 필요 이상의 힘이 들어가서 동작을 진행하면서 바벨이 몸에서 멀어질 수도 있다. 시작 자세에서 팔꿈치는 완전히 바깥쪽을 향해서 회전이 되어 있어야 하며, 팔은 최대한 편안한 상태를 유지해야 한다. 바벨을 머리 위로 올리기 전에 항상 팔꿈치를 최대한 높이 접어서 당기는 동작에 먼저 집중을 해야 한다. 그리고 동작이 일어나는 동안에 항상 바벨이 몸에 최대한 근접해있어야 한다.

스케어크로우 스내치에서 그랬던 것처럼, 바벨이 위로 움직이는 것을 최소화하고 바벨 아래로 리프터가 들어가는 움직임을 최대화하려는 것이 이 훈련의 목적이다. 물론, PVC 파이프로 훈련을 할 때는 파이프가 위로 올라가는 동작이 완전히 없을 수는 없다. 리프터가 PVC 파이프 밑으로 들어가는 과정에서 어쩔 수 없이 PVC 파이프가 어느 정도는 위로 움직이게 된다(실제 스내치 동작에서도, 바벨 아래로 리프터가 빠르게 들어갈 때 어느 정도 바벨이 위로 움직이기는 한다). 그러나 어찌됐든 이 훈련의 초점은 바벨 아래로 강력하고 빠르게 들어가는 것이다.

처음에는, 톨 스내치 훈련을 할 때 상황에 따라서 쿼터 스쿼트 깊이로 바벨을 리시빙 해도 된다. 그리고 이후에 훈련을 통해서 풀 스쿼트로 조금씩 개선하면 된다. 리시빙 자세가 어떻든, 더 나은 스피드를 위해서 바벨 리시빙을 위해서 바닥에 다시 발이 접촉되는 시점에 바벨을 오버헤드 자세로 완전히 락아웃시키는 것을 항상 목표로 해야 한다.

안정적으로 바벨을 풀 스쿼트로 리시빙 할 수 있게 된 후에는 머리 위로 바벨을 유지한 상태에서 그래도 일어선다. 이 훈련에서도 리시빙 자세에서 3초 동안 멈췄다가 일어선다.

미드 행 스내치

미드 행 스내치Mid-hang snatch(Mid-tight라고도 한다)는 행 자세에서의 최종적인 스내치 훈련 단계이다. 이 훈련에서 앞에서 진행한 모든 훈련 내용을 합치게 된다(그림 14.11).

이 훈련 단계에서는 처음으로 완전한 스내치 동작을 경

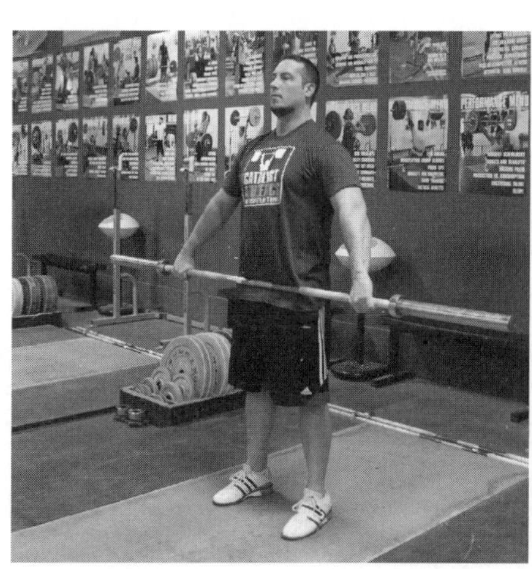
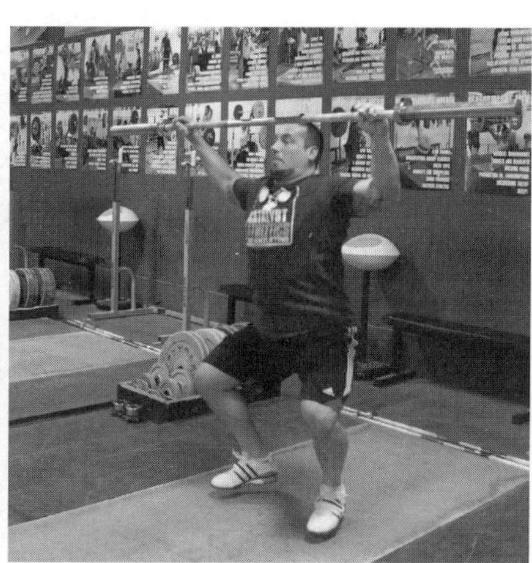
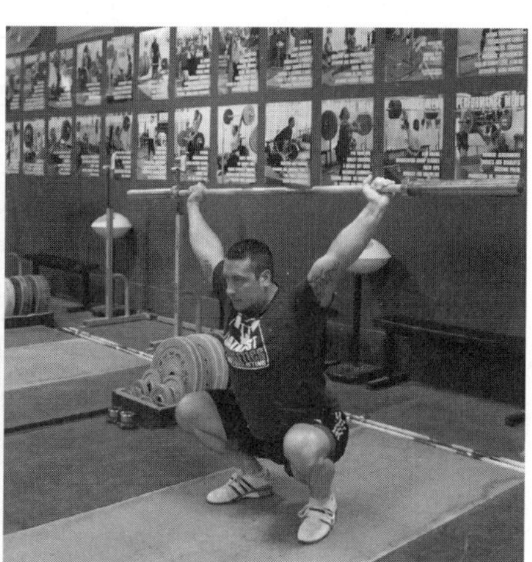

그림 14.10 톨 스내치는 세 번째 풀 동작에서의 역학, 정확성, 세기 등을 훈련하기 위한 구분 동작이다.

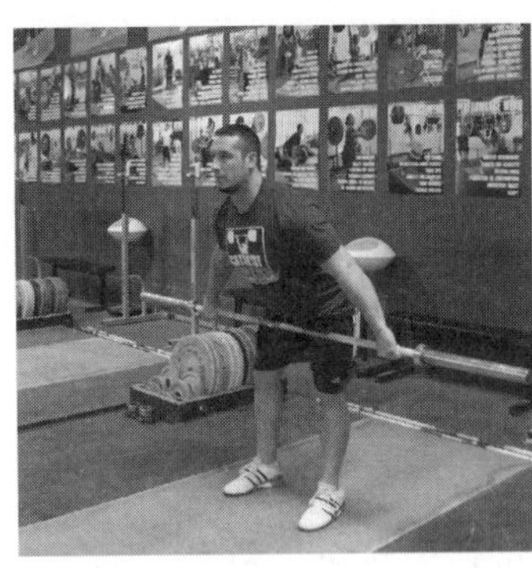 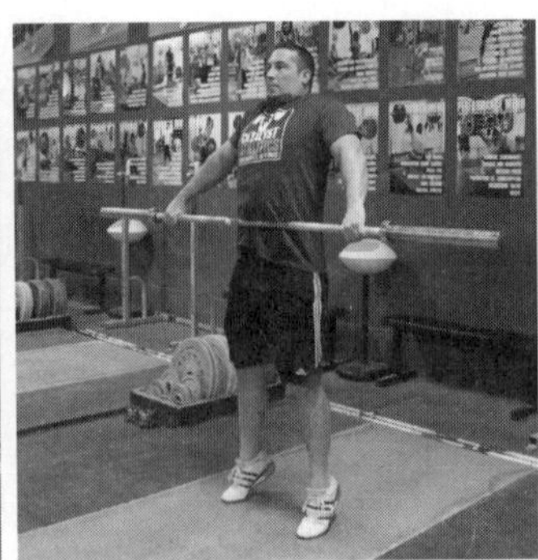 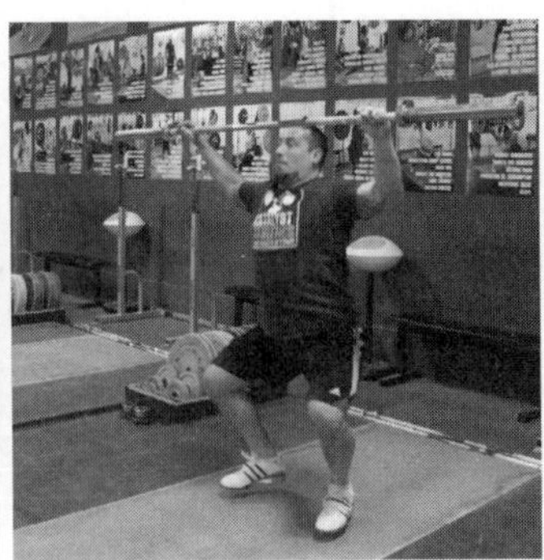 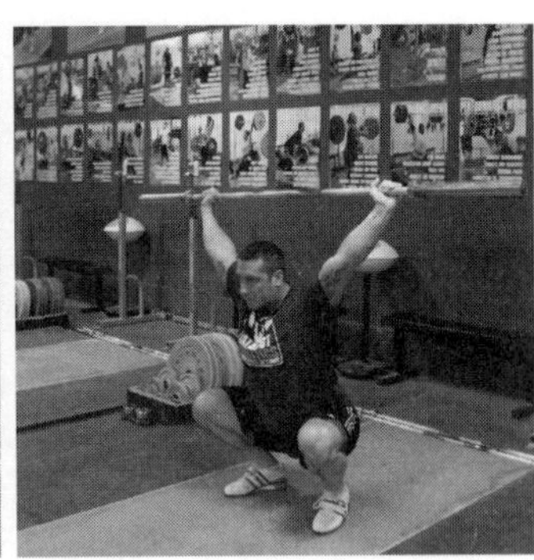

그림 14.11 미드 행 스내치 동작은 처음으로 배우게 되는 완전한 스내치 동작이며, 어려운 첫 번째 풀 동작을 뺀 상태에서 스내치 동작의 핵심에 집중하는 동작이기도 하다.

험하게 되는 것이며, 앞에서 진행한 훈련을 제대로 배우고 습득했다면, 특별한 지도 없이도 잘 수행할 수 있다. 미드 행 스내치에서 바벨의 위치가 허벅지 중간 부분mid-tight에 온다는 것을 기억하는 것은 상당히 중요하다. 대부분의 사람들은 동작을 반복하면서 더 편한 시작 자세를 찾게 되고 점점 바벨이 허벅지 밑으로 내려가게 된다. 바벨이 원래의 위치(허벅지 중간 부분)에 있도록 신경을 써야 한다.

일단 올바른 미드 행 자세를 앞에서 설명한 대로 만든 상태에서 균형 상태를 유지한 것인지 확인하기 위해서 몇 초 동안 멈춘다. 그러고 나서는 다리로 바닥을 세게 밀면서 리프팅을 시작한다. 몸을 완전히 펴기 위해서 앞에서 설명한 대로 빠르게 고관절을 편다. 이때 다리는 수직에 가까워야 하며, 어깨는 약간 엉덩이 뒤쪽에 있어야 한다. 양팔은 길고 편안하게 편 상태에서 고관절 근처에서 바벨이 접촉된다. 발로 세게 바닥을 밀어주게 되면 뒤꿈치는 자연스럽게 바닥에서 떨어지게 된다. 이렇게 몸을 펴는 과정에서, 바벨을 최대한 몸에 가깝게 있는 상태를 유지하기 위해서 광배근과 어깨를 사용하게 된다. 바벨이 위로 이동하다가 고관절 위치까지 오게 되면 완전히 몸과 접촉을 하게 된다. 여기서 명심해야 할 것은 바벨이 고관절의 부위에서 몸과 완전히 접촉이 되었다고 해서 몸에 엄청난 힘이 가해졌다는 것을 의미하는 것은 아니다. 단지 바벨이 몸에 가까이 붙어 있는 상태를 유지했다는 것을 의미할 뿐이다.

이렇게 바벨이 고관절 쪽으로 올라가면서 몸이 최종적으로 펴지는 동작이 마무리되면, 발을 움직여서 리시빙 자세를 만들게 된다. 이때는 강하게 팔꿈치를 당기면서 측면 위로 최대한 높이 올릴 수 있도록 한다. 발을 움직이면서 다시 바닥에 완전히 평평하게 접촉이 되는 시점에 맞춰서 오버헤드 자세로 바벨을 들어올려 락아웃시킨다. 강력한 세 번째 풀 동작은 완전히 스쿼트 자세에 도달하기 전에 오버헤드 자세로 바벨이 안정적으로 고정되어 있어야만 가능하다. 바벨이 어느 정도 높이로 오버헤드 자세로 고정되어 있는지와 상관없이, 하나의 동작처럼 부드럽고 자연스럽게 스쿼트로 앉을 수 있도록 한다.

앞의 모든 동작이 하나의 움직임처럼 연속적으로 이어져야 한다. 다시 말해서, 바벨 아래도 들어가는 동작 이전에 몸이 최종적으로 펴지는 일어나는 동작까지 멈추거나 망설이지 않고 한 번에 연결되는 동작으로 일어나야 한다. 몸을 펼 때는 완전히 펼 수 있도록 해야 한다.

미드 행 스내치를 훈련할 때 처음에는 쿼터 스쿼트 상태로 바벨을 리시빙 하는 파워 스내치로 진행할 수도 있다. 이

17 동작 요약 설명

미드 행 스내치

스내치 그립으로 바벨을 잡고 미드 행 자세로 선다.

다리로 바닥을 세게 밀면서 동작을 시작한다.

광배근과 어깨를 이용해서 바벨이 최대한 몸에 가까이 붙어 있는 상태를 유지한다.

고관절을 빨리 펴면서 다리로 바닥을 계속 밀어내서 몸이 완전히 펴진 상태를 만들 수 있도록 한다. 이때 다리는 수직에 가까워야 하며, 몸을 다 폈을 때 어깨는 엉덩이보다 약간 뒤쪽에, 바벨은 고관절 쪽으로 위치한다. 그러면서 자연스럽게 발볼 쪽으로 서게 된다.

발을 들어올리면서 팔꿈치를 최대한 높이 들어올린다. 그러면서 바벨을 최대한 몸에 가까이 붙인 상태를 유지하면서 바벨 아래로 이동한다.

바벨을 오버헤드 자세로 락아웃시키는 동시에 발은 바닥을 다시 완전히 평평하게 접촉하게 된다.

머리 위로 바벨을 안정적으로 고정시킨 상태에서 일어선다.

렇게 하면 동작을 진행할 때 너무 많은 것들을 신경 쓰지 않고 오히려 동작에 집중하게 되면서 세 번째 풀 동작을 더욱 빠르게 할 수 있다. 리프팅을 하는 사람의 자신감 측면에서도 도움이 된다.

미드 행 파워 스내치 동작이 편안해지면 조금씩 풀 스쿼트로 깊이 앉는다. 하지만 스쿼트 깊이가 깊어지면서도 절대로 세 번째 풀 동작의 스피드가 감소해서는 안 된다. 다시 말해서, 파워 스내치로 바벨을 리시빙 하던 풀 스쿼트로 리시빙을 하던, 바벨을 리시빙 하는 시점에 바벨이 오버헤드 자세로 동시에 고정이 되어야 한다.

만약 PVC 파이프나 나무막대로 계속 훈련해오고 있는 상태였다면, 바닥에서 바벨을 두고 시작하는 훈련 단계로 넘어가기 전에 반드시 바벨을 들고 훈련을 해보는 것이 좋다. 바닥에서 스내치 동작을 하기 위해서는, 최소한 테크닉 바벨에 가벼운 플레이트를 추가한 정도의 무게(최소한 15kg 정도)는 감당할 수 있어야 한다. 오버헤드 스쿼트, 스내치 밸런스, 미드 행 스내치 동작 정도는 15kg의 무게로 제대로 수행할 수 있어야 다음 동작으로 넘어갈 수 있으며 새로운 무게에 대한 자신감도 얻을 수 있다. 최소한 빈 바벨로 미드 행 스내치를 수행하는 것이 무리가 없다면(최소한 테크닉 바벨에 가벼운 플레이트를 추가한 무게) 바닥에서 바벨을 놓고 스내치 훈련을 할 수 있다.

안전하게 스내치 실패하기

더 무거운 무게로 스내치를 연습하기 전에, 앞으로 발생할 수 있는 위험 요소를 피하기 위한 전략을 배우는 것 역시 중요하다. 스내치에 실패할 때 다치지 않기 위해서 바벨 아래에서 빠져 나오는 것 자체는 그렇게 어렵지 않다. 하지만 이것도 훈련과 전략이 필요하다. 특히 무거운 무게로 스내치 훈련을 하는 경우에는 어깨, 팔꿈치, 손목에 심한 부상을 야기할 수도 있다.

스내치를 실패할 때 앞이나 뒤 두 가지 방향으로 바벨을 던질 수 있다. 하지만 여기서 중요한 것은 스내치 실패 시 바벨을 던지는 방향은 자신이 원하는 대로 정할 수 있는 것이 아니라 당시의 바벨의 위치나 바벨의 이동 방향에 따라서 결정된다는 것이다. 바벨의 위치나 이동 방향에서 따라서 자연스럽게 바벨을 던지면서 그 자리에서 빠져 나오는 것이다. 이런 상황에서 무거운 바벨을 자신이 원하는 방향으로 조정할 수는 없다. 경험이 부족한 사람들의 경우는 이 부분을 몰라서 바벨이 몸 뒤로 이동하고 있는데 앞으로 바벨을 던지려고 하다 보니 정강이에 바벨이 떨어지는 경우도 있다.

리프팅 연습하는 곳의 주위를 깨끗하게 정리하는 것 역시 중요하다. 범퍼 플레이트, 체인지 플레이드, 사용하지 않는 다른 바벨, 스쿼트 랙, 플랫폼 가장 자리, 모든 것들이 위험 요소가 될 수 있으며 여기에 바벨이 떨어지게 되면 다시 어디로 바벨이 튕겨 오를지도 모른다. 그러면서 예상치 못한 충돌 사고가 발생할 수 있다. 리프팅을 하기 전에 플랫폼에서 사용하지 않는 도구는 전부 깨끗이 정리해야 하며, 리프팅을 시작하는 단계에서부터 리프팅을 할 때나 리프팅을 하는 사람 주위에 있을 때 주위 환경을 잘 살피는 연습도 해야 한다.

처음에는 가벼운 무게로 오버헤드 스쿼트 자세나 쿼터 스쿼트 자세로 리프팅을 실패했을 때 바벨을 던지는 연습을 하는 것도 좋다.

앞으로 스내치 실패

앞으로 바벨을 던지는 것은 움직임을 많이 필요로 하지 않기 때문에 가장 쉽다. 유연성도 특별히 필요하지 않으며 바벨도 리프터의 시야 안에 있기 때문이다. 일반적으로는 풀 동작에서 바벨이 리프터 몸에 가까이 붙어 있기보다는 좀 많이 앞에 있어서 강하게 바벨을 머리 위로 올리는 것을 실패하면서 그냥 바벨이 바닥으로 떨어지는 것이다.

진짜 심각한 상황은 바벨이 머리 위로 바로 떨어지는 것이다. 이유가 무엇이든 간에 오버헤드 자세에서 제대로 락아웃을 못하면서 바벨이 아래로 떨어지는 것이다. 이런 경우에는, 팔을 가능한 한 길게 펴면서 바벨을 최대한 강하게 앞으로 밀어내면서 뒤로 점프한다(이 상황은 바벨이 바로 머리 위에 있거나 머리보다 살짝 앞쪽에 있다는 것을 가정하는 것이다. 만약 팔꿈치가 접히면서 바벨이 뒤쪽으로 이동하려고 한다면 이 방향이 바벨을 던져야 하는 방향이다). 바벨을 앞으로 던지고 뒤로 점프하면서 바벨이 무릎이나 허벅지에 떨어지는 사고를 피할 수 있다.

뒤로 스내치 실패

바벨을 뒤로 던질 때 3가지 중요한 점이 있다. 팔을 최대한 길게 편 상태를 유지해야 하며, 바벨을 잡고 있는 그립을 풀어야 한다. 마지막으로 그 자리에서 앞으로 점프해서 빠져나와야 한다. 팔을 최대한 펴게 되면 떨어지는 바벨 궤도의 반경을 최대화시키면서 리프터 쪽으로 바벨이 떨어질 수 있는 공간이 줄어든다. 그러나 이 상황에서도 그립을 유지할

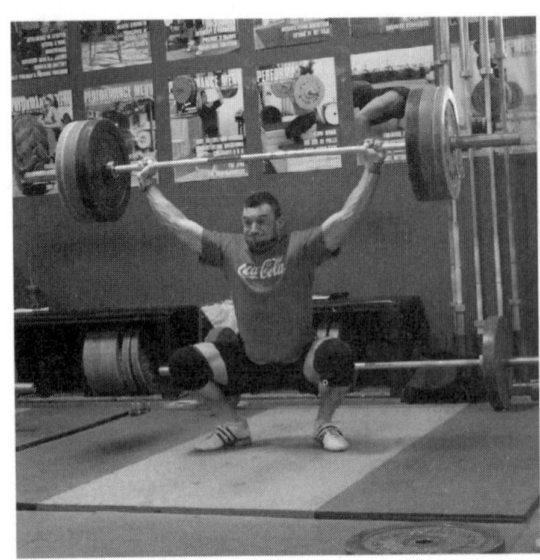
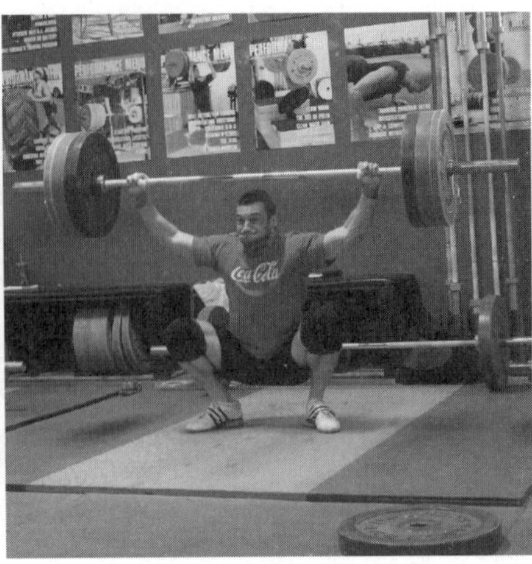
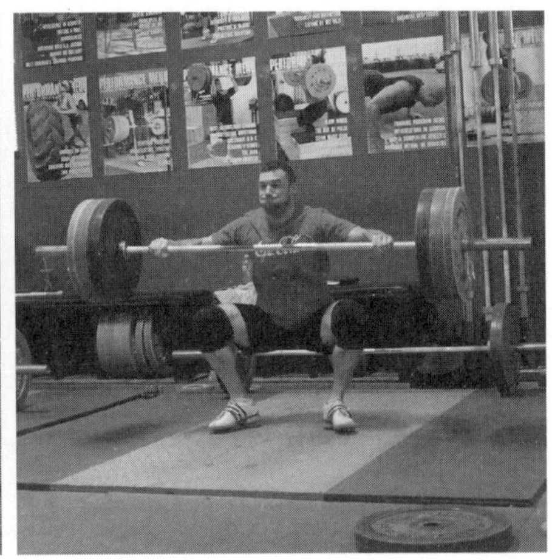

그림 14.12 스내치를 실패하면서 바벨을 앞으로 던질 때는, 바벨을 앞으로 밀어주면서 뒤로 점프해야 한다.

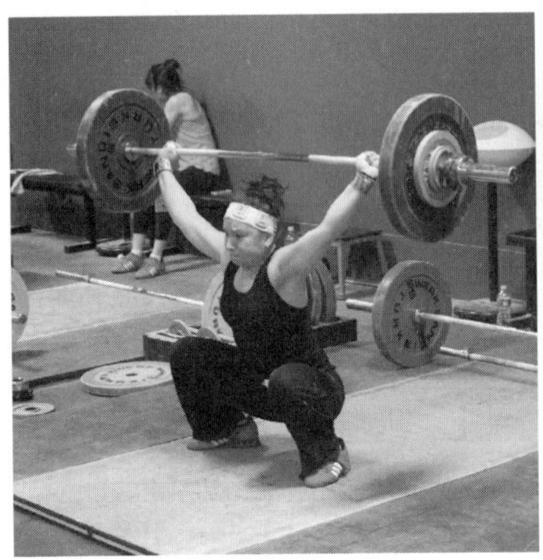
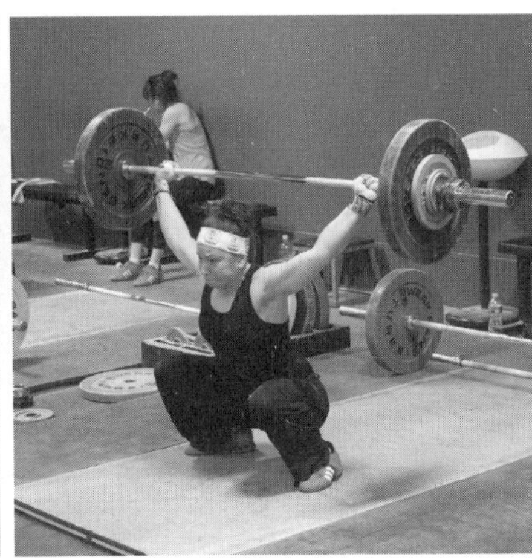
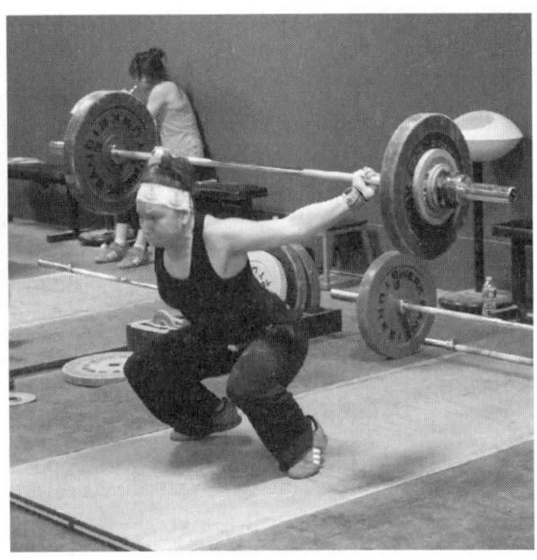

그림 14.13 스내치를 실패하면서 바벨을 뒤로 던질 때는, 바벨과 몸이 최대한 멀어지도록 뒤로 바벨을 밀어내면서 앞쪽으로 점프해야 한다.

수 있을 정도의 어깨 가동성을 가진 사람은 흔하지 않다. 그렇기 때문에 그립을 풀면서 바벨이 가능한 한 최대한 뒤쪽 멀리 떨어질 수 있도록 하는 것이 중요하다. 바벨이 등에 떨어질 가능성도 있기 때문에 앞으로 최대한 멀리 점프하는 것도 중요하다.

파워 스내치

파워 스내치Power snatch는 풀 스쿼트보다는 상대적으로 높은 자세에서 바벨을 리시빙 하는 스내치 동작이다. 일반적으로 리시빙 할 때 엉덩이가 무릎보다는 높은 위치에 있다. 몇몇 코치들은 무릎과 엉덩이가 수평을 이루는 자세보다 높은 자세를 말하기도 하며, 어떤 코치들은 무릎이 90도가 되는 각도의 자세를 말하기도 한다. 코치와 선수들은 훈련의 목표에 따라서 각자 원하는 자세를 선택하면 된다. 심지어 동일한 훈련 주기 안에서도 다른 자세를 선택할 수도 있다.

이제 막 리프팅을 시작한 사람들이 파워 스내치 동작에 대해서 많이 헷갈리는 부분이 오버헤드 자세로 바벨을 받은 상태에서 자신이 가능한 스쿼트 깊이까지 끝까지는 내려가야 하는지에 대한 부분이다. 즉, 엉덩이와 무릎이 수평이 되는 각도에서 오버헤드 자세로 바벨을 안정적으로 고정시킨 상태에서도 풀 스쿼트를 앉아야 하는지에 대해서 헷갈려하는 것이다. 하지만 이렇게 풀 스쿼트로 앉게 되면 이 동작은 스내치이지, 파워 스내치가 아니다. 반드시 파워 스내치 훈련을 하기 위한 것이라면 바벨을 오버헤드 자세로 받은 상태에서 동작을 멈춰야 한다. 풀 스쿼트로 앉아서는 안 된다.

이렇게 해야만 바벨을 오버헤드 자세로 받을 때 다리에 즉각적이며 강력한 저항의 힘을 느낄 수 있다.

솔직히 말하자면, 스쿼트 깊이를 제외하고는 움직임 측면에서 파워 스내치와 그냥 스내치는 다르지 않은 동작이다. 다시 말해서, 스쿼트 깊이만 다른 완전히 같은 리프팅 동작이라고 볼 수 있다.

그래서 리시빙 자세에서 발의 위치는 두 동작 모두 동일하다. 가끔씩 파워 스내치를 할 때 지나치게 발을 넓게 벌리도록 배우는 사람들도 있다. 그리고 무게가 올라갈수록 이 자세가 나오는 것이 자연스럽기도 하다. 발을 이렇게 넓게 벌렸을 때 장점은 동일한 깊이에서 무릎을 적게 굽혀도 되기 때문에 리시빙 자세가 비교적 쉽다는 것이다. 궁극적인 자신의 훈련 목표가 파워 스내치 동작으로 무게를 많이 드는 것이라면, 전혀 문제가 되지 않는다. 하지만 웨이트리프팅을 하는 사람이라면 파워 스내치는 그 동작 이상의 목표가 있는 것이다. 다시 말해서, 파워 스내치 자체도 스내치 동작에서의 특정 부분을 성장시키기 위한 도구일 뿐이라는 것이다. 몸을 신전시키는 속도, 턴오버 속도와 세기 등을 목표로 하는 도구가 될 수도 있다.

파워 스내치를 할 때 다리를 지나치게 넓게 벌리면 두 가지 문제가 발생할 수 있다. 첫 번째 문제는 바로 파워 스내치가 아닌 그냥 스내치를 할 때 리시빙 자세에서의 발 넓이와 다르기 때문에 일관성 있는 스내치 리시빙 자세를 연습하는 것이 더 힘들어진다는 점이다. 이 문제는 아직 기술적으로 능숙하지 못한 초보자에게 더 심하게 나타난다. 반대로 경험이 많고 기술적으로 뛰어난 사람들은 상대적으로 영향을 적게 받기는 한다.

두 번째 문제는 다리를 넓게 벌려서 리시빙 자세를 만들면 바벨을 충분히 높게 들지 않는 한 풀 스쿼트로 앉을 수가 없다. 이것 또한 몇 가지 문제를 야기할 수 있다. 다리를 너무 넓게 벌려서 바벨을 리시빙 하게 되면, 어느 정도의 깊이로 앉아서 바벨을 받는지 예측하기 힘들기 때문에, 무릎과 고관절에 부상 위험이 있을 수 있다.

파워 스내치와 파워 클린 훈련의 장점 중에 하나가 다리로 힘을 흡수하면서 빠르게 제동을 걸 수 있는 능력을 키울 수 있다는 것이다. 이 능력을 키우게 되면 스내치와 클린 동작을 할 때 리시빙 자세와 리커버리 자세를 더 성공적으로 하는 데 도움이 된다. 그리고 저크 동작에서 딥과 드라이브의 탄성과 파워에도 기여를 한다.

파워 스내치와 파워 클린에서와 동일한 리시빙 자세를 스쿼트에도 사용하게 되면 고관절에서 발생하는 저항보다는 근육에 의존해서 동작에 제동을 걸 수 있으며, 동작이 비슷한 스내치와 클린 앤 저크에도 이 부분은 그대로 전이될 수 있다.

책 앞부분에서 얘기했듯이, 리프팅을 할 때 파워는 수직위 방향으로 가속이 최대한으로 일어날 수 있는 무게일 때 발생할 수 있다. 무게가 가벼울수록 두 번째 풀 동작에서 더 많이 가속되며, 이때 발생한 가속과 함께 더 높이 바벨이 이동하게 된다. 리프터가 세 번째 풀을 하면서 그리고 팔로 바벨을 당기고 있는 동안에 몸은 아래로 내려가기 시작한다. 이때도 바벨은 계속 위로 이동하고 있다. 바벨이 어느 정도로 위로 올라가며, 리프터의 몸이 어느 정도로 내려갈지는 바벨과 리프터의 상대적이 무게 차이에 달려 있다. 리프터 체중에 비해서 바벨이 상대적으로 가볍다면, 바벨은 더 높이 위로 올라갈 것이며, 몸은 상대적으로 밑으로 적게 내려가게 될 것이다. 만약 바벨이 충분히 가볍다면, 리프터는 바벨을 허벅지 수평보다 더 높은 각도를 유지한 파워 스내치로 받을 수 있다. 이 외에는 스내치와 파워 스내치 동작은

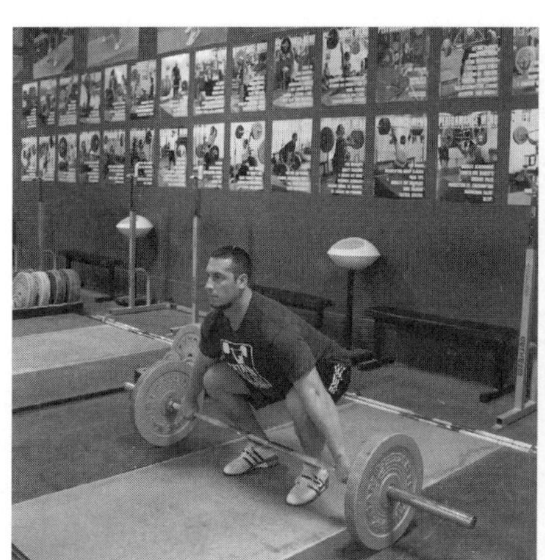

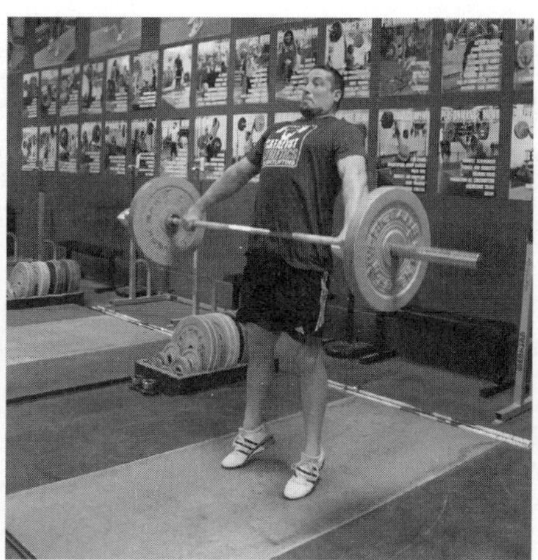

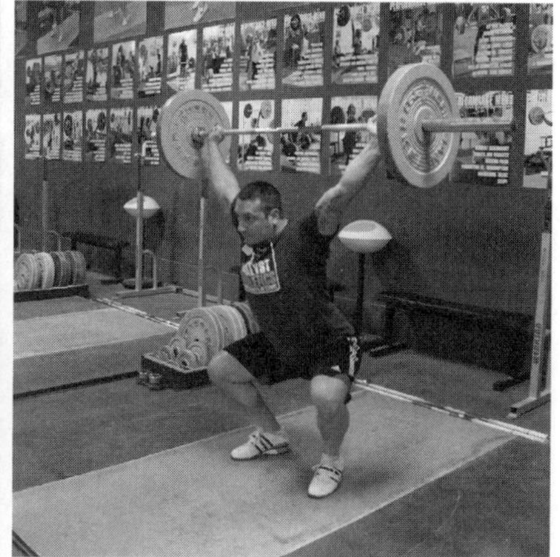

그림 14.14 파워 스내치는 리시빙 자세에서 스쿼트 깊이만 제외하고는 스내치와 동일한 동작이다.

동일하다.

파워 스내치 장점과 사용법

웨이트리프팅 선수들이 파워 스내치를 하는 데는 여러 이유가 있다. 가벼운 무게로 스내치 훈련을 대체하기 위한 이유가 있다. 이렇게 하면 비록 가벼운 무게로 하지만 스내치와 동일한 움직임 훈련을 이어갈 수 있으며, 스피드와 정확성 훈련도 이어갈 수 있다. 다른 이유는 스내치 동작 중에서 일부분을 파워 스내치를 통해서 개선하는 것이다. 파워 스내치는 두 번째 풀 동작이 아주 강력하며, 몸을 다 편 상태에서 다음 동작으로 전환이 아주 빠르다. 그리고 바벨을 머리 위로 올리는 턴오버 동작도 아주 강하다. 이런 모든 요소들이 바벨을 더 높이 올릴 수 있게 해주며 더 짧은 시간에 바벨을 머리 위로 올려서 안정적인 오버헤드 자세를 만드는 것을 도와준다. 또한 이제 막 리프팅을 시작해서 풀 스쿼트 자세로 스내치를 할 수 없는 리프터들이 사용할 수 있는 동작이기도 하다. 혹은 스내치 훈련 과정에서 다른 요소들은 배제하고 파워 스내치가 가지는 장점에 집중해서 훈련하고 싶을 때 파워 스내치 훈련을 할 수도 있다.

스플릿 스내치

스플릿 스내치Split snatch는 요즘에 사용되고 있는 스쿼트 자세 이전에 가장 많이 사용되던 동작이다. 더 많은 무게를 들기 위해서 리프팅 테크닉과 장비(신발 포함)들이 발달하다 보니 스쿼트가 가장 많이 쓰이는 자세가 되었고, 스플릿 자세는 점점 대회에서 사라지게 되었다. 여전히 몇몇 선수들은 스플릿 스내치를 사용하고 있다.

스플릿 스내치가 많이 사용되던 시기에는 스쿼트보다 더 리시빙 자세가 낮기도 했으나, 이렇게 발을 더 많이 움직이는 스플릿 스내치의 경우는 훈련을 위해서 더 많은 시간과 공간을 필요로 한다. 그리고 바벨을 더 많이 들어올려야 하기도 한다. 그렇다보니 결국 스플릿 스내치 자세에서는 많은 무게를 들 수 없는 것이다.

아주 수준이 높은 선수들에게는 시합에서 사용하기에 이상적인 자세는 아니지만, 확실히 몇몇 상황에서는 스플릿 스내치를 해야 하는 경우는 있다. 가동성이 좋지 못한 사람, 부상으로 인해서 가동성이 제한되는 사람의 경우는 스쿼트가 힘들다. 이런 사람들에게는 스플릿 자세를 활용할 수 있다. 스플릿 자세는 이들이 파워 스내치보다는 좀 더 깊은 자세로 바벨 리시빙 하는 것을 가능하게 해준다. 특히 어깨나 등의 가동성 부담을 줄여준다. 스플릿 스내치는 상체 가동성이 매우 부족한 상태를 보완하기 위해서 몸통이 수직 상태를 유지하게 되며, 수직보다 약간 더 뒤로 상태가 살짝 넘어가는 경우도 있다. 하지만 후전적인 훈련을 통해서 가동성이 개선될 수 있는 상황이라면 굳이 자신의 부족한 가동성을 보완하기 위해서 스플릿 스내치로 대체하는 것은 추천하지 않는다. 스플릿 스내치는 최후의 보류가 되어야 한다.

웨이트리프팅 선수가 스플릿 스내치를 하는 또 다른 이유는 저크 동작에서 사용되는 스플릿에서의 발의 움직임과 자세를 훈련하기 위해서이다. 굳이 스내치 동작으로 스플릿 동작을 훈련한다는 것이 이상하게 들릴 수도 있지만 증량하지 않고 다양한 목표를 달성할 수 있다는 측면에서 충분히 도움이 된다. 파워 스내치 훈련을 할 때 스플릿 스내치을 하게 되면 저크 동작에서 사용되는 발의 움직임과 자세를 연

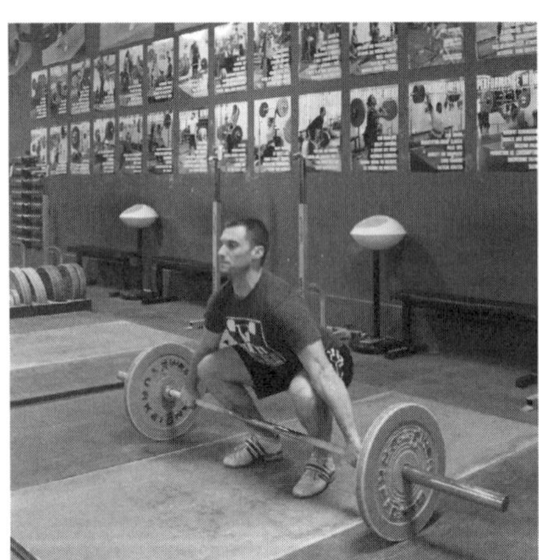
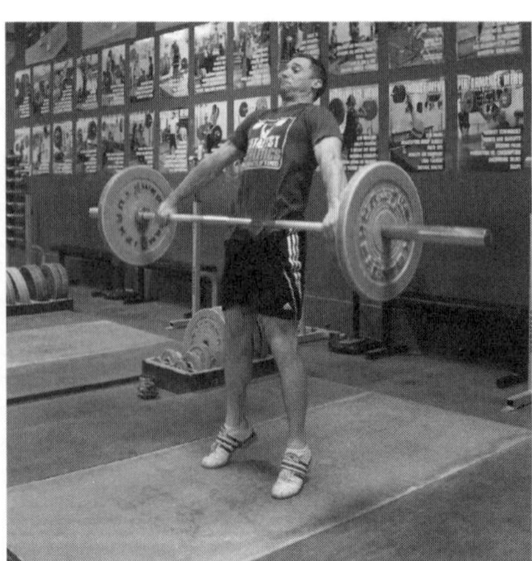
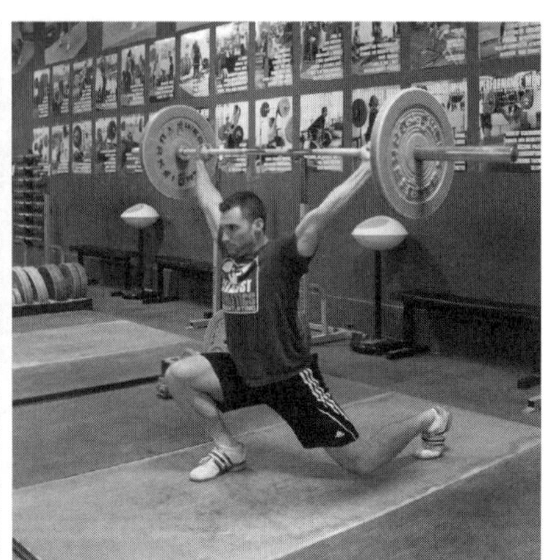

그림 14.15 스플릿 스내치와 스쿼트 스내치의 테크닉은 세 번째 풀 동작에서 발의 움직임만 다르다.

습할 수 있을 뿐만 아니라 파워 스내치 동작을 통해서 얻고자 하는 부분에 대해서도 함께 훈련할 수 있는 것이다.

스플릿 스내치와 스쿼트 스내치의 테크닉은 세 번째 풀 동작의 발의 움직임에서만 차이가 있다. 스플릿 스내치 자세가 가장 많이 사용되던 시기에는 정상급 선수들의 경우 풀 스플릿 스내치 자세에서 앞쪽에 있는 다리가 완전히 접히거나 거의 완전히 접은 상태이다. 그리고 엉덩이의 위치는 거의 스쿼트 자세만큼이나 낮다. 이때 스플릿 자세는 저크 동작에서의 스플릿 자세와는 다르다. 앞쪽 다리가 그렇게 많이 앞으로 나가 있지 않으며, 고관절의 가동성이 상당히 많이 필요하다. 그런데 요즘 시대에 스플릿 자세로 스내치를 하는 사람들은, 이 정도의 가동성이 있어서 하기보다는 오히려 가동성이 부족해서 스플릿 스내치를 하는 경우가 많다. 그래서 앞으로 스플릿 스내치를 하는 사람들이 더 많아질 것 같으며, 스플릿 스내치의 자세가 스플릿 저크와 더 비슷해질 것이다.

바닥에서 스내치

이제는 최소한 빈 바벨로는 미드 행 자세에서 스내치와 파워 스내치 동작은 할 수 있는 상태이다. 이제 스내치 동작을 완성하기 위해서, 바닥에서 스내치 동작을 시작하는 연습을 반드시 해야 한다. 지금까지 배운 동작에서 첫 번째 풀 동작이 추가되기만 해도 많은 사람들이 스내치 동작을 힘들어하는 경우가 있으며, 일시적으로 자신이 익힌 자세가 달라지기도 한다. 하지만 원칙에 입각해서 훈련을 점진적으로 진행해나가면, 올바른 자세를 빠르게 익힐 수가 있다. 앞 섹션에서 설명했듯이, 앞으로 배우게 될 바닥에서 시작하는 스내치 동작에 사용할 무게로 우선은 미드 행 자세로 충분히 스내치를 편안하게 할 수 있는 상태여야 한다.

아래 훈련을 통해서 리프팅을 성공하기 위해서 중요한 올바른 풀 동작을 배울 수 있으며, 이후 훈련 프로그램에서 사용될 수 있는 아주 중요한 동작들을 배울 수 있다.

동작 미리 살펴보기

- 시작 자세
- 스내치 세그멘트 데드리프트
- 홀팅 데드리프트
- 세그멘트 스내치+스내치
- 스내치

시작 자세

바닥에서 시작하는 스내치 풀 동작을 가르치는 첫 번째 단계는 당연히 시작 자세이다(그림 15.1). 이 자세의 일반적인 내용들은 이미 이전 챕터에서 다뤘다. 그리고 스내치에 적용되는 구체적인 내용들은 다음 섹션에서 추가될 것이다. 이 단계에서는, 올바른 자세로 수행하도록 하는 동시에 아주 간단하고 명확하게 리프터가 이해할 수 있도록 지도해야 한다.

가동성이 부족한 사람들의 경우는 이 단계에서 자세를 잡는 데 어려움이 있을 수 있으며, 대부분의 사람들이 처음에는 올바른 자세를 유지하는 것이 쉽지 않다. 여기서 몇몇 성인 리프터들의 경우 육체적으로 완벽한 등의 아치를 만드는 것이 불가능할 수도 있기 때문에 등의 아치를 만드는 데 집중하기보다는 무릎과 엉덩이의 각도, 바벨의 위치 그리고 발에서의 균형 상태와 같은 기본적인 부분들에 대해서 노력하는 것이 더 중요하다. 그러나 가동성 제한이 있는 사람들의 경우는 이 부분을 교정하는 것을 첫 번째로 해야 한다. 가동성 제한이 리프팅 성과를 내는 데 중요한 제한 요소이기도 하며, 부상의 위험을 가져올 수도 있기 때문이다.

이 학습 단계에서는, 바벨의 무게는 가벼워야 하며, 바벨

18 동작 요약 설명

스내치 시작 자세

바벨을 대략 발볼 위에 오도록 위치시킨다.

발끝은 약간 바깥쪽으로 돌려서 발 전체에 골고루 무게가 분산되도록 서서 균형 상태를 유지한다.

스내치 그립 넓이로 훅 그립을 잡는다.

몸통이 수직으로 곧게 선 상태를 만들고, 팔은 측면에서 봤을 때 거의 수직 상태가 되도록 한다.

몸통에 압력을 줘서 단단하게 만들고 등은 아치 상태를 만들어 준다.

고개는 들어서 시선은 정면 혹은 정면보다 약간 위를 바라보도록 한다.

무릎은 양팔 쪽으로 향해서 바깥으로 밀어주고 바벨보다 약간 앞에 위치한다.

팔은 내회전시키고 바벨을 세게 잡기보다는 편안하게 편 상태로 잡는다.

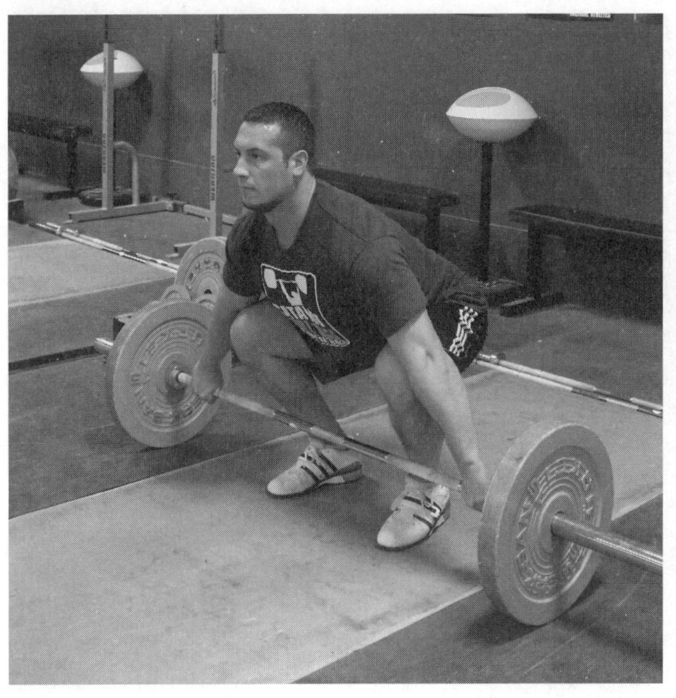
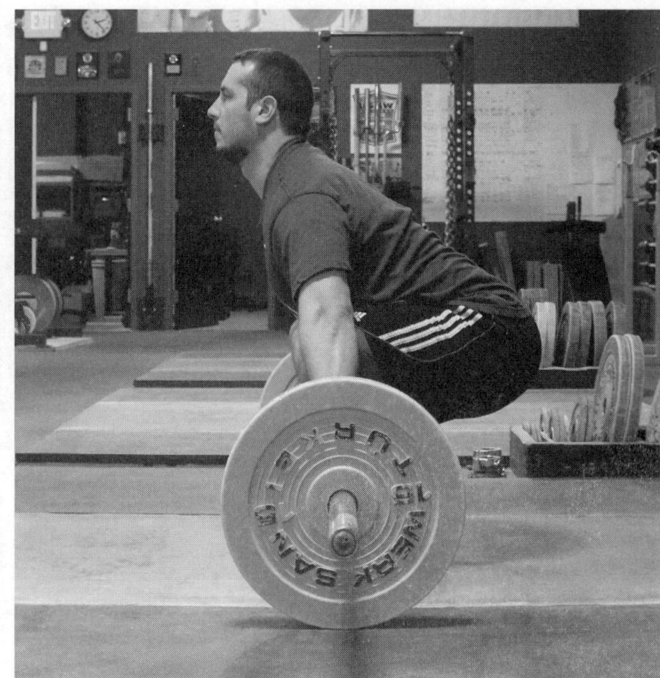

그림 15.1 스내치 시작 자세

의 무게는 미드 행 자세에서 쉽게 스내치를 할 수 있는 무게와 비슷하거나 같은 것이 좋다. 필요한 경우에는 테크닉 바벨 그리고 테크닉 플레이트를 사용할 수 있다.

플랫폼에 바벨을 놓고, 풀 자세로 발을 위치시킨다. 이때 발볼 부분이 바벨 아래에 있다. 바벨을 잡는 손의 넓이는 앞 훈련에서 한 대로 하며, 훅 그립을 잡는다. 등의 아치를 단단하게 만들어주고 엉덩이를 밑으로 내려서 무릎보다 약간 낮은 어딘가에 위치할 수 있도록 한다. 팔의 측면에서 봤을 때 거의 수직 상태가 되도록 한다. 가슴을 든 상태에서 바벨을 잡은 손은 의도적으로 힘을 주기보다는 편안하게 바벨을 잡고 팔을 편 상태를 유지한다. 팔은 내회전을 시켜서 팔꿈치 뼈가 바깥쪽을 향하도록 한다. 무릎은 바깥쪽으로 밀면서 등의 아치를 만들고 몸통을 더 수직에 가까운 상태를 만드는 데 유리하도록 한다. 무릎은 양팔과 살짝 접촉이 된 상태로 최대한 멀리 밀어준다. 무릎은 바벨을 살짝 넘어가며, 정강이는 바벨과 가볍게 접촉되거나 아주 가까운 상태를 유지한다. 고개는 수직 상태로 곧게 들고 시선은 정면이나 정면보다 살짝 위를 향하도록 한다.

스내치 세그멘트 데드리프트

훈련을 점진적으로 이어가는 데 있어서 첫 번째 단계는 바로 스내치 세그멘트 데드리프트Snatch segment deadlift이다(그림 15.2). 이 훈련은 풀 동작을 여러 개의 중요한 부분 동작으로 나눠서 각 동작을 올바른 자세로 배우고 익히는 것이다. 여러 개의 부분 동작으로 나누게 되면 리프팅을 하는 동안에 자신의 동작을 더 잘 느끼고 제대로 교정하며 균형 상태를 만들 수 있다.

시작 자세를 잡고 잠시 멈춘 상태에서, 다리로 바닥을 밀면서 데드리프트를 시작한다. 바벨을 갑자기 잡아당기지 않는 상태로 부드럽게 바닥에서 바벨을 들어올린다. 신중하고 움직임을 잘 통제한 상태에서 등 각도는 시작 자세에서의 등의 각도와 거의 동일하게 유지한다. 바벨이 대략 바닥에서 1인치 정도 떨어지게 되면, 동작을 3초 동안 멈춘다. 이 자세는 시작 자세와 비교했을 때 발에 있던 무게중심이 약간 뒤쪽으로 이동하는 것만 제외하고는 거의 동일하다고 볼 수 있다. 바벨은 가볍게 정강이에 접촉될 수도 있지만 힘을 줘서 정강이 쪽으로 바벨을 밀어서는 안 된다.

1인치 높이는 생각하는 것보다 빨리 도달할 만큼 짧다. 그래서 바벨이 몇 인치나 위로 이동한 상태에서도 동작을 멈추지 못할 수도 있다. 이 부분을 해결하기 가장 간단한 방

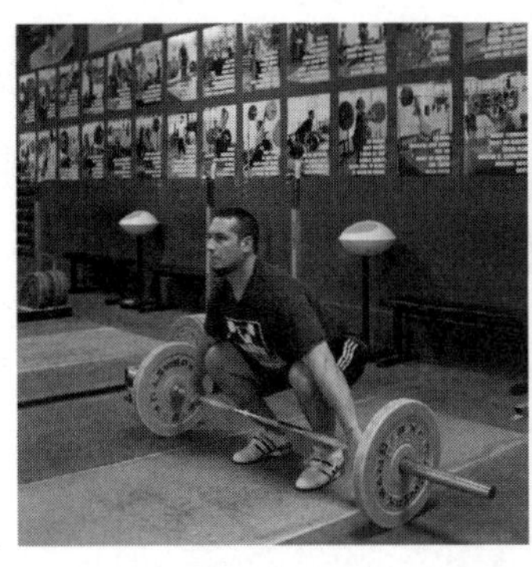
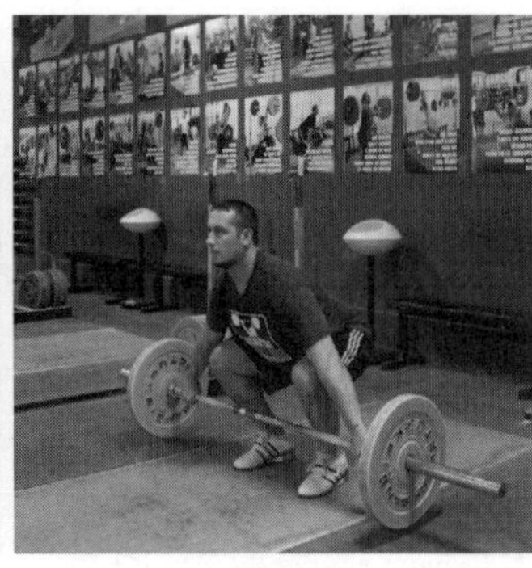
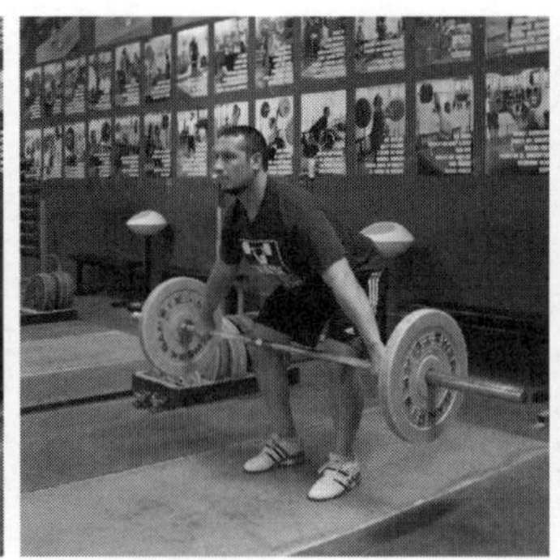
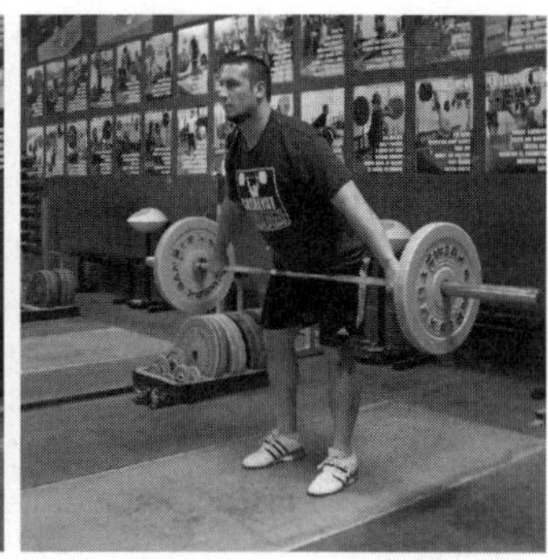

그림 15.2 스내치 세그멘트 데드리프트는 바닥에서 시작하는 스내치 동작을 하는 데 있어서 필요한 풀 동작을 여러 개의 중요한 부분 동작으로 나눠서 배우고 익히는 것이다.

법은 바닥에서 바벨이 떨어지자마자 바로 동작을 멈추는 것이다.

이 상태에서 3초 동안 멈춘 이후에 다리로 바닥을 밀면서 다시 일어선다. 당연히 적절한 속도와 움직임을 제대로 통제한 상태로 바벨이 무릎 높이까지 움직인다. 그리고 슬개골에 가볍게 접촉이 된 상태로 동작을 다시 멈춘다. 이 동작을 하는 동안에, 무게중심이 뒤꿈치 앞 가장자리에 올 때까지 계속 뒤로 이동시킨다. 이 무게중심의 위치가 앞으로 이어질 리프팅에서의 무게중심의 위치이다. 이렇게 슬개골 쪽에 바벨이 가볍게 접촉이 된 상태로 다시 3초 동안 동작을 멈춘다.

이 두 번째 멈추는 동작에서는 어깨의 위치가 시작 자세에서보다 더 앞에 있다. 다시 말해서, 바벨보다 어깨가 매우 약간 앞에 있는 것이다. 그러나 그 정도가 크지 않으며, 등의 각도 역시 첫 번째 자세와 비교했을 때 거의 변화가 없어야 한다. 만약 어깨가 바벨보다 많이 앞에 있다면 리프터가 엉덩이를 어깨나 바벨보다 상대적으로 너무 올렸다는 것을 의미하기도 한다. 마찬가지로, 어깨를 바벨 뒤쪽으로 이동하지 않도록 하는 것도 중요하다.

무릎에서 동작을 3초 동안 멈춘 후에, 다리로 바닥을 밀면서 최종 위치인 허벅지 가운데 위치까지 바벨이 올 수 있도록 일어선다. 마찬가지로 속도와 움직임을 잘 통제해야 하며, 광배근과 어깨를 사용해서 바벨이 허벅지 쪽에 최대한 가까이 붙어 있을 수 있도록 해야 한다. 마지막 자세는 앞에서 연습을 했던 미드 행 자세를 만드는 것이다. 이때 바벨은 허벅지 중간 부위에 가볍게 접촉되고, 정강이는 거의 수직 상태를 만든다. 무릎은 약간 측면으로 밀면서(시작 자세보다 적게 민다), 등은 여전히 완전한 아치 상태를 유지를 한다. 어깨는 바벨과 무릎 앞쪽에 있으며, 무게중심은 뒤꿈치 앞 가장자리에 와야 하며, 머리와 시선은 정면을 향한다.

전체적으로는 봤을 때 시작 자세와 미드 행 자세 사이에는 등 각도와 어깨 위치에 있어서 약간의 차이가 있다. 그러나 이 차이는 아주 미미하며, 올바른 미드 행 자세를 취하는 데 있어서 최소한으로 바뀌는 정도이다.

많은 사람들이 무게중심을 너무 뒤꿈치 쪽으로 이동시킨다. 특히 무릎 위치에서 동작을 멈출 때 그렇다. 움직임이 일어나는 동안 발바닥이 바닥에 닿아 있어야 하는데, 발가락 쪽이 바닥에서 떨어진다면 무게중심이 너무 뒤쪽에 있다는 것이다. 이렇게 지나치게 무게중심이 뒤쪽으로 이동하게 되면 이후 스내치를 할 때 과도하게 앞쪽으로 동작이 흔들리게 된다.

미드 행 자세에서 3초 동안 멈춘 후에, 천천히 역순으로 정확한 자세를 유지하면서 바벨을 다시 바닥에 내려놓도록 한다. 다음 동작을 반복하기 전에 바벨에서 손을 떼고 바닥에 내려놓은 상태에서 다시 시작 자세를 한다. 3번을 한 세

19 동작 요약 설명

스내치 세그멘트 데드리프트

시작 자세를 견고하게 만든 상태에서 잠시 멈춘다.

다리로 바닥을 밀면서 바벨을 바닥에서 1인치 정도 들어서 3초 동안 멈춘다.

바벨이 무릎 높이까지 올 수 있도록 다리로 바닥을 밀면서 일어선다. 이때 무게중심은 뒤꿈치 앞 가장자리 쪽으로 향해서 뒤로 이동시킨다. 그리고 등의 각도는 최초의 각도와 거의 동일하게 유지를 하고 3초 동안 멈춘다.

미드 행 자세가 될 때까지 다리로 바닥을 밀면서 일어선다. 마찬가지로 3초 동안 멈추며, 뒤꿈치 앞 가장자리에 무게중심이 있도록 유지한다.

올바른 자세를 유지하면서 역순으로 천천히 바벨을 바닥에 내려놓도록 한다.

트로 진행하게 되면 등의 과도한 피로를 방지할 수 있다. 만약 자세가 흐트러지지 않고 각각의 지점에서 동작을 멈출 수 있는 상태가 되었다면 자세 교정을 위해서 추가적으로 멈춰 있는 시간을 조정해서 진행할 필요 없이 다음 단계의 훈련으로 넘어가면 된다.

홀팅 스내치 데드리프트

스내치 세그멘트 데드리프트를 올바른 자세로 할 수 있게 되었다면, 이제는 홀팅 스내치 데드리프트Halting snatch deadlift를 진행하면 된다. 이 동작은 처음 두 개의 멈추는 동작을 없애고 오로지 미드 행 자세에서만 동작을 멈추는 것이다(그림 15.3). 비록 앞의 두 개의 멈추는 동작이 없어지긴 했지만, 스내치 세그멘트 데드리프트에서 했던 것과 동일한 자세와 균형 상태를 유지하면서 미드 행 자세를 만들어야 한다. 이 훈련도 스내치 세그멘트 데드리프트와 마찬가지로 자신이 통제할 수 있는 정도로 천천히 움직여야 한다. 동작을 서두르게 되면 올바른 자세와 균형 상태를 유지하기 힘들뿐더러, 올바른 자세를 유지했다고 하더라도 효율성이 감소하게 된다. 이 훈련은 스피드가 아니라 올바른 자세를 인지하며 이 자세에서의 안정성을 키우기 위한 것이다.

20 동작 요약 설명

홀팅 스내치 데드리프트

시작 자세를 견고하게 만든 상태에서 잠시 멈춘다.

다리로 바닥을 밀면서 부드럽게 바벨을 바닥에서 들어올린다.

바벨이 무릎 방향으로 이동하면서 거의 동일한 등의 각도를 유지하며, 무게중심은 뒤꿈치 앞 가장자리 쪽으로 조금씩 이동시킨다.

다리로 바닥을 계속 밀면서, 뒤꿈치 앞 가장자리에 있는 균형 상태를 유지한다. 미드 행 자세를 만들면서 어깨를 약간 앞으로 이동시켜준다.

미드 행 자세에서 3초 동안 멈춘다.

올바른 자세를 유지하면서 역순으로 천천히 바벨을 바닥에 내려놓도록 한다.

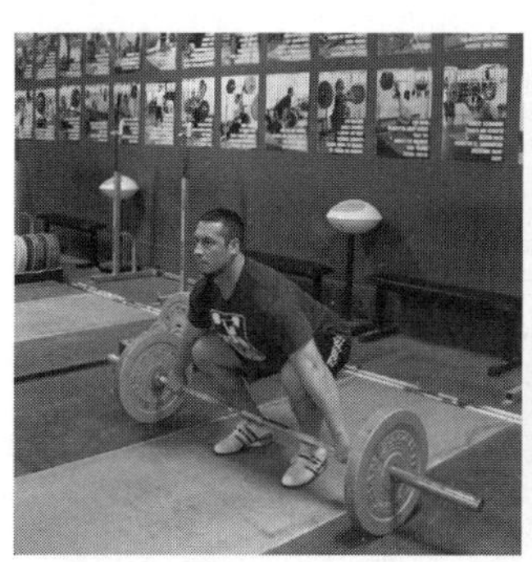

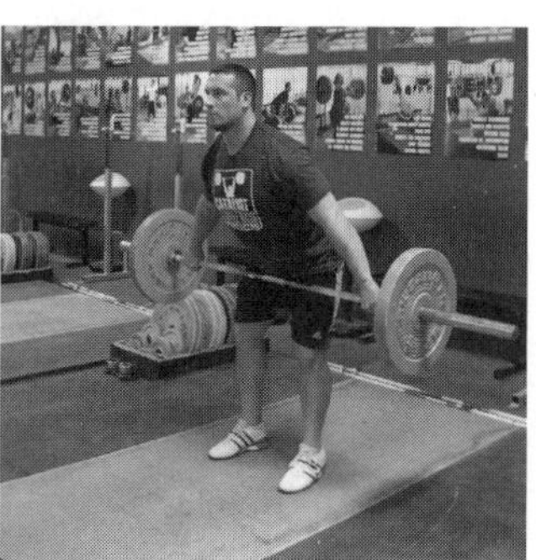

그림 15.3 홀팅 스내치 데드리프트는 바닥에 있는 바벨을 들어서 두 번째 풀 동작이 시작되는 미드 행 자세를 어떻게 제대로 만들 수 있을지를 배울 수 있는 동작이다.

세그멘트 스내치+스내치

홀팅 스내치 데드리프트를 올바른 자세로 흐트러지지 않고 잘 수행할 수 있게 되면, 첫 번째 풀 동작은 배운 것이다. 이제 남은 것은 첫 번째 풀 동작에서 두 번째 풀 동작으로 전환하는 방법을 배우는 것이다. 다시 말해서, 홀팅 스내치 데드리프트와 미드 행 스내치 동작을 하나의 연결되는 동작으로 합치는 것이다.

이 동작의 전환을 더 쉽고 자신감 있게 하기 위해서, 처음에는 자신이 자신있는 두 가지 동작을 같이 진행하는 것이다. 홀팅 스내치 데드리프트와 미드 행 스내치 동작을 한 후 바로 즉시 스내치 동작을 하는 것이다(그림 15.4). 이렇게 하면 자신감도 얻을 수 있으며, 쓸데없는 생각도 하지 않도록 도와준다. 동시에 제대로 된 자세와 타이밍을 연습할 수 있다.

각 세트마다 동작을 2번 한다. 한 번은 세그멘트 스내치를 나머지 한 번은 스내치를 한다. 첫 번째 동작에서 자신이 통제할 수 있는 속도로 홀팅 스내치 데드리프트를 진행하면서 미드 행 자세에서 3초 동안 멈춘다. 그러다가 이 자세에

21 동작 요약 설명

세그멘트 스내치+스내치

시작 자세를 견고하게 만든 상태에서 잠시 멈춘다.

홀팅 스내치 데드리프트를 진행하면서 미드 행 자세에서 3초 동안 멈춘다.

멈춘 동작에서 바로 미드 행 스내치 동작을 한다.

바벨을 다시 바닥에 내려놓고, 다시 시작 자세를 잡는다.

이번에는 멈추는 동작 없이 스내치를 한다. 하지만 올바른 자세와 균형 상태, 타이밍을 위해서 미드 행 자세까지 천천히 바벨을 당기면서 움직인다.

서 바로 미드 행 스내치 동작을 한다(미드 행 위치에서 동작을 시작할 때 다른 움직임이 있어서는 안 된다). 첫 번째 세그멘트 스내치를 끝내고 바벨을 바닥에 다시 내려놓았다가 이번에는 미드 행 위치에서 동작을 멈추지 않는 정상적인 스내치를 진행한다. 그러나 여기서는, 바닥에서 바벨을 들어서 미드 행 자세를 만들 때까지, 올바른 자세와 균형 상태, 적절한 타이밍에 몸을 마지막으로 신전시킬 수 있도록 천천히 동작을 진행하는 것이 좋다. 이때 바닥에서 바벨을 들어서 허벅지 가운데 지점까지 올 때 3초를 세게 되면 움직임 속도를 더 쉽게 통제할 수 있다.

리프팅 실력이 좋아지고 자신감도 높아지면서 첫 번째 풀 동작을 조금 빠르게 진행할 수도 있다. 하지만 여전히 상대적으로 속도가 늦은 편이다. 이후에 기술적으로 능숙해지고 무게도 올라가면서 첫 번째 풀 동작의 속도는 점점 증가할 수 있다. 두 번째 동작인 스내치가 흐트러짐 없이 올바른 자세가 유지된다면, 마지막 단계인 스내치로 넘어가면 된다.

스내치

이제 우리는 전통적인 스내치 동작이 가능한 상태가 된 것

22 동작 요약 설명

스내치

시작 자세를 견고하게 만든 상태에서 잠시 멈춘다.

다리로 바닥을 밀면서 리프팅을 시작한다.

바벨이 무릎 위치까지 올라가면서 무게중심을 뒤꿈치 앞 가장자리로 이동시킨다.

미드 행 자세가 될 때까지 다리로 바닥을 계속 밀어준다. 그러면서 뒤꿈치 앞 가장자리에서 균형 상태를 유지해준다.

다리로 바닥을 세게 밀면서 최종적으로 몸을 세게 완전히 펴준다. 이때 바벨이 몸에서 멀어지지 않도록 몸에 가까이 붙여놓는다.

다리는 수직 상태, 바벨은 골반에 위치하도록 하며, 어깨는 약간 엉덩이보다 뒤쪽에 있는 상태로 몸을 다 펴준 상태에서, 발을 들어올리면서 팔꿈치를 측면 위로 들어올린다.

바벨은 항상 몸에 가까이 위치시키도록 하며, 팔을 들어올려 바벨이 오버헤드 위치에 올 수 있도록 한다. 리시빙 자세를 만들기 위해서 발이 바닥에 완전히 평평하게 닿는 시점에 바벨을 들고 있는 팔을 완전히 락아웃시킨다.

오버헤드 자세로 바벨을 단단히 고정시킨 상태에서 자연스럽게 스쿼트 자세로 앉는다.

바벨을 여전히 오버헤드 자세로 단단히 고정시킨 상태로 일어선다.

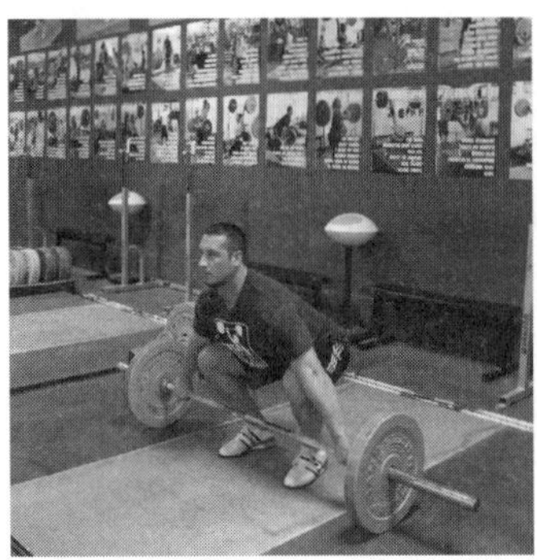
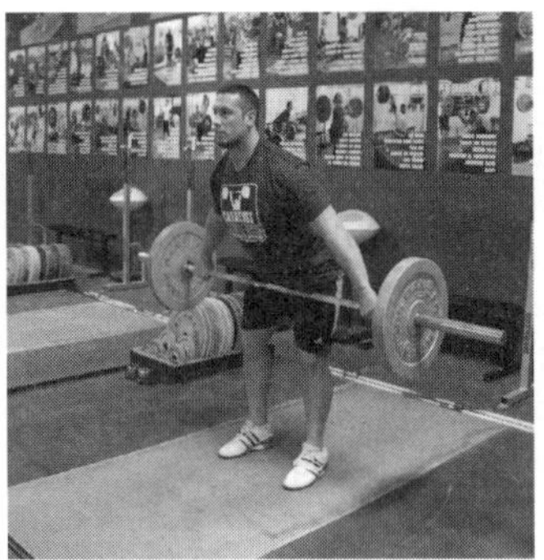
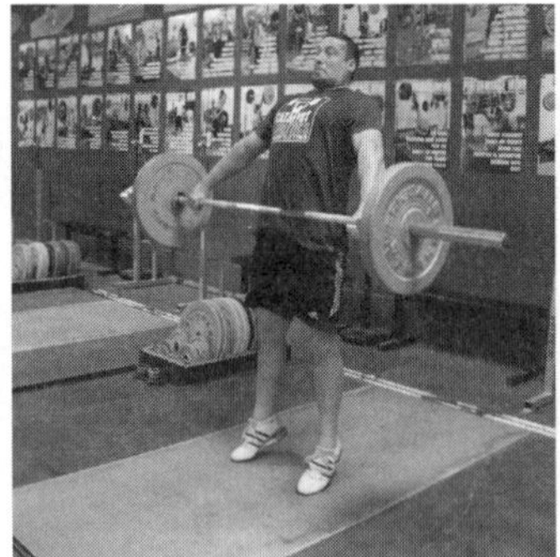
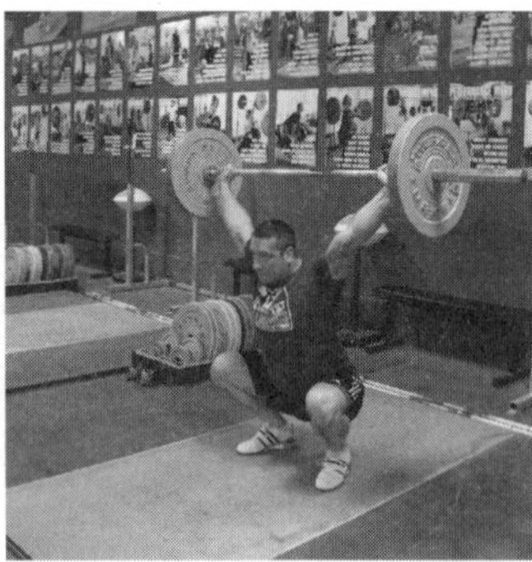

그림 15.4 세그멘트 스내치+스내치는 중요한 자세인 미드 행 자세를 훈련하면서 바닥에서 시작하는 스내치 동작도 훈련하는 것이다.

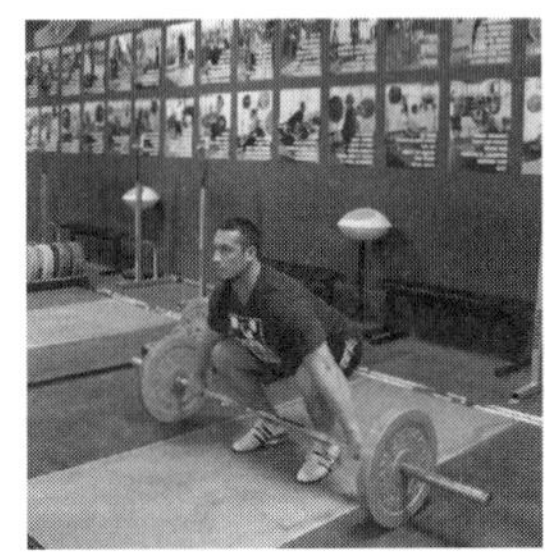
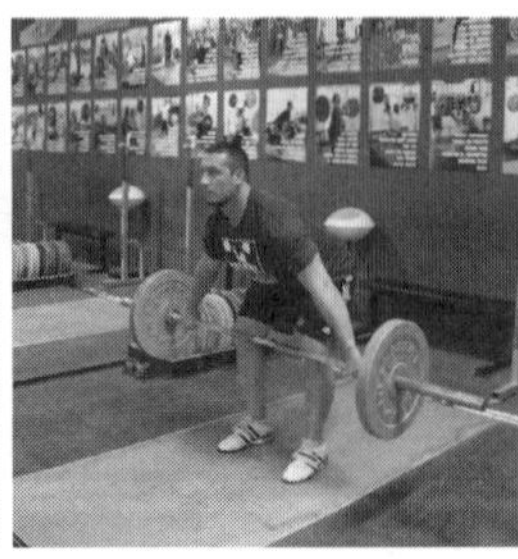
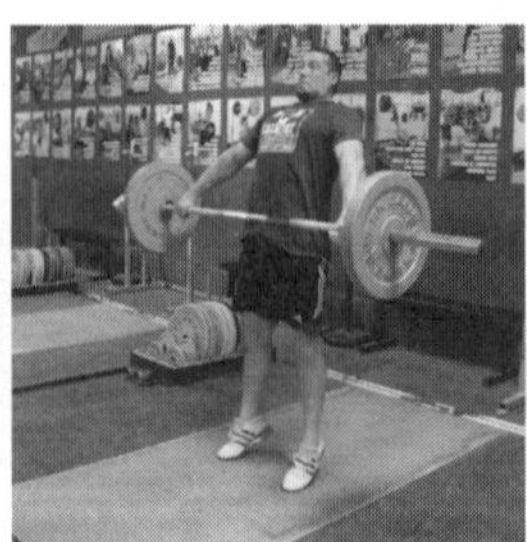
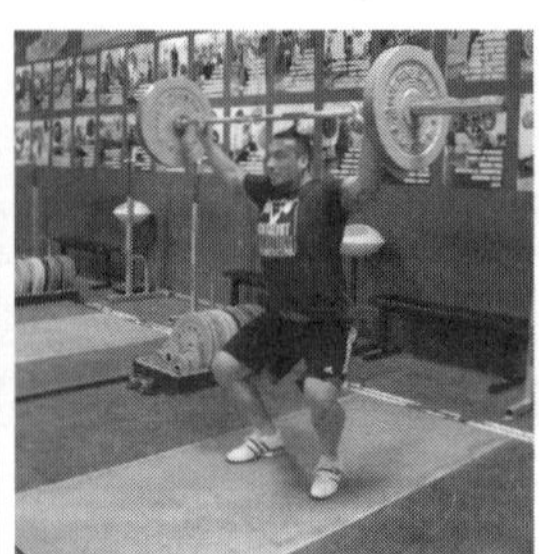
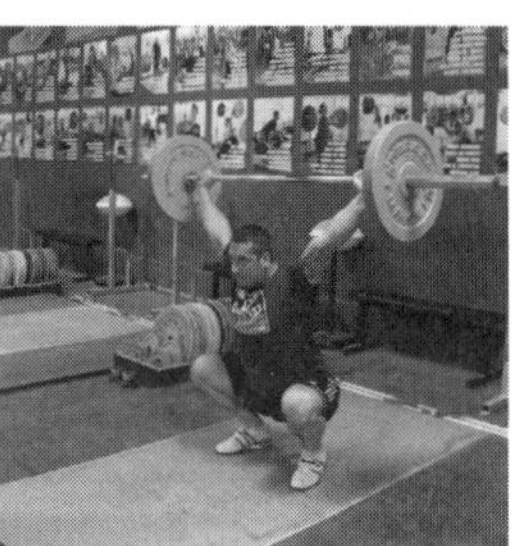

그림 15.5 바닥에 스내치를 시작하는 것이 스내치 훈련의 마지막 단계이다.

이다(그림 15.5). 무게가 있는 상태로 반복 횟수 2~5로 구성된 세트로 진행하면서 올바르고 안전한 훈련을 진행한다. 처음에는 아주 가벼운 무게로 많이 반복하는 훈련이 더 적합하며 가장 효율적이다. 스내치에 필요한 스트렝스를 향상시키기 위해서 리프팅 동작을 나눠서 진행하거나 보조 훈련이 사용될 수도 있다. 스내치 훈련 초기에는 자신 체중의 40~50% 정도로 진행하는 것이 좋으며, 무리 없이 5~6번 정도는 반복할 수 있는 무게로 진행해도 된다(Medvedyev, 1986, 1996). 당연히 더 체계적인 훈련 프로그램을 진행하기 전에는 필요하다면 가벼운 무게로 훈련을 진행하는 것이 좋다. 이 과정은 이 책의 프로그램 설계 및 훈련 섹션에서 더 구체적으로 다룰 것이다.

만약 스내치 동작을 하는 데 특히 어려움이 있는 사람이라면, 동작을 변형해서 이 사람이 부족한 부분을 찾아서 부분 동작으로 나눠서 추가로 훈련을 진행해주는 것이 좋다. 동작을 반복할 때의 질이 무게보다 훨씬 중요하다는 것을 항상 명심해라.

스내치 이해하기

이번 챕터에서는 스내치를 배우는 과정에서 필요한 정보들을 조금 더 간략하게 정리해볼 것이다. 만약 아직까지 스내치 기술을 이해하는 데 어려움이 있는 사람이라면 이 내용은 넘어가고 그냥 안정적으로 자세가 꾸준히 나오는 수준이 될 때까지는 우선은 스쿼트와 풀 동작과 같은 보조 운동과 기본적인 리프팅 자세(행 스내치, 파워 스내치)를 함께 연습하는 것을 추천하다.

너무 많은 정보가 계속 추가되는 것은 도움이 되기보다는 오히려 독이 될 수도 있다. 코치의 관점에서는, 선수가 높은 수준이 실력을 갖추게 되면서 자신의 특수성을 고려해서 자신에 더 적합한 자세로 변형을 해서 진행할 수 있는 상태가 되기 전까지는 오히려 개념적인 내용은 최소한으로 전달하고 선수가 운동을 진행하는 데 바로 적용할 수 있는 내용에 집중하는 것이 좋다.

시작 자세

가끔씩 시작 자세의 중요성이 간과되고 사람들이 관심을 가지지 않게 되면서 기술 향상에 불필요하게 어려움을 겪는 경우가 발생한다. 기술 측면에서의 체계가 학습 과정뿐 아니라 선수들의 훈련에 있어서도 중요한 원칙을 제공해준다. 그리고 이 기술 측면에서의 체계에서 가장 기초가 되면서 중요한 것이 바로 자세이다. 잘못된 자세에서 올바른 움직임을 만들어내는 것은 불가능하다. 이 부분을 무시하게 되면 훈련에 있어서 좌절을 느끼게 될 수 있으며 훈련에 쏟는 시간과 에너지를 헛되게 쓸 수도 있다.

그렇기 때문에 시작 자세의 가장 중요한 목적은 전체적으로 봤을 때 리프팅을 올바르게 수행하기 위한 것이다. 이상하게 들리겠지만 이 말은 자세 자체가 바닥에 바벨을 처

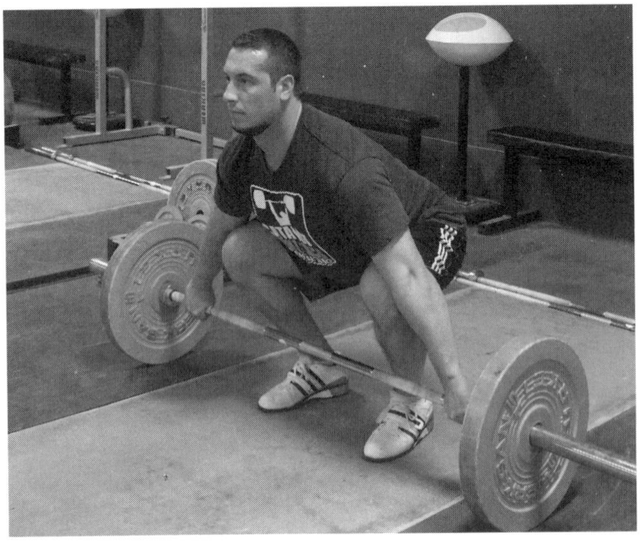

그림 16.1 올바른 스내치 시작 자세는 최적의 리프팅을 가능하게 해준다.

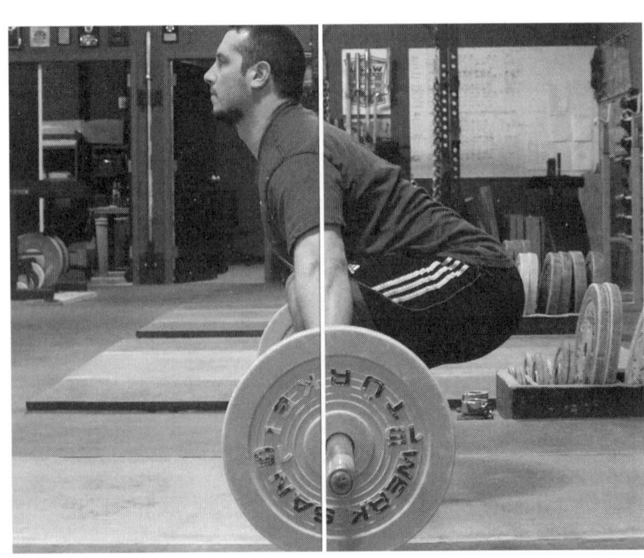

그림 16.2 팔은 거의 수직 상태이며, 어깨의 앞부분은 바벨보다 살짝 앞에 위치한다. 바벨은 발볼의 위쪽에 위치하며, 엉덩이는 무릎보다 살짝 아래 혹은 살짝 위쪽에 위치한다. 이 자세는 리프터의 신체 비율이나 장단점을 고려해서 약간 변경될 수도 있다.

음 들어올리는 동작이나, 첫 번째 풀 동작처럼 개별적인 동작들의 최적의 움직임을 만들어낸다는 것은 아니다. 다시 말해서, 개개인의 상황에 따라서 리프팅 전체적인 움직임을 최적화하기 위해서 몇 가지 요소들은 변경될 수도 있다. 예를 들어, 시작 자세에서 무릎의 각도를 더 크게 해서 바닥에서 바벨을 들어올리면 훨씬 쉽지만 이 무릎의 각도가 이후의 다른 동작에서의 최적의 움직임을 방해할 정도로 자세의 변화를 유발할 수 있으며 리프팅의 효율성을 떨어뜨릴 수도 있다. 그리고 이 정도가 처음에 좀 더 편하게 시작 자세를 만들었을 때의 이점보다 더 클 수도 있다. 자신에게 맞는 자세로 변경을 했을 때 리프팅의 동작들을 개별적으로 봤을 때는 최적의 자세에서 벗어나는 경우도 있다. 하지만 리프팅의 전체적인 동작을 봤을 때는 훨씬 더 이점이 많다.

개개인의 상대적인 장점과 단점 혹은 신체 비율과 같은 특수성을 충분히 고려해서 움직임을 최적화할 수 있는 시작 자세를 만들어야 한다. 그러나 이런 개인차를 반영해서 자세를 바꾸는 정도가 너무 커서는 안 된다.

데드리프트와 같이 천천히 움직이는 동작의 경우는, 시작 자세가 좋지 않더라도 리프팅을 하는 과정에서 더 나은 자세로 상당한 정도까지 계속적으로 자세가 수정된다. 이렇게 천천히 동작이 일어나는 경우는 리프팅을 하는 과정에서 자세 교정이 가능한 시간이 확보가 되지만 스내치, 클린 앤 저크와 같이 빠르게 동작이 일어나는 경우는 리프팅 동안에 자세를 교정할 시간이 충분하지 않다. 스내치 동작을 하는 데 걸리는 시간은 데드리프트 동작을 하는 데 걸리는 시간보다 더 짧다. 그래서 리프팅을 하는 동안에 자세 교정이 많이 제한된다. 어떤 경우는 불가능할 수도 있다. 그렇기 때문에 동작이 빨리 일어나는 스내치와 같은 동작에서는 항상 올바른 시작 자세를 유지하는 것이 상당히 중요하다.

일반적인 요소들

기술과 관련해서 발생하는 여러 가지 논쟁과 관계없이, 시작 자세와 관련해서 일반적으로 받아들여지는 몇 가지 요소들이 있다. 발은 약간 바깥쪽으로 돌려야 하며, 등에 아치를 만들고, 바벨은 발 위에 있어야 한다. 팔은 편 상태에서 내회전시킨다. 이외 다른 요소들에 대한 권장사항은 다소 다를 수 있으나 그 정도가 그리 크지는 않다.

발은 앞 챕터에서 자세히 설명한 것처럼, 풀 자세로 위치시킨다. 정리해보면, 뒤꿈치는 엉덩이 넓이로 있어야 하며(서 있는 상태에서 다리가 수직 상태), 발끝을 10~20도 정도 바깥쪽으로 돌려준다(그림 16.3). 이 자세는 바벨을 들어올리면 가속시키기에 최적의 역학적인 자세이다. 하지만 개개인의 해부학적인 특수성은 고려하지 않았기 때문에 이후에 자신에게 맞는 자세로 수정을 할 수 있다.

발 넓이는 여러 측면으로 풀 동작에 영향을 준다. 두 번째 풀의 마지막 동작에서 다리가 수직 상태에 가까울수록 그렇지 못한 경우보다 리프터가 바닥을 밀어주면서 발생하는 힘이 수직 방향으로 이동하는 바벨에 최대한 많이 전달될 수 있다. 위에서 언급한 것보다 더 넓게 다리를 벌리게 되면(혹은 더 좁게 벌리는 경우도 있지만 흔하지 않다), 지면을 밀어내면서 힘이 사라질 수도 있다. 그러면 바벨을 들어올리면서 가속시킬 수 있는 힘도 그만큼 줄어들게 되는 것이다. 게다가 다리가 수직 상태가 되도록 하면, 풀 동작을 하면서 몸을 다폈을 때 몸이 최대한 길어지기 때문에 바벨이 이동하는 거리도 길어질 수 있는 것이다.

물론 바벨을 들어올리고 가속시키는 데 기여하는 다른 요소들도 많다. 그리고 위에서 언급한 이상적인 발 넓이에서 약간 변화를 줬을 때 리프팅을 더 개선시킬 수 있는 다른 요소들이 극대화될 수도 있다. 이렇게 변화를 줬을 때 장점이 단점보다 더 클 수도 있다는 것이다. 그 사람의 해부학적인 요소와 신체 비율을 고려했을 때 위에서 언급한 이상적인 발 넓이로는 시작 자세 자체가 불가능할 수도 있다. 이런 경우는 자세에 변화를 줘야만 한다. 그렇지 않으면 이상적인 발 넓이의 이점을 넘어설 정도의 큰 문제가 발생할 수도 있기 때문이다. 아주 간단한 사례가 바로 비교적 체중이 많이 나가고 체형이 큰 선수가 발을 넓게 벌리는 것이다. 이 선수의 경우는 상체가 양다리 사이로 들어갈 수 있는 더 많은 공간이 필요하다. 이런 경우는 몸을 다 폈을 때 몸의 길이가 상대적으로 짧아지기 때문에 바벨이 이동하는 거리도 짧아질 수 있다. 하지만 이 선수가 발을 좁게 해서 시작 자세를 만들게 되면 올바른 시작 자세가 불가능해지면서 리프팅의 전체적인 움직임을 상당히 제한할 수도 있다.

중심선에서 발을 바깥쪽으로 회전시키게 되면, 리프터가 허벅지 위치를 조정할 수 있도록 해서 좋은 자세를 만들 수 있게끔 도와준다. 고관절에서 필요한 가동성을 활용할 수 있는 상태가 되며, 엉덩이와 바벨 간의 거리가 짧아지면서 더 유리한 자세가 가능해진다. 그러면서 시작 자세와 첫 번째 풀 동작에서 문제가 될 수 있는 토크나 장력이 다리에 발생하지 않는다. 20도가 넘는 각도로 발끝을 돌려주게 되면 또한 문제가 발생할 수 있다. 발끝을 많이 벌리게 되면 발의 앞쪽과 뒤쪽의 거리가 짧아지면서 몸 전체를 지지할 수 있는 면적이 작아지게 된다. 그러면서 균형 상태를 만들고 유지하는 것이 힘들어지는 것이다. 게다가 풀 동작에서의 스트렝스를 제한할 수 있을 정도로 무릎과 엉덩이의 역학적으로 좋은 자세를 방해할 수도 있다.

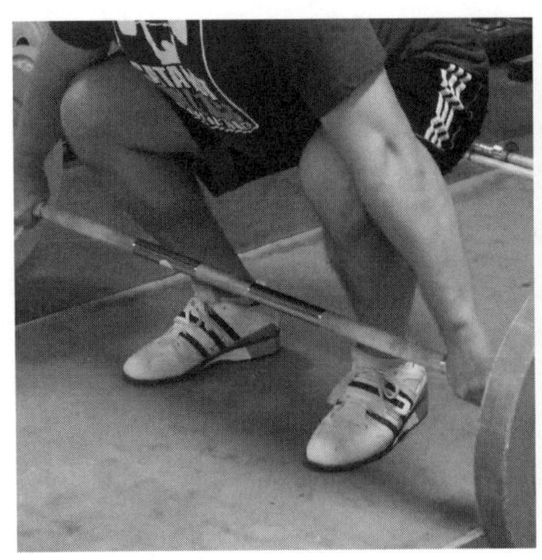
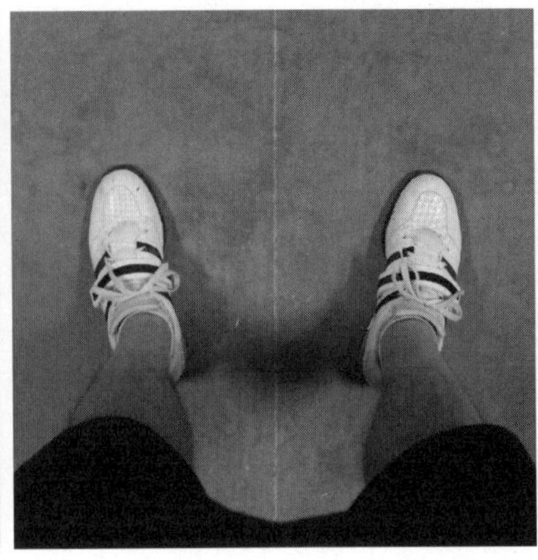
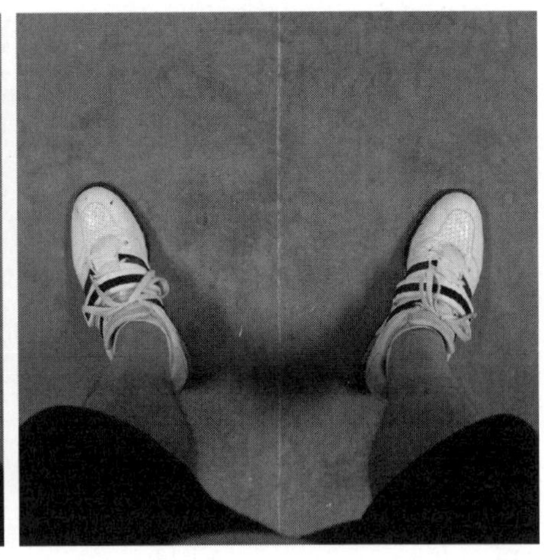

그림 16.3 기본적인 시작 자세는 뒤꿈치를 엉덩이 바로 밑에 두고 다리를 다 폈을 때 다리가 수직 상태가 될 수 있도록 한다. 중심선 기준으로 발끝을 10~20도 사이로 바깥쪽으로 벌려준다.

일반적으로 대부분의 사람들은 자신에게 가장 잘 맞는 각도로 자연스럽게 발끝을 벌릴 것이다. 이 각도가 받아들여질 수 있는 범위를 벗어나지 않고, 다른 리프팅 요소나 자세에 좋지 못한 영향을 주는 것이 아니라면 굳이 자세를 변경할 필요는 없다.

자신에게 적합한 자세를 찾는 데는 충분한 훈련 경험이 필요하기 때문에, 그전까지는 우선 위에서 언급한 이상적인 시작 자세로 연습하는 것을 추천한다. 충분한 노력과 경험 없이는, 자신에게 맞는 자세를 만들기 위해서 어떻게 평가하고 자세 변경을 해야 하는지 결정하기가 힘들다. 이런 시행착오를 통해서 많은 변수들이 줄어들게 되며, 더 쉽고 빠르게 효과적인 기술 변화가 가능해진다. 리프팅을 배우는 초창기에는, 가동성 제한 때문에 발 넓이나 발의 끝 회전에 어려움이 있어서 이상적인 시작 자세를 하는 것이 힘들 수 있다. 가동성이 개선되면서, 풀 자세가 이상적인 자세로 돌아갈 수 있다. 장기적인 관점에서, 발 위치는 리프팅 동작을 전체적으로 봤을 때 개인에게 가장 효과적인 자세를 선택하는 것이 좋다.

바벨과 다리의 위치

바벨은 처음에 대략 발볼 위쪽에 있는 것이 좋다. 이 지점은 중족지절관절Metatarsophalangeal joint(발가락과 발이 만나는 관절 부위) 근처이다. 발을 약간 바깥쪽으로 돌린 상태이기 때문에 이 관절의 각도는 약간 비스듬해져 있는 상태이며 발의 제일 바깥쪽이 첫 번째 발가락보다 뒤에 있게 된다. 발볼 위쪽에 바벨을 위치시키게 되면 평균적으로 그 위치가 첫 번째, 두 번째 발가락 근처가 될 것이다. 일반적으로는, 상대적으로 다리가 길고 몸통이 짧은 사람의 경우는 바벨을 약간 앞쪽에 두고 시작하는 게 좋고, 상대적으로 다리가 짧고 몸통이 긴 사람의 경우는 바벨을 약간 더 뒤로 두고 시작하는 것이 좋다. 우선은 바벨을 발볼 쪽에 둔 상태에서 자신의 신체 비율을 고려하여 리프팅의 일반적인 원칙들을 어기지 않는 범위 내에서 자신에게 이상적인 시작 자세를 만들어본다.

풀 동작을 하는 동안에 바벨을 최대한 몸에 가까이 붙여서 균형 상태를 유지하기 위해서 발 위에 있는 바벨이 뒤쪽으로 이동하기 때문에, 왜 상대적으로 발 앞쪽에 있는 볼 위에 바벨이 있어야 하는지 궁금해할 수도 있다. 이유는 간단하다. 올바른 시작 자세에서 상대적으로 수직 상태의 곧은 자세를 만들기 위해서, 바벨이 발의 중간 부위에 가깝게 위치하는 것을 방지할 수 있을 정도로 정강이가 앞쪽으로 기울어져 있어야 한다. 그러나 앞에서 설명했듯이, 상대적으로 몸통이 짧고 팔다리가 긴 체형의 사람이라면 신체 특성상 정강이를 더 수직에 가깝게 만들 수 있기 때문에 시작 자세에서 바벨이 좀 더 뒤쪽에 있을 수 있다.

바벨이 상대적으로 발 앞쪽에 있는 볼 위에 있어야 하지만 바닥에서 바벨을 들어올리는 동안에 양발로 균형 상태를 유지할 수 있는 상태는 유지할 수 있어야 한다. 하지만 이 내용은 상당한 무게로 리프팅을 할 때만 유효하다는 점을 알아둬야 한다. 리프팅 할 때 무게가 체중에 비해서 가벼우면 가벼울수록 시작 자세에 미치는 영향은 더 적을 것이다. 바벨과 자신의 체중을 비교했을 때 바벨이 가벼울수록 전체 무게에서 차지하는 바벨의 무게가 점점 작아지면서 전체적인 균형 상태에 영향을 미치는 수준도 줄어들게 된다. 리프팅을 하기에 좋은 신체 비율을 타고난 사람의 경우는 바벨을 발 중간의 위치 위에 두고서도 최적의 시작 자세를 만들 수 있다.

리프터의 체중은 발 전체에 골고루 분포되는 것이 좋다. 몇몇 선수들의 경우는 자신에게 맞는 시작 자세를 만들었을 때 체중이 뒤꿈치보다는 발볼 쪽에 약간 더 있기도 한다. 이런 선수들이 억지로 무게중심을 뒤꿈치 쪽으로 이동시키려 하면 적절치 못한 자세가 만들어질 수도 있으며, 몸이 뒤로 이동하면서 바벨 위에 어깨가 없고 뒤쪽에 있게 된다. 그렇기 때문에 이런 시도는 하지 않는 것이 좋다. 바닥에서 바벨을 들고 첫 번째 풀 동작을 하는 과정에서 자연스럽게 무게중심의 균형 상태는 만들어지게 된다.

처음 시작 자세에서 정강이에 바벨이 닿아 있을 수도 그렇지 않을 수도 있다. 만약 그렇지 않다면 바벨을 최대한 가까이 위치시키도록 한다. 만약에 바벨이 정강이에 닿아 있다면, 혹시 어깨가 바벨 너무 뒤쪽에 있어서 그런 것은 아닌지 확인해야 한다. 바벨을 몸 쪽으로 최대한 당기려고 특별히 노력하지 않아도 자연스럽게 바벨이 다리 쪽으로 이동하는 사람들도 있다. 대부분의 사람들은 바벨이 정강이에 닿지 않는 상태에서 최대한 몸에 가까이 위치시킨 상태에서 시작 자세를 만드는 것이 더 쉽고 효과적이라는 것을 알게 될 것이다.

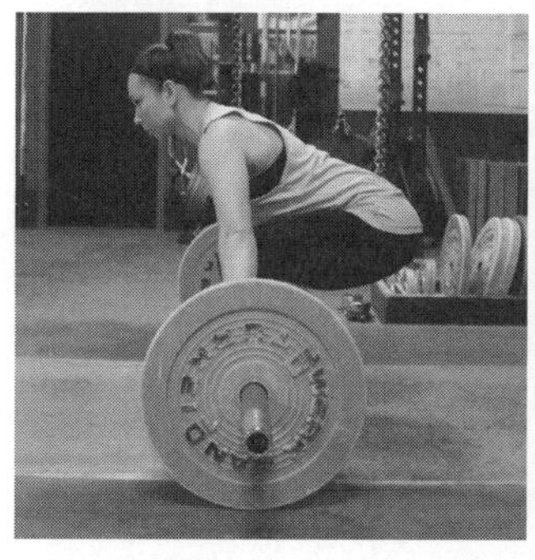
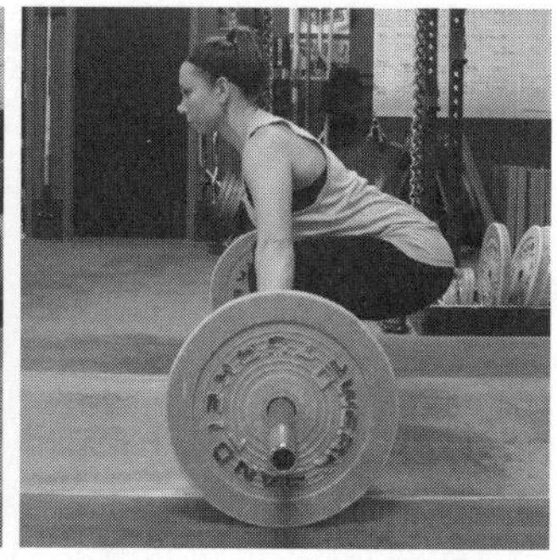

그림 16.4 무릎은 앞으로 향하기보다는(왼쪽) 바벨을 잡고 있는 양팔 안쪽에서 바깥쪽으로 밀어주면서(오른쪽) 골반을 열어주고 몸을 더 수직에 가까운 상태를 만들 수 있다.

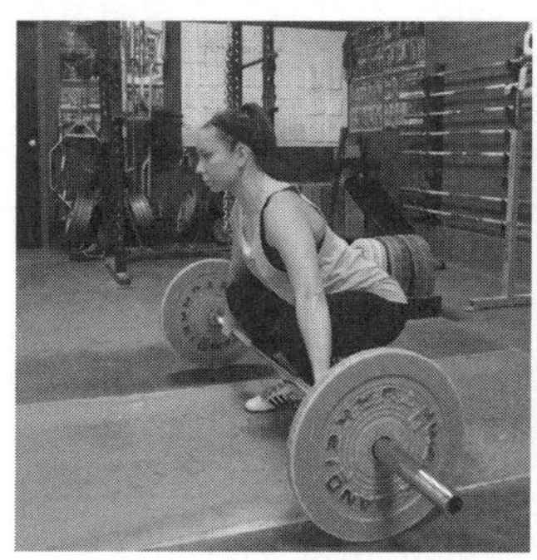
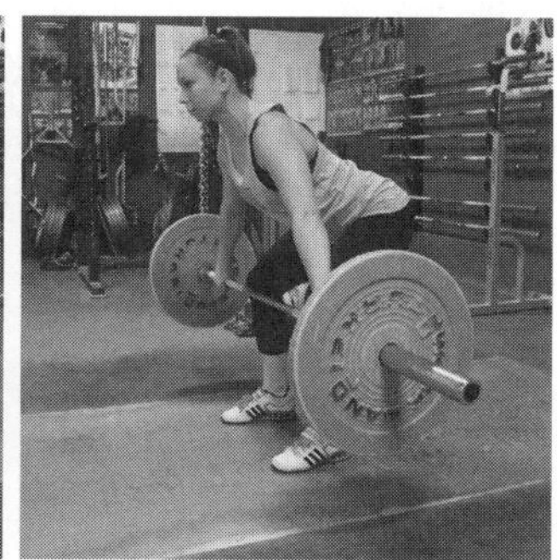

그림 16.5 시작 자세에서 무릎은 바벨을 넘어가게 된다. 첫 번째 풀 동작에서 다리가 펴지면서 정강이와 무릎이 뒤로 이동하면서 바벨이 이동할 수 있는 공간이 확보된다.

무릎은 골반을 열고 엉덩이와 바벨 간의 거리를 줄이기 위해서 바깥쪽으로 밀어준다. 이렇게 하면 어깨나 바벨의 위치를 따로 조정하지 않고서도 몸을 수직에 가까운 상태로 만들 수 있다(그림 16.4). 무릎은 바벨을 잡고 있는 양팔을 넘어가지 않는 범위 내에서 최대한 밀어줄 수 있다. 다리와 팔이 가볍게 접촉되기도 한다. 하지만 무릎이 팔에 부딪혀 팔이 접히는 정도까지는 밀어서는 안 된다. 무릎을 바깥쪽으로 밀게 되면 무릎이 발보다 약간 바깥쪽에 있을 수는 있다. 하지만 바닥에서 바벨을 들어올리는 풀 동작에서 스쿼트와는 다르게 이 부분은 크게 문제가 되지 않는다.

스쿼트 자세로 앉았을 때 무릎이 발끝을 지나가듯이, 자신의 신체 비율에 따라서 무릎이 어느 정도까지 바벨을 넘어갈 수도 있다. 처음 리프팅을 시작하는 사람들이 가장 범하기 쉬운 실수 중에 하나가 바로 무릎을 바벨 뒤에 위치시키려고 하면서 정강이의 각도가 거의 수직에 가까워지는 것이다. 표면적으로 봤을 때는 바벨이 지나가기에 좋은 각도인 것처럼 보인다. 하지만 이것은 첫 번째 풀 동작을 하면서 다리가 펴질 때 정강이와 무릎이 자연스럽게 뒤로 이동한다는 사실을 간과한 것이다. 게다가 시작 자세에서 무릎을 바깥쪽으로 밀어주게 되면 무릎이 바벨을 심하게 넘어가는 일은 발생하지 않기 때문에 결과적으로 바벨이 이동할 수 있는 충분한 공간을 만들어줄 수 있다.

등 아치

등은 요추에서부터 경추까지 하나의 연속되는 아치를 만들 수 있게 완전히 펴진 상태로 있어야 한다. 요추가 가진 원래의 전만 경사를 약간 더 전만으로 만들어주고 흉추의 후만 경사는 가능한 한 최대한 평평하게 만들어줘야 한다. 후자의 경우는 이제는 막 리프팅을 시작하는 사람이 가동성이 부족하거나 등이 많이 뻣뻣해서 어려움을 많이 겪는 부분이며, 전자의 경우는 고관절이 뻣뻣해서 어려움을 겪는 사람이 많다. 등의 아치를 만드는 것은 성공적인 리프팅을 위해서 가장 중요한 기본 요소 중에 하나이기 때문에, 리프팅을 시작하는 단계에서는 이 두 가지 모두를 최대한 빨리 보완하고 교정하는 것이 좋다(그림 16.6).

이렇게 등 전체에 걸쳐 만들어진 아치가 다리와 엉덩이가 만들어내는 힘을 바벨로 제대로 전달될 수 있도록 하는 중요한 역할을 한다. 등에서 이렇게 만들어진 아치는 등의 길이를 살짝 짧아지게 만들며, 근육이 지탱하고 움직여

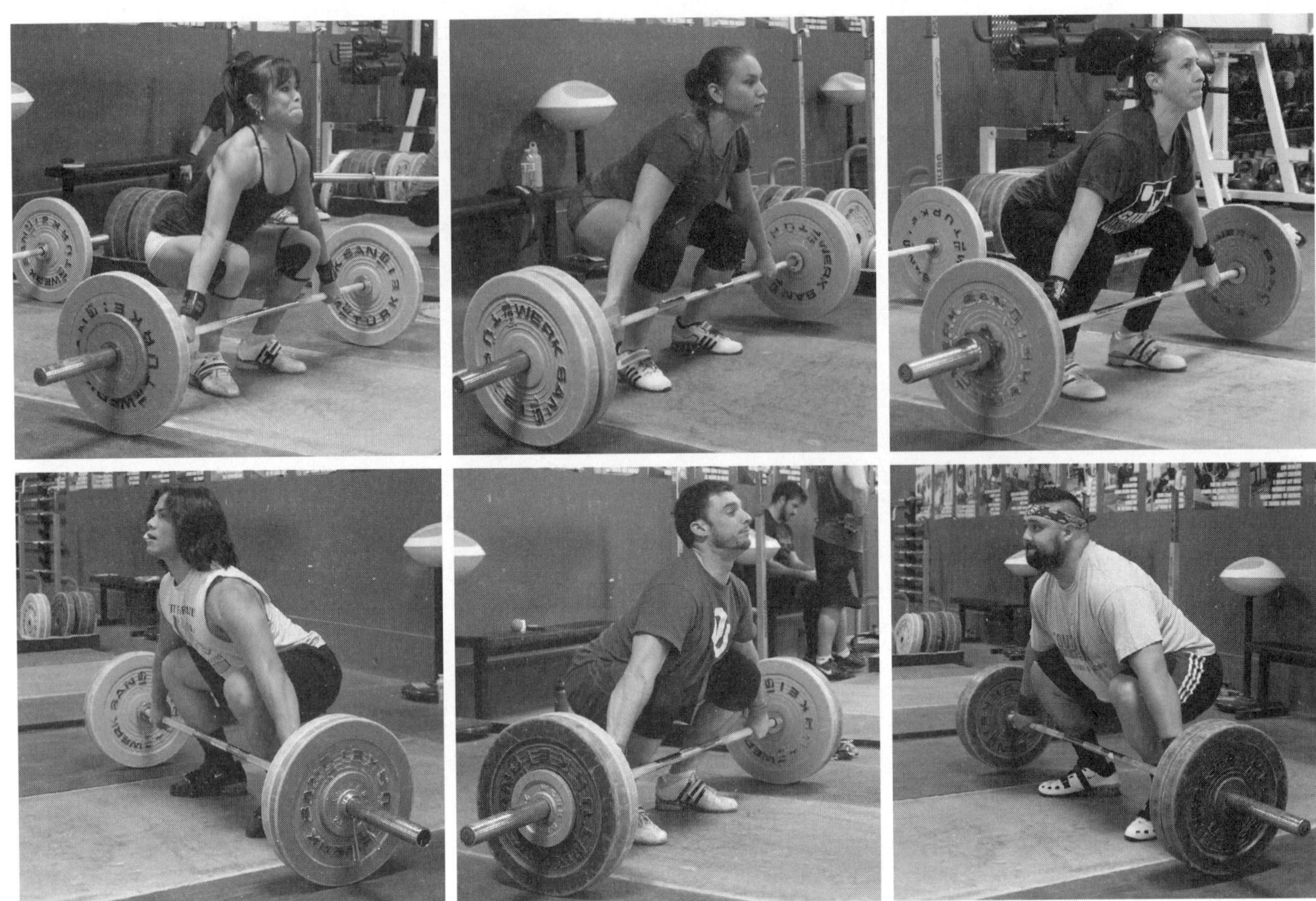

그림 16.6 충분한 가동성과 스트렝스가 동반된다면 하나로 이어지는 완벽한 아치 상태를 등에 만들 수 있다. 하지만, 실제로는 가동성이 제한되면서 특히 흉추 부분에서 상체를 제대로 신전시켜서 아치를 만들기 힘든 경우가 많다.

야 하는 레버암Levr arm도 줄여준다. 그리고 척추 신전근Spine extensor이 제대로 힘을 쓸 수 있는 최고의 자세를 만들게 된다. 등의 신전 상태가 부족하게 되면 역학적으로 불리한 상태가 된다. 시작 자세의 챕터에서 언급했듯이, 등이 말려 있게 되면 바벨로 전달될 수 있는 힘이 대략 15% 정도나 줄어들게 된다. 게다가 약간 등을 과신전시키면 허리에 상당한 부상 위험을 줄 수 있는 요추 굴곡 상태를 보완해주는 역할을 할 수도 있다.

호흡과 몸통 견고하게 만들기 챕터에서 설명했듯이, 몸통에 압력을 강하게 줘서 둘러쌓고 있는 근육에 강한 장력을 만들어야 한다. 이 상태에서 올바른 등의 아치 상태를 강화시키면서, 몸통을 최대로 견고한 상태로 유지해야 한다. 최종적으로 시작 자세를 만들기 전에 숨을 들이마시게 되면 어느 수준까지 복부가 압축되면서 이 자세를 좀 더 쉽게 만들 수 있다. 동적인 시작 자세에서는 보통 복부를 압축시킬 수 있는 호흡을 자연스럽게 할 수 있기 때문에 동적인 시작 자세의 장점이기도 하다.

몇몇 선수들의 경우는 올바른 시작 자세를 만들기 위해서 바벨을 옮기다 보면 어쩔 수 없이 견갑골이 어느 정도 전인protract되는 경우도 있지만 대부분의 경우는 견갑골을 중립 상태로 유지하는 것이 좋다. 상체를 신전시키기 위해서 광배근을 자연스럽게 사용하게 되면 견갑골을 하강시키게 될 것이다. 광배근을 활성화시키면 풀 동작을 하는 동안에 바벨이 몸에서 앞으로 멀어지기보다는 최대한 바벨을 몸 가까이 붙일 수 있게 된다.

팔 방향

팔은 측면에서 봤을 때, 거의 수직 상태로 있어야 한다. 어깨의 모양과 크기 때문에 이렇게 팔을 거의 수직 상태로 두게 되면 어깨는 바벨보다 살짝 앞에 있게 된다. 바벨의 위치와 비교했을 때 어깨관절의 정확한 위치는 개인 신체 비율

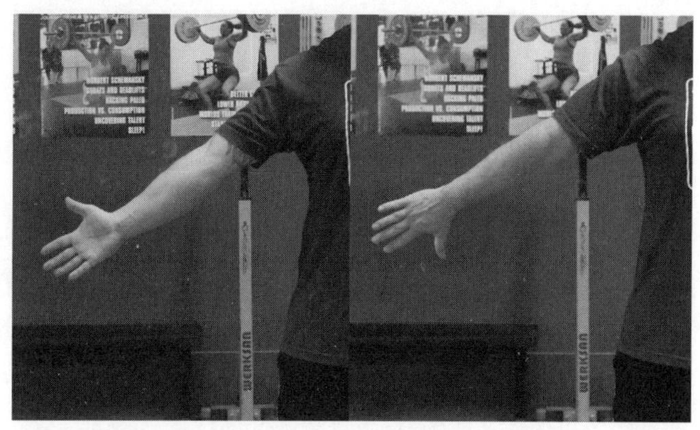

그림 16.7 만약 어깨를 움직이지 않고서는 팔을 내회전하는 것이 힘들다면, 팔을 내회전하는 동작을 따라 분리해서 연습할 수도 있다. 서 있는 상태에서 측면으로 양팔을 45도 각도로 들어올려서 어깨의 위치가 바뀌지 않는 범위 내에서 손바닥이 뒤를 볼 수 있도록 최대한 돌린다. 왼쪽은 팔을 외회전시킨 것이며, 오른쪽은 팔을 내회전시킨 것이다.

에 따라서 약간씩 조정될 수도 있다. 하지만 절대로 어깨가 바벨보다 많이 넘어가는 경우는 없으며 바벨 뒤에 있는 경우는 더욱 없다.

팔은 최대한 내회전시켜야 한다(팔꿈치 뼈는 바깥쪽을 향하게 된다). 이때 팔의 회전이 어깨의 위치에 영향을 줘서는 안 된다. 팔을 내회전시키는 과정에서 몇몇 사람들은 어깨가 앞으로 말리면서 견갑골이 전인되는 경우도 있다. 이것은 가동성이 부족하거나 움직임을 제대로 통제할 수 있을 정도로 연습이 되지 않았기 때문이다. 가동성 제한 문제라면 빨리 훈련해서 교정해야 할 것이며, 팔을 내회전하는 것만 따로 분리해서 연습할 수도 있다. 서 있는 상태에서 팔을 측면으로 대략 45도 각도로 들어올려서 어깨의 위치가 바뀌지 않는 범위 내에서 손바닥이 최대한 뒤로 향할 수 있도록 돌린다(그림 16.7).

이렇게 팔을 내회전해서 팔꿈치를 바깥쪽으로 향하게 하는 것은 매우 중요하다. 대부분의 사람들이 자세가 어색할 수도 있고 이 훈련에 완전히 집중하는 것을 피할 수도 있다. 반면에 다른 사람들은 무거운 무게로 풀 동작을 할 때 이 자세를 유지할 정도로 충분한 스트렝스가 없을 수도 있다. 팔을 내회전시키게 되면 세 번째 풀 동작을 할 때 최대한 몸과 바벨을 가까이 붙인 상태를 가능하게 해준다.

머리 위치

리프터의 머리는 수직 상태로 곧게 들어서 시선은 정면 혹은 정면보다 약간 위쪽으로 향하도록 한다. 리프팅을 할 때 움직임의 범위도 넓고 다양하지만, 시선 방향은 유일하게 리프팅을 시작할 때부터 마무리될 때까지 일정하게 유지될 수 있는 부분이다. 빠르고 격렬한 리프팅 동작 동안에 시선이 이동하게 되면 동작 수행에 방해가 된다. 리프터의 움직임을 최소화하기 위해서 초점은 약간 먼 곳을 바라보는 것이 좋다. 바닥을 바라본 상태에서 리프팅을 시작하게 되면 몸은 시선을 따라가려는 성향이 있기 때문에 균형이 원치 않게 앞으로 무너지게 되며 어깨도 과도하게 앞으로 기울어지게 된다.

시작 자세에서 경추를 신전시키는 부분에 대해서 우려하는 사람들도 있다. 하지만 시작 자세에서 수직의 곧은 상태를 만들고 흉추를 평평하게 펴면서 마찬가지로 고개를 수직으로 곧게 들고 있으면 심하게 경추가 과신전되는 경우는 없기 때문에 크게 걱정할 필요가 없다. 게다가 경추를 신전시키면 전체적으로 척추를 신전시키는 힘을 상당히 강화시켜주는 것으로 밝혀졌다. 그러나 과도한 경추 신전은 경추에 적지 않은 부담을 줄 수 있기 때문에 피하는 것이 좋다.

첫 번째 풀

첫 번째 풀 동작은 바닥에서 바벨을 들어올려서 고관절과 무릎을 이용한 폭발적인 신전이 일어나기 시작하는 지점까지 바벨을 가져가는 것이다. 그 위치는 대략 허벅지 가운데 지점이다. 이 동작의 목적은 우선적으로 바벨과 몸의 이상적인 자세를 취하고 두 번째 가속을 만들어내기 위한 것이다. 즉, 리프팅을 하면서 만들어내는 파워를 바벨로 전달하는 동작인 두 번째 풀을 하는 데 있어서 이상적인 바벨과 몸의 자세를 만들어내는 것이다.

겉으로 봤을 때는 상대적으로 쉬워 보이는 동작이지만, 실제로는 경험이 많은 사람들조차도 무릎과 바벨의 상호작용이 부족하거나 자세가 무너지면서 균형이 이동해서 많은 문제들이 발생한다. 안정적인 시작 자세를 만들고 흔들리지 않고 동일한 자세를 유지할 수 있어야 첫 번째 풀 동작을 성공적으로 수행할 수 있다. 그러나 첫 번째 풀 동작 자체도 당연히 배우고 연습을 해야 한다.

첫 번째 풀 동작의 모습은 시작 자세에서 어깨는 바벨을 위에 있으면 무게중심은 발의 중심을 기준으로 약간 앞쪽에 있다. 대략 어깨가 바벨 위쪽에 있는 지점이며 이 지점에서 바벨과 리프터의 몸은 균형 상태를 이룬다. 기본적인 동작은 모든 리프터가 동일하나, 개인 신체 비율 등에 따라서 겉으로 보이는 자세가 달라 보일 수도 있다.

첫 번째 풀 동작의 전체적인 움직임은 다리로 바닥을 밀

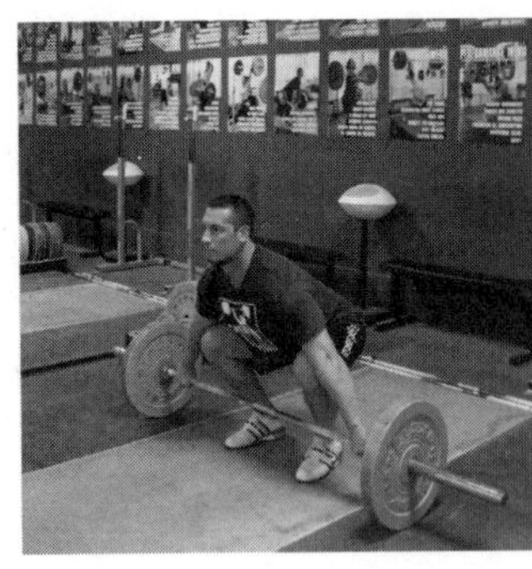
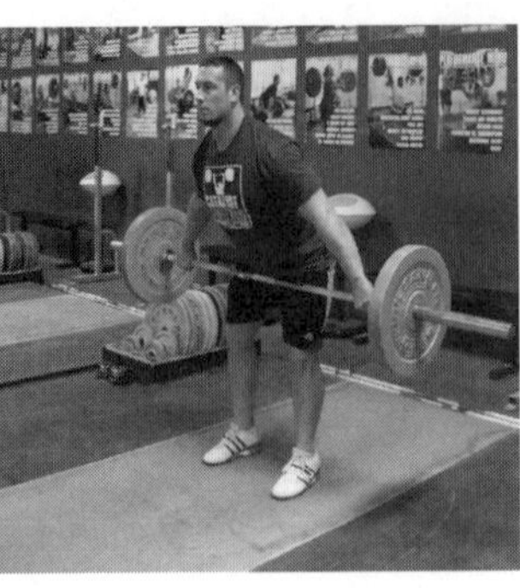

그림 16.8 스내치의 첫 번째 풀은 최종적으로 몸을 신전시키면서 폭발적인 힘이 나오기 시작하는 대략 허벅지 중간 지점까지 바닥에 있는 바벨을 들어올리는 것이다.

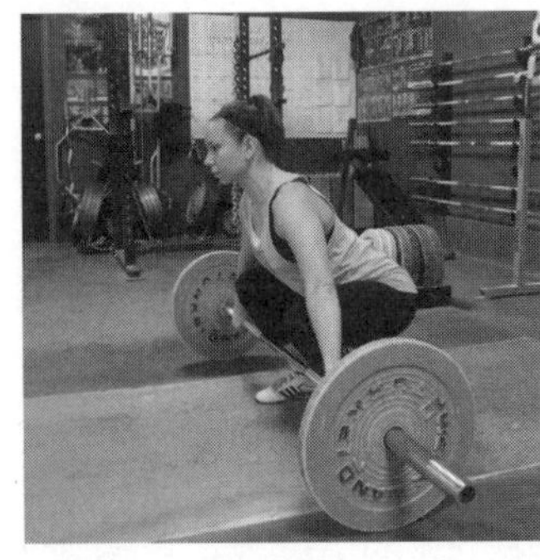
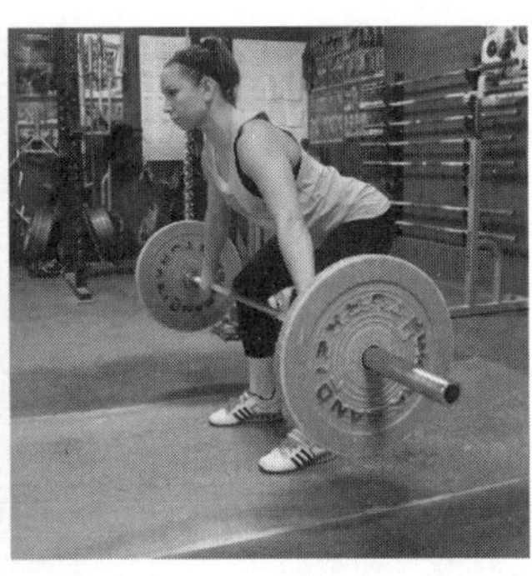

그림 16.9 바벨이 발볼 쪽에 있는 상태에서 시작해서 바벨과 몸의 균형 상태를 유지하기 위해서 바벨이 뒤로 이동해야 하기 때문에, 실제로 바벨을 바닥에서 들기 시작하면서 바벨은 뒤로 이동하면서 몸 쪽에 가까이 붙게 된다.

어내면서 일어나는 무릎 신전이다. 다시 말해서, 이 움직임 동안에 고관절 신전은 일어나지 않는다는 것이다. 등의 각도는 두 번째 풀 동작이 시작되기 전까지는 바뀌어서는 안 된다. 약간의 몸통의 이동이 있을 수는 있다. (바벨 앞으로 몸이 기울어지는) 이동하는 정도는 사람마다 다를 수 있지만 두 번째 풀 동작을 하기 위해서 고관절이 신전되기 전까지는 처음 등의 각도랑 큰 차이가 있을 정도로 각도가 바뀌어서는 안 된다.

바뀌는 균형점

시작 자세에서, 바벨과 리프터의 몸은 개별적으로 지면에 의해서 지탱되는 분리된 대상이다. 바닥에서 바벨이 떨어지는 순간, 바벨과 리프터의 몸은 하나의 지지면(리프터의 발)에 의해서 균형 상태를 이뤄야 하는 하나의 대상이 된다. 시작 자세에서 리프터는 자신의 발바닥으로 균형 상태를 유지하고 있고 바벨은 리프터의 발볼 위쪽에 위치하고 있기 때문에, 바벨이 바닥에서 떨어지는 순간 바벨과 리프터 몸의 전체 무게 균형을 잡기 위해서 발 앞쪽에서 균형 상태를 이루게 된다. 즉, 리프터의 체중보다 바벨의 무게가 상대적으로 무겁다면 두 무게가 하나의 무게로 합쳐지면서 균형점은 발 위에 바벨이 있는 지점에 가까워지게 된다.

풀 동작을 하는 동안에 우리는 발 중간보다 살짝 뒤쪽에서 무게중심을 잡아야 하기 때문에, 바벨이 바닥에서 떨어지는 동작이 시작될 때 균형점이 달라진다. 무릎을 신전시키면서 정강이의 각도가 바뀌고 바벨이 바닥에서 떨어지기 시작한 이후에 몸 쪽으로 바벨이 뒤로 이동하면서 균형점이 바뀌는 것이다. 신체 비율, 시작 자세 그리고 바벨의 무게에 따라서 리프터의 무게중심 또한 뒤로 약간 이동하게 된다. 그러나 이 정도가 심하지는 않지만, 무게중심이 뒤로 이동하게 되면 균형점 자체가 뒤꿈치 쪽으로 심하게 쏠릴 수도 있으니 무게중심이 뒤로 이동하는 정도가 심해서도 안 된다.

이렇게 발에서 균형점이 바뀌게 되면서 바벨이 완벽하게 수직으로 올라오는 것이 힘들어진다. 첫 번째 풀 동작이 시작되면서 바벨이 몸 쪽으로 향해서 뒤로 이동하게 되면 당연히 완벽하게 바벨이 수직 방향으로 올라가는 것이 힘들어지는 것이다. 만약 바벨이 정확하게 수직 방향으로 이동하게 되면, 바벨과 리프터 몸의 균형점이 발에서 너무 앞쪽에 위치하게 된다. 이렇게 균형점이 지나치게 앞쪽에 있는 상태에서 풀 동작을 하게 되면 바벨이 이동하는 거리도 증가하게 된다. 요약하자면, 리프팅 동작을 안정적으로 통제하기 위해서 최대한 빠르게 다시 균형점을 바꿔야 한다. 적절한 균형점을 다시 잡는 것은 바벨이 무릎 위치까지 오기 전에 이뤄져야 한다.

만약 첫 번째 풀 동작을 할 때 무게중심이 앞쪽에 있다면, 몸을 펴면서 바벨이 위로 이동할 때 풀 동작이 과도해질 수도 있다. 그리고 상대적으로 앞쪽에 있는 바벨을 받기 위해서 앞으로 점프를 하게 된다. 이렇게 되면 자세가 불안정해지고 관절에 불필요한 부담을 줄 수 있다. 심해지는 경우는 리프팅을 실패하게 된다. 이렇게 바벨이 앞으로 이동하면서 균형이 무너지게 되면 두 번째 풀 동작을 방해하면서, 바벨의 이동과 스피드를 제한하게 되며, 세 번째 풀 동작에서의 타이밍과 스피드에도 영향을 주게 된다.

바닥에서 바벨 들기

바닥에서 바벨을 들어올리는 동작은 부드럽게 이뤄져야 한다. 바닥에 놓여 있는 바벨을 잡고 정적인 자세에서 갑자기 급하게 움직이면서 바벨을 들어올려서는 안 된다. 만약에 이렇게 바벨을 갑자기 급하게 들어올리게 되면 두 가지 문제가 발생할 수 있다. 첫 번째는, 의도치 않게 균형이 이동하거나 자세가 바뀔 가능성이 있다. 두 번째는, 갑자기 속도를 내서 바벨을 들어올리게 되면 특정 한계점에 다다를 수 있다. 그래서 여기서 발생하는 장력을 감당하고 효율적으로 동작을 하기 위해서 결국은 동작의 속도를 다시 낮추어야만 한다. 무게가 무거울수록 첫 번째 문제가 발생하기 쉬우며, 두 번째 문제가 발생하기는 쉽지 않다. 무게가 올라가면 이 정도 스피드를 내는 것이 쉽지 않기 때문이다.

그렇다고 바닥에서 바벨을 들어올리는 동작을 천천히 해야 한다는 것으로 오해해서는 안 된다. 동작이 일어나는 동안에도 장력이 계속 존재해야 하며, 몸에 힘이 빠져서 느슨해지지 않는 상태를 유지한다. 그리고 의도치 않게 균형이나 자세가 무너지지 않도록 해야 한다.

모든 웨이트리프팅 동작에서 그렇듯이, 일반적인 원칙에도 항상 예외가 존재한다. 세계 정상급 선수들의 경우는 바닥에서 바벨을 들어올릴 때 갑자기 강하게 힘을 주면서도 리프팅을 성공하기도 한다. 그러나 이런 방식으로 리프팅을 하는 전에 우선은 기술적으로 능숙해지기 위해서 충분한 연습을 하면서 경험을 쌓는 것이 좋다.

바벨 근접성

다리로 바닥을 밀면서 무릎 위치까지 바벨을 들어올릴 때, 바벨이 다리에 끌리지 않는 상태에서 최대한 다리에 근접한 상태를 유지하는 것이 중요하다. 만약 바벨이 정강이에 살짝 접촉이 된 상태에서 어깨가 바벨 바로 위 혹은 살짝 앞쪽에 있다면, 리프터가 정강이 쪽으로 바벨을 강하게 미는 것만 아니면 어떠한 마찰도 크게 문제가 되지는 않는다. 그러나 바벨이 정강이에 완전 접촉이 된 상태는 바벨이 무릎의 돌출 부분에 도달했을 때 돌출 부분이 바벨이 이동하는 데 장애물이 될 수 있다. 만약에 무릎 보호대를 착용한 상태라면, 바벨이 이동하면서 무릎 보호대 아랫부분에 가장자리에 걸리게 된다. 어떤 경우든, 바벨이 이동하는 데 방해가 되면, 바벨의 스피드는 감소하게 되며, 원치 않는 자세 변화가 생길 수 있다. 그렇기 때문에 바벨이 정강이와 무릎에 실제로 닿지 않는 범위 내에서 최대한 가까이 바벨이 몸에 근접한 상태여야 한다.

바벨이 정강이와 무릎을 지날 때까지 무릎을 계속 바깥쪽으로 밀어주게 되면 제대로 된 자세를 유지하고 바벨이 올바르게 방향으로 이동하는 것을 수월하게 해준다. 바벨이 무릎을 지나게 되면, 무릎을 밖으로 밀어주려고 할 필요가 없다. 이후에 두 번째 풀 동작을 하기 위한 이상적인 자세를 만들기 위해서 다리가 자연스럽게 움직이게 될 것이다.

바벨이 일단 무릎을 지나게 되면 바벨이 허벅지에 닿지 않는 상태에서 최대한 가까이 붙어 있어야 한다. 그러나 바벨이 몸에 가볍게 접촉될 수는 있다. 이 단계에서는, 시작 자세부터 광배근을 개입시키는 것이 상당히 중요하다. 바벨을 들어올리면서 어깨가 바벨 앞쪽으로 이동하기 때문에 바벨이 몸 앞쪽으로 멀어지는 것을 방지하기 위해서 시작 자세에서부터 광배근을 사용해서 바벨을 몸 쪽으로 밀어줘야 한다. 다시 말하지만, 이렇게 광배근을 이용해서 바벨을 몸 쪽으로 밀어주는 것은 바벨의 몸에 대한 근접성을 유지하기 위한 것이지, 바벨이 몸에 끌릴 수 있게 허벅지에 닿게 하려는 것이 아니다.

바벨을 몸 쪽으로 민다고 해서 바벨이 뒤로 이동하는 움직임이 크게 일어나는 것은 아니라는 것을 알아야 한다. 이렇게 하는 것은 바벨을 바닥에서 들어올린 후에 몸과 바벨의 균형점을 조절하면서 그리고 어깨가 앞쪽으로 이동하는 상태에서도 단지 바벨을 몸에 최대한 가까이 붙이기 위한 것이다. 다시 말해서, 바벨의 동선을 바꾸기보다는 오히려 유지하기 위한 것이다.

어깨가 바벨보다 여전히 앞에 있는 상태에서 바벨을 몸 쪽으로 너무 세게 밀어버리게 되면, 무게중심이 너무 뒤로 이동하면서 뒤로 점프하게 되고 원치 않게 발도 뒤로 이동하게 될 것이다. 혹은 보상작용으로 몸이 완전히 신전되지 않을 수도 있다. 게다가 바벨이 너무 일찍 고관절에 접촉이 되면서 고관절을 펼 때 바벨이 과도하게 앞쪽으로 이동하게 된다.

이 동작의 목표는 두 번째 풀의 스쿱 동작을 할 때 몸통은 거의 수직에 가까운 상태를 유지하면서 양발로 균형을 잡은 상태에서 고관절과 바벨의 움직임을 함께 잘 만들어보려는 것이다. 다시 말해서, 바벨과 몸 이 둘 중 하나가 다른 한쪽으로 이동하기보다는 함께 균형점에서 만나게 하는 것이다.

등의 각도와 견고함

바벨이 위로 올라오면서 뒤로 이동할 때, 어깨를 바벨보다 앞쪽으로 약간 위치시키기 위해서 리프터의 몸통이 약간 이동하게 된다. 얼마만큼 몸통이 이동할지는 시작 자세와 신체 비율, 다리와 엉덩이의 상대적인 스트렝스 그리고 얼마나 움직임을 잘 통제할 수 있느냐에 따라서 달라진다.

만약 시작 자세에서 어깨가 바벨 바로 위에 있기보다는 바벨 앞쪽에 있으면, 이미 어깨가 궁극적으로 있어야 할 위치에 있기 때문에 첫 번째 풀 동작에서 등의 각도 변화는 없

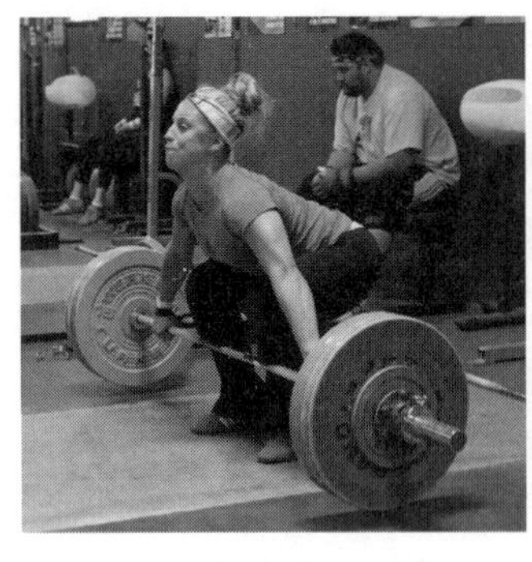
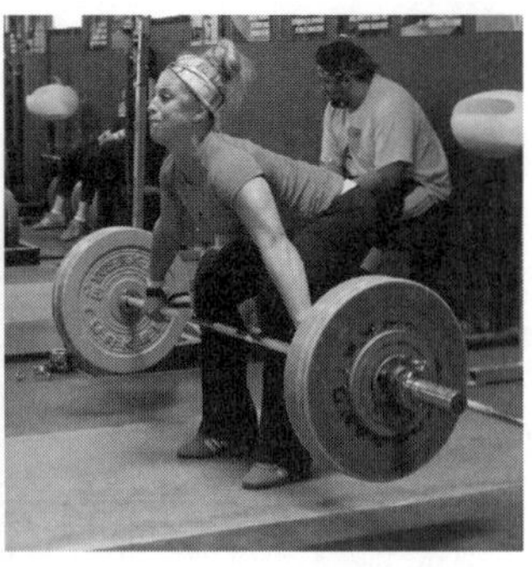

그림 16.10 약간 바벨 앞쪽으로 어깨를 이동시키다 보면 등의 각도는 약간 바뀐다. 시작 자세에서 어깨가 이후에 있어야 할 궁극적인 위치에 가까이 있을수록, 등의 각도 변화는 적을 것이다.

다. 만약 어깨가 바로 바벨 위에 있다면, 바벨이 뒤로 이동하고 어깨가 앞으로 이동하면서 등의 각도에 약간의 변화가 있다. 그러나 어떤 자세에서라도 적절한 자세를 만들기 위해서 움직임을 잘 통제할 수 있어야 하고 매번 움직임이 바뀌지 않아야 한다. 엉덩이보다 다리가 상대적으로 강하면 강할수록, 다리가 몸통에 비해서 상대적으로 짧으면 짧을수록, 첫 번째 풀 동작에서 몸통이 수직에 가까운 상태를 유지할 수 있으며, 어깨나 전체적인 자세도 바뀌지 않고 유지된다. 반대로, 몸통에 비해서 상대적으로 다리가 길거나, 엉덩이보다 다리가 상대적으로 약하다면 바벨이 앞으로 이동하게 된다(그림 16.10).

두 번째 경우의 사람들이 바벨 앞쪽으로 지나치게 기울어질 가능성이 높다. 기술 지도와 연습을 시킬 때도 이렇게 되지 않도록 주의해야 하며, 올바른 자세가 가능한 충분한 스트렝스에 집중해야 한다. 너무 급하게 첫 번째 풀 동작을 하려다 보면 엉덩이가 어깨보다 먼저 움직이면서 과도하게 바벨 앞쪽으로 몸이 기울어질 수 있다. 이것을 방지하기 위해서, 시작 자세와 첫 번째 풀 동작에서 장력과 자세를 통제하는 것은 중요하다.

몇몇 세계 정상급 선수들의 경우는, 몸통이 매우 곧은 수직 상태를 유지하기 위해서 첫 번째 풀 동작에서 무릎 근처에서 바벨이 앞으로 약간 이동하면서 회전하지만 리프팅을 성공하는 경우도 있다. 두 번째 풀 동작을 하기 전에 어깨를 바벨 뒤쪽으로 이동시키기보다는 바벨 바로 위에 어깨가 있는 것이 이상적이기는 하지만, 다리가 매우 강한 선수라면, 이런 자세로라도 잘만 수행한다면 효과적일 수 있다. 다른 자세와 마찬가지로 이렇게 자신에게 맞는 자세로 변형하기보다는, 우선은 기본적인 자세로 연습을 해서 기술적인 능숙도를 향상시키고 경험을 쌓은 후에 필요에 따라서 결정하는 것이 좋다.

척추는 다리와 엉덩이에서 나오는 힘을 팔을 통해서 바벨로 제대로 전달될 수 있도록 해준다. 따라서 풀 동작을 할 때 등을 견고하게 만들어주는 것은 중요하다. 그렇지 않으면 바벨로 전달되는 힘이 감소할 수도 있다. 첫 번째 풀 동작에서의 가속은 두 번째 풀 동작에서의 가속만큼 빠르지는 않지만, 고관절과 척추에서의 모멘트가 가장 크기 때문에, 시작 자세에서 만든 아치를 적극적으로 그리고 강하게 유지할 필요가 있다. 그래야만 이후에 두 번째 풀 동작에서 발생하는 강력한 힘을 버틸 수 있을 정도로 견고하고 단단한 상태가 될 수 있는 것이다.

팔 움직임

첫 번째 풀 동작에서 팔은 몸통과 바벨을 연결시켜주는 역할을 한다. 그리고 몸 전체에서 힘이 완전히 전달되기 위해서 팔에 지나치게 힘을 주고 있기보다는 편안하게 편 상태를 유지한다. 이렇게 팔을 편안하게 펴서 바벨을 들고 있으면 바벨의 무게에 의해서 팔이 자연스럽게 길게 늘어날 것이다. 다시 말해서, 팔을 완전히 펴기 위해서 의도적으로 힘을 줘서 팔이 펴지는 것은 팔꿈치를 접으려고 하지 않다 보면 자연스럽게 팔이 펴지는 것이다. 의도적으로 억지로 팔꿈치에 힘을 준 상태로 팔을 펴다 보면 두 번째 풀 동작에서 바벨이 몸에서 멀어질 수도 있으며, 두 번째 풀 동작에서 세 번째 풀 동작으로 전환이 될 때 바벨 아래로 리프터가 들어가기 위해서 필요한 팔의 적극적인 움직임을 방해할 수 있다.

팔을 편안하게 편 상태로 유지하고 있지만 그렇다고 힘을 완전히 다 빼고 있는 것은 아니다. 팔꿈치 뼈가 측면을 향하도록 최대한 내회전시킨 상태로 있어야 하며, 광배근과 어깨에 힘을 줘서 리프팅을 진행하면서 다리와 어깨가 위치가 조금씩 바뀌더라도 계속 몸에 가까이 붙어 있을 수 있도록 몸 쪽으로 바벨을 밀어준다.

스피드

첫 번째 풀 동작 자세는 무릎과 고관절이 접혀있는 상태여서 관절을 신전시키는 데 동원되는 근육의 레버리지 측면에서 불리하기 때문에 역학적으로 아주 불리한 자세 중에 하나이다. 이 상태에서는 두 번째 풀 동작에서와 같은 스피드를 내는 것이 힘들다. 첫 번째 풀 동작에서 나오는 스피드는 사람마다 상당한 차이가 있을 수 있으며, 당연히 두 번째 풀 동작에서 나오는 스피드도 사람마다 상당한 차이가 있을 수 있다. 이렇게 개인차가 발생하는 것은 사람마다의 신체 비율 그리고 무릎과 고관절에서 만들어지는 각도에 의해서 역학적으로 차이가 발생하기 때문이다.

일반적으로는, 시작 자세와 첫 번째 풀 동작에서 관절의 각도가 작을수록, 관절을 신전시키는 근육들의 레버리지 측면에서 불리한 상태이기 때문에 동작이 더 느려진다. 이 부분을 해석해본다면 다른 모든 조건이 동일하다면, 비교적 짧은 다리를 가진 사람들이 일반적으로 첫 번째 풀 동작에서 더 높은 스피드를 만들 수 있다. 유사하게 이런 신체 비율을 가진 사람들이 레버리지 이점 때문에 스쿼트를 할 때도 스트렝스와 스피드 측면에서 유리하다.

그러나 시작 자세가 완전히 동일한 상태에서도 정적인 시작 혹은 동적인 시작으로 할 것인지에 따라서 혹은 본인이 원하는 스피드나 목표로 하는 스피드가 있느냐에 따라서 첫 번째 풀 동작에서의 스피드가 달라질 수 있다. 바벨의 스피드가 느려질수록, 원하는 가속과 스피드를 만들어내기 위해서 더 많은 힘이 필요하기 때문이다.

전체적인 리프팅 동작에 영향을 주지 않는 상태에서 첫 번째 풀 동작은 두 번째 풀 동작과 비교했을 때 상대적으로 스피드가 낮을 수도 있다. 하지만 이제 리프팅을 시작한 사람이 기술적으로 훈련을 하는 경우, 가벼운 무게로 준비 운동Warm-up을 하는 경우를 제외하고는, 첫 번째 풀 동작을 의도적으로 천천히 할 필요는 없다.

그러나 바벨의 스피드가 증가하면서, 리프터가 만들어내는 힘은 감소하게 된다. 왜냐하면 힘을 만들어내기 위해서는 시간이 필요한데, 스피드가 증가한다는 것은 힘을 만들어내기 위한 시간은 줄어든다는 것을 의미하기 때문이다. 즉, 만약 바벨의 무게가 가벼운 상태에서 첫 번째 풀 동작에 최선을 다하게 되면, 두 번째 풀 동작을 시작할 때 스피드는 증가하지만 반대로 최대 힘을 만들어낼 수 있는 시간은 줄어든다는 것이다. 게다가 첫 번째 풀 동작에서 지나치게 높은 스피드를 만들게 되면 두 번째 풀 동작을 시작하는 최적의 자세가 무너질 가능성도 높아지게 된다.

결국 우리가 궁극적으로 올바른 자세에서 균형 상태를 유지하며, 전체적인 바벨의 스피드와 두 번째 풀 동작에서 바벨을 최대한으로 가속시킬 수 있는 능력에 초점을 맞춰야 한다. 다시 말해서, 올바른 자세와 두 번째 풀 동작에서의 바벨 최대 스피드와 가속을 방해하지 않는 범위 내에서 첫 번째 풀을 최대한 빠르게 하는 것이 중요하다.

사실, 역학적인 한계 때문에 무거운 무게로 높은 스피드를 만들어서 첫 번째 풀 동작을 하는 것은 불가능하다. 첫 번째 풀 동작에서 스피드를 통제하는 것은 실제로는 리프팅 초보자나 준비 운동에서 주로 해당되는 내용이다. 이제 리프팅을 시작한 사람의 경우는 테크닉이 부족한 상태이기 때문에 당사자에게는 무거운 무게라고 할지라도 실제로 순수 스트렝스 측면에서 봤을 때는 절대적으로 무거운 무게는 아니다. 그래서 그 무게로는 올바른 자세가 불가능할 정도로 가속되지는 않는다. 그렇기 때문에 초보자에게는 이 부분을 인지시키며 첫 번째 풀 동작을 하면서 적절한 스피드를 낼 수 있도록 격려해도 괜찮다. 첫 번째 풀 동작에서의 스피드는 테크닉이 조금씩 능숙해지면서 점차적으로 증가시킬 수 있다.

무게가 자신의 스트렝스 최대 능력치에 도달할수록, 자연스럽게 첫 번째 풀의 스피드는 줄어들게 된다. 다시 말해서, 첫 번째 풀 동작에서 바벨을 가속시키기 위해서 최대한 높은 스피드를 만들기 위해 노력해도 상대적으로 스피드가 높아지지는 않기 때문에 첫 번째 풀에서 스피드를 통제하려고 노력할 필요가 없다.

첫 번째 풀 동작을 할 때 바벨의 가속이 절대로 0 이하로 떨어져서는 안 된다. 바벨의 스피드는 항상 증가해야 한다는 것이며(풀 동작 초반에) 혹은 최소한 그 상태를 유지해야 한다(풀 동작 마지막에). 실제로는 바닥을 다리로 계속 밀어주면서 두 번째 풀 동작 전까지는 스피드가 줄지 않도록 해야 한다.

두 번째 풀

두 번째 풀 동작은 대략 바벨이 허벅지 가운데 지점쯤에 있을 때 시작되는 무릎과 고관절을 최종적으로 폭발적으로 신전시키는 동작이다. 리프팅에서 이 구간은 풀 동작 중에서 가장 큰 파워를 만들어낸다. 첫 번째 풀 동작과 비교했을 때 150~250% 정도의 파워를 더 만들어낸다(Zhekov, 1976, 1992). 두 번째 풀 동작은 엄청난 파워와 바벨을 가속시키는

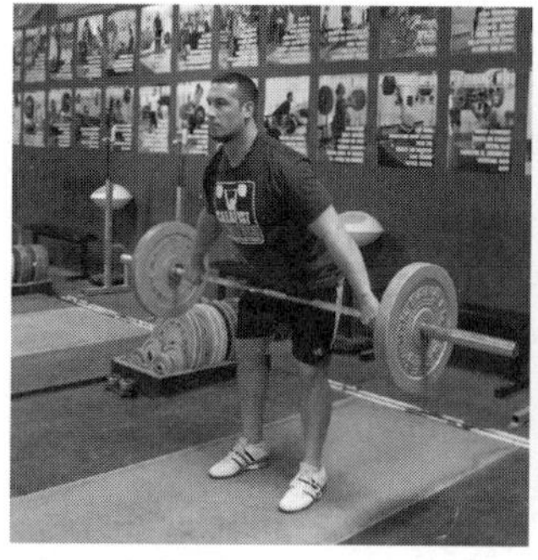
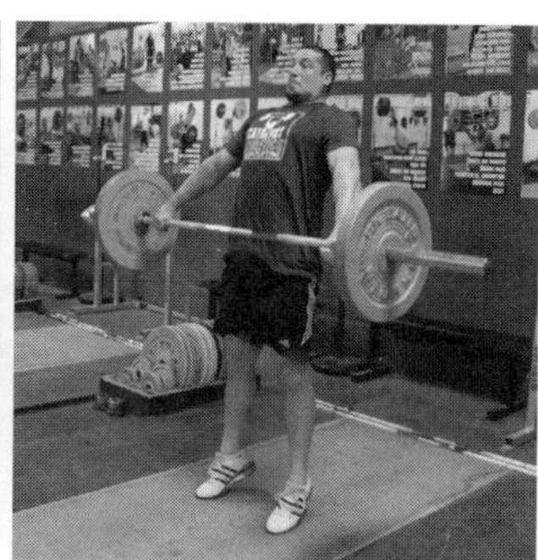

그림 16.11 두 번째 풀 동작은 최종적으로 무릎과 고관절을 폭발적으로 펴주는 동작이며 대략 허벅지 중간 지점에서 시작된다.

최종적으로 몸을 신전시키는 구간이지만, 바벨 아래로 들어가는 동작과 하나의 동작처럼 이어져야 한다. 두 번째 풀 동작으로 단순히 바벨을 높이 당기는 데 그치는 것이 아니라 바벨 아래로 들어가는 동작을 가능하게 해주는 역할도 해야 한다. 바벨 아래로 이동하는 동작으로의 전환 없이 단순히 바벨을 높이 들어올리는 것은 큰 의미가 없다. 그렇다고 바벨을 높이 들어올리는 것이 중요하지 않다는 의미로 받아들여서는 안 된다. 바벨을 더 높이 들어올릴수록 바벨 아래로 들어갈 수 있는 시간과 공간이 더 생기게 되기 때문에 바벨을 높이 들어올리는 것 역시 중요하다. 바벨의 스피드는 두 번째 풀 동작이 마무리될 때가 아니라 동작 중간 지점에서 정점이다(Zhekov, 1976, 1992). 따라서 두 번째 풀 동작의 마지막 구간에서는 오히려 스피드가 일정하게 유지되면서 세 번째 풀 동작으로 전환된다. 두 번째 풀 동작에서 마지막 몸의 신전이 더 빠르게 일어날수록 세 번째 풀 동작을 위해서 발을 들어올려서 발의 위치를 다시 전환하는 것이 더 쉽다. 이 동작은 고관절의 신전보다는 다리로 지면을 밀어주는 동작과 더 관련이 있다. 리프터는 고관절을 펴주는 동작과 함께 지면을 다리로 최대한 세게 밀어줄 필요가 있다.

위로 몸을 펴주면서 폭발적인 힘을 내는 동작이 바벨 아래로 자연스럽게 이어서 들어가는 동작의 첫 단계라고 생각하면 된다. 다시 말해서, 두 번째 풀과 세 번째 풀 동작은 개별적인 동작이라기보다는 하나의 연결된 동작으로 보는 것이 좋다. 자세한 훈련 지도를 하거나 자세 분석을 하는 경우에는 이 두 가지 동작을 분리할 수 있다.

두 번째 풀 동작이 첫 번째 풀 동작보다는 훨씬 더 빠르기는 하지만, 첫 번째 풀 동작에서 두 번째 풀 동작으로 전환되는 속도는 일정하다. 많은 초보자들이 풀 동작을 하는 동안에 바벨을 허벅지에 가깝게 들어올리면서 실수로 동작의 속도를 늦추거나 멈춘다. 바벨의 움직임을 아주 잠깐 역순으로 하는 경우도 있다. 히칭Hitching이라고 불리는 이 동작은 역효과를 낳을 수도 있으며 실제로 대회에서는 해서는 안 되는 동작이다. 바벨의 스피드는 이중 무릎 굽힘 동작에서는 어쩔 수 없이 줄어든다. 그러나 제대로 된 자세로 동작을 수행한다면, 이렇게 바벨의 스피드가 감소되는 정도가 심하지도 않으며 큰 문제가 되지도 않는다. 최종적으로 바벨을 가속시키기 전에 스피드가 줄어드는 것은 우리가 차를 운전하면서 80mph의 속도로 가속하기 위해서 60mph에서 40mph로 스피드를 줄이는 것과 유사하다.

사실 첫 번째 풀 동작이 끝나는 순간과 두 번째 풀 동작이 시작하는 순간을 정확하고 엄격하고 구분하는 것은 거의 불가능하다. 그래서 여기서는 당사자가 몸을 최종적으로 위로 몸을 신전시키는 동작을 시작하는 것을 의도하는 시점으로 정의하려고 한다. 실제로는 몇몇 사람들의 경우는 이 동작이 바벨이 무릎을 지나자마다 일어나기도 한다. 그러나 이상적인 시점은 바벨이 허벅이 중간 지점까지 도달했을 때이다.

자세

어떤 경우든, 두 번째 풀 동작에서 시작할 때의 자세는 이 책에서 이미 자세히 설명한 미드 행 자세와 비슷하다. 정강이가 거의 수직에 가까운 상태로 엉덩이와 무릎은 뒤로 이동해 있다. 어깨는 바벨 앞에 있으며, 바벨은 허벅지에 가까이 위치해 있다. 등은 단단하고 안정적으로 아치 상태를 유지하며, 팔은 편안하게 편 상태에서 내회전을 시켜준다. 머리와 시선은 정면을 향하며, 발뒤꿈치 앞 가장자리 쪽에 무게중심이 오게 한다.

바벨이 허벅지 가운데 지점에 있는 상태로 이 자세를 유지하는 것은 폭발적인 힘과 동작의 타이밍 그리고 균형에 있어서 중요하다. 두 번째 풀 동작을 위해서 폭발적인 고관절, 무릎 신전을 시작하기 전에, 바벨이 대략 허벅지 중간 지점까지 오며, 어깨는 바벨을 앞쪽에 위치해서, 적절히 무릎이 뒤로 올 때까지 기다릴 수 있어야 한다. 이 동작에서 햄스트링에 엄청난 장력이 생기며, 더 나은 균형 상태를 유지하면서 바벨이 큰 문제없이 잘 이동할 수 있다. 이런 모든 요소가 풀 동작을 마무리할 때의 폭발력을 극대화할 수 있는 것이다. 이런 자세까지 만들 때까지는 생각보다 꽤 기다려야 하기 때문에 몇몇 사람들은 이 기다리는 시간이 지나치게 길게 느껴질 수도 있다. 하지만. 인내심과 훈련, 이런 자세를 만들어서 유지할 수 있는 능력을 키워서, 올바른 타이밍을 배우고 습득할 수 있는 것이다. 두 번째 풀 동작을 시작하는 정확한 타이밍은 여전히 사람마다 다양하다. 코치는 선수 개개인의 자세가 그 사람의 특수성에 기반해서 리프팅의 효율성을 극대화하기 위해서 자연스럽게 나오는 자세인지, 그 사람이 자신에게 맞는 이상적인 자세를 유지하는 데 있어서 테크닉이 부족이나 훈련을 통해서 교정 가능한 약점 때문에 그런 자세가 나오는지 확실히 할 수 있어야 한다.

이중 무릎 굽힘

두 번째 풀 동작을 시작하면서, 무릎이 앞으로 이동하면서 바벨 아래쪽에 위치하게 된다. 이렇게 하면서 자연스럽게 이중 무릎 굽힘 동작이 나오는 것이다. 이 부분에 대해서는 앞 챕터에서 한 번 언급했었다. 올바른 타이밍과 자세로 진행하게 된다면, 동작이 크지 않고 아주 빠르게 일어날 것이다. 만약 무릎이 앞으로 상대적으로 천천히 이동하거나 너무 무릎이 많이 굽혀진다면, 리프팅을 위해서 최적의 자세를 갖추기도 전에 두 번째 풀 동작을 너무 빨리 시작하는 것과 같다. 바벨이 무릎을 지나자마자, 무릎이 앞으로 이동하기 시작하고 어깨가 위로 올라가는 경우가 흔하다. 특히 엉덩이보다 다리 힘이 세고 상대적으로 다리가 짧은 사람에게 많이 일어나는 모습이다. 더 강한 다리일수록 바벨을 들어 올리고 가속시키는 데 많은 역할을 하기 때문이다.

바벨과 몸의 접촉

두 번째 풀 동작을 하는 동안에, 바벨은 허벅지에 가까이 붙어 있어야 한다. 그러기 위해서 리프터는 어깨가 바벨 앞쪽에 있는 상태에서 바벨을 뒤로 밀어서 몸 쪽으로 올 수 있도록 해야 한다. 이중 무릎 굽힘 동작을 하면서 허벅지가 앞쪽으로 이동하기 때문에 적절한 타이밍과 움직임을 잘 조정해서 허벅지에 바벨이 끌리지 않도록 해야 한다. 허벅지와 바벨의 가벼운 접촉은 괜찮으나 바벨이 허벅지에 끌릴 정도로 접촉하게 되면 바벨의 이동 속도도 느려지며 자세도 달라진다.

몸통이 거의 수직 상태가 되는 시점에 바벨은 고관절이 접히는 부분에 접촉이 될 것이다. 그리고 무릎은 이중 무릎

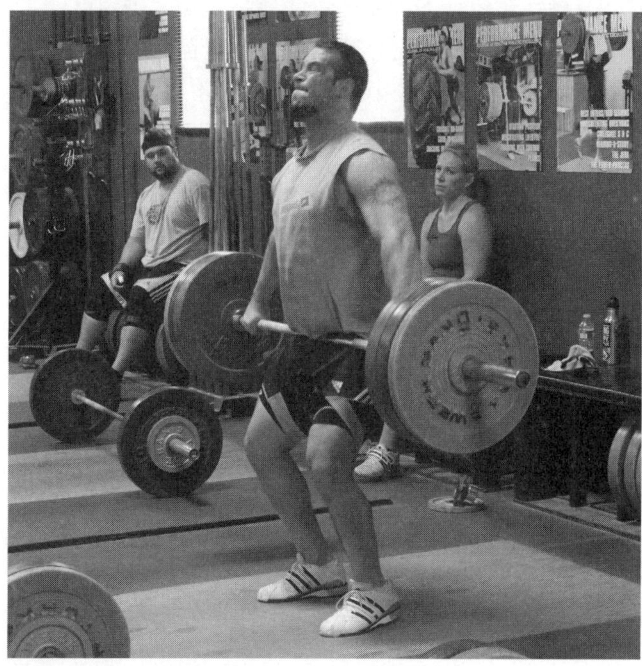

그림 16.12 몸통이 대략 수직 상태가 되었을 때 고관절이 접히는 부분에서 바벨은 몸에 완전히 접촉된다.

굽힘 동작에서 가장 앞쪽으로 이동하는 시점이기도 하다(그림 16.12). 이 자세는 바벨이 이동하는 과정에서 가장 뒤쪽에 위치하는 시점이며 발의 중간 지점 위쪽에 위치한다. 만약 바벨이 몸에 너무 일찍 접촉하게 되면, 허벅지와 엉덩이에 의해서 전방 움직임이 생기면서 수평 방향의 힘이 과도하게 생기게 된다. 게다가 이렇게 되면 발의 위치와 비교했을 때 너무 뒤로 바벨을 밀게 되면서, 균형 상태를 유지하는 것도 힘들며 마지막 몸을 신전시키는 동작에도 불리해진다. 바벨이 고관절이 접히는 부위에 도달하기 전에 최대한 몸에 가까이 붙은 상태를 유지하게 되면 고관절이 격하게 펴지면서 바벨에 전달될 수 있는 과도한 수평 방향의 힘을 방지해 줄 수 있다.

만약 바벨이 고관절이 접히는 부위에 도달하기 전에 바벨과 몸의 거리가 멀다면 비록 고관절을 제대로 신전시킨다고 하더라도 수평으로 작용하는 힘과 충돌이 클 수도 있다. 바벨과 몸의 거리가 가까울수록 수평으로 작용하는 힘의 영향을 줄일 수 있다. 이 부분은 서로 마주보고 있는 차를 통해서 이해할 수 있다. 만약 범퍼가 닿아 있는 상태에서는 아무리 차를 가속시키려고 쉽지 않다. 하지만 차를 뒤로 이동시켜서 서로 어느 정도의 거리를 둔 상태에서 서로 가속을 하면서 부딪치면 튕겨서 뒤로 밀려나게 된다. 같은 방식으로, 바벨이 고관절 부위에 도달하기 전에 바벨과 몸 사이에 거리가 많을수록 바벨이 고관절이 접히는 부위에 부딪혔을 때 더 많이 수평 방향으로 튕기게 될 것이다.

그러나 비록 실수로 바벨이 고관절에서 너무 멀어지거나, 고관절이 너무 과하게 과신전되면서 결과적으로 바벨이 앞으로 많이 튕겨져 나가더라도, 바벨을 몸에 가까이 위치시키기 위해서 사용한 광배근과 어깨의 장력을 이용해서 바벨이 앞으로 이동하려는 움직임에 저항할 수도 있다.

게다가 세 번째 풀 동작을 올바른 자세로 하게 되면 바벨이 몸에서 멀어지는 것을 막을 수 있다. 시작 자세에서 팔을 내회전시킨 상태는 세 번째 풀 동작을 할 때 올바른 방향으로 바벨이 이동할 수 있도록 두 번째 풀 동작을 할 때도 유지가 되어야 한다. 세 번째 풀 동작으로 동작이 전환될 때 팔꿈치가 올바른 방향으로 향해 있지 않으면, 적시에 자세 조정을 하기가 힘들 것이다.

만약 바벨이 전혀 몸에 접촉이 되지 않는다면, 충분히 고관절을 신전시키지 않았다거나, 몸의 균형 상태가 무너졌다거나, 팔로 바벨을 제대로 당기지 못했다거나, 바벨이 무릎을 지난 후 바벨을 몸에 최대한 가까이 붙이지 못했다거나 아니면 앞에서 언급한 부분들 중에 두 가지 이상 지켜지지 않았다거나 리프팅 할 때 뭔가 잘못된 부분이 있다는 것이다.

이 지점에서 그립의 넓이와 리프터의 서로 다른 신체 비

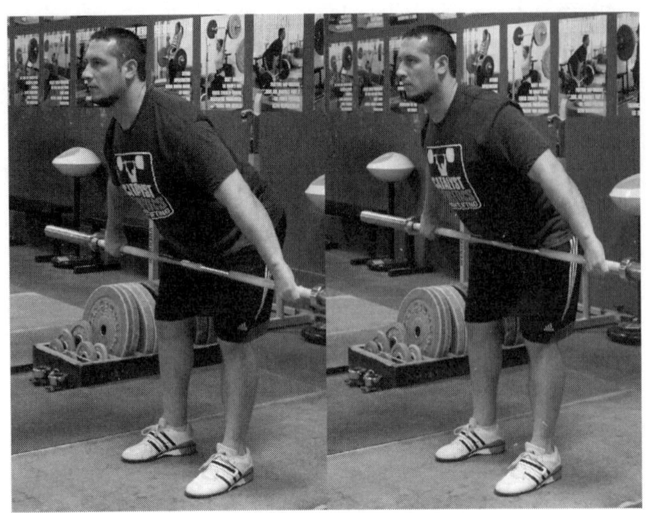

그림 16.13 긴 팔과 짧은 몸통을 가진 사람 혹은 어쩔 수 없이 좁은 스내치 그립으로 잡아야 하는 사람은 두 번째 풀 동작을 할 때 어깨를 약간 뒤쪽과 위로 슈러그 동작을 해주면 팔을 접을 필요 없이 더 높은 지점에서 바벨을 몸에 접촉시킬 수 있다.

율이 스내치를 할 때 영향을 상당히 많이 주는 부분이다. 책 앞쪽에서 설명했듯이 바벨은 고관절이 접히는 부분에서 몸과 직접적으로 접촉하는 것이 좋다. 그러면 무릎, 고관절, 바벨 그리고 리프터 본인조차도 전체적으로 문제없이 최적의 움직임을 만들 수 있다.

만약 바벨이 고관절이 접히는 부분이 아니라 허벅지 위쪽 부분에 접촉되면, 허벅지에 바벨이 끌릴 가능성이 높으며, 이중 무릎 굽힘 동작에서 무릎이 앞으로 나가면서 바벨을 앞으로 밀어낼 수 있다. 그렇게 되면 바벨의 스피드도 감소시키면서 최종적으로 몸을 신전시키는 상황에서 올바른 움직임이나 균형 상태를 방해할 수 있다. 허벅지보다 좀 더 높은 지점에서 두 번째 풀 동작을 시작할 수 있도록 타이밍을 조정해서 이런 문제를 어느 정도 감소시키거나 피할 수도 있다.

그러나 팔이 길고 몸통이 짧은 사람이라면(혹은 이유가 무엇이든 이상적인 그립 넓이보다 좁게 잡아야 하는 경우라면), 타이밍을 조정하는 것만으로는 이 문제를 감소시키거나 피하기는 힘들지도 모른다. 두 번째 풀 동작을 시작할 때 견갑골을 일부 후인과 거상시켜서 바벨이 좀 더 높은 지점에 접촉되도록 만들 수도 있다. 이렇게 어깨를 뒤쪽과 위쪽으로 어깨를 으쓱하게 되면(슈러그), 팔을 접지 않고서도 바벨과 몸의 상호작용을 향상시킬 수 있다. 이 자세는 단순히 팔을 접지 않아도 몸을 최종적으로 신전시키면서 힘을 만들어내는 상황에서도 쉽게 유지될 수 있다. 몸의 여러 부위들이 하나처럼 움직이면서 힘의 손실도 적다(그림 16.3).

팔의 움직임

두 번째 풀 동작을 할 때 팔은 다리와 엉덩이에서 나오는 파워를 몸과 바벨 사이에서 전달해주는 연결고리 역할을 한다. 따라서 몸을 완전히 펴면서 폭발적인 힘을 내는 순간에 팔이 조금이라도 접혔다가 펴지게 되면 발생하는 힘을 흡수하게 되고 바벨로 실제로 전달되는 힘이 줄어들게 된다. 팔이 완전히 펴진 상태가 이런 힘의 손실을 피할 수 있는 유일한 방법이기 때문에 두 번째 풀 동작을 하는 동안에 이렇게 팔이 펴진 상태를 계속 유지하는 것이 좋다.

다시 한 번 말하지만, 억지로 힘을 주기보다는 최대한 편안한 상태로 팔을 펴는 것이다. 만약에 억지로 과도하게 힘을 줘서 팔을 펴게 되면, 팔의 움직임이 뻣뻣해지면서 최종적으로 몸을 신전시킬 때 문제가 발생할 수 있다. 일단 다리와 고관절을 펴면서 바벨을 위로 가속시키게 되면, 어디론가 계속 이동하려는 탄성을 가지게 된다. 이때 팔을 의도적으로 펴기 위해서 힘이 들어가서 팔이 뻣뻣한 상태라면, 바벨 아래로 들어가는 동작 전환이 일어날 때 팔을 접는 추가적인 시간이 소요되면서 동작이 전환되는 데 시간이 더 걸리게 된다(바벨을 들어올리는 동작에서 바벨 아래로 이동하는 동작 전환은 즉각적으로 일어나야 하기 때문에 팔을 접게 되면 동작 전환에 시간이 추가되어 팔을 접는 동작 자체가 문제가 된다). 그런데 만약 그렇다고 팔을 접지 않게 되면, 바벨을 계속 어딘가로 이동하는 탄성이 있기 때문에 결국은 바벨이 몸에서 멀어질 수밖에 없는 것이다. 이런 이유 때문에, 억지로 힘을 주기보다는 편안한 상태에서 팔을 펴는 것이 중요하다.

하지만, 두 번째 풀 동작에서 약간 팔꿈치가 접히는 경우도 있다(그림 16.14). 이렇게 팔꿈치가 접히는 데는 2가지 이유가 있을 수 있다. 첫 번째 이유는 팔꿈치 접힘은 바벨이 허벅지와 빨리 접촉되는 것을 피하기 위해서 자연스럽게 발생하는 것이다. 팔이 길고, 몸통이 짧을수록, 그리고 그립 넓이가 좁을수록 이렇게 팔꿈치가 접히는 동작이 더 자연스럽게 나오게 된다. 리프팅을 하는 데 이상적인 신체 비율을 가진 사람이라면 다른 기술적인 문제가 있는 것이 아니라면 절대로 팔꿈치가 접히지 않는다.

두 번째 이유는 무릎이 바벨 쪽으로 이동하는 구간에서 바벨의 스피드가 감소하게 되는데 이때 바벨의 스피드를 유지하려다 보니 자연스럽게 팔꿈치가 접히게 되는 것이다. 이렇게 팔이 접히게 되면(대략 10도 정도) 최종적으로 몸을 펴는 구간에서 가속이 떨어질 수는 있지만 전체적인 움직임으로 봤을 때는 더 높은 스피드를 유지할 수 있다(Zhekov, 1976, 1992). 어떤 경우든, 이렇게 팔이 접히는 동작은 의도한 것이 아니라 전체적인 움직임 측면에서 자연

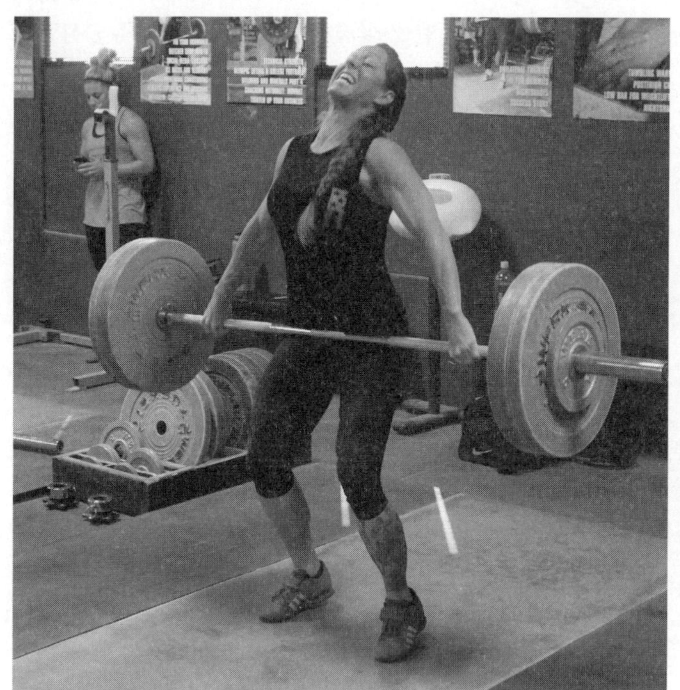

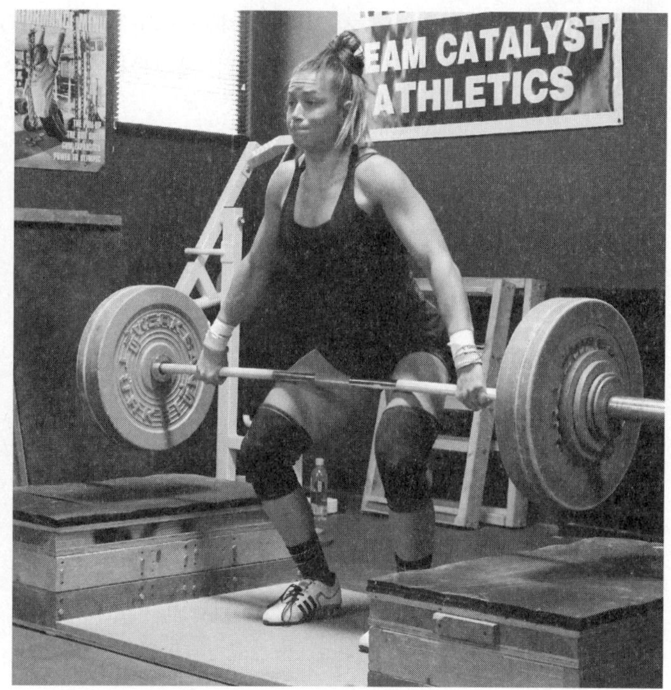

그림 16.14 두 번째 풀 동작에서 약간 팔이 접히는 동작이 기술적인 문제 때문이 아니라 자연스럽게 나오는 것이라면 괜찮다.

스럽게 나와야 하는 것이며, 기술적인 문제 때문에 발생해서도 안 된다.

다리와 엉덩이의 기여

두 번째 풀 동작은 무릎과 고관절이 함께 신전되면서 일어나는 동작이다. 좀 더 실용적인 측면에서 설명하자면, 고관절을 펴주면서 다리로 지면을 세게 밀어주면 만들어지는 동작이다. 일반적으로, 자신의 스트렝스나 신체 비율에 따라서 이 동작에서 무릎이나 고관절 둘 중에 하나를 더 지배적으로 사용할 수도 있다. 가끔씩은 지나치게 한쪽에 대한 의존도가 높아서 리프팅을 방해하는 경우도 있다. 즉, 엉덩이가 강한 사람은 고관절 신전에 집중하는 경향이 있으며, 다리가 강한 사람은 지면을 세게 밀어내는 부분에 집중하는 경향이 있다.

다리 신전에 지나치게 의존하는 사람은 앞으로 균형이 무너지는 경우가 많으며, 바벨의 스피드가 감소하면서 바벨 아래로 들어가는 동작 전환이 느려지게 된다. 고관절 신전에 지나치게 의존하는 사람이라면 바벨이 원래 올라가야 하는 만큼 위로 올라가지 못하게 되고 앞쪽으로 바벨이 움직이게 된다.

바벨의 가속과 상승을 극대화시킬 수 있도록 무릎과 고관절을 함께 최적으로 신전시킬 수 있도록 배우고 연습할 필요가 있다. 자신이 가지고 있는 장점은 최대한 활용하고, 단점은 최소화하면서 이 두 개의 불균형으로 인해서 발생하는 한계를 피하는 것이 좋다. 만약, 둘 간의 불균형이 지나치게 심한 경우라면 특화된 훈련을 통해서 부족한 부분을 개선하는 것이 반드시 필요하다.

움직임에 대한 역학에 대해서 완벽하게 정확한 설명을 할 수는 없지만, 두 번째 풀 동작에서 고관절의 신전은 스피드에 있어서 주요한 역할을 하며, 무릎의 신전은 바벨의 상승(위로 올라가는 것)에 주요한 역할을 하게 된다. 따라서 최고의 리프팅을 위해서는 무릎과 고관절 신전 이 두 가지가 모두 균형 있게 사용되어야 한다.

다리로 지면을 세게 밀어내는 동작은 바벨의 상승과 가속에 직접적으로 기여할 뿐만 아니라 고관절의 폭발적인 신전에 있어서도 단단한 기초가 되기도 한다. 고관절을 펼 때 무릎을 적극적으로 펴지 않게 되면, 고관절 신전에서 만들어져서 바벨로 전달되는 힘이 굽혀져 있는 무릎에서 일부 흡수가 되면서 줄어들게 된다. 그리고 이 힘은 완전히 수직으로 향하기보다는 일부는 앞으로 향하게 된다. 지면이 단단한 곳에서 점프하는 것과 그렇지 못한 곳에서 점프하는 것을 비교해보면 이해하기 쉽다. 전자의 경우는 몸을 위로 상승시키는 데 있어서 최대 힘을 만들어낼 수 있지만 후자의 경우는 지면이 단단하지 못해서 아래로 가라앉으면서 일부 힘이 밑으로 향하게 된다. 그러면서 단단한 지면에서 점프 할 때만큼 큰 힘이 발생하지 않는다. 지면을 다리로 아주 세게 밀게 되면 전자의 단단한 지면과 같은 효과가 발생하는 것이다.

다리로 지면을 밀어주면서 무릎을 신전시킨다는 것은 완전히 락아웃 된 상태까지 펴준다는 것을 의미하는 것은 아니다. 스내치(혹은 클린) 풀 동작에서 '완전히' 다리를 신전시킨다는 것은 움직임에 적합한 최적의 상태로 신전시킨다는 것이다. 리프팅을 제대로 잘 수행할 경우에도, 무릎이 완전히 최대로 신전시킬 수 있는 범위까지 신전시키는 것은 아니다(선수들의 경우도 어느 정도까지 과신전을 하기는 하지만 할 수 있는 최대범위까지 신전시키지는 않는다).

세게 그리고 강하게 다리로 지면을 밀어주는 것이 중요하다는 것이 리프팅의 타이밍에 대해서 말하는 것은 아니다. 이 동작은 당연히 원치 않게 몸이 늦게 펴지는 것을 방지하기 위해서 고관절의 폭발적인 신전만큼이나 격렬하고 빨라야 한다. 리프터는 고관절과 무릎을 폭발적으로 함께 펴주면서 바벨의 스피드와 상승을 최대치로 만들 수 있도록 해야 한다. 그러고 나서 망설임 없이 자연스럽게 하나의 동작처럼 바벨 아래로 이동해야 한다.

이렇게 다리로 강하게 지면을 밀어주게 되면 몸이 신전하는 동안에 발과 지면 사이에 압력이 계속 유지될 수 있도록 해주기도 한다. 이렇게 유지된 압력은 리프터가 제자리에서 벗어나지 않고 원치 않는 방향으로 발이나 몸이 이동하지 않도록 도와준다. 일반적으로 리프팅을 잘못 하게 되면 몸이 앞으로 이동하는 경우가 많지만, 가끔씩은 고관절 신전에서 발생하는 힘이 지나치게 크면서 뒤로 이동하는 경우도 있다. 이런 이유 때문에, 바벨 아래로 몸을 이동시키기 전까지는 이 압력을 계속 유지하는 것이 중요하다. 다른 말로 설명하자면, 고관절 신전이 완전히 끝날 때까지는 다리로 지면을 밀어내는 동작은 계속되어야 한다.

다리를 최종적으로 신전시키는 폭발적인 움직임이 더 강하고 빠를수록, 리프터가 바벨을 들어서 리시빙 자세를 만들기 위해서 발을 움직이는 동작이 더 수월하다. 세 번째 풀 동작을 하면서, 발을 제대로 움직여서 다시 단단하게 지면에 완전히 접촉시키지 못하는 것이 폭발적인 신전을 위해서 다리로 지면을 세게 밀어주는 것을 실패한 것과 관련이 있는 경우도 있다.

상승과 점핑

두 번째 풀 동작의 목적은 단순히 바벨을 위로 들어올리기 위한 것elevation이 아니라, 수직으로 바벨을 들어올려 가속시키기 위한 것이다. 그리고 성공적으로 바벨 아래로 들어가기 위한 것이다. 바벨을 상승시키는 것과 몸을 상승시키는 것은 완전히 추구하는 방향이 다르다. 바벨은 지면을 기준으로 높이 상승해야 하는 것이 아니라 리프터의 몸과 비교했을 상대적으로 높이 상승해야 하는 것이다. 즉, 지면에서 얼마나 높이 바벨이 상승하는지는 부수적인 부분이다. 바벨이 상승하는 높이에 대한 기준은 리프터가 리시빙 자세를 만들기 위해서 바벨 아래로 들어가는 동작이 가능할 정도로 충분히 바벨이 높이 상승했느냐이다. 이 부분은 리프터의 키뿐만 아니라 신체 비율, 가동성, 타이밍, 스피드, 정확성 그리고 전체적인 기술 능숙도에 달려 있다.

발이 바닥에 닿아 있는 상태에서 고관절, 무릎, 발목의 최대 신전 가능 범위를 벗어날 정도로 몸을 위로 상승시키게 되면 실제로 바벨의 상승이 일어나는 것은 아니다. 오히려 바벨 아래로 이동해야 하는 거리가 추가적으로 늘어나는 것이다. 간단히 말하면, 바닥에서 발이 떨어지면서 점프를 해서는 안 된다. 발이 지면에서 떨어지는 것은 리프터가 바벨 아래로 이동하면서 리시빙 자세를 만들기 위해서 발을 움직이는 세 번째 풀 동작을 하는 경우에만 발생하는 것이다.

'점프'라는 단어가 웨이트리프팅 코칭을 하는 데 있어서 적절하지 못하다거나, 수직 점프와 두 번째 풀에서의 몸의 움직임이 여러 측면에서 비슷하지 않다고 오해해서는 안 된다. 사실, 두 번째 풀 동작은 수직 점프 동작 면에서 유사한 부분이 많다(실제로 '점프'라는 단어는 선수를 지도하고 자세 교정을 하는 데 있어서 여러 면에서 매우 유용하다). 하지만 두 번째 풀 동작에서 실제로 '점프'가 일어나지 않는 데는 3가지 주요하고 간단한 이유가 있다(즉, 서 있는 자세에서의 무게중심이 위로 상승하는 것이다).

가장 분명한 첫 번째는, 리프터가 무거운 무게를 들고 있다는 점이다. 이 무거운 무게가 당연히 다리로 지면을 세게 밀면서 리프터를 얼마나 높이 상승시킬 수 있는지를 제한하게 된다. 심지어 세계 정상급의 아주 강력한 힘을 가진 리프터조차도 무거운 무게를 들고 있는 상태에서 바벨과 몸을 모두 상당히 상승시킬 수가 없다. 두 번째로, 실제로 몸을 신전시키는 방향은 정확하게 수직이기보다는 약간 뒤쪽이다. 가장 중요한 세 번째는, 일단 리프터가 몸을 신전시키면서 바벨을 최대한으로 가속시킨 후에는(이 동작으로 인해서 리프터의 발이 지면에서 떨어지면서 점프하게 된다), 바로 몸을 아래로 이동시키면서 바벨 아래로 들어가게 된다는 것이다. 다시 말해서, 무게중심을 위로 이동시키기 위해서 지면에서 발이 떨어지면서 수직 점프를 하는 순간에, 바벨에 작용하고 있는 관성을 축으로 사용해서, 위로 올라가는 몸의 움직임을 전환해서 바벨 아래로 이동하는 것이다.

몸을 위로 상승시키는 것과 발을 위로 상승시키는 것을 구체적으로 살펴보면 반드시 연결되어 있는 것은 아니다. 이 부분은 발 위치와 트랜지션 챕터에서 이미 언급한 부분이며, 세 번째 풀 동작을 다루는 다음 섹션에서 더 얘기해볼 것이다.

최종적인 신전 자세

두 번째 풀 동작을 마무리할 때, 몸을 완전히 수직으로 신전시키는 것은 아니다. 바벨을 양팔로 편안하게 들고 수직으로 서 있을 때, 측면에서 보게 되면 바벨이 무게중심 부분에서 완전히 수직 상태에 있는 것은 아니라는 것을 확인할 수 있다. 바벨은 허벅지와 고관절 부위에 있기 때문에 발의 중심에서 앞쪽에 있다. 이 자세에서는 바벨이 발의 약간 앞쪽 부위 위쪽에 위치해 있기 때문에 바벨과 몸의 전체적인 무게중심이 완전 균형 상태를 이루고 있는 것은 아니다. 이렇게 약간 앞쪽으로 무게중심이 이동해서 불균형 상태를 이루는 정도는 바벨의 무게 따라 달라질 수 있다. 즉, 체중에 비해서 바벨의 무게가 상대적으로 더 무거울수록, 발 중심을 기준으로 바벨의 무게는 좀 더 앞으로, 체중은 좀 더 뒤로 위치하는 자세를 만들게 될 것이다(그림 16.15).

만약 두 번째 풀 동작이 잘 이뤄진다면, 양다리는 수직 상태가 되며 고관절은 어느 정도 과신전이 된다. 그러면서 어깨는 엉덩이 뒤쪽에 위치하게 되며, 뒤꿈치가 바닥에 떨어져 있는 상태이긴 하지만 뒤꿈치 앞 가장자리 부분에서 전체적인 균형 상태를 만들게 된다(그림 16.17). 이 자세에서 고관절을 신전시킬 때 최대 파워가 만들어지며, 균형 상태를 유지할 수 있다.

수직 방향으로 고관절이 신전되는 것과 수평 방향으로 고관절이 신전되는 것을 구별하는 것은 중요하다. 수직 방향으로 고관절을 신전시키게 되면 수평 방향의 힘이 발생해서 바벨로 전달되는 힘이 줄어들기보다는 수직 방향의 힘이 훨씬 더 많이 바벨로 전달된다. 수평 방향의 힘이 생기면 바벨 역시나 잘못된 방향으로 이동하게 된다.

리프터가 바벨을 들고 서 있는 상태를 측면에서 봤을 때, 발목, 엉덩이 그리고 어깨를 지나는 가상의 선이 그려질 수 있다. 이 가상의 선으로 풀 동작을 할 때 엉덩이 움직임을 편리하게 확인할 수 있다. 두 번째 풀 동작을 할 때 엉덩이는 이 가상의 선을 향해서 앞으로 이동하게 되고 그다음에 이 선을 따라서 위로 이동하게 된다. 만약 엉덩이가 이 가상

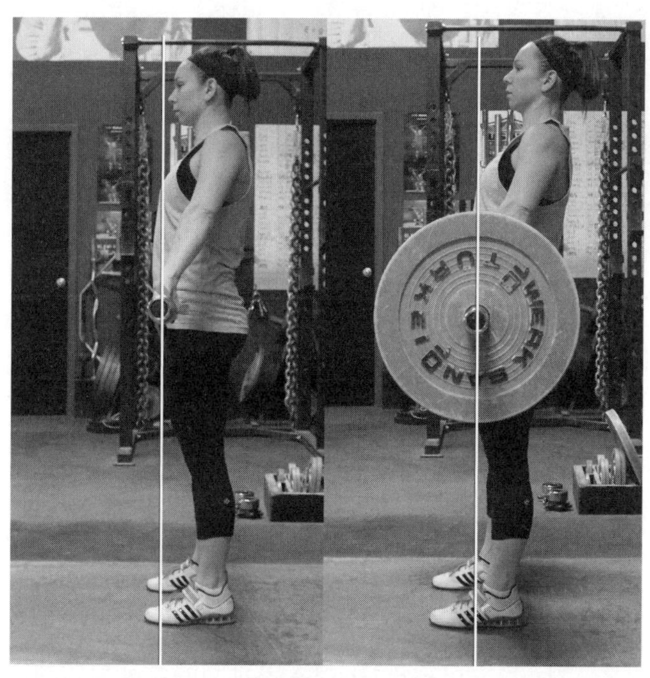

그림 16.15 수직으로 서 있는 상태에서 팔을 편안하게 편 상태로 바벨을 들고 있으면, 바벨은 발의 앞쪽 부분 수직 위에 있게 된다. 체중 대비 바벨이 더 무거울수록, 무게중심을 더 잘 잡기 위해서 몸을 약간 뒤쪽으로 기울이게 된다. 이렇게 바벨이 무거워질수록 몸을 뒤로 기울이기 때문에 바벨이 완전 수직 방향으로 이동하는 것이 불가능하다.

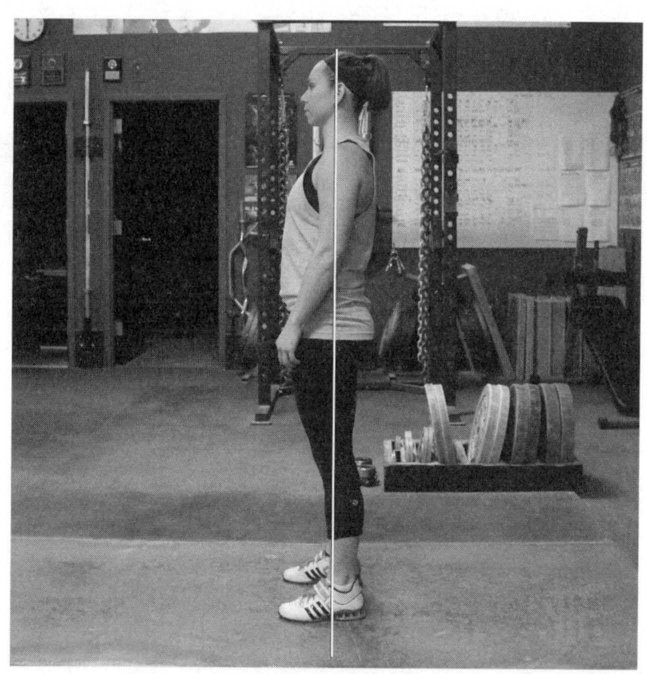

그림 16.16 몸을 다 편 상태에서 측면에서 보면 발목, 엉덩이 그리고 어깨를 지나는 가상의 선을 확인할 수 있는데, 두 번째 풀 동작을 마무리할 때 엉덩이는 이 가상의 선을 지나서는 안 된다. 두 번째 풀 동작을 할 때, 엉덩이는 가상의 선을 향해서 앞으로 이동했다가 다시 가상의 선을 따라서 위로 이동하게 된다. 엉덩이가 가상의 선을 지나게 되면 지나치게 많은 수평 방향의 힘이 바벨로 전달되게 된다.

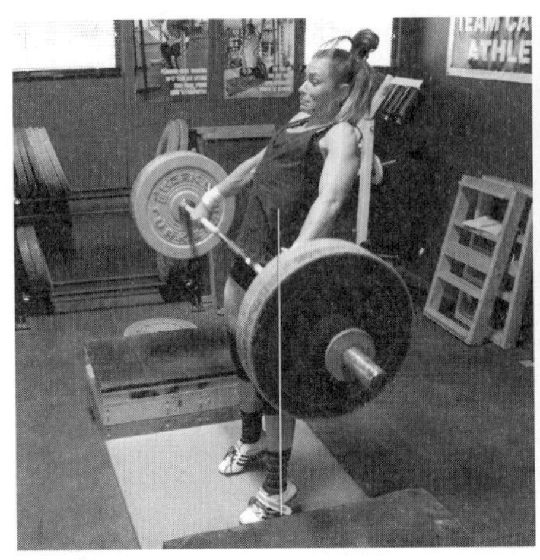
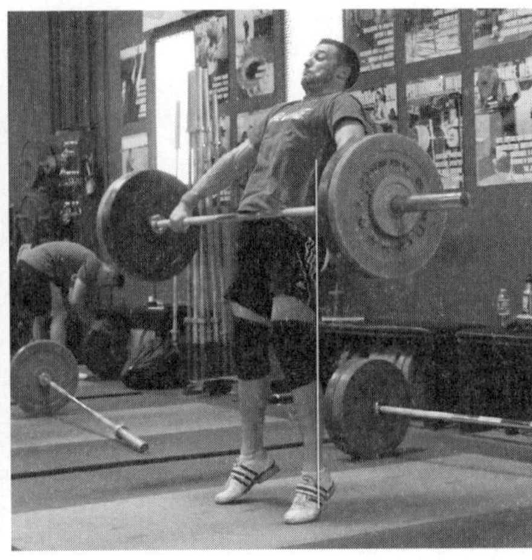
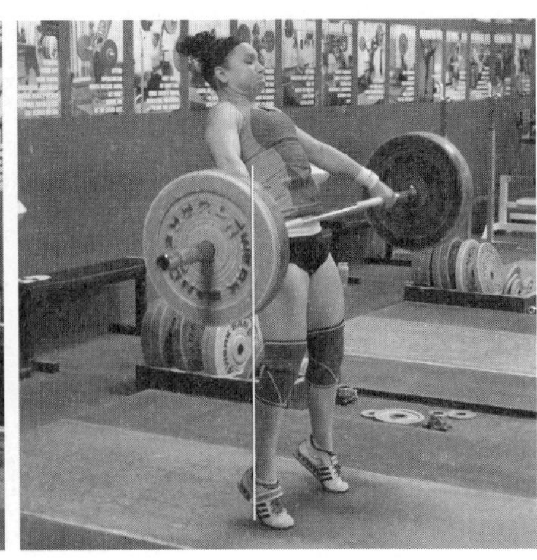

그림 16.17 고관절을 신전시킬 때 계속 다리로 바닥을 밀어주면서, 엉덩이가 지나치게 앞으로 이동하는 것을 주의하면 수직 방향으로의 고관절 신전이 가능해진다. 이 상태에서는 바벨로 전달되는 힘의 대부분이 수직 방향의 힘이다.

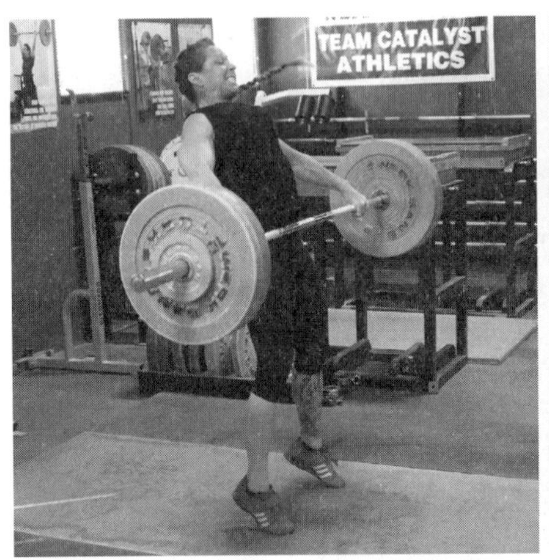

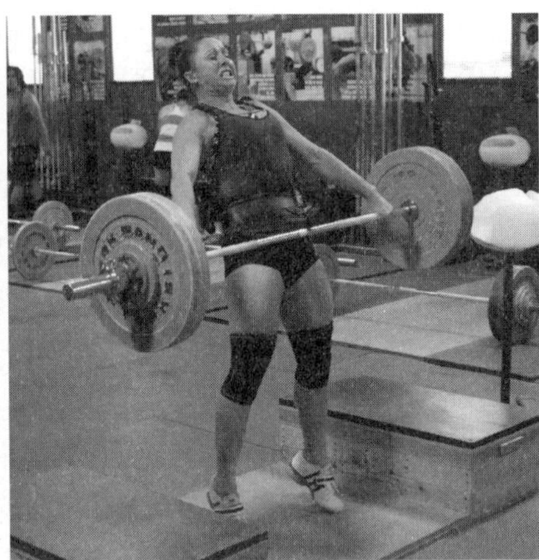
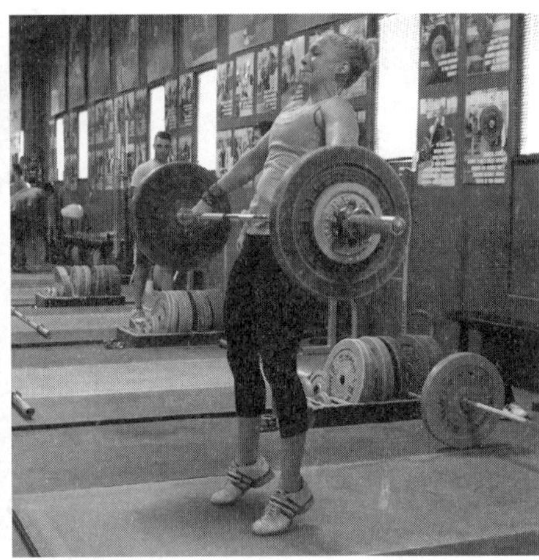

그림 16.18 고관절과 발목이 어느 정도로 신전되어야 하는지와 관련된 정확한 자세는 사람마다 어느 정도 다를 수 있다. 그러나 기본적인 자세는 동일하다. 다리는 거의 수직 상태여야 하며, 발로 균형 상태를 유지하면서 어깨가 엉덩이 뒤에 위치할 수 있게 고관절은 과신전되어야 한다.

의 선을 지나치게 되면, 지나치게 많은 수평 방향의 힘이 바벨로 전달된다(그림 16.16). 이 엉덩이의 부분은 고관절 부분을 말하는 것이며, 몸의 앞쪽 부분을 말하는 것은 아니라는 것을 알아야 한다.

사실 이 부분은 두 번째 풀 동작을 할 때 엉덩이가 많이 쓰이기보다는 다리를 충분히 잘 사용해야만 방지할 수 있다. 만약 다리로 바닥을 충분히 세게 밀어내지 못하거나, 너무 빨리 다리로 바닥을 미는 동작을 멈추게 되면, 다리 동작이 마무리되어야 할 시점에 엉덩이가 앞으로 밀리게 된다. 그러면서 바벨이 앞으로 튕겨나게 되면서 수직 방향의 힘과 스피드가 감소하게 된다. 전체적인 리프터의 균형도 앞으로 쏠리면서 무너지게 된다.

과신전 상태

바람직한 고관절의 과신전 상태는 수직 상태로 서 있는 상태에서 무게중심은 비교적 뒤쪽에 위치에 있으며, 다리를 수직 상태로 유지한 상태에서 전체적으로 봤을 때 몸이 약간 뒤쪽으로 기울어져 있다. 두 번째 풀 동작의 최대 스피드와 힘을 만들어내면서 최적의 균형 상태를 유지할 수 있는 과신전 상태를 만들어내는 것은 아주 중요하다.

이 상태를 넘어서서 과신전을 하게 되면 두 가지 문제가 발생하게 된다. 첫 번째는, 전체적인 무게중심이 너무 뒤로 이동하게 된다. 두 번째는 과도한 고관절 신전은 세 번째 풀 동작으로의 자세 전환을 느려지게 만들며, 바벨이 위로 이동하는 관성도 최대치로 만들어지지 않는다. 그러면서 바벨 아래로 들어갈 수 있는 시간을 충분히 확보하는 것이 힘들어진다. 이런 지나친 과신전 때문에 무조건 리프팅을 실패한다는 것은 아니다. 하지만 주의를 할 필요는 있으며, 이렇게 주의를 하면서 리프팅을 할 때 제한하는 요소가 생기기보다는 도움이 될 수 있는 것이다.

실제로 자신이 어느 정도로 최종적으로 과신전을 하는지를 비디오 판독을 통하지 않고서는 제대로 확인할 수 없다. 본인이 스스로 확인할 수 있는 것은 발바닥에 존재하는 압력, 대략적인 고관절 신전 정도, 두 번째 풀 동작에서 세 번째 풀 동작으로 전환되는 스피드 그리고 리프팅의 실패나 성공에 대한 부분이다. 게다가 풀 동작을 시작할 때 발의 어느 부분에 압력이 존재하는지, 리프팅을 할 때 앞으로 혹은 뒤로 점프를 하고 있는 것은 아닌지, 동일한 위치에서 바벨을 받는지를 알 수 있다. 이러한 부분들이 균형 상태나 간접적으로 몸이 뒤로 기울어지는 정도나 고관절의 신전 정도에 대한 정보를 제공해준다(발 움직임에 있어서 기술적인 문제가 있다면 이런 평가가 좀 힘들어질 수도 있다. 이 부분은 세 번째 풀 동작에 대한 내용을 설명할 때 다룰 것이다).

체중 대비 바벨의 무게가 점점 증가하면서 전체적인 바벨과 체중의 무게중심을 유지하기 위해서 풀 동작과 몸을 신전시킨 자세에서 몸이 더 뒤로 이동하게 될 것이다. 이때 무게중심은 바벨에 좀 더 가까우며, 대략 발의 중심 지점 혹은 이보다 살짝 뒤쪽에 있다. 그러나 바벨이 충분히 무거워지면서, 바벨이 바로 중력선에 위치하게 되는 지점까지만 몸을 뒤로 이동시키게 된다. 지점을 넘어서는 더 뒤로 이동하지 않는다.

뒤로 점프

풀 동작을 하면서 전체적인 균형이 뒤로 이동하는 경우도 있다. 여러 상황에서 이런 현상이 일어날 수 있다. 예를 들어, 첫 번째 풀 동작에서 실수로 무게중심을 발뒤꿈치 쪽으로 너무 이동시키게 되면 바벨 뒤쪽으로 무게중심이 많이 이동하게 되면서 균형이 뒤쪽으로 무너지게 된다. 첫 번째 풀 동작에서는 균형이 잘 잡혀 있었지만, 두 번째 풀 동작에서 너무 과도하게 몸을 신전시켜도 균형이 뒤쪽으로 무너질 수 있다. 어떤 경우든, 발을 중심으로 몸이 수직 방향으로 움직이기보다는 뒤쪽으로 움직이면서 세 번째 풀 동작을 할 때 뒤로 점프하게 되는 것이다.

스내치를 할 때 뒤로 점프하는 것이 문제가 되는 것은 아니다. 사실 세계 정상급 선수들 중 일부도 스내치나 클린 동작을 할 때 뒤로 점프하는 경우가 있다. 뒤로 점프하는 움직임이 자신에게 잘 맞는다면 이 자세가 더 자연스러울 것이다. 추가로 뭔가를 알려줄 필요는 없다. 그러나 이제 리프팅을 시작한 사람이라면 처음 동작을 시작할 때와 동일한 위치에 발이 있어야 하는 기본적인 부분을 지키면서 훈련하는 것이 좋다. 그리고 이후에 훈련을 통해서 자신에게 효율적인 자세를 찾아가면서 변형을 하는 것이 좋다.

만약 이 자세가 성과가 더 좋다면, 이 자세를 유지해도 된다. 그러나 뒤로 뛰는 동작이 너무 과도해서 성과를 내는 것을 넘어서서 오히려 부정적인 영향을 줄 수 있는 건 아닌지 항상 주의해야 한다. 분명 발바닥으로 균형을 잡은 상태에서 너무 뒤로 이동하거나, 최종적으로 몸을 신전시키는 마지막 풀 동작에서 너무 뒤로 몸을 기울이면서 오히려 퍼포먼스 향상에 실패하는 지점도 있을 것이다. 이건 보통은 발, 더 나아가서는 몸 전체가 바벨보다 더 뒤로 이동했기 때문이다. 그러면서 바벨을 오버헤드 위치에서 안정적으로 고정시키는 것이 힘들어지게 된다.

만약 뒤로 점프하는 거리가 바벨이 뒤로 약간 이동하는 궤도와 세 번째 풀 동작에서 나오는 파워로도 감당할 수 없는 정도라면 균형이 뒤로 무너지는 정도가 심할 수도 있다. 일반적으로 이상적인 거리는 대략 최대 3~4인치 뒤로 이동하는 정도이다.

세 번째 풀 동작에서 관해서는 설명을 하겠지만, 리프팅을 할 때 뒤로 이동하는 것은 전체적인 무게중심의 방향이 뒤로 향하기 때문이기보다는 발 움직임에 문제가 있기 때문이다. 이 둘을 구분하는 것은 중요하며, 구분을 해야만 이렇게 잘못된 부분들이 습관이 되기 전에 교정할 수 있다.

앞으로 점프

다른 부분들에 문제가 없으며, 뒤로 점프하는 정도가 그리 심하지 않으면 큰 문제가 되지 않으며, 개인에 따라서 효율적인 움직임인 경우도 있다. 하지만 앞으로 점프를 하는 것은 거의 예외 없이 리프팅에 뭔가 문제가 있다는 것을 알려주는 표시이기도 하다. 이렇게 앞으로 점프를 하는 원인에 대해서는 첫 번째, 두 번째, 세 번째 풀 동작에서 여러 가지로 찾을 수 있다. 특히 두 번째 풀 동작에서, 충분히 고관절을 신전시키지 않아서 풀 마지막 동작에서 균형 상태 유지에 실패하게 되는 것이다. 그러면서 바벨이 위로 올라가기보다는 과도한 수평 방향의 힘을 받은 바벨이 앞으로 이동하는 것이다. 혹은 충분히 고관절을 신전시킨 상태에서 다리로 충분히 세게 바닥을 밀어주지 않아서이기도 하다. 앞으로 점프하는 데 있어서의 원인과 교정 방법은 이 책의 오류 교정 섹션에서 더 자세하게 다룰 것이다.

안정적인 그립

특히 두 번째 풀 동작을 하는 동안에 바벨을 잡고 있는 그립의 안정성은 성공적인 리프팅을 위해서 상당히 중요하다. 스내치를 할 때의 넓은 그립은 손이 버텨내야 하는 힘의 양을 직접적으로 증가시킨다. 수직으로 팔을 펴고 있는 상태에서는, 바벨의 무게와 풀 동작을 할 때 만들어지는 힘은 각각의 손에 50% 나눠지게 된다. 그런데 팔이 수직 상태에서 멀어지게 되면, 벡터 힘Vector force이 관여하면서, 바벨의 무게가 동일함에도 불구하고 만들어지는 힘은 커지며, 바벨을 가속시키는 과정에서 실제 바벨 무게보다 더 큰 힘이 발생하게 된다. 스내치의 넓은 그립으로 바벨을 잡은 상태에서, 가속이 정점에 달했을 때 각각의 손이 버텨야 하는 가속으로 인한 힘의 크기는 팔을 수직 상태로 했을 때보다 150% 만큼이나 증가하게 된다(Zhekov, 1976, 1992).

물리학적으로 불리한 이런 상황 이외에도 각도 때문에 바벨에 손이 접촉되는 면이 감소하는 문제도 있다. 대부분의 경우에는 클린보다 스내치 동작에서 넷째와 다섯째 손가락이 바벨을 잡는 힘이 상대적으로 약하다. 그래서 안정적인 그립을 유지하는 것이 더 힘들다.

몸은 그립이 약해지거나 안정성이 떨어지게 되면 자연스럽게 여기에 반응하면서 그립이 버텨야 하는 힘을 줄이기 위해서 바벨의 스피드를 줄이게 된다. 그렇기 때문에, 그립이 약하다면 스내치 퍼포먼스에도 상당한 영향을 주게 된다. 그래서 스트랩을 사용하지 않았을 경우보다 사용했을 경우에 훨씬 더 무거운 무게를 들 수 있는 것이다. 그립의 안정성이 아주 뛰어나다면 그립이 불안할 때 리프팅 동작을 제한하게 되는 몸의 자연스런 반응을 예방할 수 있다.

이런 이유 때문에, 그립에 대한 스트렝스를 훈련하고 키워서 유지하는 것은 이제 막 리프팅을 시작한 사람들에게 중요하다. 그리고 스내치 훈련을 할 때 스트랩을 사용하는 것은 신중해야 한다.

발목 신전

두 번째 풀 동작의 마지막 신전 자세에서, 발목도 어느 정도까지 신전되면서, 뒤꿈치를 들어올리며 발볼 부분으로 서게 된다. 풀 동작에서 발목 신전과 관련해서 두 가지 중요한 포인트가 있다. 첫 번째, 풀 동작을 하는 동안에 비록 압력의 중심은 발볼 쪽으로 향해서 앞으로 이동하지만, 중력선은 계속 같은 위치에 있어야 한다(리프터가 발바닥을 바닥에 닿은 상태로 서 있을 때 대략 뒤꿈치 앞 가장자리를 지나는 선이 중력선이다). 이 개념은 스내치 배우기 챕터에서 미드 행 스내치 풀 훈련에 대해서 배울 때 이미 언급한 부분이다. 두 번째로, 이렇게 발목을 신전시키는 동작은 따로 분리해서 의도적으로 하려고 해서는 안 된다는 것이다.

스내치와 클린의 두 번째 풀 동작에서 발목을 신전시킬 때 몇 가지 고려해야 하는 것들이 있다. 발목의 구조는 발목 관절 뒤쪽에 종아리 근육 정지점Insertion이 있는 2종 지렛대Class-two lever arm 구조를 가지고 있기 때문에 엄청난 힘을 만들어낼 수 있다. 발볼 쪽에 있는 받침점에서 종아리 근육 정지점이 있는 힘점까지의 거리가 받침점에서 저항점(바벨과 몸의 무게가 발목 관절에 작용하는 지점)까지의 거리보다 길기 때문에 적은 힘으로 무거운 무게를 들기에 유리하다.

이런 특별한 역학적인 이점 때문에 발목을 신전시켜서 무거운 무게를 들어올릴 수 있는 것이다. 그러나 그렇기 때문에 동시에 높은 스피드를 내는 것은 힘들다. 이런 역학적으로 이점이 있는 2종 지렛대 구조에서는 어떤 경우든, 힘점이 작용점보다 더 많이 이동하게 된다. 다시 말해서, 상대적으로 작은 움직임을 만들어내는 데도 종아리 근육은 꽤 오랫동안 수축해야 한다. 결과적으로 다른 반대의 역학구조를 가지고 있는 다른 관절들에 비해서 움직임이 자연스럽게 늦을 수밖에 없다(예: 짧은 수축을 통해서 더 긴 움직임을 만들어낸다). 요약하자면, 발목 신전은 바벨의 스피드에 직접적으로 상당히 기여를 하는 것은 아니라는 것이다.

그러나 그렇다고 해서 스내치나 클린을 할 때 풀 동작에서 중요한 역할을 하지 않는다는 것은 아니다. 발목 신전은 다리로 지면을 세게 밀어내는 동작과 항상 함께 일어난다. 이 부분을 확인하고 싶다면 발목을 신전시키지 않고 수직으로 점프를 하라고 지시해보면 된다. 점프가 상당히 어색할 뿐만 아니라 실제로 정상적으로 점프를 하는 것과 비교해도 높이를 제대로 측정하기도 힘들다. 그렇기 때문에 바벨을 들어올리고 가속시키기 위해서 발목을 의도적으로 신전시키지 않아도, 몸이 완전히 펴질 때까지 다리로 지면을 세게 밀게 되면 스내치와 클린의 풀 동작에서 자연스럽게 발목이 신전된다. 이렇게 발목 신전은 스내치와 클린 동작에서 자연스럽게 나타나는 동작 중 일부이다. 이런 동작을 하지 않으려고 의도하게 되면 다리를 신전시키면서 나오는 파워가 줄어들게 된다.

어느 정도 발목을 신전시켜야 하는지는 그 사람의 엉덩이나 다리 의존도에 따라서 다를 것이다. 상대적으로 다리보다는 엉덩이를 많이 쓰는 사람의 경우에 발목을 적게 신전시킨다. 그러나 세 번째 풀 동작으로 동작 전환의 타이밍이나 특정 무게에서 다리의 충분하지 못한 파워도 발목 신전 정도에 영향을 줄 수 있다.

이미 한 번 얘기했듯이, 리프팅 기술에 있어서 해부학적인 이유부터 시작해서 가르치는 방식까지 다양한 이유 때문에 개인차가 발생할 수 있다. 그리고 이런 개인차들이 반드시 문제가 되는 것은 아니다. 초반에 기본적인 기술 훈련들이 충분히 된 이후에는 이런 개인차들을 충분히 고려해서 훈련을 하는 것이 좋다. 처음에는 스내치의 두 번째 풀 동작에서 최대한 발목 신전을 많이 해주는 것이 좋다.

발목 신전이 일어나지 않는다는 것은 다리로 지면을 충분히 세게 밀어주고 있지 않는다거나, 지면을 밀어주는 동작을 너무 빨리 마무리했기 때문일 수도 있다. 비슷하게, 최대 무게의 스내치를 시도할 때 다리로 지면을 밀어줄 수 있는 충분한 스트렝스와 파워가 부족한 경우에 발목 신전이 일어나지 않는 경우도 있다.

발목 신전은 일반적으로 두 번째 풀 동작의 마지막 구간에서 일어난다. 이중 무릎 굽힘 동작을 할 때는 발바닥 전체가 바닥에 닿아 있다. 그리고 다리로 지면을 아주 세게 밀어주면서 폭발적인 힘을 내는 구간에서 발목이 신전된다. 그러나 몇몇 선수들의 경우는 자신의 리프팅에 아무런 부정적인 영향을 주지 않으면서도 비교적 빠른 시점에 뒤꿈치를 살짝 들어올리기도 한다. (이중 무릎 굽힘 동작에서) 만약 적절한 균형 상태와 타이밍이 유지되는 범위 내에서라면 큰 상관이 없다. 이런 사람들에게는, 풀 동작을 할 때 발뒤꿈치를 너무 일찍 들어올리지 말고 바닥에 발을 닿은 상태로 더 길게 있는 것이 오히려 긍정적인 효과보다는 부정적인 효과가 더 많은 것이다.

슈러그와 세 번째 풀 동작의 연결성

다시 한 번 말하지만, 두 번째 풀 동작에서 세 번째 풀 동작으로 전환될 때는 하나의 동작처럼 연결되어야 한다. 고관절과 무릎의 폭발적인 마지막 신전이 마무리되면서 망설임 없이 동작을 멈추지 않고 바벨 아래로 몸을 이동시켜야 한다. 두 번째 풀 동작의 신전된 자세에서 소요되는 시간은 바벨 아래로 몸을 이동시키는 시간을 줄일 뿐이다. 이렇게 소요되는 시간은 추가적으로 스피드를 증가시키는 데 도움이 되지 않는다. 바벨의 스피드가 정점에 달하는 시점은 완전히 몸이 신전된 상태는 아닌 몸통이 수직에서 대략 10~15도 정도 부족한 지점이다(Zhekov, 1976, 1992). 몸을 완전히 편 상태에서 바벨을 계속 위 방향으로 당기게 되면 바벨의 위치는 상승하게 된다(스내치 하이 풀에서처럼). 그러나 이런 바벨의 상승은 바벨의 스피드를 빠르게 감소시키면서 일어나는 것이며, 리프터가 바벨 아래로 들어가는 시간도 많이 감소시키게 된다.

이미 얘기했듯이, 바벨의 가속과 상승은 무릎, 고관절 그리고 발목이 강하게 함께 신전되면서 일어나는 것이다(이렇게 3개의 관절이 신전되는 것을 3단 신전Triple extension이라고 부르며, 두 번째 풀 동작의 올바른 최종 자세를 설명하는 데 사용되기도 한다).

어깨를 위로 으쓱하는 슈러그 동작은 바벨의 가속과 상승에 직접적으로 기여를 하지는 않는다. 두 번째 풀 동작에서 바벨의 스피드가 최고인 지점으로부터 상당히 이후에 일어나기 때문에, 결과적으로 바벨의 스피드에 상당히 기여를 한다고 할 수 없다. 게다가 슈러그는 전환 동작으로 볼 수 있기 때문에, 두 번째 풀 동작에서 시작되기는 하지만 세 번째 풀 동작에서 마무리된다. 슈러그 동작은 실제로 바벨 아래로 리프터가 들어가기 위해서 바벨을 당기는 두 번째 풀 동작 마지막 순간에 일어나는 팔의 움직임이다. 다시 말해서, 만약 슈러그 동작이 두 번째 풀 동작에서 몸을 최종적으로 신전시킨 상태에서 마무리된다면, 바벨 아래로 이동하는 동작 전환이 너무 늦어지게 되는 것이다.

두 번째 풀 동작에서 최종적으로 몸을 신전시키는 자세에서, 뒤꿈치를 든 상태로 발볼 쪽으로 서 있어야 하며, 다리는 대략 수직 상태로 곧게 펴야 한다. 고관절은 약간 과신전시켜서 어깨가 엉덩이보다 약간 뒤쪽에 있어야 하며, 팔을 약간 굽히기 시작하면서 어깨는 약간 위로 으쓱한다. 바벨을 팔로 당기는 동작을 시작할 때(이때 자연스럽게 슈러그 동작이 나온다)는 세 번째 풀 동작까지 자연스럽게 하나의 동작처럼 연결될 수 있도록 신경 써야 한다. 동작이 전환되는 데 망설이거나 멈춰서 바벨의 스피드를 과도하게 감소시켜서도 안 되며, 발로 바닥을 밀면서 압력을 충분히 유지하면서 원치 않는 방향으로 균형이 무너지거나 발 위치가 바뀌지 않도록 해야 한다.

세 번째 풀

세 번째 풀 동작은 첫 번째 두 번째 풀 동작에서 몸을 신전시켜서 바벨을 들어올리고 가속시킨 이후에 바벨 아래로 들어가는 동작 전환이다. 몸을 완전히 신전시킨 자세에서 리시빙 자세(오버헤드 스쿼트)로 전환되는 움직임이라고 볼 수 있다.

많은 선수들이나 코치들이 이 스내치와 클린의 최종적인 동작을 단순히 바벨 아래로 들어가서 바벨을 잡는 동작이라고 오해하는 경우가 많다. 세 번째 풀 동작은 두 번째 풀 동작만큼이나 강하고 적극적이어야 한다. 그렇지 않으면 바벨과의 연결성이 부족해지면서 무게가 올라갈수록 리프

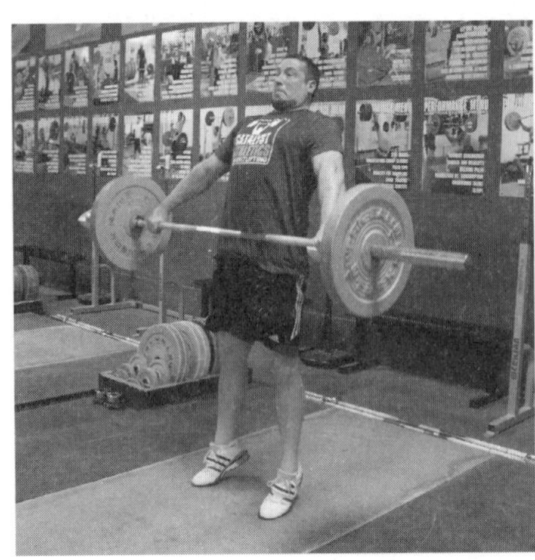
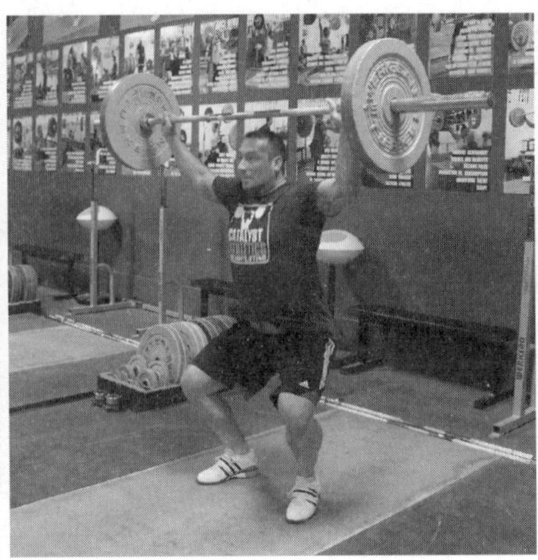
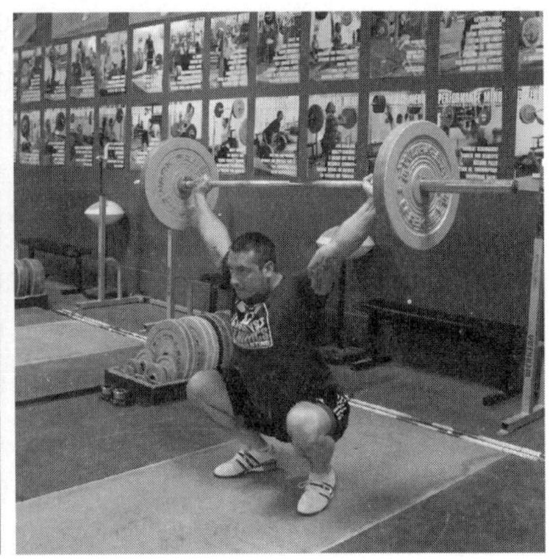

그림 16.19 세 번째 풀 동작은 몸을 완전히 신전시킨 자세에서 바벨 아래로 이동해서 리시빙 자세로 만드는 것이다.

팅을 실패할 가능성이 높아진다. 세 번째 풀이라는 단어에서 이미 알려주듯이, 이 리프팅 단계 역시 바벨 아래로 들어가기 위해서 바벨을 세게 당겨야 한다.

바벨의 무게가 증가할수록 당연히 바벨의 상승과 가속의 스피드는 감소하기 때문에, 자신이 들 수 있는 최대 무게로 리프팅을 할 때는 중력에 의해서 바벨이 아래로 자연스럽게 떨어지는 속도보다 빠른 속도로 바벨 아래로 이동해야 한다.

세 번째 풀은 3가지 단계의 동작이 연속적으로 일어나는 것으로 볼 수 있다. 바벨을 당겨서 바벨 아래로 이동하는 동작, 바벨 위에 있던 팔을 바벨 아래로 이동시키는 동작(턴오버 동작), 팔로 바벨을 세게 밀어내는 동작 이렇게 3가지 동작으로 나눌 수 있다.

탄성과 가속

두 번째 풀 동작에서 고관절과 무릎을 강하고 폭발적으로 신전시키게 되면 바벨을 위 방향으로 최대한으로 가속시킬 수 있다. 바벨이 상승할 뿐만 아니라, 바벨은 자신에게 작용하는 힘에 의해서 탄성이 생기게 되면서 추가적인 외부의 힘이 없더라도 잠시 더 위로 올라간다. 어느 정도 그리고 얼마동안 이 탄성에 의해서 위로 올라갈지는 바벨의 무게에 따라 달라진다. 무게가 증가하면서 작용하는 힘이 커지면 커질수록 바벨의 가속이 감소하기 때문에 바벨의 올라가는 시간과 거리도 감소하게 된다. 무게가 무거울수록 바벨이 위로 올라가는 움직임에 작용하는 중력에 의해서 빨리 끝나게 되고 그러면서 강력하고 적극적인 세 번째 풀 동작이 더욱 중요해지는 것이다.

두 번째 풀 동작에서 무릎과 고관절을 신전시키는 것을 마무리한 후에, 스쿼트 움직임을 만들어내기 위해서 엉덩이를 뒤로 빼면서 무릎을 즉시 접어야 한다. 이 동작을 얼마나 빠르고 타이밍을 맞춰서 하던 간에, 이 동작 하나만으로는 바벨 아래로 몸을 정확히 이동시킬 수 없다. 만약 발바닥이 바닥에 붙어 있는 상태가 아니라면, 단순히 무릎과 고관절을 접는다고 중력의 스피드보다 훨신 빠르게 바벨 아래로 이동할 수 있는 것은 아니다.

모든 물체 질량에 상관없이 작용하는 중력에 의해서 동일한 속도로 아래로 떨어지기 때문에(어떤 마찰도 없다는 전제하에서), 두 번째 풀 동작 이후에 단순히 몸을 아래로 떨어뜨려서 바벨 아래로 들어갈 수 있는 것은 아니라는 것이 분명하다. 두 번째 풀 동작에서 몸을 다 편 상태에서는 바벨이 복부 쪽에 위치해 있다가 스내치 마무리 동작에서는 팔을 다 펴서 머리 위에 위치하게 된다. 이것은 바벨보다 상대적으로 몸이 훨씬 먼 거리를 이동해야 한다는 것을 의미한다. 바벨이 탄성 때문에 일시적으로 계속 위로 올라가는 부분과 스쿼트 동작을 만들기 위해서 무릎과 고관절이 접히면서 약간 아래로 가속이 되는 부분을 고려하더라도, 바벨 아래로 이동해서 자세를 잡는 데 있어서 전적으로 중력에만 의존하는 것은 불가능하다.

고정하는 역할을 하는 바벨의 관성

첫 번째, 두 번째 풀 동작을 하면서, 바벨을 움직이기 위한 힘을 하체를 이용해서 만들어낼 때, 지면에서 발생하는 관성은 고정하는 역할을 하게 된다. 바벨이 위로 가속하는 힘이 발생한 후에, 상승한 바벨의 위치에서 작용하는 바벨의 관성이 리프터가 만들어서 작용하는 힘에 대한 고정하는 역할을 하게 된다. 이때 발로 지면을 밀어내는 압력이 사라지게 된다. 발이 바닥에서 완전 떨어져야 하는 것은 아니지만, 발로 지면을 밀어내면서 발생하는 힘이 바벨에 작용하는 힘보다 분명 적다. 지면을 밀어내는 힘이 0에 가까울수록, 리프터가 아래로 이동하는 데 작용하는 저항이 더 작아지고, 바벨 아래로 들어가는 풀 동작이 더 빨라지게 된다.

다시 말해서, 3가지 풀 동작에 있어서 바벨에 작용하는 힘에는 실질적인 차이가 발생하지는 않는다. 단지 차이는 첫 번째, 두 번째 풀 동작에서는 지면을 고정점으로 사용한다는 것이고, 세 번째 풀 동작에서는 바벨을 고정점으로 사용한다는 것이다. 게다가 첫 번째, 두 번째 풀 동작에서는 하체가 힘을 만들어내고 있다면, 세 번째 풀 동작에서는 상체가 힘을 만들어내고 있다.

팔과 바벨 상승

바벨을 위로 상승시키는 데 있어서 팔을 사용하는 것은 아니라고 하는 대부분의 생각은 사실 완전 정확한 것은 아니다. 팔을 접는 동작이 실제로 바벨 상승에 기여하지 않는다고 하는 것은 이 자체가 사실이기보다는 한 가지 코칭 방법이라고 볼 수 있다. 이렇게 말하는 것은 고관절과 무릎을 신전시키기보다는 팔을 이용해서 바벨을 당기는 동작을 자제시키기 위한 것이다.

고관절과 무릎의 신전을 마무리한 후에 팔을 접으면서 바벨을 계속 위로 당기게 되면 바벨 아래로 이동하는 동작에 도움이 되며, 실제로 바벨의 무게와 위로 향하는 탄성의 크기에 따라서 바벨이 더 위로 올라가게 된다. 바벨이 상대적으로 리프터보다 무거울수록, 바벨에 작용하는 관성이 상대적으로 크며, 바벨을 당기는 힘도 커지면서 바벨에 비해서 몸을 아래로 더 많이 이동시킬 수 있다.

리프팅을 하는 동안에 리프터가 만들어내는 힘이 계속 일정하다고 가정한다면, 리프터가 세 번째 풀 동작에서 바벨을 받는 높이는 리프터와 바벨의 무게에 의해서 결정될 것이다. 바벨이 무거울수록, 첫 번째, 두 번째 풀 동작에서 가속이 적게 될 것이며, 위로 올라가는 스피드도 작을 것이다. 위로 올라가는 탄성에 의해서 바벨이 올라가는 정도도 낮을 것이며 바벨이 이동하는 방향이 바뀌면서 아래로 떨어지는 시점도 더 빨라질 것이다. 이것이 바벨과 리프터의 움직임의 상대적인 정도를 결정하는 첫 번째 요소인 것이다.

리프터가 아래로 이동하기 위해서 바벨을 팔을 이용해서 세게 당기는 세 번째 풀 동작에서, 얼마나 리프터가 아래로 많이 이동하며, 바벨은 얼마나 위로 이동하는지는 바벨과 체중 간의 상대적인 무게에 의해서 결정된다. 바벨이 무거울수록, 바벨이 위로 많이 이동할 수 없을 것이며, 리프터가 더 많이 아래로 이동할 수 있을 것이다. 그리고 리시빙 자세가 더 낮아지게 된다. 바벨이 가벼울수록, 바벨은 더 위로 많이 이동할 것이며, 리프터는 아래로 많이 이동하지 않는다. 그리고 리시빙 자세도 더 높아진다. 다시 말해서, 만약 리프터가 최대한 기복 없이 똑같이 노력하고 있다는 전제하에서, 바벨이 오버헤드 자세로 고정이 되는 높이는 바벨과 리프터의 상대적인 무게에 의해서 결정된다고 볼 수 있다. 이 부분은 리프팅을 하는 과정에서 특정 지점에서 작용하는 힘이나 타이밍이 바뀌게 되었을 때만 바뀔 수 있다.

바벨을 당겨서 바벨 아래로 이동

세 번째 풀 동작의 3단계 중에서 첫 번째 단계는 몸의 이동 방향이 바뀌면서 아래로 가속화되는 것이다. 바벨이 잠시 위로 이동하는 관성을 활용하기 위해서 두 번째 풀 동작에서 폭발적으로 몸을 신전시킨 것만큼이나 방향을 전환하는 동작도 강렬해야 한다. 이 동작은 다리로 지면을 밀어내는 힘이 없는 상태에서 팔로 바벨을 강하게 당기면 나타나는 것이다. 이 동작은 팔꿈치를 측면에서 위로 당기는 것이다(후자의 경우는 풀 동작을 하는 동안에 팔을 내회전시키게 되면 자연스럽게 나오는 동작). 톨 머슬 스내치와 톨 스내치 훈련에서 배우고 연습한 것처럼, 올바른 역학적 자세를 위해서 팔꿈치는 풀 동작을 하기 전이나 하는 동안에 바깥쪽으로 향해 있어야 한다.

이렇게 팔꿈치를 측면과 위로 당기게 되면 자연스럽게 슈러그 동작도 함께 일어날 것이다. 두 동작 모두 두 번째 풀 동작의 마지막 순간에 시작된다. 슈러그 동작을 직접 하려고 할 필요는 없다. 오히려 그렇게 되면 움직임을 느리게 만들 뿐이다. 팔꿈치를 위로 그리고 측면으로 최대한 높이 들어올리면 자연스럽게 어깨도 위로 올라가게 된다. 슈러그(어깨가 위로 올라가는 동작)하지 않고 팔꿈치만 올리려고 하면 오히려 자세가 어색해지기도 하지만 억지로 그렇게 하려고 노력해야만 가능한 동작이다. 그러나 견갑골의 경우는 의도적으로 후인시키는 것이 좋다.

팔꿈치를 강하고 완전하게 당기는 동작에 대한 필요성은 강조되어야 한다. 팔의 턴오버(바벨 위에 있는 팔을 바벨 아래 이동시키는 동작)는 그렇게 강력한 움직임이 아니다. 아주 강한 선수들조차도 이 동작에서는 많은 무게를 감당하기 힘들다. 바벨을 당겨서 아래로 이동하는 동작을 수행하는 데 있어서 핵심은 팔을 이용해서 바벨을 당겨서 아래로 이동하는 동안에 탄성을 만들어내는 것이다. 즉, 리프터가 바벨 아래로 이동하는데 최대한 가속을 하는 것이다. 만약 움직임이 빠르고, 바벨과 몸이 서로 충분한 탄성과 근접성을 가지고 있는 상태로 서로 지나치게 된다면, 턴오버 동작이 빠르고 부드럽게 일어날 수 있다. 이런 스피드와 근접성이 없다면, 바벨에 작용하는 힘을 감당하기 위해서 팔을 외회전시키면서 리프팅을 실패할 수도 있다.

리프터가 아래로 가속하면서 이동할 때 바벨을 몸에 최대한 근접한 상태로 유지하기 위해서는 팔과 팔꿈치의 방향이 중요하다. 바벨과 몸의 근접성은 팔꿈치를 단순히 측면이나 위로 당기기보다는 뒤로 당기면서 유지할 수 있다(실제로 스내치나 클린 동작에서 흔하게 일어난다).

팔꿈치를 위로 올리는 동작에 대해서는 잘못 이해하고 오해하는 사람들도 많기 때문에 분명히 하는 것이 좋다. 첫 번째로, '위' 방향은 가상의 수직선을 기준으로 판단하는 것이 아니라, 리프터의 몸통을 기준으로 판단하는 것이다. 다시 말해서, 몸통의 현재 각도를 기준으로 '위'라는 것은 어깨와 머리 앞쪽으로 움직이는 것을 말하는 것이다. 만약 두 번째 풀 동작의 마지막과 세 번째 풀 동작 처음에서 몸통이 약간 뒤로 기울어져 있다면, 팔꿈치는 가상의 수직선 기준으로 뒤로 움직이게 되는 것이다.

게다가 이 움직임은 완벽하게 위로 향하는 것이 아니다. 세 번째 풀 동작에서 바벨을 최대한 몸에 가까이 붙이기 위해서 견갑골을 약간 위로 뒤로 이동시키키 때문에, 전체적으로 약간 뒤로 기운 모습을 보인다. 중요한 것은 팔꿈치가 우선은 머리와 어깨를 향해서 위로 이동해야 하며, 이상적으로는 팔이 턴오버 되기 전에 어깨 높이 정도까지 올라오는 것이 좋다. 스내치에서는 이 동작이 아주 짧게 일어나지만, 이후에 바벨과 몸의 움직임에 있어서 엄청난 영향을 주게 된다.

팔꿈치가 바로 어깨를 향해서 올라갈 수 있는 정도는 리프터의 어깨 가동성에 의해서 좌우된다. 내회전에 있어서 어깨 가동성이 부족할수록, 바벨을 몸에 최대한 가까이 붙은 상태로 팔꿈치를 최대한 높이 올리기 위해서 더 많은 힘을 줘야 한다. 어깨를 바로 바벨 위쪽에 오도록 하기 위해서는 어깨를 상당히 많이 전인시켜야 하기 때문에, 팔뚝이 몸통과 수평이 되는 경우는 없다(그림 16.20).

게다가 리프터의 가동성과 구조 내에서 최대 가능한 높이까지 팔꿈치가 도달하지는 않을 것이다. 하이 풀 동작과 같이 자세를 익히고, 배우거나, 교정하는 훈련에서는 최대 가능한 높이까지 팔꿈치를 올릴 수는 있다. 하지만 스내치 혹은 스내치와 비슷한 동작(톨 스내치와 같은)을 훈련할 때는 적절한 동작의 타이밍 때문에 최대 가능한 높이까지 팔꿈치를 올리지 않는다. 그러나 리프팅을 할 때는 이렇게 최대 가능 높이까지 팔꿈치를 올리는 것을 목표로 해야 한다. 더 중요한 것은 이렇게 팔꿈치를 강하게 들어올리려고 하는 것은 바벨 아래로 빠르게 이동하는 동작과 바벨과 몸을 최대한 근접한 상태로 유지하는 것의 기초가 된다는 것이다.

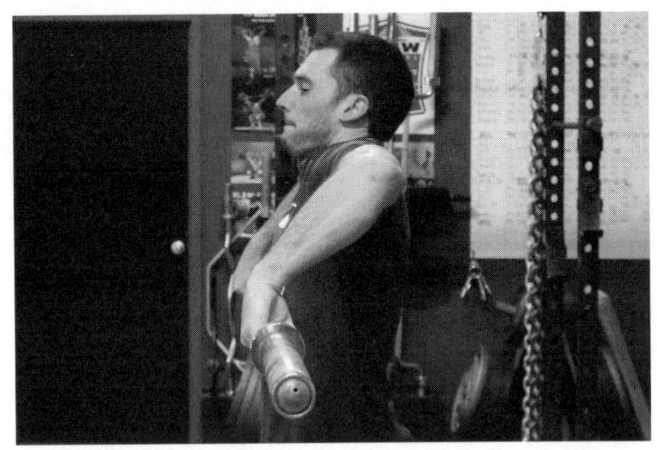

그림 16.20 세 번째 풀 동작을 할 때 이상적인 어깨 가동성과 팔의 움직임이 가능하더라도, 팔뚝이 몸통과 평행한 상태가 되지는 않는다. 그러기 위해서는 어깨가 상당히 앞으로 전인되어야 하며, 리프터의 몸통이 바벨 쪽으로 기울어야 하기 때문이다.

이렇게 바벨을 당기면서 바벨 아래로 들어가는 동작에는 팔꿈치를 위로 당기는 동작을 마무리하고 턴오버 동작으로 전환될 때 견갑골의 후인하는 동작도 포함되어 있다.

발의 위치 바꾸기

이 책의 발의 위치와 트랜지션 챕터에서 얘기했듯이, 발의 위치를 바꾸는 데는 2가지 목적이 있다. 첫 번째는 스쿼트에 더 적합한 발 넓이를 만들기 위해서이다. 사람마다 풀 자세에서부터 발 넓이가 모두가 다르기 때문에 반드시 필요한 부분이다. 그리고 두 번째는, 바벨 아래로 이동하면서 발생하는 가속을 감소시킬 수 있는 저항을 제거하기 위한 것이다.

이미 앞에서 언급했듯이, 바벨을 당겨서 바벨 아래로 들어가기 위해서, 발이 반드시 바닥에서 떨어져야 하는 것은 아니다. 하지만 지면을 발로 밀어주면서 발생하는 압력이 상당히 감소될 필요가 있으며, 이상적인 것은 처음 바벨을 당기면서 아래로 이동할 때 완전히 압력을 제거하는 것이다. 발에 있는 압력 상태를 '0'으로 만드는 유일한 방법은 완전히 바닥에서 발이 닿지 않도록 하는 것이다. 결과적으로, 밑으로 내려가는 스피드를 극대화하는 것은 바닥에서 발을 완전히 들어올리는 것이다.

발을 들어올리는 것은 다른 추가적인 이점이 있다. 만약 리프터의 균형 상태가 풀 동작을 할 때 완벽하게 유지되고 있지 않아서 무게중심이 앞쪽이나 뒤쪽으로 이동하게 된다면, 발을 들면서 다시 무너진 무게중심을 다시 잡기 위해서 지지면을 옮기면서 새로운 자세를 갖추게 된다. 만약 바닥에 발바닥이 완전히 붙어 있는 상태에서는, 무게중심이 앞이나 뒤로 이동하게 될 때 제대로 바닥 지지면에서 지지를 받지 못하게 된다.

게다가 발을 더 많이 들어올릴수록 이후에는 원하는 대로 더 쉽게 바닥에 안정적으로 발을 붙여서 지지할 수 있다. 두 번째 풀 동작에서 일어나는 발목 신전 때문에 세 번 풀 동작을 시작할 때 자연스럽게 발끝이 뒤꿈치 아래에 위치하게 된다. 발이 바닥에 완전히 다시 접촉될 때, 약간 조정이 될 필요가 있다. 만약 발 전체를 충분히 들어올리지 못한다면, 리프터가 자신의 발을 바닥에 재접촉시키는 과정에서 발볼이 바닥에 먼저 바닥에 닿게 될 것이다. 그렇게 되면 발 전체가 바닥에 재접촉되면서 적절한 자세를 다시 잡는 것이 힘들어지게 된다. 몸의 위치를 고려했을 때, 올바른 위치에 발이 닿는다고 하더라도, 이상적으로 바닥에 착지한다고 볼 수 없으며, 이런 상태에서는 원래 발이 있어야 하는 위치에서 너무 뒤쪽에 있게 될 수도 있다.

마지막으로, 강하게 발을 바닥에 재접촉시키면 아래로 향하는 힘을 하체의 근육이 제대로 흡수할 수 있도록 도와준다.

그러나 발을 들어올리는 것에도 단점이 있다. 가장 두드러지는 것은, 과도하게 발을 들어올리게 되면 바벨과 몸의 균형에 영향을 주어 오버헤드 자세에서 바벨을 안정적으로 들고 있는 것을 더 힘들게 만들 수도 있다. 그러나 사실 이 부분은 발을 들어올리는 것(발의 상승)보다는 턴오버 동작에서 바벨과 리프터 간의 상호작용 그리고 발이 바닥에 재접촉되는 타이밍과 더 관련 있다.

세계의 많은 정상급 선수들 중에서는 발을 아예 들어올리지 않거나, 아주 강하게 들어올리는 선수까지 아주 다양하다. 어떤 것이 자신에게 더 맞는 것인지 결정하는 데는 여러 가지 요인이 있을 수 있다. 자신에게 어떤 방법이 더 효율적이고 효과적인지 찾기 전까지는 이제 리프팅을 시작하는 사람의 경우는 세 번째 풀 동작을 할 때 발을 들어올리는 동작을 배우고 연습하는 것이 좋다.

발이 바닥에서 분리되는 타이밍은 풀 동작에서의 바벨의 상승과 균형에서부터 리시빙 자세에서의 발의 최종적인 위치 선정까지 리프팅의 많은 부분에 다양한 영향을 주게 된다. 이상적으로는, 리프터가 바벨을 당겨서 아래로 들어가기 시작한 직후에 발이 들리기 시작한다. 이렇게 하면 최종적으로 몸을 신전시킬 때 지면을 밀어내는 힘이 최대가 되고 바벨의 상승과 균형 상태를 유지할 수 있게 된다. 두 번째 풀 동작에서 최종적으로 몸을 신전시킬 때 최대한 빨리 발을 들어올리는 것이 좋다. 다시 말해서, 고관절, 무릎 그리고 발목이 완전히 신전되는 시점에 발을 들어올려야 한다는 것이다. 그전에 발을 바닥에서 들게 되면 바벨의 상승과 가속을 감소시킬 것이며, 세 번째 풀 동작을 성공적으로 해내기도 힘들어진다. 원치 않는 방향으로 몸이 이동하면 균형 상태도 무너지고, 무게중심을 유지할 수 있는 발의 위치를 갖추는 것도 힘들어진다.

세 번째 풀 동작을 할 때 무릎을 접는 동작을 분리해서 하기보다는 스쿼트 자세를 만들면서 발을 들어올리는 것이 중요하다. 이렇게 하는 것이 대부분의 사람들에게도 더 자연스럽다. 즉, 동시에 발을 들어올리고 몸을 아래로 움직이기 위해서 고관절을 접고 무릎을 들어올리는 동작을 의도적으로 할 필요가 있다. 이 동작은 발과 몸의 적절한 위치와 자세를 유지하는 데 도움이 될 뿐만 아니라, 발바닥이 지면에 평평하게 닿을 수 있도록 발의 위치를 조정하는 것을 도와준다. 만약 무릎을 적극적으로 들어올리지 않는다면, 주로 무릎 굴곡을 통해서 발이 들어올려질 가능성이 높다. 그렇게 되면, 무릎 아래 다리 부분이 회전하게 되면서, 발이 위로 이동할 뿐만 아니라 뒤로도 이동하게 된다. 그러면서 발바닥이 바닥과 수평이 되기보다는 앞쪽으로 더 기울어진 각도가 만들어지게 된다.

발은 아주 강하게 바닥에 재접촉되면서 쿵쿵거리는 소리가 들릴 정도여야 한다. 이 소리를 내는 것 자체가 목표가 되어서는 안 되지만, 움직임을 제대로 수행하고 있는지에 대한 진단 방법은 될 수 있다. 만약 이런 소리가 없다면, 강하게 발이 바닥에 재접촉되지 않았거나, 충분히 발을 들어올리지 않았거나, 발바닥 전체가 한 번에 바닥에 접촉되기보다는 뒤꿈치가 접촉되기 전에 발볼만 먼저 바닥에 접촉이 되었을 가능성이 높다.

발을 들어올리는 것(발의 상승)과 점프를 비교하는 부분에 대해서는 이 책의 발의 위치와 트랜지션 챕터에서 자세하게 다뤘었다. 요약하자면, 세 번째 풀 동작을 하면서 몸이 아래로 내려갈 때 발을 들어올리는 것은 점프 동작이 아니며, 그렇게 오해를 해서도 안 된다.

턴오버

세 번째 풀 동작에서 2번째 단계는 바로 바벨 위에 있던 팔을 바벨 아래로 이동시키는 턴오버 동작이다. 성공적인 턴오버를 위해서 팔꿈치를 측면 위로 당기고 난 이후에 리프터의 밑으로 내려가는 동작을 가속시키고 바벨의 탄성과 리프터와의 근접성을 만들기 위해서 어깨에서 팔을 외회전시키는 것이다.

턴오버 동작에서는 3가지 기본적인 요소들이 충족되어야 한다. 바벨과 몸의 상대적 앞뒤 위치, 오버헤드 자세에서 바벨을 고정할 수 있는 필수적인 바벨과 몸의 상대적인 높이, 그리고 바벨과 몸의 위치를 최대한 근접하게 유지하는 것이다.

세 번째 풀 동작의 초반에 팔꿈치가 가능한 최대 높이에 도달하면서, 팔을 위로 올려주고, 견갑골을 후인시켜준다. 그리고 팔꿈치를 살짝 뒤로 이동시켜서 바벨과 몸의 거리를 가능한 한 최소화한 상태를 유지한다. 턴오버 동작을 할 때, 팔꿈치는 대략 어깨 정도의 높이에 있는 것이 좋으며, 이러기 위해서는 바벨의 무게 때문에 자연스럽게 팔꿈치가 아래로 떨어지려고 할 때 그대로 두기보다는 턴오버 동작 동안에는 계속 강하게 팔꿈치를 위로 당겨야 한다(그림 16.21).

턴오버 동작의 스피드와 성공은 3가지에 달려 있다고 할 수 있다. 바벨이 몸에 가까이 붙은 정도(근접성), 아래로 향하는 몸의 탄성과 위로 향하는 바벨의 탄성, 리프터가 얼마나 동작을 강하게 하는지 등 3가지이다.

당연히 리프팅에서 상대적으로 약한 구간에 해당되는 턴오버 동작에서 바벨과 몸의 스피드를 최대한 많이 보존하기 위해서 리프터는 최대한 강하게 동작을 수행해야 한다. 이렇게 동작을 강하게 하면 이 움직임을 최대한 빠르게 마무리할 수 있게 되면서 바벨 아래로 이동해서 효과적으로 리시빙 자세를 취해서 아래로 향하는 힘을 흡수할 수 있는 더 많은 시간과 공간이 확보되는 것이다.

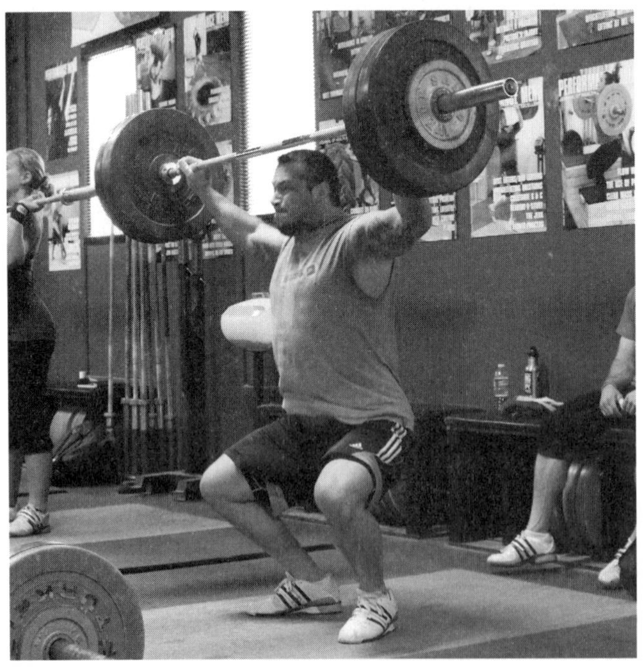

그림 16.21 턴오버 동작을 할 때 팔꿈치는 가장 높이 올라간 상태에서 밑으로 떨어지기보다는 대략 어깨 높이에 위치해 있어야 한다.

바벨이 몸에 가까우면 가까울수록 역학적으로 더 유리해지면서, 팔과 어깨의 필수적인 움직임에서 상체가 더 적은 저항을 받게 된다. 이 근접성(바벨과 몸이 붙어 있는 정도)이 몸과 바벨 간의 거리가 멀어지면서 균형점이 이동하지 않고 무게중심이 한군데로 모아지면서 균형 상태를 유지하는 것을 도와준다. 리프터가 아래로 움직일 때 발생하는 스피드와 바벨이 위로 움직일 때 발생하는 스피드가 함께 존재하기 때문에 상대적으로 약한 움직임 구간이 발생하는 것이다.

세 번째 풀 동작이 턴오버 구간에서 바벨은 올라갈 수 있는 가장 높은 위치에 도달했다가 다시 아래로 내려가게 된다. 바벨이 위로 올라가는 탄성과 리프터의 아래로 내려가는 탄성이 충분히 없다면, 바벨 아래로 내려가서 바벨을 위로 밀어내는 동작을 하기 위한 적절한 타이밍에 턴오버를 마무리할 수가 없게 된다. 턴오버 동작을 빠르게 마무리할수록, 리프터는 이제 자세를 더 빠르게 취할 수 있으며 바벨의 아래로 향하는 힘에도 저항할 수 있게 된다. 그리고 이 자세의 안정성과 견고함을 더 쉽게 확보할 수 있다.

스피드와 더불어서 정확성도 성공적인 턴오버를 위해서 필수적이다. 여기서 정확성이라는 것은 리프터의 머리와 지지면 위에서의 바벨 움직임, 그리고 당연히 바벨 이동이나 위치에 따른 몸의 움직임을 포함하고 있는 것이다.

즉, 몸이 항상 바벨과 연결된 상태를 유지해야 한다. 그래야 올바른 오버헤드 스쿼트 자세를 취하는 지점에서 바벨이 리프터에게 떨어지지 않고 리프터의 스쿼트 자세를 취하는 다리로 힘을 흡수하면서 안정적이고 견고하게 받을 수 있다.

후자의 경우는 턴오버 동작을 할 때 충분히 긴 시간 동안 그립 상태를 유지하는 것과 관련 있는 부분이다. 너무 그립을 일찍 풀면서 스쿼트로 깊이 앉은 상태에서 바벨 아래로 이동하게 되면 바벨이 거의 떨어지는 것과 같은 현상이 발생한다. 스쿼트 깊이는 오로지 바벨의 높이에 의해서 결정되는 것이 좋다. 다시 말해서, 바벨의 높이와 상관없이 무작정 최대한 깊이 스쿼트를 하는 것이 아니라 바벨을 당기면서 바벨이 상승해서 도달하는 높이에 따라서 스쿼트를 해야 한다. 이렇게 바벨의 상승하는 높이를 고려해야만 어떤 깊이나 무게에서라도 안정적으로 바벨을 받을 수 있다.

푸시업

바벨을 당겨서 바벨 아래로 이동하면서 턴오버 동작을 한 후에 하게 되는 세 번째 풀 동작의 마지막 단계는 바로 바벨을 위로 밀어내는 푸시업 동작이다. 이 동작은 오버헤드 자세에서는 바벨을 안정적인 상태로 유지할 수 있고, 수직 방향 힘을 통제할 수 있도록 해주기 때문에 중요한 움직임이라고 볼 수 있다. 푸시업 동작을 하지 않고서도 최종적인 자세를 만들 수 있을지 모르겠지만, 상대적으로 가벼운 무게인 경우이거나 운이 좋은 경우가 아니라면 이 자세를 계속 유지하는 것은 힘들 것이다.

이 동작의 움직임 동선은 매우 짧아서, 대부분의 경우에 다른 세 번째 풀 동작들과 구분이 안 될 수도 있다. 푸시업 동작의 핵심은 수직 방향으로 강하게 힘을 내는 것이다. 수직 방향으로 바벨을 향해서 펀치를 날리면서 스쿼트 자세를 취해서 최종적으로 움직임을 마무리하는 것이다. 그러면서 턴오버 동작의 마지막 순간에 바벨이 얻게 되는 아래로 향하는 탄성에 저항할 수 있게 된다.

리프터는 바벨을 턴오버시키면서 바벨을 향해서 수직 위로 밀어내는 동시에 두 발이 바닥에 재접촉하게 된다. 실제로는, 양발은 턴오버 동작이 마무리되기 전에 거의 바닥에 닿게 된다. 그러나 이 두 가지 동작을 함께 하려고 시도하다 보면 더 많은 스피드와 힘이 나오게 된다. 안정적이고 제대로 수행되는 리프팅의 턴오버 동작을 실시간으로 살펴보면, 발이 바닥에 닿는 동시에 끝나는 것처럼 보인다. 이렇게 확인하는 것은 두 가지 동작(턴오버와 바닥에 발이 재접촉되는 것)의 타이밍을 슬로우 모션으로 살펴보는 것보다 더 중요한 기준이 될 수도 있다. 리프팅을 관찰하는 사라에게는, 발이 바닥에 재접촉되는 소리가 바벨을 향해서 머리 위로 펀치를 날리는 것과 동시에 일어나는 것이 확인되어야 한다.

발이 바닥에 재접촉되면서 바벨을 향해서 하는 푸시업 동작이 리프터를 더 깊은 스쿼트에서 다리로 지면을 밀게 하는 동시에 바벨의 하강하는 속도를 늦춰주기도 한다. 이 스쿼트 자세에서의 저항은 오버헤드 자세에서 완전하게 락아웃시킬 수 있을 정도로 충분히 아래로 이동하는 동시에 바벨을 안정적으로 지지할 수 있는 힘과 균형을 이뤄야 한다. 다시 말해서, 리프터는 오버헤드 자세로 락아웃이 가능한 깊이로 스쿼트를 즉각적으로 하나의 연결된 동작으로 진행할 필요가 있다. 그러나 아래로 내려가 움직임을 제어하면서 바벨이 몸을 향해서 떨어지지 않도록 동작을 충분히 조절할 수 있고 저항할 수 있어야 한다. 이러기 위해서는 스쿼트 깊이가 깊어질수록 자연스럽게 다리에 장력이 점점 더 증가해야 한다.

팔로 바벨을 당기는 동작에서 미는 동작으로 전환되면서, 손목은 신전되고 손은 바벨을 통제할 수 있을 정도로만 압력을 유지한 상태에서 빠르게 팔꿈치를 완전히 펼 수 있도록 편안한 상태를 유지한다. 이 상태에서 손을 뒤집어서 마지막 자세를 취하게 된다. 이 동작은 풀 동작에서 바벨을 정확하게 다 당기고 나서 일어나야 한다. 만약 손을 뒤집을 때 그립을 너무 빨리 풀게 되면, 턴오버 동작에서 바벨을 통제할 수 없게 되면서 오버헤드 자세에서 바벨이 너무 앞쪽에 위치하게 될 것이다.

많은 선수들 중에서 특히 남자 선수들이 훅 그립 상태를 유지하면서 턴오버 동작과 안정적인 손과 손목 상태를 유지하는 것을 힘들어한다. 충분히 가동범위가 나오고 손가락이 가느다란 경우를 제외하고는(보통 여자 선수들이 여기에 속하며, 바벨이 더 얇기 때문에 이런 특징은 여자들의 경우에 더 두드러진다), 훅 그립은 손과 손목의 가동범위를 제한하게 된다.

충분한 가동성을 갖춘 사람들의 경우는 훅 그립을 한 상태에서도 손의 턴오버 스피드를 그대로 유지하면서, 손과 손목도 올바르고 견고하고 안정적인 자세로 유지할 수 있다. 만약 자신에게 훅 그립을 사용하는 것이 맞다고 생각하지만, 오버헤드 자세에서 약간의 불편함이 있는 상태라면, 손과 손목이 적응하는 데 시간이 좀 필요할 수도 있다. 훅 그립에 적응하기 위해서는 모든 스내치 관련 오버헤드 동작에서 사용하는 것이 좋다(오버헤드 스쿼트, 스내치 푸시 프레스 등).

훅 그립을 푸는 동작은 의도하고 하는 동작은 아니다. 즉, 바벨을 강하게 당기면서 손에서 상당한 움직임을 만들어내면서 의도적으로 훅 그립을 푸는 것이 아니라, 턴오버 동작에서 손과 손목을 뒤집으면서 억지로 훅 그립을 유지하려고 하지는 않기 때문에 훅 그립이 풀리는 것이다. 만약 훅 그립을 강하게 하지 않는다면, 손과 손목이 뒤집어지는 과정에서 다른 손가락 밑에 있던 엄지손가락이 밀려나가게 될 것이다. 턴오버 동작의 일부분으로, 손바닥의 손목에 가까운 불룩한 부분을 수직 위쪽으로 세게 밀어주는 동작에 대해서도 고려해야 한다. 바벨은 이 불룩한 부분 약간 뒤쪽에 위치하기 때문에, 이 동작이 손목을 뒤집고 바벨이 올바른 손의 위치에 올 수 있도록 해줄 뿐만 아니라, 오버헤드 자세에서 바벨을 안정적인 상태로 유지할 수 있도록 위로 펀치를 날리는 동작에도 도움이 된다.

바벨의 동선과 근접성

두 번째 풀 동작의 마지막 구간에서 몸통을 뒤로 기울인 상태는 바벨을 당겨서 바벨 아래로 들어가는 동작을 흐트러짐 없이 하기 위해서 세 번째 풀 동작이 시작되는 단계까지 유지되어야 한다. 이렇게 몸통을 뒤로 기울이는 동작은 필요한 범위 내에서 최소화해서, 적절한 균형 상태와 최적의 역학적 자세를 유지하는 것이 좋다. 리프터가 바벨을 당겨서 아래로 이동하면서, 몸통은 앞으로 움직이기 시작한다. 그래서 몸통과 머리가 바벨을 지나면서 최종적인 스쿼트 자세를 만들게 된다. 이 자세는 오버헤드 자세 관련 내용에서 배웠듯이, 약간 앞쪽으로 기울어진 자세이다.

리프터는 리프팅을 하면서 최대한 바벨의 수직 동선으로 유지하려고 할 것이다. 그러나 역학적인 이유 때문에 완전히 수직으로 바벨이 이동하지는 못한다. 역학적으로 불리해지지 않는 범위 내에서 최대한 가까이 바벨을 유지하면 할수록, 더 효과적인 움직임이 가능해진다. 세 번째 풀 동작을 하면서 바벨은 약간 앞쪽으로 이동했다가 마지막 오버헤드 자세에서는 다시 뒤로 돌아오게 된다. 세 번째 풀 동작을 제대로 수행하면 몸과 바벨 간의 올바른 자세를 만들 수 있도록 도와주면서, 두 번째 풀 동작에서 시작해서 세 번째 풀 동작까지 이어지는 약간 뒤로 기울어진 몸통의 자세는 바벨이 올바른 동선으로 이동할 수 있도록 해준다(무게중심에 대한 균형 상태를 유지할 수 있도록 해준다). 측면 머슬 스내치 동작을 보면 확인할 수 있듯이 몸통을 수직 상태로 유지하면서 이런 바벨의 동선은 불가능하다(그림 16.22). 바벨은 가슴 부위 근처에서는 반드시 앞쪽으로 이동하게 되며, 오버헤드 자세에 다시 뒤로 이동해서 돌아오게 된다. 이때 바벨과의 균형 상태를 이루기 위해서 바벨이 단순히 앞으로 이동하도록 놔두기보다는 몸을 약간 뒤로 기울이게 되는 것이다.

가끔씩, 스내치와 클린 동작을 할 때 바벨을 최대한 몸에 가까이 붙이기 위해서 손목을 의도적으로 굴곡시켜야만 한다는 잘못된 생각을 하는 사람들이 있다(혹은 코치가 그렇게 지도를 하는 경우도 있다). 손목의 굴곡은 세 번째 풀 동작을 하는 동안에 팔의 굴곡근이 활성화되면서 자연스럽게 일어나기도 하며, 첫 번째, 두 번째 풀 동작에서는 손목이 굴곡되기보다는 중립 상태를 유지해야 한다(훅 그립 챕터에서 설명했듯이 매우 약간 굴곡될 수는 있다). 바벨의 근접성을 유지하기 위해서 손목의 굴곡은 불필요하다. 그리고 이렇게 손목을 굴곡시키는 것은 팔꿈치를 너무 일찍 접으면, 무릎과 고관절의 신전하는 파워 때문에 다시 팔꿈치가 신전되면서 바벨로 전달되는 파워가 감소되는 현상과 비슷하다. 바벨의 근접성(몸에 최대한 가까이 위치시키는 것)은 팔과 어깨가 움직이는 동안에 계속 유지되어야 하며, 세 번째 풀 동작을 만들 수 있는 올바른 바벨과 몸의 움직임과 함께 시작되어야 한다.

바벨 받기

리프터가 바벨을 머리 위로 올리면서, 수직 방향으로 바벨을 밀어내는 시점에, 리프터는 오버헤드 스쿼트 자세에 대해서 앞에서 설명한 것처럼 몸과 바벨을 적절하게 위치시키면서 스쿼트 자세를 만들게 된다. 바벨과 몸의 움직임은 반드시 통제될 수 있어야 하며, 균형을 잡은 상태에서 안정적인 자세가 가능해야 한다. 리프팅의 앞 단계의 모든 동작들처럼, 바벨을 받는 동작 역시 적극적이고 강력해야 한다.

올바른 오버헤드 자세를 즉각적으로 강하게 하면서 안정적으로 유지하지 못한다면 바벨이 몸 앞쪽이나 뒤쪽으로 떨어질 수도 있으며, 몸의 지지면이 무너지면 원치 않게 팔꿈치가 접힐 수도 있다. 이때 리프터는 모든 움직임을 수직면에서 일어날 수 있도록 집중하는 것이 좋다. 즉, 수직으로 스쿼트 자세를 만들면서 수직으로 바벨을 향해서 펀치를 강하게 날리는 것이 좋다. 이런 수직 방향의 정렬이 안정성을

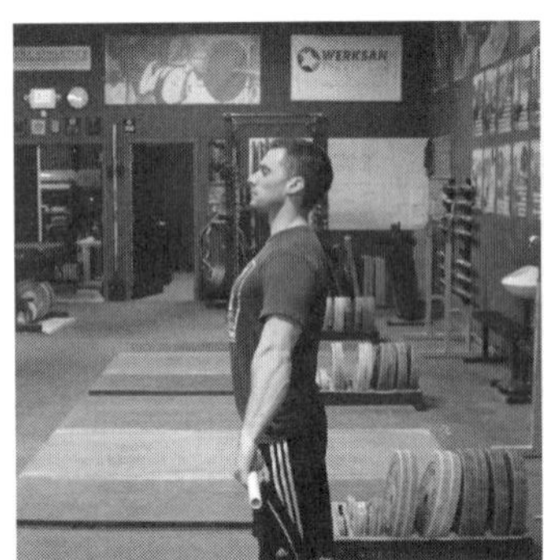
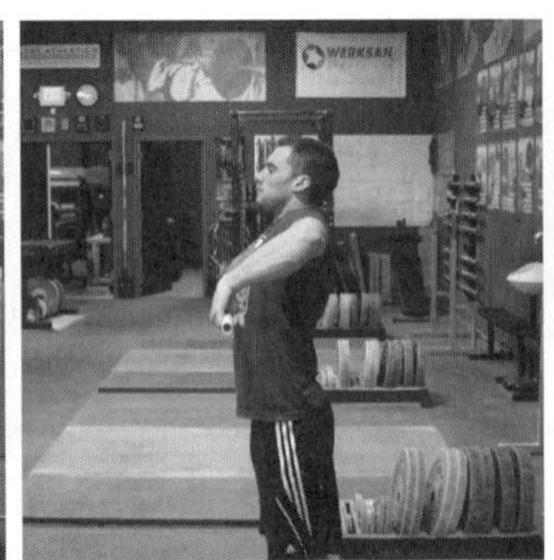
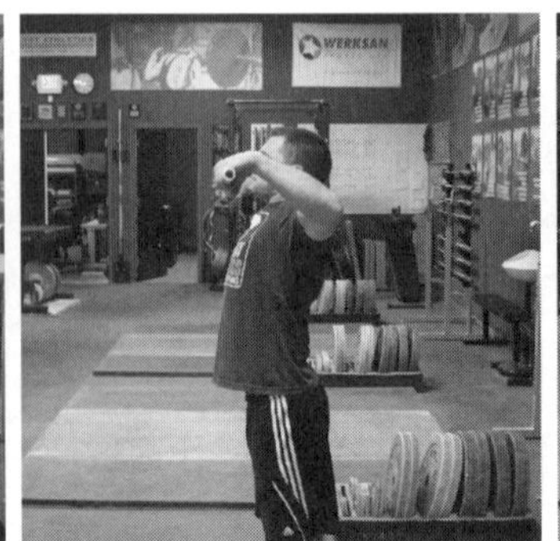
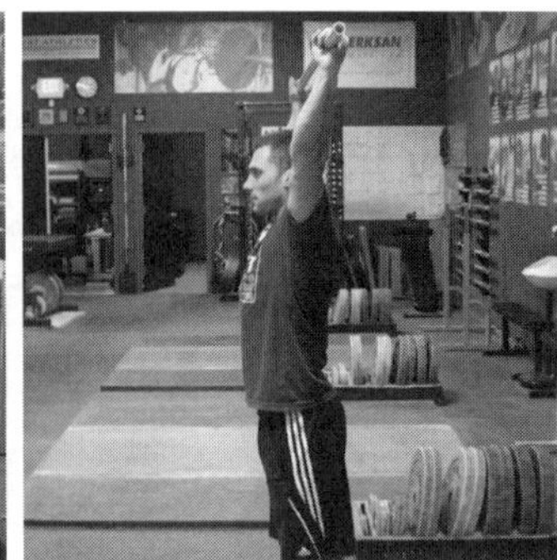

그림 16.22 만약 리프터의 몸통이 수직 상태라면, 오버헤드 자세로 바벨이 이동하기 위해서는 바벨은 앞쪽으로 이동하게 된다. 그래서 무거운 무게로 리프팅을 하게 되면 너무 앞으로 무게중심이 쏠리게 된다. 두 번째 풀 동작의 마지막에서부터 세 번째 풀 동작 초반까지 이어지는 몸통을 약간 뒤로 기울인 상태는 바벨의 올바른 동선에 도움이 되며, 무게중심을 유지하는 데도 도움을 준다.

가능하게 해준다. 이 지점에서 나오는 바벨과 몸의 수평의 방향의 상당한 움직임은 일반적으로 통제하는 것이 불가능하다. 이런 수직 정렬은 오로지 바벨이 올바른 오버헤드 위치로 이동하고, 바벨과 몸의 올바른 상대적 위치, 바닥에서 올바른 발의 위치 그리고 세 번째 풀 동작을 하는 과정에서 스쿼트 자세를 위해서 아래로 내려가는 움직임의 올바른 타이밍과 자세를 통해서만 가능하다. 리프팅을 할 때 이 지점에서 위 내용들 중에서 그 어떤 부분들도 상당할 정도로 조정되어서는 안 된다.

몸통을 안정화시키기 위해서 사용되는 압력은 유지되어야 한다. 이 지점에서 숨을 내쉬게 되면 몸통의 견고함이 영향을 받으면서, 리프팅을 실패하거나 부상을 당할 수도 있다. 이 지점에서 몸통이 상당한 압축력을 감당하게 되는 것이며, 결과적으로 척추가 원치 않게 굴곡되거나 자세가 무너지는 것을 방지하기 위해서 몸통의 압력을 증가시켜서 더 견고하게 만들어주는 것이 중요하다.

바벨을 받을 때의 스쿼트 깊이는 비록 스내치를 매우 아주 잘하는 사람도 거의 자신이 깊이 앉을 수 있는 스쿼트 깊이까지 내려가기는 하지만, 반드시 가장 깊은 스쿼트에서 받을 필요는 없다. 자신이 최대한 깊이 앉을 수 있는 스쿼트 깊이와 실제로 바벨을 받을 때의 스쿼트 깊이와의 거리에서 바벨이 아래로 이동하는 힘을 흡수할 수 있으며, 안정적인 자세를 만들기 위해서 약간의 자세 조정은 해준다. 바벨이 무거우면 무거울수록, 스쿼트 깊이가 더 깊어지게 되고, 가벼운 무게의 스내치는 그 무게에 상응하는 높이 수준의 바벨이 도달할 수 있는 최대 높이까지 바벨이 도달할 수 있다. 앞에서 설명했듯이, 리프터는 반드시 바벨과 단단히 연결되어 있어야 하며, 바벨 아래로 정확하게 이동할 때 단순히 무작정 밑으로 몸을 이동시키면서 스쿼트로 깊이 앉기보다는 바벨이 올라가는 높이에 맞춰서 바벨을 받아야 한다.

바벨의 아래로 이동하는 힘에 저항하기 위해서 바벨을 받을 때 리프터는 신경을 써야 하지만, 너무 갑자기 다리에 힘을 주면서 고정시키는 것은 조심해야 한다. 리프터는 스쿼트 자세에서 바벨을 받을 때 바벨이 아래로 이동하면서 자신을 아래 방향으로 누르는 힘이 발생할 때까지는 기다려야 한다. 그리고 이 힘을 버티면서 견고한 리시빙 자세가 가능해지는 것이다. 너무 빨리 다리에 힘을 주면서 움직임을 멈춰버리면, 바벨을 안정적으로 받는 것이 힘들어지며, 바벨과 충돌하면서 불안정하게 바벨을 받을 수도 있다.

클린 동작에서 자신의 최대 프론트 스쿼트 무게에 근접한 무게로 스쿼트 후 일어날 때는 반동을 이용하는 것이 중요하듯이, 스내치에서 중요한 것은 바벨의 안정성과 견고함이다. 오버헤드 자세가 불안정한 상태에서 너무 빨리 일어서려고 하면, 바벨의 불안정성이 더욱 심해지면서, 바벨이 흔들리는 방향으로 더 많이 바벨이 움직일 수도 있다. 예를 들어, 바벨이 약간 앞쪽에 있는 상태에서 급하게 일어서려고 하다 보면 제대로 바벨을 지지할 수 없는 지점까지 바벨을 앞으로 더 밀어낼 수도 있다.

리프팅이 더 정확할수록, 바벨과 몸의 상대적인 위치도 더 정확해지며, 더 적은 노력으로 안정성과 견고함을 확보할 수 있다(당연히 리프팅을 성공할 가능성도 더 높아진다). 완벽한 리프팅을 하는 것은 절대로 쉽지 않지만 바벨을 안정적인 상태로 유지하기 위해서 노력을 하면 가능하다. 이런 안정성은 스쿼트 자세로 바벨을 받은 상태에서 일어나기 전에 확보되는 것이다. 몇몇 사람들의 경우 그렇지 않다면 리프팅을 성공했을 텐데, 너무 급하게 스쿼트 자세에서 일어나려고 하다가 실패하는 경우가 많다. 스쿼트 자세에서 약간 일어나면서 발을 움직이는 것이 반드시 필요한 경우는 예외가 될 수 있다. 당연히 바벨을 받는 순간에 바로 바벨이 안정적인 상태에 있는 경우라면, 즉시 스쿼트 자세에서 일어날 수 있다.

그립의 넓이는 이 리프팅 단계에서 어느 정도 영향을 준다. 그립이 넓을수록, 무게중심이 더 아래로 내려가게 되고, 결과적으로, 안정적인 균형 상태가 더 쉬워진다. 그러나 넓은 그립은 오버헤드 자세에서 구조적인 견고함을 감소시키기도 하고 뒤로 바벨을 놓칠 가능성도 더 높아진다. 일반적으로 손목과 팔꿈치에도 더 부담이 많이 된다. 팔이 수직 상태에서 있게 되면, 바벨의 전체 무게를 각 팔이 50%씩 지지하게 된다. 그립의 넓이가 넓어지게 되면, 벡터 힘이 발생하게 되면서 각각의 팔이 저항해야 하는 아래로 향하는 실제 힘은 전체 무게의 50%가 넘게 된다(그림 16.23).

팔을 벌리는 각도가 커지면서 벡터 힘이 증가하기 때문에, 어깨와 팔꿈치의 위치 때문에 구조적인 견고함 역시 감소하게 된다. 그립 넓이에 따라서 사람들마다 팔을 벌리는 각도는 달라진다. 만약 팔을 벌리는 각도가 75도라면, 각 팔은 전체 바벨 무게의 63%를 지탱하게 된다. 바벨 무게가 100kg라면, 각 팔은 50kg이 아닌 63kg을 지탱하게 되는 것이다. 팔을 벌린 각도가 90도라면 각 팔은 전체 바벨 무게의 71%를 지탱하게 된다(Vector Force, 2011). 이러한 요소들은 그립의 넓이가 미칠 수 있는 영향에 대한 추가적인 고려를 하면서 자신의 최적의 리프팅 자세를 만들 수 있게끔 조정할 필요가 있다.

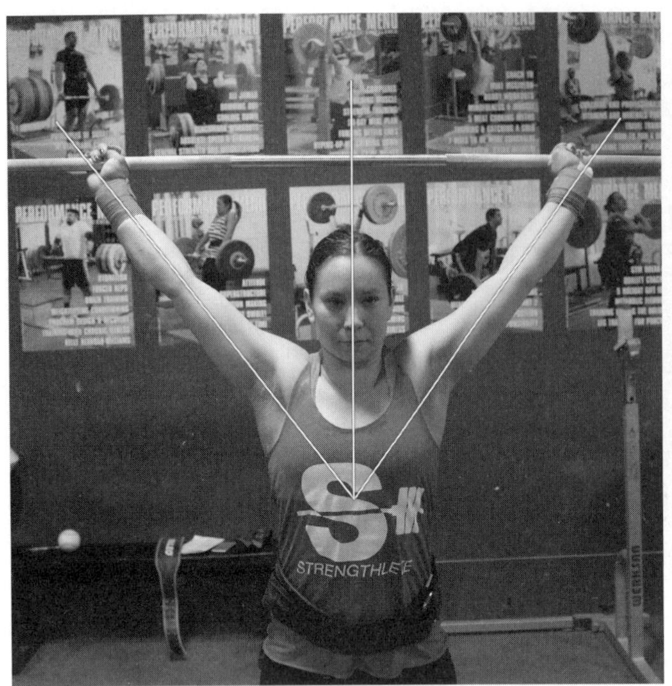

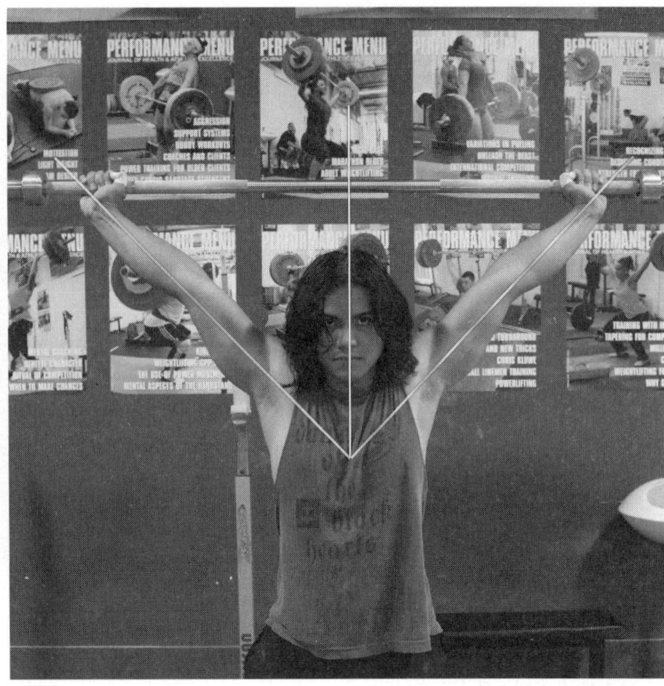

그림 16.23 수직에서 팔이 점점 멀어지게 되면 벡터 힘이 발생하면서 각각의 팔이 저항해야 하는 힘이 더 증가하게 된다. 팔이 수직 상태에서는, 바벨 전체 무게의 50%씩을 각 팔이 지탱하게 된다. 팔이 수직에서 멀어질수록, 더 큰 힘을 각 팔이 지탱해야 한다. 왼쪽 사진에서 75도로 팔을 벌리고 있다. 이 각도에서는 바벨 전체 무게의 63% 정도를 각 팔이 지탱하고 있다. 오른쪽 사진에서는 90도로 팔을 벌리고 있다. 이 각도에서는, 바벨 전체 무게의 71% 정도를 각 팔이 지탱하고 있다.

리커버리

바벨이 일단 오버헤드 자세로 안정적으로 고정이 되어 있다면, 안정적인 오버헤드 자세를 유지하면서 스쿼트 자세에서 일어설 수 있다. 앞에서 언급했듯이, 균형을 잡기 위해서 발을 반드시 움직여야 할 수도 있다. 이렇게 발을 움직이는 동작은 서 있는 자세에 가까울수록 더 쉬워진다. 무거운 무게로 스내치를 하고 균형을 잡지 못해서 덕-워킹duck-walking(오리처럼 걷는 것)을 하게 되면 무릎에 심각한 부상이 발생할 수 있으며, 대회 상황에서도 일어나지 않는 것이 좋다.

가끔씩, 바벨이 제 위치에서 앞이나 뒤로 이동하는 것이 느껴질 수도 있으며, 동작을 다시 제대로 통제하기 위해서 무게중심을 옮기거나 제자리에서 일어설 수도 있다. 비록 가끔씩은 이때 호들갑스럽게 발이 움직이는 경우도 있지만, 보통은 스쿼트 자세에서 일어서면서 아주 짧고 빠르게 발이 움직이게 된다. 지나치게 무리한 것만 아니라면 이런 동작이 어느 정도 허용될 수는 있으나, 잘못 수행된 리프팅을 마무리하기 위해서 부상의 위험을 떠안고 억지로 발을 움직이면서 균형을 잡으려 해서는 안 된다. 대신에, 이런 상황이 발생하지 않도록 훈련을 통해서 기술을 향상시키고 흔들리지 않는 자세가 계속 가능하도록 훈련할 필요가 있다.

일반적으로 이렇게 발생하는 불균형은 당연히 불필요한 동작이며, 너무 성급하게 스쿼트 자세에서 일어나려고(리커버리) 하거나, 안정성이 떨어질 정도로 좋지 못한 역학적 자세 때문에 일어나는 것이다. 이 불균형 상태를 간단히 진단하고 효과적으로 교정하는 방법은 스내치를 매번 할 때마다 바로 일어서는 것이 아니라 스쿼트 자세에서 3초씩 버티고 나서 일어나게 하는 것이다. 이렇게 하면 리커버리 동작 자체가 균형 상태가 무너진 것인지 아니면 리커버리 이전에 다른 리프팅 동작에 문제가 있는 것인지 확인할 수 있다.

리커버리 동작을 할 때는 단순히 몸을 일으킨다는 것보다는 바벨을 위로 밀어낸다는 생각으로 진행하는 것이 좋다. 다시 말해서, 단순히 스쿼트 자세에서 일어나는 것이 아니라, 바벨을 위로 강하고 적극적으로 밀어내면서 몸이 이 바벨을 밀어내는 동선을 따라가는 것이다. 단순히 스쿼트 자세에서 일어나려고만 하다 보면 어깨나 바벨보다 상대적으로 엉덩이가 먼저 위로 움직이는 경우가 자주 일어난다. 그러면서 몸통이 앞쪽으로 기울어지면서 무게를 지탱할 수 있는 구조적인 안정성을 약화시키게 된다. 몸을 먼저 일으

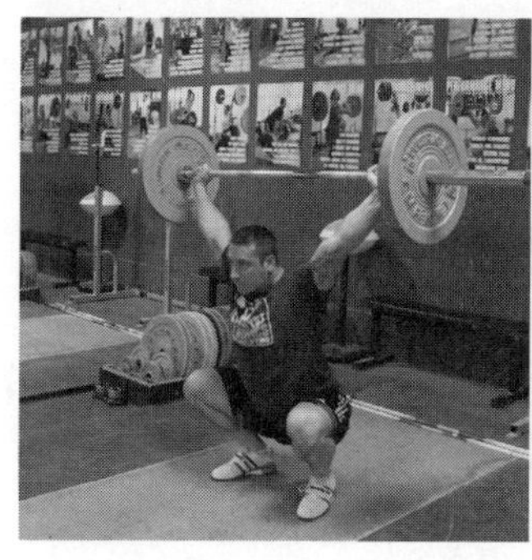
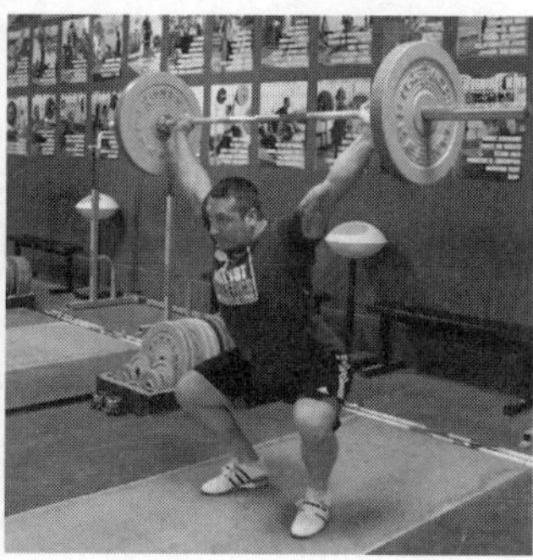

그림 16.24 스내치를 한 이후에 리커버리 동작을 할 때는 오버헤드 자세에서 바벨을 안정적인 상태로 고정시키기 위해서 다른 리프팅 동작을 할 때처럼 적극적이고 강하게 수행해야 한다.

키기보다는 바벨을 밀어내면서 일어나게 되면, 곧은 자세로 일어설 수 있으며, 무게를 안정적으로 지탱할 수 있는 상태를 유지할 수 있게 된다.

게다가 이렇게 동작을 하게 되면, 리커버리 동작을 하는 동안에 어깨와 팔을 견고하게 고정시킨 상태를 유지하는 것에 도움이 되기도 한다. 스쿼트 자세에서 일어서는 과정에서 불안정성이 증가하면서 바벨의 위치가 이동되기도 하기 때문에, 리커버리 동작을 하는 동안에 오버헤드 자세를 아주 견고하고 안정적인 상태로 유지하는 것은 상당히 중요하다.

일단 스쿼트 자세에서 일어서게 되면, 바로 바벨을 바닥에 내려놓기보다는 바벨로 오버헤드 자세를 잠시 동안 유지하는 것이 좋다. 일어서자마자 바로 바벨을 바로 바닥에 내려놓거나 혹은 완전히 일어서지도 않은 상태에서 바벨을 바로 바닥에 내려놓게 되면, 이 동작 자체가 균형을 무너뜨릴 수도 있으며, 잘못된 동작의 원인이 무엇인지 확인하고 교정할 수도 없게 될 수 있다. 잠시 동안 바벨을 오버헤드 자세로 유지하는 것은 안정성에도 도움될 뿐만 아니라, 이 자세에서의 스트렝스를 개선시키면서 관절 상태의 안정성에도 도움이 된다. 현재 손목, 팔꿈치, 혹은 어깨 부상이 있어서 오버헤드 자세를 오랫동안 유지하는 것이 부상을 악화시킬 수 있는 경우는 예외이다.

시합을 준비하는 사람이라면 심판이 바벨을 내려놓아도 된다는 신호를 보내기 전까지는 바벨을 오버헤드 자세로 들고 있는 연습을 할 필요가 있다. 심판이 신호를 보내는 시간이 꽤 긴 경우도 있다. 리프터가 바벨과 양발이 평행이 된 상태에서 완전 몸을 다 펴서 안정적으로 서 있는 것이 확실해지기 전까지 리프팅이 끝난 것은 아니다. 훈련을 할 때도 이 규칙을 따르는 것은 시합을 육체적인 측면에서 준비하는데 필요할 뿐만 아니라, 리프팅을 성공적으로 했음에도 불구하고 바벨을 너무 일찍 바닥에 내려놓으면서 결국 리프팅 실패 판정을 받는 상황을 피하기 위해서라도 중요하다.

바벨의 동선

앞 챕터에서 이미 말했듯이, 스내치를 하는 동안에 바벨의 동선은 측면에서 봤을 때 정확히 수직은 아니다. 오히려 약간 'S' 곡선 모양이다. 곡선을 최소화하는 것 자체가 목표가 아니다. 균형 상태를 유지하면서 바벨과 몸의 상호작용 측면에서 최적의 역학적 자세를 갖춘 풀 동작을 하는 것이 목표이다. 수직 방향으로 바벨을 들 수 있으면 가장 편리하겠지만, 기능적으로 이렇게 몸이 움직일 수는 없다. 게다가 리프팅을 하는 과정에서 몸과 바벨 간의 균형 상태를 유지하면서 몸을 움직이다 보면 완전히 수직 방향으로 바벨이 이동하는 것이 불가능하다.

'S-Pull'이라는 용어는 마치 바벨이 'S' 모양으로 움직여야 하는 것처럼 오해를 만들 수 있어서 최근에는 잘 사용되지 않는다. 사실은, 이상적인 바벨의 동선은 완벽한 'S' 곡선 모양이 아니지만, 바벨이 이동하는 과정에서 수평 방향으로 약간 이탈되는 부분을 설명하기에는 편리하다. 그러나 용어 자체가 중요한 것은 아니다. 최적의 역학적 자세로 균형 상태를 유지하면서 바벨이 이동하는 동선이 완전히 수직은 아니라는 것을 이해하는 것이 중요하다. 그렇기 때문에 무작정 바벨을 수직 방향으로 이동시키려고 하면 오히려 최적의 역학적 리프팅 자세나 균형 상태를 무너뜨릴 수도 있다.

최근에 바벨의 동선을 영상으로 확인할 수 있는 소프트웨어에 대한 접근성이 높아지면서 바벨의 동선에 대한 충분한 이해가 부족한 상태에서 과도하게 분석만 하는 경우가 많아지고 있다. 만약 바벨의 동선을 분석하는 사람이 이 부분에 대한 충분한 이해가 없는 상태에서 소프트웨어를 사용해서 바벨의 동선을 제대로 분석하는 것은 불가능하다.

바벨의 동선에 관해서 반드시 명심해야 하는 두 가지가 있다. 첫 번째는, 자신의 테크닉 방식, 체형, 해부학적 특성, 그리고 자신의 상대적인 장단점에 따라서 바벨의 동선은 다양할 수 있다. 두 번째로, 체중에 비해서 바벨의 무게가 증가하면서 바벨 동선에서 수평 방향으로 일탈되는 정도는 감소하게 된다.

기술적으로 능숙한 모든 선수들은 바벨 동선에 있어서 공통된 특징을 가지고 있다. 평균적으로, 처음 바벨이 바닥에 있는 시작 자세에서 고관절 부위 근처까지 바벨이 올 때까지는 바벨이 뒤로 이동하게 된다. 그리고 고관절에서 바벨이 최대 높이까지 올라가는 구간에서는 바벨이 앞으로 이동하며 최종적으로 오버헤드 자세를 만들 때는 다시 바벨이 뒤로 이동한다. 그리고 마무리 자세에서 바벨은 시작 자세일 때보다 약간 더 뒤쪽에 위치한다(뒤로 점프하는 사람의 경우는 바벨이 더 뒤로 위치해 있다). 정확하게 어떻게 하면 바벨이 이 동선으로 이동할 수 있을지는 사람마다 다르다. 특히 바닥에 있는 바벨을 들고 리프팅을 시작하는 시작 자세가 많이 다른 경우가 있다. 그러나 일반적으로 기술적으로 뛰어난 스내치 동작들은 위 내용을 모두 충족시키고 있다.

체중에 비례해서 바벨의 무게가 점점 증가하면 당연히 전체(몸과 바벨) 무게가 증가하면서, 균형 상태를 유지하기 위해서 바벨이 몸에 가까이 붙어 있으려는 성향이 강해진다. 게다가 체중보다는 바벨에 더 많은 관성이 작용하게 되면서 리프팅을 할 때 몸이 자연스럽게 바벨 가까이에 붙게 된다. 이렇기 때문에, 동일한 동작을 하더라도 바벨의 무게가 증가하면서 바벨의 동선에서의 곡선이 줄어들게 된다.

어떤 경우에서든, 바벨을 위로 가속시킬 수 있는 올바른 역학적 자세와 균형 상태를 유지하면서 바벨 아래로 몸을 이동시킬 수 있는 최적의 역학적 자세를 만드는 것이 목표가 되어야 한다. 요약하자면, 최대 효과를 낼 수 있는 리프팅을 하면서 바벨과 몸의 수평적 방향으로의 일탈을 최소화하는 것이 중요하다.

스내치를 하는 동안에, 바벨이 이동하는 동선을 그림으로 살펴보면, 리프팅에서 곡선이 만들어지는 구간을 확인할 수 있다. 처음 바벨이 바닥에 놓여 있는 상태의 시작 자세에서는 대략 바벨이 리프터의 발볼 쪽에 있다는 것을 확인할 수 있다. 리프터가 다리를 펴기 시작하면서, 바벨은 바닥에서 떨어지게 된다. 이때 바벨은 뒤쪽으로 이동하게 되며, 풀 동작을 위한 올바른 자세를 유지하면서 더 나은 균형 상태를 만들 수 있게 된다. 바벨이 위로 이동하면서 대략 고관절 근처 위치까지 도달해서 바벨과 몸이 접촉이 될 때 바벨은 가장 많이 뒤쪽으로 이동한 상태가 된다.

리프터가 몸을 완전 신전시키는 구간에서는 약간 뒤쪽으로 몸이 신전되는데, 이때 바벨은 약간 앞쪽으로 이동하게 된다. 바벨과 몸이 고관절 부위에서 접촉이 되면서 수평 방향으로 힘이 발생하게 되는데 이 힘 때문에 바벨이 약간

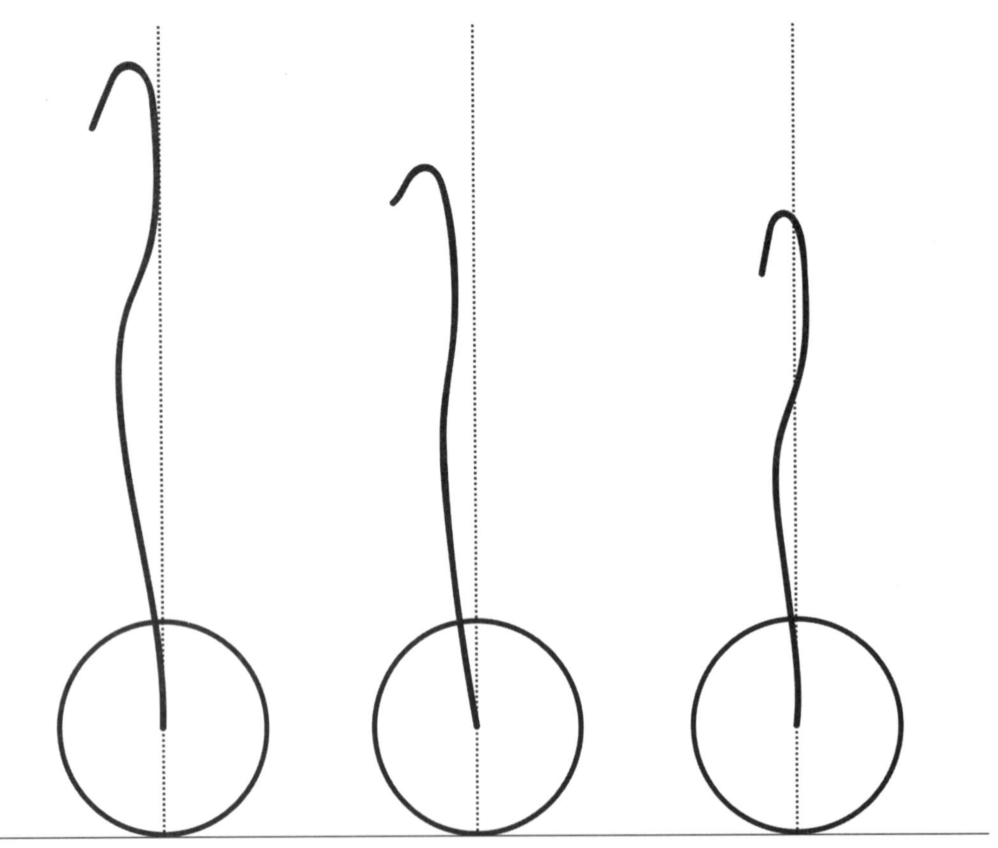

그림 16.25 서로 다른 체급의 기술적으로 뛰어난 세계 정상급 선수들의 성공적인 스내치에서의 바벨 동선을 그림으로 그린 것이다. 한 가지 분명한 것은 조금씩 다르긴 하지만, 기본적인 바벨 동선 형태는 모두 충족시키고 있다. (그림에서 리프터들은 모두 오른쪽을 바라보고 있다.)

앞쪽으로 이동하게 되는 것이다. 바벨은 턴오버 동작이 마무리되는 시점에 최대 높이에 도달하게 된다. 턴오버 동작 이후에 바벨을 받을 때, 스쿼트 자세를 마무리하게 되고 바벨을 지탱하게 되는 팔을 신전시키게 된다. 이때도 바벨은 올바른 오버헤드 자세를 위해서 뒤로 약간 이동하게 되고, 이 위치는 대략 발의 중심 부분이다.

바벨이 최대 높이까지 도달했다가 리시빙 자세에서 바벨을 받을 때 얼마만큼이나 바벨이 내려오는지는 리프터가 얼마나 효과적으로 리프팅을 하고 있는지를 보여주는 부분이기도 하다. 다시 말해서, 바벨이 적게 떨어질수록 바벨을 최소한으로 상승시켜서 바벨 아래로 이동했다는 것을 의미하는 것이기도 하다. 하지만 이 자체는 리프터가 바벨 밑으로 빠르게 이동할 수 있는 능력이 있다는 것만을 보여주는 것이지, 자신의 능력 안에서 최대한으로 바벨을 상승시키고 가속시켰는지를 알려주지는 못한다. 만약 최대한 강하게 스내치를 하고, 바벨이 최소한으로 떨어지는 것을 우리가 확인할 수 있다면, 바벨 아래로 성공적으로 이동했다는 것을 알 수 있다. 하지만 이 무게로는 더 이상 바벨을 더 높이 들어올리는 것이 불가능해서 대신에 빠르게 바벨 아래도 몸을 이동시킨 것일 수도 있다. 바벨 아래로 이동하는 능력이 동일하다면 당연히 바벨을 높이 들어올릴 수 있는 능력이 더 뛰어날수록, 더 무거운 무게로 스내치를 할 수 있다.

중요한 것은 바벨 동선을 분석할 때 다른 부분도 충분히 고려하면서 진행되어야 한다. 다른 부분들을 고려하지 않고 바벨의 동선만 분리해서 분석하게 되면, 좋지 못한 결과를 초래할 수 있다.

바벨 드롭

바벨 드롭은 바벨이 풀 동작에서 최대 높이까지 올라갔다가 스내치 동작에서 오버헤드 자세로 바벨을 받을 때 다시 가장 낮은 지점까지 내려오는 것을 말한다. 바벨 동선 섹션에서 바벨이 최대 높은 지점까지 상승했다가 아래로 이동하는 부분을 설명하면서 언급한 부분(그림 16.25)에서 확인할 수 있다. 바벨 드롭이 최소화되는 것이 리프팅의 효율성을 보여주는 것이다. 다시 말해서, 리프터는 바벨 아래로 들어가기 위해 최소한으로만 바벨을 상승시킬 수 있는 것이 좋다. 위 내용이 전부 맞는 내용이기는 하지만, 효율성 자체만을 목표로 하는 실수를 범하지 않는 것이 중요하다.

바벨이 드롭되는 거리는 바벨의 무게가 증가하면서 감소하게 된다. 드롭되는 거리가 감소하는 정도는 사람마다 다를 수 있지만 그렇게 큰 차이가 발생하지는 않는다. 하지만 이렇게 바벨의 드롭 거리가 감소되는 양상은 반드시 일어난다. 무게가 올라가면서 바벨이 드롭되는 거리가 줄어드는 것은 무게가 증가하면서 자연스럽게 바벨을 더 높이 상승시키는 것이 힘들어지는 상태에서 몸을 빠르게 움직여 바벨 아래로 이동해야 하기 때문이다. 하지만 효율성이라는 부분에 집착을 해서 상대적으로 가벼운 무게의 바벨이 상승하는 것을 인위적으로 제한하면서 바벨이 드롭되는 거리를 최소한으로 만들어서는 안 된다. 다시 말해서, 무거운 무게로 리프팅을 할 때, 바벨이 드롭되는 거리가 최소화되었다는 것은, 시간과 공간이 매우 제한된 상태에서도 바벨 아래로 제대로 이동할 수 있는 것을 의미한다. 하지만 가벼운 무게로 리프팅을 할 때, 바벨이 드롭되는 거리가 최소화되었다는 것은 인위적으로 드롭되는 거리를 최소화하기 위해서 바벨의 상승과 가속에 최선을 다하지 않았다는 것을 의미한다. 이렇게 되면 바벨을 상승시키고 가속시키는 중요한 능력이 개선되지 않으면서 결국 자신의 리프팅에 부정적인 영향을 주게 된다. 만약 더 무거운 무게로 바벨이 드롭되는 거리를 최소화하면서 세 번째 풀 동작을 더 빠르고 강하게 만들고 싶다면, 스내치를 연습할 때 두 번째 풀 동작에서 발생하는 힘을 감소시키지 않으면서 자신의 원하는 부분을 특화시켜서 훈련하는 것이 좋다(톨 스내치, 하이 행 스내치, 혹은 하이 블록 스내치 등이 있다).

클린 시작하기

클린 앤 저크Clean & Jerk는 두 가지 리프팅 동작이 합쳐진 것이며, 시합에서는 스내치 이후에 경쟁하는 동작이다. 우선은 클린 동작으로 바벨을 바닥에서 어깨로 들어올린 상태에서 저크 동작으로 바벨을 어깨에서 머리 위로 밀어내는 동작이다. 이렇게 두 가지 동작으로 세분화해서 바벨과 몸의 이동 동선을 최소화하면서 더 강한 몸의 자세가 가능해진다. 그래서 스내치보다 클린 앤 저크 동작에서 훨씬 더 무거운 무게를 들 수 있는 것이다.

대부분의 사람들에게는, 클린 동작이 스내치 동작보다 배우기에 더 쉽다. 특히 이미 스내치 동작이 익숙한 사람이라면 더 그렇다. 또한 일반적으로 스내치보다 클린은 가동성 측면에서 부담이 적기 때문에 상대적으로 스내치보다 빨리 배우기도 한다.

처음에는 필요에 따라서 빈 바벨이나 테크닉 바벨로 클린 연습을 하는 것이 좋다. 실제로 어느 정도의 무게가 없다면 클린 랙 자세를 만드는 것이 거의 불가능하기 때문에 PVC 파이프나 막대기의 경우는 추천하지 않는다. 그러나 만약 가벼운 무게의 테크닉 바벨이 필요하지만 없는 상황이라면, 우선은 PVC 파이프나 막대기를 처음에는 사용해서 훈련에 적응하도록 하고 이후에 바벨을 이용해서 훈련하도록 한다.

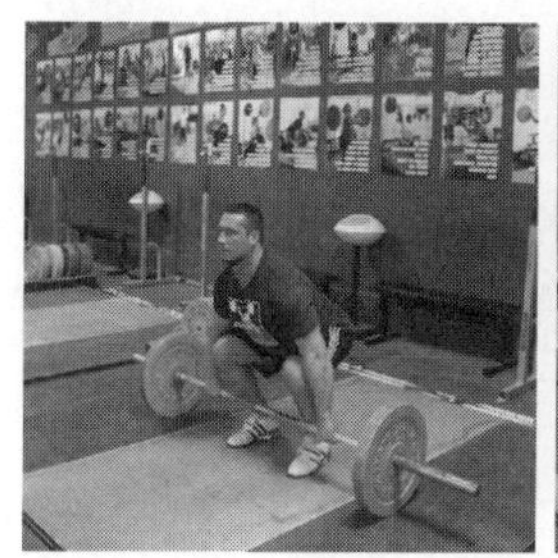
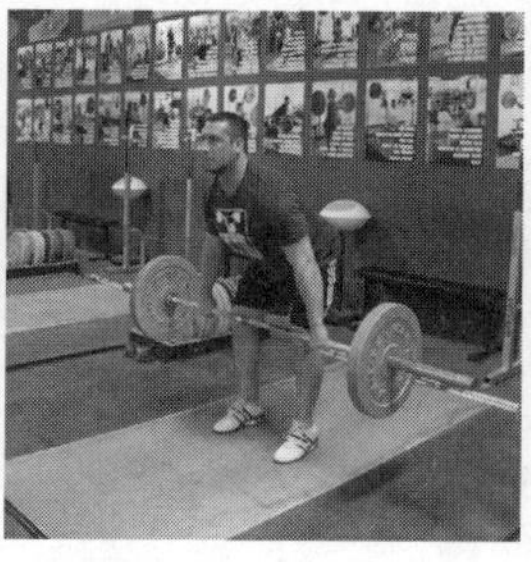
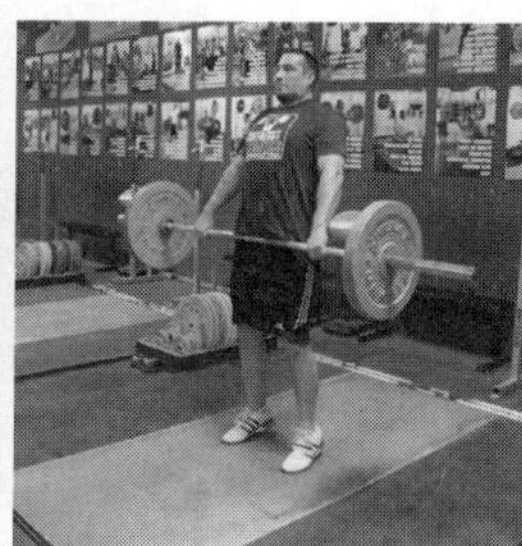
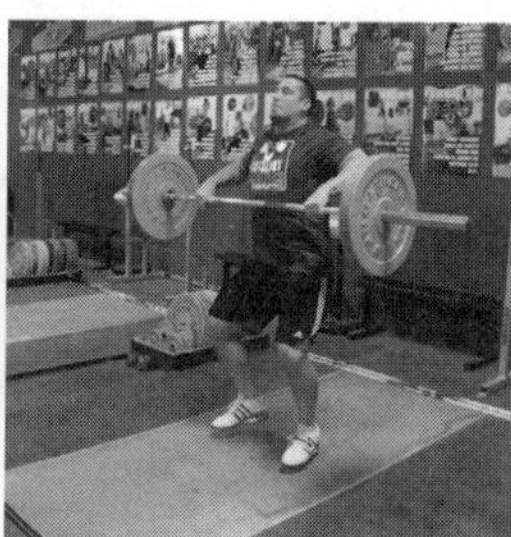
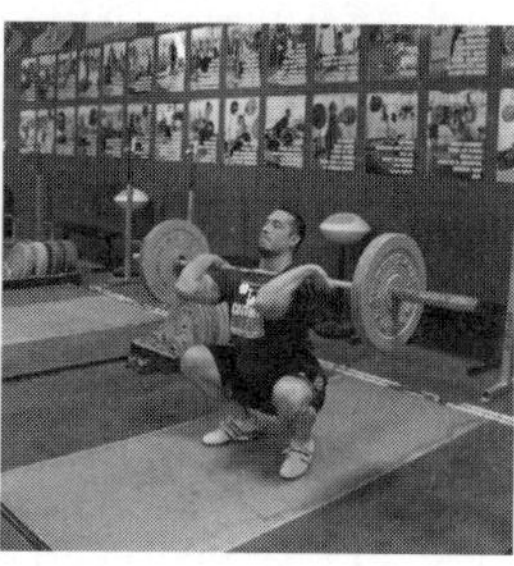

그림 17.1 클린은 클린 앤 저크 동작의 첫 단계로서, 바닥에 있는 바벨을 어깨로 들어올리는 동작이다.

리시빙 자세

클린에서 리시빙 자세는 리프팅의 성공에 상당히 큰 부분을 차지한다. 어깨에 바벨을 올린 상태에서 필요한 자세와 안정적인 상태를 유지하지 못한다면 상대적으로 쉽게 어깨로 들어올릴 수 있는 가벼운 무게로도 클린을 실패할 수 있다. 스내치에서와 마찬가지로, 바벨을 어깨에 받을 때뿐만 아니라 이후에 일어서는 동작에서도 최대한 안정적이고 견고한 몸의 구조를 갖추는 것을 목표로 해야 한다.

동작 미리 살펴보기

- 그립 위치
- 랙 포지션
- 프론트 스쿼트

그립 위치

신체 비율 차이, 가동성과 해부학적 특이성에 따라서 클린을 할 때 그립 넓이에서 상당한 차이가 있기도 하다. 허벅지에서 바벨과 몸이 접촉하는 고관절 부위 쪽으로 바벨이 좀 더 높이 있다면 리프팅에 더 유리하다. 스내치에서처럼 바벨이 몸에 접촉이 되는 가장 이상적인 지점은 허벅지보다는 고관절이 접히는 지점이다. 그러나 상대적으로 스내치보다 그립이 좁은 클린의 경우에서는 바벨을 들고 섰을 때 스내치보다 더 아래에 바벨이 있게 된다. 여기서 우리의 목표는 이렇게 바벨이 아래쪽에 위치했을 때의 단점을 최소화하면서, 강력한 리시빙 자세와 견고한 턴오버 동작을 가능하게 하는 것이다.

기본적인 손의 위치는 어깨에서 대략 주먹 넓이 혹은 주먹 반 정도의 넓이이다. 이 정도 손의 넓이에서 바벨을 들고 어깨에 올렸을 때 전완은 정면에서 봤을 때 대략 수직 상태에 있어야 한다. 어떤 경우든, 손이 어깨에 닿아서는 안 된다.

대부분의 경우에는, 이 정도 넓이의 그립이라면 강력한 랙 자세가 가능하며, 괜찮은 지점에서 허벅지와 바벨이 닿을 수 있게 된다. 그러면서 풀 동작을 할 때 바벨을 안정적으로 잡을 수도 있다. 물론 이후에 필요에 따라서 그립은 조정될 수 있으나 이 그립은 저크 동작을 연습할 때도 좋은 기준이 될 수 있다.

그립이 넓어질수록, 바벨은 더 높은 지점에서 몸에 접촉

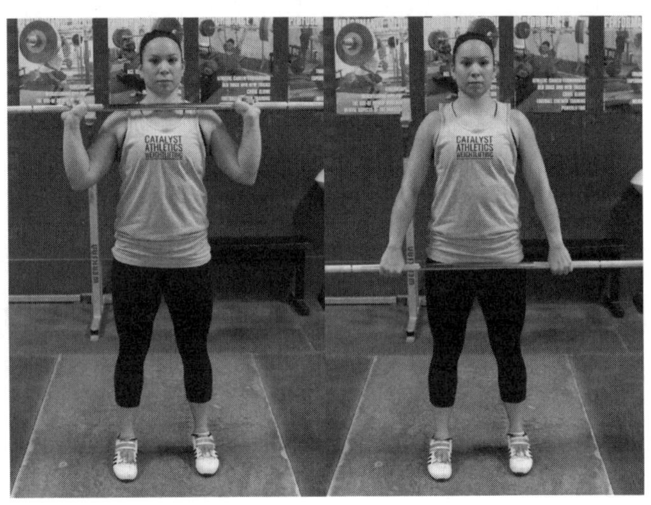

그림 18.1 그립 넓이는 어깨에서 대략 주먹 넓이 혹은 주먹 반 정도의 넓이이며, 이 그립으로 안정적인 랙 자세가 가능하다. 그리고 바벨을 들었을 때 허벅지 윗부분에 바벨이 닿게 된다.

23 동작 요약 설명

클린 그립

훅 그립으로 어깨에서 한 주먹 혹은 반 주먹 정도 거리를 두고 바벨을 잡는다.

이 정도 넓이에서 필요에 따라서 자신에게 적절한 넓이로 조정한다.

이 된다. 더 높은 지점에 바벨이 접촉되면 역학적으로도 몸을 신전시키는 타이밍 측면에서 그리고 바벨 아래로 이동하기 위한 풀 동작에서도 유리해진다. 턴오버 동작의 스피드도 증가하면서 더 쉽게 수행할 수 있다. 그러나 넓은 그립에서는 랙 자세가 더 힘들며, 불안정하다(몇몇 리프터들은 가동성 제한이나 자신의 체구 때문에 랙 자세가 불가능한 경우도 있다). 그리고 바벨을 잡는 것이 더욱 힘들어질 수도 있다. 그립이 넓을수록, 시작 자세에서 어깨와 엉덩이의 위치가 더 낮아지게 된다. 그러면 첫 번째 풀 동작이 다소 어려워질 수도 있다.

좁은 그립으로는 일반적으로 더 강하고 편안한 랙 자세가 가능하며, 풀 동작을 하는 동안에 바벨을 잡은 상태를 유지하는 것이 좀 더 수월해진다. 그리고 시작 자세에서 엉덩이와 어깨를 좀 더 높게 위치시킬 수 있게 되면서 시작 자세에서 풀 동작을 시작하는 것이 더 쉬워진다. 그 대신 바벨은 허벅지의 약간 아랫부분에서 몸과 접촉이 되면서 두 번째 풀 동작을 진행하는 데 더 불리해지게 되고, 세 번째 풀 동작으로 전환이 힘들어진다. 그리고 리프팅을 하는 과정에서 바벨이 몸에서 멀어질 가능성도 있다.

결국에는 그립의 넓이는 개인의 신체 비율이나 장단점 등을 고려해서 자신에게 가장 잘 맞는 넓이를 훈련을 통해서 찾을 필요가 있다. 스내치에서처럼, 클린에서도 첫 번째, 두 번째 풀 동작에서 훅 그립이 사용된다. 스내치에서와는 다르게, 클린에서 바벨의 최종 위치인 어깨까지 바벨이 도달하게 되면 엄지손가락을 반드시 풀어주게 된다. 비록 훅 그립을 유지한 상태로 어깨에서 바벨을 올려놓고 랙 자세가 가능할 정도로 가동성과 특별한 신체 특성을 가지고 있는 사람들도 있지만, 스내치에서처럼 반드시 필수적인 부분은 아니다. 이 부분에 대해서는 이후에 추가적으로 설명할 것이다.

클린 랙 자세

클린 랙 자세는 리프터의 몸통에 바벨을 안정적으로 위치할 수 있도록 해주며, 바벨을 리시빙 하기에 적절한 자세이기도 하다. 몇몇 사람들은 가동성 부족 때문에 클린 랙 자세가 힘들 수도 있으며 충분한 가동성을 기르기에 시간이 걸릴 수도 있다.

랙 자세에 관해서 가장 중요한 부분은 바벨을 팔로 지탱하고 있는 것이 아니라 몸통으로 바로 지탱하고 있어야 한다는 것이다. 손과 팔이 바벨의 안정성에 관여하기는 하지만, 바벨의 무게를 지탱하는 데 있어서 직접적으로 기여하는 것은 아니다.

리프터의 몸통으로 바벨을 직접적으로 지탱하는 것과 적절한 어깨 자세를 만드는 것을 제대로 이해하기 위해, 바벨을 어깨에 놓고서, 등이 최대한 평평한 상태를 유지한 상태에서, 어깨를 앞으로 밀어준다(견갑골을 전인시켜준다). 그리고 약간 위쪽으로 어깨를 올려준다(그림 18.2). 이렇게 했을 때 목과 어깨 사이에 만들어진 공간에 바벨이 위치하게 된다. 일단 이 자세가 만들어지게 되면, 바벨을 건드리지 않고서 팔을 앞쪽 위로 뻗을 수 있어야 하고 이때 바벨은 움직여서는 안 된다.

견갑골이 전인되는 것과 흉추가 굴곡되는 것을 구분하는 것은 중요하다. 이 둘은 같은 것도 아니며 함께 일어나는 움직임도 아니다. 그러나 많은 사람들이 바벨을 얹을 공간을 만들기 위해서 앞으로 어깨를 밀어줄 때 등이 굴곡되는 경우가 많다. 만약 이런 현상이 발견되는 사람이 있다면, 필요에 따라서 벽에 기대거나 바닥에 누워서 등을 평평하게 만든 상태에서 어깨만 앞으로 움직이는 훈련을 분리해서 한 뒤에 바벨 훈련을 다시 시작하는 것도 좋다. 등을 아주 단단하게 신전시킨 상태를 유지하면서 견갑골을 전인시킬 수 있는 능력은 성공적인 리프팅에 있어서 아주 중요하다.

어깨에 안정적으로 바벨을 얹을 수 있는 상태가 되면, 진짜 랙 자세 연습을 시작할 수 있다. 클린 넓이 그립으로 바

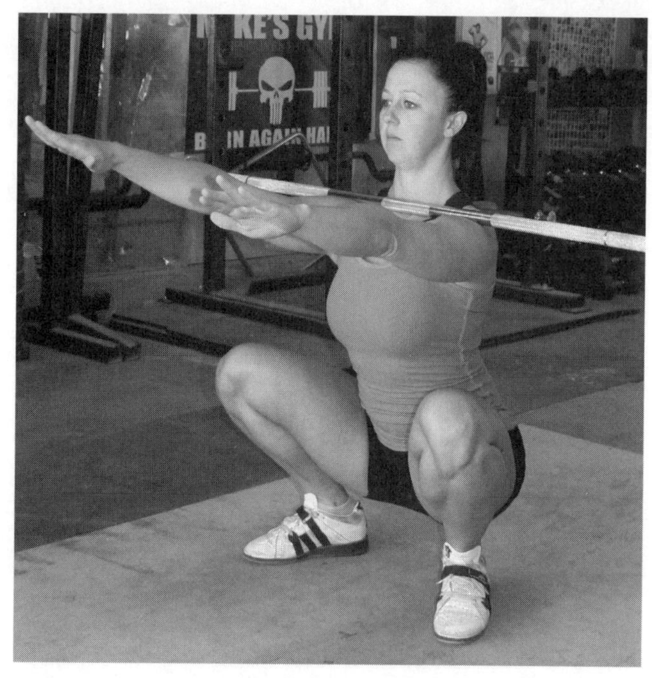

그림 18.2 이 자세는 적절한 어깨와 바벨 위치를 찾는 것과, 팔보다는 몸통으로 바벨을 직접적으로 지탱한다는 것을 이해하는 데 도움이 된다.

벨을 잡은 상태에서, 바벨을 어깨로 가져와서 어깨를 앞으로 그리고 약간 위쪽으로 밀어내면서 어깨와 목 사이에 만들어진 공간에 바벨을 위치시킨다. 이 상태에서, 바벨을 아주 세게 잡는 것은 아니라도 최대한 완전한 그립 상태로 유지하면서 팔꿈치를 올릴 수 있는 만큼 올린다. 제대로 랙 자세를 유지했음에도 불구하고, 가동성이 부족하거나 신체적으로 불리한 조건 때문에 완전한 그립 상태를 유지하는 것이 힘든 사람들도 있다. 이런 사람들은 필요한 만큼 그립을 풀 수도 있다. 그러다 보면 손가락의 끝 부위만 바벨 아래에 위치할 수도 있다. 심한 경우는, 손가락 2, 3개 정도만이 바벨 밑에 있는 경우도 있다.

랙 자세에서 완전한 그립 상태를 유지하는 것은 두 가지 이유에서 아주 이상적이다. 첫 번째로, 세 번째 풀 동작을 하는 동안에 완전한 그립 상태를 유지하게 되면 움직임이 일어나는 동안에 몸과 바벨이 아주 단단하게 연결될 수 있다. 그러면서 턴오버 동작의 정확성이 높아지고, 아주 부드럽게 동작이 이어질 수 있다. 이것은 클린 동작에서 바벨을 받을 때, 바벨과 몸이 더 정확하게 만나게 되면서, 안정성 역시 좋아지고 리시빙 동작 이후에 강하게 즉각적으로 동작을 마무리할 수 있게 된다.

두 번째로, 랙 자세에서 완전한 그립 상태를 유지하는 것은 프론트 스쿼트에서 등의 강력한 신전을 도와준다. 완전한 그립 상태를 유지하게 되면, 위팔과 등의 각도가 고정된다. 그래서 랙 자세에서 팔꿈치를 위로 올리려고 하다 보면 그만큼 더 등이 신전되는 것이다. 그립을 푼 상태에서는, 어깨를 굴곡시키면서 팔꿈치를 위로 올리는 것이기 때문에 등의 움직임에는 아무런 영향이 없다.

그러나 완전한 그립 상태가 반드시 바벨을 강하게 잡는

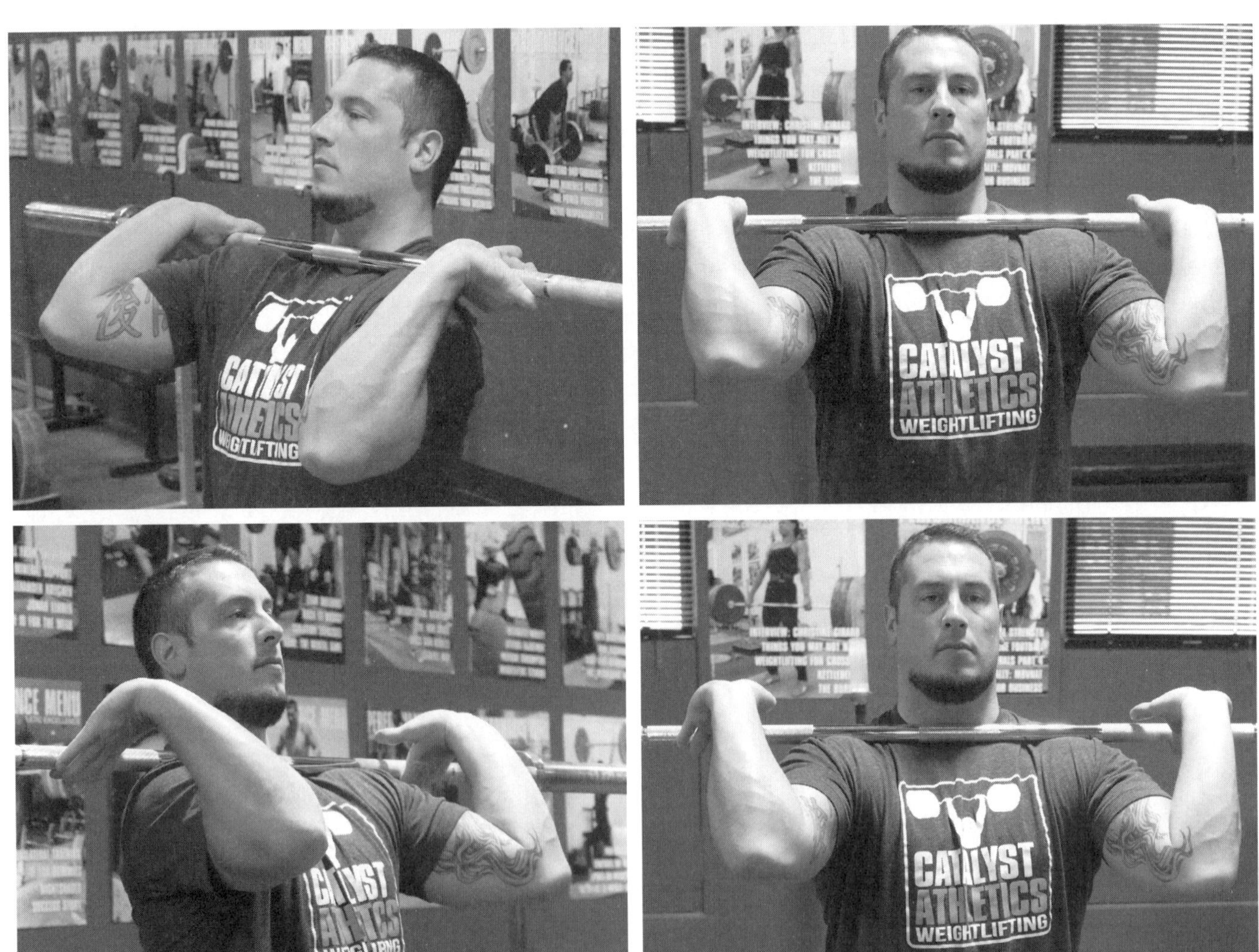

그림 18.3 이상적인 클린 랙 자세는 상대적으로 그립을 완전히 잡고 있는 상태이나 너무 세게 바벨을 잡고 있는 것은 아니다(위 사진). 그러나 몇몇 선수들은 바벨 아래에 손가락이 몇 개만 위치하도록 그립을 풀어야 하는 경우는 있다.

24 동작 요약 설명

클린 랙 자세

클린 그립 넓이로 바벨을 잡는다.

등을 펴도록 한다.

어깨를 앞으로 최대한 밀어내고 위로도 살짝 올린다.

바벨을 목과 어깨의 가장 높은 지점 사이에 위치시킨다.

너무 바벨을 세게 잡지 않으면서 완전한 그립 상태를 유지한다.

어깨나 바벨의 어떤 움직임 변화도 없는 상태로 팔꿈치를 최대한 높이 올린다.

그립을 말하는 것은 아니다. 만약 턴오버 마지막 동작에서 바벨을 너무 세게 잡고 있다면, 마지막 자세에서 팔꿈치를 올리는 동작을 느리게 만들 것이며, 심지어는 동작을 마무리할 수 없게 할 수도 있다. 턴오버 동작을 할 때 훅 그립을 풀고, 적당한 그립 상태를 유지하는 것에 대해서는 이후에 다시 설명할 것이다.

완전한 그립 상태가 만약 어깨의 전인과 상승, 안정적인 랙 자세를 만들기 위해서 팔꿈치를 충분히 올리는 것을 방해하게 된다면, 이 그립을 추천하지는 않는다. 다시 말해서, 랙 자세를 방해하지 않고 안정적으로 유지하는 데 도움을 줄 수 있을 때만 완전한 그립 상태를 유지하는 것이 좋다.

그립을 푼 상태에서는, 자신의 가동성과 신체가 허용하는 범위 내에서는 바벨 아래쪽으로 손과 손가락을 최대한 밀어서 위치시킬 수 있다.

어깨를 약간 올리게 되면 어깨와 목 사이에 바벨을 얹을 수 있는 공간을 만들 수 있을 뿐만 아니라, 두 가지 중요한 역할을 하게 된다. 첫 번째는, 바벨이 쇄골에 얹어지는 것을 방지할 수 있다. 쇄골에 바벨이 가볍게 접촉이 되는 것은 문제가 되지 않지만, 이 자세는 클린 동작을 할 때 완벽한 턴오버 동작이 나온 것은 아니라는 것이기에 바벨로 쇄골에 직접적인 충격을 줄 수 있다. 꽤 많은 통증이 느껴질 수 있으며, 뼈에 거의 영구적으로 타박상을 줄 수 있다. 피부 아래 조직을 손상시킬 수도 있다. 쇄골이 바벨에 의해서 더 충격을 많이 받게 되면 문제가 더 심각해지기도 한다. 두 번째로, 어깨를 상승시키게 되면 경동맥이 가로막히는 것을 막아준다. 경동맥에 단 몇 초라도 압박을 가하면 의식을 잃을 수도 있다.

랙 포지션에서 팔꿈치는 가능한 최대한 높이로 올리게 되면 자세를 더 강화시키게 된다. 그러면서 어깨 위의 바벨이 더 안정적으로 있을 수 있으며, 스쿼트를 할 때도 팔꿈치

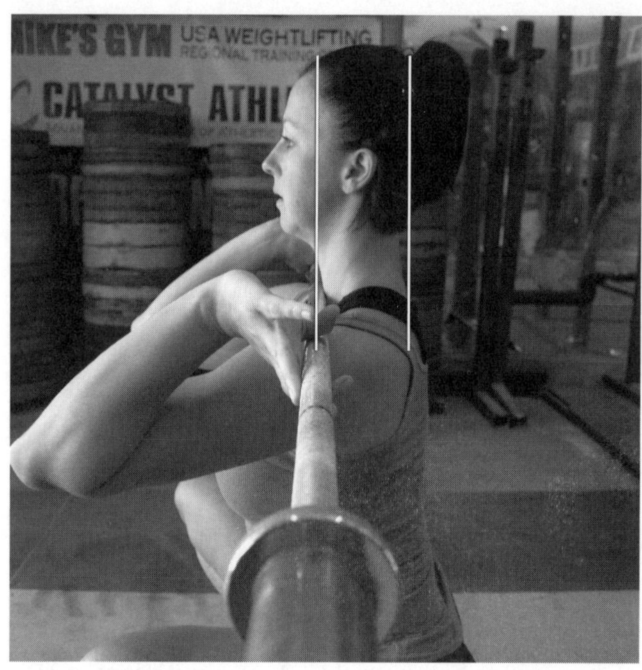

그림 18.4 바벨이 목 가까이 위치할수록, 무게와 척추와의 거리는 더 짧아지게 되고, 그러면서 스쿼트에서 수직에 가까운 곧은 자세를 취하는 것이 더 쉬워진다.

와 무릎이 멀어지도록 해준다. 어깨 자세가 바벨을 안정적으로 유지하는 데 우선적으로 책임이 있지만, 팔꿈치를 높이 올려주는 것에도 상당한 기여를 한다. 그립을 푼 상태에서는, 팔꿈치를 높이 올려주는 것이 더욱 중요하다.

바벨의 위치는 목에 가볍게 닿을 정도로 최대한 뒤쪽에 위치해 있어야 한다(그림 18.4). 이것이 가장 안정적인 자세일 뿐만 아니라, 무게와 척추의 거리를 줄여준다. 그래서 등과 엉덩이의 토크가 최소화되면서 수직으로 곧은 자세를 더 쉽게 만들 수 있도록 해준다. 만약에 목에 압박이 불편한 정도라면, 경추의 만곡을 평평하게 만들면서 목을 약간 뒤로 오게 만들면 목에 가해지는 압박을 줄일 수 있다.

몇몇 사람들의 경우는 처음에 제대로 된 클린 랙 자세를 만드는 것이 정말 힘든 경우도 있다. 팔의 위아래 부분의 길이 차이가 크거나, 지나치게 위팔이 비대하거나, 가동성이 부족한 것과 같은 여러 원인이 있을 수 있다. 후천적으로 노력해서 개선할 수 있는 부분에 대해서는 적극적으로 훈련을 해서 해결하거나 개선할 필요가 있다. 반면에 후천적인 훈련을 통해서 개선될 수 없는 부분에 대해서는 다양한 그립 넓이로 훈련을 진행하면서 가장 안정적인 랙 포지션이 가능한 자신에게 맞는 그립 넓이를 찾는 것이 좋다. 보통은 그립 넓이를 넓히게 되지만, 가끔씩은 좁은 그립이 효과가 있는 경우도 있다.

프론트 스쿼트

프론트 스쿼트front squat는 클린 동작으로 바벨을 받는 자세이다. 스내치에서 오버헤드 스쿼트와 같이, 클린 동작의 발전은 프론트 스쿼트 자세의 능숙도에 따라서 많이 달라질 것이다. 이제 리프팅을 시작하는 사람들에게는 반드시 강조되는 기본적이면서 기초가 되는 자세이다.

앞에서 설명한 스쿼트 자세에서 요구되는 모든 요소들이 프론트 스쿼트 자세에서도 동일하게 요구된다. 발의 위치는 위에서 봤을 때 발과 허벅지가 거의 수평을 이룰 수 있어야 하며, 발의 앞에서 봤을 때 무릎은 대략 발가락 위쪽에 위치할 수 있도록 한다. 엉덩이는 뒤꿈치 쪽으로 최대한 밀어내야 하며, 몸통은 거의 수직 상태여야 한다. 바벨은 클린 랙 자세로 안정적인 상태를 유지해야 한다.

오버헤드 스쿼트와 비교했을 때는, 비록 대부분은 프론트 스쿼트를 처음에는 더 잘하기는 하지만, 그래도 스쿼트 깊이나 자세 측면에서 바로 올바른 프론트 스쿼트 자세를 하는 것은 쉽지 않다. 가동성 문제를 빨리 개선하는 꾸준한 훈련을 통해서 발전할 수 있도록 해야 한다. 웨이트리프팅에 적합한 가동성 훈련은 이후에 이 책에서 구체적으로 다룰 것이다.

만약 특히 등이 올바른 자세를 유지하지 못해서 충분히 깊이 프론트 스쿼트로 앉을 수 없다면, 이 부분을 해결하기 위해서 코치가 초기에 훈련 내용을 변경하는 것이 좋다. 스내치와 마찬가지로, 스쿼트를 하는 데 별다른 통증이 없다면, 우선은 가벼운 무게로 풀 스쿼트 자세로 연습하는 것이 좋다. 하지만 프론트 스쿼트 자세가 충분히 안정적인 상태가 되기 전까지는, 무게 훈련을 할 때는 파워 클린으로 하는 것이 좋다.

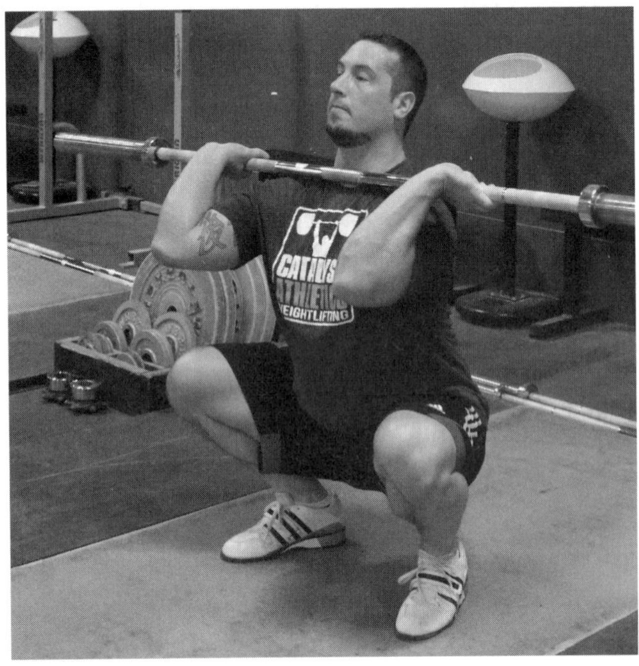

그림 18.5 프론트 스쿼트는 스쿼트와 클린 랙 자세에서 요구되는 모든 기준을 충족시킨다.

프론트 스쿼트와 클린 리커버리에서의 자세

랙 자세가 바벨을 안정적인 상태로 유지하는데 중요하지만, 프론트 스쿼트 자세가 이 자세의 기초가 된다. 스쿼트에서 적절하게 몸을 곧은 상태로 유지하고 있지 않다면, 랙 자세가 나올 수 없다.

스쿼트 챕터와 스쿼트 리시빙 자세에 대해서 얘기하면서 언급했듯이, 스쿼트 움직임에서 엉덩이의 수평 방향의 움직임은 최소화되어야 하며, 결과적으로 곧은 자세에서 큰 변화가 없는 상태로 몸통의 변함없는 각도를 유지해야 한다. 이러기 위해서는 무릎과 고관절 둘 중에 하나가 먼저 신전이나 굴곡되면서 일어나기보다는 동시에 움직여야 한다. 엉덩이가 더 뒤로 이동하면 할수록, 몸통은 더 앞쪽으로 기울어지게 된다. 프론트 스쿼트를 할 때 등이 말리기 시작하면서 바벨의 무게 때문에 팔이 아래로 떨어지게 되고, 바벨의 무게가 무거워지게 되면, 결국 바벨이 바닥에 떨어지면서 실패하는 사람들에게는 몸통을 수직에 가깝게 곧은 상태를 유지하는 것이 특히 더 중요하다. 등을 적절히 펴주면서 몸통을 곧은 상태로 유지하려는 노력은 프론트 스쿼트를 하는 동안에 계속해야 한다.

프론트 스쿼트로 앉았다가 일어날 때(리커버리) 팔꿈치

25 동작 요약 설명

프론트 스쿼트

클린 랙 자세로 바벨을 안정적인 상태로 유지한다.

적절한 스쿼트 넓이로 발을 위치시킨다.

호흡을 통해서 몸통을 단단하고 견고하게 만든다.

몸통이 곧은 상태를 유지할 수 있게 무릎과 고관절을 동시에 접으면서 스쿼트를 한다.

탄성이 있는 바운스를 이용해서 스쿼트 가장 밑에서 구간에서 빠르게 일어나면서 가속시킨다.

어깨와 팔꿈치를 위로 밀면서 일어선다. 이때 곧은 자세를 유지한다.

와 어깨를 계속 위쪽으로 밀어내려고 하면 많은 도움이 된다. 오버헤드 스쿼트에서 일어날 때 몸이 아니라 바벨을 먼저 밀면서 몸이 따라왔던 것처럼, 프론트 스쿼트와 클린 리커버리 동작에서도 팔꿈치나 어깨를 위쪽으로 먼저 밀어내면서 일어서는 것도 동일한 원리이다. 이렇게 하면 등이 펴져 있는 상태와 몸통의 곧은 자세가 더 강화되면서, 엉덩이가 어깨보다 먼저 올라오면서 앞으로 몸이 기울어지는 현상을 막을 수 있다.

스쿼트 챕터에서 설명한 것처럼 스쿼트 할 때 발생하는 바운스 효과를 최대한 활용하기 위해서, 클린 자세로 앉았다가 일어서는 동작은 강하게 하는 것이 좋다. 그러면 다리의 피로도를 최소화해서 다음 동작인 저크에서 많은 파워를 쓸 수 있다. 이런 방식은 평소 훈련에서도 적용하는 것이 좋다. 훈련 목적에 따라서 프론트 스쿼트의 가장 아래 구간에서 잠시 멈추는 동작을 추가할 수 있지만 기본적으로 앞서 설명한 내용을 바탕으로 훈련을 하는 것이 좋다.

클린 배우기

리시빙 자세가 안정적인 상태가 되면, 스내치와 같은 방식으로 클린 동작을 배울 수 있다. 기술적으로 안정적인 리프팅을 하기 위한 클린의 다양한 요소를 가르쳐주고 강화시키는 일련의 훈련을 배우고 연습하게 될 것이다. 이 훈련은 스내치와 동일한 기초적인 패턴을 따르고 있다.

만약 이미 스내치를 배운 상태라면, 스내치와 클린이 가지고 있는 공통된 내용들 때문에 일반적으로는 클린을 배우는 데 필요한 시간이 줄어들게 된다. 그러나 클린 동작만의 특징 때문에 스내치와의 차이점이 존재한다. 그렇기 때문에 스내치와 동일한 주의가 필요하며, 코치와 선수들은 동작을 배우는 과정에서 절대로 필요한 내용을 빠르게 지나치거나 생략하지 않도록 주의해야 한다. 처음에 시간을 무작정 줄이려고 하면 시간이 지나면서 선수의 기술적인 결점이 더 분명해지면서 결국은 성공적인 리프팅에 부정적인 영향을 주게 된다. 그래서 전체적으로 봤을 때 결국 시간이 더 많이 걸릴 수도 있다. 선수가 가지고 있는 좋지 못한 기술적 문제들이 이미 자신의 습관이 된 상태에서 뒤늦게 그 부분을 교정하려고 하기보다는 아주 사소한 문제점들을 제대로 해결할 수 있도록 필요한 순서에 맞춰서 기술을 가르쳐주는 것이 더 효과적이다.

스내치와 많은 내용들이 중복되기 때문에, 몇몇 내용들은 불필요하게 반복되는 것을 피하기 위해서 굳이 설명하지 않을 것이다. 스내치 훈련 과정에 익숙해지는 것은 클린 훈련의 효과를 위해서도 중요하다.

동작 미리 살펴보기

- 미드 행 자세
- 미드 행 클린 점프
- 미드 행 클린 풀
- 랙 딜리버리
- 톨-머슬 클린
- 스케어크로우 클린
- 톨 클린
- 미드 행 클린

미드 행 자세

스내치와 마찬가지로, 클린 동작에서도 미드 행 자세는 바벨이 허벅지 중간 지점에 있는 자세이다(그림 19.1). 미드 행 자세는 정강이는 수직이며, 바벨은 허벅지에 가볍게 닿는다. 어깨는 바벨과 무릎보다 약간 앞에 있으며, 등은 완전히 아치 상태를 만들어서, 머리와 시선은 앞을 향하도록 한다. 팔꿈치는 바깥쪽으로 돌리고 편안하게 펴서, 발뒤꿈치 앞 가장자리 부분으로 균형 상태를 유지한다.

위 기준들은 스내치와 모두 동일하지만, 클린에서의 그립은 더 좁기 때문에 약간 자세가 달라진다. 리프터의 몸통이 좀 더 수직에 가까우며, 고관절의 각도가 더 크다. 그래

26 동작 요약 설명

클린 미드 행 자세

무게중심은 양발의 뒤꿈치 앞 가장자리에 오도록 해서 풀 자세로 양발을 위치시킨다.

정강이는 수직 상태에 가까워야 한다.

무릎은 살짝 구부리고, 몸통에 압력을 준 상태로 등은 완전히 펴진 상태로 견고하게 만들어준다.

어깨는 바벨과 무릎보다 살짝 앞쪽에 오도록 한다.

바벨은 허벅지 가운데 지점에 가볍게 닿도록 한다.

양팔은 팔꿈치가 바깥쪽으로 돌린 상태로 길고 편안하게 편 상태를 유지한다.

머리와 시선은 정면을 향하도록 한다.

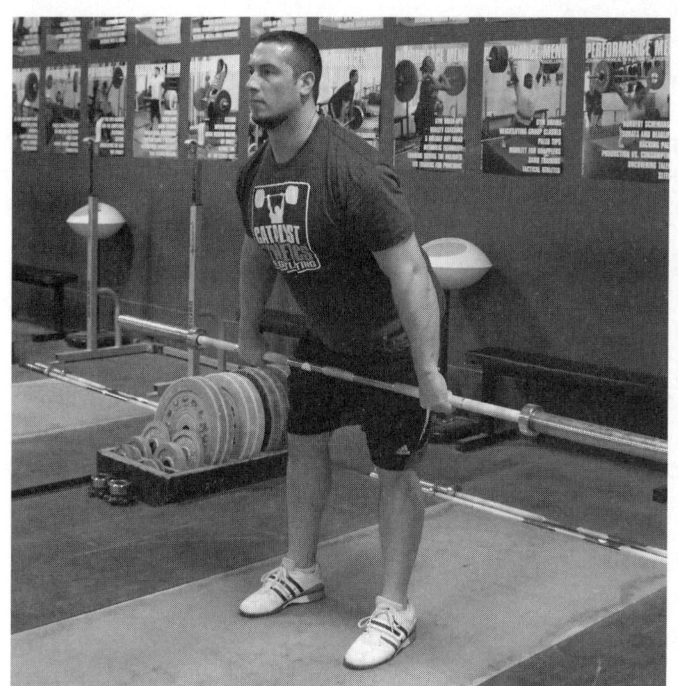

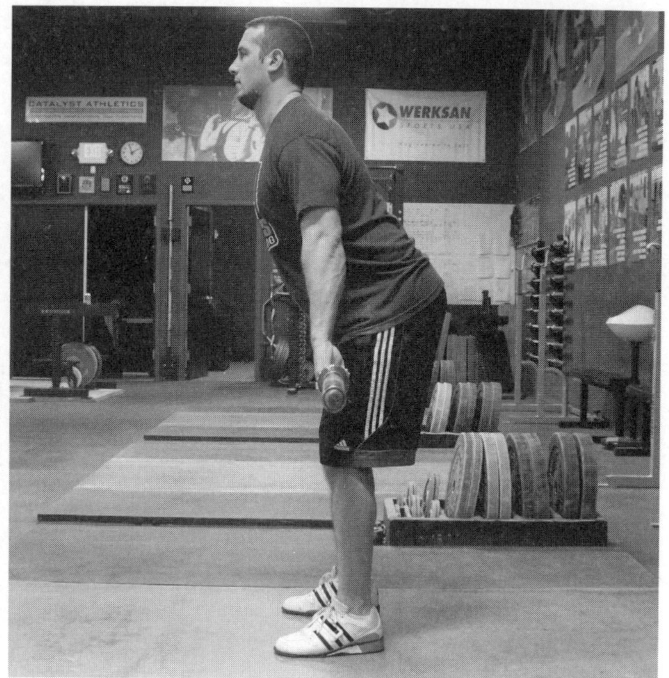

그림 19.1 미드 행 자세는 클린에서 중요한 자세이며, 클린 자세를 배우는 훈련 초반에는 클린 동작의 시작 자세이기도 하다.

서 바벨을 상승시키고 가속시키는 데 거리와 시간이 더 적기 때문에 미드 행 자세를 하게 될 이후의 훈련에서 바벨을 더 무릎에 가깝게 이동시킬 가능성이 높다. 그러나 스내치에서처럼, 미드 행 자세는 훈련 초기에 제대로 연습할 필요가 있다.

미드 행 클린 점프

미드 행 클린 점프Mid-hang clean jump는 바벨을 상승시키고 가속시키기 위해서 무릎과 고관절을 함께 강력하게 신전시켜 주는지를 제대로 느껴보기 위한 훈련이다(그림 19.2). 클린은 스내치에 비해서 그립이 좁기 때문에, 몸을 신전시키는 과정에서 바벨이 고관절이 접히는 부위에 닿기보다는 고관절 아래의 허벅지 부위에 닿는다. 이런 스내치와는 상당히 다른 느낌 때문에, 대부분의 사람들은 고관절을 완전히 신전시키는 데 어려움을 느끼기도 한다. 그래서 이 훈련에 익숙해지게 되면 앞으로 동작이 똑같이 유지되는 것에 도움이 될 것이다.

미드 행 자세를 제대로 만든 상태에서 발뒤꿈치 앞 가장자리로 적절한 균형 상태를 유지한 후에, 수직 방향으로 최대한 높이 점프를 한다. 이때 바벨은 몸에 가볍게 접촉이 된

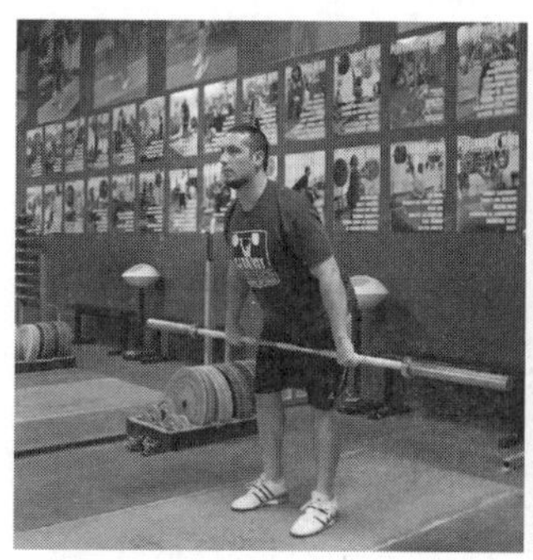

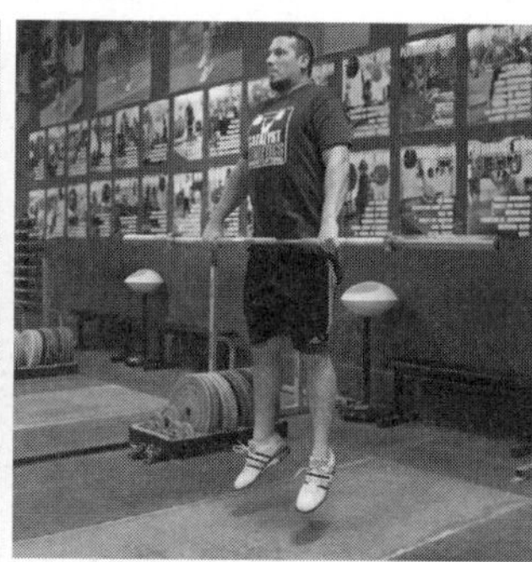

그림 19.2 미드 행 클린 점프는 무릎과 고관절의 신전을 수직 방향으로 강하게 제대로 하는지를 느끼기 위한 간단한 훈련이다.

27 동작 요약 설명

미드 행 클린 점프

발뒤꿈치 앞 가장자리 부분으로 적절하게 균형 상태를 유지한 상태로 미드 행 자세를 만든다.

미드 행 자세에서 수직 방향으로 최대한 높이 점프한다. 점프를 하기 전에는 어떠한 다른 동작도 발생해서 안 된다.

움직임이 일어나는 동안 바벨이 몸에 가볍게 접촉된 상태를 유지한다.

상태를 유지할 수 있도록 해야 한다. 다시 말하지만, 정적인 미드 행 자세를 만든 상태에서 어떤 다른 움직임도 나오지 않는 상태에서 바로 점프를 하는 것이 중요하다. 리프터는 자신이 점프를 시작한 그 지점에 그대로 착지해야 하며, 앞이나 뒤로 움직인다는 것은 균형이 무너졌거나 다리로 지면을 완전히 밀어주지 못했기 때문이라고 볼 수 있다.

미드 행 클린 풀

미드 행 클린 풀Mid-hang clean pull 동작은 미드 행 클린 점프 동작에서의 강력한 무릎, 고관절의 신전과 최종적으로 위로 몸을 폭발적으로 펴는 동작인 두 번째 풀 동작을 위해서 반드시 필요한 정확성을 함께 연습하는 동작이다. 이 동작을 배우고 훈련하는 것은 아무리 강조해도 부족함이 없다(그림 19.3).

미드 행 자세로 균형 상태를 만든 후에, 양발의 볼 부분은 바닥에 닿은 상태로 미드 행 클린 점프 동작을 한다. 이렇게 하면 신전 움직임이 상대적으로 약해지기는 하지만, 이 동작의 목표는 최대한 빠르고 강력한 움직임을 만들어내는 것이다. 리프터 몸의 신전이 마무리되어갈 때, 어깨를 위로 으쓱하는 슈러그 동작을 통해서 바벨이 몸 앞으로 튕겨나가기보다는 위로 더 올라갈 수 있도록 해주며, 이때 여전히 발이 바닥에 붙어 있을 수 있도록 도와준다.

풀 동작 마지막 구간에서는, 어깨가 엉덩이 바로 위에 있기보다는 살짝 뒤에 있도록 하기 위해서 고관절을 약간 과신전시킨다. 고관절 신전을 끝까지 마무리할 수 있기 위해서 둔근이 반드시 활성화되어야 하며, 혹은 이 과신전의 움직임은 고관절보다는 허리 쪽에서 자연스럽게 일어나야 한다. 최종 신전된 자세에서는 발볼 쪽으로 리프터가 서 있어야 하며, 측면에서 봤을 때, 다리는 수직 상태여야 한다. 그리고 어깨는 엉덩이보다 약간 뒤쪽에 있어야 한다.

발은 똑같은 바닥 위치에 단단히 고정되어 있어야 하며, 만약 뒤로 이동하거나, 너무 뒤쪽에 무게중심이 옮겨지는 경우라면, 마지막 풀 동작에서 너무 과하게 고관절을 과신전시켰거나, 몸을 뒤쪽으로 기울였을 가능성이 높다. 또한 최종적으로 몸을 완전히 신전시키기도 전에 다리로 바닥을 미는 동작을 빨리 마무리하게 되는 경우에도 발생할 수 있다.

풀 동작을 하는 동안에, 바벨은 최대한 허벅지에 가까이 붙어 있어야 하며, 몸통이 거의 수직 상태에 가까워질 때 허벅지 위쪽에 바벨이 닿게 된다. 이 바벨과 몸의 근접성은 광배근과 어깨의 활성화를 통해서 가능하다. 바벨보다 어깨가 앞에 있는 상태일 때도 광배근과 어깨를 이용해서 바벨을 몸 쪽으로 붙이는 것이다. 허벅지 위쪽 부분에 바벨이 닿은 이후에 나머지 동작을 진행하는 동안에도 바벨이 나머지 몸 부위에 가볍게 닿아 있어야 하며 절대로 바벨이 앞쪽으로 튕겨나가면 안 된다.

클린 풀 동작에서는 그립이 좁기 때문에 스내치에서처럼 고관절이 접히는 부위에 바벨이 오기보다는 허벅지 위쪽 부위에 오기 때문에, 허벅지를 따라서 바벨을 끌지 않고, 어깨를 너무 빨리 바벨 뒤쪽으로 이동시키지 않는 것이 중요하다. 이렇게 되면 이중 무릎 굽힘 동작이 일어나면서 무릎이 앞으로 이동할 때, 허벅지로 바벨을 앞으로 밀어낼 수도 있기 때문이다. 그래서 클린 동작에서 두 번째 풀 동작의 타이밍이 중요한 것이며, 처음에 클린 동작을 배울 때 미드 행

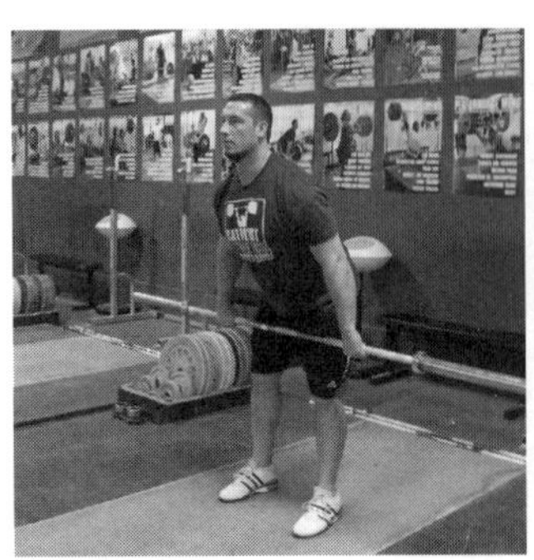

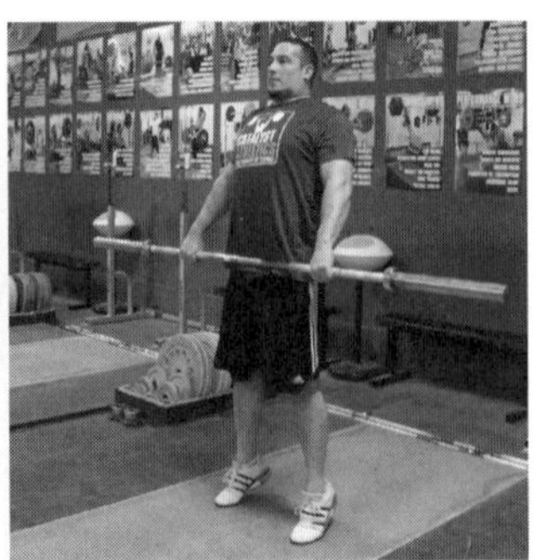

그림 19.3 미드 행 클린 풀 동작은 미드 행 클린 점프 동작을 바벨의 상승과 가속을 위해서 몸을 더 정밀하게 신전할 수 있는 동작으로 바꾼 것이다. 두 번째 풀 동작만 따로 분리시켜서 진행하는 동작이다.

28 동작 요약 설명

미드 행 클린 풀

클린 넓이로 훅 그립을 해서 미드 행 자세를 만든다.

다리로 지면을 세게 밀어내면서, 광배근과 어깨를 이용해서 허벅지 가까이 있는 상태를 유지한다.

다리를 수직으로 펴면서 몸을 최종적으로 신전시킨다. 이때 어깨는 엉덩이보다 약간 뒤쪽에 위치한다.

바벨을 몸 쪽으로 밀면서 고관절 부근에 가볍게 닿을 수 있게 한다.

바벨이 앞으로 이동하는 것이 아니라 탄성이 작용하는 방향으로 바벨이 이동할 수 있도록 슈러그 동작을 한다.

몸을 신전시킨 상태를 너무 오래 지속하지는 않는다.

자세가 시작 자세를 연습하기에 아주 좋은 것이다.

팔은 풀 동작을 하는 동안에 편안하게 푼 상태를 유지하면 된다. 다시 한 번 말하지만, 이 자세는 의도적으로 팔꿈치를 펴기 위해서 힘을 주고 있는 것이 아니라, 바벨을 잡고 있으면 자연스럽게 팔이 펴진 상태를 말하는 것이다. 팔에 너무 힘이 들어가면, 리프팅을 할 때 바벨이 앞으로 튕겨져 나가고 세 번째 풀 동작으로의 동작 전환이 늦어지게 될 가능성도 높아진다.

몸을 완전히 신전시키게 되면, 슈러그 동작을 하면서 탄성이 작용하는 상태에서 바벨이 몸에서 앞으로 이동하기보다는 몸을 따라서 위로 이동할 수 있는 상태를 만들도록 한다. 앞에서도 언급했지만, 이 슈러그 동작이 클린 동작에서 바벨의 상승과 가속에 직접적으로 관여하는 것은 아니지만 세 번째 풀 동작으로 동작 전환이 일어날 때 바벨을 몸에 가까이 붙어 있도록 해주는 것이다.

필요한 경우에는, 처음에는 균형 상태를 유지하면서 몸을 제대로 신전시킬 수 있도록 미드 행 클린 풀 동작을 천천히 진행해보는 것이 좋다. 물론 다음 훈련 단계로 넘어가기 전에 이 훈련에서 완전한 스피드로 동작을 수행할 수 있도록 연습을 해야 하지만, 자세, 움직임, 균형이 스피드보다 더 중요하다는 것을 명심해야 한다.

랙 딜리버리

랙 딜리버리Rack delivery 훈련의 목적은 정확한 턴오버 동작을 통해서 정확한 랙 자세를 만드는 것을 가르쳐주고 훈련하는 데 있다(그림 19.4). 클린을 할 때 이 움직임의 정확성은 상당히 중요하다. 부드럽고 정확하게 바벨을 어깨 위로 이동시켜야 더 효과적으로 자세의 안정성을 확보할 수 있기 때문에 무거운 무게로 클린을 할 때 성공 여부에 결정적인 요인이 될 수 있다. 클린에서 이 동작의 중요성이 과소평가되는 경우가 자주 있다.

클린의 턴오버 동작에서와 마찬가지로, 이 훈련에서 핵심은 단순히 바벨을 상승, 가속시켜서 어깨에 바벨을 무작정 떨어뜨리는 것이 아니라 적극적으로 바벨을 어깨 위로 가져오는 것이다. 이렇게 해야 바벨의 무게와 상관없이, 바벨과 몸의 자세를 정확하게 인지하면서 꾸준히 동일한 동작을 만들 수 있다. 바벨을 몸통에 떨어뜨리면서 충돌하지 않도록, 바벨이 정확한 위치에서 좋은 자세를 만들 수 있도록 팔꿈치를 빠르게 움직이고, 그럽도 정확한 시점에 편안하게 만들 필요가 있다. 이 동작을 배우기 위해서는, 이 동작만을 분리해서 연습하고 전체적인 클린 움직임에 문제가 되지 않도록 통합시키면 된다.

몸을 편 상태로 클린 넓이로 훅 그립으로 바벨을 잡고 선다. 팔꿈치는 측면 위쪽으로 최대한 높이 들어올리도록 한다. 이 자세에서, 팔 길이 비율이나 가동성에 따라서 바벨이 가슴 근처까지 오게 될 것이다. 팔꿈치를 뒤로 보내서 아래로 떨어뜨리거나 손을 들어올리게 되면 바벨이 더 높이 올라갈 수도 있다. 하지만 우리는 바벨의 이동이 아니라 팔꿈치 움직임에 집중을 하고 있기 때문에 이렇게 과도하게 바벨이 높이 올라가는 것은 피하는 것이 좋다. 여기서 목표는 팔꿈치를 어깨 높이까지 혹은 가능하다면 이보다 조금 더 높이 올리는 것이다. 어느 정도 무게가 있는 상태에서는 이 동작이 어색하고 힘들 수도 있다. 그런 경우는 가벼운 무게로 훈련을 진행하는 것이 좋다.

바벨을 몸에 최대한 근접하게 유지하기 위해서, 팔꿈치

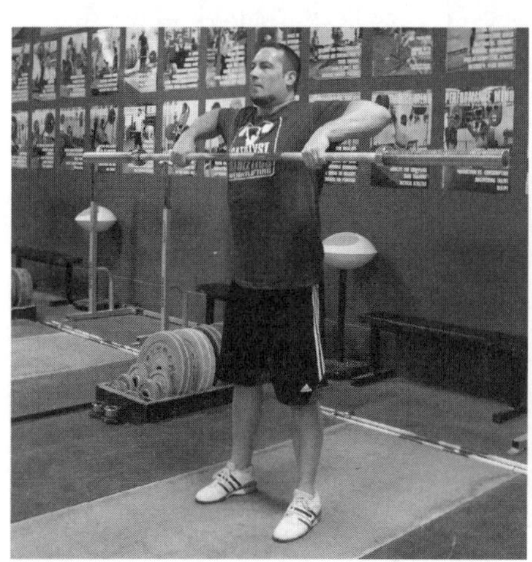
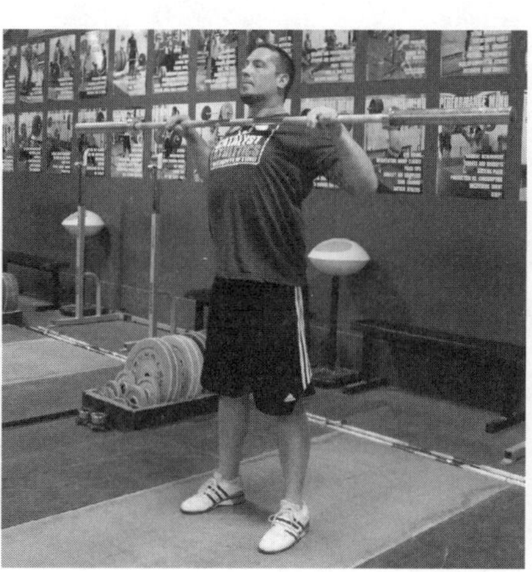
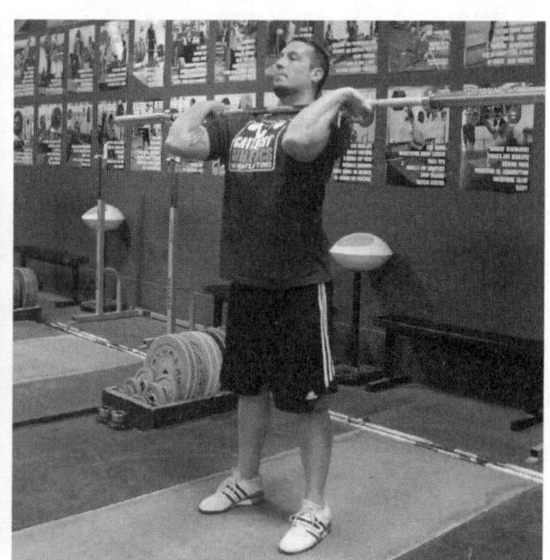

그림 19.4 랙 딜리버리 훈련은 부드럽고 정확하게 바벨을 이동시켜서 랙 자세를 만드는 것이다.

를 위로 그리고 뒤쪽으로 당기면서 견갑골에 함께 힘을 줘서 바벨을 어깨 쪽으로 가져오도록 한다. 그리고 팔꿈치를 바벨 아래로 돌리면서 바벨이 어깨에 닿는 시점에 어깨를 앞쪽으로 그리고 위쪽으로 약간 밀어서 랙 자세를 만들 수 있도록 한다.

턴오버 동작과 바벨이 어깨에 떨어지면서 충돌되지 않도록 부드럽게 이동시키는 동작을 진행하는 동안에도 바벨과 몸이 단단하게 연결될 수 있도록 그립은 유지하는 것이 좋다. 필요한 경우에는 훅 그립을 풀어도 되지만, 팔꿈치를 들어올려서 최종적인 랙 자세를 만든 후에 훅 그립을 풀어야 한다. 팔꿈치가 이동해서 바벨 앞쪽으로 와서 위쪽으로 더 이동하기 전까지는 훅 그립을 풀어서는 안 된다.

여기서 반드시 이해해야 할 중요한 부분은 바벨이 중심축이 되어서 팔꿈치가 이 축을 중심으로 회전을 한다는 것이다(그림 19.5). 즉, 바벨은 어깨 근처에서 고정된 상태로 있고 팔이 이 바벨의 주위를 움직이게 되는 것이다. 팔이 고정된 상태로 있고 바벨이 이 고정된 팔의 팔꿈치를 축으로 해서 회전하는 것이 아니다(무게가 어느 정도 있는 상태에서는, 플레이트는 거의 움직임이 없는 상태에서 바벨의 샤프트 부분만 회전하게 된다).

부드럽게 랙 딜리버리를 하기 위해서 바벨을 몸에 최대한 가깝게 위치시킨 상태를 유지하는 것은 중요하다. 만약 바벨과 몸이 멀리 떨어져 있으면 바벨이 몸에 부딪히게 되면서 더 무거운 무게로 클린을 할 때 원치 않게 등이 말리거나 몸통이 앞으로 기울어질 가능성이 높다. 바벨을 목 쪽을 향해서 최대한 당기고 가능하다면 바벨 그립을 유지하게 되면 바벨과 몸의 근접성을 높이는 데 도움이 된다.

이 훈련의 목표는 바벨이 어깨에 세게 부딪히거나 튕기지 않고 자연스럽고 부드럽게 움직임이 만들어지는 것을 확인하고 느껴보는 것이다. 그리고 어깨 앞쪽에 위치했다가 다시 바벨을 뒤쪽으로 이동시키는 것이 아니라 어깨와 목 사이에 만들어진 공간에 바벨을 바로 한 번에 이동시킬 수 있게 하는 것이다.

올바른 움직임 패턴을 익힐 수 있도록 처음에는 가벼운 무게로 천천히 진행해도 좋다. 그리고 훈련을 하면서 바벨이 어깨에 닿은 후 이동하거나 충돌하지 않는 상태로 가능한 한 빨리 팔꿈치를 움직일 수 있는 상태가 될 때까지 점차적으로 스피드를 올리는 것이 좋다.

29 동작 요약 설명

랙 딜리버리

팔꿈치를 최대한 측면 위쪽으로 올린 상태로 똑바로 선다.

바벨이 목 쪽으로 올 수 있도록 위쪽 그리고 목 쪽을 향해서 바벨을 뒤쪽으로 당긴다. 그리고 바벨을 중심축으로 빠르게 팔꿈치를 회전시킨다.

팔꿈치를 회전시킨 후 위로 올리면서 부드럽게 바벨을 제 위치에 올 수 있도록 한다. 이때 어깨를 앞쪽으로 그리고 약간 위쪽으로 올려서 정확한 랙 자세를 만든다.

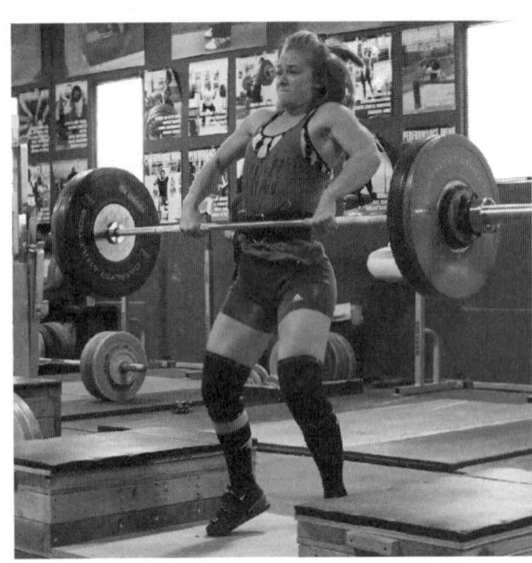
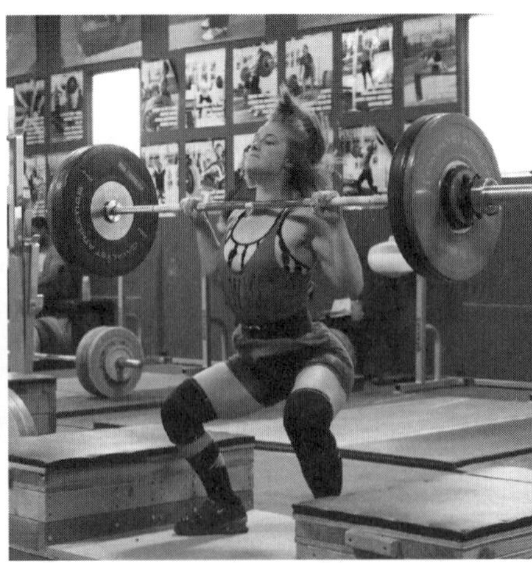
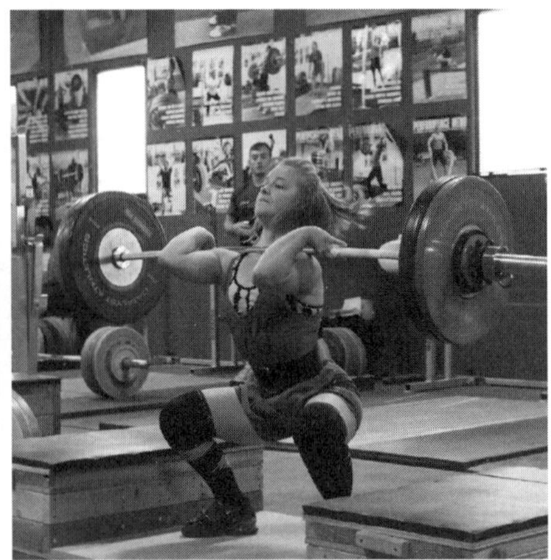

그림 19.5 클린에서 턴오버 동작을 제대로 하게 된다면, 바벨이 어깨 근처에서 고정된 상태로 바벨을 중심축으로 팔꿈치가 회전을 하게 되는 것이다. 팔꿈치를 중심축으로 바벨이 움직이게 되는 컬 동작과는 완전 반대라고 볼 수 있다.

톨 머슬 클린

톨 머슬 클린Tall muscle clean 동작은 톨 머슬 스내치 동작과 마찬가지로 세 번째 풀 동작에서 상체의 움직임만 따로 분리시킨 것이다(그림 19.6). 톨 스내치 동작에서 설명했듯이, 톨 머슬 클린 동작은 정확히 말하자면 클린 동작에서 나오는 구분 동작은 아니다. 실제 클린 동작에서는 리프터가 바벨 아래로 이동하기 위해서 아래로 움직이는 과정에서 나오는 동작이지 바벨을 들어올려서 나오는 동작이 아니다. 그러나 리시빙 자세를 만들기 위해서 리프터가 몸을 움직일 때 상체에서 나오는 움직임을 분리해서 연습하는 것이다.

바벨을 편안하게 들고 서 있는 상태에서 무게중심은 뒤꿈치 앞 가장자리에 오도록 한다. 그리고 팔꿈치는 바깥쪽을 향하도록 내회전시킨다. 하체의 움직임은 없는 상태에서, 팔꿈치를 최대한 높이 들어올리고 측면으로도 움직여서 바벨이 최대한 몸에 근접할 수 있도록 한다. 슈러그 동작을 하게 되면 이 움직임은 자연스럽게 나오게 된다. 슈러그 동작 없이는 팔꿈치를 최대 높이로 들어올릴 수가 없다.

신체 조건이나 가동성 범위 내에서 최대한 높이 팔꿈치를 들어올리게 되면, 앞에 랙 딜리버리 훈련에서 했던 것과 동일하게 턴오버 동작 후 바벨을 부드럽게 이동시켜서 랙 자세를 만들도록 한다. 팔꿈치를 들어올리는 동작부터 시작해서 턴오버 동작이 끝날 때까지 모든 동작은 멈추지 않고 하나의 동작처럼 부드럽게 이어져야 한다.

턴오버 동작을 하기 전에 팔꿈치를 위로 그리고 측면으로 올리는 동작은 스내치에서와 마찬가지로 많이 중요하게 여길 필요가 있다. 이 움직임은 세 번째 풀 동작에서 아래로 이동할 때의 가속을 최대화하고, 바벨을 중심축으로 팔이 회전하면서 어깨로 바벨을 가져오는 데 중요한 역할을 하면서 랙 자세를 제대로 만드는 것을 도와준다. 이 동작이 없다면, 턴오버가 약해지면서 동작의 정확성이 떨어지게 되고 바벨이 몸에 세게 부딪히게 될 가능성이 높아지게 된다.

스내치에서와 같이, 세 번째 풀 동작에서 바벨을 최대한 몸에 가까이 근접시키기 위해서 팔을 내회전시켜서 팔꿈치가 바깥쪽을 향하도록 하는 것은 반드시 필요하다. 만약 팔꿈치를 바깥쪽으로 향하도록 돌리지 않는다면, 팔꿈치가 뒤로 이동하게 되면서 턴오버 동작이 적절하게 일어나지 않게 된다.

다시 강조하지만, 스피드를 올려서 동작을 진행하기 전에 바벨과 팔꿈치의 올바른 움직임과 바벨이 몸에 부드럽게 닿을 수 있는 연습을 하기 위해서 천천히 동작을 하면서 훈련하는 것이 좋다.

30 동작 요약 설명

톨 머슬 클린

바벨을 잡고 팔을 편 상태에서 편안하게 선다. 팔꿈치는 바깥쪽을 향하도록 내회전시키고, 뒤꿈치 앞 가장자리에 무게중심이 올 수 있도록 한다.

최대한 높이 팔꿈치를 위로 그리고 측면으로 올리면서 자연스럽게 슈러그 동작을 해서 바벨을 몸에 최대한 가까이 붙일 수 있도록 한다.

팔꿈치를 접은 상태에서 멈추지 않고, 바벨을 부드럽게 움직여서 클린 랙 자세를 만들 수 있도록 빠르게 랙 딜리버리 동작을 한다.

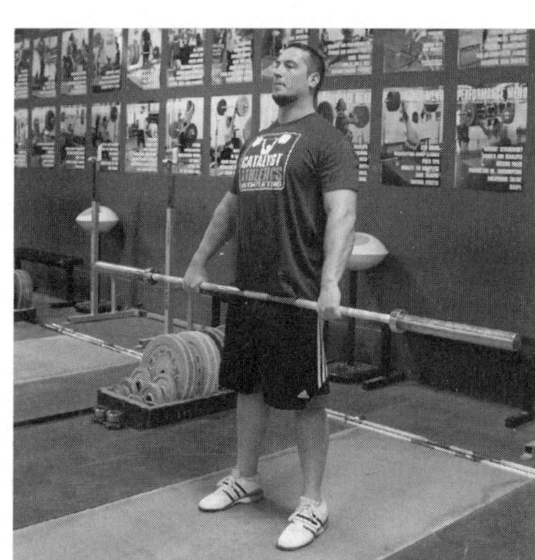
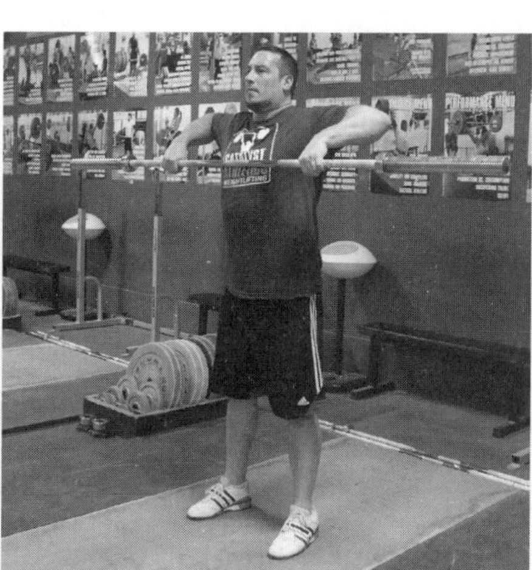
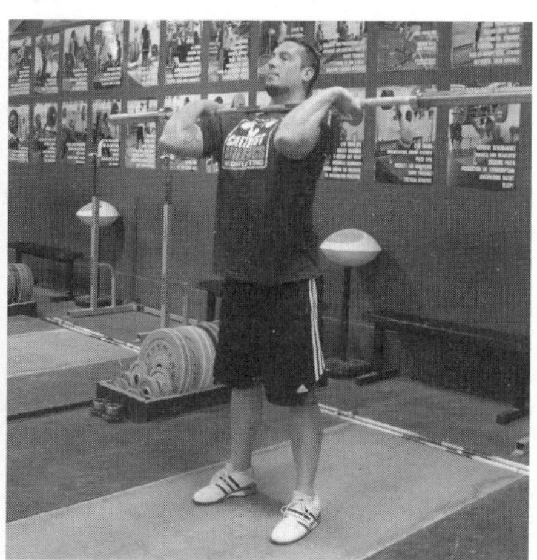

그림 19.6 톨 머슬 클린은 세 번째 풀 동작에서의 상체 움직임을 연습하는 것이다.

톨 클린

톨 클린Tall clean 동작은 스케어크로우 클린 동작과 동일하지만 팔꿈치를 접은 상태가 아니라 팔을 편안하게 편 상태에서 시작하는 것이 다른 부분이다(그림 19.7). 톨 머슬 클린 동작과 마찬가지로, 톨 클린 동작은 상대적으로 스트렝스 훈련보다는 기술 훈련으로 주로 사용되기는 하지만, 이후에 세 번째 풀 동작의 스피드와 정확성을 개선시키는 것을 도와주는 훈련으로 사용될 수도 있다.

풀 자세로 다리를 벌리고 팔을 편안하게 편 상태로 바벨을 잡고 선다. 이때 바벨은 몸에 살짝 닿아 있다. 이 시작 자세에서, 하체에서는 위로 향하는 어떠한 움직임이 없는 상태에서, 팔꿈치를 최대한 높이 들어올려서 강하게 턴오버 동작을 한다. 이때 발을 들어올렸다가 리시빙 자세에서는 발바닥 전체가 바닥에 닿을 수 있도록 한다. 발바닥 전체가 바닥에 단단하게 접촉되는 시점에 동시에 부드럽게 클린 랙 자세를 만들도록 한다.

이 동작은 팔꿈치가 위로 올라가기 전에 시작되기 때문에, 미리부터 팔꿈치에 힘이 들어가서 바벨이 몸에서 튕겨지는 경우도 생긴다. 시작 자세에서, 팔꿈치는 반드시 완전히 바깥쪽으로 돌려져 있어야 하고, 팔은 최대한 편안한 상태를 유지한다. 턴오버 동작을 하기 전에 최대한 팔꿈치를 높이 올리는 부분에 집중을 하면서 동작이 일어나는 동안에도 바벨이 최대한 몸에 근접해 있을 수 있도록 한다.

톨 스내치에서처럼, 바벨의 상승은 최소화하면서 바벨 아래로 몸이 이동하는 움직임을 최대한 만들 수 있어야 한다. 당연히 빈 바벨로는 바벨이 상승하는 것을 완전히 막는 것이 불가능할 것이다. 그래서 바벨 아래로 이동할 때 바벨이 어느 정도 위로 이동할 수 있다(클린 동작에서도, 바벨을 당기면서 바벨 아래로 이동할 때 바벨이 약간 상승할 수 있다). 그러나 바벨의 상승보다는 바벨 아래로 강하게 이동하는 동작에 집중해야 한다.

처음에는, 필요한 경우에 쿼터 스쿼트 깊이로 톨 크린 동작을 할 수 있다. 그리고 점점 풀 스쿼트에 가깝도록 연습하는 것이다. 어떤 경우에서라도, 발바닥이 바닥에 다시 평평하게 재접촉이 되는 동시에 랙 자세로 바벨을 안정적으로 고정시킬 수 있어야 한다. 실제로, 리프터가 바벨을 받을 때 쿼터 스쿼트이든 풀 스쿼트이든 상관없이 거의 동일한 높이에서 바벨이 어깨에 얹어져서 안정적인 랙 자세를 만들게 된다.

리프터는 스쿼트로 바벨을 받은 후에 바로 다시 반동을 주면서 최대한 빠르게 일어서야 한다. 이때 올바른 랙 자세

31 동작 요약 설명

톨 클린

클린 그립 넓이로 바벨을 잡고 서서 바벨이 몸에 가볍게 닿을 수 있도록 팔을 편 상태를 유지한다.

리시빙 자세를 만들기 위해서 발을 들어서 이동시키는 동시에, 팔꿈치를 위로 그리고 측면으로 들어올린다. 그러고 나서 턴오버 동작을 해서 클린 랙 자세를 만들고 아래로 이동하면서 스쿼트 자세를 만든다.

발이 바닥에 재접촉되는 동시에 랙 자세에서 바벨을 안정적인 상태로 유지한다.

머리, 어깨 그리고 팔꿈치를 위로 밀면서 일어선다.

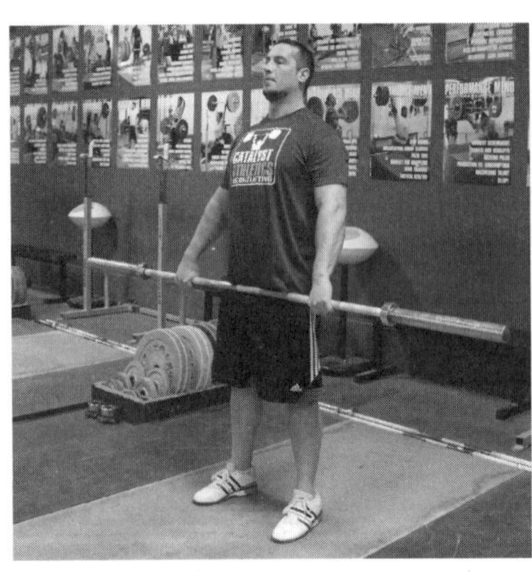
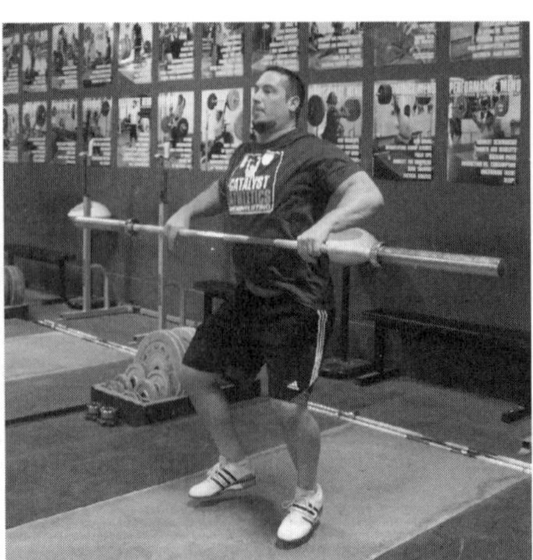
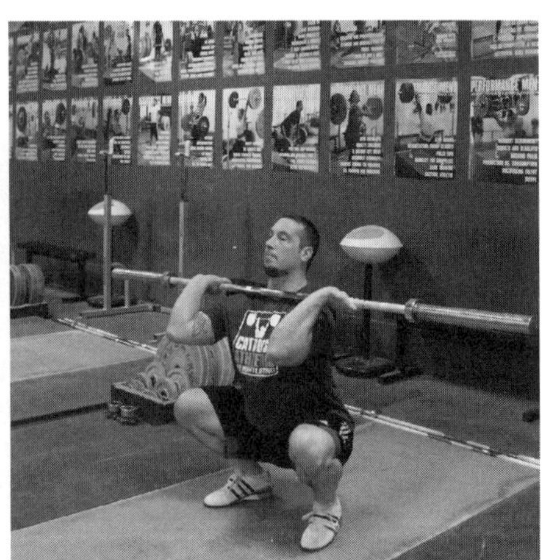

그림 19.7 톨 클린은 클린 동작에서 세 번째 풀 동작만을 분리해서 올바른 역학적 자세로 정확하고 강하게 수행할 수 있도록 하기 위한 것이다.

로 바벨을 최대한 안정적인 상태로 유지하기 위해서 머리와, 어깨 그리고 팔꿈치를 위로 밀면서 일어설 수 있도록 한다.

미드 행 클린

행 자세에서 클린 훈련의 마지막 단계는 바로 앞의 모든 훈련을 합쳐서 진행하는 미드 행 클린Mid-hang clean 동작이다(그림 19.8). 앞의 모든 훈련을 배운 상태에서, 처음으로 클린 동작을 진행하는 것이다. 여기서는 추가적인 지도가 거의 없는 상태에서 진행이 가능할 것이다. 연속으로 동작을 진행하면서 점점 조금씩 바벨이 허벅지 밑으로 내려오다가 결국은 미드 행 자세보다는 자신이 편한 시작 자세를 만들게 된다. 이런 현상은 스내치보다 클린에서 더 흔하다. 클린은 스내치보다 그립이 좁기 때문에 미드 행 자세로 바벨을 들고 있을 때 고관절과 무릎이 더 적게 접히기 때문이다. 그렇기 때문에 미드 행 자세가 잘 지켜지고 있는지 계속 확인하는 것이 중요하다.

앞에서 설명한 대로 미드 행 자세를 만들어서, 올바른 자세와 균형 상태를 유지한 것인지 확실히 하기 위해서 몇 초 동안 멈춘다. 그러고 나서 다리로 바닥을 세게 밀면서 리프팅을 시작한다. 앞에서 설명한 대로 고관절을 움직이면서 최종적으로 몸을 신전시켜준다. 다리는 거의 수직이 되도록 하고, 어깨는 엉덩이보다 약간 뒤쪽에 있다. 팔은 길게 편안하게 펴주고, 바벨은 허벅지 위쪽에 닿게 된다. 다리로 바닥을 세게 밀어주다 보면 자연스럽게 뒤꿈치는 바닥에서 떨어지게 된다. 이렇게 몸을 신전시키는 동안에도, 광배근과 어깨를 이용해서 바벨을 최대한 몸에 근접할 수 있도록 해야 하며, 바벨이 허벅지 위쪽에 도달할 때 완전히 몸과 닿게 된다.

일단 몸을 위쪽으로 완전히 신전시켜준 후에는, 발을 들어올리고 움직여 리시빙 자세를 만들게 된다. 이때도 강하게 팔꿈치를 최대한 높이 위로 그리고 측면으로 당기면서 턴오버 동작 이후에 안정적이고 부드럽게 랙 자세를 만들도록 한다. 동시에 발바닥이 평평하게 바닥에 닿을 수 있도록 한다. 세 번째 풀 동작을 충분히 강하게 한다는 것은 스쿼트 자세를 만들기 전에 어깨에 안정적으로 바벨을 위치시킬 수 있다는 것을 의미한다. 바벨이 랙 자세로 고정되는 높이에

32 동작 요약 설명

미드 행 클린

클린 그립으로 바벨을 잡고 미드 행 자세를 만든다.

다리로 바닥을 세게 밀면서 동작을 시작한다.

광배근과 어깨를 이용해서 바벨을 최대한 몸에 가까이 붙이도록 한다.

고관절을 신전시키면서 몸을 완전히 신전시킬 수 있도록 다리로 계속 바닥을 밀어준다. 이때 다리는 수직 상태, 어깨는 엉덩이보다 약간 뒤쪽에 그리고 바벨은 허벅지 위쪽에 있도록 한다. 그러면서 자연스럽게 뒤꿈치를 들어올려서 발볼로 서게 된다.

발을 들어올리고 팔꿈치를 최대한 높이 위로 그리고 측면으로 당겨서 밑으로 이동시킨다. 이때도 바벨을 몸에 최대한 가까이 붙이도록 한다.

턴오버 동작을 해서 부드럽게 클린 랙 자세를 만들고 동시에, 발바닥 전체가 평평하게 바닥에 재접촉되도록 한다.

바벨을 스쿼트 자세로 받자마자 바로 반동을 주면서 일어설 수 있도록 한다. 이때 머리, 어깨 그리고 팔꿈치를 위로 밀면서 일어서도록 한다.

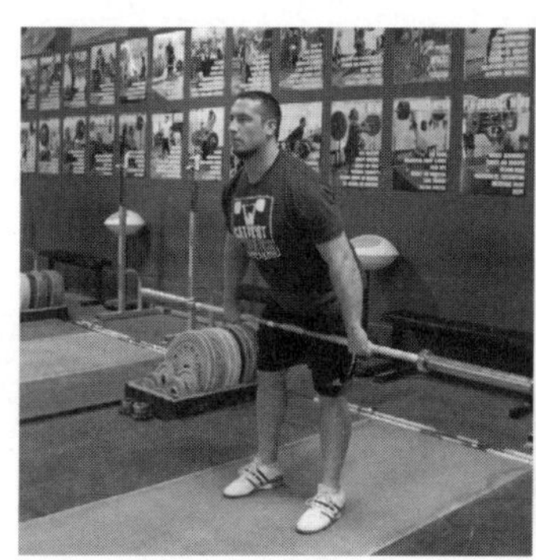
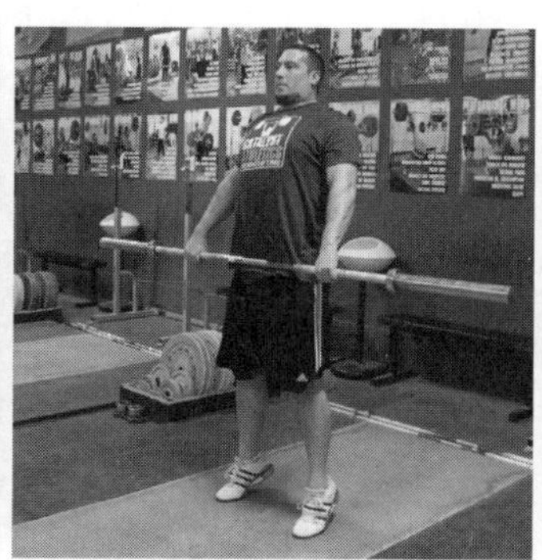
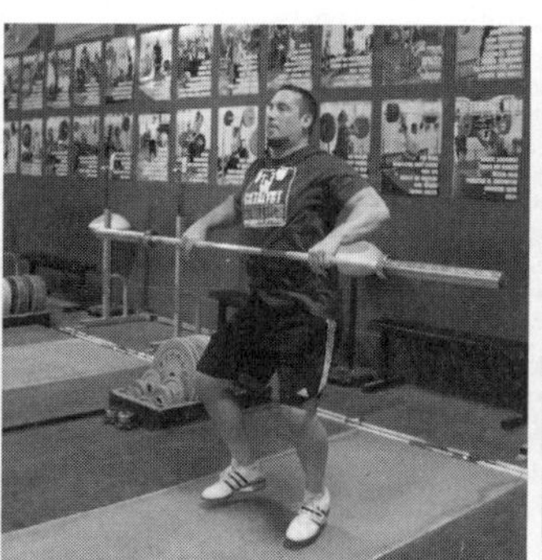
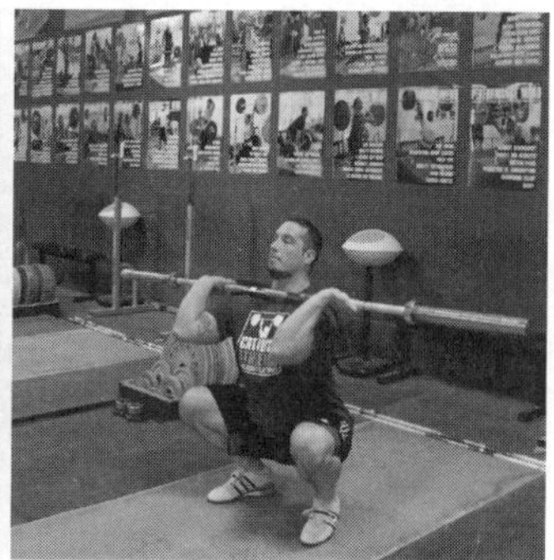

그림 19.8 미드 행 클린 동작은 복잡한 첫 번째 풀 동작이 없는 상태에서 클린 동작의 핵심이 되는 움직임에 집중해서 배우게 되는 첫 번째 클린 동작이다.

상관없이, 아래로 계속 이동하면서 스쿼트 자세를 끊기지 않고 부드럽게 하는 것이 좋다.

전체 움직임은 하나의 연속 동작이어야 한다. 즉, 풀 동작을 해서 바벨 아래로 이동하기 전에 몸을 최종적으로 신전시키는 데 있어서 동작이 멈추거나 끊어지지 않아야 한다. 그러나 동시에 아래로 이동하기 전에 몸을 완전히 신전 상태로 만들어야 한다.

클린의 그립은 좁아서 상대적으로 몸의 아랫부분에 닿기 때문에, 스내치보다 클린 동작에서 바벨이 허벅지에 닿을 때 바벨이 앞으로 밀려날 수도 있다. 다시 강조하지만, 적절한 미드 행 자세를 유지하고 몸을 신전시킨 후에 바벨 아래로 이동할 때까지 바벨을 몸에 최대한 가까이 붙인 상태를 유지하는 것은 상당히 중요하다.

미드 행 클린은 처음에는 바벨을 쿼터 스쿼트 깊이로 받는 파워 클린 동작으로 시작할 수도 있다. 처음에 선수가 자신감을 얻고, 다른 많은 리프팅 요소를 생각한다고 머리가 복잡할 때 그리고 더 빠른 세 번째 풀 동작을 연습하는 데 도움이 될 수 있다. 일단 미드 행 파워 클린 동작이 편안해지면, 풀 스쿼트로 바꿔서 연습을 할 수 있다. 하지만 세 번째 풀 동작의 스피드가 감소해서는 안 된다. 다시 말해서, 훈련을 할 때 파워, 스쿼트 어느 자세로 연습을 하든 간에 바벨이 어깨 위에 얹어지면서 랙 자세가 만들어지는 시점과 높이는 동일해야 한다.

빈 바벨 혹은 가벼운 테크닉 바벨로 미드 행 클린 자세가 편안해지면, 바닥에서 바벨을 놓고 클린 연습을 하는 단계로 넘어갈 수 있다.

안전하게 클린 실패하기

스내치와 마찬가지로, 여러 이유로 클린을 완전히 성공하지 못할 수가 있으며, 이때 리프터는 안전하게 바벨을 바닥에 던질 수 있어야 한다. 그러나 스내치와는 다르게, 클린을 실패할 때는 바벨을 앞으로만 던질 수 있다.

스내치에서 연습한 것처럼 가벼운 무게의 바벨로 안전하게 클린을 실패하는 방법을 훈련할 수 있다. 스쿼트로 앉은 상태에서, 클린을 실패했을 때는 아주 빠르고 강하게 그 자리에서 빠져나와야 한다. 바벨을 앞으로 밀어내면서, 발을 들고 엉덩이를 뒤로 보내면서 최대한 멀리 점프를 해야 한다. 클린을 스쿼트로 받았을 때, 발을 움직이는 것이 쉽지 않으면 움직이더라도 빠르게 움직이는 것이 힘들다. 바벨이 너무 빨리 그리고 갑자기 아래로 떨어지기 때문에 발에 너무 많은 무게가 실리면서 발을 움직이는 것이 힘들다. 대신에, 몸을 앞으로 기울이면서 바벨을 다리에서 앞쪽으로 보내는 것이다.

바벨을 멀리 밀어내면서, 팔꿈치를 가운데 쪽으로 움직여줘야 한다. 그렇지 않으면 팔꿈치가 밑으로 떨어지면서 허벅지와 부딪히게 되면서 손목을 다칠 수 있다(랙 자세에서 팔의 위치와 스쿼트에서 다리의 위치에 따라서 팔꿈치가 무릎과 부딪히는 것을 피하기 위해서 바깥쪽으로 팔꿈치를 움직여야 할 수도 있다).

가끔씩, 리프터의 균형 상태에 따라서 클린 동작에서 바벨을 너무 뒤쪽에서 받을 수도 있다. 이상적으로는, 리프터가 즉각적으로 반응을 해서 뒤로 점프를 하면서 앞으로 바벨을 던질 수 있다. 그런데, 만약 리프터가 충분히 빠르게

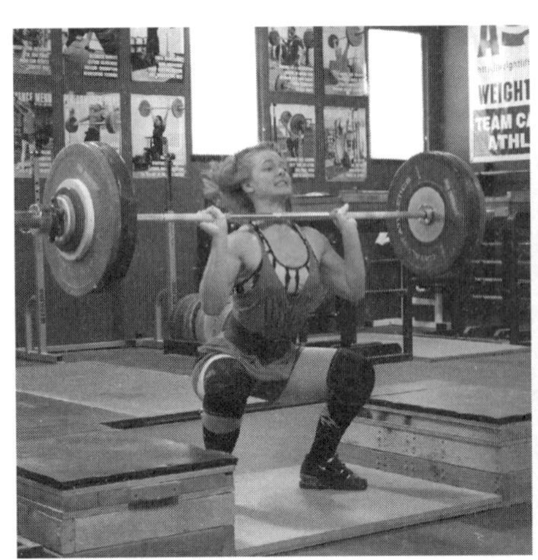
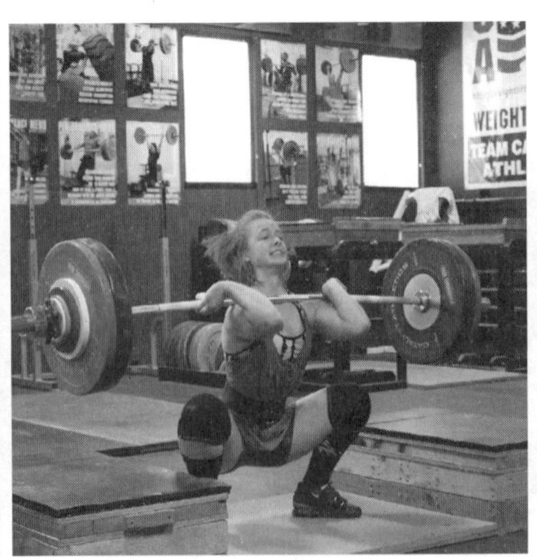
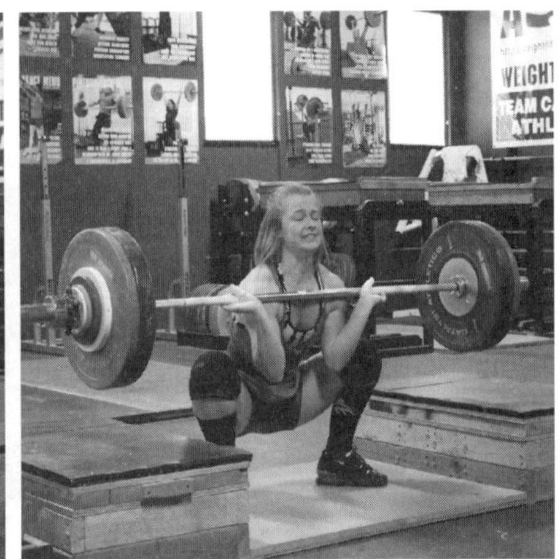

그림 19.9 클린이나 프론트 스쿼트를 실패하게 되면 몸을 앞으로 기울이면서 바벨이 다리에서 멀어지도록 해야 하며, 팔꿈치와 무릎이 충돌하는 것을 피하기 위해서 팔꿈치를 무릎에서 멀어지도록 해야 한다.

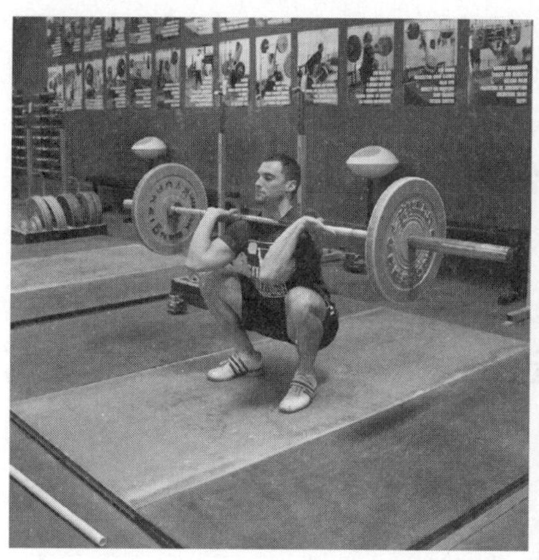
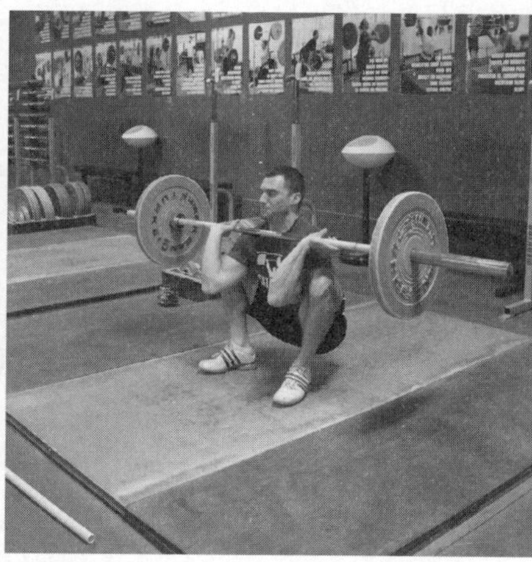
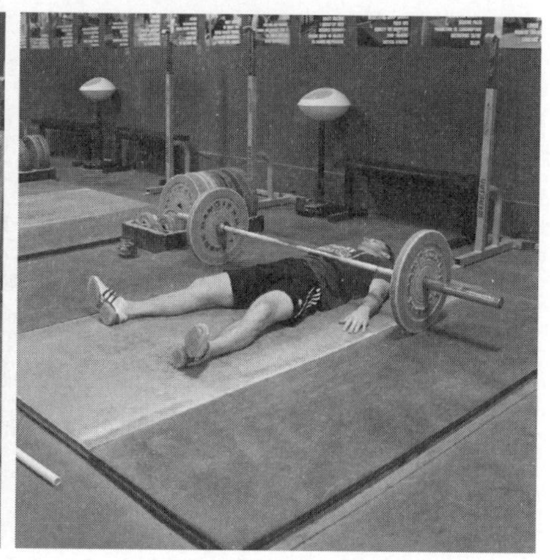

그림 19.10 드물게, 클린 동작을 실패하면서 뒤로 넘어지는 경우가 있는데 이때는 바벨을 앞으로 던질 수가 없다. 이런 경우에는, 완전히 뒤로 평평하게 누워서 손목 부상을 피하기 위해서 팔꿈치가 바닥에 닿지 않도록 하는 것이 좋다.

반응을 하지 못하거나 무게중심이 너무 뒤쪽으로 이동하면서 뒤로 넘어질 수도 있다. 이 상황에서는 뒤로 평평하게 눕는 것이 최고의 방법이다. 플레이트의 높이가 바벨이 목에 부딪히지 않도록 해주면서 얼굴을 위로 지나가게 될 것이다. 이때 바벨을 잡고 있으려고 해서는 안 된다. 바벨을 잡고 있다가는 바벨의 무게 때문에 팔꿈치가 바닥에 부딪히면서 심각한 손목, 손 그리고 팔 부상이 발생할 수 있다. 팔꿈치가 바닥에 닿지 않도록 랙 자세를 계속 유지하려고 하는 것이 최고로 좋다. 아니면 그립을 풀어서 최대한 빨리 바벨에서 손을 떼는 것이 좋다. 부가적으로 설명을 하자면, 이런 이유 때문에 클린 훈련을 할 때는 스트랩을 절대로 사용하지 않는 것을 권하는 것이다. 만약 스트랩을 사용한 상태에서 클린을 실패해서 뒤로 넘어지게 되면 스트랩 때문에 손이 바벨에 붙어 있는 상태기 때문에 부상의 위험이 있을 수도 있기 때문이다.

파워 클린

파워 스내치와 마찬가지로, 파워 클린Power clean은 풀 스쿼트보다 상대적으로 높은 자세에서 바벨을 받는 클린 동작이다. 일반적으로는, 무릎과 엉덩이가 수평이 되는 지점보다 높은 위치에서 바벨을 받아야 한다(쉽게 보면, 고관절이 접히는 부분이 무릎보다 위에 있어야 한다). 몇몇 코치들은 수평이 되는 지점보다 높은 지점보다는 완전 수평이 되는 지점에

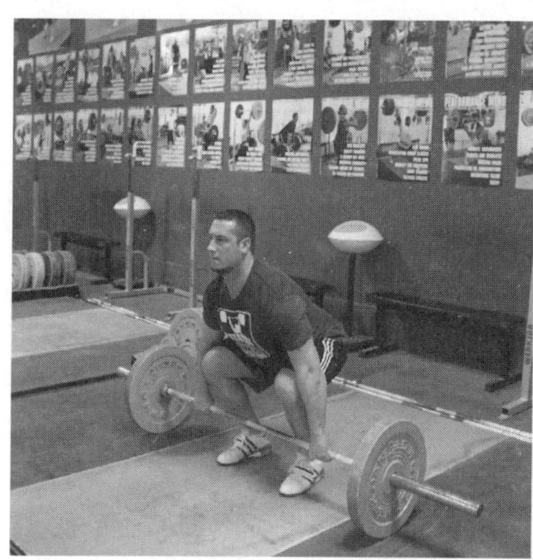
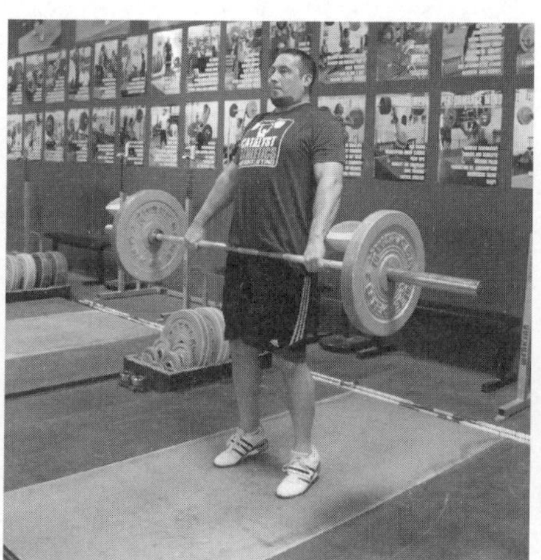
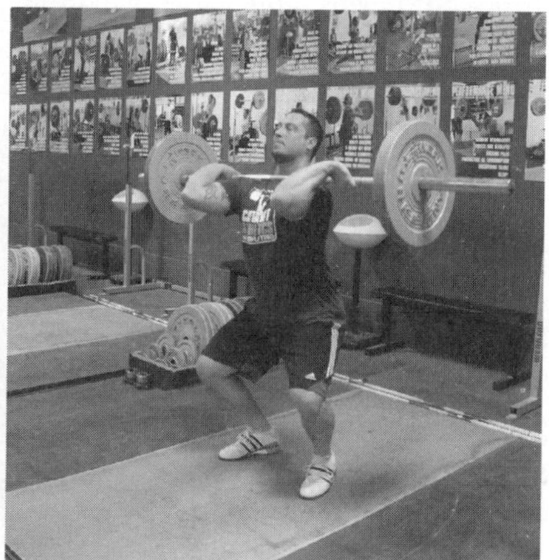

그림 19.11 파워 클린은 바벨을 받을 때의 하체의 깊이를 제외하고는 클린과 동일한 동작이다.

서 바벨을 받아도 파워 클린으로 인정하기도 한다. 무릎의 각도가 90도보다 작아서는 안 되고 말하는 코치들도 있다. 코치와 선수는 현재 자신의 훈련 목표에 따라서 파워 클린의 정의를 달리 할 수 있다. 그리고 훈련 사이클 내에서 약간씩 다르게 적용해서 훈련할 수도 있다. 다시 말하지만, 완전히 스쿼트로 깊이 앉기 전에 멈춰서 바벨을 받아야 한다. 즉, 비록 리프터가 수평이 되는 지점 위에서 바벨을 받았다고 하더라고, 바벨을 받은 이후로 계속 내려가면서 스쿼트 자세가 된다면, 이것은 클린이지 파워 클린이 아니다.

파워 클린의 움직임은 바벨을 받는 위치를 제외하고는 클린과 다를 게 없다. 파워 스내치에서 너무 다리를 넓게 벌려서 바벨을 받을 때의 문제점들이 파워 클린에서도 그대로 적용된다. 하지만 파워 클린 동작에서는 훨씬 더 무거운 무게를 들 수 있기 때문에 이 문제가 더 심각할 수도 있다.

파워 클린의 장점과 사용법

파워 클린을 하는 이유는 파워 스내치를 하는 이유와 유사하다. 적은 무게로 클린 동작을 연습하고, 두 번째와 세 번째 풀 동작을 강하고 빠르고 훈련하기 위한 것이다. 게다가 선수들이 턴오버 동작에서 바벨이 어깨에 떨어져서 충동하지 않고 정확한 자세로 연습하는 데 아주 유용하다. 그리고 바벨의 아래로 향하는 힘에 저항하기 위해서 더 빠르게 몸을 견고하게 만드는 연습을 하는 데 좋다.

스플릿 클린

스내치와 마찬가지로 스플릿 클린Split clean은 스쿼트 클린보다 먼저 사용된 동작이다. 스플릿 스내치와 동일한 한계를 가지고 있으면서 장점도 동일하다. 다시 말하지만, 나이가 많은 선수 혹은 가동성이 부족하거나 부상 때문에 움직임에 제한이 있는 사람들에게는 스플릿 클린이 또 다른 선택 사항이 될 수 있다. 시간이 부족하거나 운동량이 부족한 선수들이 저크 동작에서의 발의 움직임을 훈련하기 위해서 스플릿 클린을 사용할 수도 있다. 스플릿 스내치와 마찬가지로, 세 번째 풀 동작에서의 발의 움직임을 제외하고는 스플릿 클린의 기술이 스쿼트 클린과 크게 다르지는 않다.

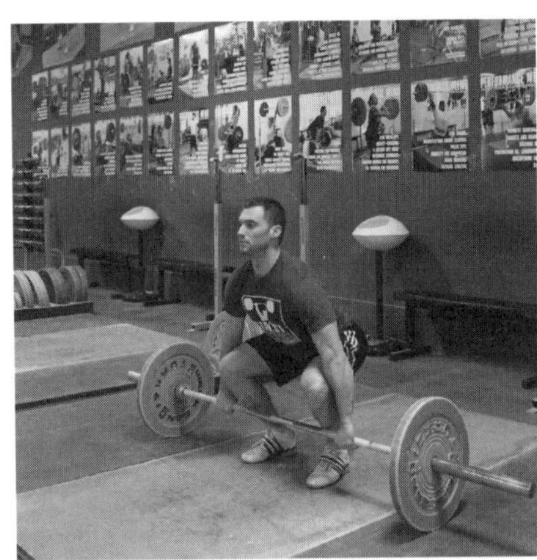
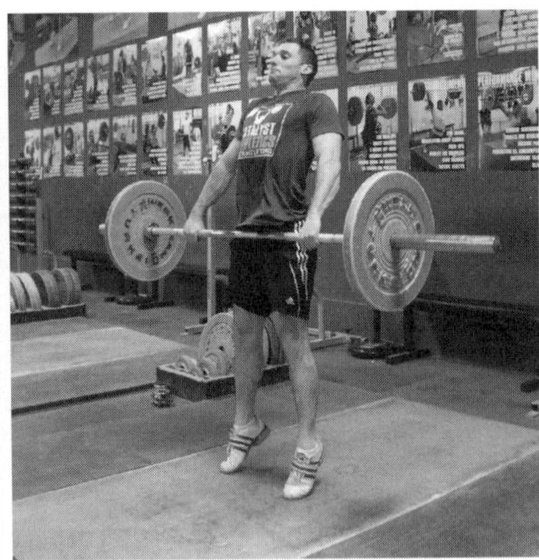
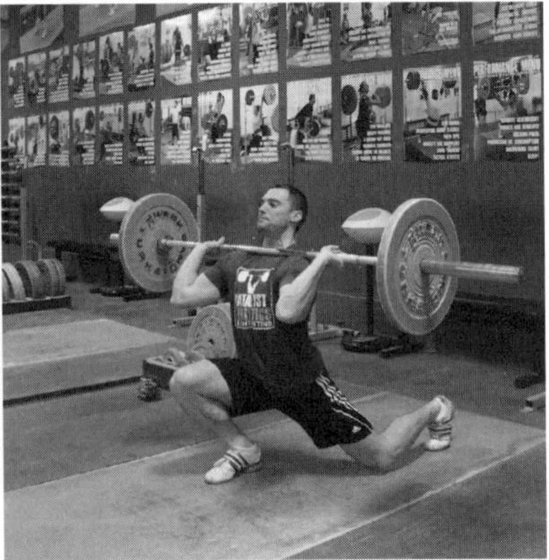

그림 19.12 스플릿 클린의 테크닉은 세 번째 풀 동작에서의 발의 움직임만 다르다.

바닥에서 클린 시작

여기까지 왔다면, 이제는 최소한 빈 바벨로 미드 행 자세에서 클린이나 파워 클린 동작은 할 수 있다. 클린 동작을 완전히 배우기 위해서 바닥에 있는 바벨로 클린 동작을 시작할 수 있어야 한다. 이렇게 바닥에서 클린 동작을 시작하게 되면 첫 번째 풀 동작이 추가되는데 이 첫 번째 풀 동작을 힘들어 하는 사람들이 상당히 많으며, 가끔씩 일시적으로 자신의 현재 자세에 영향을 주는 경우도 있다. 그러나 기본적인 원리를 지키면서 현명하게 훈련을 이어가고 관심을 가진다면, 이 동작을 올바르고 빠르게 배울 수 있다.

다음 훈련 내용을 통해서 리프터는 성공적인 리프팅에 있어서 핵심인 올바른 풀 동작을 배울 수 있을 뿐만 아니라, 이후 훈련 프로그램에서 사용할 수 있는 중요한 내용들을 배울 수도 있다.

동작 미리 살펴보기

- 시작 자세
- 클린 세그멘트 데드리프트
- 홀팅 클린 데드리프트
- 세그멘트 클린+클린
- 클린

시작 자세

바닥에서 클린을 시작하는 동작을 가르칠 때 첫 번째 단계는 바로 시작 자세이다(그림 20.1). 이 자세의 일반적인 내용들은 이전 섹션에서 이미 다뤘으며, 클린에만 적용되는 구체적인 세부내용들은 다음 섹션에서 설명할 것이다. 여기서는, 올바른 자세를 여전히 유지하면서 선수들이 명심해야만 하는 내용을 최대한 간결하게 언급할 것이다.

일반적으로 스내치보다는 심하지 않지만 여기서도 가동성 때문에 많은 성인들이 어려움을 겪는다. 그렇다면 처음에는 신체적으로 준비가 되지 않는 사람에게 등에 완벽한 아치 상태를 만드는 것을 지도하기보다는 무릎과 고관절의 각도, 바벨의 위치 그리고 균형 상태와 관련한 아주 기본적인 부분들을 익힐 수 있도록 함께 훈련하는 것이 더 중요하다. 그러나 이런 사람들 역시 교정이 가능한 가동성과 관련한 문제를 우선적으로 해결하는 것이 좋다.

이 단계에서는 가벼운 무게의 바벨로 훈련을 하는 것이 좋다. 어차피 이 훈련을 충분히 한 후에 결국은 클린 동작으로 이어갈 것이기 때문에, 이때 무게는 미드 행 자세에서 쉽게 클린 동작을 할 수 있었던 무게와 배우 비슷한 혹은 똑같은 정도가 좋다. 테크닉 바벨이나 플레이트도 필요하다면 사용할 수 있다.

바닥에 바벨이 있는 상태에서, 바벨 아래로 발볼이 위치

33 동작 요약 설명

클린 시작 자세

대략 발볼 위쪽에 바벨이 오도록 한다.

약간 발끝을 바깥쪽으로 돌려주고 발 전체로 균형 상태를 유지한다.

클린 넓이의 훅 그립으로 바벨을 잡는다.

측면에서 봤을 때 팔이 거의 수직 상태가 되도록 곧은 자세를 잡는다.

몸통에 힘을 주고 등에 아치 상태를 단단하게 만들어준다.

고개를 들어서 시선은 정면 혹은 그보다 약간 위쪽을 향하도록 한다.

팔을 벗어나지 않도록 무릎을 바깥쪽으로 밀어주고 바벨보다 살짝 위쪽에 있도록 한다.

팔을 내회전시킨 상태에서 편안하게 팔을 편 상태를 만든다.

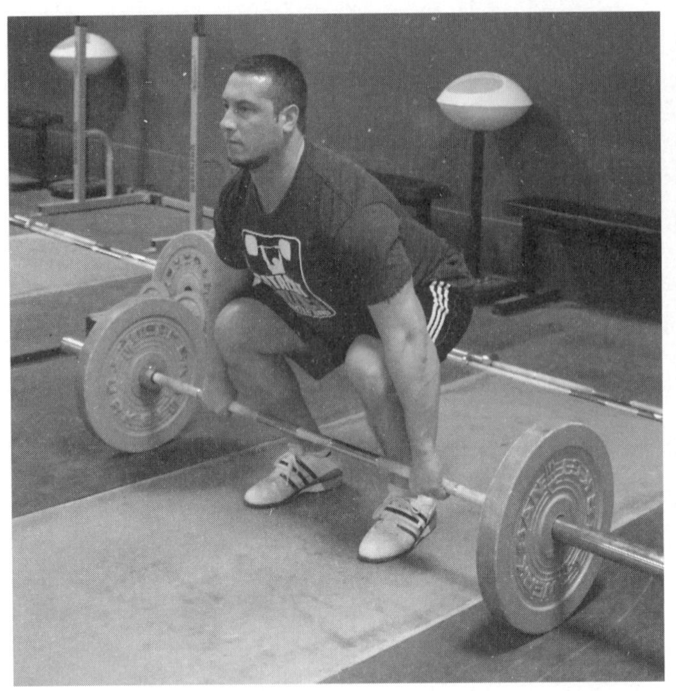
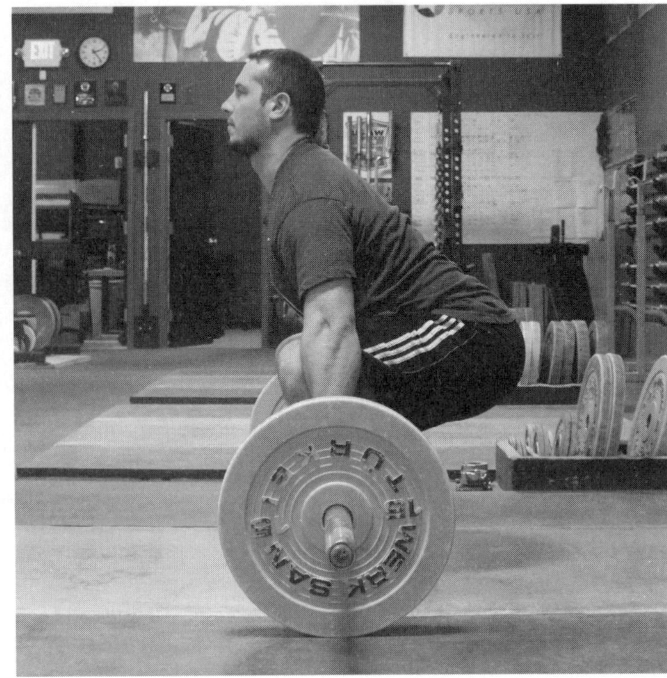

그림 20.1 클린 시작 자세

하도록 해서 풀 자세로 발을 벌리도록 한다. 앞에서 설명한 손 넓이로 훅 그립으로 바벨을 잡는다. 단단하게 등을 아치 상태로 만들고, 엉덩이를 아래로 내려서 무릎보다 약간 위쪽에 위치한 자세를 만든다. 팔은 측면에서 봤을 때 거의 수직에 가깝도록 만든다. 가슴을 들면서 바벨을 잡고 있는 팔에 장력이 만들어지도록 한다. 이때 지나치게 의도적으로 팔에 힘을 주지는 않도록 한다. 그리고 팔꿈치 뼈가 바깥쪽을 향하도록 내회전을 시켜준다. 등의 더 좋은 아치 상태를 만들고, 몸이 수직처럼 곧은·자세를 만들 수 있도록 무릎을 바깥쪽으로 밀어주도록 한다. 스내치보다 그립이 좁기 때문에 무릎을 밀어주는 동작이 스내치 때보다 제한되기도 한다. 무릎은 약간 바벨 위쪽에 위치하며, 정강이는 바벨이 가볍게 닿거나 아주 가깝게 위치한다. 머리는 곧게 세우며, 시선은 정면 혹은 약간 위쪽을 바라본다.

스내치 시작 자세와 클린 시작 자세의 유일한 차이점은 좁은 그립 때문에 클린 시작 자세에서 엉덩이와 어깨가 약간 더 높게 위치한다는 것이다. 그래서 바벨에서 어깨가 더 많이 떨어져 있다. 스내치 시작 자세에서 엉덩이가 무릎 높이 혹은 이보다 약간 아래에 있는 반면에, 클린 시작 자세에서는 거의 모든 선수들의 엉덩이가 무릎보다 위에 있다.

클린 세그멘트 데드리프트

클린 세그멘트 데드리프트Clean segment deadlift 동작으로 훈련을 시작하게 된다(그림 20.2). 이 훈련은 풀 동작의 다양한 지점에서의 안정적인 자세를 유지하고 강화시켜주는 방법이다. 움직임을 분리해서segmented 훈련하게 되면 리프팅을 하는 동안에 움직임을 더 잘 느낄 수 있게 되며, 자세 교정과 균형 상태를 향상시키는 데도 도움이 된다.

시작 자세를 만들고 잠시 멈춘 후에, 다리로 바닥을 밀어내면서 데드리프트를 시작한다. 몸이 흔들리거나 다른 추가적인 움직임이 발생하지 않도록 아주 부드럽게 바벨을 바닥에서 들어주게 된다. 이 움직임은 아주 신중하고 잘 통제하면서 진행해야 한다. 그리고 시작 자세에서와 거의 동일한 등의 아치 상태를 유지해야 한다. 바벨이 바닥에서 대략 1인치 정도 떨어지게 되면, 동작을 멈추고 3초 동안 버틴다. 이때 자세는 시작 자세와 거의 동일하지만 무게중심은 시작 자세에서의 균형점보다 약간 뒤쪽으로 이동하게 된다. 바벨은 정강이에 아주 살짝 닿지만 너무 힘을 줘서 정강이 쪽으로 바벨을 밀어서는 안 된다.

1인치는 우리가 생각하는 것보다 훨씬 낮으며, 금방 도달하는 높이이다. 그래서 보통은 실제로 1인치를 훨씬 넘어서 이미 상당한 높이까지 도달했는데도 동작을 멈추지 않는 경우도 많다. 이렇게 적절한 시점에 동작을 멈추는 연습을 할 때 도움이 되는 가장 간단한 방법은 바벨이 바닥에서 떨어진 게 느껴지면 바로 동작을 멈추는 것이다.

이 자세로 3초 동안 동작을 멈춘 후에, 리프터는 다리로 다시 바닥을 밀어주면서 일어서는 동작을 이어간다. 이렇게 동작을 계속 이어가면서 바벨이 무릎 높이에 도달할 때까지 아주 신중하게 동작을 제대로 통제할 수 있는 속도로 진행한다. 동작을 진행하면서 무게중심을 계속 뒤로 이동시켜서 뒤꿈치 앞 가장자리에 올 수 있도록 한다. 이 지점이 이후 나머지 리프팅 동작에서 무게중심이 위치하는 곳이다. 그리고 바벨이 무릎 위치에 도달했을 때 가볍게 무릎에 바벨이 닿은 상태로 다시 3초 동안 동작을 멈춘다.

이렇게 두 번째로 동작을 멈춘 지점에, 시작 자세보다 어깨가 매우 살짝 앞쪽에 있게 된다. 다시 말해서, 바벨보다 약간 더 앞에 있다는 것이다. 그러나 이 정도는 그렇게 크지 않으며, 등의 각도도 첫 번째 자세와는 아주 약간 달라진다. 이 지점에서 등의 각도나 바벨과 어깨의 상대적인 위치가 너무 많이 바뀐다면, 리프터가 동작을 할 때 어깨나 바벨보다 훨씬 빨리 엉덩이를 들어올린다는 것을 의미한다.

무릎 지점에서 3초 동안 멈춘 후에, 통제된 스피드와 광배근과 어깨를 이용해서 바벨을 최대한 허벅지에 가까이 붙여준 상태로, 다시 다리로 바닥을 밀면서 일어서서 미드 행 자세를 만들도록 한다. 최종 자세는 이미 연습했던 미드 행 자세를 만드는 것이다. 이때 바벨은 허벅지 가운데 지점에 가볍게 닿게 되며, 정강이는 거의 수직 상태로 만들어서 무릎을 바깥쪽으로 약간 밀어준다(시작 자세보다 약하게 무릎을 밀게 된다). 등은 여전히 완벽한 아치 상태를 유지해야 하며, 어깨는 바벨과 무릎보다 앞쪽에 있다. 발뒤꿈치 앞 가장자리 부분으로 무게중심을 잡고 머리와 시선은 정면을 향하도록 한다.

전체적으로 시작 자세와 미드 행 자세를 비교했을 때, 등의 각도와 어깨 위치에 있어서 약간의 차이만 발생한다. 그러나 다시 말하지만, 이것은 아주 경미한 정도이다.

가끔씩 특히 바벨이 무릎 높이까지 도달했을 때 무게중심이 너무 뒤로 옮겨지는 경우가 있다. 발바닥이 바닥에 완전히 접촉이 된 상태여야 하는데, 발가락이 바닥에서 떨어진다면 너무 무게중심이 뒤로 이동했다는 의미이다. 이렇게 뒤로 균형이 무너지게 되면 이후의 클린 동작에서 과하게 앞으로 흔들릴 수도 있다.

미드 행 자세에서 3초 동안 멈춘 후에, 천천히 동작을 통제하면서 바벨을 바닥에서 들 때와 똑같은 자세와 동선을 유지하면서 역순으로 바닥에 바벨을 내려놓는다. 다음 동작을 시작하기 전에 바벨을 완전히 바닥에 내려놓은 상태에서 다시 시작 자세를 완벽히 만든다.

3번씩 세트로 묶어서 훈련하게 되면, 동작을 멈추는 구

34 동작 요약 설명

클린 세그멘트 데드리프트

안정적인 시작 자세로 잠시 동안 멈춘다.

다리로 바닥을 밀어서 바벨을 바닥에서 1인치 높이로 들어서 3초 동안 멈춘다.

다리로 바닥을 다시 밀어서 바벨이 무릎 높이까지 도달할 수 있도록 일어선다. 일어서면서 무게중심을 뒤로 이동시키면서 발뒤꿈치 앞 가장자리에 오도록 한다. 이때도 등의 각도는 거의 동일하게 유지해야 하고, 이 상태로 3초 동안 멈춘다.

다리를 밀어서 미드 행 자세로 3초 동안 멈춰 뒤꿈치 앞 가장자리로 균형 상태를 유지한다.

움직임의 스피드를 통제하면서 올바른 자세를 유지한 상태에서 바벨을 다시 바닥에 내려놓는다.

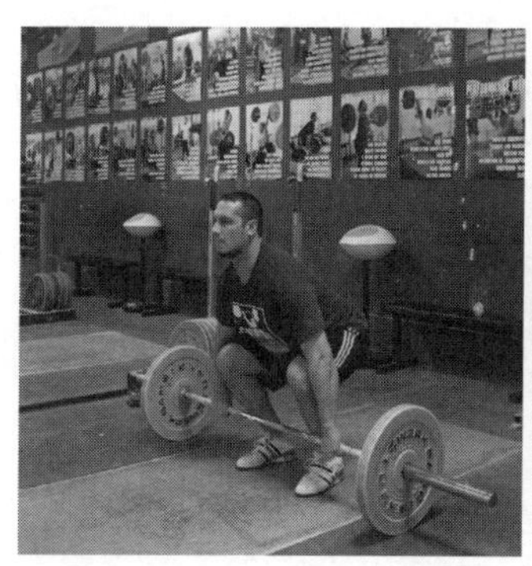
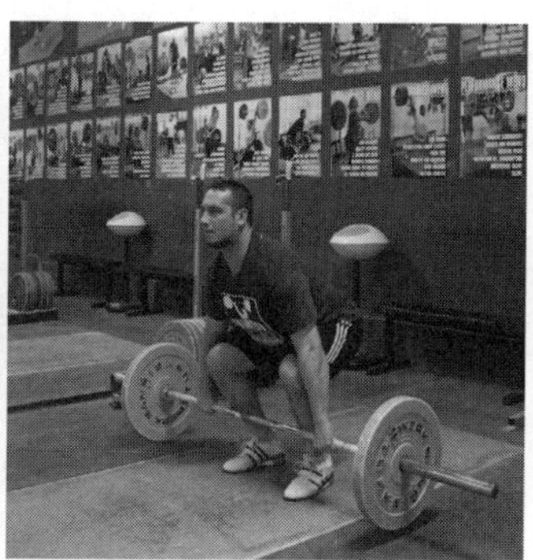
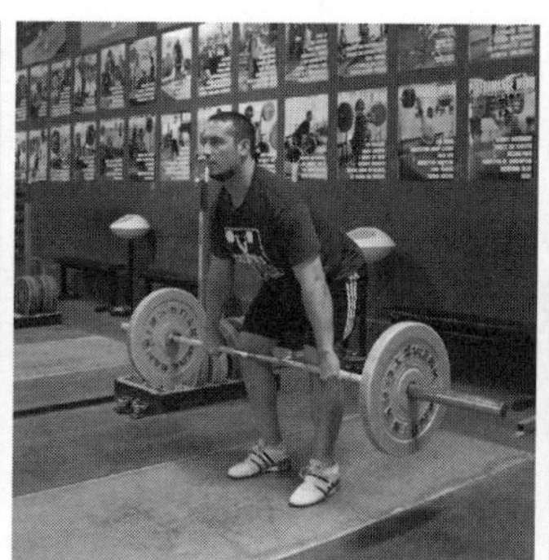
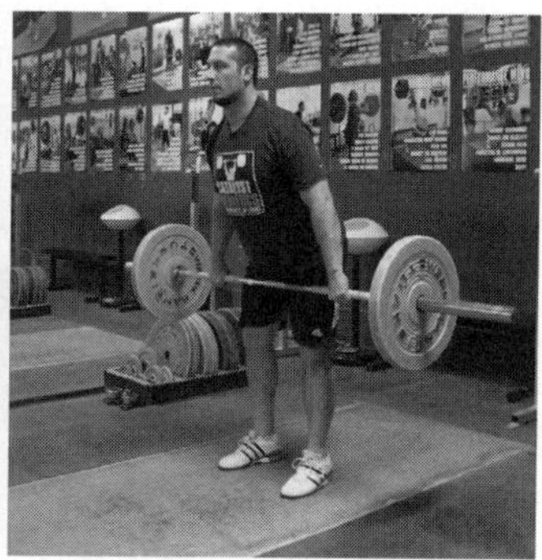

그림 20.2 클린 세그멘트 데드리프트는 바닥에서 클린 동작을 시작할 때의 가장 중요한 자세를 연습하고 강화시키는 훈련이다.

간에서 지나치게 등이 굽혀지지 않는 상태를 유지할 수 있다. 매번 동작을 할 때마다 올바른 자세를 만들 수 있는 수준까지 도달했다면, 즉, 올바른 자세를 만들기 위해서 자세를 매번 교정하지 않아도 되는 수준에 도달했다면, 다음 훈련 단계로 넘어갈 수 있다.

홀팅 클린 데드리프트

클린 세그멘트 데드리프트를 제대로 할 수 있는 상태가 되었다면, 클린 세그멘트 데드리프트에서 앞의 두 번의 정지 동작만 빼서 허벅지 가운데서만 정지하는 홀팅 클린 데드리프트Halting clean deadlift 단계로 넘어가 훈련을 진행하도록 한다(그림 20.3). 비록 처음 두 번의 정지 동작이 없어졌지만, 클린 세그멘트 데드리프트와 동일한 자세와 균형 상태로 진행해야 한다.

이 훈련은 클린 세그멘트 데드리프트와 마찬가지로 스피드와 움직임을 잘 통제하면서 진행하도록 한다. 동작을 서두르게 되면 올바른 자세와 균형 상태가 힘들어질 뿐만 아니라, 올바른 자세를 만들었더라도 움직임의 효율성이 떨어지게 된다. 이 훈련은 스피드가 아니라 자세를 제대로 인지하면서 안정적으로 수행할 수 있는 능력을 기르기 위한 것이다.

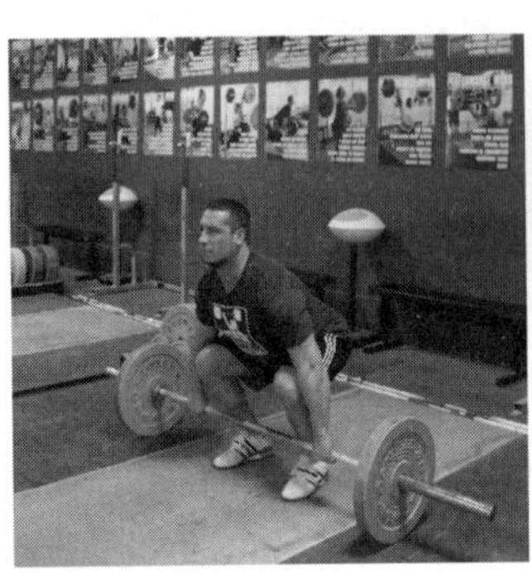
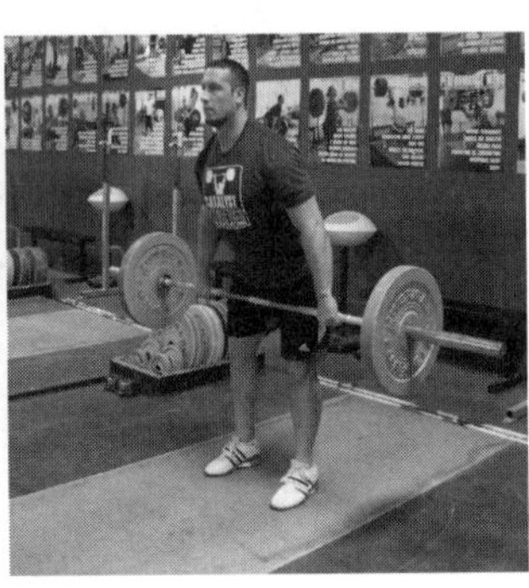

그림 20.3 홀팅 클린 데드리프트는 바닥에 있는 바벨을 들어서 두 번째 풀 동작이 시작되는 허벅지 가운데 지점까지 올바른 자세로 오는 방법을 알려준다.

35 동작 요약 설명

홀팅 클린 데드리프트

안정적인 시작 자세로 잠시 동안 멈춘다.

다리로 바닥을 밀면서 바벨을 바닥에서 부드럽게 들어올린다.

바벨이 무릎 앞을 지나면서, 거의 동일한 등의 각도를 유지하는 동시에 무게중심을 점점 뒤로 옮기면서 뒤꿈치 앞 가장자리에 오도록 한다.

다리로 계속 바닥을 밀면서, 뒤꿈치 앞 가장자리로 균형 상태를 유지한다. 그리고 어깨는 약간 앞쪽으로 이동하면서 미드 행 자세에 도달하게 된다.

미드 행 자세에서 3초 동안 멈춘다.

움직임의 스피드를 통제하면서 올바른 자세를 유지한 상태에서 바벨을 다시 바닥에 내려놓는다.

세그멘트 클린+클린

홀팅 클린 데드리프트를 흐트러지지 않는 자세로 매번 수행할 수 있는 상태가 되었을 때, 첫 번째 풀 동작의 올바른 자세와 균형 상태를 배우게 된 것이다. 리프터에게 진짜 중요한 것은 첫 번째 풀 동작과 두 번째 풀 동작을 하나의 동작처럼 자연스럽고 자신감 있게 이어서 할 수 있어야 한다는 것이다. 다시 말해서, 홀팅 클린 데드리프트와 미드 행 클린 동작을 하나의 이어지는 리프팅 동작으로 연결할 수 있어야 한다는 것이다.

이 동작 변환을 더 쉽고 두려움 없이 하기 위해서는, 앞에서 이미 훈련을 해서 편안해진 홀팅 클린 데드리프트와 미드 행 클린 두 가지 동작을 먼저 한 번 한 후 바로 다음에 클린 동작을 하는 것이다(그림 20.4). 이렇게 하면 자신감을 향상시킬 수 있으며, 동작과 관련된 여러 가지 쓸데없는 생

36 동작 요약 설명

세그멘트 클린+클린

안정적인 시작 자세로 잠시 만든다.

홀팅 클린 데드리프트 동작을 하면서 미드 행 자세에서 3초 동안 멈춘다.

이렇게 멈춰 있는 상태에서, 바로 미드 행 클린을 한다.

미드 행 클린 동작을 한 후에, 바닥에 바벨을 내려놓고 다시 시작 자세를 만든다.

멈추는 동작 없이 바로 클린을 한다. 그러나 바벨이 바닥에서 미드 행 자세로 이동할 때는 올바른 자세, 균형 상태 그리고 타이밍을 위해서 비교적 천천히 동작을 수행한다.

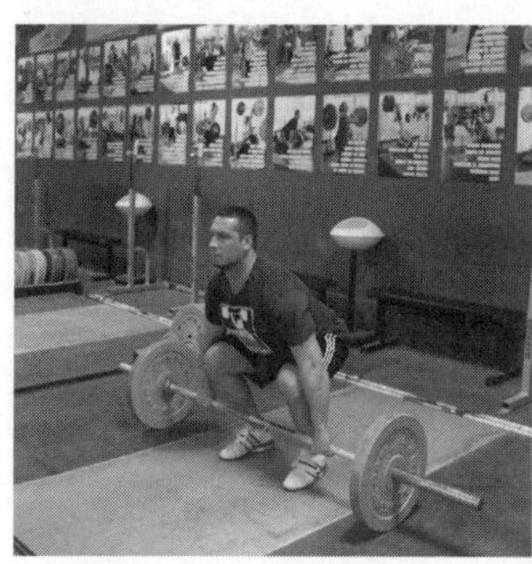
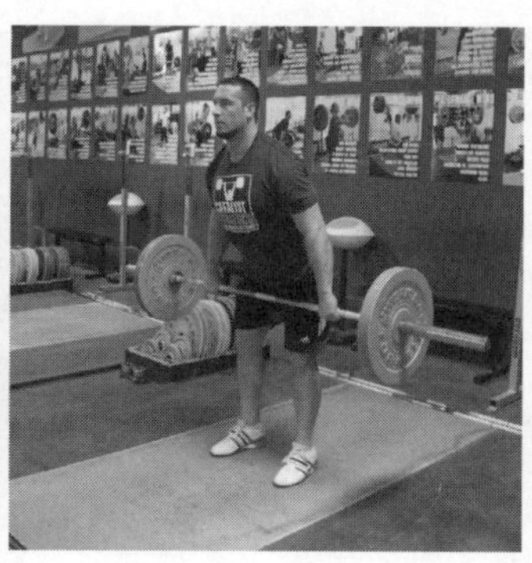
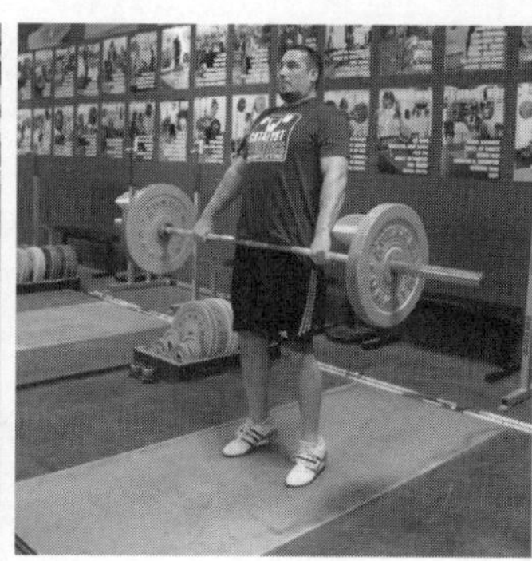
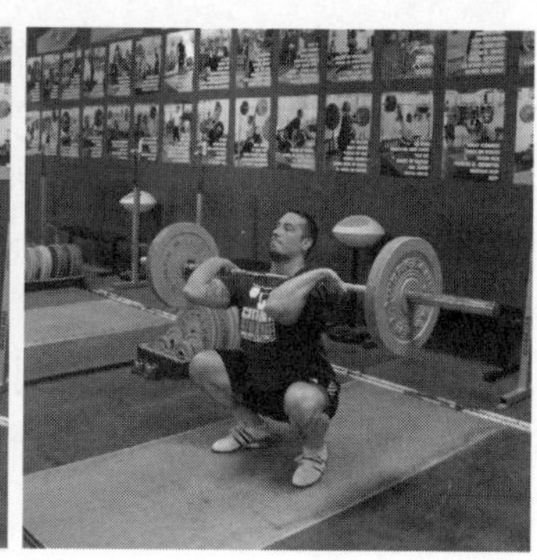

그림 20.4 세그멘트 클린+클린은 바벨이 바닥에 놓인 상태에서 시작하는 첫 번째 풀 동작과 클린에서 중요한 동작인 미드 행 자세를 강화하고 훈련하기 위한 것이다.

각을 하지 않을 수 있다. 그리고 적절한 자세와 타이밍을 계속 유지하고 강화시킬 수 있다.

각 세트당 두 번의 동작을 진행하는데 한 번은 세그멘트 클린을 마지막 한 번은 그냥 클린을 하는 것이다. 첫 번째 동작에서는 스피드를 통제하면서 홀팅 클린 데드리프트를 한다. 그리고 미드 행 자세에서 3초 동안 멈췄다가, 3초 후에 멈춘 동작에서 미드 행 클린 동작을 바로 진행하게 된다. 미드 행 클린 동작을 시작하기 전에 다른 움직임이 몸에 있어서는 안 된다. 동작이 끝나고 다시 바벨을 바닥에 내려놓은 후, 바벨이 위로 올라갈 때 멈추는 동작 없이 한 번에 클린 동작을 한다. 그러나 이 단계에서, 바닥에서 리프팅을 시작해서 미드 행 자세가 될 때까지는 올바른 자세와 균형 상태, 몸의 신전을 제대로 마무리하기 위해서 그렇게 빠르지 않은 속도로 동작을 수행해야 한다. 바닥에서 바벨을 들어서 미드 행 자세가 될 때까지 3초를 세면서 진행하게 되면 제대로 쉽게 움직임의 속도를 조절할 수 있다.

리프팅 수준이 높아지고, 리프터도 자신감이 높아지게 되면서, 이 첫 번째 풀 동작의 스피드도 약간 더 높아지게 된다. 하지만 첫 번째 풀 동작의 스피드는 상대적으로 느린 편이다. 첫 번째 풀 동작의 스피드는 리프터가 기술적으로 수준이 상승하고 무게가 증가하게 되면서 같이 높아지게 된다. 이 훈련에서 두 번째 동작인 클린의 자세가 기복 없이 안정적으로 유지가 되면, 마지막 단계인 클린 훈련으로 넘어가게 된다.

클린

이제는 진짜 클린을 할 수 있는 상태이다(그림 20.5). 훈련은 2~5의 횟수로 세트를 구성하며, 이때 바벨의 무게는 올바른 자세로 안전하게 동작이 가능한 무게여야 한다. 초반에는, 가벼운 무게로 많은 횟수로 훈련하는 것이 적절하며 더 효과적이다. 클린을 위한 스트렝스를 기르기 위해서 보조 훈련도 함께 진행할 수 있다. 초반 훈련 프로그램의 일부로 클린 동작을 연습할 때는 자신 체중의 대략 50~60% 정도로 진행하는 것이 좋으며, 혹은 코치가 봤을 때 5~6번 정도는 무리 없이 할 수 있는 무게로 진행하는 것이 좋다(Medvedyev, 1986, 1995). 당연히 체계적인 훈련 프로그램을 본격적으로 시작하기 전에는 필요에 따라서 더 가벼운 무게

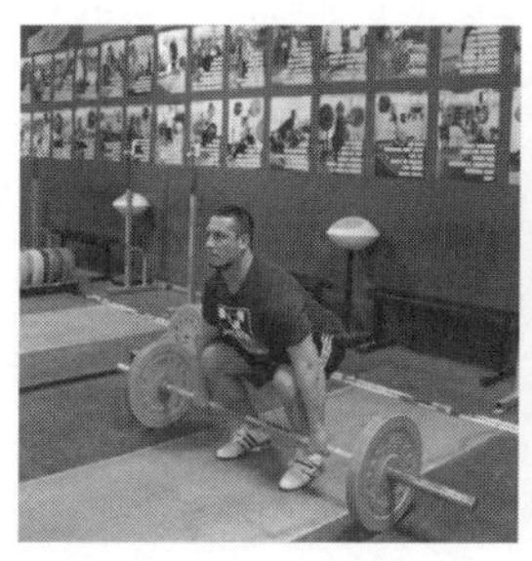
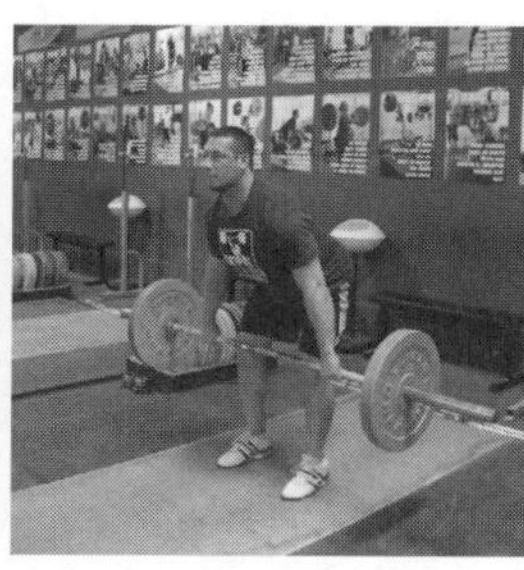
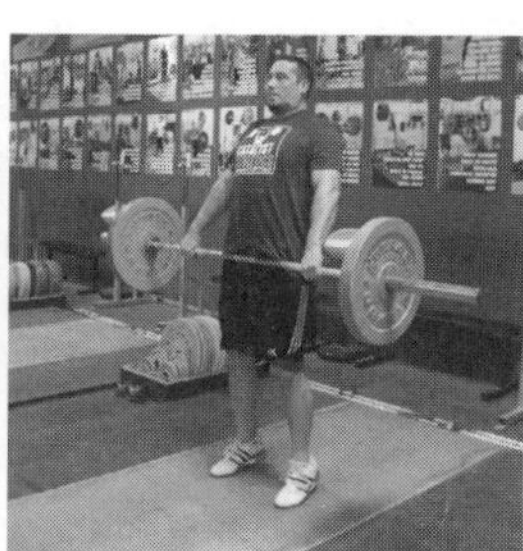
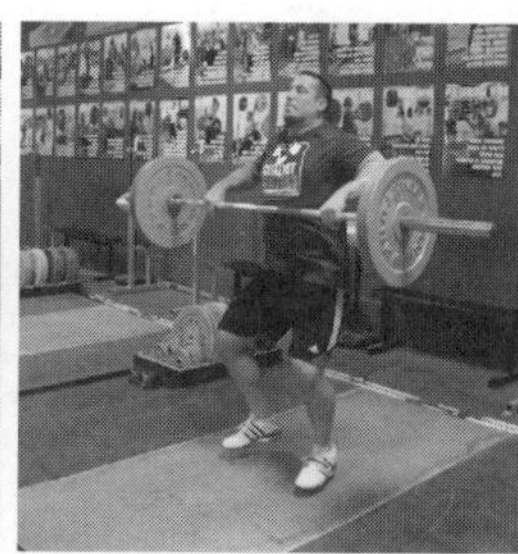
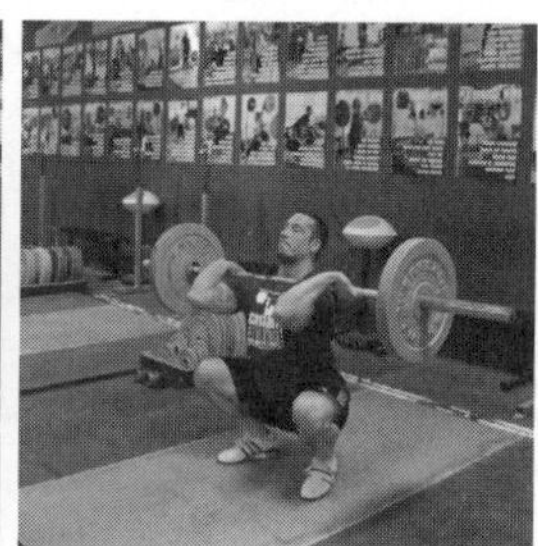

그림 20.5 바닥에서 클린 동작을 시작하면서 클린 훈련을 마무리할 수 있다.

로 훈련을 하거나 프로그램 자체를 상황에 맞게 수정해서 진행할 수도 있다. 이 과정은 이 책의 프로그램 설계와 훈련 섹션에서 더 자세하게 다루고 있다.

만약 선수가 특히 클린 동작에서 어려움을 느끼고 있다면, 선수가 어려워하거나 문제가 있는 움직임을 분리해서 전체적인 클린 자세 교정을 위해서 원래 클린 훈련에 추가해서 진행할 수도 있다. 동작을 수행하는 횟수보다 그 동작의 질이 우선이라는 것을 항상 명심해야 한다.

37 동작 요약 설명

클린

안정적인 시작 자세를 만들고 잠시 멈춘다.

바닥을 발로 밀면서 리프팅 동작을 시작한다.

바벨이 무릎 높이에 도달할 때 무게중심을 뒤꿈치 앞 가장자리로 이동시킨다.

미드 행 자세가 될 때까지 계속 바닥을 발로 밀면서 무게중심을 뒤꿈치 앞 가장자리에 유지한다.

다리로 바닥을 세게 밀고, 고관절을 강하게 신전시키면서 최종적으로 몸을 위로 펴면서 폭발적인 힘을 내는 동작을 마무리한다. 이때 바벨은 최대한 몸에 가까이 붙이도록 한다.

다리가 수직 상태가 되고, 바벨을 허벅지 위쪽에 위치하고, 어깨는 약간 엉덩이보다 뒤쪽에 있는 상태로 완전히 몸을 신전시킨 상태가 되었을 때, 발을 들어올리면서 팔꿈치도 측면 위쪽으로 들어올린다.

바벨을 몸에 최대한 가까이 유지한 상태에서, 팔을 들어올려서 랙 자세로 바벨을 어깨 위에 안정적으로 위치시킨다. 동시에 리시빙 자세를 만들면서 양발이 평평하게 바닥에 완전히 닿도록 한다.

리시빙 자세에서 바벨을 받으면서 부드럽게 스쿼트로 앉았다가 가장 아래 구간에서 바로 반동을 준다.

바벨의 안정적인 상태와 몸이 곧게 서 있는 자세를 유지하기 위해서 머리, 어깨 그리고 팔꿈치를 위로 밀면서 일어서도록 한다.

클린 이해하기

이 챕터에서는 앞에서 배운 클린에 관한 내용들에서 좀 더 확장해서 더 많은 내용을 배우게 된다. 기술적으로 아직 클린 동작이 그렇게 편하지 않는 사람이라면 기술적으로 수준이 높아지면서 기록 없이 올바른 자세가 가능해질 때까지, 이번 섹션은 건너뛰어서 더 기본적인 리프팅 변형 동작에 집중해서 훈련할 것을 추천하는 바이다(행 클린 그리고 파워 클린 동작). 스쿼트와 풀 동작과 같은 보조 훈련을 같이 하는 것도 좋다. 추가적으로 배우는 내용들이 도움이 되기보다는 오히려 혼란스럽게 만들 수도 있다. 가르치는 사람의 관점에서는, 선수가 더 성장해서 자신의 상황에 가장 잘 맞는 동작을 찾아서 기술적인 변형을 스스로 할 수 있는 수준이 될 때까지는, 일반적으로는 이론적인 부분은 최소화하고 실제 훈련에 더 많은 비중을 두는 것이 가장 이상적이다.

클린의 기술적인 부분에 대한 구체적인 내용들은 스내치와 동일한 것들이 많다. 그래서 반복을 피하기 위해서 일부분은 생략되거나 상당히 축약하기도 했다. 여기서는 설명을 최소화할 예정이기 때문에 이 챕터를 제대로 이해하기 위해 '스내치 이해하기' 챕터를 반드시 읽어봐야 한다.

시작 자세

클린 시작 자세는 스내치 시작 자세와 동일하다. '스내치 이해하기'의 '시작 자세' 챕터에서 설명한 기본적인 원칙들을 동일하게 적용해야 한다. 유일한 차이점은 그립의 넓이이며, 이 그립의 넓이 때문에, 엉덩이, 어깨, 바닥을 기준으로 했을 때의 몸통의 각도, 그리고 무릎을 밖으로 미는 정도의 차이가 발생한다. 엄청나게 큰 차이가 있는 것은 아니지만, 몇몇 선수들은 스내치에서의 풀 동작 시 발 넓이와는 다른 발 넓이를 선호하기도 한다. 자세와 관련한 기본적인 원칙들이 바뀌지는 않는다.

바벨과 다리의 위치

좁은 그립 때문에 바벨에서 어깨가 더 떨어져 있기 때문에, 스내치 시작 자세와 비교했을 때 상대적으로 정강이가 더 수직 상태에 가까워진다. 그리고 바벨이 이동할 수 있는 공간이 더 생기게 되는 것이다. 결과적으로, 스내치에서보다 클린 동작을 할 때 바벨이 약간 더 뒤쪽에 있는 상태에서 동작을 시작할 수 있다. 그래서 균형 상태를 유지하기 위해서 바벨을 수평으로 뒤로 많이 옮기지 않아도 되기 때문에 첫 번째 풀 동작이 일반적으로 더 간단해진다.

그리고 무릎도 스내치의 시작 자세만큼이나 바벨을 넘어서 많이 돌출되지 않을 것이다. 하지만 그래도 여전히 클린 시작 자세에도 무릎은 바벨 위쪽에 있다.

좁은 그립 때문에 양손 사이 공간이 많지 않기 때문에, 리프터는 스내치 시작 자세에서만큼 무릎을 밖으로 많이 밀어낼 수 없다. 하지만 다행히, 클린 시작 자세에서는 엉덩이와 어깨가 더 높은 위치에 있기 때문에 무릎을 밖으로 밀어내야 하는 기본적인 리프팅 원칙을 지키는 것은 가능하다. 그러나 양팔의 간격 안에서만 무릎을 밖으로 밀어내야 한다.

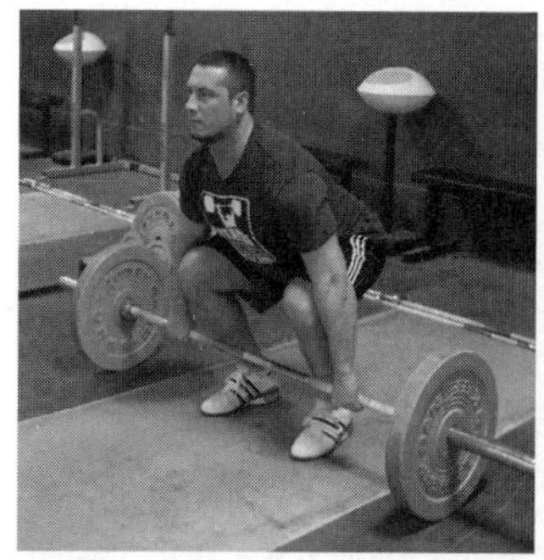
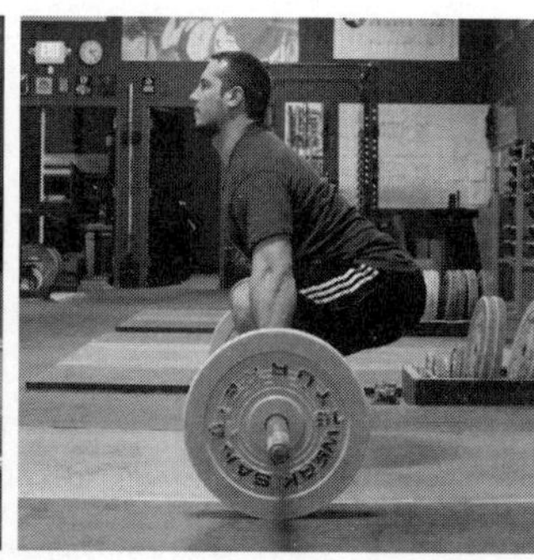

그림 21.1 클린과 스내치의 시작 자세는 그립 넓이에서만 차이가 있다. 클린의 좁은 그립 때문에 엉덩이와 어깨의 높이, 바닥을 기준으로 몸통의 각도, 무릎을 측면으로 밀어내는 정도에서 차이가 발생한다. 자세와 관련된 기본적인 원칙들이 달라지는 것은 아니다.

첫 번째 풀

첫 번째 풀 동작은 시작 자세에서 바닥에 있는 바벨을 두 번째 풀 동작이 시작되는 지점인 대략 허벅지 가운데까지 들어올리는 것이다. 클린에서는 스내치보다 관절의 각도가 더 크기 때문에, 두 번째 풀 동작이 더 빨리 시작된다. 그러나 좁은 그립 때문에 허벅지가 앞으로 움직이면서 바벨의 동선이 많이 방해받을 수 있기 때문에, 적절한 타이밍에 동작을 진행하는 것이 상당히 중요하다.

클린의 첫 번째 풀 동작은 스내치와 크게 다르지 않다. 어쨌든 첫 번째 풀 동작은 동일한 목적과 목표 그리고 방법을 가지고 있다. 바닥에서 바벨을 들어올릴 때 올바른 자세와 적절한 균형 상태를 유지하기 위해서 동작을 잘 통제하면서 진행해야 한다. 그리고 이후에 바벨 움직임 속도에 영향을 주지 않기 위해서 초반에 너무 과하게 가속하는 것을 피하기 위해서라도 동작을 잘 통제해야 한다. 어떤 경우라도 바벨의 스피드를 불필요하게 제한해서는 안 된다.

올바른 자세를 유지한 상태에서, 바벨을 바닥에서 들게 되면 바벨과 몸은 하나가 되기 때문에 대략 뒤꿈치 앞 가장자리로 무게중심을 옮겨서 다시 균형 상태를 만들면서 움직임을 조정할 필요가 있다. 이렇게 움직임이 조정되면, 바벨은 약간 뒤쪽으로 이동하게 되면서, 스내치에서처럼 원래 처음 각도에서 몸통이 약간 앞으로 기울어지게 된다. 그러면서 바벨 바로 위에 있던 어깨가 바벨보다 약간 앞까지 오게 된다.

클린 동작에서는 관절의 각도가 더 크기 때문에 역학적으로 스내치보다 더 유리함에도 불구하고, 단순히 클린 동작에서 더 많은 무게를 들 수 있기 때문에, 몸이 바벨 넘어서 앞으로 기울어지려는 성향이 더 심하다. 이런 부분은 제대로 확인하고 기술적인 훈련과 적절한 자세를 유지하기 위한 스트렝스 훈련을 통해서 교정하는 것이 좋다.

이렇게 무게중심이 옮겨진 이후에, 바벨이 허벅지 가운데 지점에 도달해서 두 번째 풀 동작이 시작될 때까지는 몸통의 각도와 무게중심이 거의 동일하게 유지된다.

두 번째 풀

두 번째 풀 동작은 고관절과 무릎을 최종적으로 신전시키면서 시작되는 동작이다. 스내치와 마찬가지로 고관절과 무릎에서의 움직임이 동일하며, 바벨을 위로 당기는 가장 큰 파워를 만드는 동작이다. 그러나 클린 동작에서의 그립이 더 좁기 때문에 똑같이 바벨이 허벅지 가운데 지점에서 시작하지만 관절의 각도가 더 크기 때문에 최종적인 움직임이 스내치보다 더 짧다.

결과적으로 클린의 두 번째 풀 동작은 스내치와는 두 가지 측면에서 다르다. 첫 번째는, 클린의 좁은 그립 때문에 고관절이 접히는 구간에서 몸에 접촉이 되는 스내치와 다르게 클린을 할 때는 허벅지에서 접촉이 된다는 것이다. 두 번째로, 바벨이 마지막 최종적인 위치까지 이동하는 거리와 리프터가 최종적인 위치까지 이동하는 거리 모두가 더 짧다는 것이다.

타이밍과 바벨 접촉

클린을 할 때는 바벨이 몸에 접촉되는 지점이 허벅이기 때문에, 이중 무릎 굽힘 동작을 할 때 앞으로 움직이는 무릎이 바벨의 동선과 속도에 직접적인 영향을 줄 수 있다. 두 번째 풀 동작에서 너무 일찍 바벨이 허벅지에 접촉하게 되면, 위로 이동하는 바벨의 스피드를 감소시킬 수 있으며, 바벨을

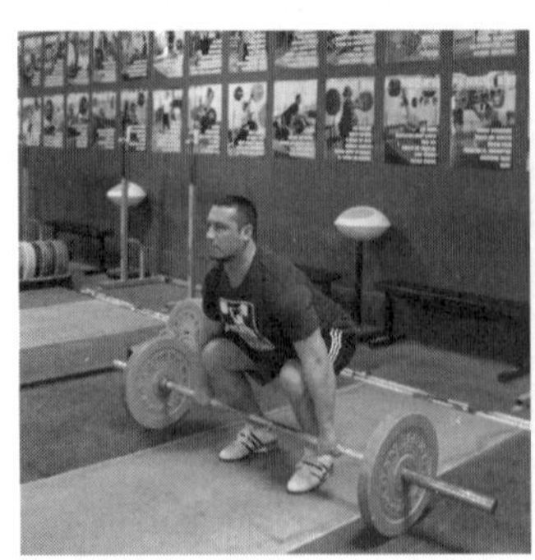
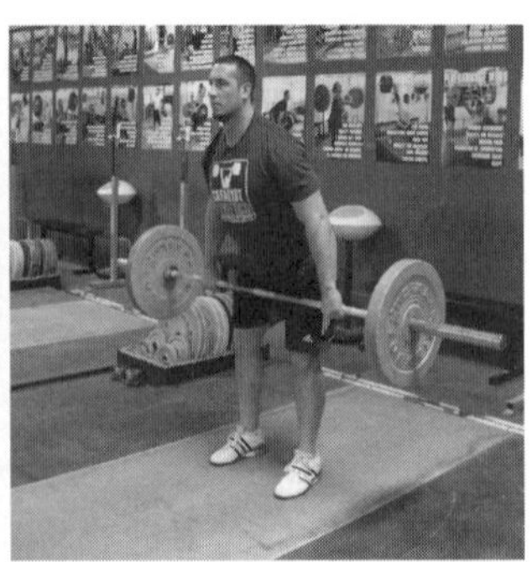

그림 21.2 첫 번째 풀 동작에서 바닥에 놓여 있는 바벨을 시작 자세로 들어서 두 번째 풀 동작이 시작되는 대략 허벅지 가운데 지점까지 가져오는 것이다.

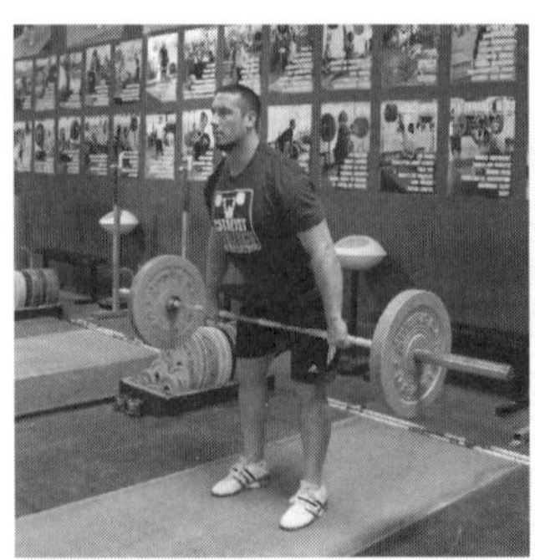
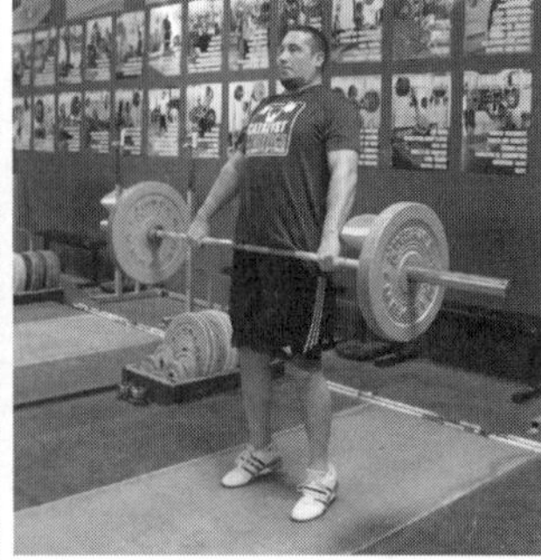

그림 21.3 두 번째 풀 동작은 고관절과 무릎을 최종적으로 신전시키면서 폭발적인 힘을 내는 것이며, 대략 허벅지 가운데 지점에서 동작이 시작된다.

수평 방향으로 이동시킬 수도 있다. 그리고 무릎과 고관절의 움직임에도 어느 정도 영향을 주게 된다. 스내치에서처럼, 여기서 목표로 해야 하는 것은 몸통이 거의 수직 상태가 되기 전까지는, 바벨과 몸이 접촉하는 것을 피해야 한다. 이때 바벨이 앞 방향으로 밀리지 않을 정도로 충분히 허벅지 위쪽에 위치해야 하며, 발 기준으로 균형 상태를 이룰 수 있도록 적절한 위치에 있어야 한다. 이 자세는 두 번째 풀 동작을 시작하기 전에 올바른 자세를 만들고, 두 번째 풀 동작을 적절한 타이밍에 시작하며, 접촉이 되지 않을 정도로 광배근과 어깨를 이용해서 최대한 몸에 바벨을 가까이 붙일 수 있도록 신경을 쓰면 가능하다.

비교적 더 좁은 그립을 사용하거나 몸통에 비해서 상대적으로 팔이 긴 선수들의 경우는 두 번째 풀 동작에서 바벨이 수평 방향으로 이동할 가능성이 더 높기도 하다. 일반적으로 두 번째 풀 동작을 할 때 시작 자세와 랙 자세를 하는 데 있어서 제한이 되어서 불가능한 경우만 아니라면, 그립을 조금 넓게 하는 것이 이 동작을 하는 데 발생하는 어려움을 줄일 수 있는 가장 간단한 방법이기도 하며 시도해보는 것이 좋다. 그리고 스내치에서 배웠듯이, 두 번째 풀 동작을 할 때 바벨을 허벅지보다 더 높은 곳에 위치시키기 위해서 슈러그 동작을 통해서 어깨를 위로 그리고 뒤로 약간 움직여주는 것도 괜찮다.

팔 움직임

스내치에서 설명했듯이, 바벨의 스피드가 어느 정도 자연스럽게 감소할 때, 이중 무릎 굽힘을 하는 동안에 바벨의 현재 스피드를 유지하기 위해서 무의식적으로 두 번째 풀 동작을 하면서 일반적으로 팔을 약간 접게 된다.

그러나 스내치에 비해서 바벨이 몸에 접촉되는 지점이 더 낮기 때문에, 클린의 두 번째 풀 동작에서 팔을 접는 것은 스내치에서보다 더 일반적으로 일어나는 동작이다. 두 번째 풀 동작을 할 때 팔을 접게 되면, 바벨을 고관절 근처로 더 높이 들어올려서, 최종적인 신전 동작에서 몸과 바벨의 상호작용 측면에서 더 유리한 자세를 만들 수 있게 되는 것이다.

그러나 이렇게 팔을 접는 동작은 너무 빨리 두 번째 풀 동작을 하려다보니 나오는 것일 수도 있다. 이런 경우에는 바벨이 너무 밑에 있는 상태에서 무릎과 허벅지가 과도하게 앞으로 움직이게 만든다. 바벨을 더 높이 들어올리기 위해서 팔이 접히는지, 너무 빨리 두 번째 풀 동작을 하려다보니 팔이 접히는지, 이 두 가지를 구분하는 것은 코치에게 상당히 중요하다.

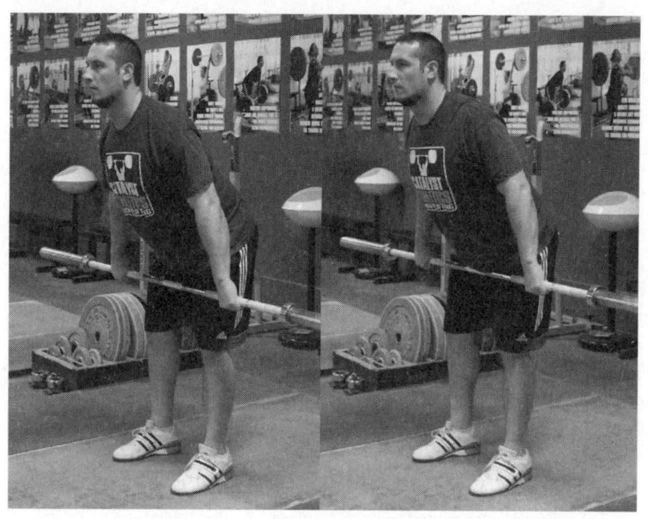

그림 21.4 몸통보다 상대적으로 길게 펴진 팔과 좁은 그립의 클린에서는 두 번째 풀 동작에서 슈러그 동작을 통해서 어깨를 위쪽 그리고 뒤쪽 보내면서 팔을 접어야 하는 필요성을 줄일 수 있다.

풀 동작을 할 때, 비교적 고관절을 더 많이 사용하는 리프터라면, 팔을 접는다고 하더라고 풀 동작에 부정적인 영향을 크게 주지 않을 가능성이 높다. 그리고 바벨과 몸이 이동하는 거리가 줄어들기 때문에 발생할 수 있는 문제점들이 줄어들기도 한다.

스내치에서 그랬던 것처럼, 몸을 최종적으로 신전시키는 구간에서 슈러그 동작을 하면서 어깨를 위쪽 그리고 뒤쪽으로 이동시켜주게 되면 바벨을 고관절 쪽으로 더 상승시켜서 몸에 접촉시킬 수 있다(그림 21.4). 이렇게 하면, 바벨을 충분히 높이 위로 들어올리면서 두 번째 풀 동작을 하면서 바벨과 몸의 상호작용을 향상시키기 위해서 팔을 접으려고 하는 성향을 줄일 수 있다.

만약 기술적인 문제가 발생한 부분에 대한 보상작용이거나(두 번째 풀 동작을 지나치게 빨리 시작한다거나), 너무 지나치게 팔을 접거나(대략 10도 정도 팔꿈치를 접는 것), 그리고 의도적으로 팔을 접은 경우가 아니라 자연스러운 팔을 접는 동작의 경우는 어느 정도 허용할 수 있다.

줄어든 이동거리

스내치에서, 바벨과 몸은 각각의 시작 자세에서 마지막 자세까지 엄청난 거리를 이동해야 한다. 클린에서는, 이 이동거리가 그렇게 많지 않으며, 스내치에서의 이동거리의 거의 절반에 가깝다. 그렇기 때문에 스내치에서보다 클린에서 더 많은 무게를 들 수 있는 것이며, 또한 바벨을 더 많이 들어올릴 필요도 없고, 리프터가 바벨 아래로 이동할 때의 가속도 비교적 적게 필요하다.

이것은 실제로 클린 동작을 할 때 기술적으로 실수를 할 가능성도 더 높다는 것이며, 이런 기술적인 실수들이 리프팅에도 어느 정도 영향을 줄 수 있다. 예를 들어, 클린의 두 번째 풀 동작에서 고관절과 무릎의 신전은 성공적인 리프팅을 위해서 스내치에서만큼 완전히 될 필요는 없다. 하지만 그렇다고 완전히 신전시키는 것이 효과적이지 않다는 것은 아니다. 단지 고관절과 무릎을 조금 덜 신전시킨 상태에서도 충분히 효과적인 움직임이 가능하다는 것을 의미하는 것이다. 실제로 많은 선수들이 스내치보다 클린 동작에서 무릎과 고관절이 덜 신전되는 것을 확인할 수 있다.

이렇게 이동거리가 짧아지면서 마지막에 최종적으로 몸을 신전시킬 때 스내치만큼의 바벨 스피드를 요하지는 않게 된다. 스내치보다 클린에서 더 무거운 무게를 들기 때문에 자연스럽게 바벨의 스피드는 줄어들 수밖에 없다. 그러나 더 강력한 세 번째 풀 동작을 통해서 상대적으로 스내치보다 부족한 신전과 두 번째 풀 동작에서의 줄어든 가속을 보완해서 성공적으로 리프팅을 할 수 있다.

최종적으로 몸을 완전히 신전시키는 두 번째 풀 동작에서 세 번째 풀 동작으로 동작 전환이 될 때는 반드시 하나의 연결된 동작으로 이어져야 한다. 이렇게 하는 목적은 바벨 아래로 가속해서 이동하는 부분과 큰 관련이 있기 때문이다. 최종적으로 몸을 완전히 신전시키기 전에 상승하는 바벨은 최대 스피드에 도달한다. 그렇기 때문에 마지막으로 몸을 신전시킬 때는 이 바벨의 최고 스피드는 최대한 유지하면서 조금이라도 더 바벨을 위로 상승시키려고 해야 한다. 이 과정에서 바벨이 위로 상승하는 최대 관성을 만들어 낼 수 있다.

발목 신전

스내치에서처럼, 다리로 바닥을 세게 밀어내는 과정에서 자연스럽게 발목 신전(저측굴곡)이 일어나는 것이 좋다. 그러나 일반적으로 스내치보다 클린 동작에서 발목이 신전되는 각도가 더 작다. 이것은 클린에서 바벨의 무게가 더 무거워지면서 위로 바벨의 가속이 제한되며, 위로 몸이 신전되는 각도도 더 줄어들기 때문이다.

세 번째 풀

세 번째 풀 동작에서 클린과 스내치의 움직임은 상당히 달라진다. 그러나 원리는 동일하다. 첫 번째, 두 번째 풀 동작에서 몸을 신전시키면서 바벨의 상승과 가속하고 난 후에 리프터가 바벨 아래로 내려가면서 자세를 바꾸는 것이다. 몸을 완전히 신전시킨 상태에서 리시빙 자세(프론트 스쿼트)로 전환되는 움직임이다. 스내치에서처럼, 단순히 바벨 밑으로 내려가는 동작이 아니라 나머지 리프팅 동작과 마찬가지로 아주 강하고 적극적이어야 한다.

클린의 세 번째 풀 동작은 두 가지 단계로 구성되어 있다고 볼 수 있다. 첫 단계는 바벨을 당기면서 몸을 아래로 내려가게 하는 것이며, 두 번째 단계는 팔을 바벨을 중심축으로 회전시키면서 랙 자세를 만드는 것이다.

바벨을 당겨서 바벨 아래로 이동하기

이 동작은 스내치와 동일하다. 팔로 강하게 바벨을 당기고, 바벨과 몸이 최대한 가까이 붙어 있게 하기 위해서 팔꿈치를 위로 그리고 측면으로 당기도록 한다. 이렇게 강하게 바벨을 팔로 당기는 동작은 지면을 밀어내는 힘이 없는 상태에서 리프터가 바벨 아래로 이동할 수 있도록 방향 전환과 가속을 가능하게 해준다. 이런 즉각적이고 강력한 가속이 턴오버 동작을 최대한 빠르게 마무리될 수 있도록 해주는 것이다. 턴오버 동작 자체가 강력한 움직임인 것은 아니다. 그리고 일반적으로 리프터와 바벨의 움직임에 직접적으로 상당한 영향을 주지도 않으며, 어깨가 가까이 붙어서 중심점 역할을 바벨이 해주지 않는다면, 턴오버 동작은 제대로 일어날 수도 없다.

몇몇 선수들은 앞에서 설명한 방식대로 팔꿈치를 위로 그리고 측면으로 들어올리면서 풀 동작을 하기보다는 팔꿈치를 뒤로 들어올리면서 바로 성공적으로 클린을 하는 경우도 있다. 이것은 몸과 바벨이 이동하는 거리가 상대적으로 짧고, 마지막 풀 동작에서 방향 전환을 해서 아래로 내려가는 탄성을 만들어내는 것이 훨씬 쉽기 때문에 가능한 것이다. 그러나 이런 동작은 이후에 랙 자세를 만들 때 바벨이 어깨에 세게 떨어지는 것과 같은 문제를 발생시킬 가능성도 높다.

팔꿈치는 올라갈 수 있는 최대 높이까지 올라가지는 않는다. 팔꿈치는 최대 높이까지 올라가기 전에 뒤로 그리고 밑으로 내려가게 된다. 일반적으로, 팔꿈치는 대략 가슴 높이까지 올라가게 된다(몇몇 선수들은 상당히 높은 위치까지 팔

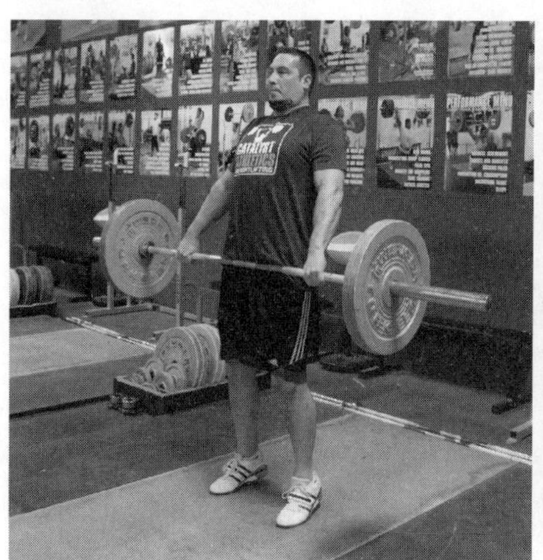

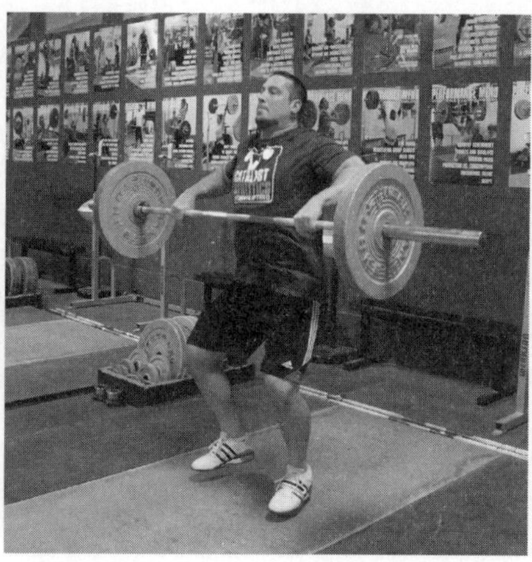

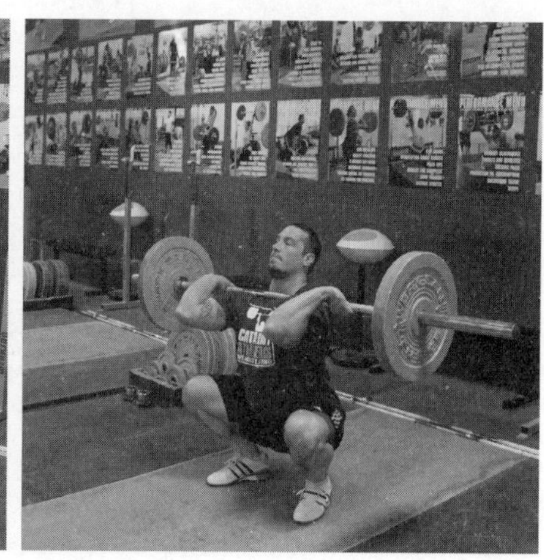

그림 21.5 세 번째 풀 동작을 통해서 완전히 몸을 신전시킨 자세에서 바벨 아래로 이동해서 리시빙 자세로 전환하게 되는 것이다.

꿈치를 올리는 경우가 있기는 하다). 이 지점에서, 바벨은 위로 향하는 탄성이 충분히 있으며, 리프터도 아래로 향하는 충분한 탄성을 가지게 된다. 그리고 팔꿈치의 턴오버 동작을 시작할 수 있는 충분한 공간에 바벨과 리프터가 있게 된다. 리프터는 바벨과 몸을 최대한 가까이 위치시키기 위해서, 강하게 견갑골을 후인시키고 바벨을 중심으로 팔꿈치를 움직이기 위해서 팔꿈치를 뒤로 보낼 필요가 있다. 이 동작은 단순히 바벨을 당기면서 바벨 아래로 몸을 이동시키는 것이 아니라, 바벨을 어깨 쪽으로 뒤로 당기는 동작으로 생각할 수 있다. 이렇게 하면 몸을 곧게 세운 올바른 스쿼트 자세를 유지할 수 있으며, 가슴이 바벨에 닿는 것도 방지할 수 있다.

클린에서는 스내치와 비교했을 때 상대적으로 바벨과 리프터가 꽤 짧은 거리를 이동하게 된다. 게다가 좁은 그립 때문에 풀 동작을 할 때 팔이 더 강력해지며, 바벨을 잡고 있는 그립도 더 강해진다. 그리고 팔이 거의 수직 상태이기 때문에 바벨 무게의 50% 정도만 각 팔이 감당하면 되는 것이다. 이러한 요소들이 합쳐지면서 스내치와 비교했을 때 바벨의 스피드는 더 적지만, 무게는 더 무거운 상태에서도 리프터가 바벨 아래로 들어가서 스쿼트를 할 수 있게 되는 것이다.

턴오버

턴오버 동작을 할 때 팔꿈치의 동선은 성공적인 클린을 위해서 중요하다. 바벨을 중심축으로 해서 팔꿈치가 회전을 해서 랙 자세를 만들게 되는데, 그렇지 않으면 바벨이나 몸이 옳지 못한 방향으로 움직이게 되거나 움직임이 느려지게 된다. 만약 팔꿈치를 위로 그리고 측면으로 올리지 않고 일찍 뒤쪽으로 움직이게 되면, 팔꿈치를 굴곡시킬 때 발생하는 힘의 방향이 잘못되면서 아래 방향으로 몸이 이동할 때 필요한 가속이 불가능해진다.

게다가 바벨과 몸이 적절한 자세를 잡지 못한 상태에서 팔꿈치가 뒤로 움직이게 되면, 팔이 회전할 때 바벨이 중심축이 되는 것이 아니라 팔꿈치가 중심축이 되어버린다. 바벨이 중심축이 되어야 바벨이 최대한 어깨에 가깝게 붙인 상태가 유지되는 것이다. 바벨이 아니라 팔꿈치가 중심축이 되면, 바벨이 몸에서 튕겨서 앞으로 이동하게 되고 몸은 바벨의 뒤로 밀리게 된다. 그러면서 바벨과 몸의 거리가 너무 멀어지게 된다.

그리고 바벨을 위로 뒤로 당겨서 어깨 쪽으로 가져오지 않게 되면, 중심축이 잘못된 위치에 있게 되면서, 바벨이 어깨 위에 심하게 떨어질 가능성이 높아지게 된다. 바벨의 올바른 위치는 세 번째 풀 동작을 시작할 때 팔꿈치를 최대한 높이 그리고 측면으로 올려야 가능해진다. 그리고 나서 견갑골을 강하게 후인시키면서 팔꿈치를 뒤로 당기면서 바벨을 중심축으로 팔꿈치를 회전시키도록 해야 한다.

랙 자세를 만들기 위해서 바벨을 중심축으로 팔꿈치를 최대한 빨리 회전시켜줘야 한다. 이 턴오버 동작을 빠르고 강하게 해야만 팔꿈치가 충분히 높이 올라가고 어깨는 앞으로 그리고 위로 조금씩 움직이면서 안정적인 랙 자세를 적시에 만들 수 있게 된다. 팔꿈치를 완전히 턴오버 하지 못하게 되면 여러 문제가 발생할 수 있다. 첫 번째로, 어깨가 충분히 바벨을 안정적으로 지탱하지 못하게 된다. 그러면서 바벨이 어깨 쪽이 아니라 팔에 위치하게 되면서 무거운 무게를 들 수 없게 된다. 만약 팔꿈치가 충분히 높이 올라오지

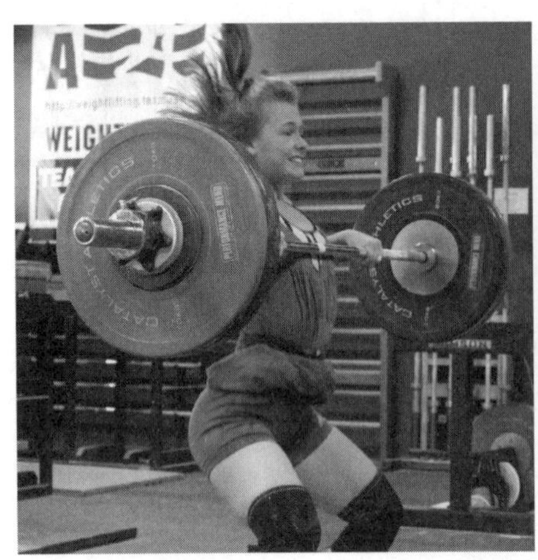

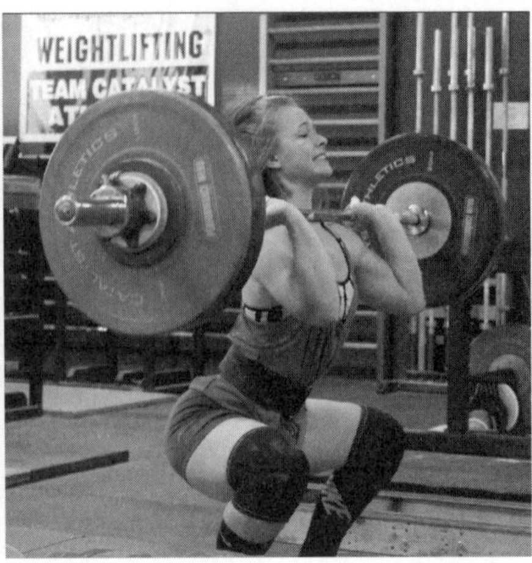

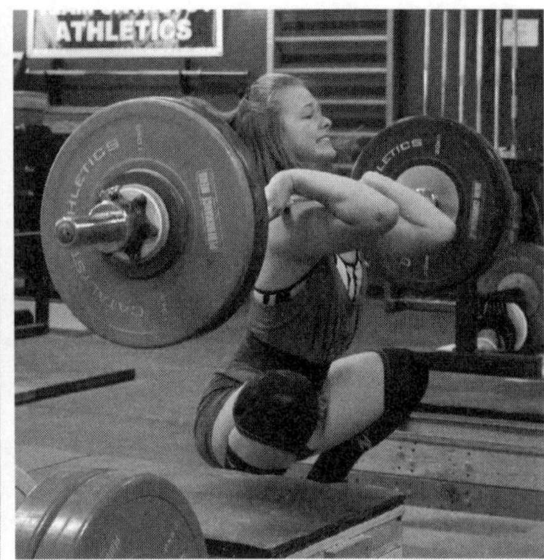

그림 21.6 효과적인 턴오버 동작은 팔꿈치를 축으로 해서 바벨이 회전하는 것이 아니라, 바벨이 어깨에 가까이 위치한 상태에서, 이 바벨을 축으로 팔꿈치가 회전을 해야 한다. 이것은 세 번째 풀 동작을 할 때, 올바르게 동작을 시작해야만 가능한 것이다.

않아서 어깨의 앞부분에 바벨이 위치하면, 무게에 눌리면서 등이 앞으로 말리게 될 가능성이 높아지게 된다. 그렇게 되면 스쿼트 자세에서 일어서는 동작을 불필요하게 어렵게 만들 수 있으며 심한 경우는 스쿼트 자세에서 일어날 수 없게 되거나, 바벨을 놓치게 되면서 리프팅을 실패하게 된다. 만약 어깨로 충분히 안정적인 랙 자세를 만들 수 있지만, 팔꿈치가 충분히 높이 올라오지 않는다면, 클린을 하고 스쿼트를 할 때 팔꿈치가 허벅지에 충돌할 수도 있다. 그러면 경미한 손목 부상에서부터 심각한 손목 부상이 발생할 수 있다.

리프터는 최대한 빠르게 턴오버 동작을 하고 랙 자세를 마무리해서 바벨을 안정적인 상태로 유지하는 것이 중요하다. 즉, 바벨을 어깨에 부드럽게 얹히면서 팔꿈치를 최대한 높이 올려서 스쿼트를 하면서 최종적인 자세를 취한다. 빨리 랙 자세를 만들면 만들수록, 리프터가 스쿼트 자세에서 아래로 향하는 힘에 저항할 때 더 안정적인 자세를 가능하게 해준다.

세 번째 풀 동작이 시작될 때 발은 풀 동작의 위치에서 리시빙 동작의 위치로 바뀌게 된다. 리프터의 개인적인 성향에 따라서 팔꿈치가 바벨을 축으로 회전하기도 전에 다시 바닥에 빠르게 재접촉되는 경우도 있으며, 발을 더 높이 들어올려서 팔꿈치가 이미 바벨을 축으로 회전해서 랙 자세를 만들 때까지도 바닥에 재접촉되지 않는 경우도 있다. 그러나 어떤 경우든, 스내치에서처럼, 발이 바닥에 재접촉되는 시점에 동시에 턴오버 동작을 마무리하려고 하는 것이 세 번째 풀 동작의 스피드를 향상시킬 것이다. 실제로는, 발을 아주 빠르게 전환시키는 경우에도, 턴오버가 마무리되는 시점에 다리가 바닥을 세게 누르면서 발생하는 소리를 들을 수 있다.

그립

클린 리시빙 자세에 대해서 얘기했듯이, 턴오버 동작을 하는 동안에도 그리고 랙 자세로 전환될 때도 풀 그립을 유지할 수 있는 것이 이상적이다. 이러면 가장 정확한 턴오버 동작이 가능해지며, 리시빙 자세에서 바벨과 몸이 가장 부드럽게 접촉될 수 있다. 그리고 프론트 스쿼트 자세에서도 가장 강력한 등 신전 상태가 가능해진다. 그러나 비록 풀 그립을 유지하더라도, 훅 그립은 이 자세에서뿐만 아니라 대부분의 경우에 푸는 것이 좋다.

강력하게 팔로 바벨을 당기는 세 번째 풀 동작의 첫 번째 단계에서는 바벨을 견고한 그립 상태로 잡고 있는 것이 중요하다. 바벨을 중심축으로 팔꿈치를 회전시키는 턴오버 동작에서는, 움직임의 정확한 자세와 타이밍을 위해서 바벨과 몸이 제대로 연결되어 있는 상태를 유지하는 데 바벨의 그립 상태가 중요하다. 그립을 일찍 풀게 되면 몸과 바벨이 서로 멀어지게 되면서 바벨이 어깨에 얹어지는 과정에서 이상적인 위치보다 앞쪽에 바벨이 오게 되고 바벨과 어깨의 충돌이 일어나게 된다.

그립은 팔꿈치를 바벨을 중심축으로 완전히 회전시켜서 정확한 랙 자세를 만들기 위해서 팔꿈치가 올라가기 시작할 때까지는 의식적으로 단단하게 유지하는 것이 좋다. 이 지점에서, 바벨은 어깨에 닿게 되거나, 혹은 적어도 몸에 최대한 가까이 위치하게 된다. 이 상태에서 그립을 푸는 것은 최종적인 자세에 큰 영향을 주지 않는다. 랙 자세를 만들기 위해서 팔꿈치가 올라가기 시작하면서부터는 훅 그립을 풀거나 그립을 편안하게 해도 된다. 이렇게 그립을 편안하게 하면서 팔꿈치를 위로 올리다 보면 자연스럽게 손을 풀게 되면서 자신에게 맞는 각도를 만들게 된다. 즉, 손을 풀면서 단지 몇 개의 손가락만 바벨 아래에 위치하도록 해서 랙 자세를 만들어야 하는 사람은 자연스럽게 그립이 풀리면서 팔꿈치가 위로 올라가게 될 것이다. 반면에, 풀 그립을 유지하는 사람의 경우는 훅 그립 상태에서 엄지손가락은 자연스럽게 빠져나가지만 손은 그대로 바벨 아래에 거의 유지되는 상태가 될 것이다.

자신의 신체 비율이나 가동성을 고려했을 때 풀 그립이 힘든데 억지로 시도하는 것은 좋지 않다. 그렇게 되면 팔꿈치의 움직임이 느려지면서 올바른 랙 자세도 나오기 쉽지 않다. 비슷하게, 풀 그립 상태를 유지하는 것이 가능하지만 그렇게 하지 않는 경우도 똑같은 결과를 초래할 수 있다. 두 가지 경우 모두, 필요한 만큼의 안정적이고 견고한 랙 자세를 만드는 것은 결국 힘들 것이다.

어깨에 바벨 접촉

바벨을 당겨서 아래로 이동해서 바벨을 받는 클린 동작은 아주 강하고 격렬해야 하지만 동시에 아주 정확해야 한다. 단순히 무작정 강하게만 동작을 하려고 하지는 않는 것이 중요하다. 오히려, 바벨을 제대로 받기 위해서 바벨을 당기고 아래로 이동하는 동작이 정확할 필요가 있다. 세 번째 풀 동작을 하는 동안에는 안정적인 그립 상태를 충분히 유지하는 것과 바벨을 몸 쪽으로 당기고 어깨를 올려서 정확하게 바벨을 받는 것은 랙 자세를 만들 때 어깨에 바벨이 단순히 떨어지면서 충돌하는 것을 방해주기보다는 바벨과 몸의 안정적인 연결 상태를 유지하면서 부드러운 동작을 가능하게 해준다.

이런 동작의 정확성은 경험에 의한 자신감이 필요하다. 자신의 기술적인 능력에 대한 자신감이 부족하다면 풀 동작을 하면서 바벨이 충분히 높이 상승하지 않을 거라고 생각해서 과도하게 깊이 스쿼트를 하는 경우가 발생할 것이다. 결과적으로 랙 자세에서 바벨이 심하게 어깨에 떨어지면서 충돌하게 된다.

바벨 받기

세 번째 풀 동작을 마무리하면서 리프터는 프론트 스쿼트 자세를 만들게 된다. 이때 프론트 스쿼트의 깊이는 두 번째 풀 동작에서 바벨이 얼마나 높이 상승했으며, 얼마나 빨리 몸을 바벨 아래로 움직였느냐에 따라서 달라진다. 모든 클린 동작에서, 리프터는 랙 자세를 최대한 빨리 만들려고 해야 한다. 바벨이 어깨에 안정적으로 빨리 얹어질수록, 자세를 견고하게 만들고 스쿼트 자세에서 아래로 발생하는 힘에 대비할 수 있는 더 많은 시간이 생기는 것이다. 이것은 원심성 수축 구간이 많을수록, 바운스를 할 때 신장-수축 반사의 가능성이 높아지면서, 안정성이 높아지게 되고, 스쿼트 자세에서 성공적으로 일어나서 동작을 마무리할 가능성도 더 높아진다는 것을 의미한다.

올바른 리시빙 자세에서의 발의 위치는 성공적인 클린 동작에서 아주 중요한 역할을 한다. 발의 위치가 잘못되면 스쿼트에서 발생하는 파워를 상당히 감소시키게 되고, 관절이 부상의 위험에 노출되게 된다. 비록 스내치 동작과 비교했을 때, 클린 동작은 두 번째 풀 동작에서 세 번째 풀 동작으로 전환이 일어날 때 일반적으로 발의 움직임과 상승이 더 적기 때문에 발의 위치가 잘못되었을 때 발생할 수 있는 부작용도 더 적기는 하지만, 여전히 바벨과 체중을 지탱하는 데 있어서 올바른 발의 위치는 핵심이 되는 부분이다. 그러나 발을 너무 앞쪽에 두거나 혹은 뒤쪽에 둬서 무게중심이 바로 발 위에 있지 않아서 바벨을 받을 때 불균형이 발생하는 경우도 많다. 스내치에서처럼, 발볼 부분만 바닥에 닿는 것이 아니라 양발이 평평하게 완전히 바닥에 닿아야 한다. 바벨을 위로 당겨서 아래로 이동하는 동작에서 발보다는 무릎을 들어올린다는 느낌으로 하게 되면 적절한 발의 위치를 확보하는 것뿐만 아니라 발이 바닥에 평평하게 닿을 수 있도록 도와줄 수 있다.

성공적으로 바벨을 받기 위한 가장 중요한 요소 중에 하나는 바로 몸통의 안정성이다. 아주 부드럽고 자연스럽게 바벨을 어깨에 얹는다고 해도, 리프터는 바벨의 아래로 향하는 힘을 버티면서 스쿼트 자세에서 계속 아래로 이동하려는 바벨의 움직임의 방향을 바꿔야 한다. 아무리 몸통을 곧게 세우고 있다 하더라도 어깨에 있는 바벨의 위치는 상당한 레버암을 만들게 된다. 그리고 바벨의 무게에서 나오는 힘이 등을 말리게 하면서 등과 엉덩이의 레버 길이도 증가켜 몸을 앞쪽으로 당기게 된다. 이렇게 무너지는 구조가 리프터가 감당할 수 있는 범위를 빠르게 넘어서게 되면서 결국은 바벨을 바닥에 떨어뜨리면서 실패하게 되는 것이다.

이렇게 몸통이 무너지는 것을 방지할 수 있는 첫 번째 핵심은 바로 올바른 풀 동작과 리시빙 자세이다. 즉, 몸과 바벨 간의 균형 상태가 더 좋을수록, 리프팅을 하는 동안에 바벨과 몸의 근접성이 최대한 유지되며, 더 정확하게 어깨 위에 위치하게 되는 것이다. 그리고 리시빙 자세에서 몸통이 더 곧은 자세를 만들 수 있으며, 성공적으로 바벨을 받고 일어설 때 견뎌야 하는 힘도 더 적어지게 되는 것이다. 리시빙 자세에서의 균형 상태도 더 좋아지게 된다.

다음은 몸통에 압박을 줘서 안정화 상태를 만드는 것이다. 이 부분은 리프팅의 기술적인 부분과 관계없이 필수적인 부분이다. 이 몸통의 안정화는 당연히 리프팅 동작을 시작하기 전에 갖춰야 하는 부분이다. 만약 두 번째 풀 동작을 할 때 약간이라도 숨을 내쉬게 되면, 리프팅을 하는 동안에 숨을 들이마실 기회가 전혀 없을 것이다.

마지막으로, 척추 특히 흉추 신전 상태를 유지하는 데 집중하는 것이 성공적인 클린 동작을 하는 데 상당히 중요하다. 몸통에 압박을 줘서 안정화 상태를 만드는 것과 동일하게, 이 부분은 리프팅의 시작 자세와 첫 번째 풀 동작에서부터 시작된다. 세 번째 풀 동작은 상당히 빠르기 때문에, 이미 흉추의 신전 상태가 만들어져 있지 않다면, 클린 동작에서 바벨을 받을 때 충분한 흉추 신전을 만들어내는 것은 쉽지 않을 것이다. 다시 말해서, 이 흉추의 신전은 단순히 클린 동작에서 바벨을 받을 때만 적용되는 부분이기보다는 리프팅 전반에 걸쳐서 적용되는 부분이다. 그러나 턴오버 동작을 할 때, 바벨을 제대로 받기 위해서 가슴을 들고 어깨를 위로 올리는 노력으로 등에 아치 상태를 만들려고 신경을 써야 한다.

이 지점에서 팔꿈치는 랙 자세를 제대로 만들기 위해서 이미 올라간 상태여야 한다. 스쿼트 자세로 바벨을 받을 때 몸의 흔들림 없이 바벨의 아래로 향하는 힘에 성공적으로 저항하는 데 필수적인 안정적이고 견고한 랙 자세를 위해서 강하고 빠르게 팔꿈치를 올리면서 어깨도 적극적으로 올려줘야 한다.

리프터는 스쿼트로 바벨을 받을 때 바운스를 하면서 일어서야 하지만, 이것이 절대로 몸에 힘을 풀고 바벨을 제대로 통제하지 못해서 아래로 향하는 힘이 계속 이어지도록 놔두는 것을 의미하는 것은 아니다. 일단 바벨이 어깨 위에 위치하면서 랙 자세를 만들게 되면, 바벨을 제대로 통제하기 위해서 바벨의 아래로 향하는 힘에 적극적으로 저항해야 한다. 무거운 무게일 때는, 스쿼트를 깊이 앉지 않고서는 절대로 바벨의 아래로 향하는 힘에 제대로 저항하면서 바벨을 멈출 수는 없을 것이다. 그리고 아래로 향하는 바벨의 상당한 스피드를 피할 수도 없다. 스쿼트로 바벨을 받을 때 바운스를 하면서도 몸통을 안정화시키고 무게를 통제하게 되면 이 바벨의 아래로 향하는 힘에 제대로 저항할 수 있다.

리커버리

클린에서의 리커버리 동작은 프론트 스쿼트의 리커버리 동작과 큰 차이가 없다. 유일한 차이점은 스쿼트 자세로 앉을 때이다. 클린의 경우는 프론트 스쿼트로 전환될 때의 속도가 일반적으로 빠르며, 이동거리가 짧다. 그리고 바벨의 아래로 향하는 스피드 때문에 자세가 견고한 상태라면, 스쿼트 시에 바운스를 하고 일어날 때도 동작 전환이 더 빠르다. 클린 동작에서 바벨을 받고 일어서는 동작은(리커버리) 무거운 무게를 들고 있는 상태에서는 아주 격렬해야 하며, 리프터는 스트렝스, 가동성, 자세, 타이밍 등의 측면에서 충분히 준비되어 있어야 한다.

프론트 스쿼트와 관련해서 언급되었던 내용들이 그대로 여기서도 적용된다. 체중의 무게중심은 대략 발뒤꿈치 앞 가장자리에 있어야 하며(스쿼트로 완전히 앉았을 때는 무게중심이 앞쪽으로 이동할 수도 있지만, 리커버리 동작을 할 때 다시 뒤로 빠르게 이동한다), 몸통은 특히 흉추 부분이 평평한 상태를 유지할 수 있도록 최대한 척추를 신전시키면서 곧은 상태를 유지해야 한다. 어깨는 전인시킨 상태에서 약간 상승하도록 하고, 팔꿈치는 최대한 높이 올려준 상태에서 바벨을 어깨 위에 안정적으로 위치시킨다. 그리고 몸통은 공기로 압박을 준 상태로 근육을 적극적으로 동원해서 안정화 상태를 만들어야 한다.

특히 스쿼트로 최대한 깊이 내려갔을 때와 리커버리 동작을 할 때, 최대한 팔꿈치를 올려줘야만 빠르게 리버커리 동작을 하면서 적절한 자세를 유지할 수 있다. 게다가 팔꿈치를 즉시 위로 올리다 보면 엉덩이가 너무 일찍 올라가는 것을 방지할 수 있다. 이 움직임은 강하게 해야 하며, 스쿼트를 하자마자 반사적으로 일어날 수 있도록 훈련을 해야 한다. 바벨을 안정적으로 어깨에 위에 얹힌 상태에서 몸통

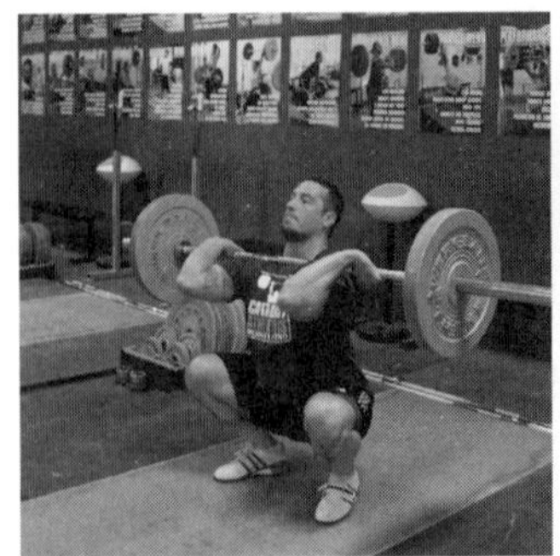
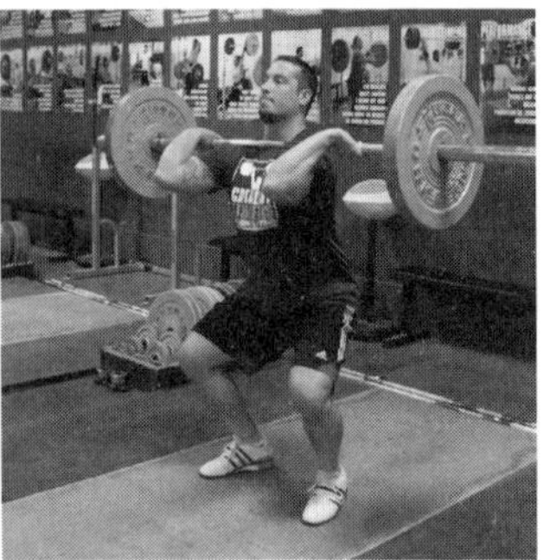

그림 21.7 올바른 클린 리커버리 자세를 유지하기 위해서 동작을 아주 강하게 해야 하며, 스쿼트 가장 아래 구간에서 바운스를 하면서 일어서야 스쿼트에서 가장 힘든 구간을 극복할 수 있다.

을 곧게 세운 올바른 자세를 유지하기 위해서 팔꿈치와 어깨를 위로 올리는 동작은 함께 일어나야 한다. 랙 자세에서 어깨를 위로 올리는 것은 경동맥을 바벨이 압박해서 어지러움이 발생할 수 있는 상황을 예방할 수 있다.

리프터는 리커버리 동작에서 위로 올라오는 동작을 가속하려고 해야 한다. 그래야만 바운스를 통해서 발생하는 탄성을 최대한 활용할 수 있으며, 역학적으로 불리한 스쿼트 중간 지점에서 동작이 느려지는 것을 최소화하면서, 성공적인 리커버리 동작의 가능성을 극대화할 수 있다. 움직임의 속도가 느려지게 되면 리커버리 동작의 성공 가능성이 더 낮아지게 된다. 이것은 리커버리 동작에서 너무 많은 힘을 쓰게 되면 클린이나 저크 동작을 실패할 수도 있다는 것을 의미한다.

프론트 스쿼트에서 설명했듯이, 리커버리 동작을 할 때, 어지러움이나 의식을 잃는 상황을 피하기 위해서 숨을 내쉬는 경우가 있을 수도 있다. 다시 말하지만, 이렇게 숨을 내쉴 때도 최소한으로 필요한 만큼만 제한해서 하는 것이 좋다. 숨을 내쉬는 소리가 들릴 정도로 힘을 주는 것은 일반적으로 어느 정도까지 나오는 숨이 통제되고 있는 것을 의미하기 때문에 숨을 내쉬는 정도가 과하지 않다는 것을 보여주는 것이기도 하다. 몇몇 선수들은 모든 클린 리커버리 동작에서 이러한 방식으로 숨을 내쉬는 것을 습관적으로 하면서 더 강하고 빠르게 동작을 수행할 수 있다고 생각하기도 한다. 하지만 이런 경우에는 습관이 될 정도로 많은 훈련이 필요하다.

가끔씩, 타이밍이나 자세를 만드는 데 있어서 실패해서 리커버리 동작을 의도한 대로 바로 하는 것을 어려워할 수도 있다. 당연히 이런 상황은 최대한 피하는 것이 좋지만, 그렇다고 리커버리 동작을 제대로 연습하는 과정에서 반드시 실패로만 받아들이지 않아도 된다. 상대적으로 다리가 약한 선수들은 바운드의 이점을 사용하지 않고서 리커버리 동작을 하는 것이 불가능할 수도 있다. 그러나 꾸준히 시도를 하면서 다리가 약한 상태에서도 리커버리 동작을 할 수 있게 바운스를 연습할 수 있다. 다리가 강한 사람이면 큰 문제가 발생하지는 않을 것이다.

적절한 클린 자세를 갖춘 상태에서는, 바운스를 향상시키기 위한 훈련을 할 수도 있다. 스쿼트 가장 아래 구간에서, 대퇴근과 둔근을 빠르게 활성화시키면서 바운스를 반복하는데 조금씩 크게 하는 연습을 할 수 있다. 그러면서 이전 바운스보다 조금씩 탄성을 키우면서 바운스를 반복한다. 바운스로 충분한 탄성과 높이를 만들게 되면, 완전한 리커버리 동작을 시도한다. 물론 성공할 수도, 실패할 수도 있다. 다시 말하지만, 이 리커버리 연습 방법은 최후의 방법이 되어야 하며, 올바른 클린 동작을 통한 연습을 통해서 보완하는 것이 좋다.

바벨의 동선

바벨에 힘을 제대로 전달하기 위한 최적의 자세를 만들고 무게중심을 유지하면 클린 동작에서의 바벨 동선은 자연스럽게 그리고 필수적으로 완벽히 수직 방향일 수가 없다. 비록 스내치와 그립의 넓이, 리시빙 자세가 달라서, 곡선은 더 짧고, 바벨이 도달하는 최대 높이와 스쿼트로 앉았을 때의 최종적인 바벨의 높이가 상당히 멀기는 하지만, 클린에서의 바벨 동선은 스내치에서의 바벨 동선과 본질적으로 동일하다.

곡선의 시작은 리프팅 시작 자세에서의 바벨의 중심을 보여준다. 이때 바벨은 발볼 쪽 위에 위치한다. 리프터가 첫 번째 풀 동작을 시작하면서, 바벨은 발 뒤쪽으로 이동하게 된다. 그리고 바벨이 허벅지 중간 지점에서 약간 위쪽 지점에 위치할 때 가장 뒤쪽에 있게 된다(스내치에서는 고관절이 접히는 지점 근처). 리프터가 두 번째 풀 동작을 마무리하면서, 바벨이 약간 앞쪽으로 이동하게 된다. 그리고 이후에도 몸과 바벨이 교차되면서 바벨 아래로 몸이 이동할 때도 바벨은 약간 더 앞으로 계속 이동한다. 리프터가 스쿼트 자세를 하면서 바벨 아래로 이동하는 시점에 바벨은 최대 높이에 도달한다. 이후에 즉시, 아래로 내려가면서 적절한 스쿼트 깊이로 앉게 되고 팔꿈치를 올려서 바벨을 어깨 위에 얹어서 안정적인 랙 자세를 만들게 된다.

다시 말하지만, 스내치에서 그랬듯이, 의도적으로 바벨의 동선을 곡선으로 만드는 것이 목표가 아니다. 단지 바벨이 최대한 몸에 근접하도록 만든 상태에서, 모든 리프팅 단계에서 적절한 자세로 균형 상태를 유지하는 것만 신경을 쓰면 된다. 즉, 올바른 자세와 균형 상태를 무너뜨리지 않는 상태에서 바벨 동선의 곡선을 최소화하면 된다.

스내치처럼, 무게가 체중에 비해서 무거워질수록, 바벨 동선의 곡선은 더 평평해진다. 이것은 바벨과 체중에서 각각 발생하는 관성의 비율이 달라지면서 바벨의 무게가 무거워질수록 체중보다는 바벨에서 발생하는 관성이 더 커지게 된다. 그러면서 자연스럽게 바벨이 리프터의 몸을 중심으로 움직이기보다는 몸이 바벨을 중심으로 움직이기 때문이다.

그림 21.8은 3명의 엘리트 역도 선수들의 성공적인 클린에서 서로 다른 바벨 동선의 사례를 보여주고 있다. 서로 약간 다르기는 하지만, 기술적으로 능숙한 선수들의 경우는

기본적으로 모두 동일하다. 리프팅을 제대로 하지 않거나, 기술적으로 부족한 사람들의 경우에는 이런 바벨의 동선에서 바벨이 벗어나게 될 것이다.

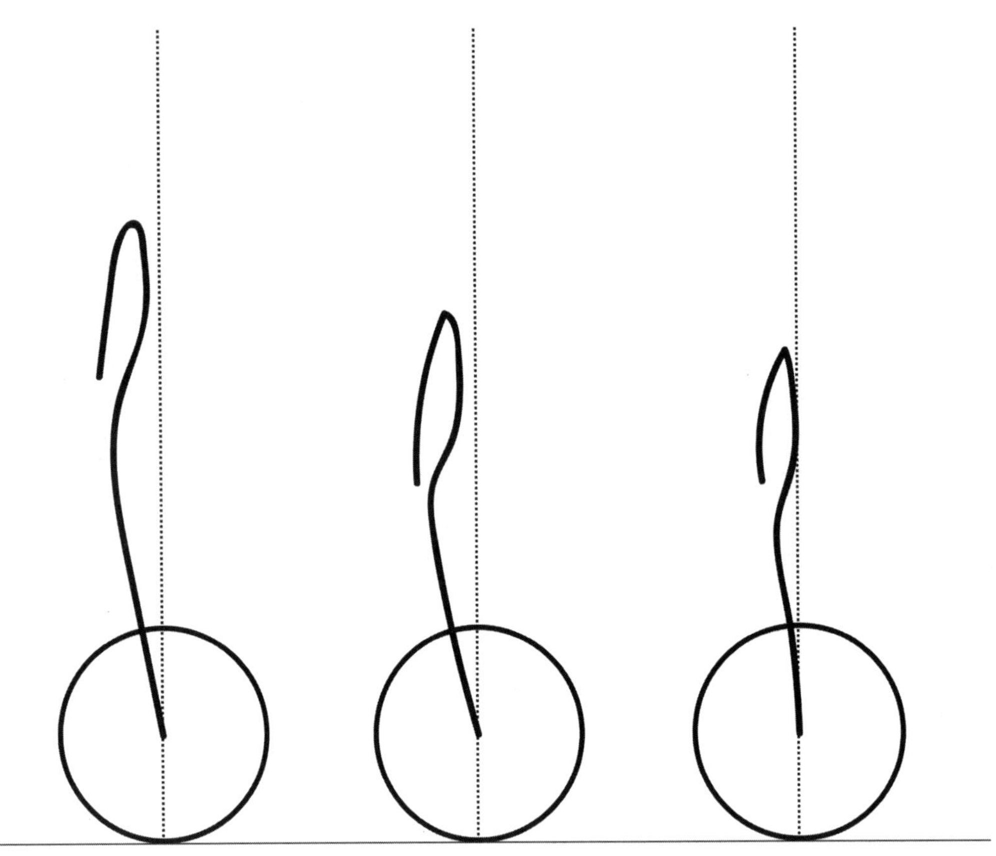

그림 21.8 기술적으로 뛰어난 서로 다른 체급의 세계 정상급 선수들의 성공적인 클린에서의 바벨 동선을 그림으로 그린 것이다. 한 가지 분명한 것은 조금씩 다르긴 하지만, 기본적인 바벨 동선 형태는 모두 충족시키고 있다.

저크 시작하기

저크는 클린 앤 저크에서 두 번째 그리고 최종적인 단계의 동작이며, 어깨 위로 들어올린 바벨을 머리 위로 다시 들어올리는 동작이다. 비록 스내치와 클린 동작과 완전히 다른 동작처럼 보일 수 있지만, 저크 동작은 본질적으로 몸과 바벨의 상호작용 측면에서 스내치와 클린 동작과 동일하다.

처음에는 바벨을 상승, 가속시키기 위해서 하체를 이용해서 바벨을 밀어내면서 힘을 만든다. 그리고 바벨을 위로 최종적으로 밀어내는 동시에 바벨 아래로 들어가서 오버헤드 자세로 리시빙 자세를 만든다. 비록 저크 동작과 관련된 특정 자세나 움직임을 배워야 하지만, 개념적으로는 스내치, 클린 그리고 저크 이 세 가지 동작 사이에는 공통점이 아주 많다. 그러나 저크를 배우는 과정의 원리는 기본적으로 동일하다.

빈 바벨이나 가벼운 테크닉 바벨로 다음 훈련을 진행하는 것이 좋다. PVC 파이프나 나무 낙대기는 저크에서 적절한 랙 자세를 만드는 데 좋지는 않다.

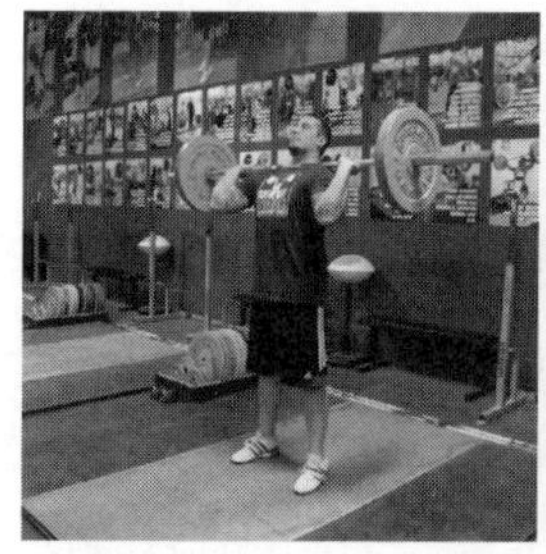
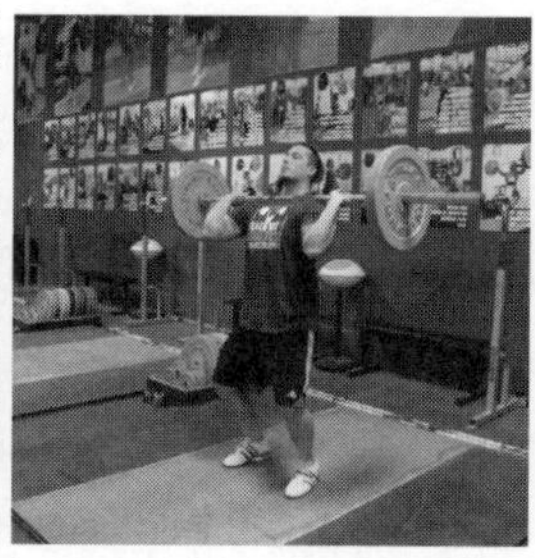
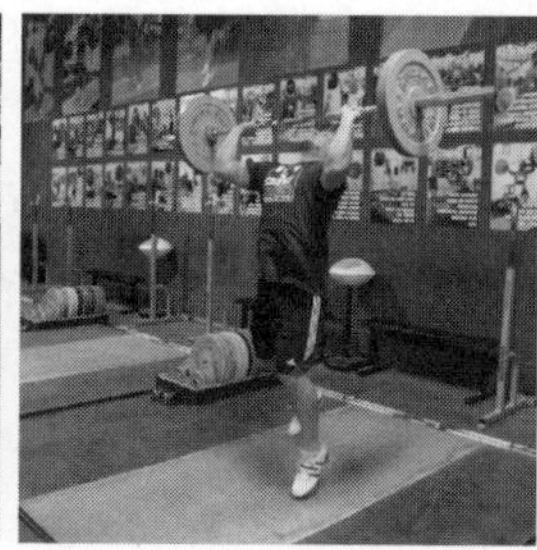
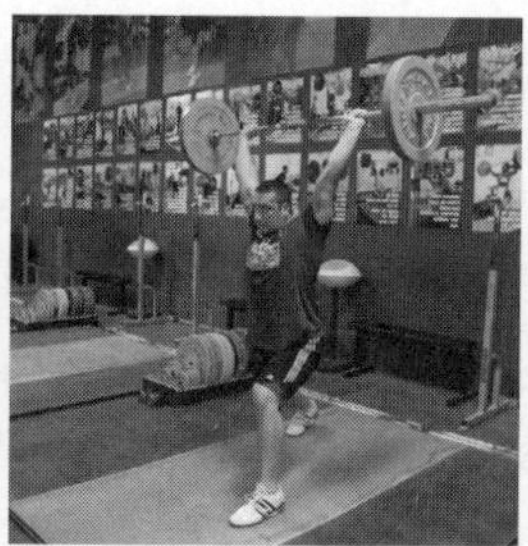
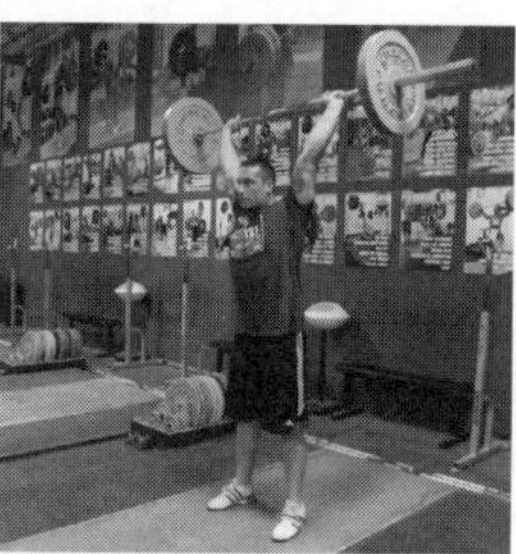

그림 22.1 저크는 클린 앤 저크에서 두 번째 동작이며, 어깨에 있는 바벨을 머리 위로 올리는 동작이다.

리시빙 자세

스내치와 클린에서처럼, 저크를 배우는 첫 번째 단계는 바로 리프터가 엄청난 무게를 안전하고 효과적으로 받아서 지탱할 수 있는 올바른 리시빙 자세를 만드는 것이다.

리시빙 자세의 모양에 따라서 파워 저크(푸시 저크), 스쿼트 저크 그리고 스플릿 저크 이렇게 3가지 형태의 저크가 있다. 스플릿 저크는 현재까지 대회에서 가장 많이 사용되는 저크 동작이며, 최종적으로 배우게 될 동작이기도 하다. 그러나 파워 저크 또한 그 과정에서 배우게 될 것이며, 스쿼트 저크 동작에 대해서는 이 책의 다음 섹션에서 더 자세히 배우게 될 것이다.

파워 저크 Power jerk: 파워 저크는 리시빙 자세가 파워 스내치, 파워 클린과 동일하기 때문에 이렇게 이름이 붙여졌다. 스쿼트 넓이로 발을 벌리고 허벅지는 수평보다 높은 자세를 취한다(푸시 저크는 종종 파워 저크 동작과 동일한 의미로 사용되기도 한다. 두 동작의 차이점은 푸시 저크를 할 때는 발을 들어올려서 위치를 조정하기보다는 바닥에 발이 붙어 있는 상태로 동작을 수행한다는 것이다). 파워 저크가 훈련에서는 더 흔하게 사용되지만, 바벨을 위로 많이 올려야 하기 때문에 비교적을 시합에서는 적게 사용된다. 게다가, 파워 저크 동작에서는 선수가 안정적인 자세 유지를 위해서 오버헤드 자세로 빠르고 정확하게 바벨을 이동시켜야 하기 때문에, 마무리 자세에서 혹시 균형이 불안정할 때 바벨 위치를 조정할 수 있기가 쉽지 않다.

스쿼트 저크 Squat jerk: 스쿼트 저크를 할 때 발의 위치는 파워 저크에서와 동일하다. 하지만 스쿼트 저크라는 이름에서 보여주듯이, 최종적인 리시빙 자세가 스쿼트 자세이다. 그렇기 때문에 파워 저크에서보다 바벨을 높이 들어올릴 필요가 없으며, 몇 가지 동작을 취하는 데 있어서 어려움이 있을 수 있다. 가동성은 대부분의 사람들이 겪는 제한 요소가 된다. 상대적으로 좁은 그립으로 오버헤드 스쿼트를 해야 하기 때문에 가동범위가 충분하지 못하다면 어려움을 겪을 수 있다. 게다가 파워 저크에서처럼 바벨의 위치가 정확해야 한다. 조금이라도 제 위치에서 바벨이 벗어나게 된다면 무엇이라도 해서 안정적인 상태를 만들어야 한다. 마지막으로,

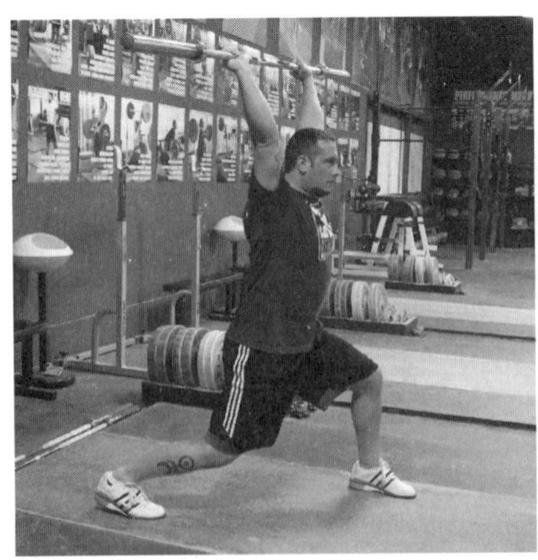
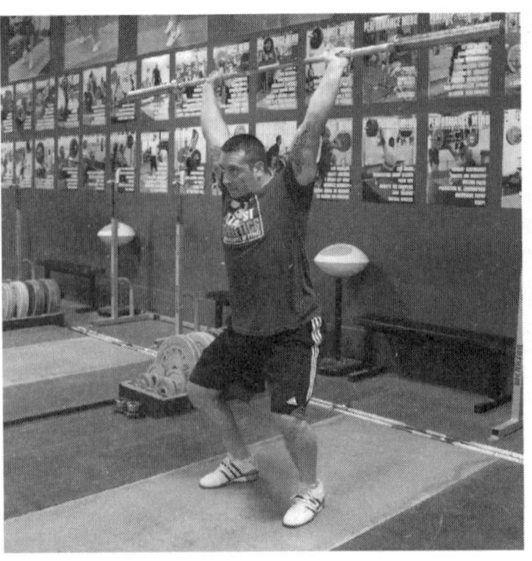
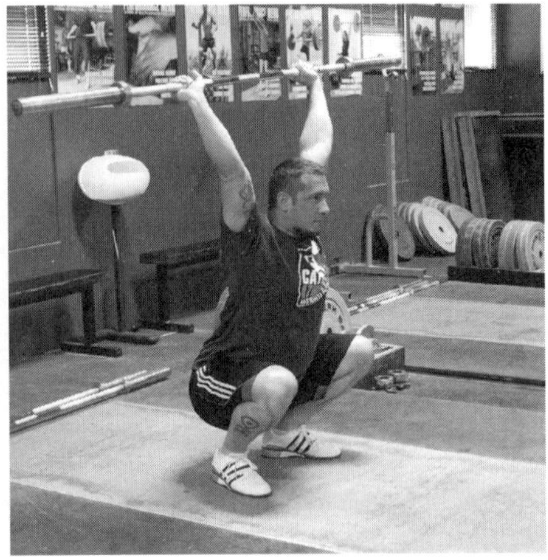

그림 23.1 저크에는 스플릿 저크, 파워 저크(혹은 푸시 저크) 그리고 스쿼트 저크 이렇게 3가지 종류가 있다. 시합에서는 선수들이 스플릿 저크 동작을 가장 많이 사용한다.

좁은 그립으로 오버헤드 스쿼트를 한 후 리커버리 동작을 하면서 일어서는 것이 쉽지 않다는 것이다. 이 정도의 동작을 할 수 있을 만큼의 가동성과 정확성 그리고 다리 스트렝스를 가지고 있어서 성공적으로 스쿼트 저크를 할 수 있는 선수는 매우 드물다.

앞으로는 특히 낮은 체급에서 스쿼트 저크 동작을 하는 사람들이 많아질 것이다. 왜냐하면 코치들과 선수들이 클린의 무게가 증가하는 만큼 저크의 무게가 증가하지 못한다는 것을 알고 있기 때문에, 처음 리프팅을 배울 때부터 스쿼트 자세로 더 효과적으로 무게를 들 수 있는 방법을 계속 연구하고 있기 때문이다. 단순히 더 많은 무게의 바벨을 들어올릴 수 있는 능력을 향상시키기보다는 바벨 아래로 더 낮게 이동하면서 스플릿 자세보다는 스내치와 클린에서처럼 스쿼트 자세로 더 많은 무게를 들어올릴 수 있는 방법을 연구하는 것이다. 그러나 아직까지 시합에서 스쿼트 저크로 압도적인 성적을 내는 경우는 적다.

스플릿 저크 Split jerk: 스플릿 저크는 시합에서 선수들이 가장 많이 사용하는 동작인데 여기에는 아주 단순한 이유들이 있다. 상대적으로 리시빙 자세의 깊이 측면에서도 유리하면서, 리시빙 자세에서 리커버리 동작도 수월하다. 파워 저크나 스쿼트 저크보다 오버헤드 자세에서의 바벨 위치도 더 정확하며 모든 측면에서 파워 저크나 스쿼트 저크보다 안정성이 더 뛰어나다.

스플릿 저크에서 가장 깊이 내려갔을 때 발의 넓이에서는, 엉덩이가 대략 무릎 높이까지 오는 자세를 만들게 된다. 이 자세에서는 레버리지 측면에서 무릎 관절이 가장 취약한 위치에 놓여 있기 때문에, 파워 저크에서는 매우 힘든 자세이다. 그리고 깊이에서는 엉덩이가 뒤로 가장 멀리 떨어져 있기 때문에, 몸통이 앞으로 상당히 기울어질 가능성도 있다는 것을 의미한다. 결과적으로 어깨와 등의 가동성이 상당히 좋아야 한다. 그리고 필요하다면, 한 번에 다리를 펴면서 리버커리 동작을 하기보다는 양발을 돌아가면서 조금씩 움직이면서 스플릿 저크 자세에서 리커버리 동작을 하게 된다. 하지만 이 정도 깊이까지 실제로 내려가는 경우는 드물다.

스플릿 저크는 또한 리프터의 지지면을 확장시키면서 모든 방향으로 상당한 안정성을 확보할 수 있다. 발의 넓이는 스쿼트에서의 넓이 정도지만, 발의 앞뒤로의 넓이는 더 넓다. 이렇게 특히 발의 앞뒤로 넓이가 넓은 상태에서는, 안정성을 증가시킬 뿐만 아니라, 오버헤드 자세에서도 올바르게 자세를 조정하는 것을 가능하게 해준다. 즉, 오버헤드 자세에서 바벨의 위치가 아주 정확해야 하는 파워나 스쿼트 저크와는 다르게, 스플릿 저크 동작에서는 앞이나 뒤로 상대적으로 빠르고 쉽게 이동하면서 무거운 무게를 들고 지탱하기에 더 적절한 구조를 만들 수 있다.

시간이 지나면서, 리프터는 엄청난 무게를 들 수 있는 자신에게 맞는 저크 자세를 찾게 될 것이며, 이 저크 자세에서 기술적인 능숙도와 스트렝스를 향상시킬 수 있도록 엄청난 노력을 하게 될 것이다. 그러나 모든 리프터는 세 가지 저크 자세 모두로 어느 정도 무게를 들 수 있도록 연습을 하게 될 것이다. 각각의 저크 동작은 모두 훈련 그 자체로의 가치도 있으며, 자신에게 가장 잘 맞는 형태나 자신이 선택한 저크 동작에 대해서 제대로 평가할 수 있다.

처음 리프팅을 시작하는 사람이라면 우선은 스플릿 저크 동작을 배우고, 훈련할 것을 추천하다. 그리고 다른 저크 동작을 연습할 단계가 되면 새로운 저크 동작을 배우도록 한다.

미리 동작 살펴보기

- 그립 위치
- 오버헤드 자세
- 스플릿 자세
- 점프해서 스플릿 자세

그립 위치

스내치와 클린에서처럼, 저크에서 다양한 그립 넓이가 존재하며, 각각은 장, 단점이 존재한다. 비교적 넓은 그립은 바벨이 이동해야 하는 거리와 리프터가 바벨 아래로 이동해야 하는 거리를 줄여준다. 또한 무게중심이 더 아래에 위치하면서 안정적이다. 그러나 역학적으로 특정 지점을 지나면서 팔과 어깨를 밀어내는 데 불리하며, 오버헤드 자세에서 구조적인 안정성을 감소시키기도 한다. 그리고 손목과 팔꿈치에 훨씬 더 많은 압박을 주며, 벡터 힘이 증가하면서 양팔이 견뎌야 하는 무게도 증가하게 된다. 그리고 일반적으로 어깨에서 안정적인 랙 자세를 만드는 것이 더 힘들어진다.

좁은 그립은 일반적으로 더 안정적이고, 편안한 랙 자세를 가능하게 하며, 바벨 아래로 리프터가 이동하면서 바벨을 밀어내는 동작에서도 역학적으로 유리하다. 벡터 힘을 줄여주면서 양팔이 견뎌야 하는 무게도 줄어들고, 오버헤드 자세의 구조적인 안정성도 증가하게 된다. 그러나 리시빙 자세를 만들면서, 바벨을 위로 밀어내는 거리와 바벨 아래로 이동하는 거리도 증가하게 된다. 무게중심도 위로 이동

> **38** 동작 요약 설명
> ### 저크 그립
>
> 어깨에서 주먹 한 개 혹은 반 개 정도로 거리를 둔 넓이로 바벨을 잡는데 이때는 훅 그립은 잡지 않도록 한다.
>
> 이 넓이에서 자신의 상황에 맞게 편안한 넓이로 조정해서 그립을 조정한다.

하게 된다.

저크 동작에서 그립 넓이와 관련해서 또 고려해야 하는 부분은 딥과 드라이브 동작에서 바벨의 탄성에 미치는 영향이다. 좁은 그립으로는 바벨을 좁은 면적에서 지지하게 되면서, 탄성으로 인해서 바벨의 모양 변형과 다시 튀어 오르는 현상이 더 증가하게 된다. 그러면서 잠재적으로 바벨의 스피드와 상승을 더 증가시킬 수 있다. 넓고 강한 그립으로 바벨을 잡게 되면, 바벨을 지지하는 면적이 넓어지면서, 바벨의 튀어 오르는 탄성이 감소하게 된다. 매우 넓게 그립을 잡은 경우에는, 딥과 드라이브 동작을 하는 동안에 상대적으로 그립을 느슨하게 해서 바벨의 탄성이 가능하도록 하는 것이 중요하다. 좁은 그립에서, 그립을 세게 잡거나 팔에 힘을 주게 되는 것은 딥과 드라이브 동작에 대한 바벨의 반응에 큰 영향을 주지는 않는다.

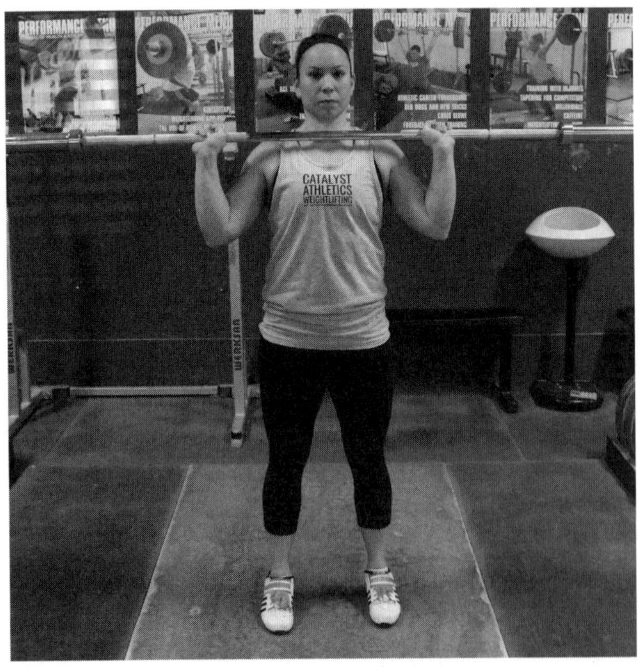

그림 23.2 처음에는 어깨에서 주먹 한 개 혹은 반 개 정도로 거리를 둔 클린 동작에서의 그립 넓이로 저크를 시작하는 것이 좋으며, 이 자세에서 안정적인 랙이 가능해진다.

우선은 어깨에서 주먹 한 개 혹은 반 개 정도로 거리를 둔 클린 동작에서의 그립 넓이로 저크를 시작하는 것이 좋다. 저크 동작에 대한 경험이 더 많이 쌓이게 되면, 자신에게 맞는 그립 넓이를 찾기 위해서 다양한 그립 넓이를 시도해볼 수 있다.

오버헤드 자세

좁은 그립을 제외하고는 저크와 스내치의 오버헤드 자세는 동일하다. 따라서 적절한 저크의 오버헤드 자세를 만들기 위해서 스내치와 동일한 방법으로 시작할 수 있다.

훅 그립을 잡지 않은 상태에서 저크 동작에 적합한 넓이로 그립을 잡아서 목 뒤쪽에 바벨을 위치시켜서 백 스쿼트와 같은 자세를 만든다. 이 상태에서 견갑골의 후인과 상방 회전 움직임을 만들어내기 위해서 견갑골 안쪽의 위 가장자리 부분을 수축시키도록 한다. 이렇게 움직이면 마치 견갑골이 거상되는 슈러그 동작을 하는 것처럼 보이지만 실제로는 그렇지 않고 상방 회전 과정에서 견갑골이 아주 약간 올라가는 것일 뿐이다.

이렇게 바벨을 놓게 되면 추가된 바벨의 무게 때문에 다시 균형을 잡기 위해서 바벨을 발 중심으로 가져오게 되면서 자연스럽게 몸통이 약간 앞으로 기울게 된다. 이 자세에서, 몸통이나 견갑골 위치의 변화 없이 그대로 바벨을 수직 위로 밀어보도록 한다. 바벨은 목의 아랫부분 바로 위쪽에 있어야 한다.

스내치 오버헤드 자세와 비교했을 때, 저크 오버헤드 자세에서는 팔을 약간 더 외회전시키게 된다. 즉, 팔꿈치 뼈가 리프터를 기준으로 최대한 바깥쪽으로 향하게 하지만 완전히 바깥쪽으로 돌리지는 않는다. 저크의 오버헤드 자세에서

> **39** 동작 요약 설명
> ### 저크 오버헤드 자세
>
> 견갑골의 안쪽 위 모서리 부분에 힘을 세게 준다.
>
> 힘을 줘서 팔꿈치는 완전히 신전시킨다.
>
> 바벨은 손바닥에서 팔뚝 바로 뒤 부분에 위치시킨 상태에서 바벨을 잡고 있는 손과 손목은 편안한 상태를 유지한다.
>
> 머리를 들고 팔보다 약간 앞쪽에 오도록 앞으로 밀어낸다.
>
> 목 아랫부분에서 바로 수직 위에 바벨이 위치할 수 있도록 한다.

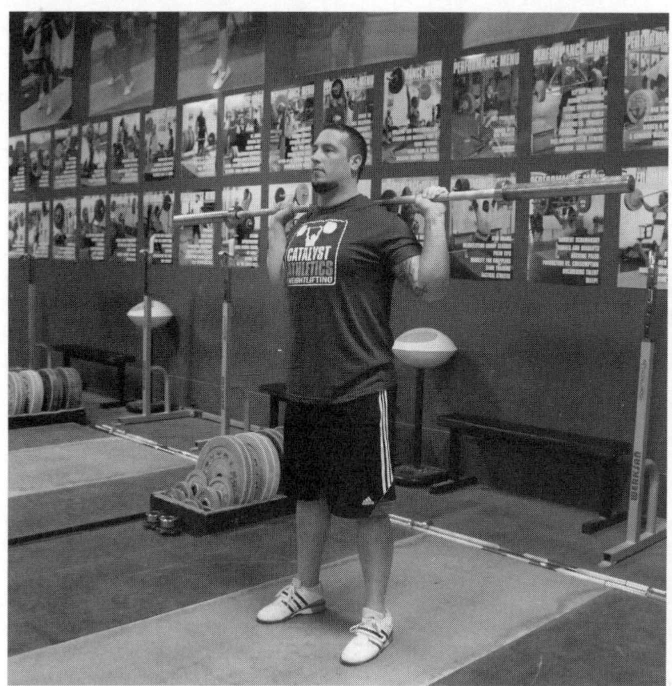

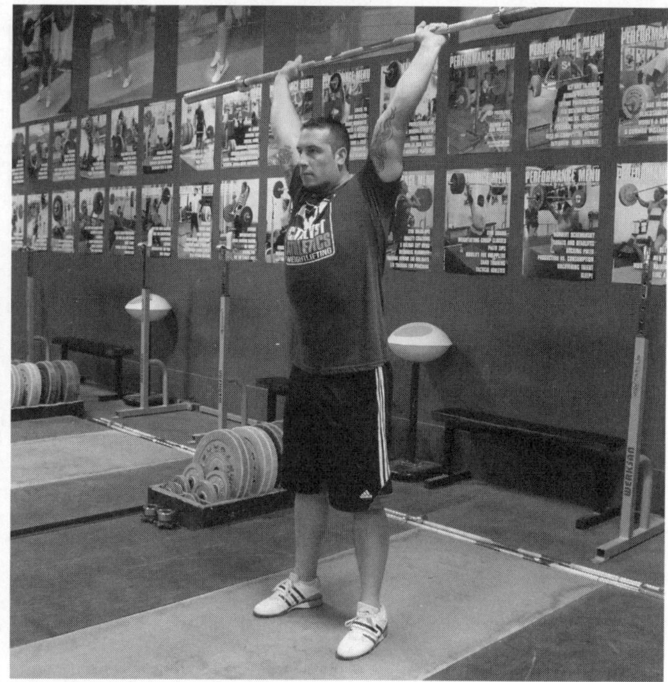

그림 23.3 올바른 오버헤드 자세를 쉽게 찾기 위해서, 목 뒤에 바벨을 놓고 견갑골의 안쪽 위 모서리 부분에 힘을 세게 준다. 이렇게 힘을 준 견갑골과 앞으로 살짝 기울어져 있는 몸통 상태를 그대로 유지하면서 바벨을 위로 밀어낸다.

팔의 적절한 회전은 스내치에서와는 다르게 자연스러운 현상이다. 바벨은 손바닥에서 팔뚝 바로 뒤 부분에 위치시킨 상태에서 바벨을 잡고 있는 손과 손목은 편안한 상태를 유지하는 것이 좋다. 바벨의 위치를 고정하고 통제할 수 있을 강도로만 바벨을 잡고 있으면 된다.

오버헤드 자세의 구조에 관한 자세한 내용은 스내치와 동일하기 때문에, 반복을 피하기 위해서 추가적인 설명은 하지 않겠다. 구체적인 내용이 궁금하다면 '스내치 배우기' 챕터에서 다시 살펴볼 것을 추천하다.

스플릿 자세

스플릿 저크의 리시빙 자세에 대해서 가르칠 때, 첫 번째 단계는 어떤 다리를 앞으로 내밀지이다. 이 다리를 결정하는데 사용되는 많은 방법이 있다. 하지만 대부분은 너무 복잡하고 불필요하다. 대부분의 사람들은 스플릿 저크 자세를 하기도 전에, 어느 다리를 앞으로 내밀어야지 편한지 직감적으로 알 수 있다. 만약 그렇지 못하다면, 다리를 바꿔가면서 스플릿 저크 자세를 만들어보는 것이다. 이렇게 해보면 어떤 다리가 앞으로 와야지 더 편한지를 즉시 알 수 있을 것이다.

만약 이렇게 해도 어떤 다리를 내밀어야 할지 정확하게 알 수 없는 몇몇 사람들이 있을 수 있다. 이런 경우는 코치가 그 사람에게 그냥 워킹 런지를 해보라고 지시하고 그 이상의 구체적인 설명은 하지 않는다. 그러면 그 사람은 워킹 런지 동작을 시작할 때 자연스럽게 자신이 더 편한 다리를 먼저 내밀면서 동작을 시작할 것이다. 이후에 양발을 바꿔가면서 다시 스플릿 저크 자세를 만들어보면서 비교해본다.

앞으로 내밀 다리가 정해지면, 적절한 스플릿 저크 자세를 만들기 위해서 다리를 앞으로 내밀어서 깊지 않은 런지 자세를 만든다.

발의 넓이는 대략 스쿼트를 할 때의 넓이와 동일하거나 약간 더 넓은 경우도 있다. 스플릿 자세에서 무게중심이 매우 높은 편이기 때문에 결과적으로 안정성이 떨어질 가능성이 상당히 높다. 그렇기 때문에 측면 안정성이 중요한 것이다.

앞으로 내민 발은 바닥에 완전히 평평하게 닿아 있어야 하며, 발바닥에 골고루 무게가 분산되어야 하지만 뒤꿈치 부분에 조금 더 무게중심이 위치한다. 발끝의 방향은 정면이나 약간 안쪽으로 향한다. 뒤쪽에 있는 다리의 뒤꿈치는 들리게 되며, 발볼 쪽에 무게가 실리게 된다. 뒤꿈치가 너무

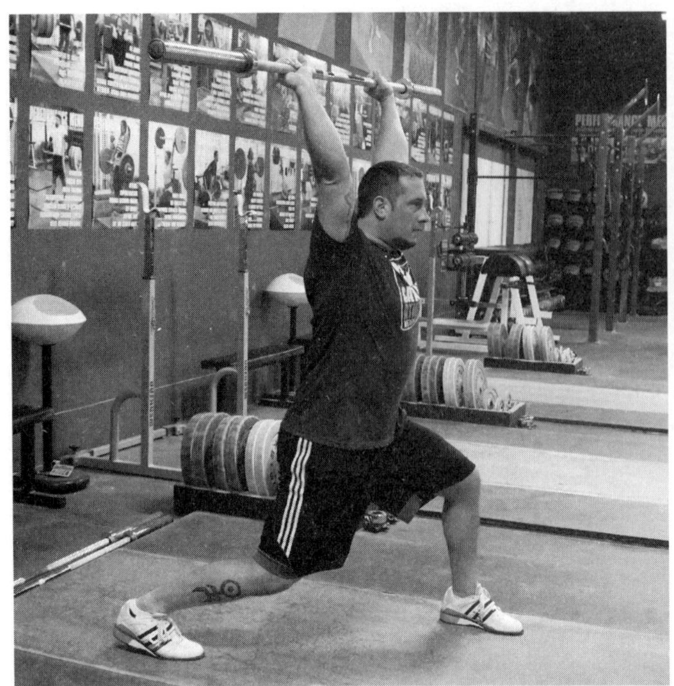
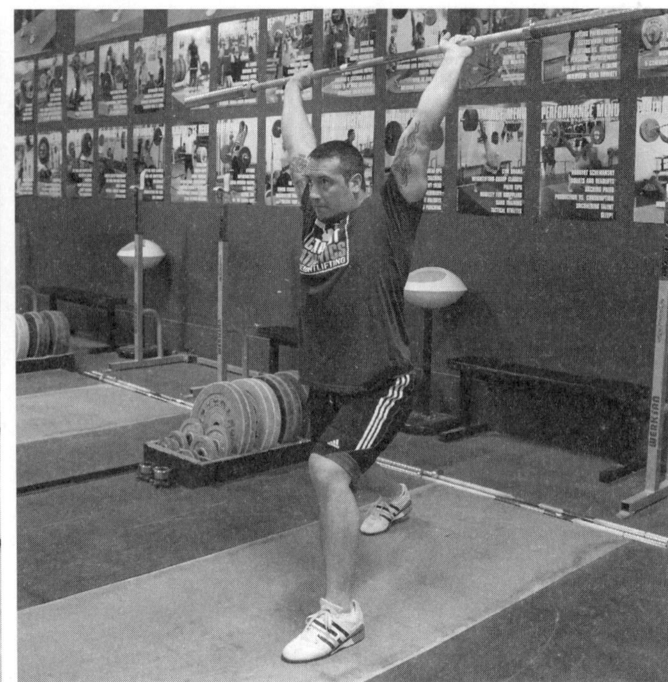

그림 23.4 스플릿 저크 자세

> **40** 동작 요약 설명
> ### 저크 스플릿 자세
> 양발로 무게중심을 분산시킨 상태에서 런지 자세를 만든다.
>
> 앞으로 내민 발은 바닥에 완전히 평평하게 닿아 있어야 하며, 발끝은 정면 혹은 약간 안쪽으로 향하도록 한다.
>
> 뒤쪽 발은 하퇴와 정렬 상태를 만들기 위해서 약간 안쪽을 향하도록 한다. 뒤꿈치는 들어야 하며, 발볼 쪽에 힘이 실리도록 한다.
>
> 발의 넓이는 스쿼트와 비슷하게 혹은 약간 더 넓게 한다.
>
> 앞으로 내민 다리의 정강이는 수직이어야 하며, 바닥을 기준으로 허벅지의 각도는 대략 20~40도 정도이다.
>
> 몸통은 힘을 주고 견고하게 만든 상태에서 수직에 가깝도록 만든다.

많이 들려서 무게중심이 심하게 발끝 쪽으로 오지 않도록 해야 한다.

뒤쪽 발의 발끝은 하퇴와 정렬이 될 수 있도록 안쪽으로 약간 향할 수 있도록 한다(그림 23.5). 다리가 몸에서 멀어지는 각도로 향하기 때문에, 발끝이 정면을 향하게 된다면, 힘이 다리로 전달되는 방향과 발목이 정렬이 될 수 없다. 이렇게 정렬이 달라지면 구조적으로 안정성이 낮아지게 되며, 무거운 무게로 저크 동작을 할 때 발목이 무너지게 된다.

스플릿 자세의 깊이와 다리 넓이는 앞쪽 다리의 정강이가 대략 수직 상태가 될 때까지 조정하는 것이 좋다(무릎이 발목 위 혹은 약간 뒤쪽에 있게 된다). 이때 앞쪽 다리의 허벅지는 바닥 기준으로 대략 20~40도 정도가 된다. 뒤쪽 다리 무릎은 완전히 펴지 않도록 한다. 그래야만 뒤쪽 발의 고관절 굴곡근의 장력을 완화시키는 것을 도와주면서 허리가 과신전되는 것을 피할 수 있다. 그리고 어떤 스플릿 저크 깊이에 서라도 균형 상태를 유지할 수 있다. 스플릿 저크 자세를 위해서 바벨 아래로 이동할 때, 앞쪽에 있다는 다리와 함께 뒤쪽 다리 무릎도 굽히게 되면, 바로 수직으로 내려갈 수 있으며 바벨을 제대로 지탱할 수 있다. 바벨 아래로 이동하면서 만약 앞쪽 다리 무릎은 굽히면서 뒤쪽 다리 무릎은 펴게 되면, 앞으로 몸이 밀리게 될 것이다. 그러면서 바벨을 제대로 지탱할 수 있는 위치에서 벗어나서 앞으로 이동하게 된다. 뒤쪽 다리 무릎을 많이 굽힐 필요는 없다. 하지만 스플릿 저크 동작을 할 때마다 바벨 아래로 이동해서 제대로 바벨을 지탱할 수 있는 자세를 일관성 있게 만들 수 있을 정도로는 무릎을 굽혀야 한다.

위에서 설명한 스플릿 자세는 실제로 저크 동작을 할 때는 잘 맞지 않을 수도 있기 때문에, 무게가 증가될수록 조금씩 자세를 조정하는 것이 좋다. 실제로 리프팅 할 때 스플릿 자세에서 엉덩이의 깊이는 얼마나 높이 바벨을 상승시킬 수

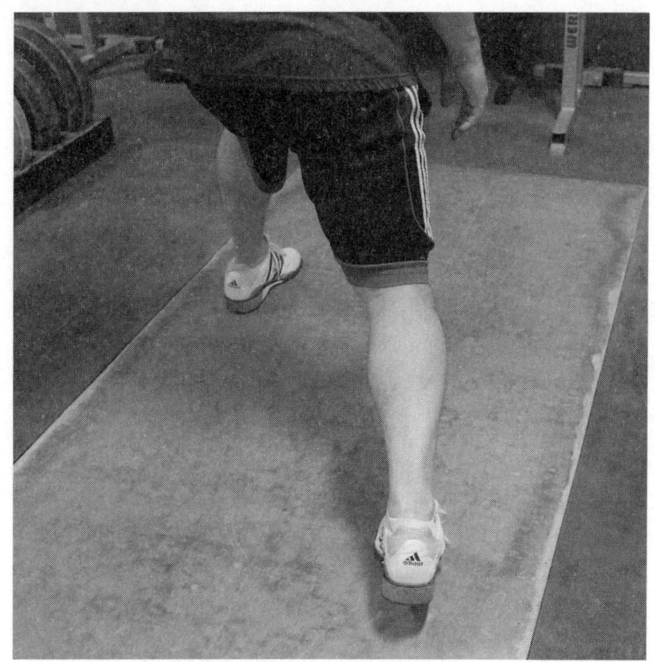

그림 23.5 다리와 정렬 상태를 만들어서 발목의 구조적 안정성을 위해서 뒤쪽 발은 약간 안쪽으로 향하도록 한다.

있으며, 얼마나 깊이 바벨 아래로 이동해서 팔꿈치를 완전히 편 상태에서 바벨을 받을 수 있는지에 따라서 결정된다. 가벼운 무게로 리프팅을 할 때는, 그렇게 깊고, 다리를 길게 벌리는 스플릿 자세를 만들지 않고서도 충분히 가능하다. 하지만 이렇게 하면 이후에 무거운 무게로 스플릿 저크 동작을 할 때 충분히 깊이 앉고 다리를 길게 벌리는 것이 힘들어질 수도 있다. 그렇기 때문에, 가벼운 무게로 스플릿 저크 자세를 연습할 때도, 무거운 무게로 스플릿 저크 자세를 하는 것처럼 깊이는 그렇게 깊지 않더라도 다리는 똑같이 벌려주는 것이 좋다.

올바른 오버헤드 자세를 취하게 되면 앞으로 몸통이 약간 앞으로 기울어지기는 하지만, 수직 상태에 가깝도록 유지하는 것이 좋다. 올바른 자세로 바벨을 들게 되면 바벨 바로 아래에 엉덩이가 위치하게 된다. 몸통을 단단하게 만든 상태에서 척추는 중립 상태를 유지해야 한다. 만약 몸통이 수직 상태에 있지만 허리가 과신전되었다면, 뒤쪽 다리 무릎을 충분히 굽히지 않았거나, 고관절 굴곡근을 스트래칭 해줄 필요가 있거나, 복근에 충분히 힘을 주지 않아서일 수도 있다. 혹은 이 3가지 모두에 해당될 수도 있다.

체중은 앞뒤 다리 모두에 균등하게 분배되어 있어야 한다. 무게중심을 잘 잡은 상태여도, 앞쪽 다리가 몸에서 더 가깝기 때문에 뒤쪽 다리보다 앞쪽 다리에 조금 더 체중이 실리는 느낌을 받을 수 있다. 그러나 일반적으로 크게 의식될 정도로 차이가 발생하는 것은 아니기 때문에, 결과적으로 앞뒤 다리 모두 균등하게 무게중심이 분산된다고 생각하면 된다.

점프해서 스플릿 자세

올바른 스플릿 자세에 익숙해지면, 바벨 없이 점프해서 스플릿 자세를 만드는 연습을 하면 된다. 바벨을 머리 위로 드는 동작에 대한 부담이 없는 상태에서, 스피드, 정확성, 자세 그리고 균형 상태에 대해서 집중하면서 발을 움직여 스플릿 자세를 만드는 간단한 훈련이다.

스내치 혹은 클린 풀 자세로 양발을 위치시키고 똑바로 서도록 한다. 뒤꿈치를 엉덩이 밑에 두고 다리가 거의 수직 상태가 되도록 한다. 무릎을 살짝 구부린 상태에서, 위로 가볍게 점프를 한다. 그리고 빠르게 발을 움직여 스플릿 자세를 만든다.

이 훈련의 목표는 최대한 발을 빠르고 정확하게 움직여 스플릿 자세를 만드는 것이다. 그리고 착지를 하자마자 적절한 균형 상태를 유지하면서 몸을 곧은 상태로 유지한다. 즉, 결과적으로 발이 다시 바닥에 닿은 이후에는 어떠한 자세 조정도 없는 것이 좋다.

일반적으로 앞으로 점프하면서 스플릿 자세를 만드는 경우가 있다. 그리고 가슴이 앞으로 기울게 되면서 앞쪽 다리에 너무 많이 무게가 실린다. 점프를 하기 전 몸통의 수직 각도를 그대로 유지하면서 단지 발만 움직이는 것이 중요하다.

능숙한 스플릿 저크 자세에서는, 뒤쪽 발이 앞쪽 발보다 살짝 일찍 바닥에 닿게 된다. 이렇게 되면 리프터가 바벨 아래로 이동하면서 지면을 밀어낼 수 있는 상태를 만드는 것이다. 이렇게 지면을 밀어내면서 엉덩이가 바벨 아래로 이동할 수 있는 것이다. 이 동작은 만약 저크의 딥과 드라이브 동작에서 균형 상태를 유지하고, 저크 동작을 할 때 엉덩이를 제대로 움직이게 되면 자연스럽게 일어난다.

게다가 뒤쪽 발보다 앞쪽 발을 더 들어올려야 한다. 앞쪽 발은 들어올려서 소리를 내면서 바닥에 닿아야 한다. 스내치와 클린 동작에서 발을 움직이면서 바닥에 닿을 때 나는 소리와 동일한 소리가 나야 한다. 반면에 뒤쪽 발은 바닥에 가까이 붙어 있는 상태에서 뒤로 움직이게 된다. 만약 앞쪽 발을 충분히 들어올리지 않는다면, 바벨 아래로 이동할 때 앞발이 너무 바닥에 일찍 닿게 되면서, 앞뒤 발 간의 간격이 충분히 생기지 않아 필요한 깊이가 나오지 않거나 균형이 무너지게 된다. 그러면서 오버헤드 자세에서 팔을 제대로 락아웃 하지 못하게 된다. 그리고 필요 이상으로 발을 많이 들어올리는 것도 문제가 될 수 있다.

오버헤드 자세에서는 상체가 약간 앞으로 기울어진다는 부분에 너무 집중해서 만약 팔을 지나서 가슴을 앞으로 많이 이동시키게 되면, 뒤쪽 발을 과도하게 들어올려서 너무 뒤쪽으로 이동시켜버릴 수도 있다. 그러면 엉덩이가 함께 뒤로 밀리게 되면서, 앞쪽 발이 충분히 앞으로 이동하지 못하게 할 수 있다. 결국은 뒤쪽 발보다 앞쪽 발이 먼저 바닥에 닿게 되면서 바벨을 제대로 지지할 수 있는 지점보다 뒤로 몸이 기울어지게 된다.

이런 이유 때문에, 시작 자세에서 발 뒤쪽에서 충분히 균형 상태를 유지할 수 있도록 집중해야 하며, 뒤쪽 발을 뒤로 이동시킬 때, 최대한 바닥에 가까이 붙인 상태를 유지하는 것이 좋다. 그리고 엉덩이를 앞으로 밀어서 자세를 만든다. 앞쪽 발은 바벨 아래로 충분히 깊이 들어가기 위해서 뒤쪽 발보다 높이 들어올릴 필요가 있다.

스플릿 자세로 3초 동안 멈췄다가 리커버리 동작을 하면서 일어서도록 한다. 만약 처음 자세가 정확하지 않다면, 자세를 조정해서 몇 초 동안 멈춰서 유지할 수 있는 올바른 자세를 만드는 것이 좋다. 올바른 자세를 만드는 데 더 많은 시간을 보낼수록, 더 빨리 자세를 배우게 될 것이다. 점프를 해서 올바른 스플릿 자세가 나오지 않는 상태로 동작을 반복만 한다면 더 자세가 나빠지게 된다.

스플릿 자세에서 일어설 때, 앞쪽 발을 들어서 앞발과 뒷발 사이 간격의 1/3 정도를 뒤로 이동시킨다. 그리고 나서 뒷발을 앞으로 이동시켜서 양발을 모으는 것이다. 이때 곧게 세워진 상체와 균형 상태를 유지해야 한다.

41 동작 요약 설명

점프해서 스플릿 자세 만들기

양발이 엉덩이 밑에 오도록 선다.

무릎을 살짝 구부리고 위로 가볍게 점프를 한다.

몸통을 수직 상태로 유지하면서, 양발에 균등하게 무게가 분산되도록 빠르게 발을 움직여 착지한다.

필요한 경우에는 자세를 조정해서 균형을 유지한 상태에서 3초 동안 멈춘다.

앞뒤 발이 벌어진 거리의 1/3 정도를 앞으로 당겨서 가져온다. 그러고 나서 뒤쪽 발을 가져와서 양발을 모은다.

저크 동작은 가장 무거운 무게를 가장 높은 위치에서 들기 때문에 무게중심이 위쪽에 있으면 안정성이 떨어지게 된다. 한 번에 발을 움직이기보다는 조금씩 나눠서 움직이면서 바벨의 위치를 거의 동일하게 유지하는 것이 중요하다. 머리 위에 있는 바벨의 움직임을 최소화하게 되면 안정성이 감소할 수 있는 가능성도 줄일 수 있다. 한 번에 다리를 앞으로 혹은 뒤로 움직이게 되면, 바벨도 앞이나 뒤로 상당히 이동하면서 통제하기 매우 힘든 바벨의 탄성이 생길 수도 있다. 이렇게 일어서는 방법은 스플릿 자세와 관련된 모든 훈련에서 사용하면서 연습하는 것이 좋다.

스플릿 자세에서 일어설 때 뒤쪽 발을 움직이기보다 앞쪽 발을 먼저 움직이는 것은 뒤쪽 발이 더 견고하고 안정적인 자세여서 무너질 가능성이 더 낮기 때문에, 뒤쪽 발로 지지를 하고 앞쪽 발을 먼저 움직이는 것이다. 만약 뒤쪽 발을

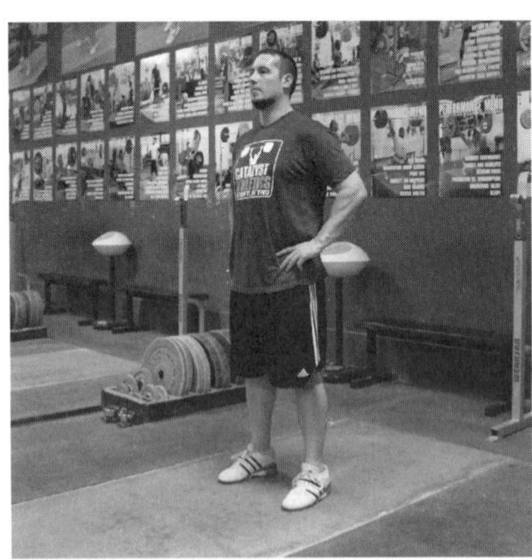
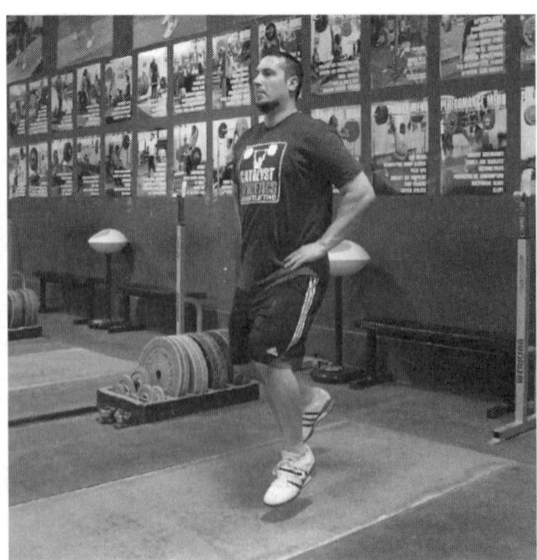
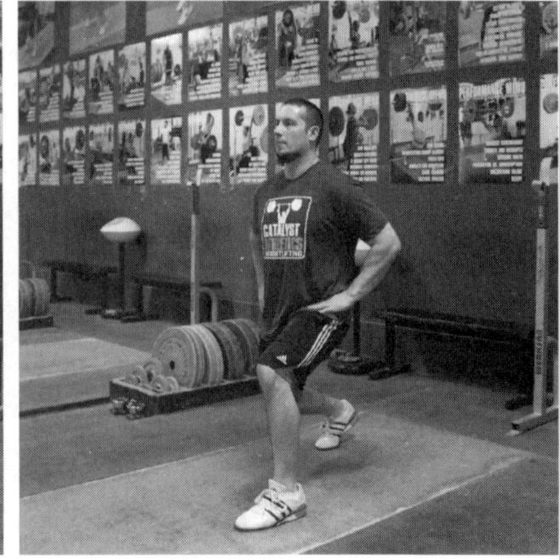

그림 23.6 점프해서 스플릿 자세를 만드는 연습은 스플릿 저크의 리시빙 자세를 만들기 위해서 빠르고 정확하게 발을 움직이는 연습을 하는 것이다. 다리를 이용한 드라이브 동작 이후에 적절한 균형과 자세를 유지해야 한다.

먼저 움직이게 되면, 전체적인 무게중심이 굽혀져 있는 앞쪽 발로 상당히 옮겨지기 때문에 앞으로 바벨이 이동할 가능성이 높아지게 된다. 그러면 다시 균형 상태를 유지하기 위해서 몸과 발을 앞으로 움직이게 되면서 수평 방향 움직임이 발생하게 된다. 수평 방향 움직임이 발생하게 되면 리커버리 동작이 힘들어진다.

저크 배우기

스내치, 클린과 동일하게, 리시빙 자세가 안정적인 상태가 되었다면, 이제는 저크 동작 기술을 배울 준비가 된 것이다. 클린과 동일하게, 다음 훈련을 진행할 때, 빈 바벨이나 가벼운 테크닉 바벨을 사용하는 것이 좋다.

동작 미리 살펴보기

- 랙 자세
- 스탠스와 딥
- 프레스
- 푸시 프레스
- 톨 파워 저크
- 파워 저크
- 목 뒤에서 스플릿 저크 하기
- 저크 밸런스
- 스플릿 저크

저크 랙 자세

저크 동작 훈련에 있어서 첫 번째 단계는 바로 저크에 최적화된 랙 자세를 연습하는 것이다. 이 랙 자세는 프레스와 푸시 프레스와 같이 저크와 관련된 모든 훈련에 사용될 것이다.

클린과 마찬가지로, 저크 랙 자세에서 최우선은 바벨이 몸통에 바로 접촉이 되는 것이다. 즉, 팔로 바벨을 들기보다는 어깨 위에 완전히 바벨을 얹어서 몸통으로 바벨을 지탱하는 것이다. 이렇게 하면 바벨과 다리가 제대로 연결된 상태이기 때문에 위로 향하는 드라이브 동작을 통해서 다리에서 발생하는 힘이 바벨로 그대로 전달되는 것이다.

그러나 클린의 랙 자세와 다른 점은 바로 손과 팔의 위치이다. 저크 랙 자세에서는 딥과 드라이브 동작을 할 때 어깨에 있는 바벨의 안정성이 무너지지 않는 상태에서 바벨 아래로 이동하기에 가장 유리한 위치에 손과 팔이 있어야 한다. 이 자세에서 적절한 바벨의 동선도 가능해질 뿐 아니라 바벨 아래로 이동하기에 최적의 파워를 만들 수 있게 된다.

가끔씩 프레스를 할 때도 저크 랙 포지션과 동일한 방식으로 바벨이 몸에 닿아 있는 상태에서 시작해야 하는지 궁금해 하는 사람들이 있다. 이러한 자세는 실제로 프레스 동작을 할 때(특히 벤치프레스를 할 때) 가장 이상적인 자세라고 배운 것보다 바벨이 손바닥 안에서 팔뚝보다는 몸에 가까운 쪽에 위치해 있기 때문이다. 실제로 움직임 자체의 측면에서도 프레스 동작을 할 때 팔뚝에 가까운 손바닥 부분에 바벨을 위치시키는 것이 가장 이상적임에도 불구하고, 이렇게 하지 않는 데는 두 가지 이유가 있다. 첫 번째는, 프레스 동작을 하기 전 그리고 후에 무게를 제대로 지탱할 수 있어야 한다. 그런데 팔만으로는 이런 무거운 무게를 지탱하는 것이 어렵다. 이때 어깨에 바벨을 얹어서 저크 랙 자세를 만들게 되면 프레스 동작을 하는 데 있어서 안정적인 지지면을 만들게 되는 것이다(프레스 동작을 여러 번 반복하는 경우는, 매

> **42 동작 요약 설명**
>
> **저크 랙 자세**
>
> 저크 동작 그립 넓이로 바벨을 잡는다.
>
> 등을 신전시킨다.
>
> 어깨를 앞쪽으로 최대한 많은 밀어주면서 위로도 살짝 올려준다.
>
> 어깨와 목 사이에 만들어진 공간에 바벨을 위치시킨다.
>
> 최대한 풀 그립 상태를 유지하도록 하는데, 너무 세게 바벨을 잡지 않도록 한다.
>
> 바벨 약간 앞쪽에 위치할 정도로 팔꿈치를 밑으로 내린다. 그리고 바벨과 어깨 자세가 바뀌지 않는 범위 내에서 팔꿈치를 바깥쪽으로 벌린다.

번 할 때마다 다시 랙 자세를 잡는 것이 아니라 터치 앤 고 형식으로 바로 바로 연속해서 동작을 진행한다). 첫 번째보다 더 중요한 두 번째 이유는, 여기서 하는 프레스 동작은 저크 동작을 위한 보조 훈련일 뿐이다. 그렇기 때문에 이 연습을 할 때의 자세와 움직임은 저크 동작을 반영해서 실제로 저크를 할 때 활용도가 높아야 한다. 그러나 모든 선수들이 손바닥을 바벨 아래로 최대한 깊숙이 놓은 상태를 유지하면서 바벨도 어깨에 닿게 하려고 한다.

어깨는 약간 위로 상승시키고 앞으로 전인해서 클린 랙 자세처럼 어깨와 목 사이에 바벨을 안정적으로 놓을 수 있는 공간을 만들도록 한다. 다시 말하지만, 어깨를 약간 상승시키는 것은 바벨을 안정적인 상태에 놓는 데도 도움이 될 뿐 아니라, 경동맥이나 쇄골에 너무 압박을 주지 않도록 해준다. 등은 최대한 신전시킨 상태를 유지해야 한다.

풀 그립을 최대한 유지하도록 한다. 즉, 적절한 랙 자세에서 어깨가 벗어나지 않는 상태에서 손이 바벨을 완전히 감싸고 있도록 해준다. 그러나 풀 그립으로 바벨을 잡을 때 너무 세게 잡고 있기보다는 편안하고 감싸고 있는 것이 좋다. 바벨을 너무 세게 잡고 있으면 동작을 할 때 바벨이 빨리 움직일 수도 있으며, 팔꿈치 신전을 느리게 하거나 제한할 수도 있다.

팔꿈치는 낮은 위치에 있는 것이 좋으며 바깥쪽으로 벌려주는 것이 좋다. 팔꿈치가 바벨 바로 아래 위치까지 오지 않는 범위 내에서 최대한 팔꿈치 위치가 낮아질수록(팔꿈치는 항상 바벨 앞에 있어야 한다), 다리로 바닥을 밀어준 이후에, 바벨 아래서 바벨을 위로 밀어내기에 역학적으로 더 유리해진다. 팔꿈치를 바깥쪽으로 벌려주게 되면, 역시나 미는 동작에서 역학적으로 유리해질 뿐만 아니라, 바벨을 위

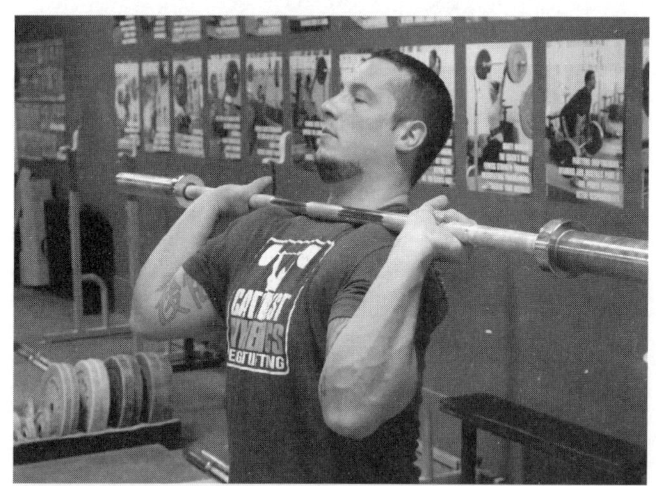

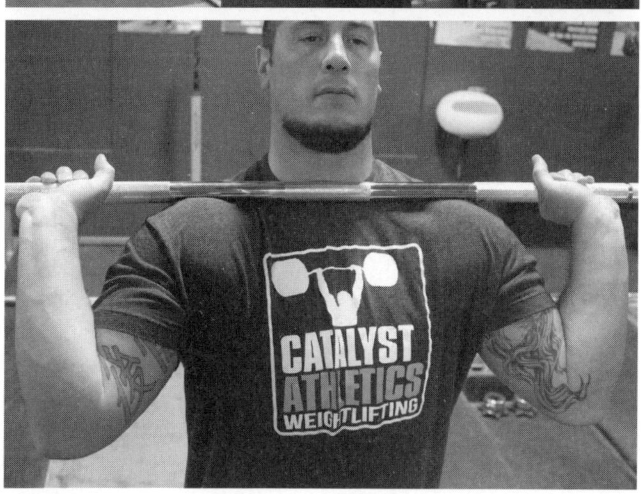

그림 24.1 클린 랙 자세처럼, 저크 랙 자세에서는, 바벨이 몸에 바로 닿으며, 팔꿈치를 밑으로 그리고 측면으로 위치시켜서 바벨을 아래에서 위로 밀어내는 동작을 준비할 수 있다.

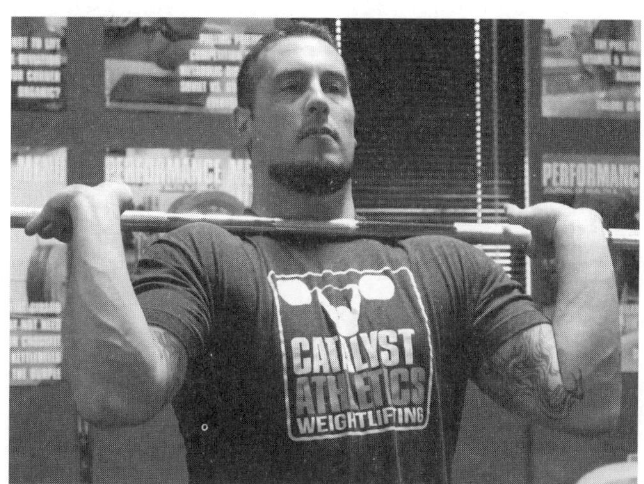

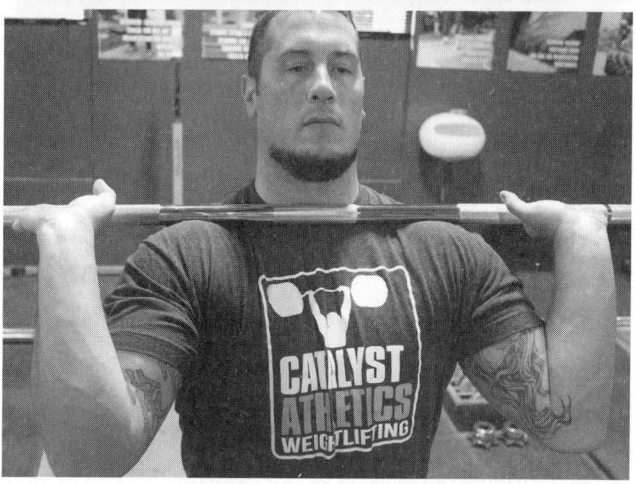

그림 24.2 신체 비율 측면에서 특수성이 있거나, 가동성이 제한된 사람이라면 풀 그립보다는 그립을 살짝 풀 수도 있다. 그리고 팔꿈치를 더 높이 들어야 할 수도 있다. 현재 자신의 상태에 따라서 이상적인 랙 자세에 최대한 가까워질 수 있도록 다양한 그립 넓이를 시도해보는 것이 좋다.

로 밀어내는 데 있어서 몸통에 더 힘이 들어가면서 강력한 자세를 만들게 되는 것이다. 적절한 자세를 만들기 위해서 팔과 어깨를 지지해주기 위해서 광배근도 측면으로 벌려주는 것이 좋다.

실제 팔과 손으로 만들 수 있는 자세는 개인의 해부학적인 특성과 가동성에 따라서 달라질 것이다. 다시 말하지만, 가장 우선이 되어야 하는 것은 바벨이 안정적으로 어깨 위에 위치해야 한다는 것이다. 항상 적절한 어깨와 바벨의 위치를 해치지 않는 범위 내에서 가능한 최적의 손과 팔의 자세를 만드는 것이 좋다.

적절한 자세를 만들지 못하는 사람의 경우는 처음에는 다양한 그립 넓이로 자세를 바꿔보는 것이 좋다. 일반적으로, 넓은 그립은 신체 비율 측면에서 불리하거나 제한된 가동범위를 가진 사람에게 좋을 수 있다. 그러나 가끔씩, 좁은 그립이 더 나은 경우도 있다. 그렇기 때문에 그립을 넓이를 다양하게 하면서 자신에게 가장 잘 맞는 그립 넓이를 찾는 것이 좋다. 그리고 그립의 넓이는 가동성이 개선되면서 한동안 계속 바뀔 수도 있다. 클린 동작에서 저크 동작으로 전환되면서 그립의 넓이가 바뀌는 부분에 대해서는 클린 앤 저크 챕터에서 다룰 것이다.

만약 그립 넓이를 조정했음에도 불구하고 여전히 바벨, 어깨 그리고 팔의 적절한 자세를 찾지 못했다면, 그립을 살짝 풀면서 바벨의 위치를 손바닥에 손가락 방향으로 이동시키면서 조정해줄 필요가 있다. 그립을 풀면서 팔꿈치가 더 높이 올라갈 가능성이 높아진다. 하지만 반드시 그런 것은 아니다.

스탠스와 딥

스내치와 클린에서처럼, 저크 동작에도 드라이브 자세와 리시빙 자세 이렇게 두 가지 발 자세가 있다. 앞 챕터에서 설명했듯이 저크 형태에 따라서 조금씩 달라질 수 있다.

드라이브 자세에서의 기본적인 시작 자세는 스내치, 클린 동작의 풀 자세와 동일하다. 발은 엉덩이보다 살짝 넓게 벌리고, 10~20도 정도 바깥쪽으로 발끝을 돌린다. 스내치, 클린의 풀 자세와 마찬가지로, 자신이 가장 편안하고 저크 동작을 할 때 가장 효과적인 드라이브 자세를 찾을 수 있도록 노력해야 한다.

이론적으로는, 다리가 수직 상태가 될 수 있는 스탠스가 드라이브 동작에서 바벨을 가장 높이 상승시킬 수 있다. 왜냐하면 몸을 완전히 폈을 때 가장 길게 펴질 수 있으며, 다리에서 발생하는 힘이 다른 방향으로 분산되지 않고, 바로 바닥으로 모두 향하기 때문이다.

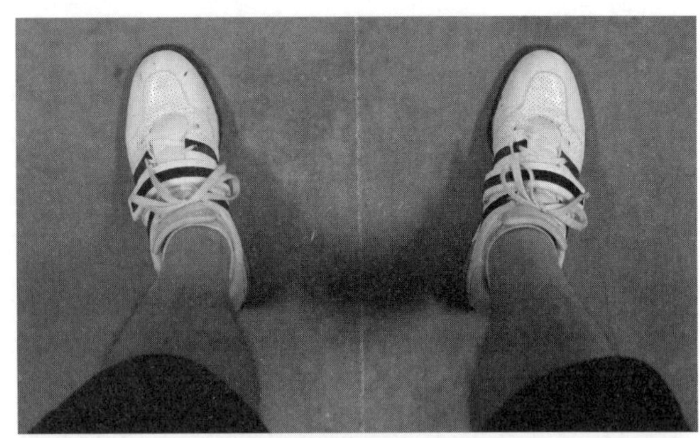

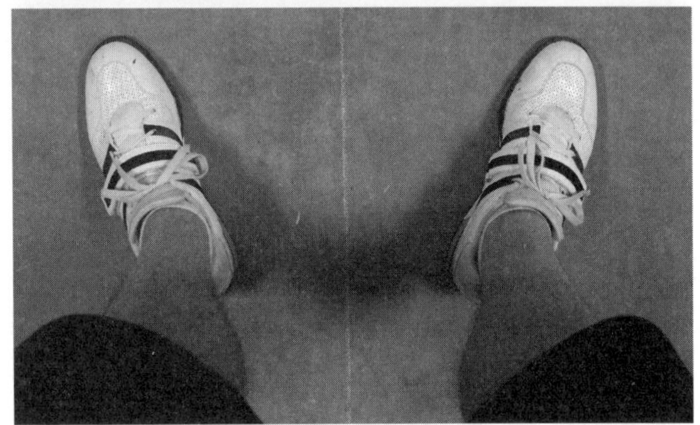

그림 24.3 저크의 드라이브 동작의 스탠스에서 일반적으로 중앙선을 기준으로 10~20도 정도 발끝을 벌려준다.

그러나 다른 많은 요소들이 저크의 드라이브 동작 효과에 대해서 영향을 준다. 이 중 몇몇 요소들은 스탠스보다 훨씬 더 큰 영향을 주기도 한다. 따라서 자신의 신체 조건, 장단점을 충분히 고려해서, 최고로 딥과 드라이브 동작을 잘 할 수 있는 자신의 스탠스를 찾아야만 한다.

일반적으로 좁은 스탠스를 선호하는 사람은 그렇게 많지 않고 일반적으로 좀 더 넓은 스탠스를 선호하는 사람은 많다. 이런 넓은 스탠스는 스쿼트를 할 때의 스탠스와 비슷하다. 클린 이후에 리커버리 동작을 하고 난 후의 발의 넓이 정도이다. 이 정도의 스탠스가 일반적으로 다리가 상대적으로 긴 사람이 가지는 불리한 점을 줄여줄 수 있으며, 딥 동작을 할 때의 무릎의 불편함도 감소시켜준다.

딥 자세

처음에는 딥 동작의 자세 측면에서 우선이 되는 부분을 배우기 위해서 기본적인 딥 자세로 연습하는 것이 좋으며, 이후에 깊이에 대한 훈련을 하는 것이 좋다. 이런 부분들은 훈

43 동작 요약 설명

저크 딥

발의 엉덩이보다 약간 더 넓게 벌리며, 발끝은 10~20도 정도 바깥쪽으로 벌린다. 무게중심은 발바닥이 바닥에 완전히 닿은 상태에서 뒤꿈치에 오도록 한다.

자신의 키의 8~10% 정도 될 수 있도록 무릎을 접도록 한다.

무릎은 발과 정렬될 수 있도록 바깥쪽으로 밀어준다.

측면에서 봤을 때 바벨, 엉덩이 그리고 발목이 수직선상에 위치한 상태에서, 몸통은 수직 상태를 만들어준다.

련 경험이 쌓이면서 각자에게 최고로 잘 맞는 자세로 조정하는 과정에서 바뀌기도 한다.

저크 딥 동작에서 이해해야 할 가장 중요한 부분은 오로지 무릎만을 사용한다는 것이다. 대부분의 사람들이 고관절에서 힌지 동작을 만드는 데 익숙하다. 그리고 다리로 바닥을 밀어내기 위해서 무릎을 접을 때 자연스럽게 발생하는 동작이기도 하다(점프할 때와 동일하다). 이 동작이 앞으로 계속 상대적으로 불편하게 느껴질 수도 있으며, 엉덩이를 뒤로 빼는 동작보다 약하게 느껴질 수 있다. 그러나 여기서 핵심은 단지 무릎만을 사용해야만 올바른 자세를 유지하면서 바벨을 올바른 동선으로 움직일 수 있다는 것이다. 사실 리프터가 이 자세에서 편안한지는 중요하지 않다. 그러나 훈련을 하면서 시간이 지나다 보면 더 편안해지게 된다. 이런 어색한 느낌 때문에 처음 동작을 배우는 사람들의 경우는 딥과 드라이브 동작이 더 어렵게 느껴진다. 하지만 처음부터 올바른 딥 자세를 배우고 훈련하는 것이 이후에 발생할 수 있는 문제들을 피할 수 있는 가장 효과적인 방법이다.

빈 바벨로 저크 랙 자세를 만들어서 드라이브 동작을 할 수 있는 스탠스로 서도록 한다. 측면에서 봤을 때, 리프터의 어깨의 앞쪽, 엉덩이 그리고 발목을 지나는 수직선이 그려져야 한다. 무릎은 편 상태를 만들지만, 과신전 상태로 락아웃은 하지 않도록 한다.

무게중심은 발바닥 전체가 바닥에 완전 닿은 상태에서 뒤꿈치 쪽으로 오도록 한다. 즉, 너무 뒤쪽으로 무게중심이 이동해서 발볼 부분이 바닥에서 떨어지는 상황이 발생해서는 안 된다. 무게중심이 뒤꿈치 쪽에 있지만 발바닥은 항상 바닥에 완전히 닿아 있어야 한다. 수직으로 힘을 전달하기 위해서, 흉추를 신전시킨 상태로, 척추 중립 상태를 유지하는 것이 좋다. 몸통을 최대한 견고하고 단단하게 만들기 위

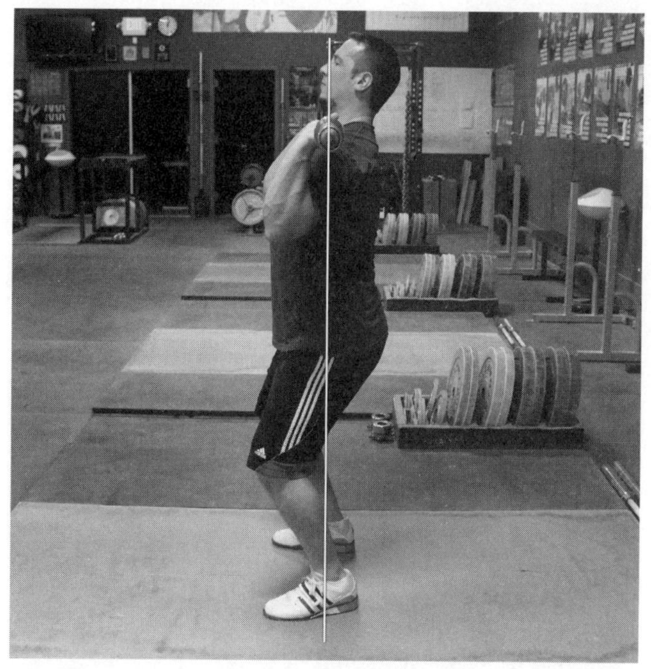

그림 24.4 저크 딥 동작의 시작 자세에서, 바벨, 엉덩이 그리고 발목을 지나는 수직선상에 그대로 있어야 한다. 딥 시작 자세의 깊이는 대략 자신의 키의 8~10% 정도이다.

해서 몸통 전체에 압력을 충분히 주는 것이 좋다.

무릎만 천천히 접으면서 딥 자세를 만든다. 스쿼트를 할 때처럼 무릎이 발과 정렬이 된 상태로 움직이도록 한다. 이때 무릎은 어느 정도 밖으로 움직이게 되면서 대퇴사두근에 장력이 발생된 상태가 유지되어야 한다. 바벨과 엉덩이는 앞에서 언급한 수직선을 따라서 밑으로 이동해야 한다. 그리고 발바닥에 분산된 무게중심은 바뀌지 않는다. 시작 자세에서의 딥의 깊이는 자신의 키의 대략 8~10% 정도이다. 일단 이 정도 깊이로 딥 자세를 만들게 되면, 올바른 자세를 갖추고 균형 상태를 유지할 수 있는지 확인하기 위해서 3초 동안 멈춘다. 여전히 몸통은 수직 상태이며, 뒤꿈치 쪽에 무게중심이 주로 옮겨져 있다.

일단 딥 자세를 만들었다면, 다음 동작으로 넘어가기 전에 간단히 연습할 수 있다. 서 있는 자세에서 천천히 딥 자세를 만들고, 자세에 더 익숙해지기 위해서 잠시 멈춘다. 그리고 다시 천천히 일어서도록 한다. 동작을 할 때 속도를 줄이는 것은, 선수가 동작을 진행할 때 코치가 제대로 동작을 관찰해서 피드백을 주기 위한 것이다. 게다가 동작을 천천히 하면서 올바른 자세에 대한 느낌을 제대로 확인할 수 있다. 움직임이 일어나는 동안에, 대퇴사두근과 둔근에 계속 힘이 들어가 있는 상태를 유지해야 한다. 서 있는 자세에서는 무릎을 완전히 락아웃시킨 상태는 만들지 않는다.

프레스

스내치와 클린을 배울 때처럼, 다음 단계는 드라이브 동작 이후에 바벨 아래로 이동할 때의 상체의 역학적 움직임에 대해서 배우는 것이다. 우리는 저크 랙 자세와 오버헤드 자세를 배운 상태이기 때문에, 이제는 이 두 동작 중간에 바벨을 적절히 움직이는 방법을 배우게 될 것이다. 이후에 이 동작은 바벨 아래로 몸을 이동시키는 동작으로 바뀔 것이다.

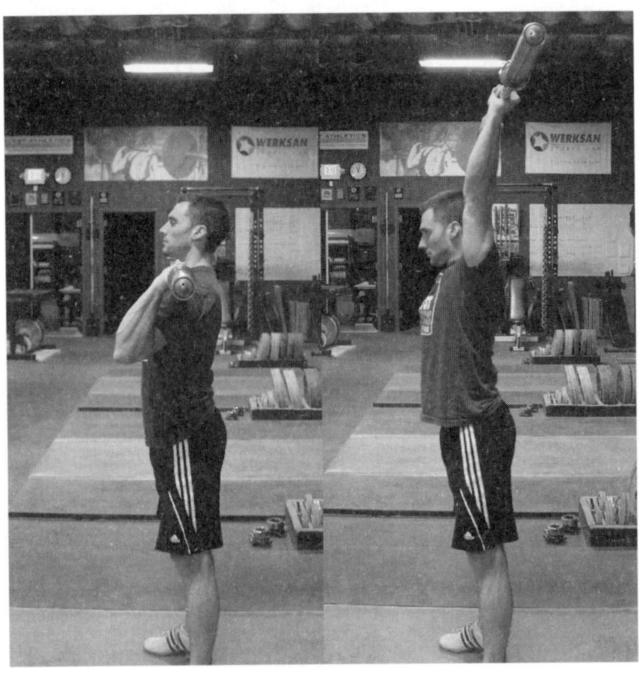

그림 24.5 바벨이 몸통의 앞쪽에 있는 상태에서 동작이 시작해서 바벨이 몸통 뒤쪽에 있는 상태에서 동작이 마무리된다. 반면에 몸통은 반대로 바벨 뒤쪽에 있는 상태로 시작해서 바벨 앞쪽에 있는 상태로 동작이 마무리된다. 이것은 프레스와 저크 동작에서, 바벨과 몸통이 수평으로 어느 정도 움직이면서 균형 상태를 이루고 있다는 것을 의미한다.

이 훈련에서 가장 중요한 요소는 역학적으로 가장 유리한 팔의 자세를 최대한 유지한 상태에서 최대한 수직 방향으로 바벨이 얼굴을 스치며 지나가서 오버헤드 자세를 만드는 것이다. 이때 몸통, 바벨 그리고 머리가 수평 방향으로 살짝 움직일 수도 있다.

랙 자세에서, 바벨은 몸통 앞에 있지만, 오버헤드 자세에서는 바벨이 몸통 뒤쪽에 있다. 이것은 프레스Press 동작을 할 때(바벨을 밀면서 저크 동작을 만들 때), 프레스 동작을 하면서 바벨과 몸통이 약간의 수평 방향 움직이면서, 서로 위치가 바뀐다는 것을 의미한다(그림 24.5).

이런 현상은 각각의 자세에서 균형 상태를 유지하려고 몸의 자세를 조금씩 바꾸는 과정에서 자연스럽게 발생하는 것이다. 몸통에 힘을 주고 단단하게 만든 상태의 저크 랙 자세에서, 바벨을 위로 밀어줄 때, 바벨이 어깨에서 떨어지면서 약간 뒤쪽으로 바벨의 각도가 이동된다. 얼굴을 최대한 스쳐지나가면서 바벨을 위로 밀어내게 되면, 더 나은 자세를 만들 수 있으며, 바벨이 몸에서 멀어진다거나, 너무 뒤로 몸을 기울인다거나 혹은 바벨을 머리에서 너무 돌아서 위로 올라가게 되는 일반적인 실수를 방지할 수 있다.

리프터는 최대한 수직으로 바로 바벨을 위로 밀어서 최종적인 자세를 만들어야 한다. 그러기 위해서는 바벨이 얼굴을 지나갈 때, 얼굴을 뒤로 살짝 빼주는 것이 좋다. 일반적으로, 바벨이 턱에 가까워지면서, 머리를 뒤로 그냥 젖히는 정도보다 더 많이 얼굴을 뒤로 당겨주는 것이 좋다. 이렇게 얼굴을 움직이는 동작은 실제로 바벨이 얼굴을 지날 때 크게 발생할 수 있는 움직임을 최소화하기 위해서 바벨이 어깨에 여전히 얹어져 있을 때 시작할 수 있다. 얼굴을 뒤로

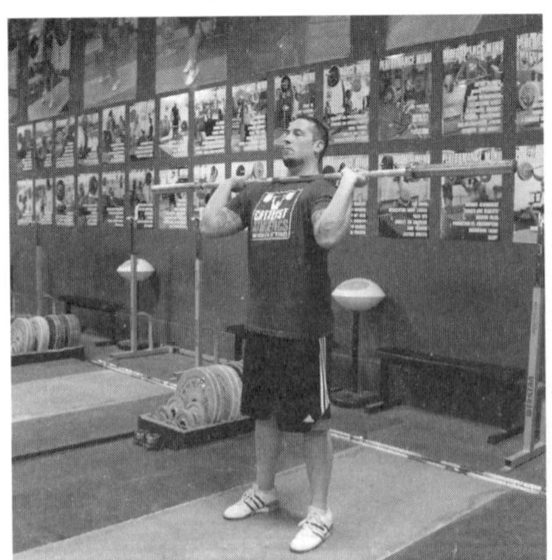
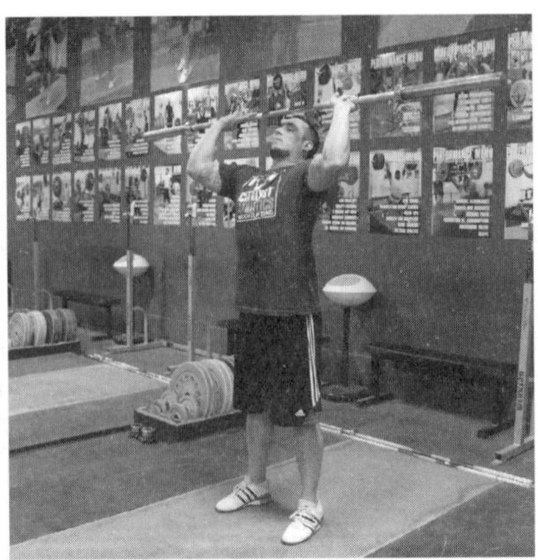
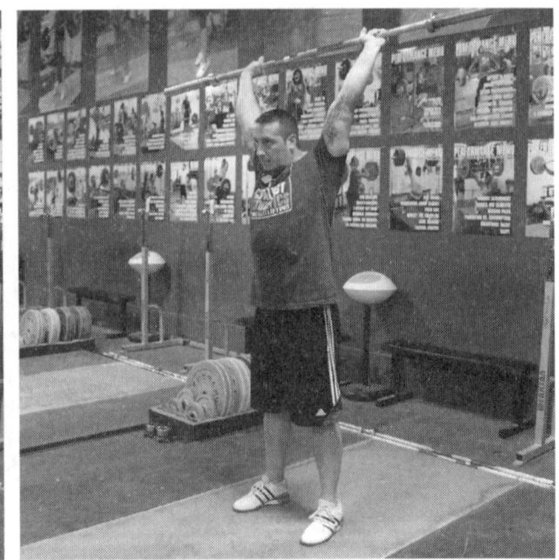

그림 24.6 프레스는 저크 동작에서 바벨 아래로 들어가는 동작에서의 상체의 움직임을 알려주는 동작이다.

44 동작 요약 설명

프레스

드라이브 자세로 양발을 벌리고 선다. 바벨은 랙 자세에 있고, 몸통에 힘을 주고 단단한 상태를 만든다.

바벨이 어깨에서 떨어지면서 약간 뒤쪽으로 바벨을 밀어낸다. 바벨이 위로 이동하면서 팔꿈치는 바깥쪽으로 벌려주면서 바벨 아래에 위치하게 된다.

바벨이 이동할 때 얼굴을 뒤쪽으로 당겼다가, 바벨이 얼굴을 지나간 이후에 다시 얼굴을 다시 팔을 지나서 제 위치에 오게 한다.

오버헤드 자세로 바벨을 견고하게 고정시킨다.

당겨서 빼는 동작은 자연스럽게 가슴을 살짝 들어주는 자세와 함께 일어난다. 그래야만 어깨 위에 제대로 바벨을 얹어 랙 자세를 만들 수 있도록 도와준다. 이 동작을 할 때 앞으로 바로 보고 있는 시선이 유지되어야 한다.

바벨이 어깨에서 떨어지면서, 팔꿈치는 바벨 앞에 있기보다는 바벨 아래로 이동하기 위해서 바깥쪽으로 벌어지기 시작한다. 이러면서 올바른 바벨의 동선이 가능해지며, 역학적인 측면에서 프레스 동작이 개선된다. 다시 말하지만, 랙 자세에서 광배근을 벌려주는 것은 랙 자세와 어깨 위에 있는 바벨을 들어서 위로 밀어내는 것을 도와주게 된다.

프레스 동작을 할 때 불필요하게 심하게 몸통을 뒤로 기울이는 사람들도 있지만, 바벨이 얼굴 앞을 지날 때 몸통은 아주 살짝만 뒤쪽으로 기울이는 것이 필요할 수도 있다. 하지만 어떤 경우라도 필요한 정도로만 제한해서 몸을 뒤로 기울여야 한다. 몸을 많이 기울여서 바벨과 몸의 거리가 과도하게 커지면 프레스 동작을 할 때 역학적으로 불리해지게 된다.

바벨이 머리를 지나게 되면, 적절한 오버헤드 자세를 만들기 위해서 다시 팔을 지나서 얼굴을 앞으로 밀어내게 된다. 그러면서 바벨이 목 뒤쪽 위에 위치하게 된다. 리프터는 올바른 오버헤드 자세에서 바벨을 세게 잡고 있으면서, 견갑골 양쪽을 조아준다. 그리고 팔꿈치는 완전히 신전시키도록 한다.

그립은 스내치 오버헤드 연습과 동일하게, 바벨을 제대로 통제하면서 적절한 위치에 유지시킬 수 있을 정도로만 편안하게 잡도록 한다. 센 그립은 동작이 천천히 일어나는 리프팅의 경우에는 스트렝스에 도움이 될 수 있지만, 저크처럼 순간적으로 폭발적인 힘이 발생하는 동작의 경우는, 팔꿈치의 신전을 느리게 만들 수도 있으며, 팔꿈치의 완전한 신전을 방해할 수도 있다.

바벨의 동선과 팔꿈치 움직임이 부드럽게 한결같을 때까지, 그리고 오버헤드 자세가 안정적인 상태가 될 때까지 프레스 동작을 연습해야 한다.

푸시 프레스

푸시 프레스Push press는 프레스와 저크 동작을 어느 정도 결합시킨 중간 단계의 동작이다. 동작 그 자체로 본다면, 푸시 프레스는 다리를 이용해서 팔과 어깨를 도와 엄청난 무게를 머리 위로 미는 것을 가능하게 해준다. 그래서 아주 훌륭한 스트렝스 훈련이라고 볼 수 있다. 게다가 딥과 드라이브 동작의 자세와 타이밍을 연습하는 데도 상당히 도움이 된다.

저크 동작을 배워가는 과정에서, 푸시 프레스 동작은 딥에서 바벨을 위로 밀어내는 동작과 다리를 이용해서 드라이브 하는 동작을 이해하고 연습하는 데 도움이 된다. 그리고 다리를 이용한 드라이브 동작에서 팔을 이용해서 바벨을 프레스 하는 동작으로 이어지는 타이밍을 이해하고 훈련하는 데도 도움을 준다.

가장 먼저 이해해야 하는 부분은, 바벨의 상승에 가장 큰 영향을 주는 것은 저크에서처럼 바로 다리를 이용한 드라이브 동작이라는 것이다. 팔은 다리의 움직임 이후에, 바벨에 존재하는 탄성을 이용해서 바벨을 위로 밀어서 최종적인 자세를 만드는 역할을 하는 것이다. 하지만 그렇다고 특히 무거운 무게의 푸시 프레스에서 팔이 중요한 역할을 하지 않는다고 오해해서는 안 된다. 매번 푸시 프레스 동작을 할 때마다, 바벨을 상승, 가속시키기 위해서 다리를 이용한 강력하고 완전한 드라이브 동작을 하는 데 집중할 필요가 있다.

저크 랙 자세를 만든 상태에서, 드라이브를 하기 위한 자세로 몸통에 힘을 주고 선다. 이렇게 몸통에 힘을 주고 견고하게 만들어주는 것은 리프팅 성공에 있어서 아주 중요하다. 불안정한 몸통은 척추가 앞으로 무너지는 상황에 아주 취약하며, 딥 동작을 하려고 무릎을 굽힌 상태에서 멈춰 있는 시간이 길어지게 되면서, 바벨과 근육의 탄성도 줄어들게 된다. 그러면서 다리를 이용해서 드라이브를 한 후에 바벨로 전달되는 힘도 줄어들게 되고, 리프터의 무게중심이 앞쪽으로 이동하면서 바벨의 동선에도 문제가 생긴다.

공기로 몸통을 채우고 몸통을 감싸고 있는 근육들을 단단하게 만든 후에, 몸통의 안정화와 균형 상태가 제대로 만들어졌는지 확인하기 위해서 2~3초 정도 동작을 멈추는 게 좋다. 호흡을 마무리하는 순간에 혹은 마무리하자마자 바로 리프팅을 시작하려고 서두르다 보면 안정성이 상당히 떨어질 수 있으며, 리프터의 균형을 앞쪽으로 당기면서 무너질 수 있다. 이렇게 동작을 멈추면서 견고한 상태로 자세를 유지할 수 있도록 해준다. 앞에서 언급한 것처럼, 올바른 자세에서만 올바른 움직임이 가능한 것이다. 여기서는, 무릎은 편 상태에서 대퇴사두근에 힘을 주고 있어야 한다. 하지만 딥 동작을 부드럽게 시작할 수 있게, 무릎을 락아웃시키지는 않도록 한다.

리프터의 몸이 안정적인 상태가 되면, 무릎만 굽히면서 딥 자세를 만들도록 한다. 실제로 딥의 깊이는 신체 비율이나 스트렝스에 따라서 상당히 달라질 수 있다. 그러나 처음 시작할 때는 자신의 키 8~10% 정도로 하는 것이 좋다. 딥의 깊이와 스피드는 다음 챕터에서 자세히 언급할 것이다.

지금은, 딥 동작의 스피드가 이후의 동심성 수축 움직임에서 나오는 파워를 증가시키기 위한 신전-단축 주기를 만들어내는 것과 동작 전환을 강력하게 하기 위한 능력 그리고 바벨과 어깨간의 연결 상태를 유지하는 부분과 균형 상태를 이뤄야 한다. 딥 동작을 너무 갑자기 진행하면서 발생하는 가속을 충분히 통제하지 못하게 되면, 바벨과 어깨 사이에 공간이 생기된다. 그러면서 이 공간 때문에 바벨이 어깨에 떨어지면서 튕기게 된다. 그러면 움직임에서 특히 리프터의 균형 상태와 자세 측면에 중요한 역할을 하는 리듬과 자연스런 탄성이 방해받게 된다.

딥 동작에서 드라이브 동작으로의 전환은 즉각적이고 강력하게 일어나야 한다. 그리고 리프터의 몸통은 앞으로 이동하면서 균형이 무너지지 않는 상태에서, 수직의 견고한 상태로 유지되어야 한다. 몸이 견고한 상태로 유지되면 될수록, 딥 동작에서 더 빠르게 몸을 멈추면서 드라이브 동작으로의 전환이 가능해진다. 그러면서 드라이브 동작도 더 강력해지는 것이다.

리프터는 다리를 수직으로 바닥을 밀어주는 드라이브 동작을 하면서, 최대 가속을 만들어서 바벨을 위로 상승시키려고 하게 된다. 다리가 거의 다 펴지고, 바벨의 스피드가 최대치에 도달하면서, 바벨의 위로 이동하는 동선을 계속 이어주기 위해서 팔을 사용해야만 한다. 여기서는 타이밍이 핵심이다. 팔을 이용해서 너무 빨리 바벨을 위로 밀게 되면, 다리에서 발생한 파워가 바벨로 완전히 전달되지 않게 된다. 반대로 너무 늦게 팔을 사용하게 되면, 다리로부터 만들어진 위로 향하는 탄성에 손실이 발생하게 된다. 그립을 비교적 느슨한 상태로 유지하게 되면, 딥과 드라이브 동작에서 너무 빨리 팔을 사용하는 것을 방지하는 데 도움이 된다.

스내치와 클린 동작에서 마지막으로 몸을 다 펴게 되었을 때 그런 것처럼, 다리를 이용한 마지막 드라이브 동작에

45 동작 요약 설명

푸시 프레스

드라이브 자세로 양발을 벌리고 선다. 바벨은 랙 자세에 있고, 몸통에 힘을 주고 단단한 상태를 만든다.

발바닥이 바닥에 완전히 닿은 상태로, 대퇴사두근에 힘이 들어가 있고, 무게중심은 뒤꿈치 쪽에 온 상태를 유지한다.

자신의 키의 대략 8~10% 정도로 무릎을 부드럽게 굽히면서 딥 자세를 만든다. 그리고 즉시 강하게 드라이브 동작을 해서 돌아온다.

완전히 다리가 다 펴지게 될 때, 무릎도 펴면서, 팔을 이용해서 빠르게 바벨을 위로 밀면서 어깨에서 떨어지게 한다.

바벨이 위로 이동할 때 얼굴을 뒤로 당기고 팔꿈치는 바깥쪽으로 그리고 바벨 아래에 위치할 수 있도록 한다.

바벨이 이동한 후에 얼굴을 다시 팔을 지나서 앞으로 당기고, 올바른 오버헤드 자세로 바벨을 안정적인 상태로 유지한다.

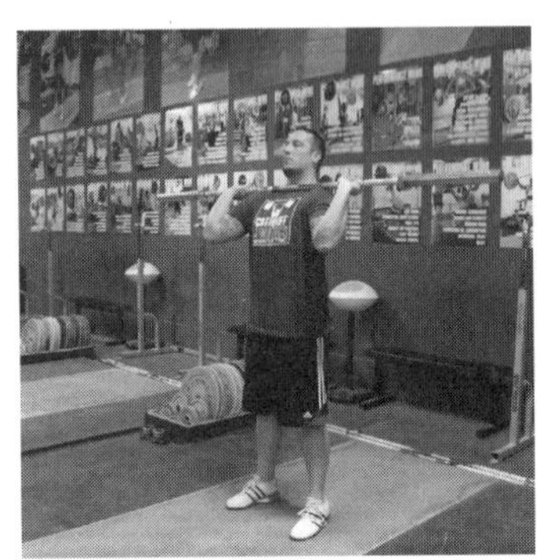
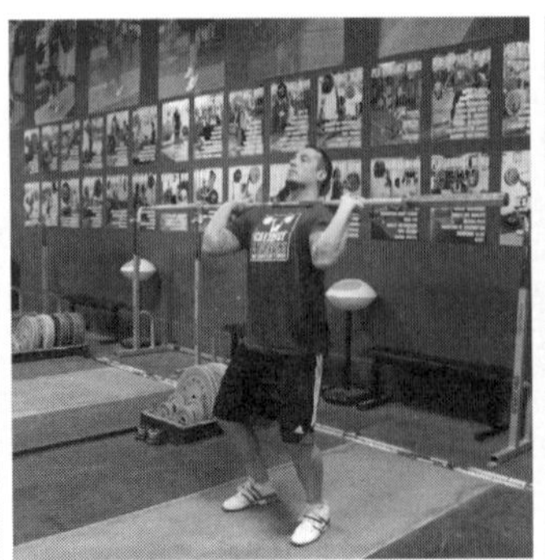
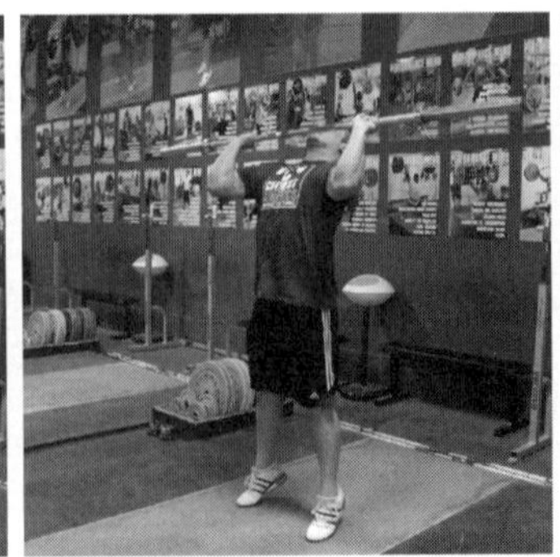
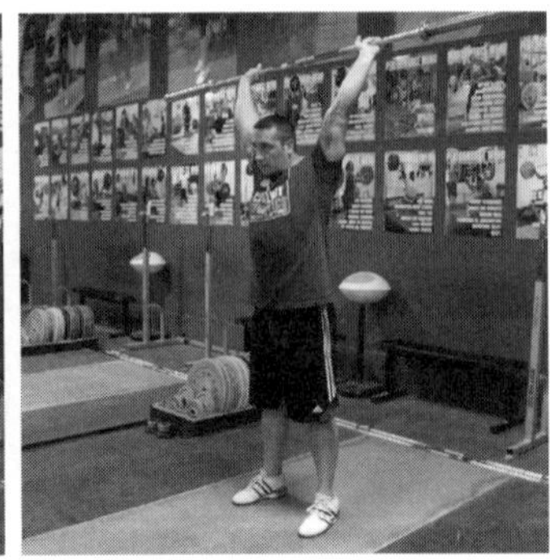

그림 24.7 푸시 프레스에서 바벨의 상승과 가속을 위한 딥과 드라이브 동작을 배울 수 있다.

서는 발볼 부분으로 자연스럽게 서게 된다. 이렇게 발볼만 이 지면에 닿은 상태로 서 있어도, 무게중심은 여전히 처음 위치에 그대로 남아 있는 상태로 앞으로 이동하면서 균형 상태가 무너질 수 있는 것을 방지해준다. 오랫동안 발목을 신전시킨 상태로 있게 되면 무게중심이 앞으로 이동하게 된다. 만약 푸시 프레스 동작을 하는 동안에, 발이 바닥에 평평한 상태로 완전히 닿아 있게 되면, 다리로 드라이브 동작을 충분히 하지 않았다는 것을 말해주는 것이다.

일단 다리가 완전히 펴지게 되면, 무릎이 펴진 상태를 만들기 위해서 대퇴사두근에 힘이 들어가게 되면서 팔을 이용한 프레스 동작을 지지할 수 있는 견고한 지지면 역할을 하게 된다. 무릎에 힘이 들어가 있지 않으면 드라이브 동작을 통해서 발생한 힘이 바벨로 제대로 전달되지 않게 되며, 기술적인 측면에서도 드라이브 이후에 무릎을 굽히게 되면 푸시 프레스보다는 저크 동작이 되는 것이다.

바벨이 어깨에서 떨어지면서, 프레스 동작에서 한 것처럼 동일한 움직임을 보여주게 된다. 얼굴은 뒤로 당기게 되고, 약간 뒤쪽으로 바벨을 밀게 된다. 팔꿈치는 바깥쪽으로 벌려주면서 바벨 아래로 이동하게 된다. 바벨이 얼굴을 지나간 후에는 다시 얼굴이 제 위치로 돌아온다. 그리고 견갑골과 팔꿈치에 힘을 주면서 적절한 오버헤드 자세를 만들게 된다. 이후에 저크 동작에서의 적절한 구조와 힘을 만드는 습관을 발전시키기 위해서 매 동작마다 적극적이고 강력한 오버헤드 자세를 만들려고 노력할 필요가 있다.

만약 푸시 프레스를 하는 타이밍에 어려움이 있다면, 드라이브나 프레스 동작을 하기 전 딥 자세에서 잠시 멈추면서 두 가지 동작으로 나눠서 진행할 수도 있다. 다리를 이용한 드라이브 동작에서 프레스 동작으로의 전환을 연습해서 습득이 되었다면, 푸시 프레스 동작을 나누지 않고 다시 하나의 동작으로 이어서 진행하도록 한다.

톨 파워 저크Tall power jerk

이제는 다리를 이용해서 바벨을 위로 상승시키고 가속시킨 후에, 팔을 이용해서 바벨을 위로 밀어내는 동작으로 전환하는 방법을 배웠기 때문에, 바벨 아래로 이동하는 움직임을 배울 필요가 있다. 스내치와 클린에서처럼, 이 움직임에 도움이 되는 동작만 따로 분리해서 연습을 한 다음에, 전체적인 움직임에 통합하게 되면 선수에게 많은 도움이 될 것이다.

저크 랙 자세를 만든 상태에서, 드라이브 자세로 서도록 한다. 훈련 시작 자세를 만들기 위해서 이마 윗부분으로 바벨을 밀도록 한다. 저크나 푸시프레스 동작에서 얼굴을 뒤로 당겨서 바벨이 지나갈 수 있도록 하듯이, 이 구간에서도 얼굴을 뒤로 당겨주도록 한다. 그리고 팔꿈치는 바깥쪽으로 밀어내고 거의 바벨 아래에 있는 상태에서 바벨은 대략 어깨 위쪽에 있도록 한다(그림 24.8).

일단 이 시작 자세를 만들고, 몸통에 힘을 주고 단단하게 만들어준 상태에서, 바벨 아래로 이동하면서 오버헤드 자세로 만들어준다. 이때 발을 들었다가 강하게 움직이면서 바닥에 완전히 편편히 닿을 수 있도록 해서 파워 리시빙 자세

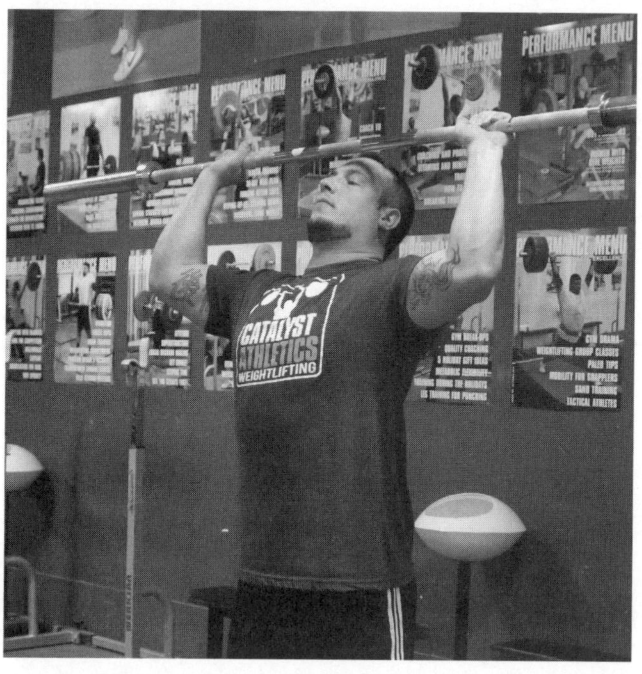

그림 24.8 톨 파워 저크의 시작 자세에서는, 얼굴을 뒤로 당겨서 바벨이 어깨 위로 올라갈 수 있도록 한다. 이때 팔꿈치는 거의 바벨 아래쪽에 위치한다.

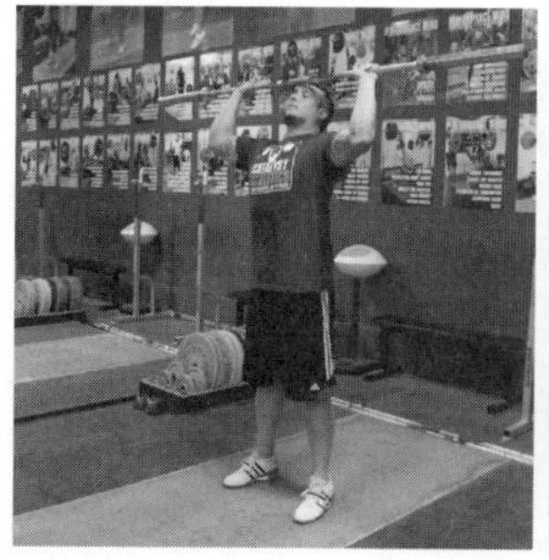
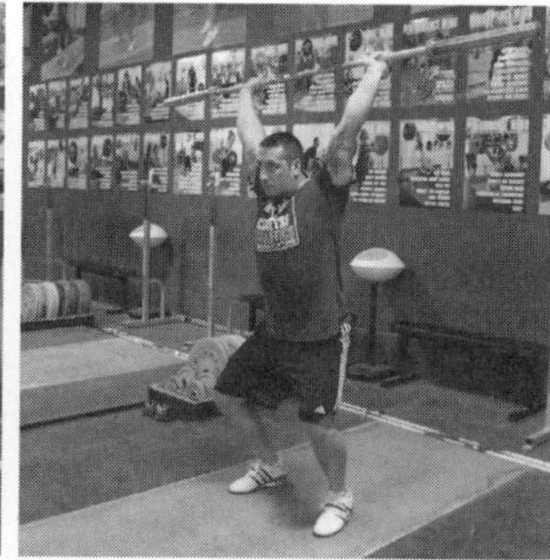

그림 24.9 톨 파워 저크는 리시빙 자세를 만들기 위해서 바벨 아래로 빠르고 강하게 이동해서 들어가는 동작을 제대로 느껴보게끔 하기 위해서 만들어진 움직임이다.

46 동작 요약 설명

톨 파워 저크

드라이브 자세로 똑바로 선 상태에서, 저크 넓이의 그립으로 바벨을 잡고, 얼굴을 뒤로 당겨서 바벨을 이동시켜서 이마 윗부분에 위치하도록 한다.

발을 들었다가 다시 파워 리시빙 자세로 발을 다시 바닥에 완전히 접촉시킨다.

발의 위치가 바뀌면서, 팔로 바벨을 향해서 펀치를 하면서 쿼터 스쿼트 깊이로 앉는다.

머리가 팔을 지나도록 해서, 적절한 오버헤드 자세로 바벨을 단단하게 고정시킨다.

오버헤드 자세로 바벨을 고정시키는 동시에 바닥에 양발이 완전히 재접촉되도록 한다.

리커버리 동작을 하면서 다시 일어서기 전에 리시빙 자세로 3초 동안 멈춘다. 바벨은 여전히 오버헤드 자세로 안정적으로 고정되어 있어야 한다.

를 만든다. 앞쪽 스내치 훈련과 마찬가지로, 여기서 목표는 발이 바닥에 닿는 동시에 팔꿈치를 락아웃시킬 수 있도록 하는 것이다.

실전에서는, 저크 동작을 할 때 스내치와 마찬가지로, 팔꿈치가 락아웃되기 전에 발이 먼저 바닥에 닿을 것이다. 그리고 리프팅 성공을 위해서 매우 빠른 팔꿈치 신전은 아주 중요한 요소이다. 이렇게 타이밍을 신경 쓰다 보면 스피드를 더 향상시킬 수 있다. 가벼운 무게, 무거운 무게 상관없이 항상 동작을 강하게 시작할 수 있도록 해야 한다.

파워 리시빙 자세를 만든 상태에서 안정적이 오버헤드 자세를 유지하면서 3초 동안 멈춰 있도록 한다. 시작부터 강하고 안정적인 오버헤드 자세를 만드는 것은 습관이 되어야 한다.

바벨이 적절한 자세로 안정적인 상태가 되면, 여전히 팔은 완전히 펴진 상태에서 일어서도록 한다. 이 동작은 오버헤드 자세로 바벨이 안정화된 상태에서 완전히 다시 일어서기전까지는 마무리되는 것이 아니다. 이 부분은 역시나 초기부터 반드시 습관으로 만들어야 하는 부분이다. 다음 동작을 하기 위해서 다시 바벨 위치를 낮추도록 한다.

만약 리프터가 바벨 아래로 이동하는 부분을 힘들어 한다면, 동작을 천천히 진행하는 것도 좋다. 바벨의 처음 위치는 프레스 동작을 반 정도 진행한 상태에서, 다리는 리시빙 자세처럼 완전히 양발을 미리 바닥에 닿은 상태에서, 천천히 바벨을 밀면서 쿼터 스쿼트로 앉아본다. 이때 팔꿈치는 완전히 펴서 락아웃시켜준다. 바벨은 거의 똑같은 높이에 있어야 한다. 일단 이렇게 간단하게 수정한 움직임에 익숙해지게 되면, 원래 훈련으로 돌아가서 진행할 수 있다.

파워 저크

스내치와 클린의 경우는 처음에 하체를 이용해서 바벨을 위 방향으로 가속시킨 후에, 팔을 이용해서 바벨을 당기면서 바벨 아래로 이동하는 반면에, 저크의 경우는 처음에 하체를 이용해서 바벨을 위 방향으로 가속시킨 후에, 팔을 이용해서 바벨을 위로 밀면서 바벨 아래로 이동하게 된다. 원리는 동일하다. 하체를 이용해서 최대한 바벨을 상승, 가속시킨 후에, 빠르고 강하게 몸을 이동시켜서 더 낮은 자세로 만들고, 팔을 이용해서 무게를 받는 것이다.

스플릿 저크와 비교했을 때, 파워 저크Power jerk는 앞뒤의 균형 상태가 상대적으로 안정적이지 못하고, 깊은 자세를 만드는 데 한계가 있기 때문에, 스플릿 자세보다 흔하게 쓰이는 자세는 아니지만, 몇몇 선수들이 시합에서 사용하는 경우도 있다. 파워 저크를 성공하기 위해서는, 리프터는 반드시 매우 일관성 있는 정확한 딥, 드라이브 자세가 가능해야 하며, 바벨의 동선도 일정해야 한다. 그리고 상대적으로 바벨을 높이 들어올릴 수 있어야 한다.

시합의 경쟁 측면이 아니라도, 파워 저크는 저크 동작을 배우는 과정에서 상당히 중요한 훈련이며, 이후의 훈련에 있어서도 상당히 가치가 있다. 프레스 동작 훈련을 통해서 상체의 움직임에 대해서 배울 수 있었으며, 푸시 프레스 동작을 통해서 다리를 이용한 딥, 드라이브 동작과 다리를 이용한 드라이브 동작에서 팔을 이용한 드라이브 동작으로의 전환을 배울 수 있었다. 그리고 톨 파워 저크 동작을 통해서 바벨 아래로 몸을 이동시키는 방법을 배울 수 있었다. 파워 저크는 모든 이런 요소들을 하나로 합쳐서 하나의 동작으로 만들면 되는 것이다.

리프터는 드라이빙 자세로 서서, 저크 랙 자세를 만들도록 한다. 호흡을 통해서 근육을 단단하게 만들어서 몸통 전체를 견고하게 만들어준다. 그러고는 균형 상태를 유지하는데, 완전히 발이 바닥에 평평하게 닿은 상태에서 뒤꿈치 쪽으로 무게가 옮겨가도록 한다.

종종 자연스럽게 서 있는 것처럼 편안하게 무릎을 펴고 서 있는 경우가 있다. 이것은 대퇴사두근에 거의 장력이 없다는 것을 의미한다. 그리고 만약 이 상태에서 딥 자세를 만들게 되면, 전체적으로 몸에 힘이 없는 상태에서 느슨해지면서, 결과적으로, 리프터의 몸이 자유 낙하하는 짧은 순간이 생기게 된다. 이렇게 갑작스럽게 밑으로 몸이 떨어지게 되면, 바벨과 몸이 분리되면서, 딥과 드라이브 움직임에서 최적의 탄성을 만들어낼 수 있는 다리의 신장성 수축을 방해하게 된다. 이것을 방지하기 위해서, 모든 저크 동작을 할 때 무릎을 락아웃시키지는 않지만 완전히 편 상태를 유지한다. 대퇴사두근에 장력은 이미 만들어진 상태여야 한다. 이렇게 하면 몸이 느슨해지는 것을 막아주면서, 부드럽게 가속을 하면서 딥 동작이 가능하다.

몸통은 견고한 상태를 유지하고, 무릎은 발과 정렬된 상태로 움직이면서, 바벨이 계속 몸에 접촉이 된 상태를 유지할 수 있는 스피드로 딥 자세를 한다. 그리고 몸이 가장 아래 구간까지 이동했을 때 원치 않게, 몸이 한쪽으로 기울어져서 균형 상태가 무너지지 않는 안정적인 자세를 만들어야 한다. 딥의 가장 아래 구간에서, 대부분의 사람들은 균형이 앞으로 이동하려는 경향이 있다. 바벨이 움직이지 않고 안정적으로 고정된 상태에서 랙 자세가 움직이지 않아야 한다. 아래로 향하는 바벨의 힘이 실제 바벨 무게를 넘어서서 최대치가 되는 딥의 가장 아래 구간에서, 이 힘을 예측하고 저항함으로써, 적절한 어깨의 위치를 적극적으로 유지할 필요가 있다. 어깨가 아래로 내려가게 되면, 탄성 에너지가 감소하고, 바벨로 전달되는 힘도 감소하게 된다. 게다가 바벨이 원래 위치에서 벗어나서 앞으로 이동하게 된다.

프레스 동작에서 팔을 너무 일찍 사용하려다보니 랙 자세가 바뀌는 경우가 가끔씩 있다. 너무 세게 바벨을 잡고 있거나, 팔꿈치가 아래로 떨어지는 것도 또 다른 이유가 될 수 있다. 이렇게 되면 균형 상태에도 영향을 주게 되고, 바벨로 파워를 전달하는 부분에도 문제가 될 수 있다. 그리고 바벨을 충분히 지탱하지 못하게 되면서 어깨에서 바벨이 미끄러져 내려올 수 있다.

어깨 위에 바벨을 안정적인 상태로 고정시키기 위해서, 딥과 드라이브 동작을 하는 동안에, 팔과 팔꿈치는 항상 동일한 자세로 있어야 한다. 다시 말하지만, 딥과 드라이브 동작을 할 때 상대적으로 편안한 그립 상태를 유지해야만, 이 자세가 가능하다.

딥의 가장 아래 구간에서 최대한 빠르게 동작을 멈춘 후에, 다리를 이용해서 즉시 드라이브 동작을 하면서 몸을 펴면서 균형 상태를 유지하도록 한다. 딥과 드라이브 동작에서 바벨의 동선은 측면에서 봤을 때 수직선상에 있어야 한다. 혹은 드라이브 동작에서 약간 뒤쪽으로 이동할 수도 있다. 하지만 앞쪽으로 바벨이 이탈하는 것은 문제가 있는 것이다.

엉덩이를 더 많이 사용하기 위해서 가슴이 밑으로 떨어지거나, 몸통을 견고한 상태로 유지하지 못하고, 랙 자세가 무너지면서 앞으로 무게중심이 이동하는 경우가 많다. 딥과 드라이브 자세에서 균형이 무너지게 되면서 허용 가능한 범위를 넘어서 바벨이 이탈할 수도 있다.

시작 자세와 딥 자세에서 발볼 쪽보다는 뒤꿈치 부분에 더 무게가 옮겨져 있다는 것을 느낄 수 있을 것이다. 그러나 드라이브 동작을 하면서 무게중심이 발볼 쪽으로 자연스럽게 이동하게 될 것이다. 그러나 스내치와 클린 풀 동작에서처럼, 이렇게 발에서 압력의 중심이 옮겨지는 것은 다리를 펼 때 바닥을 세게 밀게 되면서 일어나는 발목의 자연스런 신전 때문이다. 무게중심이 앞으로 이동하는 것을 의미하는 것은 아니다. 다시 말해서, 드라이브 동작을 하는 동안에, 발뒤꿈치에서 발볼 쪽으로 압력은 이동하지만, 전체 바벨과 체중의 무게중심은 리프팅을 하는 동안에는 항상 동일한 위치에 있다는 것이다.

시작 자세를 만들 때 너무 과하게 뒤꿈치 쪽으로 무게중심을 옮기지 않는 것도 중요하다. 너무 과도하게 뒤꿈치로 균형 중심이 이동하게 되면, 보통 리프팅이 시작되면서 보상 작용으로 몸이 앞쪽으로 흔들리게 된다. 그러면서 균형점이 더 앞으로 이동하게 된다. 이 현상을 피하기 위해서 항

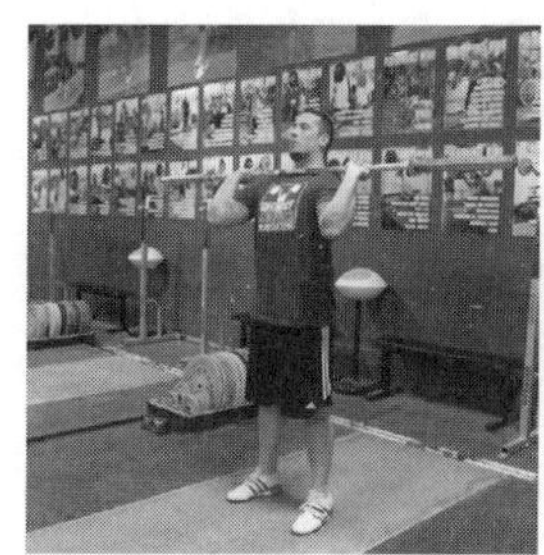
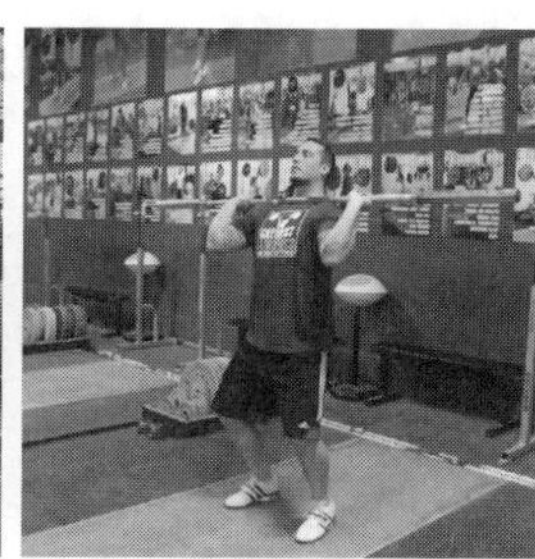
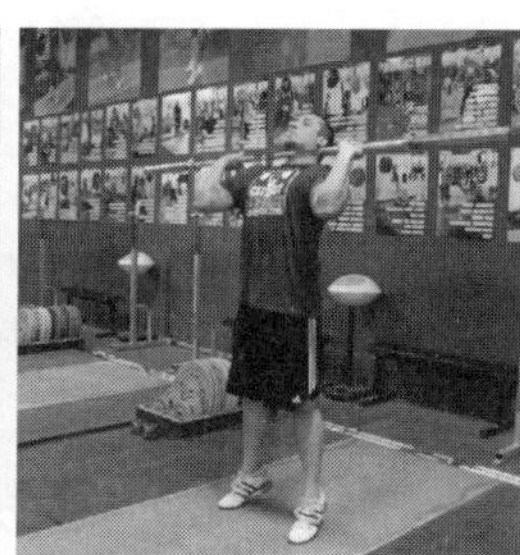
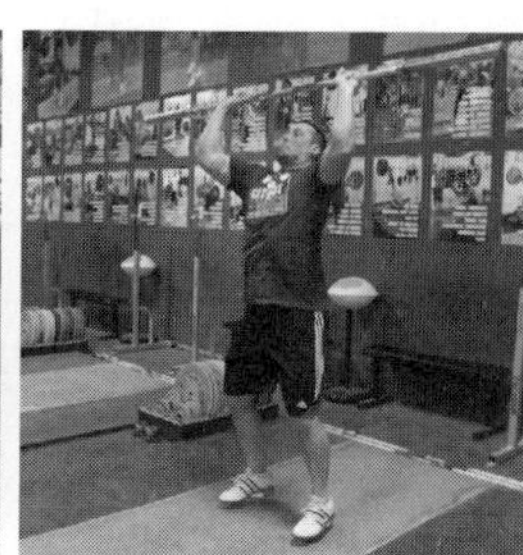
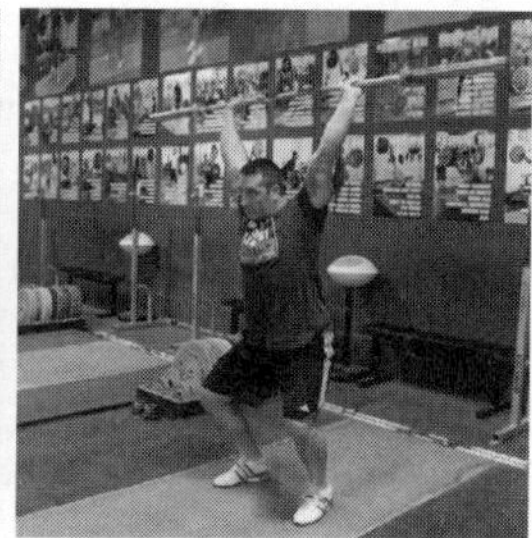

그림 24.10 파워 저크는 스플릿 리시빙 자세를 위해서 필요한 발의 움직임이 빠진 동작이다. 이렇게 복잡한 발의 움직임이 빠진 상태에서 더 간단하게 완전한 저크 동작을 파워 저크를 통해서 할 수 있다.

상 발바닥이 완전히 바닥에 평평하게 닿아 있는 것이 중요하다.

드라이브 마지막 구간에서, 스내치와 클린의 마지막 풀 구간에서처럼, 팔을 이용해서 바벨을 밀어주면서 발을 움직여 리시빙 자세를 만들 때 의도적으로 폭발적인 힘을 최대한 낼 수 있도록 노력해야 한다.

드라이브 마지막 동작에서, 바벨이 몸에서 떨어지면서, 리프터는 빠르게 얼굴을 뒤로 당겨서 바벨이 방해받지 않고 얼굴을 지나갈 수 있도록 한다. 바벨이 얼굴을 스치듯이 지나서 최종적인 오버헤드 자세를 만들면서 강하게 팔을 락아웃시킨다. 동시에, 발을 움직여 리시빙 자세를 최대한 빠르고 강하게 만들어야 한다. 그리고 바벨 바로 아래에 올 수 있도록 발바닥 전체가 안정적으로 접촉된 상태여야 한다. 발이 바닥에 다시 접촉되면서 나는 소리는 제대로 바닥에 발이 충분히 빠르고 강하게 접촉되었다는 것을 의미한다. 발을 움직이는 동안에, 발을 과도하게 들어올려서는 안 된다.

저크의 리시빙 자세의 깊이는 리프터가 얼마만큼 바벨을 높이 들어올릴 수 있느냐에 직접적으로 달려 있다. 쉽게 프레스나 푸시 프레스를 할 수 있을 정도의 가벼운 무게로 연습할 때는, 바벨을 오버헤드 자세로 들어올리면서 물리적으로 그렇게까지 할 필요는 없지만 어느 정도까지 자세를 낮출 필요가 있다. 깊게 앉지 않고 저크 동작을 연습하다 보면 이후에 더 무거운 무게로 저크 동작을 하게 될 때 충분히 깊이 앉으면서 리시빙 자세를 만드는 데 어려움을 겪게 될 것이다.

당연히 실제로 연습을 할 때는, 스내치와 클린을 연습할 때처럼, 무게가 몸으로 떨어지면서 자세가 불안정해지거나 과도하게 바벨을 위로 밀어 올리는 상황을 피하기 위해서 필요한 만큼만 자세를 낮춰서 바벨을 받으면 된다. 그렇기 때문에 리시빙 자세의 실제 깊이는 리프터를 할 때마다 달라질 수 있다. 심지어 동일한 무게로 리프팅을 할 때도, 매번 리프팅을 할 때마다 동일한 깊이로 자세를 낮추면서 바벨을 가속시키는 것은 쉽지 않다.

이 훈련 단계에서는, 적절한 깊이로 바벨을 받는 연습을 하기 위해서 가벼운 무게로 연습을 하면서, 드라이브 동작을 할 때 만들어지는 힘의 크기를 의도적으로 감소시킬 필요가 있다. 그러나 이렇게 드라이브 동작에서 발생하는 힘을 의도적으로 감소시킨다고 하더라도 자세와 움직임의 크기의 측면에서 큰 변화가 있어서는 안 된다. 다시 말해서, 리프터는 여전히 완전히 동일한 드라이브 동작을 다리로 해야 한다. 그러나 적절한 깊이로 리시빙 자세를 만들 때 힘이 상대적으로 적게 들게 된다.

이렇게 리시빙 자세를 만든 상태에서 3초 동안 멈추도록 하며, 몸 전체에 장력이 유지되어야 한다. 그리고 오버헤드 자세로 팔을 적극적으로 세게 락아웃시킨 상태를 유지한 상태에서 몸을 다시 펴도록 한다. 훈련 초반부터, 리커버리 동작을 하면서도 올바른 오버헤드 자세를 계속 유지할 수 있게 배우고 연습할 필요가 있다. 그렇지 않으면 이후에 바벨을 떨어뜨리면서 리프팅을 실패할 가능성이 높아진다. 바벨을 오버헤드 자세에서 제대로 락아웃시킨 상태에서 완전히 일어서야지만 리프팅이 완전히 마무리된 것이라고 볼 수 있다.

47 동작 요약 설명

파워 저크

저크 랙 자세를 만들고, 드라이브 자세로 발을 벌리고 선다.

몸통에 힘을 주고 견고하게 만든다. 바닥에 발이 완전히 닿은 상태에서 뒤꿈치 쪽에 무게중심이 오도록 한다. 그리고 무릎은 편 상태에서 완전히 락아웃시키지는 않도록 한다.

바벨이 몸에 계속 닿아 있는 상태를 유지하면서 무릎만 접어서 딥 자세를 만들도록 한다. 딥 동작을 하면서 자세를 낮추다가 빠르게 동작을 멈췄다가 바로 강하게 다시 일어선다.

다리가 거의 펴진 상태가 될 때, 오버헤드 자세를 만들기 위해서 팔을 이용해서 바벨을 위로 밀어내도록 한다. 바벨을 밀어낼 때 얼굴을 뒤로 당기도록 한다.

팔로 바벨을 밀어내면서, 발을 들어올려서 파워 저크 리시빙 자세를 만들면서 바닥에 세게 접촉이 되도록 한다.

쿼터 스쿼트 깊이에서 오버헤드 자세로 바벨을 강하게 락아웃시키는 동시에 발이 바닥에 재접촉되도록 한다.

리시빙 자세로 3초 동안 멈췄다가, 여전히 오버헤드 자세를 안정적으로 유지한 상태로 일어선다.

목 뒤에서 스플릿 저크 하기

이제 파워 저크가 가능한 상태에서, 조금 더 어려운 스플릿 리시빙 자세가 추가된다. 목 뒤에서 스플릿 저크 하기Split jerk behind the neck 동작을 연습하면서, 바벨의 동선과 균형 상태 유지가 수월해질 수 있다. 이렇게 하면 스플릿 저크 리시빙 자세를 더 쉽게 배울 수 있다. 목 뒤에 바벨을 놓고 저크 자세를 연습하게 되면, 더 안정적이고 편안한 랙 자세에서 딥과 드라이브의 적절한 타이밍과 리듬을 느끼는 데 도움이 되며, 최종적으로 몸을 완전히 신전시키면서 폭발적인 힘을 내는 연습도 가능하다.

바벨을 목 뒤에 놓은 상태는, 이미 오버헤드 자세로 바벨을 위치시키는 위치와 동일한 면에 있는 것이다. 즉, 마무리 자세를 만들기 위해서 바벨과 몸이 수평 방향으로 움직이기보다는, 바벨과 몸의 동선은 완전히 수직 방향이다.

딥과 드라이브 움직임은 절대로 바뀌지 않는다. 하지만 바벨이 목 뒤에 있는 상태에서는, 몸통이 약간 앞쪽으로 기울어지게 되면서, 원래 저크 자세와는 다소 바뀌게 된다. 그러면서, 딥 자세에서 엉덩이를 뒤로 밀어내면서 가슴이 앞으로 기울어지게 될 가능성이 높아지게 된다. 이렇게 자세가 바뀌는 것을 피하기 위해서 딥과 드라이브 동작을 할 때 처음 몸통 각도를 최대한 유지할 수 있도록 노력해야 한다.

백 스쿼트 자세처럼 바벨을 몸 뒤에 놓고, 드라이브 자세로 선다. 손은 저크 그립으로 바벨을 잡는다. 일반적으로, 많은 사람들이 상당히 넓은 그립으로 바벨을 잡는다. 팔꿈치는 수직으로 바벨을 위로 밀어낼 수 있을 정도로 바벨의 안정성을 방해하지 않는 범위 내에서 최대한 바벨 밑으로 오도록 한다. 팔꿈치를 너무 들어올리거나 바벨 뒤쪽으로 오지 않도록 한다.

파워 저크에서 연습한 것처럼 동일하게 딥과 드라이브 동작을 한다. 이미 앞에서 연습한 대로 발을 들어서 적절한 스플릿 자세를 만들면서 바벨을 수직으로 밀어 올린다. 적절한 오버헤드 자세에서는 몸이 앞쪽으로 살짝 기울어져야 하기 때문에, 시작 자세에서의 앞으로 기울어진 몸통은 바뀌지 않아야 한다. 마찬가지로, 엉덩이와 몸통은 시작 자세에서 수직 방향으로 그대로 내려간다. 바닥에 완전히 발이 닿는 즉시 무게가 발 앞쪽과 뒤쪽에 골고루 분산되어야 하고, 팔꿈치가 락아웃되면서 다리에 힘이 들어가야 한다.

48 동작 요약 설명

목 뒤에서 스플릿 저크 하기

드라이브 자세로 발을 벌리고 선다. 바벨은 목 뒤에 놓고 팔꿈치는 내리도록 한다.

몸통에 힘을 주고 견고하게 만든다. 바닥에 발이 완전히 닿은 상태에서 뒤꿈치 쪽에 무게중심이 오도록 한다. 그리고 무릎은 편 상태에서 완전히 락아웃시키지는 않도록 한다.

바벨이 몸에 계속 닿아 있는 상태를 유지하면서 무릎만 접어서 딥 자세를 만들도록 한다. 딥 동작을 하면서 자세를 낮추다가 빠르게 동작을 멈췄다가 바로 강하게 다시 일어선다.

다리가 거의 펴진 상태가 될 때, 오버헤드 자세를 만들기 위해서 팔을 이용해서 바벨을 위로 밀어내도록 한다. 바벨을 밀어낼 때 얼굴을 뒤로 당기도록 한다.

팔로 바벨을 밀어내면서, 발을 들어서 움직이면서 스플릿 리시빙 자세를 빠르고 강하게 만든다. 엉덩이와 몸통은 바로 아래로 움직이면서 바벨 아래에 오도록 한다.

오버헤드 자세로 바벨을 강하게 락아웃시키는 동시에 발은 바닥에 재접촉하도록 한다.

리시빙 자세로 3초 동안 멈췄다가, 앞발을 1/3 정도 당기고 나서 뒤발을 당겨서 양발을 나란히 놓으면서 일어선다. 이때도 바벨은 여전히 오버헤드 자세로 단단히 락아웃되어 있어야 한다.

스플릿 자세를 만들기 위한 발의 움직임은 앞의 '발 트랜지션 훈련'에서 배운 내용에 따르도록 한다. 뒤쪽 발은 최대한 바닥에 근접한 상태로 움직이며, 앞쪽 발은 충분히 들어올려서 움직인다. 스플릿 자세를 만들고 처음에 필요한 만큼 위치를 조정한 후 3초 동안 멈춘다. 그러고 나서 앞쪽

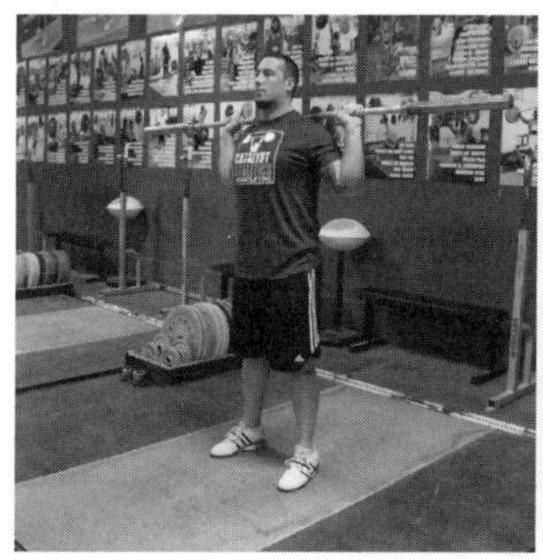
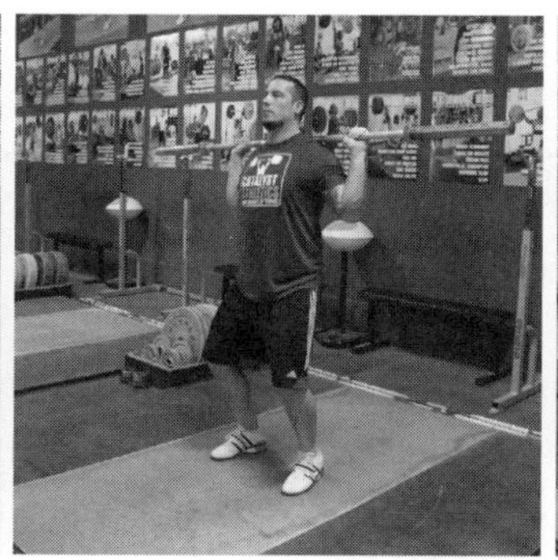
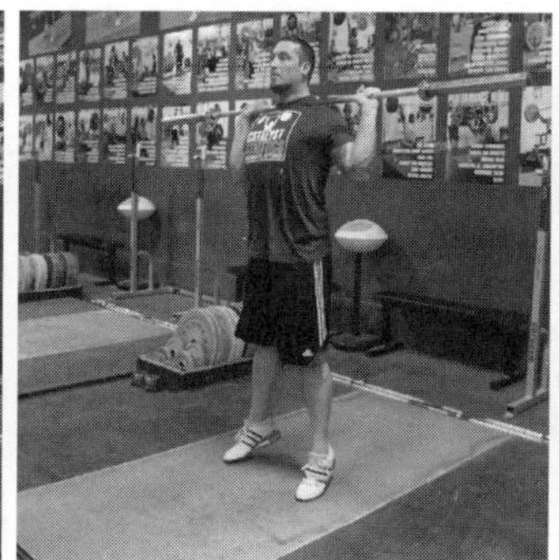
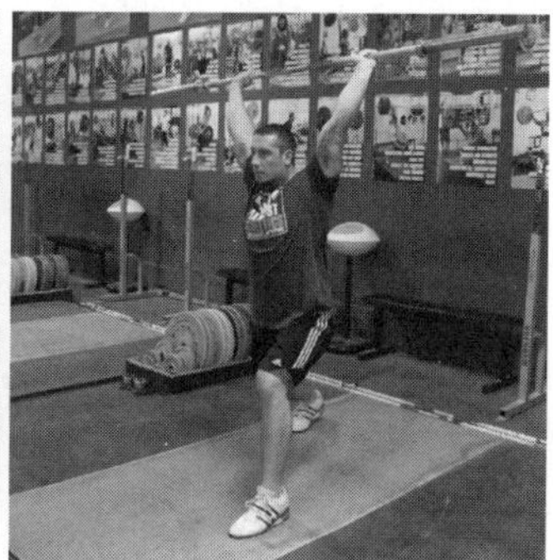

그림 24.11 '목 뒤에서 스플릿 저크 하기' 동작에서 바벨의 동선을 간단히 만들고 리프터가 스플릿 저크 움직임의 적절한 리듬과 타이밍을 제대로 느끼면서, 스플릿 저크 리시빙 자세를 연습할 수 있다.

발을 1/3 정도 먼저 당겨오고 뒤쪽 다리를 앞으로 당겨서 양발을 모은다. 이때 바벨을 위로 적극적으로 밀어내면서 수평의 움직임은 최소한으로 할 수 있도록 신경 써야 한다.

저크 밸런스

저크 밸런스Jerk balance는 저크 스플릿 자세를 만들기 위해서 적절하게 움직이는 훈련이다. 일반적으로, 자세 교정을 위해서 많이 쓰이며, 스플릿 동작을 할 때 앞으로 가슴과 머리가 떨어지거나 뒤쪽으로 이동하는 발과 엉덩이가 지나치게 뒤로 움직이는 것과 같은 좋지 못한 습관을 예방하는 데 아주 유용하다.

'목 뒤에서 스플릿 저크 하기' 자세에서는, 바벨과 리프터의 동선은 완전히 수직이다. 하지만 바벨을 몸에 앞에 두고 하는 저크 동작의 경우는, 수평 방향의 움직임이 발생하기도 한다. 프론트 랙 자세에서, 스플릿 자세로 전환되는 과정에서, 발을 앞으로 이동시킬 때, 의도치 않게 부적절하게 앞으로 점프하는 경우가 일어나기도 쉽다.

저크 랙 자세에서, 일반적인 스플릿 자세보다 대략 한 발 정도 좁게 스플릿 자세를 만들어본다. 이 자세를 만들기 가장 쉬운 방법은 우선은 완전한 스플릿 자세를 만들고 나서 앞쪽에 있는 발을 한 발 정도 혹은 그보다 조금 더 많이 몸쪽으로 당겨온다. 이 상태에서도 몸통은 수직이어야 하며, 무게는 양발에 골고루 분산되어야 한다.

이렇게 좁은 스플릿 시작 자세에서, 다른 저크 동작을 할 때 하는 딥과 드라이브 동작처럼, 딥 동작을 하면서 밑으로 내려갔다가 드라이브를 하면서 다시 일어선다. 일단 위로 올라오는 드라이브 동작이 마무리되면서, 뒤쪽 발볼

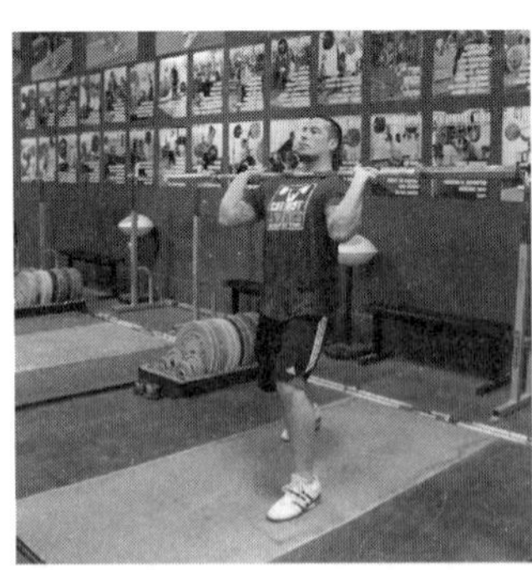
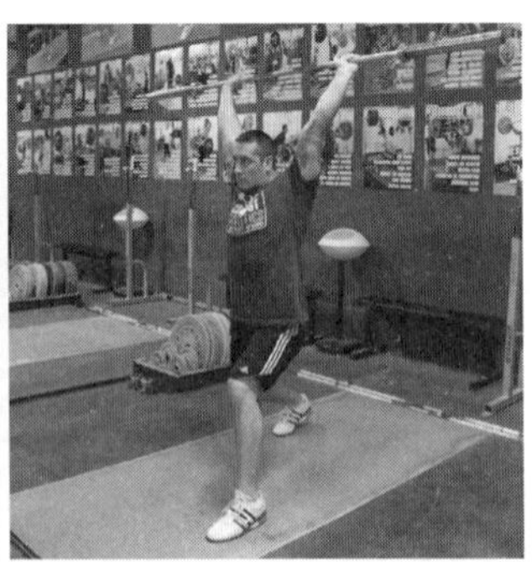

그림 24.12 저크 밸런스는 올바른 균형과 자세를 유지하면서 적절히 스플릿 자세를 만드는 방법을 리프터에게 알려주는 스플릿 저크를 배우는 중간 단계에서 하는 훈련이다.

49 동작 요약 설명

저크 밸런스

원래 스플릿 저크 자세의 앞뒤 다리 거리보다 대략 2/3 정도만 벌린 상태의 변형된 스플릿 자세를 만든다. 이때 바벨은 저크 랙 자세에 있다.

딥 동작을 하면서 앉았다가 바벨을 가속하기 위해서 드라이브 동작을 하면서 다시 일어선다.

바벨이 어깨에서 떨어지는 시점에, 뒤쪽 발은 그대로 바닥에 접촉된 상태에서 앞쪽 발만 움직여서 원래의 스플릿 자세를 만든다.

몸통은 수직 상태로, 양발에 골고루 무게중심이 분산된 상태를 유지하면서, 원래의 스플릿 자세를 만든다.

스플릿 자세를 만들기 위해서 앞쪽 발을 옮겨서 다시 바닥에 접촉되는 시점에 바벨을 향해서 펀치를 하면서 오버헤드 자세로 락아웃을 하도록 한다.

부분은 바닥에 접촉된 상태에서 완전한 스플릿 자세를 만들기 위해서 앞쪽 발을 들어서 앞으로 옮겨준다. 항상 몸통의 수직 상태와 무게가 양발에 골고루 분산된 상태를 유지해준다. 그러면서 오버헤드 자세를 만들기 위해서 바벨을 향해서 펀치를 한다. 다른 훈련들처럼, 앞쪽 발을 스플릿 자세를 만들기 위해서 옮기면서 바닥에 다시 접촉이 되는 시점과 오버헤드 자세를 만들어서 양팔을 락아웃시키는 시점을 동일하게 한다.

이 훈련의 핵심은 앞으로 몸이 기울어지거나 무게중심이 과도하게 앞쪽으로 이동하지 않는 상태에서 스플릿 자세를 만드는 것이다. 몸통을 수직 상태로 유지하고 양발로 균형 상태를 유지하는 것에 집중하게 되면 올바른 자세를 만드는 데 도움이 된다.

스플릿 저크

저크 동작을 배우는 마지막 단계는 바로 대부분의 선수들이 사용하고 있는 동작인 스플릿 저크Split jerk이다. 스플릿 저크와 관련된 모든 요소들은 이미 앞에서 배우고 연습을 했다. 이제는 훈련을 통해서 이 동작에 대해서 익숙해지기만 하면 된다.

스플릿 저크 동작을 이해하는 데 있어서 가장 중요한 부

분은 파워 저크 동작에서의 딥, 드라이브 동작과 그렇게 다르지 않다는 것을 이해하는 것이다. 즉, 파워 저크 동작과 동일한 균형 상태를 유지하고 딥과 드라이브 동작을 동일하게 진행하면 된다는 것이다. 많은 사람들이 파워 저크에서는 그러지 않으면서, 스플릿 저크의 딥과 드라이브 동작을 할 때는 자연스럽게 몸을 앞으로 기울인다. 이것은 스플릿 자세를 만들기 위해서 앞발을 앞으로 움직이는 동작을 몸 전체를 앞으로 움직이는 것으로 혼동했기 때문이다. 그렇기 때문에 파워 저크 동작 훈련이 스플릿 저크 동작을 훈련하는 데 아주 유용하다는 것이다. 파워 저크 훈련을 통해서 딥과 드라이브 동작에서 적절한 균형 상태와 올바른 바벨 동선을 훈련할 수 있다.

우선은 드라이브 자세로 서서, 발은 완전히 바닥에 닿아 있는 상태에서 뒤꿈치 앞쪽에 무게중심이 오도록 한다. 몸통은 힘을 줘서 견고하게 만들고, 바벨은 저크 랙 자세로 한다. 대퇴사두근에 장력이 있는 상태로, 무릎은 펴도록 한다. 하지만 딥 동작을 할 때 바벨이 어깨에서 떨어지지 않고 부드럽게 할 수 있도록 무릎을 락아웃시키지는 않는다.

이 자세가 안정적인 상태가 되었다면, 부드럽게 딥 동작을 한다. 그립은 너무 세기보다는 상대적으로 편안하게 유지를 하고, 랙 자세는 바뀌지 않고 견고해야 한다. 그리고 몸통은 수직 상태를 유지하고 딥의 가장 아래 구간에서 빠르고 강하게 제동을 걸어주었다가 다리를 이용해서 다시 드라이브 동작을 하면서 일어선다. 최종적으로 위로 몸을 폭발적으로 펴면서, 팔로 바벨을 위로 밀면서, 발을 움직여 스플릿 자세를 만든다.

바벨이 어깨에서 떨어질 때, 얼굴을 뒤로 당기고 팔꿈치를 측면으로 벌리면서 바벨 아래로 이동시킨다. 시작 자세와 비교했을 때 팔꿈치는 약간 뒤쪽으로 이동하게 된다.

바벨 아래로 몸을 이동시켜서 자세를 만들기 위해서, 팔로 바벨을 밀면서 드라이브 동작을 강하게 계속 이어간다. 다시 말하지만, 가슴이나 머리가 아닌 발을 앞으로 내밀면서 상체는 계속 수직 상태를 유지해야 한다. 실제로 눈에 잘 보이지는 않지만, 양발이 바닥에 닿은 후에, 올바른 오버헤드 자세를 만들면서 몸통이 자연스럽게 약간 앞으로 기울게 된다.

만약 리프터의 가슴이 앞으로 이동하게 된다면, 뒤쪽에 있는 다리와 바벨 아래쪽에 있어야 하는 엉덩이가 과도하게 뒤로 이동하게 될 가능성이 높아진다. 그러면서 바벨 바로 아래 몸이 위치하기보다는 바벨 뒤쪽에 몸이 위치하게 되면서 무게를 지탱하기에 적절한 구조와 균형 상태를 만들 수 없게 된다.

만약 스플릿 동작을 할 때의 리프터의 자세와 균형 상태가 올바르다면, 스플릿 자세에서 발의 움직임은 약간의 시차를 두고 발생할 것이다. 뒤쪽 발이 먼저 바닥에 닿고 난 직후에 앞쪽 발이 닿게 된다(이 시차는 실제로는 눈으로 확인할 수 없을 정도로 미세하며, 당사자도 느낄 수 없을 정도이다). 이렇게 뒤쪽 발로 먼저 움직여야, 엉덩이가 바벨 뒤쪽이 아니라 바벨 바로 아래 위치할 수 있게 된다. 만약 리프터가 드라이브 동작을 하면서, 뒤쪽 발은 바닥에 닿지 않은 상태에서, 앞쪽 발만 바닥에 닿게 되면, 위에서 설명한 것처럼 엉덩이가 바벨 바로 아래 위치에서 뒤로 이동하게 되는 현상이 불가피해진다.

오버헤드 자세에서 팔꿈치를 완전히 락아웃시키는 것은 스플릿 자세에서 하체를 견고한 상태로 빠르게 만들어줘야 한다는 신호가 되는 것이다. 팔꿈치 락아웃과 발이 다시 바닥에 닿는 동작은 동시에 일어나기 때문에, 만약 팔꿈치가 빠르고 강하게 락아웃되었다면, 하체의 움직임도 자연스럽게 발생하는 것이다.

만약 뒤쪽 발의 무릎을 완전히 락아웃시켜서 앞쪽 발의 무릎처럼 굽히지 않게 되면, 락아웃된 뒤쪽 발이 리프터가 바벨 아래로 이동할 때 앞으로 밀게 된다. 그러면서 바벨도 앞으로 기울어질 수 있다. 이렇게 되면 리프터는 균형 상태를 유지하기 위해서 앞쪽으로 이동하면서 리커버리 동작을

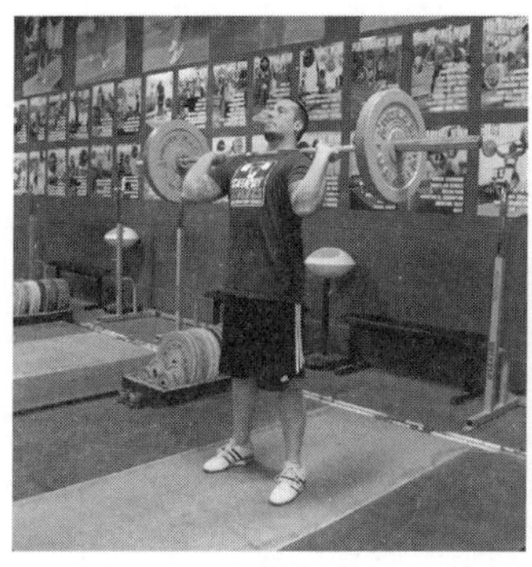
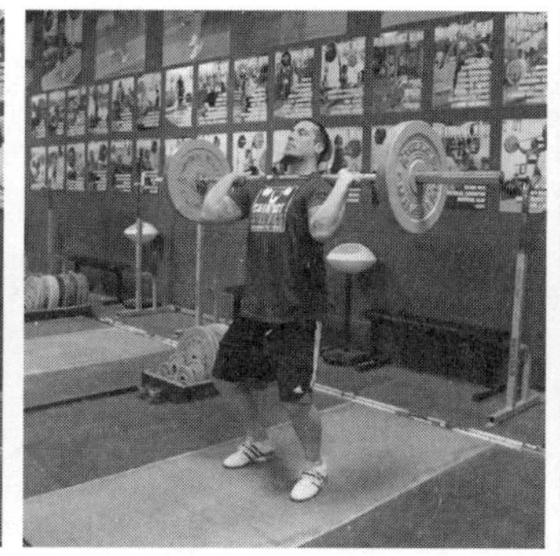
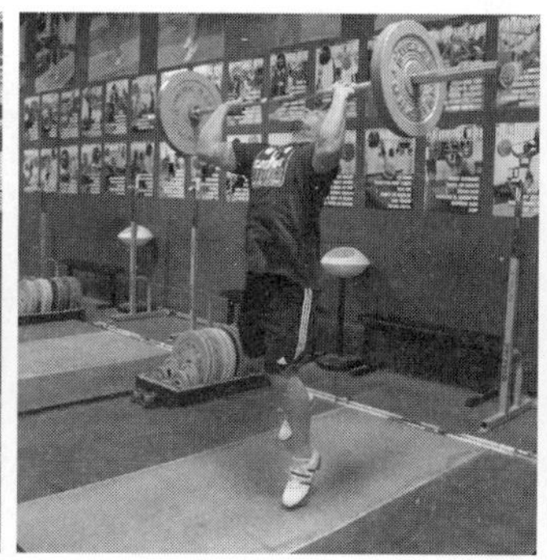
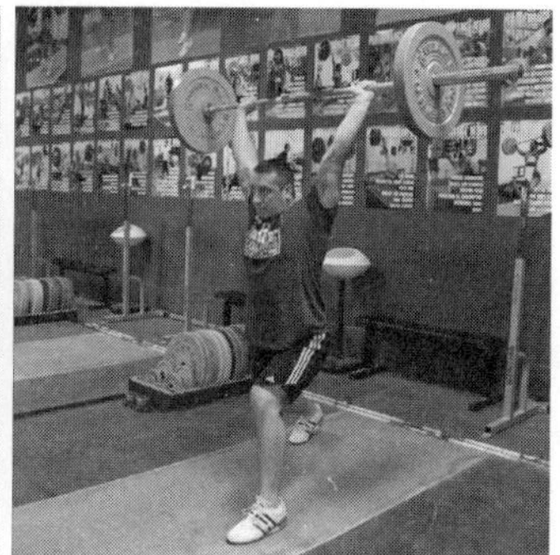

그림 24.13 스플릿 저크는 선수들이 가장 많이 사용하는 저크 동작이며 저크 훈련의 마지막 단계라고 볼 수 있다.

> 50 동작 요약 설명
> ### 스플릿 저크
>
> 드라이브 자세로 발을 벌리고 서서, 저크 랙 자세를 만든다.
>
> 몸통에 힘을 주고 견고하게 만든다. 바닥에 발이 완전히 닿은 상태에서 뒤꿈치 쪽에 무게중심이 오도록 한다. 그리고 무릎은 편 상태에서 락아웃시키지 않도록 한다.
>
> 바벨이 몸에 계속 닿아 있는 상태를 유지하면서 무릎만 접어서 딥 자세를 만들도록 한다. 딥 동작을 하면서 자세를 낮추다가 빠르게 동작을 멈췄다가 바로 강하게 다시 일어선다.
>
> 다리가 거의 펴진 상태가 될 때, 오버헤드 자세를 만들기 위해서 팔을 이용해서 바벨을 위로 밀어내도록 한다. 바벨을 밀어낼 때 얼굴을 뒤로 당기도록 한다.
>
> 팔로 바벨을 밀어내면서, 발을 들어서 움직이면서 스플릿 리시빙 자세를 빠르고 강하게 만든다. 엉덩이와 몸통은 바로 아래로 움직이면서 바벨 아래에 오도록 한다.
>
> 오버헤드 자세로 바벨을 강하게 락아웃시키면서 쿼터 스쿼트 깊이로 앉는 동시에 발은 바닥에 재접촉하도록 한다.
>
> 리시빙 자세로 3초 동안 멈췄다가, 앞발을 1/3 정도 당기고 나서 뒤발을 당겨서 양발을 나란히 놓으면서 일어선다. 이때도 바벨은 여전히 오버헤드 자세로 단단히 락아웃되어 있어야 한다.

할 수밖에 없으며, 심한 경우는 충분히 지탱할 수 없는 수준으로 바벨이 앞으로 기울면서 결국은 리프팅을 실패하게 될 것이다. 그렇기 때문에, 뒤쪽 발의 무릎은 락아웃시키지 않고 앞쪽 발의 무릎과 함께 굽힌 상태를 만들어야 한다. 그래야만 리프터가 수직 방향 아래로 이동하면서 적절한 균형 상태를 유지할 수 있다.

저크 동작은 강하고 자신감 있게 해야 한다. 저크 동작에서 오버헤드 자세로 들 수 있는 가장 무거운 무게를 들게 된다. 그렇기 때문에 자신이 들 수 있는 최대 무게에 가까워질수록 두려움이 생기는 경향이 있다. 훈련을 하는 초기 단계에서부터, 모든 저크 동작을 할 때마다 강하고 자신감 있게 훈련할 필요가 있다.

스내치에서처럼, 오버헤드 자세로 무게를 받았다면, 리커버리 동작을 바로 하면서 일어서기보다는 안정적인 상태의 자세를 먼저 만드는 것이 가장 중요하다. 스플릿 자세에서 몸과 바벨 간의 균형 상태를 위해서 자세를 약간 조정할 수도 있다. 너무 빨리 리커버리 동작을 하면서 일어서게 되면 균형 상태를 더욱 무너뜨릴 수도 있다. 무게를 들고 있는 자세가 안정적인 상태가 되고, 자신도 그렇게 느끼고 있다면, 앞쪽에 있는 발을 먼저 당기고 난 후 뒤쪽 발을 당겨서 양발을 나란히 위치시키면서 일어선다. 이때도 오버헤드 자세로 양팔을 강하게 락아웃시키면서 팔꿈치에 힘이 빠지지 않도록 한다. 바벨을 위로 세게 밀어줘서 바벨의 움직임을 최소화시키도록 해야 한다.

만약 앞쪽에 있는 발을 당기면서 제대로 리커버리 동작을 할 수 없다면, 눈으로 확인할 수 있을 정도로 불균형이 심하지 않더라도 어찌되었든 앞쪽으로 균형이 무너졌다는 것을 의미한다.

정확하고 안정적인 자세가 가능한 무게로 2~5번을 한 세트로 구성해서 훈련한다. 처음 훈련을 시작할 때는 가벼운 무게로 고반복을 하는 것이 좋으며 가장 효과적이다. 저크 동작에서 필요한 스트렝스를 위해서 보조 운동도 함께 진행할 수 있다. 초반 훈련 프로그램의 일부로 저크 동작을 연습할 때는 자신 체중의 대략 50~60% 정도로 진행하는 것이 좋으며, 혹은 코치가 봤을 때 5~6번 정도는 무리 없이 할 수 있는 무게로 진행하는 것이 좋다(Medvedyev, 1986, 1995). 당연히 체계적인 훈련 프로그램을 본격적으로 시작하기 전에는 필요에 따라서 더 가벼운 무게로 훈련을 하거나 프로그램 자체를 상황에 맞게 수정해서 진행할 수도 있다. 이 과정은 이 책의 '프로그램 설계와 훈련' 섹션에서 더 자세하게 다루고 있다.

안전하게 저크 실패하기

일반적으로 저크 동작을 실패하는 것 자체가 안전성 측면에서 문제가 되는 것은 아니다. 하지만 저크 동작을 하면서, 자세를 깊이 낮춰서 리시빙 자세를 만들었을 때는 위험할 수 있다. 그렇기 때문에, 안전하게 저크를 실패하는 법에 대해서 이해하는 것은 굉장히 중요하다. 당연히 기본적인 원칙은 스내치, 클린과 동일하다. 최대한 바벨을 몸과 멀어지게 해서 빠르게 그 자리에서 벗어나는 것이다.

스내치와 마찬가지로, 저크도 앞뒤로 모두 실패할 수 있으며, 바벨이 어느 방향으로 떨어지게 될지는 리프터가 결정할 수 있는 부분이 아니라, 당시의 바벨과 리프터 간의 상대적 위치에 따라서 결정되는 것이다.

앞으로 실패할 경우는, 바벨이 리프터가 지탱할 수 있는 중심선에서 너무 앞에 있기 때문이다. 안전하게 앞으로 저크를 실패하는 데 있어서 가장 중요한 것은 빠르게 앞에 있는 발을 뒤로 당겨서 바벨이 앞에 있었던 다리의 허벅지나 무릎에 떨어지지 않도록 하는 것이다.

만약 바벨이 지탱할 수 있는 중심선에서 너무 뒤에 있거

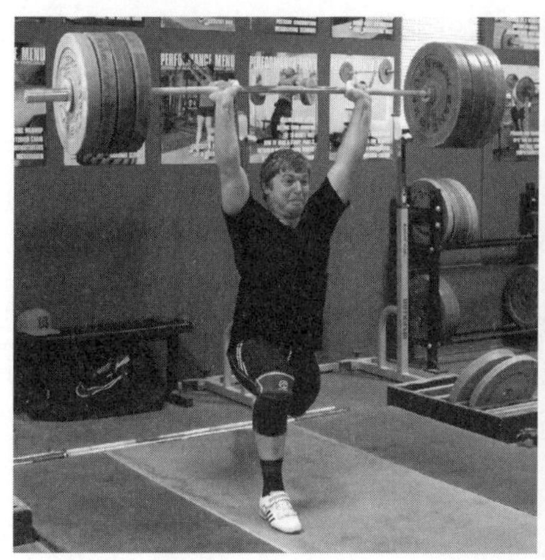
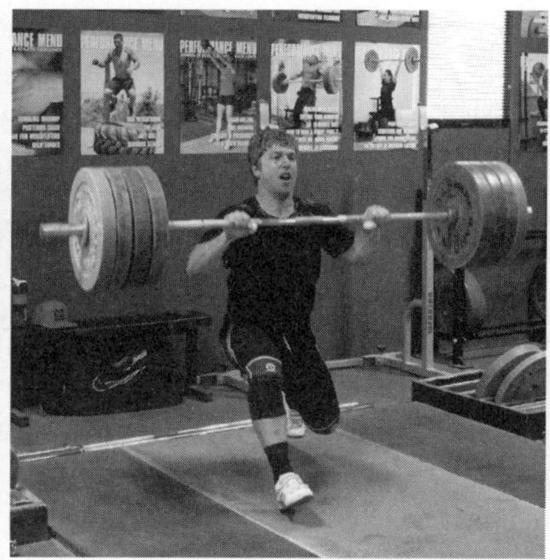
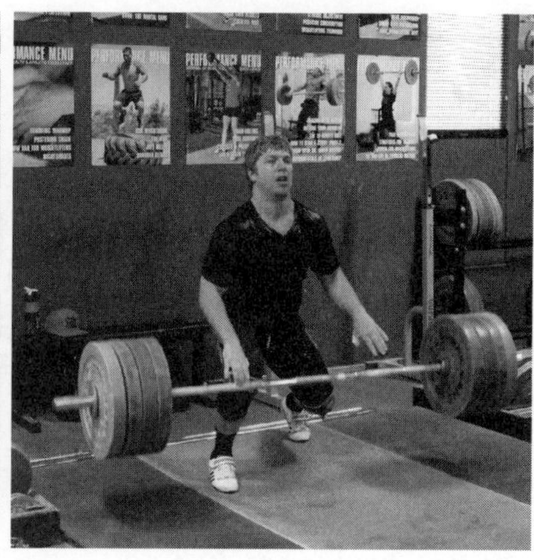

그림 24.14 클린을 실패하면서, 앞으로 바벨을 떨어뜨리기 위해서는 바벨을 앞으로 밀면서 뒤로 이동해야 한다. 특히나 앞쪽으로 나가 있는 발을 조심해서 뒤로 당겨야 한다.

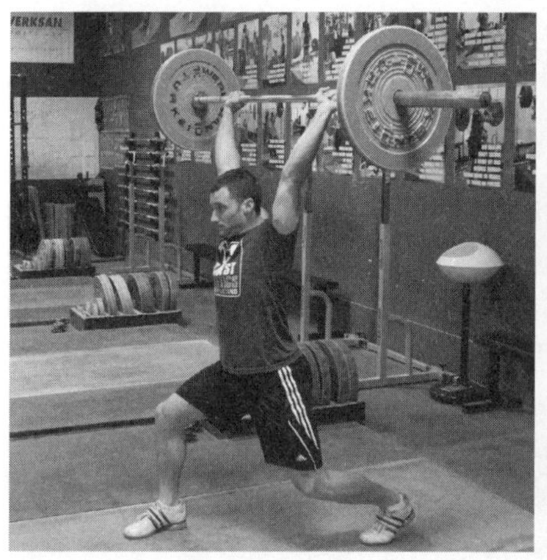
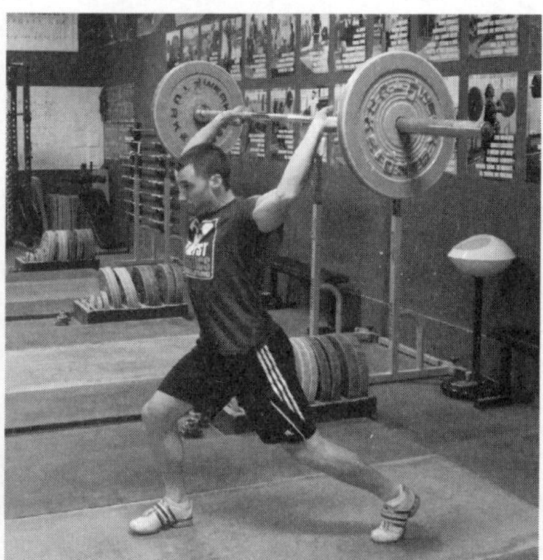
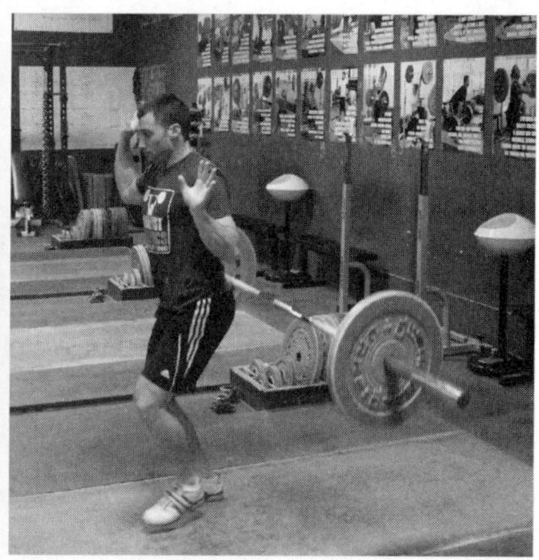

그림 24.15 클린을 실패하면서, 뒤로 바벨을 떨어뜨리기 위해서는, 리프터가 앞으로 이동하면서 바벨을 뒤로 최대한 밀어내야 한다.

나, 팔꿈치를 제대로 펴지 못해서 바벨이 뒤로 이동하게 되면, 바벨은 자연스럽게 머리 뒤쪽에 떨어질 수도 있다. 일반적으로 이 상황에 자연스럽게 반응하면서 빠르게 앞으로 점프해서 바벨이 떨어지는 지점에서 벗어날 수 있다. 어떤 경우든, 바벨 아래 지점에서 빠르게 벗어나서 바벨이 안전하게 바닥에 떨어질 수 있어야 한다.

스쿼트 저크

앞 챕터에서 간단히 얘기했듯이, 스쿼트 저크Squat jerk는 엄청난 가동성과 정확성뿐만 아니라 스트렝스를 요구하기 때문에 많이 쓰이는 저크 동작은 아니다. 그러나 특정 선수들에게 최고의 저크 동작이기도 하며, 스플릿과 파워 저크 동작을 연습하는 데도 사용될 수 있다.

스쿼트 저크 동작은 리시빙 자세의 깊이(엉덩이가 무릎으로 내려가는 깊이)만 제외하고는, 파워 저크, 푸시 저크 동작과 동일하다. 그러나 바벨을 어깨에 얹은 상태에서 드라이브 동작의 강도가 달라지면서, 바벨이 궁극적으로 도달할 수 있는 높이도 약간 다를 수 있다. 다른 저크 동작과 비교했을 때 스쿼트 저크의 가장 큰 장점은 오버헤드 자세로 팔을 락아웃시키기 위해서 리프터가 아주 낮게 밑으로 내려가기 때문에, 바벨을 높이 들어올려야 할 필요가 없다는 것이다. 게다가 파워 자세에서는 아무리 자세를 낮추더라도 스쿼트 저크와 비교했을 때 균형 측면에서 불리하고, 무릎 각도도 역학적으로 불리하다. 스쿼트 저크 자세에서 더 안정적으로 무게를 흡수할 수 있다.

드라이브 동작을 하면서 아래로 이동할 때 발을 들고 이동시키는 동작은 오버헤드 자세로 무게를 흡수해서 안정화시키는 측면에서 리프팅을 더욱 힘들게 한다. 왜냐하면 밑으로 향하는 바벨의 무게를 더 빠르게 받아야 하기 때문이다. 발이 바닥에 닿은 상태를 유지하는 것은 무게를 더 부드럽게 흡수하는 것을 도와준다. 리프팅을 할 때 발을 바닥에 붙어 있는 상태로 진행하는 경우라면, 최종적인 스쿼트 리시빙 자세를 만들기 위해서 처음 드라이브 자세를 약간 조정해야 할 필요가 있다.

스쿼트 저크 동작은 상대적으로 다리가 짧고 몸통이 긴 체형을 가진 사람에게 가장 잘 맞는 자세이다. 그래서 이런 체형을 주로 가지고 있는 낮은 체급의 아시아 선수들이 스쿼트 저크 동작을 더 많이 사용한다. 상대적으로 짧은 다리를 가진 사람이 역학적 측면에서 스쿼트 자세에 유리하며, 스쿼트 자세에서 가동성이 상대적으로 적게 필요하다. 그리고 자연스럽게 더 몸이 수직처럼 곧은 자세를 유지할 수 있게 된다. 그래서 스쿼트 저크를 하고 나서 안정적인 상태로 일어설 수 있는 것이다.

스플릿 저크 동작을 하는 사람들에게는, 스쿼트 저크 동작이 훈련 목적으로 사용될 수도 있다. 일반적으로 오버헤드 자세에서의 가동성과 스트렝스 향상을 위해서 사용될 수도 있으며, 특히 상체의 가동성과 스트렝스를 기르기 위해서 저크 그립의 오버헤드 스쿼트보다 더 난이도를 높인 동작으로 사용할 수도 있다. 혹은 저크 그립의 오버헤드 스쿼트와 섞어서 함께 사용할 수도 있다. 게다가 단조로운 웨이트리프팅 훈련 프로그램에서, 육체적/정신적 측면에서 단순히 훈련의 다양성을 추구하기 위해서, 스쿼트 저크 동작을 할 수도 있다. 그리고 저크로 무거운 무게를 들 필요가 없는 휴식기에 시도해볼 수도 있다.

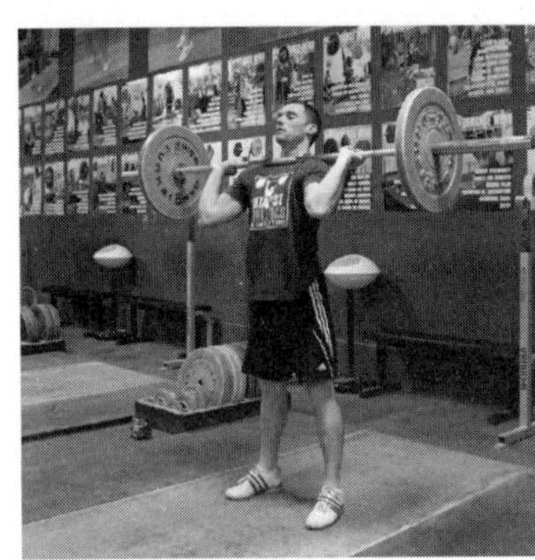
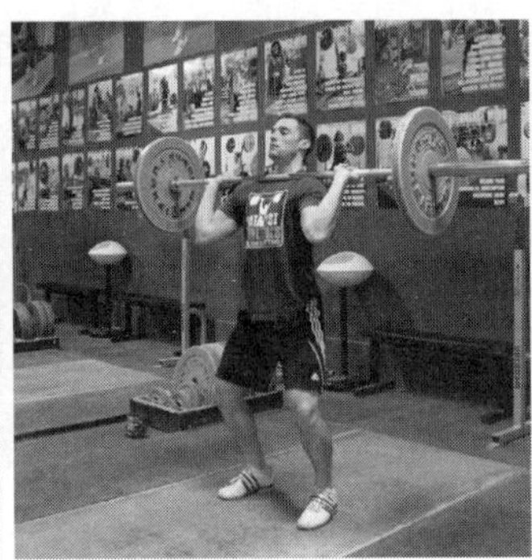
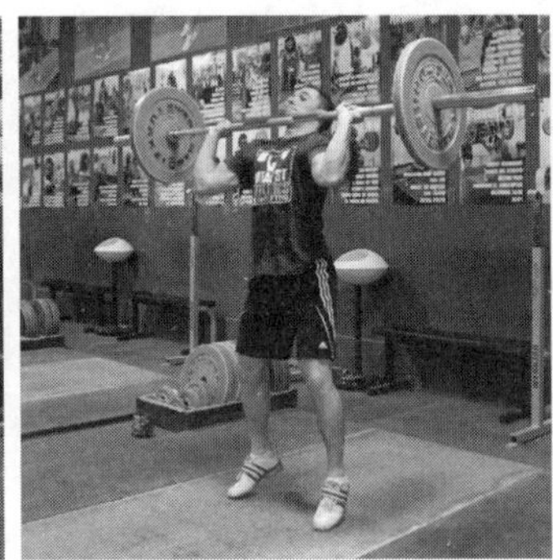
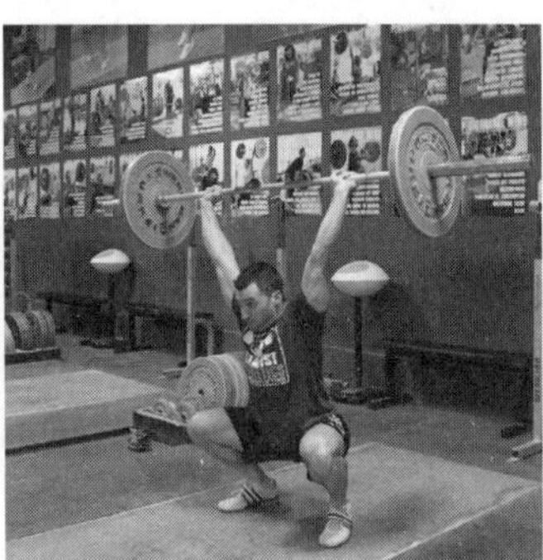

그림 24.16 스쿼트 저크는 풀 스쿼트 자세로 바벨을 받는 방법으로 상대적으로 많이 사용되는 저크 동작은 아니다.

저크 이해하기

당연히 스내치와 클린과 동일한 단계가 저크 동작에 적용될 수는 없겠지만, 여전히 스내치, 클린과 비슷한 일련의 훈련 단계들로 나눠서 진행할 수 있다. 스내치와 클린처럼 첫 번째, 두 번째 그리고 세 번째 풀 동작으로 나눠지기보다는, 저크는 딥, 드라이브 그리고 바벨을 밀면서 바벨 밑으로 들어가는 동작push under으로 나눠진다. 기본적으로, 하체를 이용해서 바벨을 상승, 가속시킨 이후에, 상체를 이용해서 바벨 아래로 들어가서 오버헤드 자세를 만드는 것은 동일하게 적용된다.

시작 자세

저크의 시작 자세에서는 발의 넓이와 랙 자세 이렇게 두 가지를 고려해야 한다. 두 가지 모두 리프팅에 상당한 영향을 주며, 개인마다 차이가 발생할 수 있다. 추가적으로 다른 사소한 부분들도 리프팅의 성공 여부에 영향을 줄 수도 있다.

드라이브 스탠스

처음 시작 자세는 발뒤꿈치 기준으로 엉덩이 혹은 이보다 조금 더 넓게 다리를 벌려서 다리가 수직 상태가 되도록 한다. 발끝은 중심에서 대략 10~20도 정도로 벌려준다.

이론상 수직 상태의 다리에서는 다리를 펼 때 발생하는 힘이 지면으로 바로 전달되었다가 수평 방향으로 힘이 손실되는 것 없이 바로 바벨로 모두 전달되기 때문에, 바벨을 상승시킬 때 최대 힘이 발생할 수 있다. 게다가 다리가 수직 상태로 있게 되면, 몸을 최종적으로 신전시켰을 때 바벨이 가장 높이 올라갈 수 있게 된다.

그러나 다른 요소들도 반드시 고려를 해야 한다. 우선은, 딥 동작을 할 때 가장 아래 구간에서 바로 강력하게 제동을 할 수 있는 능력이다. 사실 이 부분은 단순히 다리를 수직 상태로 하는 것보다 더 중요하다. 왜냐하면, 제동을 하면서 몸과 바벨 모두에게 최대 탄성을 만들어줄 수 있기 때문이다. 탄성을 최대한으로 많이 만들어낼수록 저크의 드라이브 동작을 할 때 바벨을 위로 가속시키는 힘을 가장 잘 만들어 낼 수 있다. 다리가 수직인 상태에서 단순히 몸을 완전히 신전시키면서 바벨을 최대 높이로 올릴 수 있다고 해서, 딥 동작을 빠르게 하면서 방향 전환을 할 수 있는 능력이 향상되는 것은 아니다.

궁극적으로, 스내치와 클린의 풀 동작을 할 때 벌리는 다리 넓이와 마찬가지로, 저크의 드라이브 동작을 하기 위해서 다리를 벌릴 때도, 꾸준히 연습을 통해서 자신의 장단점 등을 고려해 자신에게 가장 잘 맞는 자세를 찾을 수 있도록 조금씩 자세를 조정해야 한다. 일반적으로는, 다리가 상대적으로 약하고 긴 사람들은 다리를 더 벌리는 것이 더 효과적이다.

밸런스

양발의 밸런스(균형)는 발바닥이 완전히 바닥에 닿은 상태에서 주로 뒤꿈치에 오는 것이 좋다. 발볼 쪽에도 압력이 있기는 하지만 그렇게 크지는 않다. 과도하게 뒤꿈치 쪽으로 무게중심을 옮기게 되면 이후에 딥이나 드라이브 동작을 할 때 오히려 앞으로 몸이 흔들리게 되면서 처음의 균형 상태와 달라지고 결국은 앞쪽으로 균형이 무너지게 된다. 발바닥이 항상 바닥에 완전히 닿아 있도록 신경 쓰게 되면 과도하게 뒤쪽으로 무게중심이 이동하는 것을 막을 수 있다.

스내치와 클린의 풀 동작에서 그랬던 것처럼, 여기서 우리의 목표는 딥과 드라이브 동작을 할 때도 항상 동일한 균형 상태를 유지하는 것이다. 그러나 압력의 중심은 다리로 바닥을 밀어내는 드라이브 동작에서 발목이 신전되고 발끝이 바닥을 밀어내는 시점에 앞으로 자연스럽게 이동하게 될 것이다. 다시 말하지만, 스내치와 클린에서와 마찬가지로, 이렇게 압력의 중심이 앞으로 이동한다고 해서 바벨과 몸의 무게중심이 반드시 앞으로 이동하는 것이 아니라는 것을 알아야 한다.

랙 자세

랙 자세의 구체적인 내용의 상당 부분은 저크 배우기 챕터에서 다뤘다. 여기서 가장 중요한 부분은 바벨은 항상 몸에 닿아 있어야 하며, 팔이 아니라 몸통으로 바벨을 안정적으로 지지하고 있어야 한다는 것이다. 자신의 가동성이나 신체 비율이 허락하는 범위 내에서 최대한 손으로 바벨을 감싸고 있는 것이 좋다. 팔꿈치 역시 프레스 동작을 하기에 최적의 자세를 만드는 것이 좋다.

저크 그립의 넓이는 클린의 그립 넓이와 동일한 필요는 없다. 만약 두 그립 넓이가 다르다면, 일반적으로는 저크 그립 넓이가 더 넓다. 클린 동작 이후에 저크 그립 넓이로 조정하는 부분에 대해서는 다음 챕터에서 다룬다.

서로 다른 그립 넓이가 저크 동작에 미치는 영향은 스내치와 동일하다. 상대적으로 넓은 그립으로는 더 짧은 거리로 바벨을 들어올리고 바벨 아래로 몸을 이동시키는 게 가능해진다. 그리고 오버헤드 자세에서의 가동성이 좋아진다. 그러나 특정 수준을 넘어서 그립이 넓어지게 되면 랙 자세가 불편해질 수 있으며, 어깨나 팔꿈치에 통증이 유발될 수도 있다. 바벨 아래로 들어가기 위해서 드라이브 동작을 하면서 바벨을 미는 동작에서 역학적으로 불리해질 수도 있으며, 오버헤드 자세에서 구조적인 안정성을 감소시키기도 한다.

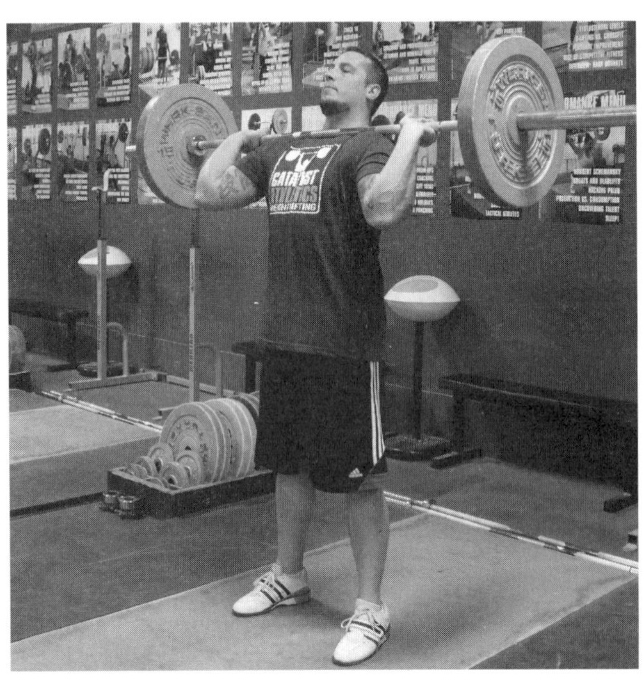

그림 25.1 저크의 시작 자세는 최적의 리프팅이 가능한 적절한 균형, 자세와 그리고 안정성을 만들어준다.

반대로, 상대적으로 좁은 그립은 오버헤드 자세에서 구조적인 안정성을 증가시킬 수 있다. 바벨 아래로 들어가기 위해서 드라이브 동작을 하면서 바벨을 미는 동작에서 역학적으로 유리해지기도 한다. 그리고 랙 자세도 좀 더 편안해진다. 그러나 바벨을 더 많이 들어올려야 하며, 바벨 아래로 더 깊이 들어가야 한다. 그리고 오버헤드 자세에서 가동성이 더 많이 요구된다.

어떤 경우든, 랙 자세에서 바벨을 잡고 있는 그립은 너무 세지 않아야 한다. 지나치게 그립이 세게 되면, 어깨와 팔꿈치가 밑으로 떨어지게 되면서, 랙 자세의 바벨의 안정성이 감소하게 되고, 드라이브 동작을 할 때 팔꿈치 신전도 느려지게 된다. 그리고 오버헤드 자세에서 팔꿈치 신전의 각도도 제한하게 되면서, 최적의 팔꿈치 락아웃 자세도 힘들어지게 된다. 하지만 그렇다고 그립을 풀어야 한다는 것은 아니다. 손으로 완전히 바벨을 감싸고 있는 상태에서 바벨을 세게 잡지 않고 편안하게 하는 것이다. 그러나 훈련을 하는 과정에서 랙 자세에서 그냥 바벨을 손으로 완전히 감싸지 않고 손을 푸는 사람들도 있다. 이렇게 하면 무심코 그립이 세지는 것을 미연에 방지할 수 있기 때문이다.

가끔씩, 엄지를 사용하지 않는 그립으로 저크 동작을 하는 사람들도 있다. 이 자세는 엄지손가락으로 바벨을 감싸기보다는 나머지 손가락들과 함께 바벨 아래쪽에 위치시키는 것이다. 일반적으로 가동성이 부족하거나 부상 이력이 있는 사람들이 엄지손가락으로 바벨을 감싸는 랙 자세를 피하기 위해서 사용하는 방법이다. 가끔씩은 이 자세로 드라이브 동작이나 바벨을 위로 밀면서 아래로 들어가는 동작을 더 강하게 할 수 있어서 사용하는 경우도 있다.

이렇게 엄지를 사용하지 않는 그립은 오버헤드 자세에서 안정성이 떨어지기는 하지만 심각한 수준은 아니다. 처음 리프팅을 배우는 사람에게는 권하지는 않는 그립 방법이지만, 일반적인 그립으로 안정적인 랙 자세를 만드는 것이 힘들어서 어쩔 수 없는 경우라면, 사용할 수도 있다.

몸통에 압력을 가해서 안정화시키기

몸통에 압력을 가해서 안정화시키는 것은 저크 동작에서 상당히 중요하다. 몸은 수직 방향으로 위, 아래로 움직이는 피스톤piston 역할을 하면서, 다리에 힘을 가하게 된다. 그러면서 드라이브 동작을 하면서 바벨을 위로 들어올리는 것이다. 이 과정에서 몸통이 견고하지 않으면, 몸의 형태가 변형

되면서 힘의 손실이 일어나기 때문에 위로 향하는 바벨의 상승과 가속이 감소할 뿐만 아니라, 무게중심을 지지하는 지점에서 바벨의 위치가 바뀌면서 힘이 잘못된 방향으로 향하게 된다.

숨을 들이마시면서 안정화시키고, 몸통을 감싸고 있는 근육들 활성화시켜서 몸통을 견고하게 만드는 방법에 대해서는 이 책의 '호흡과 몸통 견고하게 만들기' 챕터에서 자세히 설명했다. 저크 동작과 관련해서, 타이밍은 반드시 중요하게 생각해야 하는 부분이다. 일반적으로, 저크 딥 동작을 시작할 때 마지막으로 숨을 들이마시면서 몸통에 압력을 가하는 방법을 주로 사람들이 사용할 것이다. 이렇게 하면 자연스럽게 균형이 약간 앞으로 이동하게 된다. 그래서 딥 동작을 하기 전에 호흡을 마무리하면서 몸통을 안정화시키게 되면, 저크 동작을 시작하기 전에 적절한 균형 상태로 다시 조정할 수 있게 된다. 가끔씩, 딥 동작을 하면서, 자연스럽게 마지막 호흡을 들이마시게 된다. 처음에는 별 문제가 되지 않겠지만. 무게가 점점 증가되면서, 결국은 균형과 관련된 문제들이 발생할 수 있다.

호흡 관련 챕터에서 설명했듯이, 횡격막의 수축과 복부의 팽창을 요하는 이 호흡은 마무리될 필요가 있다. 어느 정도 무게가 증가하게 되면, 순간적으로 슈러그 동작이나 다리를 이용해서 미세하게 바벨을 들어올려서 어깨에 가해지는 압력을 줄일 수 있다. 어떤 경우든, 이 호흡을 할 때는 눈에 보일 정도로 단순히 갈비뼈가 들리는 것이 아니라 복부가 팽창해야 한다. 이 동작은 몸통의 주위를 감싸고 있는 근육들에 힘을 주면서 최종적으로 견고한 상태로 만들기 전에 해야 한다.

저크를 위해서 몸통을 견고하게 만드는 데 있어서 중요한 요소는 하복근을 활성화시키는 것이다. 이것은 딥 동작을 할 때 골반과 관련된 척추를 안정화시키는 데 있어서 중요하다. 하복근에 장력이 존재하지 않는다면, 딥 동작을 하기 전 혹은 할 때, 골반이 전방 회전이 되면서 엉덩이가 뒤로 이동하게 될 가능성이 높아진다.

딥

시작 자세와 마찬가지로, 딥 동작에 영향을 주는 요소는 깊이, 스피드 그리고 가속 등과 같이 여러 가지가 있다. 그리고 이 요소가 딥 동작에 영향을 주는 정도는 그 사람의 타고난 신체적 조건에 따라서 달라진다. 저크 딥 동작의 이상적인 자세가 있기는 하지만 가장 성공적으로 저크 동작을 하기 위해서 각자에게 가장 잘 맞는 자세로 조금씩 수정할 필요는 있다. 어느 정도로 자세를 수정해야 하는지는 특정 지표에 따라서 예측 가능할 수도 있지만, 훈련을 통해서 확인할 수도 있다.

자세와 균형

딥 자세에서 적절한 균형 상태와 올바른 바벨 동선을 유지하는 것은 올바른 자세에서 가능하다. 움직임 동안에 몸통은 수직 상태를 유지해야 한다. 리프터가 무릎을 접었다 폈다 할 때, 바벨, 엉덩이 그리고 발목은 거의 수직선상에 있어야 한다. 이렇게 하면서 균형 상태를 유지할 수 있고, 바벨이 이동할 때 의도치 않게 수평 방향의 움직임이 발생하는 것을 막을 수 있다. 이런 자세는 대부분 타고난 것이기보다는 후천적인 노력에 달려 있기 때문에, 꾸준하고 신중한 훈련을 통해서만 가능하다.

딥과 제동하는 스피드

저크에서 딥 동작은 빠르게 일어나는 것이 이상적이다. 하지만 그렇다고 바벨이 어깨에 견고하게 붙어 있지 않고 떨어질 정도로 가속이 일어나지는 않는다. 즉, 어깨와 바벨이 서로 떨어질 정도로 가속하는 힘이 크지는 않다는 것이다. 스피드가 증가하면 신장-수축 반사도 더 크게 일어나면서, 이후에 다리를 이용해서 위로 드라이브 동작을 할 때 더 빠르고 강력한 수축이 가능해진다. 그리고 바벨의 위쪽 방향으로의 반동이 더 많이 생긴다.

여기서 중요한 것은 딥 동작을 할 때 얼마나 빠르게 동작을 멈췄다가 방향을 전환하느냐이다. 사실, 만약 딥 동작에 제동을 걸 때, 충분히 빠르지 않으면, 딥 동작의 스피드가 가지고 있는 잠재력을 충분히 사용하지 못하게 것이며, 특정 지점을 지나가게 되면 오히려 역효과가 발생할 수도 있다. 딥 동작에서 빠르게 제동을 걸어주는 것은 근육에 엄청난 장력을 만들게 되면서 드라이브 동작을 위한 잠재적인 힘과 스피드가 엄청나다는 것을 의미한다. 게다가 딥 동작을 더 빠르게 할수록, 지지면 주위에서 바벨이 아래로 휘어지는 힘이 더 커진다. 이렇게 바벨이 아래로 휘어지게 되면서 다리 근육에 장력이 증가하게 된다. 그리고 다시 위로 향하는 상승과 가속하는 힘에 직접적으로 기여를 하게 된다.

이런 바벨의 탄성은 딥 동작으로 최대 깊이까지 내려갔다가 아래로 휘어지던 바벨이 위로 휘어질 수 있도록 해준다. 바벨의 양쪽에 달려 있는 무게가 이렇게 위로 가속이 되면서, 바벨의 저항이 순간적으로 감소하게 된다. 그리고 다리를 이용해서 드라이브 동작을 할 때 어느 정도까지 가속이 가능하게 해준다. 바벨에 따라서 조금씩 다를 수는 있지만, 일반적으로는 대략 바벨에 120kg 정도 무게의 플레이트가 끼워져 있을 때 바벨의 휘어지는 정도가 두드러진다(Zhekov, 1976, 1992). 여자 바벨의 경우는 이보다 훨씬 더 적은 무게에서 바벨이 휘는 것을 확인할 수 있다.

근육에 최대 장력을 만들기 위해서 그리고 바벨의 진동을 위해서 빠르게 제동을 거는 동작의 중요성은 딥 동작의 깊이와 어느 정도 관련이 있다. 즉, 딥 동작의 깊이가 깊어지면서, 딥 동작에서 제동을 거는 능력치가 달라질 것이다. 일반적으로, 깊이가 깊을수록 제동을 거는 것이 힘들어진다. 리프터는 딥으로 내려갈 때 충분한 스피드와 무릎 굴곡을 만들어서 이후에 무릎을 효과적으로 신전시킬 수 있어야 한다. 하지만 제동을 빠르게 걸 수 있는 능력 안에서 동작을 진행해야 한다. 이상적인 딥의 깊이는 훈련을 통해서 움직임을 가다듬어서 최적의 동작을 만드는 과정에서 달성할 수 있다.

스트렝스 혹은 탄성을 이용하는 저크 동작

리프터의 성향은 극단적으로 스트렝스 혹은 탄성 둘 중에 어느 하나만 사용하는 것으로 나눠지지는 않는다. 이 사이 어딘가에 존재하는 것이다. 하지만 저크 딥 동작 자체는 주로 탄성을 이용하는지, 스트렝스를 이용하는지로 나눠지게 된다. 이렇게 분류하는 것은 자신의 신체적인 특징에 따라서 가장 효과적으로 저크 동작을 하는 과정에서 결정된다.

앞 섹션에서 언급했듯이, 탄성을 이용하는 것이 최적의 저크 동작이다. 이 방식의 저크는 최대 성과를 내기 위해서 몸과 바벨의 특성을 최대한으로 활용하는 것이다. 그러나 이 동작의 효과성은 딥 동작에서 얼마나 빠르게 제동을 걸 수 있는지에 우선적으로 영향을 받으며, 두 번째로는 드라이브 동작에서 얼마나 폭발적으로 무릎을 신전시킬 수 있는지의 영향을 받는다. 탄성을 이용한 저크 동작이 적합한 사람들은 특히 카운터무브먼트 점프countermovement jump에서 평균 이상의 폭발력을 보여준다. 모든 사람들이 탄성을 이용한 저크 동작이 가능한 능력이나 조건을 가지고 있는 것은 아니다. 이런 경우는 탄성을 이용해서 저크를 하는 접근법은 실제로 그렇게 효과적이지는 않을 것이다. 이런 사람들은 탄성보다는 스트렝스를 이용한 저크 동작이 더 적합할 것이다. 스트렝스를 주로 이용해서 저크 동작을 할 때는 딥 동작이 더 느리고, 딥의 깊이도 더 깊다. 아래로 향하는 힘을 리프터가 충분히 감당할 수 있기 때문에, 딥하는 속도를 줄이면서 더 빠르게 제동을 걸 수 있는 것이다. 딥의 가장 아래 구간에서 느껴지는 힘의 크기는 많게는 바벨 무게의 250%에 달한다(Zhekov, 1976, 1992). 결과적으로, 모든 리프터는 딥의 가장 아래 구간에서 아래로 향하는 힘을 충분히 견딜 수 있을 정도로 아래로 향하는 힘의 스피드를 통제할 수 있어야 한다.

이 한계를 넘어서는 스피드는 딥의 가장 아래 구간에서의 제동을 느리게, 약하게 만든다. 충분히 빠르게 제동을 걸기 힘들어지면서 의도치 않게 딥의 깊이가 더 깊어지는 경우도 생긴다. 그러면서 제동이 충분히 걸렸으면 만들 수 있었던 몸과 바벨의 탄성에도 영향을 주면서 자세를 무너지게 만들 수 있다. 딥 깊이가 더 깊어질수록, 드라이브 동작하는 거리가 더 길어지게 된다. 거리가 길어지면서, 최대 스피드에 도달하기 위해서 근육을 이용한 힘을 만드는 데 더 많은 시간을 확보할 수 있다.

요약하자면, 각 방법은 서로 장단점이 있기 때문에 개인의 특성을 고려해서 자신에게 적합한 자세로 조정해야 한다. 그러면 저크 동작의 효과를 극대화할 수 있다. 반면에 자신에게 맞지 않는 자세를 고집하다가 오히려 성과가 떨어질 수 있다. 다시 말하지만, 극단적으로 스트렝스 혹은 탄성 중 어느 하나를 사용하는 저크 동작이 자신에 맞는 것은 아니다. 두 가지 형태의 저크 특징을 이해하고 어느 부분을 주로 활용하면 되는지를 결정하면 되는 것이다.

딥 깊이

앞에서 언급했듯이, 딥의 깊이는 어떤 형태의 저크 동작을 하느냐에 따라서 달라진다. 일반적으로는 딥 깊이는 자신의 키의 대략 8~10% 정도이다. 예를 들어, 키가 168cm라면 대략 13.5~17cm 정도로 딥을 하면 된다.

그러나 깊이는 자신이나 코치가 적절하다고 느끼는 수준으로 정하는 것이 좋다. 일반적으로, 어느 정도 시간과 노력을 투자해서 훈련을 하면서, 최적의 움직임을 자연스럽게 찾아가는 과정에서 가장 적절한 깊이를 결정하게 될 것이다. 만약 자신에게 맞는 깊이를 찾지 못했다면, 이후에도 계속 조정할 수 있다.

팔과 랙 자세

저크 딥 동작을 하는 동안에, 랙 자세는 바뀌어서는 안 된다. 리프팅 시작 자세에서의 어깨, 팔 그리고 손의 위치도 바뀌어서는 안 된다. 랙 자세에서 바벨의 안정성은 다리를 이용해서 드라이브 동작을 하면서 힘을 전달할 때 아주 중요하다. 딥이나 드라이브 동작을 할 때 바벨이 조금이라도

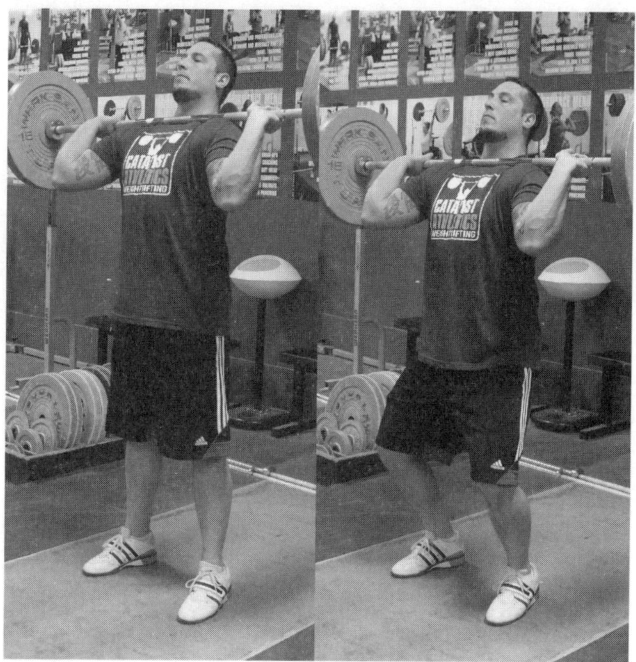

그림 25.2 딥 동작의 깊이와 스피드는 각자의 타고난 신체적 특징에 따라서 다양하다. 그러나 일반적으로는, 자신의 키의 8~10% 정도의 깊이가 좋으며, 신장-수축 반사를 발생시킬 수 있을 정도로 빠르게 딥 동작을 하는 것이 좋다.

움직이게 되면 딥 동작을 할 때 바벨과 근육에서 만들어지는 탄성과 드라이브 동작을 할 때 바벨이 위로 향하는 가속에 전달되는 힘에 손실이 발생한다. 리프터는 적극적으로 강하게 바벨을 지지하면서 상체와 어깨의 자세가 유지해야 한다. 그리고 바벨의 아래로 향하는 힘에 제대로 저항할 수 있어야 한다.

동적인 시작

스내치 혹은 클린의 동적인 시작 자세와 겉으로 봤을 때는 완전히 다르기는 하지만, 동적인 시작 자세는 저크에서도 역시나 사용된다. 이렇게 하는 목적은 여전히 제동을 빠르게 걸면서, 바벨과 다리 근육의 탄성의 힘을 증가시키는 동시에, 딥의 가장 아래 구간에서 바벨의 아래로 향하는 힘을 증가시키기 위한 것이다.

기본적인 동작은 딥 동작을 시작하기 직전에, 어깨를 빠르게 들어올리면서, 바벨을 살짝 상승시키는 것이다. 마지막으로 숨을 들이마시게 되면서 갈비뼈와 견갑대가 상승하게 되면 자연스럽게 이 동작이 일어날 수도 있다. 이때 무게가 실려 있는 바벨 끝 부분이 위로 휘게 되는데, 이것이 리프터가 딥 동작을 하기 위해서 자세를 낮출 때 발생하는 아래로 향하는 바벨의 힘을 감소시킨다(이유는 무게가 위로 이동할 때, 딥 동작이 시작되기 때문). 그러나 딥의 가장 아래 구간에서 바벨이 더 이상 아래로 휘지 않을 때, 아래로 향하는 힘은 증가하게 된다. 이 지점에서, 정적인 자세를 취하고 있기 때문에, 증가된 아래로 향하는 힘은 여전히 리프터가 등척성으로 견딜 수 있는 정도이다(Zhekov, 1976, 1992).

스내치와 클린의 동적인 시작과 동일하게, 저크 동작에서도 동적인 시작 자세가 리프팅의 성과를 증가시킬 가능성이 높지만 반대로, 자세와 균형 상태에 문제를 일으킬 가능성도 있다. 만약 처음 바벨을 들어올릴 때, 바벨의 움직임이 수직선상에서 벗어나게 된다면, 바벨과 몸의 균형도 같이 이동하게 된다. 대부분은 앞으로 균형이 무너지게 된다. 결과적으로 딥 동작과 그 이후의 드라이브 동작도 잘못된 방향으로 움직이게 된다. 게다가 만약 딥 동작을 하는 스피드가 너무 과도하게 빠르게 되면, 바벨과 리프터의 몸이 많이 분리되면서, 딥의 가장 아래 구간에서 바벨이 몸에 다시 닿는 과정에서 충돌이 일어날 수 있다. 그러면서 리프터의 균형이나 자세가 무너질 수 있다. 동적인 시작 자세는 리프팅을 기술적인 기복 없이 일관성 있고, 올바른 자세를 유지할 수 있는 충분한 스트렝스와 타이밍이 가능한 경험이 많은 선수들이 사용하는 것이 좋다.

드라이브

저크의 드라이브 동작은 스내치와 클린에서의 첫 번째, 두 번째 풀 동작과 유사하게, 바벨 아래로 이동하기 위해서 바벨을 반드시 상승, 가속시키는 것이다. 앞 섹션에서 이미 확인했듯이, 제대로 딥 동작을 진행해야만 이후의 드라이브 동작을 성공적으로 할 수 있다. 반대로, 제대로 딥 동작을 하지 않으면 아무리 드라이브 동작에 최선을 다해도 드라이브 동작에 상당히 안 좋은 영향을 줄 수 있다.

스피드와 타이밍

딥 동작에서 설명했듯이, 리프터가 제동을 걸면서, 딥의 가장 아래 구간에 도달하면서, 바벨은 바벨을 지지하는 지점 근처(리프터의 어깨 부근)에서 굽어지면서 무게가 실려 있는 바벨의 끝 부분이 탄성 때문에 더 아래로 이동하려고 한다. 만약 리프터가 딥 동작을 하면서, 바벨이 가장 아래 지점에 도달하기 전에, 드라이브 동작으로 전환하게 되면, 다리로 바닥을 세게 밀면서, 실제 바벨 무게보다 훨씬 더 큰 힘을 만들어야만 한다(딥의 가장 아래 구간에서 힘이 실제로 바벨 무게의 2.5배 정도에 달한다).

대신에, 바벨이 도달할 수 있는 가장 아래 구간에 도달한 후, 다시 위로 튀어 오를 때, 드라이브 동작을 시작하는 것이다. 이것은 이미 위로 향하는 바벨의 스피드에 리프터가 만들어내는 스피드가 더해진다는 것을 의미한다. 이때 드라이브 동작에 대한 저항이 감소하면서, 다리로 드라이브 할 때 훨씬 더 큰 스피드를 만들어낼 수 있는 것이다.

이 타이밍은 무게가 바뀌면서 함께 바뀔 수 있다. 바벨의 휘어짐은 무게가 무거워질수록 더 오래 지속되며, 휘어지는 방향이 전환되는 시간도 더 오래 걸리게 된다. 동일한 무게라도, 바벨의 종류가 달라지면 탄성에 약간의 영향을 줄 수 있다. 이런 차이가 크지는 않지만, 리프팅에 있어서는 상당한 영향을 줄 수도 있다. 결과적으로, 드라이브 동작의 적절한 타이밍은 리프터가 바벨에 얼마나 정확하고 빠르게 반응하느냐에 따라서 상당히 달라진다. 이 기술은 타고난 것처럼 보이기도 하지만, 다른 요소들처럼 훈련을 통해서 완전히 향상시킬 수도 있는 부분이다.

바벨은 실제로 다리를 완전히 신전시키기 전에, 위로 상승하는 최대 스피드에 도달하게 된다(Zhekov, 1976, 1992). 그렇다고 이것이 저크 동작을 할 때 다리를 거의 완전히 신전시킬 필요는 없다는 것을 의미하는 것은 아니다. 리프터가 다리를 완전히 신전시키기 전에 팔을 이용해서 바벨을 밀어내기 시작해야 한다는 것을 의미하는 것이다. 그래야 바벨을 밀어내면서 만들어지는 스피드를 활용할 수 있고, 가능한 한 최대한 많이 그 스피드를 보전할 수 있는 것이다.

스트렝스를 주로 이용해서 저크 동작을 하는 사람에게는 약간 다를 수 있다. 이런 사람은 최대 가속을 만들기 위해서 더 많은 시간과 거리가 필요하기 때문에, 탄성을 주로 이용해서 저크 동작을 하는 사람보다 더 길게 다리를 이용해서 드라이브 동작을 한다.

비록 적극적으로 다리를 신전시키는 동작이 완전히 무릎이 신전되기 전에 멈춰지기는 하지만, 탄성이 리프터를 조금 더 신전시키게 할 것이다. 그러나 스내치와 클린의 두 번째 풀 동작에서처럼, 저크 드라이브 동작에서 해부학적으로 최대 신전 상태까지는 도달하지 않을 것이다.

자세, 균형 그리고 방향

저크를 하면서 체중 대비 바벨의 무게가 증가하면서, 딥과 드라이브 동작 이후에 바벨의 올바른 동선을 유지하는 것이 점점 어려워진다. 즉, 가벼운 무게일 때는, 체중이 바벨 무게

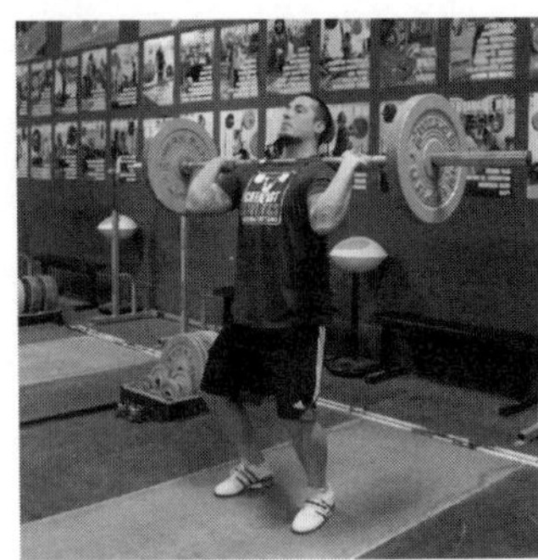
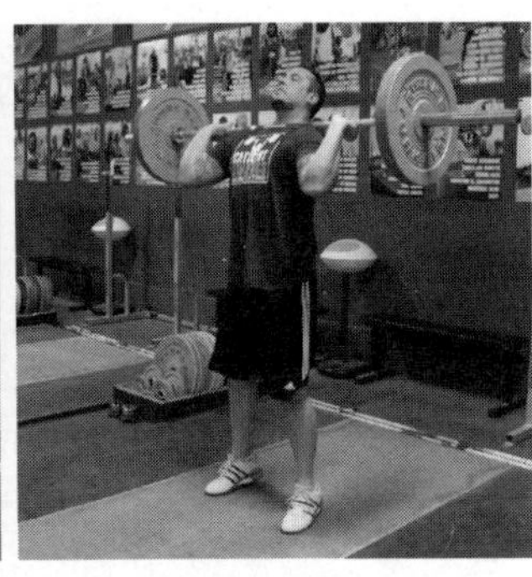

그림 25.3 저크의 드라이브 동작은 바벨이 위로 가속하는 힘이 최대가 될 수 있도록 강해야 하며, 몸과 바벨 간의 상대적인 위치가 최적이 될 수 있도록 올바른 방향으로 바벨이 이동해야 한다.

보다 무거워서 몸에서 더 큰 관성이 발생하기 때문에, 오버헤드 동작을 만들면서 바벨을 몸 쪽으로 당겨서 바벨이 올바른 동선으로 이동하게 할 수 있다. 그러나 무거운 무게일 때는, 이것이 불가능하며, 균형 상태와 바벨 동선을 유지하면서 딥과 드라이브 동작을 하는 것이 더욱 중요해진다. 어떤 방향으로 바벨이 이동하든지, 리프터가 이후에 어떤 노력을 해도 그 방향으로 바벨은 계속 이동하게 된다.

발의 균형 상태는 시작 자세, 딥 그리고 드라이브 동작을 하는 동안에도 바뀌어서는 안 된다. 너무 발 뒤쪽이 아니라 중심에서 약간 뒤쪽에서 균형 상태를 유지한다. 그러나 드라이브 동작을 하는 동안에, 압력의 중심은 다리로 지면을 세게 밀어주는 과정에서 발목을 자연스럽게 신전시키면 발볼 쪽으로 이동하게 된다. 그러나 스내치와 클린의 풀 동작에서처럼, 중력선은 바벨과 체중의 균형 상태를 유지하기 위해서 원래 자리에 그대로 유지된다.

딥 동작과 동일하게 올바른 균형 상태와 바벨 동선을 유지하기 위해서 몸통을 수직 상태로 유지해야 한다. 드라이브에서 이 동작은 딥 동작을 제대로 했을 때 가능해진다. 딥 동작을 할 때 앞으로 이동하게 되면 수직 방향으로 드라이브 동작을 하는 것은 거의 불가능하다. 그러나 완벽히 수직 방향으로 딥 동작을 하더라도, 수직 방향으로 드라이브 동작을 하기 위해서는, 리프터가 적극적으로 움직임을 통제할 수 있어야 한다. 그것은 중력선이 발볼 쪽으로 이동하면서, 드라이브 동작 시 몸이 앞으로 기울어지는 성향이 자연스럽게 발생하기 때문이다. 이렇게 몸이 앞으로 이동해야만 강력한 힘이 나올 수 있다고 생각하는 사람들이 많기도 하고, 스플릿 자세를 할 때 수평 방향의 발 움직임이 드라이브 동작과 합쳐지는 경우도 있기 때문이다.

사실, 바벨의 위로 향하는 동선은 완벽히 수직이기보다는 수직보다 약간 뒤쪽에 있다. 이렇게 바벨이 이동해야만,

스플릿 오버헤드 자세에서 바벨이 제 위치에 있게 되면서, 바벨의 무게에 눌려서 앞으로 혹은 뒤로 기울어지지 않을 수 있다. 이렇게 뒤로 바벨이 이동하는 것은 다리를 이용해서 올바른 방향으로 드라이브 동작을 하고, 이후에 팔을 이용해서 바벨을 위로 밀어내면서 바벨 아래로 들어가는 동작이 합쳐지면서 가능해진다.

팔과 랙 자세

드라이브 동작을 시작할 때, 랙 자세에는 다른 움직임이 없어야 한다. 이때, 어깨, 손 그리고 팔은 랙 자세에서 바벨을 안정적인 자세로 지탱해주고 유지해줄 수 있을 정도로만, 힘을 준다.

다리를 이용한 드라이브 동작이 거의 마무리 단계에 왔을 때(탄성을 주로 이용하는 사람은 좀 더 빠르고, 스트렝스를 주로 이용하는 사람은 좀 더 느리다), 팔로 바벨을 위로 밀기 시작한다. 이렇게 팔로 바벨을 밀기 시작하는 타이밍은 바벨을 최대로 상승시키기 위해서 그리고 드라이브 동작에서 바벨을 밀면서 바벨 아래로 들어가는 동작으로 부드럽게 전환할 때 가능한 한 최대한 바벨의 스피드를 보존하기 위해서 아주 중요하다. 팔로 바벨을 미는 동작은 바벨이 상승할 때의 최대 스피드에 도달하는 시점에 시작해야 한다(Zhekov, 1976, 1992). 이 타이밍은 저크 형태에 따라서 달라질 수도 있다. 다른 많은 기술적인 요소들과 마찬가지로, 적절한 타이밍은 움직임 자체에 대해서 적절하게, 빠르게 반응하는 능력과 훈련을 통해서 가능하다.

푸시 언더Push under

저크 동작의 원리는 스내치, 클린과 동일하다. 우선 하체를 이용해서 바벨을 가속시키면서 들어올린다. 그러고 나서 리프터 본인이 가속해서 바벨 아래로 이동해서 상체를 이용해서 리시빙 자세를 만드는 것이다. 저크의 경우는, 이렇게 바벨 아래로 이동하는 동작은 바벨을 당기기보다는 바벨을 밀면서 가능해진다. 하지만 바벨을 위로 적극적으로 강하게 가속시켜야 하는 것은 스내치와 클린 동작과 동일하다. 이 동작을 함으로써 3가지 기본적인 기능들을 달성할 수 있다. 첫 번째는 드라이브 동작을 하면서 바벨 아래로 이동해서 리시빙 자세를 만들 수 있다는 것이며, 두 번째는 몸을 먼저 움직이고 바벨을 이후에 움직임으로써 서로 간의 올바른 수평적 위치를 만들 수 있다. 마지막으로 가장 중요한 것은, 드라이브 동작을 통해서 바벨이 위로 향하는 스피드를 최대한 많이 보존할 수 있다는 것이다. 체중에 비해서 바벨 무게가 더 무거워지면 무거워질수록, 바벨을 상승시키려는 이 동작은 더 적어진다. 그리고 리프터를 더 아래로 누르게 될 것이다. 하지만 어느 정도이든 바벨의 상승에는 도움이 된다. 그리고 적절한 타이밍과 강도가 갖추어진다면 여전히 중요한 부분이다.

타이밍

앞 섹션에서 얘기했듯이, 팔을 이용해서 이 푸시 언더 동작을 하는 정확한 타이밍은 사람들마다 다를 수 있다. 팔을 이용해서 미는 동작의 시작은 바벨의 상승하는 스피드가 최대

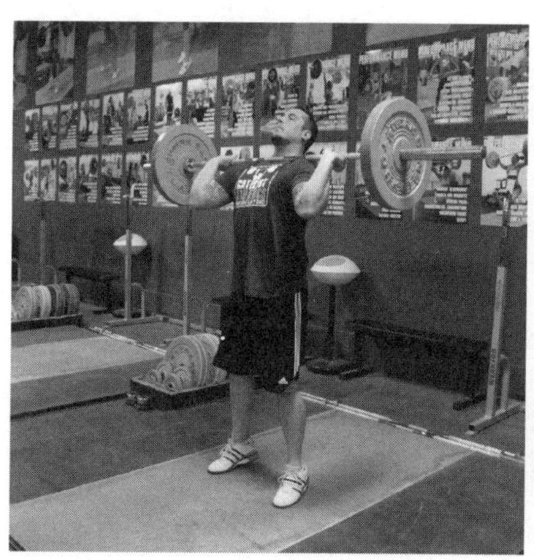
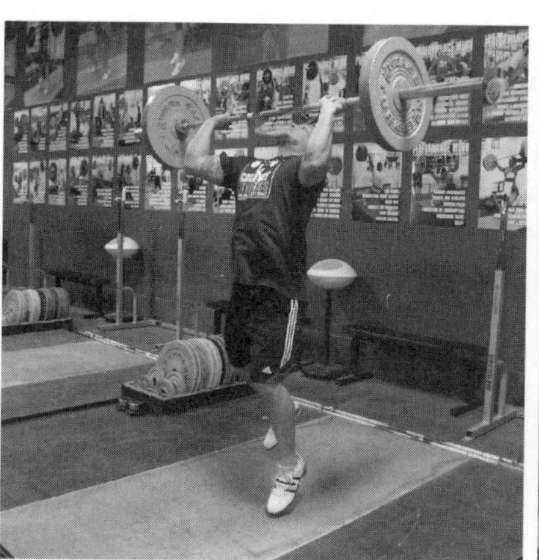
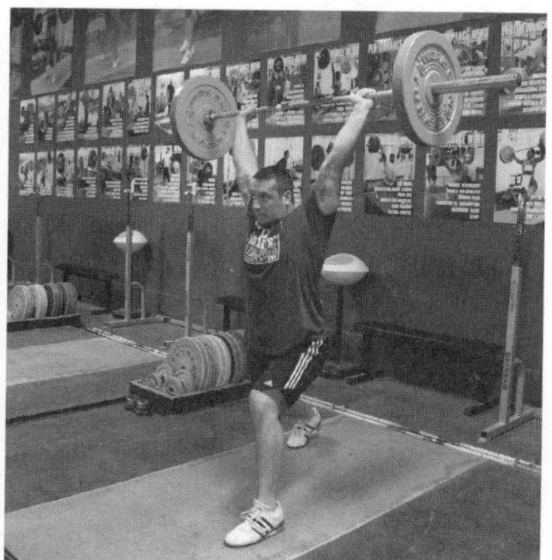

그림 25.4 푸시 언더 동작은 바벨의 위로 향하는 스피드를 최대한 많이 보존해주며, 바벨 아래로 이동해서, 몸과 바벨 간의 올바른 자세를 만들게 된다. 푸시 언더 동작을 하는 동안에, 드라이브 동작을 위한 넓이에서 스플릿 자세의 넓이로 발을 움직이게 된다.

일 때가 좋다. 탄성을 주로 이용하는 사람들이라면, 다리를 이용한 드라이브 동작이 대략 중간 정도 진행됐을 때이며, 스트렝스를 주로 이용하는 사람들이라면, 드라이브 동작이 거의 마무리될 때쯤이다. 이 타이밍은 어느 정도 코치가 옆에서 관찰하고 지도해줄 수 있다. 그러나 본인이 움직임을 직접 느끼는 것이 우선이다. 적절한 타이밍으로 잘 했다면, 이미 엄청난 스피드를 가지고 있는 상태이기 때문에, 바벨에 대한 저항을 최소한으로 느끼게 될 것이다. 드라이브 동작과 푸시 언더 동작을 진행할 때 망설이기보다는 동작이 끊이지 않고, 하나의 연속되는 동작으로 부드럽게 이어져야 한다.

방향

바벨이 이동하는 방향은 압도적으로 드라이브 동작에 의해서 결정되지만(딥 동작에 의해서도 어느 정도 영향을 받는다), 푸시 언더 동작을 하는 동안에, 팔을 이용해서 바벨과 몸의 위치를 조정하면서 바벨의 이동 방향에 영향을 줄 수도 있다. 이 동작은 오로지 바벨이 반대 방향의 관성을 이미 가지고 있는 것이 아닐 때만 가능하다. 즉, 드라이브 동작 때문에, 바벨이 이미 원하는 방향과 반대로 이동하고 있다면, 리프터가 이동 방향을 조정하기는 힘들다.

처음 시작 자세와 비교했을 때, 몸통이 앞쪽으로 약간 기울기 때문에, 바벨도 약간 뒤로 이동하는 것이 좋다. 그러면 오버헤드 자세에서 가장 안정적인 구조를 만들면서, 거의 동일한 중력선을 유지할 수 있다.

이렇게 바벨을 약간 뒤로 이동시키기 위해서, 바벨이 어깨에서 떨어지자마자, 바벨을 수직으로 밀기보다는 의도적으로 약간 뒤쪽으로 밀어줄 필요가 있다. 바벨이 이동할 때 원하는 방향으로 바로 이동할 수 있게 얼굴은 뒤로 당겨줘야 한다. 리프팅을 하는 동안에 너무 과도하고 얼굴을 뒤로 당겨서 뒤로 젖혀지지 않도록 해야 시선도 계속 동일하게 유지할 수 있다. 하지만 다양한 이유로 인해서 이렇게 얼굴을 뒤로 당기는 것이 불가능한 사람들도 있다. 이런 경우에는, 고개를 뒤로 젖히면서 얼굴을 뒤로 빼더라도 바벨이 얼굴을 지나고 난 후에 빠르게 다시 머리와 신선이 중립 상태로 돌아오면 된다.

상체

팔의 움직임은 다른 요소들과 마찬가지로, 리프팅의 성과에 상당한 영향을 미친다. 팔 움직임의 정확성과 타이밍은 성공적인 저크에 있어서 아주 중요한 요소이다. 앞에서 언급했듯이, 바벨이 어깨에서 떨어지면서, 바벨은 약간 뒤쪽으로 이동하게 된다. 이렇게 뒤로 움직여야, 몸과 바벨이 각각 올바른 위치에 있게 되며, 적절한 드라이브 동작 이후에 발생하는 바벨의 관성도 잘 활용할 수 있다. 팔은 상대적으로 프레스 동작을 하기에 유리한 위치에 있는데, 이 자세는 어느 정도 자연스럽게 만들어지게 된다. 만약 그렇지 못한 랙 자세로 동작을 시작한다면, 이 리프팅 단계에서 더 적절한 움직임을 만들어내기 위해서 별도로 신경을 써야 한다.

바벨보다 약간 앞쪽에 팔꿈치가 위치해야 바벨이 뒤쪽으로 이동할 수 있다. 바벨이 어깨에서 떨어지면서, 최대한 빨리 팔꿈치를 밖으로 밀면서 바벨 아래 올 수 있도록 해야 한다. 만약 팔꿈치가 계속 안쪽에 있거나, 안쪽으로 모이게 된다면, 역학적으로 프레싱 동작에 불리해지면서 약해질 뿐만 아니라, 바벨의 동선도 바뀌게 된다.

최대한 빠르게 팔꿈치를 펴면서 프레스 동작을 할 때, 그립은 너무 세지 않게 편안하게 유지한다. 푸시 언더 동작을 할 때는 단순히 프레스 한다는 느낌보다는 펀치를 한다는 느낌으로 하는 것이 좋다. 즉, 동작이 상당히 빨라야 하며, 강하게 동작을 끝까지 마무리해야 한다. 절대로 마지막 락아웃 동작을 할 때까지 느리면서, 망설여서는 안 된다. 스내치와 마찬가지로, 오버헤드 자세로 바벨을 락아웃시키는 동시에 최대 스피드를 내기 위해서 발이 완전히 바닥에 접촉이 되어야 한다. 힘을 가장 직접적으로 전달하기 위해서 바벨은 손가락이 아니라 손바닥 부분에 올린 상태로 있는 것이 좋다. 만약 바벨을 손가락 부분에 두고 저크 동작을 시작해야만 한다면, 푸시 언더 동작을 하면서 즉각적으로 그립을 바꿔서, 오버헤드 자세를 만들면서 손 전체로 바벨을 감싸 잡을 수 있어야 한다.

푸시 언더 동작을 할 때는 몸통이 약간 뒤쪽으로 기울었다가, 혹은 거의 수직 상태였다가, 약간 앞쪽으로 기울기 시작한다. 그러면서 엉덩이는 가슴, 머리와 함께 매우 약간 앞쪽으로 이동하게 된다. 물론 이동하는 정도가 동일하지는 않다.

하체

푸시 언더 동작을 할 때, 반드시 드라이브 동작을 하는 발 넓이에서 스플릿 리시빙 자세를 위한 발 넓이로 전환해야 한다. 스내치와 클린에서처럼, 이렇게 발을 이동시킬 때는 바닥에서 발이 일찍 떨어지면서 바벨이 위로 가속하는 힘에 손실이 일어나거나, 혹은 발을 너무 늦게 움직여서 제대로 된 리시빙 자세를 만든 것에 실패하는 것을 방지하기 위해서 아주 정확한 타이밍을 지켜주는 것이 중요하다.

발을 이동시켜주는 타이밍은 리프터가 푸시 언더 동작하는 시점과 동일하며, 바벨이 상승하는 스피드가 가장 높은 때이기도 하다. 물론 리프터들의 저크 형태에 따라서 조금씩 차이가 있기는 하다. 뒤쪽 다리가 일반적으로 앞쪽 다리보다 약간 먼저 자연스럽게 움직이기 때문에 특별하게 신경을 써야 할 필요는 없다. 뒤쪽 다리는 상대적으로 바닥에 가까이 붙어서 뒤로 이동한다. 반면 앞쪽 다리는 푸시 언더 동작을 하면서 아래로 이동하기 전에 더 들어올려서 앞으로 발을 내딛게 된다.

뒤쪽 발을 과도하게 들어올리거나, 뒤로 뺀 것이 아니라면, 뒤쪽 발은 앞쪽 발보다 조금 먼저 바닥에 닿게 될 것이다. 이렇게 앞발이 바닥에 닿지 않은 상태에서 뒷발이 먼저 닿는 것이 리프터가 바벨 아래로 엉덩이와 몸통을 위치하도록 도와주면서 바벨을 밀어줄 있도록 고정해주는 역할을 하게 된다. 이때 엉덩이와 몸통은 바벨 아래에 있기는 하지만 약간 앞쪽으로 기울어진 상태이다. 만약 뒤쪽 발을 과도하게 들거나, 뒤로 빼게 되면, 엉덩이를 바벨 아래가 아니라 바벨 뒤쪽으로 이동하게 만들면서, 앞쪽 발이 너무 빨리 바닥에 닿게 된다. 그러면 충분히 앞으로 발을 내딛을 수가 없게 된다.

뒤쪽 발은 발끝이 아니라 발볼 부분이 바닥에 닿아 있어야 한다. 즉, 발볼 부분이 바닥에 닿아 있기 때문에, 뒤꿈치를 들어올렸음에도 불구하고, 비교적 넓은 부분이 바닥에 닿아 있는 것이다. 게다가 뒤꿈치 각도는 약간 바깥쪽으로 향해서 하퇴와 정렬 상태를 만든다. 만약 뒤쪽 발이 정면으로 향해 있다면, 뒤꿈치가 안쪽으로 회전하면서 스플릿 자세의 안정성이 떨어질 가능성이 상당히 높다.

앞쪽 다리는 완전히 바닥에 평평하게 닿아 있어야 한다. 이때 발끝은 정면이나 약간 안쪽을 향하게 된다. 실제로 동작을 관찰해보면, 양발이 거의 동시에 바닥에 닿는 것처럼 보이며, 오버헤드 자세로 완전히 락아웃시키는 동시에 바닥에 발이 닿게 된다.

바벨 받기

저크 동작으로는 무게중심이 높은 상태에서, 상당히 많은 무게를 들게 된다. 그렇기 때문에 다른 리프트 동작과 마찬가지로 아주 정확하고 강하게 바벨을 받아야 한다.

물론 실제로는 거의 동시에 동작이 일어나는 것처럼 보이기는 하지만, 팔꿈치가 완전히 락아웃 상태가 되기 전에, 바닥에 발이 먼저 닿게 된다. 이것은 발로 바닥을 세게 밀어주면서, 리프터를 지지하게 되는 것이다. 그러면서 오버헤드 자세로 락아웃을 망설임 없이 마무리할 수 있는 것이다. 바닥에 발이 닿자마자 하체에 힘을 줘서 락아웃시키면, 오버헤드 자세를 더 안정적으로 만들 수 있게 된다. 이것은 아주 어려운 동작이 아니다. 단지, 바닥에 발이 닿는 시점이 아니라 하체를 락아웃시키는 시점과 팔꿈치를 락아웃시키는 시점을 맞춰주면 되는 것이다.

비록 앞발에 좀 더 압력이 가해져 있는 것처럼 느껴질 수 있지만, 앞발과 뒷발로 동일하게 균형 상태를 유지하도록 해야 한다. 어떤 경우든, 균형 상태를 유지하기 위해서 앞이나 뒤쪽으로 움직여서는 안 된다. 만약 저크 동작을 제대로 해서, 리시빙 자세가 균형 잡혀 있다면, 자세 조정 없이 그 마무리 자세를 유지할 수 있을 것이다.

뒤쪽 다리의 무릎은 힘을 세게 주기보다는 편안하게 살짝 굽혀준다. 실제로 많이 무릎을 굽힐 필요는 없지만 이 부분도 개인차가 발생할 수 있다. 그러나 무릎에 힘을 줘서 편 상태를 유지하게 되면, 리프팅을 다리로 흡수하면서 락아웃을 할 수 없게 된다. 균형 상태를 유지하기도 힘들다. 이렇게 뒤쪽 다리의 무릎에 힘이 들어가서 뻿뻿한 상태에서 스플릿 자세를 낮추려다 보면, 앞쪽 다리의 무릎만 더 굽혀지게 된다. 그러면 몸이 앞쪽으로 이동하게 되면서 균형 상태가 무너지게 된다.

앞쪽 발의 정강이는 수직 혹은 수직 상태보다 약간 뒤쪽으로 기울어진 상태로 가장 강력한 자세를 만들 수 있다. 무

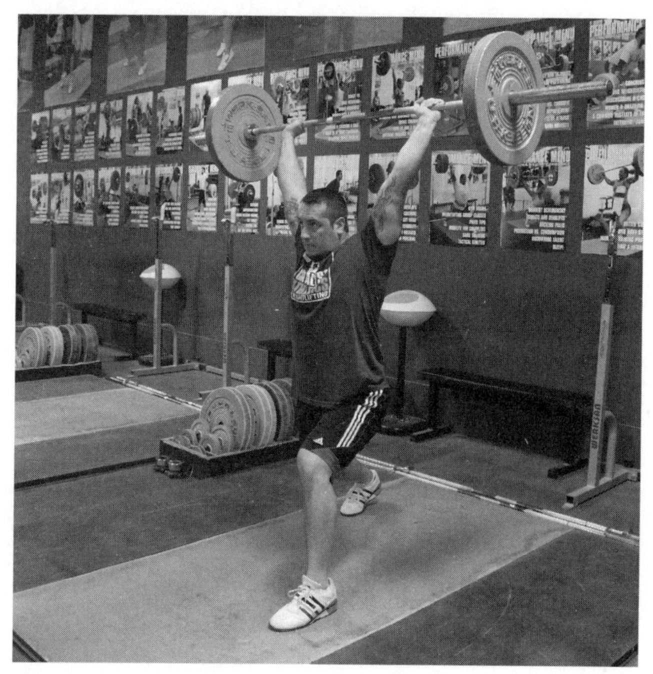

그림 25.5 저크로 바벨을 받는 동작은 아주 정확하고 강력해야 한다.

릎이 발목보다 앞쪽으로 이동하게 되면, 앞으로 향하는 관성에 저항하기가 점점 더 힘들어지면서, 앞으로 이동하는 움직임을 멈출 수 없게 된다. 정강이가 수직 혹은 수직보다 약간 뒤쪽으로 기울어진 강력한 자세에서는, 앞쪽 발로 지면을 강하게 밀어내면서 안정적인 자세를 유지할 수 있다. 그러면서 앞쪽으로 몸이 움직이는 것을 방지할 수 있다.

스내치와 클린에서처럼, 리프터는 리시빙 자세에서 바벨을 안정적으로 잡은 상태에서 바벨이 아래로 떨어지면서 몸이 눌리지 않도록 해야 한다. 바벨을 밀어내면서 과도하게 깊은 스플릿 자세를 만들게 되면, 오버헤드 자세로 락아웃은 잘할 수 있지만, 처음에는 바벨을 제대로 지지하지 못해서 바벨이 아래로 떨어지는 충격을 리프터에게 줄 수 있다. 이렇게 되면 팔굼치가 접히게 되면서 다시 팔꿈치를 신전시켜야 하는 상황이 발생한다. 이런 동작은 안정적이지 못하기도 하지만, 시합에서는 인정되지 않는 동작이다.

스플릿 자세의 깊이는 드라이브 동작을 통해서 바벨이 얼마나 높이 올라가는지와도 관련 있다. 즉, 바벨 무게가 무거울수록, 스플릿 자세가 더 낮아야 하며, 바벨 무게가 가벼울 때는 몸과 바벨 간의 거리가 너무 멀어지지 않도록 스플릿 자세가 상대적으로 높을 수 있다.

리커버리

저크 동작은 무게중심이 가장 높으며, 가장 많은 무게를 들 수 있기 때문에, 리시빙 자세에서 안정성이 많이 떨어지기도 하며, 오버헤드 자세를 유지하면서 일어서는 리커버리 동작을 통해서 리프팅을 마무리할 때 동작의 통제도 쉽지 않다.

저크 리커버리 동작을 할 때 신경 써야 하는 두 가지가 있다. 바로 락아웃시킨 상태로 오버헤드 자세를 유지하는 것과 자세의 안정성을 확보하는 것이다.

락아웃시킨 상태로 오버헤드 자세를 유지하는 것은 꾸준한 노력을 통해서 견갑대를 안정화시켜야 하며, 강하게 팔꿈치를 완전히 신전시켜야 한다. 안타깝게도, 완벽히 락아웃시킨 상태로 오버헤드 자세를 유지하지 못해서, 리커버리 동작을 하면서 팔꿈치에 힘이 빠져 있거나, 완전히 신전시키지 못하는 경우를 많이 보게 된다. 리커버리 동작을 할 때는 몸에 새로운 힘이 전달되기 때문에, 이 힘에 적극적으로 저항을 하지 못한다면, 리프터가 자세를 바로잡으면서 반응할 시간도 가지기 전에 락아웃이 쉽게 무너질 수 있다는 것을 명심해야 한다. 리프팅이 마무리되어서, 바벨을 바닥에 내려놓기 전까지는 락아웃 자세를 최대한 유지하려고 노력하는 것을 습관으로 만들어야 한다.

두 번째로 신경 써야 하는 것은 오버헤드 자세에서 바벨의 안정성을 유지하는 것이다. 스플릿 자세에서 바벨을 오버헤드 자세로 성공적으로 받자마자, 더 이상 추가적인 움직임 거의 없어야 한다(움직임이 많을수록 리프팅을 제대로 수행하지 못한 것이다). 그러나 스플릿 자세에서 일어서는 과정에서 다시 움직임이 생기게 되면, 이때 안정성이 떨어질 가능성이 있다. 여기서 우리는 안정성을 극대화하기 위해서,

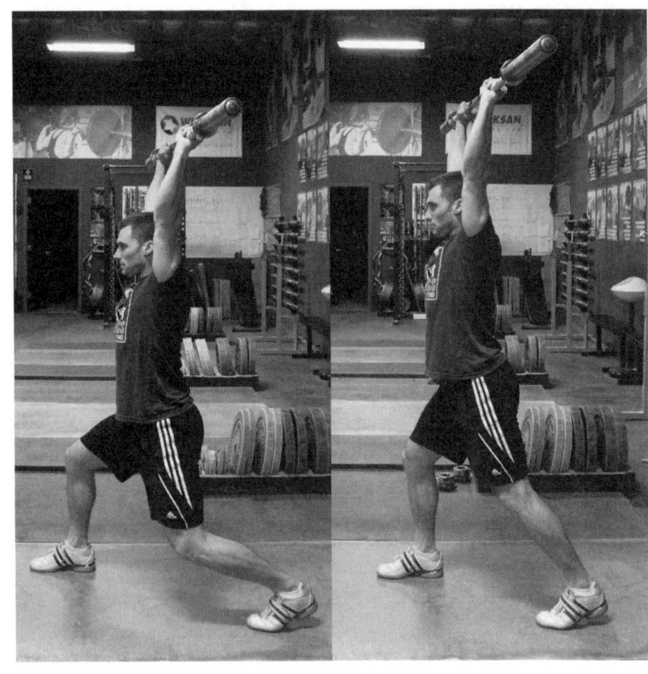

그림 25.6 스플릿 저크에서 리커버리 동작을 할 때는, 바벨 아래쪽에 몸을 고정시켜서 거의 수직 상태를 유지해야 한다. 이렇게 함으로써 바벨의 움직임을 최소화할 수 있으며, 결과적으로 전체적인 안정성을 증가시킬 수 있다.

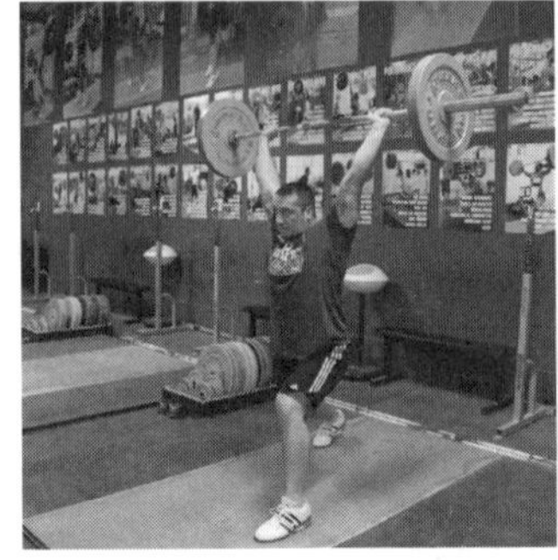

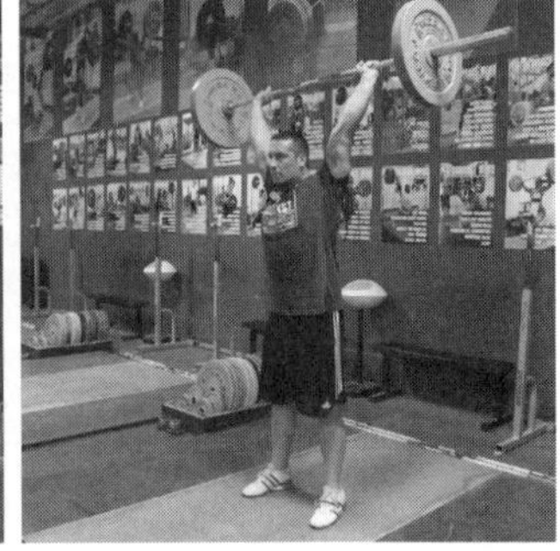

그림 25.7 저크에서 리커버리 동작을 할 때는, 바벨의 움직임을 최소화하면서 안정성과 균형 상태를 유지할 수 있도록 적극적이고 강하게 해야 한다.

바벨의 움직임을 최소화하는 것을 목표로 해야 한다. 이 리커버리 동작과 관련한 내용은 책 앞쪽에서 설명했다. 우선 앞쪽에 있는 발을 앞뒤 발 간격의 대략 1/3 정도 몸 쪽을 당기고 나서 뒤쪽 발을 당겨서 양발을 모으도록 한다. 이렇게 몸을 바벨 아래쪽에 제대로 고정시키면서 바벨의 수평 방향으로는 어떤 움직임도 일어나지 않도록 한다. 리커버리 동작을 하면서 발생하는 바벨의 수평 방향의 움직임은 전체 무게중심에도 상당한 영향을 주면서, 결과적으로 단순히 몸을 움직이는 것보다 훨씬 더 큰 불안정성을 야기한다.

완전히 양발을 모아서 바벨과 정렬시킨 상태로 자세를 통제하면서 일어서야 한다. 그러고 나서야 바벨을 바닥에 내려놓을 수 있다. 시합을 준비하는 선수들이라면 동작을 제대로 통제한 상태에서 리커버리 동작을 마무리하는 부분을 더욱 신경 써야 한다. 시합에서 이렇게 심판이 동작을 확인하고 신호를 보내주기 전까지는 바벨을 바닥에 내려놓을 수 없기 때문이다. 리커버리 동작을 제대로 하지 않고, 오버헤드 자세를 안정적으로 유지하지 않으면서 훈련하게 되면, 오버헤드 자세에 대한 스트렝스, 안정성을 발달시킬 수 없으며, 실제 시합에서도 더 어려운 상황을 마주하게 될 것이다.

바벨 동선

스내치와 클린에서처럼, 저크에서 정확한 바벨의 동선은 심지어 엘리트 선수들 사이에서도 조금씩 다르다. 그러나 모든 성공적인 저크 동작에는 공통점이 있다. 성공적인 저크 동작의 바벨 동선에서 가장 중요한 요소는 바로 바벨이 앞으로 심하게 이동하지 않아야 한다는 점이다. 바벨이 약간 앞쪽으로 이동하더라도 저크 동작을 성공할 수는 있다. 하지만 이때도 스플릿 리시빙 자세에서 충분한 지지면이 확보가 되어야 한다. 그러나 이렇게 바벨이 수직 이동에서 앞으로 살짝 이탈되는 상태에서, 성공적인 저크 동작을 하는 데 제약이 확실히 있기는 하다. 결과적으로, 이 제약을 제거하는 것이 목표인 것이다.

바벨이 균형 상태를 유지한 상태에서 시작한다. 딥 동작에서, 바벨은 수직 방향 밑으로 최대한 깊이 내려간다. 시작과 동일한 수직선상에 있어야 한다. 드라이브 동작에서는, 거의 수직 방향으로 이동하기는 하지만, 약간 뒤쪽으로 이동하는 것이 이상적이다. 팔을 이용해서 바벨을 밀어낼 때, 바벨의 동선은 약간 뒤쪽으로 이어지는 것이 좋다. 오버헤드 자세로 락아웃하면서 최종적인 스플릿 자세를 만들었을 때, 바벨은 아래로 살짝 떨어지게 된다.

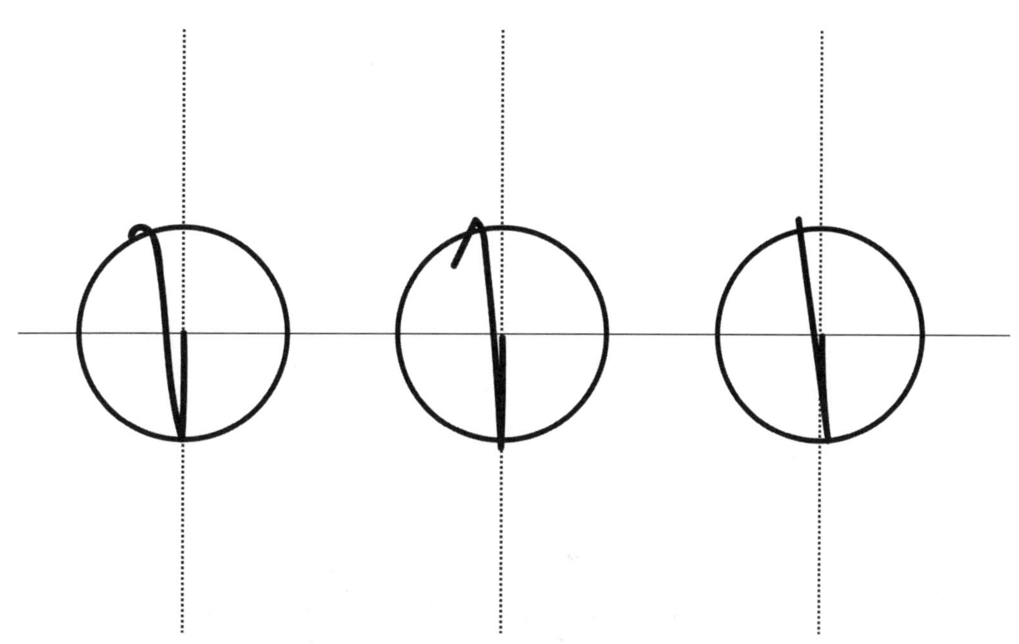

그림 25.8 서로 다른 체급의 기술적으로 뛰어난 세계 정상급 선수들의 성공적인 저크에서의 바벨 동선을 그림으로 그린 것이다. 조금씩 다르기는 하지만, 한 가지 분명한 것은 바벨의 기본적인 동선 형태는 모두 충족시키고 있다는 것이다.

클린 앤 저크

이제 우리는 클린 동작과 저크 동작 모두 익숙해졌다. 클린 앤 저크는 클린 동작과 저크 동작을 하나의 동작으로 이어준 것이지만, 개별적으로 동작을 진행하는 것과 하나의 동작으로 이어서 하는 것은 상당히 다르다. 클린 동작도 육체적으로, 정신적으로 꽤 부담이 되지만, 클린 앤 저크 동작은 각각의 동작에 대한 엄청난 스트렝스와 훈련을 필요로 하기 때문에, 훨씬 더 부담이 되어 힘들다. 무거운 무게로 클린 동작을 하고 나면 상당한 피로가 발생해서 이후에 저크 동작을 하는 것도 쉽지 않다.

이 두 가지 동작을 클린 앤 저크라는 하나의 동작으로 진행하는 데 있어서 몇 가지 분명히 해야 할 필요가 있다. 클린 동작에서 저크 동작으로 전환될 때 발의 위치, 랙 자세(그립 넓이 포함) 이렇게 두 가지가 바뀌게 된다.

앞에서 언급했듯이, 어떤 사람들은 클린 리시빙 자세와 저크 드라이브 자세에서의 발 위치가 거의 차이가 없거나 동일한 경우도 있다. 이런 경우는, 발의 위치가 동일하기 때문에, 동작이 전환되면서 크게 바뀌는 부분이 없다. 그러나 대부분의 경우는, 클린 리커버리 이후에, 발을 다시 모아서 드라이브 자세를 만들어서 저크 동작을 준비한다. 이렇게 발을 모으는 동작은 자신이 편안하고 안정적으로 느끼는 방식으로 하면 된다.

사실, 더 중요한 부분은, 클린 랙 자세에서 저크 랙 자세로 바뀌는 부분이다. 바벨 아래로 손을 더 깊이 집어넣고 팔꿈치를 밑으로 그리고 바깥쪽으로 위치시킨다. 몇 가지 방법으로 이 동작이 가능하다. 가끔씩, 서 있는 상태에서 바벨이 전혀 움직이지 않은 상태에서, 손의 위치를 바꾸는 경우도 있다. 그러나 바벨의 무게가 어느 정도 나가는 상태에서는 쉽지 않다. 일반적으로는, 손을 바벨 아래로 더 깊숙이 밀어 넣기 위해서, 짧게라도 어깨에 바벨의 무게가 실리지 않는 것이 좋다.

클린 동작을 하고 일어선 다음, 손과 팔꿈치의 위치를 조정해서 저크 동작을 준비하는 데 상당히 시간을 쓰는 사람들도 종종 있다. 이것은 이미 어느 정도 몸이 지쳐 있는 상태에서 엄청난 에너지 낭비이다. 이렇게 자세를 조정하는 시간이 길면 길수록, 피로감이 증가하고 자신감이 떨어지면서 저크를 실패할 가능성도 더 높아지는 것이다. 클린 랙 자세에서 무거운 무게를 들고 있게 되면, 육체적으로도, 정신적으로도 큰 타격을 받게 된다. 무거운 무게가 몸을 아래로

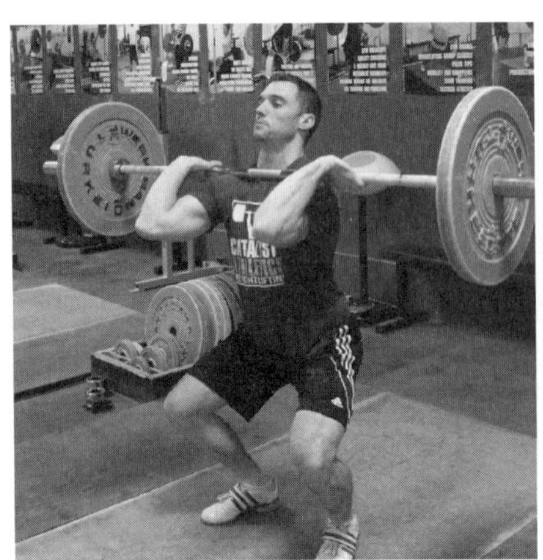
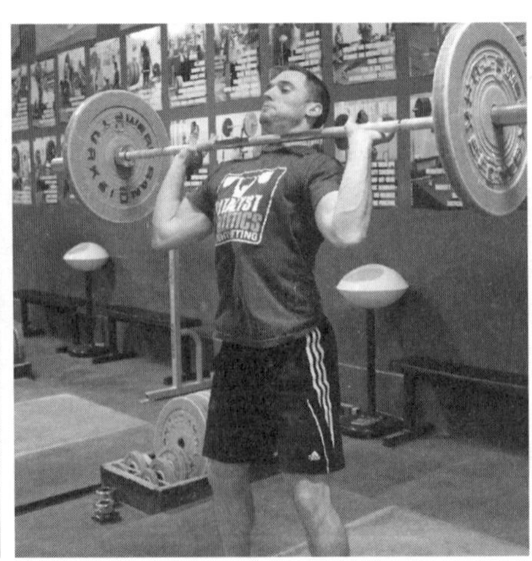
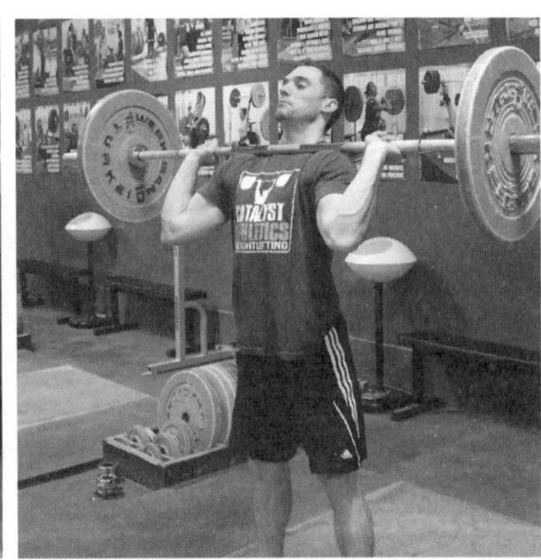

그림 26.1 어깨에서 바벨을 살짝 띄우기 위해서 클린 리커버리 동작을 할 때 발생하는 탄성을 이용해서 랙 자세를 조정하는 것이 좋다.

누르는 상태에서, 자세를 유지하려는 시간이 길어질수록, 드라이브 동작을 통해서 바벨을 머리 위로 성공적으로 밀 수 있겠다는 자신감이 더 떨어지게 된다.

클린 동작을 하고 일어서게 되면, 빠르게 딥 동작을 하면서 다리를 튕겨주면서 바벨을 어깨에서 살짝 띄우게 된다. 그리고 바벨 더 밑에서 손으로 바벨을 밀어낼 수 있는 공간을 확보한다(이때 그립도 조정해서 더 넓게 혹은 좁게 만든다). 팔꿈치는 원하는 만큼 아래로 이동시키고 바깥쪽으로 향하도록 한다. 저크 랙 자세를 다시 만들어서 바벨을 다시 어깨 위에 얹게 되면, 이제 저크 동작을 할 준비가 된 것이다. 이 기술은 효과가 있으며, 다른 선택 방안이 실패했을 때 혹은 클린 리커버리 동작이 힘들어서 저크 동작까지 신경 쓸 수가 없고 단지 일어서는 동작에만 집중해야 하는 사람들에게는 대비책이 될 수도 있다. 그러나 불필요하게 시간과 에너지를 많이 쓰는 방법이기도 하다.

대신에, 클린 리커버리 동작을 하면서 발생하는 탄성을 이용해서 바벨을 위로 튕겨낼 수도 있다(그림 26.1). 이 방법이 앞에서 설명한 방법보다 훨씬 더 빠르며 에너지의 낭비를 막을 수 있다.

클린 리커버리 동작을 하면서 바벨 아래에 있던 한쪽 손 혹은 양손 모두가 빠져나갈 수도 있다. 하지만 바벨이 어깨 위에서 동일한 랙 자세로 유지만 된다면 실패한 리프팅은 아니다(바벨이 미끄러져서 가슴 쪽으로 떨어져서 다시 어깨 위로 들어올려야 하는 상황은 실패한 리프팅으로 본다). 그리고 저크 동작을 위해서 그립을 다시 조정할 수도 있다. 하는 방법은 손의 위치를 조정하는 것과 동일하다. 다리를 빠르게 튕겨서 바벨이 잠시나마 어깨에서 떨어지도록 하는 것이다. 양손 모두가 바벨에서 미끄러져 나간 경우는, 바벨이 바닥으로 떨어질 가능성을 최소화하기 위해서, 한 번에 한 손씩 그립을 조정하는 것이 좋다. 이때는 팔을 최대한 들어올려서 바벨이 안정적으로 어깨 위에 위치할 수 있도록 하는 것이 좋다. 바벨이 미끄러져서 떨어졌다가, 다시 자세를 조정하면서 바벨을 들어올리는 것은 시합에서 규칙 위반이다.

클린 동작에서 저크 동작으로 전환할 때의 시간이 짧기는 하지만, 이 순간에도 충분히 인내하면서 저크 동작을 준비해야 한다. 이때는 양발로 올바른 균형 상태와 랙 자세를 유지하고, 몸통을 안정화시키기 위해서 호흡도 조절해야 한다. 그리고 성공적인 리프팅을 위해서 정신적인 준비도 필요하다.

정신적인 준비에 대해서 과소평가하는 경우가 많다. 클린의 리커버리 동작은 엄청나게 육체적, 정신적으로 부담이 된다. 저크 동작만큼 무거운 무게를 머리 위로 들어올리는 리프팅 동작은 없다. 그렇기 때문에 엄청난 자신감과 노력이 요구된다. 적지 않은 선수들이 자신이 충분히 성공할 수 있음에도 불구하고, 클린 동작을 하면서 사기가 저하되면서, 저크 동작을 할 때도 정신적으로 준비가 되지 않아서 실패하는 경우가 많다.

저크 동작은 단 한 번만 시도할 수 있다. 일단 딥 동작을 시작했다면, 그 한 번의 시도에 완전히 전념해야 한다.

자세의 오류 교정

스내치, 클린 혹은 저크 동작에서 기술적인 오류를 교정하는 것은 여러 측면에서 상당한 노력을 요한다. 그리고 발생할 수 있는 오류의 종류도 상당하기 때문에, 많은 사람들에게 아주 힘든 부분이기도 하다. 그러나 다른 많은 복잡한 문제들처럼, 핵심이 되는 원칙들만 제대로 이해하게 된다면 오류를 교정할 수 있는 능력이 상당히 증가할 수 있다. 이렇게 개념적으로 기초를 이해하고 있다면 단순히 특정 실수에 적용될 수 있는 접근법을 암기하기보다는 코치가 효과적으로 발생 가능한 오류를 교정할 수 있다. 평범한 코치와 위대한 코치의 가장 큰 차이점 중 하나가 발생한 오류의 원인 알아낼 수 있을 뿐만 아니라 그 리프터를 위해서 교정을 아주 간단하게 진행할 수 있는 능력이다.

리프팅의 기술적인 오류를 교정하는 가장 중요한 코치의 능력 중 하나가 바로 리프팅의 역학을 제대로 이해하는 것이다. 이 이해 능력은 오류를 제대로 발견하고, 진단해서 제대로 된 교정까지 가능하게 해준다. 이런 능력이 없다면, 그 코치는 단지 다른 사람의 내용을 따를 수밖에 없는 것이다. 대신에, 실제로 웨이트리프팅 훈련을 하는 과정에서 다양한 상황에 직면할 가능성이 있기 때문에, 이런 코치는 스스로 그 내용을 진행하면서, 실제로 일어날 가능성이 있는 오류를 교정하는 전략을 고민해서 만드는 것을 목표로 해야 한다.

이 책의 앞에서 설명한 모든 내용들이 이런 기초 원칙을 이해하는 데 있어서 일부가 된다. 게다가 모든 사람들이 리프팅을 배우는 과정에서 잠재적으로 교정에 도움이 되는 훈련 내용을 제공받을 수 있다. 이런 내용들이 리프팅의 특정 동작을 기술적으로 실행하는 데 필요한 구체적인 내용을 알려주게 된다. 결과적으로, 이런 내용을 감안해서 그 동작을 하는 데 있어서 적절하지 못한 부분을 교정해주기도 한다. 그리고 이 훈련은 특정 문제점들을 가장 적절하게 해결할 수 있는 유용한 훈련 방식을 제공해줄 수도 있다.

이렇게 훈련을 하는 과정에서, 동일한 코칭에 대해서 선수들의 반응은 상당히 다를 수 있다는 점을 받아들이는 것이 중요하다. 누군가에게 효과가 있었던 방법이 다른 누군가에게는 효과가 없을 수도 있다. 코칭의 예술은 어떤 선수에게라도 성과를 향상시켜줄 수 있는 방법을 찾을 수 있는지에 달려 있다. 그리고 이것은 리프팅의 기술적인 원리에 대한 철저한 이해를 바탕으로 똑똑하게 훈련해야만 가능하다. 선수들의 필요에 따라서 훈련 접근법을 조정하는 것은 전적으로 코치의 책임이다.

기술적인 부분에 대한 교정은 실용성에 초점을 둬야 한다. 다시 말해서, 선수에게 부담이 되는 지나치게 많은 정보를 제공해주지 않고서도 실제로 바로 훈련에 적용할 수 있는 내용들로 지도를 하는 것이 좋다. 만약 선수가 이 부분을 이론적으로 이해하길 원한다면, 기술적인 훈련을 하는 시간이 아닌 다른 기회에 이론과 자세한 내용들은 전달하는 것이 좋다. 그렇지 않은 상황에서, 이런 추가적인 정보들은 훈련 과정을 더욱 복잡하게 만들게 되며, 선수의 시야를 좁게 만들 수도 있다. 특히, 선수들이 이런 정보들을 제대로 이해하지 못한 상태이거나, 심지어 의도한 것과는 반대로 해석을 해버리는 경우에는 부작용이 더 심해지며, 이는 실제로 많이 일어나는 상황이다.

어디서부터 시작할까?

어떤 선수가 단 한 가지의 결점만을 가지고 있는 경우는 드물다. 비록 한 사람이 하나의 오류를 반복적으로 보여주고, 심지어 계속 그 오류를 시도하는 경우에도, 실제로는 언제나 추가적인 문제들을 동반하는 경우가 많다. 이것은 일반적으로 한 가지 움직임의 일부분에서 발생하는 오류가 보상작용과 함께 다른 부분에서 오류를 발생시키기 때문이다(가끔은 다른 오류 자체가 보상작용의 결과인 경우도 있다).

리프팅 훈련을 처음 시작할 때는, 동작을 반복할 때마다 발생하는 오류의 수가 증가할 수도 있으며, 심지어 계속 시도할 때마다 더 다양해질 수도 있다. 이때, 아주 사소하고 지엽적인 오류들인 경우는 매번 그 내용이 바뀔 수도 있지만, 핵심 오류들은 반복적으로 일어나는 경향이 있다. 이런 핵심 오류들을 가장 우선순위로 교정하면서 해결해야 한다. 그렇지 않으면 이후에 사소한 오류들을 교정하는 데도 많은 시간과 노력이 들 수 있다. 가끔씩은 이런 핵심적인 오류 때문에 발생한 사소한 오류를 제거하지 않는다면, 핵심적인 오류를 교정한 효과가 감소하는 경우도 있다. 선수들이 훈련을 통해서 발전하면서, 오류의 종류는 줄어들지만, 그 오류의 정도는 심해질 수도 있다. 그러나 이러한 오류들이 더 오랫동안 방치될수록, 이 오류를 교정하는 것이 더욱 힘들어지게 된다.

핵심이 되는 오류들부터 교정한 이후에 사소한 오류들을 교정하면 된다. 또한 기술적인 오류들을 교정하는 과정에서 일반적으로 움직임에서 오류들이 발생하는 순서에 따라 교정하는 경우도 있다. 다시 말하지만, 하나의 오류는 거의 항상 다른 오류를 만들어내게 된다. 초반에 오류들을 교정하게 되면 이후에 발생할 수 있는 오류의 원인을 함께 제거하는 효과도 가끔씩 있다. 예를 들어, 만약 스내치 혹은 클린을 시작할 때 체중이 너무 발 앞쪽에 있다면, 이 때문에 일반적으로 바벨이 몸에서 멀어질 수도 있다. 이렇게 바벨이 몸에서 멀어지는 현상이 좋지 못한 균형 상태 때문인데, 이 부분을 제대로 이해하지 못한 상태에서 단지 바벨을 몸쪽으로 더 적극적으로 당기는 것에만 집중한다면, 오류의 원인을 제대로 파악하지 못한 것이다. 이렇게 오류에 대한 분석이 정확하지 못한 상태에서 교정에 필요 이상으로 시간과 노력을 투자한다면, 이 오류의 원인 때문에 오히려 다른 오류가 계속 발생할 수도 있다. 대신에, 이 오류의 원인이 되는 부적절한 균형 상태를 초기부터 교정하게 되면, 그 오류뿐만 아니라, 이 오류 때문에 부가적으로 발생할 수 있는 사소한 잠재적 오류들까지도 사전에 제거할 수 있다.

마지막으로, 사람은 매우 제한된 오류에만 집중하고 해결할 수 있다는 점을 이해하는 것이 중요하다. 특정 사람이 특정 동작의 리프팅을 할 때 얼마나 많은 오류가 발생하는지 찾아내서 알고 있더라도, 한 번에 한두 가지 오류에만 집중할 수 있도록 해야 한다. 이것은 매번 동작을 할 때마다, 혹은 세트 더 크게 본다면 전체 훈련 세션에도 적용되는 내용이다. 만약 어떤 오류를 우선적으로 교정해야 할 오류가 정해져 있다면, 집중해야 할지 정하는 것은 절대로 문제가 되지 않는다. 특정 오류에 대한 교정 훈련에 집중하고 방해받지 않기 위해서는 교정하는 오류를 제외한 나머지 오류들에 대해서는 언급조차 하지 않는 것이 좋다. 당연히 선수가 자신이 직접 확인한 오류에 대해서 코치에게 문의를 할 수도 있다. 이런 경우는 이 오류를 교정할 수도 있다. 그러나 가장 높은 우선순위에 해당하는 문제들에 더 집중하면 할수록, 더 빠르게 오류들을 교정할 수 있게 된다. 선수들이 더 많은 실수를 인지하면 할수록, 그 선수들은 그 실수 때문에 더 좌절하거나, 압도될 가능성도 높아진다. 결과적으로 교정 훈련의 효과가 많이 떨어지게 될 것이다. 그렇기 때문에 한 번에 너무 많은 오류들을 선수들에게 언급하고 교정하기보다는 우선순위대로 하나씩 교정을 진행하는 것이 좋다.

오류의 형태

우리는 기술적 오류를 개념적인 오류와 실제적인 오류 이렇게 2가지로 나눠볼 수 있다. 개념적인 오류는 무엇인가를 하는 방법을 모르거나(즉, 지도를 받은 적이 없는 경우), 적절하지 못한 지도와 잘못된 이해로 인해서 올바르게 배우지 못해서 발생하는 오류이다. 실제적인 오류는 리프팅에 대해서 개념적으로 올바르게 이해를 한 상태이지만, 이해한 부분을 적절히 실행하지 못해서 발생하는 오류이다. 리프터가 기술적으로 성장함에 따라서 개념적 오류보다는 실제적인 오류의 비중이 더 커지게 된다.

오류의 형태에 따라서 교정하는 방법은 다르다. 개념적 오류를 교정하는 방법은 상대적으로 간단하다. 교육하고 또 교육하고 연습하는 것이다. 실제적인 오류의 경우는 코치와 리프터 모두 더 많은 노력이 필요한 부분이다. 무엇이 문제이며, 그 문제의 원인이 무엇인지 찾아내는 것이 첫 번째이다. 이 부분이 가장 어려운 단계이기도 하며, 리프팅에 대한 역학과 올바른 기술을 어느 정도로 코치가 잘 이해하고 있는지에 달려 있다. 다음으로, 리프터의 오류를 교정할 수 있는 방법을 고민해서 만들 수 있어야 한다. 이것이 선수와 그 선수가 가지고 있는 오류에 가장 적합한 교정 운동이나 훈련이 될 것이다. 그리고 이것 역시도 코치의 리프팅에 대한 이해 정도뿐만 아니라 코치가 실제로 그 교정 운동이나 훈련을 실행해본 이전 경험에 달려 있다고 할 수 있다. 마지막으로, 이런 교정 운동이나 훈련을 실행하는 것이다. 실제로 만족할 만한 성과를 경험할 때까지, 코치는 이 교정 운동을 언제 그리고 어떻게 진행할 것인지에 대해서 결정해야 한다.

관찰

선수의 움직임을 평가할 때 어떻게 코치가 관찰하면 좋을지는 코치가 집중하고 있는 움직임 그 자체와 그 움직임의 요소들에 따라서 달라진다. 일반적으로는 처음 관찰할 때는 전체적인 부분에 집중하기 위해서, 사선 각도에서 좀 거리를 두고서 관찰하는 것이 좋다. 이렇게 하면 전체적인 리프팅을 관찰하기 위해서 시선을 계속 옮길 필요가 없이, 전체적인 움직임을 쉬운 각도에서 확인하는 것이 가능하다. 이렇게 움직임을 관찰하기 시작하면서 코치는 우선적으로 교정할 필요가 있는 특정 부분을 더 자세히 관찰하기 위해서 필요한 관찰 위치로 이동할 수 있다.

예를 들어, 만약 바벨 동선이 문제라면, 코치가 리프터의 측면에 서서 정확하게 평가하고 문제의 원인이 무엇인지 판단할 수 있다. 이렇게 실시간으로 관찰하는 데 있어서, 영상 촬영을 통해서 느린 화면이나 영상에 선을 그으면서 분석하게 되면, 문제가 되는 특정 오류를 진단하는 데 도움이 된다. 그러나 이런 도구들이 중요한 역할을 하기는 하지만, 코치가 이런 도구들에게 지나치게 의존하지는 않도록 해야 한다.

언제 교정할까?

우리가 리프팅 기술을 교정하는 부분에 대해서 말하고 있다는 것 자체가, 우선 기본적으로 필요한 동작은 배우고 훈련된 상태라고 생각할 수 있다. 다시 말해서, 리프터가 리프팅 자체에 대한 교육, 기본적인 움직임 발달 그리고 운동 능력에 주로 초점을 맞춘 입문 프로그램이라기보다는 본격적인 훈련 프로그램으로 들어간 상태라고 볼 수 있다.

만약 오류가 많이 존재한다면, 우선은 단지 한두 개의 리프팅 부분 동작에 집중해서 이에 적합한 교정 훈련을 진행하는 것이 가장 좋다. 예를 들어, 일주일에 5일을 훈련한다고 하면, 5일 중 2일은 단지 교정 훈련에 집중하는 기술 훈련을 하며, 나머지 3일은 정상적인 리프팅 훈련을 하는 것이다. 기술에 집중한 훈련은 리프터가 부적절한 움직임으로 훈련을 계속 이어가는 상황을 피할 수 있도록 적절히 수정되는 것이 좋다.

오류가 많지 않은 상황이라면, 현재 진행하고 있는 훈련 프로그램에 교정 훈련을 추가할 수도 있다. 이 방식은 훈련 프로그램이나, 오류의 종류, 가능한 시간 그리고 교정 훈련의 성격에 따라서 달라질 수 있다.

기술 훈련을 먼저 하고 본 훈련을 하는 방식은 매우 효과적이다. 리프팅을 시작하기 직전에 교정하길 원하는 부분에 적합한 교정 훈련 선택해서 먼저 진행하는 것이다. 예를 들어, 스내치의 세 번째 풀 동작을 더 강하고 정확하게 하고 싶다면, 스내치 훈련을 하는 날에 스내치를 본격적으로 시작하기 전에, 톨 스내치를 3번씩 3~5세트 정도 먼저 진행하는 것이다. 이렇게 하면 교정 훈련 자체의 효과도 있지만, 이후에 본 운동에서 스내치 동작에도 많은 도움이 된다. 그러면서 교정된 동작이 더 강화될 수 있다.

어떤 경우라도, 기술적인 부분에 대한 교정 훈련은, 가장 집중을 잘할 수 있는 프로그램 초반에 하는 것이 좋다. 스트렝스를 위한 교정 훈련의 경우는 훈련 동안에 누적된 피로로 인해서 기술 훈련에 부정적인 영향을 주지 않는다면 프로그램을 마무리하고 나서 진행해도 된다.

어떤 경우에는, 기술적인 오류가 있는 부분을 해결하기 위해서 프로그램 자체를 약간 수정할 수도 있다. 예를 들어, 바닥에서 스내치를 훈련하는 날이라면, 단지 스내치만을 하기보다는 스내치+오버헤드 스쿼트 2가지 동작을 함께 진행하면서, 추가적으로 오버헤드 스쿼트에 필요한 스트렝스와 안정화 훈련을 진행하는 것이다. 혹은 스내치 풀+행 스내치 이렇게 2가지 동작을 함께 진행하면서 본인이 필요한 부분을 충족시킬 수 있다. 이렇게 기존 훈련 프로그램을 약간 수정하게 되면 추가적으로 더 시간을 할애해서 교정 훈련을 할 필요가 없다. 그러면서 기존 훈련의 근본적인 효과도 함께 누릴 수 있다.

다시 말하지만, 훈련 프로그램을 진행하면서 선수가 제대로 집중할 수 있도록, 교정해야 하는 오류의 수를 제한하는 것이 좋다. 그렇지 않으면 훈련의 효과가 떨어지게 될 것이다. 이렇게 단지 몇 가지 오류만 집중해서 교정 훈련하는 장점 중에 하나는 일반적으로 집중해야 하는 부분이 줄어들게 되면서 결과적으로 신경계 측면의 스트레스와 정신적인 스트레스도 상당히 줄어들게 된다는 것이다. 동작을 나눠 단순화시키면서, 직접 동작을 수행하기 쉬워지는 것이다. 이 훈련은 단지 기술적인 부분에 초점을 두기보다는 반복 횟수를 훨씬 더 늘리거나, 더 다양한 동작으로 구성해서 진행할 수도 있다. 개념적인 부분에 대해서 학습을 함께 하면서 특정 리프팅 동작을 직접 많이 연습할 수도 있다.

어떻게 교정하면 될까?

교정하는 방법은 코치의 경험과 기호에 어느 정도 달려 있다. 하지만 가장 큰 영향을 주는 부분은 바로 환경이다. 문제가 되는 부분의 성격과 정도, 선수의 기질, 가능한 시간과 에너지, 어느 정도 교정 우선순위에 있는지 그리고 훈련 프로그램의 구체적인 내용이 포함된다.

앞에서 설명했듯이, 개념적인 오류와 실제적인 오류를 교정하는 방법은 서로 다르다. 개념적인 오류는 리프팅을 할 때 말로 지도를 하고 설명하면서 교정이 가능하다. 훈련을 시작하기 직전에, 한두 가지 오류에 집중을 해서 말로 지도를 하는 것이다. 그러면서 훈련을 진행하는 동안에 그 부분을 보완하고 강화하는 것이다.

실제적인 오류는 더 포괄적으로 개입해서 교정할 필요

가 있다. 이때는 앞에서 설명한 다양한 전략을 포함시킬 수도 있다. 오류 교정에 필요한 기술적인 훈련과 본 훈련을 같이 할 수 있게 동작을 구성하거나, 특정 교정 운동을 독립적으로 진행할 수도 있다. 리프팅 동작 자체를 필요한 대로 수정해서 진행할 수도 있으며, 여러 동작을 모아서 한 동작으로 진행하는 방법도 있다. 어떤 경우든, 첫 번째 단계는 문제를 확인하고 그 원인을 진단하는 것이다. 비록 이 책에서 다루는 구체적인 오류에 관한 내용들이 이제 막 코치를 시작하는 사람들이 오류의 원인을 더 빠르게 찾는 데 도움이 되기는 하지만, 이것은 사실 리프팅에 대한 역학과 기술에 대한 충분한 경험과 이해가 있어야만 가능한 것이다.

다음으로, 교정 훈련을 할 때 제대로 집중할 수 있게 어떤 방식으로든 그 문제를 분리시킬 필요가 있다. 예를 들어, 만약 스내치 턴오버 동작을 마무리할 때 바벨을 향해서 펀치를 날리는 동작이 느린 상황에서, 단순히 코치가 선수에게 스내치 동작을 할 때 바벨을 향해서 펀치를 해라라고만 말하는 것은 그렇게 효과적이지 못할 것이다(물론 이것 역시 전체적인 전략에서 일부분일 수는 있다). 더 효과적인 방법은 그 문제를 따로 분리하여 집중해서 몸으로 직접 그 움직임만을 연습할 수 있는 기회를 제공하는 것이다. 이런 경우에는, 스내치 밸런스 동작을 훈련 프로그램에 추가하는 것도 괜찮다. 드롭 스내치 혹은 스내치 밸런스 동작을 스내치 동작과 묶어서 하나의 동작으로 구성해서 기술 훈련과 본 훈련의 효과를 동시에 경험할 수도 있다.

필요하다면, 그러고 나서 이렇게 분리시켜서 연습했던 동작을 완전한 리프팅 동작에 다시 포함시켜서 진행할 수도 있다. 위 사례처럼 훈련을 하면서, 드롭 스내치나 스내치 밸런스 동작이 충분히 좋아지게 되면, 톨 스내치 혹은 딥 스내치 동작으로 변경해서 진행하도록 한다. 그러면서 리프터는 드롭 스내치와 스내치 밸런스에서 향상된 기술들로 실제로 세 번째 풀 동작을 할 때 바벨을 향해서 펀치를 하는 동작에 통합시킬 수 있다. 하지만 여기서도 여전히 동작을 나눠서 진행함으로써 특정 부분에 집중할 수 있다.

앞에서 진행한 단계 대신에 혹은 앞에 단계를 진행한 후에, 여러 가지 교정 훈련을 합쳐서 하나의 동작처럼 구성을 하는 것이다. 예를 들어, 딥 혹은 하이 행 스내치+스내치와 같이 여러 동작을 하나의 동작으로 구성하는 것이다. 첫 번째 동작에서 턴오버 동작을 마무리하는 부분에 더 집중하게 되고, 이후에 완전한 스내치 동작에 통합시키는 것이다.

실제적인 오류를 교정하는 데 고려해야 하는 또 다른 부분은 특정 자세에서 스트렝스 부족이 그 오류와 관련 있는 것은 아닌지이다. 이것의 정확한 사례가 될 수 있는 부분이 바로 두 번째 풀 동작을 하면서 너무 빨리 고관절을 신전시키려고 하는 모습이다. 물론 이것이 단순히 기술적 오류로 인해서 발생하는 것이라서, 말로 설명하고 추가적인 훈련을 통해서 해결될 수도 있다. 하지만 이것이 단순히 기술적인 오류가 아니라, 이 자세를 유지할 수 있는 스트렝스가 부족해서일 수도 있다. 즉, 무거운 무게로 스내치 혹은 클린 동작을 할 때, 특정 자세에서 바벨을 들고 자세를 유지할 수 있는 신체적인 능력이 부족할 수도 있는 것이다. 이런 경우는 단순히 말로 설명하고 훈련을 한다고 해서 교정될 수 있는 것은 아니다. 이 자세에서 나타나는 문제를 해결하기 위해서 스트렝스 훈련을 추가적으로 함께 해주는 것이 반드시 필요하다. 예를 들어, 홀팅 스내치 데드리프트 혹은 세그멘트 스내치 풀 동작을 활용할 수 있다.

동작 반복 양과 질

교정 운동을 하면서 동작을 반복할 때는 그 동작의 질이 아주 중요하다. 코치와 선수들은 많이 훈련하면 할수록, 효과가 좋다고 믿고 있어서, 동작의 질이 떨어지는 것을 감안하면서도 동작을 많이 반복하는 것에만 신경 쓰는 경우가 자주 있다. 이렇게 단순히 운동량에만 집중하는 접근법은 두 가지 문제점이 있다. 어떤 동작의 질이 부족하기 때문에 그 부분을 보완하고 개선하는 것이 교정 운동의 목적이다. 그런데 동작의 질이 여전히 부족한 상태로 반복만 많이 하게 되면, 절대로 교정하려는 부분이 개선될 수가 없다. 이것이 첫 번째 문제점이다. 두 번째 문제는, 첫 번째 문제 때문에 발생하는 부분이다. 잘못된 자세로 수없이 반복하면 결국 교정해야 하는 동작에 우리 몸이 적응하고 익숙해지는 것이다. 이런 잘못된 움직임 패턴들은 진짜 올바른 움직임 패턴과 충돌이 일어나면서, 오히려 올바른 움직임 패턴을 만드는 것을 더욱 어렵게 한다. 그 동작을 아예 한 번도 경험하지 못한 경우보다 오히려 잘못된 동작을 연습한 경우가 훨씬 더 교정이 힘들다. 다시 말해서, 연습할 때 이 접근법은 효과적이지 못하다. 오히려 역효과가 발생한다. 동작 연습을 하는 반복 횟수를 줄이고 더 정확하게 동작을 연습하는 것이 훨씬 더 효과적이다.

긍정적인 지도

개념적인 오류 혹은 실제적인 오류 중 어떤 오류를 교정하든, 긍정적인 지도로 마무리할 필요가 있다. 긍정적인 지도는 3가지 요소를 포함하고 있다. 첫 번째는 선수에게 무엇을 하지 말지가 아니라 무엇을 해야 하는지를 말해줘야 하는 것이며, 두 번째는 지도하는 내용과 동작이 일치해야 한다.

그리고 마지막으로 채찍과 당근을 함께 주되 결국은 전체적으로는 긍정적인 피드백을 주는 것이다.

만약 어떤 사람이 리프팅을 잘못된 자세로 하고 있다면, 아마도 그 사람은 그 잘못된 자세를 어떻게 교정해야 하는지 모르고 있는 상태라고 조심스럽게 추측해볼 수 있다. 여기서 그 사람에게 잘못하고 있는 동작에 대해서 단순히 그렇게 하지 말라고 하는 것은 그렇게 좋은 방법이 아니다. 당사자도 잘못된 자세라는 것을 이미 알고 있을 가능성도 있다. 비록 무엇을 잘못하고 있는지 모르고 있다 하더라도, 자신이 단순히 무엇을 잘못하고 있는지 알게 되는 것은 어떻게 하면 잘못된 동작을 교정할 수 있는지에 도움이 되지 않는다.

대신에, 무엇을 하지 말아야 할지가 아니라 무엇을 해야 할지 알려주면서 직접 몸으로 경험할 수 있도록 해줄 필요가 있다. 예를 들어, 스내치, 클린 동작을 하면서, 바벨이 몸에서 멀어진다면, 그대로 놔두지 말라고 당사자에게 말해줄 수도 있다. 그러나 이렇게 하면 효과가 그렇게 크지는 않을 것이다. 당사자는 바벨이 멀어지는 것 대신에 무엇을 해야 하는지 알 필요가 있다. 그러기 위해서는, 우리는 그 원인을 확인할 필요가 있다. 팔꿈치에 너무 힘을 주고 있는 것은 아닌지, 바벨과 몸 사이에 너무 많은 공간을 둬서 고관절을 펴면서 바벨이 세게 부딪쳐서 그런 것은 아닌지, 세 번째 풀 동작을 하면서 올바른 자세로 충분히 강하게 상체를 활용하지 않는 것은 아닌지. 여러 측면에서 접근해야 한다.

일단 원인을 확인했다면, 이에 맞는 적절한 지도가 필요하다. 예를 들어, 세 번째 풀 동작에서 역학적으로 잘못된 부분이 있다면, 단지 리프터에게 바벨이 몸에서 멀어지도록 들어올리지 말라고 하기보다는, 턴오버 동작을 할 때 바벨을 최대한 몸에 가까운 상태로 유지하기 위해서, 팔꿈치를 위로 그리고 바깥쪽으로 당기라고 할 수 있다. 이렇게 하면서 리프터 자신이 해야 하는 동작을 분명하게 알면서 시도할 수 있게 된다. "최대한 바벨을 가까이 유지해"와 같이 명확하지 못한 지도가 효과적인 시기도 앞으로 있을 것이다. 이 경우는 코치와 선수 모두가 이미 어떻게 하면 정확하게 동작을 할 수 있는지에 대한 연습이 된 상태이다. 그렇기 때문에 이 경우는 실제적인 동작에 대한 지도보다는 다시 그 동작에 대해서 상기시키려는 목적이라고 볼 수 있다.

두 번째 요소인 지도하는 내용과 동작을 일치시키는 것은 실제 리프팅과 리프터가 해야 하는 동작이 반대가 되기보다는 일치할 수 있도록 지도하는 것을 의미한다. 예를 들어본다면, 스내치와 클린 첫 번째 풀 동작을 하는 동안에 어깨에 비해서 엉덩이가 너무 빨리 올라가는 사람이 있다면, 단순히 엉덩이를 낮추라고 말하기보다는, 가슴을 든 상태를 유지하라고 하는 것이다. 이 경우에는, 엉덩이를 낮추거나, 가슴을 들어올리는 두 동작 모두 우리가 원하는 동작이기는 하지만, 두 번째 동작이 실제 움직임과 더 일치한다고 볼 수 있다. 즉, 실제로 위로 움직이는 동작에서 무엇인가 똑같이 위로 움직일 수 있는 지도를 통해서 실제 동작과 지도하는 내용을 일치시키는 것이다.

마지막으로, 선수에 대해서 얼마나 당근과 채찍을 주는지 인지하면서 이 둘의 균형을 맞추는 것이 중요하다. 선수의 동작에 비록 기술적인 오류가 있다 하더라도, 분명 잘한 부분도 있을 것이다. 만약 모든 선수들이 자신이 잘못한 점에 대해서만 듣게 된다면, 비록 코치가 의도한 것은 아니라도, 선수에게 좋지 못한 영향을 줄 가능성이 높다. 이럴 때는 잘못된 부분을 언급하면서 동시에 잘한 부분에 대해서 간단히 언급해주는 것만으로도 충분히 좋은 효과를 얻을 수 있다. 예를 들어, 세 번째 풀 동작을 하면서 바벨이 몸에서 멀어지는 잘못된 부분을 언급하는 동시에, 두 번째 풀 동작을 할 때는 타이밍이 좋았으며, 충분히 강하게 잘했다고 함께 말하는 것이다. 이렇게 당근과 채찍을 함께 주게 되면 좌절해서 포기하기보다는 동작을 꾸준히 교정할 수 있는 충분한 동기부여가 될 수 있다.

코치는 선수가 잘못된 부분에 대해서 언급했을 때, 당사자가 어떻게 반응하는지도 잘 살펴봐야 한다. 몇몇 선수들은 다른 이들에 비해서 유난히 더 민감하게 반응하는 경우도 있다. 가끔씩은 그럴 의도가 전혀 없었음에도 불구하고, 그 부정적인 피드백을 통해서 코치가 자신에게 실망했다거나, 화가 났거나 혹은 더 이상 자신이 희망이 없다고 생각한다고 오해를 할 수도 있다.

선수가 특별한 이유 없이 부리는 변덕에 코치가 모두 맞춰줄 필요는 없지만, 코치와 선수 간에 올바른 정보가 제대로 오고가면서 적절히 의사소통이 될 수 있도록 신경을 쓸 필요가 있다.

구체적인 교정

다음 3개의 챕터에서는 스내치, 클린 그리고 저크에서 가장 흔하게 발생하는 기술적인 오류를 위한 교정 전략을 다룬다. 모든 운동에 대한 설명은 이 책의 '운동' 섹션에서 확인할 수 있다. 다시 말하지만, 여기서의 내용은 처음에 시작할 수 있는 가이드라인을 제시하는 것일 뿐이다. 이후에 경험을 통해서 창의적인 훈련을 만들어낼 필요가 있다.

각각의 오류들은 개념적인 부분을 말로 설명하면서 비교적 쉽게 교정할 있는 방법도 있으며, 문제의 구체적인 원인을 찾아서, 그에 맞게 직접 교정 운동을 진행하거나, 필요에 따라 여러 가지 동작을 묶어서 하나의 동작으로 진행하는 방법도 있다. 상황을 잘 판단해서 어느 방법이 더 적절한지를 코치는 결정할 필요가 있다.

모든 동작 오류에 대한 교정 운동의 효과는 얼마나 적절한 동작을 잘 진행하는지에 달려 있다. 예를 들어, 만약 스내치 첫 번째 풀 동작에서, 과도하게 엉덩이를 먼저 들리게 하는 다리와 엉덩이의 스트렝스 불균형의 문제를 교정하고 싶다면, 세그멘트 스내치 데드리프트 동작을 연습하는 것이다. 만약 지나치게 무거운 무게나 동작을 너무 성급하게 진행해서 결과적으로 결국은 또 엉덩이가 원치 않게 먼저 들리는 경우에는, 세그멘트 스내치 데드리프트 동작을 진행하게 되면 오히려 이런 불균형이 더 심해질 가능성이 높다. 상황에 맞게 반드시 각 운동의 목적을 이해해서, 그 목적에 맞는 적절한 동작을 선택해서 진행해야 한다.

서로 다른 오류와 그 오류의 원인들까지도 서로 밀접하게 연관되어 있는 경우도 적지 않다. 관련된 정보를 분명하고 실용적으로 전달하기 위해서, 같은 내용이 반복되는 것은 최대한 피하도록 했다.

공통적인 오류

다음 내용들은 스내치 혹은 클린 동작에서 주로 발생하는 오류들이며, 주로 비슷한 원인 때문에 발생한다. 하지만 동일한 원인 때문에 발생하는 경우라도, 겉으로 보이는 동작의 모습과 그 오류로 인해서 발생하는 동작의 문제가 달라지는 경우도 있다. 각각의 오류에 대해서, 가능한 원인과 코치가 줄 수 있는 지도 내용을 포함해서 그 원인에 대한 적절한 교정 운동이 설명되어 있다.

엉덩이로 일어서기

엉덩이로 일어서기는 첫 번째 풀 동작을 할 때 허용 가능한 수준을 넘어서서 어깨보다 엉덩이가 더 빠르게 들리는 것을 말한다. 즉, 바벨을 바닥에 둔 상태에서 리프팅을 시작할 때, 대부분의 사람들에게 일어날 수는 있는 현상이기는 하지만, 너무 심하면 많은 문제들을 야기시킬 수 있으며, 스트렝스에 있어서 불균형이 있다는 표시이기도 하다.

엉덩이에 비해서 다리가 상대적으로 약한 경우

만약 그 사람의 엉덩이가 다리보다 훨씬 더 강하다면, 리프팅을 하기 위해서 다리보다는 엉덩이를 더 많이 사용하기 위해서, 어느 정도까지는 어깨와 바벨이 움직이지 않는 상태에서 무릎의 각도가 더 커지는 것은 자연스런 현상이다. 그리고 이것은 바벨의 무게가 무거워질수록 심해지는 현상이기도 하다. 이 현상은 다리가 상대적으로 길어서 무릎 쪽의 레버러지 측면에서 훨씬 불리한 사람들에게 특히 일어난다. 이런 자연스런 현상을 예방하기 위해서, 무릎을 신전시키는 스트렝스를 강화시켜서, 적절한 시작 자세에서 강하게 무릎을 신전시킬 필요가 있다.

이 문제를 교정 할 수 있는 훈련들은 무릎 신전을 강화시키는 동작을 포함하고 있다 특히 첫 번째 풀 동작을 할 때 유지해야 하는 올바른 자세를 갖춘 상태에서 무릎을 신전시킬 수 있어야 한다.

- 라이저에서 스내치/클린 데드리프트 혹은 풀
- 스내치/클린 데드리프트 혹은 풀
- 스내치/클린 세그멘트 데드리프트 혹은 풀
- 홀팅 스내치/클린 데드리프트 동작
- 라이저에서 홀팅 스내치/클린 데드리프트
- 플로팅 홀팅 스내치/클린 데드리프트
- 스내치/클린 리프트-오프
- 퍼즈 백 스쿼트
- 프론트 스쿼트

성급하게 바벨을 바닥에서 들어올리는 경우

앞의 경우처럼 다리의 스트렝스가 상대적으로 약한 경우가 아니지만, 시작 자세를 충분히 안정적인 상태로 만들지 않고, 급하게 바벨을 바닥에서 들어올리다 보면 엉덩이가 먼저 들리는 경우도 있다. 몇몇 경우를 제외하고는(다리가 선천적으로 너무 강하거나, 상대적으로 다리가 짧고 몸통이 긴 체형을 가진 사람), 일반적으로 사람의 몸은 무릎에 큰 힘을 싣기보다는 엉덩이를 먼저 사용하려는 자연스런 성향이 있다. 결과적으로, 만약 움직임을 제대로 조절하지 못한다면, 엉덩이를 어깨보다 더 빨리 들어올리게 될 것이다.

이 문제를 교정해줄 수 있는 훈련들은 바닥에서 몸을 움직이기 시작할 때 올바른 자세와 균형 상태를 유지할 수 있도록 도와주는 동작들을 포함한다. 이 훈련은 스트렝스 불균형을 위한 훈련과 동일한 부분도 많다. 스트렝스 불균형을 해결하기 위한 훈련 동작에 부분 풀 동작을 포함시키면 첫 번째 풀 동작 자세를 교정하는 데 많은 도움이 될 수 있다.

- 스내치/클린 슬로우-풀

- 세그멘트 스내치/클린(무릎에서 멈추기)
- 세그멘트 스내치/클린 데드리프트 혹은 풀 (무릎 혹은 무릎 아래 여러 지점에서 멈추기, 무릎보다 위에서 멈추기)
- 스내치/클린 리프트-오프
- 플로팅 홀팅 스내치/클린 데드리프트
- 스내치/클린 세그멘트 데드리프트 혹은 풀+스내치/클린
- 스내치/클린 리프트-오프+스내치/클린
- 홀팅 스내치/클린 데드리프트+스내치/클린

위의 교정 운동과 함께 아래와 같은 말로 직접 신호를 주면 도움이 될 수 있다.

- 세게 힘을 주면서 일어서라.
- 부드럽게 일어서라.
- 움직임을 통제하면서 일어서라.
- 가슴을 들어서 일어서라.
- 가슴으로 일어서라.
- 몸을 단단히 만들어서 일어서라.

앞으로 점프하는 경우

스내치와 클린 동작을 할 때 앞으로 점프하는 것은 리프팅을 하는 과정에서 특정 지점에서 앞으로 균형 상태가 무너졌기 때문이다. 그러나 이 불균형에는 다양한 이유가 있을 수 있으며, 원인에 따라서 교정 방법이 달라질 수 있다. 가끔씩 이 오류를 교정하는 것이 상당히 힘든 경우도 많지만 시간과 노력을 투자할 만한 충분한 가치가 있다.

그러나 가끔씩은 이 오류가 구체적인 교정 운동이 아닌 일반적인 교정 운동으로 교정되는 경우도 있다. 만약 그 오류의 원인을 알아내는 것이 힘들거나 분명하지 않다면, 구체적인 교정 운동이 아닌 일반적인 교정 운동으로 접근하는 것이 문제를 더 빨리 해결할 수 있는 좋은 방법이다. 처음에는 일반적인 교정 운동에 대해서 설명할 것이며 이후에 오류의 원인에 따라서 적용할 수 있는 구체적인 교정 운동을 다룰 것이다.

일반적인 교정 운동

첫 번째 일반적인 교정 운동은 어떤 물체를 사람 앞에 둬서 벽을 만드는 것이다. 이 방법은 상당히 효과적이지만, 벽이 있음에도 불구하고 여전히 앞으로 점프를 하더라도 부상을 유발하지 않을 물체를 사용하는 것이 중요하다.

얇은 고무 매트를 사용하는 것이 첫 번째 방법이다. 반 인치 혹은 이보다 더 얇은 것이 이상적이다. 이 정도 두께의 매트라면, 리프팅 연습을 하면서 앞으로 점프를 해서 발끝이 매트에 착지하더라도 큰 문제가 발생하지 않을 것이다. 처음 매트를 사용할 때는 리프터가 앞으로 점프하는 거리 정도에 매트를 위치시킨다. 이후에 조금씩 매트를 더 가까이에 위치시킨다. 궁극적으로는, 매트와 발끝이 서로 접촉되지 않아야 한다. 움직이더라도 인치 내에서 움직여야 한다.

만약에 바벨이 몸에서 멀어지는 문제까지 있다면 PVC 파이프 혹은 나무막대를 수직으로 세워서 바벨의 플레이트 바깥쪽 부분 앞에 두는 것도 좋다. 리프팅을 하는 동안 코치는 파이프나 막대기를 잡고 있는다. 이때, 리프팅을 하다가 바벨이 파이프나 막대기에 부딪히면서, 바벨의 움직임에 영향을 주거나, 파이프나 막대기를 잡고 있는 코치의 손이 다치는 상황을 피할 수 있도록 파이프나 막내기를 안전하게 잡고 있어야 한다. 파이브 아랫부분에 파이브를 고정시킬 수 있는 도구를 사용해서 파이프가 혼자 설 수 있도록 하는 것도 좋은 방법이 될 수 있다. 그러면 바벨이 파이프에 부딪히게 되더라도 아무도 다치지 않고 파이프만 넘어지는 것이다. 코치도 파이프를 직접 잡고 있으면 선수의 동작을 자세히 관찰하는 데 한계가 있지만, 파이프를 바닥에 고정시키게 되면 더 다양한 각도에서 선수의 움직임을 관찰할 수 있게 된다.

초크나 테이프를 이용해서 리프터의 발끝 바닥에 선을 그려서 가상의 벽을 만들 수도 있다. 그러고 나서는 이 선을 넘어서 점프하지 말라고 리프터에게 신호를 주는 것이다. 실제로 벽이 존재하지는 않지만, 놀랍게도 이 방법은 상당히 효과가 있다.

혹은 단지 말로 신호를 주면서 교정을 하는 방법도 있다. 이때 단순히 앞으로 점프하지 말라고 신호를 주는 것이 아니라 뒤로 약간(반 인치 정도) 점프를 하라고 신호를 주는 것이다. 그렇게 되면 앞으로 점프를 하는 동작을 통제하기 위해서 노력을 하게 되는 것이다. 당연히 이렇게 신호를 줬을 때, 지나치게 많이 뒤로 점프를 하는 사람에게는 적합하지 않을 수도 있다.

앞에서 언급한 전략들의 잠재적인 문제점도 있다. 실제 오류의 원인을 제대로 교정하지 못할 뿐만 아니라, 다른 보상작용을 일으켜서, 그 자체가 문제가 되거나 또 다른 문제점을 발생시키는 경우도 있다. 예를 들어, 스내치 풀 동작

을 하면서, 바벨로 앞에 있는 파이프를 건드리지 않기 위해서 지나치게 무게중심을 뒤로 이동시켜버릴 수도 있다. 그러면서 바벨도 뒤로 이동하게 되는 것이다. 혹은 바벨이 여전히 수평 방향으로 움직이면서 올바른 바벨 동선에서 이탈된 상태에서, 균형 상태를 유지하기 위해서 몸을 지나치게 뒤로 기울이면서 바벨과 몸 사이에 거리가 상당히 멀어질 수도 있다. 그러면 역학적으로 동작이 불리해지게 되면서, 빠르고 정확하게 움직여서 리시빙 자세를 만드는 것이 힘들어진다.

마지막으로, 바닥에서 발을 들어올리지 않는 상태로 스내치나 클린을 하게 되면, 동일한 지지면에서 균형 상태를 유지할 수 있기 때문에 이 또한 일반적인 교정 운동 방법이 될 수 있다. 이 방법이 효과가 있는 사람들도 있지만, 다른 문제가 발생할 가능성도 있다. 예를 들어서, 실제로 정상적인 스내치와 클린 동작에서는 바닥에서 발을 들어올리기 때문에, 동작에 대해서 혼동할 수도 있다. 그리고 발을 들어올려서 이동시키지 않기 때문에 처음 동작부터 리시빙 자세의 발 위치로 시작할 수밖에 없다는 문제점도 있다. 그렇기 때문에 이 방법을 사용할 때는 절대로 프로그램 안에서의 정상적인 스내치와 클린 동작을 대체해서 진행해서는 안 된다. 프로그램에 아예 추가하거나, 정상적이 스내치 혹은 클린 동작 바로 앞에 넣어서 하나의 동작처럼 묶어서 진행하는 것이 좋은 방법이다.

첫 번째 풀에서 무게중심을 뒤로 옮기지 못한 경우

첫 번째 풀 동작을 하면서 무게중심을 약간 뒤쪽으로 이동시키셔서 다음 리프팅 동작을 위해서 균형 상태를 유지해야 한다. 두말할 필요도 없이, 만약 무게중심이 뒤쪽으로 이동하지 않거나, 충분히 이동하지 않는다면, 리프터의 균형점이 너무 발 앞쪽에 있게 될 것이다. 만약 몸통이 수직 상태인 올바른 자세를 유지한 상태에서 리프팅을 하게 되면, 바벨을 최대한 몸에 가까운 상태로 유지하기 위해서 그렇게 많은 노력을 하지 않아도 된다. 바벨을 당연히 어깨에서 수직 상태로 들고 있기 때문이다. 그런데, 만약 어깨가 바벨 너무 앞에 있거나 너무 앞으로 이동한 상태에서, 아주 적극적으로 바벨을 통제하지 않는다면, 바벨이 앞으로 많이 멀어지게 될 것이다.

첫 번째 풀 동작에서 올바른 자세를 유지하고, 바벨을 최대한 몸에 가까이 붙인 상태에서 무게중심을 뒤로 이동시키는 것을 도와주는 운동은 처음 움직임에 집중하고 조절을 가능하게 해주는 동작을 포함하고 있다.

- 스내치/클린 세그멘트 데드리프트 혹은 풀 (무릎 혹은 바닥에서 바벨을 들자마자 멈추기)
- 홀팅 스내치/클린 데드리프트
- 세그멘트 스내치/클린(무릎에서 멈추기)
- 스내치/클린 슬로우-풀
- 홀팅 스내치/클린 데드리프트+스내치/클린
- 스내치/클린 풀+스내치/클린

앞의 교정 운동과 함께 다음과 같은 말로 직접 신호를 주면 도움이 될 수 있다.

- 바벨을 바닥에서 뒤로 들어라.
- 바벨을 뒤로 당겨라.
- 바로 몸을 뒤로 움직여라.
- 뒤꿈치로 점프를 해라.

적절하지 못한 시작 자세

적절하지 못한 시작 자세는 스내치 혹은 클린 동작을 할 때, 앞으로 균형이 무너지는 문제를 쉽게 발생시킬 수 있다. 너무 발 앞쪽에 무게중심을 두고 리프팅을 시작하는 것이 가장 많이 일어나는 현상이며, 너무 발 뒤쪽에 무게중심을 두고 리프팅을 시작해도 자연스럽게 보상작용이 일어나면서 앞쪽으로 균형이 무너지는 현상이 일어날 수 있다. 시작 자세에서의 적절한 자세와 균형 상태에 대해서는 앞에서 구체적으로 설명했기 때문에 필요하다면 다시 반복해서 보는 것을 추천한다.

적절하지 못한 시작 자세를 개선하는 데 도움이 되는 동작들은 앞에서 언급한 내용들과 동일하다. 왜냐하면 기본적으로 모든 동작들이 동일한 목적을 가지고 있기 때문이다. 물론 여기서는 당연히 적절한 시작 자세를 갖추는 것을 우선으로 생각하게 된다. 비록 당사자가 스내치와 클린을 할 때 동적인 시작 자세를 사용하고 앞으로도 바꿀 계획이 없다 하더라도, 정적인 시작 자세로 동작들을 진행하는 것이 도움이 될 것이다. 그러나 만약 가능하거나 혹은 필요하다면, 처음 리프팅을 시작하는 사람들에게는 시작 자세의 문제를 교정하기 위해서, 정적인 시작 자세에서 동적인 시작 자세로 바꾸는 것도 효과적인 방법이 될 수 있다.

- 스내치/클린 리프트-오프
- 스내치/클린 세그멘트 데드리프트 혹은 풀 (무릎 혹은 바닥에서 바벨을 들자마자 멈추기)
- 플로팅 스내치/클린 데드리프트 혹은 풀

- 플로팅 세그멘트 스내치/클린 데드리프트 혹은 풀
- 스내치/클린 데드리프트 혹은 풀
(풀 동작을 한 후 천천히 3~5초에 걸쳐서 신장성 수축을 하면서 시작 자세로 다시 돌아온다.)
- 플로팅 홀팅 스내치/클린 데드리프트
- 스내치/클린 슬로우-풀
- 스내치/클린(바닥에서 바벨이 떨어질 때 바벨이 흔들리지 않도록 한다.)

리프터가 이 교정 운동을 할 때 코치가 말로 신호를 줄 때는 첫 번째 풀 동작의 움직임보다는 시작 자세 자체를 교정하는 데 도움이 될 수 있도록 신호를 주는 것이 좋다. 당연히 이 부분은 리프터가 올바른 자세에서 어느 정도 이탈되는지에 따라서 달라질 수 있으며, 리프터가 쉽게 이해할 수 있는 신호를 코치가 주는 것도 중요하다. 필요하다면 리프터의 자세를 직접 조정해주는 코칭도 함께 진행할 수도 있다.

바벨이 무릎을 지나서 수직으로 이동하는 경우

리프팅을 처음 시작한 사람들이 하는 가장 흔한 실수가 바로 무릎 혹은 허벅지 아래쪽에서 바벨이 수직으로 이동하는 것이다. 그러게 되면, 바벨을 넘어서 앞쪽으로 몸이 기울어지면서 바벨이 몸에서 멀어지게 된다. 바벨을 최대한 몸에 가까이 붙인 상태에서, 두 번째 풀 동작을 강하게 시작하려다 보면, 자연스럽게 바벨 아래에 무릎이 위치하게 되고, 바벨은 뒤로 이동해서 고관절 쪽에 있게 된다(클린의 경우는 허벅지 위쪽에 있다). 그러나 초보자의 경우는 여러 이유 때문에 이 동작이 힘들어지는 것이다. 바벨이 몸에 접촉되는 것 자체를 무의식적으로 상당히 싫어하는 사람도 있다.

바벨이 무릎에서 파워 자세 혹은 몸을 완전히 신장시키는 구간까지 이동할 때의 동선, 바벨과 몸을 최대한 가까운 상태로 유지하는 것, 그리고 필요하다면 바벨 아래로 무릎이 이동하는 부분까지 집중하게 된다면, 이 문제를 교정하는 데 도움이 될 수 있다. 마지막에 언급한, 바벨 아래로 무릎이 이동하는 움직임은 의도적으로 만들 수 있는 부분은 아니지만, 필요한 경우에는 이 부분에 대해서도 교정 운동을 진행할 수 있다.

무릎과 고관절 사이에서 바벨을 너무 뒤로 이동시키면서 스내치, 클린의 두 번째 풀 동작을 진행하면 리프터의 무게중심이 너무 지나치게 앞 혹은 뒤쪽으로 이동할 수 있다는 것도 알아둬야 한다. 바벨을 뒤로 당기거나 몸에 붙이라는 말을 잘못 해석해서 발의 중심 부분을 넘어서서 과도하게 뒤쪽으로 움직여서는 안 된다. '바벨을 고관절 쪽을 향해서 너무 뒤로 밀어내는 경우'의 내용을 살펴보는 것이 좋다.

- 홀팅 스내치/클린 데드리프트
- 행 스내치/클린(무릎 혹은 허벅지 가운데 지점에서 시작하기)
- 세그멘트 스내치/클린(무릎 혹은 허벅지 가운데 지점에서 멈추기)
- 스내치/클린 데드리프트를 하면서 파워 자세 만들기
- 스내치/클린 슬로우-풀
- 홀팅 스내치/클린 데드리프트+스내치/클린
- 스내치/클린 데드리프를 하면서 파워 자세 만들기+스내치/클린

정확하게 문제가 무엇인지에 따라서 도움이 되는 신호는 달라질 수 있다.

- 뒤로 가져와.
- 고관절 쪽으로 가져와.
- 고관절 쪽으로 당겨.
- 허벅지 쪽으로 당겨.
- 무릎을 지나면 최대한 몸에 가까이 붙여.
- 무릎을 지나면 몸으로 가져와.

두 번째 풀 동작에서 바벨이 튕겨서 앞으로 이동하는 경우

두 번째 풀 동작에서 바벨이 튕겨서 앞으로 이동하는 경우에, 몸이 함께 당겨져서 앞으로 이동할 가능성이 있다. 이 현상은 바벨이 앞으로 이동하는 관성, 체중 대비 바벨의 무게에 따라서 정도 차이는 있을 수 있다. 이후에 해당 섹션에서 자세한 교정 방법을 알아볼 것이다.

바벨을 고관절 쪽을 향해서 너무 뒤로 밀어내는 경우

가끔, 리프터는 바벨을 몸 쪽으로 최대한 가까이 당기는 것에 집중하게 되면서, 지나치게 바벨이 뒤로 이동하는 경우가 발생한다. 즉, 바벨이 발의 중심 부위를 지나서 뒤로 이동하는 것이다. 이것은 발에서 중력선을 너무 뒤쪽으로 이동시킬 뿐만 아니라, 두 번째 풀 동작의 몸을 신전시키는 과정에서, 너무 많이 바벨이 앞으로 이동하게 만들 수 있다. 그렇게 되면 과도한 수평 방향의 힘이 바벨에 전달될 수도 있다. 이런 경우에는 적절하게 바벨을 몸에 가까이 위치시키는 부분에 대해서 다시 교육을 할 필요가 있다. 여기서 목적은 두 번째 풀 동작을 할 때 적절한 균형과 자세를 만드는 것이며, 최대한 뒤로 바벨을 밀어내지 않도록 하는 것이다.

이 부분에 도움이 되는 동작은 다음과 같다.

- 홀팅 클린/스내치 데드리프트(허벅지 중간 혹은 고관절에서 멈추기)
- 세그메트 클린/스내치 데드리프트 혹은 풀(무릎, 허벅지 중간 그리고 고관절에서 멈추기)
- 클린/스내치 슬로우 풀

바벨과 몸의 적절한 자세와 균형 상태를 유지하는 데 도움이 되는 신호는 다음과 같다.

- 발바닥으로 균형을 잡아라.
- 발이 완전히 바닥에 붙어 있는 상태를 유지하라.

세 번째 풀 동작에서 바벨이 앞으로 이동하는 경우

이 오류와 교정 방법에 대해서는 다음 섹션에서 자세히 살펴볼 것이다.

두 번째 풀 동작에서 바벨이 튕겨서 앞으로 이동하는 경우

바벨이 앞으로 이동하게 되면, 그 바벨에서 작용하는 관성 때문에 몸도 함께 앞으로 이동하게 만든다. 바벨이 무거우면 무거울수록, 더 앞으로 빨리 움직이게 되고, 리프터를 더 많이 앞으로 당기게 된다(바벨이 무거워질수록, 바벨이 몸에 부딪히고 나서 앞으로 이동하는 거리는 더 짧아진다). 두 번째 풀 동작이 거의 마무리되는 시점에 바벨이 앞으로 몸에서 멀어지는 이유에는 여러 가지가 있으며, 각 이유에 따른 교정 방법이 존재한다.

과도한 혹은 적절하지 못한 고관절 신전

두 번째 풀 동작에서 어떻게 그리고 얼마나 고관절이 신전되는지는 바벨이 어디로 이동하게 될지에 꽤 많이 영향을 준다. 우리는 폭발적으로 최대한 고관절을 신전시켜야 하지만, 반드시 올바른 방법으로 진행되어야 효과를 볼 수 있다. 리프터가 서 있는 상태에서 측면에서 봤을 때, 발목, 엉덩이 그리고 어깨를 지나는 가상의 수직선을 그릴 수 있다. 스내치와 클린을 하면서 고관절을 신전시킬 때 엉덩이는 어떤 지점에서라도 이 선을 지나서 앞으로 이동해서는 안 된다(정확하게 얘기하면, 고관절이 접히는 부분을 말하는 것이지 엉덩이 부근의 몸 앞쪽 부위를 말하는 것이 아니다). 이 가상의 선을 지나면서 고관절을 신전시키게 되면 바벨이 앞으로 이동하는 힘을 너무 많이 만들어내게 되면서, 몸을 위로 펴는 움직임을 방해하게 된다. 그러면서 바벨의 상승과 스피드가 감소하게 된다. 게다가 바벨이 과도하게 수평 방향으로 움직이게 되면서, 리프터를 앞으로 당기게 되거나, 성공적인 세 번째 풀 동작을 불가능하게 한다. 이런 과도한 고관절 신전을 막을 수는 있는 방법은 다리를 충분히 강하고 완전히 수직 방향으로 펴는 것이다.

두 번째 풀 동작을 마무리할 때 발생하는 과도한 고관절 신전은 몇 가지 다양한 운동으로 개선될 수 있다.

- 딥 스내치/클린
- 파워 자세에서 시작하는 스내치/클린
- 스내치/클린 풀+스내치/클린

다음과 같은 구두 신호가 과도한 고관절 신전을 예방하는 데 도움이 될 수 있다.

- 다리로 세게 밀어라.
- 다리로 끝까지 밀어라.
- 몸을 최대한 길게 펴라.
- 동작을 끝까지 마무리해라.
- 고관절을 위로 펴라.
- 위로 일어서라.

충분하지 못한 혹은 적절하지 못한 다리를 이용한 드라이브 동작

위에서 언급했듯이, 두 번째 풀 동작을 할 때 고관절 부근에서 바벨이 앞으로 이동하는 이유 중에 하나가 다리로 약하게 혹은 완전히 밀어주지 않았기 때문이다. 즉, 두 번째 풀에서 다리를 이용한 드라이브 동작이 충분히 강하지 않거나, 고관절 신전이 마무리되기 전에 드라이브 동작을 멈췄거나 둘 중에 하나이다. 다리를 이용한 드라이브 동작은 고관절 신전을 위한 단단한 지지면을 만들기도 하며, 다리를 바닥에 계속 고정시켜주는 역할을 하기 때문에 엉덩이가 제 위치에 있을 수 있는 것이다. 드라이브 동작이 충분히 강하지 않거나, 끝까지 마무리되지 않게 되면, 엉덩이가 바벨을 지나서 너무 앞으로 미끄러져 이동하게 될 것이다. 이렇게 되면 바벨 역시 앞으로 이동할 뿐만 아니라, 바벨의 상승도 감소시키게 된다. 편리하게도, 이 문제를 교정하는 방법은 앞의 교정 운동과 동일하다. 여기서 몇 가지만 더 추가되는 것이다(마지막 3개 동작으로 다리를 이용한 드라이브 동작의 파워를 향상시킬 수 있다).

- 딥 스내치/클린
- 파워 자세에서 시작하는 스내치/클린
- 스내치/클린 풀+스내치/클린
- 백 스쿼트 점프
- 쿼터 스쿼트 점프
- 점핑 스쿼트

마찬가지로, 과도한 고관절 신전을 막기 위해서 사용했던 것과 유사한 구두 신호가 사용된다.

- 다리로 세게 밀어라.
- 다리로 끝까지 밀어라.
- 몸을 최대한 길게 펴라.
- 동작을 끝까지 마무리해라.
- 두 번째 풀 동작을 마무리할 때 드라이브 해라.
- 끝까지 위로 밀면서 올라와라.

바벨이 몸에 접촉하기 전에 바벨과 몸 사이 거리가 너무 먼 경우

스내치를 할 때 바벨이 고관절 부위에 접촉하기 전, 클린을 할 때는 허벅지 위 부위에 접촉하기 전에, 바벨과 몸이 과도하게 멀어져 있으면, 바벨이 밀려서 앞으로 이동할 가능성이 많이 높아진다. 이 부분에 대한 해결책은 고관절 신전하는 파워를 감소시키는 것이 아니라, 바벨 동선의 정확성을 향상시켜서 고관절 부위에서 부딪혀서 바벨이 튕기지 않도록 하는 것이다.

두 대의 차가 서로 마주한 상태에서 범퍼가 맞닿아 있다면, 차가 아무리 큰 힘으로 서로를 밀어내더라도 실제로 충돌이 일어나서 차들이 서로 멀어지지는 않는다. 그러나 차를 뒤로 이동시켜서 어느 정도 공간을 만든 상태에서 시동을 걸어서 큰 힘을 발생시키게 되면, 상당한 충돌이 발생하면서 서로 뒤로 튕겨 나가게 된다. 동일하게, 최종적으로 고관절을 신전시키면서 바벨이 고관절 부위에 접촉하기 전에, 바벨과 몸 사이에 거리가 멀어지면 멀어질수록, 바벨과 몸의 충돌은 더 심해지게 된다. 그리고 충돌이 심해지면서 몸에서 더 멀어지게 된다. 몸을 펴면서, 몸과 바벨을 최대한 가까운 상태로 유지하게 되면, 바벨의 수평 움직임을 최소화하면서 고관절 신전에서 최대 힘을 만들어낼 수 있다.

몸과 바벨의 근접성을 유지하는 데 도움이 되는 운동은 다음과 같다.

- 세그멘트 스내치/클린(무릎 혹은 허벅지 윗부분에서 멈춘다.)
- 홀팅 스내치/클린 데드리프트+스내치/클린
- 스내치/클린 풀+스내치/클린
- 딥 스내치/클린+스내치/클린
- 파워 자세에서 시작하는 스내치/클린+스내치/클린
- 스내치/클린 슬로우-풀
- 스내치/클린 트랜지션 데드리프트

바벨과 몸이 과도하게 멀어지는 것을 막을 수 있는 구두 신호는 다음과 같다.

- 가까이 유지해라.
- 바벨을 가까이 붙여라.
- 허벅지 쪽으로 가져와라.
- 고관절로 가져와라.
- 일어서면서 최대한 가까이 유지해라.
- 부드럽게 마무리해라.

뻣뻣한 팔

두 번째 풀 동작을 할 때 팔이 뻣뻣한 상태라면(팔꿈치가 락아웃된 상태), 리프터가 몸을 신전시킬 때, 바벨이 앞으로 멀어지게 할 수도 있다. 락아웃된 팔과 바벨에는 위로 향하는 탄성이 있는 상태이기 때문에, 어깨를 중심축으로 바벨이 앞으로 움직이면서 회전을 하게 된다. 앞쪽 챕터에서 설명했듯이, 첫 번째, 두 번째 풀 동작에서 팔에 지나치게 힘을 줘서 펴고 있어서는 안 된다. 의도적으로 힘을 줘서 팔을 펴고 있는 것이 아니라, 바벨의 무게 때문에 자연스럽게 팔이 펴져 있는 상태로 있어야 하는 것이다. 이 상태로 있어야지 두 번째 풀 동작에서 세 번째 풀 동작으로 빠르게 전환될 수 있다.

이런 팔 상태를 유지해서 두 번째 풀 동작에서 세 번째 풀 동작으로 제대로 전환하기 위해서 도움이 되는 훈련은 다음과 같다.

- 스내치/클린 하이 풀
- 스내치/클린 하이 풀+스내치/클린
- 스내치/클린 하이 풀+행 스내치/클린
- 머슬 스내치/클린
- 톨 스내치/클린
- 행 스내치/클린
- 딥 스내치/클린
- 파워 자세에서 시작하는 스내치/클린

다음과 같은 구두 신호가 도움이 될 수 있다.

- 팔을 길게 펴라.
- 팔에 힘을 빼라.
- 팔을 편안하게 펴라.
- 등에 힘을 주고, 팔에 힘을 빼라.
- 바벨 무게에 이끌려서 팔을 길게 펴라.

세 번째 풀 동작에서 바벨이 튕겨 앞으로 이동하는 현상

세 번째 풀 동작을 할 때도 바벨이 튕겨서 앞으로 이동할 수도 있다. 이것은 두 번째 풀 동작에서 바벨이 앞으로 이동하는 현상이 그대로 이어져서 발생하는 경우도 있다. 세 번째 풀 동작 자체에도 문제가 있을 수 있다. 세 번째 풀 동작을 교정하면서 두 번째 풀 동작에도 도움이 될 수도 있다.

이 문제에 대해서는 두 가지 기본적인 원인이 존재하는데, 뻣뻣한 팔과 적절하지 못한 역학적 자세가 그 것이다. 이 두 가지를 교정하는 전략은 동일하기 때문에 여기서 함께 다루게 된다.

두 번째 풀 동작에서 팔이 뻣뻣하게 되면 바벨이 앞으로 이동하는 것처럼, 세 번째 풀 동작에서도 바벨이 앞으로 이동하게 한다. 리프터가 바벨 아래로 이동할 때 팔꿈치가 접히지 않는다면, 바벨은 앞으로 이동하게 되고, 어깨를 중심으로 바벨이 움직이기 위해서 리프터의 몸은 뒤로 이동할 가능성이 높아진다.

마찬가지로, 세 번째 풀 동작에 적절한 역학적 자세를 갖추지 못한다면, 바벨이 너무 앞으로 이동해서, 성공적으로 턴오버 동작을 하지 못하거나, 앞으로 이동한 바벨을 받기 위해서 앞으로 몸이 이동하게 될 것이다.

세 번째 풀 동작을 교정하고 바벨과 몸의 거리를 근접하게 유지시킬 수 있는 운동은 다음과 같다.

- 스내치/클린 하이 풀
- 스내치/클린 하이 풀+스내치/클린
- 스내치/클린 하이 풀+행 스내치/클린
- 머슬 스내치/클린
- 톨 스내치/클린
- 딥 스내치/클린
- 파워 자세에서 스내치/클린

올바른 상체 움직임을 만들고 교정하는 데 도움이 되는 구두 신호는 다음과 같다.

- 바벨을 몸에 가까이 붙여라.
- 팔꿈치를 높이 들어올려라.
- 팔꿈치를 높이 바깥쪽으로 들어올려라.
- 팔꿈치를 높이 들어올리고, 바벨을 몸에 가까이 붙여라.
- 팔꿈치를 위로 바깥쪽으로 당겨라.
- 팔꿈치를 뒤집기 전에 높이 들어올려라.
- 바벨의 냄새를 맡을 수 있을 정도로 몸에 가까이 붙여라.

뒤로 점프하는 현상

스내치와 클린을 할 때 뒤로 점프하는 것이 반드시 문제가 되는 것은 아니기 때문에, 기술적인 오류로 받아들이지는 않는다. 그러나 이 현상이 의도치 않게 심해지게 되면, 리시빙 자세에서 문제를 발생시킬 수도 있기 때문에 교정하는 것이 좋다.

뒤로 점프하는 것과 단지 발만 뒤로 이동하는 것은 분명히 구분할 필요가 있다. 여기서 뒤로 점프하는 것은 바벨과 리프터의 몸 전체가 뒤로 이동하는 것을 의미한다. 즉, 처음 시작 자세에서보다 발이 훨씬 뒤로 이동해서 착지를 하면서, 리시빙 자세의 균형 상태를 유지하기 위해서 바벨도 함께 몸을 따라서 뒤로 이동하는 것이다. 그런데 만약 발만 뒤로 이동하고 나머지 몸과 바벨은 원래 위치에 그대로 남아 있게 되면, 바벨이 앞으로 이동하는 현상과 동일한 결과를 발생시킨다. 이 현상에는 여러 원인과 그에 따라서 교정 방법이 존재하는데, 이에 대해서는 다음 섹션에서 다룰 것이다.

풀 동작에서 무게중심이 너무 뒤에 있을 때

뒤로 점프하는 어떠한 경우라도, 그 원인은 리프터의 무게중심이 너무 뒤로 이동했기 때문이다. 첫 번째 혹은 두 번째 풀 동작에서 무게중심이 뒤로 이동했거나 두 가지 풀 동작 모두에서 무게중심이 뒤로 이동했을 수도 있다. 이 책의 앞쪽에서 설명했듯이, 발 가운데보다 약간 뒤쪽(뒤꿈치 앞 가장자리 부근)을 지나는 중력선이 가장 이상적이다. 이 지점보다 더 뒤에 있다면, 전체적인 무게중심이 너무 뒤로 이동하게 될 것이다.

풀 동작에서 적절한 균형 상태를 유지하면서 오류를 교정할 수 있는 운동은 다음과 같다.

- 스내치/클린 데드리프트
- 세그멘트 스내치/클린 데드리프트
- 세그멘트 스내치/클린 풀
- 스내치/클린 풀
- 홀팅 스내치/클린 데드리프트
- 세그멘트 스내치/클린
- 스내치/클린 풀 혹은 데드리프트+스내치/클린
- 세그멘트 스내치/클린 풀 혹은 데드리프트+스내치/클린

리프팅을 할 때 적절한 균형 상태를 유지하는 데 도움이 되는 구두 신호는 다음과 같다.

- 끝까지 일직선으로 일어서라.
- 다리로 바닥을 밀면서 일직선으로 일어서라.
- 발의 균형 상태를 유지해라.
- 발바닥으로 균형 상태를 유지해라.
- 그대로 당기면서 일어서라.

과도한 고관절 신전

앞에서 언급한 바벨을 앞으로 이동시키는 과도한 고관절 신전과는 다르게 여기서는, 엉덩이가 과도하게 앞으로 이동하지 않는 상태에서 과도한 신전이 일어나는 것이다. 다시 말해서, 다리는 여전히 수직 상태 혹은 거의 수직 상태로 있지만, 어깨가 엉덩이, 지지면보다 너무 과도하게 뒤로 넘어간 상태인 것이다.

이 부분을 교정하기 좋은 방법은 제대로 신전된 최종적인 자세를 직접 느낄 수 있도록 도와주는 것이다. 그러면서 본인이 어느 정도로 신전해야 적절한지를 알게 되는 것이다. 예를 들어서, 스내치에서 발생하는 과도한 고관절 신전을 교정하기 위해서 스내치 데드리프트를 하면서 여전히 마지막 자세에서 과도하게 뒤로 몸을 기울이게 된다면, 효과적인 훈련이라고 할 수 없다. 이 문제를 해결하기 위한 모든 동작은 적절하고 올바른 고관절 신전 상태에서 진행되어야 한다.

- 스내치/클린 데드리프트를 한 후에 마지막 신전된 상태에서 멈추기.
- 스내치/클린 데드리프트를 한 후에 마지막 신전된 상태에서 멈추기+스내치/클린
- 행 스내치/클린 데드리프트를 한 후에 마지막 신전된 상태에서 멈추기(무릎 근처에서 행 자세)
- 행 스내치/클린 데드리프트를 한 후에 마지막 신전된 상태에서 멈추기+행 스내치/클린
- 스내치/클린 풀
- 스내치/클린 풀+스내치/클린
- 딥 스내치/클린
- 파워 자세에서 스내치/풀

도움이 되는 구두 신호는 다음과 같다.

- 끝까지 일직선으로 일어서라.
- 다리로 바닥을 밀면서 일직선으로 일어서라.
- 똑바로 몸을 다 펴고 서라.
- 최대한 몸을 길게 늘려라.
- 그대로 똑바로 당겨라.

발이 뒤로 이동하는 현상

앞 섹션에서 언급했던 뒤로 점프하는 현상과 다르게, 이 오류는 리프팅을 하는 동안에, 발만 뒤로 이동하고 나머지 부위나 바벨은 원래 자리에 그대로 남아 있는 것이다. 이 현상은 바벨이 앞으로 이동하는 현상과 동일한 문제를 발생시킨다. 리시빙 자세에서, 무게중심이 앞쪽에 위치하게 되고, 어느 정도로 발이 뒤로 이동하느냐에 따라서 달라지기는 하지만 결국 바벨을 제대로 지탱할 수 없게 된다.

일반적으로, 발이 뒤로 이동하는 현상과 뒤로 점프하는 현상의 원인은 모두 폴 동작을 할 때 리프터의 무게중심이 너무 뒤에 있기 때문이다. 하지만 동작의 타이밍이 다를 수 있으며, 발이 뒤로 이동하는 경우는 바닥에서 발을 더 빨리 움직일 가능성도 있다. 게다가, 세 번째 풀 동작을 할 때 발을 충분히 강하고 높이 들어주지 않아서, 바닥에서 완전히 발이 떨어지기보다는 바닥에 끌리게 될 수도 있다.

다리를 이용한 드라이브 동작이 마무리되지 않았을 때

풀 동작을 할 때 다리로 바닥을 충분히 길게 밀어주면서 드라이브 동작을 계속 이어주지 못한 것이 원인일 수 있다. 고관절 신전이 마무리되기 전에 드라이브 동작이 멈춘다는 것이다. 드라이브 동작을 하면서 다리로 바닥을 계속 밀어주게 되면, 이때 발생하는 압력이 뒤쪽으로 균형 상태가 무너

지는 것을 막아준다. 그런데 드라이브 동작을 끝까지 마무리하지 않으면 이 압력이 사라지게 되는 것이다. 이 압력이 사라지면서 자연스럽게 발이 뒤쪽으로 이동하게 되는 것이다. 당연히 해결책은 풀 동작을 하는 동안 계속 바닥을 세게 밀어주는 것이다. 이 문제를 교정할 수 있는 운동은 다음과 같다.

- 덥 스내치/클린
- 파워 자세에서 스내치/클린
- 스내치/클린 풀+스내치/클린
- 스내치/클린 하이 풀+스내치/클린
- 행 스내치/클린
- 파워 스내치/클린
- 파워 스내치/클린+행 스내치/클린
- 파워 스내치/클린+스내치/클린
- 점프하지 않고 스내치/클린
- 점프하지 않고 스내치/클린+스내치/클린

스내치와 클린을 할 때 충분히 그리고 완전히 다리를 이용해서 드라이브 동작을 하도록 도울 수 있는 구두 신호는 다음 같다.

- 드라이브를 계속 해라.
- 계속 드라이브를 하면서 일어서라.
- 바닥을 밀어주는 압력을 유지해라.
- 바닥을 세게 밀어라.

세 번째 풀 동작에서 적절하지 못한 발의 움직임

발이 뒤로 이동하는 것은 풀 동작을 할 때 올바르지 못한 발의 움직임으로 인해서 역학적으로 자세에 문제가 생겨서 균형 상태가 무너지면서 발생할 수도 있다. 보통은 무릎을 들어올리기보다는 발을 들어올려서 그렇다. 즉, 리프터는 무릎과 고관절을 함께 이용해서 스쿼트 자세를 만들기보다는 무릎을 접으면서 발을 들어올려야 한다. 앞으로 점프하는 오류를 교정하기 위해서 고무 매트를 발 앞에 둔 것처럼, 고무 매트를 뒤꿈치 쪽에 둬서 스내치, 클린 혹은 관련된 훈련을 진행하면서 교정할 수 있다.

올바르게 발을 움직이는 것에 도움이 되는 운동은 다음과 같다. 이때, 발을 바닥에서 완전히 들어올려서 바닥 올바른 위치에 발을 완전히 다시 접촉시키는 부분에 집중해야 한다.

- 톨 스내치/클린
- 스내치 밸런스
- 드롭 스내치
- 덥 스내치/클린
- 파워 자세에서 스내치/클린
- 점프하지 않고 스내치/클린
- 점프하지 않고 스내치/클린+스내치/클린

올바른 발의 움직임에 도움이 되는 구두 신호는 다음과 같다.

- 발바닥으로 착지해라.
- 뒤꿈치로 착지해라.
- 바벨 바로 아래에 발을 위치시켜라.
- 바벨 바로 아래에 뒤꿈치를 위치시켜라.
- 무릎을 들어올려라.

빨리 팔을 접는 현상

스내치와 클린의 첫 번째, 두 번째 풀 동작을 할 때, 팔은 편안하게 펴진 상태가 이상적이다. 그래야 고관절과 다리에서 발생하는 힘이 바벨로 최대한 전달되게 된다. 리프팅을 할 때 고관절을 상대적으로 많이 사용하는 사람일수록, 빨리 팔을 접는 동작의 부정적인 영향을 더 적게 받는다. 그렇다고 바벨이 몸에 접촉되는 위치 측면에서 유리해진다는 것을 제외하고는 스내치와 클린에 도움이 되는 부분이 없다. 그리고 과도하게 팔을 접게 되면 다른 문제를 발생시킬 수도 있다. '스내치 이해하기' 챕터에서 이 부분에 대해서 자세하게 설명했다. 빨리 팔이 접히는 문제에 대한 원인은 다양하며, 이에 따른 교정 전략도 다양하다. 다음 내용을 살펴보면, 이런 문제들이 서로 영향을 주고받는다는 것을 알 수 있다.

일반적인 교정 운동

빨리 팔을 접는 오류에 대한 원인이 분명하지 않다면, 일반적인 교정 운동을 시도해볼 수 있다. 이 교정 운동을 통해서 편안한 상태로 팔을 유지하고 올바른 타이밍에 올바른 자세를 만들 수 있다. 일반적으로, 최대한 움직임을 줄이기 위해서, 무릎 근처에서 바벨을 들고 있는 행 자세에서 스내치, 클린 풀을 시작하는 것이 아주 좋은 방법이 될 수 있다. 시작 자세에서 올바른 자세와 균형 상태를 유지해야 한다. 편안한 팔 상태를 유지하면서, 천천히 몸을 신전시킨다. 점진적으로 동작을 강하고 빠르게 진행하도록 한다. 원래 속도로 행 풀 동작을 제대로 할 수 있게 되면, 1~3번 정도 행 풀 동작과 1개의 행 스내치, 클린 동작을 묶어서 진행한다. 행 스내치, 클린을 올바른 자세로 기복 없이 잘할 수 있게 되면, 이제는 바닥에 바벨을 놓고 동작을 시작한다. 이제 바닥에 바벨을 놓고 리프팅을 시작하게 되면, 최소한 처음에는 올바른 자세와 균형 상태를 위해서 첫 번째 풀 동작을 천천히 진행하는 것이 좋다. 왜냐하면 첫 번째 풀 동작에서 문제를 발생시키는 경우도 있기 때문이다.

풀 동작에서 앞으로 균형이 무너지는 경우

만약 첫 번째, 두 번째 풀 동작에서 너무 발 앞쪽으로 무게중심이 이동해서, 바벨이 결국 리프터를 앞으로 당기게 되면, 리프터는 이때 발생하는 불균형을 빠르게 바로잡기 위해서 자연스럽게 바벨을 몸 쪽 뒤로 당기게 된다. 비슷하게, 만약 시작 자세부터 엉덩이가 어깨보다 상대적으로 더 높이 있어서 몸이 앞쪽으로 기울게 되면, 균형을 잡기 위해서 성급하게 바벨 아래로 들어가려고 한다. 그리고 빨리 팔이 접히면서 스쿱도 빨리 일어나게 된다. 이런 경우에는, 불균형을 교정하게 되면 빨리 팔을 접는 동작을 교정할 수 있다. 운동은 다음과 같다.

- 스내치/클린 데드리프트
- 스내치/클린 세그멘트 데드리프트
- 스내치/클린 풀
- 스내치/클린 세그멘트 풀
- 스내치/클린 데드리프트+스내치/클린
- 스내치/클린 세그멘트 데드리프트+스내치/클린
- 스내치/클린 풀+스내치/클린
- 스내치/클린 세그멘트 풀+스내치/클린
- 세그멘트 스내치/클린(무릎 그리고 허벅지 가운데 지점에서 멈춘다.)
- 딥 스내치/클린
- 파워 자세에서 스내치/클린
- 딥 스내치/클린+스내치/클린
- 파워 자세에서 스내치/클린+스내치/클린.

다음과 같은 구두 신호가 도움이 될 수 있다.

- 가슴을 들어라.
- 마무리 동작에서 뒤쪽으로 균형 상태를 유지해라.
- 다리로 밀면서 그대로 일어서라.
- 뒤쪽으로 균형 상태를 유지해라.
- 바닥에서 바벨을 떨어뜨리면서 뒤로 무게중심을 옮겨라.

어깨가 너무 바벨 앞에 있는 경우

두 번째 풀 동작을 시작하기 전에 어깨가 바벨보다 약간 앞에 있어야 하지만, 너무 앞에 있게 되면 여러 문제를 발생시킬 수 있다. 앞으로 균형이 무너지거나, 너무 일찍 두 번째 풀 동작을 시작하게 되거나, 앞으로 점프할 수도 있다. 그리고 팔을 너무 일찍 접을 수도 있다. 이 오류는 기술적인 측면에서 봤을 때도 교정되어야 하며, 바벨을 들고 올바른 자세를 유지할 수 있을 정도로 충분한 스트렝스를 갖추고 있는지 확인하기 위해서라도 교정되어야 한다.

- 홀팅 스내치/클린 데드리프트(허벅지 가운데 지점에서 멈춘다.)
- 세그멘트 데드리프트 혹은 풀(허벅지 가운데서 그리고 무릎 부근에서 멈춘다.)
- 세그멘트 스내치/클린(허벅지 가운데서 그리고 무릎 부근에서 멈춘다.)
- 홀팅 스내치/클린 데드리프트(허벅지 가운데 지점에서 멈춘다.)+스내치/클린
- 스내치/클린 슬로우-풀

어깨가 너무 바벨 앞에 있는 것을 방지하는 데 도움이 되는 구두 신호는 다음과 같다.

- 가슴을 들어라.
- 뒤쪽으로 균형 상태를 유지해라.
- 바벨 위에 어깨를 위치시켜라.

너무 빨리 두 번째 풀 동작을 시작하는 경우

너무 빨리 두 번째 풀 동작을 시작한다는 것은 무릎이 앞으로 움직이기 시작할 때 바벨이 상대적으로 허벅지 아래쪽에 있다는 것이다. 그렇게 되면 바벨의 동선을 방해하게 되면서 앞으로 바벨을 밀어버리게 된다. 이런 현상에 무의식적으로 반응하면서, 리프터는 허벅지가 앞으로 움직이면서 바벨이 앞으로 밀리는 것을 막기 위해서 팔을 일찍 접어서 바벨을 고관절 쪽으로 더 높이 올리려고 한다. 이 문제를 교정하기 위한 운동은 올바른 자세를 유지하는 것, 두 번째 풀 동작을 시작하자마 균형 상태를 유지하는 것, 그리고 두 번째 풀 동작 시작의 타이밍에 집중하는 것이다.

- 홀팅 스내치/클린 데드리프트(허벅지 가운데 지점에서

멈춘다.)

- 홀팅 스내치/클린 데드리프트(허벅지 가운데 지점에서 멈춘다.)+스내치/클린
- 세그멘트 스내치/클린(허벅지 가운데 지점에서 멈춘다.)
- 스내치/클린 슬로우-풀

올바른 두 번째 풀 동작의 타이밍과 자세를 유지하는 데 도움이 되는 구두 신호는 다음과 같다.

- 허벅지 위쪽에서 풀을 해라.
- 어깨가 바벨을 살짝 넘어간 상태에서 균형을 잡아라.
- 좀 더 기다려라.
- 몸을 폭발적으로 펴기 전에 허벅지 윗부분까지 바벨을 가져와라.

너무 좁은 그립

팔을 너무 일찍 접는 가장 간단한 이유는 바로 좁은 그립 때문이다. 그립이 좁아지게 되면, 두 번째 풀 동작이 시작될 때, 바벨이 너무 허벅지 아래쪽에 위치하게 되면서, 앞에서 이미 설명한 것처럼 바벨의 동선을 방해하는 상황이 발생할 수 있다. 그러면서 자연스럽게 고관절 쪽으로 바벨을 더 높이 가져와서 허벅지에 닿지 않게 하기 위해서 팔을 일찍 접게 된다.

바벨이 몸에 제대로 접촉이 되게끔 하기 위해서 가능하다면 그립 넓이는 교정되어야 한다(스내치의 경우는 고관절이 접히는 부위, 클린의 경우는 허벅지 위쪽 부위에서 바벨이 몸에 닿는 것이 좋다). 그러나 어떤 경우에는, 이것이 불가능할 수도 있다. 예를 들어, 팔이 매우 길고 몸통이 짧은 사람의 경우는 완벽한 그립 넓이가 불가능하다. 이런 사람들은 팔의 각도가 너무 커서 오버헤드 자세의 구조와 풀 동작에서의 그립에 문제가 발생하는 경우도 있기 때문이다. 가능한 한 최대한 노력해서 완벽한 그립 넓이에 가깝게 조정하는 것이 좋으며, 그립 넓이에 따라서 리프팅 기술 역시 조정하는 것이 좋다.

팔을 접지 않고서, 고관절 쪽으로 더 높은 지점에 바벨을 닿게 하기 위해서, 어깨를 위로 들어올리는 슈러그 동작을 최대한 활용할 수도 있다. 이렇게 하면, 팔을 접는 것보다 리프팅에 부정적인 영향을 주지 않으면서 바벨을 내가 원하는 방향으로 이동시킬 수 있다.

자신감 부족

리프팅을 할 때 자신감이 부족하게 되면 더 높이 바벨을 들어올리고, 몸쪽으로 당기면서 바벨 밑으로 성급하게 들어가려는 동작이 발생한다. 그러면서 팔을 더 빨리 접게 될 만약 바벨의 무게가 어느 정도에 도달한 상태라면 이 두 가지가 모두 효과가 없을 것이다. 바벨을 충분히 상승시키고 가속시킬 수 있을 정도로 엉덩이, 다리가 강하다고 믿을 수 있는 자신감은 시간이 지나면서 훈련과 경험을 통해서 얻을 수 있는 부분이다. 그러나 편안하게 팔을 편 상태로 유지하게끔 하는 지도 방법은 바벨이 아니라 어깨(혹은 몸 전체)를 들어올리라고 선수에게 말하는 것이다. 만약 바벨을 들어올리는 것에만 집중하게 된다면, 현재 자신의 자세와 무관하게 바벨의 높이에만 신경을 쓰게 될 것이다. 하지만 만약 몸 전체를 혹은 어깨를 들어올리는 것에 집중하게 된다면, 바벨이 상대적으로 올바른 위치에 있을 것이며, 더 가속이 잘될 것이다.

이 문제를 교정하기 위한 운동은 다음과 같다.

- 문제가 가장 두드러지게 발생하는 무게로 스내치/클린 동작을 더 많이 반복 연습한다.
- 스내치/클린 웨이브: 문제가 발생하는 무게까지 올려가면서 연습한다. 그리고 이 무게에서 다시 무게를 줄였다가, 조금 더 높은 무게까지 올려가면서 연습한다. 이렇게 2~3번 반복한다.
- 하이 행 혹은 블록 스내치/클린
- 딥 스내치/클린
- 3-포지션 스내치/클린(위에서 아래로 내려오면서 진행)

다리와 엉덩이에 대한 자신감을 가질 수 있도록 도와주는 구두 신호는 다음과 같다.

- 자신의 다리를 믿어라.
- 완전히 점프해라.
- 바벨은 잊고 몸을 들어올려라.

너무 세게 잡은 그립

바벨을 너무 세게 잡고 있어서 팔이 일찍 접힐 수도 있다. 바벨을 세게 잡게 되면 팔꿈치 굴곡근에 과도한 장력을 만들어내기 때문이다. 바벨을 잡고 있는 그립이 너무 센 이유는 단순하게 오히려 그립 스트렝스가 약하거나, 혹 그립을 잘못하고 있어서일 수도 있다. 약한 그립을 교정하기 위해서는, 그립 스트렝스를 위한 내용을 기존 운동 프로그램에 포함시키는 것이 좋다. 스트랩은 사용하지 않는 것이 좋으며, 사용하지 않을 수 없다면 사용을 줄이는 것이 좋다. 혹

그립을 하지 않고 스내치와 클린을 주기적으로 하는 것도 그립의 스트렝스 향상에 좋다.

그러나 그립 스트렝스가 이미 충분한 사람이 필요한 장력을 느껴보기 위해서 스트랩을 사용하는 것은 도움이 될 수 있다. 그렇다고 모든 리프팅에 스트랩을 사용해야 한다고 말하는 것은 아니다. 리프팅 준비 운동을 할 때나, 가끔 리프팅 훈련이나 기술 훈련을 목적으로 할 때는 사용될 수 있다.

몸을 완전히 신전시키지 않는 경우

이제 막 리프팅을 시작한 사람들의 경우는 바벨 밑으로 너무 급하게 들어가려다 보니 두 번째 풀 동작을 마무리하지 않는 경우가 있다. 그러면 고관절이 완전히 신전되지 않으면서, 어깨가 원래는 두 번째 풀 동작을 마무리할 때는 엉덩이와 바벨 뒤쪽에 있어야 하는데, 여전히 바벨 위 혹은 약간 앞쪽에 위치해 있게 된다. 그러면서 이 동작이 마치 바벨과 몸 사이에 상당한 공간이 있는 업라이트 로우upright row 동작처럼 바뀌게 된다.

이 부분을 교정하기 위한 운동은 다음과 같다.

- 스내치/클린 데드리프트 동작으로 시작해서 정확하게 마무리 자세를 만든다.
- 스내치/클린 데드리프트 동작으로 시작해서 정확하게 마무리 자세를 만든다.+스내치/클린
- 스내치/클린 데드리프트 동작으로 시작해서 정확하게 마무리 자세를 만든다.+행 스내치/클린
- 행 스내치/클린(무릎 혹은 이보다 좀 위에서)
- 딥 스내치/클린
- 파워 자세에서 스내치/클린

완전히 몸을 신전시킬 수 있도록 도와주는 구두 신호는 다음과 같다.

- 마지막 위 구간에서 엉덩이 뒤에 어깨가 있어야 한다.
- 몸을 완전히 펴라.
- 엉덩이를 바벨 쪽으로 밀어라.

몸과 바벨 간의 근접성 유지를 잘못 이해한 경우

어떻게 바벨을 몸에 최대한 가까이 붙인 상태를 유지해야 하는지를 잘못 이해해서 팔을 접는 경우도 있다. 이 경우는, 팔로 바벨을 당기기보다는 등과 어깨를 적절히 사용해서 바벨을 몸에 가까이 붙이는 연습을 해야 한다. 도움이 되는 운동은 다음과 같다.

- 에버렛 스내치/클린 풀Everett snatch/clean pull
- 스티프-레그 데드리프트Stiff-legged deadlift
- 루마니안 데드리프트Romanian deadlift

도움이 되는 구두 신호는 다음과 같다.

- 등에 힘을 주고, 팔은 편안하게 해라.
- 바벨 무게에 이끌려서 팔을 길게 펴라.

빠른 스쿱

다른 동작의 오류 때문에 스쿱 동작이 빨리 일어날 수도 있으며, 이 빠른 스쿱 동작 자체도 스피드, 파워, 바벨의 상승을 감소시키고, 균형을 앞으로 이동시키면서 문제가 될 수도 있다.

두 번째 풀 동작의 적절하지 못한 타이밍

적절하지 못한 신호, 인내심 그리고 자신감이 부족해서 최종적으로 몸을 폭발적으로 펴는 동작을 너무 일찍 시작할 수도 있다. 더 나은 타이밍을 위한 운동은 다음과 같다.

- 홀팅 스내치/클린 데드리프트(허벅지 가운데 지점에서 멈춘다.)
- 홀팅 스내치/클린 데드리프트(허벅지 가운데 지점에서 멈춘다.)+스내치/클린
- 세그멘트 스내치/클린(허벅지 가운 지점에서 멈춘다.)
- 스내치/클린 슬로우--풀

두 번째 풀 동작의 타이밍을 개선하는 데 도움이 되는 구두 신호는 다음과 같다.

- 허벅지 위쪽에서 풀을 해라.
- 어깨가 바벨을 살짝 넘어간 상태에서 균형을 잡아라.
- 좀 더 기다려라.
- 몸을 폭발적으로 펴기 전에 허벅지 윗부분까지 바벨을 가져와라.

의도적으로 이중 무릎 굽힘 동작을 하는 경우

이중 무릎 굽힘 챕터에서 설명했듯이, 적절한 타이밍과 자세로 스내치, 클린 풀 동작을 하다 보면 자연스럽게 나오는 동작이다. 의도적으로 이중 무릎 굽힘 동작을 하려다 보면 너무 빨리 무릎이 앞으로 이동하게 되면서 균형 상태가 무너지게 된다. 그러면 최종적으로 몸을 펴는 동작에서 바벨의 스피드도 줄어들게 되고, 더 적은 파워가 나오게 된다. 이중 무릎 굽힘 동작에 대해서 다시 한 번 공부를 하고, 이 움직임 자체보다는 무릎 움직임의 타이밍과 자세에 더 집중을 해야 한다.

이중 무릎 굽힘 동작이 올바른 타이밍에 자연스럽게 할 수 있도록 도와주는 운동은 다음과 같다.

- 홀팅 스내치/클린 데드리프트(허벅지 가운데 지점에서 멈춘다.)
- 홀팅 스내치/클린 데드리프트(허벅지 가운데 지점에서 멈춘다.)+스내치/클린
- 세그멘트 스내치/클린(허벅지 가운데 지점에서 멈춘다.)
- 스내치/클린 슬로우-풀
- 스내치/클린 풀+스내치/클린
- 행 스내치/클린(무릎 지점에서 다리로 지면을 세게 밀어주면서 동작을 시작한다.)

풀 동작에서 앞으로 균형이 무너지는 경우

풀 동작을 하면서 균형이 무너지게 되면, 이후에 교정이 힘들 정도로 심해지기 전에 두 번째 풀 동작을 빠르게 시작하면서(스쿱 동작도 이 중의 일부분이다), 다시 균형을 잡기 위한 시도를 하게 된다. 이때 어깨가 바벨보다 너무 앞에 있기도 하며, 시작 자세가 잘못된 경우도 있다. 첫 번째 풀 동작을 시작하면서 무게중심을 뒤로 이동시키지 못해서일 수도 있다. 여기에 도움이 되는 교정 운동과 구두 신호는 앞으로 점프하는 경우에 사용되는 교정 운동과 구두 신호를 참고하면 된다.

올바른 자세 유지가 힘든 경우

마지막으로, 스쿱이 빨리 일어나는 이유는 단순히 육체적으로 올바른 자세를 끝까지 유지하기 힘들어서일 수도 있다. 이런 경우는 어떠한 구두 신호나 기술 훈련도 교정 운동이 될 수 없다. 바벨을 들고 자세를 유지할 수 있는 충분한 스트렝스를 향상시킬 수 있는 운동을 하는 것이 도움이 될 수 있다.

- 홀팅 스내치/클린 데드리프트(허벅지 가운데 지점에서 멈춘다.)
- 스내치/클린 세그멘트 풀 혹은 데드리프트(무릎과 허벅지 가운데 지점에서 멈춘다.)
- 세그멘트 스내치/클린(허벅지 가운데 지점에서 멈춘다.)
- 플로팅 홀팅 스내치/클린 데드리프트
- 스티프-레그 데드리프트
- 루마니안 데드리프트
- 굿모닝

세 번째 풀 동작이 느린 경우

여러 이유로 스내치, 클린의 세 번째 풀 동작이 느릴 수도 있다. 그 이유 중 일부는 세 번째 풀 동작이 느려지는 것과 직접적인 관련이 없는 경우도 있다. 몸과 바벨이 멀어지게 만드는 오류 때문에 세 번째 풀 동작이 느려지는 경우도 있다. 이런 경우라면 앞에 이미 설명한 교정 운동을 참고하면 된다.

역학적으로 자세가 좋지 못한 경우

리프팅의 동작과 마찬가지로, 역학적으로 좋은 자세에서 최대 스피드가 가능하다. 적절한지 못한 자세의 움직임은 항상 더 느려진다. 가끔씩 세 번째 풀 동작의 중요성이 간과되는 경우가 있다. 리프팅 다른 동작들만큼이나 적극적으로 신경을 써야 한다고 생각하지 못하는 경우도 있다.

앞에서 설명했듯이, 세 번째 풀 동작의 역학적으로 올바른 자세를 가르쳐주고, 개선해주고, 훈련시켜줄 수 있는 운동은 다음과 같다. 당연히 다음과 교정 운동을 목적에 맞게 올바른 자세로 수행해야만 효과를 볼 수 있다.

- 톨 스내치/클린
- 머슬 스내치/클린
- 스내치/클린 롱 풀
- 스내치/클린 하이 풀
- 딥 스내치/클린
- 스내치/클린 하이 풀+스내치/클린

올바른 세 번째 풀 동작을 할 수 있도록 도와줄 수 있는 구두 신호는 다음과 같다.

- 턴오버 동작을 하기 전에 팔꿈치를 높이 올려라.

- 팔꿈치를 위로 당겨라.
- 팔꿈치를 위로, 측면으로 당겨라.
- 바벨을 당겨서 아래로 들어갈 때 바벨을 몸에 가까이 유지해라.

좋지 못한 타이밍

세 번째 풀 동작에서 적절한 타이밍은 효과를 극대화시킬 수 있다. 하지만 개념적으로도 이해를 못하고 있는 경우가 종종 있다. 그러면서 당연히 스쿼트로 앉을 때 턴오버 동작이 마무리되어야 한다고 믿는 사람들이 있다. 하지만 이러면 타이밍이 늦은 것이다. 바벨이 가장 높이 올라갔을 때 턴오버 동작이 최대한 빨리 마무리되어야 한다. 물론 바벨 무게가 올라갈수록 턴오버가 마무리되는 지점은 낮아지기는 하지만 이 지점에서도 최대한 빨리 턴오버 동작을 마무리하려고 해야만 원하는 효과를 얻을 수 있다. 턴오버를 마무리하는 시점과 발이 다시 바닥에 완전히 접촉되는 시점이 동일해야 한다는 것을 가르쳐줘야 스피드를 극대화하고 최적의 타이밍을 가능하게 해준다(스내치 동작에서는 오버헤드 자세로 락아웃하고 클린 동작에서는 최종적이 랙 자세를 만드는 것이 턴오버 동작의 마무리이다).

- 톨 스내치/클린
- 딥 스내치/클린
- 파워 자세에서 스내치/클린
- 파워 스내치/클린+스내치/클린(바벨이 최대 높이로 올라왔을 때 턴오버 동작을 하려고 해야 한다.)
- 무릎보다 높은 위치에서 행/블록 스내치/클린
- 2 그리고 3 포지션 스내치/클린

세 번째 풀 동작에서 타이밍을 개선하는 데 도움이 되는 구두 신호는 다음과 같다.

- 발이 바닥을 찰 때 오버헤드 자세로 락아웃해라.
- 발이 바닥을 차는 동시에 팔꿈치를 들어올려라.
- 한 번에 머리 위로 바벨을 올려라. (스내치)
- 팔꿈치를 바로 들어올려라. (클린)
- 가능한 한 최대한 높은 지점에서 턴오버 동작을 해라.
- 팔꿈치를 높이 들어올려서 랙 자세를 만들어라. (클린)

충분히 강하게 세 번째 풀 동작을 못한 경우

어떤 움직임에서라도, 강하게 하지 않으면 스피드는 감소하게 된다. 스내치와 클린 동작을 할 때 몸을 폭발적으로 강하게 펴야 한다는 부분은 모두가 이해하고 있다. 하지만 바벨 아래로 이동하는 동작을 동일하게 강하게 해야 한다고는 생각하지 않는다. 세 번 풀 동작을 강하게 하는 운동은 바로 앞에서 설명한 타이밍 개선 운동과 동일하다.

바벨이 멈추면서 흔들거리는 히칭

히칭Hitching은 첫 번째 풀 동작에서 두 번째 풀 동작으로 전환되면서 순간적으로 바벨이 멈추거나 움직임이 바뀌는 것이다. 즉, 허벅지까지 바벨을 당겼다가, 멈춰서 약간 아래로 떨어졌다가 다시 위로 가속하는 것이다. 이 동작은 시합에서 허용되지 않으며, 비효율적인 동작이다. 40마일로 달리다가 잠시 멈추고 다시 갑자기 60마일의 속도로 달리는 것과 비슷한 것이다.

히칭에는 여러 원인이 있을 수 있다. 하지만 대부분은 개념적으로 이해를 잘하지 못하고 있거나, 자신감이 부족해서인 경우가 많다. 잠시 동작을 멈췄다가 가속을 다시 하게 되면 더 폭발적인 힘이 나온다고 느끼게 되면서 바벨의 스피드가 증가하게 되고 더 바벨이 많이 상승한다고 믿게 되는 것이다.

첫 번째, 두 번째 풀 동작의 자세와 타이밍에 대해서 다시 지도를 하는 것이 도움이 될 수 있으며, 바닥을 지속적으로 발로 밀는 부분에 집중을 해서 풀 동작을 연습하고 훈련하는 것이 좋다. 그리고 바벨이 중간에 멈추지 않도록 신경써야 한다. 처음에는, 기본적인 리듬을 익히기 위해서 첫 번째 풀 동작은 약간 천천히 해주는 것이 좋다. 그리고 나서 자세가 익숙해질수록 속도를 조금씩 높이는 것이다. 이에 도움이 되는 동작은 다음과 같다.

- 스내치/클린 풀
- 스내치/클린 풀+스내치/클린
- 스내치/클린 슬로우-풀
- 스내치/클린 데드리프트+스내치/클린 풀+스내치/클린

도움이 되는 구두 신호는 다음과 같다.

- 바닥을 밀면서 계속 압력을 만들어라.
- 바벨이 중심선을 따라서 움직이도록 해라.
- 다리로 바닥을 계속 밀어라.

- 다리로 충분히 바닥을 밀지 않은 상태에서 들어올리지 마라.
- 중심선을 따라서 부드럽게 움직여라.

첫 번째 풀 동작에서 무릎이 과도하게 락 아웃되는 경우

흔하게 일어나는 문제는 아니지만, 교정하기 힘든 부분이다. 스쿱을 하기 전에 무릎을 완전히 펴는 것이다(혹은 거의 완전히 펴진다). 부드럽게 리프팅을 이어가지 못하면서 바벨 위로 몸이 너무 많이 기울어지게 된다. 그러면서 허리에 많은 부담을 느끼게 되는 것이다. 개념적으로 잘못 이해하고 있거나(리프터들은 첫 번째 풀 동작을 할 때, 무릎을 반드시 뒤로 밀어주면서 펴야 한다고 믿고 있다. 그러면서 과도하게 무릎이 펴지는 것이다), 무릎에 바벨이 계속 부딪히면서 발생하는 경우가 있다. 두 번째 풀 동작을 시작하기 위해서 필요한 무릎 굴곡과 올바른 자세를 유지하는 데 도움이 되는 훈련은 다음과 같다.

- 스내치/클린 데드리프트 이후 파워 자세 만들기
- 플로팅 홀팅 스내치/클린 데드리프트(정강이에서 허벅지 가운데 지점까지)
- 스내치/클린 데드리프트 이후 파워 자세 만들기+스내치/클린
- 스내치/클린 트랜지션 데드리프트

무릎이 과도하게 락아웃되는 것을 방지하는 데 도움이 되는 구두 신호는 다음과 같다.

- 바벨이 무릎을 지나면 가슴을 들어라.
- 다리로 계속 바닥을 밀어라.

정강이나 무릎에 바벨이 닿는 경우

리프팅을 하는 동안에 바벨을 최대한 몸에 가까이 위치시켜야 하지만, 그 과정에서 정강이나 무릎에 바벨이 닿거나 충돌하게 되면 문제가 될 수 있으며, 자세나 움직임에 오류가 있다는 것을 의미하기도 한다.

어깨가 바벨보다 뒤에 있는 경우

만약 어깨가 바벨 바로 위 혹은 약간 앞쪽에 있기보다 뒤에 있다면, 어깨 관절 아래 한가운데에 바벨이 위치할 수 있도록 다리 쪽으로 당기게 된다. 이 현상은 시작 자세를 포함해서 어떤 지점에서라도 발생할 수 있다. 당연히 해결책은 풀 동작에서의 자세와 움직임을 교정하는 법과 동일하다. 도움이 되는 운동은 다음과 같다.

- 스내치/클린 데드리프트
- 플로팅 스내치/클린 데드리프트
- 홀팅 스내치/클린 데드리프트
- 스내치/클린 세그멘트 데드리프트(바닥에서 바벨이 1인치 떨어진 지점 그리고 무릎, 허벅지 가운데 지점에서 멈춘다.)
- 스내치/클린 데드리프트+스내치/클린
- 플로팅 스내치/클린 데드리프트+스내치/클린
- 홀팅 스내치/클린 데드리프트+스내치/클린
- 스내치/클린 슬로우-풀
- 세그멘트 스내치/클린(바닥에서 바벨이 1인치 떨어진 지점 그리고 무릎 지점에서 멈춘다.)

도움이 되는 구두 신호는 다음과 같다.

- 바벨 너머로 어깨를 위에 위치시켜라.
- 바벨 너머로 균형을 잘 잡아라.
- 엉덩이를 더 높이 들어라. (만약 필요한 경우라면)

바벨을 뒤로 과도하게 밀어내는 경우

어깨 위치가 적절한 경우에도, 바벨을 몸에 최대한 가까이 붙이는 것에 집중하다 보면 바벨이 정강이나 무릎에 부딪히는 경우도 있다. 이렇게 되면 바벨을 충분히 상승, 가속시키는 것이 힘들 뿐만 아니라, 균형이 앞으로 무너질 수도 있다. 리프팅을 할 때 이 부분만 신경을 써서 올바른 움직임이 가능하도록 연습해주면 된다. 앞에서 언급한 동일한 운동으로 교정이 가능하다.

너무 일찍 두 번째 풀 동작을 시작하는 경우

이것은 앞에서 설명한 첫 번째 이유와 동일하다. 즉, 너무 일찍 어깨가 바벨 뒤로 이동해서 발생하는 것이다. 해당 교정 운동을 살펴보면 된다.

언더-풀링

언더-풀링Under-pulling은 두 번째 풀 동작을 마무리할 때, 충분히 무릎과 고관절을 충분히 신전시키지 못하는 것을 말하는 것이다. 이렇게 되면, 바벨을 충분히 상승, 가속 시켜주지 못할 뿐만 아니라, 앞으로 균형이 무너질 수도 있다. 두 번째 풀 동작을 마무리할 때의 올바른 자세에 대해서는 앞에서 이미 자세히 설명했다. 교정 운동에 있어서 이 부분을 목표로 해야 한다.

신전을 마무리한다는 것이 무슨 의미인지는 분명하지만, 완전히 신전시킨다는 것이 너무 오랫동안 신전을 한다는 것을 의미하는 것은 아니라는 것을 다시 상기할 필요는 있다. 너무 오랫동안 신전을 한다는 것 자체가 오류이며, 이 부분에 대한 교정 운동은 다음 섹션에서 설명할 것이다.

개념적으로 제대로 이해하지 못한 경우

가끔씩, 마지막 자세에서 어떤 느낌을 받아야 하는지 정확히 몰라서 언더-풀링 동작이 발생하는 경우도 있다. 바벨 무게와 상관없이 이 문제가 발생한다면 개념적으로 이해를 제대로 하지 못해서 발생했을 가능성이 높다. 그런데 만약 최대 무게에 가까워졌을 때만 발생한다면, 다음에 언급할 원인일 가능성이 높다.

제대로 몸을 신전시킨 상태를 느껴보게 만드는 가장 간단한 방법은 그 자세를 그대로 한번 만들어서 직접 느끼게 하는 것이다. 어느 정도 무게감을 느낄 수 있게 바벨 무게를 적당히 올린 상태에서, 바벨을 들고 양발이 완전히 바닥에 닿은 상태에서 다리를 펴서 서도록 한다. 복부와 둔부에 힘을 주고, 어깨가 바벨보다 약간 뒤쪽에 있을 수 있도록 고관절을 펴도록 한다. 이렇게 하면 대략 올바른 자세를 갖추게 되는 것이다.

여기서 리프터는 데드리프트 동작을 한 후 서 있는 자세를 만든 후 몇 초 동안 멈춰본다. 반복해서 올바른 자세와 움직임이 숙달되면, 데드리프트 동작을 통해서 제대로 신전하는 연습을 하기 위해서 데드리프트+행 스내치/클린을 진행할 수 있다. 여기서 데드리프트는 1~3회 정도 하고 스내치 혹은 클린을 1회 진행한다. 스내치나 클린은 바닥에서 혹은 행 자세로 시작할 수 있다. 무릎 높이의 행 자세로 시작하는 것이 일반적으로 더 좋다.

도움이 되는 구두 신호는 다음과 같다.

- 위로 올라오면서 몸을 다 펴라.
- 마지막 위 구간에서 엉덩이 뒤에 어깨가 있어야 한다.
- 엉덩이를 바벨 쪽으로 밀어라.

자신감, 스트렝스 그리고 파워의 부족

리프터는 충분히 동작을 강하게 하지 않거나 자신감이 부족해서 스내치와 클린에서 완전히 몸을 신전시키지 못해서 결과적으로 바벨 아래로 너무 급하게 들어가려고 할 수도 있다. 아니면 완전히 몸을 신전시킬 정도로 스트렝스와 파워가 부족할 수도 있다. 이 모든 것은 서로 다른 원인들이기는 하지만 본질적으로 유사하며, 교정을 하는 데 있어서도 비슷한 접근법을 사용할 수 있다.

스트렝스의 경우는 몸을 완전히 신전시켜 집중하는 풀과 데드리프트 동작과 스티프-레그 데드리프트, 굿모닝 동작과 같은 기본적인 훈련을 통해서 개선할 수 있다. 자신감, 스트렝스, 그리고 파워 부족을 개선하는 데 도움이 되는 운동은 다음과 같다.

- 하이 행 스내치/클린
- 블록 스내치/클린(허벅지 가운데 높이의 블록)
- 딥 스내치/클린
- 힙 스내치
- 세그멘트 스내치/클린(허벅지 가운데 지점에서 멈춘다.)
- 파워 스내치/클린
- 행 파워 스내치/클린

도움이 되는 구두 신호는 다음과 같다.

- 폭발적으로 동작을 마무리해라.
- 공격적으로 동작을 마무리해라.

너무 오래 지속되는 신전 상태

책에서 계속 강조하듯이, 두 번째 풀 동작을 마무리할 때 몸이 신전된 상태에서 주저하게 되면, 무게가 올라갈수록 바벨 아래로 들어가는 동작을 더 제한하게 된다. 그리고 결국은 리프팅을 실패하게 된다. 리프팅을 가르치기 위해서 동작을 분리해서 연습하기는 하지만, 스내치와 클린 동작 자체는 동작이 끊어지지 않고 하나의 동작으로 이어서 해야 한다. 두 번째 풀 동작을 마무리할 때 주저하게 되면서, 몸이 신전된 상태로 오래 있게 되면 문제가 생길 수 있고, 이렇게 신전 상태가 길게 지속되는 데는 몇 가지 원인이 있다.

과도하게 풀 동작을 하는 경우

이 경우는, 리프터가 최대 힘을 낼 수 있는 신전 상태를 넘어서는 상태까지 풀 동작을 하려고 하는 것이다. 다시 말해서, 이미 최대 가속은 달성해지만, 여기서 바벨 아래로 들어가기보다는 두 번째 풀 동작을 계속 이어가면서 바벨을 위로 상승시키려고 하는 것이다. 이건 개념적으로 이해가 부족해서 발생할 수도 있으며, 자신감 부족이나 타이밍이 맞지 않는 것이 원인일 수도 있다.

이 세 가지를 개선하는 데 도움이 되는 운동은 다음과 같다.

- 딥 스내치/클린
- 파워 자세에서 스내치/클린
- 하이 행 스내치/클린
- 블록 스내치/클린(허벅지 가운데 높이의 블록)
- 파워 스내치/클린
- 딥 스내치/클린+스내치/클린
- 파워 자세에서 스내치/클린+스내치/클린
- 하이 행 스내치/클린+스내치/클린
- 파워 스내치/클린+스내치/클린

두 번째 풀 동작에서 세 번째 풀 동작으로 빠르게 전환하는 데 도움이 되는 구두 신호는 다음과 같다.

- 위에서 빠르게 방향 전환을 해라.
- 위로 갔다가 바로 아래로 내려와라.
- 바로 바벨 아래로 들어와라.
- 빠르게 위 아래로 움직여라.

세 번째 풀 동작이 늦어지는 경우

만약 적절히 세 번째 풀 동작을 시작할 수 없다는 것은, 두 번째 풀 동작에서 세 번째 풀 동작으로의 동작 전환이 늦어지고 있다는 것이다. 세 번째 풀 동작이 더 강해지고 공격적이 될 수 있도록 훈련하는 것은 두 번째 풀 동작에서 세 번째 풀 동작으로 전환되는 타이밍 훈련에도 상당한 도움이 된다. 이에 도움이 되는 훈련은 다음과 같다.

- 머슬 스내치/클린
- 스내치/클린 롱 풀
- 톨 스내치/클린
- 딥 스내치/클린
- 파워 자세에서 스내치/클린
- 하이 행 스내치/클린
- 블록 스내치/클린(허벅지 가운데 높이의 블록)
- 파워 스내치/클린
- 딥 스내치/클린+스내치/클린
- 파워 자세에서 스내치/클린+스내치/클린
- 하이 행 스내치/클린+스내치/클린
- 파워 스내치/클린+스내치/클린

도움이 되는 구두 신호는 다음과 같다.

- 할 수 있는 만큼 최대한 위로 팔꿈치를 당겨라.
- 팔꿈치를 위로 그리고 바깥쪽으로 바로 올려라.
- 밑으로 빠르게 바로 내려가라.
- 바벨 아래로 힘 있게 이동해라.
- 강하게 턴오버 동작을 해라.
- 발을 바닥에 닿을 때 바벨을 머리 위로 올려서 락아웃해라.

바벨이 몸에 끌리거나, 두 번째 풀 동작이 너무 빨리 시작하는 경우

빠른 스쿱 동작을 유발할 수 있는 너무 빠른 두 번째 풀 동작과 바벨이 몸에 끌리는 현상은 전체적인 리프팅의 속도를 감소시킬 수 있다. 리프팅의 속도가 감소하기 때문에 두 번째 풀 동작도 늦어지면서 당연히 세 번째 풀 동작이 늦어질 수도 있다. 보통 바벨이 고관절이 접히는 부위나 허벅지 윗부분에 접촉이 되면서 반사작용으로 바벨 아래로 이동할 수 있게 되는데, 이 바벨의 접촉 또한 없어지게 된다. 이 부분을 교정시킬 수 있는 운동은 앞에 있는 '빠른 스쿱' 섹션의 내용을 살펴보면 된다.

세 번째 풀 동작에서 과도하게 발을 들어올리는 경우

세 번째 풀 동작을 할 때, 발을 들어올리는 것은 추천되는 기술이기는 하지만, 과도하게 부적절하게 발을 들어올리는 경우도 있다. 만약 바벨 아래로 빠르게 이동하는 데 필요한 충분한 스피드가 가능한 이상으로 발을 들어올리거나, 스내치의 오버헤드 자세나, 클린의 랙 자세에서 바벨이 몸에 강하게 떨어지면서 충돌될 정도라면 문제가 될 수 있다. 하지만 발을 많이 들어올렸는데도 불구하고, 앞에서 언급한 바벨이 몸에 떨어져서 충돌하거나 안정성이 떨어지는 것과 같은 문제가 발생하지 않는다면, 크게 걱정할 필요가 없다. 이런 경우는 오류를 교정하는 데 있어서 우선순위에서 뒤로 밀릴 수도 있다.

가끔씩 이렇게 과도하게 발을 들어올리는 동작이 마치 당나귀가 발차기를 하는 모습 같기도 하다. 단순히 발을 수직으로 들어올리기보다는 뒤로 발을 차는 것이다. 이런 경우에도 동일한 교정 운동을 진행하면 된다. 이때 발을 들어올리기보다는 무릎을 들어올리는 데 더 집중을 해야 한다. 다시 말해서, 이 움직임은 어떻게 보면 스쿼트와 동일하다. 단지 차이점은 몸이 무릎을 향해서 낮추는 스쿼트와 다르게, 여기서는 무릎을 몸 쪽으로 들어올리는 것이다. 이렇게 하면, 발을 적절한 수준으로 들어올렸다가 완전히 바닥에 발이 닿으면서 착지할 수 있다. 그리고 바벨 아래 들어가서 올바른 자세를 유지할 수 있다.

세 번째 풀 동작이나 두 번째 풀의 마지막 동작에 집중할 수 있도록 리프팅 동작을 조정해서 연습하게 되면 발의 움직임에 더욱 집중할 수 있다. 이런 조정된 동작들은 완전한 리프팅 동작과 함께 진행할 수도 있다. 처음에는 조정된 동작으로 진행하다가 점차적으로 완전한 리프팅을 동작으로 전환하는 것이다. 예를 들어, 처음에는 덥 스내치로 시작했다가, 만족할 정도로 좋아지게 되면, 그다음은 하이 행, 미들-행, 무릎, 무릎 아래, 그리고 바닥 순으로 바벨의 위치를 변경하면서 진행하는 것이다.

- 톨 스내치/클린
- 드롭 스내치
- 스내치 밸런스
- 점프를 하지 않고 스내치/클린
- 덥 스내치/클린
- 하이 행 스내치/클린
- 3 포지션 스내치/클린(위에서 아래로 내려오면서 진행)

도움이 되는 구두 신호는 다음과 같다.

- 빠르게 발을 움직여라.
- 즉시 발을 지면에 가져와라.
- 발바닥으로 평평하게 착지해라.
- 무릎을 위로 들어올려라.
- 바벨 바로 아래로 발을 강하게 고정시켜라.

스내치 오류

다음에 언급할 기술적 오류는 스내치 동작과 관련된 것이다. 몇몇 교정 내용들은 앞의 '공통적인 오류' 섹션에서 언급한 내용을 다시 참고할 수도 있다.

락아웃이 제대로 되지 않은 경우

오버헤드 자세에서 견고하고 안정적인 락아웃 상태를 유지하는 것은 가장 중요한 기술 중에 하나이다. 오버헤드 자세에서 완전히 락아웃 하는 것은 시합 룰이기도 하면서, 안정적으로 최대 무게를 지탱하기 위해서 반드시 필요한 부분이다.

락아웃이 제대로 되지 않는 데는 여러 이유가 있을 수 있다. 팔꿈치를 약간 접은 상태에서 바벨을 받고 난 후에, 바벨을 밀면서 락아웃시키는 경우도 있으며, 팔꿈치를 완전히 편 상태에서 바벨을 받았지만 받은 후 약간 팔꿈치가 굽혀졌다가 다시 펴는 경우도 있다. 그리고 절대로 완전히 팔꿈치를 편 상태로 락아웃을 못 시키는 경우도 있다.

이 세 가지 현상은 서로 다르기는 하나, 원인을 찾아서 비슷한 방법으로 해결할 수는 있다.

적절하지 못한 타이밍과 늦은 턴오버

세 번째 풀 동작은 타이밍이 중요하다. 만약 타이밍이 적절하지 않다면, 락아웃이 제대로 될 수 없다. 이 부분에 대한 더 내용은 '공통적인 오류' 챕터에서 '세 번째 풀 동작이 느린 경우'에서 확인할 수 있다. 턴오버 동작의 타이밍과 스피드를 개선시키는 데 도움이 되는 운동은 다음과 같다.

- 톨 스내치
- 머슬 스내치
- 딥 스내치
- 하이 행 스내치
- 드롭 스내치
- 스내치 밸런스
- 스내치 하이 풀+행 스내치(무릎 혹은 이보다 조금 높은 곳에서)

턴오버 동작의 스피드와 타이밍에 도움이 되는 구두 신호는 다음과 같다.

- 양손으로 바로 펀치를 해라.
- 발이 바닥에 닿는 시점에 바로 락아웃을 해라.
- 바벨을 들어올려서 바로 펀치를 해라.
- 턴오버 동작을 강하게 해라.
- 팔꿈치를 뒤집기 전에 강하게 들어올려라.

오버헤드 자세가 약한 경우

어떤 경우는, 풀 동작에 대한 기술과 스트렝스에 비해서 오버헤드 자세에서의 스트렝스가 부족한 경우도 있다. 다시 말해서, 바벨을 오버헤드 자세로 들어올릴 수 있는 스트렝스보다 오버헤드 자세로 바벨을 들고 유지할 수 있는 스트렝스가 약하다는 것이다. 이런 경우는 이 둘 간의 차이를 줄일 수 있을 때까지 오버헤드 자세의 스트렝스 훈련을 기존 훈련 프로그램에 포함시키면 되는 것이다. 오버헤드 자세의 스트렝스를 향상시킬 수 있는 운동은 다음과 같다.

- 오버헤드 스쿼트
- 스내치 푸시 프레스
- 스내치 프레스
- 스내치 자세에서 프레스
- 스내치 자세에서 푸시 저크
- 히빙 스내치 밸런스
- 모든 스내치 자세 혹은 관련 동작으로 가장 아래 구간에서 3초 동안 멈춘다.

오버헤드 자세를 적극적이고 강하게 유지하는 데 도움이 되는 운동은 다음과 같다.

- 드롭 스내치
- 스내치 밸런스
- 톨 스내치

오버헤드 자세를 개선하는 데 도움이 되는 구두 신호는 다음과 같다.

- 견갑골을 강하게 쥐어짜라.
- 등에 힘을 줘라.
- 팔꿈치를 강하게 락아웃시켜라.
- 위로 밀어내라.
- 손을 완전히 위로 뻗어라.
- 팔꿈치를 락아웃시킨 상태로 쥐어짜라.

가동성 제한

상체와 하체에서의 가동성 제한은 스내치를 할 때 오버헤드 자세에서 성공적이고 안정적인 락아웃을 상당히 방해하게 된다. 어디서 가동성이 제한되는지 아는 것은 효과적인 가동성 훈련을 하는 데 상당히 중요한다. 일반적으로, 만약 리프터가 서서 몸통이 약간 앞쪽으로 기울어진 상태로 안정적인 오버헤드 락아웃 자세가 가능하지만 스쿼트 자세에서는 힘들다면, 하체에 가동성 제한의 원인이 있을 가능성이 높다. 이 책에서 가동성 훈련 내용을 다루고 있는 '가동성과 유연성' 섹션에서 더 자세한 내용을 확인할 수 있다. 오버헤드 자세에서 가동성에 도움이 되는 운동은 다음과 같다.

- 클린 그립으로 오버헤드 스쿼트
- 스내치 자세에서 프레스
- 스내치 자세에서 푸시 저크
- 목 뒤에서 프레스
- 목 뒤에서 푸시 프레스

너무 세게 바벨을 잡고 있는 경우

오버헤드 자세에 대해서 앞에서 설명했듯이, 너무 바벨을 세게 잡고 있게 되면 팔꿈치를 신전시키는 속도를 제한하게 되며, 팔꿈치를 완전히 신전시키는 것도 힘들게 한다. 턴오버 동작을 통해서 오버헤드 자세를 만들면서 양손으로 위쪽으로 펀치를 할 때 바벨에 대한 통제를 할 수 있을 정도의 세기로만 바벨을 잡고 있는 데 집중할 필요가 있다. 이 부분은 여러 가지 스내치와 스내치 관련 오버헤드 동작을 할 때 연습할 수 있다. 다음과 같은 운동을 하면서 연습할 수 있다.

- 드롭 스내치
- 스내치 밸런스
- 톨 스내치
- 덥 스내치
- 하이 행 스내치

뒤로 스내치를 실패하는 경우

뒤로 스내치를 실패하는 경우는 보통 선수와 코치가 '좋은 실패'라고 하기도 한다. 왜냐하면 앞으로 스내치를 실패하는 것보다 성공할 가능성이 더 높기 때문이다. 물론 특정한 경우에는 맞지만, 항상 맞는 것은 아니다. 당연히 가장 중요한 것은 실패를 하지 않는 것이며, 실패를 하더라도 그 실패의 원인을 제대로 찾아서 효과적으로 교정하는 것이 중요하다.

뒤로 스내치를 실패하는 데는 몇 가지 이유가 있으며, 그 중에 하나가 너무 풀 동작을 강하게 했거나, 파워가 지나치게 컸기 때문이다(사실 이것도 정확한 설명은 아니다. 스내치 풀 동작에서 너무 강했다거나 너무 폭발적이었다거나, 너무 높았다는 것은 없다. 단지 정확하게 바벨을 받고 통제하는 것에 실패한 것일 뿐이다).

지나치게 넓은 그립 넓이

뒤로 스내치를 자주 실패하는 가장 간단한 이유이면서 간과되고 있는 부분이 바로 지나치게 넓은 그립 넓이이다. 그립 넓이가 넓을수록, 바벨을 제대로 통제할 수 있는 적절한 위치나 지점을 지나서 계속 이동하기가 더 쉬워진다. 이것은 어깨가 제 위치에서 벗어나게 되는 것이라고 볼 수 있다. 그립이 넓을수록, 머리를 지나서 바벨을 이동시키는 것이 더 쉬워진다. 그립이 좁을수록, 바벨의 움직임이 더 뻣뻣해진다. 그래서 결국은 특정 지점을 지나게 되면, 더 이상 노력을 해도 머리 뒤로 바벨이 이동할 수 없게 된다. 마찬가지로, 넓은 그립으로 스내치를 할 때, 턴오버 동작에서 바벨이 뒤로 이동하는 탄성이 있다면, 바벨이 통제 가능한 특정 지점을 지나서 계속 이동하는 것을 멈추는 것이 훨씬 힘들다.

아마도 자신이 사용하는 그립 넓이를 선택한 이유가 분명 있을 것이 때문에, 단순히 그립 넓이를 좁힌다고 이 문제를 해결할 수 있는 것은 아니다. 그립이 넓어질수록, 턴오버 동작이 더 빨라지고 쉬워진다. 이 그립 넓이에 익숙해진 사람이라면 특히 단순히 그립 넓이를 좁히면서 교정을 한다는 것이 쉽지 않다. 그러나 만약 자꾸 반복적으로 리프팅을 실패하고 있는 상황이라면, 그립을 좁게 조정해보는 것이 좋다.

만약 신체 비율을 고려해서(상대적으로 몸통이 짧고 팔이 긴 사람) 바벨을 고관절이 접히는 부위 더 위쪽에 닿게 하기 위해서 그립이 과도하게 넓은 경우라면, 두 번째 풀 동작에서 견갑골을 거상, 후인시켜주거나, 두 번째 풀 동작을 시작하기 전까지 좀 더 기다리면서(즉, 폭발적인 힘을 내기 위해서 최종적인 몸의 신전을 시작하기 위해서 허벅지 더 윗부분에 바벨이 올 때까지 기다리는 것이다.) 이 부분을 해결할 수 있다.

그립 넓이는 점차적으로 조금씩 바꿔가도록 하자. 갑자기 그립 넓이를 많이 바꾸게 되면 새로운 문제를 발생시킬 수 있으며, 손목이나 팔꿈치 부상도 발생할 수 있다.

만약 어떤 이유 때문에 그립 넓이를 좁힐 수 없다면, 오버헤드 자세에서의 스트렝스를 향상시키거나 올바른 위치에 바벨을 안정적으로 유지시킬 수 있는 능력을 키우는 것이 좋다. 이 부분에 도움이 되는 운동은 다음과 같다.

- 스내치 푸시 프레스
- 스내치 프레스
- 오버헤드 스쿼트
- 스내치 자세에서 푸시 저크
- 스내치 자세에서 프레스
- 히빙 스내치 밸런스
- 스내치 밸런스
- 스내치 그리고 오버헤드 동작의 가장 아래 구간에서 2~5초 동안 멈추기

오버헤드 자세가 좋지 못한 경우

적절한 오버헤드 자세에서 바벨을 안정적인 상태로 유지하지 못하게 되면, 바벨이 제 위치에서 이탈될 가능성이 높아지게 된다. 그러면서 뒤쪽으로 균형이 무너지게 되면, 바벨이 뒤쪽으로 쉽게 떨어지게 되는 것이다. 적절한 오버헤드 자세는 이미 앞쪽 챕터에서 자세히 설명했다. 앞에서 자세히 설명한 내용을 바탕으로 다시 오버헤드 자세를 만들어서 연습하고, 자신의 자세를 관찰하는 것이 좋다.

만약 가동성이 부족해서 올바른 오버헤드 자세가 힘들다면, 가동성을 개선할 수 있는 운동을 먼저 진행하는 것이 좋다. 하체와 관련된 부분을 절대로 간과해서는 안 된다. 발목과 고관절의 가동범위가 제한되었다면 올바른 오버헤드 스쿼트 자세가 나올 수 없다. 사실, 이 부분이 특히 뒤로 스내치를 실패하게 하는 데 원인이 된다. 하체 가동성이 제한되면 몸통이 앞으로 상당히 기울게 되는데, 이때 균형 상태를 유지하기 위해서 팔은 더 뒤쪽으로 이동하게 된다. 이렇게 하면 전체적인 균형 상태는 유지되지만, 구조적인 견고함이나 안정성은 감소하게 된다.

올바른 오버헤드 자세를 강화시키는 데 도움이 되는 운동은 다음과 같다.

- 스내치 푸시 프레스
- 프레싱 스내치 밸런스
- 히빙 스내치 밸런스
- 오버헤드 스쿼트
- 스내치 자세에서 프레스
- 스내치 자세에서 푸시 저크

스내치에서 적절한 오버헤드 자세를 만들고 유지하는 데 도움이 되는 구두 신호는 다음과 같다.

- 견갑골 안쪽 위 가장자리를 함께 강하게 쥐어짜라.
- 등 위쪽에 강하게 힘을 줘라.
- 목 뒤에 바벨이 오게 해라.
- 팔꿈치를 락아웃시킨 상태로 쥐어짜라.
- 바벨을 향해서 펀치를 해라.

턴오버 동작에서 머리와 가슴이 앞으로 숙여지는 경우

바벨을 안정적인 상태를 들고 있기 위해서 스내치 턴오버 동작을 통해서 즉시 올바른 오버헤드 자세를 만들 수 있어야 한다. 이것이 가능하기 위해서는, 충분한 시간과 공간이 필요하다. 즉, 리프터가 바벨 아래로 들어가기 전에 바벨이 충분히 높이 상승해야 한다는 것이다. 스내치 무게가 증가하면서 자신감이 떨어지면서 결과적으로 세 번째 풀 동작이 너무 빨리 일어나는 경우가 흔하다. 세 번째 풀 동작이 빨라지면서, 시간과 공간이 부족하다고 생각하거나, 실제로 시간과 공간이 부족해지게 된다. 그러면서 바벨 아래로 몸을 숙여서 급하게 들어가게 되는 것이다. 이때 머리와 가슴이 앞으로 숙여지게 된다. 이렇게 머리와 가슴이 앞으로 숙여지게 되면 몸통 자체가 앞으로 기울어지고 팔은 과도하게 뒤로 이동하게 되면서 오버헤드 자세도 무너지는 또 다른

문제가 발생하기도 한다.

가장 좋은 운동 교정 방법은 적절한 타이밍 연습을 하는 것이다. 바벨 아래로 이동하기 전에 위로 몸을 완전히 신전시켜야 하며 몸의 움직임 전환을 하면서 아래로 이동할 때는 주저하지 않아야 한다. 그리고 몸을 곧게 세운 상태에서 등을 숙이는 것이 아니라 엉덩이로 앉으면서, 스쿼트를 하면서 바벨 아래로 이동할 때는 스내치 밸런스 연습을 할 때처럼 수직으로 내려갈 수 있게 집중해야 한다. 마지막으로, 세 번째 풀 동작을 할 때 올바른 상체의 역학적 구조를 유지해야 한다. 바벨과 몸을 최대한 가까이 위치시키기 위해서 팔꿈치는 위로 그리고 측면으로 올려야 한다. 이 부분을 교정하는 데 도움이 되는 운동은 다음과 같다.

- 톨 스내치
- 덥 스내치
- 파워 자세에서 스내치
- 머슬 스내치
- 스내치 하이 풀+행 스내치
- 스내치 밸런스
- 드롭 스내치
- 히빙 스내치 밸런스

머리와 가슴이 앞으로 숙여지는 것을 교정하는 데 도움이 되는 구두 신호는 다음과 같다.

- 턴오버 동작을 할 때 머리를 들어라.
- 턴오버 동작을 할 때 가슴을 들어라.
- 스쿼트를 할 때 수직으로 바로 앉아라.
- 수직으로 몸으로 폈다가, 수직으로 바로 앉아라.
- 가슴과 머리를 들어라.

바벨이 튕겨서 앞으로 이동하는 경우

이 오류에 관해서는 '공통적인 오류' 챕터의 '두 번째 풀 동작에서 바벨이 튕겨서 앞으로 이동하는 경우', '세 번째 풀 동작에서 바벨이 튕겨서 앞으로 이동하는 현상' 내용에서 설명했다. 바벨이 튕겨서 앞으로 이동하게 되면 과도한 수평 방향의 탄성이 발생해서 고리 모양의 바벨 동선이 만들어지면서 만들어지게 된다. 이런 바벨 동선은 안정적인 오버헤드 자세를 만드는 것을 힘들게 한다. '공통적인 오류' 챕터에서 이 오류와 교정 운동에 대해서 더 읽어보면 도움이 될 것이다.

너무 빨리 발을 들어올리는 경우

너무 빨리 발을 들어올리거나 너무 빨리 다리를 이용한 드라이브 동작을 멈추면서 지면을 밀며 발생하는 압력이 사라지게 되면 바벨 아래에서 몸이 앞으로 이동할 수도 있다. 이렇게 되면, 비록 바벨의 동선이 정확하더라도, 오버헤드 자세를 유지하기에는 무게중심이 뒤쪽으로 있기 때문에 결국은 바벨을 뒤로 떨어뜨리면서 동작을 실패할 수 있다. 다리를 이용한 드라이브 동작과 발 움직임의 적절한 타이밍을 연습하는 데 도움이 되는 운동은 다음과 같다.

- 스내치 풀+스내치
- 행 스내치
- 덥 스내치
- 파워 자세에서 스내치
- 파워 자세에서 파워 스내치
- 파워 스내치

다리를 이용한 충분한 드라이브 동작을 하는 데 도움이 되는 구두 신호는 다음과 같다.

- 바닥을 밀면서 충분한 압력을 유지해라.
- 다리로 세게 밀어라.
- 다리로 계속 밀어라.
- 몸을 끝까지 완전히 다 펴라.
- 마지막까지 드라이브 동작을 해라.
- 끝까지 바닥을 밀어낼 수 있도록 해라.

앞으로 스내치를 실패하는 경우

스내치를 실패하는 대부분은 앞으로 바벨을 떨어뜨리면서 스내치를 실패하는 것이다. 그리고 여기에는 다양한 원인이 있다. 어떤 문제에 대한 원인을 찾기 위해서는, 항상 기본적인 부분부터 시작해서 점차적으로 확대해서 살펴보는 것이 좋다. 앞으로 스내치를 실패하는 부분에 대해서는 '공통적인 오류' 챕터에서 문제의 원인과 이에 대한 교정 운동 전략을 살펴보면 도움이 될 것이다.

리커버리 동작을 할 때 바벨을 떨어뜨리는 경우

가장 안타까운 스내치 실패 중에 하나가 바로 리프팅을 잘한 후 리커버리 동작을 하면서 일어서다가 바벨을 바닥에 떨어뜨리는 경우이다. 이것은 리프팅을 할 때, 자신도 모르게 균형이 무너졌기 때문일 수도 있다. 즉, 리프팅이 겉으로는 자세가 좋아 보이지만, 실제로는 바벨 혹은 리프터가 눈에 두드러지게는 보이지 않을 정도로 미세하게 혹은 아예 눈에 보이지 않게 균형이 무너지는 상태일 수도 있다. 코치가 이렇게 균형이 무너진 것이 보이지 않는 위치에서 관찰하고 있기 때문일 수도 있다.

너무 급하게 리커버리 동작을 하는 경우

스내치를 오버헤드 자세로 받은 다음에 너무 급하게 일어서면서 스내치를 실패할 수 있다. 혹은 바벨을 들고 있는 상태에서 다시 균형을 잡기 위해서 앞으로 빠르게 몇 발자국 움직이면서 거의 실패하는 경우도 발생할 수 있다. 이런 문제가 발생하는 이유는 처음에 겉으로 보이는 것과 다르게 실제로는 균형 상태가 유지되지 않았기 때문이다. 하지만 급하게 일어서는 과정에서 적절한 자세와 구조를 유지하지 못해서 균형을 잃게 되는 경우가 더 많다.

이 문제에 대한 해결 방법은 스내치를 할 때마다 가장 아래 구간에서 3초 동안 멈췄다가 일어서는 것이다. 이렇게 하면 급하게 일어서는 것을 방지해줄 뿐만 아니라, 리시빙 자세에서의 스트렝스, 자세의 안정성 그리고 자신감을 향상시킬 수도 있다. 그리고 균형 상태나 동작의 자세에 대한 진단을 할 수도 있다.

역학적으로 적절하지 못한 스쿼트

스내치 리커버리 동작에서 좋지 못한 스쿼트 움직임은 바벨을 오버헤드 자세로 유지시키기에 이상적인 구조에서 벗어나게 한다. 어깨와 바벨은 위로 밀어내지 않고 엉덩이만 들어올리면 몸통이 앞으로 과도하게 기울어지는 것이다. 이렇게 되면 앞쪽으로 균형 상태가 무너지면서 바벨을 앞으로 떨어뜨리면서 스내치를 실패하게 되거나, 보상작용으로 균형 상태를 끝까지 유지하기 위해서 팔과 바벨이 훨씬 더 뒤쪽으로 이동하게 된다. 그러면서 전체적인 구조적인 안정성이 감소하게 되면서 바벨을 뒤로 떨어뜨리게 되거나, 자신이 통제할 수 없는 수준으로 자세를 조정하면서 끝까지 안정적인 구조나 균형 상태를 유지하려고 무리하게 된다.

리프터는 항상 바벨을 위로 밀어내면서 이 방향으로 몸이 따라오면서 일어서야 한다. 이렇게 하면서 안정적인 구조를 위해서 반드시 필요한 몸통을 수직을 세운 상태를 유지할 수 있을 뿐만 아니라, 오버헤드 자세를 안정화시키는데 집중할 수 있도록 도움이 된다. 올바른 리커버리 자세를 만드는 데 도움이 되는 운동은 다음과 같다.

- 오버헤드 스쿼트(가장 아래 구간에서 바로 멈추는 동작이 특히 도움이 된다.)
- 1¼ 오버헤드 스쿼트
- 오버헤드 스쿼트로 앉을 때 천천히 버티면서 내려가기

만약 리프터가 의식적으로 리커버리 동작을 적절히 하려고 하지만, 신체적으로 따라주지 않는 상태라면, 다리와 엉덩이 사이의 스트렝스가 차이나기 때문이다. 만약 무릎 신전근이 고관절 신전근보다 약하다면, 무릎을 더 신전시키면서 몸은 자연스럽게 엉덩이 쪽으로 무게중심을 옮기게 될 것이다. 그러면서 앞에서 설명한 것처럼 앞으로 몸이 기울어지게 되는 것이다. 이렇게 다리가 상대적으로 약해서 일어날 수 있는 문제를 교정하는 데 도움이 되는 운동은 다음과 같다.

- 프론트 스쿼트
- 프론트 스쿼트 자세로 멈춰 있기
- 백 스쿼트 자세로 멈춰 있기

리커버리 동작을 적절히 잘할 수 있도록 도움이 되는 구두 신호는 다음과 같다.

- 바벨을 위로 밀어내면서 몸이 따라가도록 해라.
- 위로 밀어내라.
- 바벨을 위로 밀어내라.
- 머리를 들어라.
- 가슴을 들어라.

클린 오류

다음에 언급할 기술적 오류는 클린 동작과 관련된 것이다. 몇몇 교정 내용들은 앞의 '공통적인 오류' 섹션에서 언급한 내용을 다시 참고할 수도 있다.

랙 자세를 만들 때 바벨이 몸에 강하게 떨어져서 충돌하는 경우

성공적으로 클린을 하기 위해서 바벨을 부드럽게 어깨까지 가져오는 것이 중요하다. 그렇지 못하면 바벨이 어깨에 강하게 떨어지면서 충돌이 일어나게 되고, 바벨을 제대로 지탱하기 위한 적절한 몸통 구조를 유지하는 것이 더 힘들어지게 된다. 또한 클린 이후에 스쿼트 자세에서 일어나기도 힘들어진다. 바벨을 부드럽게 어깨로 가져와서 랙 자세를 만드는 것과 바벨이 어깨에 강하게 떨어지는 것의 차이점은 랙에서 프론트 스쿼트를 하는 것과 스쿼트를 하면서 앉을 때 위에서 바벨을 어깨 쪽으로 떨어지는 것의 차이점과 비슷하다. 어떤 자세에서 리커버리 동작을 하기에 더 쉬울지는 분명하다.

어떤 식으로든 어깨에 바벨이 떨어져서 충돌하는 것은 바벨과 몸이 접촉되는 시점의 타이밍이 좋지 못하기 때문이다. 그러나 이 부분에 대한 다른 원인들이 있을 수도 있다.

무작정 바벨 아래로 이동하는 경우

이 책의 클린 섹션에서 설명했듯이, 턴오버를 할 때는 단순히 스쿼트 자세를 만들기 위해서 무작정 바벨 아래로 이동하는 것이 중요한 것이 아니다. 정확하게 풀 동작을 한 후에 몸을 이동시켜서 리시빙 자세를 만드는 것이 중요하다. 만약 바벨을 높이 당겨서 상승했다면, 높이 상승한 바벨을 받기 위해서 상대적으로 높은 자세의 스쿼트를 만들게 될 것이다. 반대로 바벨이 높이 상승할 수 없다면, 더 깊은 스쿼트 자세를 만들어서 바벨을 받아야 할 것이다. 성공적인 클린에는 정확성이 중요하다. 단순히 바벨을 위로 당겨서 무작정 스쿼트로 깊이 앉는 것이 중요한 것이 아니다. 팔꿈치를 위로 당기면서 랙 자세를 만들면서, 턴오버 동작도 아주 적극적으로 강하게 하면서 어깨를 바벨 쪽으로 밀어줘야 한다.

턴오버의 역학적 자세와 정확성을 향상시키고, 어떤 높이에서든 바벨을 정확하게 받는 데 도움이 되는 운동은 다음과 같다.

- 랙 딜리버리 드릴
- 머슬 클린
- 클린 롱 풀
- 톨 클린
- 딥 클린
- 파워 자세에서 클린
- 파워 클린+행 클린

정확한 턴오버 동작에 도움이 되는 구두 신호는 다음과 같다.

- 어깨를 바벨 쪽으로 밀어라.
- 바벨을 강하게 받치고 있어라.
- 높게 그리고 강하게 랙 자세를 만들어라.

강하지 않고, 느린 턴오버 동작

이 오류는 '공통적인 오류' 챕터에서 '세 번째 풀 동작이 느린 경우' 섹션에서 자세히 확인해봤다. 클린 턴오버 동작을 강하고 빠르게 하는 데 도움이 되는 운동은 다음과 같다 .

- 톨 클린
- 딥 클린

- 하이 행 클린
- 파워 클린
- 파워 클린+행 클린

이 운동에 도움이 되는 구두 신호는 다음과 같다.

- 턴오버를 강하게 해라.
- 세게 바벨을 뒤집어라.
- 높게 그리고 강하게 랙 자세를 만들어라.
- 바로 랙 자세를 만들어라.
- 발이 바닥에 닿는 동시에 랙 자세를 만들어라.

좋지 못한 역학적 자세

세 번째 풀 동작 움직임이 올바르지 않으면, 정확성이 떨어지고, 타이밍도 어긋나게 된다. 그리고 동작이 느려지게 된다. 이런 모든 것들이 어깨에 바벨이 떨어지면서 충돌을 일이키는 원인이 될 수 있다. 가장 흔한 실수가 바로 팔꿈치를 위로 측면으로 당기지 못하고 뒤로 그리고 밑으로 팔꿈치를 당기는 것이다. 이런 턴오버 동작의 역학적인 자세를 개선해줄 수 있는 운동은 다음과 같다.

- 랙 딜리버리 드릴
- 톨 클린
- 머슬 클린
- 클린 하이 풀
- 딥 클린
- 클린 하이 풀+행 클린

제대로 세 번째 풀 동작을 하는 방법에 대해서 상기시킬 수 있는 구두 신호는 다음과 같다.

- 바벨을 뒤집기 전에 팔꿈치를 높이 들어올려라.
- 팔꿈치를 위로 당겨라.
- 팔꿈치를 위로 측면으로 당겨라.
- 풀 동작을 하고 아래로 이동할 때 바벨을 가까이 붙여라.

바벨이 앞으로 멀어지는 경우

이 오류는 '공통적인 오류' 챕터에서 더 자세히 다루었다. 이 오류를 교정하는 데 도움이 되는 운동은 다음과 같다.

- 클린 하이 풀+클린
- 클린 풀+클린
- 딥 클린
- 파워 자세에서 클린
- 행 클린(무릎 혹은 더 높은 지점에서)

바벨이 앞으로 멀어지는 것을 방지하는 데 도움이 되는 구두 신호는 다음과 같다.

- 바벨을 가까이 유지해라.
- 몸 쪽으로 바벨을 밀어라.
- 끝까지 바벨을 몸 쪽으로 밀어준 상태를 유지해라.
- 팔꿈치를 위로 측면으로 당겨라.
- 팔꿈치를 높이 들어올려라.

너무 빨리 그립을 푸는 경우

턴오버 동작을 할 때 너무 빨리 그립을 풀어버리면, 바벨과 몸의 연결고리가 약해지면서 부드럽게 바벨을 어깨까지 가져오는 것이 힘들어진다. 턴오버 동작을 할 때 풀 그립을 계속 유지하는 것이 가장 이상적이다. 그러나 가동성이나 신체 비율에 따라서 풀 그립을 클릭 랙 자세에서도 계속 유지하는 것이 힘들다면, 팔꿈치가 바벨 앞쪽으로 그리고 위로 올라간 후에는 그립을 풀 수도 있다. 이렇게 그립을 풀 때는 어깨에 이미 바벨이 얹어져 있어야 한다. 그립을 유지하거나 적절한 타이밍에 랙 자세에서 그립을 푸는 것을 도와주는 운동은 다음과 같다.

- 머슬 클린
- 클린 롱 풀
- 톨 클린

그립을 유지하거나 푸는 데 도움이 되는 구두 신호는 다음과 같다.

- 그립 상태를 유지해라.
- 가능한 최대한 그립 상태를 유지해라.
- 바벨과의 연결 상태를 끝까지 유지해라.

오버-풀링Over-pulling

이 오류는 준비 운동이나 기술 훈련과 같은 가벼운 무게로 리프팅을 할 때만 발생하는 부분이다. 가벼운 무게로 리프팅을 할 때, 풀 동작에서 필요 이상의 힘을 사용하는 경우가 있다. 똑같은 높이만큼 바벨을 올린다면, 140kg 무게를 들 때보다 40kg 무게를 들 때는 당연히 더 적은 힘이 필요하다. 그런데 상대적으로 가벼운 무게로 리프팅을 할 때 과도한 힘을 사용하게 되면 바벨이 위로 날아가서 어깨에 강하게 떨어지면서 충돌이 일어날 수 있다.

풀 동작에서의 바벨의 무게나 작용하는 힘과 상관없이, 본질적으로 움직임은 동일해야 한다. 40kg과 140kg으로 리프팅을 할 때 유일한 차이점은 스쿼트 자세를 위해서 밑으로 이동해서 랙 자세를 만들 때의 몸의 높이이다. 모든 클린 동작에서, 최대한 빠르게 턴오버를 하고, 스쿼트를 하기 위해서 내려갈 때 최대한 높은 위치에서 바벨을 받아서 랙 자세를 만들 수 있도록 연습해야 한다. 이렇게 연습을 하면 바벨이 어떤 높이까지 상승하든 부드럽게 랙 자세를 만들 수 있다.

리시빙 자세에서 등이 무너지는 경우

무거운 무게로 클린을 할 때, 등이 무너지거나 앞으로 말리는 경우를 종종 볼 수 있다. 이 자세에서 리프팅을 실패하지 않는다고 하더라도, 이후에 리커버리 동작이 필요 이상으로 힘들어지며, 잠재적인 등 부상에 노출될 수도 있다. 등이 앞으로 말리게 되면 바벨과 엉덩이 사이의 거리가 길어지게 되며 결과적으로 곧게 세운 올바른 몸통 자세를 유지하는 것을 더욱 힘들게 만든다.

여기에는 기술, 스트렝스 그리고 활성화의 3가지 잠재적인 원인이 있다. 그리고 이 3가지 원인이 어느 정도 함께 작용하는 경우도 있다. 기술은 클린 동작을 할 때의 움직임과 자세에 대한 부분을 포함하고 있다. 스트렝스는 올바른 자세로 바벨을 지탱할 수 있도록 몸통의 근육을 적절히 사용할 수 있는 능력을 말하는 것이다. 그리고 활성화는 이런 자신의 스트렝스를 적절히 잘 적용시킬 수 있는 것을 말한다.

충분하지 못한 몸통의 스트렝스

클린에서 견고하고 올바른 몸통의 자세를 유지하는 데 등과 복근 모두 중요하다. 클린 동작에서 바벨을 받을 때 등의 스트렝스 향상에 도움이 되는 운동은 다음과 같다. 처음 3가지 운동은 등의 전체적인 스트렝스의 향상에 도움이 되며, 나머지 운동은 등 상부 쪽 스트렝스를 우선적으로 향상시키는 데 도움이 된다.

- 스티프-레그 데드리프트
- 굿모닝
- 웨이티드 백 익스텐션
- 클린-그립 오버헤드 스쿼트
- 클린 자세에서 프레스(서츠 프레스Sots press)
- 퍼즈 프론트 스쿼트
- 클린 랙 서포트
- 목 뒤에서 프레스
- 목 뒤에서 푸시 프레스
- 벤트 로우(상부 등을 강하게 아치 상태 만들기)
- 업퍼 백 익스텐션

복부 스트렝스를 향상시킬 수 있는 운동은 많지만, 클린 동작에서 바벨을 받을 때 특히 효과적인 운동은 다음과 같다.

- 행잉 레그 레이즈Hanging leg raise
- 웨이티드 싯업Weighted sit-up
- 웨이티드 플랭크Weighted plank
- 로만 체어Roman chair/GHD 싯업

몸통 근육을 활성화시키는 데 실패한 경우

앞에 언급한 운동을 통해서 몸통 근육의 스트렝스가 충분히 강해진 경우에도, 클린 동작을 할 때 이 근육들이 적절히 활성화되지 않는다면 쓸모가 없다. 처음 리프팅을 시작할 때부터 몸통은 단단하고 견고한 상태를 유지하고 있어야 한다. 그렇지 않으면 세 번째 풀 동작을 하는 동안에는 몸통을 견고한 상태로 만들 수 있는 시간이 없다.

게다가 강하게 자세를 만들고 유지하려는 것은 상당히 중요하다. 바벨을 받을 때, 가슴을 들어올리고 어깨를 바벨 쪽으로 밀어내는 것은 안정적이고 강한 리시빙 자세를 만드는 데 도움이 된다. 바벨을 받을 때와 리커버리 동작을 할 때 어깨와 팔꿈치를 계속 위로 올려주는 것은 등이 펴진 상태를 유지하는 데 도움이 된다. 그러면서 전체적인 자세와 움직임이 더 견고하고 강해지며 몸통을 곧게 세운 상태로 유지하는 데 도움이 된다. 그리고 이 자체로도 앞으로 몸이 무너지는 것을 막아준다.

부족한 몸통의 압력

스트렝스와 활성화 관련된 마지막 내용은 몸통의 압력이 부족하거나 압력이 있는 상태를 유지하지 못하는 경우이다. 만약 몸통에 압력을 주기 위해서 충분히 숨을 들이마시지 못한 상태에서 리프팅을 하는 동안에 몸통의 견고함을 유지하려고 하다 보면, 등이 무거운 바벨에 눌려서 더 쉽게 무너지게 된다. 특히 부드럽게 바벨을 받지 못했다면 그 정도는 더 심하다. 클린에서 바벨을 받을 때와 리커버리 동작에서 몸통의 압력을 충분히 유지하지 못해도 결과는 비슷하다. 바벨이 어깨에 떨어지면서 공기가 폐에서 빠져나가며 자세가 무너질 수도 있다.

바벨이 어깨에 세게 떨어져서 충돌하는 경우

클린 턴오버 동작에서 바벨이 어깨에 세게 떨어져서 충돌하게 되면 적절한 자세와 등의 신전 상태를 더욱 힘들게 만든다. 이 부분에 대해서는 바로 앞의 '랙 자세를 만들 때 바벨이 몸에 강하게 떨어져서 충돌하는 경우' 섹션에서 더 많은 정보와 교정 운동을 확인할 수 있다.

과도하게 흉추가 후만이 되는 경우

흉추 부분에서 가동성이 부족하거나, 상부 등이 과도하게 말리게 되면 올바른 자세를 만들기 위해서 등을 평평하게 펴는 것이 힘들어진다. 그러면서 클린 동작에서 등이 앞으로 말리거나 무너지기가 더 쉬워진다. 이렇게 되면 바벨이 엉덩이와 척추에서 점점 멀어지게 되면서, 앞으로 무너지는 것을 피하기 위해서 훨씬 더 큰 힘으로 저항해야만 한다.

흉추 가동성은 웨이트리프팅의 모든 측면에서 아주 중요하다. 그리고 리프팅을 하는 모든 사람이 가장 우선으로 챙겨야 하는 부분이기도 하다. 흉추의 유연성과 가동성과 관련된 구체적인 내용은 이 책의 가동성과 유연성 섹션에서 확인할 수 있다. 흉추 가동성과 흉추 신전 스트렝스를 향상시킬 수 있는 운동은 다음과 같다.

- 클린-그립 오버헤드 스쿼트
- 클린 자세에서 프레스
- 목 뒤에서 프레스
- 목 뒤에서 푸시 프레스
- 업퍼 백 익스텐션
- 벤트 로우Bent row(상부 등을 강하게 아치 상태로 만들기)

뒤로 앉으면서 스쿼트를 하는 경우

이 책의 앞쪽 섹션에서 올바른 스쿼트 움직임에 대해서 자세히 설명했다. 스쿼트를 할 때는 엉덩이를 뒤로 빼면서 앉기보다는 가능한 한 그대로 엉덩이가 내려가는 것이 좋다. 스쿼트를 할 때 엉덩이가 뒤로 빠지게 되면 균형을 잡기 위해서 몸통이 앞으로 기울어지게 된다. 몸통이 앞으로 기울어질수록, 엉덩이와 척추에서의 모멘텀이 증가하게 되면서 척추를 신전시켜서 곧게 세운 자세를 유지하는 것이 힘들어지게 된다. 클린 리시빙 자세에서 스쿼트를 할 때 적절히 앉을 수 있는 연습을 하는 데 도움이 되는 운동은 다음과 같다.

- 프론트 스쿼트
- 톨 클린
- 딥 클린
- 파워 자세에서 클린
- 행 클린(무릎 혹은 좀 더 높은 지점에서)
- 프론트 스쿼트+클린(프론트 스쿼트를 하고 나서 바벨을 바닥에 내려놓고, 다시 클린을 하면서 랙 자세를 만든다.)

스쿼트를 할 때 제대로 앉는 데 도움이 되는 구두 신호는 다음과 같다.

- 그대로 바로 앉아라.
- 턴오버 동작에서 고개와 가슴을 들어라.
- 바벨 쪽으로 가슴을 들어라.

바벨이 너무 앞에 있는 경우

턴오버나 랙 자세에서 바벨이 너무 앞에 있어서 발생하는 현상은 앞에서 설명한 '과도하게 흉추가 후만이 되는 경우'에서 발생하는 현상과 동일하다. 바벨이 너무 앞에 있게 되면, 반드시 몸통이 앞으로 기울어지게 되면서 척추를 신전시켜서 곧게 세운 자세를 유지하는 것이 더 힘들어지게 된다. '공통적인 오류' 챕터의 '두 번째 풀 동작에서 바벨이 튕겨서 앞으로 이동하는 경우', '세 번째 풀 동작에서 바벨이 튕겨서 앞으로 이동하는 경우' 섹션에서 자세한 내용과 교정 운동을 확인할 수 있다.

가슴으로 내밀어서 바벨을 받는 경우

클린의 세 번째 풀 동작에서 흔하게 일어나는 오류는 턴오버 동작에서 바벨을 몸에 가까이 유지하기 위해서 어깨 쪽으로 당기기보다는 가슴을 앞을 내밀어서 바벨을 받는 것이다. 다시 말하지만, 이 오류는 앞에서 설명한 두 가지 오류와 동일한 현상을 발생시킨다. 몸통이 앞으로 과도하게 기울어지게 만든다. 바벨을 어깨에 제대로 가져오는 올바른 턴오버 동작을 연습하기에 좋은 운동은 다음과 같다.

- 랙 딜리버리 드릴

- 머슬 클린
- 톨 클린
- 딥 클린
- 파워 자세에서 클린

이 문제를 피하는 데 도움이 되는 구두 신호는 다음과 같다.

- 바벨을 어깨 쪽으로 가져와라.
- 턴오버 동작에서 바벨을 몸에 가까이 위치시켜라.
- 턴오버 동작에서 머리와 가슴을 들어라.

발이 뒤로 이동하는 현상

바벨 아래로 이동할 때 발이 뒤로 이동하는 것은 바벨이 앞으로 이동하는 것과 동일한 현상을 발생시킨다. 리프터의 지지면이 무게중심 뒤에 위치하게 되면서 곧게 세운 올바른 자세를 만들기가 쉽지 않다. '공통적인 오류' 챕터의 '발이 뒤로 이동하는 현상' 섹션에서 더 많은 정보와 교정 운동을 확인할 수 있다.

턴오버 동작이 느리거나 마무리되지 않는 경우

클린 동작은 세 번째 풀 동작을 얼마나 강하게 하는지가 상당히 중요하다. 무게가 증가할수록 바벨이 상승하는 거리가 제한되기 때문에, 바벨 아래로 이동하는 리프터의 스피드가 중요하기 때문이다. 이 스피드는 랙 자세에서 안정적으로 바벨이 위치하고 있는지와 올바른 리시빙 자세만큼이나 중요하다. 이 요소들은 팔꿈치의 턴오버 동작의 타이밍과 정확성과 밀접한 관련이 있다. 관련 내용은 '공통적인 오류' 챕터에서 '세 번째 풀 동작이 느린 경우' 섹션에서 자세하게 다루었다.

마무리되지 않는 턴오버 동작이 느릴 수도, 느리지 않을 수도 있지만, 결국 올바른 랙 자세가 힘들어지면서 바벨을 충분히 안정적으로 유지할 수 없다는 것은 동일하다.

바벨을 너무 세게 잡고 있는 경우

자신의 신체 비율과 가동성이 허락한다면, 턴오버 동작을 할 때 풀 그립을 유지하는 것이 이상적이다. 하지만 풀 그립을 유지한다는 것이 움직임이 마무리될 때까지 세게 바벨을 잡고 있는 것을 의미하는 것은 아니다. 턴오버 동작을 할 때 너무 세게 바벨을 잡고 있게 되면, 바벨을 축으로 한 팔꿈치 회전이 느려지고, 팔의 움직임이 제한되면서 최종적인 자세를 만드는 것이 힘들어진다. 적절하게 바벨을 잡는 그립을 연습하는 데 도움이 되는 운동은 다음과 같다.

- 랙 딜리버리 드릴
- 머슬 클린
- 톨 클린
- 딥 클린
- 파워 자세에서 클린
- 파워 클린

가동성 제한

어깨, 손목 그리고 흉추의 가동성 제한은 턴오버 동작의 속도를 상당히 느리게 만들며, 랙 자세 만드는 것을 더욱 힘들게 한다. 비록 랙 자세, 프론트 스쿼트 자세는 충분히 가능하다고 하더라도 가동성이 문제가 되는 경우가 있다. 가동성 제한으로 발생한 어떤 문제라도 움직임을 느리게 만들 것이다. 가동성과 관련된 자세한 내용은 가동성과 유연성 섹션에서 다루게 된다.

리프팅에 전념하지 못하는 경우

스내치와 클린 앤 저크의 모든 부분과 마찬가지로, 리프팅에 전념하는 것은 리프팅 성공에 있어서 상당히 중요하다. 리프팅에 대한 전념은 리프팅을 얼마나 강력하고 자신감 있게 할 수 있느냐에 달려 있다. 이런 부분들은 상당한 기간 동안의 경험과 성공의 경험에 따라서 발달할 수 있다. 얼마나 많이 리프팅을 성공하느냐는 현명한 프로그램의 설계, 훈련과 기술 개발의 결과물이라고 볼 수 있다. 만약 리프터가 랙 자세를 제대로 만들지 못해서 자신의 클린 최대 무게의 85%보다 무거운 무게로 50%나 실패한다며, 턴오버 동작에 대해서 전념하는 것을 기대하기는 힘들다. 왜냐하면 리프팅을 실패하면서, 리프팅 실패나 부상당할 것에 대한 두려움이 훈련 동안에 커졌기 때문이다. 자꾸 실패하다보면 움직임에 대해서 전념할 수 없게 된다.

그러나 리프터는 턴오버 동작을 완전하게 마무리하지 않는 것이 가장 위험한 클린 실패 동작이라는 점을 분명하게 인지하는 것이 좋다. 팔꿈치가 내려간 상태에서 그리고 바벨이 어깨에 안정적인 상태로 있지 않은 상태에서 클린을 받는 것은 손, 손목, 팔꿈치 그리고 어깨에 부상을 야기할 수 있다. 만약 리프터가 원래 위치에서 크게 벗어나 있지 않다면, 스쿼트를 했다가 일어서지 못한다고 해서 부상을 야기하지는 않는다. 그렇기 때문에 모든 리프터는 적절한 랙 자세를 완전히 만들 수 있도록 해야 한다.

무게를 증가시키지 않고서도 턴오버 동작을 강하고 자신감 있게 하는 데 도움이 되는 운동은 다음과 같다.

- 톨 클린
- 덥 클린
- 파워 자세에서 클린
- 하이 행 클린
- 블록 클린(무릎이나 좀 더 높은 지점에서)

블록 클린은 특히 여기서 도움이 된다. 왜냐하면 리프팅 실패를 했을 때도 떨어지는 바벨을 블록이 받아주기 때문에 적어도 이론적으로는, 실패에 대한 두려움이 사라지게 된다. 이렇게 실패에 대한 두려움이 사라진 상태에서는 리프팅에 더 전념할 수 있다.

턴오버 동작을 마무리할 수 있도록 도와주는 구두 신호는 다음과 같다.

- 팔꿈치를 끝까지 위로 올려라.
- 바로 팔꿈치를 높이 들어라.
- 턴오버 동작을 빠르게 해라.
- 발이 바닥에 닿는 동시에 팔꿈치를 위로 올려라.
- 바벨을 끝까지 뒤집어라.

바벨이 튕겨 오르거나 랙 자세에서 미끄러지는 경우

가끔 클린을 받자마자 바벨이 튕겨 오르거나 랙 자세에서 미끄러지는 경우가 있다. 물론 바벨이 어깨로 떨어지면서 충돌하게 되면 이 문제가 더 심해질 수도 있지만, 진짜 이유는 충분히 신경 써서 좋은 자세를 만들지 못했기 때문이다. 만약 몸통, 어깨 그리고 팔꿈치의 자세가 정확하고 안정적으로 잘 유지되고 있다면, 바벨이 어깨에 세게 떨어지더라도 랙 자세가 잘 버텨줄 수 있다.

랙 자세에서 바벨이 튕겨 오르거나 미끄러지는 것은 몸통이 너무 앞으로 기울어져 있으며, 상부 등이 충분히 신전되지 않았다는 것을 의미한다. 어깨도 앞으로 혹은 위로 충분히 밀어지지 않았으며, 랙 자세에서 바벨이 너무 앞에 있다는 것을 의미하기도 한다(어깨 가장 위쪽이 아니라 오히려 그보다 약간 뒤쪽에 바벨이 있는 것이 좋다). 팔꿈치를 충분히 올리지 않았거나, 그립이 너무 센 것일 수도 있다. 리프터가 리프팅 도중에 포기한 것일 수도 있으며 앞에 언급한 여러 이유가 같이 일어난 것일 수도 있다.

이 문제는 클린을 하고 나서 스쿼트로 앉았을 때 좋은 자세를 유지할 수 없을 정도로 가동성이 제한된 사람에게서 가장 많이 일어난다. 가동성이 부족해서 제대로 된 자세가 힘들거나 움직임을 느리게 만들어 턴오버 동작을 마무리하지 못해서 안정적인 랙 자세를 만들 수 없게 된다. 혹은 바벨이 몸통에 얹어진 상태에서 등 상부의 신전 상태를 유지하지 못해서 문제가 발생할 수도 있다. 이 부분에 대해서 앞 섹션에서 다루었다.

클린을 하면서 스쿼트로 앉을 때 발생하는 바운스의 파워를 이용해서 바로 리커버리 동작을 하는 것이 좋지만, 랙 자세에서 바벨을 안정적으로 유지하는 것이 쉽지 않는 경우에는 스쿼트 가장 아래 구간에서 일시적으로 멈추는 연습을 하는 것도 좋다. 하지만 이 문제가 충분히 해결된다면 즉시 원래 리프팅 리듬으로 돌아와야 한다. 또 다른 방법은 처음 클린은 스쿼트 가장 아래 구간에서 잠시 멈췄다가 두 번째 클린은 정상적으로 진행하는 것이다. 만약 이 문제가 가동성 제한 때문이라면, 리시빙 자세를 개선하기 위해서 스트레칭이 필요할 것이다. 이 책의 가동성과 유연성 섹션에서 더 많은 정보를 얻을 수 있다. 만약 이 문제가 기술적인 부분 때문이라면, 앞의 '랙 자세를 만들 때 바벨이 몸에 강하게 떨어져서 충돌하는 경우', '리시빙 자세에서 등이 무너지는 경우', '턴오버 동작이 느리거나 마무리되지 않는 경우' 섹션에서 해결책을 찾을 수 있다.

리커버리 동작을 실패하는 경우

1년 전 월드 챔피언십 대회에서, 한 코치가 전 월드 챔피언에게 왜 금방 선수가 클린을 실패했는지에 대해서 물었다. 그 코치는 질문을 하면서도 기술적인 문제와 관련된 대답을 기대했다. 하지만 그 선수는 어깨를 으쓱하면서 말했다. "너무 무거우니까요."

웨이트리프팅 스포츠에서는, 그냥 바벨이 리프터에게 너무 무겁다. 특히 클린에서 말이다. 당연히 우리가 그 문제를 해결하는 데 도움이 될 수 있는 더 특별한 방법이 필요하기는 하지만, 그냥 리프터가 충분히 리프팅을 성공할 만큼 강하지 않다는 것이 정답이다.

실제로 클린 동작을 할 때 랙 자세로 바벨을 들고 일어설 수 있는 무게보다 더 많은 무게로 풀과 턴오버를 통해서 랙 자세가 가능한 경우가 많다. 물론 우리의 목표는 항상 우리의 단점을 장점 수준까지 끌어올리는 것이지만, 실제로 모든 웨이트리프팅 동작에서 있어서 완벽하게 육체적으로 균형 잡힌 상태를 유지할 수 있는 사람은 없다. 예를 들어, 만약 기술적으로 아주 안정적인 자세로 폭발적으로 자신의 최대 프론트 스쿼트 무게의 95% 정도로 클린을 할 수 있다면, 이 사람의 경우는 스쿼트 스트렝스를 향상시키는 데 집중한다는 것이 클린을 성공하는 해결책이 될 수 있다.

물론 클린을 하고 나서 리커버리 동작을 실패하는 데는 기술적인 이유가 몇 가지 있을 수도 있다.

균형이 무너지는 경우

클린 이후에 리커버리 동작을 하는 데 실패하는 가장 일반적인 이유는 바로 리시빙 자세에서의 불균형 때문이다. 리프터의 몸과 바벨이 충분히 균형 상태를 이루고 있지 못하는 것이다. 가장 안정적이고 강력한 자세에서 몸이 이탈되고 리프팅 최적의 리듬이 방해받는 것이다. 그러면서 스쿼트 자세에서 일어나는 것이 상당히 힘들어지는 것이다. '공통적인 오류' 챕터에서 스내치와 클린을 할 때 균형이 무너지는 경우와 관련된 정보에서 더 자세한 내용을 확인할 수 있다.

너무 낮은 자세에서 바벨을 받는 경우

자신이 들 수 있는 가장 무거운 무게로 클린을 할 때도 클린 동작으로 가장 깊이 앉을 수 있는 지점에서 약간 위쪽에서 바벨을 받게 된다. 실제로, 대부분의 리프터들은 느린 화면으로 자신이 클린을 하는 장면을 보게 되면 자신이 생각한 것보다 얼마나 높은 지점에서 바벨을 받는지 확인하고 놀라게 된다. 그러나 턴오버 동작이 충분히 강하지 않고, 느리며, 타이밍도 맞지 않는다면 가장 깊은 스쿼트 지점에 도달하기 전까지는 랙 자세를 제대로 만들 수가 없다. 그렇게 되면 신장 반사를 가능하게 하는 신장성 수축 움직임이 거의 불가능하게 한다. 결국 강력한 단축성 수축으로 리버커리 동작을 하는 것도 힘들어진다. 다시 말해서, 프론트 스쿼트를 하고 마지막 구간에서 잠시 멈추는 동작을 하는 것(퍼즈 프론트 스쿼트)과 다르지 않다. 심한 경우는, 마지막 구간에서 프론트 스쿼트를 자세를 하고 있을 때 바벨이 떨어지려고 하는 것이다.

모든 클린 동작에서는 무게와 상관없이, 리프터가 턴오버 동작 이후에 최대한 빨리 랙 자세를 안정적으로 만들려고 해야 한다. 그리고 최대한 높은 스쿼트 자세로 바벨을 받을 수 있도록 하는 것이 좋다. 심지어 자신이 들 수 있는 가장 무거운 무게로 클린을 할 때에도, 무릎과 엉덩이가 수평이 되는 지점 근처에서 너무 밑으로 내려가지 않고 받는 연습을 하는 것이 좋다. 물론 실제로 현실에서는 이렇게 리프팅을 하는 것을 직접 느껴보거나 눈으로 확인하기는 쉽지 않다.

'공통적인 오류' 챕터에서 '세 번째 풀 동작이 느린 경우'와 앞의 '턴오버 동작이 느리거나 마무리되지 않는 경우' 섹션에서 더 많은 정보와 교정 운동을 확인할 수 있다.

몸통을 견고한 상태로 유지하지 못하는 경우

클린 성공하기 위해서 바벨을 받는 순간에 몸통의 압력을 유지하고, 주위 근육을 활성화시켜서 몸통의 견고함을 유지하는 것은 상당히 중요하다. 바벨의 무게에 눌려서 몸통이 무너지게 되면, 리커버리 동작을 할 때 무게중심이 앞으로 이동하거나, 스쿼트 자세에서의 신장반사가 불가능해지거나, 일어서려고 하면서 다리에서 만들어진 위로 향하는 힘이 흡수되어버릴 수도 있다. 그렇게 되면 리커버리 동작을 할 수 있는 능력을 제한해버리게 되는 것이다. 앞의 '리시빙 자세에서 등이 무너지는 경우' 섹션에서 더 많은 정보와 교정 운동을 확인할 수 있다.

역학적으로 적절하지 못한 스쿼트 자세

안정적인 랙 자세와 클린 이후에 성공적으로 일어설 수 있는지는 프론트 스쿼트 자세에서의 곧게 세운 몸통의 자세에 상당히 영향을 많이 받는다. 리커버리 동작을 할 때 이렇게 곧게 세운 몸통의 자세가 무너진다면, 리프팅 성공 가능성은 상당히 감소하게 된다. 어깨와 바벨의 움직임 없이 엉덩이만 과도하게 먼저 위로 올라가는 경우는 몸통이 앞으로 과도하게 기울어진다.

클린 이후에 리커버리 동작을 할 때는 항상 어깨를 바벨을 향해서 밀어내면서 그리고 팔꿈치와 머리를 들어올리면서 일어서야 한다. 이렇게 해야만 안정적인 자세를 위해서 반드시 필요한 곧게 세운 몸통 자세를 유지해줄 뿐만 아니라 랙 자세 유지에 집중하는 데 도움이 된다. 올바른 리커버리 움직임을 연습하는 데 도움이 되는 운동은 다음과 같다.

- 프론트 스쿼트
- 퍼즈 프론트 스쿼트
- 1¼ 프론트 스쿼트
- 프론트 스쿼트로 앉을 때 천천히 버티면서 내려가기 (곧게 세운 상태 유지)

만약 리프터가 의식적으로는 리커버리 동작을 적절히 하려고 하지만, 신체적으로 따라주지 않는 상태라면, 다리와 엉덩이 사이의 스트렝스 차이가 나기 때문이다. 만약 무릎 신전근이 고관절 신전근보다 약하다면, 무릎을 더 신전시키면서 몸은 자연스럽게 엉덩이 쪽으로 무게중심을 옮기게 될 것이다. 그러면서 앞에서 설명한 것처럼 앞으로 몸이 기울어지게 되는 것이다. 이렇게 다리가 상대적으로 약해서 일어날 수 있는 문제를 교정하는 데 도움이 되는 운동은 다음과 같다.

- 프론트 스쿼트
- 퍼즈 백 스쿼트
- 퍼즈 프론트 스쿼트
- 1¼ 프론트 스쿼트

적절히 리커버리 동작을 하는 데 도움이 되는 구두 신호는 다음과 같다.

- 어깨를 바벨을 향해서 올려라.
- 머리를 들어라.
- 가슴을 들어라.
- 팔꿈치를 들어라.
- 바벨을 위로 밀면서 일어서라.
- 엉덩이를 먼저 들면서 일어서지 마라.
- 팔꿈치를 위로 올리면서 일어서라.
- 어깨와 팔꿈치를 먼저 올려라.

좋지 못한 타이밍

클린 이후에 리커버리 동작을 할 때는 스쿼트에서의 신장반사를 활용하기 위해서 적절한 타이밍이 상당히 중요하다. 신장반사를 통해서 스쿼트 아래 구간에서 빠르고 강하게 일어나지 못하면 적절한 바운스를 통해서 만들어지는 추가적인 스피드와 힘을 사용할 수 없게 된다. 특히, 무게가 무거워질수록, 바운스를 이용한 스피드와 힘을 활용하지 못하면 리커버리 동작을 완전히 실패할 가능성이 높아지게 된다. 클린 리커버리 동작에서 타이밍을 향상시키기에 도움이 되는 운동은 다음과 같다(모두 바운스와 바운스 이후의 스피드에 집중하고 있다).

- 프론트 스쿼트
- 하이 행 클린
- 블록 클린(허벅지 가운데 혹은 더 높은 지점에서)
- 클린-저크
- 프론트 스쿼트-저크

리커버리 동작을 할 때 어지러운 경우

클린 리커버리 동작을 할 때 어지러운 경우는 바벨이 경동맥을 압박하거나, 숨을 참고 있는 상황에서 외부 압박이 있어서 미주 신경이 자극받아서일 수도 있다. 복강내압이 때문에 심박출량이 감소해서일 수도 있다. 혹은 이런 요소들이 서로 함께 작용한 결과일 수도 있다. 이 부분에 대해서는 '호흡과 몸통 견고하게 만들기' 챕터에서 자세하게 다루었다.

경동맥이 압박되는 것을 피하기 위해서는, 클린 랙 자세를 만들 때 어깨를 살짝 올려줄 필요가 있다. 추가적으로 머리를 뒤로 약간 당겨야 할 수도 있다. 적절한 랙 자세에 대해서는 '클린' 섹션에서 자세하게 다루었다.

리커버리 동작을 할 때 공기를 약간 뱉게 되면 미주 신경 자극과 감소한 심박출량으로 인한 어지러움을 피하는 데 도움이 된다. 이 부분 역시 '호흡' 챕터에서 자세하게 다루었다.

만약 어지러움을 느껴지거나 시야가 좁아지기 시작하면, 즉시 리프팅을 멈추는 것이 좋다. 이런 상태로 리프팅을 이어가는 것은 상당히 위험하며 리프팅을 성공할 확률도 매우 낮기 때문에 위험을 감수할 필요가 없다.

저크 오류

다음에 언급할 기술적 오류는 저크 동작과 관련된 것이다. 몇몇 교정 내용들은 스내치, 클린과 관련된 교정 내용들과 비슷한 경우도 있지만 대부분은 저크 동작에 해당되는 내용들이다.

락아웃이 제대로 되지 않은 경우

스내치에서 설명했듯이, 안정적인 오버헤드 락아웃 자세는 리프터에게 가장 중요한 부분 중에 하나이다. 대회에서도 락아웃이 완전히 되는 것이 룰이며, 무거운 무게를 오버헤드 자세로 효과적으로 지탱하는 능력을 극대화시키는 데도 반드시 필요하다.

락아웃이 제대로 되지 않는 데는 여러 이유가 있을 수 있다. 팔꿈치를 약간 접은 상태에서 바벨을 받고 난 후에, 추가적으로 바벨을 밀면서 락아웃시키는 경우도 있으며, 팔꿈치를 완전히 편 상태에서 바벨을 받았지만 받은 후 약간 팔꿈치가 굽혀졌다가 다시 펴지는 경우도 있다. 그리고 절대로 완전히 팔꿈치를 편 상태로 락아웃을 못 시키는 경우도 있다.

적절하지 못한 오버헤드 자세

저크 동작에서 락아웃 자세가 좋지 못할 때 첫 번째로 생각할 수 있는 부분은 바로 올바른 오버헤드 자세가 가능한지이다. 만약 올바른 오버헤드 자세를 유지하기 힘들다면, 오버헤드 자세로 바벨을 제대로 지탱할 수 없을 것이며, 당연히 락아웃을 제대로 할 수 없을 것이다. 오버헤드 자세는 이 책의 '저크' 섹션에서 자세하게 다루었다.

적절한 저크 오버헤드 자세를 가르치고 강화시킬 수 있는 운동은 다음과 같다.

- 목 뒤에서 프레스
- 스플릿 자세에서 목 뒤에서 프레스
- 목 뒤에서 푸시 프레스
- 스플릿 자세에서 목 뒤에서 푸시 저크
- 목 뒤에서 파워 저크
- 목 뒤에서 스플릿 저크

가동성 제한

만약 오버헤드 자세에서의 가동성이 제한된다면, 오버헤드 자세로 완전히 락아웃 하는 것이 불가능하거나, 락아웃이 가능하더라도, 더 무거운 무게로 저크를 할 때 동작이 느려지면서 락아웃을 한 후에도 다시 팔꿈치가 접힐 수도 있다.

이 경우에 가장 좋은 해결책은 당연히 최대한 많이 그리고 빠르게 가동성을 향상시키는 것이다. 만약 문제가 심각해서 임시방편의 해결책이 필요한 상황이라면, 그립을 넓혀서 부족한 오버헤드 자세의 가동성 문제를 일부 해소할 수 있다. 그립을 넓힐 때는 한 번에 많이 넓히기보다는 조금씩 넓히면서 자신에게 가장 잘 맞는 넓이를 찾는 것이 좋다. 그립을 한 번에 많이 넓히게 되면 이 자체로 문제가 될 수도 있기 때문이다.

가동성을 개선하는 데 도움이 되는 운동은 다음과 같다.

- 목 뒤에서 프레스
- 목 뒤에서 푸시 프레스
- 클린-그립 오버헤드 스쿼트
- 스플릿 자세에서 목 뒤에서 푸시 저크
- 스플릿 자세에서 목 뒤에서 프레스

저크 동작이 충분히 강하지 않거나 타이밍이 적절하지 못한 경우

다른 모든 부분들과 마찬가지로, 동작을 충분히 강하게 그리고 적절한 타이밍에 하는 것은 오버헤드 자세에서 성공적으로 락아웃을 하는 데 중요한 요소들이다. 사실 스내치와 마찬가지로, 팔꿈치가 완전히 펴지기 전에 발이 바닥에 다시 닿게 되지만, 실제 동작에서는 이 두 가지 동작이 거의 동시에 일어나는 것처럼 보인다. 그렇기 때문에 바닥에 발이 다시 닿게 되는 타이밍에 오버헤드 자세로 락아웃을 할 수 있도록 훈련하게 되면 락아웃을 충분히 강하게 적절한 타이밍에 할 수 있게 된다. 그리고 적절한 스플릿 자세의 깊이와 팔의 락아웃을 위해서 발이 바닥에 닿는 순간보다는 팔꿈치가 정확하게 락아웃될 때 최종적으로 스플릿 자세를 단단하게 만드는 것이 좋다. 이 부분에 도움이 되는 운동은 다음과 같다.

- 톨 저크Tall jerk
- 퍼즈 저크Pause jerk
- 파워 저크Power jerk

락아웃을 충분히 강하고 적절한 타이밍에 할 수 있도록 도움이 되는 구두 신호는 다음과 같다.

- 발이 바닥에 닿는 동시에 팔꿈치를 락아웃시켜라.
- 바벨을 향해서 펀치를 해라.
- 팔꿈치를 빨리 움직여라.
- 손을 빨리 움직여라.
- 손과 발이 타이밍을 맞춰라.

너무 세게 바벨을 잡고 있는 경우

스내치에서 설명했듯이, 저크 동작을 할 때 너무 세게 바벨을 잡고 있게 되면 팔꿈치 신전이 느려지고 움직임이 제한될 수 있다. 딥과 드라이브 동작에서 너무 세게 바벨을 잡게 되면 바벨의 움직임이 느려지게 되며, 드라이브 한 후에 바벨 아래로 이동했을 때 팔꿈치를 강하고 빠르게 신전시키는 것을 방해하게 된다.

딥과 드라이브 동안에, 필요 이상으로 세게 바벨을 잡고 있는 것이 아니라면 풀 그립 자체가 문제가 되지는 않는다. 마찬가지로, 리프터가 바벨을 밀어서 아래로 들어갈 수 있을 정도로는 편안한 그립 상태를 유지하는 것이 좋으며, 오버헤드에서 손과 손목의 자세와 그리고 바벨을 제대로 통제할 수 있을 정도로만 세게 잡으면 된다.

과신전에 대한 두려움

몇몇 사람들, 특히 팔꿈치 부상이 있었던 사람들은 의식적으로든 아니든 팔꿈치를 완전 신전시키는 것 혹은 과신전시키는 것에 대한 두려움이 있다. 이런 경우는 팔꿈치가 더 강해질 수 있도록 평소에 오버헤드 스트렝스 훈련을 할 필요가 있다, 특히 운동 주기화 초기에 혹은 이제 막 리프팅을 시작한 사람에게는 오버헤드 스트렝스 훈련이 필요하다. 훈련을 통해서 오버헤드 자세에서의 팔의 스트렝스와 안정성을 향상시킬 수 있으며, 관절 통증을 감소시키고, 저크 훈련 경험이 더 많아지면 자신감도 향상시킬 수 있다.

오버헤드 자세의 스트렝스와 자신감을 향상시키는데 도움이 되는 운동은 다음과 같다.

- 저크 서포트Jerk support
- 저크 리버커리
- 푸시 프레스
- 모든 저크 동작의 오버헤드 자세에서 3초 동안 버티기

뒷다리에 너무 힘이 들어가 있는 경우

마지막 가능성은 스플릿 자세에서 뒤쪽 다리에 너무 힘이 많이 들어가서 뻣뻣해진 경우이다. 이 책의 '저크' 섹션에서 설명했듯이, 만약 뒤쪽 다리에 너무 힘이 많이 들어가서 뻣뻣해진다면, 이 뻣뻣해진 다리가 리프터의 몸을 앞으로 밀어버리면서 정확하게 바벨 아래로 몸을 이동시키는 것이 힘들어지는 것이다. 적절한 스플릿 자세를 만들고 뒤쪽 다리에 과도하게 힘이 들어가는 것을 방지하는 데 도움이 운동은 다음과 같다.

- 스플릿 자세에서 푸시 저크
- 스플릿 자세 목 뒤에서 푸시 저크
- 스플릿 자세에서 프레스
- 점프해서 스플릿 자세
- 드롭해서 스플릿 자세

앞으로 균형이 무너지는 경우

저크 동작에서 일반적으로 가장 많이 발생하는 오류는 바로 앞으로 균형이 무너지는 것이다. 저크 동작을 하면서 움직임을 제대로 통제하지 못한다면, 저크 동작과 관련된 대부분의 요소들이 앞으로 균형이 무너지게 할 수 있는 요인이 될 수 있다. 이 부분을 고려한다면, 앞으로 균형이 무너지는 것이 저크 동작에서 가장 흔하게 발생하는 오류라는 것이

전혀 놀랍지 않다. 아래의 내용들이 앞으로 균형이 무너지게 만드는 가장 일반적인 원인이다. 여기서는 바벨과 몸이 앞으로 이동하는 경우에 대해서 다루게 된다. 실제로 몸이 뒤로 이동하지만 그 결과로 균형이 앞으로 무너지는 부분에 대해서 다음 섹션에서 다룬다.

일반적인 교정 운동

스내치 혹은 클린 동작에서 앞으로 점프를 할 때 적용한 것처럼, 만약 원인이 정확하지 않거나, 앞으로 균형이 무너지는 것이 2개 이상의 원인 때문이라면, 일반적인 교정 운동이 효과적일 수도 있다. 코치가 수직으로 PVC 파이프를 들고 바벨 슬리브나 플레이트의 앞 가장자리에서 1~3인치 정도 떨어진 상태에서 리프터가 피해야만 하는 장애물을 만드는 것이다. 실제로 파이프가 리프터에게서 얼마나 멀리 떨어져 있는지보다는, 무엇인가가 리프터 앞에 있다는 것 자체가 중요한 것이다. 바벨의 끝부분에 PVC 파이프가 있기 때문에, 결국 리프터는 파이프를 잘 볼 수가 없다. 리프터의 자세 교정을 위해서 반드시 필요한 정도의 공간만 있으면 된다. 코치는 리프터가 오버헤드 자세를 만들고 난 후에는 바로 파이프를 치워서 바벨을 내릴 때 바벨이 파이프에 부딪히지 않도록 하는 것이 좋다.

앞으로 딥 동작을 하는 경우

저크의 딥과 드라이브 동작은 웨이트리프팅을 처음 시작하는 사람들에게는 대부분 상당히 어색하게 느껴진다. 왜냐하면 이 동작은 전적으로 엉덩이가 아니라 무릎 움직임에 의존하기 때문이다. 누군가는 단지 이 동작 자체나 무릎을 사용하는 동작이 익숙하지 않아서 문제가 발생할 수도 있으며, 다른 누군가는 대퇴사두근의 스트렝스가 부족해서 무게가 무거워지면서 움직임 불가능해져서 딥 동작이 앞으로 무너지는 것일 수도 있다. 그렇게 되면 딥 동작에서 무릎을 접으면서 고관절도 앞으로 움직이면서 함께 접거나, 무게중심이 너무 앞으로 이동하게 될 수도 있다. 딥 동작에서 균형 상태를 유지하고 움직임을 만들어내는 데 도움이 되는 운동은 다음과 같다.

- 저크 딥 스쿼트
- 저크 딥
- 저크 드라이브
- 퍼즈 저크
- 저크 딥 스쿼트+저크
- 푸시 프레스
- 파워 저크

적절한 움직임과 자세를 유지할 수 있는 스트렝스를 향상시켜줄 수 있는 운동은 다음과 같다.

- 프론트 스쿼트
- 저크 딥 스쿼트(가장 아래 구간에서 멈춘다.)

앞으로 딥 동작이 무너지는 것은 리프터의 무릎이 안쪽으로 무너지면서, 무게중심을 앞으로 이동시켜야 할 정도로 자세가 불안정해졌기 때문이다. 딥 동작을 시작하기 전에 대퇴사두근과 둔근에 장력을 만들어주게 되면 도움이 될 것이다. 게다가 무릎이 안쪽으로 무너지는 사람이라면 드라이브 동작에서의 발 넓이를 넓히게 되면 이 자세를 좀 더 보완할 수 있다. 무릎이 안쪽으로 무너지는 사람들의 자세를 교정하는 데 도움이 되는 운동은 다음과 같다(모든 동작은 발과 무릎을 정렬시킨 상태에서 진행되어야 한다).

- 저크 딥 스쿼트
- 푸시 프레스
- 프론트 스쿼트

올바른 자세와 균형 상태를 유지하면서 딥 동작을 하는 데 도움이 되는 구두 신호는 다음과 같다.

- 발 뒤쪽에 무게중심을 둬라.
- 뒤꿈치에 무게중심을 둬라.
- 가슴을 뒤쪽으로 오게 유지해라.
- 무릎만 사용해라.
- 둔근과 복부에 힘을 줘라.

앞으로 드라이브 동작을 하는 경우

비록 딥 동작이 제대로 되었다 하더라도, 즉, 딥 아래 구간에서 제대로 균형과 자세가 유지되었다 하더라도, 드라이브 동작을 하면서 앞으로 이동하는 경우도 있다. 가끔씩 스플릿 자세에 집중을 하게 되면서 너무 빨리 몸을 앞으로 이동시켜서 이런 문제가 발생하는 경우도 있다. 혹은, 발 뒤꿈치보다는 볼 부분으로 지면에 무게중심이 있을 때 더 강력한 힘을 낼 수 있다고 느끼기 때문일 수도 있다. 마찬가지로 이것은 기술적인 문제일 수도, 스트렝스 문제일 수도 있다.

드라이브 동작에서의 적절한 자세와 균형 상태를 유지하고 강화하는 데 도움이 되는 운동은 다음과 같다.

- 저크 드라이브
- 푸시 프레스
- 파워 저크
- 저크 드라이브+저크
- 파워 저크+저크
- 푸시 프레스+저크

저크 드라이브 동작에서 적절한 균형 상태를 유지하는 데 도움이 되는 구두 신호는 다음과 같다.

- 발 뒤쪽에 무게중심을 둬라.
- 뒤꿈치에 무게중심을 둬라.
- 가슴이 뒤쪽에 있도록 해라.
- 뒤쪽으로 바벨을 밀어내라.
- 머리 뒤에 바벨이 있게 해라.

팔로 바벨을 앞으로 미는 경우

딥과 드라이브 동작을 제대로 한 후 여전히 팔로 바벨을 앞으로 미는 동작이 나올 수도 있다. 즉, 다리를 이용한 드라이브 동작에서는 균형 상태가 잘 유지되었지만, 결국 리시빙 자세를 만들기 위해서 바벨과 몸을 적절하게 움직이지 못하는 것이다. 그러면서 바벨이 앞으로 이동하는 것이다. 이것은 '저크' 섹션에서 설명한 올바른 상체의 역학적 움직임을 제대로 이해하지 못해서 충분히 강하고 적극적으로 움직이지 못했거나, 자신감 부족이 원인일 가능성이 높다. 올바른 상체 움직임에 도움이 되는 운동은 다음과 같다.

- 프레스
- 푸시 프레스
- 푸시 프레스+저크
- 파워 저크+저크
- 목 뒤에서 저크+저크

스플릿 자세에 대한 자신감을 키우는 데 도움이 되는 운동은 다음과 같다.

- 목 뒤에서 저크
- 점프해서 스플릿 자세 만들기
- 드롭해서 스플릿 자세 만들기
- 저크 리커버리
- 저크 서포트
- 스플릿 자세에서 목 뒤에서 푸시 저크
- 저크 밸런스

리프터가 바벨을 위로 밀면서 정확하게 바벨 아래로 들어가는 데 도움이 되는 구두 신호는 다음과 같다.

- 뒤로 밀어내라.
- 머리 뒤에 바벨이 있게 해라.
- 팔꿈치를 완전히 펴라.
- 바로 뒤로 밀어내라.

스플릿 자세 깊이가 충분히 깊지 않거나, 몸이 뒤로 이동하는 경우

스플릿 자세가 충분히 깊지 않은 것은 앞으로 이동하는 다리가 충분히 앞으로 이동하지 않았기 때문이다. 혹은 바벨 아래에 몸이 있지 않고 뒤쪽으로 이동했기 때문이다. 관련된 원인과 교정 운동은 아래와 같다.

앞으로 발이 충분히 이동하지 않은 경우

만약 리프터가 스플릿 저크 동작을 하는데 앞으로 다리를 충분히 이동시키기 못하는 부분만 제외하고 나머지 동작은 제대로 하고 있다면, 단순히 노력 부족이거나, 어디에 발을 둬야 하는지 정확히 모르고 있기 때문이다. 이런 경우라면 올바른 발의 위치에 대해서 교육을 다시 하는 것이 첫 번째이다. 그러고 나서 앞으로 발을 더 이동시킬 수 있도록 훈련시키는 것이다. 그러면서 뒤쪽에도 무게중심을 적절히 둘 수 있도록 해야 한다. 이런 발의 움직임과 관련 있는 운동은 다음과 같다.

- 드롭해서 스플릿 자세 만들기
- 점프해서 스플릿 자세 만들기
- 톨 저크
- 저크 밸런스

앞발을 더 잘 움직일 수 있도록 하는 데 도움이 되는 구두 신호는 다음과 같다.

- 앞으로 발을 내밀어라.
- 앞발을 차라.

앞발을 더 들어올려서 앞으로 내밀 수 있는데 도움이 적극적인 방법은 앞으로 내미는 발에다가 장애물이나 플랫폼을 두고 나서 저크나 저크 관련 동작을 하는 것이다(이때 무게는 그렇게 무겁지 않아야 한다). 수건을 말거나 접은 것과 같은 장애물을 앞으로 내미는 발 앞쪽에 둘 수도 있다. 그리고 발을 들어서 그 장애물을 넘어서 발을 앞으로 이동시키는 것이다. 하지만 더 평평하고 낮은 물체일수록 훈련하기에 더 안전하다.

플랫폼을 이용한 방법도 비슷하지만 더 안전하다. 플랫폼을 이용하는 경우는, 발 앞에 장애물을 두기보다는 플랫폼을 두고 발을 들어서 그 플랫폼 위에 올리는 것이다. 이때 고무 매트를 사용하는 것도 좋은 방법이다. 두께는 반인치 정도가 좋으며, 높이고 싶다면 몇 개를 겹쳐서 쌓아도 된다. 두께는 안정적으로 발을 들어서 착지할 수 있을 정도의 높이까지만 높이도록 한다. 플랫폼이나 고무 매트는 완벽하게 평평하고 안정적이며 미끄러지지도 않기 때문에 좋은 도구이다.

발의 움직임을 연습하기 위해서 장애물이나 플랫폼을 사용하는 것은 위험 요소도 있기 때문에 반드시 신중하게 사용해야 한다는 것을 명심하자.

다리를 이용한 드라이브가 충분하지 않거나 마무리되지 않은 경우

어떤 경우에는, 겉으로 봤을 때는 충분히 다리를 들리올리지 못하고 앞으로 내밀지 않아서 실패한 것처럼 보이지만 사실은 드라이브 동작을 할 때 바벨을 충분히 상승, 가속시키지 않아서 그런 것일 수도 있다. 충분히 위로 드라이브 동작을 하지 않으면, 리프터가 다리를 필요한 만큼 움직여서 스플릿 자세를 만들 수 있는 시간과 공간이 충분하지 못하게 된다. 이것은 무게에 대해서 충분히 드라이브 동작을 하지 못해서 그런 것일 수도 있고, 드라이브 타이밍에 있어서 기술적인 오류 때문일 수도 있으며, 혹은 발을 너무 일찍 움직여서 드라이브 동작이 마무리되지 않아서일 수도 있다. 이 부분을 개선하는 데 도움이 되는 운동은 다음과 같다.

- 파워 저크
- 파워 저크+저크
- 푸시 프레스
- 푸시 프레스+저크
- 저크 드라이브
- 백 스쿼트 점프
- 점핑 스쿼트
- 쿼터 스쿼트 점프

다리를 이용한 드라이브 동작을 하는 데 도움이 되는 구두 신호는 다음과 같다.

- 드라이브를 끝까지 해라.
- 높이 드라이브 해라.
- 스플릿 자세를 만들기 전에 드라이브를 높이 해라.

뒤로 발을 너무 멀리 뻗는 경우

앞으로 발을 충분히 이동시키는 것이 힘들고, 바벨 아래에서 뒤로 발을 이동시키는 것도 힘들어지는 가장 일반적인 원인은 바로 스플릿 자세를 만들기 위해서 너무 멀리 뒤로 발을 뻗어서 그런 것이다. 이렇게 과도하게 뒤로 발을 뻗게 되면 뒤쪽으로 엉덩이가 당겨지면서 바벨 아래에서 벗어나게 된다. 그러면서 앞으로 발을 충분히 이동시키는 것이 힘들어진다. 드라이브 이후에 뒷발이 먼저 움직이기 때문이다. 스플릿 자세를 길게 만들려는 사람은 종종 뒷발의 움직임을 너무 지나치게 중요하게 생각하면서 이 문제가 발생한다. 이것은 스플릿 자세와 움직임에 대한 이해가 부족해서이다. 그렇기 때문에 다시 공부 한 뒤에 자세와 움직임에 대한 훈련을 통해서 강화시켜야 한다. 스플릿 자세와 움직임을 연습하는 데 도움이 되는 운동은 다음과 같다.

- 저크 밸런스
- 톨 저크
- 스플릿 자세에서 목 뒤에서 푸시 저크
- 목 뒤에서 스플릿 저크
- 드롭해서 스플릿 자세 만들기
- 점프해서 스플릿 자세 만들기

뒷발을 지나치게 뒤로 뻗으면서 스플릿 자세를 만들지 않도록 하는 데 도움이 구두 신호는 다음과 같다.

- 엉덩이를 바벨 아래에 둬라.
- 뒷발을 먼저 내려놓고, 앞발을 앞으로 뻗어라.
- 앞발을 들어서 앞으로 뻗어라.
- 스플릿 자세에서 머리와 가슴을 들어라.
- 뒷발을 바닥에 가까이 두면서 뻗어라.

머리와 가슴이 앞으로 숙여지는 경우

뒷발을 너무 뒤로 뻗는 경우와 비슷한 격리가 일어나며, 서로 관련 있기도 한다. 그리고 서로 문제에 대한 원인과 결과가 바뀌는 경우도 있다. 다시 말해서, 스플릿 자세를 만들기 위해서 다리를 움직이고, 몸통을 곧게 세운 상태로 유지하기보다는, 리프터는 스플릿 자세를 만들기 위해서 그냥 몸통을 앞으로 기울이는 것이다. 가슴이 앞으로 이동하면서, 엉덩이는 자연스럽게 뒤로 이동하게 된다. 그러면서 지지면이 바벨 아래 있기보다는 뒤쪽으로 이동하게 된다. 게다가 이렇게 되면 앞발이 뒷발보다 더 빨리 바닥에 닿게 되고, 엉덩이와 뒷발을 뒤로 더 많이 밀어내게 되면서 이 문제를 더 악화시키게 된다. 스플릿 자세에서의 곧게 세운 적절한 자세를 훈련하고 강화시키는 데 도움이 되는 운동은 다음과 같다.

- 스플릿 자세에서 목 뒤에서 푸시 저크
- 저크 밸런스
- 톨 저크
- 드롭해서 스플릿 자세 만들기
- 점프해서 스플릿 자세 만들기
- 발을 움직여서 스플릿 자세 만들기
- 걸으면서 스플릿 자세 만들기

스플릿 자세에서 적절하게 몸통을 곧게 세울 수 있도록 도움을 주는 구두 신호는 다음과 같다.

- 스플릿 자세에서 머리와 가슴을 들어라.
- 머리와 가슴을 들어라.
- 엉덩이를 바벨 아래에 둬라.
- 몸통을 수직 상태로 만들어라.
- 수직으로 올라왔다가 수직으로 그대로 내려가라.
- 가슴이 뒤쪽에 있도록 해라.

스플릿 자세가 약한 경우

마지막으로 고려해볼 수 있는 부분은 바로 상대적으로 스플릿 자세에 대한 스트렝스와 안정성이 충분한 것이다. 스쿼트가 상당히 강한 사람도 스플릿 자세가 약할 수 있다. 무거운 무게에서 저크를 하기 위해서 드라이브 동작을 할 때는 당연히 리시빙 자세에서 안전하게 무게를 지탱할 수 있어야 하는 것이다. 왜냐하면 우리 몸은 우리가 안전하게 무게를 지탱할 수 없는 자세에 대해서는 자연스럽게 기피하는 현상이 있기 때문이다. 그 자세가 스플릿 자세라면 당연히 안전하게 지탱할 수 없게 되는 것이다. 스플릿 자세를 강화시켜 줄 있는 운동은 다음과 같다.

- 런지
- 발을 움직여서 스플릿 자세
- 걸으면서 스플릿 자세 만들기
- 스플릿 스쿼트
- 드롭해서 스플릿 자세 만들기
- 점프해서 스플릿 자세 만들기
- 스플릿 자세에서 목 뒤에서 푸시 저크

딥 동작에서 제동을 걸지 못하는 경우

리프터가 바벨을 상승, 가속시킬 수 있는 능력은 딥 동작을 하면서 아래로 내려갈 때 갑자기 제동을 걸 수 있는 능력에 의해서 상당히 많이 좌우된다. 딥 동작에서 제동을 통해서 바벨과 몸의 탄성을 최대한 사용할 수 있게 된다. 이 오류는 방향 전환이 너무 느리게 일어나거나 균형이 앞으로 무너지면서 발생한다.

몇몇 리프터들은 다른 이들보다 이 부분에 대해서 선천적으로 더 뛰어난 신체적 능력을 가지고 있는 경우도 있다. 하지만 훈련을 통해서 모든 리프터들이 이 능력이 개선될 수 있다. 이 능력을 개선하기 위해서 가장 집중해야 할 부분은 스쿼트 스트렝스이다. 딥 자세를 지탱하는 능력과 방향 전환을 하고 제동을 거는 능력 모두를 개선할 수 있는 추가적인 운동은 다음과 같다.

- 저크 딥
- 저크 딥 스쿼트
- 뎁스 드롭/점프Depth drops/jumps
- 쿼터 스쿼트 점프

딥 동작에서 등과 어깨가 무너지는 경우

저크 동작을 하기 위해서 바벨을 목 앞 어깨에 올려놓게 되면, 어깨가 밑으로 떨어지고 등이 앞으로 말리게 된다. 특히 리프터가 제동을 걸면서 아래로 향하는 힘이 실제 바벨 무게보다 훨씬 큰 딥의 가장 아래 구간에서는 이 현상이 더 심하다. 이렇게 딥 동작에서 등과 어깨가 무너지는 데에는 여러 이유가 있다.

좋지 못한 랙 자세

랙 자세에서 바벨이 더 앞에 있을수록, 척추와 엉덩이 사이의 거리가 더 길어진다. 그러면서 결과적으로, 등과 어깨가 더 무너지기 쉬워진다. 이런 이유로, 최대한 바벨을 목 쪽으로 가깝게 위치시키는 것이 좋으며, 어깨와 목 사이에 안정적으로 고정시켜야 한다. 그리고 팔보다는 몸통으로 바벨을 지탱해야 한다.

만약 자신의 가동성이 허락한다면, 랙 자세에서 손가락 몇 개만 바벨 아래 위치시키는 것보다는 풀 그립이 더 도움이 된다. 풀 그립은 등에 대한 팔의 각도를 고정시켜주기 때문에, 랙 자세에서 팔꿈치를 들어올리려고 노력하면 등 상부를 더욱 신전시키면서 안정적인 자세를 만들 수 있게 된다. 올바른 랙 자세에 대한 자세한 내용은 '저크' 섹션에서 이미 다루었다.

등이 약하거나 가동성이 부족한 경우

만약 등 상부가 약하거나, 가동성이 부족해서 등을 충분히 펼 수 없다면, 딥 아래 구간에서 바벨의 무게 때문에 등이 앞으로 말릴 가능성이 상당히 높아진다. 가동성과 관련된 내용은 이 책의 '가동성과 유연성' 섹션에서 확인할 수 있다. 등 상부의 스트렝스와 자세에 도움이 되는 운동은 다음과 같다.

- 클린-그립 오버헤드 스쿼트
- 업퍼 백 익스텐션
- 저크 랙 서포트
- 저크 딥
- 저크 딥 스쿼트

그립이 너무 세거나, 팔이 너무 빨리 움직이는 경우

가끔씩, 안정적인 좋은 랙 자세로 시작하지만, 딥 동작을 하면서, 팔꿈치가 밑으로 떨어지면서 바벨을 세게 잡게 된다. 그러면서 팔을 이용해서 드라이브 동작을 너무 빨리 준비하게 되는 경우가 발생한다. 이러면서 바벨이 앞으로 이동하면서 떨어지게 되고, 리프터까지 앞으로 당겨버리면서 등의 힘도 풀리게 된다.

딥과 드라이브 동작을 하면서 저크 랙 자세를 계속 유지할 필요가 있다. 그리고 바벨이 위로 향하는 최대 스피드에 도달했을 때만 팔을 움직여 다음 동작을 준비하는 것이다. 딥과 드라이브 동작을 할 때 의도적으로 그립을 편안한 상태로 유지하고, 어깨를 바벨 쪽으로 밀어주게 되면 도움이 될 수 있다. 그렇다고 과도하게 견갑골을 상승시키는 것이 아니라, 어깨와 몸통을 바벨을 향해서 살짝 밀어주면서 바벨을 지탱해주는 것이라고 생각하면 된다. 이 부분에 도움이 되는 구두 신호는 다음과 같다.

- 그립을 편안하게 푼 상태를 유지해라.
- 그립을 풀어라.
- 바벨을 향해서 어깨를 올려라.
- 팔을 움직이지 말고 좀 더 기다려라.
- 바벨을 정확하게 어깨 위에 위치시켜라.

몸통이 충분히 견고하지 못한 경우

어깨와 상부등이 앞으로 무너지는 또 다른 이유는 충분히 몸통의 압력을 유지하지 못해서 몸통이 견고하지 않아서이다. 다시 말하지만, 바벨이 더 앞에 위치할수록 앞으로 바벨이 떨어지려는 경향이 강해지고 그러면서 몸통이 무너지는 것이다. '호흡과 몸통의 견고하게 만들기' 섹션에서 자세하게 설명했듯이, 몸통을 최대한 견고하게 만들기 위해서는 몸통의 압력을 만들어야 하며, 주위 모든 근육이 활성화되어야 한다. 만약 견고함을 만들고 유지할 수 없다면, 딥의 아래 구간에서 무거운 무게에 눌려서 몸통이 무너지기 쉽다. 몸통을 안정적인 상태로 유지하기 위해서, 딥 동작을 하기 전에 숨을 들이마신 상태에서 호흡을 잠시 멈춰서 몸통에 압력을 충분히 만들 수 있도록 한다. 가끔씩 딥 동작을 하면서 숨을 들이마시는 사람들도 있는데, 그렇게 되면 원치 않는 결과를 초래할 수도 있으며, 무게중심이 앞으로 이동하는 경우도 발생한다.

딥 동작의 스피드가 과도한 경우

딥 동작이 빠를수록 더 큰 탄성을 만들 수 있기 때문에 저크 동작에 더 유리하다. 그러나 딥 아래 구간에서 제동을 거는 스트렝스는 개별적으로 차이가 있다. 만약 딥 동작의 스피드가 그 사람의 스트렝스 수준을 넘어선다면 올바른 자세와 몸통의 견고함을 유지하고 있다 하더라도 제대로 제동을 걸 수 없을 것이다. 따라서 딥을 할 때의 스피드는 자신의 현재 제동 능력에 맞춰서 최적으로 조정될 필요가 있다.

또한, 바벨과 몸이 서로 떨어지지 않을 정도의 통제된 스피드로 딥 동작을 시작하는 것이 좋다. 이 통제된 스피드는 대퇴사두근에 힘을 주고, 딥 동작을 시작하기 전에 무릎이 너무 과신전되지 않은 상태를 유지하면서 나아질 수 있다. 올바른 딥 스피드를 연습하고 제동 능력과 탄성을 개선하는 데 도움이 되는 운동은 다음과 같다.

- 저크 딥
- 저크 드라이브
- 리바운드 저크Rebound jerk
- 파워 저크
- 푸시 프레스
- 목 뒤에서 저크

스플릿 자세에서 다리 간격이 좁은 경우

저크를 할 때 스플릿 리시빙 자세를 사용하게 되었을 때 가장 큰 장점 중에 하나는 바로 모든 방향으로 안정성이 높아진다는 것이다. 그러나 양발이 너무 좁으면, 이 안정성이 상당히 감소할 수도 있다. 양발은 스쿼트 정도의 발 넓이 혹은 이보다 좀 더 넓게 하는 게 가장 이상적이다. 발이 좁게 위치해 있는 상태라면, 리프터에게 몸의 중심에서 멀어질 수 있도록 그리고 앞뒤로 크게 발을 움직이라고 구두로 신호를 주면 된다. 특히, 뒷발의 뒤꿈치를 바깥쪽으로 향하도록 해서 스플릿 자세에 맞는 충분한 넓이로 벌릴 수 있을 뿐만 아니라 뒷다리와 발을 올바르게 정렬시킬 수 있다.

드라이브 동작에서 발 넓이가 지나치게 넓은 경우

만약 드라이브 동작을 할 때 특히 발 넓이가 넓어서, 스플릿 자세에서 발 넓이가 더 좁아지는 경우도 있다. 드라이브 동작을 할 때 다른 문제 때문에 의도적으로 혹은 필요해서 발을 넓게 벌린 것이 아니라면, 넓이를 좁히는 것이 좋다. 만약 이유가 있어서 넓이를 넓힌 것이라면, 다른 교정 방법을 사용하는 것이 좋다.

너무 과도하게 앞뒤로 다리를 길게 뻗는 경우

스플릿 자세에서 양발의 넓이가 좁은 가장 일반적인 이유는 바로 과도하게 앞뒤로 발을 길게 뻗으려고 해서이다. 앞뒤로 길게 발을 뻗으면 뻗을수록, 앞뒤 거리를 감당하기 위해서 양발 넓이가 더 좁아지게 된다. 이 부분에 대한 기본적인 교정 운동은 짧은 스플릿 자세를 더 반복적으로 연습을 해서 올바른 양발 간의 넓이와 길이에 익숙해지는 것이다. 올바른 스플릿 자세에서 앞뒤 다리 길이를 연습하는 데 도움이 되는 운동은 다음과 같다.

- 스플릿 자세에서 목 뒤에서 푸시 저크
- 저크 밸런스
- 발을 움직여서 스플릿 자세 만들기
- 걸으면서 스플릿 자세 만들기
- 드롭해서 스플릿 자세 만들기
- 점프해서 스플릿 자세 만들기

스플릿 자세에서 올바른 앞뒤 발의 길이를 연습하는 데 도움이 되는 구두 신호는 다음과 같다.

- 발을 빨리 움직여라.
- 스플릿 자세에서 힘을 줘라.

제대로 된 스플릿 자세가 약하거나, 익숙하지 않은 혹은 불편한 경우

단순히 리프터는 제대로 된 스플릿 자세가 익숙하지 않을 수도 있다. 이런 경우라면 다시 공부를 하고 연습을 해야 한다. 그렇지 않으면, 스플릿 자세가 약할 수도 있으며, 스플릿 자세가 불편할 수도 있다. 제대로 된 스플릿 자세를 가르치고, 연습하고 강화시키는 데 도움이 되는 운동은 다음과 같다.

- 스플릿 자세에서 프레스
- 스플릿 자세 목 뒤에서 프레스
- 스플릿 자세에서 푸시 저크
- 스플릿 자세 목 뒤에서 푸시 저크
- 저크 밸런스
- 발을 움직여서 스플릿 자세 만들기
- 걸으면서 스플릿 자세 만들기
- 드롭해서 스플릿 자세 만들기
- 점프해서 스플릿 자세 만들기
- 런지

더 넓은 넓이의 스플릿 자세를 만드는 데 도움이 되는 구두 신호는 다음과 같다.

- 뒷발의 뒤꿈치를 바깥쪽으로 밀어라.
- 넓게 발을 벌려라.
- 바깥쪽으로 발을 벌려라.

발이 다른 발쪽으로 지나치게 넘어가는 경우

마지막으로, 가끔씩 앞으로 발을 뻗으면서 몸의 중심선을 넘어서 다른 발쪽으로 지나치게 넘어가는 경우가 있다. 이렇게 되면 양발의 넓이가 너무 좁아지면서 이 자체가 문제가 될 수 있으며, 추가적으로 균형이 무너질 수도 있다. 이 문제의 원인은 딥 동작을 하기 전에 한쪽으로 균형이 무너져 있어서인 경우가 많다. 랙 자세에서 바벨이 중심에서 벗어나서 위치해 있거나, 통증, 부상 혹은 한쪽이 약해서 등 여러 이유로 균형 상태가 무너져 있는 것이다. 특히 스트렝스의 불균형도 큰 원인이 될 수 있다. 여러 이유로 인해서 딥과 드라이브 동작에서 충분히 견고한 상태를 유지하지 못하게 되는 것이다. 몸통의 견고함을 만들고 유지하는 데 도움이 되는 운동을 하는 것이 좋다. 그리고 양발 간의 안정성과 균형 상태를 만들 수 있도록 저크 자세를 만드는 데 더 많은 시간을 투자하는 것이 좋다.

딥 동작에서 바벨이 어깨에서 떨어지는 경우

저크 딥 동작에서 바벨이 어깨에서 떨어지게 되면 딥의 아래 구간에서의 제동이나 방향 전환을 더욱 힘들게 만든다. 그리고 바벨 상승과 가속을 향상시킬 수 있는 탄성에 필요한 최적의 리듬을 방해하게 되며, 리프터의 균형을 무너뜨릴 수도 있다. 딥과 드라이브 동작을 하는 동안에 바벨과 리프터 간의 지속적이고 단단한 연결 상태를 유지하게 되면 바벨을 위로 들어올리는 움직임의 효과를 극대화할 수 있다. 일반적으로, 바벨과 몸이 분리되는 것은 너무 급하게 딥 동작을 시작하기 때문이다. 단순히 딥의 스피드 문제가 아니라, 아래로 향하는 가속이 시작되는 것의 문제이다.

바벨이 몸에서 떨어지는 것을 피하기 위해서, 저크를 시작하기 전에 우선적으로 대퇴사두근에 장력을 만들 필요가 있다. 때로는 가볍게 무릎을 편 상태로(우리가 자연스럽게 서 있는 상태와 똑같다. 근육을 사용하기보다는 약간 관절을 과신전시킨 상태에 의존하는 것이다.) 무게를 지탱할 수도 있다.

무릎을 편안하게 편 상태에서 저크 딥 동작을 시작하게 되면 전체적인 움직임 중에서 약간 느슨해지는 부분이 생긴다. 이 상태에서는 대퇴사두근에 장력이 만들어져 있는 것이 아니기 때문에 딥 동작을 시작하면서 바벨의 아래로 향하는 힘을 지탱할 수 없는 짧은 순간이 생기기 때문이다. 대퇴사두근에 장력을 만들게 되면, 움직임의 전환이 훨씬 더 부드럽고 통제 가능해진다. 당연히 몸통은 압력이 충분한 상태로 견고해야 하며, 둔근의 적극적인 장력이 딥 동작을 더욱 부드러운 상태로 유지시켜준다.

게다가 랙 자세가 정확하지 않아서 바벨과 몸이 분리되는 것일 수도 있다. 바벨이 정확히 안정적으로 어깨에 얹어져 있지 않고, 대신에 손이나 팔로 무거운 바벨 무게를 지탱하고 있다면, 바벨과 몸이 분리될 뿐만 아니라 바벨이 앞으로 미끄러지게 된다. 바벨과 몸이 완전히 접촉된 상태를 유지하기 위해서는 딥 동작을 시작하기 전에 완전한 랙 자세를 만들어야 한다. 안정적인 랙 자세를 만드는 데 도움이 되는 운동은 다음과 같다.

- 저크 딥 스쿼트
- 저크 랙 서포트
- 푸시 프레스

랙 자세를 제대로 하고 딥 동작을 부드럽게 시작하는 데 도움이 되는 구두 신호는 다음과 같다.

- 바벨을 항상 몸에 붙인 상태를 유지해라.
- 단단한 자세를 유지해라.
- 안정적인 랙 자세를 유지해라.
- 어깨를 바벨 쪽으로 밀어라.
- 부드럽게 딥 동작을 해라.
- 딥 동작을 시작하기 전에 다리에 힘을 줘라.

딥 동작에서 바벨이 밑으로 미끄러지는 경우

딥과 드라이브 동작을 할 때, 랙 자세에서 바벨이 어떤 식으로든 움직이게 되면 몸에서 바벨로 힘을 전달하는 것이 방해받게 되며, 원치 않게 무게중심이 달라질 수 있다.

가동성이 부족한 경우

이 오류는 가동성이 부족해서 적절한 랙 자세를 만들지 못해서 저크를 할 때 몸통으로 바벨을 완전히 지탱하기보다는 팔을 주로 사용해서 지탱하는 사람에게 흔하게 일어난다. 이 오류를 해결할 수 있는 방법은 랙 자세에 대한 가동성을 개선하거나, 랙 자세에서 팔꿈치를 약간 올려주게 되면 일시적으로 도움이 될 수 있다.

랙 자세가 약하거나 적극적으로 랙 자세를 유지하지 않는 경우

올바른 저크 랙 자세가 가능한 사람이라도, 딥과 드라이브 동작을 하는 동안에 적극적으로 견고한 랙 자세를 유지하고 있지 않거나, 딥의 가장 아래 구간에 도달할 때 발생하는 바벨의 힘을 버틸 수 있을 만큼 충분히 랙 자세가 강하지 않아서 이 오류가 발생할 수 있다.

랙 자세를 강화시키거나 견고하게 유지하는 데 도움이 되는 운동은 다음과 같다.

- 저크 딥 스쿼트
- 저크 랙 서포트
- 저크 딥
- 저크 드라이브
- 프론트 스쿼트
- 쿼터 프론트 스쿼트

적극적으로 랙 자세를 견고하게 유지하는 데 도움이 되는 구두 신호는 다음과 같다.

- 바벨 쪽으로 어깨를 올려라.
- 랙 자세를 강하게 만들어라.
- 어깨를 올린 상태를 유지해라.

충분히 몸통이 강하지 않거나 압력이 부족한 경우

일반적으로 몸통이 견고하지 않아서 이 오류가 발생할 수 있다. 적절하게 몸통에 압력과 주위 근육에 장력을 만들고 강화시켜줘야 하며, 등과 복부의 스트렝스도 개선해야 한다. '클린 오류' 챕터의 '리시빙 자세에서 등이 무너지는 경우' 섹션에서 더 자세한 내용을 확인할 수 있다.

너무 빨리 팔을 움직여 바벨을 위로 미는 경우

너무 빨리 팔을 움직여 바벨을 위로 밀게 되면 자연스럽게 바벨 아래 있던 어깨가 뒤로 그리고 바깥쪽으로 약간 당겨지게 되면서 랙 자세의 안정성과 견고함이 감소하게 된다. 다리 드라이브 동작에서 바벨의 상승, 가속으로 전달되는 힘도 감소하게 된다. 저크 동작을 할 때 팔을 움직이는 타이밍에 도움이 되는 운동은 다음과 같다.

- 퍼즈 저크
- 퍼즈 저크+저크
- 푸시 프레스
- 푸시 프레스+저크
- 저크 드라이브

저크 동작에서 팔을 움직이는 타이밍에 도움이 되는 구두 신호는 다음과 같다.

- 아직 팔을 움직이지 마라.
- 팔로 펀치를 하기 전에 드라이브를 먼저 높이 해라.
- 드라이브 동작을 먼저 마무리해라.
- 스플릿 자세를 만들기 전에 드라이브 끝까지 해라.
- 드라이브를 길게 해라.
- 드리이브를 높이 해라.

팔로 바벨을 앞으로 미는 경우

저크 동작을 할 때 만약 바벨이 앞으로 움직이지만, 딥과 드라이브 동작은 올바른 균형 상태와 방향으로 진행되었다면, 이것은 리프터가 팔로 바벨을 앞으로 밀고 있는 것이다. 몇 가지 기본적인 원인 때문에 이런 오류가 발생할 수 있다. 이 오류에 대해서는 앞에서 나온 '앞으로 균형이 무너지는 경우'의 한 가지 원인으로 설명했었다.

일반적인 교정 운동

팔을 앞으로 미는 동작을 교정할 수 있는 간단한 방법은 코치가 수직으로 PVC 파이프를 들고 바벨 슬리브나 플레이트의 앞 가장자리에서 1~3인치 정도 떨어진 상태에서 리프터가 피해야만 하는 장애물을 만드는 것이다. 실제로 파이프가 리프터에게서 얼마나 멀리 떨어져 있는지는 중요하지만 무엇인가가 앞에 있다는 것 자체가 중요하다. 코치는 바벨이 오버헤드 자세로 이동했다면, PVC 파이프를 치워서 바벨이 다시 내려올 때 부딪히지 않도록 한다.

적절하지 못한 팔의 역학적 움직임

이 오류는 단순히 올바른 상체 움직임에 대한 이해나 경험이 부족해서 적절하게 동작을 진행하지 못해서일 수도 있다. 올바른 움직임에 대한 자세한 내용은 이 책의 '저크' 섹션에서 자세하게 다루었다. 역학적으로 올바른 상체의 움직임을 배우고 연습하는 데 도움이 되는 운동은 다음과 같다.

- 프레스
- 푸시 프레스
- 목 뒤에서 프레스
- 목 뒤에서 푸시 프레스
- 톨 저크
- 프레스를 하다가 저크 동작으로 전환

저크 동작에서 올바른 상체 움직임을 도와주는 구두 신호는 다음과 같다.

- 어깨에서 바벨이 떨어지자마자 바로 뒤로 밀어라.
- 팔꿈치를 펴라.
- 머리 뒤쪽으로 바벨을 밀어라.

너무 빨리 바벨을 팔로 미는 경우

만약 너무 빨리 바벨을 팔로 미는 경우라면, 앞으로 바벨을 밀어낼 가능성이 상당히 높다. 저크 동작에서 팔로 바벨을 미는 타이밍을 연습하는 데 도움이 되는 운동은 다음과 같다.

- 퍼즈 저크
- 퍼즈 저크+저크
- 푸시 프레스
- 푸시 프레스+저크
- 저크 드라이브

팔을 움직이는 더 나은 타이밍을 연습하는 데 도움이 되는 구두 신호는 다음과 같다.

- 아직 팔을 움직이지 마라.
- 팔로 펀치를 하기 전에 드라이브를 먼저 높이 해라.
- 드라이브 동작을 먼저 마무리해라.
- 스플릿 자세를 만들기 전에 드라이브 끝까지 해라.
- 드라이브를 길게 해라.
- 드리이브를 높이 해라.

자신감이 부족한 경우

마지막으로, 팔로 바벨을 앞으로 미는 이유는 자신감이 부족하거나 특정 무게에서 바벨 아래로 이동하는 것이 무서워서일 수 있다. 자신감이 부족하게 되면 바벨을 바로 머리 위로 밀어주는 것이 힘들어지며, 올바른 동선에서 벗어나기 쉽다.

교정 운동을 하기 전에 자신감이 부족한 이유가 무엇인지를 반드시 확인하는 것이 좋다. 예를 들어, 만약 스플릿 자세가 약해서, 무의식적으로 특정 무거운 무게에 대한 두려움이 생기는 경우가 있을 수 있다. 이런 경우는 아래에서 언급한 운동으로는 이 부분이 개선되지 않을 수도 있다(이 경우에는 '스플릿 자세 깊이가 충분히 깊지 않거나, 몸이 뒤로 이동하는 경우' 섹션의 내용을 참고하는 것이 좋다).

무거운 무게를 머리 위로 드는 부분에 대한 자신감 향상에 도움이 되는 운동은 다음과 같다.

- 저크 서포트
- 저크 리커버리
- 목 뒤에서 저크
- 모든 저크 동작에서 머리 위에 바벨을 든 상태에서 3초 동안 버티기

몸을 뒤로 미는 경우

드라이브 동작을 하면서 바벨 아래로 이동할 때, 바벨에서 뒤로 멀어지도록 몸을 밀어버리게 되면 바벨을 앞으로 밀어내는 것과 동일한 결과를 가져오게 된다. 물론 바벨이 이동하는 것이 아니라 몸이 이동하는 것이지만 결과는 동일하다. 리프터의 균형점에서 바벨이 너무 앞으로 멀어지게 되며, 안정적으로 바벨을 지탱할 수 있는 지점에서 벗어나게 되는 것이다.

일반적인 교정 운동

스플릿 저크 동작을 하면서 적절한 리시빙 자세를 만드는 데 도움이 되는 운동은 다음과 같다.

- 톨 저크
- 스플릿 자세에서 목 뒤에서 푸시 저크
- 스플릿 자세에서 프레스
- 저크 밸런스

뒤쪽으로 균형이 무너지는 경우

만약 저크 동작을 할 때 무게중심을 너무 뒤꿈치 쪽에 두게 된다면, 균형이 뒤로 무너지기 싫다. 그러면서 스플릿 자세를 만드는 과정에서 뒤로 몸이 다소 이동하게 될 것이다. 자주 일어나는 일은 아니지만 가능성은 충분히 있다. 저크 동

작에서 균형을 잡는 데 도움이 되는 동작은 다음과 같다.

- 푸시 프레스
- 파워 저크
- 푸시 프레스+저크
- 파워 저크+저크
- 저크 딥 스쿼트
- 저크 드라이브

자신감이 부족한 경우

저크 동작을 할 때 몸이 뒤로 이동하는 현상은 팔로 바벨을 앞으로 미는 현상의 원인과 실제로는 동일하다. 만약 바벨의 무게가 체중보다 훨씬 많은 상태에서, 발이 바닥에서 빨리 움직이면서 바벨을 앞으로 움직이게 되면, 몸이 상당히 뒤쪽으로 이동하게 된다. 이 부분에 대해서는 앞의 '팔로 바벨을 앞으로 미는 경우' 섹션의 '자신감이 부족한 경우'의 내용에 나오는 교정 운동을 참고하면 된다.

뒤로 발을 너무 멀리 뻗는 경우

앞에서 이미 설명했듯이, 뒤로 발을 너무 멀리 뻗게 되면, 스플릿 자세를 만들기 위해서 아래로 내려가면서 몸이 뒤로 당겨지게 된다. 올바른 움직임으로 정확한 스플릿 자세를 만드는 데 도움이 되는 운동은 다음과 같다.

- 저크 밸런스
- 톨 저크
- 스플릿 자세에서 목 뒤에서 푸시 저크
- 목 뒤에서 스플릿 저크
- 드롭해서 스플릿 자세 만들기
- 점프해서 스플릿 자세 만들기

뒤로 발을 너무 멀리 뻗지 않으면서 스플릿 자세를 만드는 데 도움이 되는 구두 신호는 다음과 같다.

- 엉덩이를 바벨 아래에 둬라.
- 뒷발을 먼저 내려놓고, 앞발을 앞으로 뻗어라.
- 앞발을 들어서 앞으로 뻗어라.
- 스플릿 자세에서 머리와 가슴을 들어라.
- 뒷발을 바닥에 가까이 두면서 뻗어라.

뒤로 저크를 실패하는 경우

뒤로 저크를 실패하는 경우는 흔하지 않기 때문에, 이 오류를 교정하기 위해서 필요한 운동도 거의 없다. 많은 리프터들이 뒤로 바벨을 떨어뜨리면서 저크를 실패하는 경우는 거의 없다. 실패를 하는 경우도 이전에는 해보지도 못한 그런 이상한 실수로 인해서 극히 드물게 발생한다. 그렇기 때문에 일반적으로는 교정 운동의 측면에서는 크게 신경을 쓰지 않아도 된다.

그러나 만약 뒤로 저크를 실패하는 경우가 빈번하다면, 반드시 해결을 해야 하는 부분이다. 대부분의 경우는 저크 동작을 할 때 비정상적으로 강하고 폭발적인 힘을 내면서 바벨을 위로 밀어내면서 실패하는 경우가 있다. 그리고 스플릿 자세가 너무 깊거나 앞뒤 다리 간격이 너무 넓어서 뒤로 바벨을 놓치면서 실패하는 경우도 있다. 어떤 경우든, 해결책은 리시빙 자세를 강화시키는 것이다. 스플릿 자세뿐만 아니라 오버헤드 자세를 훈련해서 몸통과 엉덩이에서 바벨이 멀어지게 되는 원치 않는 상황을 방지해야 한다. 이에 도움이 되는 운동은 다음과 같다.

- 런지
- 스플릿 스쿼트
- 드롭해서 스플릿 자세 만들기
- 점프해서 스플릿 자세 만들기
- 발을 움직여서 스플릿 자세 만들기
- 걸으면서 스플릿 자세 만들기
- 저크 서포트
- 저크 리커버리
- 푸시 프레스
- 스플릿 자세에서 목 뒤에서 푸시 저크
- 목 뒤에서 푸시 프레스

프로그램 설계 시작하기

훈련 프로그램을 설계하는 근본적인 목적은 몸의 생물학적인 능력을 잘 활용해서, 몸이 노출되는 스트레스 요인에 적응할 수 있도록 하는 데 있다. 우리가 의도적으로 몸에 노출시키는 스트레스 요인에는 운동 동작, 볼륨, 강도, 빈도 그리고 이외에도 다른 요인들이 있는데, 이런 요인들을 통해서 우리가 원하는 반응을 이끌어내는 것이다. 다시 말해서, 원하는 기능적 능력치를 달성하기 위해서 체계적으로 우리 몸의 신체적 적응 능력을 이용하는 것이다.

현재 많은 코치와 선수들은 믿을 수 있는 다양한 훈련법을 가지고 있기는 하지만, 훈련 방법론은 코치나 선수들의 추측에 상당히 의존하기도 한다. 하지만 이렇게 사실이 아닌 추측에 의존하는 데는 이유가 있다. 유사한 선수들에게 동일한 훈련을 적용했는데도 불구하고 그에 대한 반응은 상당히 다양하기 때문에, 표준화, 정형화되어 있는 훈련 접근법이 존재하기가 힘들기 때문이다. 그래서 항상 프로그램과 훈련에 대해서 많은 논쟁이 존재해온 것이다. 사실이 아닌 추측에 상당히 의존한 훈련법이라도 단순히 반박할 수 없는 이유가 여기에 있는 것이다. 매우 다양한 방식으로 훌륭한 결과들이 만들어져왔다. 요약하자면, 프로그램 설계에 있어서 정확한 접근법은 존재하지 않는다. 단지 효과적인지 그렇지 않은지가 존재할 뿐이다. 그리고 모든 사람을 위한 단 하나의 훈련 접근법은 존재하지 않는다.

코치는 실용적인 증거, 논리 그리고 판단에 따라서 움직여야 한다. 확신할 수 있는 기본적인 원리에 대한 이해를 바탕으로 훈련을 진행해야 한다. 무턱대고 훈련을 진행하는 것은 선수의 시간을 낭비하는 것이다.

이번 섹션은 프로그램 설계에 도움이 되는 이론적 정보와 실용적인 경험, 훈련을 실행하는 방법에 대한 설명과 실용적인 사례들을 모든 수준의 선수와 코치들에게 제공해주고자 한다. 프로그램 설계와 훈련의 결과는 선수가 어떻게 반응하는지에 달려 있으며, 선수들 사이의 잠재적 변수는 근본적으로 무한하다. 우리는 프로그램 설계에 도움이 될 수 있는 다양한 시스템과 체계를 만들기 위해서 많은 것들을 분류하고 일반화할 수 있지만, 궁극적으로 모든 선수들이 개별성을 가지고 있으며, 최대 효과를 위해서 프로그램 설계를 할 때는 이런 선수들의 개별성을 반드시 고려해야 한다. 선수를 제대로 관찰하고 적합한 훈련을 적용시키는 것은 코치의 책임이며, 코치와 정기적으로 원활히 소통하는 것을 포함해서 훈련과 회복의 효과를 극대화하기 위해서 최선을 다하는 것은 선수의 책임이다.

점진적 과부화와 다양한 자극

모든 육체적인 훈련에 있어서의 가장 기본적인 원칙은 바로 점진적 과부화이다. 우리의 몸은 생존하기 위해서 스트레스에 적응하게 된다. 이것은 기본적인 생물학적 기능이다. 핵심은 주어진 스트레스 형태나 정도에 적응하게 되면, 그 스트레스에 규칙적으로 노출이 되는 한, 이 상태를 계속 유지할 수 있다는 것이다. 즉, 일단 새로운 자극을 통해서 몸을 그 새로운 자극에 적응하게끔 했던 스트레스 요인은 이후에는 더 이상 새로운 자극은 아니기 때문에 결국은 동일한 자극을 통한 생물학적인 신체의 적응 효과를 만들어 내는 것은 힘들다는 것이다. 추가적인 자극을 통해서 성장하기 위해서는, 익숙하지 않은 새로운 스트레스에 몸을 노출시킬 필요가 있다. 이것이 바로 점진적 과부화에 대한 내용이다. 구체적인 훈련 자극 정도를 계속적으로 증가시키거나, 자극에 변화를 줘서 장기적으로 성과를 낼 수 있어야 하는 것이다.

동작의 선택 혹은 동작을 진행하는 스피드 등 다양한 요소를 통해서 새로운 스트레스를 몸에 노출시킬 수도 있지만, 당연히 스트렝스를 바탕으로 한 역도 스포츠에서 우리에게 우선적으로 필요한 익숙하지 새로운 않은 스트레스는 바로 무게를 증가시키는 것이다. 더 많은 무게를 들기 위해서, 계속적으로 더 많은 무게를 들어봐야 한다. 이 원리는 절대로 등한시되어서는 안 된다. 운이 좋게도, 우리 몸의 생물학적인 적응 능력과 실제로 몸에 작용하는 스트레스에는 차이가 존재한다. 다시 말해서, 우리 몸이 실제로 노출되는 부화보다 약간 높은 수준으로 적응하게 된다는 것이다. 이렇게 해서 이전에 들어본 적이 없는 무게를 결국은 들 수 있게 되는 것이다. 이런 몸의 선천적인 능력이 없다면, 훈련을 통해서 성장하는 것은 불가능한 것이다.

신체적 적응 모형들

훈련에 대한 우리 신체 반응과 적응을 개념화하는 데 사용되는 모형에는 일반적 적응 증후군General adaptation syndrome, 초과회복 모형Supercompensation model, 그리고 피트니스-피로도 모형Fitness-fatigue model 이렇게 3가지가 있다. 이 3가지 모형 모두 방법에 대해서 구체적이고 자세하게 정의를 내려주고 있지는 않지만, 훈련 무게와 회복을 체계적으로 조정하는 데 있어서 도움이 된다.

일반적 적응 증후군

원래는 단지 스트레스에 대한 몸의 반응을 설명하기 위해서 한스 셀리에Hans Selye에 의해서 소개되었으나, 훈련 자극과 회복을 제대로 관리하기 위해서 코치들과 운동 과학자들이 많이 사용해오고 있다. 우리의 목적을 생각한다면 일반적 적응 증후군 자체에 대해서 지나치게 토론하는 것은 불필요하다. 하지만 프로그램 설계를 하는 데 있어서 일반적 적응 증후군에 대한 본질을 이해하는 것은 도움이 될 수 있다. 한스 셀리에는 스트레스에 대한 반응을 경고alarm, 저항resistance 그리고 고갈exhaustion 이렇게 3단계로 나눴다.

경고 단계: 스트레스 요인에 대해서 반응을 시작하는 단계이다. 여기서 스트레스 요인은 익숙하지 않은 자극이다. 이 단계(훈련을 하고 난 직후)에서는 스트레스 형태와 양에 따라서 다양한 수준으로 퍼포먼스가 떨어지게 되고, 그 능력치가 측정된다. 이 단계에서는 근육통이 발생하며, 스피드, 파워 그리고 스트렝스가 감소하게 된다. 절대 스트렝스Absolute stength 감소보다 스피드와 파워 감소가 더 두드러진다.

저항 단계: 적응 혹은 회복 단계라고 볼 수 있다. 이 단계에서는, 경고 단계에서 노출된 스트레스와 유사한 스트레스에 대해서 앞으로 더 잘 대처하고 반응하기 위해서 세포, 구조, 신경 측면에서의 변화와 함께 경고 단계의 스트레스에 반응하는 것이다. 이 기간은 훈련 이력, 스트레스의 정도와 성격, 선수의 유전적인 회복 능력 그리고 회복하려는 선수의 노력에 따라서 달라질 수 있다.

고갈 단계: 훈련을 잘 계획하고 선수를 잘 관찰하는 과정에서 우리가 피해야 하는 단계이다. 이 단계에서는, 축적된 스트레스가 우리 몸이 감당할 수 있는 능력을 넘어서게 되는 것이다. 이런 오버트레이닝 상태는 과도한 훈련뿐만 아니라, 충분하지 못한 회복 혹은 다른 외부 스트레스로 인해서 발생된다. 즉, 수면 부족, 충분하지 못한 영양 상태 혹은 훈련과 관련 없는 추가적인 스트레스와 같은 요인들 때문에, 이전에 충분히 감당할 수 있는 수준의 훈련 양과 강도임에도 불구하고 이 단계에 올 수도 있다는 것이다.

반드시 명심해야 하는 것은 훈련은 스트레스이며, 이 스트레스가 즉각적인 혹은 반드시 생산적인 적응을 가능하게 하는 것은 아니라는 것이다. 몸이 스트레스에 적응하는 데는 시간과 회복을 충분히 관리해줘야 한다. 게다가 주어진 기간 동안에 선수가 적응할 수 있는 스트레스 양에는 한계가 있다. 이 한계를 넘어서게 되면 오버트레이닝이 되는 것이다.

초과회복 모형

초과회복 모형은 훈련에 의해서 특정한 물질이 감소하고 회복하면서 이 물질이 이전에 존재했던 양보다 더 높은 수준으로 보충이 되면서 몸이 적응하는 과정을 말하는 것이다. 이 초과회복 모델은 감소하는 물질이 정확히 확인되지 않아서 부정확하다고 여겨졌지만(글리코겐이 그중에 하나이긴 한데, 글리코겐의 고갈과 회복은 육체적인 퍼포먼스에 있어서 한 가지 형태일 뿐이다.)(Zatsiorsky, 1995), 초과회복의 용어가 암시하는 기본적인 개념은 훈련의 기본적 법칙을 알려주고 있다. 익숙하지 않은 스트레스가 몸을 자극하고, 충분한 시간과 영양이 공급되면 그 스트레스에 적응하게 되고, 그 이상으로 자극이 되는 스트레스에 대해서도 앞으로는 더 잘 관리할 수 있게 되는 것이다. 당연히 이것이 앞에서 언급한 점진적 과부화에 대해서 몸이 적응하는 원리이기도 하다.

피트니스-피로도 모형

피트니스-피로도 모형의 중요한 개념은 바로 훈련을 통해서 두 가지 기본적인 반응을 동시에 일으킬 수 있다는 것이다. 바로 신체적 능력의 향상과 피로도이다(훈련의 수준이 적절하다는 것을 가정하고 있다). 신체적 능력의 성격과 함께 동반되는 피로도는 훈련 내용에 따라서 달라진다(무겁게 적은 횟수로 반복하는 스트렝스 훈련은 장거리를 달리는 훈련과는 훨씬 다른 피트니스/피로도 반응을 만들 것이다.) 이것은 훈련 직후, 그 사람의 잠재적인 퍼포먼스는 증가한 반면에, 실제적인 퍼포먼스는 피로도 때문에 제한된다는 것을 의미한다.

운이 좋게도, 훈련 프로그램이 효과적인 이유는 육체적인 능력치 향상이 피로도보다 더 오래 지속되기 때문이다(적절한 훈련과 회복이 전제가 되어 있으며, 오버트레이닝 상태에 있어서도 안 된다). 즉, 훈련의 피로도가 시간이 지나면서 먼저 감소하게 되고, 이전 훈련을 통해서 증가한 육체적인 능력치는 계속 지속되고 있는 상태이기 때문에 여기서 더 발전시킬 수 있는 것이다. 휴식을 포함한 다양한 훈련 변수를 올바르게 활용해서, 육체적인 퍼포먼스가 결국은 향상될 수 있는 것이다. 훈련과 회복을 반드시 적절히 함께 활용해서, 처음에 함께 동반된 피로도는 없는 상태에서 향상된 잠재적인 퍼포먼스를 사용할 수 있어야 한다. 게다가 이어지는 이후의 훈련은 장기적으로 성장을 하기 위해서 새롭게 향상된 능력치가 사라지기 전에 이뤄져야 한다.

평균적으로 하나의 운동을 진행할 때 운동과 휴식은 3:1 비율인 것으로 예측된다. 다시 말해서, 훈련 이후에 향상된 운동 능력치는 3일 동안 지속되고, 피로도는 1일 동안 지속되는 것이다(Zatsiorksy, 1995). 당연히 하나의 훈련이 다른 훈련과 분리되어서 진행되는 것이 아니며, 축적되는 피로도와 스트레스가 상당히 다양하기 때문에 운동 효과 지속 시간과 피도로 비율에 대한 부분은 상당히 복잡하다. 스트레와 피로도의 정도는 운동의 내용에 따라서도 상당히 달라질 수 있다. 따라서 여기서 언급한 비율보다 운동과 휴식의 타이밍에 대한 부분은 훨씬 더 복잡하다.

적응의 특수성

운동 적응 특수성의 원리(SAID Specific Adaptation to Imposed Demands)의 내용에 따르면, 사람의 훈련에 대한 적응 능력은 그 훈련 내용에 따라서 달라질 수 있다는 것이다. 이 내용은 일반적으로는 상당히 맞는 내용이라고 볼 수 있다. 예를 들어, 마라톤 훈련을 통해서 스트렝스가 상당히 증가하는 것을 기대하기는 힘들 것이다.

스내치와 클린 앤 저크 동작은 스트렝스, 스피드, 폭발력, 정확성, 타이밍, 집중 그리고 자신감 등이 매우 미묘하게 조합되어 있다. 이 조합은 다른 운동을 통해서 완전히 발달시킬 수 있는 것이 아니다. 결과적으로, 시합을 위한 리프팅을 한다면, 엄청난 양의 전반적인 리프팅 훈련이 반드시 필요하다. 물론 어느 정도로 엄청난 훈련 양을 소화해야 하는지는 선수들마다, 훈련 단계에 따라서 그리고 시합까지의 남은 기간에 따라서 달라질 수 있다.

스포츠의 특수성을 고려해서 훈련을 한다는 것이 시합에서 들게 되는 최대 무게에 대한 훈련을 하는 것만을 의미하는 것이 아니다. 최적의 웨이트리프팅 퍼포먼스를 위해서 반드시 필요한 육체적인 능력을 발달시키는 모든 요소의 훈련을 하는 것을 의미하는 것이다. 이 훈련은 스피드와 자세 훈련을 포함해서 세트당 어느 정도로 반복을 할지를 선택하는 등 다양한 요소를 포함하고 있다.

웨이트리프팅 훈련은 웨이트리프팅 퍼포먼스에 대해서 최적으로 생리학적으로 적응할 수 있도록 해야 할 뿐만 아니라, 웨이트리프팅 퍼포먼스에 직/간접적으로 도움을 주지 못하는 육체적 활동은 제한하거나 하지 않는 것이 좋다. 이렇게 원하는 퍼포먼스에 특화되지 않은 훈련은 여러 가지 방면으로 원하는 육체적 적응 능력을 제한할 가능성이 높다. 예를 들어, 체력이나 지구력을 목적으로 한 훈련이나 활동은(여기서 이 훈련들은 특정 시기에 특정 목적을 위해서 GPP 능력을 향상시키기 위한 것이 아닌 상황이다.) 웨이트리프팅에 반드시 필요한 구체적인 기능에 있어서 최적의 퍼포먼스를 낼 수 있는 몸의 능력을 제한하게 된다. 이렇게 특화되지 않은 훈련은 특화된 훈련에 투자할 수 있는 시간도 제한할 수 있으며, 특화된 훈련에서 회복하는 능력도 제한하면서 결과적으로 우리가 원하는 육체적 적응 능력에도 영향을 주게 된다.

완전히 특화된 훈련을 하지 않고서도 웨이트리프팅 퍼포먼스를 향상시키는 것도 가능하기는 하다. 그러나 특화된 훈련에 대한 필요성은 원하는 수준에 가까워질수록 더 크게 느낄 것이다. 그리고 프로그램 설계를 할 때는 이 부분을 반드시 고려해야 한다. 스포츠로써 웨이트리프팅 수준이 더 높아지고 싶을수록, 훈련 내용은 이에 맞게 더 특화되어야만 한다.

유전적인 잠재력

웨이트리프팅을 포함한 다른 스포츠에서의 성공에 있어서 유전적인 잠재력의 역할에 관해서는 과학적인 논쟁 없이 모두가 인정하는 부분이다. 하지만 이 주제에 대한 의견은 상당히 다양하다. 이렇게 의견차가 발생하는 부분은 주로 유전적으로 축복받은 선수들이 자신이 다른 이들보다 선천적으로 더 뛰어나다는 점을 잘 받아들이지는 않는다는 것이다. 유전적인 요소가 그 스포츠에서 성공을 하는 데 상당히 중요한 역할을 한다는 사실을 스스로 인정하는 것이 당사자들로서는 그렇게 유쾌하지는 않다. 왜냐하면 성공하기 위해서 다른 이들보다 열심히 노력하지 않았다거나 노력할 필요가 없다는 것을 인정하는 것처럼 느껴지기 때문이다. 이렇게 유전적으로 타고났기 때문에 유리할 수 있다는 부분을 확인하는 것이 누군가의 노력을 과소평가하려는 의도가 있는 것이 아니라는 점을 제대로 이해할 필요가 있다.

스포츠에서 뛰어난 퍼포먼스를 가능하게 하는 많은 육체적인 특징들이 유전적으로 결정된다는 부분에 대해서 논쟁은 없다. 웨이트리프팅 스포츠와 관련된 이런 육체적 특징들에는 타고난 동화호르몬 수준, 신체 비율, 관절 구조, 근섬유 비율, 근육 내의 근섬유의 수 등의 내용을 포함하고 있다. 이런 육체적인 특징들이 근비대, 스트렝스, 스피드, 회복능력, 구조, 가동성과 같은 내용을 통해서 얻을 수 있는 퍼포먼스 성장과 성장 정도를 조절하게 된다. 이 말은 특정 개인이 다른 이들보다 웨이트리프팅에 있어서 더 최적화되어 있다는 것이며, 같은 스포츠에 대한 노력이 동일하다면, 다른 사람들은 달성할 수 없는 수준의 퍼포먼스를 달성할 수 있다는 것이기도 하다.

분명히 퍼포먼스가 훈련을 통해서 영향을 받는 부분도 있다. 단순히 엄청난 잠재력을 가지고 있다고 해서 적절한 훈련과 동기부여 없이 원하는 수준에 도달할 수 있는 것은 아니다. 유사하게, 타고난 잠재력이 좀 부족하더라도 자신이 가지고 있는 장점, 강점을 활용하고 자신이 가지고 있는 단점으로 인한 제한은 최소화하면서 꾸준히 훈련을 하게 되면 상당히 성공할 수도 있다. 그러나 비교적 선천적으로 잠재력이 부족한 사람들은 자신이 가지고 있는 한계치가 타고난 사람들과는 다르기는 하다. 당연히 그렇다고 해서 유전적으로 타고나지 않은 사람이 포기해야 한다는 것은 아니다. 단지 이런 사람들은 자신의 성장 가능성과 성장 속도에 대해서 현실적으로 받아들여서 훈련에 이런 부분을 반영해서 최대한 성장을 할 수 있도록 해야 한다.

스트렝스와 파워 원리

스트렝스의 발달과 이와 관련된 내용은 생리학적인 측면에서 상당히 복잡하다. 실제 훈련은 과학적인 이해와는 별개로 체육관 내에서 이뤄진다. 그리고 훨씬 이후에 연구원들에 의해서 훈련 내용이 평가되고, 이 훈련의 근본적인 원리를 결정하게 되는 것이다. 일반적으로는, 코치가 훈련에 대한 증명된 실용적 요소에 대한 이해가 확실하고 의도한 대로 잘 활용할 수 있다면, 아주 높은 수준으로 훈련의 과학적 원리를 이해하고 있을 필요는 없다. 그러나 실용적 경험과 능력이 이론적인 지식과 합쳐져야만 코치가 발전할 수 있다. 다음은 웨이트리프팅을 하는 사람들이 성장하는 데 있어서 가장 관련 있는 이론적 원리들이다.

스트렝스 특징

스트렝스는 웨이트리프팅과 관련해서 기본적으로 4가지로 나눠질 수 있으며, 각각은 특정 움직임에 기능적으로 필요한 부분들이다. 그렇기 때문에 최대로 발전하기 위해서 구체적으로 훈련이 되어야 하는 부분들이다.

절대 스트렝스: 이것은 최대 힘을 만들 수 있는 근육의 능력이다. 즉, 스피드와 가속과 관련없이, 최대한 무거운 무게를 들기 위해서 필요한 능력이다.

스피드 스트렝스: 이것은 저항에 대해서 빠른 스피드로 근육을 수축시킬 수 있는 능력이다. 즉, 빠른 스피드로 무게를 들어올릴 수 있는 능력이다.

폭발적인 스트렝스: 최소 시간에 최대 힘을 만들 수 있는 근육의 능력이다. 즉, 최대한 빠르게 가속을 할 수 있는 능력이다.

스트렝스 지구력: 이것은 최대한 오랫동안 동작을 반복할 수 있는 능력으로 정의된다. 웨이트리프팅에서는, 오랜 시간 동안 스트렝스 훈련을 지속할 수 있는 능력으로 정의될 수 있다.

이 네 가지 모두가 웨이트리프팅에 있어서 어느 정도 반드시 필요하기는 하지만, 특히 스피드 스트렝스와 폭발적인 스트렝스가 중요하다. 그런데 이 네 가지 성격이 완전히 구분되지 않는 경우도 있다. 스피드 스트렝스의 경우, 누군가는 절대 스트렝스가 높으면 높을수록, 스피드 스트렝스가 더 높을 것이라고 생각할 수 있다. 하지만 어느 정도 높은 수준의 선수에게는 동일한 움직임에서 최대 힘을 만들어낼 수 있는 능력과 최대 스피드를 만들어낼 수 있는 능력 사이에 관련성이 없다(Zatsiorksy, 1995, Medvedyev,

1986, 1989). 실제로, 웨이트리프팅에 있어서 상당히 중요한 스피드 스트렝스를 발달시키기 위해서는, 훈련이 절대 스트렝스에만 집중하기보다는 구체적으로 스피드 스트렝스에 집중해야 한다.

비슷하게, 폭발적인 스트렝스도 웨이트리프팅에 있어서 상당히 중요하다. ESDExplosive Strength Deficit(자신이 가지고 있는 절대 스트렝스 중에서 폭발적인 움직임에서 얼마나 사용할 수 있는지를 나타내는 지표)는 근육 수축 속도가 빨라서 결과적으로 움직임이 빨리 마무리되어서 자신이 가지고 있는 절대 스트렝스 중에서 사용하지 못한 양이 어느 정도 되는지를 나타낸다. 최대 힘을 만들어내는 데 평균적으로 0.3~0.4초 정도가 걸린다(Zatsiorksy, 1995). 최대 힘을 만들어내기 위해서 폭발적인 움직임은 아주 빨리 일어나면서 스트렝스가 남아 있게 된다. 이렇게 선수가 만들어낼 수 있지만 폭발적인 움직임에 적용할 수 있는 충분한 시간이 없어서 결국 사용하지 못하고 남아 있는 스트렝스가 존재한다.

폭발적인 스트렝스는 선수의 절대 스트렝스를 키워서 향상시킬 수 있다(즉, 움직임에 사용하는 힘의 크기를 스트렝스가 넘어설 수는 없다). 그러나 이렇게 키워진 향상된 폭발적인 스트렝스는 ESD가 증가할수록 효과가 떨어지게 된다(즉, 움직임에 사용하는 힘을 그 선수의 스트렝스가 훨씬 넘어서게 되는 것이다.)(Zatsiorksy, 1995). 결과적으로, 일반적으로는, 수준이 더 높은 선수일수록, 그리고 그 선수의 절대 스트렝스가 크면 클수록, 폭발적인 스트렝스를 개선하기 위해서 절대 스트렝스 증가에 의존하기보다는 직접적으로 폭발적인 스트렝스를 향상시키기 위한 훈련을 해야 한다.

스트렝스 증가

스트렝스를 증가시키기 위해서는 두 가지 기본적인 방법이 있다. 바로 형태적 적응과 신경학적 적응 방법이다. 형태적 적응은 실제로 몸의 육체적인 구조가 바뀌는 것이다. 스트렝스에 있어서 가장 먼저 바뀌는 부분은 근원섬유비대라고도 불리는 근육 내에 수축성 단백질이 더 많이 축적되는 것이다. 증가된 부하에 대한 반응으로 뼈와 결합조직이 강해지는 것도 형태적 적응에 포함된다.

두 번째는 신경학적 적응을 통해서이다. 이것이 장기적으로 웨이트리프터들이 스트렝스와 파워를 향상시키는 가장 주된 방법이다. 그리고 이것이 바로 장기적으로 체중이나 신체 크기의 변화 없이 스트렝스가 향상되는 이유이기도 하다. 신경학적 적응은 근육의 움직임을 통제하는 다음 요인들에 변화가 생기는 것이다.

동원Recruitment: 운동 단위Motor Unit(운동 단위는 하나의 모토 뉴런과 이 모토 뉴런이 신경지배하는 근육섬유들로 구성된 것이다.)의 근섬유들은 활성화되거나 그렇지 않거나 둘 중에 하나이다. 일부만 활성화되거나, 개별적인 운동 단위 혹은 근섬유만 수축되는 것도 없다. 근육당 더 많은 운동 단위가 활성화될수록 더 많은 힘이 만들어진다.

발사 비율 Rate coding: 운동 단위의 반복되는 활성화 빈도가 얼마만큼의 힘이 만들어지는지를 결정하게 된다. 빈도가 높을수록 더 많은 장력을 만들어낸다.

동시화Synchronization: 일반적으로 근육의 운동 단위는 비동시적으로 동원된다. 근육을 사용할 때 이런 운동 단위가 더 동시에 사용되면 될수록, 더 많은 장력이 만들어지게 된다.

골지건기관 억제: 골지건기관Golgi tendon organ은 근육과 힘줄tendon(건) 접합부 쪽에 있는 감각기관이며, 어느 정도의 장력이 발생하는지 감지한다. 과도한 근육과 힘줄의 장력이 골지건기관을 자극할 때, 근육의 힘 생산이 억제된다. 골지건기관은 과도한 힘이 만들어져서 근육 부상이 발생하지 않도록 억제를 통해서 조절해준다. 이런 억제 작용은 운동을 통해서 점차적으로 감소할 수 있는데, 그러면 이렇게 꾸준한 훈련을 통해서 골지건기관이 더 큰 힘을 만들어내는 데 적응할 수 있다.

근육 간 협응력: 움직임의 전체적인 힘은 주동근의 수축과 길항근의 이완을 통해서 많은 근육들 간의 정확한 협응에 영향을 받는다. 이 협응력은 리프팅을 하는 데 있어서 하나의 기술로 여겨진다. 협응을 하는 기술 수준이 높을수록, 몸 전체를 함께 사용하는 게 가능해지기 때문에 움직임의 스트렝스가 더 좋아진다.

기본적인 스트렝스 훈련 방법

스트렝스 훈련에 있어서 다양한 접근법이 존재하며, 각 접근법은 모두 장단점이 있고, 선수들의 필요성, 타이밍, 훈련 단계 등을 고려해서 적절히 활용되어야 한다. 크게 보면, 최대 무게를 활용한 방법, 무거운 무게로 최대 스피드를 만드는 방법, 반복 훈련을 통한 방법, 가벼운 무게로 최대 스피드를 만드는 방법이 존재한다.

최대 무게를 활용한 방법: 최대 무게를 활용한 훈련 방법은 가능한 최대한 무거운 무게로 적은 횟수(1~3)로 진행하는 훈련이다. 이 방법은 절대 스트렝스와 근육 간 협응력을 향상시키는 데 매우 효과적이다. 그러나 이런 높은 강도로 자주 훈련을 하게 되면 다른 훈련 방법보다 오버트레이닝이 될 가능성이 더 높아진다. 그리고 전체적인 운동량은 많지 않기에 근비대 효과는 거의 없다고 볼 수 있다. 일반적으로 여기서는 정신적인 각성 상태에 빠져 있지 않은 상태에서 최대 무게로 리프팅을 하는 것이다. 즉, 시합에서 경험할 수 있는 것처럼, 각성 상태에 있다면 더 많은 무게로 리프팅 할 수도 있다는 것이다. 이런 부분까지도 고려해서 선수의 훈련을 살펴본다면 오버트레이닝이 발생할 수 있는 가능성을 줄일 수도 있다.

무거운 무게로 최대 스피드를 만드는 방법: 이 방법은 무거운 무게로(80~95%) 최대 스피드를 만드는 것이다. 일반적으로 최대 단축성 스피드는 특별한 이유가 존재하는 것이 아니라면 모든 웨이트리프팅 훈련에 사용된다. 이 방법은 절대 스트렝스를 갖춘 상태에서 반드시 필요한 스피드 스트렝스 향상에 좋다.

반복 훈련을 통한 방법: 이 훈련 방법은 실제로 동작을 실패할 때까지 혹은 거의 실패할 때까지 반복하는 것이다. 이 방법은 절대 스트렝스를 향상시키는 데 효과적이지는 않지만, 근비대를 자극하는 데 더 효과적이며, 부상의 위험도 적다. 그리고 육체적으로 감정적으로도 부담이 적으며, 실패하지 않는다면 올바르게 기술을 수행하는 상태를 유지하는 데 도움이 된다.

가벼운 무게로 최대 스피드를 만드는 방법: 이 방법은 가벼운 무게로 최대 스피드를 만드는 훈련이다. 이 훈련은 절대 스트렝스를 향상시켜주지는 않지만, 스피드 스트렝스와 폭발적인 스트렝스를 향상시키는 데 도움이 된다.

주기화 구조

더 높은 수준의 훈련 프로그램을 설계할 때는 일반적으로 주기화에 대한 부분도 포함하고 있다. 이 책에서는 주기화와 관련된 3가지 주요 훈련 사이클을 다룬다.

매크로사이클Macrocycle**:** 매크로사이클은 전체적인 훈련 프로그램이다. 즉, 여러 대회들과 대회들 사이의 훈련 기간 전체를 포함하고 있는 완전한 훈련 사이클이다. 몇몇 선수들은 대회가 끝날 때마다 다음 대회까지 하나의 매크로사이클로 훈련할 수도 있으며, 두 대회 간에 기간이 비교적 길다면, 하나 이상의 매크로사이클로 훈련할 수도 있다. 아니면 최대 무게를 드는 훈련을 프로그램을 중간에 넣어서 기간을 나눌 수도 있다.

메조사이클Mesocycle**:** 메조사이클은 중간 기간의 훈련 사이클이다. 일반적으로 4주 정도 기간 동안 진행된다. 그러나 자신의 상황이나 훈련 프로그램 그리고 시합 일정에 따라서 3주에서 6주 사이에서 조정되는 경우도 많다.

마이크로사이클Microcycle**:** 마이크로사이클은 한주 동안 진행되는 훈련이다. 좀 더 정확하게 말하자면, 7일보다 짧을 수도, 조금 더 길 수도 있다. 하지만 편의상 대부분은 일주일(7일)을 기준으로 진행된다.

선수 양성 방법

미국을 포함해서 미국과 웨이트리프팅의 스포츠로서의 환경이 비슷한 나라의 훈련 프로그램 설계 방법은 일반적으로 실용적으로나 개념적으로 선수 양성이 체계적인 나라와는 다르다. 후자의 나라들은 어린 나이에 선수를 선발해서 가르치고 훈련시킨다. 그래서 비교적 어린 나이에 높은 수준의 기술을 숙달할 수 있도록 육체적, 정신적 성장을 함께 할 수 있는 체계적인 훈련을 하게 된다. 그래서 이후에 장기적인 관점에서 훨씬 더 높은 수준의 퍼포먼스를 보여줄 수 있는 것이다.

반면에, 미국의 경우는 이미 다른 운동 경험을 가지고 있는 선수들이 비교적 늦은 시기에 스포츠로서 웨이트리프팅을 시작하게 된다. 다른 운동 경험이 아예 없는 선수도 있다. 결과적으로, 리프팅을 시작하는 선수들의 나이가 비교적 많고, 운동 배경도 다양하며, 비교적 어릴 때부터 시작하는 나라의 선수들보다 준비가 될 상태이다 보니 훈련 지도 방법이나 프로그램 설계가 상당히 다른 경우가 많다. 이 방법은 많은 측면에서 자세 교정에 좀 더 초점을 두고 있으며,

동작을 하나씩 순차적으로 지도하기보다는 모든 동작의 특징을 동시에 발달시키려고 하는 경우가 많다.

이 책은 모든 상황에서 필요한 정보를 제공해주려 할 것이며, 코치와 선수 모두가 그들의 특수한 상황에서 훈련을 최대한 효과적으로 실행할 수 있도록 하기 위한 내용을 다룬다.

성장과 기대

선수의 성장 속도가 궁극적으로 어느 수준까지 도달할 수 있을지 정확하게 예측하는 것은 불가능하다. 육체적, 정신적, 환경적인 요소들이 상당한 영향을 주기 때문에 정확한 답을 할 수 없는 것이다.

선수의 성장에 관련해서 가장 믿을 수 있는 사실은 처음 운동을 시작했을 때 성장 속도가 가장 빠르다는 것이다. 그리고 시간이 지나면서 이 성장 속도는 점차적으로 느려진다. 만약 선수생활이 상당히 길다면, 나이가 들어가면서 실제로 성장 속도는 마이너스가 될 수도 있다. 웨이트리프팅 훈련을 시작하는 나이가 이상적인 나이에 더 가까울수록, 실제 성장 속도는 더 클 것이다.

웨이트리프팅 훈련을 시작한 첫해에 성장 속도가 가장 빠르다. 그리고 훈련을 시작한 뒤 6~8년에 걸쳐서 상대적으로 높은 성장 속도를 보인다(비록 시간이 지나면서 속도가 감소하기도 하지만). 그리고 전체적으로 봤을 때 10~14년 걸쳐서 성장은 계속된다. 체급이 높은 선수들이 비교적 가벼운 체급의 선수들보다 장기간에 걸쳐서 더 높은 성장 속도를 보여준다. 그리고 만약 상대적으로 빠른 속도로 성장을 하면서 훈련을 시작한 후 6~8년 정도가 거의 지나서 체급을 올리게 되면 성장이 더 길게 지속된다(어린 나이에 리프팅을 시작하게 되면 자연스럽게 체급도 올라가게 된다. 이 자연스런 현상을 절대로 막으려고 해서는 안 된다)(Medvedyev, 1986, 1989).

모든 경우에서도, 성장 속도는 더 많은 시간과 노력을 투자하고, 훈련과 회복에 집중하게 되면 계속 유지될 수 있다. 그리고 자신의 일상생활도 훈련과 시합에 도움이 될 수 있도록 최고의 상태로 유지해주게 되면 더 나은 성장을 기대할 수 있다. 선수가 성장하면 성장할수록, 자신의 스포츠 상황에 잘 맞을 수 있도록 자신의 일상 생활 역시 더 잘 관리할 필요가 있다.

평가

누군가에게 처음으로 웨이트리프팅을 가르칠 때, 코치는 그 사람의 현재 능력과 잠재력을 확인하고 훈련을 계획해야 한다. 이런 평가가 어느 정도로 형식을 갖춰야 하는지는 코치의 성향과 목표 그리고 선수의 성향과 목표에 따라서 달라질 수 있다. 예를 들어, 코치가 엘리트 선수를 양성하려는 의도가 있다면 시합을 목표로 하지 않고 재미로 리프팅을 배우려는 사람을 코칭하는 경우보다는 훨씬 포괄적이고 통합적인 평가 방법이 필요할 것이다. 만약 전자의 코치가 새로운 선수를 적극적으로 찾고 있다면, 평가를 철저하게 해서 앞으로의 성공을 위해서 현재의 재능과 잠재력을 확인할 필요가 있다. 유사하게, 선수의 기본적인 이력을 살펴보고 이를 바탕으로 해서 평가 방법이나 수준을 변경할 수도 있다. 예를 들어, 운동 배경이 없는 상대적으로 나이가 많은 선수보다는 확실히 잠재력이 있는 어린 선수에게 대해서는 좀 더 심도 있는 평가를 할 수 있다.

평가 받는 개인에 따라서 크게 유소년, 성인 이렇게 두 가지로 분류해서 평가를 할 수 있다. 유소년 평가는 장기적 관점으로 체계적인 성장을 통해서 엘리트 선수가 될 수 있도록 하는 데 초점을 두고 평가를 해야 한다. 성인 평가는 현재, 혹은 이전의 운동 이력을 웨이트리프팅으로 전환하는 과정을 포함하고 있다(물론 운동 이력이 없는 경우도 있다). 성인 개개인은 자신의 운동 목적에 따라서 활용할 수 있는 정보가 달라질 것이다.

다음 평가 내용들이 새롭게 리프팅을 시작하는 사람을 평가하는 데 있어서 코치에게 많은 도움을 줄 것이다. 현재 훈련을 진행하면서 이후의 훈련 내용을 결정하기 전에 형식적인 평가를 진행하는 것이 좋다. 비공식적인 평가는 훈련을 본격적으로 시작하기 전에 부분적으로 혹은 전체적으로 진행할 수도 있다. 많은 경우에 있어서, 기본적인 훈련을 시작하는 단계에서 특정 시점에 평가를 해야 하는 경우가 발생할 수도 있다.

모든 수집된 정보를 가지고, 코치는 각 선수에게 적합한 훈련 계획을 세워야 한다. 형식적인 평가 내용은 코치가 지속적으로 서류 작업을 해둬야 한다. 이런 기록들이 축적이 되면서, 앞으로 프로그램 설계를 할 때 더 나은 결정을 하는 데에 도움이 된다.

신체적인 특징들

실제 나이와 생물학적 나이

실제 나이(실제로 개인이 살아온 기간을 알려주는)는 그 사람의 현재 상태에 대한 기본적인 정보를 제공해줄 수 있는 지표가 된다. 또한 현재 대회에 참가한다면, 유소년Youth, 주니어Junior, 시니어Senior 혹은 마스터Master 중 어디로 지원해서 참가하면 되는지에 대한 기준이 되기도 한다.

훈련에서 생물학적 나이는 사실 더 중요하다. 선수의 현재 육체적인 상태는 자신의 실제 나이와 본질적으로 완전히 일치하지 않는 경우도 많다. 유소년의 경우, 가장 경계선이 되는 시점이 사춘기가 시작될 때 혹은 성적으로 완전히 성숙했을 때이다. 유소년의 생물학적인 나이를 충분히 고려하게 되면 그 선수가 가지고 있는 잠재적인 적응 능력을 최대로 만들 수 있도록 이후의 훈련 기간을 활용하는 데 도움이 될 것이다. 생물학적 나이는 모든 선수들을 지도하는 데 있어서 훈련량, 평균 운동 강도, 빈도와 같은 요소들을 결정하는 데 도움이 된다.

키와 체중

선수의 체중은 우선은 그 선수의 체급을 결정하게 된다. 그러나 넓게 보면 훈련량을 결정하는 데 도움이 된다. 일반적으로 체중이 많이 나가는 선수일수록 회복이 느리며, 체중이 상대적으로 적게 나가는 선수보다 운동량을 견디는 능력이 부족하다. 하지만 단순히 체중보다 더 중요한 것은 체중 대비 키이다. 이 부분이 자신의 능력을 극대화시킬 수 있는 이상적인 체급을 결정하는 데 도움이 된다. 자신의 키를 고려해서 적절한 체중을 유지하는 것은 선수의 성장과 경쟁력에 있어서 상당히 중요하다. 대부분의 경우에 훈련을 진행하다 보면 자연스럽게 체중의 변화가 생긴다. 그래서 바로 즉시 이 체중에 대한 부분을 결정할 필요도 없으며, 그럴 수도 없다. 취미로 리프팅을 하는 사람의 경우는 자신의 체중이 변하는 것을 그렇게 원치 않을 것이다.

선수가 점점 성장하면서 대회에 참가하는 것을 진지하게 생각하기 시작하면, 자신의 키에서 최적의 체중을 고려해봐야 한다. 책 앞부분에서 이미 언급했듯이, 키가 크거나 팔다리가 상대적으로 길면, 리프팅에 불리하기 때문에, 자신과 비슷한 키의 선수들과 경쟁하기 위해서 체중을 조절해서 체급을 옮기는 것이 좋다.

체성분과 호르몬 상태도 역시나 체급을 조정할 때 고려해야 하는 부분이다. 예를 들어, 만약 리프터가 항상 몸이 가는 편이라면, 체급을 줄이는 것이 그렇게 좋은 생각이 아니다. 만약 비교적 높은 지방 비율을 가지고 있고, 적절히 체중 조절을 한다면, 스트렝스에 영향을 크게 주지 않으면서 체급을 비교적 쉽게 낮출 수 있다. 비슷하게, 만약 리프터가 비교적 높은 지방 비율을 가지고 있다면, 체성분을 바꾸지 않는 한 굳이 체급을 높이는 것을 권하지는 않는다.

체성분은 선수의 타고난 동화호르몬의 수준, 현재 혹은 이전의 훈련 이력과 영양 상태와 같은 내용에 대해서 정보를 준다. 군살이 없는 근육질의 몸을 가진 선수는 근육이 없고 지방이 상대적으로 많은 선수보다 유리한 점이 있을 것이다. 하지만 다른 모든 조건은 동일하다. 체성분은 세계적인 선수들 사이에서도 아주 다양하다. 그렇기 때문에 체성분 자체가 그 선수의 잠재력 혹은 현재 능력에 대해서 알려주는 정확한 지표라고 보기는 힘들다.

표 33.1과 33.2(Takano, 2012)는 최적의 체중 대비 키에 대한 정보를 제공해준다.

표 33.1 각 체급에서의 평균 남자 선수의 키(2018년 이전 자료)

체중	키	
56kg	149cm	4'11"
62kg	156cm	5'1"
69kg	162cm	5'4"
77kg	165cm	5'5"
85kg	169cm	5'7"
94kg	173cm	5'8"
105kg	176cm	5'9"
+105kg	186cm	6'1"

표 33.2 각 체급에서의 평균 여자 선수의 키(2018년 이전 자료)

체중	키	
48kg	148cm	4'10"
53kg	153cm	5'
58kg	154cm	5'1"
63kg	157cm	5'2"
69kg	158cm	5'2"
75kg	163cm	5'3"
+75kg	170cm	5'7"

신체 비율

팔다리, 몸통의 비율이 상대적으로 어떻게 되는지와 같은 선수의 신체 비율은 그 선수의 앞으로의 퍼포먼스와 훈련을 예측하는 데 도움을 주는 부분이다. 그리고 그 선수의 단점을 보완하고 강화시킬 수 있는 운동을 선택해서 훈련을 진행할 수 있도록 도움을 주기도 한다.

가동성과 자세

가동성과 자세를 평가하는 목적은 스내치와 클린 앤 저크 동작을 하는 데 반드시 필요한 자세를 만들 수 있는 능력이 어느 정도 되는지 확인하려는 것이다. 그리고 필요한 자세를 만드는 데 무엇이 부족한지를 함께 확인할 수 있다. 이 정보는 현재 가동성 상태를 확인하고 앞으로 어떤 운동을 진행해야 하는지를 결정하는 데 사용된다(충분한 가동범위가 나올 때까지는 특정 동작을 피하거나, 가동범위를 개선하기 위해서 특정 운동을 해야 하는 것들이 여기에 포함된다).

손목: 손목 가동성은 스내치 오버헤드 자세와 클린 랙 자세를 위해서 평가될 필요가 있다. 손목 가동범위를 확인하는 최고의 방법은 실제로 오버헤드 자세와 클린 랙 자세를 한번 취해보라고 한 뒤 확인하는 것이다. 동시에 어깨가 뻣뻣한지 혹은 팔을 내회전시키거나 내전에 사용되는 근육에 제한이 있는지 등 다른 부위에서 잠재적인 제한이 있어서 실제 손목 가동범위를 제한하고 있는 것은 아닌지 같이 확인할 수 있다.

팔꿈치: 팔꿈치가 완전히 신전될 수 있는지도 평가해야 한다(약간 과신전되는 것이 이상적). 이 부분을 확인하는 최고의 방법은 측면으로 팔을 그냥 내려서 팔꿈치를 최대한으로 신전시켜 보는 것이다. 이렇게 하면 팔꿈치 신전을 제한할 수 있는 뻣뻣한 흉추나 견갑골의 영향을 배제시킨 상태에서 오버헤드 자세에서 팔꿈치 신전이 제한되는지를 확인할 수 있다. 만약 팔꿈치를 완전히 신전시킬 수 없다면, 추가적인 오버헤드 스트렝스 훈련을 통해서 자신의 부족한 부분을 채워가야 한다.

어깨: 스내치와 저크 동작을 위한 적절한 오버헤드 자세를 만들 수 있는지 어깨도 평가되어야 한다. 간단한 방법은 무릎을 접은 상태로 등을 바닥에 대고 눕는다. 이때 발바닥은 완전히 바닥에 닿아 있어야 한다. 허리로 바닥을 완전히 누른 상태에서 팔을 머리 쪽으로 들어올려서 바닥에 닿을 수 있도록 한다. 이때 등이 아치 상태가 되어서는 안 된다. 만약 이 자세가 힘들다면, 어깨 혹은 가끔씩은 흉부에 대한 운동을 해야 한다.

흉추: 원래의 자연스런 후만에서 평평한 상태를 만들 수 있을 정도로 흉추도 가동성이 필요하다. 그래야만 적절한 오버헤드 자세와 풀과 스쿼트에서 안정적이고 견고한 등 상태를 만드는 데 도움이 된다. 편안하게 서 있는 상태에서 흉추가 지나치게 후만이 심하다면 가동성 제한을 생각해볼 수 있다. 그리고 스내치와 클린의 시작 자세에서 등을 평평하게 펼 수 없는 상태도 흉추의 가동성이 부족한 것으로 볼 수 있다. 만약 저크 그립으로 오버헤드 자세를 잘 만들 수 있지만, 동일한 그립으로 목 뒤에서 프레스를 부드럽게 하지 못하면, 흉추 가동성이 제한되었을 가능성이 높다.

고관절: 등이 안정적이고 견고한 상태로 프론트 스쿼트와 백 스쿼트로 완전히 앉기 위해서, 그리고 스내치와 클린 시작 자세에서 등을 완전히 펴서 안정적이 자세를 만들기 위해서 고관절의 가동성을 반드시 평가해야 한다. 이 자세들로도 충분히 고관절의 가동성을 확인하는 것이 가능하다. 스쿼트에서는, 발목의 가동성도 반드시 함께 고려해야 한다. 만약 가동성이 제한되는 것처럼 보이는데, 스쿼트 자세에서 정강이 각도가 비교적 수직에 가깝거나, 스쿼트 가장 아래 구간에서 뒤로 넘어질 것 같은 느낌이 든다면, 발목의 가동성 제한도 일부 영향을 주고 있는 것이다.

발목: 리프팅을 제대로 하기 위해서 발목 가동성은 아주 중요하다. 발목 가동성에 제한이 있다면, 최대 무게를 들기 위해서 반드시 필요한 스내치와 클린의 리시빙 자세에서 안정적이고 균형 잡힌 상태로 곧게 세운 자세를 만들 수가 없다. 우리는 무릎을 굽힌 상태에서의 가동성에 대해서만 신경을 쓰는 경우가 많다. 하지만 무릎을 굽힐 때 사용되는 비복근이 뻣뻣해서 발생하는 제한은 실제로 스쿼트에 영향을 주지 않는다. 왜냐하면 비복근이 뻣뻣한 정도가 심각한 수준이 아니라면 일단 무릎이 접히게 되면 그 장력은 사라지기 때문이다. 다시 말하지만, 스쿼트 자세로 우리는 평가를 할 수 있다. 적절한 스쿼트 자세로 앉는 것이 힘들거나, 뒤꿈치가 들리면서 자세가 상당히 달라진다면, 발목 가동성을 개선할 필요가 있다. 만약 무게를 들지 않은 상태에서 스쿼트 가장 아래 구간에서 버텨보려고 했을 때 뒤로 몸이 기울지거나 넘어지려고 하는 경우, 정강이가 거의 수직 상태에 가까운 경우, 혹은 뒤로 넘어지지 않기 위해서 발목을 반드시 더 접을 필요가 있겠다고 스스로 느끼는 경우에도 확실히 발목 가동성을 개선해야 한다.

훈련과 퍼포먼스

훈련 경험과 나이

그 선수가 지금까지 어떻게 그리고 얼마 동안 훈련을 해왔는지는 앞으로의 훈련 방법을 결정하는 데 상당한 영향을 준다. 운동 경험이 없는 유소년, 스트렝스와 파워 스포츠에 있어서 풍부한 경험이 있는 성인, 그리고 훈련 경험이 전혀 없는 성인들의 경우 모두가 궁극적으로 동일한 목표를 가지고 있다 하더라도, 매우 다른 훈련 방법으로 접근해야 한다.

퍼포먼스 성격

웨이트리프팅에서 성공하기 위해서는 강하고 빠르고 폭발적인 힘을 낼 필요가 있다. 마지막 두 가지는 특히 선천적으로 타고나는 경우가 많다. 그러나 세 가지 모두 훈련을 통해서 성장시킬 수 있는 부분이다. 현재 선수의 상태를 보면 타고난 능력치와 이전 훈련의 성격을 확인할 수 있다.

제자리높이뛰기와 제자리멀리뛰기와 같은 테스트를 통해서 폭발적으로 힘을 어느 정도 낼 수 있는지 형식적 평가를 할 수 있다. 단거리 스프린트를 통해서 스피드를 평가할 수 있으며, 기본적인 바벨 리프팅 동작을 통해서 스트렝스를 확인할 수 있다. 마지막 리프팅 동작의 경우는 훈련받지 못한 유소년에게 진행하는 것이 불가능하지만 앞의 두 가지 평가는 가능하다.

이런 능력을 평가하는 것은 훈련 가장 초기에 비공식적으로 진행할 수도 있다. 예를 들어, 훈련 중에 스쿼트 동작을 보고 실제로 최대 무게를 드는 평가를 하지 않고서도 어느 정도 수준의 스트렝스 상태인지 확인하는 것이다. 리프팅을 배우는 단계에서 스내치, 클랜 그리고 저크 동작 혹은 다른 다양한 동작을 하는 것을 보고 선천적으로 스피드와 폭발적인 힘을 내는 수준이 어느 정도인지 확인할 수도 있다.

기술적 능숙도와 운동 학습 능력

현재 선수가 어느 정도로 기술이 능숙한지 확인하는 방법에는 두 가지가 있다. 첫 번째는 실제로 시합에서 리프팅 모습을 직접 확인하는 것이며, 두 번째는 선수의 스쿼트나 다른 기본적인 스트렝스 리프팅과 시합에서 무게를 비교하는 방법이다(표 33.3에서 확인 가능). 첫 번째 방법은 심각한 정도는 아니지만 다소 주관적일 수 있으며, 두 번째의 경우는 그 사람의 폭발적인 힘의 수준과 가동성과 같은 추가적인 요소들이 기술적 능숙도와 별개로 개입되는 부분이 있기 때문에 정확하게 판단하는 것이 힘든 경우가 있다. 어떤 경우든, 현재 선수의 상태를 확인해서, 앞으로 어떤 운동을 선택하고 어떤 단계를 거치면서 지도를 해야 하는지를 결정하는 데 도움이 될 수 있다.

이제 웨이트리프팅을 시작하는 사람이라면, 리프팅의 기술 자체가 없기 때문에 기술적 능숙도를 확인할 수가 없다. 그러나 초기에 리프팅 기술을 가르치면서 선수의 운동 학습 능력을 평가할 수는 있다. 얼마나 빠르고 잘 리프팅 기술을 배우고 습득할 수 있는지를 확인하면 앞으로 어떤 훈련 단계와 사이클을 거치면 되는지를 계획하는 데 도움이 된다.

부상 이력과 이와 관련된 움직임 제한

아무런 운동 배경이 없는 유소년이 웨이트리프팅을 시작하는 경우라면, 심각한 부상 이력이 없을 가능성이 높기 때문에 관련된 움직임 제한이 없을 것이다. 이 부분이 바로 일찍 웨이트리프팅을 시작하면 좋은 점들 중 하나이다.

성인이 되어서 웨이트리프팅을 시작하는 경우에는 스포츠나 운동 경험이 있는 경우가 많으며 이에 따른 부상 이력도 있을 가능성이 높다. 이런 부상들 때문에, 관절 움직임에 제한을 가지고 있는 경우도 많으며, 특정 움직임이나 자세에서 지속적인 통증을 느끼기도 한다. 심지어, 부상 이력으로 인해서 두려움이 생겨서 동작 자체가 힘든 경우도 있다.

코치는 이런 부분들을 고려해서 선수를 최대한 재활하고 스트렝스를 키울 수 있도록 훈련 프로그램을 설계하는 것이 반드시 필요하다. 이런 부분은 선수가 앞으로 성장하는 데 있어서 잠재적인 제한도 될 수 있다. 예를 들어, 어떤 선수가 심각한 어깨 부상을 당한 이력이 있어서 가동성이 제한된다. 그런데 이 가동성 제한 문제가 재활을 통해서도 개선되지 않는다면, 이상적인 오버헤드 자세를 만들 수 없을 것이며, 결과적으로, 스트렝스와 기술 훈련을 통해서 스내치/클린이 가능한 무게만큼은 들지 못하는 것이다.

경쟁심과 헌신

경쟁이 존재하는 스포츠에서 성공하기 위해서는, 그 스포츠를 위한 훈련과 시합에서 특별히 요구되는 부분에 적합한 특정한 개인적 성격이 필요하다. 일반적으로 그 선수가 시합에서 어떻게 하는지는 다른 스포츠 시합에서의 모습을 보면 확인할 수 있다. 하지만 다른 스포츠에서의 그 선수의 모습이 항상 그대로 웨이트리프팅에 전이되는 것은 아니다. 웨이트리프팅 시합의 성격은 약간 독특한 편이며, 다른 스포츠에서 정신적으로 뛰어났던 사람도 웨이트리프팅에서는 그렇지 못할 수도 있다. 시합 전에 체육관에서 시합처럼 훈련을 해왔다고 하더라도, 실제 시합에서 선수가 어떻게 반응하고 행동하는지를 잘 관찰해야 한다.

선수가 얼마나 경쟁적인지는 매일하는 훈련 모습만 살펴봐도 보통 분명해진다. 선천적으로 타고난 경쟁적인 선수의 경우는 같은 팀원들이 운동하는 모습을 항상 지켜보고, 그들보다 더 잘하려고 노력한다. 그리고 이전의 자신을 이기려고 엄청난 노력을 하고 시합도 정기적으로 참여하려고 한다.

선수가 스포츠와 훈련에 얼마나 헌신적인지도 장기적인 성공을 위해서 중요한 요소이다. 만약 훈련에 대해서 열정적이지 않다면, 퍼포먼스에도 그대로 드러나게 되며, 훈련 프로그램의 효과도 제한하게 될 것이다. 코치는 항상 선수에게 동기부여할 수 있도록 노력해야 하고, 선수들이 자신의 잠재력을 실현시킬 수 있도록 이끌고 훈련시켜서 스스로 목표를 달성할 수 있도록 해야 한다. 만약 선수가 계속 강제성을 통해서만 시합이나 훈련에 참여하는 경우라면, 그 선수는 육체적으로 자신의 잠재력에 도달하지 못할 가능성이 높다.

리프팅과 리프팅 간 비율을 통한 프로그램 설계

리프팅 자체를 훈련하면서 그 선수의 경험과 능력, 스트렝스 불균형 등에 대한 일반적인 정보를 얻을 수도 있다. 경험이 풍부한 선수의 경우는 자신에 대해서 이미 잘 알고 있기 때문에 특별히 테스트를 해볼 필요가 없다. 이런 정보를 통해서 스트렝스, 기술 혹은 가동성에 관해서 어떤 부분을 더 신경 써서 훈련 프로그램을 설계할지 많은 도움을 받게 된다.

특정 리프트 동작과 다른 동작들 간의 비율을 통해서 그 선수의 약점과 강점을 확인할 수도 있다. 이런 정보를 통해서 프로그램 설계를 할 때 무엇을 더 신경 쓰고, 어떤 운동을 선택할지 결정할 수 있다. 바로 교정이 필요한 잠재적 문제들도 확인할 수 있다. 표 33.3을 통해서 서로 다른 리프팅 능력이 골고루 균형 잡힌 선수의 경우를 확인할 수 있다. 자신이 이 표와 비교했을 때 어느 정도 차이가 난다고 해서 큰 문제가 있는 것으로 받아들일 필요는 없다. 왜냐하면 모든 선수들이 자신들이 선천적으로 가지고 있는 약점과 강점 때문에 비율에서 개인차가 발생할 수도 있기 때문이다. 이런 경우는 이런 비율에서 나타나는 차이를 문제로 받아들이고 해결하려고 노력할 필요는 없다. 체형과 체급 혹은 폭발력과 차이와 같은 요소들 때문에 자연스럽게 비율이 달라지는 경우도 있다. 예를 들어, 가장 낮은 체급과 높은 체급의 선수들이 스내치와 클린 앤 저크 동작보다 스쿼트 무게가 비교적 높다(Laputin & Oleshko, 1982, 2007). 폭발력이 부족한 선수가 폭발력이 뛰어난 선수보다 스쿼트 무게보다 스내치와 클린 앤 저크 동작의 무게가 비교적 낮다. 키가 큰 선수들이 그렇지 못한 선수들보다 클린 앤 저크 무게보다 스내치 무게가 비교적 높다. 이런 차이들은 훈련과 상관없이 어느 정도 존재한다.

표 33.3 리프팅 간의 일반적인 비율을 확인할 수 있는 표

A 동작	B 동작	퍼센트
스내치	백 스쿼트	60~65%
클린 앤 저크	백 스쿼트	80~85%
클린 앤 저크	프론트 스쿼트	85~90%
스내치	클린 앤 저크	80~85%
프론트 스쿼트	백 스쿼트	85~93%
파워 스내치	스내치	80~85%
파워 클린	클린	80~90%
클린	데드리프트	70~75%
프레스	푸시 프레스	70~75%
푸시 프레스	저크	75~85%
오버헤드 스쿼트	백 스쿼트	65~70%

표에 있는 퍼센트는 B 리프팅 동작 대비 A 리프팅 동작을 얼만큼 들 수 있는지를 나타낸다.

환경

훈련 프로그램을 설계하기 전에, 코치는 그 선수의 훈련 환경을 고려할 필요가 있다. 만약 운이 좋게도 코치가 시합 이외에도 항상 선수와 생활할 수 있다면, 이 단계가 굳이 필요하지는 않다. 평가를 통해서 선수에게 필요한 부분을 고려해서 최적의 훈련을 계획하면 된다. 그러나 이런 경우는 드물다. 특히 미국에서는 더욱 그렇다. 그리고 코치들은 대부분 자신의 직업이 따로 있거나, 학교에 다니거나 가족이 있는 선수들과 함께 훈련을 한다. 이런 환경들은 훈련 일정뿐만 아니라 훈련 후 회복에도 영향을 주게 된다. 이런 실질적인 제약들이 이상적인 훈련 프로그램을 설계하는 데 어느 정도 영향을 미친다.

시설과 장비: 코치와 선수 모두에게 환경적 제약이 될 수 있는 부분 중에 하나가 바로 현재 사용할 수 있는 시설과 장비이다. 동일한 시간대에 제한된 인원만이 훈련할 수 있는 제약도 있지만, 심한 경우는 선수가 해야 하는 운동의 내용과 전혀 상관없이 상황에 따라서 훈련 내용이 결정되는 경우도 있을 수 있다. 예를 들어, 훈련을 진행하는 장소에서 플랫폼과 올림픽 리프팅 바벨이 2개씩밖에 없는데 훈련을 해야 하는 선수가 20명이나 있으며, 훈련 시간이 2시간밖에 없는 상황이라면, 선수가 어느 정도로 훈련을 진행할지에 영향을 줄 수 있으며, 훈련 프로그램을 설계할 때 이 부분을 고려해야 한다. 여기서 선수들에게 무슨 운동을 어떻게 진행할지에 대한 창의성이 상당히 중요해진다고 볼 수 있다.

일정: 훈련을 위해서 무한대의 시간을 할애할 수 있는 경우는 드물다. 거의 모든 사람들이 우선적으로 챙겨야 하는 자신의 일, 학업 그리고 가족이 있다. 프로그램은 선수가 얼마나 자주 체육관에 올 수 있는지에 따라서 반드시 달라질 수밖에 없으며, 이렇게 여러 일정이 겹치는 상황에서 완벽한 일정을 구성하려 하기보다는 훈련 초반부터 아주 일정을 간단하게 계획하는 것이 좋다.

재정 상황: 선수의 재정적인 상황에 따라서 구체적인 훈련과 대회 계획이 상당히 달라질 수 있다. 예를 들어, 대부분의 선수들은 대회 참가비와 여행 경비 때문에 코치가 원하는 만큼은 대회에 참가하기 힘들 것이다. 비슷하게, 선수가 체육관 회원권에 대해서 경제적으로 부담을 느끼는 정도에 따라서 훈련 일정이 영향을 받을 것이다. 많은 코치들과 프로그램들은 장래가 유망한 선수들에게 제약이 될 수 있는 이런 부분을 해소하기 위해서 기금을 모으는 경우도 있다.

기술 레벨 분류

소련이 선수들을 위한 적절한 훈련 프로그램을 만들기 위해서 자신의 수준에 따라서 목표로 해야 하는 분류표를 만들었다. 선수들은 이 표를 참고해서 자신의 능력을 발달시키면서 목표를 세울 수 있다. 이 분류표는 다양한 곳에서 확인할 수 있으며 코치가 원한다면 이 표를 사용할 수도 있다.

표 33.4(이 챕터의 마지막에 있다)에서 확인할 수 있는 기술 분류표는 소련이 생각해낸 방법이며, 미국 웨이트리프터들과 비슷한 환경에서 비슷한 생각을 가지고 있는 사람들이 실제로 만들어낸 것이다. 즉, 풀 타임으로 웨이트리프팅을 하는 사람보다는 그렇지 못한 사람과 이상적 나이보다는 늦은 나이에 운동을 시작한 사람에게 더욱 적합하다고 볼 수 있다.

이렇게 분류된 내용은 원래는 실제 미국과 국제 시합 결과의 3년치 데이터를 가지고 계산된 것이다. 2018년 7월부터, IWF International Weightlifing Federation(국제 역도 연맹)는 새로운 체급을 채택했다. 그래서 이 책을 개정할 당시에는(2018년) 분류표에 사용할 수 있는 데이터가 없었기 때문에, 새로운 체급에 대한 수치를 계산하기 위해서 어느 정도 추정을 한 부분이 있다. 새로운 수치들은 대회 데이터가 충분히 쌓이게 된다면, 이후에 개정될 책에 담을 것이다. 이 표에 나와 있는 수치들은 이후에 프로그램 설계를 할 때 필요한 부분들을 결정하는 데 도움이 되기 때문에 사용할 것이다.

평가 내용 활용

웨이트리프팅을 시작할 선수를 찾는 것은 미국, 그리고 미국과 비슷한 환경의 나라에서는 매우 힘들다. 특히 웨이트리프팅을 시작하기에 가장 이상적인 나이의 그리고 능력을 가진 선수를 찾는 것은 더욱 힘들다. 다른 많은 스포츠에서 성과를 내서 얻을 수 있는 대학 장학금, 돈, 명성을 포기하면서까지 웨이트리프팅을 시작하도록 설득할 수 있는 가능성은 거의 없다. 그렇기 때문에 선수들은 반드시 웨이트리프팅에 대한 순수한 애정이 있어야 한다. 하지만 웨이트리프팅을 시작하기에 최적의 나이의 어린 선수들이 순수한 애정을 가지는 것은 쉽지 않다. 웨이트리프팅 이외에 선택할 수 있는 다른 스포츠가 많지 않아서 웨이트리프팅에 대한 가치가 훨씬 더 인정받는 몇몇 나라들에서는 웨이트리프팅을 시작하기에 적절한 나이의 재능 있는 선수들을 찾는 것이 훨씬 더 수월하다. 하지만 상황이 훨씬 좋지 않은 미국에서는, 새로운 선수를 찾기 위한 노력을 꾸준히 계속적으로 할 수밖에 없다.

결국 이런 환경에서는 가장 재능 있는 선수를 발견해서 지도하기보다는 사람들이 꾸준히 장기적으로 스포츠를 이어갈 수 있도록 해야 한다. 그러나 평가 방법은 적어도 그룹에서 누가 가장 가능성이 있는지를 확인하는 데 유용할 수 있다. 그리고 어떻게 대부분의 시간과 에너지, 그리고 돈을 투자하면 좋을지를 결정할 수 있다. 선수들의 재능과 잠재력에 따라서 선수들의 수준별 그룹을 나누는 데 도움이 되기도 한다. 다음의 테스트를 통해서 코치는 선수들이 웨이트리프팅에 어느 정도로 적합한지에 대한 데이터를 얻을 수 있다. 당연히 이 테스트들은 앞에서 이미 설명한 평가 방법과 서로 겹치는 부분은 없도록 해서 함께 사용할 수도 있다.

평가 방법 활용하기

다음 내용들은 코치가 측정하고 기록해야 한다. 비록 결과를 정리하는 것이 수월하기 위해서 숫자를 이용하기는 하지만, 순위를 매기는 것 자체가 주관적일 수밖에 없다. 코치는 모든 데이터를 전체적으로 보고 판단할 필요가 있다.

나이: 운동을 시작하기에 적절한 나이(11~13세)에 가까우면 가까울수록 더 좋다.

키와 체중 비율: 앞으로 더욱 성장하게 되는 유소년과 주니어 선수들보다 시니어 선수들에게 더 도움이 되는 내용이다. 그러나 이미 완전히 성장한 젊은 선수의 경우에도 키와 체중의 비율은 유용한 자료가 될 수 있다. 선수의 부모의 현재 상태도 선수의 앞으로의 성장에 대한

정보를 얻는 데 도움이 된다. 시니어 선수의 경우는 앞에서 제시한 표 33.1와 33.2의 적절한 키와 체중 비율에 가까우면 가까울수록, 더 좋은 상태이다.

체형: 몸통이 비교적 길고 팔다리가 비교적 짧은 체형이 웨이트리프팅을 하기에 더 적합하다.

손 크기: 손이 크면 바벨을 잡을 때 특히 스내치를 할 때 유리하다. 손의 크기는 낮은 체급의 남자 선수에게 특히 중요한 부분이다.

팔꿈치 신전: 팔꿈치는 약간 과신전시킬 수 있는 상태가 이상적이다. 팔을 완벽하게 펼 수 없는 상태보다는 약간 과신전시킬 수 있는 상태가 더 낫다.

폭발력: 폭발력은 리프터가 가질 수 있는 가장 중요한 육체적 특징 중에 하나이며, 타고나는 경우가 많다. 폭발력을 평가할 수 있는 간단한 방법은 바로 엉덩이와 다리를 주로 사용하게 되는 제자리높이뛰기 동작을 하는 것이다. 제자리높이뛰기로 측정할 때는 카운터무브먼트 점프Countermovement jump(몸을 편 상태에서 접었다가 빠르게 펴면서 점프하는 동작)와 스쿼트 점프(스쿼트 자세에서 점프하는 동작) 두 가지 모두를 측정하는 것이 이상적이다. 이 두 가지 동작은 탄성과 힘을 만들어내는 속도의 수준을 알려주기 때문에 점수가 높을수록 좋은 것이다. 이 동작은 제자리높이뛰기 능력 자체를 측정하기 위한 것이지, 얼마나 높은 박스 위로 점프해서 올라갈 수 있는지를 측정하기 위한 것이 아니라는 것을 명심해야 한다.

제자리높이뛰기의 높이는 일반적으로 중간 체급 선수들이 가장 높다(Laputin & Oleshko, 1982, 2007). 표 33.5는 경험이 풍부한 남자 웨이트리프팅 선수의 제자리높이뛰기 높이를 보여주고 있다. 물론 아직 훈련이 제대로 되지 않은 선수들의 경우는 자신이 실제로 최대로 점프할 수 있는 높이가 측정되기는 힘들지만, 크게 봤을 때 도움이 되는 정보를 제공해준다.

표 33.5 경험이 풍부한 남자 웨이트리프팅 선수의 제자리높이뛰기 높이

체급	점프 높이
56kg	67cm (26in)
69kg	68cm (27in)
85kg	70cm (28in)
105kg	66cm (26in)

(Laputin & Oleshko, 1982, 2007)

가동성: 웨이트리프팅 선수들의 가동성을 평가하는 가장 간단한 방법은 PVC 파이프나 나무막대를 좁은 그립으로 잡고 발 넓이를 좁혀서 오버헤드 스쿼트를 해보는 것이다. 발이 바닥에 완전히 닿아 있고 팔을 완전히 펴서 오버헤드 자세를 유지한 상태에서 풀 스쿼트로 해 본다. 더 좁은 그립과 좁은 발 넓이로 풀 스쿼트를 할 수 있을수록, 가동성이 좋다고 볼 수 있다. 가동성이 부족해서 좁은 그립과 좁은 발 넓이로 스쿼트를 하는 것이 힘들다면, 스쿼트 자세가 안정적으로 나올 때까지 조금씩 그립과 발 넓이를 넓혀가도록 한다.

스트렝스: 만약 선수가 충분히 나이가 있고, 훈련 경험도 있다면, 그 선수의 스트렝스를 평가하기 위해서 기본적인 스트렝스 리프팅 수치들을 활용할 수 있다. 이제 운동을 시작한 어린 선수라면, 압력기를 이용해서 기본적인 스트렝스 수준을 측정할 수 있다. 그립 스트렝스 자체도 리프터에게 중요한 능력이기 때문이다. 당연히 그립 스트렝스가 좋을수록 더 좋다.

경험이 풍부한 체급별 남자 선수들의 자신의 우세한 손의 평균 그립 스트렝스에 대한 내용은 표 33.6에서 확인할 수 있다. 표 33.7에서는 성별과 나이에 따른 자료를 확인할 수 있다. 그립 스트렝스는 20대 중반에 최대가 되면, 남녀 간의 스트렝스 차이는 성적으로 완전히 성장하기 전에 그렇게 크지 않다는 것을 명심하자.

몸통 안정성: 올바른 플랭크 자세를 유지하는 능력을 통해서 몸통 안정성을 측정할 수 있다. 적어도 1분 동안은 유지할 수 있어야 한다.

동기부여: 그 선수를 오랫동안 옆에서 지켜보지 않은 상태에서 열심히 노력하려는 동기부여 수준을 측정하는 것은 쉽지 않다. 그러나 기술적으로 문제가 없어서 상대적으로 부상의 위험이 없는 동작으로 얼마나 자신을 몰아붙일 수 있는지를 보고 그 선수의 성향을 확인할 수도 있다. 두 가지 좋은 동작이 바로 벤치 프레스와 프레스 동작이다. 선수가 대략 8~12번 정도 할 수 있는 무게로 최대한 많은 횟수를 반복해보라고 지시를 한다. 그러고 나서 선수가 최대한 많은 횟수를 하기 위해서 얼마나 열심히 집중해서 하는지를 관찰하는 것이다.

운동 능력: 손가락 두드리기 테스트Finger tapping test; Finger oscillation test(손가락 진동 테스트라고 하기도 한다.)를 통해서 선수의 운동 능력을 확인할 수 있다. 점수가 높을수록, 운동 능력이 뛰어난 것이다. 반응이 빠른 민감한 키워드를 가지고 있는 어떤 컴퓨터에서도 할 수 있는 테스트이다(키보드를 눌렀을 때 너무 깊이 들어가지 않는 키보드). 문서 편집 프로그램을 연 상태에서, 주로 사용하는 손을 테이블에 편안하게 놓은 상태에서 둘째손가락으로 편안하게 키를 누를 수 있는 준비를 한다. 이때 키는 문자, 숫자, 기호든 상관없다. 자신이 누를 키를 선택한 상태에서 10초 동안 최대한 많이 키를 둘째손가락으로 누르고 화면에 표시된 숫자, 문자, 기호의 수를 세도록 한다. 이렇게 5번을 반복하는데 중간에 30~60초 정도 휴식을 한다. 그리고 평균 기록을 계산한다. 일반적으로 평균이 70~100번 사이이다. 그러나 자신이 사용하는 키워드나 준비 자세에 따라서 달라질 수 있다. 충분히 자료를 모았다면, 동일한 방법으로 측정을 한 다른 점수들과 비교를 하는 것이 가장 좋다.

표 33.6 경험이 풍부한 남자 웨이트리프팅 선수들의 우세한 손의 그립 스트렝스 측정 지침표

체급	우세한 손의 스트렝스
56kg	50kg (110lb)
69kg	56kg (123lb)
85kg	63kg (139lb)
105kg	73kg (161lb)

(Laputin & Oleshko, 1982, 2007)

표 33.7 나이와 성별에 따른 우세한 손의 평균 그립 스트렝스 지침표

나이(세)	남자	여자
10~11	18kg (40lb)	17kg (37lb)
12~13	25kg (55lb)	20kg (44lb)
14~15	36kg (79lb)	21kg (46lb)
16~17	43kg (95lb)	23kg (51lb)
18~19	46kg (101lb)	25kg (55lb)
20~24	47kg (104lb)	28kg (62lb)
25~29	48kg (106lb)	34kg (75lb)
30~34	46kg (101lb)	28kg (62lb)
35~39	46kg (101lb)	27kg (60lb)

(Zhongshan, 2015)

표 33.4 기술 수준에 따른 분류 지침표

레벨 1 남자			
체중	합계	스내치	클린 앤 저크
55	105	47	58
61	116	52	64
67	123	55	68
73	129	58	71
81	136	61	75
89	145	65	80
96	152	68	84
102	157	71	86
109	162	73	89
109+	167	75	92

레벨 2 남자			
체중	합계	스내치	클린 앤 저크
55	140	63	77
61	155	70	85
67	162	73	89
73	169	76	93
81	181	81	100
89	195	88	107
96	202	91	111
102	208	94	114
109	213	96	117
109+	221	99	122

레벨 1 여자			
체중	합계	스내치	클린 앤 저크
45	65	29	36
49	70	32	39
55	81	36	45
59	86	39	47
64	90	40	50
71	97	44	53
76	101	45	56
81	108	49	59
87	116	52	64
87+	120	54	66

레벨 2 여자			
체중	합계	스내치	클린 앤 저크
45	85	38	47
49	93	42	51
55	109	49	60
59	114	51	63
64	120	54	66
71	131	59	72
76	136	61	75
81	145	65	80
87	155	70	85
87+	160	72	88

기술 레벨 1 레벨 1은 웨이트리프팅의 기술적인 능력은 갖춘 상태이지만 웨이트리프팅을 시작하는 가장 낮은 레벨이다. 원래는 어린 선수들이 여기에 주로 포함되어야 하지만, 실제로 성인들도 많이 있다. 성인들의 경우는 주로 좋지 못한 가동성이 자신의 퍼포먼스에 부정적인 영향을 주면서 여기에 속하게 된다. 이 레벨은, 특히 만약 다른 스포츠를 해본 경험이 있어서 상대적으로 스트렝스 수준이 높은 사람이라면, 기본적인 스트렝스와 기술적 능숙도 간의 차이가 심한 경우도 있다.

기술 레벨 2 레벨 2는 웨이트리프팅 훈련 경험은 있는 운동을 시작하는 단계의 선수보다는 약간 높지만, 중간 레벨보다는 약간 낮은 레벨이다. 웨이트리프팅 훈련 경험은 있지만 여전히 기술 훈련 초기 단계에 있는 경우가 많으며, 스트렝스 훈련에 주로 집중하는 레벨이기도 하다. 어린 선수들이 상대적으로 많이 포함되어 있어야 하지만, 성인들이 실제로는 많다. 이 레벨의 성인들의 경우는, 이전에 다른 스포츠 훈련이 경험이 있어서, 스내치와 클린 앤 저크 무게보다는 상대적으로 기본적인 리프팅 동작의 스트렝스가 높은 편이다. 또한 스내치와 클린 앤 저크 동작을 하는 데 가동성 제한이 있는 경우가 많다.

레벨 3 남자			
체중	합계	스내치	클린 앤 저크
55	157	71	86
61	180	81	99
67	194	87	107
73	205	92	113
81	222	100	122
89	238	107	131
96	245	110	135
102	252	113	139
109	257	116	141
109+	266	120	146

레벨 3 여자			
체중	합계	스내치	클린 앤 저크
45	102	46	56
49	109	49	60
55	125	56	69
59	135	61	74
64	140	63	77
71	151	68	83
76	156	70	86
81	163	73	90
87	170	77	94
87+	175	79	96

기술 레벨 3 레벨 3은 약간 높은 수준의 중간 레벨이며, 미국 국내 역도 대회에 참가할 수 있을 정도의 수준이다. 이 단계에서는 선수들이 자신의 스내치, 클린 앤 저크 기술과 스트렝스를 계속 개선하고 있으며, 여전히 가동성 제한 문제가 어느 정도 남아 있는 경우도 있다.

레벨 4 남자			
체중	합계	스내치	클린 앤 저크
55	174	78	96
61	204	92	112
67	225	101	124
73	240	108	132
81	262	118	144
89	280	126	154
96	288	130	158
102	295	133	162
109	300	135	165
109+	310	140	170

레벨 4 여자			
체중	합계	스내치	클린 앤 저크
45	118	53	65
49	128	58	78
55	140	63	77
59	155	70	85
64	160	72	88
71	170	76	94
76	176	79	97
81	180	81	99
87	185	83	102
87+	190	85	105

기술 레벨 4 레벨 4는 미국 역도 대회에서 낮은 랭킹을 차지하는 선수들의 레벨이다. 이 레벨의 선수들은 스내치와 클린 앤 저크 동작의 기술적 능숙도가 상당한 수준이기는 하지만, 여전히 기록이 기복이 없도록 다듬어가면서 특히나 더 높은 강도로 훈련을 해야 하는 레벨이다. 스트렝스는 상당한 수준이며, 이 스트렝스는 웨이트리프팅 자세와 움직임에 꽤 특화되어 있다. 전체적으로 가동성이 좋지만, 여전히 특정 부위에 가동성 제한이 있을 수도 있다. 지역 대회 참가 경험이 꽤 많으며, 좀 더 큰 규모의 국내 대회 경험이 있는 경우도 있다.

표 33.4 기술 수준에 따른 분류 지침표(계속)

레벨 5 남자			
체중	합계	스내치	클린 앤 저크
55	228	103	125
61	241	108	133
67	270	122	149
73	289	130	159
81	311	140	171
89	330	149	182
96	340	153	187
102	350	157	193
109	360	162	198
109+	376	169	207

레벨 5 여자			
체중	합계	스내치	클린 앤 저크
45	134	60	74
49	146	66	80
55	165	74	91
59	187	84	103
64	192	86	106
71	202	91	111
76	210	94	116
81	220	99	121
87	223	100	123
87+	240	108	132

기술 레벨 5 레벨 5는 미국 국내 대회에서 높은 수준의 기량을 보여주는 선수들의 레벨이다. 이 선수들은 웨이트리프팅 훈련 경험이 풍부하며, 기복 없이 기록이 나오면서, 꽤 높은 수준의 기술 능숙도를 가지고 있다. 전체적으로 최적의 가동성 상태를 가지고 있다. 높은 훈련량, 강도 그리고 훈련 빈도를 소화해낼 수 있으며, 상대적으로 대회 참가 경험도 풍부하다. 비교적 낮은 수준의 국제 대회나 대표팀에 도전할 수 있는 수준에 도달한 상태이다.

레벨 6 남자			
체중	합계	스내치	클린 앤 저크
55	241	108	133
61	277	125	152
67	287	129	158
73	318	143	175
81	339	153	186
89	360	162	198
96	382	172	210
102	390	175	215
109	398	179	219
109+	414	186	228

레벨 6 여자			
체중	합계	스내치	클린 앤 저크
45	158	71	87
49	172	77	95
55	195	88	107
59	213	96	117
64	221	99	122
71	236	106	130
76	247	111	136
81	264	119	145
87	270	122	149
87+	278	125	153

기술 레벨 6 레벨 6은 월드 챔피언십 대회에서 중간 정도의 성적을 낼 수 있는 레벨이다. 엄청난 스트렝스 수준에 도달한 상태이며, 기술적으로 자신의 최적의 상태를 갖춘 레벨이다.

레벨 7 남자			
체중	합계	스내치	클린 앤 저크
55	285	128	157
61	314	141	173
67	331	149	182
73	346	156	190
81	367	165	202
89	403	181	222
96	413	186	227
102	425	191	234
109	433	195	238
109+	451	203	248

레벨 7 여자			
체중	합계	스내치	클린 앤 저크
45	180	81	99
49	196	88	108
55	225	101	124
59	237	107	130
64	250	113	138
71	270	122	149
76	287	129	158
81	300	135	165
87	310	140	171
87+	319	144	175

기술 레벨 7 레벨 7은 웨이트리프팅 모든 측면에서 절대적으로 최고 수준에 도달한 상태이다.

훈련 시 변수들

원하는 적응 능력을 갖추기 위해서 강도, 운동량, 반복 횟수, 휴식 비율, 운동 동작 선택 등 고려하고 활용해야 많은 변수들이 있다. 이러한 요소들은 훈련 자극을 이끌어서 결과적으로 기능적인 적응을 하는 데 반드시 필요한 부분이다.

강도

강도는 어느 정도로 집중해서 노력하고 있는지를 의미하는 것이지만, 웨이트리프팅에서는 좀 더 구체적이다. 바로 훈련을 할 때 사용하는 무게이다. 절대 강도의 경우는 실제 사용하는 무게를 말하며, 상대적인 강도는 리프터가 들 수 있는 최대 무게의 비율이다. 예를 들어, 스내치 절대 강도는 120kg일 수도 있다. 반면에 동일한 무게 120kg이 스내치 최대 무게가 140kg인 리프터에게는 상대적 강도(86%)일 수도 있다. 각각의 강도의 사용법은 따로 존재하며, 코치는 이 두 가지 모두를 훈련 기록에 남겨둬야 한다.

객관적인 강도: 객관적인 강도는 절대 강도 혹은 상대적 강도를 나타내주는 실제 숫자라고 할 수 있다. 훈련 프로그램에서의 사용될 강도는 선수의 훈련이나 시합에서의 최고 기록을 바탕으로 하고 있다. 당연히 상대적 강도가 무엇을 기준으로 결정되는지도 코치가 분명히 알려줘야 한다.

주관적인 강도: 주관적인 강도는 어느 정도 성장하고 있는지 평가하고, 당일 훈련을 조정하고, 어떻게 무게를 올려가야 하는지를 결정하기 위해서 객관적인 강도와 사용되는 가치 있는 측정 방법이다. 정확한 수치에 의존하기보다는, 주관적인 강도는 무게를 결정할 때 정확하지 않게 알려주는 경우가 많다. 주관적인 강도의 기본적인 예는 바로 '무겁게' 혹은 '가볍게', '최대로'라고 말하는 것이다. 어떤 경우는 강도를 아예 알려주지 않는 경우도 있다. 의도한 목표를 위해서 그냥 코치가 훈련 동안에 선수에게 직접 지시하는 것이다.

훈련 동안에 적절히 무게를 올려가는 부분에 대해서 구체적인 무게나 비율을 알려주지 않고 당일 선수의 컨디션에 따라서 즉석에서 조절하는 것이다. 이렇게 코치가 선수 옆에서 직접 조절하면서 훈련 목표를 달성하는 것이다.

주관적인 강도는 자신의 리프팅 능력치를 정확하게 모르는 혹은 측정하기 힘든 초보자들에게 특히 도움이 된다. 왜냐하면 이제 막 리프팅을 시작한 사람들은 빠른 속도로 자신의 최대 무게가 증가하기 때문에 정확한 기준을 세우기가 힘들다. 비슷하게, 풀 동작을 연습하는 경우에도, 일반적으로 선수의 스내치와 클린 앤 저크 최대 무게를 기준으로 강도가 결정된다. 하지만 이제 리프팅을 시작한 초보자의 경우는 기술적으로 능숙하지 않기 때문에 스내치와 클린 앤 저크 무게와 실제 자신이 가지고 있는 스트렝스 간의 차이가 심할 수도 있다. 훈련을 하는 동안에 코치가 직접 옆에서 관찰하고 지도하면서 주관적인 강도가 결정된다.

강도 결정: 강도는 훈련 그 자체, 세트와 반복 횟수 등 다른 훈련 변수들의 원인일 수도 결과일 수도 있다. 만약 목표가 특정 반복 횟수와 운동량을 해내는 것이라면, 반복 횟수와 세트가 가장 우선적으로 고려해야 하는 변수가 될 것이다. 그리고 강도는 이 부분을 고려해야 결정되어질 것이다. 만약 특정 동작을 하는 것이 목표라면, 그 리프팅 동작에서 무엇이 가능하고 효과적인지, 그리고 그 훈련에서 의도한 무게를 고려해서 강도가 결정될 것이다. 만약 목표가 최대 무게로 훈련하는 것이라면, 그 훈련에서 퍼포먼스의 결과가 훈련 강도가 될 것이다.

가끔씩 특정 리프팅 동작에서 충분히 성장한 것을 감안해서 강도를 결정했지만 실제로 그 강도가 충분하지 못한 경우가 있다. 이런 경우는, 주관적인 강도 개념을 활용해서 필요한 만큼 코치와 선수가 훈련 내용을 조정하는 것이 좋다. 예를 들어, 만약 주어진 무게가 쉽지 않을 것이라고 예상을 했지만, 실제로 이 강도에 대해서 주관적인 판단을 해 보니 그 선수의 최대 무게가 증가해서 기존의 최대 무게를 기준으로 결정한 강도가 너무 낮을 수도 있다(어떤 경우는 최근에 테스트하지 않은 최대 무게를 바탕으로 훈련을 계획해서, 훈련 강도가 정확하지 않은 경우도 있다). 훈련에 사용하는 무게는 적절하게 힘들다고 느낄 정도로 증가시킬 수 있다. 선수와 코치가 이렇게 주관적인 방식으로 서로 효과적으로 잘 소통할 수 있는 능력은 경험이 쌓이게 되면서 더욱 향상될 것이다.

당연히 이런 문제 때문에 초보자에게는 객관적인 강도를 기준으로 훈련시키는 것을 추천하지 않는 것이다. 그러나 훈련을 통해서 성장을 하는 데 있어 도움이 될 수도 있다. 비록 완벽하게 따르지 않더라도, 코치와 선수 모두에게 프로그램에서 어느 정도로 무게를 올리고 내려야 할지에 대한 계획을 세우는 데 도움이 된다.

조정: 훈련 기간 내에서도 무게를 올리거나 회복을 위해서 강도가 달라질 수 있다. 일반적으로 훈련의 한 주는 무거운 무게로 훈련하는 2~3일, 다소 가벼운 무게로 훈련하는 2~3일로 구성되어 있다. 하지만 한 주 안에서 이런 훈련 내용이 다른 방식으로 바뀔 수도 있다(하루씩 번갈아 진행하거나, 무거운 무게로 훈련을 2일 동안 하고 가벼운 무게로 1일 훈련을 할 수도 있다). 이렇게 하는 이유는 무거운 무게로 훈련하는 날들 사이에 충분히 회복을 하기 위한 것이다. 그렇다고 가벼운 무게로 훈련하는 날이 쉽다고 말하는 것은 아니다. 무거운 무게로 훈련을 하고 난 다음 날 선수의 몸이 일부만 회복된 상태에서 그리고 훈련을 진행하면서 피로가 누적된 상태에서 가벼운 무게로 하는 훈련도 실제로는 상당히 힘들 수 있다.

훈련 주기 안에서의 강도 추이: 모든 마이크로사이클 주기 내에서도 반드시 강도는 변동이 있을 수밖에 없지만, 평균적인 강도는 전체 매크로사이클 걸쳐서 증가해야 한다. 이것은 대회에서 단 한 번의 최대 무게를 들기 위해서 훈련 주기화에 있어서 가장 기본적으로 지켜야 하는 내용이다. 전체적인 훈련 과정에서 선수가 훈련을 통해서 특정 수준까지 성장하는 동시에 그 과정에서 감소할 수도 있는 훈련량을 충분히 고려해서 점점 강도를 높여갈 수 있다.

평균 강도: 평균 강도는 세트 총합에 대한 상대 강도를 %로 나타낸 것이다. 훈련의 주어진 운동에 대한 모든 세트의 합일 수도 있으며, 훈련 전체의 모든 세트일 수도 있으며, 마이크로 혹은 매크로사이클 내에서의 모든 세트의 합일 수도 있다.

적응과 목적: 훈련에 대한 반응은 훈련 강도, 훈련 강도와 관련된 반복 횟수 그리고 전체 운동량에 따라서 다를 수 있다. 결과적으로, 운동 강도는 훈련 사이클 내의 각 지점에서의 운동 목적을 반영해야 한다(표 34.1).

최대 강도 혹은 최대 강도에 준하는 강도: 최대 강도(90% 이상)로 진행하는 훈련은 특별한 훈련 적응 효과를 발생시킬 수도 있지만 잠재적인 문제를 야기할 수도 있다. 근육에서의 가장 높은 역치 운동 단위는 이런 최대 강도에서만 동원될 수 있으며, 최대 발사 비율Rate coding과 동시화도 역시나 이런 높은 강도에서만 달성 가능하다(Zatsiorsky, 1995). 그러면서 신경 스트렝스 적응에 있어서 최대 효과를 발휘할 수 있는 것이다.

그러나 최대 강도 혹은 최대 강도에 준하는 강도의 운동량과 빈도는 현명하게 조절되어야 한다. 운동량과 빈도가 너무 과하게 되면 회복이 느려지면서 퍼포먼스가 떨어질 가능성이 높기 때문이다(Medvedyev, 1986, 1989). 재미있는 것은, 불가리안 훈련법만이 이 정도 높은 강도로 진행한다. 이것이 가능한 것은 높은 빈도, 매우 낮은 볼륨으로 그리고 장기간에 걸쳐서 이런 훈련법에 적응해나가기 때문이다. 게다가 대회에서의 리프팅 무게가 훈련에서의 리프팅 무게와 일

표 34.1 강도에 대한 일반적 지침표

객관적 강도	주관적 강도	적용되는 훈련
50~70%	가볍게	기술, 스피드, 회복 훈련, 준비 운동
70~80%	적당하게	기술, 스피드 스트렝스, 폭발적인 스트렝스, 근비대 훈련, 절대 스트렝스
80~85%	적당한 무게와 무거운 무게 중간으로	절대 스트렝스, 스피드 스트렝스, 폭발적인 스트렝스, 근비대 훈련
85~90%	무겁게	절대 스트렝스, 시합용 리프팅(스내치, 클린 앤 저크)
90~95%	최대 강도에 준하는 강도	절대 스트렝스, 시합용 리프팅(스내치, 클린 앤 저크)
95~100%	최대 강도	절대 스트렝스, 시합용 리프팅(스내치, 클린 앤 저크), 테스트, 시합

각 강도 범위의 목적과 적합성은 훈련 내용, 반복 횟수, 전체 훈련량, 리프팅 템포 그리고 휴식 시간에 따라서 달라질 수 있다.

반적으로 비슷하거나 심지어 더 낮은 경우도 있다. 정리하자면, 이 훈련 접근법은 준비가 된 선수가 대회에서의 리프팅을 무게를 높이기 위해서 적절하게 사용되었을 때만 효과를 볼 수 있다.

기술적 일관성 한계점: 기술적 일관성의 한계점은 리프터의 스내치, 클린 앤 저크의 자세가 기술적으로 무너지기 시작하는 강도를 말하는 것이다. 선수가 성장하면서 리프팅의 기술적인 완성도도 높아지면서 불균형과 단점이 많이 개선되기 때문에, 기술적 일관성 한계점도 높아진다. 즉, 더 무거운 무게에서 꾸준히 기술적으로 안정적인 상태가 될 뿐만 아니라 성공적인 리프팅의 가능성도 더 높아지는 것이다.

동작의 흐트러짐 없이 들 수 있는 최소 무게: 훈련 기간 동안에 무거운 무게 혹은 최대 무게를 시도하는 과정에서 동작의 흐트러짐 없이 일관성 있게 리프팅 할 수 있는 최소 무게를 말하는 것이다. 이 최소 무게는 현재 선수가 어느 정도로 준비가 된 상태인지를 확인할 수 있는 기준치 능력이라고 볼 수 있다. 예를 들어서, 훈련 기간 동안에는 측정 가능할 정도로 선수의 최대 스내치 무게가 증가하지는 않을 것이다. 하지만 이전 훈련과 비교했을 때, 흐트러짐 없이 들 수 있는 최소 무게가 증가했다면, 그 선수의 리프팅 능력이 향상되었다고 예측할 수 있는 것이다.

웨이브$_{wave}$: 무게를 올려가면서 시리즈를 반복하도록 강도를 조정할 수도 있다. 첫 번째 세트에서 마지막 세트까지 같은 세트의 무게는 동일하게 하고, 세트가 달라지면서 무게를 올리기보다는, 2~3개의 연속되는 세트를 한 시리즈로 해서 반복하는 것이다. 예를 들어, 80-83-86%로 한 개씩 스내치를 하는 것을 한 시리즈로 구성해서 3번을 진행하는 것이다. 그러면서 총 9번을 하게 되는 것이다. 시리즈의 각 횟수에 대한 강도를 높일 수 있는 다른 방법은 80-83-86-82-85-88-84-87-90%로 진행하는 것이다. 이 방법은 정신적으로 힘겨워 하는 특정 무거운 무게에 대해서 적응할 수 있도록 하는 효과적인 방법이다. 강도를 조정하는 마지막 방법은 반복하는 횟수를 조정하는 것이다. 예를 들어, 75%×3, 80%×2, 85%×1로 진행하는 것이다. 다음에 다루는 반복 횟수 섹션에서 더 자세한 내용을 확인할 수 있다.

반복 횟수

반복 횟수는 한 시리즈나 세트에서 진행하는 리프팅 숫자이다. 반복 횟수는 훈련 효과를 우선적으로 결정하는 요소이지만, 강도와 분리되어서 효과를 주지는 않는다. 단순히 세트당 3번을 반복하는 프로그램 자체가 선수가 필요로 하는 운동 적응 능력을 키워주지는 못한다. 예를 들어, 80%로 3번을 반복하는 것과 50%로 3번을 반복하는 것은 상당히 다른 운동 효과를 가져다준다. 그러나 반복 횟수는 동일하게 하고 강도만 조절해서 훈련을 진행할 수 있다. 예를 들어, 50% 강도로 3번 반복하면서 스피드 훈련이나 준비 운동을 진행할 수 있다. 동일한 반복 횟수로 70% 강도로는 적절한 움직임을 위해서 어느 정도 무게감이 필요한 기술적 훈련을 할 수 있다. 그리고 폭발적 스트렝스와 스피드 스트렝스 훈련을 할 수도 있다. 80%로는 폭발적인 스트렝스, 스피드 스트렝스 그리고 절대 스트렝스 훈련을 할 수 있다. 90% 이상의 강도로는 절대 스트렝스 훈련 혹은 테스트를 할 수도 있다. 정리하자면, 반복 횟수는 강도와 리프팅 할 때의 템포 그리고 훈련 내용을 우선적으로 고려해서 달라진다.

기술적 복잡성: 일반적으로 리프팅이 기술적으로 복잡한 동작일수록, 반복 횟수는 줄어들게 된다. 기술적으로 아주 복잡한 스내치와 클린 앤 저크는 1~3번 정도만 훈련을 진행한다. 반대로 스쿼트의 경우는 1~10번 사이에서 반복 횟수가 결정될 수 있다. 스내치와 클린 풀 동작과 같이 기술적 복잡성이 중간 정도의 수준인 경우는 일반적으로 2~5번 정도 반복을 하게 된다.

동작을 반복할 수 있는 능력 범위: 주어진 강도로 반복할 수 있는 능력은 선수들마다 다르다. 예를 들어, 어떤 선수는 스쿼트를 90%의 강도로 4번 반복할 수 있다. 반면 다른 선수는 같은 강도로 2번밖에 못할 수도 있다. 신경 효율성의 문제일 가능성이 높다. 선수의 신경 효율성이 높을수록, 동일한 강도에서 반복할 수 있는 횟수가 더 적다. 이것은 그 선수의 운동 능력치가 낮아서가 반복 횟수가 낮은 것이 아니라, 신경 적응 상태가 더 뛰어나서 더 무거운 무게를 들 수 있는 능력이 높기 때문이다. 즉, 자신이 가지고 있는 근력으로 더 많은 힘을 만들어낼 수 있다. 그래서 주어진 강도에서 매번 동작을 반복할 때 더 많은 힘을 사용하기 때문에, 신경 효율성이 떨어지는 선수에 비해서 상대적으로 여러 번 동작을 반복하는 데 더 힘들고 부담을 느끼게 된다.

신경 효율성은 훈련을 통해서 증가할 수 있다. 이제 리프팅을 시작하는 선수들은 경험이 풍부한 선수들보다 상대적으로 신경 효율성이 떨어지기 때문에, 주어진 강도에서 상대적으로 더 많이 동작을 반복할 수 있다. 남성에 비해서 여성들은 테스토스테론 호르몬 수치가 낮기 때문에 신경 효율성이 비교적 낮다. 이런 남녀 간의 차이는 리프팅을 이제 막 시작한 사람들 사이에서 그리 크지 않다. 초보자들은 신경 효율성뿐만 아니라 전반적인 효율성이 낮기 때문이다. 훈련의 성격이 리프터의 신경 효율성에 영향을 준다. 낮은 반복 횟수로 높은 강도로 훈련을 많이 하면 할수록, 효율성이 높아지면서 결국은 낮은 횟수로 높은 강도로 리프팅을 더 잘할 수 있게 된다. 반대로, 상대적으로 많은 반복 횟수로 훈련을 많이 하는 사람이라면 최대 무게로 리프팅을 하기 위한 신경 적응 능력에 크게 영향을 주지 못하고, 주어진 동일한 강도에서 더 많은 횟수로 반복할 수 있는 능력이 커질 것이다.

웨이브: 어떤 훈련에서는 3, 2, 1을 한 세트로 진행하는 것처럼 반복 횟수를 세트나 시리즈 안에서도 바뀔 수 있다. 이렇게 훈련을 진행하는 가장 큰 이유는 무거운 무게로 동작을 한 번 한 후(한 번 하는 것이 피로감을 최소화하면서, 신경 자극을 극대화할 수 있다.) 이어서 여러 번 반복(3~6번)하는 세트를 진행하는 방식으로 신경 활성화를 더욱 많이 하기 위해서이다. 무거운 무게로 동작을 한 번 하면서 자극한 후에는, 여러 번 반복하는 세트에서는 일반적으로는 더 무거운 무게로 진행할 수 있게 된다. 동작을 한 번 한 후 이어서 여러 번 반복하는 세트를 매번 무게를 올리면서 진행하게 되면 여러 번 반복하는 세트에서 들 수 있는 무게를 더 증가시킬 수 있는 잠재적으로 효과적인 방법이다. 그리고 이것이 우리가 운동에서 집중해야 하는 부분이기도 하다.

백-오프 세트 Back-off sets: 드롭 세트라고도 알려져 있다. 만약 높은 강도로 동작을 한 번 한 후 낮은 강도로 여러 번 반복해서 진행하게 되면, 일반적으로 리프터는 신경 자극 때문에 더 많은 무게를 들 수 있게 된다. 당연히 너무 지나친 피로감을 만들지 않을 정도의 훈련량으로 세트를 구성해야만 한다.

반복 횟수 범위

1~3번 반복: 1~3번 반복하는 것은 일반적으로 절대 스트렝스, 스피드 스트렝스 그리고 폭발적인 스트렝스를 목적으로 훈련하는 데 적합하다. 스트렝스의 증가는 단순히 신경 적응 능력의 영향만 받는 것이 아니라(즉, 향상된 운동 단위 동원 능력, 발사 비율, 동시화 그리고 근육 간 협응력도 필요하다.) 주로 고강도 훈련을 통해서 가능하다.

최대 스피드 혹은 파워는 고강도에서는 힘들다(일반적으로 70~85%에서 최대 파워를 확인할 수 있다). 스피드 스트렝스와 폭발적 스트렝스는 조금 더 낮은 강도에서 1~3번보다는 더 많이 반복할 수 있는 상태에서 가능하다. 세트에서 반복 횟수가 낮은 상태에서는 피로도가 쌓이는 것을 피할 수 있다. 피로가 쌓이게 되면 최대 스피드와 폭발력이 힘들어진다.

1~3번 반복을 하게 되면 상당한 근육의 근비대를 기대하기는 힘들기 때문에, 반복 횟수를 조정해서 운동량에 변화를 줄 수 있다. 2~3번 정도 반복을 하면서 10~12세트를 진행하게 되면 기능적 근육량이 증가할 수도 있다. 1~3번 반복하는 것은 시합과 관련된 훈련, 가장 무거운 무게로 진행하는 여러 가지 풀 동작 그리고 무거운 무게로 하는 스쿼트에 이상적이다.

4~6번 반복: 4~6번 횟수도 비록 1~3번 반복하는 것만큼은 아니지만, 역시나 스트렝스 훈련에 좋다. 그러나 일반적으로 근비대 효과가 좀 더 좋다. 전통적인 5×5, 6×6 훈련 프로그램의 기반이기도 하다. 스트렝스와 근력량 모두를 향상시키기 위한 반복 횟수이기도 하다. 근비대에는 근원섬유 비대와 근형질 비대 이렇게 두 가지 형태가 있다. 근원섬유 비대는 근섬유 속의 수축성 단백질의 집합체이다. 즉, 증가된 수축력이 동반된 근육에서 기능성 구조 수가 증가한 것이다. 대신에 근형질 비대는 세포 내 액과 비수축성 단백질 구조가 증가한 것이다. 즉, 근섬유의 힘을 만들어낼 수 있는 잠재력이 증가된 수만큼 함께 증가한 것이 아니라는 것이다. 물론 이런 근비대가 도움이 되는 경우도 있겠지만, 웨이트리프팅이 추구하는 것은 아니다. 왜냐하면 근비대를 통해서 체중이 증가하는 만큼 스트렝스도 함께 증가하는 것은 아니기 때문이다. 4~6번 반복하는 것은 근형질 비대보다는 근원섬유 비대에 더 도움이 된다.

표 34.2 반복 횟수에 관한 일반적인 지침표

반복 횟수	적용되는 훈련
1~3	절대 스트렝스, 스피드 스트렝스, 폭발적인 스트렝스, 스피드, 기술, 시합용 리프팅(스내치/클린 앤 저크)
4~6	근원섬유 비대, 절대 스트렝스, 유소년/초보자를 위한 스트렝스
7~15	근형질 비대, 체력, 장력 강화, 재활, 유소년을 위한 스트렝스

이 반복 횟수의 훈련은 파워를 내는 데 있어서 적절한 힘과 속도를 가능하게 하기 때문에 파워 훈련에 이상적이라고 여겨지기도 한다. 그러나 스내치와 클린 앤 저크, 그리고 스피드 기반의 움직임과 같이 기술적으로 복잡한 동작의 경우에는, 적응하는 데 시간이 적지 않게 걸린다. 그리고 이상적인 무게로 훈련을 진행하는데도 불구하고, 마지막 몇 개를 진행할 때는 스피드가 떨어지고 기술적으로 힘들어지기도 한다. 이런 이유 때문에, 기술적으로 높은 수준의 파워, 스피드 훈련을 진행할 때는 적절한 무게로 앞에서 설명한 1~3번 반복하는 훈련으로 진행하는 것이 적합하다.

4~6번 반복은 스쿼트나 프레스, 풀과 이와 관련 동작들처럼 기술적으로 비교적 수준이 높지 않는 스트렝스 기반의 운동이 좋다. 또한 어린 선수들과 같이 기술 훈련 초반의 선수들이 하기에도 좋은 운동 방법이다.

7~15번 반복: 7~15번 반복하는 훈련은 속근육 체력 향상과, 근형질 비대에 가장 효과적이다. 그리고 스트렝스 향상에는 비교적 적합하지 않다. 하지만 평소에 앉아 있는 생활을 많이 했던 사람들과 어린 선수들의 경우는 어떤 식으로 운동을 해도(운동이 아닌 그냥 신체 활동 포함) 효과를 얻을 수 있기 때문에 이런 경우는 제외이다.

그러나 이렇게 반복 횟수가 높은 경우는 힘줄을 강화시키는 데는 효과적이다. 물론 이 힘줄에 접해 있는 근육들만큼 빠르게 성장하지는 않는다. 스쿼트나 프레스 운동과 특정 운동을 일정 시간 동안 많이 반복하게 되면 확인할 수 있다. 이 반복 횟수는 힘줄 강화에 적합하며, 복근과 등 운동 그리고 유소년 운동에 좋다.

세트

세트는 휴식 없이 동작을 정해진 횟수만큼 반복할 수 있도록 하나의 시리즈로 묶은 것이다. 진행되는 횟수는 강도, 횟수, 볼륨, 운동의 종류, 당시의 운동 목표 등의 요소의 상호관계를 고려해서 결정된다. 수준이 높은 선수일수록, 운동 적응 능력을 더 이끌어내기 위해서 더 많은 운동량이 필요하기 때문에, 일반적으로 더 많은 세트를 진행한다. 반복 횟수가 낮을수록, 세트의 수는 더 증가한다. 강도가 충분히 높은 수준까지 도달하게 되면, 세트 수도 제한하도록 한다. 예를 들어, 90% 강도로 2번식 3세트 혹은 1번씩 6세트를 진행할 수도 있다. 그러나 95% 강도에서는 1번씩 2~3세트 이상은 하기 힘들 것이다. 100%에서는 1번씩 1세트 이상은 불가능할 것이다. 만약 스피드 훈련을 위해서 비교적 낮은 반복 횟수와 낮은 강도로 훈련한다면, 세트 수를 늘리는 것이 바람직할 것이다. 마지막으로, 만약 근비대가 목적이라면, 반복 횟수가 높더라도 세트 수도 더 늘려서 전체적인 운동량을 달성하는 것이 필요하다.

프리레핀 표 Prilepin's table**:** 소련 스포츠 과학자인 프리레핀이 60~70년대 뛰어난 역도 선수들의 훈련 프로그램에서 자료를 모아서 최고의 훈련 프로그램을 위한 강도, 반복 횟수 그리고 이 둘을 통해서 세트 결정을 할 수 있도록 도와주는 표를 만든 것이다(표 34.3). 그러나 선수와 운동에 대한 특수성을 고려하지 않은 부분과 표에 나와 있는 수치 간 범위가 넓어서, 이 표를 제대로 사용하는 데 한계가 있다. 즉, 현재 선수의 기술 수준(수준이 높은 선수들 사이에도 차이가 있을 수 있다), 나이, 체중, 신경 효율성, 운동량에 대한 개인 능력차, 시합용 동작(스내치 혹은 클린 앤 저크)인지 그렇지 않고 스쿼트와 풀과 같은 동작인지에 대한 부분을 고려하고 있지 않다. 그럼에도 불구하고, 이제 운동을 시작하는 선수가 특정 강도에 적합한 반복 횟수와 세트를 결정하는 데 도움이 되기도 하며, 특정 훈련을 하는 데 있어서 기본적인 적합성을 확인할 때 도움이 된다.

슈퍼 세트와 컴파운드 세트: 컴파운드 세트는 한 동작으로 모든 세트를 구성해서 모든 세트를 마무리하고 다음 동작으로 넘어가기보다는 2개 혹은 그 이상의 서로 다른 동작으로 세트를 구성하여 동일한 세트 안에서 여러 가지 동작을 순서대로 하는 것이다. 일반적으로, 역도 선수들은 보디빌딩이나 몸통 운동과 같이 보조 운동을 할 때만 사용하면 된다. 그리고 이 훈련의 효율성을 유지하고 시간을 아끼기 위한 방법으로 더 많이 사용되기도 한다. 슈퍼 세트는 주어진 세트 내에서 운동 사이에 휴식 시간이 없는 컴파운드 세트이다.

컴파운트 세트는 운동 그룹과 운동 선수를 알려주는 문자와 숫자를 이용해서 나타낼 수 있다. 문자는 운동 그룹을

표 34.3 프리레핀 표

강도	반복 횟수	볼륨	범위
70%	3~6회	18회	12~24회
80%	2~4회	15회	10~20회
90%	1~2회	스내치 10회/ 클린 앤 저크 7회	4~10회

(Medvedyev, 1986, 1989)

알려주며, 숫자는 각 동작이 진행되는 순서를 알려준다. 운동 중간에 어느 정도 쉬는지도 표시한다. 다음의 백 익스텐션과 행잉 레그 레이즈 동작으로 구성된 컴파운드 세트를 예로 들어 설명한다.

A1. 중량 백 익스텐션 – 3×10, 세트 간 1분 휴식
A2. 행잉 레그 레이즈 – 3×15, 세트 간 1분 휴식

중량 백 익스텐션 첫 번째 세트를 한 후에, 30초를 쉬게 된다. 그리고 행잉 레그 레이즈 첫 번째 세트를 한 후에 1분을 쉰 다음에 나머지 2세트를 반복하는 것이다. 만약 휴식 시간이 굳이 필요하지 않다면, 휴식을 없애고 자유롭게 운동을 번갈아가면서 진행하도록 한다. 혹은 동작 사이에 휴식 시간이 없는 슈퍼 세트로 진행해도 된다. 만약 다른 컴파운드 세트를 이어서 진행한다면, 문자 'B'를 사용해서 새로운 그룹의 운동을 표시하면 된다.

볼륨

볼륨volume과 훈련 부하load는 주어진 시간 내에서 진행하는 운동량을 나타내는 숫자이다. 볼륨은 실제로 진행하는 총 반복 횟수를 나타내며(예: 운동 세션 동안의, 한 주 전체 운동 기간의, 혹은 마이크로, 매크로사이클 훈련 기간 동안의 전체 반복 횟수), 훈련 부하는 강도와 볼륨을 합친 것이다. 이 책에서는, '볼륨'을 전체 반복 횟수를 의미하는 단어로 사용하게 된다.

볼륨은 반복 횟수에 세트 수를 곱한 것이며, 이렇게 구한 볼륨 값에 강도를 곱하면 훈련 부하를 계산할 수 있다. 예를 들어, 150kg으로 스쿼트를 5번씩 3세트 진행하는 경우라면 다음과 같이 계산할 수 있다.

볼륨: 5×3=15번
훈련 부하: 5×3×150kg=2,250kg

볼륨과 훈련 부하를 계산할 때는, 실제로 운동만 포함되어야 한다. 준비 운동으로 진행한 세트는 실제 큰 운동 효과가 없기 때문에 포함시키지 않는다. 코치나 참고하는 자료에 따라서 최소 강소는 60~70% 정도가 된다(이 책에서는 운동의 성격이나 목표하는 바가 따로 있는 경우가 아니라면 70%를 최소 강도로 한다). 전체적인 훈련 계획이나 평가 프로그램에서는 적절한 볼륨을 고려해야 하지만, 복근이나 등 운동과 같은 보조 운동의 경우는 설령 이렇게 볼륨을 계산하는 수치에 포함시킨다 하더라도 그렇게 흔하지는 않다.

하지만 코치는 각 프로그램을 진행하는 데 있어서 상당히 신중하고 주의를 기울여야 한다. 특정 리프팅 동작의 한계치 이하의 상대적 강도로 진행하더라도, 그 프로그램의 전체적인 볼륨에는 포함시켜야 한다. 여기에 해당하는 것이 바로 백 스쿼트 무게를 기준으로 굿모닝이나 스티프-레그 데드리프트의 강도를 계산해서 진행하는 것이다. 그러면 대략 20~60%의 상대적 강도가 될 것이다. 이렇게 강도가 낮은 경우라도 전체적인 훈련 볼륨에 포함시킬 수 있다. 혹은 특정 동작의 기술 훈련을 하면서 상대적으로 낮은 강도로 진행하더라도 충분히 부담은 될 수 있기 때문에 마찬가지로 전체 볼륨에 포함시켜도 문제가 없다.

강도와의 관계: 볼륨과 관련해서 명심해야 할 필요가 있는 기본적인 개념은 강도가 높아질수록, 볼륨은 반드시 낮아져야 한다는 것이다. 사실 이 부분은 직관적으로 바로 느낄 수 있는 부분이라서, 대부분의 프로그램에서는 의식해서 신경 쓰지 않더라도 자연스럽게 어느 정도 반영이 되는 부분이다. 예를 들어, 75% 강도에서 가능한 횟수만큼 90% 강도에서도 가능하다고 생각하는 코치나 선수는 거의 없을 것이다. 매우 높은 강도와 볼륨으로 훈련을 진행하는 '쇼크 마이크로사이클Shock microcycle'은 예외인데, 그렇게 자주 사용되는 방법은 아니다.

조정: 강도와 마찬가지로, 훈련 사이클 동안에 회복과 지속적인 퍼포먼스를 위해서 주어진 마이크로사이클 동안에 어느 정도는 볼륨이 조정될 수도 있다. 따라서 더 높은 볼륨의 운동을 하고 다음 운동으로 넘어가기 전에 충분히 회복을 하기 위해서 강도와 볼륨 모두 어느 정도 조정될 수 있다는 것이다(충분한 회복이라는 것이 완전히 회복하는 것을 의미하는 것이 아니다. 훈련 사이클 동안 선수가 완전히 회복할 수는 없다. 전체 훈련 사이클 자체가 자극을 목표로 훈련들이 연장된 것이기도 하기 때문이다). 일반적으로 높은 볼륨과 낮은 볼륨의 운동이 번갈아서 진행된다. 강도를 조정하는 것과 비슷하기는 하지만 약간 다르다. 2일을 비교적 높은 볼륨으로 진행하고 1일을 비교적 낮은 볼륨으로 진행하는 방식이 사용될 수 있다. 혹은 중간 강도-고강도-저강도 이렇게 연속으로 진행하는 방식도 있다.

훈련 주기 안에서의 볼륨 추이: 매크로사이클에서 볼륨은 평균적으로 감소하게 된다. 그러나 일주일마다 반드시 감소해야 하는 것은 아니다. 메조사이클 안에서 한주마다 변동

될 수도 있다. 하지만 전체적으로 봤을 때는 점점 낮아지게 되거나 2~4주 동안은 똑같이 유지되다가 이후에 감소하게 된다. 메조사이클 안에서 얼마나 정확하게 볼륨이 바뀌는지는 프로그램과 선수 모두의 영향을 받는다.

볼륨은 훈련 사이클 내에서 특정 기간 동안 증가하는 경우도 있다. 예를 들어, 만약 선수가 이제 막 높은 강도로 낮은 볼륨의 훈련 사이클을 마친 상태거나, 주요 시합을 마치고 훈련을 좀 쉬었다가 복귀한 상태라면, 다음 훈련을 위해서 원하는 수준까지 다시 돌아오는 데 시간이 좀 걸릴 것이다. 그래서 이 경우라면 몇 주에 걸쳐서 점차적으로 매주 볼륨을 높일 수 있다.

자신의 선수 생활 전체로 봤을 때는, 당연히 평균적으로 훈련 사이클의 볼륨이 최적의 수준까지 도달할 때까지는 점차적으로 증가하게 된다. 이 최적의 수준은 선수들의 능력치를 결정하는 타고난 재능과, 체중, 생활 습관, 회복, 선수로서 정점일 때의 생물학적인 나이와 같은 요소들에 따라서 상당히 달라질 수 있다. 생리학적으로 정점인 순간을 지나서 훈련을 이어가는 경우는, 그 시간에 적절한 수준을 유지하기 위해서 훈련 볼륨이 정적인 순간보다 감소하게 된다.

프로그램 내용: 훈련에 적합한 정확한 볼륨을 정하는 방법은 너무 다양하고 많기 때문에, 이후에 계획을 조정할 여지를 남겨두기 위해서 처음부터 너무 정확하고 엄격한 방법은 선택하지 않는 것이 좋을 수도 있다. 특정 메조사이클 안에서 전체적인 볼륨을 결정한 후에, 적절히 조정을 통해서 다시 마이크로사이클 단위로 볼륨을 분배할 필요가 있다. 그러면서 전체 메조사이클 내에서는 평균적으로 볼륨이 감소하도록 한다.

메조사이클 준비 기간에서는 매주 대략 10~15% 정도 볼륨을 감소시키도록 한다. 예를 들어, 첫 번째 주의 볼륨이 300번이었다면 두 번째 주의 볼륨은 255~270번 정도로 진행하는 것이다.

그러나 만약 메조사이클 준비 기간의 전체 볼륨을 마이크로사이클 단위로 분배를 해서 진행하게 된다면, 다음과 같은 비율로 진행하게 된다(Medvedyev, 1986, 1989). 첫 주-30%, 둘째 주-27%, 셋째 주-23%, 넷째 주-20%. 하지만 이 방법과 전체 반복 횟수는 동일하다. 예를 들어, 메조사이클 전체 볼륨은 1,000번이며, 이것이 주마다 300-270-230-200번으로 나눠진 것이다.

가운데 2, 3번째 주 순서가 30%-23%-27%-20%와 같이 바뀔 수도 있다. 이 방법은 아주 높은 볼륨의 메조사이클을 진행할 때 사용할 것을 추천하다. 왜냐하면 가장 높은 볼륨의 기간 사이(30%의 첫 번째 주와 27%의 세 번째 주)에 회복할 수 있는 충분한 시간이 있기 때문이다. 하지만 그래도 여전히 메조사이클 전체로 봤을 때는 평균적으로 볼륨이 감소한다.

마지막으로, 특정 메조사이클 기간 동안에 혹은 마이크로사이클 동안에 대략 3~4주에 걸쳐서 거의 동일한 볼륨을 유지하다가 마지막 주에 볼륨을 상당히 감소시키는 방법이다. 예를 들어, 27%-27%-27%-19% 혹은 28%-28%-28%-16%로 진행하는 것이다. 전체적인 볼륨이 매우 높지 않는 메조사이클 준비 기간에 간단히 강도를 높여갈 때 효과가 좋은 방법이다.

대회를 위한 메조사이클의 볼륨은 일반적으로 메조사이클 준비 기간 볼륨의 대략 65~75% 정도이다. 그러나 매크로사이클에서 전체 훈련 볼륨이 낮을수록, 볼륨 감소폭이 낮아야 한다. 대회를 위한 메조사이클의 경우 Medvedyev(1986, 1989)는 주당 볼륨을 35%-28%-22%-15% 정도로 추천한다.

모든 경우에 있어서, 이런 비율은 기본적으로 동일한 효과를 달성할 수 있는 범위 내에서 필요한 방식으로 조금씩 조정될 수 있다. 더 짧거나 긴 메조사이클에서도 비슷한 방식이 사용될 수 있다.

회복: 일반적으로, 훈련 볼륨은 강도보다 선수의 회복 능력에 더 많이 부담을 주는 요소이다. 즉, 매우 낮은 볼륨으로 높은 강도로 훈련하는 경우보다, 중간 강도로 매우 높은 볼륨으로 훈련하는 경우에 오버트레이닝이 되는 경우가 더 흔하다(이 부분에 대한 증거가 되는 것이 바로 불가리안 훈련 방식이다). 만약 리프터가 특정 훈련 프로그램을 잘 소화하지 못한다면, 강도보다는 볼륨을 감소시킬 것을 추천한다(Medvedyev, 1986, 1989).

표 34.4 표 33.4에서 설명한 스킬 분류 내용을 바탕으로 한 볼륨 지침표

기술 수준	준비 기간 메조사이클	주 평균	대회 기간 메조사이클	주 평균
1	630	158	n/a	n/a
2	822	206	n/a	n/a
3	1167	292	749	187
4	1511	378	964	241
5	1710	428	1196	299
6	1917	479	1273	318
7	2123	531	1350	338

실패한 리프팅: 훈련에서 실패한 리프팅도 일반적으로는 훈련 볼륨에 포함시키는 것이 좋다. 비록 성공하지 못했지만, 그 리프팅을 위해서 동일한 노력을 했기 때문에 피로도에도 동일한 영향을 주게 된다. 동작을 제대로 진행하기도 전에 멈춘 경우는 제외한다(예: 클린을 하려다가 바벨이 무릎에 도달하기도 전에 멈추는 경우).

볼륨 결정: 선수와 그 선수가 훈련하는 환경에 있어서 변수가 너무 다양하게 존재하기 때문에, 완벽하게 정형화된 볼륨 수치를 정하는 것은 불가능하다. 다른 요소들과 마찬가지로, 효과를 극대화하기 위해서 개인에게 맞는 훈련 볼륨을 설정하고, 이 훈련 볼륨을 필요에 따라서 조정하는 것을 반복하는 것이 중요하다. 표 34.4는 표 33.4에서 설명한 기술 수준을 활용해서 처음에 어떤 기준으로 볼륨을 정하면 좋은지에 대해서 도움을 줄 수 있다. 이 수치들은 단지 70% 혹은 이보다 더 높은 강도를 기준으로 한 것이며, 코치가 신중히 판단해서 포함시킨 몇몇 운동(굿모닝, 프레스, 점프)은 예외이다.

가장 낮은 두 레벨에서는 대부분 아주 가벼운 무게로 기술 훈련에 집중하고 있기 때문에 전체 운동량을 정확하게 반영하고 있지는 않는다. 가벼운 무게로 기술 훈련을 할 때도 반복 횟수가 상당히 많지만, 무거운 무게로 리프팅을 할 때 수치에 포함시키는 것처럼 반영하지는 않는다(점프와 같이 GPP 훈련도 수치에 포함시키지 않는다). 기술 레벨 1~2의 샘플 프로그램이 전체 운동의 적절한 볼륨에 대한 기준을 세우는 데 도움이 된다.

휴식 시간

세트 사이의 휴식 시간은 주어진 훈련 세션에서의 운동 목적을 우선적으로 고려해서 결정해야 하며, 동일한 운동 동작, 강도, 세트 그리고 반복 횟수라도 다른 운동 효과를 기대하기 위해서 조정될 수도 있다.

웨이트리프팅의 경우는, 대부분의 선수들이 필요에 따라서 자연스럽게 스스로 알아서 휴식하기 때문에, 자의로 휴식 시간이 결정되는 경우가 많다. 만약 특정 선수들이 휴식 시간과 관련해서 제대로 판단을 못하고 있다면(대부분은 필요 이상으로 오래 쉬는 경우가 많다), 어느 정도 휴식을 해야 하는지 정하는 것을 도와줄 수 있다.

세트 사이에 회복을 하기 위해서는 두 가지 요소가 필요하다. 바로 근육에서의 ATP(근 수축을 위해서 에너지를 바로 공급해주는 분자) 보충과 신경계의 회복이다. 한 세트를 끝낸 후에는 20~30초 내에 ATP가 대략 50~70% 회복되며, 대략 3분 정도가 지나면 100% 회복된다(Bompa, 1999). 그러나 중추신경계(CNS) 회복은 운동의 종류나 강도에 따라서 상당히 더 많은 시간이 걸린다. 신경계 적응(절대, 스피드, 폭발적 스트렝스 훈련뿐만 아니라 기술 훈련 포함)을 우선으로 훈련할 때, 각 세트를 성공적으로 수행하기 위해서 신경계 회복은 중요하다. 그리고 일반적으로 신경계 회복을 위해서는 다소 더 긴 휴식 시간이 필요하다. 그렇다고 모든 세트 사이에 완전히 신경계가 회복되어야 한다는 것을 의미하는 것은 아니다. 사실 훈련에서 완전히 신경계가 회복한다는 것은 불가능하다. 그러나 주어진 훈련 세션 내에 가능한 범위 내에서는 최대한 회복을 하는 것이 좋다.

일반적으로, 기술적으로 복잡한 동작일수록, 강도는 더 높아지고, 반복 횟수는 더 낮아진다. 그리고 필요한 휴식시간도 더 길어지게 된다. 이 경우는 대략 3~5분 정도의 휴식을 권한다. 기술적으로 덜 복잡한 동작을 낮은 강도로 더 많이 반복하는 경우는 2~3분 정도의 휴식이 충분할 수도 있다. 기술적으로 중간 정도 난이도의 동작이지만 많이 부담이 되는 운동 세트(스쿼트를 3~6회 정도 반복하는 매우 힘든 세트와 같은)의 경우는 중추신경계(CNS)와 APT 회복 모두 필요하기 때문에 일반적으로 비교적 긴 시간 동안 휴식해야 한다. 최대 무게를 단 한 번만 드는 경우는 완전히 회복을 하기 위해서 10~15분 정도는 쉴 필요가 있다(Zatsiorksy, 1995). 하지만 자신의 진짜 최대 무게를 체육관에서 측정하는 경우는 드물다. 체육관에서 측정을 한다고 하더라도, 동일한 강도로 동일한 동작을 세트로 진행할 때 최대 무게를 들기는 힘들다.

초보자의 경우는 높은 수준의 선수들보다 신경계 발달 수준이 낮기 때문에, 신경계가 많이 동원될 정도로 운동을 하기가 힘들다. 그래서 회복을 위한 휴식 시간이 더 짧을 것이다.

대회 준비: 대회를 위한 메조사이클에서는, 스내치와 클린 앤 저크 동작 세트 사이에 휴식 시간을 2분 정도로 제한해서, 실제 시합 현장에서의 빠른 분위기에 정신적으로 육체적으로 적응할 수 있도록 준비할 수도 있다. 이런 훈련은 전체 메조사이클 기간에 걸쳐서 진행할 수도 있으며, 특정 훈련 날에만 진행할 수도 있다.

매 분마다 진행하는 세트: 기술적으로 복잡한 리프팅 동작을 할 때는 세트 사이에 꽤 긴 휴식이 필요하지만, 이것의 예외가 되는 것이 바로 매 분마다 스내치, 클린 그리고 클린 앤 저크를 진행하는 세트 방식의 훈련을 할 때이다. 이 훈련 방식은 미국의 조 밀스 코치가 자신의 20/20 프로그램에서 사용하면서 많이 알려졌다.

매 분마다 세트를 진행하는 방식으로 대회 준비를 할 때 가장 좋은 이점은 기복 없이 기술적으로 일관성 있고 꾸준한 동작이 가능해진다는 것이다. 이것은 세트당 휴식 시간이 짧아서 생각할 시간이 없어서 의식적으로 리프팅을 하기보다는 무의식적으로 자신의 몸이 먼저 반응하는 데 상당히 많이 의존해야 하기 때문이다. 부차적인 이점은 상대적으로 많은 시간을 투자하지 않고 많은 세트를 진행할 수 있다는 것이다.

이 방식은 기술적으로 복잡한 리프팅 동작을 할 때는 상대적으로 세트 사이에 길게 휴식을 해야 한다는 법칙에 반하기는 하지만, 이 훈련에서는 최대 무게보다 낮은 강도로 진행하기 때문에 충분히 가능하고 성공할 수 있다. 그리고 일정 수준 이상의 선수들이라면 이미 중추신경계가 비교적 적게 동원될 정도로 기술적으로 높은 수준인 경우가 대부분이며, 세트당 한 번씩 진행하기 때문에 신경계에 큰 부담이 되지도 않는다. 세트당 휴식 시간이 짧기 때문에 다른 방법보다 비교적 빨리 리프팅을 진행해야 하는 이 자체로도 육체적인 능력을 향상시키기도 하며, 다음 리프팅에 대해서 생각하고 걱정할 시간과 에너지도 없기 때문에, 리프팅 성공에 크게 기여하기도 한다. 이렇게 의식적으로 무엇인가를 생각해야 할 필요가 없는 상황에서 운동을 하게 되면 중추신경계에 대한 부담도 줄어들게 된다.

이 훈련 방식은 아직 기술적인 완성도가 낮은 선수들에게는 적합하지 않다. 특히 클린 앤 저크 동작과 같이 엄청나게 무거운 무게로 훈련을 해야 하는 선수들의 경우라면, 휴식 시간을 90~120초로 늘려야 할 수도 있다. 이렇게 휴식 시간을 좀 더 늘려도 훈련 효과는 비슷하다. 일반적으로, 클린 앤 저크 동작을 할 때 매 분마다 세트를 시작하기보다 1분씩 휴식을 하게 되면 거의 비슷한 훈련 효과를 경험하면서도 컨디셔닝conditioning 측면에서도 좋은 효과를 기대할 수 있다.

표 34.5 일반적 휴식 시간에 관한 지침표

더 짧게 휴식	더 길게 휴식
비교적 복잡하지 않은 동작	비교적 복잡한 동작
더 낮은 강도	더 높은 강도
더 높은 반복횟수	더 낮은 반복횟수
근비대, 컨디셔닝	스트렝스, 스피드, 폭발력 훈련

보조 운동: 보디빌딩 운동이나, 몸통 스트렝스와 안정화 훈련을 할 때는 세트 사이에 짧게 휴식하는 것이 좋다. 이런 보조 운동은 기술적인 복잡성이나 강도가 매우 낮기 때문에, 휴식 시간을 제한하는 것이 근비대 효과도 훨씬 크다. 게다가 세트당 휴식을 줄이면서 최소한의 시간으로 운동 효율성을 극대화할 수도 있으며, 이런 방식이 필요하기도 하다.

템포

웨이트리프팅에서 리프팅 템포를 조정하는 경우는 드물다. 이미 다른 곳에 많이 설명했듯이, 스피드 스트렝스와 폭발적인 스트렝스를 최대한 발달시키기 위해서 리프터는 거의 항상 단축성 수축 움직임에서 최대 가속과 스피드를 사용해야 하기 때문이다. 프로그램에서 느린 템포의 훈련이 적으면 적을수록, 스피드 스트렝스는 더 많이 발달할 수 있다 (Laputin & Oleshko, 1982, 2007). 높은 강도로 훈련할 때는 실제 움직임의 스피드와 가속이 어쩔 수 없이 감소할 수밖에 없다. 하지만 이때 스피드와 가속이 감속하는 것은 강도(무게)가 높아서인 것이지, 여전히 적절한 신경 적응을 위해서 최대 가속과 스피드를 활용하기 위해서 노력하고 있다는 것을 알 필요가 있다.

어떤 경우에서는, 특정 반응을 얻기 위해서 리프팅의 템포를 조절해야 하는 경우도 있을 수 있다. 등과 복부 운동과 같이 보조 운동을 할 때, 근성장을 원할 때 그리고 스쿼트, 프레스, 풀 관련 동작을 진행할 때 사용할 수도 있다. 이렇게 근비대를 위해서 템포를 느리게 해서 운동을 하면서도, 동시에 스피드 손실이 없는 상태에서 엄청난 운동량을 확보할 수 있는 가장 간단한 방법이 신장성 수축에서는 템포를 느리게 하며, 단축성 수축에서는 평소처럼 최대 가속과 스피드를 이용하는 것이다.

느린 템포의 신장성 수축: 훈련을 할 때 템포를 활용하는 가장 일반적인 경우가 바로 풀, 데드리프트 그리고 스쿼트와 같은 동작에서 신장성 수축을 느리게 하는 것이다. 특정 동작의 특정 자세를 유지하는 데 필요한 스트렝스를 향상시키는 데 특히 도움이 된다. 예를 들어, 풀 동작에서 등이 무너지지 않도록 자세를 유지하는 스트렝스를 향상시키는 데 도움이 된다. 일반적으로 이런 목적으로 신장성 수축을 느리게 할 때는 3~5초 정도가 괜찮으며, 필요에 따라서 10초 정도로 할 수도 있다. 물론 단축성 수축에서는 움직임 스피드는 동일하다.

보상적 가속: 보상적 가속 접근법은 프레드 하트필드 박사에 의해서 개발되었다. 어떤 리프팅 동작을 할 때라도 동작 구간마다 레버리지는 계속 바뀌게 되면서, 구간마다 요구되는 근육이 만들어내는 힘의 양도 달라진다. 즉, 어떤 움직임에서 한 구간에서 힘을 만들어내는 것이 다른 구간보다 힘들 것이라는 것이다. 이런 현상의 대표적인 사례가 바로 스쿼트이다. 동일한 무게로 스쿼트를 하더라도, 스쿼트로 앉아서 시작하는 것보다 서서 시작하는 것이 훨씬 더 쉽다. 허벅지가 지면과 수평이 되는 지점에서는 더 힘들다. 보상적 가속은 리프팅을 하는 동안에 계속 최대 스피드를 낼 수 있도록 의식하고 노력하는 것이다. 이 상태는 레버리지 측면에서 유리한 지점에서는 훨씬 더 큰 스피드를 내면서, 더 나은 신경 적응을 위해서 가능한 최대한 많은 힘을 만들어내는 상태를 유지하는 것이다. 레버리지 측면에서 유리해지면서 저항이 감소하게 되고, 스피드는 증가하게 된다(Hatfield, 1989). 웨이트리프팅 선수들은 특별한 이유가 없는 한 항상 스트렝스 리프팅의 단축성 수축 구간에서 최대한 높은 스피드를 계속 내려고 노력한다.

표기법: 호주의 스트렝스 코치인 이안 킹이 템포 훈련에 사용할 수 있는 간단한 표기법을 만들었다. 이 표기법은 3개의 숫자를 이용해서 신장성 수축과 단축성 수축의 스피드와 이 둘 사이의 시간을 표시하고 있다. 최근에는 이 표기법은 4개의 숫자를 사용하는 방식으로 발전해서 동작이 마무리되고 다음 동작을 하기 전에 퍼즈pause(잠시 동작을 멈추는 것)하는 시간까지 표기하고 있다. 각각의 숫자는 각 구간에서 걸리는 시간을 초로 나타낸 것이며, 문자 'X'는 최대 스피드를 말하는 것이다(대부분의 경우에는 단축성 수축 단계에서 사용되는 문자이다). 숫자들은 순서대로 신장성 수축-퍼즈-단축성 수축-퍼즈의 시간을 나타내고 있다. 예를 들어, 30X0로 템포를 표시 했다면, 3초 동안 신장성 수축을 하고, 퍼즈는 하지 않는다. 그리고 단축성 수축에서는 최대 스피드를 낸 후 다시 퍼즈를 하지 않고 다음으로 넘어가는 것이다. 만약 동작을 반복하는 사이에 동작을 멈추는 퍼즈가 중요하지 않다면, 네 번째 숫자는 생략할 수도 있다. 신장성 수축의 스피드에 대해서만 템포가 필요한 경우라면, 프로그램의 운동 동작 옆에서 그냥 간단히 표시해둘 수도 있다(예: '마지막 횟수 다음에 신장성 수축 5초 동안 하기'라고 표시할 수 있다).

훈련 빈도

훈련 빈도는 주어진 시간 동안에 얼마나 많이 훈련 세션을 진행하는지를 말하는 것이다. 일반적인 훈련 빈도는 주단위로 결정된다(마이크로사이클). 훈련 세션의 빈도는 몇 가지 요소에 따라서 달라진다. 리프터의 생물학적 나이, 리프터의 성장 수준, 훈련 사이클의 성격, 훈련 사이클의 볼륨과 평균 강도 그리고 리프터의 훈련 가능한 일정이 있다(표 34.6). 마이크로사이클과 메조사이클에서의 볼륨과 평균 강도가 더 높으면 높을수록, 더 높은 훈련 빈도를 유지하기 위해서 하루 혹은 주단위 훈련에서 볼륨과 강도 조정을 더 많이 해야 할 필요성이 있다.

가능한 훈련 빈도는 주로 훈련의 성격에 달려 있다. 무거운 무게로 웨이트리프팅을 하는 경우는 낮은 볼륨으로만 자주 훈련할 수 있다. 높은 볼륨의 훈련을 할수록 세션 사이에 더 많이 회복이 필요하며, 세션 사이에 볼륨과 강도를 더 많이 조정해야 한다. 그리고 하루하루 운동이 더 다양해지게 될 것이다.

마이크로사이클 내에서, 훈련 세션 사이에 완전히 회복하지는 못할 것이다. 그러나 세션 사이에 완전히 회복하는 것을 목표로 하는 것은 아니다. 훈련 세션 사이에 일부분 회복할 수 있기는 하지만, 전체 훈련 사이클로 봤을 때는 계속 되는 피로 누적이 있을 것이다.

더 높은 훈련 빈도를 통한 생산성을 극대화하기 위해서, 앞에 볼륨과 강도를 설명할 때 이미 언급했듯이, 훈련 세션을 진행할 때, 볼륨, 강도 그리고 움직임 패턴에 있어서 어느 정도 조정은 반드시 필요하다. 육체적인, 신경적인 훈련 피로도는 움직임 패턴에 따라서 상당히 달라지기 때문에, 훈련을 매일 이어서 할 때나, 여러 훈련 세션을 이어서 할 때, 매번 동작을 바꿔서 진행하게 되면 높은 훈련 빈도에서의 생산적인 훈련이 가능해질 것이다. 예를 들어, 당기는 움직임(스내치, 클린, 풀, 데드리프트)을 주로 하는 날 다음에는 미는 움직임(스쿼트, 저크, 오버헤드 스트렝스 훈련)을 주로 하는 것이다.

사실상 동작을 조정하지 않는, 매우 낮은 볼륨의 불가리안식 훈련 프로그램에서는, 주된 변수는 강도이다. 이 강도 조정도 처음부터 정하기보다는 자연스럽게 발생하게 된다. 비록 모든 훈련 세션을 최대 힘을 이용해서 진행하더라도, 당시 자신의 회복 상태에 따라서 실제 강도는 변화하는 것이다. 일반적으로, 이런 방법으로 오랫동안 훈련한 선수의 경우에는, 격일로 더 높은 강도와 더 낮은 강도가 계속 바뀌면서, 강도가 자연스럽게 조정되는 부분이 분명해지게

표 34.6 훈련 빈도에 영향을 주는 요소들

더 낮은 빈도	더 높은 빈도
더 낮은 기술 수준	더 높은 기술 수준
나이가 많거나, 어린 경우	이상적인 나이
더 높은 볼륨	더 낮은 볼륨
대회까지 시간이 얼마 남지 않은 경우	대회까지 시간이 많이 남은 경우
스트렝스, 근비대 훈련	대회용 리프팅(스내치/클린 앤 저크), 기술 위주 훈련

표 34.7 훈련 빈도에 관한 지침표

기술 수준	빈도
낮음	1주일에 3~4세션
중간	1주일에 5~6세션
높음	1주일에 12세션까지

(Medvedyev, 1986, 1989)

된다. 훈련 경험이 더 풍부한 선수일수록, 이런 강도의 변화 폭이 더 작기는 하다. 훈련 빈도에 관한 내용은 표 34.7에서 확인할 수 있다. 훈련 빈도가 가장 높은 수준에 있다면, 훈련 세션을 하루에 여러 번 진행해야 한다.

운동 시간

훈련을 진행하는 시간은 훈련 효과에 있어서 미묘한 차이를 만들기 위해서 사용될 수 있는 변수이다. 현실적으로는 선수의 훈련 일정은 다른 어떤 요소들보다도, 언제 운동이 가능한지에 따라서 결정된다고 볼 수 있다(주로 체육관 이용 가능 시간). 육체적인 능력치도 하루 중에도 계속 바뀌기 때문에 리프터는 이 부분을 어느 정도 활용할 수 있다. 가동성의 경우 아침에는 가장 좋지 않고 일반적으로 시간이 지나면서 저녁이 될수록 좋아진다. 스트렝스의 경우는 일반적으로 오전 11시~오후 2시 사이 그리고 저녁 6~9시 사이가 가장 좋다(Laputin & Oleshko, 1982, 2007). 이 시간대에 훈련을 하는 것이 최적이다.

힘든 훈련과 잠자리에 드는 시간 사이에 2~3시간 정도는 유지하는 것이 중요하다. 훈련을 힘들게 하고 나서는 몸에 긴장이 풀리면서 편안해지는 데 상당히 시간이 필요하기 때문이다.

대회 준비: 만약 대회가 다가오는 있는 상황에서, 선수가 익숙하지 않은 시간대에 훈련을 하고 있다면, 대회 시작 몇 주 전부터는 선수가 익숙한 시간대에 훈련을 진행하는 것이 도움이 될 것이다. 만약 대회 장소와 훈련 장소 간의 시차가 있다면 이 부분 역시 고려해야 한다.

운동 선택

어떤 운동 동작이 선수의 능력이 가장 효과적으로 필요한 훈련 반응을 전달할 수 있도록 해주는지를 우선적으로 생각해서 운동 동작을 결정해야 한다. 운동 동작을 다양하게 구성하는 것도 중요하기는 하지만 이 부분은 그다음 문제이다. 웨이트리프팅의 경우는, 대회에서 하는 리프팅 동작이 정해져 있으며, 관련된 변형 운동 동작들(예: 행, 블록, 콤플렉스)과 구체적 스트렝스 동작(스쿼트, 미는 동작, 당기는 동작)들이 존재한다.

모든 웨이트리프팅 선수들에게 항상 핵심이 되는 운동 동작은 바로 대회용 리프팅인 스내치와 클린 앤 저크이다. 그다음 중요한 동작이 스쿼트, 스내치/클린 풀 그리고 관련 변형 동작들이다(부분 풀 동작, 세그멘트 풀, 라이저에서 풀 동작, 데드리프트 등). 마지막 부차적인 동작들이 대회 및 스트렝스 리프팅의 변형 동작들로, 오버헤드 자세와 프레싱 동작들이다(푸시 프레스, 스내치 푸시 프레스, 오버헤드 스쿼트, 스내치 밸런스 등). 이외의 다른 동작들을 소수의 선수들이 사

표 34.8 운동 우선순위를 분류한 지침표

우선순위	운동	진행 시기
1차	시합용 리프팅(스내치/클린 앤 저크), 변형 동작(행, 블록, 파워)	항상
2차	스쿼트 풀 변형 동작. 기술 훈련 위주	보통 항상 진행하지만, 주로 준비 메조사이클 기간에 더 많이 한다.
나머지	오버헤드 동작(푸시 프레스, 오버헤드 스쿼트, 스내치 밸런스). 우선순위가 낮은 기술 훈련	준비 메조사이클 기간에 더 많이 한다. 매크로사이클 기간에 걸쳐서 감소한다.

용할 수도 있다.

적응과 다양성: 훈련에 몸이 적응하면서 성장하는 과정은 몸이 익숙하지 않는 자극을 통해서 가능하다. 훈련을 통한 몸에 대한 자극의 변화가 충분하지 않게 되면 몸이 성장을 할 만큼의 반응을 일으키지 못하게 된다. 그러면 이 훈련은 성장을 자극할 목적의 훈련으로서는 실패한 것이다.

웨이트리프팅 동작의 특수성이 명확하기 때문에, 훈련에서 자극을 통한 성장을 위해서 상대적으로 운동 동작이 크게 다양할 필요가 없다. 운동 동작보다는 볼륨과 강도를 다양하게 한다. 적정 수준에 도달할 때까지는 훈련을 하면서 지속적으로 볼륨을 증가시키고, 평균 강도를 계속 증가시키는 것이다(이미 선수 생활을 충분히 한 선수가 나이가 많아져서 어쩔 수 없이 볼륨과 강도를 낮춰야 할 때까지는 점점 증가시킨다).

기본적인 리프팅 동작을 변형한 동작들은 현명하게 선택하기만 하면 자신이 원하는 부분에 대한 운동 효과를 오히려 증가시킬 수 있다. 사실, 이것이 운동 동작을 다양하게 해야 하는 유일한 이유인 것이다. 주어진 훈련 기간에 선수가 가장 필요로 하는 훈련에 대한 반응을 유발할 수 있는 운동 동작을 선택하는 것이다. 예를 들어, 바닥에서 스내치를 시작하는 데 풀 동작에서 몸이 한쪽으로 이동하면서 자세가 무너지는 경우에는, 일반적인 스내치 풀 동작보다는 바닥에서 바벨을 들자마자 혹은 무릎 지점에서 동작을 멈추는 세그멘트 스내치 풀 동작을 하면서 선수가 원하는 반응을 이끌어낼 수 있는 것이다. 전체적으로는 봤을 때는, 리프터가 구체적으로 원하는 부분을 얻으면서 기본적으로 동일한 목표를 달성하는 것이다. 이런 방식으로, 몸이 자극을 통한 성장을 하도록 어느 정도 동작을 변형시키면서 더욱 효과적인 훈련이 되는 것이다.

메조사이클 내에서의 다양성: 일반적으로 운동 선택의 다양성에 있어서 적절한 접근법은 매크로사이클의 메조사이클 내에서 약간은 다른 세트의 운동을 진행하는 것이다. 대회 메조사이클에서는, 항상 스내치와 클린 앤 저크, 스쿼트 그리고 풀 동작을 주로 한다. 준비 메조사이클에서는, 더욱 다양하게 하는 것이 가능하고 유용하다. 각 메조사이클의 운동을 약간씩 다르게 진행하면서, 항상 이전 메조사이클의 운동과는 다소 다르게 구성하는 것이다. 이런 방식으로, 각 메조사이클의 목표를 적절히 달성하면서도 충분히 다양성이 가능해지는 것이다.

기술 훈련: 가장 많이 그리고 빈번하게 변경되면서 다양해지는 운동이 바로 기술 훈련과 관련된 운동이다. 선수의 특정 기술에 대한 교정이 필요해서 선택한 운동 내용은 상대적으로 자주 바뀔 수 있다. 게다가 기술적으로 상당히 성장하기 위해서 훈련 기간 중에 여러 다른 방법들이 사용될 수도 있다.

우선순위: 선수의 상대적인 우선순위에 따라서 운동이 대략적으로 분류될 수 있다. 표 34.8은 일반적인 우선순위와 관련된 표이다. 각 매크로사이클과 메조사이클 내에서, 각 선수들을 위해서 더 구체적으로 우선순위가 정해질 필요가 있다. 만약 선수의 특정 부분이 다른 부분들보다 뒤쳐져 있는 상태라면, 이 부분을 평상시보다 더 신경 써야 할 것이다. 예를 들어, 스쿼트가 매우 약한 선수라면 다른 부분과의 격차를 줄이기 위해서 스쿼트 스트렝스 훈련을 우선순위로 뒤고 진행해야 할 것이다. 준비 메조사이클에서는, 스트렝스 관련 리프팅이 어느 정도 우선순위에 있기 때문에, 이렇게 특정 스트렝 리프팅을 우선으로 하는 것이 가능하다. 하지만 준비 메조사이클에서는, 스쿼트를 훨씬 더 높은 볼륨과 강도로 진행하기 위해서, 풀 스트렝스에 대한 훈련은 줄이게 될 것이다.

가변 저항 훈련과 보조

이미 앞의 '템포' 섹션에서 설명했듯이, 몸이 버티게 되는 저항은 관절의 각도와 레버리지가 바뀌면서 움직임의 범위마다 달라진다. 이것은 리프팅을 할 때 구간마다 힘든 정도가 달라진다는 것이다.

이렇게 구간마다 힘든 정도가 달라지는 부분을 해결할 수 있는 한 가지 방법이 바로 가변 저항 훈련을 활용하는 것이다(움직임 구간마다 저항이 달라지면 운동 효과가 감소한다는 근거를 바탕으로 하고 있다). 가변 저항 훈련은 탄성 밴드나 체인을 바벨 주위에 감아서, 바벨이 위치에 따라서 다양한 저항을 만들어내는 것이다. 스쿼트를 예로 들어보자. 탄성 밴드를 바닥에 고정하고 바벨 주위에 감게 되면, 리프터가 일어서면서 레버리지가 달라진다. 밴드의 증가한 장력이 저항도 증가시키는 것이다. 비슷하게, 체인을 바벨에 감게 되면, 스쿼트 가장 아래 구간에서는 많은 체인이 바닥에 놓여 있기 때문에 결과적으로 바벨 무게가 추가되지는 않는다. 하지만 바벨이 위로 올라갈수록, 점점 더 많은 체인의 무게가 바벨에 추가된다.

가변 저항 훈련은 파워리프팅과 다르게 웨이트리프팅에

서는 드물게 사용된다. 왜냐하면 모든 웨이트리프팅 동작에서는 그 리프팅만의 리듬과 템포가 있다. 리프팅을 성공한다는 것은 달라지는 관절의 각도에 따라서 자연스럽게 함께 달라지는 레버리지로 인해서 생기는 리듬을 익히는 것까지도 포함하고 있다. 가변 저항 훈련을 시작하게 되면 이런 리듬과 느낌을 바꾸게 되고, 신경적으로 리프팅 움직임을 학습하는 것도 방해하게 된다. 이 훈련은 기술적으로 많이 복잡하지 않은 절대 스트렝스 훈련에 활용하는 것이 가장 좋다. 그래서 파워리프팅에 적합하다고 볼 수 있다.

스쿼트를 훈련하기에 더 적절하고 효과적인 방법은 바로 더 무거운 무게로 동작을 반복하는 것이다. 실제로 리프터가 그날 자신이 감당할 수 있는 무게보다 더 무거운 무게로 훈련 파트너나 코치의 도움을 받아서 진행하는 것이다. 이때 코치나 훈련 파트너는 리프팅을 할 때 가장 힘든 구간에서 바벨이 움직일 수 있도록 도와준다. 이 방법으로, 리프터는 실제로 모든 움직임 구간에서 더 무거운 무게를 느껴볼 수 있으며, 더 무거운 무게를 지탱할 수 있을 정도의 몸통과 관절의 스트렝스와 안정성을 키우는 데 도움이 된다. 그리고 무거운 무게에 대한 자신감도 증가하게 된다. 그리고 이 방법으로 훈련을 할 때는 정말 리프터가 필요한 만큼의 도움만 그리고 도움이 필요한 구간에서만 도움을 받아야 한다. 가끔 놀랍게도, 리프터가 최고로 들 수 있는 무게를 초과하는 무게임에도 불구하고 거의 도움 없이 그 무게를 드는 경우가 있다.

점프 훈련

웨이트리프팅에서 점프 훈련은 폭발력, 스피드 그리고 탄성 증가라는 3가지 목표를 가지고 있다. 이 3가지는 최대 힘을 가지고 신장성 수축의 에너지를 그 이후의 단축성 수축의 에너지로 전환시키는 능력이다. 실제로 웨이트리프팅의 모든 움직임이 향상된 폭발력과 스피드의 영향을 많이 받으며, 탄성은 특히 저크에서 중요한 역할을 한다. 또한 클린 리커버리와 스내치와 클린 동작을 시작할 때도 중요한 역할을 한다.

초보자들의 경우는 절대 스트렝스 목적의 훈련을 통해서도 폭발력과 탄성이 상당히 발달할 수 있으나, 수준급 리프터들의 경우는 이 능력과 직접적으로 관련 있는 훈련을 진행해야 한다(Zatsiorksy, 1995). 점프 훈련 없이, 웨이트리프팅 훈련을 일정 시간 하게 되면 자연스럽게 운동량이 많아지면서, 이 능력을 향상시켜줄 것이다. 예를 들어, 모든 리프팅 동작을 최대 스피드의 단축성 수축으로 진행하고, 아래 구간에서 바운스를 이용해서 스쿼트와 클린을 하고, 저크의 딥, 드라이브 동작을 훈련하게 되면 폭발력, 스피드 그리고 탄성 모두를 향상시킬 수 있다. 그러나 추가적으로 점프 훈련을 하게 되면 더 나은 결과를 기대할 수 있다.

모든 점프 훈련에서, 효과성을 위해서 최대 스피드를 내는 것은 중요하다. 부화를 이용한 백 스쿼트 점프 혹은 쿼터 스쿼트 점프 같은 경우에는, 폭발적인 점프나 이 운동의 목적을 방해할 정도의 무게를 사용해서는 안 된다.

시작

모든 점프 훈련은 오랜 시간에 걸쳐서 점진적으로 볼륨, 강도 그리고 빈도를 증가시키면서 운동량을 감당할 수 있는 능력을 반드시 키우면서 적절하게 진행되어야 한다. GPP 훈련을 적절하게 설계하여 진행된 상태로 최대한 어린 나이에 시작하는 것이 가장 이상적이다. 만약 체계적인 프로그램 설계가 힘들다면, 너무 많은 것들을 너무 이른 시기에 시작하는 실수를 범하지 않도록 하는 것이 매우 중요하다.

처음에는 박스 점프 그리고 백 스쿼트 점프와 같이 많이 어렵지 않은 점프 동작으로 시작해서, 점차적으로 빈도와 강도를 높여가는 것이 좋다. 뎁스 점프Depth jump의 경우는 수준급 리프터들만이 진행하는 것이 좋으며, 함께 진행하고 있는 다른 훈련 내용들을 고려해서 점진적으로 진행하는 것이 좋다.

프로그램 설계

점프 훈련은 다른 훈련들처럼 운동량이 많다고 느껴지지는 않아서 결과적으로 선수들이 점프 훈련을 하는 당시에는 볼륨과 강도가 지나치게 높다는 것을 인지하지 못한다. 그러나 점프 훈련은 신경학적으로도 상당히 부담이 되기도 하며, 지나치게 많은 운동량의 훈련을 진행하기도 쉽다. 또한, 관절과 결합조직에도 상당한 부담을 줄 수 있다. 그래서 점프 훈련은 충분한 GPP 능력을 갖추고 있는 사람이 진행하는 것이 좋다. 그렇지 않은 사람이라면, 점프 훈련을 더 차근차근 천천히 진행하는 것이 훨씬 더 중요해진다.

박스 점프, 백 스쿼트 점프, 점핑 스쿼트와 쿼터 스쿼트 점프는 일반적으로 세트당 3~5회 정도, 세션당 총 10~20회 정도로 일주일에 1~3일에 걸쳐서 진행하는 것이 좋다. 강도가 더 높아지고 선수의 수준이 낮을수록, 볼륨과 빈도는 더 낮아지는 것이 좋다. 이런 다양한 점프 동작들은 매크로사이클 기간 전체에 걸쳐서 진행할 수도 있으며, 대회가 다가올수록 볼륨과 강도는 줄이도록 한다.

뎁스 점프는 가장 어려운 점프 동작이며, 진행하는 데 있어서 가장 신경을 많이 써야 하는 동작이기도 하다. 아직 수준이 그렇게 높지 않은 선수라면 낮은 높이에서 3~8회로 구성해서 2~3세트 정도로 일주일에 1~2일 정도 진행할 수 있다. 좀 더 수준이 높은 선수라면 더 높은 높이에서 10회씩 4세트로 일주일에 3일에 걸쳐서 진행할 수도 있다. 이러한 다양한 점프 훈련은 어떤 단계의 훈련에서도 진행할 수 있으나, 대회를 위한 메조사이클에서보다는 메조사이클 준비 기간에 볼륨과 빈도가 더 높으며, 여기에서도 특히 중반 이후 기간 동안에 높은 것이 일반적으로 가장 좋다. 대회를 위한 메조사이클 동안에는, 폭발력을 향상시키기보다는 유지하는 것을 목표로 해야 하며, 볼륨도 감소시키는 것이 좋다. 빈도도 7~14일에 한 번 정도로 낮추는 것이 좋으며, 뎁스 점프의 경우는 시합 10일 전부터는 하지 않는 것이 좋다(Laputin & Oleshko, 1982, 2007. Zatsiorsky, 1995. Medvedyev, 1986, 1989).

낮은 강도로 점프 훈련을 할 때는 1~2분의 휴식 시간이면 충분하다. 뎁스 점프 훈련의 경우는 3~5분의 휴식이 적절하다.

저크 탄성 훈련

여러 가지 점프 훈련이 아니라도, 탄성을 훈련할 수 있는 많은 리프팅 동작들이 있다. 그리고 이 동작들은 저크 동작의 탄성을 훈련하기에 특화되어 있다는 이점이 추가적으로 있다. 사람들이 간과하면서 잘 사용하지 않고 피하는 이런 동작 중에 하나가 바로 저크 동작을 여러 번 반복하면서 어깨로 다시 바벨을 내리는 동작이다. 이 동작은 저크 딥 동작을 만들기 위해서 바벨이 아래로 향하는 힘을 다리로 흡수하는 훈련을 하는 것이다. 동일한 무게로 진행했을 때, 여기서는 딥 동작 자체에서 경험했던 것보다 훨씬 더 큰 힘을 경험할 수 있다.

저크 딥 훈련은 다리로 저항하는 힘을 증가시키기 위해서 딥 동작을 할 때 아래로 향하는 가속을 증가시키는 훈련이다. 그리고 아래로 향하는 힘을 즉시 흡수하는 연습이기도 하다. 딥 동작을 더 빠르게 멈출 수 있을수록, 신장선 반사가 더 커진다.

마지막으로 저크 드라이브 동작은 리프터의 저크 최고 무게보다 더 무거운 무게로 저크의 딥과 드라이브 동작을 하는 것이다. 그러면서 리프팅에서 이 구간에 더 집중하도록 하는 것이다. 저크 드라이브는 아래로 향하는 힘이 다리에 부화를 주고, 움직임을 전환시키기 위해서 다리로 힘을 흡수해서 탄성 에너지를 만들어내면서 드라이브 동작을 위로 더 강력하게 하는 것이다.

스쿼트와 점프 콤플렉스

스쿼트와 점프를 합쳐서 진행하게 되면 효과적인 훈련이 될 수 있다. 가장 일반적으로는, 스쿼트 세트를 진행한 직후에, 박스 점프 혹은 멀리뛰기 세트를 진행하는 것이다. 순서를 반대로 진행해도 괜찮다.

스쿼트를 한 후 점프를 하면 훈련이 효과적인 두 가지 이유가 있다. 첫 번째는 활성화 후 강화(PAP Post-Activation Potentiation) 때문이다. 활성화 후 강화는 어떤 운동 동작을 한 이후에 더 강력하게 근육을 수축시키는 현상을 말하는 것이다. 하지만 피로도를 증가시키지 않는 동작을 해야 한다. 다시 말해서, 무거운 무게로 한 번만 스쿼트를 한 후 다른 동작을 했을 때 활성화 후 강화가 일어날 가능성이 더 높다는 것이다. 만약 무거운 무게로 여러 번 반복한 후 진행하게 되면 피로도가 증가하면서 이후에 동작에서 수축을 통해서 만들어낼 수 있는 힘이 감소하게 될 것이다.

또 다른 이유는 피로도가 높은 스쿼트 세트 직후에, 점프 동작으로 구성된 세트를 진행하게 되면, 이제까지는 활성화되지 않았던 더 높은 역치 운동 단위를 동원하게 된다. 게다가 더 적은 운동단위로 자발적으로 강력하고 폭발적인 수축을 하기 위해서, 더 나은 동시화와 발사 비율이 일어나도록 할 수 있다.

스쿼트 세트를 하기 전에 부화가 없이 스쿼트 점프를 하는 것과 같이 순서를 바꿔서 진행하게 되면 스쿼트를 할 때 강력하게 수축할 수 있도록 도와주는 활성화 후 강화 반응을 유발할 수도 있다.

이렇게 점프와 스쿼트를 함께 진행하게 되면 약간 지친 상태에서도 리프터가 의식적으로 강하게 동작을 수행할 수 있도록 가르쳐줄 수 있다. 이것은 웨이트리프팅에서 아주 중요한 능력이다. 그리고 훈련을 더욱 효과적으로 만드는 데도 도움이 된다.

박스 점프

일반적으로 박스 점프는 카운터무브먼트 점프로 박스 위에 올라가는 것을 말하지만, 웨이트리프팅 성격에 맞게 변형할 수 있다.

모든 박스 점프 변형 동작을 할 때는 팔을 흔들지 않는 것이 가장 이상적이다. 팔을 흔들게 되면 더 높이 점프할 수는 있지만, 여기서는 다리와 엉덩이의 움직임을 독립적으로 훈련하고자 하는 것이기에 손을 흔들지 않는 것이 좋다. 손을 흔들지 않으면서, 점프 움직임 자체에 더 집중할 수 있게 된다. 점프를 할 때 손을 사용하지 않도록 하기 위해서 가슴 쪽에 유치시켜 놓았다가 혹시나 점프를 실패했을 때나, 발을 헛디뎌서 넘어지려고 할 때 바로 손을 사용할 수 있도록 하는 것이 좋다.

카운터무브먼트 점프: 카운터무브먼트 점프는 전통적인 박스 점프 동작이다(그림 35.1). 우선 풀 자세 혹은 드라이브 자세로 발을 위치시키고 선다. 그리고 고관절과 무릎을 빠

르게 접으면서, 즉시 방향을 전환하며, 최대한 세게 바닥을 밀어주면서 박스 위로 점프한다. 이 동작은 스내치와 클린의 두 번째 풀 동작, 저크의 딥과 드라이브 동작의 폭발력과 탄성을 모두 향상시키기에 유용한 운동 동작이다.

논-카운터무브먼트 점프: 논-카운터무브먼트 점프를 하기 위해서는, 딥 동작으로 시작 자세를 만들어서 2~3초 동안 동작을 멈췄다가 지면을 다리로 세게 밀어주기 시작한다. 이 자세에 바로 즉시 드라이브 동작을 한다. 이때 점프를 시작하면서, 다리로 반동을 주려는 사람이 많을 수 있다. 그런데 이렇게 반동을 주게 되면, 시작 자세만 다른 카운터무브먼트 점프가 되어버리는 것이다. 이 점프는 스내치와 크린의 두 번째 풀 동작과 저크 드라이브 동작에서의 폭발력을 훈련하는 데 유용하다.

스쿼트 점프: 이 점프 동작에서도 카운터무브먼트 점프를 할 것이다. 하지만 무릎과 고관절을 빠르게 조금 접기보다는, 풀 스쿼트 자세로 앉는 것이다(그림 35.2). 이 점프는 클린 리커버리에서처럼, 스쿼트에서의 폭발력과 탄성을 훈련하는 데 유용하다.

논-카운터무브먼트 스쿼트 점프: 일반적인 박스 점프처럼, 스쿼트 점프도 탄성보다는 단지 폭발력에 집중하기 위해서 카운터무브먼트를 하지 않고 스쿼트 점프를 할 수도 있다. 스쿼트 가장 아래 구간에서 정적인 자세로 점프를 시작하면 된다. 이 점프는 스쿼트, 스내치와 클린을 할 때 바닥에서

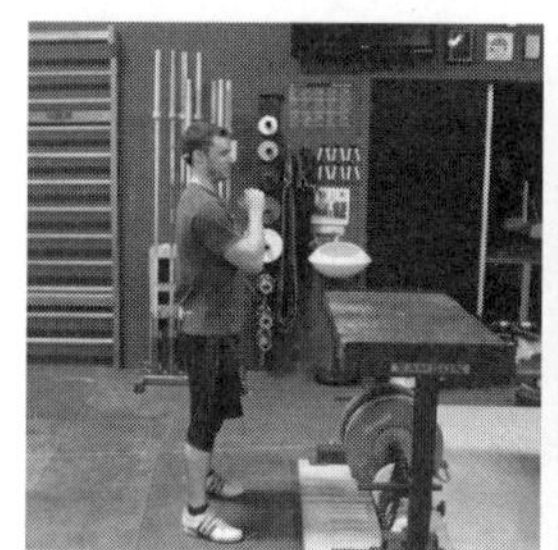
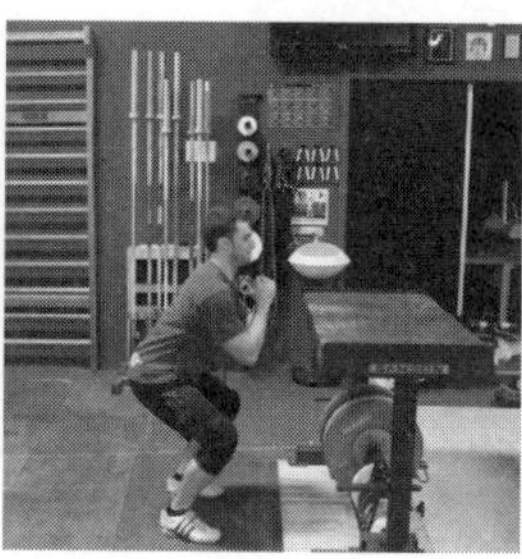
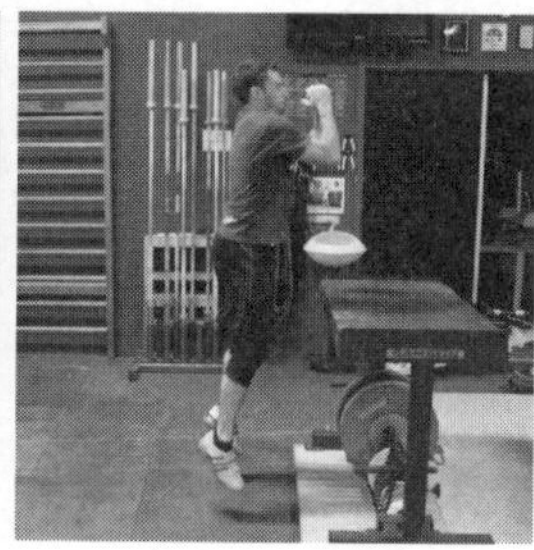
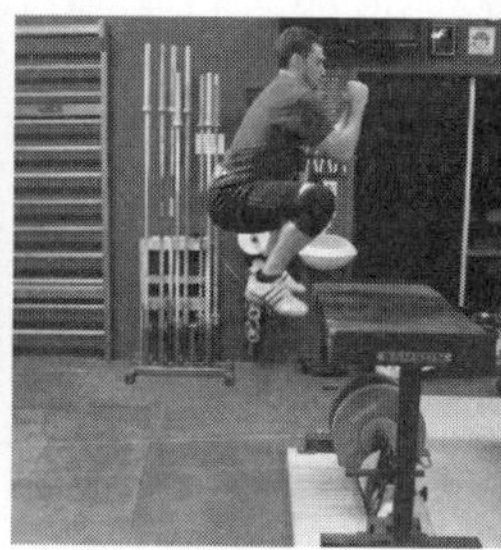
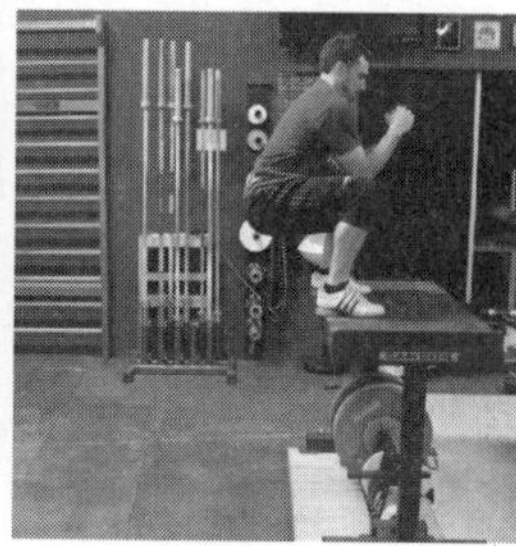

그림 35.1 전통적인 박스 점프 동작은 깊지 않은 역방향 움직임과 함께 진행할 수도 있으며, 역방향 움직임 없이 정적인 시작 자세에서 시작할 수도 있다.

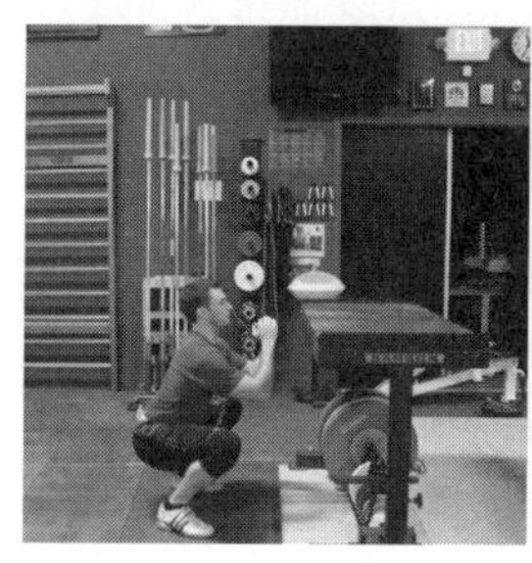
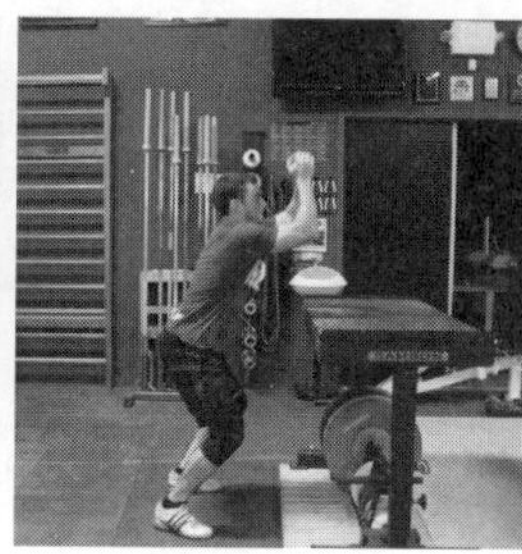
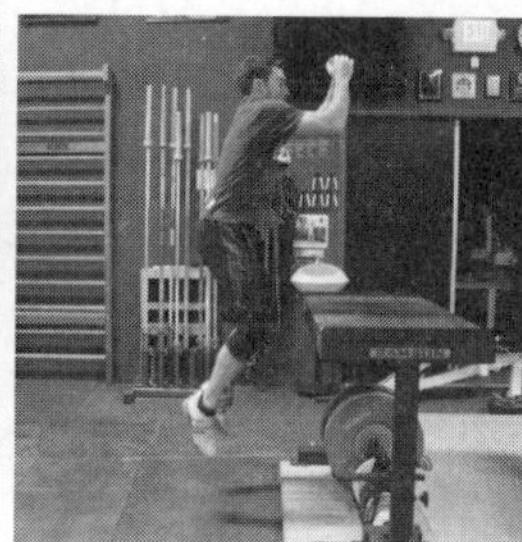
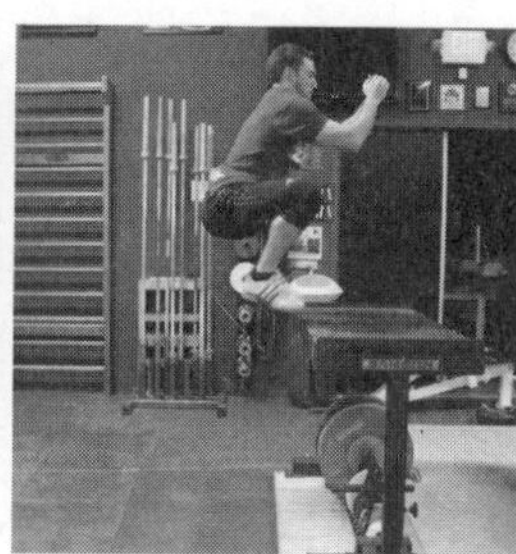
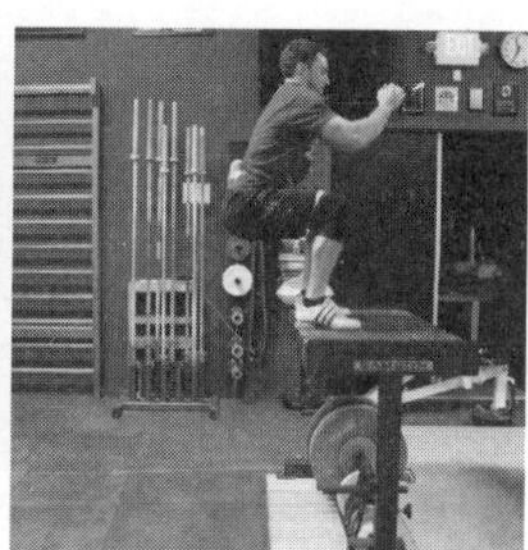

그림 35.2 박스 점프는 풀 스쿼트 자세로 진행할 수도 있다. 이때도 역방향 움직임을 포함시킬 수도 그렇지 않을 수도 있다.

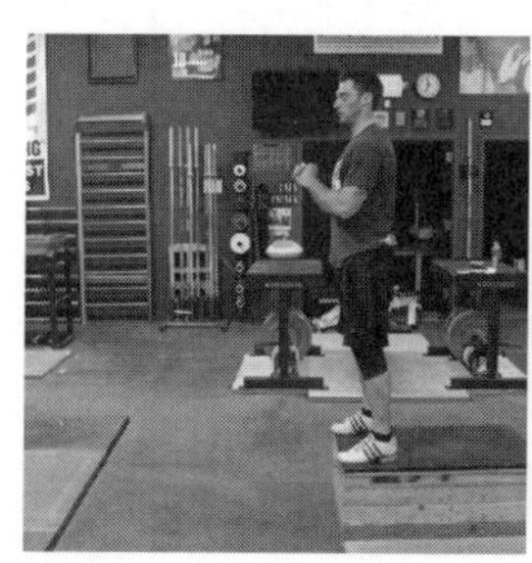
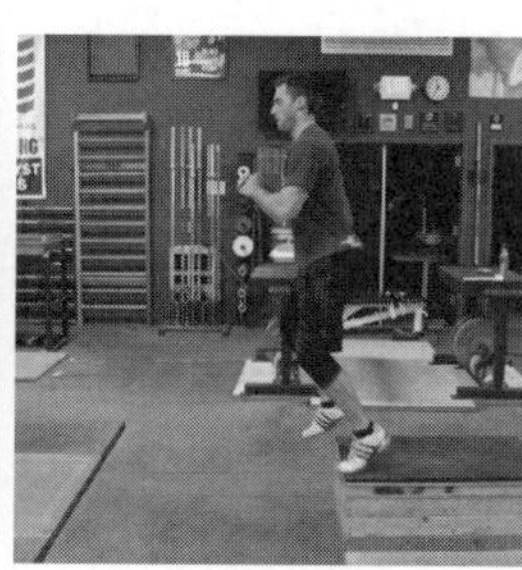
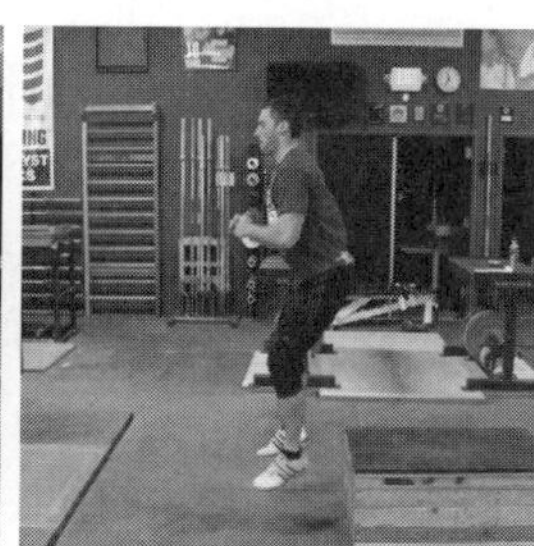
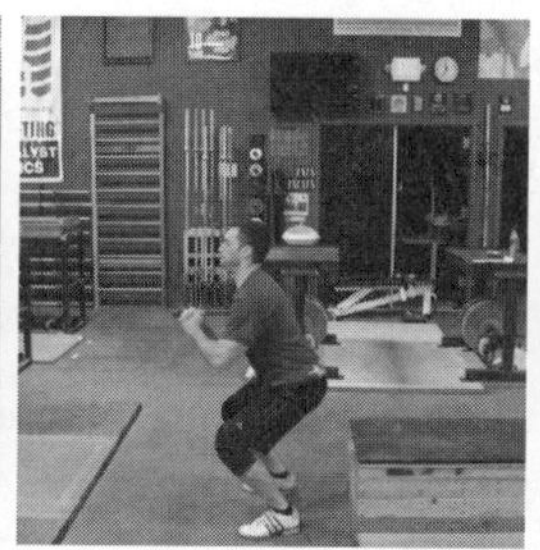
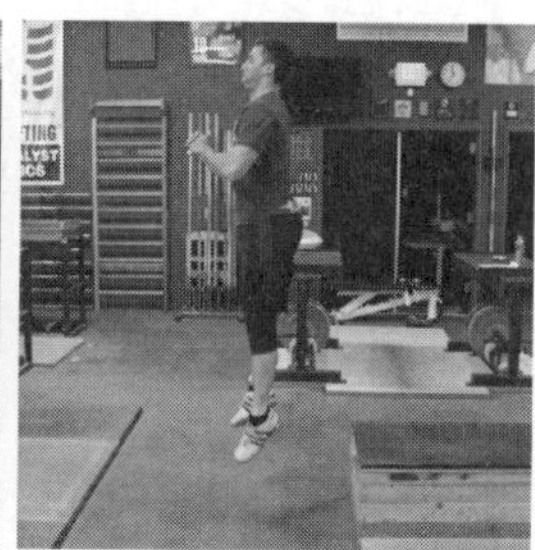

그림 35.3 뎁스 점프는 탄성과 폭발력을 발달시키기에 가장 효과적인 점프 훈련이다. 하지만 부담이 많이 될 수 있는 동작이기에 신중하게 진행해야 한다.

바벨을 들어올릴 때 그리고 저크 드라이브 동작에서의 폭발력을 훈련시키는 데 유용하다.

모든 박스 점프 동작에서, 박스 높이는 선수의 능력치를 고려해서 결정해야 한다. 높이가 최대치에 도달할수록, 다리를 빨리 들어올리려는 생각 때문에 급해져서 다리로 드라이브 동작을 마무리하지 않는 경향이 있다(스내치와 클린을 할 때, 무게가 무거워지면서 급하게 바벨 아래로 이동하려는 것과 비슷). 이렇게 드라이브 동작을 완전히 마무리하지 않게 되면 이 운동의 목적이 사라지는 것이다. 이것을 방지하기 위해서 박스 높이를 약간 낮춰서, 다리와 고관절을 완전히 강하게 펼 수 있도록 집중하도록 한다. 이렇게 하면 발을 그냥 강하게 들기보다는 박스 위로 정확하게 올라갈 수 있도록 해준다. 박스 높이를 낮추게 되면 혹시나 점프를 실패했을 때도 부상의 위험을 줄여줄 수 있다.

점프를 할 때는 리프팅을 할 때의 나쁜 습관이 생기는 것을 방지하기 위해서 단순히 바로 박스를 향해서 점프를 하기보다는, 최대한 수직으로 점프를 해서 발을 박스 쪽으로 향하도록 하는 것이 좋다.

스쿼트 자세에서 다리로 힘을 흡수하는 훈련을 하기 위해서, 점프를 하고 나서 뎁스 드롭 동작으로 박스에서 내려올 수도 있다. 그러나 다리로 흡수하는 힘이 너무 크거나, 어떤 이유로 충격을 최소화해야 하는 사람이라면, 점프를 한 후 한 발씩 걸어서 내려오거나, 박스에 손을 짚으면서 천천히 내려올 수도 있다.

뎁스 점프

뎁스 점프Depth jump(그림 35.3)는 강력한 근육 수축을 극대화하기 위한 전통적인 웨이트리프팅 점프 훈련 방법이다. 바닥으로 내려온 후 점프를 하는 단계에서는 다른 어떤 훈련을 통한 자극보다도 더 많은 근육이 동원되고 활성화되도록 한다(Medvedyev, 1986, 1989). 이렇게 다른 운동보다 더 많은 자극을 주기 때문에, 과도한 볼륨과 강도를 피할 수 있도록 조심스럽게 진행되어야 한다.

플라이오 박스 위에 서 있는 상태에서 바닥에 고무 매트가 깔려 있는 곳으로 내려오면서 떨어진다. 그리고 바닥에 떨어지자마자 빠르게 최대한 높이 수직으로 점프한다. 팔은 마치 이미 뒤로 팔을 흔들 것처럼 몸 뒤에 두고, 박스에서 떨어진 후 바로 점프를 할 때 앞으로 즉시 흔들도록 한다. 리프터는 발볼 쪽으로 착지하는 것이 좋지만, 뒤꿈치가 바닥에 닿을 수는 있다(Medvedyev, 1986, 1989). 앞에서 박스 점프 훈련을 할 때처럼, 팔을 흔들지 않고 훈련을 할 수도 있다.

바닥에 떨어지면서 힘을 흡수할 때 다리가 굽혀지는 정도는 사람들마다 다르다. 그 사람의 저크 딥의 깊이와 어느 정도 상관관계가 있기도 하다. 다시 말해서, 더 탄성이 많은 사람은 저크 딥 동작을 할 때 많이 내려가지 않으며, 뎁스 점프를 할 때도 많이 무릎을 굽히지 않는다.

처음 뎁스 점프를 할 때는, 박스 높이가 30~40cm(12~16인치)를 넘지 않는 것이 좋다. 시간이 지나면서, 94kg/69kg이 넘는 선수라면 50~60cm(20~24인치)까지 박스 높이를 높일 수 있다. 94kg/69kg 이하의 선수라면 70cm(28인치)까지 높일 수 있다. 반복 횟수와 세트는 수준급 선수의 경우라면, 간단한 수직 점프와 뎁스 점프로 준비 운동을 한 후에 10번씩 4세트로 훈련하는 것이 최적이다(Medvedyev, 1986, 1989).

백 스쿼트 점프

백 스쿼트 점프Back squat jump는 다리의 일반적인 탄성과 폭발력을 향상시키기 위한 간단하지만 효과적인 점프 훈련 방법이다. 이 훈련을 통해서 탄성과 폭발력이 향상되면, 구체적으로 스쿼트와 클린 리커버리 동작에 도움이 된다. 자신의 백 스쿼트 최고 무게의 대략 20% 정도로 목 뒤에 바벨을 위치시킨다. 그리고 그냥 일반적인 백 스쿼스틀 하면 된다. 이때 스쿼트 가장 아래 구간에서 빠르게 방향 전환을 하면서 최대한 높이 점프할 수 있도록 최대로 단축성 수축을 해서 높은 스피드를 만들 수 있도록 한다. 이렇게 반복해서 백 스쿼트 점프를 이어간다. 연속으로 진행하면서 신장성 수축 구간에서 더 증가된 아래로 향하는 힘을 사용할 수 있게 된다. 세트당 3~5회 진행하는 것이 적절하다.

쿼터 스쿼트 점프

쿼터 스쿼트 점프Quarter squat jump는 좀 더 무게를 추가해서 깊지 않게 앉으면서 카운터무브먼트 점프를 하는 것이다. 스내치와 클린의 두 번째 풀 동작에서 탄성과 폭발력을 키우는 데 유용하지만, 자세 때문에 저크의 딥과 드라이브 동작에는 비교적 효과적이지 않다. 더 많은 무게의 바벨을 목 뒤 백 스쿼트 자세에 위치시킨 상태에서, 빠르게 쿼터 스쿼트를 하고 방향을 신속하게 전환한다. 그리고 최대한 높이 점프한다. 세트의 모든 횟수를 이어서 하기보다는 멈춰서 서 있는 상태로 시작해도 괜찮다. 점프를 하고 착지를 할 때 바벨이 이동하거나 몸에 떨어지는 것을 방지하기 위해서 바벨을 목 뒤에 안정적으로 고정시켜야 한다. 몸통의 안정

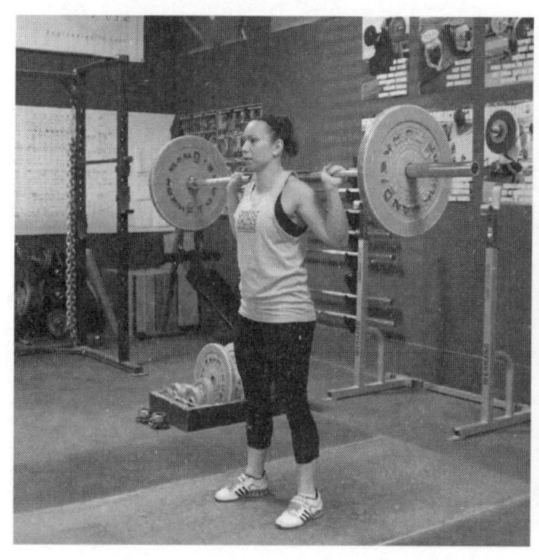
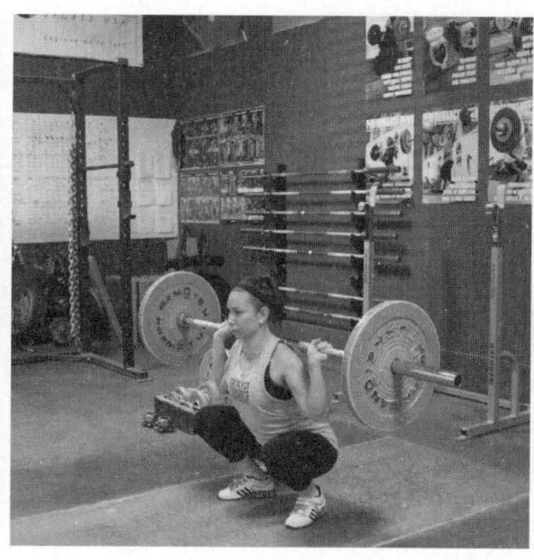
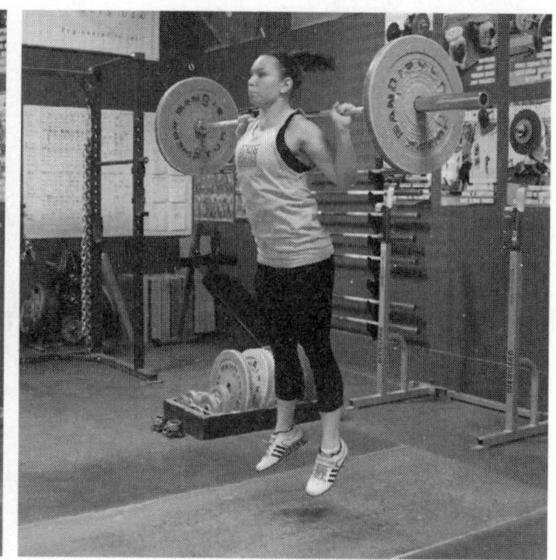

그림 35.4 백 스쿼트 점프는 다리의 탄성과 폭발력을 향상시키기 위한 간단하지만 효과적인 운동이다.

성을 강화시키기 위해서 벨트를 착용할 수도 있다. 세트당 3~5회 정도가 적절하며, 백 스쿼트 최대 무게의 30~60% 정도의 무게가 괜찮다. 그러나 점프에서 상대적으로 높은 스피드를 내는 것이 가능한 범위에서 무게를 올려야 한다.

점핑 스쿼트

점핑 스쿼트jumping squat는 저크 블록이나 파워 랙에서 바벨을 놓고 시작하는 것을 제외하고는 쿼터 스쿼트 점프와 본질적으로 동일하다. 이 말은 엄격히 말하자면, 이 동작은 단축성 수축 동작이며, 신장 반사 이후에 단축성 수축을 도와줄 수 있는 요소들이 제거되었다는 것을 의미한다. 그리고 착지를 하면서 무게를 흡수할 필요도 없어지면서 부상의 위험도 줄어든 것이다. 그리고 더 곧게 세운, 무릎을 더 지배적으로 사용하는 자세로 바뀌게 되면서, 저크 드라이브 동작과도 많이 연결되어진다. 리프터는 바벨을 저크 블록이나 파워 랙에 쿼터 스쿼트 혹은 저크 딥 깊이 정도로 위치시킨다. 시작 자세는 자신의 필요에 따라서 스내치와 클린의 두 번째 풀 동작 혹은 저크 딥 동작과 유사하게 조정할 수 있다. 몸통을 견고하고 단단하게 만들고 다리에 충분한 장력을 만든 다음에, 점프를 하기 위해서 바벨을 위로 밀어내도록 한다. 바벨의 무게 때문에 점프의 높이는 높지 않을 수 있지만, 최대한 높이 점프하려고 노력해야 한다. 착지를 하자마자, 바벨이 저크 블록이나 파워 랙에 위치할 수 있도록 바벨 아래에서 빠져 나온다.

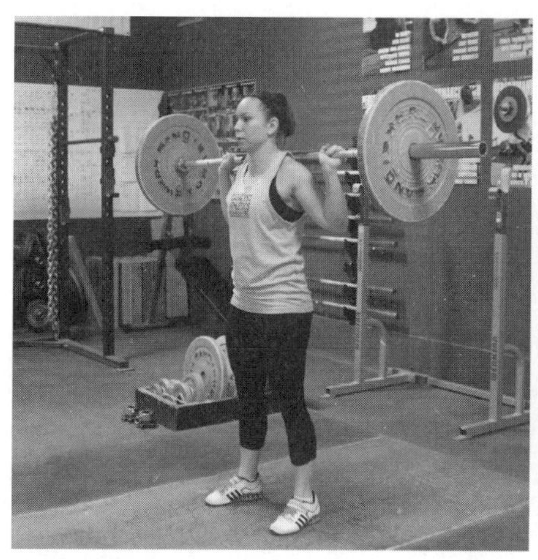
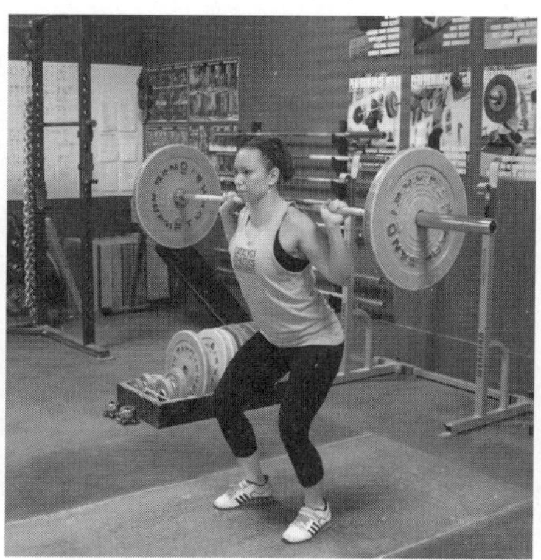
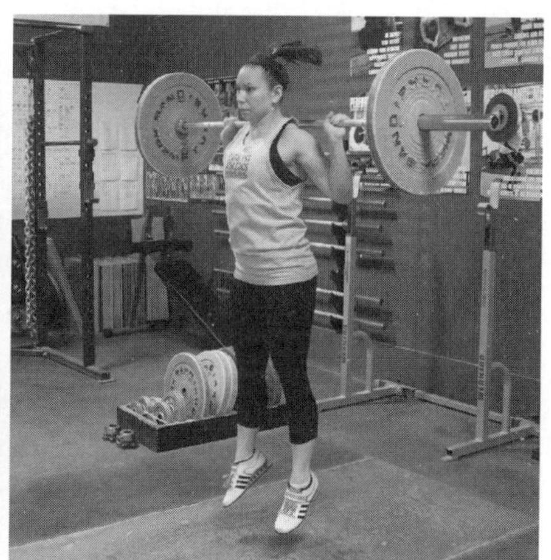

그림 35.5 쿼터 스쿼트 점프는 스내치와 클린의 두 번째 풀 동작을 위한 폭발력과 탄성을 기르기 위해서 효과적인 동작이다.

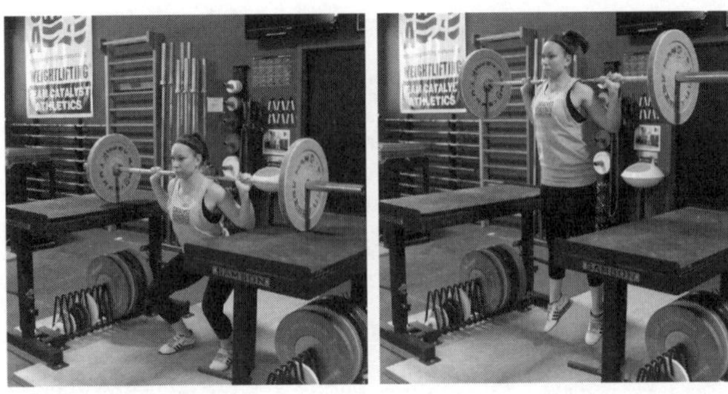

그림 35.6 점핑 스쿼트는 단지 동심성 움직임만을 하는 쿼터 스쿼트 점프라고 볼 수 있다.

보조 운동

보조 운동은 전형적인 웨이트리프팅 훈련에 포함되지 않는 모든 운동을 포함하고 있다. 몸통 스트렝스와 안정성(복근과 등), 보디빌딩, 그리고 선수들이 하는 재활 운동 등이 여기에 해당된다. 훈련 사이클의 볼륨과 평균 강도를 결정할 때, 이런 훈련은 영향이 그렇게 크기 않기 때문에 고려하지 않는다. 그러나 그렇다고 이런 부분들이 하찮다고 여기거나, 프로그램의 전체적인 효과를 고려할 때 전혀 반영하지 않는다는 것을 의미하는 것은 아니다.

몸통 스트렝스와 안정성

대부분의 사람들은 몸통 스트렝스와 안정화를 생각하면 복근(복부 쪽 근육)을 주로 떠올리지만, 사실은 골반기저근과 횡격막을 포함해서 몸통을 둘러싸고 있는 모든 근육과 관련있다. 하지만 골반기저근과 횡격막의 경우는 구조적인 리프팅을 할 때 몸통에 압력을 만드는 훈련에서 주로 다룰 것이며, 여기서 몸통의 스트렝스와 안정성 훈련은 복근과 등 운동에 초점을 맞출 것이다.

스내치와 클린 앤 저크, 그리고 스쿼트, 풀, 프레스와 같은 이와 관련된 일반적인 훈련 동작들은 본질적으로 몸통의 근육을 상당히 많이 사용하게 된다. 그러나 몸통의 근육을 직접적으로 훈련시킬 수 있는 추가적인 운동은 몸통의 스트렝스와 안정성을 위해서 반드시 필요하다. 리프팅을 할 때, 몸통을 최대한 견고한 상태로 만들어서 유지할 수 있는 능력은 웨이트리프팅 성공과 부상 방지에 있어서 가장 중요한 요소들 중에 하나이다. 그렇기 때문에 이 중요성이 절대로 과소평가 되어서는 안 된다.

몸통 훈련은 준비 기간 메조사이클에는 최대 볼륨과 강도로 진행되는 것이 좋다. 그리고 대회 기간 메조사이클 동안에는 볼륨과 강도를 줄이도록 한다. 대회 시작 전 마지막 주에는 최소한으로 하는 것이 좋으며, 몸통 스트렝스와 안전성을 증가시키기보다는 유지하고 활성화시키는 데 더 집

표 36.1 등 운동은 등 근육을 활성화시키는 형태

동작	활성화 방법	움직임	난이도
굿모닝	등척성 활성화	고관절 신전	중, 상
스티프-레그 데드리프트	등척성 활성화	고관절 신전	상
루마니안 데드리프트	등척성 활성화	고관절 신전	상
백 익스텐션	동적 활성화	등 신전	하, 중
리버스 하이퍼	동적 활성화	등 신전	하, 중
백 익스텐션 홀드	등척성 활성화	등 신전	하
케틀벨 스윙	등척성 활성화	고관절 신전	중
리버스 플랭크	등척성 활성화	해당 사항 없음	하, 중

전체적인 움직임 형태, 난이도 수준에 따라서 분류될 수 있다. 백 익스텐션과 리버스 하이퍼Reverse hyper 같은 동작들은 무게를 추가하느냐에 따라서 난이도가 낮아지거나 중간 정도가 될 수도 있다.

중을 해야 한다.

등 훈련

등 훈련은 도움이 되는 동작이 몇 가지로 제한되어 있기 때문에, 상대적으로 간단한 편이다. 스파이널 익스텐션Spinal extension, 백 익스텐션Back extension 이렇게 두 가지 동작이 있으며, 이 두 가지를 합쳐서 할 수도 있다. 혹은 둘 중에 하나는 등척성 동작으로 근육을 활성시키고, 다른 하나는 동적인 동작으로 활성화시킬 수도 있다. 또한, 필요에 따라서 다른 동작으로 등 운동을 할 수도 있다. 예를 들어, 일반적인 백 익스텐션 동작은 부화가 없기 때문에 부담이 크지 않다. 하지만 스티프-레그 데드리프트는 상당한 부화를 적용시킬 수 있다. 어느 정도 동작에서 부화가 필요한 경우라면 후자의 동작을 활용하는 것이 좋다. 표 36.1은 웨이트리프팅을 할 때 가장 도움이 되는 등 운동 동작을 정리한 것이다.

프로그램 설계: 낮은 난이도의 등 운동은 매일 할 수도 있지만. 높은 난이도의 등 운동은 자주 진행할 수가 없으며, 보통 일주일에 2~3번 정도가 좋다. 난이도가 더 높은 운동의 경우는 무거운 무게로 풀 동작에 집중하는 훈련 세션에 포함시키는 것이 가장 좋다. 이렇게 하면 다음 훈련 전에 허리를 회복할 수 있는 더 많은 시간을 확보할 수 있다. 난이도가 낮은 운동은 보통 8~15번 정도로 많이 반복하고, 난이도가 높은 운동은 4~8번 정도로 적게 반복한다. 그리고 둘 다 모두 2~5세트 정도로 진행한다.

복근 훈련

등 운동과 마찬가지로, 복근 운동은 활성화, 움직임 형태, 그리고 강도 혹은 난이도에 따라서 분류될 수 있다. 움직임 형태는 스파이널 플랙션Spinal flexion, 레터럴 스파이널 플랙션Lateral spinal flexion, 힙 플랙션Hip flexion 그리고 이런 동작들 간의 다양한 조합을 포함하고 있다. 활성화activation는 등척성 활성화 혹은 동적 활성화 이렇게 둘 중에 하나이다. 난이도는 강도에 의해서 결정된다. 일반적으로 반복 횟수가 많고, 더 오랫동안 진행하는 경우에는, 강도와 난이도는 더 낮다.

표 36.2는 웨이트리프팅에 가장 유용한 복근 운동을 분류한 것이다. 그리고 강도와 반복 횟수를 결정하는 데 도움이 된다. 등 훈련과 비슷하게, 난이도가 높은 복근 운동일수록, 더 높은 강도와 볼륨의 훈련 세션에서 진행하며, 난이도가 낮은 복근 운동일수록, 더 낮은 강도와 볼륨의 훈련 세션에서 진행된다. 이렇게 하면서 회복을 극대화할 수 있으며, 실제 리프팅 훈련에 방해되지 않을 정도로 진행할 수 있는 것이다. 그리고 복근 피로도가 높아서 발생할 수 있는 부상의 위험도 낮아지게 된다.

프로그램 설계: 복근 운동은 강도, 볼륨, 움직임과 활성화 형태를 바꿔가면서 매일 할 수도 있다. 간단하지만 효과적인 방법은 무거운 무게로 훈련하는 날에는 B그룹의 운동을 3~5세트를 진행한 후 A그룹의 운동을 3~4세트를 진행하는 것이다. 그리고 가벼운 무게로 훈련하는 날에는 C, D 혹은 E 그룹의 운동 중에 하나를 3~5세트 진행한 후 A그룹의 운

표 36.2 복근 운동 동작을 분류해서 프로그램 설계에 도움을 주는 복근 훈련 매트릭스

동작	반복 횟수 범위	강도
A – 볼륨(몸통/고관절 굴곡)		
크런치Crunch	15~30+	중량 없이
리버스 크런치Reverse Crunch	15~30+	중량 없이
싯업Sit-up	15~30+	중량 없이
브이-업V-up	15~30+	중량 없이
잭 나이프Jack Knife	15~30+	중량 없이
니 투 엘보우Knees to Elbows	15~30+	중량 없이
글루트-햄 벤치 싯업Glute-Ham Bench Sit-up	15~30+	중량 없이
라잉 레그 레이즈Lying Leg Raise	15~30+	중량 없이

동작	반복 횟수 범위	강도
A – 볼륨(몸통/고관절 굴곡)		
Ab매트 싯업AbMat Sit-ups	15~30+	중량 없이
Ab 휠Ab Wheel	15~30+	중량 없이
디클라인 싯업Decline Sit-up	15~30+	중량 없이
로만 체어 싯업Roman Chair Sit-up	15~30+	중량 없이
트위스팅 싯업Twisting Sit-up	15~30+	중량 없이
행잉 레그 레이즈 위드 트위스트Hanging Leg Raise with Twist	15~30+	중량 없이
니 투 엘보우 위드 트위스트Knees to Elbows with Twist	15~30+	중량 없이
B – 강도(몸통/고관절 굴곡)		
싯업Sit-up	8~12	주어진 반복 횟수가 가능할 정도의 중량
행잉 레그 레이즈Hanging Leg Raise	8~15	주어진 반복 횟수가 가능할 정도의 중량
글루트-햄 벤치 싯업Glute-Ham Bench Sit-up	10~15	주어진 반복 횟수가 가능할 정도의 중량
디클라인 싯업Decline Sit-up	10~15	주어진 반복 횟수가 가능할 정도의 중량
로만 체어 싯업Roman Chair Sit-up	10~15	주어진 반복 횟수가 가능할 정도의 중량
트위스팅 싯업Twisting Sit-up	10~15	주어진 반복 횟수가 가능할 정도의 중량
C – 측면 몸통 굴곡 & 등척성		
사이드 밴드Side Bend	15~30	중량 없이
윈드밀Windmill	10~15	주어진 반복 횟수가 가능할 정도의 중량
사이드 플랭크Side plank	15~30초	주어진 시간을 버틸 수 있을 정도의 중량
사이드 플랭크 리프트Side plank lift	15~30	주어진 반복 횟수가 가능할 정도의 중량
D – 몸통 회전		
스탠딩 트위스트Standing Twist	10~30	중량
러시안 트위스트Russian Twist	10~30	중량
윈드쉴드 와이퍼Windshield Wiper	10~30	중량 없이
크로스-찹Cross-Chop	10~30	중량
E – 등척성/안정성		
플랭크Plank	10~30초	주어진 시간을 버틸 수 있을 정도의 중량
플루터 킥Flutter kick	20~50	중량 없이
엘-시트L-sit	10~30초	주어진 시간을 버틸 수 있을 정도의 중량
데드 벅Dead Bug	15~30	중량 없이
Ab 휠Ab Wheel	15~30	중량 없이
로만 체어 싯업 홀드Roman Chair Sit-up Holds	10~30초	주어진 시간을 버틸 수 있을 정도의 중량
터키쉬 겟업Turkish Get-up	3~8	주어진 반복 횟수가 가능할 정도의 중량
터키쉬 겟업 싯업Turkish Get-up Sit-up	8~15	주어진 반복 횟수가 가능할 정도의 중량

동을 3~4세트 진행하는 것이다. 코치는 필요에 따라서 원하는 구체적인 운동을 선택할 수도 있으며, 어느 그룹의 운동들을 할 것인지와 세트를 결정할 수도 있다. 매일 매일 리프터가 직접 운동을 선택하도록 할 수도 있다. 후자의 경우는 이미 상당한 수준의 선수가 자신의 훈련 프로그램에 도움이 될 수 있는 운동을 현명하게 잘 선택할 수 있을 때 사용할 수 있다. 그리고 훈련의 내용이 만족스럽지 못하거나 지루할 때는 직접 조절해서 다양한 동작으로 구성할 수도 있다.

보디빌딩

보디빌딩 훈련은 전체 훈련 프로그램에 포함될 수도 그렇지 않을 수도 있다. 리프터가 경험이 적고 어릴수록, 관절 주위를 균형 있게 발달시키고, 더 낮은 강도로 더 많이 동작을 반복해서 힘줄이 발달할 수 있도록 돕고, 기초적인 근력량을 더 갖출 수 있도록 하는 것이 좋다. 체중 증가를 원하는 선수라면 매우 중요한 부분이 될 것이다. 메조사이클 준비기간에 주된 훈련을 방해하지 않도록, 적절한 양으로 적절한 시기에 진행된다면 모든 리프터에게 도움이 될 것이다. 대회 메조사이클에는 보디빌딩 훈련의 볼륨을 비교적 감소시키거나 아예 하지 않는 것이 좋다. 하더라도 시합 바로 전 주에는 하지 않아야 한다.

보디빌딩 훈련은 한 세션당 한 가지 근육 그룹을 정해서 근육 그룹당 1~3가지 운동 동작을 한다. 그리고 8~15번 반복하면서 3~6세트를 진행하는데, 그 사이에 1~2분 정도 휴식한다. 필요한 경우라면 드롭 세트, 슈퍼 세트 그리고 레스트-퍼즈 세트Rest-pause set와 같이 더 복잡한 방법을 사용할 수도 있으며, 더 큰 자극을 위해서 더 다양하게 진행할 수도 있다. 엄청난 근비대 반응을 위해서 훈련하다 보니 세트 수를 다 채우지 못하는 경우가 발생할 수도 있지만 강도 자체는 낮아야 한다. 만약 여러 근육 그룹을 주어진 세션에서 함께 훈련한다면, 순환신 방식으로 진행하면서 시간을 최대한 아낄 수 있다.

보디빌딩 훈련은 진행하는 훈련이 우선으로 하는 부분을 잘 고려해서 일정을 계획해야 한다. 일반적으로 보디빌딩 훈련 일정을 계획하는 것은 그렇게 어렵지 않다. 예를 들어, 저크에 집중해서 훈련하는 경우라면, 프레스 동작을 함께 하기에 적절하다. 이렇게 하면 운동 효과도 극대화시키면서, 다음 훈련 세션을 위해서 회복도 충분히 할 수 있다.

전통적인 보디빌딩 훈련법과 한 가지 차이점이 있다면 항상 관절 가동범위를 최대한 활용해서 운동을 해야 한다는 것이다. 가동범위를 최대한 활용하게 되면 근비대뿐만 아니라 힘줄을 강화하는 데 도움이 된다. 하지만 습관적으로 가동범위를 제한해서 운동을 하게 되면 건염이 발생할 수도 있으며, 가동성이 줄어들 수도 있다.

안정성과 활성화 운동

웨이트리프팅은 가동범위와 특히 어깨와 엉덩이의 안정성 측면에서 절대로 쉽지 않은 운동이다. 장기적인 관점에서 적절히 잘 설계된 훈련 프로그램은 필요한 안정성과 활성화에 많은 도움이 되지만, 안정성과 활성화를 목적으로 하는 훈련을 직접 진행하게 되면 많은 도움이 될 것이다. 전체 매크로사이클 기간에 걸쳐서 지속적으로 이와 관련된 훈련을 이어갈 필요가 있다.

어깨 안정화: 탄성 밴드나 덤벨을 사용해서, 어깨 관절을 안정화시키는 데 동원되는 근육을 위한 많은 운동을 할 수 있다. 어깨 안정화 운동은 본 운동을 시작하기 전에 준비 운동이나 근육을 활성화시키기 위한 운동을 진행할 수도 있으며, 본 운동 후에 진행하는 다른 보조 운동들과 함께 진행할 수도 있다.

엉덩이 활성화: 엉덩이를 활성화시키는 것은 둔근을 활성화시켜 고관절 안정화를 도와주며, 스쿼트 풀, 그리고 저크에서의 딥과 드라이브 동작에서 적절한 움직임을 만들 수 있도록 해준다. 이 운동은 보통 본 운동을 시작하기 전에 다양한 탄성 밴드를 활용한 운동과 함께 하면서 둔근을 적절하게 활성화시켜준다. 이렇게 활성화시켜주게 되면 본 운동에도 많은 도움이 된다.

그립 훈련

어떤 선수들의 경우는, 스내치(클린은 조금 덜 하다.)를 할 때 그립이 자신의 약점인 경우가 있다. 다른 요소들과 마찬가지로, 전통적인 스내치와 클린 앤 저크 리프팅 자체가 그립 스트렝스 훈련에 가장 좋은 방법이다. 그립 스트렝스와 관련된 훈련에 대해서 걱정하기 전에 올바른 방법으로 그립을 잡고 있는지 반드시 확인해봐야 한다. 만약 장기적인 관점에서 적절하게 근본적으로 발전하고 있지 못하다면 혹은 손이 작은 것과 같은 다른 요인들 때문에 다른 능력들과 비교해서 그립 능력이 제한된 상황이라면, 추가적으로 그립 스트렝스를 향상시킬 수 있는 훈련을 하는 것이 반드시 필요하고 도움이 될 것이다.

처음에는 그립 스트렝스를 향상시키는 데 집중하기 위해서 스트랩 사용은 피하는 것이 좋다. 준비 운동으로 스내치나 클린을 훅 그립을 하지 않고 하는 방법도 있다. 그리고 스티프-레그 데드리프트와 루마니안 데드리프트(RDL)와 같은 동작을 스트랩이나 훅 그립을 하지 않고 진행하는 방법도 있다.

만약 특정 그립 훈련이 필요하다면, 일주일 2~4일 정도 본 운동에 추가해서 진행할 수도 있다.

악력기

그립 스트렝스 훈련을 추가적으로 하기에 가장 빠르고, 쉽고 효과적인 방법은 바로 스프링 악력기를 사용하는 것이다(그림 36.1). 그립을 크게 사용하지 않는 스쿼트와 같은 훈련을 할 때 세트 사이에 악력기를 사용해서 그립 스트렝스 훈련을 하게 되면 시간을 많이 아낄 수 있다. 그립 훈련을 할 때는 약한 손부터 시작을 하며, 최소한 5번은 할 수 있는 강도의 악력기를 사용하는 것이다. 실제로 진행할 때는 최대한 할 수 있는 만큼 반복(최소 5번)하는 것을 세트로 해서 3~5세트 진행한다. 10번씩 3세트는 정도는 무난하게 할 수 있는 상태가 되면 악력기의 강도를 더 높이는 것이다. 최소한 3번 정도는 할 수 있는 강도의 악력기를 사용할 수 있도록 하고, 만약 이 강도로 3~5개 정도밖에 할 수 없다면, 이 상태로 3~4세트를 진행하는 것이다. 그러고 나서는 다시 가벼운 강도의 악력기를 사용해서 10번 정도까지 하면서 1~3세트를 진행하면서 마무리한다. 만약 악력기 강도가 너무 심하게 바뀌게 된다면, 도움을 받아서 횟수를 반복할 수도 있다. 다시 말해서, 최대한 할 수 있는 만큼 횟수를 반복한 후, 다른 손의 도움을 받아서 남은 횟수를 마무리하는 것이다.

플레이트를 이용한 핀치 그립

범퍼 플레이트를 이용한 핀치 그립Pinch grip을 몇 가지 방식으로 진행할 수 있다(그림 36.2). 첫 번째 방식이 최대한 오랫동안 핀치 그립으로 범퍼 플레이트를 들고 있는 것이다. 다른 방법은 양손으로 핀치 그립으로 플레이트를 잡고 파머스 워크Farmer walk를 하는 것이다. 이 동작은 양손 모두 플레이트를 들고 있어야 하기 때문에 더 어렵다. 특히 금속 재질

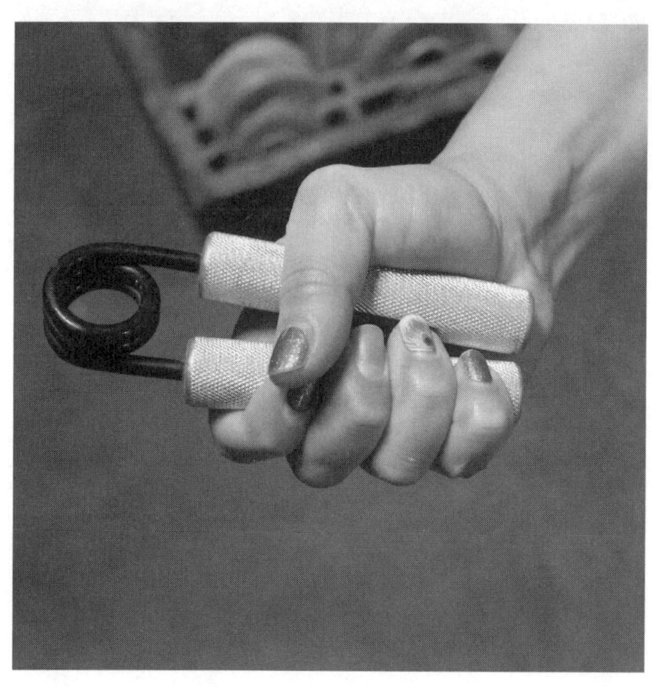

그림 36.1 스프링 악력기는 그립 스트렝스를 향상시키기 위한 가장 간단한 방법이다.

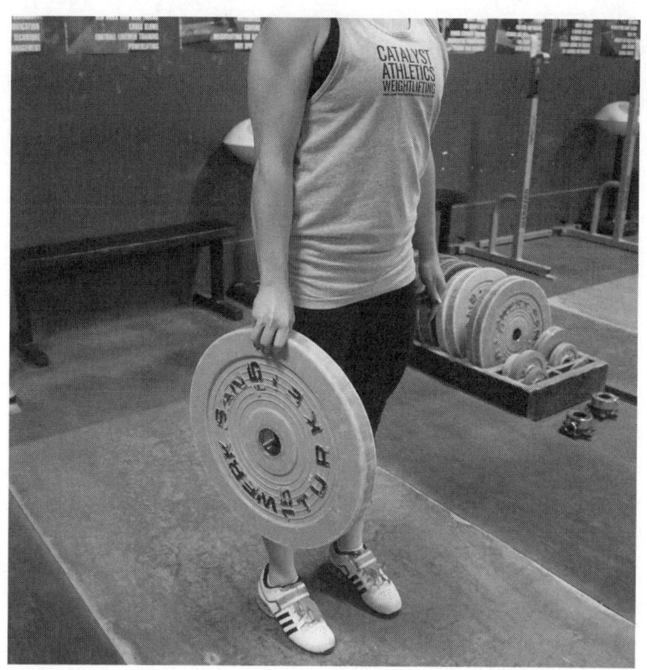

그림 36.2 핀치 그립으로 플레이트를 들고 일정 시간 버틸 수도 있고, 파머스 워크로 들고 이동할 수도 있으며, 위로 살짝 던졌다가 다시 잡을 수도 있다.

의 플레이트라면 쉽게 미끄러지기 때문에 더 어렵다. 플레이트를 핀치 그립으로 들고 움직이다 보면 추가적인 힘이 발생하는데, 이 힘을 손으로 더 버텨내야 한다. 마지막으로, 핀치 그립으로 플레이트를 잡고 있다가 살짝 위로 던졌다가 다시 핀치 그립으로 잡는 것이다. 그렇게 되면 아래로 향하는 힘을 추가적으로 손으로 버티면서 훈련이 되는 것이다.

스내치 그립으로 매달려 있기

그립 스트렝스를 향상시키기 위해서 풀업바에 매달리는 것은 상당히 괜찮은 운동이다. 그러나 몇 가지 기본적인 이유로 리프팅에 충분히 적합하지 않다고 볼 수 있다. 첫 번째는, 대부분의 사람들이 풀업바에 매달려 있는 시간을 고려한다면, 이 운동은 그립 스트렝스 훈련이기보다는 체력 훈련에 더 가깝다. 더욱 중요한 부분은, 그립 스트렝스를 키워야 하는 이유가 스내치를 할 때의 넓은 그립 때문에 손이 버텨야 하는 힘이 더 증가하면서 그립이 약해지기 때문인데, 이것은 풀업바에 매달려 있는 상황과는 많이 다르다. 하지만 스내치 그립 넓이와 동일한 넓이로 풀업바에 매달려 있게 되면 이 운동에서 더 많은 효과를 볼 수 있을 것이다.

만약 풀업바와 바벨의 지름이 상당히 차이 나거나, 스내치 그립을 매달리기 힘들 정도로 풀업바가 좁다면, 바벨 끝부분이 스쿼트 랙에 오도록 해서 고정시킨 다음에 스내치 그립으로 매달려 있을 수도 있다. 이때 바닥에 발이 닿지 않도록 무릎을 접어서 발을 들어올리도록 한다(그림 36.3). 이렇게 바벨에 매달려 있을 때의 또 다른 좋은 점은 무거운 무게로 리프팅을 하고 난 후에 척추에 가해진 압력을 풀어줄 수 있다는 것이다.

스내치 그립으로 바벨을 잡고 있거나 슈러그 동작

스내치 그립으로 매달리는 동작 대신에, 스트랩이나 훅 그립을 사용하지 않고 무게가 있는 바벨을 스내치 그립으로 잡고 서 있는 것이다. 힘을 증가시키기 위해서 다리를 약간 이용해서 슈러그 동작을 할 수도 있다(그림 36.4). 매번 동작을 진행할 때마다 바벨을 드는 수고를 덜기 위해서 높은 블록에 바벨을 놓고 시작하는 것이 좋다.

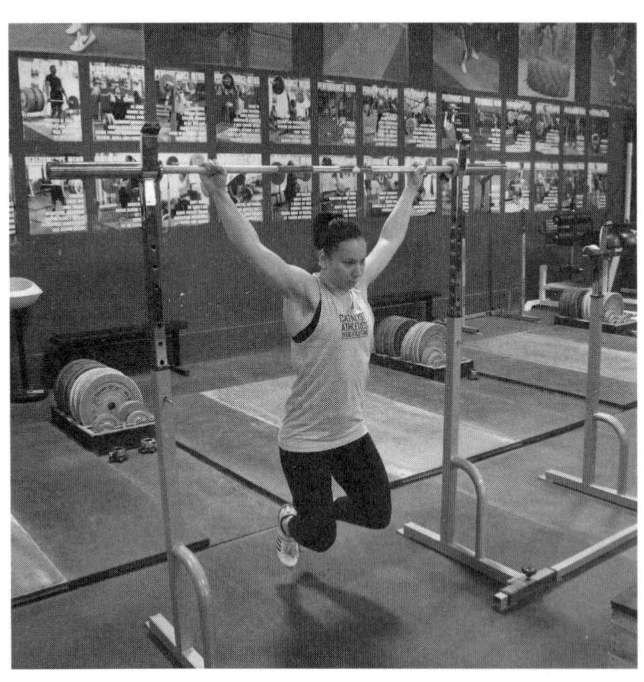

그림 36.3 바벨에서 스내치 그립으로 매달려 있는 동작은 그립 스트렝스 발달에 좋은 훈련 방법이다.

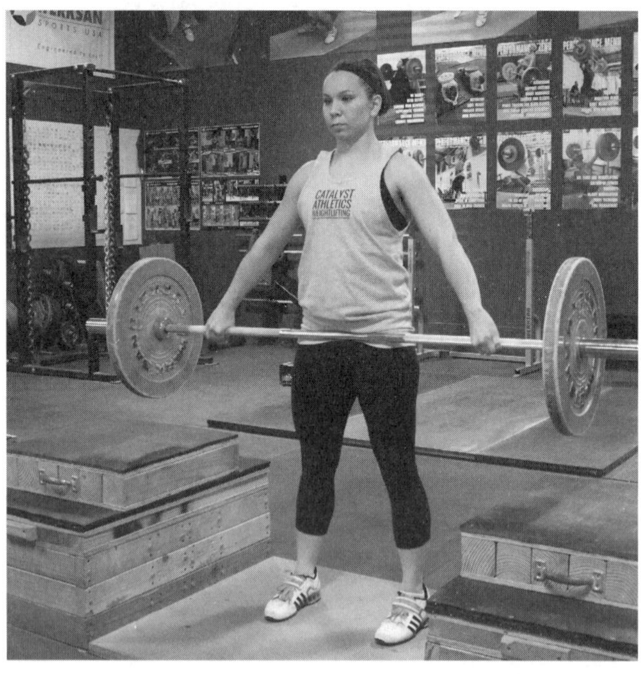

그림 36.4 무게가 있는 바벨을 스트랩이나 훅 그립을 사용하지 않고 서 있거나, 더 많은 힘을 만들기 위해서 스내치 그립으로 슈러그 동작을 할 수도 있다.

불가리안 훈련 방식

불가리안 훈련 방식은 전 불가리안 역도 팀 코치 이반 아바디예프가 만들어서 성공한 독특한 웨이트리프팅 훈련 방법이다. 이 방법은 적절한 시기에, 적절한 선수에게 적절하게 실행된다면 매우 효과적인 훈련 방법이다. 간단히 정리해보자면, 높은 강도와 빈도로 낮은 볼륨으로 실제 시합에서 드는 무게와 최대한 가깝게 스내치, 클린 앤 저크 그리고 프론트 스쿼트, 백 스쿼트 훈련을 하는 것이다. 하루에 여러 번 훈련 세션을 나눠서 진행하며, 각 훈련 세션은 단지 한 두 가지 운동 동작만으로 구성하는 경우도 있다. 이 훈련법은 평균적으로 매우 높은 강도로 하루에 여러 번 운동할 수 있도록 한다. 이 훈련법의 철학은 실제 시합에서 진행하는 리프팅(스내치, 클린 앤 저크) 동작 자체에 집중하면서 시합 수준으로 훈련하는 것이다.

이 훈련을 더 간단하고 단순하게 살펴보면, 이반 아바디예프는 리프팅을 할 때마다 유전자가 그 리프팅의 퍼포먼스에 맞는 근육의 단백질을 생산하라고 지시를 내린다고 설명한다. 예를 들어, 60%로 스내치를 할 때와 95%로 스내치를 할 때의 유전자가 보내는 신호가 다르다는 것이다. 자신이 원하는 퍼포먼스의 성격과 수준에 최고로 적합한 상태로 몸을 준비시키는 것이 실제로 훈련을 통해서 가능하다는 것이다. 그는 95% 이상으로 리프팅을 하는 것, 그리고 특히 97%로 훈련하는 것이 몸이 최적의 퍼포먼스에 적응하는데 반드시 필요하다고 말한다(이 %는 그냥 가장 높은 기록을 기준으로 계산한 것이 아니라, 언제라도 어떤 상황에서도 들 수 있는 최고 무게를 기준으로 계산한 것). 게다가 훈련을 통한 적응을 하는데 있어서 내가 목표로 하는 동작으로 구체화시켜서 적응 훈련을 하는 것이 중요하다. 그래서 모든 훈련은 동작, 반복 횟수, 세트 사이 휴식 시간에서부터 심리적인 흥분 상태까지 모든 부분에 있어서 시합과 최대한 비슷한 환경에서 진행하는 것이다. 본질적으로, 이 훈련법은 운동 적응 특수성의 원리(SAID Specific Adaptation to Imposed Demands)를 상당히 깊이 적용한 훈련법이라고 할 수 있다.

정리해보면, 이반 아바디예프 훈련법은 단지 스내치, 클린, 저크 그리고 프론트/백 스쿼트 동작만을 매일 최대 무게로 한 번씩만 진행한다. 스쿼트는 가끔씩 두 번씩 진행하기도 한다. 그는 매일 최대 무게 혹은 최대 무게에 가깝게 혹은 이보다 무겁게 리프팅을 하는 과정에서 무게가 감소할 수도 있다고 한다. 하지만 무게가 감소하더라도 이렇게 감소한 무게도 여전히 최대 무게에 근접한 수준이다(예를 들면 나임 슐레이마놀루 선수가 190kg 기록을 가지고 있었지만, 180kg 이하의 무게로 훈련을 한 경우는 없었다). 이렇게 실제 무게에서 약간 변동이 있기는 하지만, 모든 훈련은 최대 무게로 진행하도록 한다.

웨이트리프팅의 특징은 뚜렷하기 때문에, 실제 시합에서의 리프팅 동작을 매번 반복적으로 연습하는 것 자체가 많은 측면에서 가장 효과적인 훈련 방법이 되기도 한다. 스내치와 클린 앤 저크는 웨이트리프팅 스포츠가 기반으로 하는 육체적인 특성을 발달시켜준다. 어떠한 다른 운동도 스내치와 클린 앤 저크 동작만큼이나 육체적 적응을 통해서 웨이트리프팅에서의 높은 성과를 가져다주기는 힘들다. 의심할 여지없이, 실제 시합에서의 리프팅 동작을 매우 높은 강도로 하지 않고서는 육체적으로 심리적으로 성장하면서 개선될 수 없는 부분들도 있다. 실제로 시합 환경을 고려해서 전체 훈련 볼륨을 결정하게 되면 모든 동작을 매번 최고 스피드와 가속으로 진행하기 때문에, 스피드 스트렝스와 폭발적인 스트렝도 매우 발달시킬 수 있게 된다.

위에서 이미 언급한 불가리안 훈련법의 장점 이외에도, 프로그램 설계를 아주 단순화시킬 수 있다는 추가적인 장점이 있기도 하다. 이 책의 관련 섹션에서 확인할 수 있듯이, 전통적인 프로그램의 설계 방법은 광범위한 양의 내용들을 고려해야 하는데 이런 광범위한 내용들이 서로 오히려 진행하는 데 있어서 방해가 될 수도 있다. 불가리안 훈련 방식은 이런 부분을 상당히 줄여준다.

불가리안 훈련 방식이 웨이트리프팅 선수들에게 이상적인 훈련 방법이라고 하더라도, 이 방법은 구체적으로 수준이 비교적 높은 선수들을 위한 훈련법이라는 것을 분명히 알아야 한다(이 부분에 대해서 이반 아바디예프 역시 동의하고 있다). 여기서 수준 높은 선수들이란 기술적으로도 능숙하며, 스트렝스 기초도 튼튼하면서 몸이 균형 있게 발달된 선수들을 말하는 것이다.

이 훈련의 효과는 그 선수의 기술과 능력으로 쉽지는 않겠지만 그 정도 무게를 감당하면서 스내치와 클린 앤 저크를 할 수 있는지에 달려 있다. 만약 기술적으로 부족해서, 이런 강도로 리프팅을 하지 못한다면, 이 훈련 방법은 효과적이라고 볼 수 없다.

비슷하게, 만약 상당한 수준의 기본적인 스트렝스를 갖추고 있지 않다면, 스내치와 클린 앤 저크의 강도가 상당히 제한되면서 충분히 원하는 목표를 달성하지 못할 것이다. 사실, 불가리안 훈련법은 스트렝스 수준이 상당히 뛰어난 사람(많은 무게로 스쿼트를 할 수 있는 선수)에게만 유효한 방법일 수도 있다. 이런 사람이라면 자신의 절대 스트렝스 수준과 스내치와 클린 앤 저크 무게와 비교했을 때는 그렇게 많은 무게를 들지 못할 것이다. 결과적으로, 훈련 자체가 크게 부담이 되지는 않을 것이다. 예를 들어, 자신의 최고 백 스쿼트 무게의 80%로 클린 앤 저크를 하는 것과 자신의 최고 백 스쿼트 무게의 70%로 클린 앤 저크를 하는 것은 상당히 다를 것이다.

마지막으로, 더 높은 수준의 선수들이 가끔씩 스트렝스 리프팅과 전통적인 리프팅의 볼륨에 집중하는 훈련으로 진행하기에도 상당히 유익하다. 어떤 선수에게는, 이런 정신적으로 침체된 상황에서 벗어나고 동기부여하는 데 훈련 방식이 반드시 필요할 수도 있다. 더 중요한 부분은, 완벽하게 균형 잡힌 성장을 하기는 쉽지 않다. 그래서 항상 교정하지 않으면 리프팅 퍼포먼스를 제한하게 되는 자신의 상대적 약점을 개선해야 한다. 그렇게 심각하지 않은 약점이라면 불가리안 훈련 프로그램 내에서 해결이 가능하며, 더 심각한 약점이라면 프로그램 자체에 더 많은 변화가 필요할 수도 있다. 주기적인 고반복, 저강도 훈련은 힘줄의 스트렝스를 향상시키는 데 도움이 될 것이며, 불가리안 훈련 프로그램을 진행하는 동안에 건염이나 부상을 예방할 수 있다.

불가리안 훈련 방식 모형

이반 아바디예프의 순수한 불가리안 훈련 방식을 따르지 않고서도 진행할 수 있는 몇 가지 다른 불가리안 훈련 방식이 있다. 사용 가능한 몇 가지 방식을 다음에서 설명하고 있다. 어떤 훈련 방식도 모든 선수들에게 항상 완벽히 적용될 수는 없다. 아래에 설명하는 훈련 방식은 효과가 있을 것 같은 것들이 아니라 실제로 효과가 있었던 것들이다. 반복 횟수를 조정하는 것이 변수가 적은 이 훈련법에서 다양성을 추구할 수 있는 가장 간단한 방법이다. 이제부터 설명할 사례들은 하루에 진행하는 훈련 세션 기준이다. 왜냐하면 이것이 가장 흔할 것이기 때문이다. 어떤 경우든, 만약 선수가 가능하고, 원한다면, 전체 운동량은 바꾸지 않고서, 여러 세션으로 나눠서 진행할 수도 있다. 만약 선수가 하루에 두 번 운동을 할 수 있고 일주일 기준으로 운동 세션을 늘리면서 전체 운동량을 늘리고 싶다면, 갑자기 올리기보다는 점진적으로 올리는 것이 좋다.

일반적인 방법

하루에 최대 무게로 리프팅 훈련을 하는 경우라면, 준비 운동을 할 때 한두 번을 세트로 진행하면서, 다음 세트로 넘어갈 때 상대적으로 많은 무게를 올리면서 볼륨을 최소화하는 것이 목표가 된다.

최대 무게로 스내치와 클린 앤 저크를 할 때, 주어진 무게에서 시도하는 횟수는 몇 가지를 고려해서 결정되는 것이 좋다. 첫 번째는 그 선수의 훈련 경험이나 능력이다. 더 뛰어난 선수일수록, 이런 형태의 훈련을 더 잘 소화할 수 있으며, 더 많이 시도해볼 수 있다. 그러나 상대적으로 경험이 부족한 선수라도 리프팅을 많이 시도해볼 수는 있다. 왜냐하면 그들의 리프팅은 스트렝스보다는 기술 부족으로 인해서 주로 더 제한되기 때문이다. 결과적으로 이렇게 많이 시도하는 것 자체가 크게 부담이 되지는 않는다. 하지만 이런 선수들이 시도를 하면서 여러 번 실패를 하게 되면, 기술적인 부분의 기반이 약한 상태이기 때문에, 기술과 자신감에 좋지 못한 영향을 끼칠 것이다.

어떤 경우든 주어진 하루 훈련에서 계속적으로 리프팅을 시도하기 위해서는 자신이 리프팅을 잘할 수 있다는 자신감이 필요하다. 이것은 리프팅이 실제로 선수의 스트렝스와 파워 능력치 내에서만 가능하다는 것과 앞에 실패한 리프팅은 교정이 가능한 기술적 부정확성과 실수 때문이라는 것을 의미한다. 만약 선수가 최대 무게로 리프팅을 하고 있는데, 반드시 필요한 수준의 스트렝스와 파워가 부족한 것이 분명하다면, 리프팅을 계속 이어가서 좋을 것이 없으며, 부상의 위험도 있다.

일반적으로, 3~4번 정도가 주어진 무게에서 최대로 시도할 수 있는 숫자이다. 어떤 경우는, 한 번만 시도해봐도 그날 훈련을 정상적으로 이어갈 수 있는지 분명히 알 수도 있으며, 또 다른 경우는, 시도하면 할수록 컨디션이 더 좋아지는 경우도 있다. 이런 경우는 추가적으로 몇 번 더 동작을 진행할 수도 있다. 일반적으로 이 훈련 프로그램에서는 디로딩Deloading 기간이 따로 있지는 않다. 물론 주기화 안에서 필요에 따라서 변화를 주는 경우는 있다. 예를 들어 대회가 다가오면서 강도보다는 볼륨을 줄일 수도 있다.

그날 가능한 최소 무게

리프팅의 최대 무게가 웨이트리프팅 선수를 평가하는 가장 분명하고 중요한 지표이기는 하지만, 불가리안 방식의 프로그램에서 가장 중요한 지표는 그날 가능한 최소 무게이다. 이것은 어떤 날이라도 항상 들 수 있는 스내치, 클린 앤 저크 혹은 스쿼트 최소 무게이다. 최대 무게를 증가시키는 훈련의 숨겨진 두 번째 목표가 바로 이 최소 무게를 증가시키기 위한 것이다. 그날 가능한 최소 무게는 그 선수의 리프팅 능력이 향상되면서, 기복 없이 일관성 있는 리프팅이 가능하다는 것을 보여주는 것이다. 그리고 이 훈련에 얼마나 잘 적응하고 있는지를 보여주는 지표이기도 하다.

보조 운동

일주일 동안 계속 특히 몸통의 스트렝스와 안정성을 향상시키기 위해서 보조 운동을 진행할 수도 있다. 몸통 운동의 볼륨과 강도는 앞의 보조 운동 챕터에서 설명한 것처럼 그날의 다른 운동과 일치하도록 해서 결정할 수 있다.

등 운동은 백 익스텐션과 등척성으로 움직이지 않고 버티는 동작과 같이 낮은 수준의 운동으로만 진행하는 것이 좋다. 일반적으로 보조 운동은 제한된 볼륨으로 진행하는 이런 형태의 훈련에 영향을 주지 않을 정도로 최소한으로 유지될 필요가 있다.

불가리안 메조사이클

또 다른 불가리안 운동 방식은 오로지 대회 메조사이클에서만 사용하고, 메조사이클 준비 기간에는 더 전통적인 훈련 방식을 사용하는 것이다. 누군가에게는 효과가 있을 수도 있지만, 그렇지 않은 사람들도 있을 것이다. 왜냐하면, 이 훈련에 완전히 적응하기에는 시간이 너무 부족해서 훈련 효과가 다소 감소하는 것이다.

대회

불가리안 훈련 방식과 관련해서 명심해야 할 부분은 대회에서의 리프팅 무게가 훈련에서의 리프팅 무게보다 낮은 경우가 가끔씩 있다는 것이다. 전통적인 훈련 방식에서는 훈련 때보다는 대회에서 더 무거운 무게를 드는 경우가 일반적이다. 기존의 볼륨을 줄여가는 훈련 방식으로는 불가리안 훈련법과 동일한 결과를 기대하기 힘들다.

미국화된 불가리안 훈련 방식

미국에서 몇 년 동안 있으면서, 미국 선수들을 훈련시킬 때, 이반 아바디예프는 그가 당시에 훈련시키고 있던 선수들에게 더 적합한 방법으로 그의 프로그램을 약간 변경했다. 아래에 있는 프로그램이 당시에 하루에 최대 강도로 선수들이 진행한 훈련 세션 내용이다. 당시에 그는 선수들에게 무게까지 정해서 제공했다. 그는 선수들에게 필요하다면, 랙에서 하는 저크 동작과 스내치와 클린 풀 동작을 가끔씩 프로그램에 추가하기도 했다.

- 프론트 스쿼트: HS, 90%(HS의)×2×2
- 스내치: HS
- 클린 앤 저크: HS
- 프론트 스쿼트: HS, 90%(HS의)×2×2

* HSHeavy Single는 한 번 들 수 있는 최대 무게를 말하는 것이다.

웨이브와 백-오프 세트

리프팅 볼륨을 높이는 다른 방법은 최대 무게로 리프팅을 한 번 한 후, 최대 무게의 80~95%의 가벼운 무게로 한 번 혹은 두 번씩 진행한다. 이런 백-오프 세트는 동일한 무게로 진행할 수도 있고, 세트를 진행하면서 무게를 올릴 수도 있다.

최대 무게로 1회 진행한 후 무게에 변화를 줄 수도 있으며(웨이브 세트), 여기에는 다양한 방식이 존재한다. 그중 한 가지는 최대 무게로 1번 진행한 후에 특정 %까지 무게를 줄이는 것이다(보통 90% 정도). 그리고 무게를 늘리는 세트를 1~2시리즈 더 진행하는 것이다. 예를 들어, 90%-93%-96%로 진행하는 것이다. 다른 방법은 똑같은 방식으로 진행하지만, 원래 최대 무게로 돌아가는 것이다. 마지막으로, 더 무게를 낮췄다가 원래 최대 무게보다 더 무거운 무게까지 올려갈 수도 있다.

정해진 강도

정확하게 강도를 정해야 하는 경우도 있다. 이렇게 정확하게 강도를 정하는 가장 일반적인 2가지 이유는 대회에 영향을 주지 않도록 스쿼트를 조절하기 위한 것과 특정 시기에 회복의 수준을 상당히 높이기 위한 것이다.

선수의 한계점을 넘어서서 운동을 하는 것을 방지하기 위해서 스쿼트 강도를 정확하게 정할 수도 있으며, 혹은 준비 상태를 높은 수준으로 유지하기 위해서 매일 강도를 동일하게 하는 방법도 있다.

격일로 80~85% 정도의 최대 무게보다 낮은 수준으로 조정해서 최대 무게로 훈련하는 날 사이에 진행하게 되면 회복에 더 집중할 수도 있다. 이 방법은 리프터가 불가리안 방식의 훈련 프로그램에 점진적으로 적응하기 위해서 사용할 수도 있으며, 일정 기간 동안 회복에 집중하기 위해서 사용할 수도 있다. 그러나 장기적으로 봤을 때, 불가리안 훈련 방식의 경우는 충분히 적응을 한 후에는 최대 무게를 진행하는 것이 더욱 효과적이다.

변경

선수에게 최적화하기 위해서나 특정 리프팅 동작(주로 스쿼트)에 집중하기 위해서, 기본적인 프로그램을 변경할 수도 있다.

한 가지 예가 스티브 고프 코치가 종종 사용한 훈련 방식이다. 최대 무게로 진행하는 세트와 백-오프 세트를 병행하는 것이다.

월요일/수요일/금요일

오전 세션
- 프론트 스쿼트
- 스내치

오후 세션
- 클린 앤 저크
- 백 스쿼트

화요일/목요일/토요일
- 파워 스내치
- 파워 클린 앤 저크
- 프론트 스쿼트

스쿼트 스트렝스 훈련에 집중하기 위해서 변경하는 경우도 기본적인 방식은 동일하다. 하지만 대회 리프팅 동작인 스내치와 클린 앤 저크는 백-오프 세트를 하지 않고, 스쿼트의 경우는 4~5회 정도까지 백-오프 세트를 진행한다. 백-오프 세트를 진행할 때의 반복 횟수는 매일 달라질 수 있으며, 퍼즈 스쿼트와 같은 다른 스쿼트 동작으로 변형할 수도 있다. 세트를 진행하면서 무게를 올려가다가 마지막 세트에서는 최대 무게 혹은 거의 최대 무게로 진행할 수도 있다.

구체적 선수 분류

유소년

웨이트리프팅을 어린 나이에 시작하는 것은 아주 이상적이며, 장기적인 관점에서 봤을 때 엘리트 선수를 양성하는 데 있어서도 반드시 필요하다. 이렇게 일찍 어린 시절부터 웨이트리프팅을 시작하는 선수들이 많아질수록 많은 국내 스포츠 프로그램들이 아주 크게 성공할 가능성도 높아지게 될 것이다. 그러나 미국에서는 이렇게 어린 나이부터 적절한 웨이트리프팅 훈련 프로그램을 진행하는 경우가 그렇게 흔하지는 않다. 웨이트리프팅 스포츠에서는 특히 그렇다. 스포츠 자체가 잘 알려져 있지 않은 이유도 일부 있으며, 어린 나이에 무거운 무게로 훈련을 하는 것이 위험하다는 대중적인 시선 때문이기도 하다.

젊고, 새로운 선수들은 어떤 웨이트리프팅 프로그램으로 훈련해도 빠르게 성장할 것이다. 그러나 장기적으로 꾸준히 안정적으로 성장할 수 있는 기초를 탄탄히 다지는 것이 목표가 되어야지, 스내치와 클린 앤 저크 무게를 단기적으로 향상시키는 것을 목표로 해서는 안 된다.

건강과 안전

이 스포츠의 안전과 관련해서 가장 많이 염려하는 부분이 바로 관절이 손상과 뼈의 성장 제한에 대한 부분이다. 성장판과 상대적으로 아직 발달이 덜 된 연골에 대한 손상은 문제가 될 수 있지만, 이러한 손상은 잘못된 운동 프로그램과 적절하지 못한 훈련 때문에 발생하는 것이다. 단순히 중량을 이용한 훈련 때문에 발생하는 것은 아니다. 사실, 적절한 훈련은 뼈 밀도를 증가시켜주며, 실제로 매우 어린 나이에 웨이트리프팅을 시작해서 성인이 되었을 때도 관절 발달에 문제가 생기기보다는 오히려 자신의 부모님보다도 키가 더 크는 사례를 많이 확인할 수 있다. 부모님보다 상당히 더 키가 크는 경우도 있다.

웨이트리프팅이 성장을 방해한다는 잘못된 소문은 웨이트리프팅을 제대로 이해하지 못해 그런 것이다. 체조도 비슷한 경우다. 낮은 체급의 엘리트 웨이트리프팅 선수와 체조 선수의 키가 작은 경우가 많이 때문에, 많은 사람들이 훈련이 이 선수들의 성장을 제한했다고 생각하는 것이다. 이것은 전형적으로 논리적 결함이 있는 '인과관계 설정의 오류'로 볼 수 있다(한 가지 사건이 다른 사건 이후에 일어났다고 해서 무조건 이 사건 사이에 인과관계가 존재한다고 생각하는 오류). 즉, 이 스포츠와 관련된 훈련을 하고 난 후에, 선수들의 성장이 멈췄다고 해서, 이 훈련이 선수들의 성장을 결정했다고 단순하게 생각하는 것이다. 그러나 이런 사건들이 시간 순서대로 일어났다는 사실 자체가 이 사건들의 사이의 인과관계를 증명해주는 것은 아니다. 웨이트리프팅은 12~14세 나이대 아이들의 육체적인 성장과 발달을 바꾸지는 않는다는 사실이 밝혀졌다(Medvedyev, 1986, 1989).

웨이트리프팅과 체조와 같은 스포츠에서의 능력은 레버리지 영향을 상당히 많이 받는다. 상대적으로 키가 작은 선수들이 역학적으로 더 유리하기 때문에, 이런 스포츠에서 더 뛰어난 모습을 보여준다. 다시 말해서, 이 스포츠에서 요구되는 신체 조건 때문에 자연스럽게 이런 신체 조건을 갖춘 사람들이 더욱 두드러지는 것이다. 상대적으로 키가 큰 선수들은 역학적으로 불리하기 때문에 엘리트 수준에 도달하기 힘든 경우가 많다. 그렇다보니 결과적으로 상대적으로 키가 작은 선수들만이 엘리트 선수로 성장하는 것이다. (재밌는 것은 동일한 논리로, 농구를 하게 되면 키가 평균 키보다는 훨씬 더 클 수 있다고 주장하는 사람은 없다는 것이다.)

체조에서는 모든 종목이 몸만을 이용한 동작으로 구성되어 있고, 체급이 없기 때문에, 키만이 유일한 중요한 요인이지만, 웨이트리프팅에서는 체중으로 체급을 나눠서 선수들을 분리시키기 때문에 키가 상당히 다양할 수 있다. 절대적인 기준으로 봤을 때는, 키가 더 작은 선수가 더 적은 무게를 들지만, 앞에서 언급한 것처럼, 레버리지 측면에서 유리하기 때문에 자신의 체중 대비 어느 정도 무게를 들 수 있는지를 보면, 키가 작은 선수가 키가 큰 선수들보다 훨씬 더 무거운 무게를 들 수 있다. 더 무거운 체급의 엘리트 선수들도 확실히 남자, 여자 평균 키보다 크다.

이것이 웨이트리프팅이 성장을 방해하지 않는다는 것을 증명해주지는 않지만, 최소한 잠재적으로 부정적인 영향을 주는 것은 아니며, 확실히 관련된 걱정이 너무 과장되었다는 것을 증명해주고 있다.

훈련 단계

엘리트 수준에 도달하기 위해서는 10~14세에 시작하는 것이 최고이다. 그러나 그렇다고 이 나이에 더 많은 훈련 경험이 있는 사람들이 하고 있는 훈련 프로그램과 동일한 훈련 프로그램을 사용해야 한다는 것은 아니라는 것을 분명히 이해해야 한다. 사실, 생물학적으로 성장하는 단계에 맞춰서 필요한 부분을 배우고 개선해나가면서 잠재력을 발달시키고, 안정성을 극대화할 수 있는 훈련 프로그램을 따르는 것이 좋다. 다음 내용들은 나이대에 따라서 훈련의 초점을 어느 부분에 둬야 하는지를 알려준다.

모든 단계에서는, GPP, 가동성 훈련, 몸통과 그립 스트렝스는 항상 강조되어야 하는 부분이다. GPP는 힘줄을 강화시키기 위해서, 점핑, 러닝 그리고 저강도의 고볼륨 운동을 활용할 수 있다(Dvorkin, 1982, 1992). 근육 조직은 15~16세 정도에 완전히 발달되지만, 힘줄도 함께 동일하게 발달하는 것은 아니다(Medvedyev, 1986, 1989).

훈련 초기에 가장 우선되는 목표는 스트렝스가 아니라 스내치와 클린 앤 저크 동작의 기술을 배우고 습득하는 것이다(Medvedyev, 1986, 1989). 이렇게 하면 어린 나이에 필요한 기술을 최고로 잘 배우고 다듬을 수 있을 뿐만 아니라, 과도하게 무게를 올리면서 발생할 수 있는 잠재적인 문제들을 피할 수 있다. 게다가 성적으로 완전히 성장하기 전에 스트렝스 훈련을 하게 되면 상당히 효과적이지 않을 것이다.

어떤 훈련 프로그램이라도 어린 선수들의 능력을 상당히 성장시킬 수 있을 것이다. 그러나 훈련 초반의 목표는 스내치와 클린 앤 저크로 들 수 있는 무게를 향상시키는 것이 아니라, 육체적으로 정신적으로 기초를 탄탄히 다지는 것이다. 그러면서 장기적으로 엄청난 성장을 할 수 있는 것이다.

10~14세. 스피드, 지구력, 유연성 그리고 의식하지 않고 자동적으로 몸을 움직이는 능력을 발달시키기에 최적의 나이다. 스트레칭, 점핑, 스프린팅과 스피드를 주로 활용한 게임을 이 나이대에 하는 것이 중요하다(Dvorkin, 1982, 1992. Medvedyev, 1986, 1989).

12~15세. 성적으로 성장되었을 때, 상당한 수준의 스트렝스를 가질 수 있는 능력도 향상되는 것이다. 생물학적인 나이가 증가하면서, 조금씩 더 많은 스트렝스 훈련을 진행하면 된다. 그러나 대부분의 강도는 70~75% 정도가 좋으며, 최대 무게를 드는 훈련은 최소화하는 것이 좋다(Dvorkin, 1982, 1992. Medvedyev, 1986, 1989).

13~16세. 스피드-스트렝스를 발달시키기에는 이 나이가 최적이다(Medvedyev, 1986, 1995). 그래서 바벨 리프팅 동작과 점핑 훈련이 중요하다. 스내치, 클린 앤 저크 그리고 스트렝스 리프팅의 평균 강도는 이 시기에 조금씩 증가시키게 된다. 그리고 최대 단축성 스피드와 가속으로 훈련하는 습관을 키울 필요가 있다.

대회 리프팅 동작 배우기

어린 선수들도 이 책의 내용으로 리프팅을 배울 수 있다. 그러나 한 가지 명심해야 할 점은 어린 선수들은 구두 신호보다는 시각적인 신호에 더 빠르게 반응한다는 것이다(Medvedyev, 1986, 1995). 그래서 말로 설명하기보다는 직접 동작을 보여주는 것이 더 중요하다.

매우 어린 선수들(13세 이하)은 스내치, 클린 앤 저크 그

표 38.1 완전한 리프팅 동작을 할 수 있을 때 첫 달에 진행하는 훈련의 무게를 알려주는 표

리프팅 동작	강도	반복 횟수	세트 수
스내치	체중의 40~50%	4~5	4~6
클린 앤 저크	스내치보다 10~15kg 더 무겁게	4~5	4~6
스내치 풀	스내치 무게와 동일하게 혹은 10~15kg 더 무겁게	4~8	4~6
클린 풀	클린 무게와 동일하게 혹은 10~15kg 더 무겁게	4~8	4~6
프론트 스쿼트	클린 앤 저크 무게와 동일하게 혹은 10~20kg 더 무겁게	4~8	4~6
백 스쿼트	클린 앤 저크 무게와 동일하게 혹은 10~20kg 더 무겁게	4~8	4~6

(Medvedvey, 1986, 1995)

리고 관련 다른 동작들을 테크닉 바벨(5~10kg)을 이용해서 배울 수 있다. 필요하다면 훨씬 더 가벼운 도구를 이용해서 배울 수도 있다. 이 선수들에게는 동일한 동작을 매우 많이 반복하는 것이 중요하다.

메드베데프(1986, 1995)는 선수가 일단 리프팅 동작을 완전히 할 수 있게 되면, 훈련 첫 달에는 표 38.1 내용을 따라서 훈련을 진행할 것을 추천하고 있다. 표에 나와 있는 무게는 무게를 더 이상 올리지 않고 모든 훈련 세션에서 사용될 수 있다.

빈도

어느 나이대의 아이라도 어떤 방식으로라도 매일 육체적인 활동을 하지 않을 이유가 없다. 사실 오히려 권장되어야 하는 부분이다. 그렇다고 아주 높은 수준의 활동을 해야 하는 것은 아니다. 적당한 시간 동안 적당하게 놀거나 움직이면 되는 것이다.

어린 선수들이 웨이트리프팅 동작에 집중해서 훈련을 시작하면서는, 바벨 훈련을 일주일에 1~2일에서 3~4일로 늘릴 수 있으며, 바벨 훈련 날 사이에 휴식하거나, GPP 활동을 하면 된다. 훈련 빈도와 구성은 그 선수의 훈련 경험과 생물학적인 나이를 고려해서 결정된다. 10대 후반이 되면, 주 3~5회 정도의 웨이트리프팅에 집중하는 훈련을 소화하기 힘든 선수들은 거의 없을 것이다. 웨이트리프팅 훈련에 집중한다고 해서 기존의 GPP 훈련을 멈추는 것은 절대로 아니다.

대회

매우 어린 나이에 웨이트리프팅 대회에 참가할 수는 있지만, 훈련 초기에는 최대한 자제하는 것이 좋다. 그리고 훈련 초기에 대회에 참가하는 목표는 일반적인 대회 참가 목표와는 상당히 다르다.

만약 새로운 어린 선수가 대회에 참가한다면, 목표가 다소 변경되어야 한다. 어떤 식으로든 압박감이 없이, 그 경험을 즐기고, 그 경험으로부터 무엇인가를 배운다는 것을 목표로 해야 한다. 코치나 부모님이 실망할 수도 있다는 부분에 대해서 걱정해서는 안 된다. 어린 나이에 대회에 참가할 때는 두 가지 목표를 가지는 것이 좋다. 첫 번째는, 가능한 한 최고의 리프팅 기술을 보여주는 것이며, 두 번째는 6번 시도해서 6번 모두 성공하는 것을 목표로 하는 것이다. 이렇게 하면 과도하게 무거운 무게로 리프팅을 시도하는 것을 막을 수 있으며, 훈련 때와 똑같은 목표에 집중하게끔 할 수 있다.

여성

여성과 웨이트리프팅이라는 주제에 대해서는 상당히 다양한 의견이 존재한다. 이 책에서는 남성과 여성을 구분하지는 않는다. 남성과 여성의 훈련이 다를 필요는 없다. 둘 다 본질적으로 해부학적인 부분과 생리학적인 부분을 적절히 고려해서 훈련하기 때문이다. 생리학적인 측면에서는, 코칭을 할 때 효과적으로 해결해야만 하는 그런 차이점들이 존재하지만, 이 부분은 단순히 성별의 문제로 바라보기보다는 개인의 특수성으로 봐야 한다. 이런 개인의 특수성을 고려해서 그 사람에게 최적의 코칭과 프로그램을 제공하면 된다.

남녀 간에 가장 두드러지는 차이점은 동화호르몬의 수치이다. 평균적으로 남성은 훨씬 더 많은 수준의 테스토스테론이 분비되기 때문에, 엄청난 근비대와 스트렝스 성장이 가능하다. 당연히 예외도 있을 수 있으며, 여성들 중에서도 호르몬 분비가 남달라서 몇몇 남성들의 수준을 넘어서는 정도의 스트렝스 성장이 가능한 경우도 있다.

남성보다 여성의 테스토스테론이 분비 수준이 낮아서 스트렝스, 스피드 그리고 폭발력 훈련에 있어서 신경학적으로 불리하기도 하다. 그래서 단순히 근력 차이가 퍼포먼스의 차이를 설명해주지 못하는 것이다. 그렇기 때문에 여성들이 일반적으로 신경 효율성이 더 낮아서 상대적 강도에서 리프팅 동작을 더 많이 반복할 수 있는 것이기도 하다.

여성들의 테스토스테론 수치는 생리 시작 후 2~3일 동안 최대가 된다. 피임을 하고 있는 여성이라면, 약을 복용하는 일정을 조절해서 이 테스토스테론 수치가 정점인 시기와 대회 시간을 맞출 수도 있다. 그러나 일정에 시차를 어느 정도 두고, 생리 후에 대회를 참가해서 약 복용으로 인한 복통 혹은 부종 등의 문제의 가능성을 최소화하는 것을 권하는 바이다. 이런 요소들로 인해서 퍼포먼스가 제한된다면 테스토스테론 수치가 올라가서 이득을 보는 것보다 손해가 더 클 것이다. 이런 부분들을 조정해서 큰 효과가 발생할 수 있을지는 선수들마다 다르다. 그렇기 때문에 시합 전에 한 번 시험해보는 것이 좋다. 하지만 이 경우에 반드시 의사의 도움을 받으면서 진행해야 한다.

이런 부분에 있어서 약간의 차이가 있기는 하지만, 남성과 여성은 동일한 방식으로 훈련에 반응하고 적응하기 때문에, 결과적으로 프로그램 설계에 있어서 일반적인 차이점이 존재하지는 않는다. 항상 그렇듯이, 모든 선수들은 개인의 특수성을 고려해서 훈련을 받아야 하며, 훈련에 대한 개별적으로 어떻게 반응하는지에 대한 부분이 프로그램의 설계에 궁극적으로 반영되어야 한다.

코칭에 대해서 구체적으로 살펴보자면, 남성과 여성 사이에서 의사소통 하는 방식이 약간은 달라질 필요가 있다는 주장도 있다(여성 리프터들이 주로 얘기를 하는 부분이며, 본 저자는 그냥 단순히 추정을 해서 말하는 것은 아니다). 남성이 좀 더 이성적이고, 여성들이 좀 더 감성적인 경향이 있기 때문에, 기술적 반복 훈련을 하는 동일한 상황에서, 코치의 구두 신호에 대해서 여성들은 코치가 자신에게 실망했거나, 화가 났다고 느끼는 경우가 있다. 사실은 기술적으로 향상이 필요한 부분에 대해서 단지 강조를 하고 있는 것이다.

일반적으로 맞는 얘기라고 하더라도, 그렇다고 여성들이 뭔가 특별한 대우가 필요하다는 것으로 받아들이는 것은 그 여자 선수가 상당히 불편해하는 상황을 만들 수도 있다. 리프팅 향상을 돕기 위해서 반드시 필요한 코칭과는 차이가 있는 행동으로 여성 선수들을 대하게 되면 이것 또한 리프팅 퍼포먼스 측면에서도, 앞으로의 코칭 방향 측면에서도 치명적인 문제가 될 수 있다. 코치는 단지 남자 선수, 여자 선수 상관없이 개개인 선수를 주의 깊게 지켜보면서 코칭에 대해서 어떻게 반응하고 있는지에 따라서 필요한 부분을 조정하면 된다. 그러나 조정을 한다는 것이 심리적으로 잘 흔들리는 성향의 선수의 눈치를 살피면서 맞춰주는 것을 의미하는 것은 아니다. 이런 선수들은 어느 정도는 스스로의 노력으로 강해질 필요도 있다.

상대적으로 감성적인 여성 리프터들을 코치할 때는, 기술적인 부분에 대한 코칭과 함께 칭찬과 격려를 함께 하는 것이 도움이 될 수 있다. 즉, 남성들의 경우는 특별히 칭찬을 하지 않고, 기술 교정을 위해서 필요한 피드백만 계속적으로 주더라도 감성적인 반응이 크게 없다. 하지만 동일한 상황에서 여성 선수들에게는 이런 자세 교정에 대한 피드백을 지속적인 칭찬과 함께 했을 때 기술 교정에 더 유리한 경우가 비교적 많다. 코치가 얼마나 많은 피드백을 주면서 기술 교정을 하는 경우라도, 선수가 100% 잘못된 리프팅을 하는 경우는 없다. 그러니 교정을 위해서 어떤 부분에 대한 지적을 하기 전에 그 선수가 잘한 부분 혹은 좋은 점을 한 가지 정도 찾는 것은 절대 어렵지 않다. 실제 훈련 현장에서는 이렇게 그 선수에 대한 좋은 피드백을 먼저 주는 것이 여성뿐만 아니라 남성 선수들에게도 상당한 효과가 있다.

마스터

웨이트리프팅에서 마스터는 35세부터 시작되기 때문에, 다양한 연령대가 포함되어 있다. 그래서 마스터 리프터 훈련에 관해서는 애매한 부분이 많다. 마스터는 35세부터 시작해서 5세 단위로 나눌 수 있다(예: 35~39, 40~44, 45~49 등). 이 5년 단위 분류 내에서도 다양한 선수들이 존재하기 때문에, 단순히 나이로 분류하기보다는, 개개인의 능력과 퍼포먼스를 고려해서, 훈련의 볼륨, 빈도, 평균 강도와 운동 형태(예: 시합용 리프팅과 스트렝스 리프팅 훈련 상대적 비율)를 결정하며 된다.

마스터 리프터들과 관련해서 가장 중요한 한 가지는 바로 감소된(혹은 감소하고 있는) 회복과 훈련에 대한 적응 능력이다. 테스토스테론과 성장 호르몬 수치는 훈련 초기보다 훨씬 더 낮다(의학적인 도움이 필요한 수준인 경우도 있다. 하지만 의사의 처방을 받는다 하더라도, 이것이 여전히 대회에서 불법이라는 것을 알고 있어야 한다). 이렇게 낮아진 능력이 스트렝스, 스피드, 폭발력 그리고 훈련으로부터의 회복률을 제한하게 된다.

이렇게 호르몬 수치가 낮아진 것 이외에도, 과거 부상이나 증가된 염증 회복 시간 등도 고려해야 하는 부분이다. 부상의 경우는 선수 치료 경험이 풍부한 의사의 도움을 받는 것이 가장 좋기 때문에, 우리는 가동성에 대해서 좀 더 신경을 써야 한다. 나이가 많아지면서 실제로 유연성을 증가시킬 수 있는지에 대해서 논쟁이 있기는 하지만, 유연성을 다시 증가시키기보다는 유연성을 유지하는 것이 훨씬 더 쉽다는 부분에 대해서 논쟁은 없다. 많은 사람들이 경험한 바에 따르면, 나이가 상대적으로 많은 사람들도 확실히 유연성이 증가할 수 있다고 한다. 이후에 이 책에서 다루게 될 가동성도 비슷하다고 볼 수 있다. 스트레칭을 자주 그리고 많이 해줘야 할 수도 있다. 부상이나 달라진 관절 상태 때문에 가동성이 심하게 감소한 경우라면, 파워 스내치 혹은 파워 클린처럼 선수에게 부담이 되지 않는 변형 동작만 연습하는 것이 좋을 수도 있다.

마스터로서 훈련을 할 때 가장 힘든 부분은 훈련과 퍼포먼스 능력이 감소했다는 것을 받아들여야 하는 부분이다. 특히 오랫동안 훈련을 하면서 시합에 참가해왔던 선수일수록 더 심하다. 젊은 시절에 했던 훈련 강도, 볼륨 그리고 빈도를 똑같이 유지하면서 훈련을 진행하다가 퍼포먼스가 떨어지거나 부상을 당하는 과정에서 현재 자신의 상태나 상황을 제대로 받아들이지 못하는 경우가 있다.

자신의 나이와 경험에 따라서 차이는 있겠지만, 마스터

선수들은 가벼운 무게로 훈련을 일주일에 1~2번 유지하는 상태로, 상대적으로 무거운 무게의 훈련은 일주일에 1~2번 정도만 가능할 수도 있다. 어떤 선수들은 일주일에 최고의 상태로 훈련을 소화할 수 있는 날은 2번 정도밖에 되지 않을 수도 있다. 또 어떤 선수의 경우는, 무거운 무게로 훈련하는 날에도 80~85% 정도의 강도로밖에 훈련이 소화되지 않는 날도 있을 수 있다. 그러고는 시합이나 자신의 최대 무게를 측정하는 순간에만 80~85% 이상의 강도를 소화할 수 있을 수도 있다. 대부분의 선수들은 관절 손상이나 부상을 줄이기 위해서 일반적인 시합용 리프팅(스내치, 클린 앤 저크)보다는 스트렝스 훈련에 더 집중하는 것이 자신에게 필요하고 유익하다고 생각할 수도 있다.

어떤 상황에서라도, 더 젊었을 때보다는 볼륨은 확실히 더 낮게 유지될 필요가 있을 것이다. 어떤 방식이 더 효과가 있을지는 선수들마다 다를 것이다. 그래서 자신의 훈련을 수시로 평가하면서 필요에 따라서 조정할 필요가 있다. 항상 더 나아지기 위해서 훈련일지를 작성하는 것은 매우 중요하다. 훈련일지는 훈련 세션에 관한 자세한 내용을 포함하고 있을 뿐만 아니라, 영양, 수면, 체중, 피로도 그리고 훈련에 대한 열정에 대한 내용도 함께 담아둬야 한다. 이런 데이터를 이용해서, 훈련으로부터 회복과 훈련에 대한 적응 능력을 향상시키기기 위해서 적절하게 훈련을 조정해나가는 것이다.

어느 지점이 되었을 때는, 훈련의 목표를 퍼포먼스를 향상하는 것에서 퍼포먼스를 유지하는 것으로 반드시 조정해야 한다. 그러면서 자신의 운동 능력의 감소하는 것을 최대한 늦추려고 노력해야 한다.

마스터를 위한 훈련과 프로그램에 대해서 더 많이 알고 싶다면, 맷 포어맨이 쓴 『Olympic Weighlifting for Master: Training at Age 30-40-50 & Beyond』를 참고할 것을 추천한다.

프로그램 설계 과정

프로그램을 설계하는 것은 심지어 비슷한 경험과 역량을 가진 코치와 선수들 사이에서는 논쟁이 많은 부분이다. 하지만 퍼포먼스 측면에서 본다면, 완벽한 방법은 존재하지 않으며, 다양한 훈련 접근법을 통해서 두드러진 결과를 만들 수 있다는 것은 분명하다. 선수들마다 효과가 있는 훈련법은 아주 다양하며, 동일한 선수라도 훈련 시기에 따라서 효과가 있는 훈련법이 달라질 수 있다. 그리고 프로그램 설계의 많은 부분이 단순하게 실행하는 것이 아니라 실험적인 성격이 있다.

프로그램 설계의 목적은 훈련에 대한 원하는 반응을 이끌어내기 위해서 다양한 훈련 변수를 활용하는 것이다. 즉, 원하는 육체적 반응을 이끌어내기 위한 스트레스 요인을 몸에 제공하고, 그 스트레스 요인으로부터 회복을 하고 적응할 수 있도록 환경을 만드는 것이다. 이런 부분이 정확하게 진행되기 위해서는 다양하게 접근할 필요가 있지만, 모든 프로그램은 근본적이고 기본적인 원칙을 바탕으로 한다.

프로그램 설계 과정은 적절한 지침이 되는 몇 가지 단계로 나뉘게 되지만, 모든 과정이 전부 정형화될 수는 없다. 정확한 사실에 대한 부분도 고려해야 하지만, 프로그램 설계에서 진짜 중요한 부분은 훈련에 대한 선수의 반응을 예측하는 것이다. 그래서 특히 그 선수와 함께한 경험이 코치에게는 가장 가치 있는 자료인 것이다. 기록을 작성해서 잘 보관하고 있어야지만 이것이 가능하다. 이런 기록들이 코치가 자신의 선수를 위한 가장 효과적인 프로그램을 설계할 수 있도록 해주는 것이다. 그리고 시간이 지나면서, 이런 자료를 종합해서 일반적인 패턴과 규칙들을 발견할 수 있고, 이것을 미래의 선수들에게 다시 적용할 수 있는 것이다.

코치는 주어진 스트레스 요인에 대해서 선수가 어떻게 반응할지를 전체적인 수준에서 예측은 가능하지만, 선수의 구체적인 반응은 다를 수 있다. 어떤 경우는 반응이 상당히 차이가 날 수도 있다. 예를 들어, 스쿼트 훈련을 주기적으로 하는 사람은 스쿼트가 더 강해질 것이며, 높은 볼륨으로 훈련하면 낮은 볼륨을 훈련한 것보다 회복하는 데 시간이 더 걸릴 것이다. 그리고 최대 스피드와 가속으로 리프팅 훈련을 하게 되면 스피드 스트렝스와 폭발적인 스트렝스가 향상될 것이라는 것은 신뢰할 수 있는 내용이다. 하지만 이러한 규칙들이 실제 수치에 대한 정확한 정보를 제공해주지는 않는다. 그리고 훈련에 대한 선수들의 개별적인 반응은 일반적으로 특정 기대치에 어느 정도 부합하는지로 판단할 수 있는 것이지, 완벽하게 정확한 평가를 기대할 수는 없는 것이다. 이런 다양성은 볼륨, 평균 강도, 빈도 그리고 훈련 내용 선택과 같은 훈련 변수들에 따라서 시간이 지나면서 더 두드러지게 된다. 그리고 당연히 이런 훈련 변수들에 대한 선수들의 반응은 앞으로 훈련을 이어가면서 계속 바뀌게 될 것이다.

프로그램 설계를 할 때의 관점과 프로그램 진행 기간

미국에서는, 다른 나라들과 다르게 더 짧은 기간의 관점으로 프로그램 설계를 한다. 체계적인 선수 선발과 교육이 가능한 나라에서는, 웨이트리프팅의 잠재력이 풍부한 선수를 빨리 발견해서 적절한 어린 나이에 훈련을 시작하게 된다. 그래서 결과적으로, 전체 선수 생활을 고려한 장기적인 관점에서 훈련을 계획할 수 있다.

미국이나 미국과 비슷환 환경의 나라에서는, 비교적 늦은 시기에 웨이트리프팅을 시작하는 경우가 많으며, 다른 스포츠에서 상당한 훈련을 진행한 후에 웨이트리프팅을 시작하는 경우도 많다. 심한 경우는 운동적 배경이 부족하거나 아예 운동을 해본 적 없는 사람이 웨이트리프팅을 시작하는 경우도 있다. 이런 이유 때문에, 선수들이 긴 시간 동안 웨이트리프팅을 꾸준히 할 가능성은 상대적으로 낮아지는 것이다. 이들은 비교적 늦은 나이에 시작하기 때문에 오랫동안 할 수 있는 시간 자체가 부족해서이기도 하며, 그렇게 할 수 있는 기회가 제한되어 있기 때문이기도 하다. 이런 요인들이 장기적인 관점에서 코치가 선수를 지도하는 것을 상당히 제한한다. 그래서 가능한 한 최대한 성과를 내기 위해서 짧은 주기로 훈련 프로그램을 설계하는 경우가 많다.

이렇게 하면 단기적인 성과를 빠르게 낼 수는 있지만, 궁극적인 장기적 성장은 제한하게 된다. 선수가 언제 그리고 어떻게 웨이트리프팅을 시작했는지와 상관없이, 코치와 선수 모두 장 · 단기적인 관점으로 훈련 계획을 설정할 필요가 있다. 초심을 최대한 유지한 상태로, 이상적이 못한 상황에 맞춰서 반드시 필요한 경우에는 프로그램을 수정해주는 것이 좋다.

과정

이 챕터에서는 웨이트리프팅 프로그램 설계를 하는 과정에 대한 내용을 다룬다. 어떤 상황에서든 선수에게 적합한 훈련 프로그램을 설계하는 데 반드시 필요한 도구를 코치가 갖출 수 있게 도와주는 과정을 설명하는 것이 목표이다. 이상적인 환경에서 이상적인 선수에게 적용할 수 있는 정형화된 방식을 단순히 제공하려는 것이 아니다. 다음 챕터에서는 이 부분에 대한 도움을 주고, 프로그램을 수정할 때는 어디서부터 시작하면 되는지 도움을 주기 위해서 샘플 프로그램도 제공한다.

훈련 계획 개요

훈련 사이클에서 훈련 계획을 진행하는 기본적인 개념은 선수가 자신의 능력 범위 내에서 편안하게 훈련을 시작해서 선수의 훈련 경험, 운동의 성격 그리고 훈련 기간 내에서 어느 정도의 휴식이 필요한지와 같은 요소를 고려해서 훈련 부담을 지속적으로 높여가는 것이다(여기서 부담은 강도와 볼륨이 어느 정도로 함께 부담을 주는지를 측정한 것). 훈련의 목표는 훈련 사이클 마지막에는 현재 자신의 능력을 넘어서는 정도까지 도달할 수 있도록 몸이 훈련에 적응할 수 있을 정도의 운동량을 쌓아가는 것이다. 수준급 선수일수록, 운동량을 더 늘려야 하며, 운동량의 증가 폭은 더 적을 것이다. 강도와 볼륨은 증가와 감소를 반복할 수도 있지만 전제적으로 봤을 때는 전반적으로 운동량이 증가하게 된다.

측정 가능한 목표들

계획된 모든 훈련 사이클은 향상된 부분을 측정해서 확인할 수 있는 목표가 필요하다. 만약 매크로사이클의 목표가 시합에서의 스내치와 클린 앤 저크 무게가 증가하는 것이라면, 스쿼트와 같이 적어도 한 가지 구체적인 동작에서 성장을 해야만 한다. 이런 목표 없이는, 선수의 성장과 진행한 훈련 사이클의 효과에 대한 평가가 불가능하다.

그렇다고 모든 훈련 사이클에서 목표를 완전히 성공적으로 달성해야 한다는 것을 의미하지는 않는다. 어떤 경우는, 선택한 목표가 현실적이지 못할 수도 있으며, 어떤 경우는, 제대로 계획한 훈련 사이클이 기대만큼 효과가 없을 수도 있다. 어떤 상황이든, 코치와 선수는 현재 훈련 방법을 다시 점검해보고 필요한 경우에는 앞으로 실수를 반복하지 않기 위해서 수정해야 한다.

유연성

모든 훈련 계획은 선수가 훈련에 대해서 어떻게 반응할지에 대한 예측도 포함하고 있다. 그리고 이 예측은 당연히 틀리기도 쉽다. 게다가 훈련에 있어서 절대적으로 정답은 존재하지 않는다. 시야가 좁아지게 되면, 반드시 정확성도 떨어진다. 코치가 프로그램을 설계할 때는 자신의 경험에 의존해야 하며, 다른 사람의 경험으로부터 도움을 받을 수도 있다. 다양한 훈련 자극에 선수들이 어떻게 반응하는 지를 더 잘 예측하기 위해서, 선수들과 친밀감을 지속적으로 더 높은 수준으로 향상시킬 필요도 있다.

이런 이유들 때문에, 프로그램 설계는 과학과 예술과 같은 분야로 여겨야 할지도 모른다. 완벽하게 한다는 것은 불가능하며, 선수의 회복과 훈련을 방해하는 예상치 못한 요인들은 아무리 신경 쓰고, 고민해도 절대로 100% 예방할 수 없는 부분들이다. 그렇기 때문에, 훈련을 설계할 때에 있어서 유연성(육체적인 유연성이 아니라, 생각과 자세의 유연성을 말하는 것)은 선수의 능력을 잘못 판단한 부분뿐만 아니라, 선수의 회복과 적응에 부정적인 영향을 주는 예상치 못한 요인을 수용하는 데 있어서 상당히 중요하다. 즉, 훈련을 계획하면서 일반적으로 숫자들을 선수들에게 제공할 수는 있지만, 현장에서 선수들의 퍼포먼스에 따라서 사전 통보 없이 그 숫자를 조정해야 하는 순간도 있다. 이런 유연성이 장기적인 관점에서 꾸준히 성장하는 데 중요한 요소가 된다. 현재 상황을 고려하지 않고, 최초의 수치에 집착하고 고집하게 되면, 성장이 멈추게 되고 부상 혹은 오버트레이닝 가능성이 높아진다. 그리고 결과적으로 선수의 퍼포먼스가 후퇴하게 된다.

진행 단계

선수 훈련을 계획할 때는, 분명히 고려해야 할 부분들이 많다. 이런 부분에 대한 정보를 제대로 얻기 위해서는, 프로그램 설계에 도움이 되는 간단한 설명서를 가지고 있는 것이 코치에게는 유익하다. 이 과정은 시간 순서대로 따를 수 있는 분명한 단계가 있기는 하지만, 어쩔 수 없이 어느 정도 애매모호한 부분도 있다. 즉, 각 단계는 다음 단계로 넘어가기 전에 반드시 완전히 마무리될 수는 없으며, 그리고 매 새로운 단계를 진행하면서 이전 단계의 내용을 조정해야 하는 경우도 있을 수 있다. 일반적인 내용에서 구체적인 내용으로 조금씩 수정을 해나가야 한다. 시간이 지나면서, 모든 코치는 훈련을 어떻게 시작해서 나아가야 하는지에 대한 감각을 프로그램 설계를 통해서 더 발달시킬 수 있을 것이다. 게다가 앞으로의 훈련 사이클에 사용할 수 있는 견본으로 많은 훈련 사이클을 축적해나갈 것이다. 그러면서 더 쉽게 더 빠르게 훈련 프로그램을 진행할 수도 있다.

다음은 진행할 수 있는 단계를 순서대로 정리한 것이다.

- 평가
- 일정
- 목표 설정
- 운동 선택
- 운동 일정
- 마지막 세부 사항

전체적으로, 이 과정은 시간 측면에서 봤을 때도 매크로사이클에서 마이크로사이클까지 모두 효과가 있을 것이다. 즉, 자세한 내용은 매크로사이클, 메조사이클 그리고 마이크로사이클 순으로 결정될 것이며, 마지막으로 개인 운동이다.

평가

선수에 대한 평가는 지속적으로 이뤄져야 하지만, 각 훈련 단계의 정점에서, 더 정형화된 방식으로 혹은 더 철저하게 선수에 대한 평가를 하는 것이 중요하다. 이때 선수의 퍼포먼스에 대해서 주관적이고 객관적인 평가 모두가 이뤄져야 한다. 우리는 선수의 장 · 단점 그리고 이에 따라서 필요한 부분을 평가하는 동시에 실제로 선수가 리프팅 하는 무게의 숫자도 평가에 사용해야 한다. 이 방법은 스트렝스와 기술 평가 모두에 적용되어야 하며, 일반적인 부분에서 구체적인 부분까지 폭넓게 진행하는 것이 좋다. 예를 들어 처음에는 단순히 어떤 선수가 다리 스트렝스를 향상시킬 필요가 있다고 결론을 내린다. 그리고 이후에 좀 더 구체적으로 클린 동작과 관련된 기술과 스트렝스가 필요하다는 결론을 내릴 수도 있다. 시간이 더 지난 후에는 더 구체적으로 클린 리시빙 동작에서 바벨이 어깨에 떨어져서 충돌하지 않도록 턴오버를 개선하고 교정할 필요가 있다고 판단할 수도 있다.

일정

훈련 사이클을 계획하기 전에, 당연히 우리는 어느 정도 훈련 기간을 계획할 수 있으며, 어떤 훈련이 필요한지를 알 필요가 있다. 시합을 준비하는 선수들에게는, 훈련 단계와 시합 일정을 적절히 잘 고려해야 한다. 취미로 리프팅을 하기 때문에 훈련 이외에 일정에 대해서는 신경 쓸 필요가 없는 선수라면, 운동 종류와 결정된 강도와 볼륨 내용을 기반으로 한 일정대로 훈련을 진행하면 된다.

목표 설정

목표 없이는 어떤 계획도 있을 수 없다. 장기적인 계획과 이와 관련된 목표에 대해서는 이미 언급을 했다. 그래서 여기서 말하는 목표 설정은 단기 목표 설정에 한정한다. 우리는 전체 훈련 사이클에 대한 목표도 필요하지만, 사이클 내에서, 일정 기간 동안에 대한 목표부터 시작해서 단 하나의 훈련 세션에 대한 목표까지도 필요하다.

운동 선택

앞에 단계들이 마무리되었다면, 훈련 사이클 내에서 어떤 운동을 진행하는 것이 가장 유익한지를 결정하게 되는 것이다. 다시 한 번 말하지만, 이것은 일반적인, 그리고 구체적인 관점 모두에서 접근해야 한다. 일반적으로, 우리는 훈련 단계의 형태에 대해서 고려해봐야 한다. 준비 단계에서는 당연히 스트렝스 훈련에 대한 비중이 더 높아야 하며, 대회 단계에서는 시합용 리프팅인 스내치와 클린 앤 저크와 관련 동작들의 훈련 비중이 더 높아야 한다. 구체적으로는, 그 선수에 대한 평가와 목표 설정 단계에서 결정된 내용을 바탕으로 필요한 부분을 채워줄 필요가 있다. 이때는 무슨 리프팅 동작에 대해서 어떤 부분에 대해서 집중하면 되는지와 다양한 리프팅 동작에서 어떤 기술적인 부분이 강조되는 것이 좋은지에 대해서 결정하는 것을 포함하고 있다. 다른 선수의 사례를 살펴보면, 준비 단계에서는 스쿼트와 클린 동작에 평소보다 좀 더 집중을 한다. 더 구체적으로는, 클린의 턴오버 동작을 교정하는 데 도움이 되는 하이 풀, 톨-클린, 머슬-클린과 같은 동작을 포함시킬 필요가 있다.

우선순위를 정하는 것 역시 운동 선택 단계의 일부분이다. 실제 훈련 프로그램을 설계할 때, 어디서부터 시작하면 좋을지를 알기 위해서, 기초에 해당하는 부분이 무엇인지를 알 필요가 있다. 메조사이클 준비 단계에서는 일반적으로 스쿼트와 풀 동작이다. 그리고 대회 준비를 위한 메조사이클 기간에는 전통적인 리프팅 동작들이다. 좀 더 넓은 관점에서 보면, 가장 어렵고 까다로운 운동이 바로 기본적인 운동들이다. 그리고 이 기본을 계속 쌓아나가야 한다.

운동 일정

이런 기본적인 운동들과 함께, 훈련 사이클의 틀을 정할 수 있다. 이때 이런 운동들의 주간 계획을 포함하고 있다. 예를 들어, 월요일과 금요일에는 백 스쿼트를 할 수 있고, 수요일에는 프론트 스쿼트를 할 수 있다. 이것을 중심으로, 가장 힘든 스쿼트 세션과 함께 월요일에 클린 풀 동작을 훈련에 포함시킬 수 있으며, 상대적으로 덜 힘들게 스쿼트 세션을 하는 수요일에 스내치 풀 동작을 훈련에 포함시킬 수 있다. 그리고 금요일에는 다음 날 휴식을 하기 때문에, 가벼운 무게로 스쿼트 세션과 함께 스내치와 클린 데드리프트를 할 수 있다. 아니면, 훈련량을 줄이거나 부분 풀 동작이나 슈러그 동작을 대신에 할 수도 있다. 이렇게 3일을 가장 힘들게 훈련하는 상태에서, 몇 가지의 스트렝스 기반의 운동을 추가하거나, 사이사이에 좀 더 기술적인 부분이나 전통적인 리프팅에 관련된 훈련을 진행할 수도 있다.

이런 방식으로, 우리가 선택한 운동들로 적절하게 훈련 일정을 계속 채워가면서 완성할 수 있다. 하루 동안 혹은 세션당 얼마나 많은 운동을 진행할지는 선수가 필요한 그리고 감당할 수 있는 운동 볼륨, 어떤 운동을 선택했는지 그리고 각 운동의 볼륨과 강도에 따라서 달라진다.

일반적으로는 훈련 세션당 3~6개의 운동을 진행하는데, 코어 운동과 같은 그렇게 어렵지 않은 보조 운동은 제외한다. 당연히 주간 일정은 훈련 사이클 동안에 항상 똑같지는 않다. 사이클이 진행되면서 조금씩 바뀌게 된다.

훈련 프로그램에서 운동을 배정할 때 명심해야 하는 다른 세부적인 사항은 한 가지 동작을 하고 다음 동작으로 넘어갈 때 얼마나 시간이 걸리는지에 대한 부분이다. 예를 들어, 스내치 동작과 스내치 풀 동작을 할 때는 두 동작이 유사한 부분이 있어서 몸이 다음 동작에 어느 정도 준비된 상태이다. 그래서 빠르게 스내치에서 스내치 풀 동작으로 넘어갈 수 있다. 반면에, 저크 동작에서 스쿼트 동작의 경우는 유사성이 없는 동작이기 때문에 준비 운동 시간이 상대적으로 길어진다. 그래서 한 동작을 하고 다음 동작으로 넘어갈 때 일반적으로 시간이 많이 걸린다. 정해진 시간 내에서 최대한 많은 운동을 하려고 한다면, 동작들 간의 유사성을 고려해야만 훨씬 더 효과적인 훈련 계획을 세울 수 있다.

마지막 세부 사항

마지막으로, 훈련 스케줄을 정할 때는, 볼륨과 강도를 적절히 고려해야 한다. 이 부분은 이 챕터 앞쪽에서 언급한 내용에 따라서 진행하면 된다. 우리가 원하는 훈련에 대한 적응을 이끌어낼 수 있는지와 선수가 충분히 감당할 수 있는지를 고려해서 훈련 일정의 볼륨과 강도를 결정하도록 한다.

메조사이클 형태

메조사이클은 훈련 목적, 훈련 내용 그리고 시합까지 남은 기간에 따라서 몇 가지 카테고리로 나눌 수 있다. 일반적으로는, 수준이 높은 선수일수록, 매크로사이클 기간이 더 길수록, 메조사이클 간의 훈련 내용의 차이가 더 크다. 이제 막 리프팅을 시작한 초보자나 매크로사이클 기간이 짧은 경우는, 비록 볼륨과 강도가 전형적으로 증가하는 형태이기는 하지만, 메조사이클 간의 차이가 그렇게 크지 않다. 메조사이클에서 가장 주된 형태 두 가지는 바로 준비 기간과 대회 기간이다. 다른 형태에는 GPP, 훈련으로 복귀하기 위한 적응 기간, 그리고 기술 교육과 개발이 있다.

프로그램 설계를 할 때는 성공하기 위해서 반드시 정형화된 메조사이클에 완벽하게 따를 필요는 없다는 것을 알아둬야 한다. 예를 들어, 주간 프로그램 계획이 매크로사이클이 진행되는 과정에서 조금씩 바뀔 수도 있다. 절대로 정해진 틀에 맞춰서만 변경될 필요는 없다. 서로 다른 훈련 단계의 기간이 더 길어질 수도 짧아질 수도 있으며, 심지어 사이클이 진행되면서 다소 유연성 있게 수시로 조정될 수도 있다. 몇몇 리프터들의 경우는 비록 매크로사이클의 정점에서 볼륨은 확실히 감소하고 강도는 증가하더라도, 강도와 반복 횟수 측면에서 대회 기간 메조사이클 형태는 절대로 사용하지 않을 수도 있다. 다시 말해서, 성공적으로 프로그램 설계를 하는 데는 많은 방법이 있다는 것을 명심해야 한다는 것이다. 이 챕터는 지나치게 엄격한 기준으로 어떻게 운동이 진행되어야 하는지를 알려주기보다는 유연하게 사용할 수 있는 유용한 정보를 가능한 최대한 많이 알려주려고 한다.

준비 기간

다양한 리프팅 동작을 폭 넓게 연습하며, 스트렝스와 파워를 집중적으로 발달시키는 기간이다.

일단 기술적으로 능숙해진다면, 웨이트리프팅 수준을 향상시키는 것은 스트렝스이기 때문에, 스트렝스 증가에 대한 필요성은 아무리 강조해도 부족함이 없다. 스트렝스가 너무 좋다는 것은 존재하지 않는다는 말도 있다. 그러나 자격을 갖춘 사람이 이 말을 할 수 있다. 더 좋은 스트렝스와 파워는 항상 필요하다. 그러나 선수의 훈련을 계획할 때, 일반적인 스트렝스와 이 스트렝스를 구체적으로 적용할 수 있는 능력 사이의 격차는 고려할 필요가 있다. 즉, 뛰어난 절대 스트렝스, 폭발적인 스트렝스 그리고 스피드 스트렝스를 가지고 있지만, 이 스트렝스를 스내치와 클린 앤 저크 동작을 할 때 그대로 적용할 수 있는 능력이 부족하다면, 이 둘 간의 격차가 해소될 필요가 있다. 이렇게 자신이 현재 가지고 있는 스트렝스와 파워를 구체적으로 다른 동작에 적용시킬 수 있는 능력이 부족한 상태에서, 지나치게 스트렝스 훈련에만 집중하고 있다면, 훈련 시간을 낭비하고 있는 것이다.

준비 기간 메조사이클 단계에서는 스트렝스를 향상시키는 것이 주 목적이기 때문에, 스쿼트, 풀과 풀 변형 동작 그리고 프레스와 프레스 변형 동작과 같은 스트렝스 훈련에 우선적으로 집중하게 된다. 시합용 리프팅인 스내치와 클린 앤 저크도 같이 진행하기는 하지만, 상대적으로 낮은 볼륨과 빈도로 진행하게 될 것이다. 그리고 바닥에서 스내치와 클린 앤 저크를 하기보다는, 행, 블록 그리고 콤플렉스와 같은 변형된 리프팅 동작을 더 많이 하게 된다. 점핑 관련 동작과 같은 스피드 스트렝스와 폭발적인 스트렝스 운동들 역시나 중요한 역할을 하게 될 것이다.

기술적인 문제를 해결하기 위한 동작들뿐만 아니라 시합용 리프팅인 스내치와 클린 앤 저크의 기술력을 계속 향상시키기 위한 운동도 포함하게 된다.

준비 기간 메조사이클에서는 특히 높은 스트렝스 훈련 볼륨 때문에, 피로가 쌓여서 스내치와 클린 앤 저크 퍼포먼스가 떨어질 수도 있다. 그러나 이 단계에서는 최대 강도로 스내치와 클린 앤 저크를 진행하지는 않을 것이다. 만약 주기적으로 진행한다고 하더라도, 실제 자신의 최대 강도를 기대하는 힘들다.

볼륨: 준비 기간 메조사이클에서의 볼륨은 매크로사이클 내에서 가장 높을 것이다. 이것은 더 많은 반복 횟수로, 더 많은 운동을, 가능한 한 자주 훈련을 진행하기 때문이다.

강도: 준비 기간 메조사이클에서의 강도는 대회 기간 메조사이클에서의 강도와 비교했을 때 더 낮다. 그렇다고 훈련이 쉽다는 말은 아니다. 볼륨과 반복 횟수를 더 훈련에 반영한다는 것이다. 즉, 적은 반복 횟수로 세트를 진행하는 것에 비해서 많은 반복 횟수로 세트를 진행할 때 강도가 더 낮다. 그러나 주어진 세트는 여전히 매우 힘들 것이며, 최대 노력을 해야 한다.

빈도: 만약 매크로사이클의 빈도에 변화를 준다면, 준비 기간 메조사이클에서의 훈련 빈도가 매크로사이클 내에서 가장 높도록 조정할 것이다. 즉, 훈련 빈도가 거의 틀림없이 감소하게 되는 매크로사이클 마지막 주를 제외하고는, 전체 매크로사이클의 빈도는 거의 일정한 상태로 유지된다는 것이다.

특수성: 시합 환경에 맞는 훈련 동작의 유사성, 반복 횟수와 강도는 가장 초기의 준비 기간 메조사이클에서는 가장 낮을 것이다. 그리고 시간이 지나면서 준비 기간 메조사이클 훈련에 있어서 대회를 고려한 특수성이 어느 정도까지는 증가할 것이다. 하지만 여전히 대회용 동작들보다는 스트렝스 훈련에 더욱 초점을 둔다. 매크로사이클의 마지막 준비 기간 메조사이클에서는 다소 전통적인 방식으로 훈련을 진행한다. 그러면서 이후에 진행하게 될 대회에 적합한 특수성이 강한 훈련 사이클과 연결되는 것이다.

대회 기간 메조사이클

대회를 준비하면서 대회와 관련된 동작과 운동에 집중하는 기간이며, 스트렝스와 파워 훈련 역시 스내치와 클린 앤 저크 동작에 직접적으로 도움이 될 수 있도록 진행한다.

대회 기간 메조사이클은 대회로 가는 마지막 단계이며, 취미로 리프팅을 하는 사람에게는 자신의 스내치와 클린 앤 저크를 테스트하기 바로 전이라고 볼 수 있다. 이 단계는 두 가지 기본적인 목적을 가지고 있다. 준비 기간 메조사이클에서 발달시킨 스트렝스, 스피드 그리고 폭발력을 스내치와 클린 앤 저크 퍼포먼스로 전이시키는 것과 대회에서 최고의 퍼포먼스를 발휘하기 위해서 준비 기간 동안 축적된 피로도를 줄이기 시작하는 것이다.

후자의 목적을 달성하기 위해서는, 준비 단계의 기간이 더 길수록 그리고 준비 단계에서 더 많은 훈련량이 누적되었을수록, 시간이 더 많이 걸린다. 일반적으로 2~6주 정도로 평균적으로는 4주 정도 된다(Zatsiorsky, 1995).

이 기간에서 훈련 초점은 대회용 리프팅인 스내치와 클린 앤 저크에 둔다. 주로 상대적으로 높은 강도로 한 번만 들 수 있도록 한다. 스트렝스 리프팅의 반복 횟수, 볼륨, 강도는 낮아져야 하며, 스트렝스를 향상시키기보다는 주로 유지하는 데 집중을 해야 한다. 각 선수의 필요나 상황에 맞게 기술 훈련의 볼륨과 빈도를 적절하게 결정하면 된다.

다른 단계들처럼 대회 기간 메조사이클에도 여러 접근법이 있다.

강도: 대회 기간 메조사이클에서 평균 강도는 더 낮은 볼륨과 반복 횟수로 진행하기 때문에 매크로사이클에서 가장 높은 수준이다. 그리고 대회용 리프팅인 스내치와 클린 앤 저크를 한 번 집중해서 드는 것에 점점 더 초점을 맞추도록 한다. 그러나 일반적으로 이 높은 강도는 대회 시작 2주 전에 정점을 찍고 이후에는 다시 강도가 낮아진다.

볼륨: 대회 기간 메조사이클의 볼륨은 준비 기간보다 상당히 낮은 수준이다. 이렇게 볼륨을 줄이는 것은 준비 기간 동안에 축적된 피로도를 점진적으로 감소시켜서 대회 준비를 하기 위한 것이다. 게다가 이것이 메조사이클의 성격을 자연스럽게 반영한 것이기도 한다. 즉, 대회 준비 메조사이클은 더 많은 대회용 리프팅과 더 적은 스트렝스, 보조 운동으로 구성되어 있기 때문에, 더 적은 반복 횟수로 진행하는 것이다.

빈도: 만약 매크로사이클의 빈도에서 변화가 있다면, 대회 기간 메조사이클에서 훈련 빈도는 매크로사이클 내에서 가장 낮을 것이다. 즉, 훈련 빈도가 거의 틀림없이 감소하게 되는 매크로사이클 마지막 주를 제외하고는, 전체 매크로사이클의 빈도는 거의 일정한 상태로 유지된다.

정점: 대회 기간 메조사이클에서 마지막 단계는 대회나 테스트를 위해서 자신의 상태를 정점으로 만드는 것이다. 이 단계에서는 스트렝스, 스피드, 폭발력 그리고 스내치, 클린 앤 저크 능력을 최대치로 유지하는 상태에서, 최대한 피로도를 낮추는 최종적인 단계다. 자신의 능력치를 추가적으로 향상시키는 것이 아니라, 현재 자신이 가지고 있는 능력을 완전히 발휘하는 데 있어서 제한 요소가 되는 것들을 제거하는 것이다.

일반적으로는 시합 시작 2~3주 전에 최종적으로 자신의 최대 스내치, 클린 앤 저크를 테스트해보면서 현재 시합 준비 상태를 확인할 수 있으며, 그에 따른 계획을 세울 수 있다. 시합 시작하기 얼만 전에 이 테스트를 해야 하는지는 체급(일반적으로 높은 체급이 더 많은 시간 필요), 나이(일반적으로 나이가 많은 선수일수록 더 많은 시간 필요), 그리고 기술 수준(일반적으로 기술적으로 더 뛰어난 선수들이 더 많은 시간 필요)과 같은 요소들에 따라서 달라진다.

이 테스트와 시합 시기 사이에서, 평균 강도와 볼륨은 감소하게 된다. 특히 스쿼트와 풀 동작의 강도는 감소될 필요가 있다. 어떤 경우에는, 풀 동작을 아예 하지 않을 수도 있다.

메드베데프(1986, 1989)는 자신의 최대 스내치, 클린 앤 저크는 시합 시작 10~14일 정도 전에 마지막으로 할 것을 추천한다. 대회에서 첫 번째로 시도하는 스내치 무게는 대회 시작 최소 4일 전까지, 대회에서 첫 번째로 시도하는 클린 앤 저크 무게는 대회 시작 최소 7일 전까지 들어볼 것이 좋다.

시합 시작 마지막 주에는 매우 낮은 볼륨으로 진행해야 하며, 마지막 주 시간이 지날수록 볼륨과 강도 모두 감소해야 한다. 일반적으로 훈련하는 날도 감소하게 된다. 아직 경험이 부족한 초보자의 경우는 매일 훈련을 반복하면서 더 좋아지는 경우도 있기 때문에 예외가 될 수 있다. 하지만 이 경우에도 50~60% 정도의 매우 낮은 무게로 진행하면서 기술적 수준을 향상시키보다는 유지하는 데 목적을 둬야 한다.

GPP

GPPGeneral Physical Preparation 훈련은 선수가 앞으로의 훈련을 통해서 받게 될 스트레스에 대비하는 것을 주 목적으로 하는 특정 종목에 특화되지 않은 포괄적이고 일반적인 운동을 말하는 것이다. GPP 훈련은 주로 기본적인 스트렝스와 가동성 운동, 운동량 향상 및 협응력 운동을 말한다. 이런 훈련들은 기본적인 바벨과 덤벨을 이용한 리프팅 훈련, 익숙하지 않은 도구를 이용한 리프팅Odd-object lifting(바위, 타이어, 샌드백 등), 스프린팅, 점핑, 운반하기, 던지기, 기본적인 체조 동작, 놀이 형식의 게임 등을 포함하고 있다. 여기서 가장 중요한 부분은 바로 점핑이다(Medvedyev, 1986, 1989). 그립 스트렝스는 초보자 및 어린 선수들이 집중을 해서 최대한 발달시킬 수 있도록 해야 하는 또 다른 중요한 요소이다.

GPP 훈련은 초보자와 어린 선수들에게 가장 흔하게 사용되는 훈련이다. 이 훈련은 현재 선수들이 가진 약점을 개선하고 일반적인 운동 능력을 향상시킴으로써 이후에 특정 종목에 대한 전문성을 갖출 수 있도록 도와준다. 특히 근력 스트렝스보다 상대적으로 늦게 발달하는 힘줄 스트렝스를 발달시키는 것은 중요하다. 어린 선수들의 경우는, 자연스런 생리학적인 성장 측면에서 힘줄 스트렝스가 근력 발달보다 뒤처지기도 한다(Medvedyev, 1986, 1989).

GPP에 대한 필요성은 선수가 성장하고 수준이 높아짐에 따라서 감소한다. 수준급 웨이트리프팅 선수가 GPP 훈련에 집중하는 시간은 그렇게 많지 않다. 운동을 오래 쉬었다거나, 부상에서 복귀한 경우라면, 웨이트리프팅에 특화된 훈련과 함께 GPP 형태의 훈련을 더 많이 포함시키는 단계를 거칠 수도 있다.

기술 교육과 개발

웨이트리프팅을 시작한 사람에게 웨이트리프팅에 특화된 훈련을 진행할 때는 우선적으로 기술적인 부분에 대한 교육과 연습을 함께 진행하는 것이 좋다. 이 훈련은 어린 선수들이 성장을 하는 아주 초반 단계에 보통 GPP 훈련과 함께 진행되어야 한다.

기술적으로 능숙하지 않은 상태에서는, 추가적인 웨이트리프팅에 특화된 훈련을 진행할 수 없다. 이 기술적 교육은 주로 대회용 리프팅 동작인 스내치와 클린 앤 저크에 대한 내용뿐만 아니라 보조 스트렝스 훈련과 기술 훈련에 대한 내용도 포함하고 있다.

장기적인 관점에서, 특히 어린 선수들의 경우에는, 실제 훈련에서 대회용 리프팅을 연습하기 전에, 상당히 시간을 기술 교육에 투자하는 것이 현명하다. 이러면서 궁극적으로 기술적으로 능숙해질 수 있으며, 성공적인 리프팅이 가능해진다. 그러나 어린 선수들을 제외하고는, 이렇게 상당한 시간을 기술 교육에 투자하는 것은 선택 사항이다. 코치는 비교적 나이가 있는 선수들에게는 이 교육 기간을 줄일 수도 있다. 어떤 경우든, 최소한 안전상의 문제가 발생하지 않을 정도로 기술적으로 능숙하지 못한 리프팅 동작은 훈련에서 배제해야 한다. 어린 선수들이 훈련 초기 단계에 어떻게 훈련을 진행하면 되는지는 '구체적인 선수 분류' 챕터에서 자세히 다루었다.

얼마나 빨리 선수가 기술적으로 능숙해질 수 있는지는 기술 교육의 수준, 선수의 타고난 학습 능력, 열정, 헌신, 선수의 생물학적 그리고 훈련 나이, 그리고 훈련에 투자하는 시간과 노력에 따라서 달라질 수 있다.

일반적으로 어린 나이(주로 10~14세)일수록 리프팅 기술을 잘 학습할 수 있다. 그래서 선수가 가진 선천적인 능력을 잘 활용하기 위해서 일찍 리프팅을 시작하는 것은 중요한 것이다.

훈련으로 복귀하기 위한 적응 기간(트랜지션 메조사이클)

트랜지션 메조사이클은 두 개의 매크로사이클 사이에 혹은 중요한 시합과 매크로사이클 사이의 짧은 기간 동안 진행된다. 일반적으로 1~3주 정도밖에 되지 않는다. 가끔씩 중요한 시합 후에는, 이 시합으로 인해서 받은 상당한 육체적, 심리적 부담에서 회복하기 위해서, 매우 낮은 볼륨, 강도, 빈도로 훈련을 진행하거나 완전히 휴식할 수도 있다. 2주 이상 휴식하게 되면 부정적인 영향이 더 크다(Medvedyev, 1986, 1989).

훈련을 한동안 쉰 이후에, 원래 훈련으로 돌아오기 위해서는 일정 적응 기간이 반드시 필요하다. 이 기간에는 더 많은 GPP 훈련과 낮은 강도와 상대적으로 낮은 볼륨의 스내치, 클린 앤 저크 훈련을 진행한다. 그리고 이후에 진행할 매크로사이클의 초반 훈련 수준에 도달할 수 있도록 점차적으로 훈련 수준을 높여가는 것이다.

대회가 끝난 후에 한 주 정도 짧게 운동을 쉰 경우는, 이런 본 훈련에 적응하는 기간이 그렇게 길 필요가 없다. 일주일이면 충분하며, 이 기간에는 시작부터 다음 매크로사이클에 더 특화된 훈련을 진행해도 된다. 이 시간을 매크로사이클에서 '0주차'라고 정해서 진짜 매크로사이클이 시작하는 1주차 훈련을 준비하는 적응 기간이라고 생각하면 된다. '0주차' 훈련을 구성하는 간단한 방법은 매크로사이클 1주차의 훈련에서 강도는 10~15% 정도로 줄이고, 세트당 반복 횟수를 1~3회 정도 줄여서 진행하는 것이다.

프로그램 구조

수준이 높은 선수일수록, 훈련에 대한 적응을 더 유발하기 위해서 훈련 프로그램을 더욱 복잡하게 구성해야 한다. 처음에는, 매우 기본적인 훈련, 강도와 반복 횟수로 진행하면서, 일정하게 강도만 우선적으로 증가시켜도 충분하다. 선수가 성장함에 따라서 훈련 사이클의 기간이 증가하게 될 것이며, 훈련 내용 면에서도 더 광범위한 계획을 필요로 하게 될 것이다.

'주기화'라는 용어는 훈련을 여러 시간 블록으로 나누는 것을 의미한다. 이 주어진 시간 블록에서 강도, 볼륨 그리고 훈련 선택과 같은 변수를 조정하는 것이다. 이 기간 동안 그리고 이어지는 시간 블록을 거치면서 전체적인 훈련 사이클

표 39.1 주기화 구조에 대한 지침표

주기	기간	횟수
마이크로사이클	1주	한 메조사이클에 3~6번
메조사이클	3~6주	한 매크로사이클에 2~5번
매크로사이클	6~20주	1년에 3~9번
1년	1년	4년에 4번
4년	4년	선수 생활 동안 2~4번

동안에 성장을 극대화하는 것이다.

구조: 완전한 훈련 프로그램은 3가지 주요한 기간으로 구성되어 있다. 마이크로사이클은 한 단위로 구성된다. 1주로 단위로 하는 이유는 시간 단위를 구성하고 활용하는 데 있어서 편리하고 실용적이기 때문이다. 메조사이클은 연속되는 여러 마이크로사이클로 구성되어 있으며 보통 3~6주 정도이다. 이때는 어떤 훈련을 진행할지, 그리고 볼륨 그리고 반복 횟수는 어떻게 할지에 대한 변수 중에 어느 부분에 집중할지에 대한 부분을 고려해서 진행한다. 매크로사이클은 프로그램 전체 기간을 말하는 것이다. 보통은 2개 혹은 그 이상의 메조사이클 기간을 포함하고 있다.

당연히 훈련은 1년같이 더 긴 기간으로 설정해서 진행할 수도 있으며, 올림픽 준비 사이클과 같이 4년 주기로 진행할 수도 있다. 이렇게 긴 기간으로 설정하는 경우는 폭넓은 관점에서 접근하면서 개개인의 매크로사이클을 계획하는 것이 좋다.

일정: 훈련 프로그램 일정은 주로 시합을 준비하는 웨이트리프팅 선수들에게는 주된 관심사이다. 물론 취미로 리프팅을 즐기는 사람들에게도 중요한 경우도 있다. 시합을 준비하는 선수들의 경우는, 반드시 중요한 시합 일정을 우선으로 생각해서 모든 훈련 프로그램이 설계되어야 한다. 그리고 상대적으로 중요도가 떨어지는 시합은 2차로 고려한다. 이것은 가장 중요하다고 생각하는 시합 당일에 최고의 퍼포먼스를 달성하기 위한 것이다.

취미로 리프팅을 하는 선수들의 경우는, 일반적으로 선수와 프로그램 성격에 가장 적합한 기간을 생각해서 훈련 사이클을 결정하게 된다. 잠시 생활하는 장소가 바뀌면서 훈련에 제약이 생기는 경우와 같은 예측 가능한 방해 요소들도 고려해야 한다. 이런 경우는 이런 일정을 고려해서 훈련 사이클이 장소를 이동하기 전에 프로그램이 끝날 수 있도록 하고, 다시 돌아와서 훈련이 가능할 때 훈련 사이클이 다시 시작될 수 있도록 프로그램을 설계하도록 한다.

기간: 매크로사이클은 일반적으로 4~20주 범위 내에서 진행된다. 수준이 높은 선수일수록, 매크로사이클은 최대 성과를 달성할 수 있는 기간에 도달할 때까지 더 길어질 필요가 있다. 일반적으로 16~20주 정도가 된다. 그러나 대회 일정에 따라서 변경될 수도 있다. 이제 막 리프팅을 시작한 선수들의 경우는 일반적으로 4~8주 정도로 진행한다. 반면에, 중급에서 상급 수준의 리프터들은 8~16 정도로 진행한다.

1년 단위 계획

1년 단위로 계획하는 것의 목적은 우선적으로는 대회 일정에 따라서 매크로사이클 일정을 정하려는 것이며, 두 번째로는 각 매크로사이클과 1년 전체 대한 일반적인 목표를 설정하기 위한 것이다. 일정을 짜는 데 있어서 첫 번째 단계는 1년 중에 중요한 대회를 선택하는 것이다. 대회를 선택하는 부분은 선수들의 수준에 따라서 달라질 것이다.

초보자와 중급 수준의 선수들에게는, 지역 대회 수준의 대회가 될 것이다. 이런 지역 대회는 항상 주기적으로 열리지 않는 경우가 많기 때문에, 1년 단위로 세부 일정을 짜는 게 쉽지 않다. 시합 일정이 확실해질 때까지, 코치는 좀 더 일반적인 훈련 계획으로 진행하면서 필요에 따라서 조정하며 최종 결정해야 할 것이다.

게다가 지역 수준의 모든 대회는 동일하게 중요하기 때문에, 반드시 시합 간의 우선순위를 정할 필요는 없다. 그런데 만약 리프터가 비교적 짧은 기간 안에 3~4주 간격으로 여러 대회에 참가하고 싶다면, 이 경우에, 더 효과적인 매크로사이클 기간을 설정하기 위해서 정해진 기간 안에서 몇 가지 대회를 정해서 우선순위를 정하는 경우는 예외가 될 수 있다. 지역 대회 중에서 우선순위를 정해야 하는 또 다른 이유는 이 과정을 통해서 최고의 퍼포먼스를 보여줄 수 있는 대회에 집중하면서 대회 상금도 노릴 수 있기 때문이다.

이 수준의 리프터들은 일반적으로 상대적으로 짧은 기간의 매크로사이클로 훈련을 진행하며, 비교적 빠르게 성장하기도 하면서, 1년 중 엄청나게 많은 대회에서 정점의 퍼포먼스를 보여주는 경우가 많다. 만약 훈련 프로그램 성격을 방해하는 것이 아니라면, 준비하는 대회 수만큼 많은 매크로사이클 단위로 훈련 사이클을 나눌 수도 있다. 만약 참가할 수 있는 대회가 없어서 시합 사이에 기간이 더 길다면, 더 많은 매크로사이클로 나눌 수도 있다. 예를 들어, 1년에 6개의 대회에 참가한다면, 6개 매크로사이클로 나누게 되고, 매크로사이클당 기간은 평균적으로 8~9주가 될 것이다. 물론 훈련 사이클 기간은 실제 시합 일정에 따라서 조금씩 달라질 수 있다. 그런데 만약 어느 시점에, 시합이 많지 않아서 시합 사이에 3개월 기간이 있다면, 12주 동안 진행되는 매크로사이클로 구성하기보다는, 리프터의 상황에 따라서 2~6주 정도의 여러 매크로사이클로 나누는 것이 좋다.

국내외 대회에 참가하는 선수들의 경우는, 1년 중 최고의 퍼포먼스를 목표로 하는 대회를 정할 필요가 있다. 일반적으로 이 수준의 선수들은 1년에 2~3개 이상의 대회에서 정점의 실력을 보여주기는 힘들다. 나머지 대회는 훈련의

사이클	매크로사이클 1: 내셔널 챔피온십 준비													
메조사이클	메조사이클 1				메조사이클 2				메조사이클 3				휴식	트랜지션 기간
주	1	2	3	4	5	6	7	8	9	10	11	12	0	0
일정												내셔널 챔피온십		

사이클	매크로사이클 2: 다리 스트렝스 훈련에 집중												
메조사이클	메조사이클 1				메조사이클 2				메조사이클 3				트랜지션 기간
주	1	2	3	4	5	6	7	8	9	10	11	12	0
일정								대회				측정	

사이클	매크로사이클 3: 아메리칸 오픈 준비													
메조사이클	메조사이클 1				메조사이클 2								휴식	트랜지션 기간
주	1	2	3	4	5	6	7	8	9	10	11	12	0	0
일정												아메리칸 오픈		

사이클	매크로사이클 4													
메조사이클	메조사이클 1						메조사이클 2				메조사이클 3			
주	1	2	3	4	5	6	7	8	9	10	11	12	13	14
일정						대회								대회

그림 39.1 국내 대회에 참가할 수 있는 수준의 선수가 2개의 중요한 대회(내셔널 챔피언십과 아메리칸 오픈)와 그렇지 않는 3개의 대회에 참가하는 경우의 1년 훈련 계획표이다. 한 개의 매크로사이클은 체육관에서 최대 무게를 측정하는 것으로 마무리되었고, 이 사이클 일정은 대회 일정에 맞추기보다는 원래 목표였던 다리 스트렝스에 중점을 두고 결정되었다. 다른 매크로사이클의 경우는, 대회 일정을 맞추기 위해서 사이클의 기간을 조정했다.

일환이 되는 것이다(즉, 자신의 주 목표로 하는 대회가 아니라면, 그 대회를 준비하기 위해서 훈련 사이클을 변경하기보다는 그냥 매크로사이클 과정이라고 생각하고 참가하는 것). 자신이 목표로 하는 대회가 아닌 대회는 경험을 쌓는다고 생각하고 참가하는 것이다. 이런 대회에 참가하면서, 대회에 참가하는 루틴을 연습하고, 어떤 무게로 처음 시도를 하면 되는지 등에 대한 위험 요소가 될 만한 것을 시험해보는 것이다.

이런 리프터들은 1년 중 가장 중요한 대회 몇 가지를 선택하게 될 것이다. 예를 들어, 미국 국내 대회 수준의 선수들은, 보통 내셔널 챔피언십National Championships과 아메리칸 오픈Americal Open 대회가 될 것이다. 국제 대회 수준의 선수들의 경우는, 내셔널 챔피언십 그리고 월드 챔피언십World Championships 혹은 콘티넨탈 챔피언십Continental Championships(예: 유럽, 아시아)이 될 것이다. 1년 훈련 일정은 자신이 목표로 하는 이런 대회를 중심으로 결정해서, 대회에서 자신의 퍼포먼스를 극대화시킬 수 있게 된다. 자신이 목표로 하는 대회가 아닌 비교적 중요하지 않는 대회들에 대해서 여전히 여러 가지 고려를 해봐야 한다. 만약 이후에 있는 중요한 대회를 위한 매크로사이클에 크게 영향을 주지 않는다면, 더 나은 결과를 위해서 대회가 다가오기 전에 백-오프 프로그램 시기를 조정하면서, 기존 프로그램에 약간의 변화를 줄 수 있다. 하지만 가장 중요한 대회에 대한 훈련을 가장 효과적으로 수행하기 위해서 프로그램에 대한 변화가 최소한으로 유지해야 한다.

매크로사이클

1년 단위의 일정이 정해지면, 매크로사이클Macrocyle을 정해야 한다. 매크로사이클의 시작하는 날과 마무리하는 날은 대회 일정을 고려해서 1년 단위 계획을 세울 때 결정될 것이다. 지역 대회를 참가하는 선수들의 경우는 모든 대회 일정이 아직 결정되지 않았기 때문에 힘들 수 있다. 이런 경우라면, 리프터에게 맞는 적절한 기간을 바탕으로 매크로사이클을 계획할 수 있다. 그리고 이후에 대회 일정이 정해지게 되면 조정을 할 수 있다.

목표: 매크로사이클의 일반적인 목표는 처음에 결정되어야 할 것이다. 당연히 모든 선수들에게 가장 중요한 목표는 스내치와 클린 앤 저크의 무게 증가일 것이다. 그러나 이 목표를 달성하기 위해서 시점마다, 훈련의 서로 다른 부분이 강조되기도 할 것이다. 예를 들어, 리프터가 적어도 준비 기간 동안에는 다양한 운동을 통한 균형 있는 훈련 방법보다는,

스쿼트 스트렝스를 우선적으로 향상시키는 데 집중하는 매크로사이클을 원할 수도 있다. 이런 매크로사이클은 중요한 시합 일정과 최대한 시차를 두는 것이 좋으며, 필요하다면 1년에 걸쳐서 진행할 수도 있다. 스내치와 클린 앤 저크 동작에 초점을 두고 준비를 하는 것은 아니기에 비록 이 주어진 기간에 개인 대회 기록이 가장 좋을 수는 없지만, 자신의 부족한 부분을 빨리 채우면 채울수록, 장기적으로 선수들은 더 빠르게 성장할 수 있다. 1년 동안 열리는 대회들의 우선순위를 정해서 가장 중요한 대회에서 최고의 성과를 낼 수 있도록 매크로사이클을 계획하는 것이 가장 이상적이다. 그러면서도 1년 전체에 대한 구체적인 목표도 함께 달성하는 것이다.

예를 들어, 내셔널 챔피언십과 아메리칸 오픈 대회에 모두 참가할 선수라면, 더 권위 있는 대회인 내셔널 챔피언십을 우선순위에 둘 것이다. 만약 스쿼트가 뒤쳐져 있는 상태라면, 아메리칸 오픈 대회가 다가올 때까지 스쿼트에 초점을 둔 매크로사이클을 진행할 수 있다. 그리고 아메리칸 오픈 대회가 끝난 후 목표로 한 내셔널 챔피언십 대회에서의 스내치와 클린 앤 저크를 향상시킬 수 있도록 새로운 스쿼트 스트렝스 프로그램을 이용한 더 균형 잡힌 매크로사이클로 다시 진행하는 것이다.

선수의 능력 중에서 격차가 나는 부분이나 기술적인 문제점과 관련된 목표가 매크로사이클마다 설정되어서, 코치는 훈련 프로그램을 통해서 이런 부분들을 해결할 수도 있어야 한다. 저크보다 상대적으로 클린이 약한 경우에는 이 부분에 더 집중할 수 있으며, 스내치 혹은 저크에서 오버헤드 자세가 약해서 오버헤드 자세의 스트렝스와 안정성에 더 집중할 수도 있다. 필요하다면, 가동성 훈련을 더 적극적으로 할 수도 있으며, 과거에 혹은 매크로사이클 동안에 확인된 해결할 필요가 있는 구체적인 문제점에 집중할 수도 있다. 가장 이상적인 나이에 리프팅을 시작해서, 잘 성장한 선수들의 경우에는, 더 균형 있게 운동 능력이 발달되었고 기초가 더 탄탄하기 때문에, 이런 문제들이 그렇게 많지는 않을 것이다.

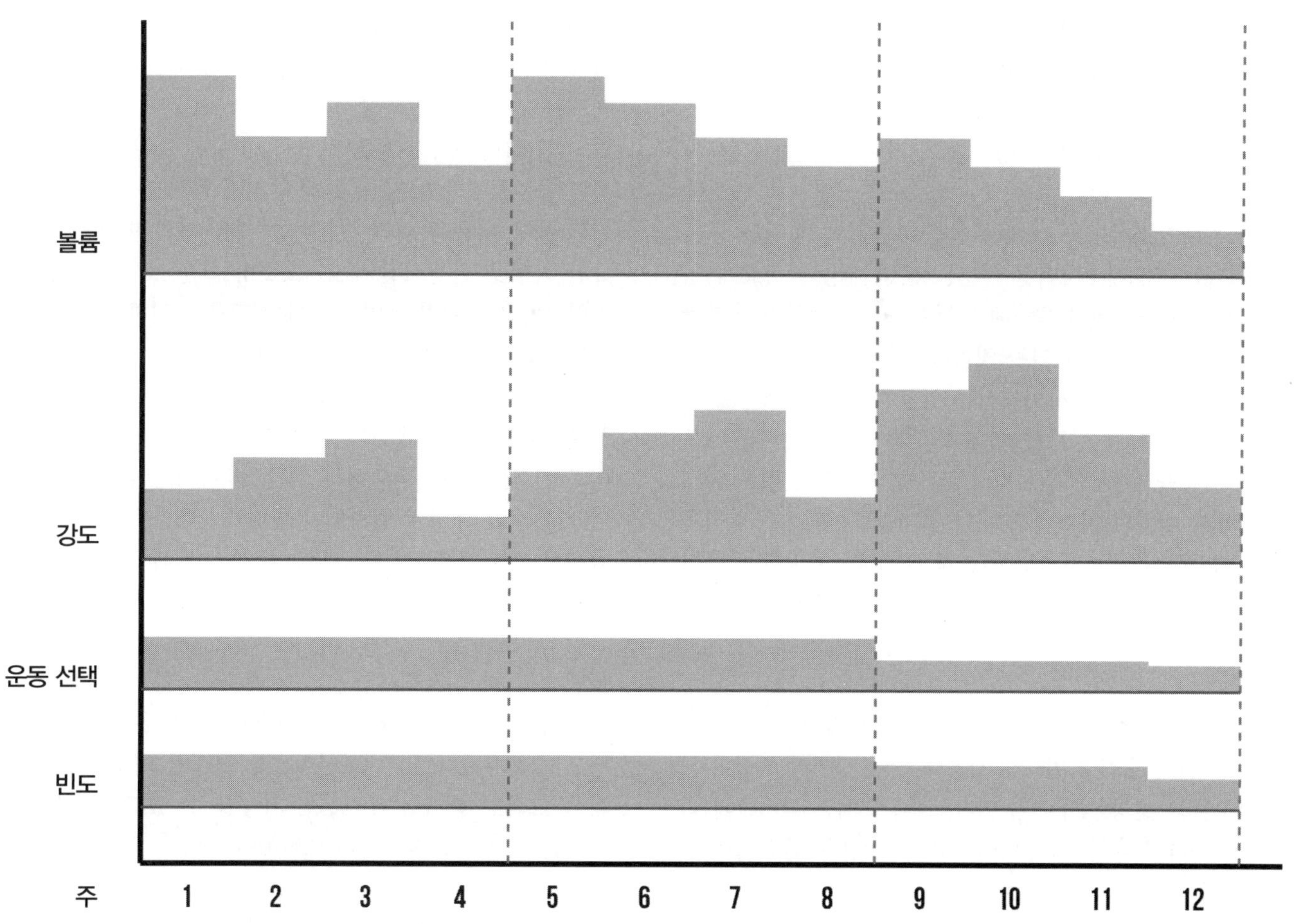

그림 39.2 이 그림은 매크로사이클 전체에 걸친 주간 평균 강도, 볼륨, 운동 선택 그리고 훈련 빈도에 대한 기본적인 추이를 보여주고 있다. 매크로사이클 내에서 로딩과 디로딩 마이크로사이클 기간의 실제 수치와 순서는 다를 수도 있지만, 장기적인 관점에서 기본적 추이는 거의 일관성이 있다.

메조사이클 일정: 일단 목표가 결정되면, 매크로사이클 내에서 메조사이클 일정을 결정해야 한다. 이때 메조사이클 일정은 몇 가지 요소에 의해 결정된다. 매크로사이클 내에 포함되어 있는 목표로 하지 않은 대회, 체육관에서 기록 테스트를 하는 시기, 혹은 다른 중요한 일정 등을 모두 고려해야 한다. 만약 대회 일정이 두 메조사이클 기간 사이에 아주 근접해 있다면, 메조사이클 기간을 조정해서 대회 일정과 맞추는 것도 좋다. 예를 들어, 만약 3~4주 정도의 메조사이클로 구성된 12주의 매크로사이클 기간이 있고, 대회가 5주차 마지막에 있다면, 코치가 메조사이클 기간을 5주, 3주, 4주로 결정하는 것도 큰 문제가 없다. 그래서 5주 동안 진행하는 첫 번째 메조사이클의 마지막 주를 백-오프 주로 정하고, 이 백-오프 주가 끝나는 시점과 대회 일정을 맞추는 것이다. 그러면 결과적으로 대회 전에 더 회복된 느낌을 받을 것이다. 그러나 일주일 이상으로 기간을 조정하게 되면, 장점보다 단점의 영향이 더 클 것이다.

만약 매크로사이클 기간 중, 리프터가 여행을 간다거나 다른 사유로 특정 기간 동안 이상적인 환경에서 훈련을 제대로 할 수 없게 된다면, 훈련 일정이 방해받는 것을 최대한 방지하기 위해서 훈련을 하지 못하는 그 기간을 백-오프 기간으로 정하는 것이 가장 이상적이다. 이때 코치는 불리한 환경에서 훈련하는 상황의 정도와 메조사이클 일정을 재조정하는 부분을 고려해서 가장 피해가 적은 방법을 선택해야 한다.

만약 매크로사이클 내에서 일정이 훈련에 차질을 주는 부분이 없다면, 메조사이클 일정을 훈련 내용과 목표에 기초해서 결정하면 된다. 즉, 메조사이클의 목표에 가장 부합하는 일정을 결정하면 되는 것이다. 메조사이클 최적의 기간은 4주이며 3~6주 사이에서는 상황에 따라서 조정될 수 있다. 변경해야 할 강력한 이유가 존재하지 않는다면, 4주 메조사이클을 추천한다. 여기서 강력한 이유라는 것은 앞에서 설명한 대회와 사이클 일정이 겹치는 경우 혹은 변경을 해서 메조사이클이 가지고 있는 목표에 더 유익한 경우가 있다. 동일한 볼륨으로 더 점진적으로 운동 강도를 축적해 나가기 위해서 기간을 늘리는 것이 후자의 예가 된다.

일반적인 훈련 추이: 매크로사이클 전체에 걸쳐서, 볼륨, 강도, 운동 선택 그리고 빈도와 같은 훈련에 있어서 핵심이 되는 변수들의 일정한 추이가 있다. 실제 수치는 사이클과 리프터에 따라서 다를 수 있다. 하지만 이런 변수들의 일반적인 변화는 믿을 만한 자료이다. 이 부분에 대해서는 '훈련 시 고려해야 하는 변수들' 챕터에서 구체적으로 다루었다. 그림 39.2는 이런 추이들을 간단히 그래프로 나타낸 것이다.

메조사이클

메조사이클은 최대한 세부적인 계획을 세우는 수준의 사이클이다. 즉, 1년 단위 계획과 매크로사이클 단계에서는 날짜와 광범위한 목표와 같은 일반적인 요소를 다루고 있는 반면에, 메조사이클은 운동 선택과 볼륨과 같이 실제 훈련에 고려해야 하는 변수를 다루고 있다.

각 메조사이클의 세부적인 내용들이 언제 결정될지는 코치들마다 다르다. 매크로사이클을 시작하기 전에, 날짜와 훈련 볼륨 그리고 적어도 어떤 운동을 선택해서 진행할지와 같은 요소를 결정해서 기본적인 메조사이클 구조를 만드는 것은 반드시 필요하다. 이렇게 해야지 분명한 계획을 가지고 코치가 각 메조사이클 내용을 결정할 수 있다.

모든 메조사이클의 최종적인 세부 내용은 이전 사이클이 거의 마무리되는 시점에 선수의 현재 상태와 가장 최근 퍼포먼스를 고려하는 것이 가능할 때 결정된다. 전체 메조사이클과 매크로사이클에 대한 분명한 계획이 존재하는 한, 메조사이클의 최종적인 세부 내용은 한 번에 한 주씩 결정할 수도 있다. 이런 방식으로, 한 번에 전체 매크로사이클의 구체적인 내용을 계획을 하는 데 엄청난 시간을 투자해야 하는 상황을 피할 수도 있다. 게다가 매크로사이클을 진행하는 과정에서 훈련에 대한 리프터의 반응과 외부 요인의 영향에 따라서 조정을 하면서 더 좋은 세부 내용으로 완성될 가능성이 높아진다. 그래서 전체 매크로사이클에 대한 이런 세부 내용을 미리 결정하는 것은 거의 틀림없이 불필요한 작업을 발생시킬 수도 있으며, 혹은 그때그때 상황을 확인하면서 코치가 유연성 있게 계획을 조정하면서 더 효과적인 사이클을 만드는 것을 힘들게 한다.

형태: 앞에서 설명했듯이, 메조사이클의 내용은 준비 기간, 대회 기간, 훈련에 적응하는 기간으로 분류했을 때, 각 분류의 기본적인 규칙에 일치해야 한다. 이 내용은 장기적인 시점에서 볼륨, 강도, 빈도 그리고 운동 선택과 같은 구체적인 내용을 보여준다.

로딩Loading과 디로딩Deloading: 각 메조사이클 내에서 마이크로사이클은 볼륨과 강도를 기반으로 로딩, 유지, 혹은 디로딩으로 분류된다. 각 메조사이클을 결정할 때 최적의 로딩, 회복 그리고 잠재적 테스팅이 가능할 수 있도록, 마이크로사이클의 일정을 적절하게 조절해야 한다.

일반적으로 디로딩(백-오프 혹은 리커버리라고도 알려져 있다.) 주는 리프터와 메조사이클의 형태 그리고 어느 정도로 로딩을 하는지에 따라서 로딩 2~3주 후에 진행된다. 특정 훈련 사이클에서는, 리로딩 기간이 없이 로딩 기간을 더 늘리는 것도 가능하다. 하지만 매주 로딩을 상대적으로 조금씩 증가시키면서, 이 로딩 기간이 5~6주는 보통 넘지 않는다.

이런 디로딩 기간이 메조사이클과 매크로사이클엔서 발생한 모든 피로를 회복 시켜줄 수는 없다. 어느 정도의 피로도는 전체 메조사이클과 대부분의 매크로사이클 기간에 걸쳐서 남아 있다(이 피로가 체계적으로 감소되는 대회 기간 메조사이클 기간은 예외).

하지만 이것이 반드시 문제가 되는 것은 아니다(물론 훈련이 적절히 계획되고 관리되지 않아서 성장하기보다는 오버트레이닝 되는 경우는 문제가 될 수 있다). 그리고 사실, 의도된 부분이기도 하다. 즉, 전체 매크로사이클을 통해서 기능적 능력을 의도적으로 향상시키기 위해서 계속적인 자극을 주는 것이다.

볼륨: 주어진 메조사이클 기간이 길수록, 로딩과 볼륨에 있어서 더 많은 변동이 있을 것이다. 훈련 경험이 없는 초보자가 아니라면, 상당히 긴 기간에 걸쳐서 볼륨이 완벽하게 동일한 수준으로 유지될 수가 없다. 대신에, 볼륨이 일반적인 감소 추이가 될 수 있도록 반드시 조정되어야 한다. 그리고 일주일마다 변동이 있기 때문에 항상 일정하게 볼륨이 감소하지는 않는다. 하지만 전체적으로 봤을 때는 평균적인 감소 추이를 유지하게 된다. 메조사이클에서 어떻게 볼륨이 분배되고 있는지를 보여주는 그래픽을 그림 39.2에서 확인할 수 있다.

메조사이클의 전체 볼륨은 선수가 무엇을 필요로 하는지, 어느 정도의 훈련을 감당할 수 있는지 그리고 메조사이클의 성격(예: 준비 기간이 혹은 대회 기간인지 그리고 더 구체적으로 본다면, 정확한 훈련 내용이나 목표가 무엇인지를 말하는 것)에 따라서 계산되어야 한다. 선수의 기술 향상을 목표로 하는 메조사이클에서는 어느 정도 볼륨으로 시작하는 것이 좋은지는 '훈련 시 고려해야 하는 변수들' 챕터의 표 33.4에서 확인할 수 있다. 결국, 코치 역시 이전 훈련 사이클에서의 각 선수들에 대한 데이터를 가지고 있어야 하며, 이 데이터를 이용해서 적절한 볼륨을 정해야 한다.

강도: 일반적으로 메조사이클을 시작할 때부터 마무리할 때까지 평균 강도는 증가할 것이다. 그러나 마이크로사이클의 로딩 일정이 어떻게 되느냐에 따라서 강도가 변동되기도 한다. 가장 흔한 경우는, 메조사이클 기간 동안에 강도는 증가하다가, 마지막 주에 평균 강도가 감소하게 된다. 다른 경우는, 메조사이클의 강도가 사이클 끝나기 2주 전까지 증가하다가, 강도가 감소하게 된다. 그러다가 마지막 주에 강도가 메조사이클에서 가장 높은 수준까지 증가하게 된다.

전자의 경우는, 둘째 주에서 마지막 주 사이에 최대 무게로 리프팅을 하거나 테스팅을 할 수도 있으며, 마지막 주는 다음 메조사이클 준비하기 위한 회복 단계라고 볼 수 있다. 후자의 경우는, 디로딩 주(사이클이 끝나기 2주 전부터 마지막 주 사이)가 마지막 주에 최대 무게로 리프팅을 하거나 테스트를 하기 위한 회복 주로 볼 수 있다. 보통 매주 강도의 증가율은 시간이 지남에 따라서 감소할 필요가 있다. 메조사이클 기간이 더 길수록, 강도가 증가하는 기간이 더 길수록 더욱 그렇다. 예를 들어, 기본적으로 3주 동안 연속으로 강도는 증가할 것이다. 그런데 만약 메조사이클에서 6주 동안 강도를 증가시키게 된다면, 이 6주 동안에 걸쳐서 증가율은 감소하게 되거나, 이 기간 동안 강도는 변동하게 된다.

강도 증가율은 메조사이클 시작 강도가 어느 정도이냐에 따라서 달라진다. 처음 시작할 때 강도가 낮을수록, 증가율은 더 높아지게 될 것이다(선수의 최대 능력치에 더 가까운 수준에서 시작할수록, 증가율을 높이는 것은 더 어렵다). 나머지 다른 요소들은 동일한 상태로 남겨두고(예: 반복 횟수와 세트), 일반적으로 매주 2~3%로 강도가 증가하는 것이 알맞다. 모든 세트에 걸쳐서 증가시킬 수도 있으며, 혹은 평균적으로 증가시킬 수도 있다. 예를 들어, 평균 강도 증가율(2~3%)을 동일하게 유지하면서 두 가지 방식으로 시작과 마무리를 할 수 있다.

- 1주차: 75%의 강도로 3번씩 5세트
- 2주차: 78%의 강도로 3번씩 5세트 혹은 75%의 강도로 3번씩 2세트, 80%의 강도로 3번씩 3세트
- 3주차: 80%의 강도로 3번씩 5세트 그리고(혹은) 3RM
- 4주차: 70%의 강도로 2~3번씩 3~5세트

2주차에 강도를 증가시켰다가 다음 주에는 감소시키고, 그다음 주에는 다시 증가시키는 사이클은 다음과 같다.

- 1주차: 75%의 강도로 3번씩 5세트
- 2주차: 80%의 강도로 3번씩 4~5세트
- 3주차: 70%의 강도로 3번씩 4~5세트
- 4주차: 85%의 강도로 3번씩 3~4세트 그리고(혹은) 3RM

게다가 메조사이클 기간 전체에 걸쳐서 평균적으로 강도를 증가시킨다는 목표하에서, 매 운동마다 선수의 상태를 확인하면서 강도를 결정할 수도 있다. 하지만 이것이 반드

시 그날 리프터가 최대 강도로 운동하도록 해야 한다는 것을 의미하는 것은 아니다. 코치는 그날 선수에게서 기대할 수 있는 퍼포먼스의 수준을 조정해서 선수를 지도할 수도 있다. 선수의 피드백을 받으면서 적절한 강도를 결정할 수 있다.

어떤 경우는, 실제로 매일 운동을 최대 능력치로 진행해야 하는 경우도 있다. 그러고 나서 이후에 볼륨을 추가하고 강도는 낮춘 상태로 세트를 진행하게 된다. 코치는 운동 중에 리프팅을 시도하다가 실패할 수도 있는 최대 능력치로 운동을 하는 것과 실패하는 것 없이 가능한 한 가장 무겁게 들 수 있는 최대 능력치에 가깝게 운동을 하는 것은 구별해야 한다. 둘 중 어떤 방법으로 진행하든, 선수가 진행하는 볼륨을 자세히 살펴보면서, 원래 계획을 넘어서지 않도록 주의할 필요가 있다.

이런 접근법은 다음과 같을 것이다.

스내치 풀+스내치: 1+2RM, 90%×1+2×2

여기서는 스내치 콤플렉스를 최대 능력치로 진행하고, 다음 이어지는 2세트는 최대 능력치의 90% 강도로 진행한다.

운동 선택: 운동을 선택할 때는 메조사이클의 형태를 우선적으로 고려해야 하며, 두 번째는 평가를 통해서 리프터에게 무엇이 필요한지를 고려하는 것이다. 즉, 모든 준비 기간 메조사이클은 스트렝스와 기술 동작과 같은 상대적으로 기본적인 리프팅들을 포함하고 있을 것이며, 모든 대회 기간 메조사이클은 비교적 많은 대회용 리프팅(스내치와 클린 앤 저크)을 포함하고 있을 것이다. 그러나 리프터에게 개인적으로 필요한 부분이 무엇인지에 따라서 모든 메조사이클에서의 운동 비율이 달라질 수 있다. 그리고 반드시 해결해야 하는 신체적인 특징이나 기술적으로 문제가 있는 경우에도 선택하는 운동이 달라질 것이다. 운동 선택의 다양성에 대해서는 다음에 구체적으로 다룬다.

우선순위: 운동에 있어서 기본적인 우선순위에 대한 내용은 '훈련 시 고려해야 하는 변수들' 챕터의 표 34.8에서 확인할 수 있다. 모든 매크로사이클과 메조사이클에서 구체적으로 각 리프터들에게 더 알맞은 운동의 우선순위를 정할 필요가 있다. 만약 리프터의 특정 능력이 다른 능력들보다 뒤처져 있다면, 주어진 메조사이클에서 평소보다 이 부분에 더 많이 집중하면 된다. 예를 들어, 스쿼트가 매우 약한 리프터라면, 다른 능력들과의 격차를 줄이기 위해서, 스쿼트 스트렝스 운동을 우선순위로 할 필요가 있을 것이다. 준비 기간 메조사이클 동안은, 스트렝스 리프팅 동작들이 이미 어느 정도 우선순위에 있지만, 관련 리프팅 동작을 추가적으로 더 많이 강조할 수도 있다. 예를 들어, 스쿼트의 볼륨과 강도를 훨씬 더 높이기 위해서, 주어진 준비 기간 메조사이클 기간에 풀 스트렝스 훈련을 다소 감소시킬 수도 있다.

프로그램을 만들 때, 메조사이클은 우선순위의 운동을 중심으로 정해져야 한다. 대회 기간 메조사이클에서는, 우선순위에 있는 것은 당연히 스내치와 클린 앤 저크 동작이다. 이 운동이 결정되면, 이 운동에 대한 일정을 우선적으로 가장 중요하게 결정한다. 그러고 나서 남아 있는 운동에 대한 일정을 결정하는 것이다. 반면에, 스쿼트에 집중하는 준비 기간 메조사이클에서는, 스쿼트와 관련된 일정을 우선 정한 후 나머지 운동에 대한 프로그램을 마무리한다.

다양성: 메조사이클 내에서 혹은 이후의 메조사이클에서의 다양성은 강도와 볼륨을 변경하면서 가능하다(반복 횟수 변경도 포함). 그리고 운동 선택을 통해서도 이차적으로 다양성이 가능하다. 전자의 경우는 개별적인 메조사이클과 매크로사이클 전체 걸쳐서 강도는 증가시키고 볼륨은 감소시키면서 운동에 적응하는 것을 쉽게 피할 수 있다.

메조사이클에서 목표로 하는 리프팅은 어느 정도 정해져 있기 때문에 결과적으로 운동 선택을 통한 다양성은 그리 크지 않을 것이다. 그러나 시합용 리프팅 동작, 풀 동작, 스쿼트과 오버헤드 동작과 같은 많은 동작을 통해서 여전히 상당한 수준의 다양화가 가능하다.

일반적으로, 운동 선택의 요소는 메조사이클 기간 동안에 동일하게 유지된다. 그리고 사실 이것이 가장 좋은 방법이다. 왜냐하면 운동에 어느 정도 적응을 하지 못하도록 하는 범위에서 반복적으로 노출되어야 성장할 수 있기 때문이다. 이후의 메조사이클에서는 강도와 볼륨의 조정을 통해 운동에 변화를 주면서 다양한 자극을 유발할 수 있다. 하지만 이 정도가 너무 크지 않는 것이 좋다.

다양성이란 것이 단순히 다양성 자체를 추구하기 위해서 무작위로 진행되기보다는 항상 구체적인 목적을 가지고 진행하는 것이 좋다. 운동 선택은 매크로사이클과 메조사이클에서 필요로 하는 것과 목표를 바탕으로 해야 하며, 평가를 통해서 확인된 각 개인이 필요한 부분 역시도 고려해야 한다. 몇몇 다양성은 메조사이클의 동일한 기본적인 목표 달성을 가능하게 할 수도 있지만, 특정 몇몇 다양성은 무엇보다 개개인에게 더 필요한 부분을 해결해줄 수도 있다. 예를 들어, 스내치 동작을 위한 오버헤드 스트렝스와 안정성 운동을 선택할 때, 스내치에서 오버헤드 동작은 강하지만 힘이나 타이밍 부족한 리프터라면, 오버헤드 스쿼트보다 스내치 밸런스가 본인에게 더 유익할 것이다. 두 가지 동작 모두 스내치 리시빙 자세에서 오버헤드 스트렝스와 안정성을 향상시켜주는 기본적인 목표를 달성해주기도 하며, 스내치 밸런스 동작은 오버헤드 자세에서 락아웃하는 힘과 타이밍을 개선하고 싶어 하는 리프터의 개인적인 목표도 달성시켜 줄 수 있다.

대회가 가까워질수록, 메조사이클 사이에 다양성도 더 구체적으로 바뀌어야 할 것이다. 즉, 매크로사이클이 진행되면서, 운동을 선택할 때는 스트렝스와 스피드 훈련과 같이 더 기본적인 훈련에서 스내치와 클린 앤 저크에 더 구체적으로 도움이 될 수 있는 방식의 훈련으로 변경되어야 한다. 스내치를 위한 오버헤드 동작의 스트렝스와 안정성의 내용으로 더 구체적으로 설명을 하자면, 다음 메조사이클에서는 오버헤드 스쿼트를 한 후, 그다음에는 히빙 스내치 밸런스를 진행한다. 그러고는 스내치 밸런스 혹은 드롭 스내치를 하면서 기본적인 스트렝스 동작에서 점점 더 스피드와 정확성을 요구하는 동작으로 바꿔가는 것이다. 비슷하게, 준비 기간 메조사이클 초기에는 스쿼트를 할 때 프론트 스쿼트보다는 백 스쿼트를 주로 하며, 퍼즈 스쿼트와 천천히 앉는 스쿼트 포함시킬 수 있다. 그리고 매크로사이클이 진행되면서, 결국은 백 스쿼트보다는 프론트 스쿼트를 더 많이 하게 되고, 스쿼트 아래 구간에서 바운스를 활용해서 최대 스피드를 낼 수 있도록 한다. 그리고 클린 리커버리 동작을 할 때 최대한 이 힘을 전이시키도록 한다.

반복 횟수와 세트: 반복 횟수는 운동, 강도, 그리고 메조사이클의 형태와 일정에 따라서 정해지게 된다. 적절한 반복 횟수와 세트에 관한 구체적인 내용은 '훈련 시 고려해야 하는 변수들' 챕터에서 확인할 수 있다. 반복 횟수와 전체 볼륨은 매크로사이클이 시작될 때쯤 가장 높을 것이며, 이후에는 감소하게 된다. 그러고는 매크로사이클의 각 단계에서 선수에게 정해진 볼륨을 충족하게 될 것이다.

테스트: 각 매크로사이클은 대회와 함께 마무리되지만, 메조사이클 내에 스내치와 클린 앤 저크에 대한 테스트와 스쿼트와 같은 몇몇 리프팅에 테스트가 포함되어 있을 수 있다. 이 부분은 강도와 볼륨에 대한 조정이 된 부분에 따라서 마지막 주 혹 마지막 2번째 주에 일반적으로 진행할 수도 있다. 예를 들어, 4주 동안 진행되는 메조사이클의 경우는, 1주차에 시작해서 3주차 차에 테스트를 하고 4주차에 디로딩을 할 수도 있다. 혹은 1~2주차를 진행하고, 3주차에 디로딩을 하고 마지막 주차에 테스트를 진행할 수도 있다.

이때 메조사이클 내의 우선순위에 있는 구체적인 동작 자체를 테스트할 수도 있다. 그 동작을 정해진 횟수만큼 세트로 진행하는데 그것을 그대로 테스트하는 것이다. 예를 들어, 리프터는 메조사이클에서 백 스쿼트를 6번씩 여러 세트 진행하는데, 마지막 주에 백-오프 세트를 진행하기 전 3주차에 6RM 테스트를 하는 것이다.

이런 테스트는 어느 정도 성장하고 있는지, 선수에게 필요한 부분이 무엇인지를 더 빈번하고 다양하게 측정할 수 있는 방법을 제공함으로써 코치에게 도움이 된다. 수준 높고 경험이 풍부한 리프터일수록, 스내치와 클린 앤 저크의 새로운 기록 갱신은 점점 더 힘들어지지만, 리프팅 동작 자체에 대한 성장은 꾸준하다. 측정 가능한 현재의 성장을 더 자주 확인하는 것은 선수를 격려하고 동기 부여된 상태를 유지하는 데 도움이 된다. 그러면서 앞으로 더욱 성장할 수 있게 되는 것이다. 객관적인 성장을 확인하지 않으면서 훈련을 이어가는 것은 심지어 가장 동기부여가 잘되어 있고 헌신적인 리프터를 낙심시킬 수 있는 것이다.

테스트는 원하는 성과를 얻을 수 있도록 훈련 사이클 내에서 여러 가지를 고려해서 적절한 시점에 일정이 잡힐 수 있도록 하는 것이 중요하다. 새로운 기록을 세울 수 있는 기회가 주어주지 않는 것보다 선수의 동기부여에 더 좋지 못한 유일한 상황은 기대했던 새로운 기록을 달성하지 못하는 것이다.

마이크로사이클

마이크로사이클과 주간 훈련 계획은 메조사이클 내에서 결정된 반복 횟수와 세트, 운동 선택, 그리고 전체 볼륨과 같은 자세한 내용을 반영하게 된다. 앞에서 언급했듯이, 코치는 모든 마이크로사이클의 최종적인 세부 내용을 매크로사이클을 시작하기 전에 결정하기보다는 각 마이크로사이클을 진행하면서 결정하는 경우가 많다. 이런 방식으로 진행하게 되면 두 가지 주요한 이점이 있다. 첫 번째는 사이클 초기에 너무 많은 시간을 한 번에 투자하지 않아도 된다는 것이며, 두 번째는 이전 마이크로사이클을 통해서 얻은 축적된 데이터를 가지고 더 정확한 세부 내용을 결정할 수 있게 된다는 것이다.

볼륨: 마이크로사이클의 볼륨은 메조사이클 전체 볼륨의 분배 상태를 바탕으로 미리 결정된다. 이 부분은 실제로 진행하는 과정에서 마이크로사이클 내에서 필요에 따라서 유연하게 약간씩 변경될 수도 있다. 메조사이클 기간의 전체 볼륨과 메조사이클 기간에서의 이 볼륨의 일반적인 추이가 가

장 중요하다.

하루 볼륨이 균등하게 분배되기보다는 일주일 단위에서 조정될 필요가 있다. 일반적으로는 하루하루 볼륨을 변동시키는 것이다, 즉, 하루는 더 높은 볼륨으로 다른 날은 더 낮은 볼륨으로 번갈아가면서 볼륨을 조정하는 것이다. 어떤 경우는, 특정 목표를 달성하기 위해서 필요하다면, 이틀 동안 더 높은 볼륨으로 훈련을 진행하고, 그다음 하루는 더 낮은 볼륨으로 진행할 수도 있다.

하루마다 얼마만큼이나 볼륨을 반드시 조정해야 하는지에 대해서는 정형화할 수 없다. 그것보다는 리프터가 어느 정도를 필요로 하는지와 마이크로사이클의 전체 볼륨에 따라서 달라진다. 더 낮은 볼륨으로 진행하는 날은 더 높은 볼륨으로 진행하는 날에 비해서 20~50% 더 적은 반복 횟수로 훈련한다. 일반적으로, 전체 볼륨이 더 높을수록, 하루하루 변동 폭이 더 크다. 이 부분은 하루에 두 번 운동 진행하는 훈련 프로그램에서 가장 분명하게 확인할 수 있다. 가장 일반적인 일정은 월요일, 수요일, 금요일에 두 번 운동을 하고, 화요일, 목요일, 토요일에 한 번 운동을 진행하는 것이다. 이렇게 훈련하면, 자연스럽게, 하루에 두 번 운동하는 날의 볼륨이 하루에 한 번 운동하는 날보다 훨씬 더 높을 수밖에 없다.

볼륨을 조정하는 것은 회복을 극대화시키는 것에도 도움이 된다. 선수의 회복에 있어서 강도를 줄이는 것보다는 일반적으로 볼륨을 줄이는 것이 더 효과가 좋다.

불가리안 방식의 훈련법의 경우는 하루 볼륨을 조정하는 것이 크게 중요하지 않다. 왜냐하면 전체 훈련 볼륨 자체가 이미 매우 낮은 상태의 훈련법이기 때문이다.

그림 39.3에서 일주일에 5~6일 훈련하는 경우의 하루 운동 볼륨이 어떻게 조정되는지 그래프로 확인할 수 있다.

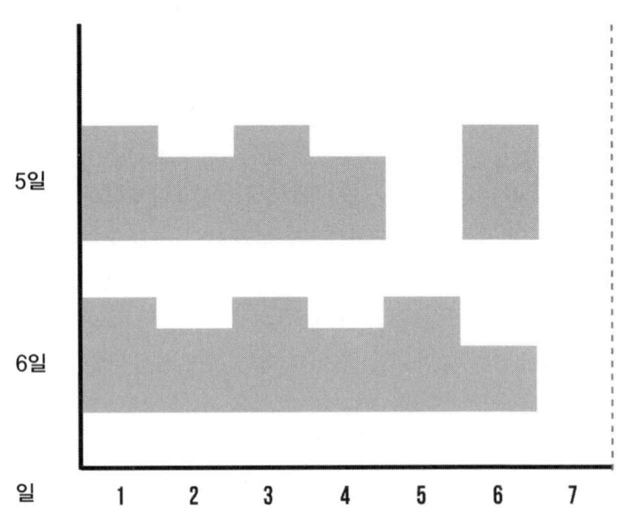

그림 39.3 이 수치가 마이크로사이클에서의 볼륨과 강도의 기본적이 추이를 보여주고 있다. 위에서 확인할 수 있는 추이는 일주일에 5~6일 훈련하는 경우이다.

강도: 볼륨과 마찬가지로, 일주일 전체로 봤을 때, 회복을 고려해서 강도를 반드시 조정해야 한다. 다시 말하지만, 볼륨과 마찬가지로, 어느 정도 수준으로 반드시 강도를 조정해야 하는지는 선수가 감당할 수 있는 정도와 그 주의 전체저인 평균 강도에 따라서 달라진다. 평균 강도가 높을수록, 일반적으로 하루하루 강도 변동이 더 커야 할 것이다. 그러나 어떤 경우라도, 강도에 대한 조정 정도는 볼륨에 대한 조정 정도보다 상당히 적은 편이다.

하루하루 강도 조정을 하는 데는 두 가지 기본적인 방법이 있다. 바로 직접적으로 강도를 조정하는 방법과 운동 동작을 변경하는 것이다. 전자의 경우는 말 그대로 코치가 운동 강도를 다른 날과 다르게 더 높게 혹은 더 낮게 조정하는 것이다. 후자의 경우는 자연스럽게 강도가 높아지거나 낮아지게 동작을 선택하는 것이다. 예를 들어, 최대 부하로 매일 훈련하는 프로그램을 진행하면서, 하루는 동작을 파워나 행으로 스내치와 클린 앤 저크를 훈련하는 것이다. 이 동작은 일반적인 대회용 리프팅 동작보다 더 많은 무게를 들기는 힘들기 때문에, 자연스럽게 강도를 조정하는 효과가 발생하는 것이다.

불가리안 방식의 훈련의 경우는, 매일 매일 회복을 신경써야만 하기 때문에 자연스럽게 강도가 조정된다. 그러나 이 훈련 방식에 더 적응된 선수일수록, 강도가 조정되는 폭이 더 작다. 일반적으로, 선수가 부담이 되지 않도록 마이크로사이클 내에서 더 높은 강도로 훈련하는 날을 결정할 때는, 비교적 더 높은 볼륨으로 훈련하는 날을 고려하는 것이 좋다.

그림 39.3에서 일주일에 5~6일 훈련하는 경우의 하루 운동 강도가 어떻게 조정되는지 그래프로 확인할 수 있다.

운동 일정: 전체 메조사이클 동안 어떤 운동을 진행할지가 결정이 된 상태라면, 여기서는 선택한 운동을 각 훈련 세션으로 분배해야 한다. 이때 첫 번째로 고려해야 하는 것은 하루에 총 몇 가지 운동을 진행하는지에 대한 부분이다. 그래야지 볼륨에 있어서 반드시 필요한 부분을 조정할 수 있다. 일반적으로, 훈련 세션당 3~6개의 운동을 포함하게 될 것이다. 이때 몸통 스트렝스, 보디빌딩 그리고 아주 가벼운 무게로 진행하는 기술 훈련 등은 여기에 포함되지 않는다. 분명히 하루 훈련 볼륨이 높을수록, 더 많은 운동을 진행하게 될 것이다.

피로도는 어떤 동작을 하고, 어떤 근육을 사용하느냐에 따라서 상당히 달라지기 때문에(Zatsiorsky, 1995), 움직임 형태는 일주일에 걸쳐서 번갈아가면서 진행하는 것이 좋다. 즉, 주된 운동과 동일한 움직임들의 경우는 반복 횟수, 강도를 상당히 조정하지 않는 이상, 일반적으로 연속 이틀 동안 진행하지 않는 것이 좋다. 동일한 움직임뿐만 아니라 비슷한 움직임 역시 대체되는 것이 좋다. 이렇게 다른 움직임으로 대체하게 되면, 일주일 전체로 봤을 때, 더 높은 훈련 빈도, 볼륨 그리고 평균 강도가 가능해진다. 당기는 동작에 집중하는 리프팅과 미는 동작에 집중하는 리프팅을 서로 다른 날에 진행하는 것이 이 부분에 해당된다. 예를 들어, 하루는 스내치, 클린, 풀 동작과 관련된 동작과 등 강화 훈련을 진행하며, 다음 날에는 저크 관련 동작, 오버헤드 스트렝스 훈련, 그리고 스쿼트 훈련을 진행한다. 이것은 그렇게 어려운 부분도 아니다. 하지만 이 모든 것은 설계한 프로그램의 범위 내에서 진행되었을 때 유익할 것이다.

비록 반드시 해야 하는 것은 아니지만, 리프팅의 힘든 정도를 조정해서 어느 정도 훈련을 다양하게 진행할 수 있다. 보통 이것은 스내치와 클린 앤 저크 그리고 스쿼트와 같이 힘든 동작을 오버헤드 리프팅과 파워 혹은 행 동작과 같은 그렇게 힘들지 않은 동작으로 대체하는 것을 의미한다. 또한 주로 힘든 운동으로 훈련을 구성한 날과 육체적으로 부담이 적은 기술에 집중한 훈련을 하는 날을 번갈아가면서 진행하는 방법도 있다. 예를 들어, 하루는 클린, 클린 풀 그리고 백 스쿼트를 진행하고, 다음 날에는 저크, 푸시 프레스 그리고 파워 스내치를 훈련하는 것이다.

마지막으로, 가능하다면, 각 리프팅 동작의 실력 향상을 극대화하기 위해서 하나의 훈련 세션 안에서 여러 대회용 리프팅(스내치와 클린 앤 저크)과 관련된 동작으로 훈련을 구성하기보다는 하나의 리프팅 동작과 관련된 여러 동작으로 훈련을 구성하는 것이 이상적이다(Medvedyev, 1986, 1989. Laputin & Oleshko, 1982, 2007). 즉, 스내치와 관련된 동작으로 하나의 훈련을 구성하고, 클린 혹은 클린 앤 저크와 관련된 동작을 다른 훈련을 구성하는 것이다. 이렇게 구체적인 리프팅 동작에 맞춰진 훈련의 경우는 중간에 충분한 시차만 있다면, 하루에 모두 진행할 수도 있다. 예를 들어, 하루에 두 번 훈련하는 경우라면, 한 번은 스내치와 관련된 훈련을 하는 것이며, 나머지 한 번은 클린 혹은 클린 앤 저크와 관련된 훈련을 하는 것이다. 이렇게 여러 리프팅 동작과 관련된 동작을 진행하는 것보다, 한 가지 리프팅과 관련된 여러 동작을 반복 연습하는 것은 기술적으로 능숙하지 못한 리프팅 초보자에게는 가장 중요한 부분이다(Medvedyev, 1986, 1995). 앞으로도 계속 신경 써야 하는 중요한 부분이기도 하다.

하지만 예외적으로, 선수가 시합에 육체적으로, 정신적으로 준비하기 위해서 한 훈련 세션 안에서 스내치와 클린 앤 저크를 연속으로 진행하는 경우도 있다. 일반적으로는, 준비 기간 메조사이클 동안에는, 일주일에 한 번이면 충분한다. 하지만 대회 기간 메조사이클에서는 이 빈도가 점점 증가하게 된다. 스내치와 클린 앤 저크를 높은 강도로 한 번씩 진행하는 훈련은 각 리프팅 동작을 분리해서 따로 진행하는 것과는 매우 다르다. 그리고 이렇게 스내치와 클린 앤 저크를 섞어서 함께 주기적으로 해보지 않으면, 시합 당일에 어려움을 겪는 경우도 많다. 이런 전략은 선수가 기술적으로 더 능숙해지고 점점 더 성장하게 되면서 사용해야 한다. 그래야 잠재적인 문제 발생 가능성이 낮아지게 되고, 수준이 높은 선수들의 경우는 대회에 참가하려는 경우가 더 많기 때문에 이 전략의 장점이 더욱 부각되는 것이다.

훈련 세션

마지막 단계는 개개인의 훈련 세션을 결정하는 것이다. 여기서는 운동 순서, 반복 횟수, 세트, 템포 그리고 휴식 시간뿐만 아니라 본 운동 전후의 구체적인 준비 운동 및 마무리 운동과 같은 가장 세부적인 내용을 고려해서 결정하게 된다.

준비 운동: 준비 운동은 초보 리프터가 성장하기 시작하는 가장 초반부터 만들어서 매번 반복해서 진행해야 한다. 코치는 초보 리프터가 나중에 혼자서도 훈련을 제대로 준비할 수 있는 상태가 될 때까지는 분명하게 이해할 수 있는 방식으로 준비 운동에 대한 지도를 해야 한다. 일반적인 준비 운동 방식은 이 책의 '준비 운동' 챕터에서 확인할 수 있다.

훈련 사이클을 진행하는 동안에, 코치는 특정 시기에 훈련 세션의 운동이나 훈련 목적에 부합하는 구체적인 준비 운동을 진행할 수도 있으며, 특정 훈련에서 반드시 필요한 부분을 해결하기 위한 준비 운동을 진행할 수도 있다.

기술에 집중한 훈련: 앞에서 설명했듯이, 기술에 집중한 훈련은 내가 실력이 늘고 싶은 리프팅 동작과 관련된 기술 훈련을 가벼운 무게로 진행하는 것이다. 이렇게 기술 훈련을 따로 분리해서 진행하게 되면 효과적이기는 하지만, 내가 늘고 싶은 리프팅과 최대한 비슷하게 진행하게 되면 더 큰 효과를 경험할 수 있다. 이렇게 기술에 집중한 훈련은 코치가 직접 선수를 관찰해서 선수가 필요로 하는 부분에 대해서 판단을 해서 진행하며, 이 부분은 모든 마이크로사이클에서 자주 변경될 수도 있다.

운동 순서: 훈련 세션에 있어서 운동 순서는 중요한 요소이다. 왜냐하면 운동 자체의 효과에도 영향을 주지만, 세션의 모든 운동의 퍼포먼스에도 영향을 주기 때문이다. 운동 순서를 정하는 기본적인 구조는 기술적으로 복잡하고 스피드가 높은 동작부터 시작해서 그렇지 않은 동작으로 진행하는 것이다. 즉, 더 빠르고 더 복잡한 동작(예: 시합용 리프팅과 관련된 동작들)을 먼저 진행하고, 비교적 기술적으로 어렵지 않고 스트렝스 기반의 운동을 마지막으로 진행하는 것이다(예: 스쿼트 동작들). 풀 동작과 같은 기술적으로 중간 정도의 난이도의 스피드 기반의 동작은 중간에 진행하는 것이다. 이런 순서로 진행해야 자신이 가진 육체적인, 정신적인 부분을 필요한 만큼 충분히 잘 활용할 수 있다. 기본적인 환경에서, 만약 리프터가 스내치, 스내치 풀 그리고 백 스쿼트를 한다면, 앞에서 말한 순서대로 진행하면 된다.

그런데, 특정 동작을 반드시 우선순위로 둬야만 하는 경우라면 앞에서 설명한 순서와 다르게 훈련을 진행할 수도 있다. 예를 들어, 준비 기간 메조사이클 기간에, 스쿼트 스트렝스에 최대한 집중하고 싶다면, 운동을 할 때 스쿼트를 먼저 진행할 수도 있다. 이렇게 하면, 육체적으로, 정신적으로 가장 좋은 상태에서, 훈련 세션에서 가장 중요한 운동을 먼저 진행할 수 있게 되는 것이다.

다른 특별한 효과를 기대하기 위해서 운동 순서를 변경하는 경우도 있다. 예를 들어보면, 스내치를 하기 전에 스쿼트를 먼저 하게 되면, 점프를 하기 전에 스쿼트를 하면 그런 것처럼, 더 많은 운동 단위를 동원할 수 있게 되면 스내치를 할 때 더욱 강력한 힘과 스피드, 폭발력을 내는 것이 가능해진다. 혹은, 스내치를 하기 전에 높은 강도와 매우 낮은 반복 횟수로 스쿼트를 하게 되면 스내치를 할 때의 근수축도 향상된다. 하지만 이런 방법은 높은 강도의 운동을 먼저 한 상태에서 기술적인 부분이 강조된 리프팅을 하는 것이기 때문에, 리프팅의 기술적 능숙도가 높지 않은 선수라면 오히려 원하는 성과를 얻지 못할 수 있도 있다. 그렇기 때문에 이 방법은 경험이 풍부하고 기술적인 리프팅 수준이 높은 사람에게만 사용해야 한다.

상대적 우선순위가 달라서 운동 순서가 달라질 수도 있다. 예를 들어, 리프터가 스내치, 스내치 풀, 스내치 푸시 프레스 그리고 백 스쿼트 운동을 한다면, 마지막 리프팅 동작 두 개의 순서는 리프터의 필요에 따라서 서로 바꿀 수도 있다. 스내치 푸시 프레스가 자세를 좀 더 신경을 써야하는 동작이기 때문에, 일반적으로는 스쿼트를 하기 전에 먼저 한다. 그리고 스쿼트를 하고 나서 스내치 푸시 프레스를 하게 되면, 다리 피로도가 쌓여서 스내치 푸시 프레스에서 다리를 이용한 드라이브 힘이 감소할 수도 있다. 그러나 만약 리프터가 오버헤드 동작은 강하지만, 상대적으로 스쿼트 스트렝스가 약하다면, 푸시 프레스 동작을 하기 전에 스쿼트를 하는 것도 괜찮다. 또 다른 사례는 풀 동작의 스트렝스와 비교했을 때 스쿼트 스트렝스가 상당히 뒤쳐져 있는 경우에, 풀 동작을 먼저 한 후에 스쿼트를 하는 것이 아니라 풀 동작을 하기 전에 스쿼트를 먼저 하는 것이다. 풀 동작은 확실히 스쿼트보다는 더 기술적인, 스피드에 기반한 동작이기는 하지만, 그렇다고 스쿼트 동작과 특성 차이가 엄청 큰 것은 아니다. 그리고 리프터에게 필요해서 동작의 순서를 바꾸는 경우에는 단점보다는 장점이 더 크다. 그런데 풀 동작을 할 때의 무게가 그렇게 무겁지 않다면, 굳이 순서를 바꿔서 진행할 필요는 없다.

일반적으로 비슷한 움직임 형태를 가지고 있는 동작들은 이어서 함께 하는 것이 좋다. 앞에서 언급했듯이, 스내치와 클린은 서로 다른 리듬과 움직임으로 인한 미세한 차이점이 존재하기 때문에, 한 훈련 세션에서 스내치와 클린과 관련된 동작들은 함께 진행하지 않는 것이 좋다. 예를 들어, 스내치와 스내치 풀은 동작의 유사하기 때문에, 사이에 클린 동작을 넣기보다는, 스내치를 한 후 스내치 풀 동작을 하는 것이 이상적이다.

마지막으로 고려해야 하는 부분은, 운동 순서가 훈련 세션의 흐름과 타이밍에 어떤 영향을 미치는지이다. 더 중요한 규칙을 위반하거나, 어기는 것이 아니라면, 훈련 세션을 진행하는 데 있어서 가장 효율적인 방식으로 순서를 정하는 것이 좋다. 예를 들어, 스내치를 하고 나서 스내치 풀 동작으로 넘어갈 때는 실제로 소요되는 시간이 없다. 무게를 바꾸거나 스트랩 같은 장비를 착용하는 시간 정도가 있을 것이다. 만약 스내치를 하고, 오버헤 스쿼트를 한 후에, 스내치 풀 동작을 하게 된다면, 스쿼트 랙을 설치하고, 바벨 무게를 교체하고 풀 동작 연습을 하기 위해서 다시 준비하는 과정이 있기 때문에 추가적으로 시간이 더 소요된다. 대신에 오버헤드 스쿼트를 풀 동작을 하고 난 후에 진행하게 되면, 준비하고 훈련을 진행하는 시간을 상당히 많이 절약할 수 있게 될 것이다. 이것이 사소한 부분처럼 보일 수도 있지만, 3시간 동안 훈련 세션을 진행하는 경우에, 이런 사소한 시간들이 쌓이면 절대로 무시할 수 없는 부분이 된다. 게다가 움직임이 비슷한 동작들을 함께 모아서 진행하게 되면 운동 능력도 증가하면서 관련 시합용 리프팅 동작에 대한 퍼포먼스도 향상된다.

반복 횟수와 세트: 이 두 가지는 서로 다른 순서로 결정되거나 필요에 따라서 반드시 동시에 결정되는 경우도 있지만, 일반적으로, 반복 횟수와 세트는 강도보다 먼저 결정될 것

이다. 반복 횟수는 메조사이클 형태와 타이밍(예: 매크로사이클 초반에 가까운 메조사이클이라면, 매크로사이클 마지막에 가까운 메조사이클보다 반복 횟수가 더 많을 것), 운동 형태 그리고 리프터에게 필요한 부분에(이전 훈련에서 무엇에 선수가 가장 잘 반응했는지) 따라서 결정될 것이다. 세트는 반복 횟수와 강도에 기초해서 그리고 그날에 훈련에 필요한 전체 볼륨에 따라서 결정될 것이다. 이 부분에 대한 더 구체적인 내용은 '훈련 시 고려해야 하는 변수들' 챕터에서 확인할 수 있다.

강도: 모든 훈련의 각 세트에 대한 강도는 운동, 반복 횟수, 세트, 그 훈련 세션의 운동 목적, 선수의 능력치, 그리고 마이크로사이클의 형태(유지, 로딩 혹은 디로딩)에 따라서 결정될 필요가 있다. 이 부분에 대한 더 구체적인 내용은 '훈련 시 고려해야 하는 변수들' 챕터에서 확인할 수 있다.

휴식, 템포 그리고 훈련 시간: '훈련 시 고려해야 하는 변수들' 챕터에서 설명했듯이, 휴식 시간이 정해질 수도 그렇지 않을 수도 있다. 이 부분은 선수의 상태에 따라서 휴식 시간을 통해서 달성해야 하는 구체적인 목표가 있는지에 따라서 코치가 판단해야 하는 부분이다. 주어진 훈련 세션에서 운동의 목적에 적합하게 템포를 결정하면 된다. 일반적으로 선수가 훈련하는 시간은 코치가 판단하는 최적의 시간을 따르기보다는 실제로 언제 훈련이 가능한지를 고려해서 결정될 것이다. 하지만 상황이 허락한다면, 최적의 훈련 시간이 정해질 수도 있다. 하루에 여러 세션으로 나눠서 진행할 수도 있다. 휴식, 템포 & 훈련 시간에 대한 더 구체적인 내용은 '훈련 시 고려해야 하는 변수들' 챕터에서 확인할 수 있다.

보조 운동: 몸통 스트렝스와 안정성 훈련 그리고 보디빌딩 훈련과 같은 보조 운동은 일반적으로 훈련 세션 마지막에 진행한다. 상대적으로 낮은 강도의 복근, 등 훈련은 몸을 활성화시키는 목적으로 본 운동을 시작하기 전에 먼저 진행하는 것도 많은 도움이 된다. 하지만 높은 강도와 볼륨의 몸통 운동은 척추를 안정화시키는 근육들에 과도한 피로를 유발하면서 잠재적 부상 위험이 있기 때문에, 훈련 세션 마지막에 하는 것이 좋다. 더 구체적인 내용은 '보조 운동' 챕터에서 확인할 수 있다.

추가적인 기술 훈련: 만약 선수에게 추가적인 기술 훈련이 필요하다고 판단되면, 선수의 몸 상태가 가장 좋고, 집중하기에 가장 좋은 훈련 세션 처음에 하는 진행하는 것을 추천한다. 추가적인 기술 훈련을 할 때는 시간적인 측면이나 피로도 측면에서나, 훈련 세션 본 운동을 방해하지 않는 범위 내에서 진행하는 것이 좋다. 발의 움직임을 연습하거나, 빈 바벨로 동작을 연습하는 것과 같이 추가적인 기술 훈련이 매우 간단한 내용들이라면, 본 운동을 마무리하고 나서, 시간이 허락한다면, 동작들을 제대로 수행할 수 있는 범위 내에서 진행할 수도 있다.

마무리 운동과 가동성 운동: 본 운동이 끝나고 가동성 운동을 적절히 해주는 것이 좋다. 준비 운동과 마찬가지로, 웨이트리프팅을 처음 시작하는 순간부터 마무리 운동하는 것을 습관으로 만들 수 있도록 훈련하는 것이 좋다. 그리고 시간이 지남에 따라서 경험이 쌓이게 되면, 필요에 따라서 마무리 운동 내용에 무엇인가를 추가하거나 제거하면서 조정해 나갈 수도 있다. 이런 경우는, 특정 운동들이 정확하게 정해져서 훈련 내용에 포함시키거나, 일정을 분리해서 선수에게 제공할 수도 있다.

메드베예프(1986, 1989)와 다른 전문가들은 짧게 5~10분 정도 마무리 운동 시간을 따로 가져서, 척추에 가해진 압력을 해소하기 위해서 바벨 매달려 있는 동작뿐만 아니라 어깨와 엉덩이를 이완시켜주는 동작을 함께 진행해주는 것을 추천한다.

팀과 개인 프로그램

대부분의 웨이트리프팅 코치들은 최소한 한 명 이상의 선수들과 함께 훈련하고 있을 것이며, 여러 명의 선수들로 구성된 팀과 훈련을 하고 있을 수도 있다. 후자의 경우는 하나의 팀 단위로 훈련을 진행할 것인지, 아니면 팀에 소속된 선수들에 대해서 개별적으로 훈련을 진행할 것인지를 결정해야 한다.

일반적으로, 선수들이 점점 성장함에 따라서 선수들 개인에 대한 개별화된 훈련 프로그램에 대한 필요성이 더 증가한다. 즉, 이제 리프팅을 시작한 선수들일수록, 더 높은 수준의 선수들보다 개별화된 훈련 프로그램에 대한 수요가 더 높다.

팀 단위로 프로그램을 적용하는 경우도 확실한 장점이 있다. 그중에 중요한 장점은 선수들끼리 서로 도와주는 분위기 속에서 경쟁할 수 있다는 점이다. 팀원들끼리 서로 동일한 동작의 리프팅을 할 때, 팀원들끼리 서로 응원하고 격려하면서 자신의 잠재력을 최대한으로 발휘할 수 있게 되는 것이다. 모든 사람이 서로를 주시하면서 상대방은 현재 어느 정도이며, 자신보다 앞서 있는지, 뒤쳐져 있는지, 체중 대비 어느 정도 무게를 들 수 있는지, 개인 기록은 어느 정도 되는지를 확인하는 것이다. 마치 비공식적인 대회와 같다. 선수들을 더 동기부여시키고 경쟁심을 키우기 위해서, 자체적으로 그날 최고의 퍼포먼스를 보여주는 선수에게 상금이나 상을 주는 이벤트를 기획할 수도 있다.

팀 단위로 프로그램을 적용할 때 가장 두드러지는 장점은 바로 코치가 지도하기에 편리하다는 것이다. 당연히 여러 개의 프로그램을 설계하는 것보다 하나의 프로그램을 설계하는 것이 훨씬 더 적은 시간과 노력이 들기 때문이다.

이렇게 팀 단위로 프로그램을 적용할 때의 단점은 당연히 개별 선수에게 특화된 프로그램을 제공할 수 없다는 점이다. 팀은 여러 명의 개별적인 선수들로 구성이 되어 있다. 그리고 이 개별적인 선수들은 운동 능력과 목적은 매우 다를 수 있다. 만약 팀의 모든 선수들의 수준이 기본적으로 동일하다면, 이 문제가 많이 해소될 수는 있다. 하지만 실제로 이럴 가능성은 없다. 모든 팀의 선수들은 개개인의 상황에 따라서 서로 다른 기술 요소와 운동에 집중할 필요가 있으며, 훈련 시 요구되는 볼륨과 강도도 서로 다르다, 훈련도 일정도 약간 다를 수 있으며, 훈련이 목표로 해야 할 대회 날짜가 다를 수도 있다.

규모가 큰 팀에 소속된 선수들 에게 개별적인 프로그램을 제공하는 것은 엄청난 시간 낭비이며, 정신적으로도 힘든 작업이다. 그리고 몇몇 코치들에게는, 절대적으로 시간적인 여유가 없어서 개별적인 프로그램을 제공해주는 것 자체가 아예 불가능할 수도 있다. 이런 경우에, 가장 간단한 해결책은 수준별로 팀을 구성하는 것이다. 상대적으로 낮은 수준의 선수들이 필요로 하는 운동 능력은 더 일반적인 기본적인 부분들이기 때문에, 이 선수들로 구성된 팀에게는 하나의 프로그램만 제공하는 것이다. 이렇게 하나의 프로그램만 제공하는 경우에도, 기본적인 프로그램 틀은 유지하면서, 선수들의 개개인에 필요에 따라서 볼륨 혹은 강도를 조금씩 조정하면서 훈련 프로그램에 약간의 변화를 줄 수도 있다.

수준이 높은 선수들로 구성된 팀에게는 개개인에게 최적화된 그리고 가장 효과적인 훈련 프로그램을 제공하게 될 것이다. 그리고 규모가 큰 팀의 코치가 대부분의 시간과 에너지를 팀에서 가장 뛰어난 선수들에게 투자하는 것은 자연스러운 것이며, 합리적인 것이다.

강도 결정

안타깝게도 강도를 결정하는 데 도움이 될 만한 정형화된 자료는 없으며, 강도와 관련된 다양한 요소들 간의 상호작용을 고려할 필요가 있다. 강도 결정은 대부분 코치가 선수와 함께 경험을 바탕으로 할 것이다. 코칭하는 과정에서 자신의 경험을 바탕으로 추측을 하고 실험을 하게 될 것이다.

기술 수준: 강도는 선수의 기술 수준에 따라서 달라질 것이다. 뛰어난 선수일수록, 운동 능력과 인내력이 더 성장할 것이다. 코치들의 선수들의 이런 성장을 직접 확인하게 되면서, 훈련 프로그램의 정확성을 높이기 위해서 선수들의 이전 퍼포먼스를 바탕으로 강도를 결정할 수 있다. 실제 강도는 신경 효율성, 기술 능숙도 그리고 나이와 같은 요소들 때문에 각 선수들별로 다를 수도 있다.

초보자들이나 중급 수준의 선수들에 대한 정확한 강도를 결정하는 것은 쉽지 않다. 이런 선수들의 경우는 상대적 강도를 결정할 때 필요한 자신의 최대 무게를 아직 모를 수도 있으며, 알고 있다고 하더라도 기술 부족, 가동성 제한 등의 이유 때문에 그 최대 무게가 정확하지 않을 수도 있다.

이런 이유 때문에 초보자는 일반적으로 상대적 강도를 적용하지 않는 것이 좋다. 대신에, 코치와 선수는 각 훈련 세션마다 선수가 소화하고 부담을 느끼지 않는 정도를 살펴서 적절한 무게를 결정하면 된다. 선수가 경험이 쌓이면, %를 사용하는 상대적 강도를 활용해서 진행할 수 있으며, 이 방식이 코치와 선수에게 더 가치가 있을 것이다.

동작: 강도는 심지어 똑같은 반복 횟수로 진행하는 리프팅 동작 사이에서도 확실히 다를 수 있다. 일반적으로, 기술적으로 수준이 높은 동작일수록, 주어진 강도에서 반복 횟수가 더 적다. 혹은 다른 관점에서 본다면, 동일한 반복 횟수라면 강도가 더 낮아지게 된다.

경험: 강도를 결정할 때는 정형화된 공식보다는 경험에 바탕을 두고 하는 것이 가장 좋다. 경험이 풍부한 코치라면 즉석에서 어느 정도의 강도가 이상적일 뿐만 아니라 가능한지를 알 것이다. 이때 단순히 동작에 대한 반복 횟수와 세트뿐만 아니라 훈련 환경과 이것이 선수 피로도에 주는 영향, 현재 선수의 컨디션 그리고 선수의 독특한 운동 능력과 인내력 등에 대해서 다방면으로 고려하는 것이다.

코치는 주어진 강도와 볼륨으로 진행하는 다양한 훈련에 대한 선수들의 퍼포먼스를 자세하게 기록으로 남겨둬야 한다. 이렇게 축적된 기록은 앞으로 훈련 프로그램 설계 시 강도와 볼륨을 결정할 때 참고할 수 있는 아주 귀중한 자료가 될 것이다.

훈련의 유연성

모든 프로그램은 최대한 정확해야 하지만, 선수들의 훈련 당일 육체적, 정신적 상태를 정확하게 예측할 수 있는 코치는 없다. 체육관 내/외에서 발생할 수 있는 다양한 상황들이 리프터의 훈련에 예상치 못하게, 극적으로 영향을 줄 수도 있다. 그리고 주어진 훈련 세션에서 이미 적절히 정해진 훈련 내용을 당일 선수가 육체적으로 수행하기 힘들 정도로 영향을 줄 수도 있다. 어떤 경우는, 훈련 내용이 당일 선수에게 너무 쉬운 경우도 있다.

어떤 경우에서든, 코치는 훈련을 진행하면서 필요한 경우라면 언제든지 훈련 프로그램을 조정할 수 있어야 하며, 그런 의지도 있어야 한다. 바뀌는 상황을 고려하지 않고, 기존에 정해진 훈련 프로그램에 지나치게 집착하게 되면 약간 부족했던 프로그램이 완전하게 실패한 프로그램으로 바뀔 수도 있다. 매일, 그리고 매주 필요에 따라서 조금씩만 수정하게 되면, 기존의 훈련 프로그램은 틀은 그대로 유지되면서 훈련 효과는 극대화할 수 있다.

이렇게 필요에 따라서 조금씩 프로그램을 수정하는 것은 전체 매크로사이클의 훈련 내용을 처음부터 너무 구체적으로 확정하지 않았을 때 가능한 것이다. 매크로사이클과 메조사이클에서 반드시 필요한 부분만 우선 확정하는 것이다. 그리고 훈련을 진행하면서 쌓이게 되는 선수들의 훈련 데이터를 바탕으로 마이크로사이클의 구체적인 내용들을 추가적으로 채워나가는 것이다. 이렇게 하면 코치가 필요이상으로 많이 조정을 할 필요도 없으며 시간도 많이 아낄 수 있다.

부상을 고려한 변경

훈련 프로그램에 영향을 미칠 수 있는 가장 예측하기 힘든 요인들 중에 하나가 바로 부상이다. 부상의 정도나 성격에 따라서 훈련을 일시적으로 중단해야 할 경우도 있다. 하지만 대부분의 경우에는, 훈련 프로그램을 적절히 조정해서 계속 훈련을 진행할 수 있다. 부상을 당했는데 훈련을 진행한다는 것은 믿을 수 없을 수도 있지만, 만약 코치와 선수 모두가 해결책을 찾는 데 있어서 진정으로 관심이 있다면 가능하다.

첫 번째로 고려해야 하는 것은 부상을 악화시키지 않는 것이다. 목표는 회복을 빨리 해서 원래 훈련으로 최대한 빨리 복귀하는 것이다. 이것은 회복 기간이 계속되는 부상으로 인해서 길어져서는 안 된다는 것을 말하는 것이다. 장기적인 관점을 가지는 것은 중요하다. 장기적인 관점에서 잠시 한발 물러서는 것도 좋다.

처음 단계는 완전히 피해야 하는 동작과 자세를 결정하고, 강도와 스피드를 조정해서 진행할 수 있는 동작과 자세는 무엇인지 결정해야 한다. 그리고 훈련 우선순위에 있는 동작이 부상에 영향을 주지 않도록 신경 써야 한다(예를 들면 만약 손목에 부상이 있는데, 훈련에서 우선순위가 오버헤드 스트렝스라면, 손목에 부담을 줄 수 있기 때문에, 손목에 큰 부담이 없는 다음 우선순위 동작으로 바꾸는 것이 좋다).

이런 부분들이 모두 결정되면, 이에 따라서 프로그램을 재조정하는 것이다. 프로그램을 재조정하는 과정은 기본적으로, 부상을 고려한 우선순위에 따라서 새로운 운동으로 대체하는 것이다. 이때 자신의 기분대로 새로운 운동을 추가하기보다는 기존 훈련을 제대로 대체할 수 있는 훈련으로 재구성해야 한다. 부상이 아주 심각한 경우라면, 기존의 프로그램을 포기하고, 처음부터 다시 프로그램을 설계할 수도 있다. 하지만 이때도 부상을 더 이상 악화시키지는 않아야 한다는 것과 선수에게 가장 필요한 부분에 최대한 집중해야 한다는 기본적인 규칙은 동일하다.

부상을 당한 경우에도, 훈련을 하지 않는다는 것 자체가 선수의 육체적인 능력에 있어서 큰 문제를 발생시키지는 않는다. 그보다는 정신적인 측면에 영향을 많이 준다. 어떤 식으로든 훈련을 계속 이어가게 되면, 집중력과 동기부여에 큰 도움이 되며, 올바른 마음가짐을 유지하는 데 좋다. 부상 때문에 완전히 운동을 멈추게 되면 모든 측면에서 '0' 상태로 돌아가게 된다. 부상 때문에 선수는 화가 날 수도 있지만, 자기 혼자 힘들어 하기보다는 현재 상황에 생산적으로 대처할 수 있는 방법을 찾을 필요가 있다.

회복

몸이 훈련을 통해서 얻은 스트레스에 적응할 수 있는 충분한 회복 없이는 효과적인 훈련이 될 수 없다. 훈련이란 것은 몸에 적절한 자극을 전달함으로써, 주어진 임무에 있어서 선수의 퍼포먼스를 향상시키기 위해서 그 자극에 맞는 적응을 하는 것이다. 이런 적응은 바로 나타나는 것도 아니며, 반드시 나타나는 것도 아니다. 몸이 생리학적으로 성장하기 위해서는 반드시 특정한 요소들이 필요하다.

너무 많은 코치와 선수들이 회복이 얼마나 중요한지는 잊은 상태에서, 훈련 프로그램을 설계하고 실행하는 데 지나치게 많은 시간과 에너지를 쏟다가 결국은 원하는 결과를 얻지 못하는 경우가 많다. 재미있는 현상은, 최근에 회복에 대한 관심이 증가하면서 코치와 선수가 너무나 다른 방향으로 훈련을 진행하는 경우도 생기고 있다. 회복은 어떠한 훈련 프로그램에서도 중요한 요소이다. 그러나 선수는 어느 부분에 회복이 필요한지부터 생각해봐야 한다.

쉬는 날 활동: 훈련이 없는 날은 우선적으로 선수들이 육체적으로 정신적으로 휴식하고 회복할 수 있는 시간을 제공하는 것이다. 그러나 이것이 하루 종일 몸을 완전히 움직이지 않고 시간을 보내는 것을 의미하는 것이 아니다. 실제로, 절대로 이것은 회복을 위해서도 훈련을 쉬는 날에도 이상적인 부분이 아니다.

우리의 목표는 몸에 상당히 부담을 주는 활동들, 특히 훈련에서 진행하는 동작들과 비슷한 움직임 패턴을 가진 것을 절대로 하지 않으면서 선수의 몸을 최대한 회복할 수 있도록 하는 것이다. 그러나 가벼운 움직임은 육체적인 신경학적 가동성을 유지하게 해주며, 혈액 순환을 개선하고 피로가 쌓인 조직에 영양 공급을 도와주면서 회복을 촉진시키는 데 도움이 된다.

로잉, 수영 혹은 사이클(난이도가 높지 않은 동작들) 같은 단축성 수축의 성격이 강한 저항성 움직임은 만약 리프터가 통증이 있거나, 몸이 굳은 상태라면 회복에 도움이 될 수 있다. 그렇지 않으면, 리프터가 준비 운동에 사용했던 가동범위를 최대한 활용하는 역동적인 동작을 하루에 한두 번 진행하게 되면 몸 상태를 편안한 상태로 유지하는 데 도움이 된다. 몸을 가볍게 움직인 상태에서 체온이 살짝 올라갔을 때, 동적 스트레칭과 SMRSelf Myofascial Release(자가근막이완법)을 역시 하면 좋다.

정신적으로, 리프터는 훈련과 시합에 대한 걱정에서 벗어나서 휴식 시간을 가지면서 최대한 자신의 걱정과 스트레스를 제거하는 것이 사실 좋다. 정신적으로도 휴식하고, 회복을 해서 다시 다음 훈련을 준비할 수 있는 시간이 필요하다. 독서, TV 시청 그리고 사람들과 만나서 시간을 보내는 것들은 훈련에서 받은 스트레스를 해소하는 데 많은 도움이 될 것이다. 요즘같이 미디어가 많이 발달하고 쉽게 접할 수 있는 상황에서는, 리프팅 관련 영상이나 자료, 특히 자신의 시합 영상을 보는 것을 피하는 것이 좋다.

수면: 수면은 당연히 더 열심히 훈련하고, 더 많이 훈련하고 회복을 더 잘해서 더 높은 수준의 퍼포먼스를 보여줄 수 있는 능력을 극대화하는 데 있어서 가장 우선순위가 되는 부분이다. 건강과 행복을 위해서 수면은 매우 중요하다. 육체적으로, 정신적으로 훈련이 힘들어질수록 수면의 중요성은 더 커진다. 정신적으로 육체적으로 회복하는 시기에, 수면은 개별적인 훈련 세션과 장기적인 성장 모두에 상당한 영향을 준다. 뿐만 아니라, 선수의 동기부여, 집중력과 같은 선수의 정신적인 상태에도 영향을 준다. 육체적으로 정신적으로 요구되는 부분이 많을수록, 더 많은 수면이 필요하다(Dvorkin, 1982, 1992).

수면의 질과 양 모두 중요하다. 안타깝게도, 이 두 가지 모두 선수들이 스스로 자연스럽게 해결하는 것이 힘들다. 수면의 양을 향상시키기 위해서, 첫 번째 단계는 일정 수준의 수면이 가능하도록 하루를 계획하는 것이다. 이렇게 수면의 시간을 정하는 것은 훈련 일정만큼이나 중요하게 생각하고 결정해야 한다.

더 나은 수면을 위한 가장 효과적인 방법은 일관된 일정을 계속 유지하는 것이다. 만약 매일 동일한 시간에 잠들고, 깨어나면, 몸이 그것을 기억해서 앞으로도 계속 그렇게 할 가능성이 더 높아진다. 당연히 직장, 가족, 그리고 친구들과 같은 요소들을 생각한다면 수면 일정을 항상 일정하게 유지한다는 것이 힘든 일이기는 하다. 하지만 현실적으로 가능한 방법으로 이런 변수들을 최소화할 수 있도록 시도해볼 필요가 있다. 리프팅 훈련 일정을 정할 때, 실제로 잠자리에 들기 전에 상당한 시간을 두는 것이 좋다. 훈련은 잠자리에 들기 전 최소한 2시간 이상이 남은 시점에 끝나는 것이 좋다. 가벼운 스트레칭과 독서 혹은 큰 부담이 없는 활동들을 이 시간에 하면 좋다. 잠자리에 들기 직전에 TV 시청, 컴퓨터, 태블릿 혹은 핸드폰 사용은 피하는 것이 좋다.

일관성 있고, 지속적인 질 높은 수면 상태를 유지하는 데 있어서 규칙적인 일상을 유지하는 것이 핵심이다. 예를 들어, 리프터가 훈련을 마치고, 집에 돌아온다. 그리고 식사를 준비하고 식사를 한다. 그다음은 온수 욕조 혹은 냉수 욕조에서 시간을 보내고, 폼롤링과 스트레칭을 한다. 샤워와 양치를 한 다음 침대에 누워서 독서를 하면서 정해진 수면 시간이 되면 수면을 시작한다. 이런 규칙적인 일상이 심신을 단련시키면서 더 좋은 수면을 가능하게 해준다. 그리고 점차 심신이 더 편안해지는 것이다.

선수들마다 필요로 하는 수면 시간은 다르다. 그러나 지나치다 싶을 정도로 항상 더 많은 수면 시간을 챙기는 것은 중요하다. 많은 사람들이 줄어든 수면 시간에 익숙해진 상태로 몇 년을 보내면서 습관이 된 경우도 있다. 그리고 이렇게 짧은 수면 시간도 자신에게는 충분하다고 생각할 수도 있다. 매우 적은 수면 시간이면 충분하다고 주장하는 사람들은 아주 오랜 시간에 걸쳐서 제한된 시간 동안에만 몸이 충분히 기능을 하도록 적응해왔을 것이다(아니면 그냥 겉으로 몸이 충분한 기능을 하는 것처럼 보이는 것일 수도 있다). 하지만, 이렇다고 부족한 현재 수면이 시간이 충분하다는 것을 나타내지는 않는다. 단지 이런 게 부족한 수면 상태로 힘들게 일상생활하는 데 몸이 어느 정도 적응한 것일 수도 있다.

자신의 일상생활에 변화를 주는 기간 동안에, 밤에 수면 시간을 늘리면서 자신의 몸 상태가 더 좋아진다는 것을 느낄 것이다. 만약 규칙적으로 잠자리에 들고, 수면 시간을 충분히 늘렸는데, 항상 계획된 기상 시간보다 일찍 깨는 것은 문제가 되지 않는다. 그러나 매일 알람 소리가 없이 스스로 일어날 수 없다면, 수면 시간이 부족한 상태라는 표시이기도 하다. 만약 필요로 하는 것보다 더 많은 수면 시간을 확보하는 것은, 문제가 되지 않는다.

그러나 필요로 하는 시간보다 적은 수면으로도 몸의 기능적인 측면에서 더 좋아 보이는 선수들이 항상 존재한다. 이런 경우는, 이후에 몸의 자연스런 움직임을 방해하는 역효과가 발생할 수 있다.

수면 유도제를 사용하면, 더 깊이, 길게 수면을 한 것처럼 느껴지지만, 사실은 수면의 질이 떨어지게 하기 때문에 가능한 수면유도제 사용은 피하는 것이 가장 좋다. 만약 선수가 수면 장애가 있는 경우라면, 일시적으로 사용하는 것은 어쩔 수 없다. 아예 수면을 하지 못하는 것보다는 수면이 질이 떨어졌다 하더라도 어떻게든 수면을 하는 것이 훨씬 좋기 때문이다. 코티솔Cortisol 수치를 낮춰주고 진정 효과가 있는 홀리 바질Holy Basil과 같은 음식을 보완해서 먹어주는 것도 도움이 될 수 있다.

침실은 시원해야 하고, 얼굴 바로 앞에 있는 손도 보이지 않을 정도로 어두운 것이 좋다. 그러기 위해서는 아예 방을 완전 깜깜하게 만들어야 하며, LED 혹은 유사한 빛을 내는 전자제품을 모두 가리거나 치워야 한다. 수면을 할 때, 피부에 약간의 빛만 닿아도 호르몬 정상 분비를 방해할 수 있다고 연구에서 증명되었다. TV와 컴퓨터, 핸드폰에서 나오는 블루라이트blue light는 수면을 준비하는 한 시간 전부터는 피하는 것이 좋다. 블루라이트는 각성 효과가 있기 때문에, 수면을 더욱 힘들게 한다. 그렇기 때문에 수면을 하는 동안에는 핸드폰과 같은 전자기기를 최대한 멀리해야 한다.

잠들기 전에 메모를 하기 위해서 노트나 일지를 침대 옆에 둘 수도 있다. 이렇게 메모를 하면서 하루를 정리하게 되면 자신에 해야 하는 일이나 여러 가지 생각에서 발생하는 심적인 스트레스를 해소하는 데 도움이 된다. 그러면서 비교적 짧은 시간에 심신을 편안하게 할 수 있다.

마지막으로, 훈련일지에 수면에 대한 내용도 함께 기록하는 것도 도움이 될 수 있다. 수면에 대한 내용도 일지로 기록하게 되면 시간이 지나면서 자신의 수면 상태(질과 양)와 다음 날 훈련과의 분명한 관계를 확인할 수 있다.

어린 선수들은 성인들보다 훨씬 더 많은 수면이 필요하다. 최소한 9.5시간은 자야 한다. 하루에 7.5~8시간 정도 수면을 하는 것은 운동 능력에 있어서 30% 정도를 감소시킨다는 연구 결과가 있다(Dvor-kin, 1982, 1992).

영양: 회복에 있어서 영양의 역할 중요성은 두말할 필요가 없다. 회복에 직접적으로 도움을 주는 육체적인 활동만큼이나, 기본적인 건강과 몸의 기능을 유지하는 것과 영양은 간접적으로 회복을 도와주는 중요한 부분들이다. 이 부분에 대해서는 이 책의 '영양' 섹션에서 더 자세히 다룰 것이다.

야외 활동: 야외 활동을 하는 것은 여러 측면에서 회복에 매

우 도움이 된다(Medvedyev, 1986, 1989). 햇빛, 신성한 공기, 적은 소음 그리고 기분이 좋아지는 광경에 노출되는 모든 것을 말하는 것이다. 하루 중에 야외에서 보내는 시간이 거의 없는 선수들에게는 특히 도움이 될 수 있다. 그러나 햇빛에 노출되는 시기와 정도에 대해서는 주의를 기울어야 한다. 너무 오랫동안 햇빛에 노출된다면, 육체적으로 탈수가 올 수 있기 때문에, 시합 일주일 전이나, 강도가 높은 훈련 직전에는 피하는 것이 좋다.

스트레스 관리: 어떻게 몸이 스트레스에 대해서 반응하는지 측면에서 봤을 때, 모든 스트레스는 본질적으로 동일하다. 즉, 직장에서의 스트레스, 사람들과의 관계에서 받은 스트레스, 교통정체로 인한 스트레스, 이외의 다른 요인으로 인해 받은 스트레스 등 모든 스트레스는 훈련으로 인한 스트레스와 크게 다르지 않다. 물론 훈련으로 인한 스트레스는 이후에 훈련에 적응을 하게 되는 긍정적인 결과를 발생시킨다. 재미있는 것은, 훈련이 아닌 다른 것들로 인해서 받은 스트레스가 실제로 신체가 훈련에 적응하는 데 영향을 줄 수도 있다는 것이다. 하지만 선수에게 도움이 되는 영향은 주지 못한다.

증가된 훈련 스트레스를 견뎌내기 위해서는(증가된 훈련 빈도, 볼륨, 강도), 훈련이 아닌 다른 것들로 인한 스트레스를 감소시킬 필요가 있다. 불필요한 스트레스를 발생시키는 활동이나 운동법 혹은 마음가짐 등을 최소화시키는 것이 회복에도 엄청난 도움이 되며, 훈련 능력치 향상에도 큰 도움을 줄 수 있다.

스트레스를 감소시킬 수 있는 방법 중 하나는 더 철저하게 시간 관리를 하는 것이다. 필요한 모든 일을 위한 충분한 시간을 확보하는 일관성 있고, 규칙적인 일정을 계획하는 것이다. 여러 가지 사소한 일들은 따로 따로 일정을 잡기보다는 하나로 묶어서 일정 관리를 하고, 하루 일과 중에 의사결정을 해야 하는 상황을 최대한 피하기 위해서 미리 최대한 모든 것을 계획해두는 것이 좋다(식사, 정해진 날짜와 시간에 반드시 해야 하는 일들 등).

스트레스를 유발하는 요인을 줄이는 것이 궁극적인 목표이다. 그러나 이런 스트레스 요인을 제거할 수 없다면, 이 스트레스 요인으로 인해서 발생하는 피해를 최소화할 수 있는 방법을 찾을 필요도 있다.

이 부분에 있어서 수면이 주된 방법이다. 그러나 2차적인 방법은 낮잠을 자거나 명상을 하는 것이다. 아니면 이 둘을 적절히 섞을 수도 있다. 오후마다 단지 15분 정도만 어둡고, 조용한 곳에서 눈을 감은 상태에서, 일, 훈련, 스트레스를 줄 수 있는 어떠한 것에 대해서도 생각하지 않고 시간을 보내는 것이 많은 도움이 될 수 있다. 이렇게 아주 작은 시간만을 투자해도 스트레스를 가능한 한 감소시킨 상태를 장기적으로 이어갈 수 있다.

회복하는 방법

회복과 훈련 능력을 극대화하기 위해서 리프터들이 사용할 필요가 있는 많은 활동적인 회복 방법이 있다. 리프터마다 접근 가능성은 다를 수 있으나, 경제적으로 시간적으로 허락하는 범위 내에서 최대한 노력을 할 필요는 있다.

리프터들은 회복 방법이 중복되면서 효율성이 감소되는 상황을 피하기 위해서 여러 방법을 번갈아가면서 하는 것이 이상적이다(Takano, 2012).

일반적으로, 회복과 관련된 작업은 훈련 날보다는 훈련을 쉬는 날에 하는 것이 좋다. 하루에 여러 훈련 세션을 진행하는 경우에는, 일찍 시작한 훈련 세션 후에는 낮은 강도로 마지막 훈련 세션 후에는 더 높은 강도로 진행할 수 있다(Medvedyev, 1986, 1989).

스트레칭, 낮잠 자기, 수영 그리고 냉동 요법 등이 낮은 강도에 속하며, 마사지, 물 치료법(냉수욕과 온수욕 등), 건식/습식 사우나는 높은 강도에 속한다.

온수와 냉수를 이용한 물 치료법: 이 방법은 두말할 필요 없이 가장 효과적인 회복하는 방법이다. 임상 연구에 따라면 다소 여러 측면으로 해석할 수 있는 여지가 있으며, 몇몇 연구에서는 스트렝스 회복 향상과 지연성 근육통(DOMS Delayed Onset Muscle Soreness) 감소에 상당한 영향을 주었다고 하지만, 실제 현장에서는 선수들마다 개인차가 발생했다. 이 방법을 지지하는 경우는 개인적인 경험에 기반한 경우가 많기는 하지만, 실제 물 치료법을 사용한 경험이 있는 선수들은 이 방법이 확실히 효과가 있다고 말하고 있다. 온수와 냉수를 함께 사용하게 되면 근육을 이완시켜주고, 염증을 제거하는 역할 이외에도, 혈액 순환이 더 원활하도록 도와줄 수 있으며, 영양소 재편성에도 도움이 된다.

모든 선수가 이 방법을 사용할 수 있는 환경에 있는 것은 아니다. 하지만 가능하다면, 일주일 3~5일 정도 이 방법을 사용할 수 있다. 만약 다양한 방법으로 회복을 하고 싶지만, 사우나와 같이 비슷한 강도와 성격의 다른 방법으로는 진행할 수 없는 상황이라면, 온수와 냉수를 이용한 방법을 대신해 더 많이 사용할 수도 있다.

온수에 5~10분 정도 있고, 냉수에 2~3분 정도 있는 것이 가장 괜찮다. 마약 근육이나 관절에 상당한 통증이 느껴진다면, 냉수로 시작해서 냉수로 마무리하는 것을 추천한다. 만약 몸이 많이 굳어 있고 뻣뻣한 상태라면, 온수로 시작해서 온수로 마무리하는 것이 좋다.

냉수욕: 냉수욕 역시 매우 효과적인 방법이다. 물 온도는 화씨 50~60도 사이 정도가 좋다(섭씨 10~15도 정도). 욕조는 다리를 덮을 수 있을 정도로만 물을 채우면 충분하며, 얼음은 대략 20~40파운드 정도 있으면 된다. 시간은 10~15분 정도가 괜찮으며, 특히 훈련 강도가 높은 훈련 시기에, 몸이 많이 지치고 염증이 생기기 쉬운 힘든 훈련 세션 후에 하는 것이 최고로 좋다,

온수욕: 온수욕은 근육과 관절을 이완시키면서 편안하게 해주고, 힘든 훈련으로부터 몸이 과긴장하는 것을 방지하는 데 도움이 된다. 또한 옥수욕은 일과가 마무리된 저녁에 몸을 편안하게 해주며, 수면 전에 몸이 안정적인 상태를 위한 체온으로 조정될 정도로 충분히 온수욕을 해준다면, 수면 상태도 더 좋아지게 된다.

습식과 건식 사우나: 일반적으로, 웨이트리프팅에서 건식 사우나는 체중 감량을 할 때 많이 사용되기는 하나, 회복을 위해서도 사용되기도 한다. 후자의 경우에는 수분을 충분히 공급된 상태로 사우나를 하는 것이 중요하다. 회복을 위해서 냉수욕과 온수욕을 사용하는 방법과 비슷한 효과를 얻기 위해서, 냉수욕과 함께 번갈아하는 것이 이상적이다.

마사지: 마사지는 매우 효과적인 회복 방법이다. 그러나 마시지를 매번 필요할 때 받는 것은 선수들에게 많은 부담이 될 수 있다. 하지만 자주 마사지를 받지를 못하더라도 아예 받지 않는 것보다는 한 번씩으로 마사지를 받는 것이 더 낫다. 낮은 빈도라도 규칙적으로 받게 되면 더 효과가 있을 것이다. 일주일에 1~3번 정도 마사지를 받는 것이 이상적이지만 한 달에 한 번이라도 받는 것이 아예 받지 않는 것보다는 훨씬 낫다.

대회가 다가오는 시기에는, 부상을 방지하기 위해서 특정 부위를 집중적으로 하는 경우를 제외하고는 강하게 심부조직 마사지를 하는 것은 피하는 것이 좋다. 이런 경우는 오히려 몸이 둔해진 것 같은 느낌이 들 수도 있기 때문이다.

스트레칭과 SMR Self Myofascial Release**(자가근막이완법):** 심지어 몸이 이미 충분히 유연한 선수들에게도 스트레칭과 폼롤링은 근육을 부드럽게 움직이는 것과 관절의 통증을 줄이는 데 도움이 된다. 훈련 사이에 몸이 긴장한 것을 풀어주기도 하며, 준비 운동과 본 운동을 더 쉽고 잘되게 도와준다. 수동적 스트레칭 역시 통증을 줄이거나 예방해주면서 다음 훈련을 준비하는 것과 회복에 도움이 된다(Zatsiorsky, 1995).

이런 기능적인 측면에서의 장점 이외에도, 비록 그 정도가 크지는 않더라도, 낮잠 · 명상과 함께 몸을 편안하게 긴장을 풀어주는 역할도 한다. 잠자리에 들기 전에 가볍게 수동적인 스트레칭을 하는 것은 더 나은 수면을 준비하는 데 도움이 되기도 한다.

수영: 가볍게 수영을 하거나 물속에서 걷는 것도 염증을 줄여주고, 척추에 가해진 압박을 완화시켜주며, 중력에 저항할 필요 없이 근육과 관절을 움직여주면서 회복에 도움이 될 수 있다. 지금 우리가 말하는 수영은 훈련이 아니라 회복을 위한 수영이다. 그렇기 때문에 심박수를 최소한으로 유지할 수 있는 수준으로 편안하게 수영을 해야 한다.

낮잠: 앞에서 스트레스를 관리하는 법에 대해서 얘기할 때 언급했듯이, 낮잠 자는 것(실제로 자는 것이 아니라 어둡고 조용한 곳에서 눈을 감고 있는 것)이 육체적으로 정신적으로 회복에 상당히 도움이 된다. 매일 오후마다 최소한 20~30분 정도 모든 선수들이 낮잠 자는 것을 목표로 하는 것이 좋다. 하루에 여러 번 훈련을 하는 경우라면, 이 낮잠이 실제로 훈련보다 훨씬 더 중요할 수도 있다.

신장분사치료Cryotherapy**:** 급성 통증이나 만성 통증 부위에 아이싱 혹은 신장분사치료를 하게 되면 사소한 급성 통증 혹은 만성 통증이 더 심각한 통증으로 발전하는 것을 예방해주면서 훈련에 도움을 줄 수 있다. 신장분사치료는 의학 전문가들 사이에서도 많은 논쟁이 많이 벌어지는 주제이다. 일반적으로, 움직이지 않고 아이싱을 하는 경우는 절대로 10~15분은 넘기지 않는 것이 좋으며, 1시간 단위보다 자주 하는 것도 좋지 않다. 특정 부위에 아이스 마사지를 하는 경우도 2~5분 정도면 충분하다. 그리고 마사지 하는 동안 일분 단위로 중간 중간에 교차-마찰 마사지를 함께 진행할 수도 있다.

회복 상태 확인하기

이렇게 회복의 중요성을 강조한 상태에서, 회복을 고려해서 훈련을 계획할 때, 실제로 회복이 어느 정도로 진행되고 있

는지를 어떻게 확인하면 될지에 대해서 고민할 수도 있다. 가장 전통적인 방법은 휴식하고 있을 때의 심장박동수와 혈압을 확인하는 것이 가장 간단하고 편리한 방법이다. 하지만 이것은 스트렝스 기반 종목 선수보다는 지구력 기반 선수에게 더 맞는 방법이다. 심박변이도(HRV Heart Rate Variability)가 요즘 더 많이 사용되고 있으며, 더 정확한 것으로 여겨지고 있다. 현재 선수의 상태를 가장 알려줄 수 있는 실용적이고 객관적인 측정 방법은 그 선수의 수직 점프 높이와 그립 스트렝스를 확인하는 것이다. 즉, 선수의 점프와 그립 스트렝스가 기준치보다 많이 차이가 난다면 아직 회복되지 않았다는 것을 의미한다.

어떤 경우든 객관적인 측정 방법이 반드시 필요한 것은 아니다. 게다가 측정 결과와 선수의 현재 회복 상태가 서로 정확하다고 하더라도, 실제 측정을 하는 과정에서 정확성이 낮아질 가능성이 있다. 예를 들어, 점프 측정은 어떻게 진행되는지와 상관없이, 어느 정도의 기술이 필요하다. 그리고 결과는 타켓을 얼마나 잘 건드릴 수 있는지, 벽에 얼마나 더 정확하게 초크를 묻힐 수 있는지 등에 따라서 달라질 수 있다. 게다가 동기부여가 충분히 되지 않은 선수들 중에는 이후에 훈련 강도를 낮추기 위해서 의도적으로 제대로 측정에 임하지는 않는 경우도 있다. 다른 의도가 있는 것은 아니지만 그냥 열심히 하지 않는 경우도 있다.

게다가 선수들의 점프 능력은 현재 어떤 훈련 단계에 있는지에 따라서 상당히 달라질 수도 있다. 예를 들어, 높은 볼륨으로 스트렝스 기반의 동작을 할 때보다 낮은 볼륨으로 훈련을 진행하는 단계에 있을 때 점프가 훨씬 더 높은 경향이 있다. 그렇기 때문에 더 정확한 측정을 하기 위해서는, 측정 기준치를 적절하게 조정할 필요가 있다.

안정 시 심박수 혹은 심박변이도와 같은 객관적인 지표들은 선수들의 퍼포먼스의 영향을 받지 않는 경우가 많다. 그렇기 때문에 이 지표의 결과를 바탕으로 선수들의 회복 상태가 어느 정도인지를 확인하고 훈련을 조정하는 것이 절대로 쉽지 않다. 이렇게 정형화된 전략이 존재하지 않기 때문에 코치의 판단에 의해서 크게 좌우된다고 볼 수 있다.

선수의 상태를 정확하게 판단하려고 할 때, 수집해둔 주관적인 측정 자료들도 활용할 수 있다. 대부분의 코치들은 선수들이 아직 회복이 되지 않은 상태라면, 선수들이 바벨을 만지기도 전에 그것을 알 수가 있다. 마찬가지로, 대부분의 선수들은 어떤 날에 더 훈련을 힘들게 고강도로 진행할 수 있는지 그리고 어떤 날이 계획된 훈련을 소화하기 힘들어서 어느 정도 조정해야만 한다는 것을 큰 어려움 없이 스스로 알 수 있다. 당연히 선수들은 계획된 만큼 힘들게 훈련하는 것을 원치 않는 날이 더 많을 것이다. 하지만 이 부분을 극복해야만 하기 때문에, 이때 코치의 관찰과 판단이 중요한 역할을 하는 것이다. 일부 선수들의 경우는 자신이 가진 원래의 성향 때문에, 코치가 옆에서 직접 강하게 압박하지 않으면, 자신의 능력치를 최대한 발휘하면서 훈련하지 않는 경우도 있다. 반대로, 선수가 지쳐 있는 상태에서 오히려, 평소보다 뛰어난 기량을 보이거나, 기록을 갱신하는 경우도 있다.

이런 주관적인 지표들은 당연히 훈련 사이클 내에서 변동하는 경우가 많으며, 심지어 매일 매일 변동하는 경우도 많다. 그렇기 때문에 주어진 기간 안에서 넓은 관점으로 접근할 필요가 있다. 즉, 어떤 선수라도 매 훈련마다 완전히 새로운 몸 상태로 훈련에 임할 수는 없다. 만약 이런 경우가 있다면, 몸이 훈련에 적응하는 효과를 이끌어낼 만큼 충분히 힘들지 않았다는 것이다. 그러나 회복이 되는 단계는 오버트레이닝으로 바뀌게 되는 한계치를 넘어서기 전까지, 그리고 이 한계치를 넘어서면서 아주 심각한 변화가 발생하기 전까지만 유지되는 것이다. 이렇게 오버트레이닝 되지 않기 위해서 훈련량을 줄이게 될 수도 있고, 그러면서 다시 선수가 건강한 상태로 돌아올 수 있는 것이다.

오버트레이닝은 자신의 회복 능력을 넘어서는 수준으로 계속 훈련을 이어간 결과이다. 즉, 선수가 훈련에 대해서 적응하는 속도보다 더 빨리 혹은 더 높은 수준으로 스트레스가 축적된다는 것이다. 각 선수들의 훈련에 대한 적응 능력을 극대화시키기 위해서 훈련과 회복 간의 균형을 적절히 유지할 수 있도록 신경을 써야 한다. 이 둘의 균형을 맞추기 위해서 단순히 훈련을 제한하기보다는 회복을 개선하기 위해서 최선을 다하는 것이 더 효과적이다는 것은 분명하다. 선수들의 회복 능력의 많은 부분이 선천적으로 타고난다(예: 타고난 호르몬 수치와 충분한 양질의 수면을 지속적으로 꾸준히 유지하는 능력 등). 하지만 나머지 부분은 앞에서 설명한 방식들로 후천적으로 노력해서 관리하면서 개선할 수 있다.

오버트레이닝의 증상은 아래와 같다.

- 만성피로
- 불면증 혹은 쉽게 잠들지 못하는 경우
- 증가된 안정 시 심박수 및 혈압
- 동작의 움직임이 느려진 경우
- 기술적인 수행 속도가 느려진 경우
- 관절이 뻣뻣해지고 통증이 증가한 경우
- 훈련에 대한 열정이 식은 경우
- 선수의 성격과 분위기가 바뀐 경우
- 예민해지고, 좌절하고, 걱정이 많아진 경우

- 위장통, 설사
- 그립 스트렝스가 감소한 경우
- 수직 점프 능력이 감소한 경우
- 사전에 잘 계획된 훈련 프로그램을 소화하지 못할 정도로 퍼포먼스가 떨어지는 경우

단지 육체적인 상태를 확인하는 것 이외에는 오버트레이닝의 여부를 측정할 수 있는 현실적인 방법이 불행하게도 존재하지 않기 때문에, 정확하게 오버트레이닝을 진단하는 것은 간단한 일이 아니다. 오버트레이닝으로 의심되는 증후에 대해서 정말 그것이 오버트레이닝인지 아니면 훈련을 통한 일시적으로 피로도가 증가한 것인지, 혹은 체육관 밖에서 훈련과 관련 없는 부분들로 인한 스트레스인지를 확실하게 구분하기 위해서는 적어도 며칠에 걸쳐서 지속적으로 그 증후가 이어지는지를 확인해야 한다.

만약 확실히 오버트레이닝인 것으로 밝혀지면, 특히 강도와 볼륨을 상당히 감소시키거나, 일주일 혹은 그이상의 기간 동안 완전히 휴식할 수 있는 환경을 제공해야 한다. 오버트레이닝 정도가 더 심하고 이 기간이 더 길수록, 선수는 회복을 위해서 더 많은 시간이 필요하다. 완전히 휴식 시간을 가지고, 다시 훈련에 복귀할 때는, 아주 가벼운 무게로(40~60%)와 아주 낮은 볼륨으로 시작을 해서 선수가 감당할 수 있는 수준으로 운동량을 높여가는 것이다. 그러면서 이 코치는 과정을 옆에서 지켜보면서 선수의 회복 상태를 확인해야 한다.

다시 말하지만, 선수들은 훈련을 통해서 육체적으로 정신적으로 힘든 시기를 겪을 가능성이 높기 때문에, 오버트레이닝과 회복은 상당히 예민한 부분이기도 하다. 그렇기 때문에, 코치와 선수가 함께 고민하고 판단해야 하는 부분이 여전히 많이 남아 있다.

손 관리

초크를 손에 묻힌 상태에서 표면이 꺼칠한 바벨을 매주 몇 시간씩 잡게 되면 손이 상당히 상할 수밖에 없다. 굳은살은 일상이며, 손에 물집이 생기거나 찢어지는 경우도 가끔씩 생길 것이다. 이런 부분에 대해서 미리 준비를 하지 않는다면 더 빈번하게 발생할 것이다. 몸과 바벨이 손을 통해서 서로 연결된다는 점을 감안한다면, 훈련과 대회에 방해되지 않게 평소 손을 잘 관리할 필요가 있다. 아주 사소한 상처도 상당히 아플 수 있으며, 성공적인 리프팅을 직접적으로 방해할 수도 있다. 손 관리는 예방과 상처 관리 이렇게 두가로 나눠서 진행할 수 있다. 예방을 더 꾸준히 지속적으로 잘하면 잘할수록, 상처가 발생할 가능성이 낮아지면서 상처를 관리를 해야 하는 상황이 많이 줄어들게 된다. 그러면 더 꾸준하게 훈련을 이어갈 수 있다. 발생한 상처를 완벽하게 관리하는 것은 힘들다. 그렇기 때문에 최고의 전략은 최대한 상처를 관리해야만 하는 상황을 예방하고 피하는 것이다.

예방: 예방을 할 때 2가지 중요한 부분은 손바닥을 까칠하지 않도록 부드럽고 촉촉한 상태로 유지하는 것이다. 바벨이 손의 어느 위치에 있느냐에 따라 달라지긴 하지만 일반적으로는 손가락 아랫부분, 관절 근처 부분에 굳은살이 많이 생긴다. 만약 이렇게 생긴 굳은살을 잘 관리해주지 않으면 굳은살 주위가 잘 찢어지게 된다. 만약 굳은살 쪽이 찢어지게 된다면, 그 자체로는 큰 문제가 없다. 하지만 그 이후에도 그 찢어진 부위가 넓어지면서 굳은 바깥쪽 부위의 살까지도 찢어지는 경우가 많다. 그러면서 통증이 심해지고 이후에도 상처가 더 커지고 심해질 가능성도 있다.

이런 굳은살은 주기적으로 작은 사포를 이용해서 부드럽게 만들어주는 것이 좋다(그림 40.1).

필요한 경우에 언제든지 사용하기 위해서 작은 사포를 훈련용 가방에 넣어서 들고 다니는 것이 좋다. 이렇게 굳은살을 관리해준다면, 훈련 시 문제를 발생시킬 정도로 심각해지지는 않을 것이다. 굳은살 관리를 습관화할 수 있는 가

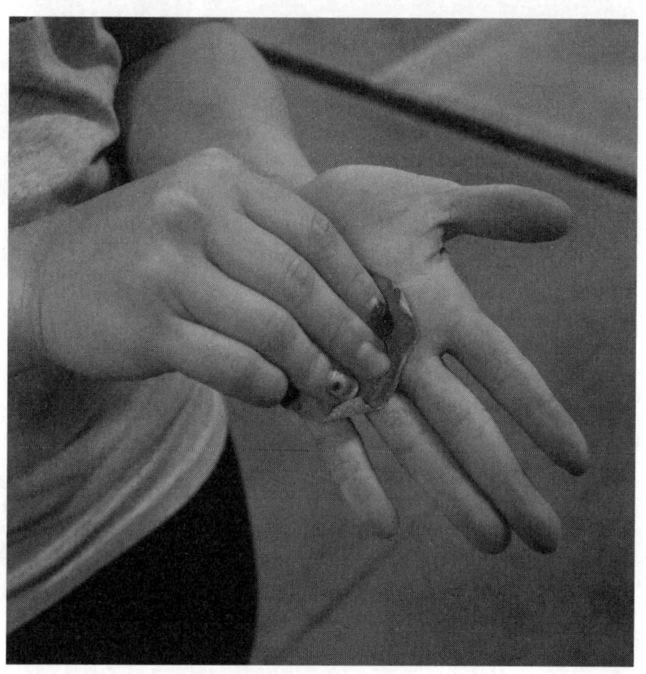

그림 40.1 이후에 손이 찢어지는 것을 방지하기 위해서 사포로 굳은살을 부드럽게 만드는 것이 중요하다.

장 간단한 방법은 매 훈련 세션 전에 항상 손바닥을 관리하는 것이다. 손을 부드러운 상태로 유지한다는 것이 무조건 굳은살을 완전히 제거하는 것을 의미하지는 않는다. 굳은살이 중요한 역할을 하기도 하기 때문에, 적당한 두께로 유지해주면서, 방해가 되는 부위나 찢어지기 쉬운 부위를 집중적으로 관리해주는 것이다.

만약 굳은살이 너무 크거나, 갈라지기 시작한다면, 손톱깎기를 이용해서 손을 다듬을 수도 있으며, 굳은살이 주위 피부처럼 부드러워질 수 있도록 굳은살 가장자리 쪽을 관리해줄 수 있다.

눈에 확연히 보일 정도로 그리고 손으로 만져질 정도로 굳은살이 생긴 경우는 그 가장자리가 이후에 찢어질 가능성이 높다.

손을 촉촉한 상태로 유지하기 위해서는, 밤에 로션을 이용해서 손을 관리하는 것이다. 기름기가 없는 로션을 사용해야 피부가 더 탱탱해지면서 건강한 상태로 유지할 수 있다. 잠자리에 들기 전에 한 번씩만 발라도 대부분의 선수들에게는 충분하다. 더 심각하게 손이 손상되었거나, 더 민감한 경우라면, 하루에 몇 번씩 로션을 발라주는 것도 좋다. 주로 훈련 후 혹은 잠자리에 들기 전에 바르는 것이 좋다. 그리고 더 많은 양의 로션을 손에 바르고 장갑을 끼게 되면 잠을 자는 동안에 손이 계속 로션을 흡수하게 만들 수 있다. 이것은 훈련 후에 손에 남은 초크를 완전히 제거하고 손을 촉촉하게 만들기 위해서도 중요하다.

상처 관리: 만약 손 관리를 하지 못했거나, 적절한 시점에 하지 못했다면, 굳은살이 찢어지거나 물집이 생길 수도 있다. 이 부분들은 이후에 훈련을 계속 이어가기 위해서 적절하게 관리될 필요가 있다.

찢어진 굳은살은 손톱깎기를 이용해서 다듬고, 거칠어

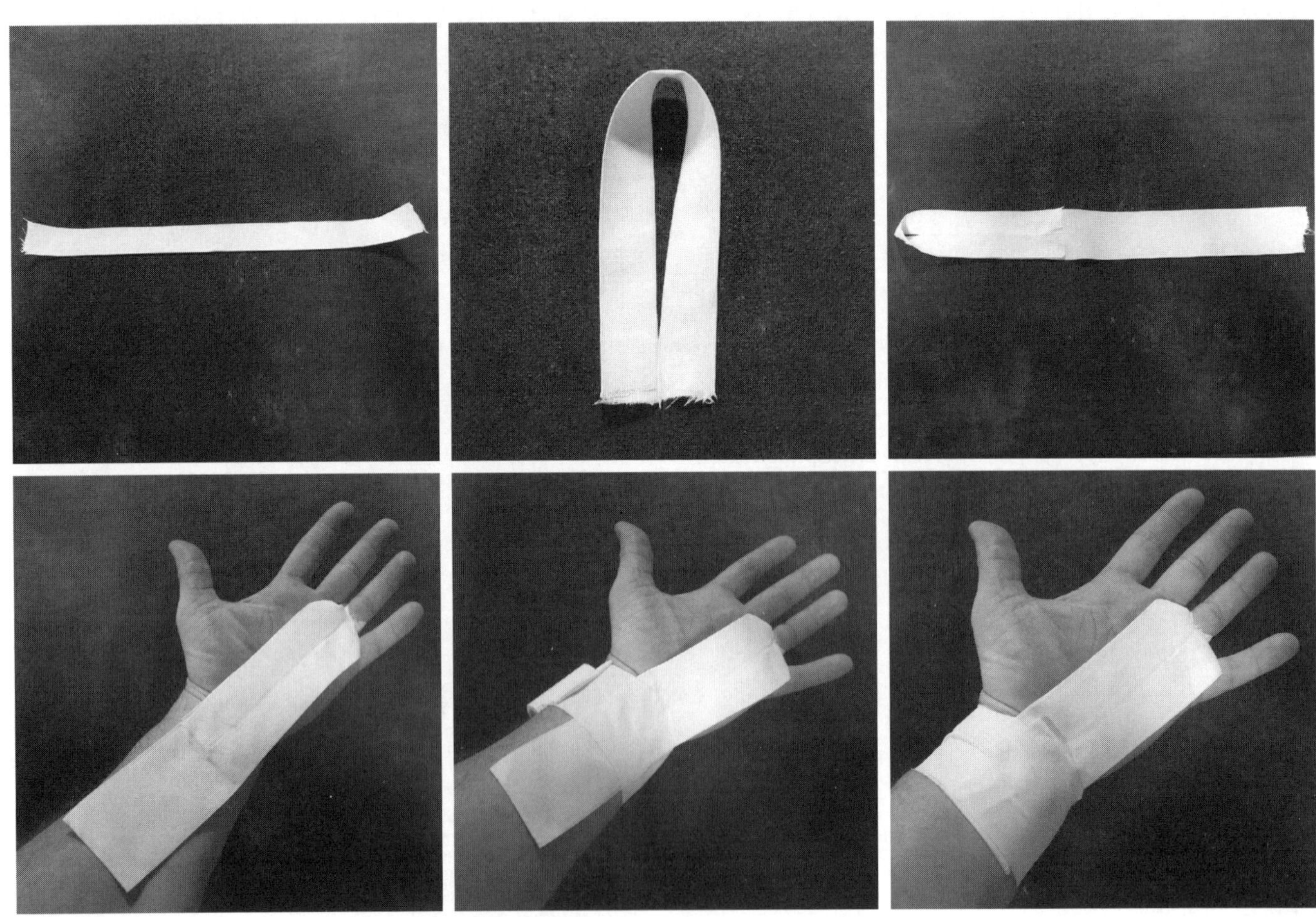

그림 40.2 훈련을 이어가기 위해서 필요하다면 더 넓게 테이핑을 하는 방법도 있다. 테이프를 우선 반으로 접는데 접착되는 부분이 바깥쪽으로 노출되지 않도록 한다. 이렇게 반을 접어서 고리 모양을 만들어서 끝 부분을 서로 나란히 평평하게 되도록 한다. 고리 부분은 상처가 생긴 부위 근처 손가락에 걸어서 손바닥에 테이프가 완전히 붙어 있도록 한다. 그리고 다른 테이프로 손목 부위를 감아서 고리 모양의 테이프 끝 부분을 고정시킨다. 그리고 그 위로 고리 모양의 테이프 끝 부분을 다시 손목을 감은 테이프 쪽으로 접는다. 그 위로 손목을 테이프로 한 번 감아서 안정적으로 고정시킨다.

진 굳은살 가장자리는 사포를 이용해서 부드럽게 만드는 것이 좋다. 만약 찢어진 부위가 심하게 벌어진 상태라면, 넥스케어NexCare와 벤조인 팅크Benzoin Tincture 같은 접착성 연고를 바르는 것이 좋다. 테이핑용 테이프를 잘라서 사용할 수도 있다. 하지만 테이핑 효과는 오래가지 못하기 때문에, 훈련하는 동안에 몇 차례 바꿔줄 필요가 있다.

훈련을 이어가기 위해서 필요하다면 더 넓게 테이핑을 하는 방법도 있다(그림 40.2). 테이프를 우선 반으로 접는데 접착되는 부분이 바깥쪽으로 노출되지 않도록 한다. 이렇게 반을 접어서 고리 모양을 만들어서 끝 부분을 서로 나란히 평평하게 되도록 한다. 고리 부분은 상처가 생긴 부위 근처 손가락에 걸어서 손바닥에 테이프가 완전히 붙어 있도록 한다. 그리고 다른 테이프로 손목 부위를 감아서 고리 모양의 테이프 끝 부분을 고정시킨다. 그리고 그 위로 고리 모양의 테이프 끝 부분을 다시 손목을 감은 테이프 쪽으로 접는다. 그 위로 손목을 테이프로 한 번 감아서 안정적으로 고정시킨다.

만약 물집이 생긴 경우라면, 그 부위가 찢어지기 전에 먼저 관리를 해주는 것이 좋다. 그래야지 물집 부위를 더 확실히 관리할 수 있다(그림 40.3). 우선은 물집 부위를 살짝 찢어서 안에 있는 물을 빼내야 한다. 이때 손톱깎기 혹은 날카로운 물체를 이용할 수 있다. 어떤 것을 이용하든, 손가락과 가까운 부부의 가장자리를 찢어야 한다. 그래야 다시 바벨을 사용할 때 피부가 더 찢어지게 될 가능성을 낮출 수 있다.

이렇게 물집에서 물을 빼내고 난 다음에는, 넥스케어와 같은 접착성 연고를 물집 안쪽에 넣는 것이다. 이렇게 해야 안쪽에서 상처가 치료되는 동안에 겉에 있는 죽은 피부가 보호 역할을 해줄 수 있다. 안쪽에 바른 연고가 말라가는 동안에 물집 부위를 최대한 평평하게 펴주는 것이 좋다. 연고가 다 마르게 되면, 사포를 이용해서 물집이 생겼던 부위의 까칠해진 가장자리를 부드럽게 만들어주면서 더 이상 상처 부위가 찢어지지 않도록 예방할 수 있다. 마찬가지로 테이핑용 테이프를 이용할 수도 있다. 만약 물집이 생긴 부위가 찢어져서 벌어진 상태라면, 찢어진 죽은 피부 부위를 제거하고, 굳은살이 찍어졌을 때와 동일하게 관리해주면 된다. 만약 필요하다면, 통증을 줄이기 위해서 리도카인 젤Lidocaine gel을 상처 부위에 바를 수도 있다. 하지만 효능은 그리 길게 이어지지 않는다.

부상

웨이트리프팅 대회에서는 일반적으로 알아차리지도 못할 정도로 부상 빈도가 낮지만, 모든 스포츠와 훈련에서 그렇듯이, 부상은 피할 수 없는 부분이다. 특히 참가하는 대회 수준이 높아질수록 더욱 그렇다. 현명하게 훈련하고, 프로그램 설계를 한 후, 회복도 신경을 쓴다면 대부분의 부상은 피할 수 있다. 그러나 부상이 일단 발생한다면, 시기적절하게 치료를 하고 완전히 회복해서 훈련에 복귀하는 것이 중요하다.

첫 번째로 중요한 것은 부상을 제대로 인지하는 것이다. 대부분의 선수들은 통증에 익숙해진 상태로 훈련하는 경우가 흔하다. 그리고 이런 통증을 잘 견뎌낼 수 있다는 부분에 대해서 자부심을 느끼는 선수들도 있다. 하지만 여기에도 더 이상 훈련이 의미가 없어지는 한계치가 존재한다. 이미 한계치에 도달한 선수가 그 상황에 맞게 적절히 훈련량을 조절하지 않게 되면, 이것이 사소한 문제가 될 수도 있으며, 이 사소한 문제가 이후에 잠재적으로 선수 생명을 끝낼 수 있는 큰 부상으로 이어질 수도 있다.

선수가 충분히 감당하면서 훈련할 수 있는 정도의 통증

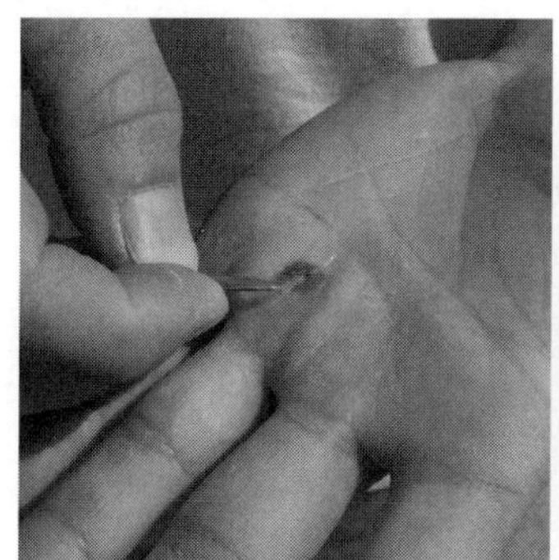
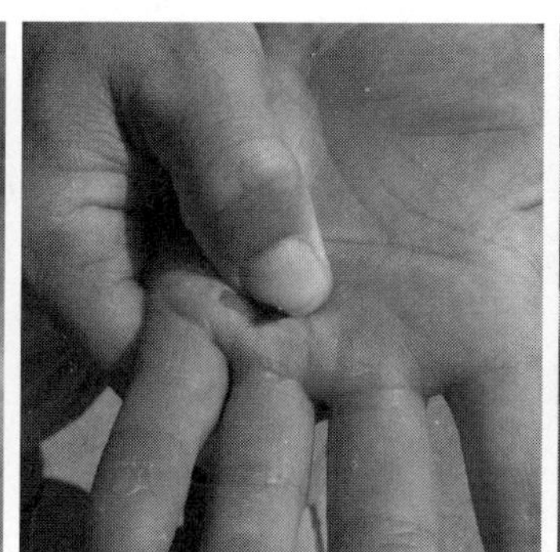
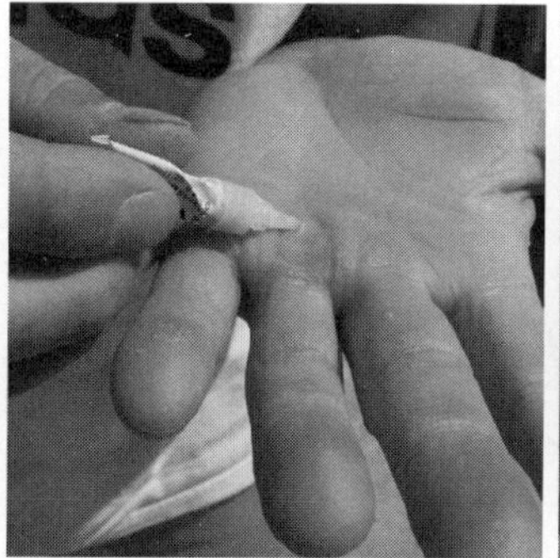
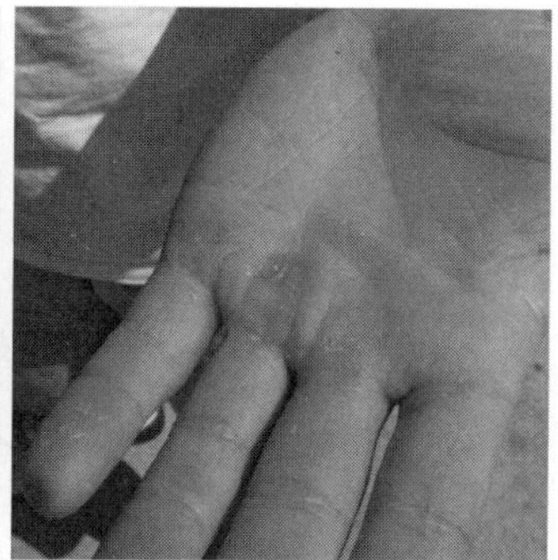

그림 40.3 물집 부위 치료하기. 물집 부위가 찢어지기 전에 손가락과 가까운 물집 가장자리를 찔러서 안에 있는 물을 빼낸다. 물집 안쪽에 연고를 바르고 마무리한다.

과 치료와 휴식을 요하는 수준의 부상을 정확하게 구분하는 것은 중요하다. 대부분 선수들의 첫 번째 반응은 부상의 심각성을 부인하는 것이다. 실제 자신의 상태에 대해서 인정하지 않거나 정확히 모르는 것 역시 문제가 될 수 있다. 불행하게도, 정확하게 부상을 인지하는 것도 절대로 쉽지 않다. 그렇기 때문에, 지나치다 싶을 정도로 주위를 기울이고 관심을 가질 필요가 있다. 만약 조금이라도 의심되는 부분이 있다면, 선수 치료에 있어서 전문가의 의견을 들어봐야 한다.

부상에 대해서는 항상 큰 그림을 그리면서 접근해야 한다는 것을 명심해야 한다. 대부분의 선수들은 성급해서 훈련에 쉬거나 빠진다는 것에 대해서 거부 반응이 심하다. 그러나 적절한 시기에 훈련량을 조절하지 않으면, 상태가 심각해져서 강제적으로 휴식을 해야만 하는 상황이 발생할 수도 있다. 이런 상황까지 간다면, 반드시 잠깐만 쉬면 되는 정도의 사소한 부상이 훨씬 더 길게 휴식하고 더 많은 치료를 받아야 하는 부상까지 될 수 있다. 다시 말해서, 더 빨리 부상을 챙길수록 진행하지 못하는 훈련 프로그램이 더 적어지는 것이다.

가장 현명한 방법은 그 스포츠의 특성과 부상으로부터 완전히 회복해서 훈련에 복귀해야 하는 선수의 절박함을 잘 이해할 수 있는 경험이 풍부한 의학 전문가에게 상담을 받는 것이다. 이렇게 하면 가장 정확하게 진단을 할 수 있으며, 선수의 상황에 맞게 가장 적절한 치료와 훈련 방법을 선택할 수 있다.

훈련 시 지켜야 하는 부분들

능력 있는 코치에게 있어서 혹은 팀 단위로 훈련을 할 때에 있어서 중요한 요소들 중에 하나가 바로 웨이트리프팅 훈련을 할 때의 예의, 문화에 대한 구체적인 부분들을 자연스럽게 습득하는 것이다. 이 챕터에서 설명하게 되겠지만, 이 부분들은 다른 방식으로 배울 수도 있다. 그러나 어떤 방법도 직접 체육관 분위기를 매일 매일 경험하는 방법을 대체할 수는 없다. 슬프게도, 미국의 경우는 갑작스럽게 웨이트리프팅에 대한 관심이 증가하면서, 상대적으로 괜찮은 체육관과 코치들이 부족해서 새로 운동을 시작하는 선수들이 이 부분을 직접 경험하기가 쉽지 않다.

1kg의 규칙

웨이트리프팅은 시간 지남에 따라서 성장 속도가 예측할 수 있듯이 감소하는 운동이다. 즉, 더 오랫동안 훈련한 선수일수록, 성장 속도가 더 느리다는 것이다. 선수가 성장하면서 그 성장 정도가 아주 미미한 단계에 도달하면, 철저한 프로그램 설계와 전략이 훨씬 더 중요해진다. 이 전략 중에 하나가 바로 어느 정도로 선수가 성장하고 있는지를 측정하기 위해서 최선을 다하는 것이다.

거의 모든 선수들은 엄청난 PRPersonal Record(개인 최고 기록)을 하고 싶은 어쩔 수 없는 충동을 느끼는 경우가 많다. 5kg PR은 1kg PR보다 훨씬 더 흥분되는 것이다. 불행하게도, 많은 선수들이 충분히 준비가 되지 않은 상태에서, 지나치게 엄청난 증량을 기대한다. 그러면서 몇 개월에 걸쳐서 시도하고 실패하는 과정을 겪기도 한다. 5kg PR은 1kg PR보다 훨씬 더 흥분되지만, 1kg PR은 과도하게 욕심을 부려서 계속 실패하는 것보다는 훨씬 더 기쁜 일이다. 이렇게 계속 실패하게 되면 어느 정도 선수가 성장했는지 측정조차 힘들어진다.

더 심각한 것은, 엄청난 PR을 시도하기 위해서, 선수들이 실제로 PR 무게로 시도하기 전에 현재 자신의 PR 무게로 마지막 세트를 진행하는 경우도 있다는 것이다. 그런데 훈련 프로그램을 현재 자신의 PR 무게로 진행할 정도면 사실 PR이 가능하다는 것을 알고 있기 때문에, 이렇게 반복하는 것 자체가 큰 의미가 없다. 게다가 만약 훈련을 할 때 선수가 현재 PR 무게로 훈련을 충분히 감당할 수 있는 상태라면, 1kg 정도의 무게를 더 증량할 수 있는 아주 좋은 기회이다. 더 빠른 속도로 기록이 증가하는 것은 궁극적으로 성장을 하고 있다는 의미이며, 빈번하게 측정 가능한 성장은 훈련의 효과를 증명할 뿐만 아니라, 선수가 훈련을 지속할 수 있는 동기부여가 되기도 한다.

이런 측면에서, 대부분의 경우에, 선수들은 1kg PR을 먼저 할 수 있는 전략을 세울 필요가 있다. 만약 이 이상이 가능하더라도, 우선은 1kg을 먼저 시도하고 난 후에 하는 것이 좋다. 가끔씩 선수들의 현재 최대 가능 무게를 테스트하는 날 직전 훈련 사이클에서 선수가 PR을 크게 할 것이 거의 확실하거나 그럴 것 같은 경우도 있다. 이런 경우라면, 더 공격적으로 무게를 시도해도 괜찮다. 만약 선수가 코치에게 특정 무게에 대해서 99% 혹은 그 이상의 자신감이 있다고 솔직하게 말할 수 없는 경우라면, 좀 더 보수적으로 무게를 선택하는 것이 좋다. 만약 선수가 이 정도의 자신감이 없다면, 육체적으로 준비가 되어 있다 하더라도, 실제로 실패할 가능성이 더 높다.

PR을 시도하는 것은 합리적이고 이성적인 방식으로 접근해야 한다. 선수들은 일반적으로 특정 운동을 할 때의 무게와 똑같은 무게로 습관적으로 준비 운동을 한다. 하지만 육체적으로 정신적으로 충분히 준비 된 상태를 유지하고, 불필요한 피로를 최소화하기 위해서 준비 운동할 때의 무게를 조정해서 본 운동을 시작할 때까지 합리적이고 이성적인 방식으로 무게를 올려가야 한다. 이런 과정을 거치면서 PR을 시도하는 것이 좋다.

예를 들어, 스내치의 경우, 리프터의 최고 무게가 125kg이며, 100kg부터는 항상 5kg 단위로 무게를 올려간다(100-

105-110-115-120). 그러나 리프터가 목표로 하는 PR 무게는 126kg이다. 원래하던 방식으로 무게를 올려가게 되면 결국은 자신의 현재 PR 무게인 125kg까지 도달할 수는 있다. 리프터가 PR 무게 126kg을 도전하기 위해서는 마지막에 5kg이 아니라 6kg로 무게를 올리거나, 마지막에 추가적으로 1kg을 더 올려야 한다. 이게 아니라면 다른 더 좋은 방법을 찾아볼 수도 있다. 더 좋은 방법이란 것은 시도하는 무게를 합리적으로 조정해서 PR 무게에 가까워질수록 더 조금씩 무게를 올리는 것이다. 위에서 언급한 무게를 예로 들면, 100-105-110-114-118—122-126 혹은 100-105-110-115-119-123-126 이렇게 될 것이다. 물론 이것도 리프터의 훈련 이력이나 자신감에 따라서 달라질 수 있다. 첫 번째 접근법은, 5kg으로 올리다가 나머지는 전부 4kg(3%)으로 올렸으며, 두 번째 접근법은 4kg으로 시작을 하다가 이후에 육체적으로 정신적으로 덜 힘든 3kg 올려서 PR을 시도한 것이다. 더 부담을 줄이기 위해서 마지막에 2kg을 올려서 PR을 시도할 수도 있다. 2kg을 올리게 되면 목표로 하는 126kg 전에 124kg을 거치게 되는데 이 무게는 현재 자신의 PR인 125kg보다 1kg 낮은 것이다. 그리고 이 125kg은 목표로 하는 126kg보다 1kg이 낮은 것이다.

이 증량과 관련된 계획은 선수가 훈련을 시작하기 전에 정해둘 필요가 있다. 코치는 적극적으로 나서서 선수에게 적절한 계획을 제공해주거나, 적어도 선수에게 현재 자신의 계획을 수용할 수 있게끔 증명을 해야 한다. 처음에 계획을 세우다 보면 리프터의 자신감을 향상시킬 수 있으며, 훈련 세트 사이마다 선수들 생각이 복잡해지는 것을 방지해서 자신의 원래 기량을 유지할 수 있도록 해준다.

사이클 반복

선수들은 자신의 매크로사이클이 효과적이라고 느끼게 되면, 이 사이클을 반복하는 것은 꽤 흔하다. 그러나 어떤 경우에는, 특정 운동에서 상대적 강도를 결정할 때 기준이 되는 최대 무게가 향상되지 않는 경우도 있다. 하지만 이것이 이 운동에서 선수의 운동 능력치가 향상되지 않는다는 것을 의미하는 것은 아니다. 단지 최대 무게에 대한 테스트를 하지 않아서 훈련에 사용되는 수치들을 결과적으로 최신화되지 않았다는 것이다. 이런 경우는 스쿼트, 프레스 그리고 오버헤드 동작과 같은 스트렝스 성격의 리프팅에서 가장 흔하다.

다른 경우는, 시합용 리프팅인 스내치와 클린 앤 저크에서 기록 갱신을 실패하는 것이다. 이런 경우라면, 처음에는 현재 사용하고 있는 매크로사이클이 실패했기 때문에 다시 이 사이클을 사용하면 안 될 것처럼 보이기도 하지만, 기록 갱신을 실패한 이유가 단순히 사이클과는 관련 없는 혹은 사이클 효율성을 반영하지 않는 다른 문제 때문일 수도 있다. 예를 들어, 실제 시합에서 실패한 무게가 매크로사이클에서 스내치와 클린 앤 저크를 테스트할 때 무게와 같다면, 단지 선수가 시합 당일에 긴장을 했을 수도 있으며, 컨디션이 좋지 않았을 수도 있다. 혹은 육체적인 능력과 관계없는 다른 요인이 작용했을 수도 있다. 이런 경우에는, 선수를 옆에서 관찰하고 매크로사이클을 진행하는 과정에서 수집한 다른 지표들을 통해서 실제로 현재 훈련 프로그램이 효과가 있는지를 충분히 알 수 있다.

어떤 경우든, 프로그램을 반복할 때, 자신의 최대 무게 변화에 상관없이, 훈련의 절대 강도는 증가되는 것이 좋다. 이전의 훈련 사이클에 비해서 아주 조금이라도 무게를 올려야 한다는 것을 의미한다(1kg이라도 좋다). 스쿼트 동작의 경우는 이전 사이클에서 리프터의 퍼포먼스를 바탕으로 확실히 늘었다는 코치의 확신이 있다면 훨씬 더 많이 무게를 올릴 수도 있다. 동일한 훈련 사이클을 동일한 강도로 반복하게 되면 선수의 퍼포먼스의 향상에 거의 도움이 되지 않는다고 볼 수 있다. 그러나 만약 리프터가 반복 횟수, 세트 휴식 그리고 볼륨은 동일하지만 강도는 높여서 똑같은 훈련 프로그램을 반복한다면, 확실히 퍼포먼스 향상을 기대할 수 있고 실제로 향상이 된다.

그리고 본질적으로 동일한 훈련 사이클이지만 그 안에서 특정 세부 내용만 변경해도 효과적인 매크로사이클이 될 수 있다. 이것은 선수의 특정 기술적 약점을 보완하기 위해서 관련된 변형 동작을 활용하는 것이다. 그리고 이전에 진행한 훈련 사이클을 통해서 선수가 필요한 부분을 확인하고 훈련 프로그램을 조금씩 조정하는 것이다. 이 방법은 훈련 사이클의 효과에 대해서 확신을 가지게 해주며, 매번 선수에게 가장 적합한 효과적인 훈련 사이클을 사용하고 있다는 확신을 계속 가지게 해준다.

준비 운동 반복 횟수

세상에는 두 가지 종류의 웨이트리프팅 선수가 있다. 첫 번째 선수는 주어진 반복 횟수를 모든 준비 운동 세트에서 진행하며, 두 번째 선수는 준비 운동을 할 때는 최소한으로 반복하고 본 운동으로 넘어간다. 비교적 수준 높은 선수들은 일반적으로 자신에게 가장 잘 맞는 방법을 선택하지만, 대부분의 경우는, 코치가 선수와 프로그램에 가장 적합한 반복 횟수를 알려준다.

선수가 경험이 부족할수록, 모든 준비 운동 세트에서 주어진 반복 횟수를 모두 수행하는 것이 더욱 중요하다. 이런 선수들은 아직 기술적으로 부족한 상태이기 때문에, 준비 운동에서 하는 반복 횟수 하나하나가 자신의 성장을 위해서 아주 중요하다. 그렇기 때문에, 반복 횟수를 줄이게 되면 리프팅에 대한 기술적인 성장의 기회도 더 줄어들게 되는 것이다. 게다가 한참 성장하고 있는 사람에게 지속적으로 자신의 운동 능력을 개선하는 것은 중요한 부분이다. 준비 운동에서 주어진 반복 횟수를 모두 수행하는 것은 훈련 세션 시간을 늘리지 않으면서 더 많은 훈련량을 확보하는 가장 간단한 방법이다.

그 훈련 세션의 운동 목적도 고려해야 한다. 여기에는 훈련 그리고 테스트 이렇게 두 가지 목적이 있을 수 있다. 만약 훈련이 목적이라면, 주어진 반복 횟수를 모두 수행하는 것이 좋다. 이때 리프터는 이 반복 횟수를 통해서 최대한 많은 것을 얻는 것이 목표이다. 만약 훈련의 목적이 자신의 최대 무게를 찾는 테스트라면, 힘을 아끼기 위해서 주어진 반복 횟수 중에서 일부만 준비 운동으로 진행할 수도 있다. 예를 들어, 만약 리프터가 5RM 스쿼트를 테스트 할 예정이라면, 준비 운동에서 가벼운 무게로 5개를 세트로 여러 번 진행할 수 있다. 그러다가 무게를 올려가면서 5RM 테스트를 하는 시점에 가까워지면서는 5개가 아니라 3개 혹은 2개씩 진행하는 것이다.

반복 횟수를 최대한 많이 하는 경우도 있는데 이 경우는 테스트보다는 훈련의 목적이 강하다. 이 경우에는, 준비 운동 세트에서 진행하는 것이 적절하다.

바벨 증량 방법

어떻게 바벨 무게를 증량하는지는 바벨을 들었을 때의 느낌과 심지어 리프팅 성공 여부에도 영향을 미칠 수 있다. 그러나 일반적으로, 이 부분은 장비의 사용과 더 관련이 있다. 첫 번째로, 서로 다른 범퍼 플레이트의 제조사와 모델이 바벨 양쪽에 끼워져서는 안 된다. 각 플레이트의 성분이 약간씩 다르기 때문에, 바벨을 바닥에 내려놓을 때 양쪽의 반동이 달라진다. 이런 균등하지 못한 반동은 플레이트와 바벨에 불필요한 충격을 줄 수 있다. 만약 균형 상태를 유지할 수만 있다면, 서로 다른 플레이트를 동일한 바벨에 사용해도 괜찮다. 하지만 플레이트마다 지름이 다르기 때문에, 조금 더 큰 플레이트가 더 많은 무게를 지탱할 수 있다. 그렇기 때문에 균형 상태를 유지한다고 하더라도 서로 다른 플레이트를 함께 사용한다는 것이 이상적인 상황은 아니다.

무게를 5kg 올려야 하는 상황이라면, 가능하다면 더 큰 플레이트를 이용해서 증량하는 것이 좋다. 즉, 현재 15kg 범퍼 플레이트가 끼워져 있는 상황에서 20kg으로 증량해야 하는 상황이라면, 기존 15kg 플레이트에 5kg 플레이트를 추가하는 대신에 아예 20kg 범퍼 플레이트로 대체하는 것이 좋다는 것이다. 그러면 같은 20kg이라고 하더라도 20kg 범퍼 플레이트가 더 크기 때문에 무게가 더 골고루 분산되는 효과가 있으며, 더 많은 플레이트를 사용하는 것을 막을 수도 있다(더 무거운 범퍼 플레이트일수록 가벼운 범퍼 플레이트보다 더 넓다). 그리고 10kg 범퍼 플레이트가 더 얇고 손상되기 쉽기 때문에 10kg 플레이트를 많이 사용하기보다는 더 높은 무게의 플레이트로 대체할 수 있다면 그렇게 하는 것이 더 좋다. 물론 15kg이 아니라 이미 25kg 플레이트가 바벨에 끼워져 있는 상황이라면 10kg 범퍼 플레이트를 추가할 수 있다.

훈련 시에는 여러 개의 작은 범퍼 플레이트를 사용할 수도 있다. 예를 들어, 25kg보다는 10kg과 15kg을 사용하는 것이다. 대부분은 훈련을 할 때 이렇게 증량하는 것이 편해서이기도 하며, 플레이트가 부족해서 이렇게 할 수밖에 없어서이기도 하다. 여러 개의 플레이트를 사용하면 바벨을 바닥에 떨어뜨렸을 때, 동일한 무게라도 무게가 더 넓게 분산된 상태로 바닥에 떨어지기 때문에, 바벨에 가해지는 충격이 적어지는 장점이 있다. 여러 개의 플레이트를 사용할 때의 단점은 바벨을 들었을 때의 느낌이 다소 달라진다는 것이다. 즉, 플레이트를 바벨에 끼웠을 때 바벨이 휘는 정도는 단순히 무게뿐만 아니라, 그 무게가 어느 정도로 분산되어 있는지 따라서도 달라진다. 만약 플레이트를 여러 개 사용해서 무게가 바벨 끝 쪽으로 분산된다면, 리프팅을 할 때 탄성이 더 생겨서 바벨의 휘어짐이 더 심해진다. 시합에서 들어야 하는 무게로 리프팅 훈련을 해야만 하는 선수들이라면 같은 무게라도 플레이트를 많이 사용하는 것이 문제가 될 수 있다.

그리고 플레이트를 여러 장 사용할 때는 가장 무거운 무게부터 가벼운 무게로 순으로 안쪽에서 바깥쪽으로 위치시키는 것이 좋다. 다시 말해서, 가장 무거운 플레이트가 바벨의 중심에 가장 가까워야 한다. 플레이트의 무게가 한쪽에만 표시되어 있다면 표시된 면이 바깥쪽으로 향해야 한다. 만약 2.5kg보다 가벼운 프릭션 플레이트Friction Plate(바벨에서 미끄러지지 않게 고무로 코팅한 플레이트)를 사용한다면, 조임쇠에 바깥쪽에 끼워도 된다.

조임쇠는 훈련에서는 상대적으로 거의 사용하지 않는다. 다른 특별한 이유가 있기보다는 불편하기 때문이다. 대회용 조임쇠는 상당히 비싸기 때문에 대부분의 체육관은 선수들이 주기적으로 사용할 수 있을 정도로 충분한 조임쇠를 가지고 있지는 않다. 조임쇠가 필요하지만 부족한 예산 때문에 대회용 조임쇠가 충분하지 않다면, 대신에 스프링 조임쇠를 사용할 수도 있다.

리프팅을 하는 동안에 플레이트가 바벨에서 미끄러질 가능성이 있다면 조임쇠를 사용하는 것이 좋다. 이렇게 미끄러지는 것은 바벨이 미끄럽기도 하면서, 플레이트가 바벨에 맞지 않아서이기도 하다. 그리고 리프터가 바벨을 제대로 통제하지 못해서이기도 하다. 어떤 경우이든 간에, 플레이트가 바벨에서 미끄러지는 것은 리프터에게 상당히 위험할 수 있으며, 바벨이 불균형 상태로 바닥에 떨어지면서 장비에 불필요한 손상을 줄 수도 있다.

시합 날짜가 다가오면서 대회의 환경에 대비하기 위해서 대회용 조임쇠를 사용하는 것이 좋다. 대회용 조임쇠를 사용하게 되면, 리프팅을 할 때 플레이트가 조금 적게 회전하게 된다(실제로는 플레이트 회전은 거의 일어나지 않으며, 베어링만 회전한다). 그리고 바벨이 조금 더 휘게 된다. 조임쇠가 없다면, 플레이트가 약간 움직이면서 힘을 어느 정도 흡수하게 된다. 조임쇠를 사용한 상태에서는 이 힘이 바벨을 휘어지게 하는 데 기여하게 된다. 시합 준비를 할 때 바벨 무게를 올리는 방법에 대해서는 이 책의 '대회' 섹션에서 더 자세하게 다룰 것이다.

훈련일지 관리

훈련일지의 중요성은 아무리 강조해도 지나치지 않다. 어떤 형태의 훈련일지이든, 코치와 선수가 프로그램 설계와 회복에 도움이 되는 귀중한 정보에 접근하는 데 큰 역할을 한다. 뿐만 아니라, 장기간에 걸쳐서 어느 정도로 선수가 성장하고 있는지 평가하는 데도 큰 도움이 된다. 우리가 모든 것을 기억하는 것은 불가능하며, 기억한다 하더라도 그것만으로는 충분하지 않다. 스프링 노트면 충분하다. 매일 날짜를 기록하고, 선수는 그날 진행한 운동, 세트, 반복 횟수 그리고 무게를 함께 기록한다. 또한, 훈련의 특정 운동을 진행했을 때 느낌이 어땠는지, 부상 혹은 다른 통증의 현재 상태, 체중, 전날 밤의 수면 상태 그리고 다른 관련 데이터들도 기록한다.

코치로서, 선수들의 훈련 기록을 계속 관리하는 것은 시간이 지나면서 점점 더 복잡해진다. 이런 경우에는, 엑셀 혹은 유사한 프로그램을 사용하면 각 선수들의 훈련 내용과 이후의 훈련 계획을 훨씬 쉽게 관리할 수 있다. 각 사이클은 적어도 실제로 진행하는 훈련 내용(운동, 반복 횟수 그리고 세트)을 무게 그리고 %와 함께 보여줄 수 있어야 한다. 각 훈련 사이클의 시작과 끝에 각 선수들의 운동 능력치와 관련있는 자료들을 함께 기록하는 것도 도움이 된다. 예를 들어, 수직 점프 능력, 가동성, 기술 수준 같은 것들이 포함될 수 있다. 몇몇 코치들은 훈련 현장에서 각 선수들에 대한 기록을 바로 바로 하는 것을 선호하기도 하며, 다른 코치들은 주기적으로 선수들의 기록을 업데이트하면서 자료를 모으는 것을 선호하기도 한다. 어떤 경우든, 코치는 진행하고 있는 훈련에 대한 모든 데이터를 기록하고 제대로 활용하지 못한다면 최고로 효과적인 프로그램을 설계할 수 없다.

실패한 리프팅

리프팅을 실패하는 것도 리프팅을 성공하는 것만큼이나 중요한 연습이다. 실패한 리프팅을 통해서 어떻게 하면 실패하게 되는지를 경험하는 과정에서 육체적, 기술적 관점에서 연습이 된다. 뿐만 아니라 더욱 중요한 것은, 정신적인 연습도 된다는 것이다. 모든 훈련 사이클에서, 리프팅은 실패할 수도 있다. 사실, 훈련 사이클 동안에 한 번도 실패하지 않는다면, 이것은 훈련이 본인에게 너무 쉽다는 징후이기도 하다. 그렇다고 훈련을 진행하면서 많이 실패해도 괜찮다는 것이 아니라 실패를 할 수도 있다는 것이다.

실패를 하는 것도 다른 것과 마찬가지로 습관이 될 수도 있다. 만약 자꾸 리프팅을 실패하는 데 익숙해지게 되면, 이것이 습관이 되면서 실패를 하는 것에 대해서 더 이상 크게 신경 쓰지 않게 된다. 그러면서 자신이 계속적으로 실패를 해도 개의치 않고 실패한 만큼 더 시도하면서, 해당 세트를 그냥 계속 반복하게 될 것이다. 이런 상태로 세트를 반복해도 도움이 될 수도 있지만, 이런 습관이 생겨버리게 되면 정말 필요한 순간에 훈련에 제대로 집중을 못하게 된다. 코치는 사전에 훈련을 진행하면서 어느 정도 실패를 허용해줄 것인지, 어떤 실패의 경우에 다시 리프팅을 시도할 수 있게 해줄 것인지에 대해서 결정할 필요가 있다.

주어진 훈련과 훈련 기간 안에서 전체 훈련 반복 횟수와 비교했을 때 실패 횟수는 아주 적어야 한다. 만약 리프터가 주어진 훈련 계획에서 계속 실패를 한다면, 그 훈련 계획은 실패한 것이다. 이것은 주어진 훈련 강도가 너무 높다는 것을 의미하며, 혹은 당시에 그 훈련이 선수에게 적합하지 않다는 것을 의미할 수도 있다.

볼륨 계산: 훈련 볼륨은 선수가 감당해야 할 운동 수준을 결정하는 데 사용되는 자료들 중에 하나이다. 여기서는 실패한 리프팅과 성공한 실프팅을 구분하지 않는다. 여기서 신경 쓰는 것은 선수가 투자한 노력과 운동량이다. 결과적으로, 모든 리프팅 시도는 성공했든, 실패했든 간에 볼륨을 계산할 때 포함시켜야 한다. 볼륨 계산을 할 때 실패한 리프팅을 무시하는 경우는 리프팅을 시도하려다가 바로 멈추는 경우뿐이다. 예를 들어, 리프터가 스내치나 클린을 할 때, 바벨이 무릎에 도달하기도 전에 동작을 멈추는 경우이다. 만약 리프터가 풀 동작을 마무리한 후 단지 바벨 아래로 들어가는 동작을 실패한 경우라면, 볼륨 측면에서 본다면, 이것은 실제로 진행한 것으로 봐야 한다.

실패한 리프팅에 대한 반응

리프팅 훈련을 하다 보면, 실패를 자꾸 하는 시기도 있다. 당연히 이런 시기는 선수에게는 최악의 시기이다. 이렇게 실패를 자주 하는 시기에, 선수들은 자신이 다시는 절대로 성공할 수 없으며, 그들의 능력치가 이미 정점에 올라서 이제는 감소하게 될 것이라는 부정할 수 없는 증거를 일반적으로 발견하게 될 것이다.

이렇게 리프팅을 실패하는 시기에 대해서 두 가지 기본적인 반응이 있다. 이 상황을 받아들이고 그냥 앞으로 나아가거나, 실패에 불복하는 것이다. 어떤 것이든 항상 최고의 선택라고 할 수 없다. 그리고 실패를 한 후에 어떻게 훈련을 이어갈지 결정하는 것은 항상 쉽지 않다. 불행하게도, 참고할 만한 완벽한 훈련 방법이 존재하지도 않으며, 이렇게 완벽하게 훈련을 계획하는 것도 불가능하다. 계획보다는 직관에 더 의존해서 결정을 해야 하는 상황이 많이 발생할 것이다. 다음 내용들이 참고할 만한 기본적인 지침이 될 것이다. 그러나 추천한 내용과 다르게 진행하는 것이 더 합리적인 경우도 확실히 있을 것이다.

실수 혹은 실패: 리프팅을 실패한 후에 어떻게 계속 훈련을 진행해야 할지 결정할 때 고려해야 하는 첫 번째는 바로 그 실패가 진짜 실패인지 아니면 실수인지를 구분하는 것이다. 즉, 코치가 지도를 해주면 바로 교정이 가능한 기술적인 문제가 있었던 것인지, 혹은 선수가 아직 육체적으로 준비가 되지 않아서 결국 실패한 것인지 구분해야 한다는 것이다. 이 둘은 완전히 다른 것이기 때문에, 상황에 맞게 대처를 해야 한다.

만약 자신의 현재 능력이 부족해서 실패한 것이라면, 바로 거기서 멈추면 된다. 그러나 기술적으로 실수를 한 것이라서, 코치와 선수 모두 다음번에는 이 부분을 교정해서 성공할 수 있을 것이라는 확신이 있다면, 기술적인 교정을 해서 다시 한 번 시도를 하는 것이다. 만약 다시 실패를 한다면, 선수가 무엇이 자신의 문제인지를 정확히 모를 수도 있다는 가능성과 기술적인 부분이 아니라 다른 곳에 원인이 있을 수도 있다는 가능성을 함께 고려해볼 필요가 있다.

만약 선수가 지쳐 있는 상태에서, 아직 훈련은 많이 남아 있고, 자신감도 많이 떨어져 있는 상태라면, 계속 실패하는 부분은 남겨두고 그냥 다음 훈련으로 넘어가는 것도 괜찮다. 그런데 선수의 컨디션은 좋은 상태이며, 다음 이후에 하게 될 훈련에 대해서도 크게 걱정되는 부분이 없고, 두 번째 실패가 첫 번째 실패보다는 더 나아서 성공할 가능성이 높다면, 다시 기회를 주는 것이 좋다.

프로그램 이해하기: 실패한 리프팅을 다시 시도할 때 고려해야 하는 매우 중요한 부분은, 바로 다시 시도를 했을 때 선수의 피로도가 증가해서, 결과적으로 남아 있는 훈련 프로그램을 진행하는 데 영향을 주는 것은 아닐지에 대한 부분이다. 훈련 프로그램은 원래의 목표를 생각해서 아주 조심스럽게 볼륨과 강도를 결정하게 된다. 성공, 실패와 상관없이, 만약 추가적으로 리프팅을 반복하게 되면, 프로그램으로 인한 스트레스가 증가하게 되면서, 예상치 못한 결과가 발생할 수도 있다. 그러면 이후에 진행하는 훈련 프로그램에도 영향을 줄 수 있다. 게다가 이런 상황이 더욱 빈번하게 발생하게 되면 전체 훈련 프로그램 사이클에도 심각한 영향을 줄 수 있다.

특정 리프팅 동작을 연습하는 의도가 무엇인지를 이해하는 것도 중요하다. 예를 들어, 스트렝스가 더 좋아지기 위한 것인지, 기술적인 부분을 보완하기 위한 것인지를 이해하게 되면 의사결정을 하는 데 도움이 된다. 만약 스트렝스가 목표여서, 스쿼트 혹은 프레스와 같은 스트렝스 기반의 리프팅을 하다가 실패한 것이라면, 선수의 자세를 교정해야 하는 것이 아니라, 그냥 무게가 너무 무거운 것이다. 그런데 기술적인 부분을 보완하기 위해서 스내치와 클린 앤 저크 혹은 이와 관련된 리프팅을 하다가 실패한 것이라면, 스트렝스 기반의 리프팅을 실패할 때보다 더 많은 원인이 존재할 수도 있다. 무게가 무거운 것일 수도 있으며, 기술적으로 뭔가 잘못된 부분이 있을 수도 있다. 집중을 하지 않아서일 수도 있으며, 필요한 만큼 강하게 동작을 수행하지 않아서일 수도 있다. 리프팅의 기술 개선이 목표라면, 올바른 자세로 제대로 리프팅을 하는 것이 가장 우선순위가 되어야 한다. 만약 리프팅의 성과 여부와 상관없이, 특정 무게에서 자세가 달라지고 무너지기 시작한다면, 그 무게가 선수에게는 무겁다는 것이다. 만약 목표가 스피드와 폭발력 향상에 있는데 실패했다면, 기술적인 부분에 대한 교정이 필요하며, 더 집중을 할 필요가 있다.

무게 줄이기: 훈련이 리프팅 기술 향상을 목표로 한다면, 다시 한 번 말하지만, 올바른 자세로 제대로 리프팅을 하는 것이 가장 중요하다. 그런데 바벨의 무게 때문에 올바른 자세로 리프팅 하는 것이 힘들다면, 올바른 자세로 원래 계획한 반복 횟수와 세트로 진행이 가능한 무게로 낮추는 것이 좋다. 어느 정도의 무게로 훈련하면 될지에 대한 결정은 준비운동과 앞에서 진행한 세트를 기반으로 하면 된다. 만약 확신할 수 없는 부분이 존재한다면, 무게를 더 낮춰서 보수적으로 진행할 것을 권한다. 이렇게 시작을 해서 리프팅이 충분히 좋아지면 이후 세트에 무게를 조금씩 올리면 된다(가끔씩 무게를 한 번 낮췄다가 다시 올리게 되면 이전에 실패했던 무게를 다시 성공하는 경우도 있다).

스트렝스를 목표로 하는 훈련에서 실패했다면, 남아 있는 훈련의 내용과 실패한 시점의 훈련이 볼륨, 강도 둘 중에 어느 부분에 더 초점을 두고 있는지에 따라서 의사결정이 달라진다. 예를 들어, 만약 무거운 무게로 1~2회 백 스쿼트를 한다면, 이 훈련은 명백히 강도에 집중한 것이다. 그렇다면 실패한 그 강도의 수준이 현재 선수가 감당할 수 있는 수준보다 더 높다는 의미이다. 이렇게 볼륨이 낮은 상태로 훈련을 진행하다가 실패한 경우라면, 다시 무게를 낮추고 반복 횟수를 늘려서 피로도를 축적하기보다는 그냥 여기서 멈추는 것이 좋다. 그런데 어느 정도의 볼륨을 확보하기 위해서 훈련을 하는 것이라면, 주어진 세트와 반복 횟수로 훈련을 마무리할 수 있을 정도로 무게를 낮춰서 훈련을 계속 이어가는 가는 것이 좋다. 가능하다면 무게를 낮추더라도 리프팅을 계속 성공하면서 훈련을 마무리하도록 하자.

남아 있는 세트: 어떤 경우는, 기술 훈련을 하기 위해서 반복 횟수와 세트를 결정했지만, 이것이 스트렝스와 파워 훈련의 목적을 같이 가지고 있는 경우도 있다. 그리고 코치는 이 훈련에서 강도가 가장 중요한 요소라고 여기는 경우도 있다. 블록 스내치를 3번씩 5세트 진행하는 경우를 한번 살펴보자. 처음 2세트는 성공적으로 마무리했다. 그런데 3세트를 진행하는데 처음 2번은 성공했는데 마지막 시도는 실패를 한 것이다. 그리고 마지막 실패는 성공할 가능성이 거의 없는 상태였다고 생각해보자. 이런 경우는 무게를 낮춰서 남아 있는 세트를 마무리하기보다는, 각 세트를 3번 하기보다는 2번씩 하면서 세트를 더 늘리도록 한다. 이렇게 하면서 앞에서 실패한 반복 횟수를 다시 채우면서 동일한 강도를 유지하고 전체적인 볼륨도 동일하게 맞출 수 있다.

체육관 예절과 분위기

대부분의 체육관 예절은 상식적인 부분이다. 그러나 실망스럽게도 이 상식적인 부분을 모르고 있는 경우도 많아서 여기서 설명하려는 것이다.

훈련하는 동안에는 항상 다른 사람들을 존중해야 한다. 리프팅을 하는 동안에는 시야가 방해받으면 안 되며, 직접적으로 다른 선수들과 눈을 마주치는 것은 피하는 것이 좋다. 그리고 다른 선수가 무거운 무게를 시도할 때는 집중하는 것을 방해하지 않기 위해서 소음을 최소한으로 유지시켜주는 것이 좋다. 팀 단위로 훈련을 하는 경우라면, 적어도 다른 동료 선수가 무엇을 하고 있는지는 확인을 하면서 적절한 시점에 소음을 최소화해주는 것이 좋다. 그리고 필요하다면 서로를 응원하고 격려해주는 것도 필요하다.

리프터가 체육관에 있는 가장 큰 목적이 훈련이라는 것을 명심해야 한다. 즉, 사람들과 어울리는 것은 부차적인 부분이기 때문에, 자신의 훈련을 위해서뿐만 아니라 다른 사람들의 훈련을 위해서라도 훈련에 방해가 되지 않을 정도로 신경 쓰는 것이 좋다. 그렇다고 체육관이 항상 웃음도 없는 삭막한 분위기여야 한다는 것이 아니라, 항상 훈련을 우선으로 생각하고 행동할 필요가 있다는 것이다. 만약 어떤 사람이 체육관에서 사람들과 마음대로 잘 어울릴 수도 없고, 가장 좋아하는 음악도 들을 수 없다고 체육관에 오지 않는다면, 그 사람은 성공적인 웨이트리프팅 선수가 될 자질이 없는 것이다.

체육관 문화는 코치에 의해서 우선 만들어지고, 코치와 선수들에 의해서 체육관 문화가 더욱 발전하게 되는 것이다. 선수들은 의도했든 아니든, 코치들을 보고 따라하게 되기 때문에, 항상 코치는 체육관 내에서 그리고 시합에서 자신의 행동에 대해서 신경 쓸 필요가 있다. 팀이나 체육관에 있는 모든 선수가 다른 누군가의 본보기가 될 수도 있다. 특히 새로 체육관에 들어온 사람이라면 체육관에서 더 오랫동안 운동한 선수들을 보고 체육관 문화를 배우게 될 것이다. 훈련하기에 적절한 환경을 만들고 유지하는 것과 체육관에 새로 들어온 선수가 체육관 내에서 어떻게 행동해야 하는지는 모든 선수들의 공동 책임이라고 볼 수 있다. 물론 코치가 궁극적으로 가장 큰 역할을 해야 하지만, 팀 전체가 함께 노력을 하고 신경 써야 하는 부분이다.

안전과 장비

장비와 시설을 관리하는 것은 모든 선수가 우선적으로 챙겨야 하는 부분이다. 장비를 올바르게 사용해야 하며, 정상적인 훈련 강도를 넘어서는 정도로 장비를 막 사용해서 안 된다. 선수들은 시설을 깨끗하고 정돈된 상태로 유지할 수 있도록 함께 노력해야 한다. 그렇기 때문에, 다 마신 빈 물통, 사용한 테이핑 혹은 다른 쓰레기를 체육관에 남겨두고 가서는 안 된다. 초크가 바닥에 과도하게 흘리지 않도록 조심스럽게 사용해야 한다. 더 구체적인 내용들은 다음과 같다.

스쿼트 랙을 사용할 때는 뒤로 좀 더 물러나기. 만약 스쿼트, 저크, 혹은 다른 동작을 하려고 스쿼트 랙을 사용하는 경우라면, 동작을 할 때 스쿼트 랙에서 최소한 반 스텝 이상은 뒤로 물러나는 것이 좋다. 이렇게 뒤로 물러나는 것이 그렇게 어려운 것도 아니며, 이렇게 뒤로 물러난 상태에서는 바벨을 바닥에 떨어뜨려도 스쿼트 랙과 충돌하지 않을 것이다. 만약에 스쿼트 랙에 플레이트가 부딪히게 되면 플레이트의 고무 부분이 찢겨나가게 되며, 랙도 부딪힌 부위가 움푹 파이게 된다(10kg 범퍼 플레이트의 한 쌍 가격은 대략 200달러부터, 25kg는 400달러부터 시작한다. 스쿼트 랙 가격은 대략 400~600달러 사이다).

그리고 이렇게 뒤로 물러나서 스쿼트 랙과 충분한 공간이 있어야만, 몸이 스쿼트 랙과 뒤엉키는 아주 위험한 상황을 방지할 수 있다.

아직 리프팅 경험이 부족하다면, 반드시 조임쇠를 사용하기. 리프팅 동작을 할 때, 바벨을 수직으로 들었다가 그대로 바닥에 내려놓기 때문에, 플레이트가 바벨에서 미끄러져 떨어지는 경우가 거의 없어 조임쇠는 자주 사용하지는 않는다. 그런데 만약 리프팅을 시작한 지 얼마 되지 않았다면, 반드시 조임쇠를 사용해야 한다. 바벨에서 플레이트가 미끄러지면서, 무게가 한쪽으로 쏠리게 되면, 이 불균형 이유가 무엇이든 간에 아주 위험한 상황이 발생할 수 있다. 반드시 조임쇠를 사용해서 바벨의 플레이트를 안전하게 고정시켜서 본인뿐만 아니라 다른 사람들까지 위험해지는 상황을 미연에 방지하는 것이 좋다.

리프팅 하는 구역을 벗어나지 않기. 리프팅 하는 구역은 보통 플랫폼이며, 고무 매트가 깔려 있는 바닥에서 하는 경우라면 일정 범위 내의 구역일 수도 있다. 만약 리프팅이 잘 되지 않아서 현재 운동하는 구역 밖으로 바벨을 던지지 않으면 안 되는 상황이라면, 그냥 바벨을 그 자리에 그대로 내려놓고 리프팅을 중단하는 것이 좋다. 그러지 않고 계속 리프팅을 하게 되면, 본인뿐만 아니라 주위 사람들까지 위험하게 만들 수 있다. 서로에 대해서 잘 모르는 사람들이 많은 공공장소에서도 이런 행위를 하면 안 된다. 만약 당신이 리프팅을 하면서 혹시나 그 구역을 벗어날지 아닐지 확신이 없다면, 그냥 하지 않는 것이 좋다. 리프팅을 시작할 때 주위에 사람이 없더라도 리프팅이 끝날 때까지 계속 사람이 주위에 없는 것은 아니다. 당신은 주위에 아무도 없다고 생각했지만, 누군가 리프팅을 하는 사이에 이 구역으로 들어올 수도 있으며, 당신이 하는 운동에 대해서 충분히 관심을 기울지 못하고 있을 수도 있다. 그러면서 그 사람들은 당신이 충분히 모든 상황을 통제할 수 있다고 생각하고, 바벨을 던지면서 운동을 할 것이라고는 상상도 못할 수도 있다.

리프팅 하는 곳을 깨끗한 상태로 유지하기. 당신이 리프팅 하는 곳이 플랫폼이든 그냥 고무 매트 바닥이든, 항상 깨끗하게 유지해야 한다. 플레이트, 조임쇠, 옷, 훈련일지 등 어떠한 것도 주위 바닥에 둬서는 안 된다. 단단한 물체를 바닥에 두게 되면, 바벨이 그 위에 떨어지면서 예측할 수 없는 곳으로 튕겨져나갈 수도 있다. 그러면서 본인과 부딪힐 수도 있고, 주위 사람 혹은 물체와 충동할 수도 있다. 옷, 수건, 훈련일지와 같은 부드러운 물체들은 리프팅을 할 때든 아니든, 발을 헛디디게 해서 위험한 상황을 발생시킬 수 있다.

최고로 좋은 바벨은 랙에서 사용하지 않기. 좋은 바벨은 비싸기 때문에 안전하고 조심스럽게 다룰 필요가 있다. 그렇기 때문에 특히 신경을 더 써야 한다. 스쿼트 랙이나 파워랙에서 바벨을 사용하게 되면, 아무리 조심스럽게 사용한다고 하더라도, 랙에 걸쳐져 있던 부분의 널링은 손상될 수밖에 없다. 널링이 손상되면 당연히 리프팅을 할 때 그립에도 영향을 주게 된다. 가능하다면, 특히 스쿼트와 같은 동작을 하기 위해서 랙을 사용할 때는 저렴한 바벨을 사용하도록 하자.

랙에서 바벨을 돌리거나 좌우로 당기고 밀지 않기. 바로 앞에서 설명한 부분과 관련이 있는데, 랙에서 바벨을 사용할 때, 바벨을 손으로 돌리거나, 바벨 위치를 조정하기 위해서 좌우로 당기거나 밀게 되면 바벨의 널링이 손상될 수 있다. 만약 바벨의 위치가 랙에서 한쪽으로 치우쳐져 있다면, 마지막 세트를 진행하고 랙에 다시 바벨을 내려놓으면서 치우쳐졌을 것이다(다음에 설명할 내용과 관련이 있다). 만약 바벨을 잘못 내려놓은 것이라면, 널링이 손상되지 않도록 바벨을 그냥 좌우측으로 밀고 당기기보다는 다시 들어서 위치를 조정하면 된다. 이 정도로 바벨의 위치를 조정하지 못할 정도로 바벨이 한쪽으로 심하게 치우쳐지는 경우는 없다.

만약 저크 랙 자세를 만들 때 혹은 프레스 동작을 할 때, 랙에 있는 바벨을 돌리는 습관이 있다면, 바벨을 돌리기보다는 그립을 느슨하게 한 다음 바벨을 중심축으로 해서 대신 손을 필요한 만큼 돌리는 것이 좋다. 이렇게 랙에 있는 바벨을 돌리거나 좌우로 밀거나 당기게 되면 널링뿐만 아니라 바벨 자체가 손상되기 때문에 완전히 불필요한 동작이라고 볼 수 있다.

바벨을 랙에 제대로 내려놓기. 스쿼트 랙에서 바벨을 사용할 때는, 세트를 마무리하고 랙에 제대로 내려놓아야 한다. 동작이 끝났다고 해서 바벨을 랙에 던지거나 세게 내려놓아서는 안 된다. 이렇게 함부로 바벨을 랙에 내려놓은 것은 게으르거나, 체육관에 대한 존경심이 부족하거나, 사람들의 관심을 끌려는 의도가 강한 것이다. 만약 동작을 진행하다가 너무 힘들어서 제대로 랙에 안정적으로 내려놓는 것이 힘들다면, 랙에 바벨을 내려놓기보다는, 스내치와 클린 앤 저크를 할 때처럼 그냥 바닥에 내려놓는 것이 좋다. 심지어 스쿼트로 가장 힘든 세트를 하고 난 후에도, 랙 쪽으로 다가와서 랙에 안정적으로 바벨을 내려놓고 그 자리에서 빠져나오는 것이 그렇게 힘든 것은 아니다. 단순히 바벨과 랙을 신경 써서 사용한다는 것 이외에도, 이 부분은 선수의 안전을 위해서도 중요한 것이다. 그냥 바벨을 랙에 던지거나 세게 내려놓게 되면, 바벨이 제대로 랙에 올려지지 않는 경우가 발생하기 쉽다. 바벨 한쪽만 얹어지면서, 랙과 바벨이 손상될 수도 있지만 선수가 부상을 당할 가능성도 높아진다. (좀 더 확장해보면, 바벨이 랙에 완전히 얹어져 있다는 확신이 들 때, 조심스럽게 바벨 아래에서 빠져 나와야 한다.)

바닥에 빈 바벨 던지지 않기. 바벨은 플레이트가 끼워진 상태로 바닥에 던져졌을 때 충격을 흡수할 수 있게 만들어졌다. 플레이트를 끼우지 않은 상태에서 바벨을 그냥 바닥에 던지게 되면, 이미 매일 매일 엄청난 무게를 견뎌야 하는 바벨에 불필요하게 추가적인 충격을 가하게 되는 것이다. 만약 빈 바벨로 운동을 하고 조심스럽게 바닥에 내려놓을 수 없을 정도로 빈 바벨 자체가 무겁게 느껴진다면, 당신은 웨이트리프터라고 할 수 없으며, 선수가 될 가능성도 없다.

랙의 위치 제대로 정하기. 만약 랙에서 저크 동작을 연습한다면, 랙을 플랫폼의 앞 가장자리에 맞춰서 위치시키는 것이 좋다. 이렇게 해야지 리프팅을 할 때 플랫폼에서 최대한 많은 공간을 활용할 수 있으며, 혹시나 리프팅을 했을 때도 공간이 비교적 넓은 것이 안전성 측면에서도 좋다.

초크 사용 후 항상 원래 자리에 두기. 당신은 크리스마스 트리를 때문에 여기에 온 것이 아니다. 웨이트리프팅을 하기 위해서 온 것이다. 초크가 체육관 바닥 이리저리에 뿌려져 있다고 해서 바벨을 잡는 데 도움이 되는 것이 아니다. 초크 가루가 담겨져 있는 통에 손을 집어넣어서 초크를 사용하도록 하자. 초크를 손에 쥐고 통 밖에서 문지르거나, 체조 선수들이 영상에서 느린 화면으로 양손을 서로 부딪치면서 연출하는 그런 모습을 따라 하지 말자. 어찌되었든, 이렇게 하면 리프팅을 하는 바닥에 초크는 떨어지게 될 것이다. 바닥에 초크가 있게 되면 청소한다고 추가적인 시간이 필요할 뿐만 아니라 초크 가루 때문에, 냉난방기, 환풍기 혹은 공기 청정기 등의 필터가 막히면서 더 자주 교체해야 할 수도 있다. 그리고 초크 가루 때문에 미끄러질 수도 있다.

바벨을 통제하면서 바닥에 내려놓기. 스내치와 클린 앤 저크를 하고 난 후에, 제대로 바벨을 통제하면서 바닥에 내려놓도록 하자. 바벨을 통제한다는 것이, 바벨을 그냥 바닥에 던질 수 없다는 것을 의미하는 것이 아니다. 바벨이 충분히 바닥에 가까워질 때까지는 손을 바벨에서 떼지 않고 바벨이 더 이상 움직이지 않을 때까지 주의해야 한다는 것을 의미한다. 바벨을 머리 위로 들었다가 그냥 바벨을 바닥에 던지면서 뒤로 물러나게 되면, 바벨이 튕기면서 다른 선수들이나 다른 장비로 갈 수도 있다. 그리고 다시 자신의 몸 쪽으로 튕겨 오면서 부딪힐 수도 있다.

범퍼 플레이트 위에 올라가지 않기. 리프팅을 할 때마다, 바닥에 바벨을 던지기 때문에, 범퍼 플레이트가 파손되지 않는 것처럼 보일 수 있다. 그러나 범퍼 플레이트는 리프팅을 하기에 적절한 표면의 바닥에 양쪽이 균등하게 무게가 분산되어 있는 상태로 바닥에 떨어졌을 때만 잘 견딜 수 있도록 만들어졌다. 훈련을 하다 보면 플레이트가 다른 물체 위에 놓여 있는 경우도 많다(예: 다른 범퍼 플레이트 혹은 플랫폼 가장자리 등). 이때 플레이트 위에 올라가게 되면, 플레이트가 견딜 수 없는 방식으로 또 다른 압력을 가하고 있는 것이다. 이 부분은 다음에 설명할 내용과 연결되어 있다.

범퍼 플레이트를 바닥에 평평하게 내려놓기 혹은 똑바로 세워놓기. 만약 플레이트를 바닥에 놓아야 한다면, 반드시 평평하게 놓도록 하자. 이렇게 평평하게 놓게 되면, 누가 실수로 플레이트 위에 올라서거나 더 무거운 플레이트를 그 위에 내려놓게 되었을 때, 플레이트가 큰 충격을 받는 것을 방지할 수 있다. 아니면 누가 밟거나 다른 물건을 얹을 수 없게 하기 위해서, 다른 물체에 기대어서 수직에 가깝게 플레이트를 세워둘 수 있다. 이렇게 플레이트를 관리할 수 없다면, 그냥 원래 있던 자리에 다시 가져다놓는 것이 좋다.

바벨과 관련된 규칙. 바벨 위에 절대로 올라가거나, 앉거나, 발로 차거나 돌려서도 안 된다. 이렇게 바벨을 다루게 되면, 바벨이 손상될 수도 있으며, 아주 무례한 행동이기도 하다.

바벨에 플레이트를 끼울 때는 한쪽에 한 번씩 돌아가면서 끼우기. 랙에 있는 바벨에 플레이트를 끼우면서 증량할 때는, 한쪽에 한 개의 플레이트를 끼우고 반대쪽에 또 한 개의 플레이트를 끼우면서 양쪽을 번갈아가면서 원하는 무게까지 올리도록 한다. 플레이트를 뺄 때도 동일하다. 한쪽 바벨에서 한 번에 여러 개의 플레이트를 동시에 빼게 되면 바벨의 균형이 심하게 무너지면서 한쪽으로 기울게 되고 그러면서 랙에서 바벨이 떨어질 수도 있다. 당신이 아무리 뛰어난 물리학자여서 랙의 무게와 위치가 바벨이 제대로 지탱해주고 있어서 절대로 바벨이 떨어지는 경우가 없다고 확신하더라도, 플레이트가 덜 끼워져 있어서 상대적으로 가벼운 쪽의 바벨 끝부분을 어깨나 플레이트로 살짝만 부딪히게 되더라도, 균형이 무너질 수 있다.

플레이트 거치대에 플레이트를 던지지 말기. 원래 플레이트가 있던 거치대에 플레이트를 가져다놓을 때 던지거나 떨어뜨려서는 안 된다. 비록 이 거치대가 금속으로 만들어져 있고, 당신이 생각하기에 지구상에서 가장 강한 물체라고 생각할 수도 있지만, 이 거치대는 완벽하게 만들어지지 않았으며, 거치대에 튕겨서 다른 곳으로 이동할 수도 있다. 그래서 플레이트에 불필요한 손상이 생길 수도 있다. 만약 훈련 후에 너무 지쳐서 거치대에 제대로 내려놓을 수 없는 상태라면, 차라리 측면으로 세워서 굴리면서 옮기는 것이 좋다.

바벨을 수직으로 세워서 보관하는 거치대에 바벨을 던지지 않기. 만약 체육관이 수직으로 바벨을 세워서 보관하는 거치대를 사용하고 있다면, 부드럽게 바벨을 집어넣는 것이 좋다. 바벨 끝 부분을 입구에 끼워서 그냥 떨어뜨려서는 안 된다. 바벨을 끝 부분으로 세게 내려놓게 되면 바벨의 스냅링Snap Ring 부분이 손상되었다가 결국 부서질 수도 있다. 그렇게 되면 바벨 슬리브Sleev가 리프팅을 하는 동안에 제대로 움직이지 않거나, 바벨에서 빠져나가게 된다. 어떤 결과가 발생하든 위험한 상황인 것이다.

자신의 피 닦기. 운동 장비와 시설을 함께 공유한다는 것은 멋진 일이다. 하지만 다른 사람의 혈액을 통해서 병원체가 옮겨지는 것과 같은 문제가 생겼을 때는 그렇지 않다. 만약 굳은살이 찢어져서 바벨에 피가 묻었거나, 실수로 바벨에 정강이가 긁혀서 피가 묻거나, 다른 방식으로 많은 사람들이 사용하는 곳에 자신의 피가 묻는 경우는 크로락스Clorox, 라이솔Lysol과 같은 제품을 이용해서 제대로 피를 닦아주어야 한다. 만약 피가 묻은 곳이 바벨이나 다른 금속 재질의 물건이라면, 산화되는 것을 막기 위해서 피를 닦은 후에 바로 건조시키도록 하자.

주위에 흘린 물이나 음료를 제대로 청소하기. 실수로 물, 커피, 혹은 가장 좋아하는 근비대에 도움이 되는 음료를 발로 차서 흘린 것은 아닌지 확인해봐야 한다. 만약에 자신이 운동한 주위에 흘렸다면, 바로 청소하도록 하자. 어떻게 무엇으로 청소해야 하는지 모르겠다면 담당자나 주위 사람에게 물어서 청소해야 한다. 그 액체가 끈적끈적하고, 냄새가 나고 얼룩까지 남아 있다면, 마치 몰랐다는 듯이, 그대로 남겨두고 다른 사람이 자신의 자리를 청소하도록 둬서는 안 된다.

사용한 물건 제자리에 갖다놓기. 이것이 가장 쉬운 부분이다. 당신이 사용한 물건은 원래 그 물건이 있던 자리에 그대로 다시 갖다놓도록 하자. 만약 당신 앞에 사람이 물건을 사용하고 제자리에 갖다놓지 않았다면, 당신이 나서서 제자리에 갖다놓도록 하자. 그리고 다음에 그 사람을 만나게 되면 다음에는 사용한 후 바로 제자리에 갖다놓을 수 있도록 얘기하자.

동작 반복 사이에 바벨 아래로 내리기

스내치와 클린 앤 저크 훈련에서 동작을 반복하는 사이사이에 바벨을 다시 밑으로 내리는 동작이 힘들 수도 있다. 하지만 자꾸 연습을 해서 능숙해지면 훨씬 더 편해질 수 있다. 리프팅을 할 때 무게를 올리는 데 엄청난 노력이 필요하듯이, 바벨을 밑으로 내리는 동작도 마찬가지이다.

스내치와 클린: 스내치를 한 후에 바벨을 아래로 내릴 때, 이 자세에서 최대한 바벨을 낮은 위치까지 내리기 위해서 바벨을 통제한 상태에서 천천히 팔을 접으면서 동작을 시작한다. 이때 무릎도 함께 접는다. 이 자세에서 가능한 가장 낮은 위치까지 바벨을 내린 후에, 빠르게 팔꿈치를 뒤집어서 바벨 아래에 있던 팔꿈치를 바벨 위쪽에 위치하도록 한다. 이렇게 팔꿈치를 뒤집으면서 바벨을 아래로 내릴 때, 최대한 바벨이 몸에 가까이 붙어 있을 수 있도록 해야 한다. 클린을 한 후에 바벨을 아래로 내릴 때는 스내치처럼 팔을 접으면서 동작을 시작하는 것이 아니라 어깨 위에 바벨이 있기 때문에 바로 팔꿈치를 뒤집으면서 동작을 시작하는 것이다.

팔꿈치를 접으면서 바벨이 더 아래로 내려오기 시작할 때, 다리를 펴서 발가락 쪽으로 살짝 뛰어서 바벨이 더 아래로 내려올 수 있도록 공간을 만들어준다. 바벨이 내려오면 무릎을 접고 발바닥 전체가 지면에 닿도록 하면서 허벅지로 바벨을 받는다. 이렇게 허벅지로 바벨을 받으면서 힘을 흡수하는 것이다. 그러면서 그립에 가해지는 압박에 대한 부담을 줄일 수 있다. 여기서부터, 데드리프트 동작과 동일하게 바벨을 더 아래로 내릴 수 있는 것이다.

스트랩을 사용해서 바닥에서 스내치 동작을 여러 번 반복하는 경우에는, 스내치를 한 후 일어서기 전에 바로 바벨을 아래로 내릴 수도 있다. 스쿼트로 앉아 있는 동작에서 일어서기 시작할 때 바벨과 엉덩이를 함께 가져오기 위해서 바로 바벨을 앞으로 내릴 수 있다. 이렇게 바벨을 내리기 시작하면서부터 나머지 움직임은 오버헤드 자세에서 바벨을 아래로 내리는 것과 동일하다. 즉, 무릎을 접으면서 바벨을 흡수하고, 바벨을 통제한 상태로 바닥에 내려놓는 것이다. 이 동작은 코치가 분명히 허락했을 때와 스내치가 안정적이고 스내치 동작을 한 후에 리커버리를 하는 데 문제가 없는 선수들만 하는 것이 좋다.

저크: 저크의 경우는, 바벨을 아래로 내리기 위해서 팔과 다리를 먼저 접으면서 바벨을 어깨 위로 가져와 랙 자세를 다시 만드는 것이다. 바벨이 내려올 때 다리를 펴면서 발가락 쪽으로 살짝 뛴다. 이때 어깨를 살짝 올려서 떨어지는 바벨과 만나게 되는 것이다. 떨어지는 바벨을 받을 때, 스내치와 클린 동작 후 바벨을 받을 때처럼 다시 발바닥 전체가 지면

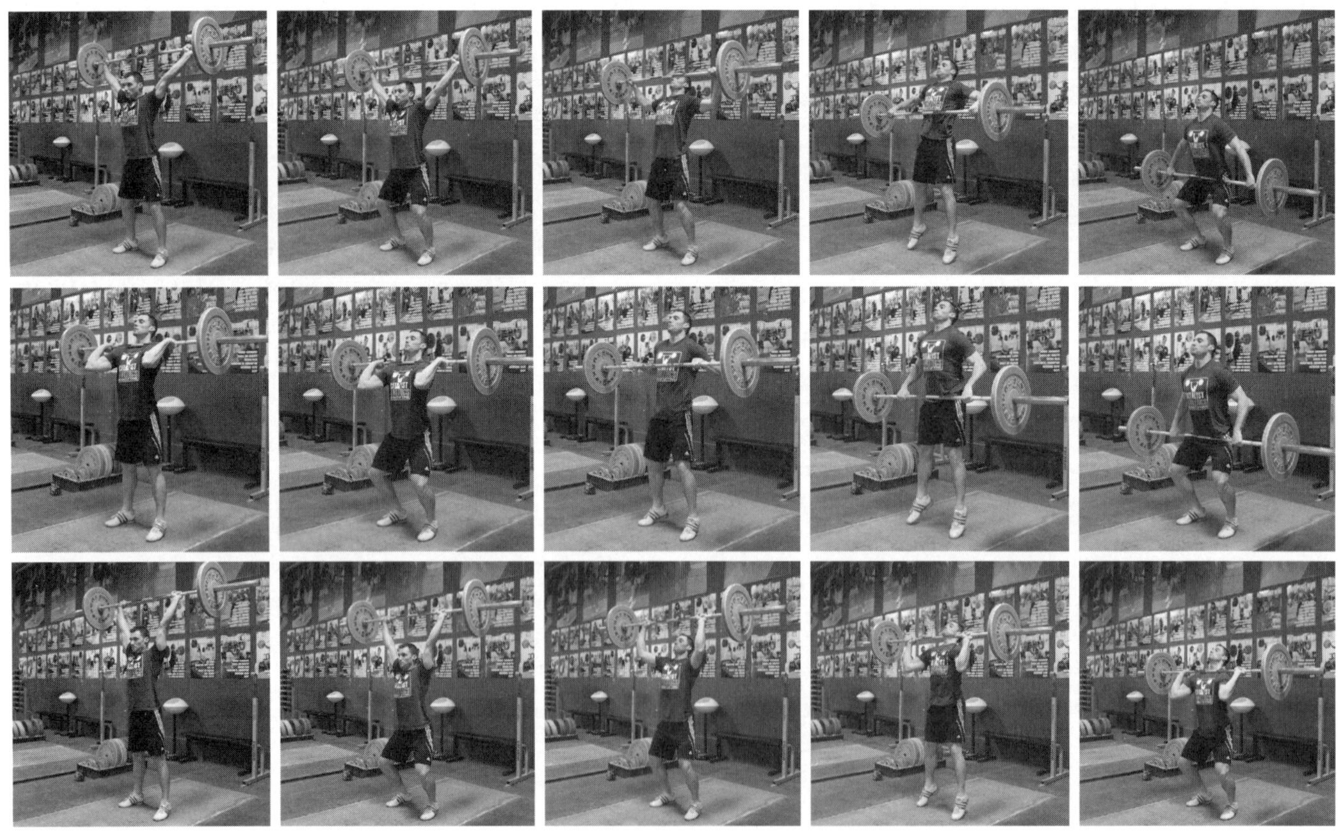

그림 41.1 스내치, 클린 그리고 저크를 한 후에 무릎과 팔을 먼저 접으면서 바벨을 통제하며 안전하게 내릴 수 있다. 발가락 쪽으로 살짝 뛰어서 바벨이 내려오면 무릎을 접고 발바닥 전체가 지면에 닿도록 하면서 허벅지로 부드럽게 바벨을 받는다.

에 완전히 닿도록 하면서 무릎을 접는다. 그러면서 떨어지는 바벨의 힘을 흡수하는 것이다. 이때 몸통은 곧게 세운 상태를 유지해야 한다. 여기서부터는 클린 동작 후 바벨을 내릴 때와 동일하다. 아니면 그냥 랙에서 바벨을 내려놓을 수도 있다.

오버헤드 리프팅 동작들을 한 후 바벨을 목 뒤로 받을 수도 있다. 스내치, 프레스, 오버헤드 스쿼트 혹은 스내치 밸런스를 할 때 가장 많이 하는 동작이다. 그런데 저크, 푸시 프레스 마지막 세트를 한 후 할 수도 있다. 하는 방법은 바벨을 앞으로 내릴 때와 동일하다. 단지 머리가 떨어지는 바벨에 부딪히지 않도록 앞으로 머리를 좀 빼야 하고, 바벨을 받으면서 몸으로 흡수할 때 뼈에 부딪히지 않게 하기 위해서 어깨를 살짝 올려주는 것이 좋다. 그리고 과도하게 가슴이 앞으로 떨어지지 않도록 신경도 써야 한다.

바벨 바닥에 내려놓기: 비록 리프팅을 성공했다고 하더라도, 성공한 이후에 바벨을 바닥에 내려놓을 때도 조심해야 한다. 바벨이 허리를 지날 때까지는 계속 바벨을 통제하면서 잡고 있어야 하며, 그 상태로 안전하게 바벨을 내려야 한다. 시합에서 이렇게 하지 못하면 실패로 판정받을 수 있다 (새로운 IWF 규칙은 바벨을 어깨 위에서 바닥에 내려놓으면 안 되는 것으로 바뀌었다. 당연히 허리까지 바벨을 잡고 있는 것은 시합에서 문제가 되지 않지만, 최대한 안전하게 훈련하기 위해서 그렇게 하는 것이 좋다).

체육관에서는 연습을 한다는 것은 최대한 안전한 상태에서 시합을 준비하는 것이다. 범퍼 플레이트의 종류에 따라서 바벨을 바닥에 떨어뜨렸을 때 튕겨 오르는 높이가 다양하다. 게다가 플랫폼의 고무 매트 부분에 떨어지게 되면 더 높이 튕겨 오를 수도 있다. 그렇기 때문에 리프터는 바벨이 떨어지는 것과 다시 튕겨 오르는 것을 항상 주의 깊게 지켜보면서 조심해야 한다. 다시 튕겨 오르는 바벨에 손이나 손목이 부딪쳐서 다치지 않도록 해야 한다. 그리고 플랫폼에 혹시 사용하지 않는 플레이트가 놓여 있는 것은 아닌지 확인하고 치울 수 있도록 하다. 그렇지 않으면 플랫폼에 놓여 있는 플레이트에 예상치 못한 방향으로 튕겨서 리프터의 몸에 부딪힐 수 있다. 혹은 근처의 다른 물체 혹은 사람과 충돌할 수도 있다. 마찬가지로, 바벨을 내려놓기 전에, 근처로 사람이 오는 것은 아닌지, 바벨이 떨어지는 동선에 있는 것은 아닌지 확인하자.

정신력 게임

이미 여러 번 언급했듯이, 웨이트리프팅은 시합과 훈련에서 끊임없이 육체적 임무를 달성해야만 하기 때문에 엄청난 정신력과 마인드 컨트롤이 요구되는 스포츠이다. 어떤 선수들은 정신력, 집중력 그리고 내적 동기부여를 타고난 경우도 있으며, 긴 시간 동안 후천적으로 노력해서 이 능력을 향상시키는 경우도 있다. 어떤 경우든, 이러한 능력을 적극적으로 향상시키게 되면 많은 도움을 받을 수 있다.

이 능력은 대부분은 개별적이기 때문에, 각자가 여러 시행착오를 거쳐서 자신만의 방법을 찾아야 한다. 다음 내용들이 선수가 정신력을 발달시킬 수 있는 효과적인 방법을 알려줄 것이며, 이런 부분에 있어서 코치가 선수를 어떻게 도와줄 수 있는지에 대해서도 도움이 될 것이다. 이 부분에 있어서 더 높은 수준의 도움은 해당 전문가로부터 받을 수 있다.

성과를 위한 긍정성

긍정성은 단순히 일반적인 심리 상태를 말하는 것이 아니다. 이것은 특정 목적을 가지고 주어진 환경을 받아들이고 이에 대해서 반응하는 매우 신중한 접근법이다. 웨이트리프팅의 경우에는, 끊임없이 스스로를 동기부여하고, 성장시키고, 집중을 하고, 좌절하지 않는 상태에서 시합과 훈련에 대해서 임할 수 있도록 의도적으로 자신의 심리적 상태를 조절하는 것이다

이런 형태의 긍정성이 근본적으로 자신의 성격을 바꾸는 것은 아니다. 단지, 하루하루 최대 성과를 달성하는 과정에서 겪는 어려움들을 관리하는 것이다. 이것은 이제 운동을 시작한 선수들의 수동적이고 막연한 희망을 갖는 본인에게도 큰 도움이 되지 않는 태도보다는 명확한 임무를 완수하고, 합리적인 목표를 달성하기 위한 전략을 세우고 직접 행동으로 옮길 수 있는 능력을 키우는 것을 말하는 것이다.

선수

웨이트리프팅 선수로서 해야 하는 일은 이 스포츠를 하는 데 있어서 필요한 모든 것을 다양한 측면에서 향상시키기 위해서 최선을 다하는 것이다. 다른 대부분의 스포츠와 마찬가지로, 웨이트리프팅에서 성공하기 위해서는 많은 다양한 것들을 습득해야 되는데, 이 중 일부만이 체육관과 관련있다. 코치가 아주 훌륭한 훈련 프로그램을 설계할 수 있으

며, 적절하게 채찍과 당근을 줄 수도 있다. 그리고 선수가 필요한 모든 것을 지원해주기 위해서 노력할 수도 있다. 하지만 결국은 선수의 헌신적인 자세로, 스스로를 믿으면서 직접 훈련을 해야 하는 것이다. 선수가 단지 체육관에 앉아서 기다린다고 해서 코치가 선수를 성공시켜주는 그런 마법 같은 일은 절대로 일어나지 않는다. 모든 선수는 필요한 습관, 직업 정신, 위대한 선수의 마음가짐을 갖춤으로써 진정으로 훌륭한 선수가 될 수 있는 것이다. 훌륭한 선수가 된 상태에서 이런 것들을 갖추고 있는 것이 아니라, 이런 것들을 갖추고 있기 때문에 훌륭한 선수가 될 수 있는 것이다. 만약 이런 것을 갖추지 못한다면, 위대한 선수가 될 수 없다.

훈련 준비하기: 선수는 항상 자신의 훈련 내용에 대해서 알고 있어야 한다. 그러지 못한다면, 운동에 대한 헌신과 관심이 부족하다는 증거이다. 만약 선수가 다음 훈련이 무엇인지 빠르게 살펴보지도 않을 정도면, 훈련을 신경 쓰지도 않고 있다는 것이 분명하다. 이런 선수가 위대한 선수가 되는 것이 목표라면, 스스로 그 자리에 갈 수 있도록 놔두면 된다.

선수는 다음 훈련이 무엇인지 알아야 하는 것뿐만 아니라, 체육관에 도착하기 전에, 그날 훈련에 대해서 생각하는 시간을 가지면서, 그날 계획과 목표 그리고 성공적인 리프팅에 대해서 시각화해보는 것이 좋다. 적어도 실제로 하게 될 훈련의 몇 시간 전에는 그 훈련에 대해서 공부를 하는 것이 좋다. 만약 훈련을 오후나 저녁에 한다면, 오전에 이 작업을 하면 되고, 아침에 훈련을 한다면, 전날 밤에 하면 된다. 훈련 전에 이미 훈련 내용을 숙지하고 있어서 실제로 훈련을 할 때는 그 내용을 보지도 않고 훈련을 이어갈 수 있어야 한다. 신발 끈을 묶기도 전에 그날 훈련에 대한 구체적인 목표가 있어야 한다. 그리고 훈련을 하는 동안에도 다음에 진행할 훈련에 대해서도 이미 머릿속에 다 그려져 있어야 한다.

게다가 다음 훈련을 준비할 때, 훈련에서 가장 중요한 부분에 대해서 적어도 기본적인 시각화는 하는 것이 좋다. 이 시각화에 대해서는 다음에 구체적으로 설명할 것이다.

부정적인 것을 긍정적으로 받아들이기: 훈련이 원하는 대로 잘 흘러가지 않을 때, 리프터에게는 두 가지 선택권이 있다. 첫 번째는 부정적인 부분에 빠지면서 이 상황이 더욱 심각해지거나, 혹은 이 상황을 자신의 성장의 발판으로 삼는 것이다. 그렇다고 모든 나쁜 상황을 좋다고 무작정 생각하거나, 실제로 훈련이 잘되지 않았는데도 잘된 것처럼 받아들이라고 말하는 것이 아니다. 자신이 성장해서 앞으로 나아갈 수 있도록 이 문제를 겸허히 받아들이고 보완해가는 것이다. 이렇게 하기 위한 첫 번째 단계는 실패나 실수를 했을 때 자책하기보다는 동기부여의 기회로 삼는 것이다. 두 번째 단계는 이런 부정적인 것들을 분명하고 구체적인 목표로 삼아서, 그 문제를 해결하기 위한 계획을 세우고 실행하는 것이다.

예를 들어, 만약 스내치를 훈련을 하는데, 바벨이 오버헤드 위치로 바로 가는 것이 아니라 자꾸 몸과 멀어지면서 훈련이 원하는 대로 잘 되지 않는 날이라면, 잠시 마음껏 화를 한번 냈다가, 빨리 스스로에게 동기부여하는 것이다. 이 문제를 해결할 수 있는 훈련 리스트를 생각하고 훈련일지에 바로 적는 것이다. 이렇게 적게 되면 자신에게 필요한 부분을 인지할 수 있으며 다음 훈련에 참고할 수도 있다. 이런 경우는 훈련일지에, 다음에는 스내치 동작을 할 때마다 팔꿈치를 더 강하게 위로 측면으로 당겨야 한다거나, 이 동작을 효과적으로 바로 연상시킬 수 있는 간단한 단어 하나를 적을 수도 있다.

훈련일지에 적는 내용이 무엇이든 내용은 아주 간단하고 객관적이어야 한다. "다음에는 스내치 동작을 더 신경 쓸 필요가 있어."와 같은 이해할 수 없는 애매한 말로 적어서는 안 된다. 이런 것은 쓸모없을 뿐만 아니라, 다음에 무엇을 해서 더 발전할 수 있는지에 집중하기보다는 자신이 잘못한 부분에 집중하게 만드는 것이다.

마지막으로, 선수에게 주어진 임무가 부정적이지 않고 긍정적이어야 한다. 즉, 하지 말아야 할 행동보다는 해야 할 행동을 강조하는 것이 좋다. 앞에서 언급한 사례를 그대로 사용하자면, "앞으로 바벨이 멀어지지 않도록 해라."라고 말하는 것은 효과적이지 않다. 그러면 어떻게 하면 리프터가 그렇게 하도록 만들 수 있을까? 선수가 자신이 해야 하는 동작에 대해서 집중하도록 하는 것이다. 만약 선수가 정확하고, 구체적으로 자신이 해야만 하는 것에 대해서 대답할 수 있다면, 그 문제를 해결할 수 있는 것이다.

훈련일지 작성: 우선, 만약 선수가 훈련일지를 작성하지 않는다면, 해결해야 할 근본적인 문제가 있는 것이다. 훈련일지는 훈련에 있어서 중요한 부분이며, 진지하게 운동을 하고 있는 선수들에게는 필수이다. 훈련일지는 단순히 훈련의 세트, 반복 횟수 등의 숫자를 기록하는 것이 아니라 수면 상태, 훈련을 할 때의 컨디션, 당일 훈련에 대한 열정 그리고 장기간에 걸쳐서 선수에게 영향을 줄 수 있는 사소한 부분들, 이런 선수의 주관적인 정보까지도 다 기록하는 것이다. 그리고 이후의 훈련을 할 때 참고하는 것이다.

매번 훈련이 끝나고 반드시 기록해야 하는 3가지가 있

다. 오늘 훈련에서 가장 잘한 것은 무엇인가? 다음 훈련에 더 신경을 써서 열심히 해야 하는 할 것은 무엇인가? 다음 훈련에서 나의 목표는 무엇인가? 이 3가지 질문에 대해서 반드시 구체적으로 분명하게 답할 수 있어야 한다.

성공 축하하기: 웨이트리프팅은 장기간에 걸쳐서 아주 힘든 훈련을 거치면서도 두드러지는 성공을 하는 경우가 많지 않다. 그렇기 때문에 리프팅을 성공했을 때는 부정적인 반응보다는 성공을 축하해주는 것이 중요하다. 그러나 그 축하가 과해서 선수가 계속 성장하는 데 필요한 동기부여에 부정적인 영향을 줘서는 안 된다. 성공에 대해서 자부심을 느끼고 함께 행복해하는 것과 현재 선수의 능력에 단순히 만족하는 것은 구분해야 한다. 전자는 중요하지만, 후자의 경우는 선수의 성장에 해가 된다.

훈련 과정을 즐기기: 훈련은 수년에 걸쳐서 매일, 그리고 매시간이 쌓이는 과정이다. 그러나 힘든 과정에 비해서 성과를 얻는 것도 쉽지 않다. 게다가 이 성과는 불규칙적이며, 빈번하지도 않다. 만약 리프터가 성과를 통해서만 훈련의 기쁨을 찾을 수 있다면, 기뻐할 수 있는 날은 드물 것이다. 결과적으로 동기부여가 되지 않으면서 심지어 이 운동을 그만둘 수도 있다. 하지만 만약 리프터가 훈련의 가치를 배우게 되고, 훈련 과정 자체를 즐기게 된다면, 운동에 대한 동기부여가 더 지속될 수 있을 것이다. 리프터는 힘든 훈련 과정을 지속하는 것을 단순히 객관적인 목표를 위한 수단으로 단순히 받아들일 것이 아니라, 이 자체에 대한 가치를 인정하고 만족할 필요가 있다. 습관적으로 긍정적인 생각과 행동을 하는 것이 이런 과정을 자연스럽게 즐길 수 있도록 도와줄 것이다.

코치

코치의 태도와 행동은 코치와 함께하는 선수들의 성향과 훈련 프로그램을 끝까지 마무리할 수 있는 선수를 결정하게 된다. 또한 그 코치의 태도와 행동 때문에, 그 코치는 특정 선수의 롤모델이 될 수도 있다. 코치는 아주 매력적인 비젼을 가지고 있을 수도 있다. 하지만 이런 비전을 실제로 생산적인 방식으로 실현시킬 수 있는 사람은 거의 없다. 이것이 가능하게끔 하는 데 있어서 가장 중요한 요소는 이 분야의 대가가 되는 것이다. 하지만 다시 말하지만, 이렇게 실제로 되는 사람은 드물다. 코치로서의 성공은 선수와 의미 있는 관계를 발전시켜나가며, 그 선수의 실제 롤모델이 되면서, 그 선수를 지원해줄 수 있는 능력에 달려 있다. 즉, 선수 본인이 최고가 되길 원하도록 만들어야 하지, 그 선수에게 창피를 주고 겁을 줘서 억지로 성장하도록 해서는 안 된다.

당근과 채찍을 균형 있게 주기: 아무리 강한 선수라도, 자신의 잘못한 부분에 대해서만 자꾸 듣게 되면 힘들어질 것이다. 코치가 할 수 있는 가장 쉬운 일들이다. 심지어 그 코치의 가장 뛰어난 선수조차도 교정하고 개선해야 할 부분이 엄청 많다. 현실에서는, 뛰어난 선수들은 코치가 옆에서 지적하지 않아도 스스로 자신이 교정하고 개선해야 하는 부분을 보통 이미 알고 있다. 실제로 더 힘든 부분은 상황에 따라서 선수가 어떤 부분에 대해서 어떤 시점에 얘기를 해주는 게 좋은지를 결정하는 것이다. 리프터는 어찌되었든, 한 번에 여러 가지를 모두 소화할 수는 없기 때문에, 코치는 우선순위를 정해서 가장 중요한 것에 집중을 하는 것이 좋다.

게다가 당근과 채찍을 적절히 균형 있게 주는 것도 리프터들에게 필요하다. 그렇다고 너무 과장해서 칭찬을 해주라는 것이 아니라 진심으로 칭찬을 해줘야 효과가 있다는 것이다. 그리고 너무 선수를 어린아이처럼 애지중지하면서 달래서는 안 된다. 선수가 현재 무엇을 잘하고 무엇을 잘못하고 있는지 균형 있게 관심을 가지는 것이 좋다는 것이다.

리프팅이나 훈련이 아무리 좋지 않았더라도, 분명 한 가지는 잘한 것이 있을 것이다. 예를 들어, 훈련에서 85% 이상의 강도에서 저크를 매번 실패했다고 가정해보자. 그러나 리프터는 동작을 강력하게 하려고 노력은 했을 것이다. 그리고 이것이 코치가 이 훈련에서 목표했던 것들 중에 하나이다. 잘못된 부분에 대한 지적을 우선하더라도, 적어도 한 가지 정도는 잘한 것을 찾는 것이 힘들지는 않다. 잘못한 부분에 대해서 계속 지적하기보다는 이렇게 적절히 균형 있게 피드백을 주게 되면 더 동기부여가 되어 성장할 수 있게 된다.

긍정적인 신호: 기술적 교정을 위해서 신호를 긍정적으로 주는 방법에는 두 가지가 있다. 첫 번째는 리프팅 동작과 반대가 되기보다는 일치하도록 신호를 주는 것이다. 예를 들어, 바닥에 있는 바벨을 너무 급하게 갑자기 당기거나, 어깨보다 엉덩이를 너무 빨리 들어올리는 리프터의 경우에는, 엉덩이를 낮추라는 신호보다는 가슴을 든 상태를 유지하라고 하는 신호가 더 효과적이다. 가슴을 드는 것이 위로 올라가는 리프팅 동작과 일치하기 때문이다.

긍정적인 신호는 선수에게 무엇인가를 하지 마라라고 신호를 주기보다는 무엇인가를 해라라고 신호를 주면서도 가능하다. 만약 리프터가 무엇인가 잘못된 자세로 진행하고 있다면, 당사자는 이 부분을 어떻게 교정하면 좋을지 모르고 있을 가능성이 높다. 만약 이미 알고 있는 상태였다면, 이런 자세가 나오지 않을 것이기 때문이다. 이런 경우에는, 그냥 단순하게 그 동작을 하지 마라라고 말하는 것은 큰 의미가 없다. 앞에서 언급한 사례를 그대로 사용해보자면, 그냥 엉덩이를 먼저 들지 말라고 말하기보다는, 몸에 힘을 주고 바닥에서 일어나면서 가슴을 든 상태를 유지하라고 말하는 것이 더 분명하고 간단할 것이다. 문제를 해결하는 데 더 도움이 될 것이다. 코치는 단순히 선수가 잘못한 부분을 지적하고, 그 선수가 혼자서 그 문제를 해결할 것을 기대해서는 안 된다.

지원: 마지막으로, 선수가 해야만 하는 것들을 하는 데 있어서 필요한 부분을 지원해주고 응원해주는 것도 코치의 역할이다. 이 말은 선수에게 필요한 습관을 배우고 연습하도록 도와주는 것을 의미한다. 어떻게 변화할 수 있는지 도와주고, 이 부분에 대해서 코치에게 먼저 다가와 묻기만을 기다리는 것이 아니라 주기적으로 코치가 확인하는 것이다. 그리고 선수들이 필요하다면 언제든지 도와주는 것이다. 모든 선수들은 각기 다른 수준과 성격의 지원이 필요할 것이다. 그리고 동일한 선수라도 시간이 지나면서 바뀔 수도 있다.

다시 말하지만, 선수를 절대로 어린아이 대하듯이 해서는 안 된다. 선수가 자립적으로 행동하고 스스로 동기부여할 수 있도록 하는 것도 코치가 선수를 지원하는 역할 중 일부이다. 선수가 성장하는 데 필요한 부분을 지원해주기도 하지만, 스스로 성장할 수 있도록 환경을 제공해줄 필요도 있다.

관심과 목적

자세한 부분들에 대해서 꾸준히 관심을 가지고, 목적을 가지고 분명한 계획을 세우는 것은 훌륭한 웨이트리프터가 되는 데 있어서 아주 중요하다. 최소한의 운동량만 소화하면서 대부분의 훈련에 대해서 만족하는 리프터들이 꽤 많다. 그리고 자신이 무슨 훈련을 하고 있는지, 왜 하고 있는지에 대해서 깊이 있게 생각하지 않고 그냥 훈련을 단순하게 하는 경우도 많다. 이런 식으로 운동을 하다가 어느 순간에 갑자기 더 이상 성공할 수 없는 무게에 도달했을 때 어떻게 해야 할지 모르는 것이다.

습관이라는 것은 반복을 통해서 만들어지는 것이다. 만약 리프터가 자세한 부분에 대해서 관심을 가지지 않고 목적 없이 훈련을 계속 진행하게 된다면, 이것이 그 사람의 습관이 되면서 특정 리프팅 동작에서 의식적으로 뭔가 변화를 주려고 할 때도 이전과 동일한 방식으로 훈련하고 있는 모습을 발견하게 될 것이다. 이 상태까지 왔다면, 이미 늦은 것이다. 진정한 성공은 계획하지 않고, 이해할 필요도 없이 자연스럽게 행동으로 나왔을 때 가능한 것이다.

인지: 리프터는 항상 자신이 무엇을 하고 있는지 반드시 알고 있어야 한다. 자신이 무엇을 하는지 모르면서 무엇인가를 하는 것은 불가능해 보인다. 하지만 규칙적인 생활 패턴을 만들게 되면 의식적으로 따로 생각하지 않고 많은 행동을 하는 것이 가능하다. 이렇게 규칙적인 생활 패턴을 만들어서 매번 섬세하게 분석을 하지 않고서도 행동으로 옮기게 되면 여러 측면에서 유익하지만, 적절히 사용되어야 한다. 이것은 단지 현재 행동이나 운동에 대한 관심을 기울이는 것이다.

다음으로 리프터는 지금 하는 것에 대한 이유에 대해서도 알고 있어야 한다. 그렇다고 모든 리프터가 프로그램 설계와 생체역학에 대한 종합적인 이해 능력이 있어야 한다는 것은 아니다. 지금 하는 운동이나 행동에 대한 목적을 이해하고 있으면 된다. 예를 들어, 운동 목적이 스내치 턴오버 동작을 더 강하게 하기 위한 것일 수도 있으며, 저크의 오버헤드 자세에서의 안정성을 키우기 위한 것일 수도 있다.

다음으로, 리프터는 무엇을 하든 간에 그것을 어떻게 진행하고 있는지 알고 있어야 한다. 즉, 생각이나 고민하지 않고 자동적으로 해결될 수 있는 부분은 아니다. 지금 하고 있는 모든 운동을 매번 진행할 때마다 집중을 해야 한다. 이 책에서 계속 설명했듯이, 운동을 할 때 모든 부분에 집중하는 것이 아니라, 동작을 한 번 진행할 때 1~2개에 집중하는 것이다. 특히 각 선수가 구체적으로 필요로 하는 부분에 집중해서, 매번 동작을 할 때마다 집중해서 제대로 진행하게 되면 더 높은 수준으로 갈 수 있는 기초가 다져지는 것이다. 이렇게 해야만 최대 무게 혹은 최대 무게에 근접한 리프팅이 가능해지는 데 반드시 필요한 습관이 만들어지는 것이다. 겉으로 봤을 때 가장 중요하지 않은 것 같은 운동도 적어도 한 가지의 구체적인 목적은 가지고 있다. 이 부분에 집중을 하고 신경 써서 진행하게 되면 효과적인 운동이 될 수 있다.

게다가 당사자는 자신이 현재 하고 있는 운동이 효과적인지 아닌지 주의를 기울여볼 필요가 있다. 모든 동작이나 운동 하나 하나에 대해서 이렇게 판단하는 것이 항상 가능한 것은 아니다. 그러나 시간이 지남에 따라서 평가를 해볼 필요는 있다. 훈련에 대한 효과를 평가하는 것은 선수의 마음에 따라 달라진다. 그렇기 때문에 자신의 코치와 소통하면서 앞으로의 훈련에 대한 프로그램을 함께 설계할 수 있다.

마지막으로, 선수는 훈련에 대한 자신의 정신적, 감성적 반응에 대해서 항상 인식하고 있을 필요가 있다. 이렇게 함으로써, 리프터는 훈련에 대한 자신의 반응이 긍정적이고 생산적인지 혹은 부정적이고 부작용이 발생하는 것은 아닌지 알게 되면서 필요한 만큼 변화를 줄 수 있다.

의도: 선수는 모든 훈련과 프로그램에 대해서 분명히 의도한 바가 있어야 한다. 당연히 이 부분은 우선은 코치의 영역이지만, 이 과정에서 선수가 개입하게 되면 더 성공할 수 있다. 코치와 선수는 함께 모든 단위로(전체 매크로사이클 단위에서부터 단 하나의 훈련 단위까지) 현실적이면서도 야심 있는 목표를 세워야 한다. 그리고 계속적으로 현재 훈련 프로그램과 매일 매일의 훈련이 그 목표를 제대로 달성하고 있는지 확인하는 것이다.

실행: 프로그램에서 결정된 모든 반복 횟수를 적절히 실행하는 것은 자신감 있고 기복 없이 꾸준히 리프팅을 하는 것을 가능하게 해준다. 여기서 적절히 실행한다는 것은 이 책에서 이미 설명한 자세, 템포, 등과 같은 일반적인 규칙을 포함하고 있다. 가끔씩 이런 일반적인 규칙들과 약간 다른 특정 선수에게만 적용되는 구체적인 규칙들도 있다. 이것은 그 선수가 일반적인 운동 목적이 아닌 자신만의 특별한 운동 목적을 가지고 있어서 그 목적에 맞게 특정 운동을 선택하다 보니 발생하는 것이다.

일관성: 다시 말하지만, 선수들은 모든 훈련에서 매번 동작 하나 하나를 최대한 정확하고 일관성이 있게 해야 한다. 이것이 수준 높은 리프팅을 하는 데 반드시 필요한 습관을 만드는 유일한 방법이다.

평가: 모든 훈련 사이클의 성공 여부는 객관적/주관적 방식으로 평가되어야 한다. 객관적인 측정 자료에는 들었던 무게, 특정 기간 동안의 훈련 볼륨 그리고 리프터의 체중과 체성분 등과 같은 아주 명백한 자료가 있어야 한다.

주관적인 특정 자료에는 훈련에 대한 열정, 훈련 과정을 얼마나 즐기고 있는지, 앞으로의 훈련에 대한 생각, 훈련 분위기에 기여한 정도 등과 내용이 포함된다.

조절: 마지막으로, 선수라면 훈련과 프로그램 그리고 목표에 대한 정신적인 반응을 적극적으로 조절할 필요가 있다. 이 부분에 대해서는 '성과를 위한 긍정성'에서 구체적으로 설명했다.

시각화

시각화는 다른 기술처럼 연습이 필요한 기술이다. 성공적인 훈련과 시합에 대해서 효과적으로 시각화하는 법을 배우는 것은 반드시 필요하다. 믿음과 자신감은 선수의 퍼포먼스에 실제로 매우 큰 효과가 있다. 물론 여기에도 한계가 있지만, 놀라울 정도로 효과적이기도 하다. 선수는 자신이 시각화하고 있는 부분을 진심으로 믿어야 한다는 것을 명심하자(이것이 시각화의 궁극적인 목표). 하지만 아무리 자신이 뚜렷하게 시각화를 한다고 하더라도, 400kg로 스내치하는 것을 시각화하고 실제로 그렇게 될 것을 기대할 수는 없다.

처음에는 집중하기 위해서 단 하나의 동작에만 대해서 시각화하는 연습을 하는 것이다. 그러고 나서 점차 폭넓게 시각화하는 연습을 하는 것이다. 시각화 연습을 할 때는 첫 번째로 신경 써야 하는 것은 최대한 자세하게 시각화하는 것이다. 상관없어 보이는 것들까지 모조리 시각화하는 것이다. 선수가 하는 것, 보는 것, 듣는 것, 느끼는 것 모든 것이 시각화에 포함되어야 한다. 두 번째로는 시간화하는 동안에 자신감을 가지는 것이다. 즉, 단순히 생각하는 수준을 넘어서서, 실제로 성공한다는 사실로 받아들이는 것이다.

자신이 시각화하려는 리프팅 동작을 할 때 가장 처음으로 하는 행동으로 시작하는 것이다. 예를 들어, 평소에 어떻게 훈련을 하느냐에 따라서 그 행동이 달라질 수 있지만, 그 행동이 무엇이든 간에 가장 첫 번째로 하는 동작을 하면 된다. 그 행동이 바벨에 무게를 끼우는 것일 수도 있으며, 훈련일지에 그날 운동과 무게를 기록하는 것일 수도 있다. 여기서부터, 리프터는 동작이 끝나서 바벨을 바닥에 다시 내려놓고 자리에 앉아서 훈련일지에 성공한 무게를 적는 순간까지, 모든 것 하나하나를 반드시 보고, 듣고, 느끼고, 냄새를 맡아야 한다.

손에 초크를 바르면서 그것을 느끼고, 손목 보호대를 조정하고 이때 나는 소리에 집중하는 것이다. 암모니아나 자신이 운동 전에 마시는 보충제의 냄새, 처음 바벨을 잡을 때의 긴장감, 그리고 바벨의 넓이를 손으로 잡았을 때의 느낌에 주의를 기울이는 것, 리프팅을 시작하기 전에 시작 자세를 만들 때의 몸의 움직임, 바벨이 바닥에서 떨어질 때의 소리와 손에서 느껴지는 바벨의 무게감, 바벨이 올라가면서 달라지는 무게중심과 무릎 보호대에서 나는 소리, 몸을 펴면서 고관절 혹은 허벅지 위쪽에 바벨이 접촉될 때 나는 소리와 그 느낌, 풀 동작을 하면서 바벨 밑으로 이동할 때의 스피드, 발이 다시 바닥에 완전히 재접촉될 때의 소리, 바벨이 오버헤드 혹은 어깨 위에 위치했을 때 발바닥 전체에 느껴지는 압박감, 입에서 숨을 내뱉을 때의 소리, 스쿼트로 바벨을 받아서 다시 일어설 때 다리와 등에 느껴지는 압박감, 드라이브 동작을 하기 직전 머릿속에 드는 생각들, 성공했을 때의 안도감과 만족감, 팀 동료들이 응원하는 소리, 바벨을 내려놓으면서 갑자기 손에서 느껴지던 무게가 사라지는 느낌, 바벨이 바닥에 떨어져서 부딪히면서 나는 소리, 그리고 마지막으로 다음 세트를 위해서 휴식하기 위해서 원래 있던 자리로 돌아와서 다시 훈련일지를 작성하는 것. 이 정도로 자세하게 시각화하는 것이다.

빌 스타는 오래전에 그의 책『Defying Gravity』에서 시각화에 대한 중요한 부분을 언급했다. 시각화는 마음속으로 가장 무거운 무게로 리프팅 하는 것을 상상해도 절대로 육체적으로 흥분하지 않도록 연습해야 한다는 것이다. 이것의 목표는 가장 큰 대회에서 심장 박동과 호흡이 증가하지 않은 상태에서 PR을 할 수 있는 상태가 되는 것이다. 이렇게 되면 리프팅에 숙달되어서 무의식적으로도 진행할 수 있는 수준이 된 것이다.

시간이 지나면서, 대회와 훈련 세션 전체를 시각화할 수 있을 정도로 발전할 것이다. 리프터는 다가오는 훈련이나 대회에 대한 자신감을 얻기 위해서 이 시각화를 이용해서 준비할 수 있다.

훈련 프로그램 샘플

서로 다른 성장 단계에 있는 선수들이 필요로 하는 프로그램 설계 샘플을 제공하기 위해서 매크로사이클이 포함되어 있다. 게다가 이전 챕터에서 언급한 프로그램 설계에 대한 원칙에 대한 추가적인 설명도 있다.

이 프로그램들은 이대로 모두 코치와 선수들이 사용할 수 있다. 그러나 선수들의 장단점과 훈련 프로그램에 영향을 줄 수 있는 다양한 다른 요소들을 바탕으로 변형해서 사용할 수도 있다. 즉, 여기에 있는 훈련 프로그램 자체도 효과적이겠지만, 개개인에 맞게 적절하게 변형하게 되면 훨씬 더 효과적인 프로그램이 될 것이다.

이런 변형은 주로 볼륨, 강도, 빈도 그리고 운동 선택에 대한 조정을 포함하고 있다. 각 선수가 특별히 필요로 하는 부분을 더 잘 해결하기 위해서 다른 유사한 운동으로 대체될 수도 있다. 이렇게 변경하더라도 여전히 근본적인 훈련 프로그램의 목적은 달성할 수 있다. 예를 들어, 행 자세에서 하는 리프팅을 블록에서 진행할 수도 있으며, 풀 동작을 세크멘트, 부분 풀 동작 혹은 플로팅으로 대체해서 진행할 수도 있다. 스쿼트에 따라서는 백 스쿼트보다는 프론트 스쿼트에 더 가깝게 진행할 수도 있으며, 퍼즈 구간을 추가할 수도 있다.

이런 대부분의 프로그램은 Catalyst Athletics 웹사이트에서 앱, 엑셀, 킨들, 형태로 편하게 사용할 수 있다.

표기법

동작 다음에 무게, 반복 횟수, 세트 순서로 표기되어 있다. 예를 들어, 스내치 – 75%×2×5는 스내치 1RM의 75%로 2회씩 총 5세트 진행한다는 것이다. 만약 무게가 표기되어 있지 않다면, 반복 횟수와 세트가 서로 바뀌어서 표기되어 있는 것이다. 예를 들어, 박스 점프 – 4×5는 박스 점프를 5회씩 총 4세트 한다는 것이다. 세트에 2개 이상의 리프팅 동작이 포함되어 있는 경우는, 각 동작에 대한 반복 횟수를 실제 진행하는 순서대로 표기한다. 예를 들어, 클린 앤 저크 – 80%×2+1×3은 80%로 클린 2회, 저크 1회를 총 3세트 진행하는 것이다. 스내치 풀+스내치 – 75%×2(1+1)×5는 75%로 스내치 풀 1번, 스내치 1번, 스내치 풀 1번, 스내치 1번을 총 5세트 진행하는 것이다.

별도로 언급하지 않는다면, 상대적 강도의 기준은 훈련에서의 1RM이 되지만 한 가지 예외가 바로 풀 동작이다. 스내치와 클린의 풀 동작과 데드리프트 관련 동작에 대한 기준은 훈련뿐만 아니라 대회를 포함해서 최대 무게를 기준으로 한다. 예를 들어, 스내치 풀 – 90%×3×3에서 90%는 그 선수의 최대 스내치 무게를 기준으로 계산하는 것이다. 최대 무게(예: 1RM, 3RM, 5RM 등)로 한 후 %로 진행하는 경우는 그 동작의 최대 무게를 기준으로 %를 계산하는 것이 아니라 바로 앞에서 진행한 동작의 최대 무게를 기준으로 계산한다. 예를 들어, 백 스쿼트 – 5RM, 90%×5는 5RM을 한 후, 5RM의 90% 무게로 5세트 진행하는 것이다.

HSHeavy Single**:** HS는 해당 훈련 세션에서 가능한 가장 무거운 무게로 1회 진행하는 훈련을 말하는 것이다. 이 부분은 점차적으로 무게를 올리다가 실패를 더 이상 하지 않는 범위의 무게에 도달하게 되면 결정되는 것이다. 만약 실패를 했는데, 그 실패 이유가 기술적인 원인 때문이라면 다시 시도할 수 있다. 그렇지 않으면, 당시 리프터가 자신있게 완전히 성공할 수 있는 무게에서 더 이상 올리지 않도록 한다. 다시 말해서, 자신의 최대 무게가 아니라 그날 들 수 있는 가장 무거운 무게여야 한다. 비슷하게 HS의 반복 횟수를 늘려서 Heavy 3Heavy Triple으로 진행하는 경우도 있다. 이건 말 그대로 그날 3회 반복할 수 최대 무게로 진행하는 것이다.

MAX: MAX는 진짜 최대 무게를 테스트하는 것이다. 이 경우에는, 주어진 무게로 3번까지 시도해볼 수 있다. 아주 사소한 문제 때문에 실패한 경우에, 동일한 무게로 이전 시도보다 더 성공할 가능성이 높다라면 예외적으로 더 시도해볼 수 있다. 이렇게 추가적으로 시도를 하다가 더 나아질 가능성이 보이지 않는다면 시도를 멈추면 된다.

RMRepetition Maximum: RM은 주어진 숫자를 최대 무게로 진행하는 것이다. 예를 들어, 3RM, 5RM, 1RM 이 있다. 만약 RM 다음에 %가 따라온다면, 이 %는 현재 1RM을 기준으로 계산하는 것이 아니라, 그 프로그램의 RM을 기준으로 계산하는 것이다. 예를 들어, 3RM, 90%×3×2는 3회 반복할 수 있는 최대 무게로 진행한 후, 이 최대 무게의 90%로 3회씩 총 2세트 추가적으로 진행하는 것이다.

무게 없는 경우: 특정 운동에서 무게가 기재되어 있지 않다면, 그날 컨디션에 따라서 결정하면 된다. 하지만 훈련 사이클 초반에는 보수적으로 무게를 정하고 이후에 점진적으로 무게를 올리는 것이 좋다.

보조 운동

복근 운동과 등 운동은 다음 프로그램에서 주기적으로 포함되는 것이 좋다. 가벼운 보디빌딩 운동과 같은 다른 운동도 필요하다면 포함시킬 수 있다. 보조 운동 챕터에서 더 많은 정보를 확인할 수 있다.

기술 수준으로 분류한 샘플 프로그램

다음 프로그램은 평가 챕터의 표 33.4에 나와 있는 각 기술 수준에 어울리는 적절한 매크로사이클 훈련 프로그램 샘플이다. 이대로 그냥 사용해도 되며, 각 개인별로 필요로 하는 부분을 충족시킬 수 있게 적절히 변형해서 사용하는 것이 가장 이상적이다(스트렝스 불균형, 가동성, 볼륨, 빈도 그리고 대회 일정 등의 고려해야 할 변수가 있다).

이 프로그램들은 운동을 선택하는 관점에서는 상대적으로 간단하다. 그래서 기존에 스내치와 클린 앤 저크 동작 위주로 훈련을 하다가 필요에 따라서 다른 관련된 동작을 추가하고 변형해서 활용함에 있어서 선수에게도 비교적 수월하다.

가장 높은 수준의 선수들을 위한 프로그램은 여기서 다루지 않는다. 이 정도 높은 수준의 선수들이라면 정형화된 프로그램보다는 자신에게 최적화된 개별화된 프로그램이 더 효과적이기 때문이다. 그리고 실제로 이 정도 수준의 코치와 선수라면 이 책이 큰 도움이 되지 않을 것이다.

- 레벨 0
- 레벨 1
- 레벨 2
- 레벨 3
- 레벨 4
- 레벨 5

추가적인 샘플 프로그램

다음 프로그램들은 기존 프로그램과는 다른 구조와 훈련 콘셉트를 가진 추가적인 샘플 프로그램이다. 아래 모든 프로그램들은 많은 선수들과 코치들에 의해서 성공적으로 사용된 프로그램들이다. 이대로 사용해도 괜찮으며, 선수의 특정 상황이나 대회 일정에 맞게 조정을 해도 된다.

- 초보자용 프로그램
- 주 3일 훈련 프로그램
- 마스터용 프로그램
- 체중 증량 프로그램
- 불가리안 프로그램
- 5주 프론트 스쿼트 사이클
- 10주 볼륨 스쿼트 사이클
- 온더미닛 사이클(OMTOn The Minute)
- 라이저, 웨이브, 다양한 포지션
- 더블 데이 스쿼트 & 헤비 웨이트

프로그램: 기술 레벨 0

이 단계는 웨이트리프팅을 처음 시작하는 단계로서 다시 처음 기술을 학습 단계와 발전 단계(점차 발전해서 다음 단계로 넘어갈 수 있도록 해주는 단계)로 이렇게 두 가지 단계로 나눠지게 된다. 이 단계에는 대부분 어린 선수들이 있어야 하지만, 실제로는 성인들도 많다. 후자의 경우는, 부족한 가동성 때문에 퍼포먼스가 제한되는 경우가 상당히 많다. 그리고 다른 스포츠를 하면서 스트렝스가 상대적으로 더 높은 수준까지 발달된 사람이라면, 기본적인 스트렝스와 기술 능숙도 간의 상당한 격차가 있는 경우도 있다. 이런 경우들이라면, 기존 훈련 프로그램을 적절히 변경해서 기술 능숙도와 기본적인 스트렝스 간의 격차를 줄이고 가동성을 개선하는 데 더 신경 쓸 수도 있다.

학습 단계에서는 이 책에서 설명되어 있는 내용을 바탕으로 리프팅 동작을 배우면서 전체 동작을 계속해서 반복 연습하고 필요한 경우라면 일부 동작을 변경해서 진행하도록 한다. 여기서 목표는 리프팅 동작의 기본적인 기술을 배우고 발전시켜서 본격적으로 훈련을 시작하는 것이다. 그렇다고 기술적으로 상당히 능숙한 수준이 되어야 한다는 것은 아니다. 실제로 이 단계에서 그렇게 되기는 불가능하다. 연습과 자세 교정을 한 동안은 반복해야 할 것이며, 시합용 리프팅(스내치, 클린 앤 저크) 동작을 포함하고 있는 훈련 프로그램을 효과적으로 진행할 수 있을 정도의 충분한 기술은 가지게 될 것이다.

GPP 훈련: 다음 운동과 함께, 이 단계의 선수들은 GPP 훈련도 규칙적으로 해주는 것이 좋다. 가능하다면 일주일에 걸쳐서 이 훈련을 지속하는 것이 좋으며, 각 선수들에게 맞는 적절한 수준으로 진행되어야 한다. 더 어리고, 운동 배경이 없는 선수들일수록, GPP 훈련을 더 많이 하는 것이 좋다. 자신이 가능한 최대 수준으로 도달할 때까지 운동 볼륨은 점진적으로 증가시켜주고 4번째 주마다 운동 볼륨을 줄여주는 것이 좋다. 이 방법은 Medvedyev(1986, 1995)가 추천한 운동 방식이며, 선수들이 이용 가능한 시설이나 장비 환경에 따라서 변경될 수 있다.

아래에 GPP 운동 동작과 운동량이 있다. 매주 각 카테고리에서 최소한 한 가지 동작은 해주는 것이 좋다. GPP 운동 동작 중에서도 스프린트, 점프, 던지기 동작에 좀 더 집중하는 것을 권한다. GPP 운동은 2~3개의 본 운동에 포함시켜서 진행할 수도 있으며, 일주일 중 며칠에 걸쳐서 분산시켜서 진행할 수도 있다.

스프린트

- 무릎을 높이 들면서 - 25m×2~4
- 30m 걷다가 스프린트 하기 - 50m×1~3
- 서 있는 상태에서 스프린트 하기 - 50m×1~4, 100m×1~4

점프

- 서 있는 상태에서 길게 점프(두 발로 점프) - 10~20
- 서 있는 상태에서 길게 점프(한 발로 점프) - 10~20
- 서 있는 상태에서 수직 위로 점프 - 5~10
- 5~7발 달려오면서 길게 점프 - 3~5

쓰로우(던지기)

- 메디슨 볼을 들고 힙힌지 자세를 만들었다가 앞으로 공 던지기 - 25~50
- 메디슨 볼을 들고 힙힌지 자세를 만들었다가 뒤로 공 던지기 - 25~50
- 샷 풋Shot Put(포환던지기 3~5kg) - 15~25(메디슨 볼로 대체 가능)
- 디스커스Discus(원반던지기: 서서 시작) - 15~25(가벼운 메디슨 볼로 대체 가능)

캐리(운반하기)

- 파머스 워크(한 손 혹은 두 손으로 들고 이동)
- 오버헤드 캐리(한 손 그리고 두 손으로/바벨, 덤벨, 케틀벨 이용 가능)

크로스 컨츄리

- 1~2km 혹은 10~15분 동안 달리기(로잉, 사이클, 줄넘기로 대체 가능)

게임

- 스포츠 - 15~20분

학습 단계

학습 단계는 기본적인 바벨 움직임 학습(1단계), 대회용 리프팅 동작 학습(2단계), 그리고 앞으로 웨이트리프팅 훈련 프로그램을 수행할 수 있을 정도로 발전하기 위해서 필요한 근본적인 기술을 갖추기 위해서 모든 리프팅을 체계적인 방식으로 훈련하는 단계(3단계), 이렇게 3개의 단계로 구분된다. 단계별로 필요한 기간은 여러 가지 요인에 따라서 달라지는데 가장 중요한 요소가 각 단계에서 얼마나 빨리 학습을 할 수 있느냐이다. 그 선수의 가동성, 나이, 훈련 일정 그리고 훈련에 대한 헌신하는 정도도 영향을 주는 요인이다. 현재 선수가 다음 단계로 넘어가기 위해서 어느 정도로 준비가 된 상태인지를 잘 판단할 필요가 있다. 이 단계에 가동성 훈련과 GPP 훈련은 꾸준히 계속 진행해야 한다.

1단계: 첫 번째 단계는 백 스쿼트, 프론트 스쿼트 그리고 프레스와 같은 바벨을 이용한 아주 기본적인 자세와 움직임을 배우고 연습하는 단계이다. 이 훈련을 통해서 이후에 학습하게 될 대회용 리프팅 동작에 대한 기초를 다질 수 있으며, 코치가 현재 선수의 가동성과 몸을 조절할 수 있는 능력에 대한 평가를 할 수 있는 기회이기도 하다. 이 책에 나와 있는 운동을 이용해서 이 단계의 목표를 달성할 수 있으며, 각 선수가 원하는 수준까지 학습이 될 때까지 충분한 시간을 투자해야 한다.

2단계: 다음 단계는 이 책에 설명한 내용을 바탕으로 대회용 리프팅 동작(스내치와 클린 앤 저크)을 학습하는 것이다. 다시 말하지만, 이 단계에 필요한 기간은 개인마다 상당히 다를 것이다. 다음 단계로 넘어가기 전에, 스내치와 클린 앤 저크 그리고 스쿼트의 완전한 동작을 기술적인 측면에서 문제가 없을 정도로 기복 없이 수행할 수 있어야 한다.

3단계: 마지막 단계는 기본적인 GPP 훈련과 함께 대회용 리프팅, 스쿼트, 풀 그리고 기본적인 보조 리프팅 동작을 훈련 프로그램으로 진행하는 것이다. 이 단계는 12주 정도 진행하는 것이 이상적이지만, 개인에 따라서 이 기간은 더 길어질 수도, 짧아질 수도 있다.

학습 효과를 향상시키기 위해서, 각 훈련은 한 개의 대회용 리프팅 동작(스내치, 클린 앤 저크)에 집중하는 것이 좋으며, 각 훈련은 보조 운동, GPP 그리고 가동성 운동도 포함하고 있을 것이다. 이 단계의 목표는 이 단계가 끝날 때쯤에는, 스트렝스, 스피드 그리고 폭발력과 필수적인 운동 능력을 발전시킬 수 있는 훈련 프로그램을 선수가 시작할 있는 수준으로 만드는 것이다. 당연히 기술 훈련도 함께 진행하면서 기술적으로 더 능숙해질 수 있도록 한다.

처음 시작 무게는 Medvedyev(1986, 1995)가 추천한 방식을 기반으로 한다(표 42.1). 이 표에 나오는 내용은 대략적인 기준이 되는 것이게 각 선수에 맞게 적절히 조정할 수 있다. 그러나 시작할 때는 무게를 점차적으로 올리기보다는 동일한 무게를 더 오랫동안 훈련하는 것이 좋다. 이 단계에서의 목표는 스트렝스 향상이 아니라, 기술을 학습하고 흡수하는 것이다. 그렇기 때문에 선택한 무게로 그 동작을 제대로 수행할 수 있어야 한다. 만약 4주가 지난 후에, 그 무게가 확실히 선수에게 매우 가볍다면, 이 단계의 취지를 벗어나지 않는 범위 내에서 적절히 무게를 올릴 수도 있다.

모든 훈련을 시작할 때는 이 책에 나와 있는 준비 운동을 그대로 진행해야 하며, 빈 바벨로 5~10회씩 스내치, 클린 앤 저크 동작을 5분 동안 연습하는 것이 좋다. 그리고 훈련 마무리는 복근 운동, 백 익스텐션 그리고 가동성 운동으로 하는 것이 좋으며, 각 훈련에서 프론트 스쿼트와 백 스쿼트를 번갈아 가면서 진행하는 것이 좋다. 그 훈련에서 집중하는 리프팅 동작에 대한 기술 훈련은 준비 운동 후에 할 수도 있다.

이 훈련 기간의 마지막 주(12주차)에는, 자신의 현재 능력치를 확인하기 위해서 스내치와 클린 앤 저크 동작을 테스트해봐야 한다. 이 테스트는 최대 가능 무게를 확인하려는 것이 아니라, 다음 훈련 단계로 넘어가기 전에 현재 상태를 확인하고자 하는 것이다. 이때는 올바른 리프팅 동작과

표 42.1 학습 단계에서 진행하는 처음 강도

리프팅 동작	강도	반복 횟수	세트 수
스내치 관련 동작	체중의 40~50%	4~5	4~6
스내치 풀	스내치 무게 혹은 10~15kg 더 무겁게	4~5	4~6
클린 관련 동작	스내치 관련 동작을 할 때 무게보다 10~15kg 더 무겁게	4~5	4~6
클린 풀	클린 무게 혹은 10~15kg 더 무겁게	4~5	4~6
저크	스내치 관련 동작을 할 때 무게보다 10~15kg 더 무겁게	4~5	4~6
스쿼트	클린 무게 혹은 10~20kg 더 무겁게	4~8	4~6
미는 동작들	스내치 무게 혹은 10~15kg 더 무겁게	4~10	4~6
백 익스텐션	중량 없이	6~10	4~6

(Medvedyev, 1986, 1995)

선수의 안전이 최우선순위가 되어야 한다.

1~4주차

처음 4주 동안은 다음 3가지 운동을 반복하며, 마지막 날에는 최종 운동을 진행한다.

1일차

- 행 파워 스내치(무릎 높이)
- 행 스내치(무릎 높이)
- 세그먼트 스내치 데드리프트(1인치, 무릎, 허벅지 가운데 지점)
- 스쿼트

2일차

- 파워 저크
- 프레스
- 스내치 프레스+오버헤드 스쿼트
- 스쿼트

3일차

- 행 파워 클린(무릎 높이)
- 행 클린(무릎 높이)+파워 저크
- 세그먼트 클린 데드리프트(1인치, 무릎, 허벅지 가운데 지점)
- 스쿼트

최종 운동

- 행 스내치(무릎 높이)
- 행 클린(무릎 높이)
- 파워 저크
- 프론트 스쿼트

5~8주차

다음 4주 동안에는 다음 3가지 운동을 반복하며, 마지막 날에는 최종 운동을 진행한다.

1일차

- 파워 스내치
- 행 스내치(무릎 높이)
- 세그먼트 스내치 풀(무릎 높이)+스내치 풀
- 스쿼트

2일차

- 스플릿 저크
- 푸시 프레스
- 스내치 푸시 프레스+오버헤드 스쿼트
- 스쿼트

3일차

- 파워 클린
- 행 클린(무릎 높이)+파워 저크
- 세그먼트 클린 풀(무릎)+클린 풀
- 스쿼트

최종 운동

- 파워 스내치
- 파워 클린
- 스플릿 저크
- 프론트 스쿼트

9~11주차

다음 3주 동안에는 다음 3가지 운동을 반복한다.

1일차

- 파워 스내치
- 스내치
- 스내치 풀
- 스쿼트

2일차

- 파워 클린
- 스플릿 저크
- 푸시 프레스
- 스쿼트

3일차

- 클린 앤 저크
- 클린 풀
- 스내치 푸시 프레스+오버헤드 스쿼트
- 스쿼트

12주차

마지막 주에는 현재 선수의 상태를 평가하기 위해서 스내치와 클린 앤 저크를 테스트한다. 이때 단순히 동작에 대한 무게뿐만 아니라 그 선수의 기술 능숙도와 가동성도 함께 평가한다.

1일차

- 스내치
- 스내치 풀
- 스내치 푸시 프레스+오버헤드 스쿼트
- 프론트 스쿼트

2일차

- 클린 앤 저크
- 클린 풀
- 푸시 프레스
- 백 스쿼트

3일차

- 스내치
- 스내치 풀
- 프론트 스쿼트

4일차

- 스내치
- 클린 앤 저크

발전 단계

일단 선수가 학습 단계를 마무리하고 실제로 리프팅 무게를 조금씩 올릴 수 있을 정도로 기술적 기본기가 다져졌다면, 발전 단계를 시작할 수 있다. 이 단계는 표 33.4에서 레벨 1 기준에 도달할 수 있을 때까지 계속할 수 있다. 다시 말하지만, 어느 정도 시간이 걸릴지는 선수들마다 다르다. 선수들의 나이 그리고 운동 배경에 따른 특수성을 고려해서 실제 프로그램은 조금씩 달라질 수 있다.

모든 훈련은 준비 운동 동작과 빈 바벨로 5분 동안 스내치, 클린 앤 저크의 완전한 동작을 연습하는 것으로 시작해서, 복근 운동, 백 익스텐션 그리고 가동성 운동으로 마무리한다. GPP 훈련은 학습 단계에서 했던 방식과 동일하게 진행한다. 추가적으로 필요한 기술 훈련은 준비 운동 후에 시간, 에너지 그리고 집중력이 허락하는 범위 내에서 진행할 수도 있다.

레벨 0 프로그램의 일반적인 원칙은 스내치, 클린, 저크 혹은 클린 앤 저크 동작을 모두 섞어서 함께 진행하기보다는 각 훈련 세션마다 한 가지 동작을 정해두고 적어도 일주일 2번 정도 진행하는 것이다. 그리고 적어도 일주일에 3번 정도는 스쿼트와 풀 동작을 진행한다.

기본적인 계획하에서, 코치가 선수의 훈련을 관찰하면서 훈련이 통제될 수 있다. 이 단계에서는 시간이 지나면서 조금씩 무게를 올리는 것이기 때문에, 제대로 된 자세로 동작을 수행할 수 있는 범위 내에서 리프터에게 도전적인 무게를 선택해서 훈련을 진행한다. 몇 주 간격으로 1~2주 동안은 무게를 상당히 낮춰서 선수가 육체적으로, 정신적으로 회복할 수 있는 기회를 줘야 한다.

3~4주 동안은 동작을 동일하게 유지해서 선수가 무게를 증가시키면서 훈련할 수 있도록 해야 한다. 그런 다음에 다양한 동작에 적응하기 위해서 동작을 약간 변형해서 다시 3~4주 동안 변형된 동작으로 훈련을 진행하는 것이다. 이렇게 훈련을 진행하면서도 기본적인 리프팅 움직임에 대한 장기적 성장도 계속하는 것이다. 예를 들어, 풀 동작을 변형한다고 한다면, 세크멘트 데드리프트에서 멈추는 동작(퍼즈) 없이 그냥 데드리프트를 하거나, 세그멘트 풀 동작으로 할 수도 있다. 혹은 멈추는 동작(퍼즈) 없이 그냥 풀 동작을 할 수도 있다. 라이저 혹은 블록에서 진행하면서 시작할 때의 높이를 조정할 수도 있다. 어떤 동작으로 진행하더라도, 기술적으로 발전할 수 있기 위해서 올바른 움직임이나 시작 자세를 반드시 신경 쓰고 갖춰야 한다.

아래 4주 동안 진행할 수 있는 2개의 훈련 일정 샘플이 있다. 운동 동작과 반복 횟수에 대해서 동일한 기본적 구조를 가지고 있다.

샘플 4주 훈련 프로그램 1

1일차

- 행 스내치(무릎 밑에서) - 6×3
- 세그멘트 스내치 데드리프트(1인치, 무릎) - 5×3
- 오버헤드 스쿼트 - 5×3
- 백 스쿼트 - 4×8

2일차

- 파워 클린+프론트 스쿼트 - 6×2+1
- 클린 하이 풀 - 5×5
- 파워 저크 - 6×3
- 프레스 - 5×6

3일차

- 행 클린(무릎 높이)과 저크 - 6×3(1+1)
- 세그멘트 클린 데드리프트(1인치, 무릎) - 5×3
- 백 스쿼트 - 5×5

4일차

- 파워 스내치+오버헤드 스쿼트 - 6×2+1
- 스내치 하이 풀 - 5×5
- 프론트 스쿼트 - 5×4
- 스내치 프레스 - 5×6

샘플 4주 훈련 프로그램 2

1일차

- 스내치 - 6×2
- 스내치 풀 - 5×4
- 오버헤드 스쿼트 - 5×3
- 백 스쿼트 - 4×6

2일차

- 파워 클린+프론트 스쿼트 - 6×2(1+1)
- 클린 하이 풀 - 5×3
- 파워 저크 - 6×3
- 프레스 - 5×4

3일차

- 클린 앤 저크 - 6×2(1+1)
- 클린 풀 - 5×4
- 백 스쿼트 - 5×3

4일차

- 파워 스내치+오버헤드 스쿼트 - 6×2(1+1)
- 스내치 하이 풀 - 5×3
- 프론트 스쿼트 - 5×3
- 스내치 프레스 - 5×4

프로그램: 기술 레벨 1

기술 레벨 1은 시합용 리프팅 기술을 어느 정도 익힌 선수들 중에서 가장 낮은 레벨이다. 이 단계에는 대부분 어린 선수들이 있어야 하지만, 실제로는 성인들도 많다. 후자의 경우는, 부족한 가동성 때문에 퍼포먼스가 제한되는 경우가 상당히 많다. 그리고 다른 스포츠를 하면서 스트렝스가 상대적으로 더 높은 수준까지 발달된 사람이라면, 기본적인 스트렝스와 기술 능숙도 간의 상당한 격차가 있는 경우도 있다.

이런 선수들은 4~6주 정도 되는 매크로사이클 안에서 일주일에 3~4일은 상대적으로 낮은 볼륨과 평균 강도로 훈련을 진행하고 GPP 훈련은 꽤 높은 볼륨으로 진행한다. 리프팅 동작을 학습하고 교정하는 훈련의 볼륨은 상당히 많을 것이며, 강도는 운동 중 코치에 의해서 상황에 맞게 조절될 것이다. 훈련의 볼륨은 정확한 수치로 정해져 있기보다는, 상당한 피로가 축적되지 않을 정도로 조정될 것이다.

이 단계에서는 선수들의 형태와 나이가 상당히 다양할 수 있기 때문에, 결과적으로 이 단계에서 주어지는 훈련의 내용이 다소 애매할 수도 있다. 일반적으로는, 이 단계에 속해 있는 선수들은 훈련 초기에는 더 많은 GPP 훈련을 하게 될 것이다. 더 어린 선수일수록, 더 많은 GPP 훈련이 필요하다. 코치는 각 선수에게 적합한 훈련 프로그램을 현명하게 잘 결정해야 한다.

이 단계의 모든 훈련은 기본적으로 준비 단계라고 볼 수 있다. 특히 어린 선수들은 대회에는 거의 참가하지 않을 것이지만, 혹시나 참가하게 된다면, 자신이 들 수 있는 최대 무게에 도전하기보다는 올바른 자세로 리프팅 하는 것을 목표로 해야 한다. 이 단계에 있는 성인 선수들은 자신들보다 더 수준 높은 선수들과 비슷한 목표를 가지고 대회에 참가할 가능성도 있다. 하지만 이런 경우에도 대회 직전에 진행하는 훈련 프로그램을 많이 변경해서는 안 된다. 시합 전주에 볼륨과 강도를 약간 줄이는 정도면 충분할 것이다.

샘플 프로그램을 통해서, 이 단계에 있는 선수들을 위한 프로그램은 어떻게 구성하는지 알 수 있다. 4주 훈련이며, 현재 선수의 상태나 훈련 목적에 따라서 조금씩 변형할 수도 있다. 강도는 더 이상 선수가 불가능한 무게에 도달할 때까지 조금씩 증가시킨다. 4주가 끝난 후 다음 4주 프로그램을 시작하기 전에, 1~2주 정도 동안 강도와 볼륨을 줄이고, 바벨 훈련을 제한하는 휴식기를 가질 수도 있다.

GPP 훈련

아래 GPP 훈련 세션을 샘플 프로그램에 포함시켜서 진행한다. 다시 말하지만, GPP 훈련량과 성격은 선수에 따라서 달라질 수 있다. 운동 배경이 없거나 거의 없는 어린 선수나 나이가 좀 있는 선수들에게 더 광범위하게 GPP 훈련을 진행하며, 운동 경험이 있어서 기초가 어느 정도 탄탄한 선수라면 이에 맞게 적절히 조절할 수 있다. 각 훈련마다 당일 함께 진행하는 GPP 훈련 내용을 담고 있다. 운동량은 각 선수에게 맞게 조절할 필요가 있으며, 이후에 남아 있는 훈련 내용도 고려해야 한다. 경우에 따라서 한 가지 동작만 진행할 수도 있고, 모든 동작을 다 진행할 수도 있다는 것을 의미한다. 그 대신 전체 운동 볼륨을 조절하는 것이다. GPP 볼륨은 시간이 지나면서 점차적으로 증가시키고 4~5주마다 볼륨과 강도를 주기적으로 감소시킨다. 이것은 바벨 훈련 사이클 동안에 볼륨과 강도를 조정하는 기간과 일치시키기 위해서이다.

스프린트

- 무릎을 높이 들면서 – 25m×2~4
- 30m 걷다가 스프린트 하기 – 50m×2~3
- 서 있는 상태에서 스프린트 하기 – 50m×2~4, 100m×2~4

점프

- 서 있는 상태에서 길게 점프(두 발로 점프) – 20~40
- 서 있는 상태에서 길게 점프(한 발로 점프) – 20~40
- 서 있는 상태에서 수직 위로 점프 – 10~20
- 5~7발 달려오면서 길게 점프 – 5~10

쓰로우(던지기)

- 메디슨 볼을 들고 힙힌지 자세를 만들었다가 앞으로 공 던지기 – 25~50
- 메디슨 볼을 들고 힙힌지 자세를 만들었다가 뒤로 공 던지기 – 25~50
- 샷 풋(포환던지기 3~5kg) – 15~25(메디슨 볼로 대체 가능)
- 디스커스(원반던지기: 서서 시작) – 15~25(가벼운 메디슨 볼로 대체 가능)

캐리(운반하기)

- 파머스 워크(한 손 혹은 두 손으로 들고 이동)
- 오버헤드 캐리(한 손 그리고 두 손으로/바벨, 덤벨, 케틀벨 이용 가능)

크로스 컨츄리

- 2~2.5km 혹은 최소한 15분 동안 달리기(로잉, 사이클, 줄넘기로 대체 가능)

게임

- 스포츠 – 20분

1주차

월요일

- 스내치 스킬 훈련
- 스내치 – 5×3
- 스내치 풀 – 3×5
- 백 스쿼트 – 3×8
- 백 익스텐션
- 복근 운동

화요일

- 클린 스킬 훈련
- 클린 앤 저크 – 5×3+1
- 클린 풀 – 3×5
- 푸시 프레스 – 3×5
- 백 익스텐션
- 복근 운동
- GPP
  - 스프린트
  - 점프
  - 캐리

목요일

- 스내치 스킬 훈련
- 파워 스내치 – 5×3
- 스내치 푸시 프레스+오버헤드 스쿼트 – 4×5+1
- 프론트 스쿼트 – 3×5
- 백 익스텐션
- 복근 운동

토요일

- 저크 스킬 훈련
- 파워 클린과 파워 저크 – 5×3+1
- 클린 풀 – 3×5
- 백 스쿼트 – 4×5
- 백 익스텐션
- 복근 운동
- GPP
  - 쓰로우(던지기)
  - 점프
  - 크로스 컨츄리

2주차

월요일

- 스내치 스킬 훈련
- 파워 스내치+행 스내치(무릎 높이) – 5×1+1
- 홀팅 스내치 데드리프트(허벅지 가운데 지점) – 3×3
- 백 스쿼트 – 4×5
- 백 익스텐션
- 복근 운동

화요일

- 스내치 스킬 훈련
- 파워 스내치 – 5×2
- 스내치 푸시 프레스+오버헤드 스쿼트 – 3×5+1
- 프론트 스쿼트 – 3×5
- 백 익스텐션
- 복근 운동
- GPP
  - 스프린트
  - 점프
  - 게임

목요일

- 클린 스킬 훈련
- 파워 클린+행 클린(무릎 높이) – 5×1+1
- 홀팅 클린 데드리프트(허벅지 가운데 지점) – 3×3
- 푸시 프레스 – 3×5
- 백 익스텐션
- 복근 운동

토요일

- 저크 스킬 훈련
- 파워 클린과 파워 저크 – 5×1+3
- 스내치 풀 – 3×4
- 백 스쿼트 – 4×5
- 백 익스텐션
- 복근 운동
- GPP
  - 쓰로우(던지기)
  - 점프
  - 크로스 컨츄리

3주차

월요일

- 스내치 스킬 훈련
- 스내치 - 5×3
- 스내치 풀 - 3×5
- 백 스쿼트 - 3×8
- 백 익스텐션
- 복근 운동

화요일

- 클린 스킬 훈련
- 클린 앤 저크 - 5×1+3
- 클린 풀 - 3×5
- 푸시 프레스 - 3×5
- 백 익스텐션
- 복근 운동
- GPP
  - 스프린트
  - 점프
  - 캐리

목요일

- 스내치 스킬 훈련
- 파워 스내치 - 5×3
- 스내치 푸시 프레스+오버헤드 스쿼트 - 4×5+1
- 프론트 스쿼트 - 3×5
- 백 익스텐션
- 복근 운동

토요일

- 저크 스킬 훈련
- 파워 클린과 파워 저크 - 5×3+1
- 클린 풀 - 3×5
- 백 스쿼트 - 4×5
- 백 익스텐션
- 복근 운동
- GPP
  - 쓰로우(던지기)
  - 점프
  - 크로스 컨츄리

4주차

월요일

- 스내치 스킬 훈련
- 파워 스내치+행 스내치(무릎 높이) - 5×1+1
- 홀팅 스내치 데드리프트(허벅지 가운데 지점) - 3×3
- 백 스쿼트 - 4×5
- 백 익스텐션
- 복근 운동

화요일

- 스내치 스킬 훈련
- 파워 스내치 - 5×2
- 스내치 푸시 프레스+오버헤드 스쿼트 - 3×5+1
- 프론트 스쿼트 - 3×5
- 백 익스텐션
- 복근 운동
- GPP
  - 스프린트
  - 점프
  - 게임

목요일

- 클린 스킬 훈련
- 파워 클린+행 클린(무릎 높이) - 5×1+1
- 홀팅 클린 데드리프트(허벅지 가운데 지점) - 3×3
- 푸시 프레스 - 3×5
- 백 익스텐션
- 복근 운동

토요일

- 저크 스킬 훈련
- 파워 클린과 파워 저크 - 5×1+3
- 스내치 풀 - 3×4
- 백 스쿼트 - 4×5
- 백 익스텐션
- 복근 운동
- GPP
  - 쓰로우(던지기)
  - 점프
  - 크로스 컨츄리

프로그램: 기술 레벨 2

기술 레벨 2는 웨이트리프팅 훈련 경험이 약간 있는, 높은 초보 단계에서 낮은 중간 단계로 넘어가는 레벨이다. 그러나 여전히 기술 학습과 발전을 하고 있는 단계이며, 스트렝스가 상대적으로 많이 발전하고 있는 상태이다. 이 단계에는 대부분 어린 선수들이 있어야 하지만, 실제로는 성인들도 많다. 후자의 경우는, 기본적인 움직임에서의 스트렝스 수준이 대회용 리프팅의 퍼포먼스보다 상대적으로 높은 편이다. 이것은 이전 운동 배경 때문이기도 하며, 대회용 리프팅 퍼포먼스를 제한하는 가동성 문제 때문일 수도 있다.

이 레벨의 선수들은 6~8주 동안 지속되는 매크로사이클 내에서 일주일에 4일 훈련을 하게 된다. 상대적으로 낮은 볼륨과 평균 강도로 진행하며, GPP 운동은 많은 편이다. 기술 및 교정 훈련의 비중도 높다. 동일한 프로그램에서, 각 메조사이클의 처음 3주 동안은 볼륨을 거의 동일하게 유지하며, 회복을 위해서 마지막 주에 감소시킨다. 강도는 훈련을 진행하면서 코치가 직접 주관적으로 조정할 수 있다. 이 단계에서는 특정 대회를 준비하는 것은 아니기 때문에, 대회 시작하기 1~2주 전에 볼륨과 강도를 아주 조금 줄이는 것을 제외하고는, 기본적으로 모두 메조사이클 준비 기간이 될 것이다.

기술 레벨 1에서처럼, 정확한 GPP 훈련량과 성격은 각 선수의 운동 경험과 나이에 따라서 달라질 수 있다.

메조사이클 1

1~3주차

월요일

- 스내치 스킬 훈련
- 스내치 – 5×3
- 라이저에서 스내치 풀 – 3×4
- 스내치 푸시 프레스+오버헤드 스쿼트 – 3×5+1
- 백 스쿼트 – 3×8

화요일

- 저크 스킬 훈련
- 파워 스내치 – 5×3
- 저크 – 5×3
- 파워 클린 – 5×3
- SLDL – 3×5
- 미는 동작의 상체 보디빌딩 운동

목요일

- 클린 스킬 훈련
- 클린 – 5×3
- 라이저에서 클린 풀 – 3×4
- 프론트 스쿼트 – 3×5
- 굿모닝 – 3×5
- 당기는 동작의 상체 보디빌딩 운동

토요일

- 선택해서 스킬 훈련 진행하기
- 스내치 – 6×1
- 클린 앤 저크 – 6×1+1
- 푸시 프레스 – 3×5
- 백 스쿼트 – 3×5
- 당기고 미는 동작의 상체 보디빌딩 운동

4주차

월요일

- 스내치 스킬 훈련
- 스내치 - 5×1
- 스내치 풀 - 3×3
- 백 스쿼트 - 3×5

화요일

- 저크 스킬 훈련
- 파워 스내치 - 5×1
- 파워 클린 앤 저크 - 5×1+1
- 스내치 푸시 프레스+오버헤드 스쿼트 - 4×3+1
- 미는 동작의 상체 보디빌딩 운동

목요일

- 클린 스킬 훈련
- 클린 - 5×1
- 클린 풀 - 3×3
- 프론트 스쿼트 - 3×4
- 당기는 동작의 상체 보디빌딩 운동

토요일

- 선택해서 스킬 훈련 진행하기
- 스내치 - 6×1
- 클린 앤 저크 - 6×1+1
- 푸시 프레스 - 4×3
- 백 스쿼트 - 4×3
- 당기고 미는 동작의 상체 보디빌딩 운동

메조사이클 2

5~7주차

월요일

- 스내치 스킬 훈련
- 스내치 - 6×2
- 스내치 풀 - 4×3
- 스내치 푸시 프레스+오버헤드 스쿼트 - 5×3+1
- 백 스쿼트 - 4×6

화요일

- 저크 스킬 훈련
- 파워 스내치 - 6×2
- 저크 - 6×2
- 파워 클린 - 6×2
- SLDL - 3×5

목요일

- 클린 스킬 훈련
- 클린 - 6×2
- 클린 풀 - 4×3
- 프론트 스쿼트 - 3×4
- 굿모닝 - 3×5
- 당기는 동작의 상체 보디빌딩 운동

토요일

- 선택해서 스킬 훈련 진행하기
- 스내치 - 6×1
- 클린 앤 저크 - 6×1+1
- 푸시 프레스 - 5×3
- 백 스쿼트 - 5×4
- 당기고 미는 동작의 상체 보디빌딩 운동

8주차

월요일

- 스내치 스킬 훈련
- 스내치 - 5×1
- 스내치 풀 - 3×3
- 백 스쿼트 - 3×5

화요일

- 저크 스킬 훈련
- 파워 스내치 - 5×1
- 파워 클린 앤 저크 - 5×1+1
- 스내치 푸시 프레스+오버헤드 스쿼트 - 4×3+1
- 미는 동작의 상체 보디빌딩 운동

목요일

- 클린 스킬 훈련
- 클린 - 5×1
- 클린 풀 - 3×3
- 프론트 스쿼트 - 3×4
- 당기는 동작의 상체 보디빌딩 운동

토요일

- 선택해서 스킬 훈련 진행하기
- 스내치 - 6×1
- 클린 앤 저크 - 6×1+1
- 푸시 프레스 - 4×3
- 백 스쿼트 - 4×3
- 당기고 미는 동작의 상체 보디빌딩 운동

프로그램: 기술 레벨 3

이 레벨의 선수들은 중상급 정도의 레벨이며, 미국 국내 대회에 참가할 만한 수준에 근접해 있다. 여기 선수들은 여전히 시합용 리프팅 동작에 대한 기술을 다듬고, 스트렝스를 발전시키고 있는 상태이다. 여전히 가동성과 관련해서 개선해야 할 부분도 있다.

GPP 훈련을 최소화한 상태로 일주일에 5일 정도 훈련하며, 이때 주로 점프 훈련이나 보디빌딩을 한다. 하지만 각 선수들의 나이 혹은 운동 배경에 따라서 적절히 조정할 수 있다. 매크로사이클은 일반적으로 대략 12주에 걸쳐서 진행하며, 대회 일정에 따라서 달라질 수 있다. 자신의 최대 무게를 기준으로 상대적 강도를 정할 수 있다. 여기 나오는 샘플 프로그램들의 %는 특정 선수에게는 조정될 필요가 있을 수 있다는 것을 명심하자.

이 훈련 프로그램들은 확연히 준비 기간 메조사이클과 대회 기간 메조사이클으로 나눠져 있다. 후자의 경우는 HS와 빈도를 강조한다. 이 레벨의 선수들은 어느 정도 기술적으로 능숙하기 때문에 이런 HS와 빈도를 강조한 훈련이 효과적이기 때문이다. 준비 기간 메조사이클 중 토요일에는 클린 앤 저크 동작을 하는데 클린과 저크 동작 중에 자신이 약한 동작을 2번 한다. 만약 클린이 저크보다 약하다면, 2클린+1저크로 하는 것이다.

메조사이클 1: 준비 기간

1주차

월요일

- 스내치 기술 연습을 우선으로 하는 동작
- 스내치 – 70%×3, 75%×3×5
- 라이저에서 스내치 풀 – 90%×5×4
- 백 스쿼트 – 60%×8, 70%×8×4
- SLDL – 3×5
- 백 스쿼트 점프 – 20%(백 스쿼트의)×5×4

화요일

- 스내치 혹은 저크 기술 연습을 우선으로 하는 동작
- 파워 스내치 – 70%×3, 75%×3×5
- 파워 저크 – 70%×3, 75%×3×5
- 스내치 푸시 프레스+오버헤드 스쿼트 – 70%(스내치의)×5+1×5
- 당기는 동작의 상체 보디빌딩 운동

수요일

- 클린 기술 연습을 우선으로 하는 동작
- 클린 – 70%×3, 75%×3×5
- 라이저에서 클린 풀 – 90%×5×4
- 프론트 스쿼트 – 70%×5×4
- 굿모닝 – 3×5
- 박스 점프 – 4×5

목요일

- 저크 기술 연습을 우선으로 하는 동작
- 저크 – 70%×3, 75%×3×5
- 파워 클린 – 70%×3, 75%×3×5
- 스내치 밸런스 – 70%×2, 75%×2×5
- 푸시 프레스 – 70%×5×5
- 미는 동작의 상체 보디빌딩 운동

토요일

- 스내치, 클린 혹은 저크 기술 연습을 우선으로 하는 동작
- 스내치+오버헤드 스쿼트 – 1+1RM
- 클린 앤 저크 – 2+1 혹은 1+2RM
- 백 스쿼트 – 70%×5, 75%×5, 80%×5×2
- 스쿼트 박스 점프 – 4×5
- 바벨 런지 – 3×5
- 당기고 미는 동작의 상체 보디빌딩 운동

2주차

월요일

- 스내치 기술 연습을 우선으로 하는 동작
- 스내치–70%×3, 75%×3, 80%×3×3
- 라이저에서 스내치 풀–90%×5, 95%×5×3
- 백 스쿼트–65%×8, 75%×8×3
- SLDL–3×5
- 백 스쿼트 점프–20%(백 스쿼트의)×5×3

화요일

- 스내치 혹은 저크 기술 연습을 우선으로 하는 동작
- 파워 스내치–70%×3, 75%×3, 80%×3×3
- 파워 저크–70%×3, 75%×3, 80%×3×3
- 스내치 푸시 프레스+오버헤드 스쿼트–70%(스내치의)×5+1, 75%×5+1×4
- 당기는 동작의 상체 보디빌딩 운동

수요일

- 클린 기술 연습을 우선으로 하는 동작
- 클린–70%×3, 75%×3, 80%×3×3
- 라이저에서 클린 풀–90%×5, 95%×5×3
- 프론트 스쿼트–70%×5×2, 75%×5×2
- 굿모닝–3×5
- 박스 점프–4×5

목요일

- 저크 기술 연습을 우선으로 하는 동작
- 저크–70%×3, 75%×3, 80%×3×3
- 파워 클린–70%×3, 75%×3, 80%×3×3
- 스내치 밸런스–70%×3, 75%×2, 80%×3×2
- 푸시 프레스–70%×5×2, 75%×5×3
- 미는 동작의 상체 보디빌딩 운동

토요일

- 스내치, 클린 혹은 저크 기술 연습을 우선으로 하는 동작
- 스내치+오버헤드 스쿼트(스내치+오버헤드 스쿼트)–1+1RM
- 클린 앤 저크–2+1 혹은 1+2RM
- 백 스쿼트–73%×5, 78%×5, 83%×5
- 스쿼트 박스 점프–3×5
- 바벨 런지–3×5
- 당기고 미는 동작의 상체 보디빌딩 운동

3주차

월요일

- 스내치 기술 연습을 우선으로 하는 동작
- 스내치–70%×3, 75%×3, 80%×3, 3RM
- 라이저에서 스내치 풀–90%×5, 95%×5, 100%×5×2
- 백 스쿼트–65%×8, 75%×8, 8RM
- SLDL–3×5
- 백 스쿼트 점프–20%(백 스쿼트의)×4×3

화요일

- 스내치 혹은 저크 기술 연습을 우선으로 하는 동작
- 파워 스내치–70%×3, 75%×3, 80%×3, 3RM
- 파워 저크–70%×3, 75%×3, 80%×3, 3RM
- 스내치 푸시 프레스+오버헤드 스쿼트–70%(스내치의)×5+1, 75%×5+1, 5+1RM
- 당기는 동작의 상체 보디빌딩 운동

수요일

- 클린 기술 연습을 우선으로 하는 동작
- 클린–70%×3, 75%×3, 80%×3, 3RM
- 라이저에서 클린 풀–90%×5, 95%×5, 100%×5×2
- 프론트 스쿼트–70%×5, 75%×5×4
- 굿모닝–3×5
- 박스 점프–4×4

목요일

- 저크 기술 연습을 우선으로 하는 동작
- 저크–70%×3, 75%×3, 80%×3, 3RM
- 파워 클린–70%×3, 75%×3, 80%×3, 3RM
- 푸시 프레스–70%×5×2, 75%×5, 5RM
- 미는 동작의 상체 보디빌딩 운동

토요일

- 스내치, 클린 혹은 저크 기술 연습을 우선으로 하는 동작
- 스내치+오버헤드 스쿼트–1+1RM
- 클린 앤 저크–2+1 혹은 1+2RM
- 백 스쿼트–70%×5, 75%×5, 80%×5, 5RM
- 스쿼트 박스 점프–3×4
- 바벨 런지–3×5
- 당기고 미는 동작의 상체 보디빌딩 운동

4주차

월요일

- 스내치 기술 연습을 우선으로 하는 동작
- 스내치 - 70%×2×5
- 라이저에서 스내치 풀 - 80%×3×3
- 백 스쿼트 - 70%×5×4
- SLDL - 3×5
- 백 스쿼트 점프 - 20%(백 스쿼트의)×4×3

화요일

- 파워 클린 - 70%×2×5
- 저크 기술 연습을 우선으로 하는 동작
- 저크 - 70%×2×4
- 푸시 프레스 - 70%×3×3

수요일

- 클린 기술 연습을 우선으로 하는 동작
- 클린 - 70%×2×5
- 라이저에서 클린 풀 - 80%×3×3
- 프론트 스쿼트 - 70%×3×4
- 굿모닝 - 3×5

목요일

- 스내치 기술 연습을 우선으로 하는 동작
- 파워 스내치 - 70%×2×5
- 파워 저크 - 70%×2×5
- 스내치 푸시 프레스+오버헤드 스쿼트 - 70%(스내치의)×3+1×5

토요일

- 스내치, 클린 혹은 저크 기술 연습을 우선으로 하는 동작
- 스내치 - 70%×1, 75%×1, 80%×1, 85%×1×3
- 클린 앤 저크 - 70%×1+1, 75%×1+1, 80%×1+1, 85%×1+1×3
- 백 스쿼트 - 70%×5×2, 75%×5×2
- 바벨 런지 - 3×5

메조사이클 2: 준비 기간

5주차

월요일

- 스내치 기술 연습을 우선으로 하는 동작
- 스내치 - 70%×2, 75%×2, 80%×2×5
- 스내치 풀 - 100%×3×4
- 백 스쿼트 - 70%×5, 75%×5×4
- SLDL - 3×5
- 백 스쿼트 점프 - 20%(백 스쿼트의)×5×3

화요일

- 저크 기술 연습을 우선으로 하는 동작
- 저크 - 70%×2, 75%×2, 80%×2×5
- 파워 클린 - 70%×2, 75%×2, 80%×2×5
- 푸시 프레스 - 70%×5, 75%×4, 80%×3×5
- 미는 동작의 상체 보디빌딩 운동

수요일

- 클린 기술 연습을 우선으로 하는 동작
- 클린 - 70%×2, 75%×2, 80%×2×5
- 클린 풀 - 100%×3×4
- 프론트 스쿼트 - 70%×3, 75%×3×4
- 굿모닝 - 3×5
- 박스 점프 - 4×5

목요일

- 스내치 혹은 저크 기술 연습을 우선으로 하는 동작
- 파워 스내치 - 70%×2, 75%×2, 80%×2×5
- 파워 저크 - 70%×2, 75%×2, 80%×2×5
- 오버헤드 스쿼트 - 70%×2, 75%×2, 80%×2×5
- 스내치 푸시 프레스 - 70%(스내치의)×5, 75%×5×5
- 당기는 동작의 상체 보디빌딩 운동

토요일

- 스내치, 클린 혹은 저크 기술 연습을 우선으로 하는 동작
- 스내치+오버헤드 스쿼트 - 1+1RM
- 클린 앤 저크 - 2+1 혹은 1+2RM
- 백 스쿼트 - 70%×3, 75%×3, 80%×3, 85%×3
- 스쿼트 박스 점프 - 4×5
- 바벨 런지 - 3×5
- 당기고 미는 동작의 상체 보디빌딩 운동

6주차

월요일

- 스내치 기술 연습을 우선으로 하는 동작
- 스내치-70%×2, 75%×2, 80%×2, 85%×2×4
- 스내치 풀-100%×3, 105%×3×3
- 백 스쿼트-70%×5, 75%×5×2, 80%×5×2
- SLDL-3×5
- 백 스쿼트 점프-20%(백 스쿼트의)×5×3

화요일

- 저크 기술 연습을 우선으로 하는 동작
- 저크-70%×2, 75%×2, 80%×2, 85%×2×4
- 파워 클린-70%×2, 75%×2, 80%×2, 85%×2×4
- 푸시 프레스-70%×5, 75%×4, 80%×3, 85%×3×4
- 미는 동작의 상체 보디빌딩 운동

수요일

- 클린 기술 연습을 우선으로 하는 동작
- 클린-70%×2, 75%×2, 80%×2, 85%×2×4
- 클린 풀-100%×3, 105%×3×3
- 프론트 스쿼트-70%×3, 75%×3×2, 80%×3×2
- 굿모닝-3×5
- 박스 점프-3×3

목요일

- 스내치 혹은 저크 기술 연습을 우선으로 하는 동작
- 파워 스내치-70%×2, 75%×2, 80%×2, 85%×2×4
- 파워 저크-70%×2, 75%×2, 80%×2, 85%×2×4
- 오버헤드 스쿼트-70%×2, 75%×2, 80%×2, 85%×2×4
- 스내치 푸시 프레스-70%(스내치의)×5, 75%×5, 80%×4×4
- 당기는 동작의 상체 보디빌딩 운동

토요일

- 스내치, 클린 혹은 저크 기술 연습을 우선으로 하는 동작
- 스내치+오버헤드 스쿼트-1+1RM
- 클린 앤 저크-2+1 혹은 1+2RM
- 백 스쿼트-70%×3, 80%×3, 85%×3, 90%×3
- 스쿼트 박스 점프-3×3
- 바벨 런지-3×5
- 당기고 미는 동작의 상체 보디빌딩 운동

7주차

월요일

- 스내치 기술 연습을 우선으로 하는 동작
- 스내치-70%×2, 75%×2, 80%×2, 85%×2, 2RM
- 스내치 풀-100%×3, 105%×3, 110%×3×2
- 백 스쿼트-70%×5, 75%×5×2, 80%×5, 5RM
- SLDL-3×5
- 백 스쿼트 점프-20%(백 스쿼트의)×3×3

화요일

- 저크 기술 연습을 우선으로 하는 동작
- 저크-70%×2, 75%×2, 80%×2, 85%×2, 2RM
- 파워 클린-70%×2, 75%×2, 80%×2, 85%×2, 2RM
- 푸시 프레스-70%×5, 75%×4, 80%×3, 85%×3, 3RM
- 미는 동작의 상체 보디빌딩 운동

수요일

- 클린 기술 연습을 우선으로 하는 동작
- 클린-70%×2, 75%×2, 80%×2, 85%×2, 2RM
- 클린 풀-100%×3, 105%×3, 110%×3×2
- 프론트 스쿼트-70%×3, 75%×3×2, 80%×3, 85%×3
- 굿모닝-3×5
- 박스 점프-3×3

목요일

- 스내치 혹은 저크 기술 연습을 우선으로 하는 동작
- 파워 스내치-70%×2, 75%×2, 80%×2, 85%×2, 2RM
- 파워 저크-70%×2, 75%×2, 80%×2, 85%×2, 2RM
- 오버헤드 스쿼트-70%×2, 75%×2, 80%×2, 85%×2, 2RM
- 스내치 푸시 프레스-70%(스내치의)×5, 75%×5, 80%×4, 85%×4×3
- 당기는 동작의 상체 보디빌딩 운동

토요일

- 스내치, 클린 혹은 저크 기술 연습을 우선으로 하는 동작
- 스내치+오버헤드 스쿼트-1+1RM
- 클린 앤 저크-2+1 혹은 1+2RM
- 백 스쿼트-70%×3, 80%×3, 85%×3, 90%×3, 3RM
- 스쿼트 박스 점프-3×3
- 바벨 런지-3×5
- 당기고 미는 동작의 상체 보디빌딩 운동

8주차

월요일

- 스내치 기술 연습을 우선으로 하는 동작
- 스내치 – (70%×2, 75%×1, 80%×1)×2
- 클린 앤 저크 – (70%×1+1, 75%×1+1, 80%×1+1)×2
- 프론트 스쿼트 – 70%×3, 75%×3×3
- 백 스쿼트 점프 – 20%(백 스쿼트의)×3×3

화요일

- 저크 기술 연습을 우선으로 하는 동작
- 파워 스내치 – (70%×2, 75%×1, 80%×1)×2
- 파워 클린과 파워 저크 – (70%×1+1, 75%×1+1, 80%×1+1)×2
- 클린 풀 – 90%×2, 95%×2, 100%×2×2, 90%×2

수요일

- 스내치 – (70%×2, 75%×1, 80%×1)×2
- 클린 기술 연습을 우선으로 하는 동작
- 클린 앤 저크 – (70%×1+1, 75%×1+1, 80%×1+1)×2
- 백 스쿼트 – 70%×3×4
- 굿모닝 – 3×5
- 박스 점프 – 4×3

목요일

- 스내치 혹은 저크 기술 연습을 우선으로 하는 동작
- 파워 스내치 – (70%×2, 75%×1, 80%×1)×2
- 파워 클린과 파워 저크 – (70%×1+1, 75%×1+1, 80%×1+1)×2
- 스내치 풀 – 90%×2, 95%×2, 100%×2×2, 90%×2

토요일

- 스내치, 클린 혹은 저크 기술 연습을 우선으로 하는 동작
- 스내치 – 70%×2, 75%×1, 80%×1, 85%×1×3
- 클린 앤 저크 – 70%×1+1, 75%×1+1, 80%×1+1, 85%×1+1×3
- 스내치 풀 – 90%×2, 95%×2, 100%×2, 80%×2
- 프론트 스쿼트 – 70%×3, 75%×3, 80%×3, 70%×3
- 스쿼트 박스 점프 – 3×3

메조사이클 3: 대회 기간

9주차

월요일

- 스내치 기술 연습을 우선으로 하는 동작
- 스내치 – HS(85%[HS의]×1, 90%×1, 95%×1)×2
- 클린 앤 저크 – 70%×1+1, 75%×1+1, 80%×1+1, 85%×1+1×3
- 프론트 스쿼트 – 70%×3, 80%×3, 85%×3×3
- 굿모닝 – 3×5
- 백 스쿼트 점프 – 20%(백 스쿼트의)×3×3

화요일

- 저크 기술 연습을 우선으로 하는 동작
- 파워 스내치 – 70%×1, 75%×1, 80%×1, 85%×1×5
- 파워 클린과 파워 저크 – HS;85%(HS의)×1+1, 90%×1+1, 95%×1+1
- 클린 풀 – 100%×2, 105%×2, 110%×2×2, 90%×2

수요일

- 스내치 – 70%×1, 75%×1, 80%×1, 85%×1×3
- 클린 기술 연습을 우선으로 하는 동작
- 클린 앤 저크 – HS;(85%[HS의]×1+1, 90%×1+1, 95%×1+1)×2
- 백 스쿼트 – 70%×3, 75%×3×4
- 굿모닝 – 3×5
- 박스 점프 – 4×3

목요일

- 스내치 혹은 저크 기술 연습을 우선으로 하는 동작
- 파워 스내치 – HS;85%(HS의)×1, 90%×1, 95%×1
- 파워 클린과 파워 저크 – 70%×1+1, 75%×1+1, 80%×1+1, 85%×1+1×3
- 스내치 풀 – 100%×2, 105%×2, 110%×2×2, 90%×2
- 굿모닝 – 3×5

토요일

- 스내치, 클린 혹은 저크 기술 연습을 우선으로 하는 동작
- 스내치 – HS;(90%[HS의]×1, 95%×1, HS)×2
- 클린 앤 저크 – HS;(90%[HS의]×1+1, 95%×1+1, HS)×2
- 클린 풀 – 90%×2, 100%×2, 105%×2, 80%×2
- 프론트 스쿼트 – 70%×3, 80%×3, 85%×3, 90%×3×2
- 스쿼트 박스 점프 – 4×3

10주차

월요일

- 스내치 기술 연습을 우선으로 하는 동작
- 스내치 - HS;(85%[HS의]×1, 90%×1, 95%×1)×2
- 클린 앤 저크 - 70%×1+1, 75%×1+1, 80%×1+1, 85%×1+1, 90%×1+1
- 프론트 스쿼트 - 70%×3, 80%×3, 85%×3, 90%×2×3
- 백 스쿼트 점프 - 20%(백 스쿼트의)×3×3

화요일

- 저크 기술 연습을 우선으로 하는 동작
- 파워 스내치 - 70%×1, 75%×1, 80%×1, 85%×1, 90%×1
- 파워 클린과 파워 저크 - HS;85%[HS의]×1+1, 90%×1+1, 95%×1+1
- 클린 풀 - 100%×2, 110%×2, 115%×2, 90%×2

수요일

- 스내치 - 70%×1, 75%×1, 80%×1, 85%×1, 90%×1
- 클린 기술 연습을 우선으로 하는 동작
- 클린 앤 저크 - HS;(85%[HS의]×1+1, 90%×1+1, 95%×1+1)×2
- 백 스쿼트 - 70%×3, 75%×3, 80%×3×3
- 박스 점프 - 3×3

목요일

- 스내치 혹은 저크 기술 연습을 우선으로 하는 동작
- 파워 스내치 - HS;85%(HS의)×1, 90%×1, 95%×1
- 파워 클린과 파워 저크 - 70%×1+1, 75%×1+1, 80%×1+1, 85%×1+1, 90%×1+1
- 스내치 풀 - 100%×2, 110%×2, 115%×2, 90%×2
- 굿모닝 - 3×5

토요일

- 스내치, 클린 혹은 저크 기술 연습을 우선으로 하는 동작
- 스내치 - HS;(90%[HS의]×1, 95%×1, HS)×2
- 클린 앤 저크 - HS;(90%[HS의]×1+1, 95%×1+1, HS)×2
- 스내치 풀 - 90%×2, 100%×2, 105%×2
- 프론트 스쿼트 - HS;85%(HS의)×1, 90%×1, 95%×1
- 스쿼트 박스 점프 - 3×3

11주차

월요일

- 스내치 기술 연습을 우선으로 하는 동작
- 스내치 - HS;85%(HS의)×1, 90%×1, 95%×1
- 클린 앤 저크 - 70%×1+1, 75%×1+1, 80%×1+1, 85%×1+1, 90%×1+1
- 프론트 스쿼트 - 70%×2, 80%×2, 85%×2×3
- 백 스쿼트 점프 - 20%(백 스쿼트의)×3×3

화요일

- 저크 기술 연습을 우선으로 하는 동작
- 파워 스내치 - 70%×1, 75%×1, 80%×1, 85%×1, 90%×1×2
- 파워 클린과 파워 저크 - 70%×1+1, 75%×1+1, 80%×1+1, 85%×1+1, 90%×1+1×2
- 클린 풀 - 90%×2, 95%×2, 100%×2, 90%×2

수요일

- 스내치 - 70%×1, 75%×1, 80%×1, 85%×1×3
- 클린 기술 연습을 우선으로 하는 동작
- 클린 앤 저크 - 70%×1+1, 75%×1+1, 80%×1+1, 85%×1+1×3
- 백 스쿼트 - 70%×3, 75%×3×3
- 박스 점프 - 3×3

목요일

- 스내치 혹은 저크 기술 연습을 우선으로 하는 동작
- 파워 스내치 - 70%×1, 75%×1, 80%×1, 85%×1×3
- 파워 클린과 파워 저크 - 70%×1+1, 75%×1+1, 80%×1+1, 85%×1+1×3
- 스내치 풀 - 90%×2, 95%×2, 100%×2, 90%×2

토요일

- 스내치, 클린 혹은 저크 기술 연습을 우선으로 하는 동작
- 스내치 - HS;90%(HS의)×1, 95%×1
- 클린 앤 저크 - To opener 400
- 클린 풀 - 85%×2, 90%×2, 95%×2, 100%×2
- 프론트 스쿼트 - 70%×2, 80%×2, 85%×2×2
- 스쿼트 박스 점프 - 3×3

12주차

월요일

- 스내치 기술 연습을 우선으로 하는 동작
- 스내치 – 70%×1, 75%×1, 80%×1, 85%×1, 90%×1×3
- 클린 앤 저크 – 70%×1+1, 75%×1+1, 80%×1+1, 85%×1+1×3
- 클린 풀 – 90%×2×3
- 백 스쿼트 – 75%×3×3

수요일

- 스내치 – 70%×1, 75%×1, 80%×1, 85%×1×3
- 클린 기술 연습을 우선으로 하는 동작
- 클린 앤 저크 – 70%×1+1, 75%×1+1, 80%×1+1×3
- 스내치 풀 – 85%×2×3
- 프론트 스쿼트 – 75%×2×3

목요일

- 스내치 – 70%×1×5
- 파워 클린 앤 저크 – 70%×1+1×5
- 스내치 풀 – 90%×2, 95%×2, 100%×2, 90%×2

토요일

- 대회

프로그램: 기술 레벨 4

기술 레벨 4에 해당되는 선수들은 미국 국내 대회에서 비교적 낮은 랭킹에 해당된다. 이 수준의 선수들은 시합용 리프팅인 스내치, 클린 앤 저크 동작의 기술 능숙도가 어느 정도 수준에 도달했기는 했지만, 여전히 조금 다듬기 위해 노력해서, 특히 더 높은 강도에서 기복 없이 꾸준하게 동작 수행이 가능해야 한다. 상당한 수준의 스트렝스 능력을 갖춘 상태이며, 이 스트렝스는 거의 웨이트리프팅 동작과 자세에 특화되어 있다. 전반적인 가동성도 좋으나, 특정 부분에 가동성 제한이 있을 수도 있다. 지역 대회 경력은 상당히 있으며, 좀 더 큰 규모의 국내 대회 경험도 어느 정도 있을 것이다.

최소한의 GPP 훈련(주로 점프 훈련과 보디빌딩 운동)을 포함한 프로그램으로 일주일에 5번 훈련한다. 일반적으로 대략 12주에 걸쳐서 매크로사이클이 진행되며, 대회 일정에 따라서 달라질 수도 있다. 선수의 정확한 최대 무게를 기준으로 객관적인 상대적 강도를 결정하는 것이 가능할 것이다. 특정 선수의 상황에 따라서 샘플 프로그램에 나온 %는 조정될 수 있다.

이 훈련 프로그램들은 확연히 준비 기간 메조사이클과 대회 기간 메조사이클으로 나눠져 있다. 후자의 경우는 HS와 빈도를 강조한다. 이 레벨의 선수들은 어느 정도 기술적으로 능숙하기 때문에 이런 HS와 빈도를 강조한 훈련이 효과적이기 때문이다. 이 기술 레벨에서 처음으로 뎁스 점프 동작이 훈련 프로그램에 포함된다. 준비 기간 메조사이클 중 토요일에는 클린 앤 저크 동작을 하는데 클린과 저크 동작 중에 자신이 약한 동작을 2번 한다. 만약 클린이 저크보다 약하다면, 2클린+1저크로 하는 것이다.

메조사이클 1: 준비 기간

1주차

월요일

- 스내치 기술 연습을 우선으로 하는 동작
- 스내치 - 70%×3, 75%×3×5
- 라이저에서 스내치 풀 - 90%×5×4
- 스내치 세그멘트 데드리프트(1인치, 무릎) - 80%×3×3
- 백 스쿼트 - 60%×8, 70%×8×4
- SLDL - 3×5
- 백 스쿼트 점프 - 20%(백 스쿼트의)×5×4

화요일

- 저크 기술 연습을 우선으로 하는 동작
- 저크 - 70%×3, 75%×3×5
- 파워 클린 - 70%×3, 75%×3×5
- 푸시 프레스 - 70%×5×5
- 미는 동작의 상체 보디빌딩 운동

수요일

- 클린 기술 연습을 우선으로 하는 동작
- 클린 - 70%×3, 75%×3×5
- 라이저에서 클린 풀 - 90%×5×4
- 클린 세그멘트 데드리프트(1인치, 무릎) - 80%×3×3
- 프론트 스쿼트 - 70%×5×4
- 굿모닝 - 3×5
- 뎁스 점프 - 4×8

목요일

- 스내치 혹은 저크 기술 연습을 우선으로 하는 동작
- 파워 스내치 - 70%×3, 75%×3×5
- 파워 저크 - 70%×3, 75%×3×5
- 오버헤드 스쿼트 - 70%×3×5
- 스내치 푸시 프레스 - 70%(스내치의)×5×5
- 당기는 동작의 상체 보디빌딩 운동

토요일

- 스내치, 클린 혹은 저크 기술 연습을 우선으로 하는 동작
- 스내치+오버헤드 스쿼트 - 1+1RM
- 클린 앤 저크 - 2+1 혹은 1+2RM
- 플로팅 스내치 풀 - 80%×5×4
- 백 스쿼트 - 70%×5, 75%×5, 80%×5×2
- 뎁스 점프 - 3×5
- 당기고 미는 동작의 상체 보디빌딩 운동

2주차

월요일

- 스내치 기술 연습을 우선으로 하는 동작
- 스내치-70%×3, 75%×3, 80%×3×3
- 라이저에서 스내치 풀-95%×5×3
- 스내치 세그멘트 데드리프트(1인치, 무릎)-85%×3×3
- 백 스쿼트-60%×8, 70%×8, 75%×8×2
- SLDL-3×5
- 백 스쿼트 점프-20%(백 스쿼트의)×5×4

화요일

- 저크 기술 연습을 우선으로 하는 동작
- 저크-70%×3, 75%×3, 80%×3×5
- 파워 클린-70%×3, 75%×3, 80%×3×3
- 푸시 프레스-70%×5×2, 75%×5×3
- 미는 동작의 상체 보디빌딩 운동

수요일

- 클린 기술 연습을 우선으로 하는 동작
- 클린-70%×3, 75%×3, 80%×3×3
- 라이저에서 클린 풀-95%×5×3
- 클린 세그멘트 데드리프트(1인치, 무릎)-85%×3×3
- 프론트 스쿼트-70%×5×2, 75%×5×2
- 굿모닝-3×5
- 뎁스 점프-4×8

목요일

- 스내치 혹은 저크 기술 연습을 우선으로 하는 동작
- 파워 스내치-70%×3, 75%×3, 80%×3×3
- 파워 저크-70%×3, 75%×3, 80%×3×3
- 오버헤드 스쿼트-70%×3, 75%×3×3
- 스내치 푸시 프레스-70%(스내치의)×5, 75%×3×3
- 당기는 동작의 상체 보디빌딩 운동

토요일

- 스내치, 클린 혹은 저크 기술 연습을 우선으로 하는 동작
- 스내치+오버헤드 스쿼트-1+1RM
- 클린 앤 저크-2+1 혹은 1+2RM
- 플로팅 스내치 풀-80%×5×2, 85%×5×2
- 백 스쿼트-70%×5, 75%×5, 80%×5, 85%×5
- 뎁스 점프-3×5
- 당기고 미는 동작의 상체 보디빌딩 운동

3주차

월요일

- 스내치 기술 연습을 우선으로 하는 동작
- 스내치-70%×3, 75%×3, 80%×3, 3RM
- 라이저에서 스내치 풀-100%×4×3
- 스내치 세그멘트 데드리프트(1인치, 무릎)-85%×3, 90%×3×2
- 백 스쿼트-60%×8, 70%×8, 8RM
- SLDL-3×5
- 백 스쿼트 점프-20%(백 스쿼트의)×3×4

화요일

- 저크 기술 연습을 우선으로 하는 동작
- 저크-70%×3, 75%×3, 80%×3, 3RM
- 파워 클린-70%×3, 75%×3, 80%×3, 3RM
- 푸시 프레스-70%×5×2, 75%×5, 5RM
- 미는 동작의 상체 보디빌딩 운동

수요일

- 클린 기술 연습을 우선으로 하는 동작
- 클린-70%×3, 75%×3, 80%×3, 3RM
- 라이저에서 클린 풀-100%×4×3
- 클린 세그멘트 데드리프트(1인치, 무릎)-85%×3, 90%×3×2
- 프론트 스쿼트-70%×5, 75%×5×3
- 굿모닝-3×5
- 뎁스 점프-3×6

목요일

- 스내치 혹은 저크 기술 연습을 우선으로 하는 동작
- 파워 스내치-70%×3, 75%×3, 80%×3, 3RM
- 파워 저크-70%×3, 75%×3, 80%×3, 3RM
- 오버헤드 스쿼트-70%×3, 75%×3, 3RM
- 스내치 푸시 프레스-70%(스내치의)×5, 75%×5, 80%×5×2
- 당기는 동작의 상체 보디빌딩 운동

토요일

- 스내치, 클린 혹은 저크 기술 연습을 우선으로 하는 동작
- 스내치+오버헤드 스쿼트-1+1RM
- 클린 앤 저크-2+1 혹은 1+2RM
- 플로팅 스내치 풀-80%×5×2, 85%×5, 90%×5×2
- 백 스쿼트-70%×5, 75%×5, 80%×5, 85%×5, 5RM
- 뎁스 점프-3×3
- 당기고 미는 동작의 상체 보디빌딩 운동

4주차

월요일

- 스내치 기술 연습을 우선으로 하는 동작
- 스내치 – 70%×3×4
- 라이저에서 스내치 풀 – 85%×3×3
- 스내치 세그멘트 데드리프트(1인치, 무릎) – 80%×3×3
- 백 스쿼트 – 60%×6, 65%×6×3
- SLDL – 2×5
- 백 스쿼트 점프 – 20%(백 스쿼트의)×5×3

화요일

- 저크 기술 연습을 우선으로 하는 동작
- 저크 – 70%×3×4
- 파워 클린 – 70%×3×4
- 푸시 프레스 – 70%×5×3
- 미는 동작의 상체 보디빌딩 운동

수요일

- 클린 기술 연습을 우선으로 하는 동작
- 클린 – 70%×3×4
- 라이저에서 클린 풀 – 85%×3×3
- 클린 세그멘트 데드리프트(1인치, 무릎) – 80%×3×3
- 프론트 스쿼트 – 70%×3×4
- 굿모닝 – 2×5
- 뎁스 점프 – 3×8

목요일

- 스내치 혹은 저크 기술 연습을 우선으로 하는 동작
- 파워 스내치 – 70%×3×4
- 파워 저크 – 70%×3×4
- 오버헤드 스쿼트 – 70%×2×3
- 스내치 푸시 프레스 – 70%(스내치의)×5×3
- 당기는 동작의 상체 보디빌딩 운동

토요일

- 스내치, 클린 혹은 저크 기술 연습을 우선으로 하는 동작
- 스내치+오버헤드 스쿼트 – 1+1RM
- 클린 앤 저크 – 2+1 혹은 1+2RM
- 플로팅 스내치 풀 – 80%×3×3
- 백 스쿼트 – 70%×5×3
- 스쿼트 박스 점프 – 3×5
- 당기고 미는 동작의 상체 보디빌딩 운동

메조사이클 2: 준비 기간

5주차

월요일

- 스내치 기술 연습을 우선으로 하는 동작
- 스내치 – 70%×2, 75%×2, 80%×2×4
- 라이저에서 스내치 풀 – 100%×3×4
- 홀팅 스내치 데드리프트(허벅지 가운데 지점) – 90%×3×4
- 백 스쿼트 – 70%×6, 75%×6×4
- SLDL – 3×5
- 백 스쿼트 점프 – 20%(백 스쿼트의)×5×4

화요일

- 저크 기술 연습을 우선으로 하는 동작
- 저크 – 70%×2, 75%×2, 80%×2×4
- 파워 클린 – 70%×2, 75%×2, 80%×2×4
- 푸시 프레스 – 70%×3, 75%×3×4
- 미는 동작의 상체 보디빌딩 운동

수요일

- 클린 기술 연습을 우선으로 하는 동작
- 클린 – 70%×2, 75%×2, 80%×2×4
- 라이저에서 클린 풀 – 100%×3×4
- 홀팅 클린 데드리프트(허벅지 가운데 지점) – 90%×3×4
- 프론트 스쿼트 – 70%×4, 75%×4×3
- 굿모닝 – 3×5
- 뎁스 점프 – 4×6

목요일

- 스내치 혹은 저크 기술 연습을 우선으로 하는 동작
- 파워 스내치 – 70%×2, 75%×2, 80%×2×4
- 파워 저크 – 70%×2, 75%×2, 80%×2×4
- 오버헤드 스쿼트 – 70%×2, 75%×2×4
- 스내치 푸시 프레스 – 70%(스내치의)×5, 75%×4×4
- 당기는 동작의 상체 보디빌딩 운동

토요일

- 스내치, 클린 혹은 저크 기술 연습을 우선으로 하는 동작
- 스내치+스내치 밸런스 – 1+1RM
- 클린 앤 저크 – 2+1 혹은 1+2RM
- 블록 스내치 풀(무릎 높이) – 110%×3, 115%×3×3
- 백 스쿼트 – 70%×3, 80%×3, 85%×3×3
- 뎁스 점프 – 4×5
- 당기고 미는 동작의 상체 보디빌딩 운동

6주차

월요일

- 스내치 기술 연습을 우선으로 하는 동작
- 스내치 - 70%×2, 75%×2, 80%×2, 85%×2×2
- 라이저에서 스내치 풀 - 105%×3×3
- 홀팅 스내치 데드리프트(허벅지 가운데 지점) - 95%×3×3
- 백 스쿼트 - 70%×6, 75%×6, 80%×6×3
- SLDL - 3×5
- 백 스쿼트 점프 - 20%(백 스쿼트의)×5×4

화요일

- 저크 기술 연습을 우선으로 하는 동작
- 저크 - 70%×2, 75%×2, 80%×2, 85%×2×2
- 파워 클린 - 70%×2, 75%×2, 80%×2, 85%×2×2
- 푸시 프레스 - 70%×3, 75%×3, 80%×3×3
- 미는 동작의 상체 보디빌딩 운동

수요일

- 클린 기술 연습을 우선으로 하는 동작
- 클린 - 70%×2, 75%×2, 80%×2, 85%×2×2
- 라이저에서 클린 풀 - 105%×3×3
- 홀팅 클린 데드리프트(허벅지 가운데 지점) - 95%×3×3
- 프론트 스쿼트 - 70%×4, 75%×4, 80%×4×2
- 굿모닝 - 3×5
- 뎁스 점프 - 4×6

목요일

- 스내치 혹은 저크 기술 연습을 우선으로 하는 동작
- 파워 스내치 - 70%×2, 75%×2, 80%×2, 85%×2×2
- 파워 저크 - 70%×2, 75%×2, 80%×2, 85%×2×2
- 오버헤드 스쿼트 - 70%×2, 75%×2, 80%×2×2
- 스내치 푸시 프레스 - 70%(스내치의)×5, 75%×4, 80%×4×3
- 당기는 동작의 상체 보디빌딩 운동

토요일

- 스내치, 클린 혹은 저크 기술 연습을 우선으로 하는 동작
- 스내치+스내치 밸런스 - 1+1RM
- 클린 앤 저크 - 2+1 혹은 1+2RM
- 블록 클린 풀(무릎 높이) - 115%×3×3
- 백 스쿼트 - 70%×3, 80%×3, 85%×3, 90%×3
- 뎁스 점프 - 3×5
- 당기고 미는 동작의 상체 보디빌딩 운동

7주차

월요일

- 스내치 기술 연습을 우선으로 하는 동작
- 스내치 - 70%×2, 75%×2, 80%×2, 85%×2, 2RM
- 라이저에서 스내치 풀 - 105%×3, 110%×3×2
- 홀팅 스내치 데드리프트(허벅지 가운데 지점) - 95%×3, 100%×3×2
- 백 스쿼트 - 70%×6, 75%×6, 80%×6, 6RM
- SLDL - 2×5
- 백 스쿼트 점프 - 20%(백 스쿼트의)×3×3

화요일

- 저크 기술 연습을 우선으로 하는 동작
- 저크 - 70%×2, 75%×2, 80%×2, 85%×2, 2RM
- 파워 클린 - 70%×2, 75%×2, 80%×2, 85%×2, 2RM
- 푸시 프레스 - 70%×3, 75%×3, 80%×3, 3RM
- 미는 동작의 상체 보디빌딩 운동

수요일

- 클린 기술 연습을 우선으로 하는 동작
- 클린 - 70%×2, 75%×2, 80%×2, 85%×2, 2RM
- 라이저에서 클린 풀 - 105%×3, 110%×3×2
- 홀팅 클린 데드리프트(무릎 가운데 지점) - 95%×3, 100%×3×2
- 프론트 스쿼트 - 70%×4, 75%×4, 80%×4, 85%×4
- 굿모닝 - 2×5
- 뎁스 점프 - 3×5

목요일

- 스내치 혹은 저크 기술 연습을 우선으로 하는 동작
- 파워 스내치 - 70%×2, 75%×2, 80%×2, 85%×2, 2RM
- 파워 저크 - 70%×2, 75%×2, 80%×2, 85%×2, 2RM
- 오버헤드 스쿼트 - 70%×2, 75%×2, 80%×2, 85%×2
- 스내치 푸시 프레스 - 70%(스내치의)×5, 75%×4, 80%×4, 85%×4×2
- 당기는 동작의 상체 보디빌딩 운동

토요일

- 스내치, 클린 혹은 저크 기술 연습을 우선으로 하는 동작
- 스내치+스내치 밸런스 - 1+1RM
- 클린 앤 저크 - 2+1 혹은 1+2RM
- 블록 스내치 풀(무릎 높이) - 120%×3×3

- 백 스쿼트 - 75%×3, 85%×3, 90%×3, 3RM
- 뎁스 점프 - 3×5
- 당기고 미는 동작의 상체 보디빌딩 운동

8주차

월요일
- 스내치 기술 연습을 우선으로 하는 동작
- 스내치 - 70%×2, 75%×2×4
- 라이저에서 스내치 풀 - 95%×3×3
- 홀팅 스내치 데드리프트(허벅지 가운데 지점) - 80%×3×3
- 백 스쿼트 - 70%×5, 75%×5×3
- 백 스쿼트 점프 - 20%(백 스쿼트의)×3×3

화요일
- 저크 기술 연습을 우선으로 하는 동작
- 저크 - 70%×2, 75%×2×3
- 파워 클린 - 70%×2, 75%×2×3
- 푸시 프레스 - 70%×3, 75%×3×3
- 미는 동작의 상체 보디빌딩 운동

수요일
- 클린 기술 연습을 우선으로 하는 동작
- 클린 - 70%×2, 75%×2×3
- 라이저에서 클린 풀 - 95%×3×3
- 홀팅 클린 데드리프트(허벅지 가운데 지점) - 80%×3×3
- 프론트 스쿼트 - 70%×4×3
- 뎁스 점프 - 4×6

목요일
- 스내치 혹은 저크 기술 연습을 우선으로 하는 동작
- 파워 스내치 - 70%×2, 75%×2×3
- 파워 저크 - 70%×2, 75%×2×3
- 오버헤드 스쿼트 - 70%×2×3
- 스내치 푸시 프레스 - 70%(스내치의)×5, 75%×4×3
- 당기는 동작의 상체 보디빌딩 운동

토요일
- 스내치, 클린 혹은 저크 기술 연습을 우선으로 하는 동작
- 스내치+스내치 밸런스 - 1+1RM
- 클린 앤 저크 - 2+1 혹은 1+2RM
- 블록 클린 풀(무릎 높이) - 105%×3×3
- 백 스쿼트 - 70%×3, 75%×3, 80%×3
- 백 스쿼트 점프 - 20%(백 스쿼트의)×5×3
- 당기고 미는 동작의 상체 보디빌딩 운동

메조사이클 3: 대회 기간

9주차

월요일
- 스내치 기술 연습을 우선으로 하는 동작
- 스내치 - HS;(85%[HS의]×1, 90%×1, 95%×1)×2
- 클린 앤 저크 - 70%×1+1, 75%×1+1, 80%×1+1, 85%×1+1×3
- 프론트 스쿼트 - 70%×3, 80%×3, 85%×3×3
- 굿모닝 - 3×5
- 백 스쿼트 점프 - 20%(백 스쿼트의)×3×3

화요일
- 파워 스내치 - 70%×1, 75%×1, 80%×1, 85%×1×3
- 저크 기술 연습을 우선으로 하는 동작
- 파워 클린과 파워 저크 - HS;85%(HS의)×1+1, 90%×1+1, 95%×1+1
- 클린 풀 - 100%×2, 105%×2, 110%×2×2, 90%×2

수요일
- 스내치 - 70%×1, 75%×1, 80%×1, 85%×1×3
- 클린 기술 연습을 우선으로 하는 동작
- 클린 앤 저크 - HS;(85%[HS의]×1+1, 90%×1+1, 95%×1+1)×2
- 백 스쿼트 - 75%×3×4
- 박스 점프 - 4×3

목요일
- 스내치 기술 연습을 우선으로 하는 동작
- 파워 스내치 - HS;85%(HS의)×1, 90%×1, 95%×1
- 파워 클린과 파워 저크 - 70%×1+1, 75%×1+1, 80%×1+1, 85%×1+1×3
- 스내치 풀 - 100%×2, 105%×2, 110%×2×2, 90%×2
- 굿모닝 - 3×5

토요일
- 기술 연습을 우선으로 하는 동작
- 스내치 - HS;(90%[HS의]×1, 95%×1, HS)×2
- 클린 앤 저크 - HS;(90%[HS의]×1+1, 95%×1+1, HS)×2
- 클린 풀 - 90%×2, 100%×2, 105%×2, 80%×2
- 프론트 스쿼트 - 80%×3, 85%×3, 90%×3×2
- 스쿼트 박스 점프 - 4×3

10주차

월요일

- 스내치 기술 연습을 우선으로 하는 동작
- 스내치-HS;(85%[HS의]×1, 90%×1, 95%×1)×2
- 클린 앤 저크-70%×1+1, 75%×1+1, 80%×1+1, 85%×1+1, 90%×1+1
- 프론트 스쿼트-70%×3, 80%×3, 85%×3, 90%×2×3
- 백 스쿼트 점프-20%(백 스쿼트의)×3×3

화요일

- 파워 스내치-70%×1, 75%×1, 80%×1, 85%×1, 90%×1
- 저크 기술 연습을 우선으로 하는 동작
- 파워 클린과 파워 저크-HS;85%(HS의)×1+1, 90%×1+1, 95%×1+1
- 클린 풀-100%×2, 110%×2, 115%×2, 90%×2

수요일

- 스내치-70%×1, 75%×1, 80%×1, 85%×1, 90%×1
- 클린 기술 연습을 우선으로 하는 동작
- 클린 앤 저크-HS;(85%[HS의]×1+1, 90%×1+1, 95%×1+1)×2
- 백 스쿼트-75%×3, 80%×3×3
- 박스 점프-3×3

목요일

- 스내치 기술 연습을 우선으로 하는 동작
- 파워 스내치-HS;85%(HS의)×1, 90%×1, 95%×1
- 파워 클린과 파워 저크-70%×1+1, 75%×1+1, 80%×1+1, 85%×1+1, 90%×1+1
- 스내치 풀-100%×2, 110%×2, 115%×2, 90%×2

토요일

- 기술 연습을 우선으로 하는 동작
- 스내치-HS;(90%[HS의]×1, 95%×1, HS)×2
- 클린 앤 저크-HS;(90%[HS의]×1+1, 95%×1+1, HS)×2
- 스내치 풀-90%×2, 100%×2, 105%×2
- 프론트 스쿼트-HS;85%(HS의)×1, 90%×1, 95%×1
- 스쿼트 박스 점프-3×3

11주차

월요일

- 스내치 기술 연습을 우선으로 하는 동작
- 스내치-HS;85%(HS의)×1, 90%×1, 95%×1
- 클린 앤 저크-70%×1+1, 75%×1+1, 80%×1+1, 85%×1+1, 90%×1+1
- 프론트 스쿼트-70%×2, 80%×2, 85%×2×3
- 백 스쿼트 점프-20%(백 스쿼트의)×3×3

화요일

- 파워 스내치-70%×1, 75%×1, 80%×1, 85%×1, 90%×1×2
- 저크 기술 연습을 우선으로 하는 동작
- 파워 클린과 파워 저크-70%×1+1, 75%×1+1, 80%×1+1, 85%×1+1, 90%×1+1×2
- 클린 풀-90%×2, 95%×2, 100%×2, 90%×2

수요일

- 스내치-70%×1, 75%×1, 80%×1, 85%×1×3
- 클린 기술 연습을 우선으로 하는 동작
- 클린 앤 저크-70%×1+1, 75%×1+1, 80%×1+1, 85%×1+1×3
- 백 스쿼트-75%×3×3
- 박스 점프-3×3

목요일

- 스내치 기술 연습을 우선으로 하는 동작
- 파워 스내치-HS;85%(HS의)×1, 90%×1, 95%×1
- 파워 클린과 파워 저크-70%×1+1, 75%×1+1, 80%×1+1, 85%×1+1, 90%×1+1
- 스내치 풀-100%×2, 110%×2, 115%×2, 90%×2

토요일

- 기술 연습을 우선으로 하는 동작
- 스내치-HS;(90%[HS의]×1, 95%×1
- 클린 앤 저크-시합에서 첫 번째 시도 무게
- 클린 풀-85%×2, 90%×2, 95%×2, 100%×2
- 프론트 스쿼트-70%×2, 80%×2, 85%×2×2
- 스쿼트 박스 점프-3×3

12주차

월요일

- 스내치 기술 연습을 우선으로 하는 동작
- 스내치 - 70%×1, 75%×1, 80%×1, 85%×1, 90%×1×3
- 클린 앤 저크 - 70%×1+1, 75%×1+1, 80%×1+1, 85%×1+1×3
- 클린 풀 - 90%×2×3
- 백 스쿼트 - 70%×3, 75%×3×3

수요일

- 스내치 - 70%×1, 75%×1, 80%×1, 85%×1×3
- 클린 기술 연습을 우선으로 하는 동작
- 클린 앤 저크 - 70%×1+1, 75%×1+1, 80%×1+1×3
- 스내치 풀 - 85%×2×3
- 프론트 스쿼트 - 75%×2×3

목요일

- 스내치 - 70%×1×5
- 파워 클린 앤 저크 - 70%×1+1×5

토요일

- 대회

프로그램: 기술 레벨 5

기술 레벨 5에 해당하는 선수들은 미국 국내 대회에서 높은 수준의 기량을 보여주는 선수들의 레벨이다. 이 선수들은 웨이트리프팅 훈련 경험이 풍부하며, 기복 없이 기록이 나오면서, 꽤 높은 수준의 기술 능숙도를 가지고 있다. 전체적으로 최적의 가동성 상태를 가지고 있다. 높은 훈련량, 강도 그리고 훈련 빈도를 소화해낼 수 있으며, 상대적으로 대회 참가 경험도 풍부하다. 비교적 낮은 수준의 국제 대회에 참가할 수준과 대표팀에 도전할 수 있는 수준에 도달한 상태이다.

이 레벨에 있는 선수들은 최소한의 GPP 훈련(주로 점프 훈련과 보디빌딩 운동)을 포함한 프로그램으로 일반적으로 일주일에 6번 운동한다. 그리고 하루에 2번 운동하는 경우도 있다. 일반적으로 대략 12~16주에 걸쳐서 매크로사이클이 진행되며, 대회 일정에 따라서 달라질 수도 있다. 선수의 정확한 최대 무게를 기준으로 객관적인 상대적 강도를 결정하는 것이 가능할 것이다. 특정 선수의 상황에 따라서 샘플 프로그램에 나온 %는 조정될 수 있다는 것을 명심하자.

이 훈련 프로그램들은 확연히 메조사이클 준비 기간과 메조사이클 대회 기간으로 나눠져 있다. 후자의 경우는 HS와 빈도를 강조한다. 이 레벨의 선수들은 어느 정도 기술적으로 능숙하기 때문에 이런 HS와 빈도를 강조한 훈련이 효과적이기 때문이다.

메조사이클 1: 준비 기간

1주차

월요일

오전

- 스내치 기술 연습을 우선으로 하는 동작
- 스내치 풀(무릎)+행 스내치 풀+행 스내치(무릎) - 70%×1+1+2×6
- 라이저에서 스내치 풀 - 90%×4, 95%×4×3
- 뎁스 점프 - 3×8

오후

- 클린 풀+행 클린 풀(무릎)+행 클린(무릎) - 70%×1+1+2×6
- 클린 세그멘트 데드리프트(1인치, 무릎) - 80%×3×3
- 백 스쿼트 - 70%×8×4
- SLDL - 3×5

화요일

- 파워 클린 - 70%×3, 75%×3×5
- 저크 - 70%×3, 75%×3×5
- 푸시 프레스 - 70%×5×5
- 미는 동작의 상체 보디빌딩 운동

수요일

오전

- 클린 기술 연습을 우선으로 하는 동작
- 클린 풀+행 클린 풀(무릎 아래)+행 클린(무릎 아래) - 70%×1+1+2, 75%×1+1+2×5
- 라이저에서 클린 풀 - 90%×4, 95%×4×3
- 박스 점프 - 4×3

오후

- 스내치 풀+행 스내치 풀(무릎 아래)+행 스내치(무릎 아래) - 70%×1+1+2, 75%×1+1+2×5
- 스내치 세그멘트 데드리프트(1인치, 무릎) - 80%×3×3
- 프론트 스쿼트 - 70%×5×4
- 굿모닝 - 3×5

목요일

- 파워 스내치 - 70%×3, 75%×3×5
- 파워 저크 - 70%×3, 75%×3×5
- 오버헤드 스쿼트 - 70%×3, 80%×3×5
- 당기는 동작의 상체 보디빌딩 운동

금요일

오전

- 기술 연습을 우선으로 하는 동작
- 스내치 - 70%×1×5
- 클린 앤 저크 - 70%×1+1×5

오후

- 기술 연습을 우선으로 하는 동작
- 스내치 - HS
- 클린 앤 저크 - HS
- 뎁스 점프 - 4×6

토요일

- 드롭해서 스플릿 자세 만들기 - 4×5
- 스내치 푸시 프레스 - 75%(스내치의)×5×5
- 백 스쿼트 - 70%×5, 75%×5, 80%×5×3
- 당기고 미는 동작의 상체 보디빌딩 운동

2주차

월요일

오전

- 스내치 기술 연습을 우선으로 하는 동작
- 스내치 풀+행 스내치 풀(무릎)+행 스내치(무릎) - 70%×1+1+2, 75%×1+1+2×4
- 라이저에서 스내치 풀 - 90%×4, 100%×4×2
- 뎁스 점프 - 3×6

오후

- 클린 풀+행 클린 풀(무릎)+행 클린(무릎) - 70%×1+1+2, 75%×1+1+2×4
- 클린 세그멘트 데드리프트(1인치, 무릎) - 80%×3, 85%×3×2
- 백 스쿼트 - 70%×8×2, 75%×8×2
- SLDL - 2×5

화요일

- 파워 클린 - 70%×3, 75%×3, 80%×3×3
- 저크 - 70%×3, 75%×3, 80%×3×3
- 푸시 프레스 - 70%×5, 75%×5×4
- 미는 동작의 상체 보디빌딩 운동

수요일

오전

- 클린 기술 연습을 우선으로 하는 동작
- 클린 풀+행 클린 풀(무릎 아래)+행 클린(무릎 아래) - 70%×1+1+2, 75%×1+1+2, 80%×1+1+2×3
- 라이저에서 클린 풀 - 90%×4, 100%×4×2
- 박스 점프 - 4×3

오후

- 스내치 풀+행 스내치 풀(무릎 아래)+행 스내치(무릎 아래) - 70%×1+1+2, 75%×1+1+2, 80%×1+1+2×3
- 스내치 세그멘트 데드리프트(1인치, 무릎) - 80%×3, 85%×3×2
- 프론트 스쿼트 - 70%×5×2, 75%×5×2
- 굿모닝 - 2×5

목요일

- 파워 스내치 - 70%×3, 75%×3, 80%×3×3
- 파워 저크 - 70%×3, 75%×3, 80%×3×3
- 당기는 동작의 상체 보디빌딩 운동

금요일

오전

- 기술 연습을 우선으로 하는 동작
- 스내치 - 70%×1×3
- 클린 앤 저크 - 70%×1+1×3

오후

- 기술 연습을 우선으로 하는 동작
- 스내치 - HS
- 클린 앤 저크 - HS
- 박스 점프 - 4×3

토요일

- 드롭해서 스플릿 자세 만들기 - 4×5
- 스내치 푸시 프레스+오버헤드 스쿼트 - 75%(스내치의)×5+1×2, 80%×5+1×3
- 백 스쿼트 - 70%×5, 75%×5, 80%×5, 85%×5×2
- 당기고 미는 동작의 상체 보디빌딩 운동

3주차

월요일

오전

- 스내치 기술 연습을 우선으로 하는 동작
- 스내치 풀+행 스내치 풀(무릎)+행 스내치(무릎) - 70%×1+1+2, 75%×1+1+2, 1+1+2RM
- 라이저에서 스내치 풀 - 90%×4, 100%×4, 105%×4×2
- 뎁스 점프 - 4×6

오후

- 클린 풀+행 클린 풀(무릎)+행 클린(무릎) - 70%×2(1+1), 75%×2(1+1), 2(1+1)RM
- 클린 세그멘트 데드리프트(1인치, 무릎) - 85%×3×3
- 백 스쿼트 - 70%×8, 75%×8×3
- SLDL - 3×5

화요일

- 파워 클린 - 70%×3, 75%×3, 80%×3, 3RM
- 저크 - 70%×3, 75%×3, 80%×3, 3RM
- 푸시 프레스 - 70%×5, 75%×5, 80%×5, 5RM
- 미는 동작의 상체 보디빌딩 운동

수요일

오전

- 클린 기술 연습을 우선으로 하는 동작
- 클린 풀+행 클린 풀(무릎 아래)+행 클린(무릎 아래)-70%×1+1+2, 75%×1+1+2, 80%×1+1+2, 1+1+2RM
- 라이저에서 클린 풀-90%×4, 100%×4, 105%×4×2
- 박스 점프-4×3

오후

- 스내치 풀+행 스내치 풀(무릎 아래)+행 스내치(무릎 아래)-70%×1+1+2, 75%×1+1+2, 80%×1+1+2, 1+1+2RM
- 스내치 세그멘트 데드리프트(1인치, 무릎)-85%×3×3
- 프론트 스쿼트-70%×5, 75%×5×3
- 굿모닝-3×5

목요일

- 파워 스내치-70%×3, 75%×3, 80%×3, 3RM
- 파워 저크-70%×3, 75%×3, 80%×3, 3RM
- 오버헤드 스쿼트-70%×3, 75%×3, 80%×3, 3RM
- 당기는 동작의 상체 보디빌딩 운동

금요일

오전

- 기술 연습을 우선으로 하는 동작
- 스내치-70%×1×5
- 클린 앤 저크-70%×1+1×5

오후

- 기술 연습을 우선으로 하는 동작
- 스내치-HS; 85%×1, 90%×1
- 클린 앤 저크-HS; 85%×1+1, 90%×1+1
- 뎁스 점프-4×6

토요일

- 드롭해서 스플릿 자세 만들기-4×5
- 스내치 푸시 프레스-75%(스내치의)×5, 80%×5, 85%×5×3
- 백 스쿼트-70%×5, 80%×5, 85%×5, 5RM
- 당기고 미는 동작의 상체 보디빌딩 운동

4주차

월요일

오전

- 스내치 기술 연습을 우선으로 하는 동작
- 스내치 풀+행 스내치 풀(무릎)+행 스내치(무릎)-70%×1+1+2×5
- 라이저에서 스내치 풀-85%×3×3

오후

- 클린 풀+행 클린 풀(무릎)+행 클린(무릎)-70%×1+1+2×5
- 클린 풀-85%×3×3
- 백 스쿼트-70%×5×4
- SLDL-3×5

화요일

- 파워 클린-70%×2×5
- 저크-70%×2×5
- 푸시 프레스-70%×3×4
- 미는 동작의 상체 보디빌딩 운동

수요일

오전

- 클린 기술 연습을 우선으로 하는 동작
- 클린 풀+행 클린 풀(무릎 아래)+행 클린(무릎 아래)-70%×1+1+2×5
- 라이저에서 클린 풀-80%×3×3
- 박스 점프-4×3

오후

- 스내치 풀+행 스내치 풀(무릎 아래)+행 스내치무릎 아래)-70%×1+1+2×5
- 스내치 풀-85%×3×3
- 프론트 스쿼트-70%×5×4
- 굿모닝-3×5

목요일

- 파워 스내치-70%×2×5
- 파워 저크-70%×2×5
- 오버헤드 스쿼트-70%×2×5
- 당기는 동작의 상체 보디빌딩 운동

금요일

오전

- 기술 연습을 우선으로 하는 동작
- 스내치 – 70%×1×5
- 클린 앤 저크 – 70%×1+1×5

오후

- 기술 연습을 우선으로 하는 동작
- 스내치 – 70%×1, (75%×1, 80%×1, 85%×1)×3
- 클린 앤 저크 – 70%×1+1, (75%×1+1, 80%×1+1, 85%×1+1)×3
- 박스 점프 – 4×3

토요일

- 드롭해서 스플릿 자세 만들기 – 4×5
- 스내치 푸시 프레스 – 75%(스내치의)×3×4
- 백 스쿼트 – 70%×5, 75%×5×4
- 당기고 미는 동작의 상체 보디빌딩 운동

메조사이클 2: 준비 기간

5주차

월요일

오전

- 스내치 기술 연습을 우선으로 하는 동작
- 스내치 풀+행 스내치(무릎) – 70%×1+2, 75%×1+2×6
- 라이저에서 스내치 풀 – 90%×3, 100%×3×4
- 뎁스 점프 – 3×8

오후

- 클린 풀+행 클린(무릎) – 70%×1+2, 75%×1+2×6
- 홀팅 클린 데드리프트(허벅지 가운데) – 85%×3×4
- 백 스쿼트 – 70%×6, 75%×6×4
- SLDL – 3×5

화요일

- 파워 클린 – 70%×3, 75%×3, 80%×2×5
- 저크 – 70%×3, 75%×3, 80%×2×5
- 푸시 프레스 – 70%×5, 75%×3×5
- 미는 동작의 상체 보디빌딩 운동

수요일

오전

- 클린 기술 연습을 우선으로 하는 동작
- 클린 풀+행 클린(무릎 아래) – 70%×1+2, 75%×1+2, 80%×1+2×5
- 라이저에서 클린 풀 – 90%×3, 100%×3×4
- 박스 점프 – 4×3

오후

- 스내치 풀+행 스내치(무릎 아래) – 70%×1+2, 75%×1+2, 80%×1+2×5
- 홀팅 스내치 데드리프트(허벅지 가운데) – 85%×3×4
- 프론트 스쿼트 – 73%×4×4
- 굿모닝 – 3×5

목요일

- 파워 스내치 – 70%×2, 75%×2, 80%×2×5
- 파워 저크 – 70%×2, 75%×2, 80%×2×5
- 오버헤드 스쿼트 – 70%×3, 80%×3, 85%×2×5
- 당기는 동작의 상체 보디빌딩 운동

금요일

오전

- 기술 연습을 우선으로 하는 동작
- 스내치 - 70%×1×5
- 클린 앤 저크 - 70%×1+1×5

오후

- 기술 연습을 우선으로 하는 동작
- 스내치 - HS
- 클린 앤 저크 - HS
- 뎁스 점프 - 4×6

토요일

- 스플릿 자세 목 뒤에서 푸시 저크 하기. - 4×5
- 드롭해서 스플릿 자세 만들기 - 4×5
- 스내치 푸시 프레스 - 75%(스내치의)×5, 80%×4×5
- 백 스쿼트 - 70%×3, 80%×3, 85%×3×3
- 당기고 미는 동작의 상체 보디빌딩 운동

6주차

월요일

오전

- 스내치 기술 연습을 우선으로 하는 동작
- 스내치 풀+행 스내치(무릎) - 70%×1+2, 75%×1+2, 80%×1+2×4
- 라이저에서 스내치 풀 - 90%×3, 100%×3, 105%×3×2
- 뎁스 점프 - 3×8

오후

- 클린 풀+행 클린(무릎) - 70%×1+2, 75%×1+2, 80%×1+2×4
- 홀팅 클린 데드리프트(허벅지 가운데) - 85%×3, 90%×3×2
- 백 스쿼트 - 70%×6, 75%×6, 78%×6×3
- SLDL - 3×5

화요일

- 파워 클린 - 70%×3, 75%×3, 80%×2, 85%×2×3
- 저크 - 70%×3, 75%×3, 80%×2, 85%×2×3
- 푸시 프레스 - 70%×5, 75%×3×2, 80%×3×3
- 미는 동작의 상체 보디빌딩 운동

수요일

오전

- 클린 기술 연습을 우선으로 하는 동작
- 클린 풀+행 클린(무릎 아래) - 70%×1+2, 75%×1+2, 80%×1+2, 85%×1+2×3
- 라이저에서 클린 풀 - 90%×3, 100%×3, 105%×3×2
- 박스 점프 - 4×3

오후

- 스내치 풀+행 스내치(무릎 아래) - 70%×1+2, 75%×1+2, 80%×1+2, 85%×1+2×3
- 홀팅 스내치 데드리프트(허벅지 가운데) - 85%×3, 90%×3×2
- 프론트 스쿼트 - 73%×4, 75%×4×3
- 굿모닝 - 3×5

목요일

- 파워 스내치 - 70%×2, 75%×2, 80%×2, 85%×2×3
- 파워 저크 - 70%×2, 75%×2, 80%×2, 85%×2×3
- 오버헤드 스쿼트 - 70%×3, 80%×3, 85%×2, 90%×2×3
- 당기는 동작의 상체 보디빌딩 운동

금요일

오전

- 기술 연습을 우선으로 하는 동작
- 스내치 - 70%×1×5
- 클린 앤 저크 - 70%×1+1×5

오후

- 기술 연습을 우선으로 하는 동작
- 스내치 - HS
- 클린 앤 저크 - HS
- 뎁스 점프 - 3×6

토요일

- 스플릿 자세 목 뒤에서 푸시 저크 하기. - 4×5
- 드롭해서 스플릿 자세 만들기 - 4×5
- 스내치 푸시 프레스 - 70%(스내치의)×5, 75%×5, 80%×4, 85%×4×3
- 백 스쿼트 - 70%×3, 80%×3, 85%×3, 88%×3×2
- 당기고 미는 동작의 상체 보디빌딩 운동

7주차

월요일

오전

- 스내치 기술 연습을 우선으로 하는 동작
- 스내치 풀+행 스내치(무릎) – 70%×1+2, 75%×2+1, 80%×1+2, 1+2RM
- 라이저에서 스내치 풀 – 90%×3, 100%×3, 110%×3
- 뎁스 점프 – 3×6

오후

- 클린 풀+행 클린(무릎) – 70%×1+2, 75%×2+1, 80%×1+2, 1+2RM
- 홀팅 클린 데드리프트(허벅지 가운데) – 90%×3×3
- 백 스쿼트 – 70%×6, 75%×6, 78%×6, 80%×6×2
- SLDL – 2×5

화요일

- 파워 클린 – 70%×3, 75%×3, 80%×2, 85%×2, 2RM
- 저크 – 70%×3, 75%×3, 80%×2, 85%×2, 2RM
- 푸시 프레스 – 70%×5, 75%×3×2, 80%×3, 3RM
- 미는 동작의 상체 보디빌딩 운동

수요일

오전

- 클린 기술 연습을 우선으로 하는 동작
- 클린 풀+행 클린(무릎 아래) – 70%×1+2, 75%×1+2, 80%×1+2, 85%×1+2, 1+2RM
- 라이저에서 클린 풀 – 90%×3, 100%×3, 110%×3
- 박스 점프 – 3×3

오후

- 스내치 풀+행 스내치(무릎 아래) – 70%×1+2, 75%×1+2, 80%×1+2, 85%×1+2, 1+2RM
- 홀팅 스내치 데드리프트(허벅지 가운데) – 90%×3×3
- 프론트 스쿼트 – 73%×4, 75%×4, 77%×4×2
- 굿모닝 – 2×5

목요일

- 파워 스내치 – 70%×2, 75%×2, 80%×2, 85%×2, 2RM
- 파워 저크 – 70%×2, 75%×2, 80%×2, 85%×2, 2RM
- 오버헤드 스쿼트 – 70%×3, 80%×3, 85%×2, 90%×2, 2RM
- 당기는 동작의 상체 보디빌딩 운동

금요일

오전

- 기술 연습을 우선으로 하는 동작
- 스내치 – 70%×1×5
- 클린 앤 저크 – 70%×1+1×5

오후

- 기술 연습을 우선으로 하는 동작
- 스내치 – HS
- 클린 앤 저크 – HS
- 뎁스 점프 – 3×5

토요일

- 스플릿 자세 목 뒤에서 푸시 저크 하기 – 3×5
- 드롭해서 스플릿 자세 만들기 – 3×5
- 스내치 푸시 프레스 – 70%(스내치의)×5, 75%×5, 80%×4, 85%×4, 90%×4×2
- 백 스쿼트 – 70%×3, 80%×3, 85%×3, 88%×3, 3RM
- 당기고 미는 동작의 상체 보디빌딩 운동

8주차

월요일

오전

- 스내치 기술 연습을 우선으로 하는 동작
- 스내치 풀+행 스내치(무릎) – 70%×1+2, 75%×1+2×4
- 라이저에서 스내치 풀 – 85%×3
- 박스 점프 – 3×6

오후

- 클린 풀+행 클린(무릎) – 70%×1+2, 75%×1+2×4
- 클린 풀 – 85%×3×3
- 백 스쿼트 – 70%×4×2, 75%×4×2
- SLDL – 2×5

화요일

- 파워 클린 – 70%×2, 75%×2×4
- 저크 – 70%×2, 75%×2×4
- 푸시 프레스 – 70%×5, 75%×3×3
- 미는 동작의 상체 보디빌딩 운동

수요일

오전

- 클린 기술 연습을 우선으로 하는 동작
- 클린 풀+행 클린(무릎 아래)-70%×1+2, 75%×1+2×4
- 라이저에서 클린 풀-85%×3×3
- 박스 점프-3×3

오후

- 스내치 풀+행 스내치(무릎 아래)-70%×1+2, 75%×1+2×4
- 스내치 풀-85%×3×3
- 프론트 스쿼트-70%×3×4
- 굿모닝-2×5

목요일

- 파워 스내치-70%×2, 75%×2×4
- 파워 저크-70%×2, 75%×2×4
- 오버헤드 스쿼트-70%×2, 75%×2×4
- 당기는 동작의 상체 보디빌딩 운동

금요일

오전

- 기술 연습을 우선으로 하는 동작
- 스내치-70%×1×5
- 클린 앤 저크-70%×1+1×5

오후

- 기술 연습을 우선으로 하는 동작
- 스내치-70%×1, (75%×1, 80%×1, 85%×1)×3
- 클린 앤 저크-70%×1+1, (75%×1+1, 80%×1+1, 85%×1+1)×3
- 뎁스 점프-3×5

토요일

- 스플릿 자세 목 뒤에서 푸시 저크 하기 -3×5
- 드롭해서 스플릿 자세 만들기-3×5
- 스내치 푸시 프레스-70%(스내치의)×3, 75%×3×4
- 백 스쿼트-70%×3, 75%×3, 80%×3×2
- 당기고 미는 동작의 상체 보디빌딩 운동

메조사이클 3: 준비 기간 및 대회 기간으로 넘어가는 기간

9주차

월요일

오전

- 클린 기술 연습을 우선으로 하는 동작
- 파워 클린+행 클린(무릎)-70%(파워 클린의)×1+2, 75%×1+2×4
- 클린 하이 풀-75%×3×3
- 박스 점프-4×3

오후

- 스내치-70%×1×5 OTM, 75%×1×5 OTM, 80%×1×5 OTM, HS
- 스내치 풀-100%×3, 105%×3×3
- 백 스쿼트-70%×4, 80%×4×4
- SLDL-3×5

화요일

- 저크 기술 연습을 우선으로 하는 동작
- 저크-70%×1×5 OTM, 75%×1×5 OTM, 80%×1×5 OTM, HS
- 세그멘트 파워 클린(무릎)+파워 클린-70%×1+1, 75%×1+1×5
- 푸시 프레스-70%×3, 80%×3×4
- 미는 동작의 상체 보디빌딩 운동

수요일

오전

- 스내치 기술 연습을 우선으로 하는 동작
- 파워 스내치+행 스내치(무릎)-70%×1+2, 75%×1+2×4
- 스내치 하이 풀-75%×3×3
- 박스 점프-4×3

오후

- 클린-70%×1×5 OTM, 75%×1×5 OTM, 80%×1×5 OTM, HS
- 클린 풀-100%×3, 105%×3×3
- 프론트 스쿼트-70%×3, 75%×3×4
- 굿모닝-3×5

목요일

- 저크 기술 연습을 우선으로 하는 동작
- 파워 저크 – 70%×1×5 OTM, 75%×1×5 OTM, 80%×1×5 OTM, HS
- 세그멘트 파워 스내치(무릎)+파워 스내치 – 70%(파워 스내치의)×1+1, 75%×1+1×5
- 스내치 밸런스 – 70%×2, 80%×2×4
- 당기는 동작의 상체 보디빌딩 운동

금요일

오전

- 기술 연습을 우선으로 하는 동작
- 스내치 – 70%×1×5
- 클린 앤 저크 – 70%×1+1×5

오후

- 기술 연습을 우선으로 하는 동작
- 스내치 – HS
- 클린 앤 저크 – HS
- 뎁스 점프 – 3×5

토요일

- 파워 저크+저크 – 70%×2+1, 75%×2+1×5
- 점프해서 스플릿 자세 만들기 – 4×4
- 스내치 푸시 프레스 – 70%(스내치의)×3, 80%×3×4
- 프론트 스쿼트 – 70%×3, 80%×3, 85%×3×3
- 당기고 미는 동작의 상체 보디빌딩 운동

10주차

월요일

오전

- 클린 기술 연습을 우선으로 하는 동작
- 파워 클린+행 클린(무릎) – 70%(파워 클린의)×1+1, 75%×1+1, 80%×1+1×3
- 클린 하이 풀 – 75%×2, 80%×2×2
- 박스 점프 – 4×3

오후

- 스내치 – 73%×1×5 OTM, 78%×1×5 OTM, 83%×1×5 OTM, HS
- 스내치 풀 – 100%×3, 105%×3, 110%×3×2
- 백 스쿼트 – 70%×4, 80%×4, 83%×4×3
- SLDL – 3×4

화요일

- 저크 기술 연습을 우선으로 하는 동작
- 저크 – 73%×1×5 OTM, 78%×1×5 OTM, 83%×1×5 OTM, HS
- 세그멘트 파워 클린(무릎)+파워 클린 – 70%×1+1, 75%×1+1, 80%×1+1×3
- 푸시 프레스 – 70%×3, 80%×3, 85%×3×3
- 미는 동작의 상체 보디빌딩 운동

수요일

오전

- 스내치 기술 연습을 우선으로 하는 동작
- 파워 스내치+행 스내치(무릎) – 70%×1+1, 75%×1+1, 80%×1+1×3
- 스내치 하이 풀 – 75%×2, 80%×2×2
- 박스 점프 – 4×3

오후

- 클린 – 73%×1×5 OTM, 78%×1×5 OTM, 83%×1×5 OTM, HS
- 클린 풀 – 100%×3, 105%×3, 110%×3×2
- 프론트 스쿼트 – 70%×3, 75%×3, 78%×3×3
- 굿모닝 – 3×4

목요일

- 저크 기술 연습을 우선으로 하는 동작
- 파워 저크 – 73%×1×5 OTM, 78%×1×5 OTM, 83%×1×5 OTM, HS
- 세그멘트 파워 스내치(무릎)+파워 스내치 – 70%(파워 스내치의)×1+1, 75%×1+1, 80%×1+1×3
- 스내치 밸런스 – 70%×2, 80%×2, 85%×2×3
- 당기는 동작의 상체 보디빌딩 운동

금요일

오전

- 기술 연습을 우선으로 하는 동작
- 스내치 – 70%×1×5
- 클린 앤 저크 – 70%×1+1×5

오후

- 기술 연습을 우선으로 하는 동작
- 스내치 – HS
- 클린 앤 저크 – HS
- 뎁스 점프 – 3×5

토요일

- 파워 저크+저크-70%×1+1, 75%×1+1, 80%×1+1×3
- 점프해서 스플릿 자세 만들기-4×3
- 스내치 푸시 프레스-70%(스내치의)×3, 80%×3, 85%×3×3
- 프론트 스쿼트-70%×3, 80%×3, 85%×3, 88%×3×2
- 당기고 미는 동작의 상체 보디빌딩 운동

11주차

월요일

오전

- 클린 기술 연습을 우선으로 하는 동작
- 파워 클린+행 클린(무릎)-70%(파워 클린의)×1+1, 75%×1+1, 80%×1+1, 85%×1+1
- 클린 하이 풀-80%×2×3
- 박스 점프-3×3

오후

- 스내치-75%×1×5 OTM, 80%×1×5 OTM, 85%×1×5 OTM, HS
- 스내치 풀-105%×3, 110%×3, 115%×3
- 백 스쿼트-70%×4, 80%×4, 4RM
- SLDL-2×4

화요일

- 저크 기술 연습을 우선으로 하는 동작
- 저크-75%×1×5 OTM, 80%×1×5 OTM, 85%×1×5 OTM, HS
- 세그멘트 파워 클린(무릎)+파워 클린-70%×1+1, 75%×1+1, 80%×1+1, 85%×1+1
- 푸시 프레스-70%×3, 80%×3, 85%×3, 3RM
- 미는 동작의 상체 보디빌딩 운동

수요일

오전

- 스내치 기술 연습을 우선으로 하는 동작
- 파워 스내치+행 스내치(무릎)-70%×1+1, 75%×1+1, 80%×1+1, 85%×1+1
- 스내치 하이 풀-80%×2×3
- 박스 점프-3×3

오후

- 클린-75%×1×5 OTM, 80%×1×5 OTM, 85%×1×5 OTM, HS
- 클린 풀-105%×3, 110%×3, 115%×3
- 프론트 스쿼트-70%×3, 75%×3, 78%×3, 80%×3
- 굿모닝-2×4

목요일

- 저크 기술 연습을 우선으로 하는 동작
- 파워 저크-75%×1×5 OTM, 80%×1×5 OTM, 85%×1×5 OTM, HS
- 세그멘트 파워 스내치(무릎)+파워 스내치-70%(파워 스내치의)×1+1, 75%×1+1, 80%×1+1, 85%×1+1
- 스내치 밸런스-70%×2, 80%×2, 85%×2, 2RM
- 당기는 동작의 상체 보디빌딩 운동

금요일

오전

- 기술 연습을 우선으로 하는 동작
- 스내치-70%×1×4
- 클린 앤 저크-70%×1+1×4

오후

- 기술 연습을 우선으로 하는 동작
- 스내치-HS
- 클린 앤 저크-HS
- 뎁스 점프-3×4

토요일

- 파워 저크+저크-70%×1+1, 75%×1+1, 80%×1+1, 85%×1+1
- 점프해서 스플릿 자세 만들기-4×3
- 스내치 푸시 프레스-70%(스내치의)×3, 80%×3, 85%×3, 90%×3
- 프론트 스쿼트-70%×3, 80%×3, 85%×3, 88%×3, 3RM
- 당기고 미는 동작의 상체 보디빌딩 운동

12주차

월요일

오전

- 클린 기술 연습을 우선으로 하는 동작
- 파워 클린+행 클린(무릎)-70%(파워 클린의)×1+1×4
- 클린 하이 풀-70%×3×3
- 박스 점프-4×3

오후

- 스내치-(70%×2, 75%×1, 80%×1)×3
- 스내치 풀-90%×3, 95%×3, 100%×3
- 백 스쿼트-70%×3, 75%×3×3

화요일

- 저크 기술 연습을 우선으로 하는 동작
- 저크 – (70%×2, 75%×1, 80%×1)×3
- 세그멘트 파워 클린(무릎)+파워 클린 – 70%×1+1×4
- 푸시 프레스 – 70%×3×4
- 미는 동작의 상체 보디빌딩 운동

수요일

오전

- 스내치 기술 연습을 우선으로 하는 동작
- 파워 스내치+행 스내치(무릎) – 70%×1+1×4
- 스내치 하이 풀 – 70%×3×3
- 박스 점프 – 4×3

오후

- 클린 – (70%×2, 75%×1, 80%×1)×3
- 클린 풀 – 90%×3, 95%×3, 100%×3
- 프론트 스쿼트 – 70%×3×4

목요일

- 저크 기술 연습을 우선으로 하는 동작
- 파워 저크 – (70%×2, 75%×1, 80%×1)×3
- 세그멘트 파워 스내치(무릎)+파워 스내치 – 70%(파워 스내치의)×1+1×4
- 스내치 밸런스 – 70%×2×4
- 당기는 동작의 상체 보디빌딩 운동

금요일

오전

- 기술 연습을 우선으로 하는 동작
- 스내치 – 70%×1×5
- 클린 앤 저크 – 70%×1+1×5

오후

- 기술 연습을 우선으로 하는 동작
- 스내치 – 70%×1, 75%×1, 80%×1, 85%×1×5
- 클린 앤 저크 – 70%×1+1, 75%×1+1, 80%×1+1, 85%×1+1×5
- 백 스쿼트 점프 – 20%(백 스쿼트의)×3×4

토요일

- 파워 저크+저크 – 70%×1+1×4
- 드롭해서 스플릿 자세 만들기 – 4×3
- 스내치 푸시 프레스 – 70%(스내치의)×3, 75%×3×3
- 프론트 스쿼트 – 70%×3, 75%×3×3
- 당기고 미는 동작의 상체 보디빌딩 운동

메조사이클 4: 대회 기간

13주차

월요일

- 스내치 기술 연습을 우선으로 하는 동작
- 스내치 – HS;(85%[HS의]×1, 90%×1, 95%×1)×3
- 클린 앤 저크 – HS;(85%[HS의]×1+1, 90%×1+1, 95%×1+1)×3
- 클린 풀 – 100%×2, 110%×2, 115%×2×2, 90%×2
- 프론트 스쿼트 – 70%×3, 80%×3, 85%×3×4
- 굿모닝 – 3×5
- 뎁스 점프 – 4×8

화요일

- 파워 스내치 – HS;(85%[HS의]×1, 90%×1, 95%×1)×2
- 저크 기술 연습을 우선으로 하는 동작
- 파워 클린 앤 저크 – HS;(85%[HS의]×1+1, 90%×1+1, 95%×1+1)×2
- 스내치 하이 풀 – 70%×3×5

수요일

- 스내치 – HS;(85%[HS의]×1, 90%×1, 95%×1)×2
- 클린 기술 연습을 우선으로 하는 동작
- 클린 앤 저크 – HS;(85%[HS의]×1+1, 90%×1+1, 95%×1+1)×2
- 스내치 풀 – 100%×2, 110%×2, 115%×2×2, 90%×2
- 백 스쿼트 – 75%×3×5
- 박스 점프 – 5×3

목요일

- 스내치 기술 연습을 우선으로 하는 동작
- 파워 스내치 – HS;(85%[HS의]×1, 90%×1, 95%×1)×2
- 파워 클린 앤 저크 – HS;(85%[HS의]×1+1, 90%×1+1, 95%×1+1)×2
- 클린 하이 풀 – 70%×3×5
- 굿모닝 – 3×5

토요일

- 기술 연습을 우선으로 하는 동작
- 스내치 – HS;(90%[HS의]×1, 95%×1, HS)×3
- 클린 앤 저크 – HS;(90%[HS의]×1+1, 95%×1+1, HS)×3
- 스내치 풀 – 95%×2, 105%×2, 110%×2×2, 90%×2
- 프론트 스쿼트 – 70%×3, 80%×3, 85%×3, 90%×2×3
- 백 스쿼트 점프 – 20%(백 스쿼트의)×5×4

14주차

월요일

- 스내치 기술 연습을 우선으로 하는 동작
- 스내치 – HS;(85%[HS의]×1, 90%×1, 95%×1)×2
- 클린 앤 저크 – HS;(85%[HS의]×1+1, 90%×1+1, 95%×1+1)×2
- 클린 풀 – 105%×2, 115%×2, 120%×2×2, 90%×2
- 프론트 스쿼트 – 70%×3, 80%×3, 85%×3, 90%×2×3
- 굿모닝 – 3×4
- 뎁스 점프 – 4×6

화요일

- 파워 스내치 – HS;85%(HS의)×1, 90%×1, 95%×1
- 저크 기술 연습을 우선으로 하는 동작
- 파워 클린 앤 저크 – HS;85%(HS의)×1+1, 90%×1+1, 95%×1+1
- 스내치 하이 풀 – 70%×3, 75%×2×2, 70%×3

수요일

- 스내치 – HS;85%(HS의)×1, 90%×1, 95%×1
- 클린 기술 연습을 우선으로 하는 동작
- 클린 앤 저크 – HS;85%(HS의)×1+1, 90%×1+1, 95%×1+1
- 스내치 풀 – 105%×2, 115%×2, 120%×2×2, 90%×2
- 백 스쿼트 – 75%×3×2, 80%×2×3
- 박스 점프 – 5×3

목요일

- 스내치 기술 연습을 우선으로 하는 동작
- 파워 스내치 – HS;85%(HS의)×1, 90%×1, 95%×1
- 파워 클린 앤 저크 – HS;85%(HS의)×1+1, 90%×1+1, 95%×1+1
- 클린 하이 풀 – 70%×3, 75%×2×2, 70%×3
- 굿모닝 – 3×4

토요일

- 기술 연습을 우선으로 하는 동작
- 스내치 – HS;(90%[HS의]×1, 95%×1, HS)×2
- 클린 앤 저크 – HS;(90%[HS의]×1+1, 95%×1+1, HS)×2
- 클린 풀 – 95%×2, 105%×2, 110%×2×2, 90%×2
- 프론트 스쿼트 – 70%×3, 80%×3, 85%×3, 90%×2, HS
- 백 스쿼트 점프 – 20%(백 스쿼트의)×5×4

15주차

월요일

- 스내치 기술 연습을 우선으로 하는 동작
- 스내치 – HS;(85%[HS의]×1, 90%×1, 95%×1)×2
- 클린 앤 저크 – HS;(85%[HS의]×1+1, 90%×1+1, 95%×1+1)×2
- 클린 풀 – 90%×2, 95%×2, 100%×2×2, 80%×2
- 프론트 스쿼트 – 70%×3, 80%×3, 85%×2×3
- 뎁스 점프 – 4×6

화요일

- 파워 스내치 – 70%×1, 75%×1, 80%×1, 85%×1×3
- 저크 기술 연습을 우선으로 하는 동작
- 파워 클린 앤 저크 – HS;85%(HS의)×1+1, 90%×1+1, 95%×1+1

수요일

- 스내치 – HS;85%(HS의)×1, 90%×1, 95%×1
- 클린 기술 연습을 우선으로 하는 동작
- 클린 앤 저크 – HS;85%(HS의)×1+1, 90%×1+1, 95%×1+1
- 스내치 풀 – 90%×2, 95%×2, 100%×2×2, 80%×2
- 백 스쿼트 – 75%×3×5
- 박스 점프 – 5×3

목요일

- 스내치 기술 연습을 우선으로 하는 동작
- 파워 스내치 – HS;85%(HS의)×1, 90%×1, 95%×1
- 파워 클린 앤 저크 – 70%×1+1, 75%×1+1, 80%×1+1, 85%×1+1

토요일

- 기술 연습을 우선으로 하는 동작
- 스내치－HS
- 클린 앤 저크－시합에서 첫 번째로 시도할 무게
- 스내치 풀－90%×2, 100%×2, 105%×2, 110%×2, 80%×2
- 프론트 스쿼트－70%×3, 80%×3, 85%×2×3
- 백 스쿼트 점프－20%(백 스쿼트의)×3×4

16주차

월요일

- 스내치 기술 연습을 우선으로 하는 동작
- 스내치－70%×2, 75%×1, 80%×1, 85%×1, 90%×1×3
- 클린 앤 저크－70%x 1+1, 75%x 1+1, 80%×1+1, 85%×1+1×3
- 클린 풀－90%×2×4
- 백 스쿼트－75%×3×4

수요일

- 스내치－70%×2, 75%×1, 80%×1, 85%×1×3
- 클린 앤 저크－70%×1+1, 75%×1+1, 80%×1+1×3
- 스내치 풀－85%×2×4
- 백 스쿼트－75%×2×4

목요일

- 스내치－70%×1×5
- 파워 클린 앤 저크－70%×1+1×5

토요일

- 대회

프로그램: 초보자용

다음 프로그램들은 어느 정도 운동 배경이 있는 초보자 리프터를 위한 것이다. 즉, 가동성, 안정성 그리고 운동 능력의 기초가 심각할 정도로 부족한 선수들은 아니다.

각 훈련 단계가 진행될수록 점점 더 기술적으로 힘들어진다. 예를 들어, 첫 단계는 행 자세에서 스내치와 클린을, 목뒤에서 저크 동작을 시작했다가, 점점 훈련을 진행하면서 정상적인 원래 자세로 연습한다. 프로그램 초기에 리프팅 자세와 역학을 강조하는 기초 훈련을 하다가 후에 완전한 리프팅 자세로 연습하고 보조 운동도 함께 진행하게 된다.

매일 훈련마다 강조하고 집중하는 리프팅 동작(스내치, 클린 혹은 저크)이 정해져 있다. 토요일은 코치 혹은 선수가 선택하는 동작을 훈련할 수 있다. 각 선수가 가장 필요로 하는 부분과 스내치, 클린, 저크 동작을 더 잘 수행하기 위해서 필요한 부분을 고려해서 운동 내용을 선택할 수 있다. 필요에 따라서 이 부분은 그때그때 변경될 수 있으며, 혹은 그 훈련 내용이 효과적이어서 필요한 만큼 계속 이어갈 수도 있다. 이 훈련은 가벼운 무게로 기술 숙달에 집중하고 있기 때문에, 피로도가 크게 쌓이지는 않는다. 스내치 동작에서 오버헤드 자세가 약한 선수가 가벼운 무게로 스내치 밸런스를 연습하는 것, 클린 동작에서 턴오버가 약한 선수가 머슬 클린을 하는 것, 저크 동작에서 딥 혹은 드라이브의 균형과 자세가 무너지는 선수가 저크 딥 스쿼트를 하는 것이 그 예가 될 수 있다.

항상 올바른 자세를 신경 써야 한다. 안정성과 자세를 개선하고 강화시키기 위해서, 스내치와 저크 리시빙 자세에서 3초 동안 버텼다가 일어서는 것이 좋다. 무게는 그때그때 느낌에 의해서 결정될 수 있다. 각 단계의 첫 번째 주는, 선수들이 충분히 편안하게 감당할 수 있는 범위 내에서 약간 강도가 있는 것이 좋다. 그리고 매주 무게를 올리는 것을 목표로 한다. 각 단계에서 3~4주 정도 시간이 지나면 다음 단계로 넘어간다. 그리고 다시 처음에는 주어진 세트와 반복 횟수로 진행할 수 있는 보수적인 무게로 시작을 해서 3~4주에 걸쳐서 무게를 올려 간다. 이렇게 평균 9~12주 정도의 사이클에 걸쳐서 볼륨은 감소시키고, 무게를 올려간다.

토요일에는, 그날 선수가 단 1번 편안하게 진행할 수 있는 최고 무게까지 점차 올려가면서 스내치와 클린 앤 저크를 한다. 일관성, 지속성을 향상시키기 위해서 세트 간 아주 조금씩 무게를 올려가면서 휴식 시간도 상대적으로 짧게 가지는 것을 추천한다(1~2분). 자신의 최대 무게의 60% 이상의 강도로 총 15회 정도 반복하는 것을 목표로 하는 것이 좋다(당연히 아직까지 기술적으로 부족한 상태이기 때문에 일반적인 1RM이 기보다는 여기서 최대 무게는 초보자 선수가 최선을 다했을 때 가능한 무게를 말하는 것이다). 만약 무게를 올려갈 때, 총 15회를 하기 힘들 것 같으면, 무게를 조정해서 끝까지 마무리하는 것이 좋다. 여기서는 무게보다는 리프팅을 성공하는 것이 우선이다.

여기 기본적인 프로그램은 선수들의 상황이 바뀌면서, 그 부분을 최고로 충족시키기 위해서 약간씩 변형해서 사용할 수 있다.

1단계

월요일

- 스내치 기술 연습을 우선으로 하는 동작
- 미드 행 스내치 – 5×3
- 홀팅 스내치 데드리프트(허벅지 가운데) – 5×3
- 백 스쿼트 – 3×8
- 백 익스텐션 – 3×10
- 복근

화요일

- 저크 기술 연습을 우선으로 하는 동작
- 목 뒤에서 저크 하기 – 5×3
- 프론트 스쿼트 – 3×5
- 프레스 – 3×10
- 덤벨 로우 – 3×10
- 백 익스텐션 – 3×10
- 복근

목요일

- 클린 기술 연습을 우선으로 하는 동작
- 미드 행 클린 – 5×3
- 홀팅 클린 데드리프트(허벅지 가운데) – 5×3
- 백 스쿼트 – 3×6(월요일보다는 가볍게)
- 백 익스텐션 – 3×10
- 복근

토요일

- 원하는 동작의 기술 연습을 우선으로 하는 동작
- 스내치 – 헤비 싱글 – 총 15회
- 클린 앤 저크 – 헤비 싱글 – 총 15회
- 프론트 스쿼트 – 3×3
- 백 익스텐션 – 3×10
- 복근

2단계

월요일

- 스내치 기술 연습을 우선으로 하는 동작
- 스내치 – 5×2
- 홀팅 스내치 데드리프트(허벅지 가운데)+스내치 풀 – 5×(1+2)
- 백 스쿼트 – 3×6
- 백 익스텐션 – 3×10
- 복근

화요일

- 저크 기술 연습을 우선으로 하는 동작
- 저크 – 5×2
- 프론트 스쿼트 – 3×3
- 푸시 프레스 – 3×6
- 덤벨 로우 혹은 풀업 – 3×10
- 백 익스텐션 – 3×10
- 복근

목요일

- 클린 기술 연습을 우선으로 하는 동작
- 클린 – 5×2
- 홀팅 클린 데드리프트(허벅지 가운데)+클린 풀 – 5×(1+2)
- 백 스쿼트 – 3×5(월요일보다는 가볍게)
- 백 익스텐션 – 3×10
- 복근

토요일

- 원하는 동작의 기술 연습을 우선으로 하는 동작
- 스내치–헤비 싱글 – 총 15회
- 클린 앤 저크–헤비 싱글 – 총 15회
- 프론트 스쿼트 – 3×2
- 백 익스텐션 – 3×10
- 복근

3단계

월요일

- 스내치 기술 연습을 우선으로 하는 동작
- 스내치 – 8×1
- 스내치 풀 – 5×3
- 백 스쿼트 – 3×5
- 백 익스텐션 – 3×10
- 복근

화요일

- 저크 기술 연습을 우선으로 하는 동작
- 저크 – 8×1
- 프론트 스쿼트 – 3×2
- 푸시 프레스 – 3×4
- 덤벨 로우 혹은 풀업 – 3×10
- 백 익스텐션 – 3×10
- 복근

목요일

- 클린 기술 연습을 우선으로 하는 동작
- 클린 – 8×1
- 클린 풀 – 5×3
- 백 스쿼트 – 3×3(월요일보다는 가볍게)
- 백 익스텐션 – 3×10
- 복근

토요일

- 원하는 동작의 기술 연습을 우선으로 하는 동작
- 스내치–헤비 싱글 – 총 15회
- 클린 앤 저크–헤비 싱글 – 총 15회
- 프론트 스쿼트 – 3×1
- 백 익스텐션 – 3×10
- 복근

프로그램: 주 3일 훈련

다음은 매우 간단하고 유연하게 조정 가능한 주 3일 훈련 프로그램이다. 나이가 많은 마스터 리프터나 회복 능력에 한계가 있거나 시간이 넉넉하지 않은 선수가 주로 사용하며, 다른 운동과 웨이트리프팅 운동을 병행하는 사람들도 많이 사용한다. 더 광범위한 훈련 프로그램을 진행하게 되는 초반에 사용하는 경우도 있다.

스내치, 클린 그리고 저크 동작을 기본적인 훈련에 동작으로 사용하면서 자신의 장, 단점을 고려해서 선수가 필요한 부분에 기초를 해서 관련 동작(예: 파워, 행, 콤플렉스 등)으로 변형해서 진행할 수 있다.

스내치 그리고 클린 풀을 기본적인 풀 동작으로 진행하지만, 필요에 따라서 홀팅 데드리프트, 세그멘크 풀, 풀 콤플렉스 등으로 변형해서 진행할 수 있다. 다시 말하지만, 단순히 훈련의 다양성을 위해서 무작위로 프로그램의 안의 동작을 정하기보다는 정말 선수의 상황을 고려해서 필요한 부분 생각하면서 결정해야 한다.

2일차의 푸시 프레스 동작은 가장 효과적인 미는 동작이라서 정했지만, 필요하다면, 목 뒤에서 푸시 프레스 하기, 인크라인 벤치 프레스, 스내치 푸시 프레스 등으로 대체할 수 있다. 유사하게, 2일차의 오버헤드 스쿼트도 필요하다면, 스내치 밸런스, 스내치 밸런스 & 오버헤드 스쿼트, 스내치 푸시 프레스 & 오버헤드 스쿼트로 대체할 수 있다.

1, 3일차의 프론트 스쿼트와 백 스쿼트의 반복 횟수와 세트 수는 선수와 프로그램의 현재 단계에 맞게 조정해서 진행할 수 있다. 평균적으로는 프론트 스쿼트는 3회, 백 스쿼트는 5회씩 각각 3~5 세트씩 진행하는 것이 좋다. 필요하다면, 초반에는 백 스쿼트는 8~10회, 프론트 스쿼트는 4~6회를 한 세트로 진행하는 경우도 있다.

첫 주는 무게를 꽤 보수적으로 정해서 진행하다가 3~4주에 걸쳐서 동일한 반복 횟수와 세트를 유지한 상태로 무게를 점차적으로 올려가는 것이다. 주어진 사이클의 마지막 주에는 최대 무게를 테스트 해볼 수도 있다. 그리고 다음 사이클의 1주차를 시작할 때는 반복 횟수를 낮추고, 낮춘 반복 횟수와 자신의 향상된 능력을 고려해서 무게를 이전보다 증가시킬 수 있다.

1일차
- 스내치
- 스내치 풀
- 프론트 스쿼트

2일차
- 저크
- 푸시 프레스
- 오버헤드 스쿼트

3일차
- 클린 앤 저크
- 클린 풀
- 백 스쿼트

프로그램: 마스터용

이 프로그램은 평균적인 회복 능력과 훈련 경험이 있는 40대 선수가 훈련 성과를 내는 데 있어서 중요한 것들을 고려해서 만든 프로그램이다. 웨이트리프팅 운동 경력이 많은 선수라면 더 많은 운동량을 감당할 수도 그리고 원할 수도 있으며, 반대로 경험이 없거나 거의 없는 선수라면 볼륨을 다소 줄여야 할 것이다.

훈련의 균형을 맞추기 위해서, 매주 2일 동안은 더 무거운 무게로 훈련하며, 2일 동안은 더 가벼운 무게로 훈련하면서 주요 운동의 볼륨과 강도를 순환시킨다. 2~4주에 걸쳐서 점진적으로 강도를 높여가며, 이후에 회복 주에는 60~70% 무게로만 유지시킨다. 이후에는, 운동이나 반복 횟수에 변화를 주면서 현재 선수에게 필요한 부분을 훈련을 통해서 채울 수 있도록 한다.

훈련 프로그램의 효과를 극대화시키기 위해서 필요하다면 프로그램 내의 동작을 변형할 수도 있다.

1주차

월요일

- 클린 풀 – 4×3
- 백 스쿼트 – 5×3
- 스내치 푸시 프레스 – 4×5
- 복근

화요일

- 스내치 – 80%×1×3
- 파워 클린과 파워 저크 – 75%×2(1+1)×4
- 백 익스텐션
- 복근

목요일

- 스내치 풀 – 3×3
- 프론트 스쿼트 – 3×2
- 오버헤드 스쿼트 – 4×3
- 푸시 프레스 – 3×5
- 복근

금요일

- 클린 앤 저크 – 80%×1+1×3
- 파워 스내치 – 75%×2×4
- 백 익스텐션
- 복근

2주차

월요일

- 스내치 풀 – 4×3
- 프론트 스쿼트 – 5×3
- 오버헤드 스쿼트 – 3×2
- 푸시 프레스 – 5×5
- 복근

화요일

- 클린 앤 저크 – 80%×1+1×3
- 파워 스내치 – 75%×2×4
- 백 익스텐션
- 복근

목요일

- 클린 풀 – 3×3
- 백 스쿼트 – 3×2
- 스내치 푸시 프레스 – 3×5
- 복근

금요일

- 스내치 – 80%×1×3
- 파워 클린과 파워 저크 – 75%×2(1+1)×4
- 백 익스텐션
- 복근

회복 주차

월요일

- 스내치 – 5×1
- 스내치 풀 – 3×2
- 백 스쿼트 – 3×3

수요일

- 파워 스내치 – 5×1
- 파워 클린과 파워 저크 – 5×1+1
- 프레스 – 3×5

금요일

- 클린 앤 저크 – 5×1+1
- 클린 풀 – 3×2
- 프론트 스쿼트 – 3×3

프로그램: 체중 증량

다음 훈련 프로그램은 선수가 기능적인 체중 증량을 원할 때 도움이 될 것이다. 일반적으로 더 높은 반복 횟수와 상대적으로 높은 볼륨의 성격을 가지고 있으며, 상당한 볼륨의 보디빌딩 운동도 함께 진행된다.

처음에는 보수적인 무게로 훈련을 시작해서 3~4주에 걸쳐서 무게를 점진적 올려가다가 마지막에 낮은 볼륨과 강도로 진행하는 회복 주에 들어가게 된다. 회복 주를 거치고 다시 프로그램을 시작할 때는, 운동 동작을 바꾸거나, 단순히 반복 횟수를 변경하든, 항상 어떤 식으로든 프로그램에 변화가 있어야 한다.

스쿼트의 경우는, 첫 번째 세트부터 꽤 무겁게 시작하며, 마지막 반복 횟수가 더 많은 세트는 처음보다 가벼운 무게로 진행한다. 하지만 모든 세트의 무게는 이전 세트보다는 무거워야 한다. 그래서 최종적으로 마지막 세트에서는 거의 최대 무게에 가까워지게 되는 것을 목표로 한다. 월요일 백스쿼트(5회)를 할 때는 선수가 스쿼트 동작에서 주어진 반복 횟수를 진행할 때 익숙한 정도에 따라서 대략 70~75% 정도로 진행하면 된다. 금요일 프론트 스쿼트를 3회 진행할 때는 대략 75~80% 정도로 시작하는데, 마찬가지로 선수의 상태에 따라서 조정될 수 있다.

1주차의 파워 스내치, 파워 클린 앤 저크를 3회 반복할 때는 대략 70% 정도의 무게로 시작하면 된다. 라이저에서 데드리프트를 할 때는 리프터의 기술 능숙도와 일반적인 당기는 동작에서의 스트렝스에 따라서 스내치 혹은 클린 최대 무게의 85~105% 사이에서 진행하면 된다. 만약 리프터가 당기는 동작에서의 스트렝스보다는 스쿼트 동작에서의 스트렝스에 더 집중해야 하는 경우라면, 이후에 스쿼트 훈련에 더 집중할 수 있도록 다소 가벼운 무게로 훈련을 진행하면 된다.

어떤 경우든, 이 프로그램을 시작할 때는 무거운 무게로 시작해서 중간에 무게를 빠르게 줄이기보다는, 처음에는 낮은 강도를 시작해서 장기간에 걸쳐서 무게를 올려가는 것이 좋다.

주중에는 대부분 자신의 최대 무게의 높은 %의 강도로 진행하지 않지만, 금요일에는 스내치와 클린 앤 저크 동작을 최대 무게(HS)로 진행한다. HS 후에, 무게를 10~20% 정도 낮춰서 5회 정도 더 진행하게 된다. 이때 무게를 동일하게 할 수도 있으며, 세트마다 무게를 조금씩 올릴 수도 있다.

사용되는 보디빌딩 운동은 매주 바뀌어야 한다. 하루 동안 진행해야 하는 전체 운동 볼륨을 세트당 10~15회씩 한 세트로 해서 2~3개의 동작으로 나누도록 한다(예: 전체 하루 운동 볼륨 80회를 A 동작을 4세트 10회씩, B 동작도 4세트 10회씩 나눠서 진행하는 것).

하체 보디빌딩 운동에는 스쿼트, 런지, 스플릿 런지뿐만 아니라 레그 컬, 레그 익스텐션, 혹은 카프 레이즈도 있다. 월요일에는 이 동작들 중에서 하나를 진행하고 금요일에는 편측 운동unilateral exercise을 적어도 한 가지 하는 것이 좋다.

보디빌딩 훈련에 대한 더 많은 정보는 보조 운동 챕터에서 확인할 수 있다. 복근 운동 프로그램에 따라서 복근 운동도 함께 진행할 수 있다.

어떤 프로그램에서든 체중 증량을 하고 싶다면, 프로그램의 효과를 위해서 영양도 함께 반드시 신경 써야 한다는 것을 명심하자. 이 부분에 대해서는 이후에 영양 챕터에서 더 많은 정보를 확인할 수 있다. 이 프로그램을 진행하는 동안에 회복을 극대화하기 위해서 수면 역시 중요하다.

주별 프로그램

월요일

- 백 스쿼트 - 4×5; 3×10
- SLDL - 4×8
- 하체 보디빌딩 - 총 80회(10~15회씩을 한 세트로 2~3개의 운동을 진행)
- 복근

화요일

- 저크 - 5×3
- 푸시 프레스 - 5×6
- 미는 동작의 상체 보디빌딩 - 총 80회(10~15회씩을 한 세트로 2~3개의 운동을 진행)
- 복근

수요일

- 파워 클린 - 5×3
- 라이저에서 클린 데드리프트 - 4×5
- 당기는 동작의 상체 보디빌딩 - 총 80회(10~15회씩을 한 세트로 2~3개의 운동을 진행)
- 복근

금요일

- 스내치 - HS;5×1
- 클린 앤 저크 - HS; 5×1+1
- 프론트 스쿼트 - 4×3; 3×8
- 편심성 하체 보디빌딩 - 총 80회(10~15회씩을 한 세트로 2~3개의 운동을 진행)
- 복근

토요일

- 파워 스내치 - 5×3
- 라이저에서 스내치 데드리프트 - 4×5
- 당기고 미는 동작의 상체 보디빌딩 운동 - 총 100회(10~15회씩을 한 세트로 2개의 운동을 진행)
- 복근

회복 주차

월요일

- 백 스쿼트 - 3×3
- SLDL - 3×5
- 하체 보디빌딩 - 총 40회(10~15회씩을 한 세트로 2개의 운동을 진행)
- 복근

화요일

- 저크 - 4×2
- 푸시 프레스 - 4×3
- 미는 동작의 상체 보디빌딩 - 총 40회(10~15회씩을 한 세트로 2개의 운동을 진행)
- 복근

수요일

- 파워 클린 - 4×2
- 라이저에서 클린 데드리프트 - 3×3
- 당기는 동작의 상체 보디빌딩 - 총 40회(10~15회씩을 한 세트로 2~3개의 운동을 진행)
- 복근

금요일

- 스내치 - 75~85%×1×5
- 클린 앤 저크 - 75~85%×1+1×5
- 프론트 스쿼트 - 3×2
- 편심성 하체 보디빌딩 - 총 40회(10~15회씩을 한 세트로 2~3개의 운동을 진행)
- 복근

토요일

- 파워 스내치 - 4×2
- 라이저에서 스내치 데드리프트 - 3×3
- 당기고 미는 동작의 상체 보디빌딩 운동 - 총 50회(10~15회씩을 한 세트로 1~2개의 운동을 진행)
- 복근

프로그램: 불가리안

이 프로그램은 최대 강도와 최소 볼륨으로 진행하는 매우 간단한 불가리안 훈련 프로그램이다. 매일 매번 리프팅은 당일에 들 수 있는 가장 무거운 무게로 1회 진행한다. 그날 훈련에서 두 번째 스쿼트에서는 1회가 아니라 2회 진행할 수 있을 것 같은 무게로 낮춰서 진행하며, 항상 이전 2회를 진행한 무게보다는 더 증가시킨다. 그러나 이것이 매일 혹은 매주 가능한 것은 아니라는 것을 이해해야 한다. 월요일, 수요일, 그리고 금요일의 스내치, 클린 앤 저크 동작의 경우에도 가장 무거운 무게로 1회를 진행하고 이후에 무게로 낮춰서 1회씩 총 5세트를 진행한다. 이때 무게는 그날 선수의 상태를 보고 결정할 수 있다. 이상적인 것은 그날 가능한 가장 무거운 무게로 1회 진행하고 대략 10% 정도 무게를 낮춰서 5세트 진행하는 것이다. 세트마다 무게를 조금씩 올려가다가 5세트 내에 최초에 가장 무거운 무게로 1회 들었던 무게보다 더 들어보는 것이다. 당일에 선수가 컨디션이 좋지 않으면 비교적 낮은 강도로 세트마다 무게를 올리지 않고 동일한 무게로 진행해도 되며, 처음부터 훨씬 더 낮은 %로 시작해서 조금씩 세트마다 올려가도 된다.

복근과 등 운동은 매일 해주는 것이 좋다. 선수가 원한다면, 스내치와 클린 앤 저크를 하는 날로 나눠서 진행해도 된다.

이 훈련 구조는 계속 반복해도 되나, 대회 날짜가 다가오면, 1~2주 정도 스쿼트와 전체적인 볼륨을 줄일 수 있도록 한다. 이 기간에는, 하루 훈련 중에 첫 번째 스쿼트 운동과 두 번째 스쿼트 운동에서 무게를 줄여서 하는 세트를 빼도록 한다. 마지막 주에는 동작에 상관없이 무게를 줄여서 하는 운동을 모두 뺀다.

월요일
- 프론트 스쿼트 – HS
- 스내치 – HS; 5×1
- 클린 앤 저크 – HS; 5×1
- 백 스쿼트 – HS; 2×2
- 복근

화요일
- 백 스쿼트 – HS
- 스내치 – HS
- 클린 앤 저크 – HS
- 프론트 스쿼트 – HS; 2×2
- 복근

수요일
- 프론트 스쿼트 – HS
- 스내치 – HS; 5×1
- 클린 앤 저크 – HS; 5×1
- 백 스쿼트 – HS; 2×2
- 복근

목요일
- 백 스쿼트 – HS
- 스내치 – HS
- 클린 앤 저크 – HS
- 프론트 스쿼트 – HS; 2×2
- 복근

금요일
- 프론트 스쿼트 – HS
- 스내치 – HS; 5×1
- 클린 앤 저크 – HS; 5×1
- 백 스쿼트 – HS; 2×2
- 복근

토요일
- 백 스쿼트 – HS
- 스내치 – HS
- 클린 앤 저크 – HS
- 프론트 스쿼트 – HS; 2×2
- 복근

프로그램: 5주 프론트 스쿼트 사이클

이 프로그램은 단지 5주 만에 리프터의 프론트 스쿼트 무게를 상당히 증가시킬 수 있도록 도와준다(몇몇 선수들의 경우는 20~30kg나 증가했다). 그리고 이 프로그램을 통해서 프론트 스쿼트뿐만 아니라, 스내치와 클린 앤 저크 무게도 상당히 증가한 사람들이 많다. 이 프로그램은 대부분의 중급자 리프터부터 상급자 리프터까지 적절히 다룰 수 있을 정도 중간 정도의 볼륨을 구성되어 있다. 그러나 이 프로그램이 효과적이기 위해서는 자신의 정확한 1RM을 알고 있어야 한다.

1주차

월요일

- 스내치 – 75%×3×5
- 저크 – 75%×3×5
- 프론트 스쿼트 – 75%×3×5
- 스내치 데드리프트 – 100%×5×3
- 복근

화요일

- 파워 스내치+스내치 푸시 프레스+오버헤드 스쿼트 – 70%×3+3+3×3, 75%×3+3+3×2
- 파워 클린+파워 저크 – 70%×2(1+1)×3, 75%×2(1+1)×2
- 스내치 풀 – 90%×3×2, 95%×3×3
- 복근

수요일

- 클린 – 75%×3×5
- 목 뒤에서 저크 하기 – 75%×3×5
- 백 스쿼트 – 70%×2×5
- 클린 풀 – 90%×3×2, 95%×3×2
- 복근

목요일

- 파워 클린+푸시 프레스(푸시 프레스의 %) – 75%×2(2+1)×5
- 스내치 푸시 프레스+스내치 밸런스(스내치의 %) – 70%×3+1×5
- 스내치 풀 – 90%×3×5
- 복근

토요일

- 프론트 스쿼트 – 80%×3×5
- 스내치 – HS
- 클린 앤 저크 – HS
- 클린 데드리프트 – 100%×5×3
- 복근

2주차

월요일

- 클린 – 75%×3×3, 80%×2×2
- 목 뒤에서 저크 하기 – 75%×3×3, 80%×3×2
- 백 스쿼트 – 70%×2×5
- 스내치 데드리프트 – 100%×5, 105%×5×2
- 복근

화요일

- 파워 스내치+스내치 푸시 프레스+오버헤드 스쿼트 – 70%×3+3+3, 75%×3+3+3×4
- 파워 클린+파워 저크 – 70%×2(1+1), 75%×2(1+1)×4
- 스내치 풀 – 95%×3×2, 100%×3×3
- 복근

수요일

- 프론트 스쿼트 – 85%×2×5
- 스내치 – 75%×3×3, 80%×2×2
- 저크 – 75%×3×3, 80%×2×2
- 클린 풀 – 95%×3×2, 100%×3×3
- 복근

목요일

- 파워 클린+푸시 프레스(푸시 프레스의 %) – 75%×2(2+1)×3, 80%×2(2+1)×2
- 스내치 푸시 프레스+스내치 밸런스(스내치의 %) – 70%×3+1×2, 75%×3+1×3
- 스내치 풀 – 95%×3×5
- 복근

토요일

- 스내치 – HS
- 클린 앤 저크 – HS

- 클린 데드리프트 - 100%×5×3
- 백 스쿼트 - 70%×2×5
- 복근

3주차

월요일

- 프론트 스쿼트 - 85%×3×4
- 스내치 - 75%×3×1, 80%×2×4
- 저크 - 75%×3×1, 80%×2×4
- 클린 풀 - 100%×3×4
- 복근

화요일

- 파워 스내치+스내치 푸시 프레스+오버헤드 스쿼트 - 70%×3+3+3, 75%×3+3+3×2, 80%×3+3+3×2,
- 파워 클린+파워 저크 - 70%×2+1, 75%×2+1×2, 80%×2+1×2
- 스내치 풀 - 95%×3×4
- 복근

수요일

- 클린 - 75%×3×1, 80%×2×4
- 목 뒤에서 저크 하기 - 75%×3, 80%×2×4
- 스내치 풀 - 100%×3×4
- 백 스쿼트 - 70%×2×5
- 복근

목요일

- 파워 클린+푸시 프레스(푸시 프레스의 %) - 75%×2(2+1), 80%×2(2+1)×4
- 스내치 푸시 프레스+스내치 밸런스(스내치의 %) - 70%×3+1, 75%×3+1×2, 80%×3+1×2
- 클린 풀 - 95%×3×4
- 복근

토요일

- 프론트 스쿼트 - 90%×1×5
- 스내치 - HS
- 클린 앤 저크 - HS
- 스내치 풀 - 100%×3×3
- 복근

4주차

월요일

- 클린 앤 저크 - 75%×2+1, 80%×1+1×2, 85%×1+1×2
- 클린 풀 - 95%×3, 100%×3, 105%×2×3
- 백 스쿼트 - 70%×2×5
- 복근

화요일

- 파워 스내치+오버헤드 스쿼트 - 70%×2+1, 75%×2+1, 80%×2+1, 85%×1+1×3
- 파워 클린+파워 저크 - 70%×2+1, 75%×2+1, 80%×1+1, 85%×1+1×3
- 스내치 풀 - 95%×2×2, 100%×2×2
- 복근

수요일

- 프론트 스쿼트 - 90%×2×3
- 스내치 - 75%×2, 80%×2, 85%×1×3
- 저크 - 75%×2, 80%×2, 85%×1×3
- 스내치 풀 - 100%×3×2, 105%×2×2
- 복근

목요일

- 파워 스내치 - 75%×2×2, 80%×1×4
- 파워 클린+파워 저크 - 75%×2+1×2, 80%×1+1×4
- 클린 풀 - 95%×2×2, 100%×2×2
- 복근

토요일

- 스내치 - HS
- 클린 앤 저크 - HS
- 클린 풀 - 105%×3×3
- 백 스쿼트 - 70%×2×5
- 복근

5주차

월요일

- 프론트 스쿼트 - 95%×1×3
- 스내치 - 70%×2, 75%×2, 80%×1, 85%×1×3
- 클린 앤 저크 - 70%×1+1, 75%×1+1, 80%×1+1×2
- 클린 풀 - 85%×2, 90%×2, 95%×2
- 복근

화요일

- 파워 스내치 - 70%×1×3, 75%×1×3
- 파워 클린+파워 저크 - 70%×1+1×3, 75%×1+1×3
- 복근

수요일

- 스내치 - 70%×2, 75%×2, 80%×1×3
- 클린 앤 저크 - 70%×1+1, 75%×1+1, 80%×1+1
- 스내치 풀 - 85%×2, 90%×2, 95%×2
- 복근

목요일

- 파워 스내치 - 70%×1×3, 75%×1×3
- 파워 클린+파워 저크 - 70%×1+1×3, 75%×1+1×3
- 복근

토요일

- 프론트 스쿼트 - 최대 무게 테스트하기
- 스내치 - 최대 무게 테스트하기
- 클린 앤 저크 - 최대 무게 테스트하기

프로그램: 10주 볼륨 스쿼트 사이클

10주 동안 진행되는 이 스쿼트 프로그램은 다리의 스트렝스와 사이즈를 키울 수 있을 뿐만 아니라, 운동 능력을 향상시키는 데 도움이 된다. '0주차'를 추가시켜서 본 훈련을 들어가기 전에 준비 기간을 가질 수도 있다. 만약 선수가 꽤 높은 볼륨으로 스쿼트를 하는 데 이미 익숙한 상태라면, 0주차가 굳이 필요하지는 않다.

이 훈련과 병행하는 훈련의 볼륨과 강도는 보수적으로 정해서, 기존의 스쿼트 프로그램 중에 회복이 충분히 가능하도록 해야 한다. 스쿼트 본 운동과 병행하는 프로그램을 어느 수준으로 진행해야 하는지는 개인마다 상당히 다르다. 추가로 하는 운동의 볼륨은 스쿼트 프로그램을 성격을 충분히 고려해서 진행하도록 한다. 즉, 4주차까지 점진적으로 증가시키고, 그 이후에 다시 감소시키는 것이다. 9주차의 볼륨은 상당히 낮아야 하면, 10주차의 경우는 토요일에 프론트 스쿼트 최대 무게를 측정하기 때문에, 최대한 회복을 하기 위해서 훈련량을 많이 줄인다. 스쿼트 동작을 제외하고는 동작은 하지 않는 것이 좋으며, 중량 없이 스쿼트 점프를 하는 것을 포함시키는 것도 하나의 방법일 수도 있다.

시기를 고려했을 때, 테스트한 프론트 스쿼트 최대 무게가 정확하지 않을 수도 있다. 만약 프론트 스쿼트를 우선으로 고려해야 한다면, 이 사이클에서 백 스쿼트와 프론트 스쿼트를 바꿔서 진행할 수도 있다.

0주차

월요일
- 백 스쿼트 – 50%×4×3

화요일
- 프론트 스쿼트 – 50%×2×3

수요일
- 백 스쿼트 – 50%×2×3

목요일
- 프론트 스쿼트 – 50%×5×3

금요일
- 백 스쿼트 – 50%×2×3

토요일
- 백 스쿼트 – 50%×2×3

1주차

월요일
- 백 스쿼트 – 65%×6×4

화요일
- 프론트 스쿼트 – 60%×2×3

수요일
- 백 스쿼트 – 60%×2×3

목요일
- 프론트 스쿼트 – 65%×5×4

금요일
- 백 스쿼트 – 60%×2×3

토요일
- 백 스쿼트 – 65%×2×3

2주차

월요일
- 백 스쿼트 – 70%×6×6

화요일
- 프론트 스쿼트 – 60%×2×3

수요일
- 백 스쿼트 – 60%×2×3

목요일
- 프론트 스쿼트 – 70%×5×6

금요일
- 백 스쿼트 – 60%×2×3

토요일
- 백 스쿼트 – 70%×2×3

3주차

월요일
- 백 스쿼트 – 70%×6×8

화요일
- 프론트 스쿼트 – 60%×2×3

수요일
- 백 스쿼트 – 60%×2×3

목요일
- 프론트 스쿼트 – 70%×5×8

금요일
- 백 스쿼트 – 60%×2×3

토요일
- 백 스쿼트 – 70%×2×3

4주차

월요일
- 백 스쿼트 – 70%×6×10

화요일
- 프론트 스쿼트 – 60%×2×3

수요일
- 백 스쿼트 – 60%×2×3

목요일
- 프론트 스쿼트 – 70%×5×10

금요일
- 백 스쿼트 – 60%×2×3

토요일
- 백 스쿼트 – 70%×2×3

5주차

월요일
- 백 스쿼트 – 75%×6×8

화요일
- 프론트 스쿼트 – 60%×2×3

수요일
- 백 스쿼트 – 60%×2×3

목요일
- 프론트 스쿼트 – 75%×4×8

금요일
- 백 스쿼트 – 60%×2×3

토요일
- 백 스쿼트 – 70%×2×3

6주차

월요일
- 백 스쿼트 – 80%×5×6

화요일
- 프론트 스쿼트 – 60%×2×3

수요일
- 백 스쿼트 – 60%×2×3

목요일
- 프론트 스쿼트 – 78%×4×6

금요일
- 백 스쿼트 – 60%×2×3

토요일
- 백 스쿼트 – 70%×2×3

7주차

월요일
- 백 스쿼트 – 85%×4×4

화요일
- 프론트 스쿼트 – 60%×2×3

수요일
- 백 스쿼트 – 60%×2×3

목요일
- 프론트 스쿼트 – 81%×4×4

금요일
- 백 스쿼트 – 60%×2×3

토요일
- 백 스쿼트 – 70%×2×3

8주차

월요일
- 백 스쿼트 – 90%×3×3

화요일
- 프론트 스쿼트 – 60%×2×3

수요일
- 백 스쿼트 – 60%×2×3

목요일
- 프론트 스쿼트 – 84%×3×3

금요일
- 백 스쿼트 – 60%×2×3

토요일
- 백 스쿼트 – 70%×2×3

9주차

월요일
- 백 스쿼트 – 95%×2×2

화요일
- 프론트 스쿼트 – 60%×2×3

수요일
- 프론트 스쿼트 – 87%×2×2

목요일
- 백 스쿼트 – 60%×2×3

금요일
- 백 스쿼트 – 60%×2×3

토요일
- 백 스쿼트 – 70%×2×3

10주차

월요일
- 백 스쿼트 – 최대 무게 테스트하기

화요일
- 프론트 스쿼트 – 50%×2×2

수요일
- 프론트 스쿼트 – 60%×2×2

목요일
- 프론트 스쿼트 – 60%×1×2

금요일
- 백 스쿼트 – 50%×1×3

토요일
- 프론트 스쿼트 – 최대 무게 테스트하기

프로그램: 온 더 미닛 사이클(OTM 사이클)

이 프로그램은 중 · 상급자 리프터들이 스내치, 클린 앤 저크를 OTMOn The Minute 방식으로 훈련할 수도 있도록 만들어진 것이다. 이 프로그램은, 앞 세트가 시작한 지 정확히 1분마다 동작을 진행하는 방식이다. 즉, 세트당 휴식 시간이 1분이 안 된다고 할 수 있다. 이런 방식의 훈련은 일반적으로 선수들이 대회용 동작인 스내치, 클린 앤 저크를 기술적으로 기복 없이 꾸준하게 정확하게 수행하는 연습을 하는 데 도움이 된다. 뿐만 아니라, 대회에서 빠르게 준비 운동을 해야만 하는 상황에서도 리프터의 컨디션 관리에 도움이 된다.

OTM 프로그램을 진행할 때는 시계를 그냥 흘러가도록 해서 세트를 진행한다. 예를 들어, 만약 70%로 5회, 75%로 5회, 80%로 5회 진행한다면, 마지막 15번째 세트는 14분에 시작하는 것이다(첫 세트는 0분에 시작). 무게를 반드시 1분 안에 바꿔야 한다. OTM 프로그램을 진행한 후에 HS로 시도해볼 수도 있다. 하지만 앞에 15세트를 단 한 번도 실패하지 않는 경우에만 HS로 진행한다. 실패했지만 코치가 충분한 이유가 있다고 판단하는 경우는 예외가 될 수 있다. HS로 리프팅을 할 때는 시계를 따로 사용하지 않고 세트를 진행해도 되지만, 그렇다고 너무 길게 쉬어서는 안 된다. 대략 2분 정도가 적당하다.

1주차

월요일

- 스내치 – 70%×1×5 OTM, 75%×1×5 OTM, 80%×1×5 OTM
- 스내치 풀 – 85%×3×3
- 세그멘트 스내치 데드리프트(무릎)+플로팅 스내치 데드리프트 – 80%x 3+1×3
- 백 스쿼트(첫 번째는 5초 동안 버티면서 내려간다.) – 70%×5×3
- 복근

화요일

- 저크 – 70%×1×5 OTM, 75%×1×5 OTM, 80%×1×5 OTM
- 푸시 프레스 – 70%×5×5
- 백 스쿼트 점프(백 스쿼트의 %) – 25%×3×3
- 복근

수요일

- 클린 – 70%×1×5 OTM, 75%×1×5 OTM, 80%×1×5 OTM
- 클린 풀 – 85%×3×3
- 세그멘트 클린 데드리프트(무릎)+플로팅 클린 데드리프트 – 80%x 3+1×3
- 퍼즈 백 스쿼트 – 60%×3×3
- 복근

목요일

- 파워 클린 – 70%×3×5
- 파워 저크 – 70%×3×5
- SLDL – 3×5
- 복근

토요일

- 스내치 – 70%×1, 75%×1, 80%×1, 80%×1×2
- 클린 앤 저크 – 70%×1+1, 75%×1+1, 80%×1+1, 80%×1+1×2
- 프론트 스쿼트 – 75%×3×3
- 굿모닝 – 3×5
- 복근

2주차

월요일

- 스내치 - 73%×1×5 OTM, 78%×1×5 OTM, 83%×1×5 OTM, HS
- 스내치 풀 - 85%×3, 90%×3×2
- 세그멘트 스내치 데드리프트(무릎)+플로팅 스내치 데드리프트 - 80%×3+1, 85%×3+1×2
- 백 스쿼트(첫 번째는 5초 동안 버티면서 내려간다.) - 70%×5, 75%×5×2
- 복근

화요일

- 저크 - 73%×1×5 OTM, 78%×1×5 OTM, 83%×1×5 OTM, HS
- 푸시 프레스 - 70%×5×2, 75%×5×3
- 백 스쿼트 점프(백 스쿼트의 %) - 25%×3×3
- 복근

수요일

- 클린 - 73%×1×5 OTM, 78%×1×5 OTM, 83%×1×5 OTM, HS
- 클린 풀 - 85%×3, 90%×3×2
- 세그멘트 클린 데드리프트(무릎)+플로팅 클린 데드리프트 - 80%×3+1, 85%×3+1×2
- 퍼즈 백 스쿼트 - 65%×3×3
- 복근

목요일

- 파워 클린 - 70%×3×2, 75%×3×3
- 파워 저크 - 70%×3×2, 75%×3×3
- SLDL - 3×5
- 복근

토요일

- 스내치 - 70%×1, 75%×1, 80%×1, 85%×1, 85%×1×2
- 클린 앤 저크 - 70%×1+1, 75%×1+1, 80%×1+1, 85%×1+1, 85%×1+1×2
- 프론트 스쿼트 - 75%×3, 80%×3×2
- 굿모닝 - 3×5
- 복근

3주차

월요일

- 스내치 - 75%×1×5 OTM, 80%×1×5 OTM, 85%×1×5 OTM, HS
- 스내치 풀 - 90%×3×3
- 세그멘트 스내치 데드리프트(무릎)+플로팅 스내치 데드리프트 - 85%×3+1×3
- 백 스쿼트(첫 번째는 5초 동안 버티면서 내려간다.) - 75%×5×2, 75%×5
- 복근

화요일

- 저크 - 75%×1×5 OTM, 80%×1×5 OTM, 85%×1×5 OTM, HS
- 푸시 프레스 - 75%×5, 75%×5×4
- 백 스쿼트 점프 - 25%×3×3
- 복근

수요일

- 클린 - 75%×1×5 OTM, 80%×1×5 OTM, 85%×1×5 OTM, HS
- 클린 풀 - 90%×3×3
- 세그멘트 클린 데드리프트(무릎)+플로팅 클린 데드리프트 - 85%×3+1×3
- 퍼즈 백 스쿼트 - 68%×3×3
- 복근

목요일

- 파워 클린 - 75%×3, 75%×3×4
- 파워 저크 - 75%×3, 75%×3×4
- SLDL - 3×5
- 복근

토요일

- 스내치 - 70%×1, 75%×1, 80%×1, 85%×1, 90%×1×2
- 클린 앤 저크 - 70%×1+1, 75%×1+1, 80%×1+1, 85%×1+1, 90%×1+1×2
- 프론트 스쿼트 - 80%×3×3
- 굿모닝 - 3×5
- 복근

4주차

월요일

- 스내치-75%×1×5 OTM
- 스내치 풀-85%×3×3
- 백 스쿼트-75%×3×3
- 복근

화요일

- 저크-75%×1×5 OTM
- 푸시 프레스-70%×3×3
- 복근

수요일

- 클린-75%×1×5 OTM
- 클린 풀-85%×3×3
- 퍼즈 백 스쿼트-65%×2×3
- 복근

목요일

- 파워 클린-75%×1×5
- 파워 저크-75%×1×5
- 복근

토요일

- 스내치-70%×1, 75%×1, 80%×1×4
- 클린 앤 저크-70%×1+1, 75%×1+1, 80%×1+1 ×4
- 프론트 스쿼트-75%×2, 80%×2×2
- 복근

5주차

월요일

- 스내치-78%×1×5 OTM, 83%×1×5 OTM, 88% ×1×5 OTM, HS
- 스내치 풀-90%×3, 95%×3×2
- 세그멘트 스내치 데드리프트(무릎)+플로팅 스내치 데드리프트-85%×3+1, 90%×3+1×2
- 백 스쿼트(첫 번째는 5초 동안 버티면서 내려간다.)-80%×3×3
- 복근

화요일

- 저크-78%×1×5 OTM, 83%×1×5 OTM, 88%×1×5 OTM, HS
- 푸시 프레스-80%×3×5
- 백 스쿼트 점프-25%×3×3
- 복근

수요일

- 클린-78%×1×5 OTM, 83%×1×5 OTM, 88%×1×5 OTM, HS
- 클린 풀-90%×3, 95%×3×2
- 세그멘트 클린 데드리프트(무릎)+플로팅 클린 데드리프트-85%×3+1, 90%×3+1×2
- 퍼즈 백 스쿼트-70%×2×3
- 복근

목요일

- 파워 클린-80%×2×5
- 파워 저크-80%×2×5
- SLDL-3×5
- 복근

토요일

- 스내치-HS
- 클린 앤 저크-HS
- 프론트 스쿼트-85%×2×3
- 굿모닝-3×5
- 복근

6주차

월요일

- 스내치 - 80%×1×5 OTM, 85%×1×5 OTM, 90%×1×5 OTM, HS
- 스내치 풀 - 95%×3×3
- 세그멘트 스내치 데드리프트(무릎)+플로팅 스내치 데드리프트 - 90%×2+1×3
- 백 스쿼트 - 80%×3, 85%×3×2
- 복근

화요일

- 저크 - 80%×1×5 OTM, 85%×1×5 OTM, 90%×1×5 OTM, HS
- 푸시 프레스 - 80%×3×2, 83%×3×3
- 백 스쿼트 점프 - 25%×3×3
- 복근

수요일

- 클린 - 80%×1×5 OTM, 85%×1×5 OTM, 90%×1×5 OTM, HS
- 클린 풀 - 95%×3×3
- 세그멘트 클린 데드리프트(무릎)+플로팅 클린 데드리프트 - 90%×2+1×3
- 퍼즈 백 스쿼트 - 70%×2×3
- 복근

목요일

- 파워 클린 - 80%×2×2, 85%×2×3
- 파워 저크 - 80%×2×2, 85%×2×3
- SLDL - 3×5
- 복근

토요일

- 스내치 - HS
- 클린 앤 저크 - HS
- 프론트 스쿼트 - 85%×2×2, 90%×2
- 굿모닝 - 3×5
- 복근

7주차

월요일

- 스내치 - 82%×1×5 OTM, 87%×1×5 OTM, 92%×1×5 OTM, HS
- 스내치 풀 - 95%×3, 100%×3, 95%×3
- 세그멘트 스내치 데드리프트(무릎)+플로팅 스내치 데드리프트 - 90%×2+1, 95%×2+1, 90%×2+1
- 백 스쿼트 - 85%×3×3
- 복근

화요일

- 저크 - 85%×1×5 OTM, 87%×1×5 OTM, 92%×1×5 OTM, HS
- 푸시 프레스 - 83%×3×5
- 백 스쿼트 점프 - 25%×3×3
- 복근

수요일

- 클린 - 82%×1×5 OTM, 87%×1×5 OTM, 92%×1×5 OTM, HS
- 클린 풀 - 95%×3, 100%×3, 95%×3
- 세그멘트 클린 데드리프트(무릎)+플로팅 클린 데드리프트 - 90%×2+1, 95%×2+1, 90%×2+1
- 퍼즈 백 스쿼트 - 70%×2, 75%×2, 70%×2
- 복근

목요일

- 파워 클린 - 85%×2×5
- 파워 저크 - 85%×2×5
- SLDL - 3×5
- 복근

토요일

- 스내치 - HS
- 클린 앤 저크 - HS
- 프론트 스쿼트 - 85%×2, 90%×2×2
- 굿모닝 - 3×5
- 복근

8주차

월요일

- 스내치 - 75%×1×2, 80%×1×3
- 스내치 풀 - 85%×3, 90%×3×2
- 백 스쿼트 - 75%×3, 80%×3×2
- 복근

화요일

- 저크 - 75%×1×2, 80%×1×3
- 푸시 프레스 - 70%×3, 75%×3×2
- 복근

수요일

- 클린 - 75%×1×2, 80%×1×3
- 클린 풀 - 85%×3, 90%×3×2
- 퍼즈 백 스쿼트 - 65%×2, 70%×2×2
- 복근

목요일

- 파워 클린 - 75%×1×2, 80%×1×3
- 파워 저크 - 75%×1×2, 80%×1×3
- 복근

토요일

- 스내치 - 70%×1, 75%×1, 80%×1, 85%×1×2
- 클린 앤 저크 - 70%×1, 75%×1, 80%×1, 85%×1×2
- 프론트 스쿼트 - 80%×2×3
- 복근

9주차

월요일

- 스내치 - HS; 75%×2×3 OTM(HS의 %)
- 클린 앤 저크 - HS; 75%×2+1×3 OTM(HS의 %)
- 백 스쿼트 - HS; 75%×3×3(HS의 %)
- 복근

화요일

- 파워 스내치 - 75%×1×10 OTM
- 파워 클린+파워 저크 - 75%×1+1×10 OTM
- 복근

수요일

- 클린 앤 저크 - HS; 75%×2+1×3 OTM(HS의 %)
- 스내치 - HS; 75%×2×3 OTM(HS의 %)
- 퍼즈 백 스쿼트 - HS; 75%×3×3 OTM(HS의 %)
- 복근

목요일

- 파워 클린+파워 저크 - 75%×1+1×10 OTM
- 파워 스내치 - 75%×1×10 OTM
- 복근

토요일

- 스내치 - HS; 80%×1×3 OTM(HS의 %)
- 클린 앤 저크 - HS; 80%×1×3 OTM(HS의 %)
- 프론트 스쿼트 - HS; 80%×2×2(HS의 %)
- 복근

10주차

월요일
- 스내치 – HS; 80%×1×3 OTM(HS의 %)
- 클린 앤 저크 – HS; 80%×1+1×3 OTM(HS의 %)
- 백 스쿼트 – HS; 80%×2×3(HS의 %)
- 복근

화요일
- 파워 스내치 – 75%×1×10 OTM
- 파워 클린+파워 저크 – 75%×1+1×10 OTM
- 복근

수요일
- 클린 앤 저크 – HS; 80%×2+1×3 OTM(HS의 %)
- 스내치 – HS; 80%×2×3 OTM(HS의 %)
- 퍼즈 백 스쿼트 – HS; 80%×2×3(HS의 %)
- 복근

목요일
- 파워 클린+파워 저크 – 75%×1+1×10 OTM
- 파워 스내치 – 75%×1×10 OTM
- 복근

토요일
- 스내치 – HS; 85%×1×3 OTM(HS의 %)
- 클린 앤 저크 – HS; 85%×1+1×3 OTM(HS의 %)
- 프론트 스쿼트 – HS; 85%×2×3(HS의 %)
- 복근

11주차

월요일
- 스내치 – HS; 85%×2×3 OTM(HS의 %)
- 클린 앤 저크 – HS; 85%×2+1×3 OTM(HS의 %)
- 백 스쿼트 – HS; 85%×2×3(HS의 %)
- 복근

화요일
- 파워 스내치 – 75%×1×10 OTM
- 파워 클린+파워 저크 – 75%×1+1×10 OTM
- 복근

수요일
- 클린 앤 저크 – HS; 85%×2+1×3 OTM(HS의 %)
- 스내치 – HS; 85%×1×3 OTM(HS의 %)
- 퍼즈 백 스쿼트 – HS; 85%×2×3(HS의 %)
- 복근

목요일
- 파워 클린+파워 저크 – 75%×1+1×10 OTM
- 파워 스내치 – 75%×1×10 OTM
- 복근

토요일
- 스내치 – HS; 85%×2×3 OTM(HS의 %)
- 클린 앤 저크 – HS; 85%×2+1×3 OTM(HS의 %)
- 프론트 스쿼트 – HS; 90%×2×3(HS의 %)
- 복근

12주차

월요일

- 스내치 – 70%×1, 75%×1, 80%×1, 85%×1×3
- 클린 앤 저크 – 70%×1, 75%×1, 80%×1, 85%×1
- 백 스쿼트 – 70%×2, 75%×2, 80%×2, 85%×2
- 복근

화요일

- 파워 스내치 – 70%×1×5
- 파워 클린+파워 저크 – 70%×1+1×5
- 복근

수요일

- 스내치 – 70%×1, 75%×1, 80%×1×3
- 파워 클린+저크 – 70%×1, 75%×1, 80%×1
- 프론트 스쿼트 – 70%×2, 75%×2, 80%×1, 85%×1
- 복근

목요일

- 파워 스내치 – 60%×1×5
- 파워 클린+파워 저크 – 60%×1+1×5
- 복근

토요일

- 스내치 – 최대 무게
- 클린 앤 저크 – 최대 무게
- 프론트 스쿼트 – 최대 무게

프로그램: 라이저, 웨이브, 다양한 포지션

이 프로그램은 중상급자, 상급자 리프터를 위한 것이며, 그날 최대 무게와 백-오프 세트를 함께 활용해서 진행하며, 반복 회수를 다르게 하면서, 강도를 올려간다. 그리고 OTM을 활동하는 프로그램이기도 하다.

HS, RM 세트에서 뒤에 따라오는 %는 바로 앞에 있는 HS, RM의 %이며, 따로 표기되지 않은 이상 자신의 절대 스트렝스의 %가 아니다. 여기서 목표는 이전 주보다 높은 강도로 훈련을 진행해보는 것이지만, 항상 가능한 것은 아니다. 그리고 코치와 선수는 선수의 현재 상태에 대해서 정확한 평가를 통해서 강도를 결정해야지, 단지 원하는 강도로 진행해서는 안 된다.

OTM 프로그램을 진행할 때는 시계를 그냥 흘러가도록 해서 세트를 진행한다. 예를 들어, 만약 70%로 5회, 75%로 5회, 80%로 5회 진행한다면, 마지막 15번째 세트는 14분에 시작하는 것이다(첫 세트는 0분에 시작). 무게를 반드시 1분 안에 바꿔야 한다. OTM 프로그램을 진행한 후에 HS로 시도해볼 수도 있다. 하지만 앞에 15세트를 단 한번도 실패하지 않는 경우에만 HS로 진행해본다. 실패를 했지만 코치가 충분한 이유가 있다고 판단하는 경우는 예외가 될 수 있다. HS로 리프팅을 할 때는 시계를 따로 사용하지 않고 세트를 진행해도 되지만, 그렇다고 너무 길게 쉬어서는 안 된다. 대략 2분 정도가 적당하다.

기술을 연습을 우선으로 하는 동작을 매일 진행한다. 이때 가벼운 무게로 진행해야 하며, 제대로 된 자세로 동작을 수행하는 것을 가장 우선으로 여겨야 한다.

1주차

월요일

- 기술 우선의 동작: 머슬 스내치+톨 스내치 – 3×3+3
- 3 포지션 스내치(바닥, 무릎, 허벅지 가운데) – RM; 95%, 90%(RM의 %)
- 라이저에서 스내치 풀 – 105%×5, 110%×5, 115%×5
- 백 스쿼트 – 70%×5, 80%×1, 72%×5, 82%×1, 74%×5, 84%×1
- 백 스쿼트 점프 – 20%×3×5(백 스쿼트의 %)
- 복근

화요일

- 기술 우선의 동작: 톨 저크+스플릿에서 목 뒤에서 푸시 저크 – 3×3+3
- 퍼즈 저크+저크 – 2+1RM; 95%, 90%(RM의 %)
- 파워 클린 – 70%×3×5
- 목 뒤에서 푸시 프레스 – 70%×5×4(푸시 프레스의 %)
- 복근

수요일

- 기술 우선의 동작: 머슬 클린+톨 클린 – 3×3+3
- 3 포지션 클린(바닥, 무릎, 허벅지 가운데) – RM; 95%, 90%(RM의 %)
- 라이저에서 클린 풀 – 105%×5, 110%×5, 115%×5
- 프론트 스쿼트 – 70%×3×4
- SLDL – 50%×5×3(백 스쿼트의 %)
- 복근

목요일

- 기술 우선의 동작: 머슬 스내치+스내치 자세에서 푸시 저크 – 3×3+3
- 파워 스내치 – 70%×3×5
- 파워 저크 – 70%×3×5
- 스내치 푸시 프레스+OHS – 70%×5+1×4(OHS 혹은 스내치의 %)
- 백 스쿼트 점프 – 20%×3×5
- 복근

토요일

- 기술 우선의 동작(선택): 2~3회씩 3~4세트
- 스내치+스내치 밸런스+OHS – 1+1+1RM; 95%×1+1+1, 90%×1+1+1
- 클린+파워 저크+저크 – 1+1+1RM; 95%×1+1+1, 90%×1+1+1
- 백 스쿼트 – 5RM; 50%×10(최대 백 스쿼트의 %)
- 굿모닝 – 20%×5×3(백 스쿼트의 %)
- 복근

2주차

월요일

- 기술 우선의 동작: 머슬 스내치+톨 스내치 - 3×3+3
- 3 포지션 스내치(바닥, 무릎, 허벅지 가운데) - RM
- 라이저에서 스내치 풀 - 108%×5, 113%×5, 118%×5
- 백 스쿼트 - 73%×5, 83%×1, 75%×5, 85%×1, 77%×5, 87%×1
- 백 스쿼트 점프 - 20%×3×5
- 복근

화요일

- 기술 우선의 동작: 톨 저크+스플릿에서 목 뒤에서 푸시 저크 - 3×3+3
- 퍼즈 저크+저크 - 2+1RM
- 파워 클린 - 70%×3, 75%×3×3
- 목 뒤에서 푸시 프레스 - 70%×5, 75%×5×3
- 복근

수요일

- 기술 우선의 동작: 머슬 클린+톨 클린 - 3×3+3
- 3 포지션 클린(바닥, 무릎, 허벅지 가운데) - RM
- 라이저에서 클린 풀 - 108%×5, 113%×5, 118%×5
- 프론트 스쿼트 - 70%×3, 73%×3×2
- SLDL - 50%×5, 53%×5×2
- 복근

목요일

- 기술 우선의 동작: 머슬 스내치+스내치 자세에서 푸시 저크 - 3×3+3
- 파워 스내치 - 70%×3, 75%×3×3
- 파워 저크 - 70%×3, 75%×3×3
- 스내치 푸시 프레스+OHS - 70%×5+1, 75%×5+1×3(OHS 혹은 스내치의 %)
- 백 스쿼트 점프 - 20%×3×5
- 복근

토요일

- 기술 우선의 동작(선택): 2~3회씩 3~4세트
- 스내치+스내치 밸런스+OHS - 1+1+1RM
- 클린+파워 저크+저크 - 1+1+1RM
- 백 스쿼트 - 5RM;53%×10(최대 백 스쿼트의 %)
- 굿모닝 - 20%×5, 23%×5×2
- 복근

3주차

월요일

- 기술 우선의 동작: 머슬 스내치+톨 스내치 - 3×3+3
- 3 포지션 스내치(바닥, 무릎, 허벅지 가운데) - RM; 95%, 90%(RM의 %)
- 라이저에서 스내치 풀 - 110%×5, 115%×5, 120%×5
- 백 스쿼트 - 75%×5, 85%×1, 77%×5, 87%×1, 79%×5, 89%×1
- 백 스쿼트 점프 - 20%×3×5
- 복근

화요일

- 기술 우선의 동작: 톨 저크+스플릿에서 목 뒤에서 푸시 저크 - 3×3+3
- 퍼즈 저크+저크 - 2+1RM; 95%, 90%(RM의 %)
- 파워 클린 - 3RM
- 목 뒤에서 푸시 프레스 - 5RM
- 복근

수요일

- 기술 우선의 동작: 머슬 클린+톨 클린 - 3×3+3
- 3 포지션 클린(바닥, 무릎, 허벅지 가운데) - RM; 95%, 90%(RM의 %)
- 라이저에서 클린 풀 - 110%×5, 115%×5, 120%×5
- 프론트 스쿼트 - 73%×3×3
- SLDL - 53%×5×3
- 복근

목요일

- 기술 우선의 동작: 머슬 스내치+스내치 자세에서 푸시 저크 - 3×3+3
- 파워 스내치 - 3RM
- 파워 저크 - 3RM
- 스내치 푸시 프레스+OHS - 5+1RM
- 백 스쿼트 점프 - 20%×3×5
- 복근

토요일

- 기술 우선의 동작(선택): 2~3회씩 3~4세트
- 스내치+스내치 밸런스+OHS - 1+1+1RM;95%, 90%(RM의 %)
- 클린+파워 저크+저크 - 1+1+1RM;95%, 90%(RM의 %)
- 백 스쿼트 - 5RM;55%×10(최대 백 스쿼트의 %)
- 굿모닝 - 23%×5×3
- 복근

4주차

월요일

- 기술 우선의 동작: 머슬 스내치+톨 스내치-3×3+3
- 2 포지션 스내치(바닥, 무릎)-70%×4 세트
- 스내치 풀-100%×3×3
- 백 스쿼트-70%×3, 80%×1, 70%×3, 80%×1, 70%×3, 80%×1
- 백 스쿼트 점프-20%×3×3
- 복근

화요일

- 기술 우선의 동작: 톨 저크+스플릿에서 목 뒤에서 푸시 저크-3×3+3
- 퍼즈 저크+저크-70%×1+1×4
- 파워 클린-70%×2×4
- 푸시 프레스-70%×3×4
- 복근

수요일

- 기술 우선의 동작: 머슬 클린+톨 클린-3×3+3
- 2 포지션 클린(바닥, 무릎)-70%×4 세트
- 클린 풀-100%×3×3
- 프론트 스쿼트-70%×2×3
- SLDL-50%×4×2
- 복근

목요일

- 기술 우선의 동작: 머슬 스내치+스내치 자세에서 푸시 저크-3×3+3
- 파워 스내치-70%×2×4
- 파워 저크-70%×2×4
- 스내치 푸시 프레스+OHS-70%×3+1×4(OHS 혹은 스내치의 %)
- 백 스쿼트 점프-20%×3×3
- 복근

토요일

- 기술 우선의 동작(선택): 2~3회씩 3~4세트
- 스내치+OHS-1+1RM;95%, 90%(RM의 %)
- 클린+프론트 스쿼트+저크-1+1+1RM;95%, 90%(RM의 %)
- 백 스쿼트-75%×3×3
- 굿모닝-23%×4×2
- 복근

5주차

월요일

- 기술 우선의 동작: 머슬 스내치+톨 스내치-3×3+3
- 2 포지션 스내치(바닥, 무릎)-RM; 95%, 90%(RM의 %)
- 라이저에서 스내치 풀-110%×3, 115%×3, 120%×3
- 백 스쿼트-75%×3, 85%×1, 77%×3, 87%×1, 79%×3, 89%×1
- 백 스쿼트 점프-20%×3×3
- 복근

화요일

- 기술 우선의 동작: 톨 저크+스플릿에서 목 뒤에서 푸시 저크-3×3+3
- 퍼즈 저크+저크-(1+1)RM;95%, 90%(RM의 %)
- 파워 클린-75%×2×5
- 푸시 프레스-75%×2×5
- 복근

수요일

- 기술 우선의 동작: 머슬 클린+톨 클린-3×3+3
- 2 포지션 클린(바닥, 무릎)-RM; 95%, 90%(RM의 %)
- 클린 풀-110%×3, 115%×3, 120%×3
- 프론트 스쿼트-75%×3×3
- SLDL-55%×4×3
- 복근

목요일

- 기술 우선의 동작: 머슬 스내치+스내치 자세에서 푸시 저크-3×3+3
- 파워 스내치-75%×2×5
- 파워 저크-75%×2×5
- 스내치 푸시 프레스+OHS-75%×3+1×4(OHS 혹은 스내치의 %)
- 백 스쿼트 점프-20%×3×5
- 복근

토요일

- 기술 우선의 동작(선택): 2~3회씩 3~4세트
- 스내치+OHS-1+1RM;95%, 90%(RM의 %)
- 클린+저크-1+2RM;95%, 90%(RM의 %)
- 백 스쿼트-3RM;57%×10(최대 백 스쿼트의 %)
- 굿모닝-25%×4×3
- 복근

6주차

월요일

- 기술 우선의 동작: 머슬 스내치+톨 스내치-3×3+3
- 2 포지션 스내치(바닥, 무릎)-RM
- 스내치 풀-113%×3, 118%×3, 123%×3
- 백 스쿼트-77%×3, 87%×1, 79%×3, 89%×1, 81%×3, 91%×1
- 백 스쿼트 점프-20%×3×5
- 복근

화요일

- 기술 우선의 동작: 톨 저크+스플릿에서 목 뒤에서 푸시 저크-3×3+3
- 퍼즈 저크+저크-1+1RM
- 파워 클린-75%×2, 80%×2×3
- 푸시 프레스-75%×2, 80%×2×3
- 복근

수요일

- 기술 우선의 동작: 머슬 클린+톨 클린-3×3+3
- 2 포지션 클린(바닥, 무릎)-RM
- 클린 풀-113%×3, 118%×3, 123%×3
- 프론트 스쿼트-75%×3, 77%×3×2
- SLDL-55%×4, 57%×4×2
- 복근

목요일

- 기술 우선의 동작: 머슬 스내치+스내치 자세에서 푸시 저크-3×3+3
- 파워 스내치-75%×2, 80%×2×3
- 파워 저크-75%×2, 80%×2×3
- 스내치 푸시 프레스+OHS-75%×3+1, 80%×3+1×3(OHS 혹은 스내치의 %)
- 백 스쿼트 점프-20%×3×5
- 복근

토요일

- 기술 우선의 동작(선택): 2~3회씩 3~4세트
- 스내치+OHS-1+1RM
- 클린+저크-1+2RM
- 백 스쿼트-3RM;59%×10(최대 백 스쿼트의 %)
- 굿모닝-25%×4, 27%×4×2
- 복근

7주차

월요일

- 기술 우선의 동작: 머슬 스내치+톨 스내치-3×3+3
- 2 포지션 스내치(바닥, 무릎)-RM
- 스내치 풀-115%×3, 120%×3, 125%×3
- 백 스쿼트-79%×3, 89%×1, 81%×3, 91%×1, 83%×3, 93%×1
- 백 스쿼트 점프-20%×3×5
- 복근

화요일

- 기술 우선의 동작: 톨 저크+스플릿에서 목 뒤에서 푸시 저크-3×3+3
- 퍼즈 저크+저크-1+1RM
- 파워 클린-2RM
- 푸시 프레스-3RM
- 복근

수요일

- 기술 우선의 동작: 머슬 클린+톨 클린-3×3+3
- 2 포지션 클린(바닥, 무릎)-RM
- 클린 풀-115%×3, 120%×3, 125%×3
- 프론트 스쿼트-77%×3×3
- SLDL-57%×4×3
- 복근

목요일

- 기술 우선의 동작: 머슬 스내치+스내치 자세에서 푸시 저크-3×3+3
- 파워 스내치-2RM
- 파워 저크-2RM
- 스내치 푸시 프레스+OHS-3+1RM
- 백 스쿼트 점프-20%×3×5
- 복근

토요일

- 기술 우선의 동작(선택): 2~3회씩 3~4세트
- 스내치+OHS-1+1RM
- 클린+저크-1+2RM
- 백 스쿼트-3RM;61%×10(최대 백 스쿼트의 %)
- 굿모닝-27%×4×3
- 복근

8주차

월요일

- 기술 우선의 동작: 머슬 스내치+톨 스내치-3×3+3
- 스내치-70%×1×5 OTM, 72%×1×5 OTM, 74%×1×5 OTM
- 스내치 풀-110%×2×4, 90%×2
- 프론트 스쿼트-80%×2, 85%×2, 90%×2×2
- 복근

화요일

- 기술 우선의 동작: 톨 저크+스플릿에서 목 뒤에서 푸시 저크-3×3+3
- 저크-70%×1×5 OTM, 72%×1×5 OTM, 74%×1×5 OTM
- 파워 클린-70%×1×3 OTM, 72%×1×3 OTM, 74%×1×3 OTM
- 굿모닝-25%×4×3
- 복근

수요일

- 기술 우선의 동작: 머슬 클린+톨 클린-3×3+3
- 클린-70%×1×5 OTM, 72%×1×5 OTM, 74%×1×5 OTM
- 클린 풀-110%×2×5
- 백 스쿼트-80%×2×4
- 복근

목요일

- 기술 우선의 동작: 머슬 스내치+스내치 자세에서 푸시 저크-3×3+3
- 파워 스내치-70%×1×3 OTM, 72%×1×3 OTM, 74%×1×3 OTM
- 파워 저크-70%×1×3 OTM, 72%×1×3 OTM, 74%×1×3 OTM
- 굿모닝-20%×5×3
- 복근

토요일

- 기술 우선의 동작(선택): 2~3회씩 3~4세트
- 스내치-HS;95%×1, 90%×1(HS의 %)
- 클린+저크-HS;95%×1+1, 90%×1+1(HS의 %)
- 프론트 스쿼트-75%×2, 80%×2×3
- 복근

9주차

월요일

- 기술 우선의 동작: 머슬 스내치+톨 스내치-3×3+3
- 스내치-70%×1×5 OTM, 73%×1×5 OTM, 76%×1×5 OTM, HS
- 스내치 풀-120%×2×4, 90%×2
- 프론트 스쿼트-HS;90%×1, 95%×1
- 복근

화요일

- 기술 우선의 동작: 톨 저크+스플릿에서 목 뒤에서 푸시 저크-3×3+3
- 저크-70%×1×5 OTM, 73%×1×5 OTM, 76%×1×5 OTM, HS
- 파워 클린-70%×1×3 OTM, 73%×1×3 OTM, 76%×1×3 OTM, HS
- 굿모닝-25%×4, 27%×4×2
- 복근

수요일

- 기술 우선의 동작: 머슬 클린+톨 클린-3×3+3
- 클린-70%×1×5 OTM, 73%×1×5 OTM, 76%×1×5 OTM, HS
- 클린 풀-120%×2×4, 90%×2
- 백 스쿼트-HS;90%×1, 95%×1
- 복근

목요일

- 기술 우선의 동작: 머슬 스내치+스내치 자세에서 푸시 저크-3×3+3
- 파워 스내치-70%×1×3 OTM, 73%×1×3 OTM, 76%×1×3 OTM, HS
- 파워 저크-70%×1×3 OTM, 73%×1×3 OTM, 76%×1×3 OTM, HS
- 굿모닝-20%×5×3
- 복근

토요일

- 기술 우선의 동작(선택): 2~3회씩 3~4세트
- 스내치-HS;95%×1, 90%×1(HS의 %)
- 클린+저크-HS;95%×1+1, 90%×1+1(HS의 %)
- 프론트 스쿼트-75%×2, 80%×2, 85%×2×2
- 복근

10주차

월요일

- 기술 우선의 동작: 머슬 스내치+톨 스내치-3×3+3
- 스내치-73%×1×5 OTM, 76%×1×5 OTM, 79%×1×5 OTM, HS
- 스내치 풀-120%×2, 125%×2×3, 90%×2
- 프론트 스쿼트-HS;90%×1, 95%×1(HS의 %)
- 복근

화요일

- 기술 우선의 동작: 톨 저크+스플릿에서 목 뒤에서 푸시 저크-3×3+3
- 저크-73%×1×5 OTM, 76%×1×5 OTM, 79%×1×5 OTM, HS
- 파워 클린-73%×1×3 OTM, 76%×1×3 OTM, 79%×1×3 OTM, HS
- 굿모닝-27%×4×3
- 복근

수요일

- 기술 우선의 동작: 머슬 클린+톨 클린-3×3+3
- 클린-73%×1×5 OTM, 76%×1×5 OTM, 79%×1×5 OTM, HS
- 클린 풀-120%×2, 125%×2×3, 90%×2
- 백 스쿼트-HS;90%×1, 95%×1(HS의 %)
- 복근

목요일

- 기술 우선의 동작: 머슬 스내치+스내치 자세에서 푸시 저크-3×3+3
- 파워 스내치-73%×1×3 OTM, 76%×1×3 OTM, 79%×1×3 OTM, HS
- 파워 저크-73%×1×3 OTM, 76%×1×3 OTM, 79%×1×3 OTM, HS
- 굿모닝-22%×5×3
- 복근

토요일

- 기술 우선의 동작(선택): 2~3회씩 3~4세트
- 스내치-HS;90%×1(HS의 %)
- 클린+저크-HS;90%×1+1(HS의 %)
- 프론트 스쿼트-75%×2, 80%×2, 85%×2, 90%×2
- 복근

11주차

월요일

- 기술 우선의 동작: 머슬 스내치+톨 스내치-3×3+3
- 스내치-65%×1×4 OTM, 70%×1×4 OTM, 75%×1×4 OTM, HS
- 스내치 풀-110%×2, 115%×2×2, 90%×2
- 프론트 스쿼트-HS;90%×1(HS의 %)
- 복근

화요일

- 기술 우선의 동작: 톨 저크+스플릿에서 목 뒤에서 푸시 저크-3×3+3
- 저크-65%×1×4 OTM, 70%×1×4 OTM, 75%×1×4 OTM, HS
- 파워 클린-HS
- 굿모닝-27%×4×2, 29%×4
- 복근

수요일

- 기술 우선의 동작: 머슬 클린+톨 클린-3×3+3
- 클린-65%×1×4 OTM, 70%×1×4 OTM, 75%×1×4 OTM, HS
- 클린 풀-110%×2, 115%×2×2, 90%×2
- 백 스쿼트-HS;90%×1(HS의 %)
- 복근

목요일

- 기술 우선의 동작: 머슬 스내치+스내치 자세에서 푸시 저크-3×3+3
- 파워 스내치-HS
- 파워 저크-HS
- 굿모닝-22%×5×2, 24%×5
- 복근

토요일

- 기술 우선의 동작(선택): 2~3회씩 3~4세트
- 스내치-HS
- 클린+저크-HS
- 프론트 스쿼트-75%×2, 80%×2, 85%×2×2
- 복근

12주차

월요일

- 스내치 – 70%×1, 75%×1, 80%×1, 85%×1×3
- 클린 앤 저크 – 70%×1+1, 75%×1+1, 80%×1+1, 85%×1+1×3
- 백 스쿼트 – 70%×2, 75%×2, 80%×2, 85%×2
- 복근

화요일

- 스내치 – 70%×1, 75%×1, 80%×1×3
- 클린 앤 저크 – 70%×1+1, 75%×1+1, 80%×1+1×3

수요일

- 스내치 – 70%×1, 75%×1×5
- 클린 앤 저크 – 70%×1+1, 75%×1+1×5
- 프론트 스쿼트 – 70%×2, 75%×1, 80%×1
- 복근

목요일

- 스내치 – 70%×1×5
- 클린 앤 저크 – 70%×1+1×5

토요일

- 스내치 – 최대 무게
- 클린+저크 – 최대 무게
- 프론트 스쿼트 – 최대 무게

프로그램: 더블 데이 스쿼트 & 헤비 웨이트

이 프로그램은 상급자 리프터를 위한, 매우 힘든 훈련 프로그램이다. 많은 리프터들이 이 훈련 프로그램을 통해서 스쿼트뿐만 아니라, 스내치와 클린 앤 저크 무게가 상당히 증가했다. 훈련 강도는 미리 정해지기보다는 그날 선수의 상태를 보고 일반적으로 정해지며, 그날 가능한 최대 무게로 훈련을 진행한다. 고강도의 이 프로그램을 본격적으로 진행하기 전에 적절히 준비하기 위해서 트랜지션 주를 함께 프로그램에 포함시키기도 하며, 필요하다면 추천하는 바이다.

이 프로그램을 진행할 때는 매일 가능한 한 최대한 무거운 무게를 드는 것이 목표이며, 리프팅을 실패하는 상황(특히 스쿼트)은 최대한 발생하지 않아야 한다. 실패를 최대한 하지 않아야 회복이 수월해지면서 원하는 훈련 효과를 얻을 수 있다. 매일 반드시 최대한 자신이 가능한 최대 무게로 훈련해야 하지만, 이 무게는 매일 심하게 달라질 수도 있다.

HS 후에 강도를 줄여서 백-오프 세트를 진행할 때는 가능하다면, 세트마다 무게를 올리는 것이 좋다. 하지만 다시 말하지만 반드시 세트를 진행하면서 실패하지 않도록 신경 써야 한다. HS 후의 나오는 %는 리프터의 절대 스트렝스의 %가 아니라 HS의 %다.

매일 매일 훈련의 목표는 적어도 1kg이라도 이전 무게를 갱신하는 것이다. 그렇기 때문에, 준비 운동부터 무게를 잘 설정해서 리프터가 목표로 하는 무게를 성공할 수 있도록 해야 한다. 만약 항상 동일한 무게를 올려가면서 매 훈련을 진행하게 되면 가장 무거운 무게가 동일하기 때문에 실제로 성장할 가능성이 없어지게 된다.

이 훈련 프로그램을 반드시 하루에 두 번의 훈련으로 나눠서 진행할 필요는 없다. '더블 데이 스쿼트'는 훈련을 할 때 단지 두 번의 세션으로 나눠서 진행한다는 의미이다. 그러나 원한다면, 하루에 두 번의 훈련으로 나눠서 진행할 수도 있다.

마지막으로, 이 프로그램은 훈련을 진행할 때 리프터가 앉아 있지 않도록 해야 한다. 그래야 리프터가 더 집중할 수 있으며, 상대적으로 좋은 페이스를 유지할 수 있다.

트랜지션 주

월요일

- 프론트 스쿼트 – 80%×1
- 스내치 – HS; 80%(HS의)× 1×3
- 세그멘트 스내치 풀(무릎)+스내치 풀 – 90%(스내치의)×1+2×4
- 백 스쿼트 – 90%×1, 75%×3×3
- 굿모닝 – 3×5(매우 가볍게)

화요일

- 머슬 스내치 – 3×3
- 미드 행 스내치 – 70%×2×5
- 파워 클린+파워 저크 – 75%×1+1×5
- 프론트 스쿼트 – 90%×1, 75%×2×3

수요일

- 프론트 스쿼트 – 80%×1
- 클린 앤 저크 – HS; 80%(HS의)×2+1×3
- 세그멘트 클린 풀(무릎)+클린 풀 – 90%(클린의)×1+2×4
- 백 스쿼트 – 90%×1
- 퍼즈 백 스쿼트 – 70%(스쿼트의)×3×3
- 굿모닝 – 3×5(월요일보다 무겁게)

목요일

- 백 스쿼트 – 80%×1
- 파워 스내치 – 75%×2×5
- 미드 행 클린 – 70%×2×5
- 푸시 프레스 – 3×5
- 프론트 스쿼트 – HS; 75%(HS의)×3×3

토요일

- 프론트 스쿼트 – HS
- 스내치 – HS
- 클린 앤 저크 – HS
- 백 스쿼트 – HS
- 퍼즈 백 스쿼트 – 70%(백 스쿼트 HS의)×3×3
- 굿모닝 – 3×5

1주차

월요일

- 프론트 스쿼트 - HS
- 스내치 - HS; 3×2
- 세그멘트 스내치 풀(무릎)+스내치 풀 - 5×1+2
- 백 스쿼트 - HS; 4×3
- 굿모닝 - 3×5

화요일

- 백 스쿼트 - HS
- 하이 행 스내치 - 5×2
- 파워 클린+파워 저크 - 5×2+1
- 프론트 스쿼트 - HS; 3×3

수요일

- 프론트 스쿼트 - HS
- 클린 앤 저크 - HS;3×2+1
- 세그멘트 클린 풀(무릎)+클린 풀 - 5×1+2
- 백 스쿼트 - HS
- 퍼즈 백 스쿼트 - 4×3
- 굿모닝 - 3×5

목요일

- 백 스쿼트 - HS
- 목 뒤에서 저크 하기 - 5×2
- 하이 행 클린 - 5×2
- 푸시 프레스 - 4×5
- 프론트 스쿼트 - HS; 3×3

토요일

- 프론트 스쿼트 - HS
- 스내치 - HS
- 클린 앤 저크 - HS
- 백 스쿼트 - HS
- 퍼즈 백 스쿼트 - 4×3
- 굿모닝 - 3×5

2주차

월요일

- 프론트 스쿼트 - HS
- 스내치 - HS; 3×2
- 세그멘트 스내치 풀(무릎)+스내치 풀 - 5×2+1
- 백 스쿼트 - HS; 4×3
- 굿모닝 - 3×5

화요일

- 백 스쿼트 - HS
- 하이 행 스내치 - 5×2
- 파워 클린+파워 저크 - 5×2+1
- 프론트 스쿼트 - HS; 3×2

수요일

- 프론트 스쿼트 - HS
- 클린 앤 저크 - HS;3×2+1
- 세그멘트 클린 풀(무릎)+클린 풀 - 5×1+2
- 백 스쿼트 - HS
- 퍼즈 백 스쿼트 - 4×3
- 굿모닝 - 3×5

목요일

- 백 스쿼트 - HS
- 목 뒤에서 저크 하기 - 5×2
- 하이 행 클린 - 5×2
- 푸시 프레스 - 4×5
- 프론트 스쿼트 - HS; 3×3

토요일

- 프론트 스쿼트 - HS
- 스내치 - HS
- 클린 앤 저크 - HS
- 백 스쿼트 - HS
- 퍼즈 백 스쿼트 - 4×3
- 굿모닝 - 3×5

3주차

월요일

- 프론트 스쿼트 - HS
- 스내치 - HS; 5×1
- 스내치 풀 - 5×3
- 백 스쿼트 - HS; 4×3
- 굿모닝 - 3×5

화요일

- 백 스쿼트 - HS
- 행 스내치(무릎) - 5×2
- 파워 클린+파워 저크 - 5×1+1
- 프론트 스쿼트 - HS; 3×3

수요일

- 프론트 스쿼트 - HS
- 클린 앤 저크 - HS;5×1+1
- 클린 풀 - 5×3
- 백 스쿼트 - HS
- 퍼즈 백 스쿼트 - 4×3
- 굿모닝 - 3×5

목요일

- 백 스쿼트 - HS
- 목 뒤에서 저크 하기 - 5×2
- 행 클린(무릎) - 5×2
- 푸시 프레스 - 4×5
- 프론트 스쿼트 - HS; 3×3

토요일

- 프론트 스쿼트 - HS
- 스내치 - HS
- 클린 앤 저크 - HS
- 백 스쿼트 - HS
- 퍼즈 백 스쿼트 - 4×3
- 굿모닝 - 3×5

4주차

월요일

- 스내치 - HS
- 스내치 풀 - 4×3
- 백 스쿼트 - HS; 3×2
- 굿모닝 - 3×5

화요일

- 파워 스내치+스내치 푸시 프레스 - 5×1+3
- 파워 클린+파워 저크 - 5×1+1
- 프론트 스쿼트 - HS; 3×2

수요일

- 클린 앤 저크 - HS
- 클린 풀 - 4×3
- 백 스쿼트 - HS; 3×2
- 굿모닝 - 3×5

목요일

- 파워 스내치 - 5×2
- 파워 클린+푸시 프레스 - 5×1+3
- 프론트 스쿼트 - HS; 3×2

토요일

- 스내치 - HS
- 클린 앤 저크 - HS
- 백 스쿼트 - HS; 3×2
- 굿모닝 - 3×5

5주차

월요일

- 프론트 스쿼트 – HS
- 스내치 – HS; 3×2
- 스내치 데드리프트(무릎까지)+스내치 데드리프트(무릎에서 고관절까지)+스내치 풀 – 5×2+2+1
- 백 스쿼트 – HS; 4×3
- 굿모닝 – 3×5

화요일

- 백 스쿼트 – HS
- 스내치 하이 풀+행 파워 스내치(무릎 밑에서)+오버헤드 스쿼트 – 5×1+1+1
- 파워 클린+프론트 스쿼트+저크 – 5×1+1+1
- 스내치 푸시 프레스 – 4×5
- 프론트 스쿼트 – HS; 3×3

수요일

- 프론트 스쿼트 – HS
- 클린 앤 저크 – HS;3×2+1
- 클린 데드리프트(무릎까지)+클린 데드리프트(무릎에서 고관절까지)+클린 풀 – 5×2+2+1
- 백 스쿼트 – HS
- 퍼즈 백 스쿼트 – 4×3
- 굿모닝 – 3×5

목요일

- 백 스쿼트 – HS
- 저크 – 3×(3, 2, 1)
- 파워 클린 – 5×2
- 푸시 프레스 – 4×5
- 프론트 스쿼트 – HS; 3×3

토요일

- 프론트 스쿼트 – HS
- 스내치 – HS
- 클린 앤 저크 – HS
- 백 스쿼트 – HS
- 퍼즈 백 스쿼트 – 4×3
- 굿모닝 – 3×5

6주차

월요일

- 프론트 스쿼트 – HS
- 스내치 – HS; 3×2
- 스내치 데드리프트(무릎까지)+스내치 데드리프트(무릎에서 고관절까지)+스내치 풀 – 5×2+2+1
- 백 스쿼트 – HS; 4×3
- 굿모닝 – 3×5

화요일

- 백 스쿼트 – HS
- 스내치 하이 풀+행 파워 스내치(무릎 밑에서)+오버헤드 스쿼트 – 5×1+1+1
- 파워 클린+프론트 스쿼트+저크 – 5×1+1+1
- 스내치 푸시 프레스 – 4×5
- 프론트 스쿼트 – HS; 3×3

수요일

- 프론트 스쿼트 – HS
- 클린 앤 저크 – HS;3×2+1
- 클린 데드리프트(무릎까지)+클린 데드리프트(무릎에서 고관절까지)+클린 풀 – 5×2+2+1
- 백 스쿼트 – HS
- 퍼즈 백 스쿼트 – 4×3
- 굿모닝 – 3×5

목요일

- 백 스쿼트 – HS
- 저크 – 3×(3, 2, 1)3
- 파워 클린 – 5×2
- 푸시 프레스 – 4×5
- 프론트 스쿼트 – HS; 3×3

토요일

- 프론트 스쿼트 – HS
- 스내치 – HS
- 클린 앤 저크 – HS
- 백 스쿼트 – HS
- 퍼즈 백 스쿼트 – 4×3
- 굿모닝 – 3×5

7주차

월요일

- 프론트 스쿼트 – HS
- 스내치 – HS; 3×1
- 스내치 데드리프트(무릎까지)+스내치 데드리프트(무릎에서 고관절까지)+스내치 풀 – 4×2+2+1
- 백 스쿼트 – HS; 3×3
- 굿모닝 – 3×5

화요일

- 백 스쿼트 – HS
- 스내치 하이 풀+행 파워 스내치(무릎 밑에서)+오버헤드 스쿼트 – 5×1+1+1
- 파워 클린+저크 – 5×1+1
- 스내치 푸시 프레스 – 4×5
- 프론트 스쿼트 – HS; 3×3

수요일

- 프론트 스쿼트 – HS
- 클린 앤 저크 – HS;3×1+1
- 클린 데드리프트(무릎까지)+클린 데드리프트(무릎에서 고관절까지)+클린 풀 – 4×2+2+1
- 백 스쿼트 – HS
- 퍼즈 백 스쿼트 – 3×3
- 굿모닝 – 3×5

목요일

- 백 스쿼트 – HS
- 저크 – 3×(2, 2, 1)
- 파워 클린 – 5×2
- 푸시 프레스 – 4×5
- 프론트 스쿼트 – HS; 3×3

토요일

- 프론트 스쿼트 – HS
- 스내치 – HS
- 클린 앤 저크 – HS
- 백 스쿼트 – HS
- 퍼즈 백 스쿼트 – 3×3
- 굿모닝 – 3×5

8주차

월요일

- 스내치 – (75%×2, 80%×1, 85%×1)×3
- 스내치 풀 – 90%×3, 95%×3, 100%×3
- 백 스쿼트 – 75%×2, 80%×2, 85%×2×2
- 굿모닝 – 3×5

화요일

- 파워 스내치 – 70%×2×2, 75%×2×2, 80%×2×2
- 파워 클린+저크 – 70%×2, 75%×2, 80%×2×3
- 프론트 스쿼트 – 85%×1, 75%×2×3

수요일

- 클린 앤 저크 – (75%×2+1, 80%×1+1, 85%×1+1)×3
- 클린 풀 – 90%×3, 95%×3, 100%×3
- 백 스쿼트 – 90%×1
- 퍼즈 백 스쿼트 – 70%×2×3
- 굿모닝 – 3×5

목요일

- 저크 – 70%×2, 75%×2, 80%×2×3
- 파워 클린 – 70%×2×2, 75%×2×3
- 프론트 스쿼트 – 85%×1, 75%×2×3

토요일

- 스내치 – HS
- 클린 앤 저크 – HS
- 백 스쿼트 – 90%×1
- 퍼즈 백 스쿼트 – 75%×2×3
- 굿모닝 – 3×5

9주차

월요일

- 스내치-HS; (90%×1, 95%×1)×3
- 클린 앤 저크-HS; (90%×1+1, 95%×1+1)×3
- 스내치 풀-105%×2×4
- 프론트 스쿼트-70%×2, 80%×2, 85%×2, 90%×2×3

화요일

- 행 파워 스내치-60%×2, 65%×2, 70%×2×3
- 행 파워 클린-60%×2, 65%×2, 70%×2×3

수요일

- 스내치-70%×1, 80%×1, 85%×1, 90%×1, 95%×1, 80%×2×2
- 클린 앤 저크-70%×1+1, 80%×1+1, 85%×1+1, 90%×1+1, 95%×1+1, 80%×2+1×2
- 스내치 풀-100%×3×2, 105%×2×2
- 백 스쿼트-70%×1, 80%×1, 85%×1, 90%×1, 95%×1, 80%×3×3

목요일

- 파워 스내치-HS; (90%×1, 95%×1, 100%×1)×3
- 파워 클린+저크-HS; (90%×1+1, 95%×1+1, 100%×1+1)×3
- 클린 풀-100%×3×3, 105%×3×2

토요일

- 스내치-70%×2, 80%×2, 85%×2×4
- 클린 앤 저크-70%×2(1+1), 80%×2(1+1), 85%×2(1+1)×3
- 클린 풀-95%×2×2, 105%×2×3
- 프론트 스쿼트-70%×2, 80%×2, (85%×2, 90%×1, 95%×1)×3

10주차

월요일

- 스내치-HS; (90%×1, 95%×1)×3
- 클린 앤 저크-HS; (90%×1, 95%×1)×3
- 스내치 풀-110%×2×5
- 프론트 스쿼트-HS; (90%×1, 95%×1)×3

화요일

- 기술 우선의 동작(선택)
- 행 파워 스내치-60%×2, 65%×2, 70%×2×3
- 행 파워 클린-60%×2, 65%×2, 70%×2×3

수요일

- 스내치-HS
- 클린 앤 저크-HS
- 클린 풀-105%×2×5
- 백 스쿼트-HS; (90%×1, 95%×1)×3

목요일

- 파워 스내치-HS; (90%×1, 95%×1)×3
- 파워 클린+저크-HS; (90%×1, 95%×1)×3
- 스내치 하이 풀-100%×2×4

토요일

- 스내치-60%×2, 70%×2, 80%×2, 85%×2×2, 90%×2×2
- 클린 앤 저크-60%×2(1+1), 70%×2(1+1), 80%×2(1+1), 85%×2+1×2, 90%×2+1×2
- 스내치 풀-110%×2×5
- 프론트 스쿼트-60%×2, 70%×2, 80%×2, 85%×2×2, 90%×2×2

11주차

월요일

- 스내치 – HS; (90%×1, 95%×1)×3(HS의 %)
- 클린 앤 저크 – HS; (90%×1+1, 95%×1+1)×3(HS의 %)
- 스내치 풀 – 100%×2×5
- 프론트 스쿼트 – HS; 90%×1×5(HS의 %)

화요일

- 기술 우선의 동작(선택)
- 파워 스내치 – 60%×2, 65%×2, 70%×1×8
- 파워 클린+파워 저크 – 60%×1+1, 65%×1+1, 70%×1+1×8

수요일

- 스내치 – HS; 90%×2×3(PR의 %)
- 클린 앤 저크 – HS; 90%×1+1×3(PR의 %)
- 클린 풀 – 95%×2×5
- 백 스쿼트 – HS; 90%×2×3(PR의 %)

목요일

- 파워 스내치 – HS; (90%×1, 95%×1)×3(HS의 %)
- 파워 클린+저크 – HS; (90%×1, 95%×1)×3(HS의 %)
- 클린 풀 – 100%×2×5

토요일

- 스내치 – 70%×2, 75%×2, 80%×2, 85%×2×3
- 클린 앤 저크 – 70%×2(1+1), 75%×2(1+1), 80%×2(1+1), 85%×2+1×2, 90%×2+1×2
- 스내치 풀 – 110%×2×5
- 프론트 스쿼트 – 70%×2, 80%×2, 85%×2×2, 90%×2×2

12주차

월요일

- 스내치 – 70%×1, 80%×1, 85%×1, 90%×1, 85%×1×2
- 클린 앤 저크 – 70%×1+1, 80%×1+1, 85%×1+1, 90%×1+1, 85%×1+1x 2
- 클린 풀 – 90%×2, 95%×2×2
- 백 스쿼트 – 75%×3, 80%×2, 85%×2×2

화요일

- 파워 스내치 – 60%×2, 65%×2, 70%×2, 75%×1×3
- 파워 클린+저크 – 60%×2(1+1), 65%×2(1+1), 70%×2(1+1), 75%×1+1×3

수요일

- 스내치 – 75%×2, 80%×1×3
- 파워 클린+저크 – 75%×1+1×3
- 스내치 풀 – 90%×2×3
- 프론트 스쿼트 – 75%×2, 80%×1×2

목요일

- 파워 스내치 – 60%×1×5
- 파워 클린+저크 – 60%×1+1×5

토요일

- 스내치 – HS
- 클린 앤 저크 – HS

보완 운동 시작하기

이번에는 기술 기반의 리프팅과 스트렝스 기반의 리프팅에 도움이 되는 다양한 웨이트리프팅 훈련 동작에 대한 내용을 다룬다. 웨이트리프팅 훈련에는 통합된 훈련 시스템이 부족하기 때문에, 하나의 동일한 동작에 대해서 전 세계적으로 서로 다른 이름을 사용하는 경우도 적지 않다. 이 책에서 사용하는 이름은 가장 흔하게 사용되는 이름이며, 혼란을 일으킬 수 있을 것 같은 경우에는 이해를 돕기 위해서 추가적으로 'AKAAlso Known As;~라고도 알려져 있는'이라고 함께 기재할 것이다.

무엇으로, 어디서, 누구에게 리프팅을 배우는지에 따라서 정확한 동작에 대한 설명이 다를 수도 있다. 각자마다 그 동작에 대해서 정확하게 설명을 하고 있지만, 그 사람의 기호도 어느 정도 반영이 되었을 것이다. 운동은 특정 훈련 목표를 달성하기 위해서 존재하는 것이다. 운동이나 동작에 대한 이름은 단지 효율적인 소통을 위해서 사용되는 도구일 뿐이다. 코치의 의도가 무엇인지 선수가 정확하게 이해(이 부분은 선수와 코치 모두가 노력해야 하는 부분)하는 한, 이름 그 자체는 부수적인 것일 뿐이다.

사진으로는 동작이나 운동을 정확하게 설명하는 데 한계가 있어서 이 동작에 대한 사진을 담지는 않았다. 하지만 Catalyst Athletics 웹사이트에서 정확한 동작에 대한 영상을 직접 확인할 수 있다.

변형된 & 혼합된 운동

코치는 특별한 목표를 달성하기 위해서 새로운 운동을 만들기도 한다. 그래서 다른 선수들에 의해서 많이 사용됨에도 불구하고, 그 운동의 이름이 존재하지 않는 경우도 많다. 그렇기 때문에 이름 때문에 혼동이 되지 않도록 코치와 선수 모두 주의를 기울어야 한다.

가끔씩 기존의 여러 운동 동작을 혼합하거나, 변형하는 경우도 많다. 예를 들면 홀팅 스내치 데드리프트를 하는데 코치가 선수에게 매번 동작을 할 때마다 가동범위를 최대한 활용하면서 바벨이 바닥에 터치하면은 안 된다고 하는 것이다. 그러면 결국 선수는 '라이저에서 홀팅 스내치 데드리프트 하기'라는 동작을 하고 있는 것이다. 결국은 기존의 동작을 활용하는 것일 뿐이니, 이렇게 동작 이름을 부른다고 해서 전혀 선수가 낯설게 느끼거나 어색해하지는 않을 것이다. 이런 경우는 사실 새로운 이름을 만들 필요도 없다. 코치와 선수 간에 소통이 잘되어서 서로 원하는 바를 이해하고 제대로 훈련을 할 수만 있다면, 프로그램 진행에 문제가 없다.

콤플렉스

여러 가지 동작을 하나의 세트에 연속 동작으로 이어서 하는 경우도 있는데, 이것을 콤플렉스complexes라고 한다. 동작의 수나 반복 횟수는 훈련의 목적에 따라서 달라진다. 예를 들어, 스내치 풀+스내치+오버헤드 스쿼트의 콤플렉스를 반복 횟수를 다르게 해서 다음과 같이 진행할 수 있다.

스내치 풀+스내치+오버헤드 스쿼트 – 80%(스내치의 %)×1+1+1×5

이 콤플렉스는 스내치 풀, 스내치, 오버헤드 스쿼트 동작을 각각 한 번씩 진행하는 것을 하나의 시리즈로 총 5세트를 진행한다는 것이다. 강도는 스내치 최고 무게의 80%로 진행한다(콤플렉스에서의 강도는 특정 리프팅 동작을 기준으로 정할 필요가 있다. 여기에서는 스내치 1RM을 기준으로 강도를 계산했다. 만약 코치와 선수가 콤플렉스를 자주 하는 경우, 원한다면 콤플렉스를 진행할 때의 최대 무게를 사용해서 강도를 계산할 수도 있다).

스내치 풀+스내치+오버헤드 스쿼트 – 75%(스내치의 %)×2(1+1+1)×5

앞의 콤플렉스는 스내치 풀, 스내치, 오버헤드 스쿼트를 한 번씩 진행하고, 다시 한 번씩 진행하는 것이다. 이렇게 총 두 번씩 진행하는 것을 하나의 시리즈로 해서 총 5세트 진행하는 것이다. 강도는 최고 스내치 무게의 75%로 진행한다.

이 콤플렉스의 볼륨은 진행한 반복 횟수를 모두 더한 것이다. 첫 번째 콤플렉스의 경우는 세트당 총 3회(1+1+1) 진행한 것이며, 두 번째 콤플렉스의 경우는 세트당 총 6회 진행한 것이다. 몇몇 코치나 선수는 콤플렉스 자체를 1회로 보는 경우도 있는데, 이것은 매우 잘못된 것이며, 부정확한 것이다. 볼륨을 정확하게 측정하는 것은 중요하다.

스내치 연습

2 포지션/3 포지션 파워 스내치

2 포지션/3 포지션 파워 스내치는 시작 자세를 2~3번 연속으로 바꿔가면서(바벨의 높이를 낮추거나 혹은 높이면서) 파워 스내치를 하는 것이다. 일반적으로 세트는 바닥에서 시작해서 점점 행 자세로 바뀐다. 예를 들면 바닥에서 시작했다가, 무릎에서 시작했다가, 허벅지 가운데서 시작하는 것이다. 이렇게 하면 앞에서 동작을 진행할 때 어느 정도 장력이 생기면서 이후에 동작을 반복할 때 더 많은 파워와 힘을 만들 수 있게 된다. 여러 가지 시작 자세 중에서 어떤 시작 자세를 선택할지는 운동 목적에 따라서 결정된다. 즉, 그 시작 자세를 선택할 때는 반드시 이유가 있어야 한다는 것이다.

시작 자세의 순서는 파워나 힘보다는 기술을 우선으로 생각하고 있다면 바뀔 수 있다. 즉, 아직 기술적으로 부족한 선수라면, 좀 더 높은 행 자세에서 시작하면 비교적 편안하게 동작을 수행하는데 도움이 된다. 그리고 기술이 향상되면 점차적으로 시작 자세를 낮춰가는 것이다.

목적: 만약 아래에서 위로 시작 자세를 바꿔가면서 2 포지션/3 포지션 파워 스내치를 하게 되면, 우선적으로 더 많은 힘이 만들어지면서, 동작이 강해진다. 그리고 풀 동작에서 몸이 완전히 신전되고, 더 강하게 턴오버 동작을 할 수 있도록 도와준다. 위에서 아래로 시작 자세를 바꿔가면서 진행하게 되면, 기술 훈련에 더 중점을 둔 운동이 된다. 행 자세에서 풀 동작을 올바르게 하는 데 도움이 되며, 점차적으로 바닥에서 리프팅을 시작하는 데 도움이 된다.

프로그램 설계: 훈련 프로그램에서 2 포지션/3 포지션 파워 스내치를 사용할 때, 시작 자세를 반드시 기재해야 하며, 강도는 일반적으로 70~85% 정도가 된다. 그러나 최대 무게로 진행해볼 수도 있다.

변형: 2 포지션/3 포지션 파워 스내치에서 행 포지션을 다양하게 진행할 수도 있으며, 행 자세에서 동작을 멈춰 볼 수도 있으며, 혹은 리시빙 자세에서 동작을 멈춰볼 수도 있다.

2 포지션/3 포지션 스내치

2 포지션/3 포지션 스내치는 시작 자세를 2~3번 연속으로 바꿔가면서(바벨의 높이를 낮추거나 혹은 높이면서) 스내치를 하는 것이다. 일반적으로 세트는 바닥에서 시작해서 점점 행 자세로 바뀐다. 예를 들면 바닥에서 시작했다가, 무릎에서 시작했다가, 허벅지 가운데서 시작하는 것이다. 이렇게 하면 앞에서 동작을 진행할 때 어느 정도 장력이 생기면서 이후에 동작을 반복할 때 더 많은 파워와 힘을 만들 수 있게 된다. 여러 가지 시작 자세 중에서 어떤 시작 자세를 선택할지는 운동 목적에 따라서 결정된다. 즉, 그 시작 자세를 선택할 때는 반드시 이유가 있어야 한다는 것이다. 시작 자세의 순서는 파워나 힘보다는 기술을 우선으로 생각하고 있다면 바뀔 수 있다. 즉, 아직 기술적으로 부족한 선수라면, 좀 더 높은 행 자세에서 시작하면 비교적 편안하게 동작을 수행하는 데 도움이 된다. 그리고 기술이 향상되면 점차적으로 시작 자세를 낮춰가는 것이다.

목적: 만약 아래에서 위로 시작 자세를 바꿔가면서 2 포지션/3 포지션 스내치를 하게 되면, 우선적으로 더 많은 힘이 만들어지면서, 동작이 강해진다. 그리고 풀 동작에서 몸이 완전히 신전되고, 더 강하게 턴오버 동작을 할 수 있도록 도와준다. 위에서 아래로 시작 자세를 바꿔가면서 진행하게 되면, 기술 훈련에 더 중점을 둔 운동이 된다. 행 자세에서 풀 동작을 올바르게 하는 데 도움이 되며, 점차적으로 바닥에서 리프팅을 시작하는 데 도움이 된다.

프로그램 설계: 훈련 프로그램에서 2 포지션/3 포지션 스내치를 사용할 때, 시작 자세를 반드시 확인해야 하며, 강도는 일반적으로 70~85% 정도가 된다. 그러나 최대 무게로 진행해볼 수도 있다.

변형: 2 포지션/3 포지션 스내치에서 행 포지션을 다양하게 진행할 수도 있으며, 행 자세에서 동작을 멈춰볼 수도 있으며, 혹은 리시빙 자세에서 동작을 멈춰볼 수도 있다.

바르크시 스내치

바르크시 스내치Barksi snatch는 밥 베드나르크시Bob Bednarksi라는 웨이트리프팅 선수의 이름을 따서 지은 것이다. 이것은 단순히 스트랩을 사용하지 않고 연속으로 3번 하이 행 스내치를 하는 것이다. 3번을 하면서 바닥에 내려놓지 않아야 한다.

주의: '하이 행' 동작에 대해서 모든 코치와 선수의 의견이 일치하지는 않는다. 일반적으로 바벨이 허벅지 가운데 지점 위에 있는 것인데, 몸통을 앞으로 숙일 수도 숙이지 않을 수도 있다(즉, 몸통이 아니라 무릎만 살짝 구부릴 수도 있다). 언제 이 동작을 진행하면 될지에 대해서 명확해야 한다.

목적: 이 운동은 스내치 그립의 스트렝스를 발달시키는 데 상당히 도움이 되며, 최종적인 몸의 신전과 턴오버 동작을 강하게 마무리하는 데 도움이 된다.

프로그램 설계: 바르크시 스내치는 가벼운 무게로 훈련하는 날 진행할 수 있으며, 상대적으로 무거운 무게로 스내치를 하는 훈련 날에 가벼운 운동으로 함께 진행할 수도 있다.

변형: 바르크시 스내치는 파워 스내치로 진행할 수도 있으며, 그립 스트렝스를 기르기 위해서 훅 그립을 하지 않고 연습할 수도 있다.

블록 파워 스내치

블록 파워 스내치Block power snatch는 코치와 선수의 목표에 따라서 다양한 목적으로 진행할 수 있는 운동이다. 블록 파워 스내치는 처음 스내치를 시작할 때 바벨이 바닥이 아니라 블록에 놓여 있다는 점만 빼고는 파워 스내치와 동일하다. 가장 일반적인 블록의 높이는 무릎이나 무릎 살짝 아래 정도이다.

AKA: Power snatch from blocks, power snatch off blocks.

주의: 블록에서 리프팅 할 때, 바벨을 블록에서 들어올리기 전에, 바닥에서 리프팅을 시작해서 바벨이 블록 높이까지 왔을 때 혹은 블록과 비슷한 위치에 바벨을 들고 있는 행 파워 스내치의 시작 자세와 비교했을 때 발에 가해지는 압력이 더 뒤꿈치 쪽으로 가 있어야 한다.

목적: 블록 파워 스내치의 경우는 바벨을 가속시킬 수 있는 거리가 제한되어 있고, 이전 동작이 없이 멈춰 있는 상태에서 새롭게 장력을 만들어야 하기 때문에, 바벨을 아주 빠른 속도로 가속시키는 환경이 만들어질 수밖에 없다. 그렇기 때문에 스피드와 힘을 만들어내는 데 필요한 속도를 훈련하는 데 좋다. 일반적으로 무게를 제한하면서 훈련하기 때문에, 비교적 가벼운 무게로 훈련하는 날, 특히 스쿼트 무게가 상당히 무거운 훈련 기간에 다리에 대한 부담을 최소화해주기 위해서 진행할 수 있다(바닥보다 특정 높이의 블록에서 파워 스내치를 더 많이 할 수 있는 선수들의 경우는 예외이다. 이 선수들은 블록 파워 스내치에서 다리 피로도가 더 높아질 수도 있다).

프로그램 설계: 블록 파워 스내치는 가벼운 무게로 훈련하는 날이나, 비교적 무거운 무게로 스내치 훈련을 하는 날에 추가해서 함께 진행할 수도 있다. 파워 리시빙 자세인 동시에 시작 자세가 비교적 높기 때문에 훈련 강도가 많이 높아질 수 없다. 그렇기 때문에 피로도와 회복에 비교적 영향을 적게 준다. 세트당 1~3회 정도 진행하며, 강도는 일반적으로 70~90% 정도가 된다.

변형: 풀 동작이 진행되는 거리와 시작 자세를 필요에 따라서 조정하기 위해서, 다양한 높이로 블록을 조정해서 운동을 할 수 있다.

블록 스내치

블록 스내치Block snatch는 처음 스내치를 시작할 때 바벨이 바닥이 아니라 블록에 놓여 있다는 점만 빼고는 스내치와 동일하다. 가장 일반적인 블록의 높이는 무릎이나 무릎 살짝 아래 정도이다.

AKA: Snatch from blocks, snatch off blocks.

주의: 블록에서 리프팅 할 때, 바벨을 블록에서 들어올리기 전에, 바닥에서 리프팅을 시작해서 바벨이 블록 높이까지 왔을 때 혹은 블록과 비슷한 위치에 바벨을 들고 있는 행 파워 스내치의 시작 자세와 비교했을 때 발에 가해지는 압력이 더 뒤꿈치 쪽으로 가 있어야 한다.

목적: 블록 파워 스내치의 경우는 바벨을 가속시킬 수 있는 거리가 제한되어 있고, 이전 동작이 없이 멈춰 있는 상태에서 새롭게 장력을 만들어야 하기 때문에, 바벨을 아주 빠른 속도로 가속시키는 환경이 만들어질 수밖에 없다. 그렇기

때문에 스피드와 힘을 만들어내는 데 필요한 속도를 훈련하는 데 좋다. 그리고 등과 다리에 대한 가해지는 부하를 다소 줄여줘야 하는 기간에 사용하면 좋다. 게다가 바닥에서 시작하기보다는 블록에서 리프팅을 시작하게 되면, 등이나 다리에 가해지는 부하를 줄일 수 있다. 이렇게 리프터에게 가해지는 부담이 줄어들기 때문에, 주어진 강도로 더 자주 리프팅 훈련을 할 수 있다.

프로그램 설계: 블록 스내치는 가벼운 무게로 훈련하는 것이 적절하며, 무거운 무게로 훈련하는 날에도 주된 스내치 훈련으로 진행할 수도 있다. 바닥에서보다 특정 높이의 블록에서 더 스내치를 잘하는 선수들도 있다. 물론 이것은 바닥에서 스내치를 할 때는 스트렝스 혹은 기술적인 부분에 부족함이 있다는 것을 알려주는 징표이기도 하지만, 이것이 반드시 문제가 되는 것은 아니다.

블록 스내치는 아직 바닥에서 스내치 동작을 하는 데 있어서는 부족함이 있어서 이 문제를 해결하면서 동시에 무거운 무게로 스내치 연습을 하는 방식으로 사용될 수도 있다. 또한, 등과 다리에 부담은 줄여준 상태에서 무거운 무게로 스내치 훈련을 하는 방식으로 사용될 수도 있다. 등과 다리에 부담이 줄어들게 되면 훈련에 대한 전체적인 피로 역시 줄일 수 있다. 세트당 1~2회 정도 반복하며, 70~100% 정도의 강도로 훈련한다.

변형: 다양한 높이로 블록을 조정해서 연습할 수 있다. 스내치 풀 동작과 혼합해서 콤플렉스로 진행할 수도 있다. 당시 선수의 상황에 따라서 스트랩은 사용할 수도 하지 않을 수도 있다.

블록 스내치 하이 풀

블록 스내치 하이 풀Block snatch high-pull은 처음에 바벨이 바닥이 아니라 블록에 놓여 있다는 점만 빼고는 스내치 하이 풀과 동일하다. 가장 일반적인 블록의 높이는 무릎이나 무릎 살짝 아래 정도이다.

AKA: Snatch high-pull from blocks, snatch high-pull off blocks.

주의: 블록에서 리프팅 할 때는 바벨을 블록에서 들어올리기 전에, 바닥에서 리프팅을 시작해서 바벨이 블록 높이까지 왔을 때 혹은 블록과 비슷한 위치에 바벨을 들고 있는 행 스내치 하이 풀의 시작 자세와 비교했을 때 발에 가해지는 압력이 더 뒤꿈치 쪽에 있어야 한다.

목적: 블록 스내치 하이 풀은 선수에게 가해지는 전체적인 훈련의 부하와 피로도를 줄인 상태로 스내치 하이 풀 동작의 상체 움직임과 최종적으로 몸을 신전시키는 연습을 하기 위한 방법으로 사용된다. 혹은 매우 무거운 무게로 훈련하는 기간 동안에 등과 다리에 부담을 줄여주기 위해서, 회복을 위해서 부하를 줄일 필요가 있을 때 사용되기도 한다. 또한, 세 번째 풀의 바벨을 당겨서 아래로 내려가는 동작에서 바벨의 상승과 가속에 대한 다리의 기여도를 줄여서 상체의 스트렝스를 발달에 집중하기 위해서 사용되기도 한다.

프로그램 설계: 블록 스내치 하이 풀은 본질적으로 스내치 하이 풀과 동일한 이유로 사용된다. 하지만 등과 다리에 대한 부하를 줄일 필요가 있는 경우, 회복 기간에 전체적인 훈련 부하를 줄여야 하는 경우 혹은 훈련의 다양성을 위해서 스내치 하이 풀을 블록 스내치 하이 풀로 대체해서 진행할 수 있다. 전체적인 움직임에서 하체의 개입을 최대한 줄인 상태에서, 상체의 스트렝스를 키우기 위해서 사용하기도 한다. 세트당 3~5회 정도 진행하며, 일반적으로 자신의 스내치 최대 무게의 대략 70~85% 정도의 강도로 진행한다.

변형: 다양한 높이로 블록을 조정해서 연습할 수 있다. 그립 스트렝스를 향상시키기 위해서 스트랩을 사용하지 않을 수도 있다.

블록 스내치 풀

블록 스내치 풀Block snatch pull은 처음에 바벨이 바닥이 아니라 블록에 놓여 있다는 점만 빼고는 스내치 풀과 동일하다. 가장 일반적인 블록의 높이는 무릎이나 무릎 살짝 아래 정도이다.

AKA: Snatch pull from blocks, snatch pull off blocks.

주의: 블록에서 리프팅 할 때는 바닥에서 리프팅을 시작해서 바벨이 블록 높이까지 왔을 때 혹은 블록과 비슷한 위치에 바벨을 들고 있는 행 스내치 풀의 시작 자세와 비교했을 때 발에 가해지는 압력이 더 뒤꿈치 쪽으로 가 있어야 한다.

목적: 블록 스내치 풀은 선수에게 가해지는 전체적인 훈련의 부하와 피로도를 줄인 상태로 스내치 풀 동작의 상체 움직임과 최종적으로 몸을 신전시키는 연습을 하기 위한 방법으로 사용된다. 그리고 훈련 사이클에 풀 운동이 많이 포함되어 있어서 단지 동작에 약간의 변화를 주기 위해서 블록 스내치 풀을 할 수도 있다. 기존에 하고 있던 스내치 풀 동

작에 단지 추가해서 블록 스내치 풀 동작만 단독으로 하는 날과 겹치지 않도록 서로 다른 날에 진행할 수도 있다. 마지막으로 상당히 더 많은 부하를 가한 상태에서 스내치 풀 동작을 하고 싶을 때, 블록 스내치 풀을 할 수 있다. 블록을 사용하게 되면, 스내치 풀 동작을 할 때 가장 힘들어하는 구간(일반적으로 바닥에 무릎까지의 구간이 대부분이 힘들어하는 구간)을 배제시킨 상태에서 진행할 수 있다.

프로그램 설계: 세트당 3~5회 정도 진행하며, 일반적으로 자신의 스내치 최대 무게의 대략 90~120% 정도의 강도로 진행한다. 가장 무거운 무게로 부하를 가할 때는, 리프터의 스내치 최고 무게의 130% 혹은 그 이상으로 진행할 수 있다.

클린-그립 스내치

클린-그립 스내치Clean-grip snatch는 이해하기 꽤 힘든 동작이지만, 제대로만 한다면 도움이 많이 되며, 심지어 재미있기까지 하다. 이름이 정확하게 알려주고 있듯이, 클린-그립 스내치는 좁은 그립(대략 클린 그립 넓이 정도)으로 스내치를 하는 것이다. 그립이 좁아졌다는 말은 고관절 아래 지점에서 바벨이 몸에 접촉된다는 것을 의미한다. 그렇기 때문에 바벨을 더 몸에 가까이 붙인 상태를 유지하기 위해서 훨씬 더 노력하고 신경 쓸 필요가 있다는 것이다. 게다가 좁은 그립으로 동작을 하게 되면, 바벨을 오버헤드 위치에 고정시키기 위해서 바벨이 훨씬 위로 많이 이동해야 하고, 몸도 훨씬 더 많이 아래로 이동해야 한다. 그렇기 때문에, 턴오버 동작을 할 때, 팔꿈치를 높이 바깥쪽으로 들어올리는 부분에 집중할 필요가 있다.

AKA: Close-grip snatch, narrow-grip snatch.

주의: 좁은 그립은 상당한 가동성을 필요로 하기 때문에, 이 동작은 클린-그립으로 오버헤드 스쿼트가 가능한 선수만 하는 것이 좋다.

목적: 클린-그립 스내치는 턴오버 스트렝스, 가동성, 바벨을 최대한 몸에 근접한 상태를 유지하기 위해서 등 다양한 이유로 사용할 수 있다. 웨이트리프팅 훈련이 단조롭다고 느껴질 때, 뭔가 변화를 주기 위해서 할 수도 있다. 마지막으로, 손목 부상이 있어서 일반적인 스내치 그립으로는 스내치가 힘들 때 클린-그립으로 할 수 있다.

프로그램 설계: 클린-그립 스내치는 일반적으로 무거운 무게로 스내치 훈련하는 세션 사이에 가벼운 무게로 훈련하는 날 진행한다. 혹은 회복이나 부상 시기에 스내치 훈련을 대체해서 일시적으로 진행할 수도 있다. 세 번째 풀을 더 강하게 하는 기술 훈련으로 진행할 수도 있다.

변형: 턴오버 동작에서의 스트렝스를 향상시키기 위해서 바벨을 들어올릴 때 몸에 접촉되지 않도록 해서 동작을 진행하는 경우도 가끔씩 있다.

딥 스내치

딥 스내치Dip snatch 동작을 하이 행 스내치 혹은 힙 스내치라고 부르는 코치들도 있기 때문에, 용어가 다소 헷갈릴 수도 있다. 완전히 똑바로 서 있는 상태에서 팔을 편안하게 편 상태로 바벨을 들고 있는다. 저크 딥 정도로만 부드럽게 무릎을 굽혔다가, 빠르고 강하게 고관절과 무릎을 함께 펴면서 스내치 풀 동작을 마무리한다. 딥 자세에서는 발은 평평하게 완전히 바닥에 접촉되어 있어야 한다. 딥 동작을 할 때는 딥의 가장 아래 구간에서 멈추지 않고 탄력 있게 딥 동작을 했다가 저크를 할 때처럼 드라이브 동작을 바로 이어서 진행해야 한다. 리프팅을 하는 동안에 최대한 바벨을 몸에 가까이 붙어 있는 상태로 유지해야 한다.

AKA: High-hang snatch, hip snatch.

주의: 이 리프팅을 할 때 스트랩을 사용해도 괜찮으며, 위로 몸을 신전시킬 때, 팔에 과도하게 힘이 들어가지 않고 편안한 상태를 유지하는 데 오히려 스트랩이 도움이 될 수도 있다.

목적: 이 운동의 주목적은 스내치를 하면서 몸을 신전시킬 때 무릎 신전보다는 고관절 신전에 과도하게 의존하는 선수가 다리를 이용한 드라이브 동작을 훈련하는 것이다. 이렇게 과도하게 고관절 신전에 의존하는 사람은 몸을 신전시킬 때, 일반적으로 바벨을 지나 엉덩이를 지나치게 앞으로 이동시키는 성향이 있으며, 위로 향하는 힘을 잘 만들어내지 못한다. 또한, 두 번째 풀 동작을 할 때, 더 오랫동안 발이 완전히 바닥에 접촉된 상태를 유지할 수 있도록 도와주며, 두 번째, 세 번째 풀 동작을 할 때 몸에 바벨이 최대한 가까이 붙어 있도록 도와주기도 한다. 그리고 바벨을 당겨서 몸을 아래로 이동시키는 과정에서 올바른 팔의 움직임을 만드는 데도 도움이 된다.

프로그램 설계: 딥 스내치는 가벼운 무게로 훈련하는 날 스내치 연습을 할 때 사용한다. 무거운 무게로 훈련하는 날 사이에 회복을 위해서, 강도를 줄여서 운동하기 위해서 파워

스내치 혹은 다른 행 스내치 동작을 대체해서 진행할 수도 있다. 그리고 스내치 훈련을 본격적으로 진행하기 전에 스내치 기술 훈련을 위한 동작으로 아주 좋다. 세트당 1~3정도로 진행하며, 강도는 60~85% 정도 혹은 이 이상으로 진행할 수 있다. 그리고 딥 스내치를 하면서 마무리 자세를 파워 스내치로 바꿔서 진행할 수도 있다.

변형: 딥 스내치 동작을 할 때, 균형 상태나 자세를 교정하기 위해서, 딥 자세에서 잠시 멈출 수도 있지만, 입문 단계에서 일반적으로 진행하는 것이 좋다.

드롭 스내치

드롭 스내치는 오버헤드 자세를 만드는 과정에서 기술, 정확성 그리고 스피드가 더 많이 요구되는 동적인 스내치 리시빙 자세를 연습하는 운동이다. 드롭 스내치는 이름이 서로 헷갈리는 세 가지 스내치 밸런스 동작들 중에 하나이다. 동작을 하는 방법은 '스내치 배우기' 챕터에서 설명했다.

AKA: Snatch balance(완전 정확한 이름은 아니다).

주의: 이 동작에서는 실제로 바벨을 위로 밀어내지는 않고, 아래로 몸을 이동시키면서 바벨을 받기 때문에, 스내치 밸런스와 히빙 스내치 밸런스에 비해서 무게가 제한된다. 그러나 빠르고 강하게 동작을 할 수 있는 리프터라면, 여전히 무거운 무게로 동작을 할 수 있다. 만약 스내치 오버헤드 자세에서 훅 그립을 유지할 수 있다면, 드립 스내치를 할 때도 훅 그립을 사용할 수 있다.

목적: 드롭 스내치는 스내치 턴오버 마지막 동작에서의 스피드와 힘을 발달시키고, 스내치 턴오버 동작에서 바벨, 발의 위치 그리고 자세를 정확하게 하는 데 도움이 되는 좋은 동작이다. 그리고 스내치 리시빙 자세에서의 스트렝스와 자신감을 키우는 데도 도움이 된다.

프로그램 설계: 드롭 스내치는 스내치 훈련 세션을 시작하기 전에 기술 연습을 하거나, 언제든 가볍게 리프팅 기술 연습을 할 때도 좋다. 그러나 대부분은 스내치 훈련 후에 꽤 무겁게 부하를 가하는 훈련을 할 때 사용되는 경우도 있다. 스내치를 중심으로 훈련하는 날 사이에 진행할 수도 있다. 1~5회를 한 세트로 하며, 보통은 자신의 스내치 최고 무게의 70~100%의 강도로 진행한다. 바벨 아래로 이동해서 바벨을 위로 밀기 전까지는, 실제로 윗방향으로 다리를 이용한 드라이브 동작을 하지는 않기 때문에, 스내치 밸런스와 히빙 스내치 밸런스에 비해서 무게가 제한된다. 올바른 자세로 리프팅을 할 수 없을 정도로 강도를 정해서는 안된다. 상대적으로 깊은 스쿼트 자세로 바벨 리시빙이 가능해야 한다.

변형: 리시빙 자세를 만들 때 발을 올바르게 움직이지 못하는 사람의 경우는, 발을 바닥에 고정시켜놓고 드롭 스내치를 할 수도 있다. 그리고 이 동작이 어려워서 간단한 방식으로 하고 싶은 사람도 다리를 고정시키고 진행해도 된다.

에버렛 스내치 풀

에버렛 스내치 풀Everett snatch pull은 풀 동작을 할 때 바벨을 최대한 몸에 가까이 붙어 있는 상태를 유지하는 능력을 키우고 강화시키기 위한 교정 운동이다. 스내치 그립으로 바벨을 잡고 똑바로 선 상태에서 아래로 조금씩 움직이면서 미드 행 자세를 만든다. 몸의 자세는 그대로 유지한 상태에서, 팔을 천천히 움직여서 어깨에서 수직 바로 밑에 위치할 수 있도록 한다. 이렇게 팔을 어깨 수직 아래에 위치시키게 되면 바벨이 다리에서 앞으로 멀어지게 된다. 이 상태에서 다른 부위를 움직이지 않고 어깨와 광배근을 이용해서 바벨을 다시 허벅지 쪽으로 당기는 것이다. 바벨이 허벅지에 가볍게 닿게 되면, 다리로 바닥을 밀어주면서 스내치 풀 동작을 하기 위해서 고관절을 신전시키도록 한다.

AKA: Snatch push back + hang snatch pull.

주의: 스트랩을 사용하게 되면, 그립을 편안한 상태로 유지할 수 있다. 편안한 그립 상태를 유지하게 되면 팔도 편안한 상태로 유지가 가능해져서, 광배근과 어깨를 개입시키는 데 더 집중할 수 있게 된다.

목적: 이 동작은 스트렝스가 부족하거나, 기술이나 타이밍을 정확하게 이해하지 못해서, 무릎 위에서의 바벨 동선을 제대로 통제하지 못하는 사람에게 도움이 되는 교정 운동이다. 이 훈련을 통해서 균형 상태를 유지하면서 바벨을 최대한 몸에 가깝게 붙인 상태를 유지할 수 있는 능력을 개선해 줄 수 있는 등, 광배근, 어깨를 발달시킬 수 있다. 그리고 바벨 동선을 유지하기 위해서 광배를 개입시키는 방법을 이 훈련을 통해서 익힐 수도 있다.

프로그램 설계: 에버렛 스내치 풀은 본격적인 스내치 훈련을 시작하기 직전에 기술 훈련으로 진행할 수도 있다. 이렇게 먼저 에버렛 스내치 풀 동작을 연습하게 되면 이후에 스내치 훈련에 도움이 된다. 스트렝스 성격의 훈련으로 진행한다면, 훈련 세션이 마무리되는 시점에 할 수도 있다. 세트

당 3~5회 정도가 적절하다.

변형: 스내치 풀 동작을 함께 진행할 수도 그렇지 않을 수도 있다. 만약 바벨을 최대한 몸에 가까이 붙일 수 있는 스트렝스에 초점을 맞춘 훈련이라면, 팔을 이동시켜서 어깨 아래에 위치시켰다가 다시 몸 쪽으로 당기면서 바벨을 몸에 붙여서 행 자세를 만들기만 하면 된다. 만약 스내치 풀 동작을 포함해서 완전한 동작으로 훈련하고 싶다면, 마지막에 풀 동작까지 함께 하면 된다. 허벅지 쪽으로 바벨을 당긴 후, 잠시 멈췄다가 풀 동작을 할 수 있고, 멈추지 않고 바로 풀 동작을 할 수도 있다.

플로팅 스내치 데드리프트

첫 번째 플로팅 스내치 데드리프트Floating snatch deadlift 동작은 스내치 데드리프트와 동일하다. 하지만 처음 데드리프트를 하면서 일어선 후에, 다시 시작 자세로 돌아갈 때는, 바닥에 바벨이 닿지 않는 상태로 최대한 가까이 바닥까지 내려갔다가 바로 다음 동작을 반복하는 것이다. 동작을 반복하면서, 시작 자세를 만들 때는 가장 아래 구간에서 잠시 멈추도록 한다.

AKA: No-touch snatch deadlift, hang snatch deadlift.

주의: 이 동작을 할 때는 템포를 조절하는 해야 하며, 특히 신장성 수축 구간에서 중요하다. 당기는 동작의 자세를 유지하기 위한 스트렝스와 균형 상태를 향상시키는 것이 이 운동의 주목적이기 때문에, 지속적인 장력 상태, 올바른 자세와 균형 상태를 위해서 리프터는 템포를 통제하면서 동작을 수행하는 것이 더 효과적이다.

목적: 플로팅 스내치 데드리프트는 스내치에서 당기는 동작과 올바른 자세 유지를 위한 스트렝스를 발달시키기에 좋은 운동이다. 특히, 데드리프트 가장 아래 구간(바닥에서 무릎까지)에서 올바른 자세를 위한 스트렝스에 좋은 운동이다.

프로그램 설계: 일반적으로 플로팅 스내치 데드리프트는 2~6회를 한 세트로 진행하며, 리프터의 최고 스내치 무게의 80~110% 사이에서 강도가 결정된다. 그날 리프터의 상태나 훈련 프로그램을 고려해서 달라질 수 있다. 어떤 경우든, 의도한 목적을 달성하지 못할 정도로, 혹은 올바른 자세로 수행하지 못할 정도로 강도를 올려서는 안 된다. 무거운 무게의 스트렝스 훈련이기 때문에, 훈련 끝 무렵에 보통 진행한다.

변형: 바닥에서 데드리프트를 하는 것과 같은 가동범위를 활용하기 위해서 라이저 위에 서서 플로팅 스내치 데드리프트를 할 수도 있다. 마찬가지로 바벨을 바닥에 내려놓지 않으면서 동작을 진행해야 한다. 홀팅 스내치 데드리프트 혹은 스내치 세그멘트 데드리프트로 진행할 수도 있으며, 가장 아래 구간에서 더 길게 동작을 멈추는 동작을 추가할 수도 있다.

라이저에서 플로팅 스내치 데드리프트

라이저 위에 서서 동작을 진행한다는 것을 제외하고는, 플로팅 스내치 데드리프트와 동일하다. 팔과 등의 각도는 동일하게 해서 시작 자세를 만든다. 유일하게 다른 점은 라이저 때문에 높이가 달라졌기 때문에 고관절과 무릎을 더 굽혀야 한다는 것이다. 바벨을 들고 일어설 때 그리고 다시 내려갈 때도 항상 올바른 자세가 유지 되어야 한다. 매번 동작을 반복할 때마다 플레이트 아랫부분과 라이저 윗부분이 접하는 지점에서 멈춘다. 여기서 동작을 멈추게 되면 바닥에서 데드리프트를 할 때와 동일한 가동범위를 활용하게 된다. 하지만 바벨이 바닥에 닿지 않기 때문에 바벨 무게를 바닥이 지탱해주지 않는 상태로 동작을 하게 되는 것이다.

AKA: Riser floating snatch deadlift, no-touch snatch deadlift on riser, hang snatch deadlift on riser.

주의: 이 동작을 할 때는 템포를 조절해야 하며, 특히 신장성 수축 구간에서 중요하다. 당기는 동작의 자세를 유지하기 위한 스트렝스와 균형 상태를 향상시키는 것이 이 운동의 주목적이기 때문에, 지속적인 장력 상태, 올바른 자세와 균형 상태를 위해서 리프터는 템포를 통제하면서 동작을 수행하는 것이 더 효과적이다. 라이저의 높이는 1~4인치 정도면 된다. 만약 시작 자세에서 가동범위를 최대한 활용하기 위한 목적이라면, 라이저의 높이는 크게 중요하지 않다. 만약 첫 번째 동작에서 바닥에서 바벨을 들어올리는 스트렝스를 키우기 위해서 라이저를 사용하는 것이라면, 더 높은 라이저가 적절하다.

목적: 라이저에서 하는 플로팅 스내치 데드리프트는 스내치에서 당기는 동작과 올바른 자세의 유지를 위한 스트렝스를 발달시키기에 좋은 운동이다. 특히, 데드리프트 가장 아래 구간(바닥에서 무릎까지)에서 올바른 자세를 위한 스트렝스에 좋은 운동이다. 플로팅 스내치 데드리프트에 비해서 장점은 라이저에서 서서 동작을 진행하게 되면, 바벨을 내려놓지 않으면서도, 바닥에서 진행하는 정상적인 데드리프트와 동일한 위치까지 바벨을 들고 내려갈 수 있다.

프로그램 설계: 일반적으로 라이저에서 하는 플로팅 스내치 데드리프트는 2~6회를 한 세트로 진행하며, 리프터의 최고 스내치 무게의 80~110% 사이에서 강도가 결정된다. 그날 리프터의 상태나 훈련 프로그램을 고려해서 달라질 수 있다. 어떤 경우든, 의도한 목적을 달성하지 못할 정도로, 혹은 올바른 자세로 수행하지 못할 정도로 강도를 올려서는 안 된다. 무거운 무게의 스트렝스 훈련이기 때문에, 훈련 끝 무렵에 보통 진행한다.

변형: 라이저에서 하는 플로팅 스내치 데드리프트를 홀팅 스내치 데드리프트 혹은 스내치 세그멘트 데드리프트로 진행할 수도 있으며, 가장 아래 구간에서 더 길게 동작을 멈추는 동작을 추가할 수도 있다.

플로팅 스내치 풀

플로팅 스내치 풀Floating snatch pull은 스내치 풀 동작 중에 하나이며, 동작을 반복하면서 다시 바벨을 바닥까지 들고 내려가지 않는 동작이다. 각 세트의 첫 번째 동작은 스내치 풀 동작과 동일하다. 풀 동작을 하면서 완전히 몸을 신전시킨 다음에는, 움직임을 통제하면서 다시 시작 자세로 돌아간다. 이때 바벨이 바닥에 닿지 않는 범위 내에서 최대한 바닥에 가까이 내려간다. 바벨이 바닥에 닿지 않은 상태에서 잠깐 동작을 멈췄다가 다음 동작을 바로 시작한다.

AKA: No-touch snatch pull, hang snatch pull.

목적: 플로팅 스내치 풀은 스내치에서 당기는 동작과 올바른 자세를 유지를 위한 스트렝스를 발달시키기에 좋은 운동이다. 특히, 데드리프트 가장 아래 구간(바닥에서 무릎까지)에서 올바른 자세를 위한 스트렝스에 좋은 운동이다.

프로그램 설계: 일반적으로 플로팅 스내치 풀은 2~5회를 한 세트로 진행하며, 리프터의 최고 스내치 무게의 80~110% 사이에서 강도가 결정된다. 그날 리프터의 상태나 훈련 프로그램을 고려해서 달라질 수 있다. 어떤 경우든, 최종적으로 몸을 신전시킬 때의 스피드를 유지하면서 올바른 자세가 불가능할 정도로, 동작을 한 번 할 때마다 가장 아래 구간에서 올바른 자세를 유지하지 못할 정도로 강도를 높여서는 안 된다. 스트렝스 운동이기 때문에, 훈련 끝 무렵에 진행하지만, 스피드와 기술 훈련이 되기도 하기 때문에, 일반적으로 스쿼트와 같은 기본적인 스트렝스 훈련 전에 진행하기도 한다.

변형: 바닥에서 동작을 하는 것과 같은 가동범위를 활용하기 위해서 라이저 위에 서서 플로팅 스내치 풀을 할 수도 있다. 마찬가지로 바벨을 바닥에 내려놓지 않으면서 동작을 진행해야 한다. 스내치 하이 풀로 진행할 수도 있으며, 가장 아래 구간에서 더 길게 멈추는 동작을 추가할 수도 있다.

라이저에서 플로팅 스내치 풀

라이저에서 하는 플로팅 스내치 풀은 첫 번째 동작 이후에는 바벨이 바닥까지 내려가지 않는다는 점만 제외하고는, 라이저에서 하는 스내치 풀과 동일하다. 첫 번째 동작을 하면서 몸을 다 신전시킨 다음에는, 매번 동작을 반복할 때마다 플레이트 아랫부분과 라이저 윗부분이 접하는 지점에서 멈춘다. 여기서 동작을 멈추게 되면 바닥에서 데드리프를 할 때와 동일한 가동범위를 활용하게 된다. 하지만 바벨이 바닥에 닿지 않기 때문에 바벨 무게를 바닥이 지탱해주지 않는 상태로 동작을 하게 되는 것이다. 바벨이 바닥에 닿지 않은 상태에서 잠깐 동작을 멈췄다가 다음 동작을 바로 시작한다.

AKA: No-touch snatch pull on riser, hang snatch pull on riser, riser hang snatch pull, riser floating snatch pull.

주의: 라이저의 높이는 1~4인치 정도에서 선수의 능력(키와 가동성)과 원하는 훈련의 수준에 따라서 결정할 수 있다. 라이저 대신에 범퍼 플레이트나 평평하고 안정적인 물체 위에서 진행할 수도 있다. 라이저 높이는 올바른 시작 자세를 유지하기 힘들 정도로 높아서는 안 된다.

목적: 라이저에서 하는 플로팅 스내치 풀은 스내치에서 당기는 동작과 올바른 자세의 유지를 위한 스트렝스를 발달시키기에 좋은 운동이다. 특히, 당기는 동작의 가장 아래 구간(바닥에서 무릎까지)에서 올바른 자세를 위한 스트렝스에 좋은 운동이다. 플로팅 스내치 풀에 비해서 장점은 라이저에서 서서 동작을 진행하게 되면, 바벨을 내려놓지 않으면서도, 바닥에서 진행하는 정상적인 스내치와 동일한 시작 자세를 만들 수 있다는 점이다.

프로그램 설계: 일반적으로 라이저에서 하는 플로팅 스내치 풀은 2~5회를 한 세트로 진행하며, 리프터의 최고 스내치 무게의 80~110% 사이에서 강도가 결정된다. 그날 리프터의 상태나 훈련 프로그램을 고려해서 달라질 수 있다. 어떤 경우든, 최종적으로 몸을 신전시킬 때의 스피드를 유지하면서 올바른 자세가 불가능할 정도로, 동작을 한 번 할 때마다 가장 아래 구간에서 올바른 자세를 유지하지 못할 정도로

강도를 높여서는 안 된다. 스트렝스 운동이기 때문에, 훈련 끝 무렵에 진행하지만, 스피드와 기술 훈련이 되기도 하기 때문에, 일반적으로 스쿼트와 같은 기본적인 스트렝스 훈련 전에 진행하기도 한다.

변형: 라이저에서 하는 플로팅 스내치 풀은 스내치 하이 풀로 진행할 수도 있으며, 가장 아래 구간에서 더 길게 동작을 멈출 수도 있다. 스트랩은 사용해도 하지 않아도 된다. 그리고 신장성 수축 구간에서 동작을 천천히 진행한다. 이렇게 특히 신장성 수축 구간에서 천천히 움직이게 되면 당기는 동작에서 자세를 유지하고 능력과 등 스트렝스를 강화시켜 준다.

홀팅 스내치 데드리프트

홀팅 스내치 데드리프트는 완전히 몸을 신전시키기 직전에 동작을 멈춰서 바벨을 들고 있는 상태에서의 리프터의 자세를 강화시키는 데 도움이 된다. 리프터는 정해지 위치(보통은 허벅지 가운데 지점)까지 스내치 데드리프트를 하면서 어깨가 바벨을 넘어간 상태를 유지한다. 바벨을 다시 바닥 내려놓기 전에 이 자세로 3초 동안 멈춘다.

주의: 홀팅 스내치 데드리프트는 마지막 자세에서 멈춰서 버티는 동작 없이 진행해도 된다(즉, 몸을 완전히 신전시키기 전에 살짝만 멈추는 것이지, 그 자세로 버티고 있는 것은 아니다). 하지만 마지막 자세에서 멈추고 버티는 동작을 하게 되면 잠재적으로 이 훈련의 효과가 증가한다.

목적: 홀팅 스내치 데드리프트는 스내치 풀 동작에서 어깨가 바벨을 넘어가 있는 자세(정확하게는 행 자세 혹은 행보다 조금 높은 자세)를 충분히 길게 안정적으로 유지하고 강화시키는 목적의 훈련이다. 그리고 일반적으로 스피드를 통제하면서 동작을 진행하기 때문에, 풀 동작 초반에 균형과 자세를 강화시키는 데 도움이 된다. 마지막으로, 스내치의 두 번째 풀 동작을 시작하는 타이밍을 개선하는 데 도움이 된다.

프로그램 설계: 일반적으로 홀팅 스내치 데드리프트는 2~6회를 한 세트로 진행하며, 몸을 완전히 신전시키기 전에 마지막 구간에서 2~3초 정도 멈춰서 버티도록 한다. 리프터의 상태나 프로그램에 따라 달라지겠지만, 리프터의 스내치 최대 무게의 대략 80~110% 사이에서 강도를 결정하게 된다. 어떤 경우든, 의도한 목적을 달성하지 못할 정도로, 혹은 올바른 자세로 수행하지 못할 정도로 강도를 올려서는 안 된다. 무거운 무게의 스트렝스 훈련이기 때문에, 훈련 끝 무렵에 보통 진행한다.

변형: 라이저에서 서서 다른 지점에서 동작을 멈추고, 멈춰서 버티는 시간을 다르게 하면서 홀팅 스내치 데드리프트를 진행할 수도 있다. 동적인 시작 자세 혹은 정적인 시작 자세로 시작할 수도 있다. 여러 지점에서 멈추는 동작으로 변형해서, 홀팅 스내치 세그멘트 데드리프트로 진행해도 된다.

라이저에서 홀팅 스내치 데드리프트

리프터가 라이저 위에 서 있다는 점을 제외하고는, 홀팅 스내치 데드리프트와 동일하다. 중요한 점은 시작 자세를 만들 때, 바닥에서 데드리프트를 할 때와 동일한 등과 팔의 각도를 유지해야 한다는 것이다. 유일하게 다른 점은 라이저 때문에 높이가 달라졌기 때문에 고관절과 무릎을 더 굽혀야 한다는 것이다.

주의: 라이저의 높이는 1~4인치 정도에서 선수의 능력(키와 가동성)과 원하는 훈련의 수준에 따라서 결정할 수 있다. 라이저 대신에 범퍼 플레이트나 평평하고 안정적인 물체 위에서 진행할 수도 있다. 라이저 높이는 올바른 시작 자세를 유지하기 힘들 정도로 높아서는 안 된다.

목적: 라이저에서 하는 홀팅 스내치 데드리프트는 스내치 풀 동작에서 어깨가 바벨을 넘어가 있는 자세(정확하게는 행 자세 혹은 행보다 조금 높은 자세)를 충분히 길게 안정적으로 유지하고 강화시키는 목적의 훈련이다. 그리고 일반적으로 스피드를 통제하면서 동작을 진행하기 때문에, 풀 동작 초반에 균형과 자세를 강화시키는 데 도움이 된다. 마지막으로, 스내치를 할 때, 두 번째 풀 동작을 시작하는 타이밍을 개선하는 데 도움이 된다.

라이저에 서서 리프팅을 하게 되면, 다리를 사용하는 것이 강해지면서 바닥에서 바벨을 당기는 동작에서 유리해진다. 그리고 적절한 균형 상태와 자세 그리고 바닥에서 바벨을 들 때의 처음 움직임을 훈련하는 데 도움이 된다. 훈련의 다양성을 위해서 진행하는 경우도 있으며, 훈련 사이클 초반에 리프팅을 더 힘들게 하기 위한 방법으로 사용하기도 한다. 그리고 라이저의 높이를 줄여간다거나, 라이저를 사용하지 않으면서 훈련 난이도를 낮춰갈 수 있다.

프로그램 설계: 일반적으로 라이저에서 홀팅 스내치 데드리프트는 2~6회를 한 세트로 진행하며, 몸을 완전히 신전시키기 전에 마지막 구간에서 3초 정도 멈춰서 버티도록 한다. 리프터의 상태나 프로그램에 따라 달라지겠지만, 리프터의 스내치 최대 무게의 대략 80~110% 사이에서 강도를 결정하게 된다. 어떤 경우든, 의도한 목적을 달성하지 못할 정도

로, 혹은 올바른 자세로 수행하지 못할 정도로 강도를 올려서는 안 된다. 무거운 무게의 스트렝스 훈련이기 때문에, 훈련 끝 무렵에 보통 진행한다.

변형: 라이저가 아니라 그냥 바닥에서 다른 지점에서 동작을 멈추고, 멈춰서 버티는 시간을 다르게 하면서 홀팅 스내치 데드리프트를 진행할 수도 있다. 동적인 시작 자세 혹은 정적인 시작 자세로 시작할 수도 있다. 여러 지점에서 멈추는 동작으로 변형해서, 라이저에서 하는 홀팅 스내치 세그멘트 데드리프트로 진행해도 된다.

행 파워 스내치

행 파워 스내치Hang power snatch는 동작은 시작할 때 바벨을 들고 시작한다는 점을 제외하고는 파워 스내치와 동일하다. 행 자세에는 하이 행(허벅지 위쪽), 미드 행(허벅지 가운데), 행(슬개골 위쪽), 무릎(슬개골), 무릎 아래(바벨이 슬개건 아래쪽에)가 있다.

주의: 일반적으로 파워 스내치를 할 때 스트랩을 사용한다. 특히 여러 번 반복할 때 스트랩을 사용한다. 하지만 이제 리프팅을 시작한 사람이나 그립이 약한 선수들의 경우는 그립 스트렝스를 키우기 위해서 스트랩을 사용하지 않는 것이 좋다. 행 스내치를 할 때는 어떤 행 자세인지를 정확하게 정해둬야 한다. 정확하게 행 자세가 정해져 있지 않다면, 일반적으로는 바벨이 무릎 바로 위쪽에 있는 행 자세로 시작한다.

목적: 행 파워 스내치를 하는 목적은 어떻게 적용하느냐에 따라서 달라질 수 있다. 초보자의 경우는 바닥에서 스내치를 시작하는 것보다는 바벨을 들고 시작하는 것이 더 쉽기 때문에 행 파워 스내치로 진행하는 경우가 있다. 그리고 두 번째 풀 동작을 시작할 때 자세와 균형 상태를 익히기에 좋으며, 파워로 리시빙 자세를 만들게 되면 가동성에 대한 부담이 줄어든다. 훈련으로서는, 바벨을 가속시키고 상승시키는 데 있어서 시간과 거리가 부족하기 때문에, 몸을 신전시킬 때 더 많은 힘을 만들어내며, 바벨을 당겨서 아래로 이동하는 동작을 더욱 강력하게 하기 위한 목적이 있다. 가벼운 무게로 훈련하는 날에 가볍게 스내치 훈련을 할 때 행 파워 스내치 동작을 활용하는 경우도 있다(행 자세로 동작을 시작하고 파워 자세로 바벨을 받기 때문에 당연히 다리와 등에 대한 부담이 줄어들면서 다음 훈련을 위한 회복에 유리하다. 그렇기 때문에 상대적으로 파워 스내치에 비해서 무게가 제한될 수밖에 없다).

프로그램 설계: 행 파워 스내치는 1~3회를 한 세트로 진행하며, 기술 훈련을 목적으로 한다면 가벼운 무게(대략 75% 혹은 이보다 가볍게)로 진행한다. 그런데 강하게 몸을 신전시키고, 바벨을 당긴 후에 아래로 빠르게 이동하는 동작을 보완하기 위한 것이라면, 더 무거운 무게(75% 혹은 더 무겁게)로 훈련을 한다. 가벼운 무게로 훈련하는 날에 동작의 다양성을 위해서 행 파워 스내치를 하는 경우라면, 그날 선수가 필요로 하는 정도를 고려해서 결정하면 되는데 대략 70~80% 정도가 된다. 스피드를 훈련을 위해서 진행한다면, 일반적으로 65%~75% 정도가 될 것이다.

변형: 행 파워 스내치는 어떤 행 자세에서라도 진행할 수 있다. 바닥 위 어느 곳에서 시작하더라도 행 파워 스내치라고 할 수 있다. 행 자세에서 동작을 잠시 멈췄다가 시작할 수도 있고, 그냥 바로 시작할 수도 있다. 스트랩 사용은 자유이며, 그립 스트렝스를 키우고 싶다면, 훅 그립을 사용하지 않고 진행할 수도 있다.

행 스내치

행 스내치Hang snatch 동작은 시작할 때 바벨을 들고 시작한다는 점을 제외하고는 스내치와 동일하다. 행 자세에는 하이 행(허벅지 위쪽), 미드 행(허벅지 가운데), 행(슬개골 위쪽), 무릎(슬개골), 무릎 아래(바벨이 슬개건 아래쪽에)가 있다.

주의: 일반적으로 행 스내치를 할 때 스트랩을 사용한다. 특히 여러 번 반복할 때 스트랩을 사용한다. 하지만 이제 리프팅을 시작한 사람이나 그립이 약한 선수들의 경우는 그립 스트렝스를 키우기 위해서 스트랩을 사용하지 않는 것이 좋다. 행 스내치를 할 때는 어떤 행 자세인지를 정확하게 정해둬야 한다. 정확하게 행 자세가 정해져 있지 않다면, 일반적으로는 바벨이 무릎 바로 위쪽에 있는 행 자세로 시작한다.

목적: 행 스내치를 하는 목적은 어떻게 적용하느냐에 따라서 달라질 수 있다. 초보자의 경우는 바닥에서 스내치를 시작하는 것보다는 바벨을 들고 시작하는 것이 더 쉽기 때문에 행 스내치로 진행하는 경우가 있다. 그리고 두 번째 풀 동작을 시작할 때 자세와 균형 상태를 익히기에 좋다. 훈련으로서는, 바벨을 가속시키고 상승시키는 데 있어서 시간과 거리가 부족하기 때문에, 몸을 신전시킬 때 더 많은 힘을 만들어내며, 바벨을 당겨서 아래로 이동하는 동작을 더욱 강력하게 하기 위한 목적이 있다. 가벼운 무게로 훈련하는 날에 가볍게 스내치 훈련을 할 때(파워 스내치 대신에 하는 경우도 종종 있다.) 행 스내치 동작을 활용하는 경우도 있다(행 자세로 동작을 시작하기 때문에 당연히 다리와 등에 대한 부담이 줄

어들면서 다음 훈련을 위한 회복에 유리하다. 그렇기 때문에 상대적으로 스내치에 비해서 무게가 제한될 수밖에 없다).

프로그램 설계: 행 스내치는 1~3회를 한 세트로 진행하며, 기술 훈련을 목적으로 한다면 가벼운 무게로 진행한다(대략 75% 혹은 이보다 가볍게). 그런데 강하게 몸을 신전시키고, 바벨을 당긴 후에 아래로 빠르게 이동하는 동작을 보완하기 위한 것이라면, 더 무거운 무게로 훈련을 한다(75% 혹은 더 무겁게). 가벼운 무게로 훈련하는 날에 동작의 다양성을 위해서 행 스내치를 하는 경우라면, 그날 선수가 필요로 하는 정도를 고려해서 결정하면 되는데 대략 70~80% 정도가 된다.

변형: 행 스내치는 어떤 행 자세에서라도 진행할 수 있다. 바닥 위 어느 지점에서 시작하더라도 행 스내치라고 할 수 있다. 행 자세에서 동작을 잠시 멈췄다가 시작할 수도 있고, 그냥 바로 시작할 수도 있다. 스트랩 사용은 자유이며, 그립 스트렝스를 키우고 싶다면, 훅 그립을 사용하지 않고 진행할 수도 있다.

히빙 스내치 밸런스

히빙 스내치 밸런스Heaving snatch balance를 하는 방법에 대해서는 '스내치 배우기' 챕터에서 자세히 설명했다.

주의: 만약 스내치 오버헤드 자세에서 훅 그립을 유지할 수 있다면, 히빙 스내치 밸런스에서도 훅 그립을 유지하는 것이 좋다.

목적: 히빙 스내치 밸런스는 스내치 밸런스에서 중요한 스피드, 타이밍 그리고 정확성과 같은 요소와 함께 스내치 리시빙 자세에서의 스트렝스를 발달시켜준다. 그러나 발을 움직이지 않고 고정시켜두게 되면, 올바른 리시빙 자세와 균형 상태를 강화시키는 데 도움이 되며, 항상 바벨에 대한 장력을 유지하는 데 도움이 되기도 한다. 가동성을 개선하는 데도 도움이 된다. 무거운 무게로 스내치를 할 때 바벨 아래로 들어가는 자신감을 키우는 데도 좋다.

프로그램 설계: 히빙 스내치 밸런스 1~5회를 한 세트로 진행하며, 일반적으로 리프터의 스내치 최고 무게의 대략 70~100%의 강도로 진행한다(기술적으로 아직 부족한 선수라면, 아직 스내치 무게가 상대적으로 낮기 때문에, 스내치 무게 대비 더 많은 무게를 들 수도 있다). 이 운동은 주로 훈련 중간에 가장 많이 진행되며, 스피드와 기술을 많이 요하는 스내치와 클린 앤 저크 훈련 후에, 풀과 스쿼트와 같이 스트렝스 기반의 훈련 전에 진행하는 것이 좋다. 기술 훈련을 위해서 가벼운 무게로 스내치 훈련을 하기 전에 진행하기도 한다.

변형: 드롭 스내치와 스내치 밸런스 이렇게 두 가지 변형 동작이 존재하며, 이 둘은 실제로 다른 운동으로 여겨진다. 히빙 스내치 밸런스 동작을 변형하는 가장 일반적인 방법은 일어서기 전에 가장 아래 구간 자세에서 3초 동안 버티는 것이다.

행 스내치 풀

행 스내치 풀Hang snatch pull은 바닥에서 시작하는 것이 아니라 행 자세로 시작하는 스내치 풀 동작이다. 팔을 편안하게 편 상태로 스내치 그립으로 바벨을 들고 일어선다. 그리고 바벨이 원하는 행 자세에 올 수 있도록 고관절과 무릎을 접어준다. 무릎과 고관절을 강하게 펴주면서, 바벨을 위쪽 방향으로 강하게 가속시켜준다. 이때 바벨은 몸에 최대한 가까이 붙어 있어야 하며, 고관절 부근에서 바벨이 몸에 접촉된다. 비록 균형 상태를 유지하기 위해서, 몸을 약간 뒤로 기울이기는 하지만, 몸을 위로 신전시키는 데 집중하기 위해서 수직 방향으로 움직임이 일어나도록 해야 한다. 이 움직임에서 팔은 개입되지 않으며, 편안하게 펴진 상태를 유지한다. 무릎과 고관절을 완전히 신전시킨 후에, 바벨을 계속 위로 상승시키기 위해서 어깨를 으쓱하면서 위로 들어준다(슈러그 동작). 바닥을 강하게 밀어주게 되면, 몸이 완전히 신전되는 시점에 리프터의 뒤꿈치가 바닥에서 들리게 된다. 리프터는 바벨을 다시 행 자세로 가져와서 동일한 자세를 유지한 상태에서 다시 동작을 반복하게 된다.

행 자세: 행 자세에는 하이 행(허벅지 위쪽), 미드 행(허벅지 가운데), 행(슬개골 위쪽), 무릎(슬개골), 무릎 아래(바벨이 슬개건 아래쪽에)가 있다.

목적: 행 스내치 풀은 풀 동작에서 몸의 신전을 마무리하는 데 집중하기 위해서 사용된다. 그리고 회복을 위해서 다리와 등에 대한 부하를 줄일 수 있으며, 특정 자세에서의 균형과 자세를 연습하고 강화하기 위해서 사용되기도 한다.

프로그램 설계: 일반적으로 행 스내치 풀은 2~5회를 한 세트로 진행하며, 리프터의 스내치 최고 무게의 80~110% 정도의 강도로 진행한다. 당일 리프터의 상태나 프로그램에 따라서 조금씩 달라질 수 있다. 일반적으로 가벼운 무게로 훈련하는 기간에, 가벼운 무게로 진행하는 스내치 풀 동작으로 행 스내치 풀 동작을 하기도 한다. 풀 동작에서 몸을 완전히 신전시키는 것을 훈련하는 방법으로 진행하기도 하

며, 다른 동작과 함께 콤플렉스로 진행하는 경우도 있다. 스트렝스 훈련으로 진행할 때는, 훈련 끝 무렵에 진행하며, 스피드와 기술 훈련이 되기도 하기 때문에, 스쿼트와 같은 기본적인 스트렝스 훈련 전에 진행하는 경우도 있다. 가벼운 무게로 진행할 때는, 기술 우선 훈련으로 본격적으로 스내치를 하기 전에 할 수도 있다.

변형: 행 스내치 풀은 다양한 행 자세로 진행할 수 있다(보통 무릎이나 무릎 아래에서 시작). 스트랩 사용은 자유이며, 행 자세에서 동작을 멈출 수도 있다.

하이 풀 스내치

하이 풀 스내치High-pull snatch는 위로 몸을 신전시키는 동작에 집중하기 위해서 팔꿈치를 위로 당기는 동작이다. 하지만 바벨을 당긴 후에 바벨 아래로 들어가서 스쿼트를 하지는 않는다.

목적: 하이 풀 스내치는 풀 동작을 끝까지 마무리하지 않거나, 특히 다리로 바닥을 끝까지 밀어주지 못하는 리프터들이 더 길고 완전히 몸을 신전시키는 동작에 집중하기 위한 기술 운동 혹은 교정 운동이다. 또한, 풀 동작에서의 올바른 팔 움직임을 연습하는 데 도움이 된다. 너무 빨리 팔을 개입시키거나, 몸을 완전히 신전시킨 구간에서 팔을 움직이는 것을 망설이는 좋지 않은 습관을 가진 사람은 하이 풀 스내치를 하지 않는 것이 좋다.

프로그램 설계: 하이 풀 스내치는 상대적으로 가벼운 무게로 1~3회를 한 세트로 진행한다. 중요한 기술 훈련과 스피드 기반의 리프팅(스내치, 클린 앤 저크) 후에 진행할 수 있다. 스내치 훈련을 들어가기 전에, 기술 훈련을 위해서 하이 풀 스내치 동작을 할 수도 있다.

변형: 스트랩 사용은 자유이며, 바닥에 발을 움직이지 않고 진행할 수도 있다. 혹은 블록을 사용하거나, 행 자세로 시작할 수도 있다.

힙 스내치

스내치 그립으로 바벨을 잡고 똑바로 선 상태에서 시작한다. 고관절과 무릎을 약간 접고, 바벨은 고관절이 접히는 구간에 위치하도록 한다. 그리고 이 자세에서 행 스내치를 시작한다.

AKA: Snatch from hip.

주의: 일반적으로 힙 스내치는 역동작이 일어난다. 즉, 리프터는 행 자세를 만들었다가 바로 멈추지 않고 스내치를 하게 된다. 행 스내치 동작을 할 때는 특히 여러 번 동작을 반복을 할 때는, 일반적으로 스트랩을 사용한다. 하지만 초보자나 그립이 약한 리프터들이라면 그립 스트렝스를 키우기 위해서 스트랩을 사용하지 않는 것이 좋다.

목적: 힙 스내치의 목적은 풀 동작에서 폭발적인 신전을 만들어내고, 리프팅 할 때 특히 바벨이 고관절 부근에 위치해 있을 때, 올바른 자세와 균형 상태를 유지하는 것을 연습하기 위한 것이다. 또한, 바벨을 당기고 바벨 아래로 이동하는 능력을 향상시키는 데 도움이 된다.

프로그램 설계: 힙 스내치는 1~3회를 한 세트로 진행한다. 기술 훈련 목적으로 진행된다면, 가벼운 무게로 진행해야 한다(스내치 최대 무게의 대략 70% 혹은 이보다 가볍게). 강하게 몸을 신전시키고, 바벨을 당기고 아래로 이동하는 연습이 목적이라면, 무게를 더 무겁게 진행하는 것이 좋다(대략 70% 혹은 더 무겁게). 가벼운 무게로 훈련하는 날에 동작의 다양성을 위해서 행 스내치를 하는 경우라면, 그날 선수가 필요로 하는 정도를 고려해서 결정하면 되는데 대략 70~80% 정도가 된다.

변형: 힙 스내치는 역동작 없이 진행할 수도 있다. 그리고 스트랩이나 훅 그립 사용도 자유이다.

머슬 스내치

머슬 스내치는 웨이트리프팅 훈련에 있어서 가장 잘 활용되지 않는 동작 중에 하나이며, 일반적으로 잘못된 자세로 수행되는 경우가 많은 동작이다. 머슬 스내치를 잘 하지 않기 때문에 잘못된 자세로 수행하는 경우가 많으며, 잘못된 자세로 머슬 스내치를 하게 되면, 원하는 목표를 달성할 수 없게 된다. 스내치와 동일하게 동작을 시작한다. 몸을 완전히 신전시키게 되면, 바벨 아래로 이동해서 스쿼트 자세를 만들기보다는, 무릎과 몸을 완전히 신전시킨 상태를 유지하면서 팔꿈치를 최대한 높이 당긴다. 이때 바벨은 최대한 몸에 가까이 붙어 있어야 한다. 팔꿈치가 가능한 최대 높이에 도달하게 되면, 팔을 뒤집어 바벨을 더 들어올려서 오버헤드 자세를 만들면서 바벨을 향해서 펀치를 한다. 펀치를 하면서 단단하게 오버헤드 자세를 유지한다. 풀 동작을 하면서 다리를 한 번 펴게 되면 그 이후에 계속 편 상태를 유지해야 한다. 움직임이 일어나는 동안에 바벨을 계속 움직이게 하기 위해서 계속적으로 바벨에 대한 장력을 유지해야 한다. 리프팅을 하는 동안에 동작을 머뭇거리거나 동작을 멈추는 구간이 있어서는 안 된다.

주의: 턴오버를 하는 동안에, 팔꿈치를 올린 이후에 팔꿈치가 아래로 떨어지지 않아야만(대략 어깨 높이), 머슬 스내치가 가능하다. 만약 팔꿈치가 떨어지게 되면, 머슬 스내치라 할 수 없다. 단지 스내치 그립으로 클린을 하고 프레스를 하는 어색한 동작이 되는 것이며, 훈련을 통해서 달성하고자 하는 목표도 달성할 수 없다. 머슬 스내치는 스내치 하이 풀 동작에서 턴오버 동작을 추가한 움직임이라고 생각하면 이해가 쉬울 것이다. 이렇게 생각하면, 턴오버 동작을 하기 전에 팔꿈치를 위로 측면으로 최대한 높이 들어올리고, 하나의 연속된 동작으로 진행하는 데 도움이 될 것이다.

목적: 머슬 스내치를 가벼운 무게로 진행하게 되면, 스내치 턴오버(세 번째 풀) 동작에서의 상체의 움직임을 강화하고 학습하는 데 도움이 된다. 비교적 무거운 무게로 머슬 스내치를 하게 되면, 스내치 턴오버 동작에서의 스트렝스를 키우는 데 도움이 된다.

프로그램 설계: 머슬 스내치는 기술 훈련 목적으로 운동 초반에 진행할 수 있다. 혹은 보조 운동으로 운동을 마무리할 때 진행할 수도 있다. 일반적으로 세트당 3~5회로 진행하며, 무거운 무게로 1 혹은 2회씩 진행할 수도 있다,

변형: 머슬 스내치는 행 자세나 블록에서 시작할 수도 있다. 스트랩은 원한다면 사용할 수 있으나, 그립 스트렝스를 키우고 싶은 사람이라면 스트랩을 사용하지 않는다. 그리고 스내치 동작을 하면서 중간에 훅 그립을 푸는 사람의 경우는 이 훅 그립 푸는 것을 연습하기 위해서 스트랩을 사용하지 않을 수도 있다. 그립 스트렝스를 위해서 훅 그립을 하지 않는 경우도 있다.

오버헤드 스쿼트

오버헤드 스쿼트는 스트렝스 기반의 가장 기본적인 스내치 리시빙 자세이다. 오버헤드 스쿼트를 하는 방법에 대해서는 앞의 스내치 섹션의 리시빙 포지션 챕터에서 자세하게 설명했다.

목적: 오버헤드 스쿼트는 스내치를 배우는 과정이라고 볼 수 있다(스내치에서 올바른 리시빙 자세를 배우는 것). 스내치를 하는 데 있어서 상체와 몸통의 스트렝스를 키워줄 뿐만 아니라, 스내치 가장 아래 구간에서의 자세를 개선하기 위한 가동성 운동이기도 하다.

프로그램 설계: 오버헤드 스쿼트는 일반적으로 1~3회씩을 한 세트로 진행하면, 스트렝스 훈련으로 진행하는 경우라면, 스피드와 기술 기반의 훈련을 하고 나서 운동이 끝날 무렵에 진행하는 것이 좋다. 그러나 스쿼트와 같이 기본적인 스트렝스 훈련 전에 진행하기도 한다. 기술 훈련을 하기 위해서 가벼운 무게로 스내치를 연습하기 전에 할 수도 있다. 혹은 스내치를 위한 준비 운동 그리고 스트레칭 목적으로 진행할 수도 있다.

변형: 오버헤드 스쿼트의 가장 일반적인 변형 동작은, 안정성, 균형 그리고 스트렝스를 훈련하기 위해서 가장 아래 구간에서 잠시 멈추는 것이다. 혹은 1¼ 스쿼트로 진행할 수도 있다. 오버헤드 스쿼트는 스내치 푸시 프레스와 함께 콤플렉스로 많이 진행된다.

파워 스내치

파워 스내치는 스내치 동작의 가장 기본적인 변형 동작 중에 하나이다. 스내치와 유일한 차이점은 바벨을 받는 위치이다. 이 부분을 제외하고는 스내치와 동일하게 진행된다. 리프팅을 할 때, 바벨을 충분히 상승시키고 빠르게 바벨 아래로 이동해서 허벅지가 지면과 수평이 되기 전에 오버헤드 자세로 바벨을 단단히 고정시켜야 한다. 바벨은 오버헤드 자세로 안정적으로 고정되어 있어야 하며, 허벅지가 지면과 수평이 되는 지점보다 더 높은 지점에서 몸이 아래로 이동하는 움직임이 완전히 멈춰야 한다. 파워 스내치와 관련된 더 상세한 정보는 이 책의 '스내치 배우기' 챕터에서 확인할 수 있다.

주의: 가끔씩 코치와 선수는 '파워'로 바벨을 받는 동작에 대해서 서로 다르게 이해하고 있다. 일반적으로, 허벅지가 지면과 수평이 되거나, 이보다 좀 더 높은 각도에서 바벨을 받는 것을 '파워'라고 말한다. 90도 이상 무릎이 굽혀지지 않는 상태를 말하는 경우도 있으며, 무조건 엉덩이가 무릎보다 높은 상태에서 바벨을 받는 경우만 파워로 보는 경우도 있다(즉, 허벅지가 지면과 정확하게 수평인 상태는 파워로 보지 않는 것). 그리고 스내치 동작보다 의도적으로 발을 훨씬 더 넓게 벌려서 파워 스내치를 하는 리프터들도 있다. 이렇게 다리를 더 넓게 벌리면 리시빙 자세에서 몸 전체가 아래로 이동하려는 것을 더 쉽게 멈출 수 있다. 하지만 바벨을 충분히 높이 들어올리지 않으면, 풀 스쿼트로 바로 앉기 힘들 수도 있다.

목적: 파워 스내치는 풀 동작 이후에 바벨 아래로 이동하는

시간과 거리를 제한함으로써, 두 번째, 세 번째 풀 동작에서의 더 많은 힘, 스피드를 만드는 훈련을 하는 데 사용될 수 있다. 혹은 가벼운 무게로 훈련하는 날에 가벼운 바벨 기술 훈련 동작으로 진행할 수도 있다. 또한 초보자가 스내치를 배우기에 좋은 동작이며, 가동성 제한 때문에, 오버헤드 자세로 풀 스쿼트가 힘든 사람을 위한 동작이기도 하다.

프로그램 설계: 일반적으로 파워 스내치는 1~3회를 한 세트로 진행하며, 이 반복 횟수로 파워 스내치 최대 무게를 측정할 수도 있다. 파워 스내치 최대 무게는 스내치 최대 무게와는 차이가 나이기 때문에, 무거운 무게로 스내치 훈련을 하는 날 사이에, 가벼운 무게로 훈련하는 날에 최대 무게로 파워 스내치를 해도 여전히 가벼운 바벨 훈련 효과를 얻을 수 있다. 스피드 훈련으로 진행하는 경우는, 최대 무게의 60~75% 정도가 적당하다. 비교적 가벼운 무게로 훈련하는 날은 대략 70~80%가 일반적으로 사용하는 무게이다.

변형: 파워 스내치의 가장 일반적인 변형 동작은 행 파워 스내치와 블록 파워 스내치이다. 스트랩은 필요한 경우라면 사용할 수 있다.

파워 스내치 후 오버헤드 스쿼트

파워 스내치를 한 뒤에 오버헤드 스쿼트 하기는 파워 스내치 동작과 오버헤드 스쿼트 동작을 합쳐서 하나의 동작으로 만든 것이다. 그러나 파워 스내치+오버헤드 스쿼트 콤플렉스와는 다르다. 평소처럼 파워 스내치를 한 후, 리시빙 자세로 2~3초 동안 동작을 멈춘다. 그리고 바로 오버헤드 스쿼트를 하고 일어서는 것이다.

주의: 여기서는 파워 스내치와 오버헤드 스쿼트 동작 사이에 완전히 일어서지는 않기 때문에, 파워 스내치+오버헤드 스쿼트 콤플렉스와는 다르다.

목적: 이 운동의 주요 목적은 상대적으로 높은 자세에서 적절한 발 넓이와 자세를 갖춘 상태에서 바벨을 안정적으로 받으면서, 더 나은 스내치 리시빙 자세를 연습하기 위한 것이다. 스내치를 하면서 바벨 아래로 이동해서 내려가는 도중에 잠시 멈추는 동작이라고 생각할 수도 있다. 이 동작을 통해서 스내치와 동일한 발 넓이로 파워 스내치를 연습하는 환경을 만들 수 있다.

프로그램 설계: 보통 1~3회를 한 세트로 진행하며, 파워 스내치와 마찬가지로 최대 무게로 진행할 수도 있으나, 기술 훈련의 목적이 더 강하기 때문에, 최대 무게보다는 조금 가벼운 무게로 2~3초 정도 멈추는 동작을 포함시키는 것이 더 적절하다. 일반적으로 강도는 리프터의 스내치 최대 무게의 70~85% 정도이다.

변형: 스내치 동작과 합쳐서 콤플렉스로 진행해도 된다. 먼저 파워 스내치를 한 뒤에 오버헤드 스쿼트 하기 동작을 통해서 바벨을 적절하게 리시빙 하는 기술 연습을 한 뒤에, 스내치를 하는 것이다.

스내치 자세에서 프레스

스내치 자세에서 프레스 하기 동작은 스내치 리시빙 자세를 위한 가동성, 스트렝스를 훈련하는 것이다. 스내치 그립을 바벨을 잡고 목 뒤에서 바벨을 놓은 상태에서, 스쿼트 자세로 앉는다. 스쿼트로 앉은 상태에서, 바벨을 그대로 위로 밀어서 적절한 오버헤드 자세를 만드는 것이다. 이때 양쪽 견갑골을 함께 세게 쥐어짜면서, 팔꿈치를 안정적으로 펴줘야 한다. 이 오버헤드 자세로 잠시 멈췄다가 바벨을 다시 목 뒤로 가져온다. 이때 천천히 움직임을 조절해서 진행해야 한다(바벨이 목뒤로 떨어져서는 안 된다). 처음 한 번 동작을 진행하고, 이후부터는 시작 자세를 계속 만들기보다는 연속으로 진행할 수 있다. 하지만 항상 바벨이 목 뒤쪽에 닿을 정도로 바벨을 내렸다가 다시 밀어야 한다. 균형을 유지한 상태로 발은 완전히 바닥에 접촉되어 있어야 하며, 발 넓이는 스내치와 완전히 동일하다. 동작을 진행하는 동안 리시빙 자세와 동일하게 자세를 유지한 상태에서, 몸통은 항상 견고한 상태를 유지해야 한다.

AKA: Sots press.

주의: 이 운동은 가동성이 충분해서 통증 없이 진행할 수 있거나, 거의 완벽한 자세를 만들 수 있는 사람에게만 적절한 운동이다. 이 동작은 가동성과 자세를 어느 정도 개선시키는 데 도움이 되지만, 어깨에 부담이 되지 않고 이 동작의 효과를 극대화할 수 있는 범위 내에서만 진행해야 한다. 만약 스내치 오버헤드 자세에서 훅 그립이 가능하다면, 이 자세에서도 훅 그립을 사용하는 것이 좋다.

목적: 스내치 자세에서 프레스 하기 동작은 스내치 리시빙 자세에서의 발목, 고관절, 흉추와 어깨 가동성을 개선하는 데 도움이 된다. 또한, 몸통의 안정성, 등을 신전시키는 스트렝스, 오버헤드 자세에서의 상체 스트렝스와 균형 상태 그리고 정확성을 키우는 데 도움이 된다.

프로그램 설계: 보통 훈련 세션 초반에 스내치 동작을 하기

전에, 리시빙 자세를 연습하기 위해서 진행한다. 3~5회씩을 한 세트로 진행하는 것이 적절하며, 리프터의 능력이 고려해서 무게를 결정하며, 빈 바벨로 진행할 수도 있다. 비교적 무거운 무게로 훈련을 진행한다면, 훈련 마지막에 진행하는 것이 좋다. 그렇지 않고 초반에 진행하게 되면 상체 피로가 쌓여서 이후에 높은 강도로 스내치를 할 때 영향을 줄 수 있기 때문이다. 어떤 경우든, 적절한 자세와 균형 상태를 무너지게 할 정도로 무거운 무게로 해서는 안 된다.

변형: 오버헤드 스쿼트로 앉아서 바벨이 오버헤드 자세로 있는 상태로 프레스를 할 수도 있다. 프레스를 한 후 오버헤드 자세로 2~3초 정도 동작을 멈추면서 진행할 수도 있다. 바벨이 목 뒤에 있는 상태에서 매번 시작 자세를 다시 잡으면서 프레스할 수도 있다.

프레싱 스내치 밸런스

프레싱 스내치 밸런스Pressing snatch balance는 스내치 리시빙 자세를 연습하기 위한 동작이다. 동작과 관련된 구체적인 내용은 스내치 섹션의 리시빙 자세 챕터에서 확인할 수 있다.

주의: 만약 스내치 오버헤드 자세에서 훅 그립이 가능하다면, 프레싱 스내치 밸런스에서도 훅 그립을 유지하는 게 좋다.

목적: 프레싱 스내치 밸런스는 스내치 밸런스 훈련을 시작하기 위해서 그리고 스내치 자세에 익숙해지기 위해서 하는 훈련이다. 스트레칭 동작으로 활용할 수도 있다.

프로그램 설계: 프레싱 스내치 밸런스는 3~5회를 한 세트로 진행할 수 있다. 이 동작은 준비 운동으로 훈련 세션 초반에 할 수도 있으며, 스내치와 스내치 관련 동작(오버헤드 스쿼트 혹은 스내치 밸런스)을 하기 직전에 이 동작에 특화된 준비 운동이나 기술 훈련으로 진행할 수도 있다.

변형: 드롭 스내치, 히빙 스내치 밸런스 그리고 스내치 밸런스 이렇게 다른 종류의 스내치 밸런스 동작이 있다. 가장 흔한 변형 동작은 스쿼트 자세에서 2~3초 정도 멈췄다가 일어나는 것이다.

스내치 자세에서 푸시 저크

스내치 자세에서 푸시 저크 하기 동작은 스내치 자세에서 프레스 하기 동작의 변형 동작이며, 더 많은 무게를 들 수 있다. 스내치 그립으로 바벨을 잡고 스쿼트로 앉은 상태에서 바벨을 목 뒤에 놓는다. 이 자세에서 다리로 지면을 밀어주면서 팔로 바벨을 밀어주기 전에 바벨을 위로 살짝 띄어준다. 바벨을 향해서 펀치를 하면서 다시 풀 스쿼트로 앉아주는데, 이 두 동작은 거의 동시에 일어난다. 균형을 유지한 상태로 발은 완전히 바닥에 접촉되어 있어야 하며, 발 넓이는 스내치와 완전히 동일하다. 동작을 진행하는 동안 리시빙 자세와 동일하게 자세를 유지한 상태에서, 몸통은 항상 견고한 상태를 유지해야 한다.

AKA: Push in snatch, push press in snatch.

주의: 이 동작은 가동성이 충분해서 부드럽게 통증 없이 수행이 가능한 리프터들에게만 적절하다. 이 동작은 가동성과 자세를 어느 정도 개선시키는 데 도움이 되지만, 어깨에 부담이 되지 않고 이 동작의 효과를 극대화할 수 있는 범위 내에서만 진행해야 한다. 스내치 자세에서 푸시 저크 하기 동작은 히빙 스내치 밸런스의 변형 동작이라고 생각할 수 있으며, 절대로 엉덩이가 무릎 위로 넘어가지 않는 범위로만 움직여야 한다.

목적: 스내치 자세에서 프레스 하기 동작과 마찬가지로, 스내치 리시빙 자세에서의 발목, 고관절, 흉추와 어깨 가동성을 개선하는 데 도움이 된다. 또한, 몸통의 안정성, 등을 신전시키는 스트렝스, 오버헤드 자세에서의 상체 스트렝스와 균형 상태 그리고 정확성을 키우는 데 도움이 된다. 그러나 스내치 자세에서 프레스 하기 동작보다 더 무거운 무게로 진행할 수 있다.

프로그램 설계: 가벼운 무게로 진행할 때는, 스내치 자세에서 프레스 하기 동작과 마찬가지로, 스내치 훈련을 하기 전에 준비 운동이나 기술 훈련으로 활용할 수 있다. 비교적 무거운 무게로 진행할 때는 스내치, 클린 앤 저크와 같이 주요 리프팅 동작 훈련 후에 진행할 수 있다. 그리고 풀과 스쿼트 운동 전후에 진행할 수도 있다. 보통 2~5회를 한 세트로 진행하는 것이 적절하다.

변형: 스내치 자세에서 푸시 저크 하기 동작을 멈추지 않고 바벨 방향을 바로 전환하면서 연속으로 진행할 수도 있으며, 다음 동작을 시작하기 전에 오버헤드 자세로 잠시 멈췄다가 진행할 수도 있다.

세그멘트 스내치

세그멘트 스내치는 풀 동작을 할 때 1번 혹은 2번 이상 동작을 잠시 멈추는 것을 제외하고는 스내치와 동일하다. 평소와 동일하게 리프팅을 시작하고 지정된 지점에서 3초 동안 멈춘다. 만약 2군데 이상의 지점에서 멈춘다면, 그 지점까지 다시 이동해서 멈추도록 한다. 동작을 멈추는 마지막 지점을 지나서는, 정상적인 스내치처럼 동작을 마무리하면 된다. 이때 마지막 동작을 멈춘 구간에서 다른 동작 없이 바로 스내치 동작으로 이어져야 한다.

AKA: Pause snatch.

목적: 세그멘트 스내치를 하는 주목적은 풀 동작을 하는 동안에 특정 구간에서의 자세를 강화시키는 것이다. 그래서 스내치를 할 때 자세를 유지할 수 있는 전반적인 능력을 키우는 것이다. 한 구간에서 다른 구간으로 넘어갈 때의 움직임을 강화시키는 데도 도움이 된다. 바벨을 상속, 가속시키는 시간과 거리를 제한하는 행 스내치 변형 동작으로 활용하면서 더 빠르게 힘을 만들어내는 연습을 할 수도 있다. 가벼운 무게로 훈련하는 날의 동작으로 선택할 수도 있으며, 스피드 훈련에도 활용할 수 있다. 마지막으로, 만약 스트랩이 없이 하게 되면, 일반적인 리프팅 동작보다 오랫동안 바벨을 잡고 있는 상태로 가속을 해야 하기 때문에, 그립 스트렝스를 키우기에도 좋다.

프로그램 설계: 1~3회를 한 세트로 진행하며, 리프터의 스내치 최고 무게의 70~100% 정도의 강도로 진행할 수 있다(아직 기술적으로 능숙하지 않은 리프터라면, 정확하게 자신의 최고 무게를 알 수 없기 때문에, 더 높은 %로 세그멘트 스내치를 진행할 수도 있다). 의도한 목적을 달성하지 못할 정도로, 혹은 올바른 자세로 수행하지 못할 정도로 강도를 올려서는 안 된다. 3초 정도 동작을 멈추는 것이 일반적이지만, 필요에 따라서 더 짧게 혹은 더 길게 멈출 수도 있다.

변형: 멈추는 지점을 다양하게 할 수도 있다. 가장 일반적인 지점은 무릎이며, 바닥에서 1인치 떨어진 지점, 무릎 밑, 허벅지 가운데 지점에서 멈출 수도 있다. 여러 지점을 함께 사용할 수도 있다. 예를 들어, 적절한 균형 상태와 자세를 연습하기 위해서 바닥에서 1인치 떨어진 지점에서 멈췄다가, 허벅지가 가운데 지점에서 멈춰서 풀 동작에서 어깨가 바벨을 넘어가있는 상태로 충분히 오래 버틸 수 있는 연습을 할 수도 있다. 필요에 따라서 스트랩을 사용할 수도 있으며, 그립 스트렝스를 키우고 싶다면, 훅 그립을 하지 않을 수도 있다.

세그멘트 파워 스내치

세그멘트 파워 스내치Segment power snatch는 풀 동작을 할 때 1번 혹은 2번 이상 동작을 잠시 멈추는 것을 제외하고는 파워 스내치와 동일하다. 평소와 동일하게 리프팅을 시작하고 지정된 지점에서 3초 동안 멈춘다. 만약 2군데 이상의 지점에서 멈춘다면, 그 지점까지 다시 이동해서 멈추도록 한다. 동작을 멈추는 마지막 지점을 지나서는, 정상적인 파워 스내치처럼 동작을 마무리하면 된다. 이때 마지막 동작을 멈춘 구간에서 다른 동작 없이 바로 파워 스내치 동작으로 이어져야 한다.

AKA: Pause power snatch.

목적: 세그멘트 파워 스내치를 하는 주목적은 풀 동작을 하는 동안에 특정 구간에서의 자세를 강화시키는 것이다. 그래서 스내치를 할 때 자세를 유지할 수 있는 전반적인 능력을 키우는 것이다. 한 구간에서 다른 구간으로 넘어갈 때의 움직임을 강화시키는 데도 도움이 된다. 바벨을 상속, 가속시키는 시간과 거리를 제한하는 행 파워 스내치 변형 동작으로 활용하면서 더 빠르게 힘을 만들어내는 연습을 할 수도 있다. 가벼운 무게로 훈련하는 날에 스내치 대신에 파워 스내치로 진행할 수 있으며, 스피드 훈련에도 활용할 수 있다. 마지막으로, 만약 스트랩이 없이 하게 되면, 일반적인 리프팅 동작보다 더 길게 바벨을 잡고 있는 상태로 가속을 해야 하기 때문에, 그립 스트렝스를 키우기에도 좋다.

프로그램 설계: 1~3회를 한 세트로 진행하며, 리프터의 파워 스내치 최고 무게의 70~100% 정도의 강도로 진행할 수 있다(아직 기술적으로 능숙하지 않은 리프터라면, 정확하게 자신의 최고 무게를 알 수 없기 때문에, 더 높은 %로 세그멘트 파워 스내치를 진행할 수도 있다). 의도한 목적을 달성하지 못할 정도로, 혹은 올바른 자세로 수행하지 못할 정도로 강도를 올려서는 안 된다. 3초 정도 동작을 멈추는 것이 일반적이지만, 필요에 따라서 더 짧게 혹은 더 길게 멈출 수도 있다.

변형: 멈추는 지점을 다양하게 할 수도 있다. 가장 일반적인 지점은 무릎이며, 바닥에서 1인치 떨어진 지점, 무릎 밑, 허벅지 가운데 지점에서 멈출 수도 있다. 여러 지점을 함께 사용할 수도 있다. 예를 들어, 적절한 균형 상태와 자세를 연습하기 위해서 바닥에서 1인치 떨어진 지점에서 멈췄다가, 허벅지가 가운데 지점에서 멈춰서 풀 동작에서 어깨가 바벨을 넘어가 있는 상태로 충분히 오래 버틸 수 있는 연습을 할 수도 있다. 필요에 따라서 스트랩을 사용할 수도 있으며, 그립 스트렝스를 키우고 싶다면, 훅 그립을 하지 않을 수도 있다.

슬로우 풀 스내치

슬로우 풀 스내치Slow pull snatch는 단지 첫 번째 풀 동작을 정상적인 속도보다 느리게 한다는 점을 제외하고는 스내치와 동일하다. 바닥에서 허벅지 가운데 지점까지 바벨을 들어올리는 데 3초 혹은 3초 이상 걸리도록 한다. 이렇게 속도를 늦춰서 동작을 진행하면서 올바른 자세와 균형 상태를 연습하는 것이다. 동작이 끊어지지 않게 바벨을 들어올리면서 허벅지 가운데 지점에 가까워질 때, 무릎과 고관절을 강하게 신전시키며 바벨을 가속시켜 스내치 동작을 마무리할 수 있게 된다.

목적: 슬로우 풀 스내치 동작은 두 번째 풀 동작을 시작하기 전까지의 올바른 자세와 균형 상태를 유지하는 데 도움을 주며, 두 번째 풀 동작을 시작하는 타이밍 훈련에도 좋다. 이렇게 속도를 줄여서 동작을 연습하게 되면, 풀 동작을 할 때의 자세를 강화하는 데 상당히 도움이 된다. 그리고 두 번째 풀 동작을 시작할 때는 바벨의 위로 향하는 탄성이 많이 존재하지 않는 상태이기 때문에, 몸을 완전히 신전시키면서 바벨 아래로 이동할 때 더 큰 힘을 낼 수밖에 없게 된다.

프로그램 설계: 슬로우 풀 스내치는 1~3회를 한 세트로 진행하며, 적절한 타이밍과 자세가 가능할 정도로 무게를 결정하면 된다. 스내치 훈련을 시작하기 전에 가벼운 무게로 기술 훈련을 할 수도 있으며, 좀 더 무거운 무게로 슬로우 풀 스내치 자체를 본 운동으로 진행할 수도 있다(일반적으로 70~80%로 진행하지만, 1회 들 수 있는 최대 무게로 진행할 수도 있다).

변형: 슬로우 풀 스내치는 발을 움직이지 않는 상태로 바닥에서 시작할 수도 있으며, 라이저에서 서서 시작할 수도 있다. 파워 스내치를 진행하고 이후에 정상적인 속도로 진행하는 스내치를 이어서 하면서 콤플렉스로 진행할 수도 있다(슬로우 풀 파워 스내치+스내치). 스내치 풀 훈련 자체를 이렇게 속도를 줄여서 진행할 수도 있다.

스내치 밸런스

스내치 밸런스 동작은 오버헤드 스쿼트보다 기술 능숙도, 정확성, 스피드를 더 요하는 동적인 스내치 리시빙 자세이다. 이 동작에 대한 자세한 설명은 스내치 섹션의 리시빙 자세 챕터에서 확인할 수 있다.

AKA: Drop snatch.

주의: 만약 스내치 오버헤드 자세에서 훅 그립을 유지할 수 있다면, 스내치 밸런스에서도 훅 그립을 유지하는 것이 좋다.

목적: 스내치 밸런스는 오버헤드 스쿼트처럼 스내치 리시빙 자세에서의 스트렝스를 향상시킬 뿐만 아니라 스피드, 타이밍, 정확성 키워주기도 한다. 스내치를 할 때의 발의 움직임 훈련에도 도움이 되며(풀 동작 이후에 리시빙 자세로 전환될 때의 발 움직임), 무거운 무게로 스내치를 할 때 바벨 아래로 빠르게 이동하는 동작에 대한 자신감도 키워줄 수 있다.

프로그램 설계: 1~3회를 한 세트로 진행하며, 일반적으로 리프터의 스내치 최고 무게의 70~100% 정도의 강도로 진행할 수 있다(아직 기술적으로 능숙하지 않은 리프터라면, 정확하게 자신의 최고 무게를 알 수 없기 때문에, 더 높은 %로 진행할 수도 있다). 이 운동은 보통 훈련 세션 중간에 스피드와 기술을 더 많이 요하는 스내치, 클린 앤 저크 훈련 후에 진행하는 것이 가장 좋다. 혹은 풀 동작과 스쿼트 동작과 같이 스트렝스 성격의 훈련 전에 진행할 수도 있다. 기술 훈련을 위해서 가벼운 무게로 스내치를 훈련 전에 진행할 수도 있다.

변형: 드롭 스내치, 히빙 스내치 밸런 그리고 프레싱 스내치 밸런스와 같은 변형 동작들이 있다. 가장 일반적인 변형 동작은 스쿼트로 앉아서 2~3초 동안 동작을 멈췄다가 일어나는 것이다.

스내치 벤치 풀

스내치 벤치 풀Snatch bench pull은 스피드를 증가시키기 위해서 바벨의 탄성을 이용하는 그렇게 흔하게 하는 변형 동작은 아니다. 튼튼한 벤치 혹은 계단형 블록 중에 하나를 이용해서 원하는 높이(무릎 아래 혹은 허벅지 가운데 정도의 높이)에서 바벨의 중심 부분을 지지한다. 벤치나 계단식 블록을 양다리 사이에 위치시킨 상태에서, 스트랩을 사용해서 그립을 잡고, 시작 자세를 단단히 만든 상태에서, 스내치 풀 동작을 시작한다. 몸을 완전히 신전시킨 후에, 바벨을 제대로 통제하면서 벤치 혹은 블록에 다시 올려놓는다. 그렇게 많지는 않지만 어느 정도의 바벨의 아래로 향하는 스피드가 있어야 벤치나 블록에 닿는 순간에 바벨이 약간 휘어지면서 다시 위로 향하는 탄성이 생기는 것이다. 다음 동작은 이렇게 바벨의 위로 향하는 탄성이 발생되는 시점에 함께 시작하는 것이다. 그래야지 더 쉽고 빠르게 동작을 할 수 있다.

AKA: Snatch bounce pull, snatch staircase block pull,

snatch pull on stairs.

목적: 스내치 벤치 풀은 보통의 경우라면 무거운 무게 때문에 스내치 풀 마지막 구간에서 불가능한 스피드를 바벨의 탄성을 이용해서 경험하고 연습하려는 목적으로 하는 것이다. 이 동작을 통해서 바닥이나 블록 위에 바벨이 멈춰져 있는 상태로는 불가능한 스피드를 무거운 무게를 사용해서 경험해보는 것이다. 좀 더 가벼운 무게로 풀 마지막 구간에서 스피드를 향상시키는 연습을 할 수도 있다.

프로그램 설계: 일반적으로 스내치 벤치 풀은 2~5회를 한 세트로 진행하며, 리프터의 스내치 최고 무게의 90~120% 정도의 강도로 진행하는데, 리프터의 상태와 프로그램에 따라서 달라질 수 있다. 이 동작은 스내치 본 운동 후에 혹은, 기본적인 스트렝스 훈련 전에 진행하는 것이 좋다. 훈련 목표에 따라서 스내치 풀 혹은 스내치 데드리프트 전후에 진행할 수도 있다.

변형: 처음 동작은 바벨의 탄성이 없는 멈춰 있는 상태에서 시작하기 때문에, 무거운 무게로 동작을 하는 것은 훨씬 더 어렵다. 우선 높은 블록에 있는 바벨을 들어올려서 벤치나 계단식 블록 쪽으로 이동해서 양다리 사이에 오도록 한다. 이렇게 바벨이 들어올려져 있는 상태에서 세트를 시작한다. 그러면 세트의 모든 동작을 탄성을 이용해서 진행할 수 있다. 이 운동은 스내치 하이 풀 연습으로 활용할 수도 있다.

스내치 데드리프트

스내치 데드리프트는 스내치 풀처럼 발볼로 서서 몸을 신전시키면서 위로 가속하는 힘을 만들기보다는 스피드를 통제하면서 그냥 일어서는 풀 변형 동작이다. 스내치와 동일한 시작 자세를 만든 후에, 다리로 지면을 밀어주면서 리프팅을 시작한다. 바벨이 바닥에서 떨어지면서, 무게중심을 뒤꿈치를 향해서 약간 뒤로 이동시켜준다. 바벨이 허벅지 가운데 지점에 올 때까지는 등의 각도를 동일하게 유지시켜준다. 허벅지 가운데 지점에 바벨이 오게 되면, 어깨가 약간 바벨 앞쪽에 있는 상태를 만든다. 리프터는 팔은 편안하게 편 상태로 완전히 일어서기 위해서 무릎과 고관절을 완전히 신전시키도록 하며, 이때 대퇴사두근, 둔근 그리고 복부에 힘이 단단히 들어갈 수 있도록 해준다. 최종적인 자세에서 어깨는 엉덩이보다 살짝 뒤쪽에 있는 상태로 다리는 수직으로 완전히 신전되어 있어야 한다. 다음 동작을 반복하기 위해서 바벨을 들고 일어났던 자세와 동일하게 동작을 제대로 통제하면서 다시 바닥으로 내려간다.

주의: 스내치 데드리프트의 스피드를 최고로 할 필요는 없다. 특별한 이유가 없다면, 그렇다고 의도적으로 천천히 할 필요도 없다. 완벽한 자세와 균형 상태에 있어서 스피드는 부차적인 부분이다. 그립 스트렝스를 키우기 위해서 의도적으로 스트랩을 사용하지 않는 것이 아니라면, 스트랩을 사용해도 괜찮다. 종종 데드리프트를 한 후 몸을 완전히 편 상태에서 바벨을 다시 바닥으로 가져갈 때 그냥 바닥에 떨어뜨리는 경우가 있다. 지나치게 스피드를 줄일 필요는 없지만, 바닥에 바벨을 내려놓을 때 바벨을 들어올릴 때와 동일한 자세를 유지하면서 동작을 통제하는 것이 훈련의 효과를 더 높일 수 있다.

목적: 스내치 데드리프트는 스내치의 당기는 동작에서의 스트렝스를 발달시킬 수 있는 가장 기본적인 동작이다. 스내치 풀 동작보다 더 무거운 자세로 더 나은 자세를 유지할 수 있는 훈련이 된다. 그리고 동작을 통제하면서 스피드를 약간 줄이게 되면, 자세와 균형 상태에 더 집중할 수 있게 되면서, 이 부분을 더욱 강화시킬 수 있다. 기본적인 스트렝스 발달뿐만 아니라, 풀 동작에서의 자세와 균형 상태를 교정하는 운동으로 사용될 수도 있다.

프로그램 설계: 일반적으로 2~6회를 한 세트로 진행할 수 있으며, 리프터의 스내치 최고 무게의 80~120% 정도의 강도로 진행하는데, 리프터의 상태와 프로그램에 따라서 달라질 수 있다. 어떤 경우든, 올바른 자세를 무너지게 할 정도의 무게로 진행해서는 안 된다. 만약 자세 교정이나 균형 상태를 연습하기 위해서 스내치 데드리프트를 한다면, 완벽한 자세와 움직임이 가능한 무게로 진행하는 것이 좋다. 비교적 무거운 무게로 진행한다면, 훈련이 끝날 무렵에 진행하는 것이 좋다. 가벼운 무게로 기술 훈련으로 진행하는 경우는 스내치 본 훈련 전에 진행할 수 있다.

변형: 스내치 데드리프트는 라이저 위에 서서 정적인 혹은 동적인 시작 자세로 시작할 수 있다. 스트랩 사용은 자유이며, 블록 위에서 진행할 수도 있다. 신장성/단축성 수축 구간에서 속도를 조절해서 진행할 수도 있다. 특히 신장성 수축 구간에서 동작을 더 천천히 진행하게 되면 자세와 등의 스트렝스를 키우는 데 탁월하다.

라이저에서 스내치 데드리프트

라이저 위에 서서 동작을 시작한다는 점을 제외하고는 스내치 데드리프트와 동일하다. 바닥에서 데드리프트를 할 때와 동일한 방식으로 시작 자세를 만든다. 다만 라이저 위에 올라와 있기 때문에, 고관절과 무릎을 더 접어줘야 한다. 즉,

등과 팔 그리고 발에 대한 균형 상태는 동일하지만, 라이저 때문에 상대적으로 어깨와 엉덩이의 위치가 더 낮다. 바닥에서 데드리프트를 할 때와 같은 방식으로 다리로 지면을 밀어주면서 동작을 시작하는 것이 중요하다. 하지만 라이저 때문에 스쿼트를 하는 느낌과 좀 더 비슷하다.

AKA: Deficit snatch deadlift, snatch deadlift from deficit.

주의: 라이저의 높이는 1~4인치 정도에서 선수의 능력(키와 가동성)과 원하는 훈련의 수준에 따라서 결정할 수 있다. 라이저 대신에 범퍼 플레이트나 평평하고 안정적인 물체 위에서 진행할 수도 있다. 라이저 높이는 올바른 시작 자세를 유지하기 힘들 정도로 높아서는 안 된다.

목적: 라이저 위에서 리프팅을 하게 되면, 바닥에서 바벨을 들어올릴 때 사용하는 다리의 스트렝스를 키우고, 적절한 균형 상태와 자세를 훈련하는 데 도움이 된다. 그리고 바닥에 바벨을 들어올리는 처음 구간을 연습하는 데 도움이 된다. 훈련의 다양성을 위해서 진행하는 경우도 있으며, 훈련 사이클 초반에 리프팅을 더 힘들게 하기 위한 방법으로 사용하기도 한다. 그리고 라이저의 높이를 줄여간다거나, 라이저를 사용하지 않으면서 훈련 난이도를 낮춰갈 수 있다.

프로그램 설계: 일반적으로 2~6회를 한 세트로 진행할 수 있으며, 리프터의 스내치 최고 무게의 80~120% 정도의 강도로 진행하는데, 리프터의 상태와 프로그램에 따라서 달라질 수 있다. 어떤 경우든, 올바른 자세를 무너지게 할 정도의 무게로 진행해서는 안 된다. 만약 자세 교정이나 균형 상태를 연습하기 위해서 진행하는 경우라면, 완벽한 자세와 움직임이 가능한 무게로 진행하는 것이 좋다. 비교적 무거운 무게로 진행한다면, 훈련이 끝날 무렵에 진행하는 것이 좋다. 가벼운 무게로 기술 훈련으로 진행하는 경우는 스내치 본 훈련 전에 진행할 수 있다.

변형: 정적인 혹은 동적인 시작 자세로 시작할 수 있다. 스트랩 사용은 자유이며, 블록 위에서 진행할 수도 있다. 신장성/단축성 수축 구간에서 속도를 조절해서 진행할 수도 있다. 특히 신장성 수축 구간에서 동작을 더 천천히 진행하게 되면 자세와 등의 스트렝스를 키우는 데 탁월하다. 동작을 연속으로 할 때 바벨을 바닥에 닿지 않도록 해서 마치 라이저에서 하는 플로팅 스내치 데드리프트처럼 진행할 수도 있다.

스내치 데드리프트 후 파워 자세

스내치 데드리프트를 한 후에 파워 자세 만들기 동작은 데드리프트를 한 후 완전히 몸을 펴는 것이 아니라 파워 자세에서 동작을 멈추는 스내치 데드리프트의 변형 동작이다. 스내치와 동일한 시작 자세를 만든 후에, 다리로 지면을 밀어주면서 리프팅을 시작한다. 바벨이 바닥에서 떨어지면서, 무게중심을 뒤꿈치를 향해서 약간 뒤로 이동시켜준다. 바벨이 허벅지 가운데 지점까지 올 때까지는 등의 각도를 동일하게 유지시켜준다. 바벨이 허벅지를 따라서 올라가면서, 몸통이 수직 상태가 될 때까지, 리프터는 약간 무릎을 굽힌 상태로 바벨 아래에 올 수 있도록 앞으로 이동시키면서 가슴을 들어준다. 무릎이 굽혀진 각도는 동일하게 유지되어야 한다. 이것이 이 동작의 마지막 자세(파워 자세)이다. 마지막 자세에서 무게중심은 발볼 쪽보다는 뒤꿈치 쪽에 가깝게 옮겨져 있다. 동작을 마무리하고 다음 동작을 위해서 바닥에 바벨을 내려놓을 때는 바벨을 들어올릴 때와 동일한 자세를 유지하면서 움직임을 통제할 수 있어야 한다.

주의: 올바른 자세와 균형 상태를 유지할 수 있는 스트렝스를 향상시키기 위해서 스피드를 통제하면서 진행하는 것이 좋다. 그립 스트렝스 훈련을 위해서 의도적으로 스트랩을 사용하지 않는 것이 아니라면 스트랩은 사용해도 된다.

목적: 스내치 데드리프트 한 후에 파워 자세 만들기 동작은 스내치를 하는 동안에 파워 자세를 만드는 데 어려움을 겪는 리프터들에게 교정 운동으로 아주 유용하다. 기술 훈련을 목적으로 가벼운 무게로 진행할 수도 있다. 풀 동작에 대한 스트렝스를 키우기 위해서 스내치 데드리프트 대신에 진행할 수도 있다.

프로그램 설계: 일반적으로 2~6회를 한 세트로 진행할 수 있으며, 리프터의 스내치 최고 무게의 80~120% 정도의 강도로 진행하는데, 리프터의 상태와 프로그램에 따라서 달라질 수 있다. 어떤 경우든, 올바른 자세를 무너지게 할 정도의 무게로 진행해서는 안 된다. 만약 자세 교정이나 균형 상태를 연습하기 위해서 진행하는 경우라면, 완벽한 자세와 움직임 가능한 무게로 진행하는 것이 좋다. 비교적 무거운 무게로 진행한다면, 훈련이 끝날 무렵에 진행하는 것이 좋다. 가벼운 무게로 기술 훈련으로 진행하는 경우는 스내치 본 훈련 전에 진행할 수 있다.

변형: 라이저 위에 서서 정적인 혹은 동적인 시작 자세로 시작할 수 있다. 스트랩 사용은 자유이며, 블록 위에서 진행할 수도 있다. 신장성/단축성 수축 구간에서 속도를 조절해서

진행할 수도 있다. 특히 신장성 수축 구간에서 동작을 더 천천히 진행하게 되면 자세와 등의 스트렝스를 키우는 데 탁월하다.

파워 자세에서 스내치

파워 자세에서 스내치 하기 동작은 특정 리프팅 동작 자체를 교정하거나 단점 보완이 필요한 리프터들에게 유용하다. 우선은 완전히 몸을 펴고 똑바로 서 있는 상태에서 팔을 편안하게 편 상태로 바벨을 잡고 있는다. 몸통은 수직 상태로 유지하면서 저크 동작을 할 때처럼 무릎을 살짝 굽혀준다. 발은 완전히 바닥에 접촉된 상태여야 하며, 바벨은 고관절 부근에 위치해 있다. 이게 바로 이 동작의 시작 자세이다. 정적인 시작 자세에서 스내치 동작을 시작하기 때문에, 어떠한 다른 동작도 없는 상태로 스내치 동작을 시작해야 한다. 이 자세에서 힘차게 다리로 바닥을 밀어주고 몸을 신전시키면서 스내치를 한다. 나머지는 평소에 스내치를 할 때와 동일하다.

목적: 이 동작의 주목적은 스내치를 하면서 몸을 신전시킬 때 지나치게 고관절 신전에 의존하면서 무릎을 신전하는 힘을 충분히 활용하지 못하는 리프터가 다리를 이용한 드라이브 동작을 연습하려는 것이다. 그리고 스내치를 할 때 파워 자세를 제대로 만들지 못하는 리프터가 파워 자세 자체를 연습하기 위한 것이다. 또한, 두 번째 풀 동작을 할 때, 더 오랫동안 발이 완전히 바닥에 접촉된 상태를 유지할 수 있도록 도와주며, 두 번째, 세 번째 풀 동작을 할 때 몸에 바벨이 최대한 가까이 붙어 있도록 도와주기도 한다. 그리고 바벨을 당겨서 몸을 아래로 이동시키는 과정에서 올바른 팔의 움직임을 만드는 데도 도움이 된다.

프로그램 설계: 이 동작은 가벼운 무게로 훈련하는 날 스내치 연습을 할 때 사용한다. 무거운 무게로 훈련하는 날 사이에 회복을 위해서, 강도를 줄여서 운동하기 위해서 파워 스내치 혹은 다른 행 스내치 동작을 대체해서 진행할 수도 있다. 그리고 스내치 훈련을 본격적으로 진행하기 전에 스내치 기술 훈련을 위한 동작으로 아주 좋다. 세트당 1~3회 정도로 진행한다.

변형: 역동작을 넣어서 딥 스내치로 진행할 수도 있으며, 혹은 파워 스내치로 바꿔서 진행할 수도 있다.

스내치 하이 풀

스내치 하이 풀은 몸을 신전시킨 이후에 팔을 이용해서 바벨을 계속해서 위로 당기는 부분만 제외하면 스내치 풀 동작과 동일하다. 최대 가속으로 무릎과 고관절을 신전시킨 다음에, 다리를 편 상태로 계속 바닥을 밀어주면서 팔꿈치를 최대한 위로 측면으로 당겨서 올려준다. 바벨이 위로 상승하는 것이 멈출 때까지는 바닥을 계속 밀어주면서 완전히 몸을 편 상태를 유지해준다. 이 동작의 목표는 최대한 팔꿈치를 높이 올려주는 것이다. 그렇기 때문에 제대로 된 움직임과 최종 마무리 자세를 위해서 바벨보다는 팔꿈치를 당겨서 들어올리는 데 집중해야 한다. 무게에 따라서 실제로 팔꿈치가 많이 올라오지 않을 수도 있다. 하지만 최대한 팔꿈치가 높이 올릴 수 있도록 최선을 다해야 한다. 엄밀히 말하자면, 풀 동작에서 몸을 완전히 신전시킨 후에, 팔을 개입시켜서 당길 수 있다면, 하이 풀 동작으로 생각할 수 있다.

주의: 그립을 의도적으로 훈련하려는 것이 아니라면, 모든 풀 동작에서 스트랩을 사용할 수 있다. 스트랩을 사용해서 그립이 안정적인 상태가 되면 최대 가속을 만드는 것이 가능해진다.

목적: 스내치 하이 풀 동작은 스내치 풀 동작과 마찬가지로, 스내치를 하면서 몸을 신전시킬 때의 스트렝스, 스피드, 파워, 자세와 균형 상태를 훈련하는 운동이다. 그러나 세 번째 풀 동작에서 사용되는 역학과 팔의 스트렝스가 추가된 것이다. 팔꿈치를 최대한 올려주면서 위로 풀 동작을 계속 이어주기 때문에, 수직으로 강하게 완전히 몸을 신전시켜주는 훈련이 되기도 한다. 스내치 풀 동작 연습이 될 뿐만 아니라, 세 번째 풀 동작을 위한 팔의 적절한 움직임을 시작하는 훈련이 되기도 한다.

프로그램 설계: 일반적으로 스내치 하이 풀은 2~5회를 한 세트로, 리프터의 최대 스내치 무게의 70~85% 정도의 무게로 진행한다. 이 무게로 동작을 진행했을 때, 대부분의 리프터들이 팔꿈치를 최대 높이까지 올리는 것이 가능하다. 팔꿈치를 실제로 최대 높이까지 들어올리는 것이 목표가 아니라면 더 무거운 무게로 하이 풀 동작을 할 수도 있다. 스트렝스 훈련으로 진행한다면, 훈련 끝 무렵에 진행하는 것이 좋으며, 이 훈련은 스피드와 기술 훈련에도 사용될 수 있기 때문에, 일반적으로 스쿼트와 같은 기본적인 스트렝스 훈련 전에 진행할 수도 있다. 가벼운 무게로 기술 훈련으로 진행한다면, 스내치 훈련 전에 진행할 수도 있다.

변형: 라이저에서 서서 스내치 하이 풀 동작을 할 수도 있

다. 블록을 사용할 수도 있으며, 정적인/동적인 시작 자세로 시작할 수도 있다. 스트랩 사용은 자유이며, 바벨을 들고 일어서는 도중에 동작을 멈추는 구간을 설정할 수도 있다. 발은 완전히 바닥에 닿아 있는 상태를 유지해야 한다. 신장성/단축성 수축 구간에서 속도를 조절해서 진행할 수도 있다. 특히 신장성 수축 구간에서 동작을 더 천천히 진행하게 되면 자세와 등의 스트렝스를 키우는 데 탁월하다.

라이저에서 스내치 하이 풀

라이저 위에 서서 동작을 시작한다는 점을 제외하고는 스내치 하이 풀과 동일하다. 바닥에서 동작을 진행할 때와 동일한 방식으로 시작 자세를 만든다. 다만 라이저 위에 올라와 있기 때문에, 고관절과 무릎을 더 접어줘야 한다. 즉, 등과 팔 그리고 발에 대한 균형 상태는 동일하지만, 라이저 때문에 상대적으로 어깨와 엉덩이의 위치가 더 낮다. 바닥에서 데드리프트를 할 때와 같은 방식으로 다리로 지면을 밀어주면서 동작을 시작하는 것이 중요하다. 하지만 라이저 때문에 스쿼트를 하는 느낌과 좀 더 비슷하다.

AKA: Riser snatch high-pull, deficit snatch high-pull, snatch high-pull from deficit.

주의: 라이저의 높이는 1~4인치 정도에서 선수의 능력(키와 가동성)과 원하는 훈련의 수준에 따라서 결정할 수 있다. 라이저 대신에 범퍼 플레이트나 평평하고 안정적인 물체 위에서 진행할 수도 있다. 라이저 높이는 올바른 시작 자세를 유지하기 힘들 정도로 높아서는 안 된다.

목적: 라이저에서 스내치 하이 풀 동작은 스내치 하이 풀 동작과 동일한 목적을 가지고 있다. 스내치를 하면서 몸을 신전시킬 때의 스트렝스, 스피드, 파워, 자세와 균형 상태를 훈련하는 운동이다. 그러나 세 번째 풀 동작에서 사용되는 역학과 팔의 스트렝스가 추가된 것이다. 라이저를 사용하게 되면서, 바닥에서 바벨을 들어올릴 때 사용하는 다리의 스트렝스를 추가적으로 키우고, 적절한 균형 상태와 자세를 훈련하는데 도움이 된다. 그리고 바닥에 바벨을 들어올리는 처음 구간을 연습하는데 도움이 된다. 훈련의 다양성을 위해서 진행하는 경우도 있으며, 훈련 사이클 초반에 리프팅을 더 힘들게 하기 위한 방법으로 사용하기도 한다. 그리고 라이저의 높이를 줄여간다거나, 라이저를 사용하지 않으면서 훈련 난이도를 낮춰갈 수 있다.

프로그램 설계: 일반적으로 라이저에서 하는 스내치 하이 풀은 2~5회를 한 세트로, 리프터의 최대 스내치 무게의 70~85% 정도의 무게로 진행한다. 이 무게로 동작을 진행했을 때, 대부분의 리프터들이 팔꿈치를 최대 높이까지 올리는 것이 가능하다. 팔꿈치를 실제로 최대 높이까지 들어올리는 것이 목표가 아니라면 더 무거운 무게로 하이 풀 동작을 할 수도 있다. 어떤 경우든, 최종적으로 몸을 신전시킬 때 적절한 자세와 스피드를 유지하기 힘들 정도로 무게를 올려서는 안 된다. 특히 풀 동작에서의 올바른 자세를 유지할 수 있어야 한다. 스트렝스 훈련으로 진행한다면, 훈련 끝무렵에 진행하는 것이 좋으며, 이 훈련은 스피드와 기술 훈련에도 사용될 수 있기 때문에, 일반적으로 스쿼트와 같은 기본적인 스트렝스 훈련 전에 진행할 수도 있다.

변형: 라이저의 높이를 다르게 해서 진행할 수도 있으며, 정적인 혹은 동적인 시작 자세로 시작할 수 있다. 스트랩 사용은 자유이며, 블록 위에서 진행할 수도 있다. 신장성/단축성 수축 구간에서 속도를 조절해서 진행할 수도 있다. 특히 신장성 수축 구간에서 동작을 더 천천히 진행하게 되면 자세와 등의 스트렝스를 키우는 데 탁월하다. 동작을 연속으로 할 때 바벨을 바닥에 닿지 않도록 해서 마치 라이저에서 하는 플로팅 스내치 하이 풀처럼 진행할 수도 있다.

스내치 리프트-오프

스내치 리프트-오프Snatch lift-off는 무릎에서 동작을 멈추는 스내치 풀 동작이다. 일반적으로 올바른 자세와 균형 상태를 유지한 상태에서 최대한 빠르게 리프팅 동작을 시작하고, 무릎에 도달했을 때 동작을 멈추지 않고 바로 바닥에 바벨을 내려놓는다.

AKA: Snatch deadlift to knee, snatch pull to knee, halting snatch deadlift.

주의: 이 훈련에서는 스트랩을 사용하는 것이 좋다.

목적: 스내치 리프트-오프는 바닥에서 시작하는 스내치의 풀 동작을 강화시켜준다. 그리고 바벨을 바닥에서 들어올릴 때 무게중심의 이동과 적절한 자세를 유지하는 데 도움이 되기도 한다. 리프팅 초반의 바벨의 가속 훈련에도 도움이 된다.

프로그램 설계: 일반적으로 스내치 리프트-오프는 2~5회를 한 세트로 진행하며, 리프터의 스내치 최대 무게의 80~120%(혹은 더 무겁게)의 무게로 진행할 수 있다. 리프터의 상태나 프로그램에 따라서 달라질 수도 있다. 어떤 경우든, 의도한 목적을 달성하지 못할 정도로, 혹은 올바른 자세

로 수행하지 못할 정도로 강도를 올려서는 안 된다. 비교적 무거운 무게로 진행하게 되면, 일반적으로 훈련 끝 무렵에 진행할 수 있으며, 다음 풀 동작을 위한 올바른 자세와 움직임을 연습하려는 것이 주목적이 아니라면, 일반적인 풀 훈련 후에 스내치 리프트-오프 동작을 할 수도 있다.

변형: 스내치 리프트-오프는 동적인, 정적인 시작 자세로 시작할 수도 있다. 만약 스내치를 동적인 시작 자세로 한다면, 일반적인 스내치 리프트-오프를 시작하는 방식과 동일하다. 그러나 만약 추가적인 스트렝스 훈련과 특히 시작 자세에서 더 익숙해지려고 한다면, 정적인 시작 자세가 좋은 방법이다. 무릎 높이에서 동작을 멈추게 되면 자세를 강화하는 데 또 도움이 된다(이렇게 하면 홀팅 스내치 데드리프트가 된다). 그리고 매번 신장성 수축 구간에서 움직임 속도를 늦출 수도 있으며, 혹은 각 세트마다 마지막 동작만 신장성 수축 구간에서 속도를 늦출 수도 있다. 라이저에 서서 리프트-오프 동작을 할 수도 있다.

스내치 롱 풀

스내치 롱 풀은 바벨을 상승시킬 때 몸에 접촉되지 않는 점만 제외하고는 머슬 스내치와 동일하다. 그리고 일반적으로 스트랩이나 훅 그립을 사용하지 않는다. 이렇게 하면 바벨을 상승시킬 때 무릎과 고관절의 개입을 제한시키면서, 최대한 상체를 사용할 수 있다. 바벨이 최대한 몸에서 떨어지지 않는 상태에서, 바벨이 고관절 부근에서 몸에 접촉되지 않으면서 머슬 스내치를 하는 것이다. 팔꿈치는 최대한 위로 측면으로 높이 들어올려야 한다. 팔꿈치가 가능한 최대 높이에 도달하게 되면, 팔을 뒤집어서 바벨을 더 들어올려서 오버헤드 자세를 만들면서 바벨을 향해서 펀치를 한다. 펀치를 하면서 단단하게 오버헤드 자세를 유지한다. 풀 동작을 하면서 다리를 한번 펴게 되면 그 이후에 계속 편 상태를 유지해야 한다. 움직임 일어나는 동안에 바벨을 계속 움직이게 하기 위해서 계속적으로 바벨에 대한 장력을 유지해야 한다. 리프팅을 하는 동안에 동작을 머뭇거리거나 동작을 멈추는 구간이 있어서는 안 된다.

AKA: Muscle snatch.

주의: 턴오버를 하는 동안에, 팔꿈치를 올린 이후에 팔꿈치가 아래로 떨어지지 않아야 한다. 이 동작은 스내치 하이 풀 동작(하지만 바벨이 몸에 접촉되어서는 안 된다.)에서 턴오버 동작을 추가한 움직임이라고 생각하면 이해가 쉬울 것이다. 이렇게 생각하면, 턴오버 동작을 하기 전에 팔꿈치를 위로 측면으로 최대한 높이 들어올리고, 하나의 연속된 동작으로 진행하는 데 도움이 될 것이다.

목적: 가벼운 무게로 진행하게 되면, 스내치 턴오버(세 번째 풀) 동작에서의 상체의 움직임을 강화하고 학습하는 데 도움이 된다. 더 무거운 무게로 진행하게 되면, 스내치 턴오버 동작에서의 스트렝스를 키우는 데 도움이 된다. 머슬 스내치와 비교했을 때, 상체를 더 사용하게 된다.

프로그램 설계: 스내치 롱 풀 동작은 기술 훈련 목적으로 운동 초반에 진행할 수 있다. 혹은 보조 운동으로 운동을 마무리할 때 진행할 수도 있다. 일반적으로 세트당 3~5회로 진행하며, 무거운 무게로 1 혹은 2회씩 진행할 수도 있다,

변형: 스내치 롱 풀 동작은 실제로 스내치 동작을 할 때 그런 것처럼 고관절에 바벨이 접촉하는 머슬 스내치로 변형해서 진행할 수도 있다. 행 자세나 블록에서 시작할 수도 있다. 스트랩은 원한다면 사용할 수 있으나, 일반적으로는 스트랩이나 훅 그립을 사용하지 않는 것이 좋다. 만약 스내치를 할 때 훅 그립을 푸는 타이밍과 방법을 연습하고자 한다면, 이 부분을 스내치 롱 풀 동작에 포함시킬 수도 있다.

라이저에서 스내치

라이저 위에 서서 동작을 시작한다는 점을 제외하고는 스내치와 동일하다. 바닥에서 동작을 진행할 때와 동일한 방식으로 시작 자세를 만든다. 다만 라이저 위에 올라와 있기 때문에, 고관절과 무릎을 더 접어줘야 한다. 즉, 등과 팔 그리고 발에 대한 균형 상태는 동일하지만, 라이저 때문에 상대적으로 어깨와 엉덩이의 위치가 더 낮다. 바닥에서 데드리프트를 할 때와 같은 방식으로 다리로 지면을 밀어주면서 동작을 시작하는 것이 중요하다. 하지만 라이저 때문에 스쿼트를 하는 느낌과 좀 더 비슷하다.

AKA: Riser snatch, snatch from deficit, deficit snatch.

주의: 라이저의 높이는 1~4인치 정도에서 선수의 능력(키와 가동성)과 원하는 훈련의 수준에 따라서 결정할 수 있다. 라이저 대신에 범퍼 플레이트나 평평하고 안정적인 물체 위에서 진행할 수도 있다. 이때 라이저(혹은 라이저 역할을 하는)는 스내치를 하면서 발을 정상적으로 움직일 수 있는 정도로 공간이 충분해야 한다. 그래야 착지를 할 때 발이 라이저에서 떨어질 위험이 없다. 그리고 라이저는 바닥에 안정적인 상태로 놓여 있어야 한다.

목적: 라이저 위에서 리프팅을 하게 되면, 바닥에서 바벨을

들어올릴 때 사용하는 다리의 스트렝스를 키우고, 적절한 균형 상태와 자세를 훈련하는 데 도움이 된다. 그리고 바닥에 바벨을 들어올리는 처음 구간을 연습하는 데 도움이 된다. 훈련의 다양성을 위해서 진행하는 경우도 있으며, 훈련 사이클 초반에 리프팅의 난이도를 조금 올리기 위한 방법으로 사용하기도 한다. 그리고 라이저의 높이를 줄여간다거나, 라이저를 사용하지 않으면서 훈련 난이도를 낮춰갈 수 있다.

프로그램 설계: 라이저에서 스내치를 할 때는 일반적으로 1~3회 정도 진행한다. 만약 적절한 시작 자세를 유지할 수 있을 정도로 가동성이 충분하고 기술적으로 능숙하다면, 무거운 무게 혹은 최대 무게로 리프팅을 할 수도 있다. 라이저를 이용한 리프팅은 메조사이클 준비 기간에 진행하는 것이 적절하며, 일반적으로 대회가 다가오면 진행하지 않는다.

변형: 라이저의 높이를 다르게 해서 진행할 수 있다. 첫 동작 이후부터는 바닥에 바벨이 닿지 않는 상태에서 동작을 반복할 수도 있으며, 파워 스내치로 바꿔서 진행할 수도 있다.

스내치 파워 저크

스내치 그립으로 바벨을 잡고 백 스쿼트처럼 바벨을 목 뒤에 고정시킨다. 양발은 엉덩이 넓이로 벌리고 발끝은 살짝 바깥쪽으로 향하도록 돌린다. 만약 스내치 오버헤드 자세에서 훅 그립을 유지할 수 있다면, 여기서도 훅 그립을 사용할 수 있다. 무릎을 살짝 구부리고, 몸통은 수직 상태를 유지하면서, 무게중심은 뒤꿈치 쪽으로 이동시켜준다. 그러고 나서는 딥 가장 아래 구간에서 즉시 다리로 바닥을 강하게 밀어주는 드라이브 동작을 통해서 바벨을 위로 가속시켜준다. 다리 신전이 거의 마무리되는 시점에, 팔로 바벨을 세게 밀면서 빠르게 발을 들어올려 스쿼트 넓이로 발을 움직여준다. 높은 스쿼트 자세로 앉으면서 팔을 락아웃시켜 안정적인 오버헤드 자세를 만들어준다. 안정적인 바벨 오버헤드 자세를 확실히 만들어준 다음에 일어서도록 한다. 파워 저크 자세를 만들어주기 위해서 엉덩이는 무릎보다 높은 위치에 있어야 한다.

AKA: Snatch power jerk behind the neck, snatch-grip power jerk.

주의: 모든 스내치 프레스 혹은 저크 동작은 일반적으로 목 뒤에서 시작한다. 그렇기 때문에 '목 뒤에서'라고 굳이 말할 필요는 없다. 오버헤드 자세에서의 바벨과 몸통의 위치와 동일한 상태로 동작을 시작해야 하기 때문에, 바벨의 동선은 완벽히 수직 방향이다. 몸통도 거의 수직 상태를 유지하고 있다(매우 살짝 앞쪽으로 기운다.)

목적: 올바른 오버헤드 위치로 바벨을 이동시키기 위해서 오버헤드 스쿼트를 훈련하는 동작으로 진행한다. 그리고 스내치 오버헤드 자세에서의 스트렝스를 키우고 훈련하기 위해서 활용되기도 한다. 부상 때문에 스쿼트가 불가능한 리프터가 스내치 밸런스 대신 할 수 있는 운동이기도 하다.

프로그램 설계: 이후에 오버헤드 스쿼트 훈련을 위해서 안정적인 오버헤드 자세를 연습하기 위한 것이라면, 스내치 파워 저크 훈련이 적합하다. 만약 스내치 오버헤드 자세의 스트렝스를 위해서 진행한다면, 3~5회를 한 세트로 리프터의 스내치 혹은 오버헤드 스쿼트 최대 무게의 대략 70% 무게로 훈련을 시작할 수 있다. 그리고 리시빙 자세에서 2~3초 동안 동작을 멈추는 것이 좋다. 일반적으로, 훈련의 목적에 따라서 가능한 한 스내치 동작 후에, 클린 동작 전에 진행하는 것이 좋다.

변형: 발이 바닥에서 떨어지지 않도록 해서 동작을 진행해도 된다. 그럼 스내치 푸시 저크 동작과 비슷해진다.

스내치 프레스

스내치 그립으로 바벨을 잡고 백 스쿼트와 동일하게 목 뒤에 놓은 상태로 똑바로 서도록 한다. 양 견갑골을 함께 쥐어짠 상태를 유지하면서 몸통은 강하게 안정화시켜준다. 이 상태에서 바벨을 위로 그대로 밀어주면서 적절한 오버헤드 자세를 만들어준다. 다음 동작을 하기 위해서 바벨을 내리기 전에 정확하게 힘을 줘서 락아웃시킨다.

AKA: Snatch grip press behind the neck.

주의: 목 뒤에서 부드럽게 프레스를 할 수 없는 사람이라면 가동성이 충분히 개선되기 전까지는 이 동작을 하지 않는 것이 좋다.

목적: 스내치 프레스는 스내치 동작을 위한 상체 스트렝스 훈련이다. 그리고 적절한 스내치 오버헤드 자세를 보완하기 위한 교정 운동이기도 한다.

프로그램 설계: 스내치 프레스는 3~10회를 한 세트로 진행할 수 있다. 무게는 부드럽게 동작을 수행할 수 있는 범위 내에서 정하면 된다. 즉, 이상적인 자세가 무너지면서까지 진행할 필요는 없다. 가동성, 어깨 안정성 그리고 스트렝스가 충분한 리프터라면 무거운 무게로 진행할 수도 있다. 가

동성이 충분하지 않다면 무게를 낮춰서 진행해야 한다. 스트렝스 훈련으로 진행한다면, 훈련 끝 무렵에 진행하는 것이 좋다. 가벼운 무게로 진행한다면(혹은 빈 바벨), 스내치 훈련 전에 어깨, 팔꿈치 그리고 손목 준비 운동으로 진행할 수도 있으며, 기술 훈련 혹은 적절한 스내치 오버헤드 자세 위해서 연습 동작으로 진행할 수도 있다.

변형: 터치 앤 고로 진행할 수도 있으며, 매번 자세를 다시 만들기 위해서 동작을 멈췄다가 진행할 수도 있다. 앉은 상태로 스내치 프레스를 할 수도 있다.

스내치 풀

스내치 풀은 가장 많이 하는 스내치와 관련된 스트렝스 동작이다. 리프터는 안정적인 스내치 시작 자세를 만들어서 다리로 바닥을 밀어주면서 리프팅을 시작한다. 바벨을 바닥에서 들면서 무게중심을 약간 뒤꿈치 쪽으로 이동시켜 준다. 바벨이 허벅지 가운데 지점에 도착할 때까지 등의 각도는 거의 동일하게 유지시켜준다. 허벅지 가운데 지점에서, 어깨는 바벨을 살짝 넘어간다. 고관절과 무릎을 강하게 신전시키면서 바벨을 가속시킨다. 바벨은 최대한 몸에 가까이 붙어 있어야 하며, 고관절 부근에서 몸에 접촉된다. 몸을 위 방향으로 신전시켜주는 데 집중하면서 움직임이 수직 방향으로 일어날 수 있도록 한다. 항상 균형 상태를 유지한 상태에서 뒤쪽으로 몸이 약간 기울어지게 된다. 이 움직임에서 팔은 개입되지 않고 편안하게 편 상태를 유지한다. 고관절과 무릎을 완전히 신전시킨 이후에도 계속 바벨을 상승시키기 위해서 어깨를 살짝 들어올린다(슈러그 동작). 바닥을 세게 밀어주다 보면 몸을 신전시키는 동작이 마무리되는 시점에 뒤꿈치가 들리게 된다.

AKA: Snatch extension.

주의: 그립 스트렝스를 키우는 목적이 있는 것이 아니라면 모든 풀 동작에서 스트랩을 사용하는 것이 좋다. 스트랩을 사용하면 그립을 더 안정적인 상태로 유지할 수 있기 때문에 바벨을 최대한 가속시키는 것이 가능하다.

목적: 스내치 풀은 스내치를 할 때 몸을 신전시키는 데 있어서, 스트렝스, 스피드, 파워, 자세 그리고 균형 측면에서 기본적이고 중요한 훈련이다. 스내치 풀은 스내치보다 더 무거운 무게로 훈련이 가능하기에 스트렝스 훈련에 적합하며, 가벼운 무게로 진행하면, 스피드, 가속을 훈련하기에도 좋다. 풀 동작에서의 균형 상태와 자세를 위한 교정 운동이 될 수도 있다.

프로그램 설계: 일반적으로, 스내치 풀은 2~5회를 한 세트로 진행하며, 리프터의 스내치 최대 무게의 대략 80~110% 정도의 무게로 진행한다. 리프터의 상태나 프로그램에 따라서 달라질 수 있다. 어떤 경우든, 적절한 자세와 마지막 신전에서 필요한 스피드를 방해할 정도의 무게로 진행해서는 안 된다. 스트렝스 훈련으로 진행한다면, 훈련 끝 무렵에 진행하는 것이 좋으며, 이 훈련은 스피드와 기술 훈련에도 사용될 수 있기 때문에, 일반적으로 스쿼트와 같은 기본적인 스트렝스 훈련 전에 진행할 수도 있다. 스내치 훈련을 하기 전에, 가벼운 무게로 기술 훈련으로 진행할 수도 있다.

변형: 라이저, 블록을 사용할 수도 있으며, 행 자세로 진행할 수도 있다. 정적인 혹은 동적인 시작 자세로 진행할 수도 있으며, 스트랩 사용은 자유이다. 바벨을 들고 일어서면서 지정된 구간에서 동작을 멈출 수도 있으며, 신장성/단축성 수축 구간에서 속도를 조절해서 진행할 수도 있다. 특히 신장성 수축 구간에서 동작을 더 천천히 진행하게 되면 자세와 등의 스트렝스를 키우는 데 탁월하다.

스내치 풀-다운

몸을 신전시킨 이후에 팔을 이용해서 바벨을 위로 계속 상승시키기보다는, 팔을 이용해서 바벨을 당긴 후에 몸을 바벨 아래로 이동시킨다는 점을 제외하고는 스내치 하이 풀과 동일하다. 고관절과 무릎의 신전이 거의 마무리되었을 때, 팔꿈치를 강하게 위로 측면으로 당기면서 바벨을 최대한 몸에 가까이 붙인 상태를 유지한다. 하지만 여기서 다리로 지면을 밀어내는 동작을 멈추게 되면 팔꿈치를 위로 올리는 팔의 움직임 때문에 몸이 아래로 이동하게 된다. 이때 가슴이 바벨 쪽으로 기울어지지 않고 곧게 세운 상태를 유지해야 한다. 발은 계속 바닥에 붙어 있을 수도 있으며, 발을 들었다가 몸이 아래로 이동할 때 스쿼트 넓이로 발을 이동시킬 수도 있다. 몸이 아래로 이동하기 전에 반드시 무릎과 고관절이 완전히 신전되어야 한다는 것이 중요하다.

AKA: Chinese snatch pull.

주의: 이 동작은 초보자나 스내치를 할 때 몸을 완전히 신전시키지 않는 사람에게는 추천하지 않는다. 몸을 완전히 시킨 상태에서도 쉽지 않은 동작이기 때문이다. 그렇기 때문에 제대로 하지 않으면 오히려 풀 동작을 끝까지 마무리하지 않는 좋지 못한 습관이 더 강해질 것이다. 그리고 실제로 스내치할 때 나쁜 습관을 만들지 않기 위해서 바벨을 당겨서 아래로 이동할 때 균형 상태와 몸통을 곧게 세운 상태를

유지해야 한다.

목적: 스내치 풀-다운은 스내치 풀 동작이 그런 것처럼, 스내치를 할 때 몸을 신전시킬 때의 스트렝스, 스피드, 파워, 자세 그리고 균형 상태를 위한 훈련이다. 하지만 스내치 하이 풀 동작처럼 세 번째 풀 동작에서 사용되는 팔의 움직임과 역학에 대한 훈련이 추가된 것이다. 그리고 바벨 아래로 이동하는 움직임의 역학과 타이밍을 연습하는 훈련이기도 하다. 더 무거운 무게로 스내치 풀 동작에서의 팔의 움직임을 연습할 수도 있다.

프로그램 설계: 일반적으로 2~5회를 한 세트로, 리프터의 스내치 최대 무게의 80~110%로 진행할 수 있다. 스트렝스 훈련으로 진행한다면, 훈련 끝 무렵에 진행하는 것이 좋으며, 이 훈련은 스피드와 기술 훈련에도 사용될 수 있기 때문에, 일반적으로 스쿼트와 같은 기본적인 스트렝스 훈련 전에 진행할 수도 있다.

변형: 발을 바닥에서 움직이면서 혹은 움직이지 않으면서 진행할 수 있으며, 라이저, 블록을 사용할 수도 있다. 정적인, 동적인 시작 자세로 시작할 수 있으며, 스트랩 사용은 자유이다. 바벨을 들고 일어서면서 지정된 구간에서 동작을 멈출 수도 있으며, 장성/단축성 수축 구간에서 속도를 조절해서 진행할 수도 있다. 특히 신장성 수축 구간에서 동작을 더 천천히 진행하게 되면 자세와 등의 스트렝스를 키우는데 탁월하다.

라이저에서 스내치 풀

라이저 위에 서서 진행한다는 것을 제외하고는 스내치 풀과 동일하다. 바닥에서 동작을 진행할 때와 동일한 방식으로 시작 자세를 만든다. 다만 라이저 위에 올라와 있기 때문에, 고관절과 무릎을 더 접어줘야 한다. 즉, 등과 팔 그리고 발에 대한 균형 상태는 동일하지만, 라이저 때문에 상대적으로 어깨와 엉덩이의 위치가 더 낮다. 바닥에서 데드리프트를 할 때와 같은 방식으로 다리로 지면을 밀어주면서 동작을 시작하는 것이 중요하다. 하지만 라이저 때문에 스쿼트를 하는 느낌과 좀 더 비슷하다.

AKA: Riser snatch pull, deficit snatch pull, snatch pull from deficit.

주의: 라이저의 높이는 1~4인치 정도에서 선수의 능력(키와 가동성)과 원하는 훈련의 수준에 따라서 결정할 수 있다. 라이저 대신에 범퍼 플레이트나 평평하고 안정적인 물체 위에서 진행할 수도 있다. 라이저 높이는 올바른 시작 자세를 방해할 정도로 높아서는 안 된다.

목적: 라이저 위에서 하는 스내치 풀 동작은 스내치 풀 동작과 똑같은 역할을 한다. 하지만 라이저를 사용하면서 바닥에서 바벨을 들어올릴 때 사용하는 다리를 더욱 강화시켜주게 된다. 훈련의 다양성을 위해서 진행하는 경우도 있으며, 훈련 사이클 초반에 리프팅을 더 힘들게 하기 위한 방법으로 사용하기도 한다. 그리고 라이저의 높이를 줄여간다거나, 라이저를 사용하지 않으면서 훈련 난이도를 낮춰갈 수 있다.

프로그램 설계: 일반적으로 2~5회를 한 세트로 진행하며, 리프터의 스내치 최대 무게의 80~110% 정도로 진행한다. 리프터의 상태나 프로그램에 따라서 조정될 수 있다. 어떤 경우든, 적절한 자세와 마지막 신전에서 필요한 스피드를 방해할 정도의 무게로 진행해서는 안 된다. 특히 적절한 풀 동작을 할 때의 자세가 무너지면 안 된다. 스트렝스 훈련으로 진행한다면, 훈련 끝 무렵에 진행하는 것이 좋으며, 이 훈련은 스피드와 기술 훈련에도 사용될 수 있기 때문에, 일반적으로 스쿼트와 같은 기본적인 스트렝스 훈련 전에 진행할 수도 있다.

변형: 라이저의 높이를 다르게 해서 진행할 수 있다. 정적인, 동적인 시작 자세로 시작할 수 있으며, 스트랩 사용은 자유이다. 바벨을 들고 일어서면서 지정된 구간에서 동작을 멈출 수도 있으며, 신장성/단축성 수축 구간에서 속도를 조절해서 진행할 수도 있다. 특히 신장성 수축 구간에서 동작을 더 천천히 진행하게 되면 자세와 등의 스트렝스를 키우는데 탁월하다. 첫 번째 동작 이후에는 바벨이 바닥에 닿지 않은 상태로 동작을 반복하면서 라이저에서 하는 플로팅 스내치 풀 동착처럼 진행할 수도 있다.

스내치 푸시 프레스

스내치 그립으로 바벨을 잡아서 백 스쿼트처럼 목 뒤에 놓는다. 양쪽 견갑대를 함께 꽉 쪼아주면서 몸통은 단단하게 안정화시키고, 무릎을 이용해서 부드럽게 딥 동작을 한다. 그리고 다리로 바닥을 세게 밀어주면서 드라이브 동작을 통해서 바벨을 위로 상승, 가속시킨다. 바벨이 어깨에서 떨어지기 시작하면, 팔을 이용해서 바벨을 위로 밀면서 적절한 오버헤드 자세를 만든다. 다음 동작을 위해서 자세를 낮추기 전까지는 이대로 다리는 힘을 줘서 곧게 편 상태로 유지한다. 특별한 이유가 없다면, 다리를 이용해서 최대한 강하게 바벨을 상승, 가속시켜줘야 한다. 동작을 반복하기 위해서 일어선 상태로 준비 자세를 취한다.

AKA: Snatch-grip push press, snatch-grip push press behind the neck.

주의: 모든 스내치 프레스 변형 동작은 일반적으로 목 뒤에서 시작한다. 그렇기 때문에 '목 뒤에서'라고 굳이 말할 필요는 없다. 스내치 푸시 프레스 동작을 할 때 발이 계속 바닥에 완전히 붙어 있다는 것은 다리를 이용한 드라이브 동작이 충분히 강하지 않았거나, 드라이브 동작이 마무리되지 않고 중간에 멈췄다는 것을 의미한다. 만약 스내치 오버헤드 동작에서 훅 그립을 유지할 수 있다면, 스내치 푸시 프레스에서도 훅 그립을 유지하는 것이 좋다.

목적: 스내치 푸시 프레스는 다리를 이용한 드라이브 동작을 통해서 더 무거운 무게로 오버헤드 자세를 만드는 것이며, 스내치 리시빙 자세에의 팔의 스트렝스를 향상시키는 것이다. 스내치 프레스 동작에 비해서 더 많은 무게를 든다는 얘기는 등 상부와 몸통이 더 많이 개입된다는 것이다. 스내치 푸시 프레스 동작은 오버헤드 스쿼트를 위하기 위해서 오버헤드 자세를 만들기 위해서 사용하기도 하며, 오버헤드 스쿼트 동작과 함께 콤플렉스로 진행할 수도 있다.

프로그램 설계: 보통 3~5회를 한 세트로 진행하며, 리프터의 스내치 최대 무게의 70~80% 정도로 진행한다. 스트렝스 훈련으로 진행할 때는, 훈련이 끝날 무렵에 하는 것이 좋으며, 가벼운 무게로(혹은 빈 바벨) 진행할 때는, 스내치 훈련을 하기 전에, 어깨, 팔꿈치 그리고 손목 준비 운동으로 할 수도 있다.

변형: 일어선 상태로, 매번 동작을 반복하기보다는, 다음 동작을 위해서 바벨을 내릴 때 무릎을 굽히면서 딥 동작을 한다. 이렇게 내려오는 바벨을 딥 동작으로 흡수한 뒤, 바로 다리를 이용한 드라이브 동작을 하면서 다음 동작을 반복한다. 오버헤드 자세에서 2~3초 정도 멈추는 동작을 포함시킬 수도 있다.

스내치 세그멘트 데드리프트

스내치 세그멘트 데드리프트는 스내치 풀 동작에서 리프터의 자세를 강화시키기 위해서 바벨을 들어올리는 과정에서 1번 혹은 그 이상 동작을 멈추는 풀 변형 동작이다. 평소와 동일하게 리프팅을 시작하고 지정된 지점에서 3초 동안 멈춘다. 만약 2군데 이상의 지점에서 멈춘다면, 그 지점까지 다시 이동해서 멈추도록 한다. 완전히 일어선 상태로 리프팅을 마무리하고 바벨을 통제하면서 바닥에 다시 내려놓는다.

AKA: Pause snatch deadlift.

주의: 이 훈련이 효과적이기 위해서는 동작을 멈췄을 때의 움직임과 자세가 정확해야 한다. 만약 리프터가 감당할 수 없을 정도로 무게를 올리게 되면, 잘못된 자세가 더 심해져서 역효과만 낳을 수도 있다.

목적: 스내치 세그멘트 데드리프트는 스내치 풀 동작에서의 올바른 자세를 유지하는 것을 훈련하기 위한 운동이다. 특정 지점에서 동작을 멈추게 되면 리프터가 특히 약한 구간에 집중하게 되면서 자세와 균형 상태를 유지할 수 있는 스트렝스를 키우는 데 효과적이다.

프로그램 설계: 일반적으로 스내치 세그멘트 데드리프트는 2~5회를 한 세트로 진행하며, 정해진 지점에서 2~3초 동안 동작을 멈추면서 리프터의 스내치 최대 무게의 70~110%(혹은 더 무겁게)의 무게로 진행할 수 있다. 리프터의 상태나 프로그램에 따라서 달라질 수도 있다. 어떤 경우든, 의도한 목적을 달성하지 못할 정도로, 혹은 올바른 자세로 수행하지 못할 정도로 강도를 올려서는 안 된다. 비교적 무거운 무게로 스트렝스 훈련을 진행한다면, 일반적으로 훈련 끝 무렵에 진행할 수 있으며, 보통 동작을 멈추는 지점은 바닥에서 1인치 지점, 무릎 그리고 허벅지 가운데 지점이다.

변형: 라이저에 서서 진행할 수도 있으며, 동작을 멈추는 지점과 시간을 다르게 할 수도 있다. 동적인, 정적인 시작 자세로 진행할 수도 있으며, 신장성 수축 구간에서 동작의 속도를 늦출 수도 있다.

스내치 세그멘트 풀

스내치 세그멘트 풀은 스내치 풀 동작에서 리프터의 자세를 강화시키기 위해서 바벨을 들어올리는 과정에서 1번 혹은 그 이상 동작을 멈추는 풀 변형 동작이다. 평소와 동일하게 리프팅을 시작하고 지정된 지점에서 3초 동안 멈춘다. 만약 2군데 이상의 지점에서 멈춘다면, 그 지점까지 다시 이동해서 멈추도록 한다. 마지막 지점에서 정해진 시간만큼 멈춘 후에 스내치 풀 동작을 마무리한다. 이때 다른 동작이 없이 바로 스내치 풀 동작으로 이어져야 하며, 움직임을 통제하면서 다시 바벨을 바닥에 내려놓는다.

AKA: Pause snatch pull.

주의: 이 훈련이 효과적이기 위해서는 동작을 멈췄을 때의 움직임과 자세가 정확해야 한다. 만약 리프터가 감당할 수 없을 정도로 무게를 올리게 되면, 잘못된 자세가 더 심해져서 역효과만 낳을 수도 있다.

목적: 스내치 세그멘트 풀은 스내치 풀 동작에서의 올바른 자세를 유지하는 것을 훈련하기 위한 운동이다. 특정 지점에서 동작을 멈추게 되면 리프터가 특히 약한 구간에 집중하게 되면서 자세와 균형 상태를 유지할 수 있는 스트렝스를 키우는 데 효과적이다. 그리고 풀 동작에서의 장력을 유지하고 있는 시간을 증가시킬 수도 있다. 세그멘트 데드리프트와는 다르게, 세그멘트 풀 동작은 마무리 동작에서의 스피드 요소도 포함되어 있다.

프로그램 설계: 일반적으로 스내치 세그멘트 풀은 2~5회를 한 세트로 진행하며, 정해진 지점에서 2~3초 동안 동작을 멈추면서 리프터의 스내치 최대 무게의 70~110%(혹은 더 무겁게)의 무게로 진행할 수 있다. 리프터의 상태나 프로그램에 따라서 달라질 수도 있다. 어떤 경우든, 의도한 목적을 달성하지 못할 정도로, 적절한 자세와 마지막 신전에서 필요한 스피드를 방해할 정도의 무게로 진행해서는 안 된다. 스피드 스트렝스 훈련이기 때문에, 일반적으로 기술 및 스피드 훈련을 위한 리프팅 후에 진행하는 것이 좋으며, 스쿼트와 같은 전형적인 스트렝스 훈련 전에 하는 것이 좋다. 보통 동작을 멈추는 지점은 바닥에서 1인치 지점, 무릎 그리고 허벅지 가운데 지점이다.

변형: 라이저에 서서 진행할 수도 있으며, 동작을 멈추는 지점과 시간을 다르게 할 수도 있다. 동적인, 정적인 시작 자세로 진행할 수도 있으며, 신장성 수축 구간에서 동작의 속도를 늦출 수도 있다.

스내치 슈러그

스내치 슈러그는 최종적으로 수직 방향으로 몸을 신전시키는 움직임을 포함한 스내치 풀 변형 동작이다. 스내치 그립으로 바벨을 잡고 블록에서 들어올린다. 혹은 바벨을 든 상태로 몸을 완전히 편 상태로 선다. 무릎을 굽혀 딥 자세를 만든 후에 다리로 지면을 밀어주면서 드라이브 동작을 한다. 그러면서 몸을 수직 방향으로 신전시켜 다리의 신전이 마무리될 즈음에 어깨를 으쓱 들어올리면서 슈러그 동작을 한다. 이 운동의 목표는 몸을 최대한 수직 방향으로 신전시키는 것이다. 이 동작을 하는 동안에 바벨을 최대한 몸에 가까이 붙인 상태를 유지해야 한다.

AKA: High-hang snatch pull, dip snatch pull.

주의: 일반적으로 스내치 슈러그는 몸통을 수직 상태로 계속 유지한 상태에서, 무릎으로 주로 움직임을 만들어내는 것이다. 그러나 몸통이 약간 앞으로 기울어지는 것은 괜찮다. 비록 행 자세로 있지만, 바벨은 허벅지의 매우 높은 지점에 위치한다.

목적: 스내치 슈러그는 스내치 풀 동작에서 다리를 이용한 폭발적인 신전을 훈련하는 데 유용하다. 회복 기간에 부하를 줄여주기 위해서 정상적인 풀 동작보다 리프터에게 부담이 적은 풀 변형 동작으로 사용되기도 한다. 혹은 움직임에 과부하를 주기 위해서 완전한 스내치 풀 동작으로 감당할 수 있는 범위를 넘어선 무게로 진행할 수도 있다.

프로그램 설계: 일반적으로 스내치 슈러그는 3~6회를 한 세트로, 리프터의 스내치 최대 무게의 100~120% 정도에서 혹은 필요하다면 더 무겁게 진행할 수도 있다. 주요 리프팅 동작 그리고 스피드 기반의 리프팅 동작 후에 보통 진행되며, 스쿼트와 같은 전형적인 스트렝스 훈련 전에 하는 것이 좋다. 그러나 상대적으로 스피드와 정확성이 많이 요구되지는 않기 때문에, 훈련 마지막에 진행할 수도 있다.

변형: 스내치 슈러그는 높이만 충분하다면, 블록에서 바로 시작할 수도 있다. 무릎을 굽힌 자세에서 다른 역동작이 없이 멈춘 상태에서 바로 스내치 슈러그 동작을 해야 한다.

스내치 트랜지션 데드리프트

스내치 트랜지션 데드리프트는 스쿱 동작을 할 때, 바벨을 최대한 몸에 가까이 붙인 상태를 유지하고 무릎을 바벨 아래로 이동시키는 동작을 훈련시키는 교정 운동이다. 스내치 그립으로 바벨을 잡고 일어선 상태로 동작을 시작한다. 두 번째 풀 동작에서의 파워 자세를 만들기 위해서, 몸통을 수직 상태로 유지한 상태로 무릎을 약간 굽힌다. 이것이 동작의 마무리 자세이다. 리프터는 고관절을 천천히 접으면서 바벨이 허벅지를 따라서 밑으로 내려갈 수 있도록 무릎을 뒤로 밀어준다. 바벨은 슬개골 바로 아래 지점에서 멈춘다. 정강이는 수직 상태이며, 어깨는 바벨 바로 위에 있거나 바벨보다 약간 앞쪽에 위치한다. 이게 동작의 가장 아래 구간이다. 리프터는 동작의 시작 자세와 가장 아래 구간(마지막 동작 구간) 사이를 천천히 이동하는 것이다. 이때 발바닥 전체로 적절한 균형 상태를 유지해야 하며, 바벨은 허벅지에 가볍게 닿은 상태를 유지한다.

AKA: Snatch transition.

주의: 이 운동은 두 번째 풀 동작을 하기 전에 무릎을 완전히 신전시키는 습관이 있거나, 스쿱 동작이 자연스럽게 일어나지 않는 그렇게 흔하지 않는 경우만 사용된다.

목적: 스내치 트랜지션 데드리프트는 스쿱 혹은 이중 무릎 굽힘 동작이 자연스럽게 일어나지 않는 사람들을 위한 교정 운동으로 사용된다. 이런 경우가 흔하지는 않기 때문에, 결론적으로 이 동작이 많이 사용되지는 않는다.

프로그램 설계: 스내치 트랜지션 데드리프트는 올바른 자세로 진행될 수 있도록 중간 정도의 무게로 3~6회 진행한다.

몸에 접촉하지 않고 스내치

이 운동은 풀 동작에서의 턴오버와 다리를 이용한 드라이브를 강화시키는 데 도움이 된다. 리프터는 스내치를 정상적으로 하는 데 몸을 신전시키면서 바벨이 몸에 접촉하지 않도록 하는 것이다. 이렇게 하면서 몸을 더 수직 방향으로 완전히 신전시킬 수 있다. 바벨이 몸에 접촉되지는 않지만, 리프팅을 하는 동안에 바벨이 몸에 최대한 가까이 붙어 있어야 한다.

AKA: Snatch with no touch, snatch with no contact.

목적: 이 동작은 다리를 이용해서 더 강하게 수직 방향으로 몸을 신전시킬 수 있도록 해주며, 바벨을 당겨서 빠르게 바벨 아래도 들어갈 수 있도록 해준다.

프로그램 설계: 1~3회를 한 세트로 진행하는 것이 적절하며, 기술 훈련 목적으로 하는 경우에 아주 가벼운 무게로 진행할 수도 있으며(스내치 훈련을 시작하기 전에 기술 훈련으로 진행한다), 필요에 따라서 무거운 무게로 진행할 수도 있다. 가벼운 무게로 훈련하는 날에 스내치 변형 동작으로 그냥 진행할 수도 있다.

변형: 가장 일반적인 변형 동작은 리프팅을 하는 동안에 훅 그립을 하지 않는 것이다. 이렇게 하면서 풀 동작이 이후에 바벨 아래로 강하게 이동할 때와 턴오버 동작에서 그립이 더 강해져야 하는 필요성을 느끼게 된다. 그리고 장력을 더 길게 유지해야만 한다는 것을 알게 될 것이다. 바닥에 발을 고정시켜놓고 동작을 진행할 수도 있다.

점프하지 않고 스내치

바닥에 발을 고정시킨 상태에서 스내치를 하는 동작이다. 리시빙 자세로 발을 위치시키고 발을 움직이지 않는다. 아주 조금, 잠시 뒤꿈치를 들어올리는 것은 괜찮다. 그러나 이 동작도 가능한 한 피하는 것이 좋다. 풀 동작에서 무릎과 고관절을 완전히 신전시켜줄 수 있도록 최대한 노력하는 것이 중요하다.

AKA: Flat-footed snatch, snatch with no feet, no feet snatch, no jump snatch.

주의: 가끔씩 신전 움직임을 더 통제하기 위해서 훅 그립을 하지 않은 상태에서 점프하지 않고 스내치를 하는 경우도 있다.

목적: 이 동작을 하는 첫 번째 이유는 스내치 신전 동작에서 뒤꿈치를 너무 빨리 들어올리는 것을 교정하기 위해서이다. 두 번째 이유는 두 번째 풀 동작 이후에 바벨 아래로 이동할 때 발을 너무 과도하게 들어올리는 것을 교정하기 위한 것이다. 게다가 리프팅을 할 때 무게중심이 이동하는 것을 감당하지 못해서 풀 동작 혹은 턴오버 동작에서 균형이 무너지는 것을 교정하는 데에 도움이 된다.

프로그램 설계: 이 운동은 본 운동전에 기술 훈련으로 진행할 수도 있으며, 이 동작 자체를 본 운동으로 진행할 수도 있다. 후자의 경우는, 무거운 무게로 훈련하는 날 사이에 가벼운 무게로 훈련하는 날에 진행할 수 있다. 어떤 경우든, 1~3회를 한 세트로 진행하는 것이 적절하다.

변형: 모든 스내치 변형 동작을 바닥에 발을 고정시킨 상태로 진행할 수 있다.

스플릿 스내치

스플릿 스내치는 1950~1960년대까지는 일반적인 스내치 형태였다. 이후부터 오늘날의 스쿼트 형태의 스내치로 동작이 바뀌게 된 것이다. 요즘에는 부상이나 가동성 제한이 있는 선수들이 주로 사용한다. 스플릿 스내치 동작에 대해서는 스내치 배우기 챕터에서 자세하게 설명했다.

목적: 요즘은 부상이나 가동성 제한 때문에 스쿼트로 스내치 동작을 할 수 없는 사람들이 주로 스플릿 스내치를 한다. 그러나 훈련을 더 이상 추가하지 않은 상태에서, 저크 동작에서의 발의 움직임을 연습하기 위해서 스플릿 스내치를 하

는 경우도 있다. 예를 들어, 스플릿 자세를 연습할 필요가 있는 사람이 다른 사람은 파워 스내치를 연습할 때 자신은 스플릿 스내치를 연습할 수도 있다. 그렇게 하면 이 사람은 한 가지 동작으로 스플릿 자세와 스내치 연습을 동시에 할 수 있는 것이다. 이 경우라면, 좀 더 깊은 스플릿 스내치 자세보다는 스플릿 저크 자세에 더 가깝게 스플릿 자세를 만들 필요가 있다.

프로그램 설계: 만약 리프터가 스플릿 스내치를 본 운동으로 진행한다면, 스쿼트 스내치와 동일한 방식으로 프로그램을 설계하면 된다. 또한 가벼운 무게로 훈련하는 날에 리프터에게 부담이 되지 않는 스내치 변형 동작으로 파워 스내치를 진행하듯이 똑같이 스플릿 스내치를 진행할 수도 있다. 혹은 스플릿 자세에서의 발의 움직임을 연습하는 훈련으로 진행할 수도 있다. 어떤 경우든, 1~3회를 한 세트로 진행하는 것이 적절하다.

스테이지 스내치

스테이지 스내치Stage snatch는 2개 혹은 그 이상의 구간으로 나눠서 점진적으로 풀 동작을 진행하면서 마지막에 스내치 동작을 하는 것이다. 정확한 구간은 특정 목표를 달성하기 위해서 각자마다 달라질 수 있다. 기본적인 예는 무릎까지 스내치 풀 동작을 하고 난 후에, 정상적인 풀 동작을 하고 마지막 스내치 동작을 하는 것이다.

주의: 스테이지 스내치는 풀 동작 혹은 데드리프트 동작과 완전한 스내치 동작을 합친 콤플렉스 동작과 같다고 볼 수 있다.

목적: 스테이지 스내치는 스내치 풀 동작에서의 균형, 자세 그리고 타이밍을 강화시키기에 유용하다. 분리해서 하나의 훈련으로 진행하기보다는, 스내치 훈련을 하기 전에 기술 훈련으로 사용될 수도 있다. 스내치 본 운동을 시작하기 전에, 더 무거운 무게로 진행하면서 스피드, 폭발력을 더욱 향상시킬 수 있는 도구로 사용될 수도 있다.

프로그램 설계: 스내치 전에 준비 운동으로 진행할 수 있다. 가벼운 무게로 진행하는 스내치 변형 동작으로 무거운 무게로 훈련하는 날 사이에 진행할 수도 있다. 메조사이클 준비기간에 진행하는 무거운 스내치 변형 동작으로도 사용할 수 있다. 각 동작에는 이미 3개의 동작이 합쳐져 있기 때문에 (무릎까지의 풀, 정상적인 풀, 마지막에 스내치), 1~2회를 한 세트로 진행하면 충분하다(실제로는 총 3~6회). 강도는 70% 혹은 그 이상에서 결정된다.

톨 스내치

스내치 그립으로 바벨을 잡고 똑바로 선 상태로, 팔은 편안하게 편 상태를 유지하며, 양발은 풀 자세 넓이로 위치시킨다. 그리고 팔꿈치를 강하게 당기고, 발을 들어올리면서 빠르게 바벨 아래로 내려간다. 이때 발을 움직여서 리시빙 자세를 만들고 스쿼트로 앉으면서 오버헤드 자세를 안정적이고 견고한 상태로 만들어준다. 발은 바닥에 완전히 평평하게 닿은 상태여야 한다.

AKA: Snatch pull-unders, dead-hang snatch.

주의: 이 동작은 처음에 겁이 날 수도 있으며, 이전에 해본 적이 없다면 절대 불가능할 것처럼 보일 수도 있다. 더 오랫동안 서 있을수록, 더 힘들어질 수 있다. 리프터는 준비된 상태에서 바로 몸을 움직여야 한다.

목적: 톨 스내치는 바벨을 당긴 후 바벨 아래로 내려가는 동작을 연습하는 데 도움이 되며, 턴오버 동작에서의 스피드, 자신감 그리고 정확성을 훈련하는 데 도움이 된다.

프로그램 설계: 톨 스내치는 바벨을 당긴 후 아래로 이동하는 동작이 약하거나, 세 번째 풀 동작에서 올바른 발 움직임에 집중할 필요가 있는 리프터가 스내치 훈련 전에 할 수 있는 기술 훈련으로 아주 좋은 동작이다. 언제든지 풀 동작 이후에 바벨 아래로 이동하는 동작을 훈련하기 위해서 진행할 수 있는 동작이다. 1~3회를 한 세트로 진행하는 것이 적절하며, 무게는 아주 가볍게 진행한다. 무게를 너무 많이 올리지 않도록 주의해야 하며, 자신도 모르게 톨 스내치가 아니라 딥 스내치 혹은 하이 행 스내치를 하지 않게 조심해야 한다. 다른 기술 훈련과 마찬가지로, 제대로 동작을 수행하지 않으면 오히려 역효과가 발생할 수 있다.

변형: 발을 완전히 바닥에 붙인 상태에서 시작할 수 있으며, 혹은 발볼 쪽으로 서서 시작할 수도 있다.

클린 연습

2 포지션/3 포지션 파워 클린

2 포지션 혹은 3 포지션 파워 클린은 시작 자세를 2~3번 연속으로 바꿔가면서(바벨의 높이를 낮추거나 혹은 높이면서) 파워 클린을 하는 것이다. 일반적으로 세트는 바닥에서 시작해서 점점 행 자세로 바뀐다. 예를 들어, 바닥에서 시작했다가, 무릎에서 시작했다가, 허벅지 가운데서 시작하는 것이다. 이렇게 하면 앞에서 동작을 진행할 때 어느 정도 장력이 생기면서 이후에 동작을 반복할 때 더 많은 파워와 힘을 만들 수 있게 된다. 여러 가지 시작 자세 중에서 어떤 시작 자세를 선택할지는 운동 목적에 따라서 결정된다. 즉, 그 시작 자세를 선택할 때는 반드시 이유가 있어야 한다는 것이다.

시작 자세의 순서는 파워나 힘보다는 기술을 우선으로 생각하고 있다면 바뀔 수 있다. 즉, 아직 기술적으로 부족한 선수라면, 좀 더 높은 행 자세에서 시작하면 비교적 편안하게 동작을 수행하는 데 도움이 된다. 그리고 기술이 향상되면 점차적으로 시작 자세를 낮춰가는 것이다.

목적: 만약 아래에서 위로 시작 자세를 바꿔가면서 2 포지션/3 포지션 파워 스내치를 하게 되면, 우선적으로 더 많은 힘이 만들어지면서, 동작이 강해진다. 그리고 풀 동작에서 몸이 완전히 신전되고, 더 강하게 턴오버 동작을 할 수 있도록 도와준다. 위에서 아래로 시작 자세를 바꿔가면서 진행하게 되면, 기술 훈련에 더 중점을 둔 운동이 된다. 행 자세에서 풀 동작을 올바르게 하는 데 도움이 되며, 점차적으로 바닥에서 리프팅을 시작하는 데 도움이 된다.

프로그램 설계: 훈련 프로그램에서 2 포지션/3 포지션 파워 클린을 사용할 때, 시작 자세를 반드시 기재해야 하며, 강도는 일반적으로 70~85% 정도가 된다. 그러나 최대 무게로 진행해볼 수도 있다.

변형: 2 포지션/3 포지션 파워 클린에서 행 포지션을 다양하게 진행할 수도 있으며, 행 자세에서 동작을 멈춰볼 수도 있으며, 혹은 리시빙 자세에서 동작을 멈춰볼 수도 있다.

2 포지션/3 포지션 클린

2 포지션 혹은 3 포지션 클린은 시작 자세를 2~3번 연속으로 바꿔가면서(바벨의 높이를 낮추거나 혹은 높이면서) 클린을 하는 것이다. 일반적으로 세트는 바닥에서 시작해서 점점 행 자세로 바뀐다. 예를 들어, 바닥에서 시작했다가, 무릎에서 시작했다가, 허벅지 가운데서 시작하는 것이다. 이렇게 하면 앞에서 동작을 진행할 때 어느 정도 장력이 생기면서 이후에 동작을 반복할 때 더 많은 파워와 힘을 만들 수 있게 된다. 여러 가지 시작 자세 중에서 어떤 시작 자세를 선택할지는 운동 목적에 따라서 결정된다. 즉, 그 시작 자세를 선택할 때는 반드시 이유가 있어야 한다는 것이다. 시작 자세의 순서는 파워나 힘보다는 기술을 우선으로 생각하고 있다면 바뀔 수 있다. 즉, 아직 기술적으로 부족한 선수라면, 좀 더 높은 행 자세에서 시작하면 비교적 편안하게 동작을 수행하는 데 도움이 된다. 그리고 기술이 향상되면 점차적으로 시작 자세를 낮춰가는 것이다.

목적: 만약 아래에서 위로 시작 자세를 바꿔가면서 2 포지션/3 포지션 클린을 하게 되면, 우선적으로 더 많은 힘이 만들어지면서, 동작이 강해진다. 그리고 풀 동작에서 몸이 완전히 신전되고, 더 강하게 턴오버 동작을 할 수 있도록 도와준다. 위에서 아래로 시작 자세를 바꿔가면서 진행하게 되면, 기술 훈련에 더 중점을 둔 운동이 된다. 행 자세에서 풀 동작을 올바르게 하는 데 도움이 되며, 점차적으로 바닥에서 리프팅을 시작하는 데 도움이 된다.

프로그램 설계: 훈련 프로그램에서 2 포지션/3 포지션 클린을 사용할 때, 시작 자세를 반드시 확인해야 하며, 강도는 일반적으로 70~85% 정도가 된다. 그러나 최대 무게로 진행해볼 수도 있다.

변형: 2 포지션/3 포지션 클린에서 행 포지션을 다양하게 진행할 수도 있으며, 행 자세에서 동작을 멈춰볼 수도 있으며, 혹은 리시빙 자세에서 동작을 멈춰볼 수도 있다.

바르크시 클린

바르크시 클린은 밥 베드나르크시라는 웨이트리프팅 선수의 이름을 따서 지은 것이다. 이것은 단순히 스트랩을 사용하지 않고 연속으로 3번 하이 행 클린을 하는 것이다. 3번을 하면서 바닥에 내려놓지 않아야 한다.

주의: '하이 행' 동작에 대해서 모든 코치와 선수의 의견이 일치하지는 않는다. 일반적으로 바벨이 허벅지 가운데 지점 위에 있는 것인데, 몸통을 앞으로 숙일 수도 숙이지 않을 수도 있다(즉, 몸통이 아니라 무릎만 살짝 구부릴 수도 있다). 언제 이 동작을 진행하면 될지에 대해서 명확히 해야 한다.

목적: 이 운동은 클린 그립의 스트렝스를 발달시키는 데 상당히 도움이 되며, 최종적인 몸의 신전과 턴오버 동작을 강하게 마무리하는 데 도움이 된다.

프로그램 설계: 바르크시 클린은 가벼운 무게로 훈련하는 날 진행할 수 있으며, 상대적으로 무거운 무게로 클린을 하는 훈련 날에 가벼운 운동으로 함께 진행할 수도 있다.

변형: 바르크시 클린은 파워 클린으로 진행할 수도 있으며, 그립 스트렝스를 기르기 위해서 훅 그립을 하지 않고 연습할 수도 있다.

블록 클린

블록 클린은 처음 스내치를 시작할 때 바벨이 바닥이 아니라 블록에 놓여 있다는 점만 빼고는 클린과 동일하다. 가장 일반적인 블록의 높이는 무릎이나 무릎 살짝 아래 정도이다.

AKA: Clean from blocks, clean off blocks.

주의: 블록에서 리프팅 할 때, 바벨을 블록에서 들어올리기 전에, 바닥에서 리프팅을 시작해서 바벨이 블록 높이까지 왔을 때 혹은 블록과 비슷한 위치에 바벨을 들고 있는 행 클린의 시작 자세와 비교했을 때 발에 가해지는 압력이 더 뒤꿈치 쪽으로 가 있어야 한다.

목적: 블록 클린의 경우는 바벨을 가속시킬 수 있는 거리가 제한되어 있고, 이전 동작이 없이 멈춰 있는 상태에서 새롭게 장력을 만들어야 하기 때문에, 바벨을 아주 빠른 속도로 가속시키는 환경이 만들어질 수밖에 없다. 그렇기 때문에 스피드와 힘을 만들어내는 데 필요한 속도를 훈련하는 데 좋다. 그리고 등과 다리에 대한 가해지는 부하를 다소 줄여줘야 하는 기간에 사용하면 좋다. 게다가 바닥에서 시작하기보다는 블록에서 리프팅을 시작하게 되면, 등이나 다리에 가해지는 부하를 줄일 수 있다. 이것은 리프터에게 가해지는 부담이 줄어든다는 의미이다.

프로그램 설계: 블록 클린은 가벼운 무게로 훈련하는 날에 적절하며, 무거운 무게로 훈련하는 날에도 주된 클린 훈련으로 진행할 수도 있다. 바닥에서보다 특정 높이의 블록에서 더 클린을 잘하는 선수들도 있다. 물론 이것은 바닥에서 클린을 할 때는 스트렝스 혹은 기술적인 부분에 부족함이 있다는 것을 알려주는 징표이기도 하지만, 이것이 반드시 문제가 되는 것은 아니다.

블록 클린은 아직 바닥에서 클린 동작을 하는 데 있어서는 부족함이 있어서 이 문제를 해결하면서 동시에 무거운 무게로 클린 연습을 하는 방식으로 사용될 수도 있다. 또한, 등과 다리에 부담은 줄여준 상태에서 무거운 무게로 클린 훈련을 하는 방식으로 사용될 수도 있다. 등과 다리에 부담이 줄어들게 되면 훈련에 대한 전체적인 피로 역시 줄일 수 있다. 세트당 1~2회 정도 반복하며 훈련한다.

변형: 다양한 높이로 블록을 조정해서 연습할 수 있다. 클린 풀 동작과 혼합해서 콤플렉스로 진행할 수도 있다.

블록 클린 하이 풀

블록 클린 하이 풀은 처음에 바벨이 바닥이 아니라 블록에 놓여 있다는 점만 빼고는 클린 하이 풀과 동일하다. 가장 일반적인 블록의 높이는 무릎이나 무릎 살짝 아래 정도이다.

AKA: Clean high-pull from blocks, clean high-pull off blocks.

주의: 블록에서 리프팅 할 때, 바벨을 블록에서 들어올리기 전에, 바닥에서 리프팅을 시작해서 바벨이 블록 높이까지 왔을 때 혹은 블록과 비슷한 위치에 바벨을 들고 있는 행 클린 하이 풀의 시작 자세와 비교했을 때 발에 가해지는 압력이 더 뒤꿈치 쪽으로 가있어야 한다.

목적: 블록 클린 하이 풀은 선수에게 가해지는 전체적인 훈련의 부하와 피로도를 줄인 상태로 클린 하이 풀 동작의 상체 움직임과 최종적으로 몸을 신전시키는 연습을 하기 위한 방법으로 사용된다. 혹은 매우 무거운 무게로 훈련하는 기

간 동안에 등과 다리에 부담을 줄여주기 위해서, 회복을 위해서 부하를 줄일 필요가 있을 때 사용되기도 한다. 또한, 세 번째 풀의 바벨을 당겨서 아래로 내려가는 동작에서 바벨의 상승과 가속에 대한 다리의 기여도를 줄여서 상체의 스트렝스 발달에 집중하기 위해서 사용되기도 한다.

프로그램 설계: 블록 클린 하이 풀은 본질적으로 클린 하이 풀과 동일한 이유로 사용된다. 하지만 등과 다리에 대한 부하를 줄일 필요가 있는 경우, 회복 기간에 전체적인 훈련 부하를 줄여야 하는 경우 혹은 훈련의 다양성을 위해서 클린 하이 풀을 블록 클린 하이 풀로 대체해서 진행할 수 있다. 전체적인 움직임에서 하체의 개입을 최대한 줄인 상태에서, 상체의 스트렝스를 키우기 위해서 사용하기도 한다. 세트당 3~5회 정도 진행하며, 일반적으로 자신의 클린 최대 무게의 대략 70~85% 정도의 강도로 진행한다.

변형: 다양한 높이로 블록을 조정해서 연습할 수 있다. 그립 스트렝스를 향상시키기 위해서 스트랩를 사용하지 않을 수도 있다.

블록 클린 풀

블록 클린 풀은 처음에 바벨이 바닥이 아니라 블록에 놓여 있다는 점만 빼고는 클린 풀과 동일하다. 가장 일반적인 블록의 높이는 무릎이나 무릎 살짝 아래 정도이다.

AKA: Clean pull from blocks, clean pull off blocks.

주의: 블록에서 리프팅 할 때, 바벨을 블록에서 들어올리기 전에, 바닥에서 리프팅을 시작해서 바벨이 블록 높이까지 왔을 때 혹은 블록과 비슷한 위치에 바벨을 들고 있는 행 클린 풀의 시작 자세와 비교했을 때 발에 가해지는 압력이 더 뒤꿈치 쪽으로 가 있어야 한다.

목적: 블록 클린 풀은 선수에게 가해지는 전체적인 훈련의 부하와 피로도를 줄인 상태로 클린 풀 동작의 상체 움직임과 최종적으로 몸을 신전시키는 연습을 하기 위한 방법으로 사용된다. 그리고 훈련 사이클에 풀 운동이 많이 포함되어 있어서 단지 동작에 약간의 변화를 주기 위해서 블록 클린 풀을 할 수도 있다. 기존에 하고 있던 클린 풀 동작에 단지 추가해서 블록 클린 풀 동작만 단독으로 하는 날과 겹치지 않도록 서로 다른 날에 진행할 수도 있다. 마지막으로 상당히 더 많은 부하를 가한 상태에서 클린 풀 동작을 하고 싶을 때, 블록 클린 풀을 할 수 있다. 블록을 사용하게 되면, 클린 풀 동작을 할 때 가장 힘들어하는 구간을 배제시킨 상태에서 진행할 수 있다(일반적으로 바닥에 무릎까지의 구간이 대부분이 힘들어 하는 구간이다).

프로그램 설계: 세트당 3~5회 정도 진행하며, 일반적으로 자신의 클린 최대 무게의 대략 90~120% 정도의 강도로 진행한다. 가장 무거운 무게로 부하를 가할 때는, 리프터의 클린 최고 무게의 130% 혹은 그 이상으로 진행할 수 있다.

블록 파워 클린

블록 파워 클린은 코치와 선수의 목표에 따라서 다양한 목적으로 진행할 수 있는 운동이다. 블록 파워 클린은 처음 클린을 시작할 때 바벨이 바닥이 아니라 블록에 놓여 있다는 점만 빼고는 파워 클린과 동일하다. 가장 일반적인 블록의 높이는 무릎이나 무릎 살짝 아래 정도이다.

AKA: Power clean from blocks, power clean off blocks.

주의: 블록에서 리프팅 할 때, 바벨을 블록에서 들어올리기 전에, 바닥에서 리프팅을 시작해서 바벨이 블록 높이까지 왔을 때 혹은 블록과 비슷한 위치에 바벨을 들고 있는 행 파워 클린의 시작 자세와 비교했을 때 발에 가해지는 압력이 더 뒤꿈치 쪽으로 가 있어야 한다.

목적: 블록 파워 클린의 경우는 바벨을 가속시킬 수 있는 거리가 제한되어 있고, 이전 동작이 없이 멈춰 있는 상태에서 새롭게 장력을 만들어야 하기 때문에, 바벨을 아주 빠른 속도로 가속시키는 환경이 만들어질 수밖에 없다. 그렇기 때문에 스피드와 힘을 만들어내는 데 필요한 속도를 훈련하는 데 좋다. 일반적으로 무게를 제한하면서 훈련하기 때문에, 비교적 가벼운 무게로 훈련하는 날, 특히 스쿼트 무게가 상당히 무거운 훈련 기간에 다리에 대한 부담을 최소화해주기 위해서 진행할 수 있다.

프로그램 설계: 블록 파워 클린은 가벼운 무게로 훈련하는 날 혹은 몸을 신전시킬 때와 턴오버 동작에서의 힘과 스피드에 집중하기에 파워 클린 변형 동작으로 진행할 수 있다. 파워 리시빙 자세인 동시에 시작 자세가 비교적 높기 때문에 훈련 강도가 많이 높아질 수 없다. 그렇기 때문에 피로도와 회복에 비교적 영향을 적게 준다. 세트당 1~3회 정도 진행하며, 강도는 일반적으로 70~90% 정도가 된다.

변형: 풀 동작이 진행되는 거리와 시작 자세를 필요에 따라서 조정하기 위해서, 다양한 높이로 블록을 조정해서 운동을 할 수 있다.

클린 벤치 풀

클린 벤치 풀은 스피드를 증가시키기 위해서 바벨의 탄성을 이용하는 그렇게 흔하게 하는 변형 동작은 아니다. 튼튼한 벤치 혹은 계단형 블록 중에 하나를 이용해서 원하는 높이(무릎 아래 혹은 허벅지 가운데 정도의 높이)에서 바벨의 중심 부분을 지지한다. 벤치나 계단식 블록을 양다리 사이에 위치시킨 상태에서, 스트랩을 사용해서 그립을 잡고, 시작 자세를 단단히 만든 상태에서, 클린 풀 동작을 시작한다. 몸을 완전히 신전시킨 후에, 바벨을 제대로 통제하면서 벤치 혹은 블록에 다시 올려놓는다. 그렇게 많지는 않지만 어느 정도의 바벨의 아래로 향하는 스피드가 있어야 벤치나 블록에 닿는 순간에 바벨이 약간 휘어지면서 다시 위로 향하는 탄성이 생기는 것이다. 다음 동작은 이렇게 바벨의 위로 향하는 탄성이 발생되는 시점에 함께 시작하는 것이다. 그래야지 더 쉽고 빠르게 동작을 할 수 있다.

AKA: Clean bounce pull, clean staircase block pull, clean pull on stairs.

목적: 클린 벤치 풀은 보통의 경우라면 무거운 무게 때문에 클린 풀 마지막 구간에서 불가능한 스피드를 바벨의 탄성을 이용해서 경험하고 연습하려는 목적으로 하는 것이다. 이 동작을 통해서 바닥이나 블록 위에 바벨이 멈춰져 있는 상태로는 불가능한 스피드를 무거운 무게를 사용해서 경험해 보는 것이다. 좀 더 가벼운 무게로 풀 마지막 구간에서 스피드를 향상시키는 연습을 할 수도 있다.

프로그램 설계: 일반적으로 클린 벤치 풀은 2~5회를 한 세트로 진행하며, 리프터의 클린 최고 무게의 90~120% 정도의 강도로 진행하는데, 리프터의 상태와 프로그램에 따라서 달라질 수 있다. 이 동작은 클린 본 운동 후에 혹은, 기본적인 스트렝스 훈련 전에 진행하는 것이 좋다. 훈련 목표에 따라서 클린 풀 혹은 클린 데드리프트 전후에 진행할 수도 있다.

변형: 처음 동작은 바벨의 탄성이 없는 멈춰 있는 상태에서 시작하기 때문에, 무거운 무게로 동작을 하는 것은 훨씬 더 어렵다. 우선 높은 블록에 있는 바벨을 들어올려서 벤치나 계단식 블록쪽으로 이동해서 양다리 사이에 오도록 한다. 이렇게 바벨이 들어올려져 있는 상태에서 세트를 시작한다. 그러면 세트 모든 동작을 탄성을 이용해서 진행할 수 있다. 이 운동은 클린 하이 풀 연습으로 활용할 수도 있다.

클린 데드리프트

클린 데드리프트는 클린 풀처럼 발볼로 서서 몸을 신전시키면서 위로 가속하는 힘을 만들기보다는 스피드를 통제하면서 그냥 일어서는 풀 변형 동작이다. 클린과 동일한 시작 자세를 만든 후에, 다리로 지면을 밀어주면서 리프팅을 시작한다. 바벨이 바닥에 떨어지면서, 무게중심을 뒤꿈치를 향해서 약간 뒤로 이동시켜준다. 바벨이 허벅지 가운데 지점까지 올 때까지는 등의 각도를 동일하게 유지시켜준다. 허벅지 가운데 지점까지 바벨이 오게 되면, 어깨가 약간 바벨 앞쪽에 있는 상태를 만든다. 리프터는 팔은 편안하게 편 상태로 완전히 일어서기 위해서 무릎과 고관절을 완전히 신전시켜야 하며, 이때 대퇴사두근, 둔근 그리고 복부에 힘이 단단히 들어갈 수 있도록 해준다. 최종적인 자세에서 어깨는 엉덩이보다 살짝 뒤쪽에 있는 상태로 다리는 수직으로 완전 신전되어 있어야 한다. 다음 동작을 반복하기 위해서 바벨을 들고 일어났던 자세와 동일하게 동작을 제대로 통제하면서 다시 바닥으로 내려간다.

주의: 클린 데드리프트의 스피드를 최고로 할 필요는 없다. 특별한 이유가 없다면, 그렇다고 의도적으로 천천히 할 필요도 없다. 완벽한 자세와 균형 상태에 있어서 스피드는 부차적인 부분이다. 그립 스트렝스를 키우기 위해서 의도적으로 스트랩을 사용하지 않는 것이 아니라면, 스트랩을 사용해도 괜찮다. 종종 데드리프트를 한 후 몸을 완전히 편 상태에서 바벨을 다시 바닥으로 가져갈 때 그냥 바닥에 떨어뜨리는 경우가 있다. 지나치게 스피드를 줄일 필요는 없지만, 바닥에 바벨을 내려놓을 때 바벨을 들어올릴 때와 동일한 자세를 유지하면서 동작을 통제하는 것이 훈련의 효과를 더 높일 수 있다.

목적: 클린 데드리프트는 클린의 당기는 동작에서의 스트렝스를 발달시킬 수 있는 가장 기본적인 동작이다. 클린 풀 동작보다 더 나은 자세와 더 무거운 무게로 훈련할 수 있다. 그리고 동작을 통제하면서 스피드가 약간 줄어들게 되면, 자세와 균형 상태에 더 집중할 수 있게 되면서, 이 부분을 더욱 강화시킬 수 있다. 기본적인 스트렝스 발달뿐만 아니라, 풀 동작에서의 자세와 균형 상태를 교정하는 운동으로 사용될 수도 있다.

프로그램 설계: 일반적으로 2~6회를 한 세트로 진행할 수 있으며, 리프터의 클린 최고 무게의 80~120% 정도의 강도로 진행하는데, 리프터의 상태와 프로그램에 따라서 달라질 수 있다. 어떤 경우든, 올바른 자세를 무너지게 할 정도의

무게로 진행해서는 안 된다. 만약 자세 교정이나 균형 상태를 연습하기 위해서 클린 데드리프트를 한다면, 완벽한 자세와 움직임 가능한 무게로 진행하는 것이 좋다. 무거운 무게의 스트렝스 훈련이기 때문에, 훈련이 끝날 무렵에 진행하는 것이 좋다. 가벼운 무게로 기술 훈련으로 진행하는 경우는 클린 본 훈련 전에 진행할 수 있다.

변형: 클린 데드리프트는 라이저 위에 서서 정적인 혹은 동적인 시작 자세로 시작할 수 있다. 스트랩 사용은 자유이며, 블록 위에서 진행할 수도 있다. 신장성/단축성 수축 구간에서 속도를 조절해서 진행할 수도 있다. 특히 신장성 수축 구간에서 동작을 더 천천히 진행하게 되면 자세와 등의 스트렝스를 키우는 데 탁월하다.

라이저에서 클린 데드리프트

라이저 위에 서서 동작을 시작한다는 점을 제외하고는 클린 데드리프트와 동일하다. 바닥에서 데드리프트를 할 때와 동일한 방식으로 시작 자세를 만든다. 다만 라이저 위에 올라와 있기 때문에, 고관절과 무릎을 더 접어줘야 한다. 즉, 등과 팔 그리고 발에 대한 균형 상태는 동일하지만, 라이저 때문에 상대적으로 어깨와 엉덩이의 위치가 더 낮다. 바닥에서 데드리프트를 할 때와 같은 방식으로 다리로 지면을 밀어주면서 동작을 시작하는 것이 중요하다. 하지만 라이저 때문에 스쿼트를 하는 느낌과 좀 더 비슷하다.

AKA: Deficit clean deadlift, clean deadlift from deficit.

주의: 라이저의 높이는 1~4인치 정도에서 선수의 능력(키와 가동성)과 원하는 훈련의 수준에 따라서 결정할 수 있다. 라이저 대신에 범퍼 플레이트나 평평하고 안정적인 물체 위에서 진행할 수도 있다. 라이저 높이는 올바른 시작 자세를 유지하기 힘들 정도로 높아서는 안 된다.

목적: 라이저 위에서 리프팅을 하게 되면, 바닥에서 바벨을 들어올릴 때 사용하는 다리의 스트렝스를 키우고, 적절한 균형 상태와 자세를 훈련하는 데 도움이 된다. 그리고 바닥에서 바벨을 들어올리는 처음 구간을 연습하는 데 도움이 된다. 훈련의 다양성을 위해서 진행하는 경우도 있으며, 훈련 사이클 초반에 리프팅을 더 힘들게 하기 위한 방법으로 사용하기도 한다. 그리고 라이저의 높이를 줄여간다거나, 라이저를 사용하지 않으면서 훈련 난이도를 낮춰갈 수 있다.

프로그램 설계: 일반적으로 2~6회를 한 세트로 진행할 수 있으며, 리프터의 클린 최고 무게의 80~120% 정도의 강도로 진행하는데, 리프터의 상태와 프로그램에 따라서 달라질 수 있다. 어떤 경우든, 올바른 자세를 무너지게 할 정도의 무게로 진행해서는 안 된다. 만약 자세 교정이나 균형 상태를 연습하기 위해서 진행하는 경우라면, 완벽한 자세와 움직임 가능한 무게로 진행하는 것이 좋다. 무거운 무게의 스트렝스 훈련이기 때문에, 훈련이 끝날 무렵에 진행하는 것이 좋다. 가벼운 무게로 기술 훈련으로 진행하는 경우는 클린 본 훈련 전에 진행할 수 있다.

변형: 정적인 혹은 동적인 시작 자세로 시작할 수 있다. 스트랩 사용은 자유이며, 블록 위에서 진행할 수도 있다. 신장성/단축성 수축 구간에서 속도를 조절해서 진행할 수도 있다. 특히 신장성 수축 구간에서 동작을 더 천천히 진행하게 되면 자세와 등의 스트렝스를 키우는 데 탁월하다. 동작을 연속으로 할 때 바벨을 바닥에 닿지 않도록 해서 마치 라이저에서 하는 플로팅 클린 데드리프트처럼 진행할 수도 있다.

클린 데드리프트 후 파워 자세

클린 데드리프트 한 후에 파워 자세 만들기 동작은 데드리프트를 한 후 완전히 몸을 펴는 것이 아니라 파워 자세에서 동작을 멈추는 클린 데드리프트 변형 동작이다. 클린과 동일한 시작 자세를 만든 후에, 다리로 지면을 밀어주면서 리프팅을 시작한다. 바벨이 바닥에 떨어지면서, 무게중심을 뒤꿈치를 향해서 약간 뒤로 이동시켜준다. 바벨이 허벅지 가운데 지점까지 올 때까지는 등의 각도를 동일하게 유지시켜준다. 바벨이 허벅지를 따라서 올라가면서, 몸통이 수직 상태가 될 때까지, 리프터는 약간 무릎을 굽힌 상태로 바벨 아래에 올 수 있도록 앞으로 이동시켜주고 가슴을 들어준다. 무릎이 굽혀진 각도는 동일하게 유지되어야 한다. 이것이 이 동작의 마지막 자세(파워 자세)이다. 마지막 자세에서 무게중심은 발볼 쪽보다는 뒤꿈치 쪽에 가깝게 옮겨져 있다. 동작을 마무리하고 다음 동작을 위해서 바닥에 바벨을 내려놓을 때는 바벨을 들어올릴 때와 동일한 자세를 유지하면서 움직임을 통제할 수 있어야 한다.

주의: 올바른 자세와 균형 상태를 유지할 수 있는 스트렝스를 향상시키기 위해서 스피드를 통제하면서 진행하는 것이 좋다. 그립 스트렝스 훈련을 위해서 의도적으로 스트랩을 사용하지 않는 것이 아니라면 스트랩은 사용해도 된다.

목적: 클린 데드리프트 한 후에 파워 자세 만들기 동작은 클린을 하는 동안에 파워 자세를 만드는 데 어려움을 겪는 리

프터들에게 교정 운동으로 아주 유용하다. 기술 훈련을 목적으로 가벼운 무게로 진행할 수도 있다. 풀 동작에 대한 스트렝스를 키우기 위해서 클린 데드리프트 대신에 진행할 수도 있다.

프로그램 설계: 일반적으로 2~6회를 한 세트로 진행할 수 있으며, 리프터의 클린 최고 무게의 80~120% 정도의 강도로 진행하는데, 리프터의 상태와 프로그램에 따라서 달라질 수 있다. 어떤 경우든, 올바른 자세를 무너지게 할 정도의 무게로 진행해서는 안 된다. 만약 자세 교정이나 균형 상태를 연습하기 위해서 진행하는 경우라면, 완벽한 자세와 움직임 가능한 무게로 진행하는 것이 좋다. 무거운 무게의 스트렝스 훈련이기 때문에, 훈련이 끝날 무렵에 진행하는 것이 좋다. 가벼운 무게로 기술 훈련으로 진행하는 경우는 클린 본 훈련 전에 진행할 수 있다.

변형: 라이저 위에 서서 정적인 혹은 동적인 시작 자세로 시작할 수 있다. 스트랩 사용은 자유이며, 블록 위에서 진행할 수도 있다. 신장성/단축성 수축 구간에서 속도를 조절해서 진행할 수도 있다. 특히 신장성 수축 구간에서 동작을 더 천천히 진행하게 되면 자세와 등의 스트렝스를 키우는 데 탁월하다.

파워 자세에서 클린

파워 자세에서 클린 하기 동작은 특정 리프팅 동작 자체를 교정하거나 단점 보완이 필요한 리프터들에게 유용하다. 우선은 완전히 몸을 펴고 똑바로 서 있는 상태에서 팔을 편안하게 편 상태로 바벨을 잡고 있는다. 몸통은 수직 상태로 유지하면서 저크 동작할 때처럼 무릎을 살짝 굽혀준다. 발은 완전히 바닥에 접촉된 상태여야 하며, 바벨은 고관절 부근에 위치해있다. 이게 바로 이 동작의 시작 자세이다. 정적인 시작 자세에서 클린 동작을 시작하기 때문에, 어떠한 다른 동작도 없는 상태로 클린 동작을 시작해야 한다. 이 자세에서 힘차게 다리로 바닥을 밀어주고 몸을 신전시키면서 클린을 한다. 나머지는 평소에 클린을 할 때와 동일하다.

목적: 이 동작의 주목적은 클린을 하면서 몸을 신전시킬 때 지나치게 고관절 신전에 의존하면서 무릎을 신전하는 힘을 충분히 활용하지 못하는 리프터가 다리를 이용한 드라이브 동작을 연습하려는 것이다. 그리고 클린을 할 때 파워 자세를 제대로 만들지 못하는 리프터가 파워 자세 자체를 연습하기 위한 것이다. 또한, 두 번째 풀 동작을 할 때, 더 오랫동안 발이 완전히 바닥에 접촉된 상태를 유지할 수 있도록 도와주며, 두 번째, 세 번째 풀 동작을 할 때 몸에 바벨이 최대한 가까이 붙어 있도록 도와주기도 한다. 그리고 바벨을 당겨서 몸을 아래로 이동시키는 과정에서 올바른 팔의 움직임을 만드는 데도 도움이 된다.

프로그램 설계: 이 동작은 가벼운 무게로 훈련하는 날 클린 연습을 할 때 사용한다. 무거운 무게로 훈련하는 날 사이에 회복을 위해서, 강도를 줄여서 운동하기 위해서 파워 클린 혹은 다른 행 클린 동작을 대체해서 진행할 수도 있다. 그리고 클린 훈련을 본격적으로 진행하기 전에 클린 기술 훈련을 위한 동작으로 아주 좋다. 세트당 1~3회 정도로 진행한다.

변형: 역동작을 넣어서 딥 클린으로 진행할 수도 있으며, 혹은 파워 클린으로 바꿔서 진행할 수도 있다.

클린 하이 풀

클린 하이 풀은 몸을 신전시킨 후에 팔을 이용해서 바벨을 계속해서 위로 당기는 부분만 제외하면 클린 풀 동작과 동일하다. 최대 가속으로 무릎과 고관절을 신전시킨 다음에, 다리를 편 상태로 계속 바닥을 밀어주면서 팔꿈치를 최대한 위로 측면으로 당겨서 올려준다. 바벨이 위로 상승하는 것이 멈출 때까지는 바닥을 계속 밀어주면서 완전히 몸을 편 상태를 유지해준다. 이 동작의 목표는 최대한 팔꿈치를 높이 올려주는 것이다. 그렇기 때문에 제대로 된 움직임과 최종 마무리 자세를 위해서 바벨보다는 팔꿈치를 당겨서 들어올리는 데 집중해야 한다. 무게에 따라서 실제로 팔꿈치가 많이 올라오지 않을 수도 있다. 하지만 최대한 팔꿈치가 높이 올릴 수 있도록 최선을 다해야 한다. 엄밀히 말하자면, 풀 동작에서 몸을 완전히 신전시킨 후에, 팔을 개입시켜서 당길 수 있다면, 하이 풀 동작으로 생각할 수 있다.

주의: 그립을 의도적으로 훈련하려는 것이 아니라면, 모든 풀 동작에서 스트랩을 사용할 수 있다. 스트랩을 사용해서 그립이 안정적인 상태가 되면 최대 가속을 만드는 것이 가능해진다.

목적: 클린 하이 풀 동작은 클린 풀 동작과 마찬가지로, 클린을 하면서 몸을 신전시킬 때의 스트렝스, 스피드, 파워, 자세와 균형 상태를 훈련하는 운동이다. 그러나 세 번째 풀 동작에서 사용되는 역학과 팔의 스트렝스가 추가된 것이다. 팔꿈치를 최대한 올려주면서 위로 풀 동작을 계속 이어주기 때문에, 수직으로 강하게 완전히 몸을 신전시켜주는 훈련이 되기도 한다. 클린 풀 동작 연습이 될 뿐만 아니라, 세 번째

풀 동작을 위한 팔의 적절한 움직임을 시작하는 훈련이 되기도 한다.

프로그램 설계: 일반적으로 클린 하이 풀은 2~5회를 한 세트로, 리프터의 최대 클린 무게의 70~85% 정도의 무게로 진행한다. 이 무게로 동작을 진행했을 때, 대부분의 리프터들이 팔꿈치를 최대 높이까지 올리는 것이 가능하다. 팔꿈치를 실제로 최대 높이까지 들어올리는 것이 목표가 아니라면 더 무거운 무게로 하이 풀 동작을 할 수도 있다. 스트렝스 훈련으로 진행한다면, 훈련 끝 무렵에 진행하는 것이 좋으며, 이 훈련은 스피드와 기술 훈련에도 사용될 수 있기 때문에, 일반적으로 스쿼트와 같은 기본적인 스트렝스 훈련 전에 진행할 수도 있다. 가벼운 무게로 기술 훈련으로 진행한다면, 클린 훈련 전에 진행할 수도 있다.

변형: 라이저에서 서서 클린 하이 풀 동작을 할 수도 있다. 블록을 사용할 수도 있으며, 정적인/동적인 시작 자세로 시작할 수도 있다. 스트랩 사용은 자유이며, 바벨을 들고 일어서는 도중에 동작을 멈추는 구간을 설정할 수도 있다. 발은 완전히 바닥에 닿아 있는 상태를 유지해야 한다. 신장성/단축성 수축 구간에서 속도를 조절해서 진행할 수도 있다. 특히 신장성 수축 구간에서 동작을 더 천천히 진행하게 되면 자세와 등의 스트렝스를 키우는 데 탁월하다.

라이저에서 클린 하이 풀

라이저 위에 서서 동작을 시작한다는 점을 제외하고는 클린 하이 풀과 동일하다. 바닥에서 동작을 진행할 때와 동일한 방식으로 시작 자세를 만든다. 다만 라이저 위에 올라와 있기 때문에, 고관절과 무릎을 더 접어줘야 한다. 즉, 등과 팔 그리고 발에 대한 균형 상태는 동일하지만, 라이저 때문에 상대적으로 어깨와 엉덩이의 위치가 더 낮다. 바닥에서 데드리프트를 할 때와 같은 방식으로 다리로 지면을 밀어주면서 동작을 시작하는 것이 중요하다. 하지만 라이저 때문에 스쿼트를 하는 느낌과 좀 더 비슷하다.

AKA: Riser clean high-pull, deficit clean high-pull, clean high-pull from deficit.

주의: 라이저의 높이는 1~4인치 정도에서 선수의 능력(키와 가동성)과 원하는 훈련의 수준에 따라서 결정할 수 있다. 라이저 대신에 범퍼 플레이트나 평평하고 안정적인 물체 위에서 진행할 수도 있다. 라이저 높이는 올바른 시작 자세를 유지하기 힘들 정도로 높아서는 안 된다.

목적: 라이저에서 클린 하이 풀 동작은 클린 하이 풀 동작과 동일한 목적을 가지고 있다. 클린을 하면서 몸을 신전시킬 때의 스트렝스, 스피드, 파워, 자세와 균형 상태를 훈련하는 운동이다. 그러나 세 번째 풀 동작에서 사용되는 역학과 팔의 스트렝스가 추가된 것이다. 라이저를 사용하게 되면서, 바닥에서 바벨을 들어올릴 때 사용하는 다리의 스트렝스를 추가적으로 키우고, 적절한 균형 상태와 자세를 훈련하는 데 도움이 된다. 그리고 바닥에 바벨을 들어올리는 처음 구간을 연습하는 데 도움이 된다. 훈련의 다양성을 위해서 진행하는 경우도 있으며, 훈련 사이클 초반에 리프팅을 더 힘들게 하기 위한 방법으로 사용하기도 한다. 그리고 라이저의 높이를 줄여간다거나, 라이저를 사용하지 않으면서 훈련 난이도를 낮춰갈 수 있다.

프로그램 설계: 일반적으로 라이저에서 하는 클린 하이 풀은 2~5회를 한 세트로, 리프터의 클린 최대 무게의 70~85% 정도의 무게로 진행한다. 이 무게로 동작을 진행했을 때, 대부분의 리프터들이 팔꿈치를 최대 높이까지 올리는 것이 가능하다. 팔꿈치를 실제로 최대 높이까지 들어올리는 것이 목표가 아니라면 더 무거운 무게로 하이 풀 동작을 할 수도 있다. 어떤 경우든, 최종적으로 몸을 신전시킬 때 적절한 자세와 스피드를 유지하기 힘들 정도로 무게를 올려서는 안 된다. 특히 풀 동작에서의 올바른 자세를 유지할 수 있어야 한다. 스트렝스 훈련으로 진행한다면, 훈련 끝 무렵에 진행하는 것이 좋으며, 이 훈련은 스피드와 기술 훈련에도 사용될 수 있기 때문에, 일반적으로 스쿼트와 같은 기본적인 스트렝스 훈련 전에 진행할 수도 있다.

변형: 라이저를 높이를 다르게 해서 진행할 수도 있으며, 정적인 혹인 동적인 시작 자세로 시작할 수 있다. 스트랩 사용은 자유이며, 블록 위에서 진행할 수도 있다. 신장성/단축성 수축 구간에서 속도를 조절해서 진행할 수도 있다. 특히 신장성 수축 구간에서 동작을 더 천천히 진행하게 되면 자세와 등의 스트렝스를 키우는 데 탁월하다. 동작을 연속으로 할 때 바벨을 바닥에 닿지 않도록 해서 마치 라이저에서 하는 플로팅 클린 하이 풀처럼 진행할 수도 있다.

클린-저크

클린-저크는 클린 동작과 저크 동작을 묶어서 하나의 동작으로 진행하는 것이다. 이 동작은 클린과 저크 동작을 확실히 구분해서 진행하는 클린 앤 저크 동작과는 다르다는 것을 알아둬야 한다. 우선은 클린 동작을 시작해서 최대한 완전한 그립으로 랙 자세를 만든다(최대한 저크 랙 자세에 가깝게 만든다). 클린을 한 뒤에, 최대한 빠른 가속과 함께, 리커버리 동작을 하면서 일어선다. 몸이 거의 다 펴졌을 때도, 끝까지 다리를 지면을 밀어주면서, 어깨에 있는 바벨을 위로 밀어주면서 바로 스플릿 저크 자세를 만든다.

주의: 만약 리프터가 저크 랙 자세로 클린 랙 자세를 만드는 것이 힘들다면, 최대한 노력해서 저크 랙 자세에 가깝게 만들어줘야 한다. 그리고 스쿼트를 하고 일어서나면서 자세를 바꿔주면서 스플릿 자세를 만들어준다.

목적: 이 운동은 클린에서의 더 강한 리커버리, 더 정확한 턴오버 연습에 도움이 된다. 그리고 마지막으로 몸을 신전시키기 전에 다리를 더 사용함으로써 다리를 이용한 저크 드라이브 동작을 더 강화시켜준다.

프로그램 설계: 리프터 최대 저크 무게의 70%의 강도로 1~3회를 한 세트로 진행하는 것이 좋다. 일반적으로, 이 운동은 훈련 목적에 따라서 스내치 변형 동작 이후 그리고 무거운 무게로 클린 훈련을 하기 전에 진행하는 것이 좋다.

변형: 저크 혹은 클린 앤 저크 훈련 이후에 진행할 수도 있다. 행 자세나 블록에서 클린 동작으로 진행할 수도 있다.

클린 리프트-오프

클린 리프트-오프는 무릎에서 동작을 멈추는 클린 풀 동작이다. 일반적으로 올바른 자세와 균형 상태를 유지한 상태에서 최대한 빠르게 리프팅 동작을 시작하고, 무릎에 도달했을 때 동작을 멈추지 않고 바로 바닥에 바벨을 내려놓는다.

AKA: Clean deadlift to knee, clean pull to knee, halting clean deadlift.

주의: 이 훈련에서는 스트랩을 사용하는 것이 좋다.

목적: 클린 리프트-오프는 바닥에서 시작하는 클린의 풀 동작을 강화시켜준다. 그리고 바벨을 바닥에서 들어올릴 때 무게중심의 이동과 적절한 자세를 유지하는 데 도움이 되기도 한다. 리프팅 초반 바벨의 가속 훈련에도 도움이 된다.

프로그램 설계: 일반적으로 클린 리프트-오프는 2~5회를 한 세트로 진행하며, 리프터의 클린 최대 무게의 80~120%(혹은 더 무겁게)의 무게로 진행할 수 있다. 리프터의 상태나 프로그램에 따라서 달라질 수도 있다. 어떤 경우든, 의도한 목적을 달성하지 못할 정도로, 혹은 올바른 자세로 수행하지 못할 정도로 강도를 올려서는 안 된다. 무거운 무게의 스트렝스 훈련이기 때문에, 일반적으로 훈련 끝 무렵에 진행할 수 있으며, 다음 풀 동작을 위한 올바른 자세와 움직임을 연습하려는 것이 주목적이 아니라면, 일반적인 풀 훈련 후에 클린 리프트-오프 동작을 할 수도 있다.

변형: 클린 리프트-오프는 동적인, 정적인 시작 자세로 시작할 수도 있다. 만약 클린을 동적인 시작 자세로 한다면, 일반적인 클린 리프트-오프를 시작하는 방식과 동일하다. 그러나 만약 추가적인 스트렝스 훈련과 특히 시작 자세에서 더 익숙해지려고 한다면, 정적인 시작 자세가 좋은 방법이다. 무릎 높이에서 동작을 멈추게 되면 자세를 강화하는 데 또 도움이 된다(이렇게 하면 홀팅 클린 데드리프트가 된다). 그리고 매번 신장성 수축 구간에서 움직임 속도를 늦출 수도 있으며, 혹은 각 세트마다 마지막 동작만 신장성 수축 구간에서 속도를 늦출 수도 있다. 라이저에 서서 리프트-오프 동작을 할 수도 있다.

클린 롱 풀

클린 롱 풀은 바벨을 상승시킬 때 몸에 접촉되지 않는 점만 제외하고는 머슬 클린과 동일하다. 그리고 일반적으로 스트랩이나 훅 그립을 사용하지 않는다. 이렇게 하면 바벨을 상승시킬 때 무릎과 고관절의 개입을 제한시키면서, 최대한 상체를 사용할 수 있다. 바벨이 최대한 몸에서 떨어지지 않는 상태에서, 바벨이 허벅지 위쪽 부근에서 몸에 접촉되지 않으면서 머슬 클린을 하는 것이다. 팔꿈치는 최대한 위로 측면으로 높이 들어올려야 한다. 팔꿈치가 가능한 최대 높이에 도달하게 되면, 팔을 뒤집어서 위로 최대한 들어올려서 클린 랙 자세를 만든다. 풀 동작을 하면서 다리를 한 번 펴게 되면 그 이후에 계속 편 상태를 유지해야 한다. 움직임이 일어나는 동안에 바벨을 계속 움직이게 하기 위해서 계속적으로 바벨에 대한 장력을 유지해야 한다. 리프팅을 하는 동안에 동작을 머뭇거리거나 동작을 멈추는 구간이 있어서는 안 된다.

AKA: Muscle clean.

주의: 이 동작은 클린 하이 풀 동작(하지만 바벨이 몸에 접촉되어서는 안 된다.)에서 턴오버 동작을 추가한 움직임이라고 생각하면 이해가 쉬울 것이다. 이렇게 생각하면, 턴오버 동작을 하기 전에 팔꿈치를 위로 측면으로 최대한 높이 들어올리고, 하나의 연속된 동작으로 진행하는 데 도움이 될 것이다.

목적: 가벼운 무게로 진행하게 되면, 클린 턴오버(세 번째 풀) 동작에서의 상체의 움직임을 강화하고 학습하는 데 도움이 된다. 더 무거운 무게로 진행하게 되면, 클린 턴오버 동작에서의 스트렝스를 키우는 데 도움이 된다. 머슬 클린과 비교했을 때, 상체를 더 사용하게 된다.

프로그램 설계: 클린 롱 풀 동작은 기술 훈련 목적으로 운동 초반에 진행할 수 있다. 혹은 보조 운동으로 운동을 마무리할 때 진행할 수도 있다. 일반적으로 세트당 3~5회로 진행하며, 무거운 무게로 1 혹은 2회씩 진행할 수도 있다,

변형: 클린 롱 풀 동작은 실제로 클린 동작을 할 때 그런 것처럼 허벅지 위쪽 부위에 바벨이 접촉하는 머슬 클린으로 변형해서 진행할 수도 있다. 행 자세나 블록에서 시작할 수도 있다.

라이저에서 클린

라이저 위에 서서 동작을 시작한다는 점을 제외하고는 클린과 동일하다. 바닥에서 동작을 진행할 때와 동일한 방식으로 시작 자세를 만든다. 다만 라이저 위에 올라와 있기 때문에, 고관절과 무릎을 더 접어줘야 한다. 즉, 등과 팔 그리고 발에 대한 균형 상태는 동일하지만, 라이저 때문에 상대적으로 어깨와 엉덩이의 위치가 더 낮다. 바닥에서 데드리프트를 할 때와 같은 방식으로 다리로 지면을 밀어주면서 동작을 시작하는 것이 중요하다. 하지만 라이저 때문에 스쿼트를 하는 느낌과 좀 더 비슷하다.

AKA: Riser clean, clean from deficit, deficit clean.

주의: 라이저의 높이는 1~4인치 정도에서 선수의 능력(키와 가동성)과 원하는 훈련의 수준에 따라서 결정할 수 있다. 라이저 대신에 범퍼 플레이트나 평평하고 안정적인 물체 위에서 진행할 수도 있다. 이때 라이저(혹은 라이저 역할을 하는)는 클린을 하면서 발을 정상적으로 움직일 수 있는 정도로 충분한 공간이 있어야 한다. 그래야 착지를 할 때 발이 라이저에서 떨어질 위험이 없다. 그리고 라이저는 바닥에 안정적인 상태로 놓여 있어야 한다.

목적: 라이저 위에서 리프팅을 하게 되면, 바닥에서 바벨을 들어올릴 때 사용하는 다리의 스트렝스를 키우고, 적절한 균형 상태와 자세를 훈련하는 데 도움이 된다. 그리고 바닥에 바벨을 들어올리는 처음 구간을 연습하는 데 도움이 된다. 훈련의 다양성을 위해서 진행하는 경우도 있으며, 훈련 사이클 초반에 리프팅을 더 힘들게 하기 위한 방법으로 사용하기도 한다. 그리고 라이저의 높이를 줄여간다거나, 라이저를 사용하지 않으면서 훈련 난이도를 낮춰갈 수 있다.

프로그램 설계: 라이저에서 클린을 할 때는 일반적으로 1~3회 정도 진행한다. 만약 적절한 시작 자세를 유지할 수 있을 정도로 가동성이 충분하고 기술적으로 능숙하다면, 무거운 무게 혹은 최대 무게로 리프팅을 할 수도 있다. 라이저를 이용한 리프팅은 메조사이클 준비 기간에 진행하는 것이 적절하며, 일반적으로 대회가 다가오면 진행하지 않는다.

변형: 라이저의 높이를 다르게 해서 진행할 수도 있다. 첫 동작 이후부터는 바닥에 바벨이 닿지 않는 상태에서 동작을 반복할 수도 있으며, 파워 클린으로 바꿔서 진행할 수도 있다.

클린 풀

클린 풀은 가장 많이 하는 클린과 관련된 스트렝스 동작이다. 리프터는 안정적인 클린 시작 자세를 만들어서 다리로 바닥을 밀어주면서 리프팅을 시작한다. 바벨을 바닥에서 들면서 무게중심을 약간 뒤꿈치 쪽으로 이동시켜준다. 바벨이 허벅지 가운데 지점에 도착할 때까지 등의 각도는 거의 동일하게 유지시켜준다. 허벅지 가운데 지점에서, 어깨는 바벨을 살짝 넘어간다. 고관절과 무릎을 강하게 신전시켜 바벨을 가속시킨다. 바벨은 최대한 몸에 가까이 붙어 있어야 하며, 고관절 부근에서 몸에 접촉된다. 몸을 위 방향으로 신전시켜주는 데 집중하면서 움직임이 수직 방향으로 일어날 수 있도록 한다. 항상 균형 상태를 유지한 상태에서 뒤쪽으로 몸이 약간 기울어지게 된다. 이 움직임에서 팔은 개입되지 않고 편안하게 편 상태를 유지한다. 고관절과 무릎을 완전히 신전시킨 이후에도 계속 바벨을 상승시키기 위해서 어깨를 살짝 들어올린다(슈러그 동작). 바닥을 세게 밀어주다 보면 몸을 신전시키는 동작이 마무리되는 시점에 뒤꿈치가 들리게 된다.

AKA: Clean extension.

주의: 그립 스트렝스를 키우는 목적이 있는 것이 아니라면 모든 풀 동작에서 스트랩을 사용하는 것이 좋다. 스트랩을 사용하면 그립을 더 안정적인 상태로 유지할 수 있기 때문에 바벨을 최대한 가속시키는 것이 가능하다.

목적: 클린 풀은 클린을 할 때 몸을 신전시키는 데 있어서, 스트렝스, 스피드, 파워, 자세 그리고 균형 측면에서 기본적이고 중요한 훈련이다. 클린 풀은 클린보다 더 무거운

무게로 훈련이 가능하기에 스트렝스 훈련에 적합하며, 가벼운 무게로 진행하면, 스피드, 가속을 훈련하기에도 좋다. 풀 동작에서의 균형 상태와 자세를 위한 교정 운동이 될 수도 있다.

프로그램 설계: 일반적으로, 클린 풀은 2~5회를 한 세트로 진행하며, 리프터의 클린 최대 무게의 대략 80~110% 정도의 무게로 진행한다. 리프터의 상태나 프로그램에 따라서 달라질 수 있다. 어떤 경우든, 적절한 자세와 마지막 신전에서 필요한 스피드를 방해할 정도의 무게로 진행해서는 안 된다. 스트렝스 훈련으로 진행한다면, 훈련 끝 무렵에 진행하는 것이 좋으며, 이 훈련은 스피드와 기술 훈련에도 사용될 수 있기 때문에, 일반적으로 스쿼트와 같은 기본적인 스트렝스 훈련 전에 진행할 수도 있다. 클린 훈련을 하기 전에, 가벼운 무게로 기술 훈련으로 진행할 수도 있다.

변형: 라이저, 블록을 사용할 수도 있으며, 행 자세로 진행할 수도 있다. 정적인 혹은 동적인 시작 자세로 진행할 수도 있으며, 스트랩 사용은 자유이다. 바벨을 들고 일어서면서 지정된 구간에서 동작을 멈출 수도 있으며, 장성/단축성 수축 구간에서 속도를 조절해서 진행할 수도 있다. 특히 신장성 수축 구간에서 동작을 더 천천히 진행하게 되면 자세와 등의 스트렝스를 키우는 데 탁월하다.

클린 풀-다운

몸을 신전시킨 이후에 팔을 이용해서 바벨을 위로 계속 상승시키기보다는, 팔을 이용해서 바벨을 당긴 후에 몸을 바벨 아래로 이동시킨다는 점을 제외하고는 클린 하이 풀과 동일하다. 고관절과 무릎의 신전이 거의 마무리되었을 때, 팔꿈치를 강하게 위로 측면으로 당기면서 바벨을 최대한 몸에 가까이 붙인 상태를 유지한다. 하지만 여기서 다리로 지면을 밀어내는 동작을 멈추게 되면 팔꿈치를 위로 올리는 팔의 움직임 때문에 몸이 아래로 이동하게 된다. 이때 가슴이 바벨 쪽으로 기울어지지 않고 곧게 세운 상태를 유지해야 한다. 발은 계속 바닥에 붙어 있을 수 있으며, 발을 들었다가 몸이 아래로 이동할 때 스쿼트 넓이로 발을 이동시킬 수도 있다. 몸이 아래로 이동하기 전에 반드시 무릎과 고관절이 완전히 신전되어야 한다는 것이 중요하다.

AKA: Chinese clean pull.

주의: 이 동작은 초보자나 스내치를 할 때 몸을 완전히 신전시키지 않는 사람에게는 추천하지 않는다. 몸을 완전히 시킨 상태에서도 쉽지 않은 동작이기 때문이다. 그렇기 때문에 제대로 하지 않으면 오히려 풀 동작을 끝까지 마무리하지 않는 좋지 못한 습관이 더 강해질 것이다. 그리고 실제로 클린을 할 때 나쁜 습관을 만들지 않기 위해서 바벨을 당겨서 아래로 이동할 때 균형 상태와 몸통을 곧게 세운 상태를 유지해야 한다.

목적: 클린 풀-다운은 클린 풀 동작이 그런 것처럼, 클린을 할 때 몸을 신전시킬 때의 스트렝스, 스피드, 파워, 자세 그리고 균형 상태를 위한 훈련이다. 하지만 클린 하이 풀 동작처럼 세 번째 풀 동작에서 사용되는 팔의 움직임과 역학에 대한 훈련이 추가된 것이다. 그리고 바벨 아래로 이동하는 움직임의 역학과 타이밍을 연습하는 훈련이기도 하다. 더 무거운 무게로 클린 풀 동작에서의 팔의 움직임을 연습할 수도 있다.

프로그램 설계: 일반적으로 2~5회를 한 세트로, 리프터의 클린 최대 무게의 80~110%로 진행할 수 있다. 스트렝스 훈련으로 진행한다면, 훈련 끝 무렵에 진행하는 것이 좋으며, 이 훈련은 스피드와 기술 훈련에도 사용될 수 있기 때문에, 일반적으로 스쿼트와 같은 기본적인 스트렝스 훈련 전에 진행할 수도 있다.

변형: 발을 바닥에서 움직이면서 혹은 움직이지 않으면서 진행할 수 있으며, 라이저, 블록을 사용할 수도 있다. 정적인, 동적인 시작 자세로 시작할 수 있으며, 스트랩 사용은 자유이다. 바벨을 들고 일어서면서 지정된 구간에서 동작을 멈출 수도 있으며, 장성/단축성 수축 구간에서 속도를 조절해서 진행할 수도 있다. 특히 신장성 수축 구간에서 동작을 더 천천히 진행하게 되면 자세와 등의 스트렝스를 키우는 데 탁월하다.

라이저에서 클린 풀

라이저 위에 서서 진행한다는 것을 제외하고는 클린 풀과 동일하다. 바닥에서 동작을 진행할 때와 동일한 방식으로 시작 자세를 만든다. 다만 라이저 위에 올라와 있기 때문에, 고관절과 무릎을 더 접어줘야 한다. 즉, 등과 팔 그리고 발에 대한 균형 상태는 동일하지만, 라이저 때문에 상대적으로 어깨와 엉덩이의 위치가 더 낮다. 바닥에서 데드리프트를 할 때와 같은 방식으로 다리로 지면을 밀어주면서 동작을 시작하는 것이 중요하다. 하지만 라이저 때문에 스쿼트를 하는 느낌과 좀 더 비슷하다. 바벨을 들고 일어선 후에, 다시 바닥에 바벨을 내려놓을 때는 동작을 통제하면서 동일한 자세를 유지해야 한다.

AKA: Riser clean pull, deficit clean pull, clean pull from deficit.

주의: 라이저의 높이는 1~4인치 정도에서 선수의 능력(키와 가동성)과 원하는 훈련의 수준에 따라서 결정할 수 있다. 라이저 대신에 범퍼 플레이트나 평평하고 안정적인 물체 위에서 진행할 수도 있다. 라이저 높이는 올바른 시작 자세를 방해할 정도로 높아서는 안 된다.

목적: 라이저 위에서 하는 클린 풀 동작은 클린 풀 동작과 똑같은 역할을 한다. 하지만 라이저를 사용하면서 바닥에서 바벨을 들어올릴 때 사용하는 다리를 더욱 강화시켜주게 된다. 훈련의 다양성을 위해서 진행하는 경우도 있으며, 훈련 사이클 초반에 리프팅을 더 힘들게 하기 위한 방법으로 사용하기도 한다. 그리고 라이저의 높이를 줄여간다거나, 라이저를 사용하지 않으면서 훈련 난이도를 낮춰갈 수 있다.

프로그램 설계: 일반적으로 2~5회를 한 세트로 진행하며, 리프터의 클린 최대 무게의 80~110% 정도로 진행한다. 리프터의 상태나 프로그램에 따라서 조정될 수 있다. 어떤 경우든, 적절한 자세와 마지막 신전에서 필요한 스피드를 방해할 정도의 무게로 진행해서는 안 된다. 특히 적절한 풀 동작을 할 때의 자세가 무너지면 안 된다. 스트렝스 훈련으로 진행한다면, 훈련 끝 무렵에 진행하는 것이 좋으며, 이 훈련은 스피드와 기술 훈련에도 사용될 수 있기 때문에, 일반적으로 스쿼트와 같은 기본적인 스트렝스 훈련 전에 진행할 수도 있다.

변형: 라이저의 높이를 다르게 해서 진행할 수 있다. 정적인/동적인 시작 자세로 시작할 수 있으며, 스트랩 사용은 자유이다. 바벨을 들고 일어서면서 지정된 구간에서 동작을 멈출 수도 있으며, 신장성/단축성 수축 구간에서 속도를 조절해서 진행할 수도 있다. 특히 신장성 수축 구간에서 동작을 더 천천히 진행하게 되면 자세와 등의 스트렝스를 키우는 데 탁월하다. 첫 번째 동작 이후에는 바벨이 바닥에 닿지 않는 상태로 동작을 반복하면서 라이저에서 하는 플로팅 클린 풀 동작처럼 진행할 수도 있다.

클린 랙 자세 훈련

이 동작은 클린 랙 자세와 클린 할 때의 몸통 안정화 상태를 강화시키는 것이다. 리프터는 파워 랙을 준비해서 바벨이 어깨보다 2~3인치 정도 낮게 위치할 수 있도록 조정한다. 바벨 아래로 들어가서 클린 랙 자세를 만들어서 바벨을 들고 일어선다. 바벨을 들고 일어서서 클린 랙 자세를 유지한 상태로 3~10초 정도 버틴 후에, 다시 바벨을 내려놓는다. 바벨을 들고 있을 때 몸통을 아주 단단한 상태로 유지할 수 있도록 집중해야 한다.

주의: 클린 랙 자세에서 어깨를 살짝 들어올려서 바벨이 경동맥을 눌러서 어지러워지는 것을 예방해야 한다. 더 오랫동안 랙 자세를 유지하고 싶다면, 숨을 내쉬어주면서 자세를 유지할 필요가 있다.

목적: 이 동작은 등 상부, 몸통 그리고 랙 자세를 강화시켜줄 때 진행한다. 그리고 무거운 무게로 랙 자세를 유지하는 데 익숙해질 수 있다.

프로그램 설계: 이 운동은 훈련 끝 혹은 끝 무렵에 진행하는 것이 좋다. 리프터의 클린 최대 무게의 100% 혹은 이 이상의 무게로 3~10초 정도 버티도록 한다.

클린 세그멘트 데드리프트

클린 세그멘트 데드리프트는 클린 풀 동작에서 리프터의 자세를 강화시키기 위해서 바벨을 들어올리는 과정에서 1번 혹은 그 이상 동작을 멈추는 풀 변형 동작이다. 평소와 동일하게 리프팅을 시작하고 지정된 지점에서 3초 동안 멈춘다. 만약 2군데 이상의 지점에서 멈춘다면, 그 지점까지 다시 이동해서 멈추도록 한다. 완전히 일어선 상태로 리프팅을 마무리하고 바벨을 통제하면서 바닥에 다시 내려놓는다.

AKA: Pause clean deadlift.

주의: 이 훈련이 효과적이기 위해서는 동작을 멈췄을 때의 움직임과 자세가 정확해야 한다. 만약 리프터가 감당할 수 없을 정도로 무게를 올리게 되면, 잘못된 자세가 더 심해져서 역효과만 낳을 수도 있다.

목적: 클린 세그멘트 데드리프트는 클린 풀 동작에서의 올바른 자세를 유지하는 것을 훈련하기 위한 운동이다. 특정 지점에서 동작을 멈추게 되면 리프터가 특히 약한 구간에 집중하게 되면서 자세와 균형 상태를 유지할 수 있는 스트렝스를 키우는 데 효과적이다.

프로그램 설계: 일반적으로 클린 세그멘트 데드리프트는 2~5회를 한 세트로 진행하며, 정해진 지점에서 2~3초 동안 동작을 멈추면서 리프터의 클린 최대 무게의 70~110%(혹은 더 무겁게)의 무게로 진행할 수 있다. 리프터의 상태나 프로그램에 따라서 달라질 수도 있다. 어떤 경우든, 의도한 목적을 달성하지 못할 정도로, 혹은 올바른 자세로 수행하지

못할 정도로 강도를 올려서는 안 된다. 무거운 무게의 스트렝스 훈련으로 진행한다면, 일반적으로 훈련 끝 무렵에 진행할 수 있으며, 보통 동작을 멈추는 지점은 바닥에서 1인치 지점, 무릎 그리고 허벅지 가운데 지점이다.

변형: 라이저에 서서 진행할 수도 있으며, 동작을 멈추는 지점과 시간을 다르게 할 수도 있다. 동적인/정적인 시작 자세로 진행할 수도 있으며, 신장성 수축 구간에서 동작의 속도를 늦출 수도 있다.

클린 세그멘트 풀

클린 세그멘트 풀은 클린 풀 동작에서 리프터의 자세를 강화시키기 위해서 바벨을 들어올리는 과정에서 1번 혹은 그 이상 동작을 멈추는 풀 변형 동작이다. 평소와 동일하게 리프팅을 시작하고 지정된 지점에서 3초 동안 멈춘다. 만약 2군데 이상의 지점에서 멈춘다면, 그 지점까지 다시 이동해서 멈추도록 한다. 마지막 지점에서 정해진 시간만큼 멈춘 후에 클린 풀 동작을 마무리한다. 이때 다른 동작이 없이 바로 클린 풀 동작으로 이어져야 하며, 움직임을 통제하면서 다시 바벨을 바닥에 내려놓는다.

AKA: Pause clean pull.

주의: 이 훈련이 효과적이기 위해서는 동작을 멈췄을 때의 움직임과 자세가 정확해야 한다. 만약 리프터가 감당할 수 없을 정도로 무게를 올리게 되면, 잘못된 자세가 더 심해져서 역효과만 낳을 수도 있다.

목적: 클린 세그멘트 풀은 클린 풀 동작에서의 올바른 자세를 유지하는 것을 훈련하기 위한 운동이다. 특정 지점에서 동작을 멈추게 되면 리프터가 특히 약한 구간에 집중하게 되면서 자세와 균형 상태를 유지할 수 있는 스트렝스를 키우는 데 효과적이다. 그리고 풀 동작에서의 장력을 유지하고 있는 시간을 증가시킬 수도 있다. 세그멘트 데드리프트와는 다르게, 세그멘트 풀 동작은 마무리 동작에서의 스피드 요소도 포함되어 있다.

프로그램 설계: 일반적으로 클린 세그멘트 풀은 2~5회를 한 세트로 진행하며, 정해진 지점에서 2~3초 동안 동작을 멈추면서 리프터의 클린 최대 무게의 70~110%(혹은 더 무겁게)의 무게로 진행할 수 있다. 리프터의 상태나 프로그램에 따라서 달라질 수도 있다. 어떤 경우든, 의도한 목적을 달성하지 못할 정도로, 적절한 자세와 마지막 신전에서 필요한 스피드를 방해할 정도의 무게로 진행해서는 안 된다. 스피드 스트렝스 훈련이기 때문에, 일반적으로 기술 및 스피드 훈련을 위한 리프팅 후에 진행하는 것이 좋으며, 스쿼트와 같은 전형적인 스트렝스 훈련 전에 하는 것이 좋다. 보통 동작을 멈추는 지점은 바닥에서 1인치 지점, 무릎 그리고 허벅지 가운데 지점이다.

변형: 라이저에 서서 진행할 수도 있으며, 동작을 멈추는 지점과 시간을 다르게 할 수도 있다. 동적인, 정적인 시작 자세로 진행할 수도 있으며, 신장성 수축 구간에서 동작의 속도를 늦출 수도 있다.

클린 슈러그

클린 슈러그는 최종적으로 수직 방향으로 몸을 신전시키는 움직임을 포함한 클린 풀 변형 동작이다. 클린 그립으로 바벨을 잡고 블록에서 들어올린다. 혹은 바벨을 든 상태로 몸을 완전히 편 상태로 선다. 무릎을 굽혀 딥 자세를 만든 후에 다리로 지면을 밀어주면서 드라이브 동작을 한다. 그러면서 몸을 수직 방향으로 신전시키면서 다리의 신전이 마무리될 즈음에 어깨를 으쓱 들어올리면서 슈러그 동작을 한다. 이 운동의 목표는 몸을 최대한 수직 방향으로 신전시키는 것이다. 이 동작을 하는 동안에 바벨을 최대한 몸에 가까이 붙인 상태를 유지해야 한다.

AKA: High-hang clean pull, dip clean pull.

주의: 일반적으로 클린 슈러그는 몸통을 수직 상태로 계속 유지한 상태에서, 무릎으로 주로 움직임을 만들어내는 것이다. 그러나 몸통이 약간 앞으로 기울어지는 것은 괜찮다. 비록 행 자세로 있지만, 바벨은 허벅지의 매우 높은 지점에 위치한다.

목적: 클린 슈러그는 클린 풀 동작에서 다리를 이용한 폭발적인 신전을 훈련하는 데 유용하다. 회복 기간에 부하를 줄여주기 위해서 정상적인 풀 동작보다 리프터에게 부담이 적은 풀 변형 동작으로 사용되기도 한다. 혹은 움직임에 과부하를 주기 위해서 완전한 클린 풀 동작으로 감당할 수 있는 범위를 넘어선 무게로 진행할 수도 있다.

프로그램 설계: 일반적으로 클린 슈러그는 3~6회를 한 세트로, 리프터의 클린 최대 무게의 100~120% 정도에서 혹은 필요하다면 더 무겁게 진행할 수도 있다. 주요 리프팅 동작 그리고 스피드 기반의 리프팅 동작 후에 보통 진행되며, 스쿼트와 같은 전형적인 스트렝스 훈련 전에 하는 것이 좋다. 그러나 상대적으로 스피드와 정확성이 많이 요구되지는 않

기 때문에, 훈련 마지막에 진행할 수도 있다.

변형: 클린 슈러그는 높이만 충분하다면, 블록에서 바로 시작할 수도 있다. 무릎을 굽힌 자세에서 다른 역동작이 없이 멈춘 상태에서 바로 클린 슈러그 동작을 해야 한다.

클린 트랜지션 데드리프트

클린 트랜지션 데드리프트는 스쿱 동작을 할 때, 바벨을 최대한 몸에 가까이 붙인 상태를 유지하고 무릎을 바벨 아래로 이동시키는 동작을 훈련시키는 교정 운동이다. 클린 그립으로 바벨을 잡고 일어선 상태로 동작을 시작한다. 두 번째 풀 동작에서의 파워 자세를 만들기 위해서, 몸통을 수직 상태로 유지한 상태로 무릎을 약간 굽힌다. 이것이 동작의 마무리 자세이다. 리프터는 고관절을 천천히 접으면서 바벨이 허벅지를 따라서 밑으로 내려갈 수 있도록 무릎을 뒤로 밀어준다. 바벨은 슬개골 바로 아래 지점에서 멈춘다. 정강이는 수직 상태이며, 어깨는 바벨 바로 위에 있거나 바벨보다 약간 앞쪽에 위치한다. 이게 동작의 가장 아래 구간이다. 리프터는 동작의 시작 자세와 가장 아래 구간(마지막 동작 구간) 사이를 천천히 이동하는 것이다. 이때 발바닥 전체로 적절한 균형 상태를 유지해야 하며, 바벨은 허벅지에 가볍게 닿은 상태를 유지한다.

AKA: Clean transition.

주의: 이 운동은 두 번째 풀 동작을 하기 전에 무릎을 완전히 신전시키는 습관이 있거나, 스쿱 동작이 자연스럽게 일어나지 않는 그렇게 흔하지 않은 경우에만 사용된다.

목적: 클린 트랜지션 데드리프트는 스쿱 혹은 이중 무릎 굽힘 동작이 자연스럽게 일어나지 않는 사람들을 위한 교정 운동으로 사용된다. 이런 경우가 흔하지는 않기 때문에, 결론적으로 이 동작이 많이 사용되지는 않는다.

프로그램 설계: 클린 트랜지션 데드리프트는 올바른 자세를 진행될 수 있도록 중간 정도의 무게로 3~6회 진행한다.

몸에 접촉하지 않고 클린

이 운동은 풀 동작에서의 턴오버와 다리를 이용한 드라이브를 강화시키는 데 도움이 된다. 리프터는 클린을 정상적으로 하는데 몸을 신전시키면서 바벨이 몸에 접촉하지 않도록 하는 것이다. 이렇게 하면서 몸을 더 수직 방향으로 완전히 신전시킬 수 있다. 바벨이 몸에 접촉되지는 않지만, 리프팅을 하는 동안에 바벨이 몸에 최대한 가까이 붙어 있어야 한다.

AKA: Clean with no touch, clean with no contact.

목적: 이 동작은 다리를 이용해서 더 강하게 수직 방향으로 몸을 신전시킬 수 있도록 해주며, 바벨을 당겨서 빠르게 바벨 아래도 들어갈 수 있도록 해준다.

프로그램 설계: 1~3회를 한 세트로 진행하는 것이 적절하며, 기술 훈련 목적으로 하는 경우에 아주 가벼운 무게로 진행할 수도 있으며(클린 훈련을 시작하기 전에 기술 훈련으로 진행한다), 필요에 따라서 무거운 무게로 진행할 수도 있다. 가벼운 무게로 훈련하는 날에 클린 변형 동작으로 그냥 진행할 수도 있다.

변형: 가장 일반적인 변형 동작은 리프팅을 하는 동안에 훅 그립을 하지 않는 것이다. 이렇게 하면서 풀 동작이 이후에 바벨 아래로 강하게 이동할 때와 턴오버 동작에서 그립이 더 강해져야 하는 필요성을 느끼게 된다. 그리고 장력을 더 길게 유지해야만 한다는 것을 알게 될 것이다. 바닥에 발을 고정시켜놓고 동작을 진행할 수도 있다.

점프하지 않고 클린

바닥에 발을 고정시킨 상태에서 클린을 하는 동작이다. 리시빙 자세로 발을 위치시키고 발을 움직이지 않는다. 아주 조금, 잠시 뒤꿈치를 들어올리는 것은 괜찮다. 그러나 이동작도 가능한 한 피하는 것이 좋다. 풀 동작에서 무릎과 고관절을 완전히 신전시켜줄 수 있도록 최대한 노력하는 것이 중요하다.

AKA: Flat-footed clean, clean with no feet, no feet clean, no jump clean.

주의: 가끔씩 신전 움직임을 더 통제하기 위해서 훅 그립을 하지 않은 상태에서 점프하지 않고 클린을 하는 경우도 있다.

목적: 이 동작을 하는 첫 번째 이유는 클린 신전 동작에서 뒤꿈치를 너무 빨리 들어올리는 것을 교정하기 위해서이다. 두 번째 이유는 두 번째 풀 동작 이후에 바벨 아래로 이동할 때 발을 너무 과도하게 들어올리는 것을 교정하기 위한 것이다. 게다가 리프팅을 할 때 무게중심이 이동하는 것을 감당하지 못해서 풀 동작 혹은 턴오버 동작에서 균형이 무너지는 것을 교정하는 것에 도움이 된다.

프로그램 설계: 이 운동은 본 운동 전에 기술 훈련으로 진행할 수도 있으며, 이 동작 자체를 본 운동으로 진행할 수도 있다. 후자의 경우는, 무거운 무게로 훈련하는 날 사이에 가벼운 무게로 훈련하는 날에 진행할 수 있다. 어떤 경우든, 1~3회를 한 세트로 진행하는 것이 적절하다.

변형: 모든 클린 변형 동작을 바닥에 발을 고정시킨 상태로 진행할 수 있다.

딥 클린

이 동작을 하이 행 클린 혹은 힙 클린이라고 부르는 코치들도 있기 때문에, 용어가 다소 헷갈릴 수도 있다. 완전히 똑바로 서 있는 상태에서 팔을 편안하게 편 상태에서 바벨을 들고 있는다. 저크 딥 정도로만 부드럽게 무릎을 굽혔다가, 빠르고 강하게 고관절과 무릎을 함께 펴면서 클린 풀 동작을 마무리한다. 딥 자세에서는 발은 평평하게 완전히 바닥에 접촉되어 있어야 한다. 딥 동작을 할 때는 딥의 가장 아래 구간에서 멈추지 않고 탄력 있게 딥 동작을 했다가 저크를 할 때처럼 드라이브 동작을 바로 이어서 진행해야 한다. 리프팅을 하는 동안에 최대한 바벨을 몸에 가까이 붙어 있는 상태를 유지해야 한다.

AKA: High-hang clean, hip clean.

목적: 이 운동의 주목적은 클린을 하면서 몸을 신전시킬 때 무릎 신전보다는 고관절 신전에 과도하게 의존하는 선수가 다리를 이용한 드라이브 동작을 훈련하는 것이다. 이렇게 과도하게 고관절 신전에 의존하는 사람은 몸을 신전시킬 때, 일반적으로 바벨을 지나 엉덩이를 지나치게 앞으로 이동시키는 성향이 있으며, 위로 향하는 힘을 잘 만들어내지 못한다. 또한, 두 번째 풀 동작을 할 때, 더 오랫동안 발이 완전히 바닥에 접촉된 상태를 유지할 수 있도록 도와주며, 두 번째, 세 번째 풀 동작을 할 때 몸에 바벨이 최대한 가까이 붙어 있도록 도와주기도 한다. 그리고 바벨을 당겨서 몸을 아래로 이동시키는 과정에서 올바른 팔의 움직임을 만드는 데도 도움이 된다.

프로그램 설계: 딥 클린은 가벼운 무게로 훈련하는 날 클린 연습을 할 때 사용한다. 무거운 무게로 훈련하는 날 사이에 회복을 위해서, 강도를 줄여서 운동하기 위해서 파워 클린 혹은 다른 행 클린 동작을 대체해서 진행할 수도 있다. 그리고 클린 훈련을 본격적으로 진행하기 전에 클린 기술 훈련을 위한 동작으로 아주 좋다. 세트당 1~3회 정도로 진행하며, 강도는 60~85% 정도 혹은 이 이상으로 진행할 수 있다.

변형: 딥 클린 동작을 할 때, 균형 상태나 자세를 교정하기 위해서, 딥 자세에서 잠시 멈출 수도 있지만, 입문 단계에서 일반적으로 진행하는 것이 좋다. 그리고 딥 클린을 하면서 마무리 자세를 파워 스내치로 바꿔서 진행할 수도 있다.

에버렛 클린 풀

에버렛 클린 풀은 풀 동작을 할 때 바벨을 최대한 몸에 가까이 붙어 있는 상태를 유지하는 능력을 키우고 강화시키기 위한 교정 운동이다. 클린 그립으로 바벨을 잡고 똑바로 선 상태에서 아래로 조금씩 움직이면서 미드 행 자세를 만든다. 몸의 자세는 그대로 유지한 상태에서, 팔을 천천히 움직여서 어깨에서 수직 바로 밑에 위치할 수 있도록 한다. 이렇게 팔을 어깨 수직 아래에 위치시키게 되면 바벨이 다리에서 앞으로 멀어지게 된다. 이 상태에서 다른 부위를 움직이지 않고 어깨와 광배근을 이용해서 바벨을 다시 허벅지 쪽으로 당기는 것이다. 바벨이 허벅지에 가볍게 닿게 되면, 다리로 바닥을 밀어주면서 클린 풀 동작을 하기 위해서 고관절을 신전시키도록 한다.

AKA: Clean push back + hang clean pull.

주의: 스트랩을 사용하게 되면, 그립을 편안한 상태로 유지할 수 있다. 편안한 그립 상태를 유지하게 되면 팔도 편안한 상태로 유지가 가능해져서, 광배근과 어깨를 개입시키는 데 더 집중할 수 있게 된다.

목적: 이 동작은 스트렝스가 부족하거나, 기술이나 타이밍을 정확하게 이해하지 못해서, 무릎 위에서의 바벨 동선을 제대로 통제하지 못하는 사람에게 도움이 되는 교정 운동이다. 이 훈련을 통해서 균형 상태를 유지하면서 바벨을 최대한 몸에 가깝게 붙인 상태를 유지할 수 있는 능력을 개선해 줄 수 있는 등, 광배근, 어깨를 발달시킬 수 있다. 그리고 바벨 동선을 유지하기 위해서 광배를 개입시키는 방법을 이 훈련을 통해서 익힐 수도 있다.

프로그램 설계: 에버렛 클린 풀은 본격적인 클린 훈련을 시작하기 직전에 기술 훈련으로 진행할 수도 있다. 이렇게 먼저 에버렛 클린 풀 동작을 연습하게 되면 이후에 클린 훈련에 도움이 된다. 스트렝스 성격의 훈련으로 진행한다면, 훈련 세션이 마무리되는 시점에 할 수도 있다. 세트당 3~5회 정도가 적절하다.

변형: 클린 풀 동작을 함께 진행할 수도 그렇지 않을 수도 있다. 만약 바벨을 최대한 몸에 가까이 붙일 수 있는 스트렝

스에 초점을 맞춘 훈련이라면, 팔을 이동시켜서 어깨 아래에 위치시켰다가 다시 몸 쪽으로 당기면서 바벨을 몸에 붙여서 행 자세를 만들기만 하면 된다. 만약 클린 풀 동작을 포함해서 완전한 동작으로 훈련하고 싶다면, 마지막에 풀 동작까지 함께 하면 된다. 허벅지 쪽으로 바벨을 당긴 후, 잠시 멈췄다가 풀 동작을 할 수 있고, 멈추지 않고 바로 풀 동작을 할 수도 있다.

플로팅 클린 데드리프트

첫 번째 플로팅 클린 데드리프트 동작은 클린 데드리프트와 동일하다. 하지만 처음 데드리프트를 하면서 일어선 후에, 다시 시작 자세로 돌아갈 때는, 바닥에 바벨이 닿지 않는 상태로 최대한 가까이 바닥까지 내려갔다가 바로 다음 동작을 반복하는 것이다. 동작을 반복하면서, 시작 자세를 만들 때는 가장 아래 구간에서 잠시 멈추도록 한다.

AKA: No-touch clean deadlift, hang clean deadlift.

주의: 이 동작을 할 때는 템포를 조절하는 해야 하며, 특히 신장성 수축 구간에서 중요하다. 동작의 자세를 유지하기 위한 스트렝스와 균형 상태를 향상시키는 것이 이 운동의 주목적이기 때문에, 지속적인 장력 상태, 올바른 자세와 균형 상태를 위해서 리프터는 템포를 통제하면서 동작을 수행하는 것이 더 효과적이다.

목적: 플로팅 클린 데드리프트는 클린에서 당기는 동작과 올바른 자세를 유지를 위한 스트렝스를 발달시키기에 좋은 운동이다. 특히, 데드리프트 가장 아래 구간(바닥에서 무릎까지)에서 올바른 자세를 위한 스트렝스에 좋은 운동이다.

프로그램 설계: 일반적으로 플로팅 클린 데드리프트는 2~6회를 한 세트로 진행하며, 리프터의 최고 클린 무게의 80~110% 사이에서 강도가 결정된다. 그날 리프터의 상태나 훈련 프로그램을 고려해서 달라질 수 있다. 어떤 경우든, 의도한 목적을 달성하지 못할 정도로, 혹은 올바른 자세로 수행하지 못할 정도로 강도를 올려서는 안 된다. 무거운 무게의 스트렝스 훈련이기 때문에, 훈련 끝 무렵에 보통 진행한다.

변형: 바닥에서 데드리프트를 하는 것과 같은 가동범위를 활용하기 위해서 라이저 위에 서서 플로팅 클린 데드리프트를 할 수도 있다. 마찬가지로 바벨을 바닥에 내려놓지 않으면서 동작을 진행해야 한다. 홀팅 클린 데드리프트 혹은 클린 세그멘트 데드리프트로 진행할 수도 있으며, 가장 아래 구간에서 더 길게 동작을 멈추는 동작을 추가할 수도 있다.

라이저에서 플로팅 클린 데드리프트

라이저 위에 서서 동작을 진행한다는 것을 제외하고는, 플로팅 클린 데드리프트와 동일한다. 팔과 등의 각도는 동일하게 해서 시작 자세를 만든다. 유일하게 다른 점은 라이저 때문에 높이가 달라졌기 때문에 고관절과 무릎을 더 굽혀야 한다는 것이다. 바벨을 들고 일어설 때 그리고 다시 내려갈 때도 항상 올바른 자세가 유지 되어야 한다. 매번 동작을 반복할 때마다 플레이트 아랫부분과 라이저 윗부분이 접하는 지점에서 멈춘다. 여기서 동작을 멈추게 되면 바닥에서 데드리프를 할 때와 동일한 가동범위를 활용하게 된다. 하지만 바벨이 바닥에 닿지 않기 때문에 바벨 무게를 바닥이 지탱해주지 않는 상태로 동작을 하게 되는 것이다.

AKA: Riser floating clean deadlift, no-touch clean deadlift on riser, hang clean deadlift on riser.

주의: 이 동작을 할 때는 템포를 조절해야 하며, 특히 신장성 수축 구간에서 중요하다. 당기는 동작의 자세를 유지하기 위한 스트렝스와 균형 상태를 향상시키는 것이 이 운동의 주목적이기 때문에, 지속적인 장력 상태, 올바른 자세와 균형 상태를 위해서 리프터는 템포를 통제하면서 동작을 수행하는 것이 더 효과적이다.

라이저의 높이는 1~4인치 정도면 된다. 만약 시작 자세에서 가동범위를 최대한 활용하기 위한 목적이라면, 라이저의 높이는 크게 중요하지 않다. 만약 첫 번째 동작에서 바닥에서 바벨을 들어올리는 스트렝스를 키우기 위해서 라이저를 사용하는 것이라면, 더 높은 라이저가 적절하다.

목적: 라이저에서 하는 플로팅 클린 데드리프트는 클린에서 당기는 동작과 올바른 자세의 유지를 위한 스트렝스를 발달시키기에 좋은 운동이다. 특히, 데드리프트 가장 아래 구간(바닥에서 무릎까지)에서 올바른 자세를 위한 스트렝스에 좋은 운동이다. 플로팅 클린 데드리프트에 비해서 장점은 라이저에서 서서 동작을 진행하게 되면, 바벨을 내려놓지 않으면서도, 바닥에서 진행하는 정상적인 데드리프트와 동일한 위치까지 바벨을 들고 내려갈 수 있다.

프로그램 설계: 일반적으로 라이저에서 하는 플로팅 클린 데드리프트는 2~6회를 한 세트로 진행하며, 리프터의 최고 클린 무게의 80~110% 사이에서 강도가 결정된다. 그날 리프터의 상태나 훈련 프로그램을 고려해서 달라질 수 있다. 어떤 경우든, 의도한 목적을 달성하지 못할 정도로, 혹은 올

바른 자세로 수행하지 못할 정도로 강도를 올려서는 안 된다. 무거운 무게의 스트렝스 훈련이기 때문에, 훈련 끝 무렵에 보통 진행한다.

변형: 라이저에서 하는 플로팅 클린 데드리프트를 홀팅 클린 데드리프트 혹은 클린 세그멘트 데드리프트로 진행할 수도 있으며, 가장 아래 구간에서 더 길게 동작을 멈추는 동작을 추가할 수도 있다.

플로팅 클린 풀

플로팅 클린 풀은 클린 풀 동작 중에 하나이며, 동작을 반복하면서 다시 바벨을 바닥까지 들고 내려가지 않는 동작이다. 각 세트의 첫 번째 동작은 클린 풀 동작과 동일하다. 풀 동작을 하면서 완전히 몸을 신전시킨 다음에는, 움직임을 통제하면서 다시 시작 자세로 돌아간다. 이때 바벨이 바닥에 닿지 않는 범위 내에서 최대한 바닥에 가까이 내려간다. 바벨이 바닥에 닿지 않은 상태에서 잠깐 동작을 멈췄다가 다음 동작을 바로 시작한다.

AKA: No-touch clean pull, hang clean pull.

목적: 플로팅 클린 풀은 클린에서 당기는 동작과 올바른 자세를 유지를 위한 스트렝스를 발달시키기에 좋은 운동이다. 특히, 데드리프트 가장 아래 구간(바닥에서 무릎까지)에서 올바른 자세를 위한 스트렝스에 좋은 운동이다.

프로그램 설계: 일반적으로 플로팅 클린 풀은 2~5회를 한 세트로 진행하며, 리프터의 최고 클린 무게의 80~110% 사이에서 강도가 결정된다. 그날 리프터의 상태나 훈련 프로그램을 고려해서 달라질 수 있다. 어떤 경우든, 최종적으로 몸을 신전시킬 때의 스피드를 유지하면서 올바른 자세가 불가능할 정도로, 동작을 반복할 때마다 가장 아래 구간에서 올바른 자세를 유지하지 못할 정도로 강도를 높여서는 안 된다. 스트렝스 운동이기 때문에, 훈련 끝 무렵에 진행하지만, 스피드와 기술 훈련이 되기도 하기 때문에, 일반적으로 스쿼트와 같은 기본적인 스트렝스 훈련 전에 진행하기도 한다.

변형: 바닥에서 동작을 하는 것과 같은 가동범위를 활용하기 위해서 라이저 위에 서서 플로팅 클린 풀을 할 수도 있다. 마찬가지로 바벨을 바닥에 내려놓지 않으면서 동작을 진행해야 한다. 클린 하이 풀로 진행할 수도 있으며, 가장 아래 구간에서 더 길게 동작을 멈추는 동작을 추가할 수도 있다.

라이저에서 플로팅 클린 풀

라이저에서 하는 플로팅 클린 풀은 첫 번째 동작 이후에는 바벨이 바닥까지 내려가지 않는다는 점만 제외하고는, 라이저에서 하는 클린 풀과 동일하다. 첫 번째 동작을 하면서 몸을 다 신전시킨 다음에는, 매번 동작을 반복할 때마다 플레이트 아랫부분과 라이저 윗부분이 접하는 지점에서 멈춘다. 여기서 동작을 멈추게 되면 바닥에서 데드리프트를 할 때와 동일한 가동범위를 활용하게 된다. 하지만 바벨이 바닥에 닿지 않기 때문에 바벨 무게를 바닥이 지탱해주지 않는 상태로 동작을 하게 되는 것이다. 바벨이 바닥에 닿지 않은 상태에서 잠깐 동작을 멈췄다가 다음 동작을 바로 시작한다.

AKA: No-touch clean pull on riser, hang clean pull on riser, riser hang clean pull, riser floating clean pull.

주의: 라이저의 높이는 1~4인치 정도에서 선수의 능력(키와 가동성)과 원하는 훈련의 수준에 따라서 결정할 수 있다. 라이저 대신에 범퍼 플레이트나 평평하고 안정적인 물체 위에서 진행할 수도 있다. 라이저 높이는 올바른 시작 자세를 유지하기 힘들 정도로 높아서는 안 된다.

목적: 라이저에서 하는 플로팅 스내치 풀은 스내치에서 당기는 동작과 올바른 자세를 유지를 위한 스트렝스를 발달시키기에 좋은 운동이다. 특히, 당기는 동작의 가장 아래 구간(바닥에서 무릎까지)에서 올바른 자세를 위한 스트렝스에 좋은 운동이다. 플로팅 스내치 풀에 비해서 장점은 라이저에서 서서 동작을 진행하게 되면, 바벨을 내려놓지 않으면서도, 바닥에서 진행하는 정상적인 스내치와 동일한 시작 자세를 만들 수 있다는 점이다.

프로그램 설계: 일반적으로 라이저에서 하는 플로팅 클린 풀은 2~5회를 한 세트로 진행하며, 리프터의 최고 클린 무게의 80~110% 사이에서 강도가 결정된다. 그날 리프터의 상태나 훈련 프로그램을 고려해서 달라질 수 있다. 어떤 경우든, 최종적으로 몸을 신전시킬 때의 스피드를 유지하면서 올바른 자세가 불가능할 정도로, 동작을 한 번 할 때마다 가장 아래 구간에서 올바른 자세를 유지하지 못할 정도로 강도를 높여서는 안 된다. 스트렝스 운동이기 때문에, 훈련 끝 무렵에 진행하지만, 스피드와 기술 훈련이 되기도 하기 때문에, 일반적으로 스쿼트와 같은 기본적인 스트렝스 훈련 전에 진행하기도 한다.

변형: 라이저에서 하는 플로팅 클린 풀은 클린 하이 풀로 진행할 수도 있으며, 가장 아래 구간에서 더 길게 동작을 멈출

수도 있다. 스트랩은 사용해도 하지 않아도 된다. 그리고 신장성 수축 구간에서 동작을 천천히 진행한다. 이렇게 특히 신장성 수축 구간에서 천천히 움직이게 되면 당기는 동작에서 자세를 유지하고 능력과 등 스트렝스를 강화시켜준다.

홀팅 클린 데드리프트

홀팅 클린 데드리프트는 완전히 몸을 신전시키기 직전에 멈춰서 바벨을 들고 있는 상태에서의 리프터의 자세를 강화시키는 데 도움이 된다. 리프터는 정해진 위치(보통은 허벅지 가운데 지점)까지 클린 데드리프트를 하면서 일어나면서, 어깨가 바벨을 넘어간 상태를 유지한다. 바벨을 다시 바닥 내려놓기 전에 이 자세로 3초 동안 멈춘다.

주의: 홀팅 클린 데드리프트는 마지막 자세에서 멈춰서 버티는 동작 없이 진행해도 된다(즉, 몸을 완전히 신전시키기 전에 살짝만 멈추는 것이지, 그 자세로 버티고 있는 것은 아니다). 하지만 마지막 자세에서 멈추고 버티는 동작을 하게 되면 잠재적으로 이 훈련의 효과가 증가한다.

목적: 홀팅 클린 데드리프트는 클린 풀 동작에서 어깨가 바벨을 넘어가 있는 자세를 충분히 길게 안정적으로 유지시키고 강화하는 목적의 훈련이다. 그리고 일반적으로 스피드를 통제하면서 동작을 진행하기 때문에, 풀 동작 초반에 균형과 자세를 강화시키는 데 도움이 된다. 마지막으로, 클린의 두 번째 풀 동작을 시작하는 타이밍을 개선하는 데 도움이 된다.

프로그램 설계: 일반적으로 홀팅 클린 데드리프트는 2~6회를 한 세트로 진행하며, 몸을 완전히 신전시키기 전에 마지막 구간에서 2~3초 정도 멈춰서 버티도록 한다. 리프터의 상태나 프로그램에 따라 달라지겠지만, 리프터의 클린 최대 무게의 대략 80~110% 사이에서 강도를 결정하게 된다. 어떤 경우든, 의도한 목적을 달성하지 못할 정도로, 혹은 올바른 자세로 수행하지 못할 정도로 강도를 올려서는 안 된다. 무거운 무게의 스트렝스 훈련이기 때문에, 훈련 끝 무렵에 보통 진행한다.

변형: 라이저에서 서서 다른 지점에서 동작을 멈추고, 멈춰서 버티는 시간을 다르게 하면서 홀팅 클린 데드리프트를 진행할 수도 있다. 동적인 시작 자세 혹은 정적인 시작 자세로 시작할 수도 있다. 여러 지점에서 멈추는 동작으로 변형해서, 홀팅 클린 세그멘트 데드리프트로 진행해도 된다.

라이저에서 홀팅 클린 데드리프트

리프터가 라이저 위에 서 있다는 점을 제외하고는, 홀팅 클린 데드리프트와 동일하다. 중요한 점은 시작 자세를 만들 때, 바닥에서 데드리프트를 할 때와 동일한 등과 팔의 각도를 유지해야 한다는 것이다. 유일하게 다른 점은 라이저 때문에 높이가 달라졌기 때문에 고관절과 무릎을 더 굽혀야 한다는 것이다.

주의: 라이저의 높이는 1~4인치 정도에서 선수의 능력(키와 가동성)과 원하는 훈련의 수준에 따라서 결정할 수 있다. 라이저 대신에 범퍼 플레이트나 평평하고 안정적인 물체 위에서 진행할 수도 있다. 라이저 높이는 올바른 시작 자세를 유지하기 힘들 정도로 높아서는 안 된다.

목적: 라이저에서 하는 홀팅 클린 데드리프트는 클린 풀 동작에서 어깨가 바벨을 넘어가 있는 자세를 충분히 길게 안정적으로 유지시키고 강화시키는 목적의 훈련이다. 그리고 일반적으로 스피드를 통제하면서 동작을 진행하기 때문에, 풀 동작 초반에 균형과 자세를 강화시키는 데 도움이 된다. 마지막으로, 클린을 할 때, 두 번째 풀 동작을 시작하는 타이밍을 개선하는 데 도움이 된다.

라이저에 서서 리프팅을 하게 되면, 다리를 사용하는 것이 강해지면서 바닥에서 바벨을 당기는 동작에서 유리해진다. 그리고 적절한 균형 상태와 자세 그리고 바닥에서 바벨을 들 때의 처음 움직임을 훈련하는 데 도움이 된다. 훈련의 다양성을 위해서 진행하는 경우도 있으며, 훈련 사이클 초반에 리프팅을 더 힘들게 하기 위한 방법으로 사용하기도 한다. 그리고 라이저의 높이를 줄여간다거나, 라이저를 사용하지 않으면서 훈련 난이도를 낮춰갈 수 있다.

프로그램 설계: 일반적으로 라이저에서 홀팅 스내치 데드리프트는 2~6회를 한 세트로 진행하며, 몸을 완전히 신전시키기 전에 마지막 구간에서 3초 정도 멈춰서 버티도록 한다. 리프터의 상태나 프로그램에 따라 달라지겠지만, 리프터의 스내치 최대 무게의 대략 80~110% 사이에서 강도를 결정하게 된다. 어떤 경우든, 의도한 목적을 달성하지 못할 정도로, 혹은 올바른 자세로 수행하지 못할 정도로 강도를 올려서는 안 된다. 무거운 무게의 스트렝스 훈련이기 때문에, 훈련 끝 무렵에 보통 진행한다.

변형: 라이저가 아니라 그냥 바닥에서 다른 지점에서 동작을 멈추고, 멈춰서 버티는 시간을 다르게 하면서 홀팅 클린 데드리프트를 진행할 수도 있다. 동적인 시작 자세 혹은 정적인 시작 자세로 시작할 수도 있다. 여러 지점에서 멈추는

동작으로 변형해서, 라이저에서 하는 홀팅 클린 세그멘트 데드리프트로 진행해도 된다.

행 클린

행 클린은 동작을 시작할 때 바벨을 들고 시작한다는 점을 제외하고는 클린과 동일하다. 행 자세에는 하이 행(허벅지 위쪽), 미드 행(허벅지 가운데), 행(슬개골 위쪽), 무릎(슬개골), 무릎 아래(바벨이 슬개건 아래쪽에)가 있다.

주의: 행 파워 클린이나 관련 변형 동작에서는 손목 부상 위험 때문에 스트랩 사용을 권하지는 않는다. 행 클린을 할 때는 어떤 행 자세인지를 정확하게 정해둬야 한다. 정확하게 행 자세가 정해져 있지 않다면, 일반적으로는 바벨이 무릎 바로 위쪽에 있는 행 자세로 시작한다.

목적: 행 클린을 하는 목적은 어떻게 적용하느냐에 따라서 달라질 수 있다. 초보자의 경우는 바닥에서 클린을 시작하는 것보다는 바벨을 들고 시작하는 것이 더 쉽기 때문에 행 클린으로 진행하는 경우가 있다. 그리고 두 번째 풀 동작을 시작할 때 자세와 균형 상태를 익히기에 좋다. 훈련으로서는, 바벨을 가속시키고 상승시키는 데 있어서 시간과 거리가 부족하기 때문에, 몸을 신전시킬 때 더 많은 힘을 만들어내며, 바벨을 당겨서 아래로 이동하는 동작을 더욱 강력하게 하기 위한 목적이 있다. 가벼운 무게로 훈련하는 날에 가볍게 클린 훈련을 할 때(파워 클린 대신에 하는 경우도 종종 있다.) 행 클린 동작을 활용하는 경우도 있다(행 자세로 동작을 시작하기 때문에 당연히 다리와 등에 대한 부담이 줄어들면서 다음 훈련을 위한 회복에 유리하다. 그렇기 때문에 상대적으로 클린에 비해서 무게가 제한될 수밖에 없다).

프로그램 설계: 행 클린은 1~3회를 한 세트로 진행하며, 기술 훈련을 목적으로 한다면 가벼운 무거운 진행한다(대략 75% 혹은 이보다 가볍게). 그런데 강하게 몸을 신전시키고, 바벨을 당긴 후에 아래로 빠르게 이동하는 동작을 보완하기 위한 것이라면, 더 무거운 무게로 훈련을 한다(75% 혹은 더 무겁게). 가벼운 무게로 훈련하는 날에 동작의 다양성을 위해서 행 클린을 하는 경우라면, 그날 선수가 필요로 하는 정도를 고려해서 결정하면 되는데 대략 70~80% 정도가 된다.

변형: 행 클린은 어떤 행 자세에서라도 진행할 수 있다. 바닥 위 어느 지점에서 시작하더라도 행 클린이라고 할 수 있다. 행 자세에서 동작을 잠시 멈췄다가 시작할 수도 있고, 그냥 바로 시작할 수도 있다. 그립 스트렝스를 키우고 싶다면, 훅 그립을 사용하지 않고 진행할 수도 있다.

행 클린 풀

행 클린 풀은 바닥에서 시작하는 것이 아니라 행 자세로 시작하는 클린 풀 동작이다. 팔을 편안하게 편 상태로 클린 그립으로 바벨을 들고 일어선다. 그리고 바벨이 원하는 행 자세에 올 수 있도록 고관절과 무릎을 접어준다. 무릎과 고관절을 강하게 펴주면서, 바벨을 위쪽 방향으로 강하게 가속시켜준다. 이때 바벨은 몸에 최대한 가까이 붙어 있어야 하며, 허벅지 윗부분에 바벨이 접촉된다. 비록 균형 상태를 유지하기 위해서, 몸을 약간 뒤로 기울이기는 하지만, 몸을 위로 신전시키는 데 집중하기 위해서 수직 방향으로 움직임이 일어나도록 해야 한다. 이 움직임에서 팔은 개입되지 않으며, 편안하게 펴진 상태를 유지한다. 무릎과 고관절을 완전히 신전시킨 후에, 바벨을 계속 위로 상승시키기 위해서 어깨를 으쓱하면서 위로 들어준다(슈러그 동작). 바닥을 강하게 밀어주게 되면, 몸이 완전히 신전되는 시점에 리프터의 뒤꿈치가 바닥에서 들리게 된다. 리프터는 바벨을 다시 행 자세로 가져와서 동일한 자세를 유지한 상태에서 다시 동작을 반복하게 된다.

행 자세: 행 자세에는 하이 행(허벅지 위쪽), 미드 행(허벅지 가운데), 행(슬개골 위쪽), 무릎(슬개골), 무릎 아래(바벨이 슬개건 아래쪽에)가 있다.

목적: 행 클린 풀은 풀 동작에서 몸의 신전을 마무리하는 데 집중하기 위해서 사용된다. 그리고 회복을 위해서 다리와 등에 대한 부하를 줄일 수 있으며, 특정 자세에서의 균형과 자세를 연습하고 강화하기 위해서 사용되기도 한다.

프로그램 설계: 일반적으로 행 클린 풀은 2~5회를 한 세트로 진행하며, 리프터의 클린 최고 무게의 80~110% 정도의 강도로 진행한다. 당일 리프터의 상태나 프로그램에 따라서 조금씩 달라질 수 있다. 일반적으로 가벼운 무게로 훈련하는 기간에, 가벼운 무게로 진행하는 클린 풀 동작으로 행 클린 풀 동작을 하기도 한다. 풀 동작에서 몸을 완전히 신전시키는 것을 훈련하는 방법으로 진행하기도 하며, 다른 동작과 함께 콤플렉스로 진행하는 경우도 있다. 스트렝스 훈련으로 진행할 때는, 훈련 끝 무렵에 진행하며, 스피드와 기술 훈련이 되기도 하기 때문에, 스쿼트와 같은 기본적인 스트렝스 훈련 전에 진행하는 경우도 있다. 가벼운 무게로 진행할 때는, 우선 기술 훈련으로 본격적으로 클린을 하기 전에 할 수도 있다.

변형: 행 클린 풀은 다양한 행 자세로 진행할 수 있다(보통 무릎이나 무릎 아래에서 시작). 스트랩 사용은 자유이며, 행 자

세에서 동작을 멈출 수도 있다.

행 파워 클린

행 파워 클린은 동작을 시작할 때 바벨을 들고 시작한다는 점을 제외하고는 파워 클린과 동일하다. 행 자세에는 하이 행(허벅지 위쪽), 미드 행(허벅지 가운데), 행(슬개골 위쪽), 무릎(슬개골), 무릎 아래(바벨이 슬개건 아래쪽에)가 있다.

주의: 행 파워 클린이나 관련 변형 동작에서는 손목 부상 위험 때문에 스트랩 사용을 권하지는 않는다.

목적: 행 파워 클린을 하는 목적은 어떻게 적용하느냐에 따라서 달라질 수 있다. 초보자의 경우는 바닥에서 클린을 시작하는 것보다는 바벨을 들고 시작하는 것이 더 쉽기 때문에 행 파워 클린으로 진행하는 경우가 있다. 그리고 두 번째 풀 동작을 시작할 때 자세와 균형 상태를 익히기에는 좋으며, 파워로 리시빙 자세를 만들게 되면 가동성에 대한 부담이 줄어든다. 훈련으로서는, 바벨을 가속시키고 상승시키는 데 있어서 시간과 거리가 부족하기 때문에, 몸을 신전시킬 때 더 많은 힘을 만들어내며, 바벨을 당겨서 아래로 이동하는 동작을 더욱 강력하게 하기 위한 목적이 있다. 가벼운 무게로 훈련하는 날에 가볍게 클린 훈련을 할 때 행 파워 클린 동작을 활용하는 경우도 있다(행 자세로 동작을 시작하고 파워 자세로 바벨을 받기 때문에 당연히 다리와 등에 대한 부담이 줄어들면서 다음 훈련을 위한 회복에 유리하다. 그렇기 때문에 상대적으로 파워 클린에 비해서 무게가 제한될 수밖에 없다).

프로그램 설계: 행 파워 클린은 1~3회를 한 세트로 진행하며, 기술 훈련을 목적으로 한다면 가벼운/무거운 무게로 진행한다(대략 75% 혹은 이보다 가볍게). 그런데 강하게 몸을 신전시키고, 바벨을 당긴 후에 아래로 빠르게 이동하는 동작을 보완하기 위한 것이라면, 더 무거운 무게로 훈련을 한다(75% 혹은 더 무겁게). 가벼운 무게로 훈련하는 날에 동작의 다양성을 위해서 행 파워 클린을 하는 경우라면, 그날 선수가 필요로 하는 정도를 고려해서 결정하면 되는데 대략 70~80% 정도가 된다. 스피드 훈련을 위해서 진행하다면, 일반적으로 65%~75% 정도가 될 것이다.

변형: 행 파워 클린은 어떤 행 자세에서라도 진행할 수 있다. 바닥 위 어느 지점에서 시작하더라도 행 파워 클린이라고 할 수 있다. 행 자세에서 동작을 잠시 멈췄다가 시작할 수도 있고, 그냥 바로 시작할 수도 있다. 그립 스트렝스를 키우고 싶다면, 훅 그립을 사용하지 않고 진행할 수도 있다.

하이 풀 클린

하이 풀 클린은 위로 몸을 신전시키는 동작에 집중하기 위해서 팔꿈치를 위로 당기는 동작이다. 하지만 바벨을 당긴 후에 바벨 아래로 들어가서 스쿼트를 하지는 않는다.

목적: 하이 풀 클린은 풀 동작을 끝까지 마무리하지 않거나, 특히 다리로 바닥을 끝까지 밀어주지 못하는 리프터들이 더 길고 완전히 몸을 신전시키는 동작에 집중하기 위한 기술 운동 혹은 교정 운동이다. 또한, 풀 동작에서의 올바른 팔 움직임을 연습하는 데 도움이 된다. 너무 빨리 팔을 개입시키거나, 몸을 완전히 신전시킨 구간에서 팔을 움직이는 것을 망설이는 좋지 않은 습관을 가진 사람은 하이 풀 클린을 하지 않는 것이 좋다.

프로그램 설계: 하이 풀 클린은 상대적으로 가벼운 무게로 1~3회를 한 세트로 진행한다. 중요한 기술 훈련과 스피드 기반의 리프팅(스내치, 클린 앤 저크) 후에 진행할 수 있다. 클린 훈련을 들어가기 전에, 기술 훈련을 위해서 하이 풀 클린 동작을 할 수도 있다.

변형: 바닥에 발을 움직이지 않고 진행할 수도 있다. 혹은 블록을 사용하거나, 행 자세로 시작할 수도 있다.

힙 클린

클린 그립으로 바벨을 잡고 똑바로 선 상태에서 시작한다. 고관절과 무릎을 약간 접고, 바벨은 고관절이 접히는 구간에 위치하도록 한다. 그리고 이 자세에서 행 클린을 시작한다. 일반적으로 힙 스내치는 역동작이 일어난다. 즉, 리프터는 행 자세를 만들었다가 바로 멈추지 않고 스내치를 하게 된다

AKA: Clean from hip.

주의: 힙 클린은 그립이 좁아서 고관절이 접히는 구간(스내치 그립일 때 바벨이 몸에 닿는 구간)보다는 자연스럽게 허벅지 위쪽에 바벨이 닿기 때문에 힙 스내치보다 그렇게 효과가 좋지는 않다. 그렇다보니 실제로 하이 행 클린에 더 가까운 동작이 된다. 혹은 고관절이 접히는 부위에 바벨을 위치시키기 위해서 팔꿈치를 접는 경우도 있다. 이렇게 팔꿈치를 접게 되면 클린에서 나쁜 습관이 생기는 것이며, 실제 클린동작과 비교했을 때 바벨의 위치가 달라지기 때문에 훈련을 제대로 활용하지 못하게 된다.

목적: 힙 클린의 목적은 풀 동작에서 폭발적인 신전을 만들어내고, 리프팅 할 때 특히 바벨이 고관절 부근에 위치해 있을 때, 올바른 자세와 균형 상태를 유지하는 것을 연습하기 위한 것이다. 또한, 바벨을 당기고 바벨 아래로 이동하는 능력을 향상시키는 데 도움이 된다.

프로그램 설계: 힙 클린은 1~3회를 한 세트로 진행한다. 기술 훈련 목적으로 진행된다면, 가벼운 무게로 진행해야 한다(클린 최대 무게의 대략 70% 혹은 이보다 가볍게). 강하게 몸을 신전시키고, 바벨을 당기고 아래로 이동하는 연습이 목적이라면, 무게를 더 무겁게 진행하는 것이 좋다(대략 70% 혹은 더 무겁게). 가벼운 무게로 훈련하는 날에 동작의 다양성을 위해서 진행하는 경우라면, 그날 선수가 필요로 하는 정도를 고려해서 결정하면 되는데 대략 70~80% 정도가 된다.

변형: 힙 클린은 역동작 없이 진행할 수도 있다. 그리고 훅 그립 사용도 자유이다.

머슬 클린

머슬 클린은 머슬 스내치보다는 잘 사용하지 않는 동작이다. 하지만 많은 경우에 매우 유용한 동작이다. 클린과 동일하게 동작을 시작한다. 몸을 완전히 신전시키게 되면, 바벨 아래로 이동해서 스쿼트 자세를 만들기보다는, 무릎과 몸을 완전히 신전시킨 상태를 유지하면서 팔꿈치를 최대한 높이 당긴다. 이때 바벨은 최대한 몸에 가까이 붙어 있어야 한다. 팔꿈치가 가능한 최대 높이에 도달하게 되면, 팔꿈치를 뒤집어서 위로 들어올리면서 클린 랙 자세를 빠르고 부드럽게 만들도록 한다. 풀 동작을 하면서 다리를 한 번 펴게 되면 그 이후에 계속 편 상태를 유지해야 한다. 움직임이 일어나는 동안에 바벨을 계속 움직이게 하기 위해서 계속적으로 바벨에 대한 장력을 유지해야 한다. 리프팅을 하는 동안에 동작을 머뭇거리거나 동작을 멈추는 구간이 있어서는 안 된다.

주의: 머슬 클린은 클린 하이 풀 동작에서 턴오버 동작을 추가한 움직임이라고 생각하면 이해가 쉬울 것이다. 이렇게 생각하면, 턴오버 동작을 하기 전에 팔꿈치를 위로 측면으로 최대한 높이 들어올리고, 하나의 연속된 동작으로 진행하는데 도움이 될 것이다. 만약 팔꿈치가 적절히 움직이지 않으면, 이 동작을 하는 이유가 없어진다.

목적: 머슬 클린을 가벼운 무게로 진행하게 되면, 클린 턴오버(세 번째 풀) 동작에서의 상체의 움직임을 강화하고 학습하는 데 도움이 된다. 특히, 클린 랙 자세를 만들 때 바벨이 심하게 어깨에 떨어지면서 충돌이 일어나는 리프터들이 부드럽고 정확하게 랙 자세를 만드는 데 도움이 된다. 비교적 무거운 무게로 머슬 클린을 하게 되면, 클린 턴오버 동작에서의 스트렝스를 키우는 데 도움이 된다.

프로그램 설계: 머슬 클린은 기술 훈련 목적으로 운동 초반에 진행할 수 있다. 혹은 보조 운동으로 운동을 마무리할 때 진행할 수도 있다. 일반적으로 세트당 3~5회로 진행하며, 무거운 무게로 1 혹은 2회씩 진행할 수도 있다,

변형: 머슬 클린은 행 자세나 블록에서 시작할 수도 있다. 그립 스트렝스를 위해서 훅 그립을 하지 않는 경우도 있다.

파워 클린

파워 클린은 클린 동작의 가장 기본적인 변형 동작 중에 하나이다. 클린과 유일한 차이점은 바벨을 받는 위치이다. 이 부분을 제외하고는 클린과 동일하게 진행된다. 리프팅을 할 때, 바벨을 충분히 상승시키고 빠르게 바벨 아래로 이동해서 허벅지가 지면과 수평이 되기 전에 랙 자세에서 바벨을 단단히 고정시켜야 한다. 바벨은 랙 자세에서 안정적으로 고정되어 있어야 하며, 허벅지가 지면과 수평이 되는 지점보다 더 높은 지점에서 몸이 아래로 이동하는 움직임이 완전히 멈춰야 한다. 파워 클린과 관련된 더 상세한 정보는 이 책의 '클린 배우기' 챕터에서 확인할 수 있다.

주의: 가끔씩 코치와 선수는 '파워'로 바벨을 받는 동작에 대해서 서로 다르게 이해하고 있다. 일반적으로, 허벅지가 지면과 수평이 되거나, 이보다 좀 더 높은 각도에서 바벨을 받는 것을 '파워'라고 말한다. 90도 이상 무릎이 굽혀지지 않는 상태를 말하는 경우도 있으며, 무조건 엉덩이가 무릎보다 높은 상태에서 바벨을 받는 경우만 파워로 보는 경우도 있다(즉, 허벅지가 지면과 정확하게 수평인 상태는 파워로 보지 않는 것이다). 그리고 클린 동작보다 의도적으로 발을 훨씬 더 넓게 벌려서 파워 클린을 하는 리프터들도 있다. 이렇게 다리를 더 넓게 벌리면 리시빙 자세에서 몸 전체가 아래로 이동하려는 것을 더 쉽게 멈출 수 있다. 하지만 바벨을 충분히 높이 들어올리지 않으면, 풀 스쿼트로 바로 앉기 힘들 수도 있다.

목적: 파워 클린은 풀 동작 이후에 바벨 아래로 이동하는 시간과 거리를 제한함으로써, 두 번째, 세 번째 풀 동작에서의 더 많은 힘, 스피드를 만드는 훈련을 하는 데 사용될 수 있다. 혹은 가벼운 무게로 훈련하는 날에 가벼운 바벨 기술 훈

련 동작으로 진행할 수도 있다. 또한 초보자가 클린을 배우기에 좋은 동작이며, 가동성 제한 때문에, 프론트 스쿼트로 깊이 앉기 힘든 사람을 위한 동작이기도 하다.

프로그램 설계: 일반적으로 파워 클린은 1~3회를 한 세트로 진행하며, 이 반복 횟수로 파워 클린 최대 무게를 측정할 수도 있다. 파워 클린 최대 무게는 클린 최대 무게와는 차이가 나이기 때문에, 무거운 무게로 클린 훈련을 하는 날 사이에, 가벼운 무게로 훈련하는 날에 최대 무게로 파워 클린을 해도 여전히 가벼운 바벨 훈련 효과를 얻을 수 있다. 스피드 훈련으로 진행하는 경우는, 최대 무게의 60~75% 정도가 적당하다. 비교적 가벼운 무게로 훈련하는 날은 대략 70~80%가 일반적으로 사용하는 무게이다.

변형: 파워 클린의 가장 일반적인 변형 동작은 행 파워 클린과 블록 파워 클린이다. 그립 스트렝스를 위해서 훅 그립을 하지 않을 수도 있다.

파워 클린 후 프론트 스쿼트

파워 클린을 한 뒤에 프론트 스쿼트 하기는 파워 클린 동작과 프론트 스쿼트 동작을 합쳐서 하나의 동작으로 만든 것이다. 그러나 파워 클린+프론트 스쿼트 콤플렉스와는 다르다. 평소처럼 파워 클린을 한 후, 파워 리시빙 자세로 2~3초 동안 동작을 멈춘다. 그리고 바로 프론트 스쿼트를 하고 일어서는 것이다.

주의: 여기서는 파워 클린과 프론트 스쿼트 동작 사이에 완전히 일어서지는 않기 때문에, 파워 클린+프론트 스쿼트 콤플렉스와는 다르다.

목적: 이 운동의 주요 목적은 상대적으로 높은 자세에서 적절한 발 넓이와 자세를 갖춘 상태에서 바벨을 안정적으로 받으면서, 더 나은 클린 리시빙 자세를 연습하기 위한 것이다. 클린을 하면서 바벨 아래로 이동해서 내려가는 도중에 잠시 멈추는 동작이라고 생각할 수도 있다. 이 동작을 통해서 클린과 동일한 발 넓이로 파워 클린을 연습하는 환경을 만들 수 있다.

프로그램 설계: 보통 1~3회를 한 세트로 진행하며, 파워 클린과 마찬가지로 최대 무게로 진행할 수도 있으나, 기술 훈련의 목적이 더 강하기 때문에, 최대 무게보다는 조금 가벼운 무게로 2~3초 정도 멈추는 동작을 포함시키는 것이 더 적절하다. 일반적으로 강도는 리프터의 클린 최대 무게의 70~85% 정도이다.

변형: 클린 동작과 합쳐서 콤플렉스로 진행해도 된다. 먼저 파워 클린을 한 뒤에 프론트 스쿼트 하기 동작을 통해서 바벨을 적절하게 리시빙 하는 기술 연습을 한 뒤에, 클린을 하는 것이다.

클린 자세에서 프레스

클린 자세에서 프레스 동작은 클린 리시빙 자세를 위한 가동성, 스트렝스를 훈련하는 것이다. 클린 그립으로 바벨을 잡고 저크 랙 자세를 만든 다음에, 스쿼트 자세로 앉는다. 스쿼트로 앉은 상태에서, 바벨을 그대로 위로 밀어서 적절한 저크 오버헤드 자세를 만드는 것이다. 이때 양쪽 견갑골을 함께 세게 쥐어짜면서, 팔꿈치를 안정적으로 펴줘야 한다. 이 오버헤드 자세로 잠시 멈췄다가 바벨을 랙 포지션으로 가져온다. 이때 천천히 움직임을 조절해서 진행해야 한다. 처음 한 번 동작을 진행하고, 이후부터는 시작 자세를 계속 만들기보다는 연속으로 진행할 수 있다. 하지만 항상 바벨이 어깨에 닿을 정도로 바벨을 내렸다가 다시 밀어야 한다. 균형을 유지한 상태로 발은 완전히 바닥에 접촉되어 있어야 하며, 발 넓이는 클린과 완전히 동일하다. 동작을 진행하는 동안 클린 리시빙 자세와 동일하게 몸통은 항상 견고한 상태를 유지해야 한다.

AKA: Sots press.

주의: 이 운동은 가동성이 충분해서 통증 없이 진행할 수 있거나, 거의 완벽한 자세를 만들 수 있는 사람에게만 적절한 운동이다. 이 동작은 가동성과 자세를 어느 정도 개선시키는 데 도움이 되지만, 어깨에 부담이 되지 않고 이 동작의 효과를 극대화할 수 있는 범위 내에서만 진행해야 한다. 상하체의 스트레칭 동작으로 활용될 수도 있다.

목적: 클린 자세에서 프레스 하기 동작은 클린 리시빙 자세에서의 발목, 고관절, 흉추와 어깨 가동성을 개선하는 데 도움이 된다. 또한, 몸통의 안정성, 등을 신전시키는 스트렝스, 오버헤드 자세에서의 상체 스트렝스와 균형 상태 그리고 정확성을 키우는 데 도움이 된다.

프로그램 설계: 보통 훈련 세션 초반에 클린 동작을 하기 전에, 리시빙 자세를 연습하기 위해서 진행한다. 3~5회씩을 한 세트로 진행하는 것이 적절하고, 리프터의 능력을 고려해서 무게를 결정하며, 빈 바벨로 진행할 수도 있다.

변형: 프론트 스쿼트로 앉아서 바벨이 오버헤드 자세로 있는 상태로 프레스를 할 수도 있다. 프레스를 한 후 오버헤드

자세로 2~3초 정도 동작을 멈추면서 진행할 수도 있다. 바벨이 랙 자세에 있는 상태에서 매번 시작 자세를 다시 잡으면서 프레스 할 수도 있다.

세그멘트 클린

세그멘트 클린은 풀 동작을 할 때 1번 혹은 2번 이상 동작을 잠시 멈추는 것을 제외하고는 클린과 동일하다. 평소와 동일하게 리프팅을 시작하고 지정된 지점에서 3초 동안 멈춘다. 만약 2군데 이상의 지점에서 멈춘다면, 그 지점까지 다시 이동해서 멈추도록 한다. 동작을 멈추는 마지막 지점을 지나서는, 정상적인 클린처럼 동작을 마무리하면 된다. 이때 마지막 동작을 멈춘 구간에서 다른 동작 없이 바로 클린 동작으로 이어져야 한다.

AKA: Pause clean.

목적: 세그멘트 클린을 하는 주목적은 풀 동작을 하는 동안에 특정 구간에서의 자세를 강화시키는 것이다. 그래서 클린을 할 때 자세를 유지할 수 있는 전반적인 능력을 키우는 것이다. 한 구간에서 다른 구간으로 넘어갈 때의 움직임을 강화시키는 데도 도움이 된다. 바벨을 상승, 가속시키는 시간과 거리를 제한하는 행 클린 변형 동작으로 활용하면서 더 빠르게 힘을 만들어내는 연습을 할 수도 있다. 가벼운 무게로 훈련하는 날의 동작으로 선택할 수도 있으며, 스피드 훈련에도 활용할 수 있다. 마지막으로, 일반적인 리프팅 동작보다 더 오랫동안 바벨을 잡고 있는 상태로 가속을 해야 하기 때문에, 그립 스트렝스를 키우기에도 좋다.

프로그램 설계: 1~3회를 한 세트로 진행하면, 리프터의 클린 최고 무게의 70~100% 정도의 강도로 진행할 수 있다. (아직 기술적으로 능숙하지 않은 리프터라면, 정확하게 자신의 최고 무게를 알 수 없기 때문에, 더 높은 %로 세그멘트 클린을 진행할 수도 있다.) 의도한 목적을 달성하지 못할 정도로, 혹은 올바른 자세로 수행하지 못할 정도로 강도를 올려서는 안 된다. 3초 정도 동작을 멈추는 것이 일반적이지만, 필요에 따라서 더 짧게 혹은 더 길게 멈출 수도 있다.

변형: 멈추는 지점을 다양하게 할 수도 있다. 가장 일반적인 지점은 무릎이며, 바닥에서 1인치 떨어진 지점, 무릎 밑, 허벅지 가운데 지점에서 멈출 수도 있다. 여러 지점을 함께 사용할 수도 있다. 예를 들어, 적절한 균형 상태와 자세를 연습하기 위해서 바닥에서 1인치 떨어진 지점에서 멈췄다가, 허벅지가 가운데 지점에서 멈춰서 풀 동작에서 어깨가 바벨을 넘어가 있는 상태로 충분히 오래 버틸 수 있는 연습을 할 수도 있다. 그립 스트렝스를 키우고 싶다면, 훅 그립을 하지 않을 수도 있다.

세그멘트 파워 클린

세그멘트 파워 클린은 풀 동작을 할 때 1번 혹은 2번 이상 동작을 잠시 멈추는 것을 제외하고는 파워 클린과 동일하다. 평소와 동일하게 리프팅을 시작하고 지정된 지점에서 3초 동안 멈춘다. 만약 2군데 이상의 지점에서 멈춘다면, 그 지점까지 다시 이동해서 멈추도록 한다. 동작을 멈추는 마지막 지점을 지나서는, 정상적인 파워 클린처럼 동작을 마무리하면 된다. 이때 마지막 동작을 멈춘 구간에서 다른 동작 없이 바로 파워 클린 동작으로 이어져야 한다.

AKA: Pause power clean.

목적: 세그멘트 파워 클린을 하는 주목적은 풀 동작을 하는 동안에 특정 구간에서의 자세를 강화시키는 것이다. 그래서 클린을 할 때 자세를 유지할 수 있는 전반적인 능력을 키우는 것이다. 한 구간에서 다른 구간으로 넘어갈 때의 움직임을 강화시키는 데도 도움이 된다. 바벨을 상승, 가속시키는 시간과 거리를 제한하는 행 파워 클린 변형 동작으로 활용하면서 더 빠르게 힘을 만들어내는 연습을 할 수도 있다. 가벼운 무게로 훈련하는 날에 클린 대신에 파워 클린으로 진행할 수 있으며, 스피드 훈련에도 활용할 수 있다. 마지막으로, 일반적인 리프팅 동작보다 더 오랫동안 바벨을 잡고 있는 상태로 가속을 해야 하기 때문에, 그립 스트렝스를 키우기에도 좋다.

프로그램 설계: 1~3회를 한 세트로 진행하면, 리프터의 파워 클린 최고 무게의 70~100% 정도의 강도로 진행할 수 있다(아직 기술적으로 능숙하지 않은 리프터라면, 정확하게 자신의 최고 무게를 알 수 없기 때문에, 더 높은 %로 세그멘트 파워 클린을 진행할 수도 있다). 의도한 목적을 달성하지 못할 정도로, 혹은 올바른 자세로 수행하지 못할 정도로 강도를 올려서는 안 된다. 3초 정도 동작을 멈추는 것이 일반적이지만, 필요에 따라서 더 짧게 혹은 더 길게 멈출 수도 있다.

변형: 멈추는 지점을 다양하게 할 수도 있다. 가장 일반적인 지점은 무릎이며, 바닥에서 1인치 떨어진 지점, 무릎 밑, 허벅지 가운데 지점에서 멈출 수도 있다. 여러 지점을 함께 사용할 수도 있다. 예를 들어, 적절한 균형 상태와 자세를 연습하기 위해서 바닥에서 1인치 떨어진 지점에서 멈췄다가, 허벅지가 가운데 지점에서 멈춰서 풀 동작에서 어깨가 바벨을 넘어가 있는 상태로 충분히 오래 버틸 수 있는 연습을 할

수도 있다. 그립 스트렝스를 키우고 싶다면, 훅 그립을 하지 않을 수도 있다.

슬로우 풀 클린

슬로우 풀 클린은 단지 첫 번째 풀 동작을 정상적인 속도보다 느리게 한다는 점을 제외하고는 클린과 동일하다. 바닥에서 허벅지 가운데 지점까지 바벨을 들어올리는 데 3초 혹은 3초 이상 걸리도록 한다. 이렇게 속도를 늦춰서 동작을 진행하면서 올바른 자세와 균형 상태를 연습하는 것이다. 동작이 끊어지지 않게 바벨을 들어올리면서 허벅지 가운데 지점에 가까워질 때, 무릎과 고관절을 강하게 신전시켜 바벨을 가속시키면서 클린 동작을 마무리할 수 있게 된다.

목적: 슬로우 풀 클린 동작은 두 번째 풀 동작을 시작하기 전까지의 올바른 자세와 균형 상태를 유지하는 데 도움을 주며, 두 번째 풀 동작을 시작하는 타이밍 훈련에도 좋다. 이렇게 속도를 줄여서 동작을 연습하게 되면, 풀 동작을 할 때의 자세를 강화하는 데 상당히 도움이 된다. 그리고 두 번째 풀 동작을 시작할 때는 바벨의 위로 향하는 탄성이 많이 존재하지 않는 상태이기 때문에, 몸을 완전 신전시키면서 바벨 아래로 이동할 때 더 큰 힘을 낼 수밖에 없게 된다.

프로그램 설계: 슬로우 풀 클린은 1~3회를 한 세트로 진행하며, 적절한 타이밍과 자세가 가능할 정도로 무게를 결정하면 된다. 클린 훈련을 시작하기 전에 가벼운 무게로 기술 훈련으로 할 수도 있으며, 좀 더 무거운 무게로 슬로우 풀 클린 자체를 본 운동으로 진행할 수도 있다(일반적으로 70~80%로 진행하지만, 1회 들 수 있는 최대 무게로 진행할 수도 있다).

변형: 슬로우 풀 클린은 발을 움직이지 않는 상태로 바닥에서 시작할 수도 있으며, 라이저에서 서서 시작할 수도 있다. 파워 클린을 진행하고 이후에 정상적인 속도로 진행하는 클린을 이어서 하면서 콤플렉스 진행할 수도 있다(슬로우 풀 파워 클린+클린). 클린 풀 훈련 자체를 이렇게 속도를 줄여서 진행할 수도 있다.

스플릿 클린

스플릿 클린은 1950년대와 1960년대까지는 일반적인 클린 형태였다. 이후부터 오늘날의 스쿼트 형태의 클린 동작으로 바뀌게 된 것이다. 요즘에는 부상이나 가동성 제한이 있는 선수들이 주로 사용한다. 스플릿 클린 동작에 대해서는 클린 배우기 챕터에서 자세하게 설명했다.

목적: 요즘은 부상이나 가동성 제한 때문에 스쿼트로 클린 동작을 할 수 없는 사람들이 주로 스플릿 클린을 한다. 그러나 훈련을 더 이상 추가하지 않은 상태에서, 저크 동작에서의 발의 움직임을 연습하기 위해서 스플릿 클린을 하는 경우도 있다. 예를 들어, 스플릿 자세를 연습할 필요가 있는 사람이 다른 사람은 파워 클린을 연습할 때 자신은 스플릿 클린을 연습할 수도 있다. 그렇게 하면 이 사람은 한 가지 동작으로 스플릿 자세와 클린 연습을 동시에 할 수 있는 것이다. 이 경우라면, 좀 더 깊은 스플릿 클린 자세보다는 스플릿 저크 자세에 더 가깝게 스플릿 자세를 만들 필요가 있다.

프로그램 설계: 만약 리프터가 스플릿 클린을 본 운동으로 진행한다면, 스쿼트 클린과 동일한 방식으로 프로그램을 설계하면 된다. 또한 가벼운 무게로 훈련하는 날에 리프터에게 부담이 되지 않는 클린 변형 동작으로 파워 클린을 진행하듯이 똑같이 스플릿 클린을 진행할 수도 있다. 혹은 스플릿 자세에서의 발의 움직임을 연습하는 훈련으로 진행할 수도 있다. 어떤 경우든, 1~3회를 한 세트로 진행하는 것이 적절하다.

스테이지 클린

스테이지 클린은 2개 혹은 그 이상의 구간으로 나눠서 점진적으로 풀 동작을 진행하면서 마지막에 클린 동작을 하는 것이다. 정확한 구간은 특정 목표를 달성하기 위해서 각자마다 달라질 수 있다. 기본적인 예는 무릎까지 클린 풀 동작을 하고 난 후에, 정상적인 풀 동작을 하고 마지막 클린 동작을 하는 것이다.

주의: 스테이지 클린은 풀 동작 혹은 데드리프트 동작과 완전한 클린 동작을 합친 콤플렉스 동작과 같다고 볼 수 있다.

목적: 스테이지 클린은 클린 풀 동작에서의 균형, 자세 그리고 타이밍을 강화시키기에 유용하다. 분리해서 하나의 훈련으로 진행하기보다는, 클린 훈련을 하기 전에 기술 훈련으로 사용될 수도 있다. 클린 본 운동을 시작하기 전에, 더 무거운 무게로 진행한 후에 본 운동에서 스피드, 폭발력을 더욱 향상시킬 수 있는 도구로 사용될 수도 있다.

프로그램 설계: 클린 전에 준비 운동으로 진행할 수 있다. 가벼운 무게로 진행하는 클린 변형 동작으로 무거운 무게로 훈련하는 날 사이에 진행할 수도 있다. 메조사이클 준비 기

간에 진행하는 무거운 클린 변형 동작으로도 사용할 수 있다. 각 동작에는 이미 3개의 동작이 합쳐져 있기 때문에(무릎까지의 풀, 정상적인 풀, 마지막에 클린), 1~2회를 한 세트로 진행하면 충분하다(실제로는 총 3~6회). 강도는 70% 또는 그 이상에서 결정된다.

톨 클린

클린 그립으로 바벨을 잡고 똑바로 선 상태로, 팔은 편안하게 편 상태를 유지하며, 양발은 풀 자세 넓이로 위치시킨다. 그리고 팔꿈치를 강하게 당기고, 발을 들어올리면서 빠르게 바벨 아래로 내려간다. 이때 발을 움직여서 리시빙 자세를 만들고 스쿼트로 앉으면서 클린 랙 자세를 안정적이고 견고한 상태로 만들어준다. 발은 바닥에 완전히 평평하게 닿은 상태여야 한다.

AKA: Clean pull-under, dead-hang clean.

주의: 이 동작은 처음에 겁이 날 수도 있으며, 이전에 해본 적이 없다면 절대 불가능할 것처럼 보일 수도 있다. 더 오랫동안 서 있을수록, 더 힘들어질 수 있다. 리프터는 준비된 상태에서 바로 몸을 움직여야 한다.

목적: 톨 클린은 바벨을 당긴 후 바벨 아래로 내려가는 동작을 연습하는 데 도움이 되며, 턴오버 동작에서의 스피드, 자신감 그리고 정확성을 훈련하는 데 도움이 된다.

프로그램 설계: 톨 클린은 바벨을 당긴 후 아래로 이동하는 동작이 약하거나, 세 번째 풀 동작에서 올바른 발 움직임에 집중할 필요가 있는 리프터가 클린 훈련 전에 할 수 있는 기술 훈련으로 아주 좋은 동작이다. 언제든지 풀 동작 이후에 바벨 아래로 이동하는 동작을 훈련하기 위해서 진행할 수 있는 동작이다. 1~3회를 한 세트로 진행하는 것이 적절하며, 무게는 아주 가볍게 진행한다. 무게를 너무 많이 올리지 않도록 주의해야 하며, 자신도 모르게 톨 클린이 아니라 딥 클린 혹은 하이 행 클린을 하지 않게 조심해야 한다. 다른 기술 훈련과 마찬가지로, 제대로 동작을 수행하지 않으면 오히려 역효과가 발생할 수 있다.

변형: 발을 완전히 바닥에 붙인 상태에서 시작할 수 있으며, 혹은 발볼 쪽으로 서서 시작할 수도 있다.

저크 연습

드롭해서 스플릿 자세

리프터는 좁은 그립으로 바벨을 잡고 백 스쿼트처럼 목 뒤에 놓는다. 몸 쪽으로 바벨을 강하게 당겨서 동작을 진행하는 동안에 바벨이 움직이지 않도록 고정시킨다. 이 상태에서 다리를 앞뒤로 빠르게 벌려서 스플릿 저크 자세를 만들면서 바벨 무게를 흡수한다. 이때 앞뒤 다리가 균형 상태를 유지하면서 적절한 자세를 취할 수 있도록 해야 하며, 몸통은 곧게 세운 상태를 유지한다. 그리고 나서는 앞쪽 다리를 먼저 당기고, 뒤쪽 다리를 당겨서 두 다리를 모을 수 있도록 한다.

AKA: Split drop.

주의: 처음에는 동작에 대한 두려움이 있을 수 있으니, 매우 가벼운 무게로 시작해서 점점 무게를 올려간다. 만약 더 무거운 무게로 연습하기를 원한다면, 점프해서 스플릿 자세 만들기Jump to split에 더 적절하다.

목적: 드롭해서 스플릿 자세 만들기 동작은 발을 빠르고 정확하게 움직여서 스플릿 자세를 만드는 연습을 하는 것이다. 또한 저크에서의 스플릿 리시빙 자세를 강화시키는 데도 도움이 된다. 스플릿 리시빙 자세가 약해서 저크를 실패하는 사람이 적지 않기 때문에 이 부분에서 도움이 될 수도 있다.

프로그램 설계: 드롭해서 스플릿 자세 만들기 동작은 저크 및 관련 동작 훈련 후에 진행하는 것이 좋으며, 스쿼트와 풀 동작과 같은 스트렝스 기반의 훈련 전에 진행할 수도 있다. 리프터의 최고 저크 무게의 100% 혹은 더 무겁게 1~5회 정도 진행할 수 있으나, 2~3회 정도 진행하는 경우가 가장 일반적이다. 점프해서 스플릿 자세 만들기 동작에서 사용하는 무게보다는 가벼운 무게로 진행한다. 발 움직임을 연습하는 기술 훈련으로 3~5회 정도 저크 본 훈련 전에 가벼운 무게로 진행할 수도 있다.

변형: 딥과 다리를 이용한 드라이브 동작을 먼저 하면서 발을 앞뒤로 벌릴 수 있는 시간과 공간을 더 만들어줄 수도 있다. 이렇게 동작을 진행하게 되면 더 무거운 무게로 연습할 수도 있으며, 정확하게 말하자면, 점프해서 스플릿 자세 만들기 동작에 더 가까워진다. 발을 완전히 바닥에 닿아 있는 상태로 시작할 수 있으며, 발끝으로 서 있는 상태로 시작할 수도 있다.

프론트 스쿼트-저크

프론트 스쿼트-저크 동작은 프론트 스쿼트와 저크를 하나의 동작으로 묶어서 진행하는 것이다. 이 동작은 두 가지 동작을 확실히 구분해서 진행하는 프론트 스쿼트+저크와는 다르다는 것을 명심해야 한다. 저크 랙 자세에서 프론트 스쿼트를 하면서 일어날 때, 최대한 가속을 한다. 스쿼트를 하고 일어설 때, 다리로 지면을 계속 강하게 밀어주면서, 어깨에 있는 바벨을 위로 밀어준다. 이때 바벨을 향해서 펀치를 하면서 오버헤드 자세를 만들어 팔을 락아웃시키는 동시에 스플릿 자세를 만들어준다. 이 동작은 저크 동작을 시작하기 전에 딥과 드라이브 동작을 먼저 하기보다는, 프론트 스쿼트를 하는 동작을 볼 수 있다.

주의: 만약 리프터가 저크 랙 자세로 프론트 스쿼트를 하기 힘들다면, 최대한 저크 랙 자세에 가깝게 만들 수 있도록 노력해서, 스쿼트를 하고 일어서면서 최대한 부드럽게 스플릿 자세로 전환될 수 있도록 해야 한다.

목적: 이 운동은 저크 동작에서의 다리를 이용한 드라이브 동작을 더 강하게 만드는 데 목적이 있으며, 최종적으로 몸을 신전시키기 전에 스쿼트를 통해서 드라이브 동작을 할 때의 다리의 스트렝스를 키울 수 있다.

프로그램 설계: 리프터의 저크 최대 무게 70% 정도로 1~3회를 한 세트로 진행하는 것이 좋다. 일반적으로, 훈련에서

강조하는 부분에 따라서 스내치 혹은 변형 동작 후에 진행할 수도 있으며, 클린 변형 동작 전에 진행할 수도 있다.

변형: 이 동작은 프론트 스쿼트가 아니라 백 스쿼트를 하고 일어나면서 스플릿 저크를 하는 동작으로 변경할 수도 있다.

프론트 스쿼트-푸시 프레스

프론트 스쿼트-푸시 프레스 동작은 프론트 스쿼트와 푸시 프레스를 하나의 동작으로 묶어서 진행하는 것이다. 이 동작은 두 가지 동작을 확실히 구분해서 진행하는 프론트 스쿼트+푸시 프레스와는 다르다는 것을 명심해야 한다. 저크 랙 자세에서 프론트 스쿼트를 하면서 일어날 때, 최대한 가속을 한다. 스쿼트를 하고 일어설 때, 다리로 지면을 계속 강하게 밀어주면서, 어깨에 있는 바벨을 위로 밀어준다. 이때 바벨을 향해서 펀치를 하면서 오버헤드 자세를 만들어 팔을 락아웃시키면서 푸시 프레스 동작을 한다. 이 동작은 푸시 프레스 동작을 시작하기 전에 딥과 드라이브 동작을 먼저 하기보다는, 프론트 스쿼트를 하는 동작으로 볼 수 있다.

주의: 만약 리프터가 저크 랙 자세로 프론트 스쿼트를 하기 힘들다면, 최대한 저크 랙 자세에 가깝게 만들 수 있도록 노력해서, 스쿼트를 하고 일어서면서 최대한 부드럽게 푸시 프레스 동작으로 전환될 수 있도록 해야 한다.

목적: 이 동작은 스쿼트를 하고 일어설 때 더 강하게 가속하는 훈련을 하기 위해서 그리고 준비 운동으로 진행할 수 있다. 클린 혹은 저크 동작을 할 때 다리 드라이브의 스피드와 힘을 강화시켜주기 위한 방법으로 사용되기도 한다.

프로그램 설계: 가장 무거운 무게로 진행한다면, 1~2회 정도 할 수 있지만, 본 훈련 혹은 준비 운동으로 진행한다면, 3~5회 정도로 진행할 수 있다. 훈련 세션 초반에 가벼운 무게로 준비 운동으로 진행할 수 있다. 본 훈련으로 진행한다면, 스내치 혹은 클린 앤 저크 변형 동작 후에 스쿼트와 같은 기본적인 스트렝스 훈련 전에 시작하는 것이 좋다.

변형: 이 동작은 프론트 스쿼트가 아니라 백 스쿼트를 하고 일어나면서 푸시 프레스를 하는 동작으로 변경할 수도 있다. 스내치 그립으로 동작을 진행할 수도 있다.

저크 밸런스

저크 밸런스는 스플릿 저크를 배우고 익히기 위한 훈련이기도 하며, 교정 운동이기도 하다. 동작에 대한 구체적인 설명은 저크 배우기 챕터에서 확인할 수 있다.

주의: 이 동작에서 가장 흔한 실수는 스플릿 자세에서 앞뒤발에 무게중심이 골고루 분산되기보다는, 앞발에 더 많은 무게중심이 옮겨져 있거나, 가슴이 앞으로 떨어져 있는 것이다. 몸통은 거의 수직 상태로 곧게 세워야 하며(올바른 오버헤드 자세를 만들면서 살짝 앞으로 기울 수는 있다.) 앞발과 뒷발 간의 균등한 균형 상태가 유지되어야 한다.

목적: 저크 밸런스 동작은 스플릿 저크 동작을 할 때 머리와 가슴이 너무 앞으로 떨어지거나, 엉덩이가 바벨 뒤쪽으로 빠지는 리프터가 자세와 동작을 배우고 연습하기 좋다. 그리고 스플릿 자세에서 앞쪽으로 너무 무게중심이 옮겨져 있기보다는 양다리에 골고루 분산시키는 연습을 하기에도 좋다.

프로그램 설계: 저크 훈련을 본격적으로 시작하기 전에, 혹은 언제든지 가벼운 무게로 기술 훈련 목적으로 진행할 수 있다(빈 바벨로도 할 수도 있다). 리프터의 저크 최대 무게의 40~70% 정도로 2~5회를 한 세트로 진행할 수 있다. 올바른 자세가 가능하다면, 더 무거운 무게로 진행할 수도 있다. 만약 올바른 자세가 불가능하다면, 당연히 본인에게 도움이 되지 않을 뿐만 아니라, 교정하려던 동작이 오히려 더 안 좋아질 수도 있다.

목 뒤에서 저크

바벨을 저크 그립으로 잡고 목 뒤에 위치시킨 후(백 스쿼트처럼), 발은 드라이브 자세 넓이로 벌리고, 완전히 바닥에 닿아 있어야 하며, 무게중심은 약간 뒤꿈치 쪽으로 옮겨 균형 상태를 유지한다. 무릎만 살짝 구부리면서, 몸통은 수직에 가깝게 곧게 세운다. 무릎을 구부리면서 딥 자세를 만들었다가, 다리로 지면을 밀어주면서 강하게 드라이브 동작을 한다. 그러면서 바벨을 위로 가속시켜준다. 다리 신전을 거의 마무리하는 시점에, 팔을 이용해서 바벨을 밀어주면서, 다리를 움직여 스플릿 자세를 만들어준다. 바벨을 향해서 펀치를 하면서, 팔을 락아웃시켜서 정확한 오버헤드 자세를 만들어준다. 스플릿 자세에서 일어나기 전에, 안정적이고 견고한 오버헤드 자세를 정확히 만들어줘야 한다.

AKA: Jerk BNK, BTN jerk, behind the neck jerk.

주의: 목 뒤에 있는 바벨의 위치는, 오버헤드 자세에서의 바벨의 위치 바로 아래여야 하며, 오버헤드 자세에서 그렇듯이, 몸통이 매우 약간 앞쪽으로 이미 기울어져 있어야 한다. 그래야 바벨과 몸통이 수직선상에 있을 수 있게 된다. 이 동작을 할 때, 가장 흔하게 일어나는 실수는, 딥 동작을 할 때, 몸통이 앞으로 기울어져 지고 엉덩이를 뒤로 빼는 것이다. 바벨이 목 뒤에 있기 때문에, 몸통이 약간 앞쪽으로 기울어질 수는 있지만, 필요 이상으로 과도하게 앞으로 기울지 않도록 하는 것이 중요하다.

목적: 목 뒤에서 저크 하기 동작을 하는 몇 가지 목적이 있다. 바벨을 목 뒤에 위치시켰을 때의 바벨과 몸통의 위치가 저크 리시빙 자세에서의 바벨과 몸통의 위치와 동일하기 때문에, 저크 랙 자세에서 올바른 오버헤드 자세를 만드는 데 어려움을 느끼는 리프터들에게 좋은 운동이 된다. 손목, 팔꿈치 혹은 어깨에 부상이나 통증이 있는 경우에는 정상적인 저크 랙 자세에서 하는 저크 동작을 대체해서 진행할 수도 있다. 목 뒤에서 저크 동작을 하는 것이 더 자신 있고 강한 선수들의 경우는, 더 무거운 무게로 동작을 하면서 오버헤드 자세와 저크에 대한 스크렝스를 향상시키는 훈련을 할 수도 있다. 마지막으로, 저크 동작을 할 때의 팔을 밀어주는 타이밍을 연습할 수도 있다.

프로그램 설계: 목 뒤에서 저크 하기 동작은 저크 동작과 동일하게 프로그램을 설계할 수 있다. 보통은 리프터의 저크 최대 무게의 70% 혹은 더 무겁게 1~3회 정도 진행한다. 가끔씩 저크 최대 무게보다 더 무겁게 진행하는 경우도 있다. 언제든지 가벼운 무게로 기술 훈련 목적으로 진행할 수 있다.

변형: 리비싱 자세를 스플릿, 파워, 푸시 앤 스쿼트로 다양하게 바꿔가면서 진행할 수도 있다.

저크 딥

바벨을 저크 랙 자세로 위치시키고, 저크 드라이브 자세 넓이로 발을 벌린다. 가속을 해서 딥 자세를 시작해서 딥 가장 아래 구간에서 가능한 빠르게 제동을 걸어준다. 이때 자세와 균형이 무너지지 않는 것이 중요하다. 일반적으로 저크 딥 동작은 클린 혹은 프론트 스쿼트 후에 한 번 정도 진행한다. 만약 여러 번 진행하는 경우라면, 딥 동작을 한 후에, 힘을 주면서 빠르게 일서기보다는 자연스럽고 편안하게 일어서는 것이 좋다. 딥의 가장 아래 구간에서 제동을 걸어주는 것이 가장 중요한 부분이다. 만약 빠르고 강하게 제동을 걸 수 없다면, 제동 능력이 충분히 좋아질 때까지는, 딥 동작을 위해서 아래로 내려갈 때의 가속을 줄여주는 것이 좋다.

주의: 리프터의 저크 스타일에 따라서(저크를 할 때 스트렝스를 주로 활용하는지, 탄력을 주로 활용하는지) 연습할 때의 딥 동작의 스피드는 실제로 저크를 할 때의 딥 스피드를 초과할 수도 있다. 이것은 딥 동작에서 제동을 걸 때, 다리가 더 많은 힘을 흡수하고 통제하는 연습을 위해서 의도한 부분이다.

목적: 저크 딥은 딥 가장 아래 구간에서의 스트렝스와 딥의 아래로 향하는 힘을 다리로 멈추면서 발생하는 탄력을 활용할 수 있는 능력을 훈련하기 위한 것이다.

프로그램 설계: 스쿼트 랙에서 저크 딥 동작만 따로 분리해서 1~5회 정도 진행할 수 있다. 하지만 보통은 클린 혹은 프론트 스쿼트 훈련 후에 보너스 저크 훈련으로 한 번만 진행하는 경우가 가장 많다. 무거운 무게로 진행할 수 있으며, 자세, 균형, 타이밍이 무너지지 않는다면, 저크 최대 무게 이상으로 훈련할 수도 있다.

변형: 완전히 구분해서 진행할 수 있는 다양한 저크 딥 변형 동작이 존재한다(이 챕터에서 다룬다).

저크 딥 스쿼트

바벨을 저크 랙 자세로 위치시키고, 저크 드라이브 자세 넓이로 발을 벌린다. 딥 자세와 동일한 곧게 세운 자세와 균형 상태를 유지해주며, 템포를 조절해주면서, 부드럽게 무릎을 구부렸다가 동일한 템포로 일어선다. 움직이는 동안 항상 장력을 유지할 수 있도록 해야 한다. 실제 딥과 드라이브 동작처럼 빠르고 탄성이 있는 동작이기보다는 오히려 템포를 조절하면서 진행하기 때문에 스트렝스 성격의 움직임에 가깝다.

주의: 딥의 움직임이나 자세가 바뀔 정도로 무거운 무게로는 진행하지 않도록 해야 한다. 올바른 움직임과 자세가 가능할 때만 이 훈련이 효과적이라고 할 수 있다.

목적: 저크 딥 스쿼트 동작은 안정적인 저크에 필요한 곧게 세운 자세와 무릎만 움직이는 동작에 있어서의 스트렝스와 균형 상태를 발달시키는 데 도움이 되는 기본적인 딥, 드라이브 스트렝스 훈련이다. 그리고 몸통과 저크 랙 자세를 유지하는 데 필요한 스트렝스 발달에도 도움이 된다.

프로그램 설계: 올바른 딥 자세와 움직임을 연습하기 위해서 가벼운 무게로 진행할 수 있다. 혹은 리프터의 저크 최대 무게의 80~110% 혹은 더 무겁게 진행하면서 스트렝스 훈련을 할 수도 있다. 무거운 무게로 훈련하면 자신감도 상승할 수 있다. 또한, 저크, 클린 앤 저크 혹 클린 동작과 묶어서 콤플렉스로 진행할 수도 있다(예: 클린+3저크 딥 스쿼트+저크 혹은 클린+저크 딥 스쿼트).

변형: 완전히 구분해서 진행할 수 있는 다양한 저크 딥 스쿼트 변형 동작이 존재한다(이 챕터에서 다룬다). 동작을 진행할 때의 템포를 조정하거나, 딥 가장 아래 구간에서 잠시 멈추는 동작을 추가할 수도 있다.

저크 드라이브

바벨을 저크 랙 자세로 위치시키고, 저크 드라이브 자세 넓이로 발을 벌린다. 저크 동작을 할 때처럼, 딥과 드라이브 동작을 한다. 그리고 다리를 이용한 드라이브 동작을 마무리하면서 팔을 이용해서 바벨을 어깨에서 위로 최대한 높이 들어올린다(무거운 무게라면, 겨우 몇 인치만 들어올릴 수 있을 것이다). 바벨을 밀어줄 때, 바벨이 앞으로가 아니라 바로 위로 이동할 수 있도록 머리를 뒤로 당기는 것이 중요하다. 리프터는 다리를 구부리면서 어깨로 무게를 흡수한다. 그리고 일어서서 다음 동작을 위해서 시작 자세를 갖춘다.

AKA: Half jerk.

주의: 많은 선수들이 바벨을 위가 아니라 앞으로 미는 경우가 많기 때문에, 올바른 자세로 저크 드라이브를 하는 것은 매우 어렵다. 바벨을 앞으로 밀게 되면 동작이 비효과적일 뿐만 아니라 역효과가 발생할 수도 있다. 만약 리프터가 이 동작을 하는 데 어려움이 있다면, 저크 딥 스쿼트와 같은 다른 동작을 통해서 교정하는 것이 좋다.

목적: 저크 드라이브는 딥 자세에 대한 스트렝스를 발달시키고, 딥 동작 이후 드라이브 동작으로 전환될 때 폭발력을 키우는 데도 도움이 된다. 저크 훈련을 할 때의 무거운 무게로 동일한 반복 횟수와 빈도로 위로 강하게 드라이브 하는 연습을 할 수도 있다. 올바른 자세로만 진행한다면, 저크를 위한 딥 자세와 균형 상태를 발달시키고 강화할 수 있다.

프로그램 설계: 리프터의 최고 저크 무게의 70~100% 혹은 더 무겁게 3~5회 정도를 스쿼트 랙에서 연습할 수 있다. 자세와 균형 상태가 유지만 된 상태에서, 바벨을 앞으로가 아니라 위로 제대로 밀어낼 수 있다면, 매우 무거운 무게로 훈련할 수도 있다.

변형: 완전히 구분해서 진행할 수 있는 다양한 저크 드라이브 변형 동작이 존재한다(이 챕터에서 다룬다).

저크 랙 자세 훈련

이 동작은 저크 랙 자세와 저크 동작을 위한 몸통과 등 상부를 강화시키기 위한 것이다. 리프터는 파워 랙을 준비해서 바벨이 어깨보다 2~3인치 정도 낮게 위치할 수 있도록 조정한다. 바벨 아래로 들어가서 저크 랙 자세를 만들어서 바벨을 들고 일어선다. 바벨을 들고 일어서서 저크 랙 자세를 유지한 상태로 3~10초 정도 버틴 후에, 다시 바벨을 내려놓는다. 바벨을 들고 있을 때 몸통을 아주 단단한 상태로 유지할 수 있도록 집중해야 한다.

주의: 저크 랙 자세에서 어깨를 살짝 들어올려서 바벨이 경동맥을 눌러서 어지러워지는 것을 예방해야 한다. 더 오랫동안 랙 자세를 유지하고 싶다면, 숨을 내쉬어주면서 자세를 유지할 필요가 있다.

목적: 이 동작은 등 상부, 몸통 그리고 랙 자세를 강화시켜줄 때 진행한다. 그리고 무거운 무게로 랙 자세를 유지하는데 익숙해질 수 있다.

프로그램 설계: 이 운동은 훈련 끝 혹은 끝 무렵에 진행하는 것이 좋다. 리프터의 클린 최대 무게의 100% 혹은 이 이상의 무게로 3~10초 정도 버티도록 한다.

저크 리커버리

저크 리커버리 동작은 스플릿 자세에서 동작을 시작하는, 저크 자세를 강화는 변형 동작이다. 스플릿 저크 리시빙 자세의 오버헤드 위치보다 2~3인치 낮게 바벨이 위치하도록 파워 랙을 놓는다. 리프터는 저크 그립으로 바벨을 잡고 아래로 들어가서 스플릿 자세를 만든다. 팔을 정확히 락아웃시킬 수 있도록 자세를 낮춰야 한다. 바벨 바로 아래에서 균형 상태를 유지하는 것이 중요하다. 몸통과 등 상위를 견고하고, 단단하게 만든 상태에서, 다리를 바로 펴주면서 바벨을 들어준다. 안정적인 상태로 바벨을 오버헤드 자세로 유지한 상태에서, 앞쪽 다리를 먼저 몸으로 당기고 뒤쪽 다리를 당기면서 양다리를 모으면서 일어서도록 한다(리커버리). 몸을 정확히 다 편 다음에는 무릎을 굽히면서 다시 바벨을 아래로 내린다.

주의: 이 동작에서 가장 힘든 부분은 랙에서 처음 바벨을 드는 구간이며 이때 균형 상태를 유지하는 것이다. 바벨에 대한 장력을 유지해주고, 뒤쪽 발보다는 앞쪽 발을 약간 더 밀어주게 되면 바벨을 앞으로가 아니라 수직 윗방향으로 향할 수 있도록 도와준다.

목적: 저크 리커버리는 리프터가 저크를 할 수 있는 무게보다 높은 무게를 이용해서 오버헤드 자세와 스플릿 자세를 발달시켜줄 수 있는 방법이다. 또한 스플릿 자세에서 리커버리를 할 때의 발의 움직임을 연습할 수도 있으며, 리커버리 할 때 오버헤드 자세의 균형과 바벨의 자세를 안정적으로 유지하는 연습도 가능하다. 저크에서 자신감도 키울 수 있다.

프로그램 설계: 저크 리커버리는 일반적으로 훈련 마지막에 진행한다. 1회 혹은 2~3회 정도로, 리프터의 저크 최대 무게의 90% 혹은 100% 이상의 무게로 진행하기도 한다. 그날 가능한 최대 무게로 한 번만 진행하는 경우도 있다.

변형: 바벨을 랙에서 들어올려서 오버헤드 자세를 만든 후에, 오버헤드 자세로 잠시 동작을 멈출 수도 있다. 파워 저크나 스쿼트 저크를 하는 리프터들은 자신의 저크 형태에 맞게 동작을 변형해서 진행해도 된다.

저크 스프링

리프터는 양발을 저크 드라이브 자세로 위치시키고, 저크 랙 자세를 만든다. 저크를 하기 위한 것처럼 무릎만 구부렸다가 딥 가장 아래 구간에서 빠르게 동작 전환을 하면서 탄성을 만들어준다(보통 3~5회 연속으로 반복). 매번 완전히 일어설 필요는 없으며, 바벨이 실제로 위로 가속하는 힘이 발생하지 않는다.

주의: 이 동작은 바벨이 휘는 움직임과 일치하는 리듬을 찾는 것이 중요하다. 무게가 무거워질수록, 바벨이 더 많이 휘기 때문에 이 리듬을 느끼기에 더 유리하다. 딥 가장 아래 구간에서 아주 빠르게 제동을 걸어줘야만 한다. 이렇게 할 수 없다면, 무게를 줄여서 연습하는 것이 좋다.

목적: 저크 스프링은 딥과 드라이브 사이에 동작 전환이 일어날 때의 발생하는 탄성을 훈련하는 것이다. 그리고 움직임에 대한 리듬을 익히기에 좋은 운동이며, 특히 저크의 딥과 드라이브 동작을 빠르고 정확하게 하지 못하는 리프터들에게 도움이 된다. 딥 동작에서 빠르게 제동을 거는 능력을 키우기에도 유용하다.

프로그램 설계: 랙에서 1~5회 정도 동작을 완전히 분리해서 연습할 수 있다. 저크에서 반동을 주는 훈련으로, 클린 혹은 프론트 스쿼트 세트 전에 진행할 수도 있다. 자세와 균형 상태가 올바르게 유지되고, 동작을 반복할 때마다 움직임이 느려지지 않고 탄성이 유지된다면, 자신의 저크 최대 무게를 넘어서는 매우 무거운 무게로 진행할 수도 있다.

변형: 저크 딥 동작 혹은 드라이브 동작을 개선할 수 있는 유사하거나 관련이 있는 동작이 여러 가지 있다(이 챕터에서 다루고 있다).

저크 자세 보완

저크 그립으로 바벨을 들어서 오버헤드 자세를 만든 후 일어섰을 때 바벨 위치보다 2~3인치 아래에 오도록 파워 랙에 위치시킨다. 저크 그립으로 바벨을 잡고, 무릎을 굽혀서 몸을 낮춰 바벨 아래로 들어간다. 팔을 정확하게 락아웃시켜서 오버헤드 자세를 만든다. 바벨 바로 아래에서 균형 상태를 유지하는 것이 중요하다. 몸통과 등 상위를 견고하고, 단단하게 만든 상태에서, 다리를 바로 펴주면서 바벨을 들어준다. 바벨을 들어준 상태에서 정해진 시간(보통 3~5초 정도) 동안 자세를 멈추고 버틴다. 무릎을 굽히면서 다시 바벨을 아래로 내린다.

주의: 이 동작에서 가장 힘든 부분은 랙에서 처음 바벨을 드는 구간이며 이때 균형 상태를 유지하는 것이다. 바벨을 파워 랙에서 바로 들려고 하기보다는, 몸통과 등 상부에 힘을 주고 바벨을 세게 잡은 상태에서 바벨을 위로 밀어주려는 것이 중요하다.

목적: 이 동작은 리프터가 저크를 할 수 있는 무게보다 높은 무게를 이용해서 저크 오버헤드 자세를 발달시켜줄 수 있는 방법이다. 또한 저크에서 자신감도 키울 수 있다.

프로그램 설계: 일반적으로 훈련 마지막에 진행하며, 1회 혹은 2~3회 정도로, 리프터의 저크 최대 무게의 90% 혹은 100% 이상의 무게로 진행하기도 한다. 그날 가능한 최대 무게로 한 번만 진행하는 경우도 있다.

변형: 이 동작의 주된 변형 동작은 저크 리커버리 동작이다. 스플릿 자세에서 동작을 진행할 수도 있으며, 일어서는 동작을 뺄 수도 있다.

점프해서 스플릿 자세

리프터는 좁은 그립으로 바벨을 잡고 백 스쿼트처럼 목 뒤에 놓는다. 몸 쪽으로 바벨을 강하게 당겨서 동작을 진행하는 동안에 바벨이 움직이지 않도록 고정시킨다. 무릎을 이용해서 딥 자세를 만들었다가 저크처럼 드라이브 동작을 위로 한다. 하지만 원래처럼 드라이브 동작을 강하게 하는 것이 아니라, 위로 향하는 파워가 많이 생기지 않을 정도로 한다. 다리를 스플릿 자세로 만들 수 있을 정도의 시간과 공간만 발생할 정도면 된다. 점프를 하면서 다리를 앞뒤로 빠르게 벌려서 스플릿 저크 자세를 만들면서 바벨 무게를 흡수한다. 이때 앞뒤 다리가 균형 상태를 유지하면서 적절한 자세를 취할 수 있도록 해야 하며, 몸통은 곧게 세운 상태를 유지한다. 그러고 나서는 앞쪽 다리를 먼저 당기고, 뒤쪽 다리를 당겨서 두 다리를 모을 수 있도록 한다.

주의: 처음에는 동작에 대한 두려움이 있을 수 있으니, 매우 가벼운 무게로 시작해서 점점 무게를 올려간다.

목적: 점프해서 스플릿 자세 만들기 동작은 발을 빠르고 정확하게 움직여서 스플릿 자세를 만드는 연습을 하는 것이다. 또한 저크에서의 스플릿 리시빙 자세를 강화시키는 데도 도움이 된다. 스플릿 리시빙 자세가 약해서 저크를 실패하는 사람이 적지 않다.

프로그램 설계: 점프해서 스플릿 자세 만들기 동작은 저크 및 관련 동작 훈련 후에 진행하는 것이 좋으며, 스쿼트와 풀 동작과 같은 스트렝스 기반의 훈련 전에 진행할 수도 있다. 리프터의 최고 저크 무게의 100% 혹은 더 무겁게 1~5회 정도 진행할 수 있으나, 2~3회 정도 진행하는 경우가 가장 일반적이다. 발 움직임을 연습하는 기술 훈련으로 3~5회 정도 저크 본 훈련 전에 가벼운 무게로 진행할 수도 있다.

변형: 위로 향하는 드라이브 동작 없이 진행할 수도 있다. 즉, 다리를 들어올리고 스플릿 자세를 만들 때 위로 향하는 움직임 없는 상태를 유지해주는 것이다. 이렇게 하면 이 동작에 사용할 수 있는 무게는 다소 제한될 수 있지만, 더 정확한 움직임에 집중할 수 있다. 이 동작은 오히려 드롭해서 스플릿 자세 만들기 동작에 가깝다.

퍼즈 저크

저크 랙 자세로 바벨을 위치시키며, 발은 저크 드라이브 자세 넓이로 선다. 뒤꿈치 쪽으로 무게중심을 옮겨서 균형 상태를 유지하며, 발은 완전히 바닥에 닿아 있어야 한다. 딥 자세를 만들어서 가장 아래 구간에서 3초 동안 버틴 후에, 다리로 지면을 세게 밀어주면서 드라이브 동작을 한다. 딥 자세에서 드라이브 동작으로 전환될 때는 어떤 역동작도 없는 상태에서 바벨을 위로 가속시키면서 저크 동작을 마무리 한다.

AKA: Jerk with pause.

주의: 시합에서 스플릿 저크 자세를 사용하는 선수들이 압도적으로 많기 때문에, '저크'라고 하면 특이하게 자신이 다른 저크 동작을 사용하는 경우가 아니라면, 일반적으로는 스플릿 저크를 말하는 것이다.

목적: 딥 자세에서 동작을 멈추게 되면 이후의 드라이브 동작에서의 파워를 제한하기 때문에, 드라이브 동작에서 파워를 더 잘 만드는 훈련을 위해서 진행하는 경우가 있다. 딥 자세에서 앞으로 몸이 기울어지며서 자세가 무너지거나 드라이브 동작에서 무게중심이 심하게 이동하는 리프터들의 자세와 움직임을 교정하는 데 도움이 된다. 앞에서 언급한 문제점들을 가지고 있는 리프터가 저크 훈련을 시작하기 전에 기술 훈련을 하기 위해서 가벼운 무게로 진행할 수도 있다.

프로그램 설계: 리프터의 저크 최대 무게의 70% 혹은 그 이상의 무게로 1~3회를 한 세트로 진행할 수 있다. 훈련 목적에 따라서 일반적으로 스내치 변형 동작 후에, 클린 변형 동작 전에 진행할 수 있다. 저크 훈련을 하기 전에 기술 훈련으로 진행한다면, 무게는 60%보다 가볍게 하는 것이 좋다.

변형: 퍼즈 저크는 파워 저크, 푸시 저크, 혹은 스쿼트 저크에서도 할 수 있다. 어떤 저크 동작에서든, 목 뒤에서 바벨을 놓고 동작을 시작할 수도 있다.

파워 저크

파워 저크는 스플릿 자세보다는 스쿼트처럼 양발을 옆으로 나란히 놓은 상태에서 착지를 하는 저크 변형 동작이다. 바벨을 받을 때, 스쿼트처럼 엉덩이가 무릎 밑으로 내려가지 않는다. 더 구체적인 내용은 저크 배우기 챕터에서 확인할 수 있다.

AKA: Push jerk.

주의: 가끔씩 파워 저크와 푸시 저크가 같은 동작인 것처럼 용어가 함께 사용되고 있지만, 이 둘은 서로 다른 동작이다. 파워 저크에서는 발을 들어서 움직이지만, 푸시 저크에서는

발이 바닥에 계속 접촉된 상태로 있다.

목적: 시합에서 파워 저크 자세를 사용하는 선수들도 있다. 하지만 시합에서 스플릿 저크 자세를 사용하는 선수들이 평소에 파워 저크 동작을 연습하게 되면, 딥과 드라이브 동작에서의 균형 상태, 더 정확한 수직 방향의 드라이브, 드라이브 동작 이후에 바벨 아래로 들어가는 동작으로의 빠른 동작 전환 그리고 오버헤드 위치로의 올바른 바벨의 움직임 연습에 도움이 된다.

프로그램 설계: 리프터의 파워 저크 최대 무게의 70% 혹은 그 이상의 무게로 1~3회를 한 세트로 진행할 수 있다. 훈련 목적에 따라서 일반적으로 스내치 변형 동작 후에, 클린 변형 동작 전에 진행할 수 있다. 스플릿 저크의 드라이브를 연습하기 위해서, 기술 훈련으로 스플릿 저크 훈련 전에 가벼운 무게로 진행할 수도 있다. 스플릿 자세에서 몸이 계속 앞으로 이동하는 리프터가 딥과 드라이브 동작을 연습하기에 좋은 콤플렉스는 파워 저크+스플릿 저크이다.

변형: 바닥에서 발을 움직이지 않고 푸시 저크처럼 진행할 수도 있다. 바벨이 목 뒤에 있는 상태에서 시작할 수도 있으며, 저크 그립이 아니라 스내치 그립으로 목 뒤에서 스내치 파워 저크 동작으로 할 수도 있다.

목 뒤에서 파워 저크

바벨을 목 뒤에 위치시킨 상태에서 동작을 시작하는 파워 저크 동작이다. 목 뒤에서 동작을 시작하다 보면 의도치 않게 원래 저크 그립보다 그립을 넓히는 경우가 발생하는데, 원래의 저크 그립을 유지할 수 있도록 신경 써야 한다. 그리고 딥 자세에서 가슴이 앞으로 떨어지고 엉덩이가 뒤로 이동하지 않도록 주의해야 한다.

AKA: Behind the neck power jerk, power jerk bnk, BTN power jerk.

주의: 목 뒤에 있는 바벨의 위치는, 오버헤드 자세에서의 바벨의 위치 바로 아래여야 하며, 오버헤드 자세에서 그렇듯이, 몸통은 완벽하게 수직 상태이기보다는 매우 약간 앞쪽으로 이미 기울어져 있어야 한다. 그래야 바벨과 몸통이 수직선상에 있을 수 있게 된다. 이 상태에서 몸통은 움직이지 않고 바벨만 정확하게 수직 방향 위로 이동하는 것이다.

목적: 목 뒤에서 파워 저크 하기 동작을 하는 이유는 파워 저크 동작을 연습하는 이유와 동일하다. 하지만 바벨의 오버헤드 위치에서의 적절한 자세를 강화시켜주고, 오버헤드 자세를 안정적으로 지탱해주기 위해서 등 상부를 발달시키기 위한 요소가 추가되어 있다.

프로그램 설계: 목 뒤에서 파워 저크 하기 동작은 보통은 리프터의 파워 저크 최대 무게의 70% 혹은 더 무겁게 1~3회 정도 진행한다. 훈련 목적에 따라서 일반적으로 스내치 변형 동작 후에, 클린 변형 동작 전에 진행할 수 있다. 적절한 오버헤드 자세를 발달시키기 위해서, 기술 훈련으로 스플릿 저크 혹은 파워 저크 훈련 전에 가벼운 무게로 진행할 수도 있다.

변형: 바닥에서 발을 움직이지 않고 목 뒤에서 푸시 저크 하기처럼 진행할 수도 있다. 무거운 무게로 오버헤드 스쿼트의 오버헤드 자세를 연습하기 위해서 스내치 그립 동작으로 진행할 수도 있다.

목 뒤에서 프레스

백 스쿼트처럼 바벨을 목 뒤에 위치시킨 상태에서 동작을 시작하는 프레스 동작이다. 목 뒤에서 동작을 시작하다 보면 의도치 않게 원래 저크 그립보다 그립을 넓히는 경우가 발생하는데, 원래의 저크 그립을 유지할 수 있도록 신경 써야 한다.

AKA: Behind the neck press, press bnk, BTN press.

주의: 만약 통증 없이 목 뒤에서 프레스 동작이 힘들다면, 가동성이 개선될 때까지는 이 동작을 하지 않는 것이 좋다. 목 뒤에서 프레스 동작 대신에 푸시 프레스 동작으로 대체할 수도 있다. 가동범위를 최대한 사용하는 것이 가능하다면, 첫 번째 동작 이후에 터치 앤 고로 연속으로 진행할 수도 있다(바벨은 매번 몸에 닿아야 한다). 처음 동작을 시작하는 자세에서 몸통은 항상 같은 각도를 유지하고 있어야 하며, 바벨 동선은 정확히 수직 방향이어야 한다.

목적: 목 뒤에서 프레스 하기 동작은 프레스 동작과 마찬가지로, 기본적인 상체와 오버헤드 자세에서의 스트렝스를 키우는 데 도움이 된다. 그러나 프레스 동작보다 등 상부의 스트렝스와 가동성이 더 요구된다. 저크의 적절한 오버헤드 자세를 배우는 데도 사용된다.

프로그램 설계: 훈련 목적에 따라서 1~10회 범위 안에서 한 세트로 진행할 수 있다. 근비대와 스트렝스 목적이라면 6~10회로 진행하는 것이 더 도움이 될 것이다. 일반적으로는 3~5회를 한 세트로 진행하는 것이 스트렝스와 근비대에는 가장 효과적이다. 1~2회는 최대 무게를 테스트하기에 좋

으며, 스트렝스 향상에도 좋다. 그러나 하지만 이 운동에 적합하지는 않다. 올바른 저크 오버헤드 자세를 연습하기에는 가벼운 무게로 3~5회를 진행하는 것도 좋다.

변형: 스내치 그립으로 바꿔서, 스내치 프레스처럼 진행할 수도 있다.

스플릿에서 목 뒤에서 프레스

저크 그립으로 바벨을 잡고 백 스쿼트처럼 목 뒤에 위치시킨 상태에서, 완전한 스플릿 자세를 만든다. 스플릿 자세에서 앞뒤 발 사이의 무게중심이 균등하게 나눠서 균형 상태를 이뤄야 하며, 몸통은 안정적이고 견고한 상태를 유지해야 한다. 몸통 주위 근육에는 강하게 장력이 있는 상태여야 한다. 이 자세에서, 바벨을 그대로 수직 방향으로 밀어주면서 올바른 스플릿 저크 오버헤드 자세를 만들어준다. 스플릿 자세에서 무게중심이 이동하거나 자세가 무너지지 않도록 주의하자.

AKA: Split press behind the neck, split position press behind the neck, press bnk in split, BTN press in split.

주의: 만약 통증 없이 목 뒤에서 프레스 동작이 힘들다면, 가동성이 개선될 때까지는 이 동작을 하지 않는 것이 좋다. 가동범위를 최대한 사용하는 것이 가능하다면, 첫 번째 동작 이후에 터치 앤 고로 연속으로 진행할 수도 있다(바벨은 매번 몸에 닿아야 한다). 처음 동작을 시작하는 자세에서 몸통은 항상 같은 각도를 유지하고 있어야 하며, 바벨 동선은 정확히 수직 방향이어야 한다.

목적: 스플릿에서 목 뒤에서 프레스 하기 동작은 스플릿 자세에서 프레스 하기 동작과 마찬가지로, 자세, 균형 그리고 스트렝스를 향상시켜줄 수 있는 상체 스트렝스 운동이다. 그러나 일관성 있게 올바른 오버헤드 자세를 만드는 데 어려움을 겪는 리프터들, 저크 랙 자세에서 프레스를 할 때보다 등 상부의 스트렝스와 가동성을 더 발달시키고 싶은 리프터들에게 더 적절한 동작이다. 그리고 오버헤드 자세가 불안해서 착지를 할 때 균형이 무너지는 리프터들이 기술 훈련으로 진행할 수도 있다.

프로그램 설계: 일반적으로 3~5회를 한 세트로, 프레스 최대 무게에 가까운 무게로 진행할 수도 있다. 기술 훈련이 목적이라면, 가벼운 무게로 진행할 수도 있다.

변형: 스플릿 자세에서 바벨을 앞에 둔 상태에서 프레스 동작을 할 수도 있으며, 오버헤드 자세에서 잠시 동작을 멈출 수도 있다.

스플릿 자세에서 프레스

저크 그립으로 바벨을 잡고 저크 랙 자세를 만든 후에, 완전한 스플릿 자세를 만든다. 스플릿 자세에서 앞뒤 발 사이의 무게중심이 균등하게 나눠서 균형 상태를 이뤄야 하며, 몸통은 안정적이고 견고한 상태를 유지해야 한다. 몸통 주위 근육에는 강하게 장력이 있는 상태여야 한다. 이 자세에서, 바벨을 그대로 수직 방향으로 밀어주면서 올바른 스플릿 저크 오버헤드 자세를 만들어준다. 스플릿 자세에서 무게중심이 이동하거나 자세가 무너지지 않도록 주의하자.

AKA: Split press, split position press.

주의: 여러 번 동작을 반복하는 경우라면, 오버헤드 자세에서 잠시 동작을 멈출 수도 있다.

목적: 프레스 동작과 마찬가지로, 기본적인 오버헤드 스트렝스 목적으로 진행할 수 있다. 그러나 스플릿에서의 자세와 균형을 동시에 연습한다는 부분이 추가된 것이다. 또한 착지를 할 때 균형 상태와 자세가 무너지는 리프터들이 기술 훈련으로 진행할 수도 있다.

프로그램 설계: 일반적으로 3~5회를 한 세트로, 프레스 최대 무게에 가까운 무게로 진행할 수도 있다. 기술 훈련이 목적이라면, 가벼운 무게로 진행할 수도 있다.

변형: 목 뒤에서 동작을 진행할 수도 있으며, 오버헤드 자세에서 잠시 동작을 멈출 수도 있다.

프레스로 시작해서 저크

리프터는 프레스 동작을 시작한다. 그리고 바벨이 대략 중간 정도를 지날 때쯤에, 발을 들어서 스플릿 자세를 만든다. 펀치를 하면서 몸을 아래로 이동시키면서, 스플릿 저크 리시빙 자세를 만든다. 이때 팔은 정확하게 락아웃시키면서 안정적이고 견고한 오버헤드 자세를 만들어준다. 발을 움직여서 착지하는 시점과 팔을 락아웃시키는 시점을 동일하게 맞춰준다. 리시빙 자세에서 일어서기 전에 오버헤드 자세를 정확하게 만들어준 상태를 유지해줘야 한다. 앞쪽 발을 먼저 당기고 그 뒤에 뒤쪽 발을 당겨서 양발을 모아준다.

AKA: Press into jerk, slow jerk.

주의: 이 동작에서 앞쪽 발로 무게중심이 너무 이동해서 균

형이 무너지지 않도록 신경써주는 것이 중요하다.

목적: 이 동작을 통해서 상체 스트레스를 키울 수 있으며, 발을 빠르고 정확하게 움직여서 스플릿 자세를 만드는 연습을 할 수도 있다. 발을 움직여서 스플릿 자세를 만들기 전에, 프레스 동작을 통해서 더 길게 드라이브 동작을 하면서, 너무 급하게 스플릿 자세를 만들려고 하는 것을 교정할 수 있다.

프로그램 설계: 3~5회를 한 세트로 진행하는 것이 좋으며, 꽤 무거운 무게로 진행한 경험이 있다면, 저크 혹은 저크 변형 동작 훈련 후에 진행할 수도 있다. 스플릿 저크 훈련 전에 스플릿 연습을 하기 위해서 기술 훈련으로 진행할 수도 있다.

변형: 목 뒤에서 진행할 수도 있으며, 파워 저크 혹은 푸시 저크로 바꿔서 진행할 수도 있다. 프레스를 하는 동안에 발끝으로 서서 동작을 수행할 수도 있다.

프레스

프레스는 웨이트리프팅에서 가장 기본적인 스트렝스 동작 중에 하나이다. 이전에는 프레스 동작이 대회용 리프팅 동작 중에 하나였다(클린 앤 프레스 동작). 그리고 1972년 올림픽 이후부터 대회에서 이 동작이 제외되었다. 더 자세한 내용은 '저크 배우기' 챕터에서 확인할 수 있다.

AKA: Military press, overhead press, shoulder press.

주의: 연속으로 동작을 반복해서 진행할 경우에는, 매번 완전하게 클린 랙 자세를 만들 필요는 없다. 가동범위를 최대한 사용하는 것이 가능하다면, 첫 번째 동작 이후에 터치 앤 고Touch-and-Go로 연속으로 진행할 수도 있다(바벨은 매번 어깨에 닿아야 한다).

목적: 프레스는 기본적인 상체 스트렝스 동작이며, 저크 동작에 필요한 적절한 상체 움직임을 연습하고 강화시키는 데 사용될 수 있다.

프로그램 설계: 훈련 목적에 따라서 1~10회 범위 내에서 한 세트로 진행할 수 있다. 근비대와 스트렝스 목적이라면 6~10회로 진행하는 것이 더 도움이 될 것이다. 어떤 경우에는, 일반적으로는 3~5회를 한 세트로 진행하는 것이 스트렝스와 근비대에는 가장 효과적이다. 1~2회는 최대 무게를 테스트하기에 좋으며, 스트렝스 향상에도 좋다. 저크에 필요한 적절한 상체 움직임을 익히고 강화시키기 위해서라면, 가벼운 무게로 3~5회 정도 진행할 수 있으며, 모든 동작은 완전한 클린 랙 자세에서 바벨이 움직이지 않는 상태에서 매번 시작하는 것이 좋다.

변형: 목 뒤에서 프레스 동작을 할 수도 있으며, 오버헤드 자세에서 잠시 멈추는 동작을 포함시킬 수도 있다.

스플릿에서 목 뒤에서 푸시 저크

저크 그립으로 바벨을 잡고 백 스쿼트처럼 목 뒤에 위치시킨 상태에서, 완전한 스플릿 자세를 만든다. 스플릿 자세에서 앞뒤 발 사이의 무게중심이 균등하게 나눠서 균형 상태를 이뤄야 하며, 몸통은 압력으로 안정적이고 견고한 상태를 유지해야 한다. 몸통 주위 근육에는 강하게 장력이 있는 상태여야 한다. 이 자세에서, 그대로 다리만 이용해서 밑으로 딥 동작을 했다가 드라이브를 하면서 바벨을 위로 상승, 가속시켜준다. 이때 팔을 이용해서 바벨을 강하게 밀어주면서, 락아웃시키면서 오버헤드 자세를 만들어준다. 동시에, 아래로 내려가면서 처음 스플릿 자세를 만들어준다. 이렇게 움직이는 동안에 항상 똑같은 자세와 균형 상태를 유지하는 것이 중요하다.

AKA: Split push jerk behind the neck, push press behind the neck in split, split push press behind the neck, push jerk bnk in split, BTN push jerk in split.

주의: 바벨을 위로 밀어서 오버헤드 자세를 만드는 동작은 빠르고 강해야 한다. 처음의 시작 스플릿 자세로 돌아가는 동시에 팔꿈치를 락아웃시키려고 하다 보면 동작의 타이밍이 좋아질 것이다. 딥 동작은 상대적으로 느리게 유지하고, 드라이브 동작한 필요한 만큼만 강하게 하도록 해서, 바벨 아래로 다시 이동하는 동작의 스피드에 집중할 수 있도록 도와줄 수 있다.

목적: 스플릿에서 목 뒤에서 푸시 저크 하기 동작은 스플릿 자세 자체를 발달시키고, 스플릿에서의 올바른 자세와 균형을 강화시키는 데 도움이 되는 운동이다. 또한 적절한 저크 오버헤드 자세를 개선하고 발달시키기도 한다. 그리고 스플릿 자세로 착지를 할 때 균형과 자세가 무너지는 리프터들이 기술 훈련으로 진행할 수도 있다.

프로그램 설계: 일반적으로 3~5회를 한 세트로, 중간 정도의 무게로 진행할 수도 있다. 기술 훈련이 목적이라면, 가벼운 무게로 진행할 수도 있다. 무거운 무게로 동작이 가능한 리프터들도 있겠지만, 자신의 자세가 무너질 정도로 무거운

무게는 피해야 한다. 그렇지 않으면 원래 훈련 목표를 달성하는 것이 힘들며, 교정하려던 부분이 오히려 더 악화될 수도 있다. 기술 훈련으로 진행한다면, 3~5회 정도를 가벼운 무게로 진행할 수 있다.

변형: 스플릿에서 목 뒤에서 푸시 저크 하기 동작을 목 뒤가 아니라 몸 앞에서 진행할 수도 있다.

스플릿 자세에서 푸시 저크

저크 그립으로 바벨을 잡고 저크 랙 자세를 만든 후에, 완전한 스플릿 자세를 만든다. 스플릿 자세에서 앞뒤 발 사이의 무게중심이 균등하게 나뉘어 균형 상태를 이뤄야 하며, 몸통은 안정적이고 견고한 상태를 유지해야 한다. 몸통 주위 근육에는 강하게 장력이 있는 상태여야 한다. 이 자세에서, 그대로 다리만 이용해서 밑으로 딥 동작을 했다가 드라이브를 하면서 바벨을 위로 상승 · 가속시켜준다. 이때 팔을 이용해서 바벨을 강하게 밀어 락아웃시키면서 오버헤드 자세를 만들어준다. 동시에, 아래로 내려가면서 처음 스플릿 자세를 만들어준다. 이렇게 움직이는 동안에 항상 똑같은 자세와 균형 상태를 유지하는 것이 중요하다.

AKA: Split push jerk, push press in split, split push press.

주의: 바벨을 위로 밀어서 오버헤드 자세를 만드는 동작은 빠르고 강해야 한다. 처음의 시작 스플릿 자세로 돌아가는 동시에 팔꿈치를 락아웃시키려고 하다 보면 동작의 타이밍이 좋아질 것이다. 딥 동작은 상대적으로 느리게 유지하고, 드라이브 동작한 필요한 만큼만 강하게 하도록 해서, 바벨 아래로 다시 이동하는데 동작의 스피드에 집중할 수 있도록 도와줄 수 있다.

목적: 스플릿 자세에서 푸시 저크 하기 동작은 스플릿 자세 자체를 발달시키고, 스플릿에서의 올바른 자세와 균형을 강화시키는 데 도움이 되는 운동이다. 또한 적절한 저크 오버헤드 자세를 개선하고 발달시키기도 한다. 그리고 스플릿 자세로 착지를 할 때 균형과 자세가 무너지는 리프터들이 기술 훈련으로 진행할 수도 있다.

프로그램 설계: 일반적으로 3~5회를 한 세트로, 중간 정도의 무게로 진행할 수도 있다. 기술 훈련이 목적이라면, 가벼운 무게로 진행할 수도 있다. 무거운 무게로 동작이 가능한 리프터들도 있겠지만, 자신의 자세가 무너질 정도로 무거운

무게는 피해야 한다. 그렇지 않으면 원래 훈련 목표를 달성하는 것이 힘들며, 교정하려던 부분이 오히려 더 악화될 수도 있다. 기술 훈련으로 진행한다면, 3~5회 정도를 가벼운 무게로 진행할 수 있다.

변형: 스플릿에서 목 뒤에서 푸시 저크 하기 동작으로 변형해서 진행할 수도 있다.

푸시 저크

푸시 저크는 발을 바닥에서 들어서 움직이기보다는 계속 바닥에 붙인 상태로 하는 파워 저크 동작이라고 할 수 있다. 드라이브 동작을 할 때, 뒤꿈치가 바닥에서 떨어질지도 모른다. 일반적으로 좀 더 다리를 넓게 벌린 상태로 드라이브 동작을 한다.

AKA: Power jerk.

주의: 종종 파워 저크와 푸시 저크가 같은 동작인 것처럼 용어가 사용되는 경우도 있다. 그러나 두 동작은 다르다. 파워 저크는 발을 들어서 움직이게 되고, 푸시 저크는 바닥에 발이 붙어 있는 상태로 동작을 한다.

목적: 시합에서 푸시 저크 자세를 사용하는 선수들도 있다. 하지만 시합에서 스플릿 저크 자세를 사용하는 선수들이 평소에 푸시 저크 동작을 연습하게 되면, 딥과 드라이브 동작에서의 균형 상태, 더 정확한 수직 방향의 드라이브, 드라이브 동작 이후에 바벨 아래로 들어가는 동작으로의 빠른 동작 전환 그리고 오버헤드 위치로의 올바른 바벨의 움직임 연습에 도움이 된다. 발을 적절하게 움직이지 못하거나, 발 움직임의 타이밍 좋지 못한 리프터들, 그리고 드라이브 동작을 끝까지 마무리하지 않는 리프터들이 파워 저크 동작 대신에 푸시 저크 동작을 연습하면 도움이 될 수 있다.

프로그램 설계: 리프터의 최대 무게의 70% 혹은 그 이상의 무게로 1~3회를 한 세트로 진행할 수 있다. 훈련 목적에 따라서 일반적으로 스내치 변형 동작 후에, 클린 변형 동작 전에 진행할 수 있다. 스플릿 저크의 드라이브를 연습하기 위해서, 기술 훈련으로 스플릿 저크 훈련 전에 가벼운 무게로 진행할 수도 있다.

변형: 바닥에서 발을 움직여서 파워 저크처럼 진행할 수도 있다. 바벨이 목 뒤에 있는 상태에서 시작할 수도 있다.

푸시 프레스

푸시 프레스는 저크 동작을 위한 기본적인 오버헤드 스트렝스 훈련이며, 딥과 드라이브 동작의 자세와 타이밍 훈련에도 도움이 되는 동작이다. 더 자세한 내용은 저크 배우기 챕터에서 확인할 수 있다.

AKA: Power press.

주의: 만약 딥과 드라이브 동작을 한 후, 다시 무릎이 굽혀지게 되면, 푸시 프레스라고 할 수 없다. 푸시 저크 동작이 되는 것이다. 만약 다리를 이용한 드라이브 동작을 할 때, 계속 발이 완전히 바닥에 접촉된 상태로만 있다면, 드라이브 동작이 충분히 강하고 길게 진행된 것이 아닌 것이다. 만약 드라이브 동작이 충분하다면, 뒤꿈치가 적어도 살짝 바닥에서 들리게 된다. 동작을 여러 번 반복할 때는 동작을 진행할 때마다, 완전히 저크 랙 자세를 정확히 만들어서 움직이지 않는 상태에서 동작을 시작하는 것이 좋다.

목적: 푸시 프레스 동작은 저크 동작을 위한 효과적인 상체 스트렝스 훈련이다, 프레스 동작보다 더 무거운 무게로 훈련할 수 있기 때문에 푸시 프레스 동작이 더 많이 사용된다. 게다가 저크과 푸시 프레스의 딥과 드라이브 동작이 동일하기 때문에, 딥, 드라이브 동작 훈련에도 도움이 된다.

프로그램 설계: 상황에 따라서 1~6회를 한 세트로 진행할 수 있으며, 3~6회는 근비대와 스트렝스 발달에 도움이 된다. 1~2회는 보통 최대 무게 테스트를 할 때 사용되며, 스트렝스 발달에도 영향을 준다.

변형: 바벨을 목 뒤에 두고 동작을 시작할 수도 있다.

목 뒤에서 푸시 프레스

백 스쿼트처럼 바벨을 목 뒤에 위치시킨 상태에서 동작을 시작하는 푸시 프레스 동작이다. 목 뒤에서 동작을 시작하다 보면 의도치 않게 원래 저크 그립보다 그립을 넓히는 경우가 발생하는데, 원래의 저크 그립을 유지할 수 있도록 신경 써야 한다.

AKA: Push press bnk, BTN push press, power press behind the neck.

주의: 만약 딥과 드라이브 동작을 한 후, 다시 무릎이 굽혀지게 되면, 푸시 프레스라고 할 수 없다. 푸시 저크 동작이 되는 것이다. 만약 다리를 이용한 드라이브 동작을 할 때, 계속 발이 완전히 바닥에 접촉된 상태로만 있다면, 드라이브 동작이 충분히 강하고 길게 진행된 것이 아닌 것이다. 만약 드라이브 동작이 충분하다면, 뒤꿈치가 적어도 살짝 바닥에서 들리게 된다. 동작을 여러 번 반복할 때는 동작을 진행할 때마다, 적절한 자세와 균형 상태를 확실히 하기 위해서, 그리고 딥과 드라이브 동작의 타이밍을 연습하기 위해서 완전히 저크 랙 자세를 정확히 만들어서 움직이지 않는 상태에서 동작을 시작하는 것이 좋다.

목적: 목 뒤에서 푸시 프레스 하기 동작은 저크 동작을 위한 효과적인 상체 스트렝스 훈련이며, 손목이나 팔꿈치 부상 때문에 저크 랙 자세에서 푸시 프레스를 하기 힘든 리프터들이 대신 목 뒤에서 동작을 시작할 수 있다. 등 상부 스트렝스와 가동성을 위해서도, 적절한 저크 오버헤드 자세를 훈련하고 강화시키기에도 좋은 훈련이다.

프로그램 설계: 상황에 따라서 1~6회를 한 세트로 진행할 수 있으며, 3~6회는 근비대와 스트렝스 발달에 도움이 된다. 1~2회는 보통 최대 무게 테스트를 할 때 사용되지만, 스트렝스 발달에도 영향을 준다.

변형: 스내치 그립으로 바벨을 잡고 스내치 프레스처럼 동작을 진행할 수도 있다.

리바운드 저크

리바운드 저크는 매번 시작 자세를 다시 만들지 않고 연속으로 저크 동작을 하는 것이다. 보통의 저크처럼 동작을 시작한다. 오버헤드 자세를 유지한 상태로 앞뒤 다리를 모은 후에, 다음 동작을 위해서 바벨을 어깨 위로 다시 내린다. 바벨이 어깨에 닿을 시점에 무릎을 굽히면서 바벨의 무게를 흡수하면서 저크 딥 동작을 한다. 이렇게 딥 동작을 하면서 굽힌 무릎을 이용해서 다음 저크 동작을 위한 드라이브 동작을 바로 이어서 진행한다. 바벨을 다시 내리면서 딥 동작을 바로 한 후에 동작을 멈추지 않고 드라이브 동작을 바로 이어서 진행하면서 저크 동작을 하는 것이다.

주의: 만약 바벨을 다시 어깨로 내리는 동작이 익숙하지 않다거나, 딥 동작을 할 때 무릎보다는 고관절을 접거나, 딥과 드라이브 동작에서 몸이 앞으로 기울어지는 리프터들이라면 이 동작은 적절하지 않다.

목적: 리바운드 저크는 딥과 드라이브를 위해서 다리를 이용한 탄성을 만드는 훈련을 하는 동작이다.

프로그램 설계: 1~3회를 한 세트로, 70%와 최대 무게 사이

의 강도로 진행하는 것이 좋다.

변형: 리바운드 저크는 파워 저크, 푸시 저크, 그리고 스쿼트 저크 동작으로도 진행할 수 있다. 무릎보다는 고관절을 접으면서 적절하지 못한 딥 움직임의 가능성이 있기 때문에 목 뒤에서 동작을 시작하는 것은 추천하지 않는다.

스쿼트 저크

스쿼트 저크는 시합에서 매우 보기 힘든 저크 동작이며, 훈련에서는 더 보기 힘든 저크 동작이다. 동작에 대한 구체적인 설명은 저크 배우기 챕터에서 확인할 수 있다.

주의: 스쿼트 저크 동작은 리시빙 자세가 매우 낮기 때문에, 리프터가 바벨 아래로 이동하기 위해서 바벨을 많이 들어올릴 필요가 없다. 그러나 가동성, 정확성, 오버헤드에서의 안정성 그리고 다리 스트렝스가 상당히 많이 필요한 동작이다.

목적: 시합에서 스쿼트 저크 동작을 선택하는 선수들도 있다. 시합에서 스쿼트 저크를 하지 않는 선수들의 경우라면, 이 동작을 연습해도 크게 유용하지는 않다. 저크 동작에서의 오버헤드 스트렝스와 안정성을 훈련에 사용할 수 있으며, 스내치 동작에도 어느 정도 도움이 된다. 스쿼트 가장 아래 구간에서의 가동성을 개선하는 훈련이 될 수도 있다(물론 클린 그립으로 하는 오버헤드 스쿼트와 같은 더 나은 훈련 방법이 있기도 하다). 그리고 훈련의 다양성을 위해서 기분 전환 혹은 재미로 한번 해볼 수도 있다.

프로그램 설계: 1~3회를 한 세트로, 70%와 최대 무게 사이의 강도로 진행하는 것이 좋다. 훈련 목적에 따라서 일반적으로 스내치 변형 동작 후에, 클린 변형 동작 전에 진행할 수 있다. 저크 훈련 전에 오버헤드 자세에서의 안정성과 가동성을 훈련하기 위해서 가벼운 무게로 진행할 수도 있다.

변형: 바닥에서 발을 움직이지 않고 진행할 수도 있다. 목 뒤에서 동작을 시작할 수도 있다.

앞발을 움직여서 스플릿 자세

꽤 좁은 그립으로 바벨을 잡아서 백 스쿼트처럼 목 뒤에 위치시킨다. 다리 하나를 앞으로 움직여서 스플릿 저크 리시빙 자세를 만들면서 바로 견고하고 단단한 상태를 만든다. 즉, 몸을 밑으로 낮춰서 낮은 런지 자세를 만들기보다는, 스플릿 자세로 빠르게 락아웃시키는 것이다. 곧게 세운 자세와 앞뒤 발에 무게중심이 균등하게 분산되어 있는 균형 상태를 유지하는 것은 중요하다. 흔들리지 않는 스플릿 자세를 만든 후에, 앞에 있는 발을 다시 당겨서 시작 자세를 만든다. 혹은 스플릿 자세에서 리커버리 연습을 하기 위해서, 앞쪽에 있는 발을 한 번에 당기기보다는 조금씩 당기는 연습을 할 수도 있다.

주의: 리프터가 스플릿 자세가 얼마나 강하냐에 따라서 바벨 무게는 상당히 달라질 수 있다. 올바른 스플릿 자세 유지가 불가능할 정도로 무거운 무게로 훈련을 해서는 안 된다.

목적: 일반적인 리프팅 훈련 후에 진행하는 것이 좋다. 스쿼트나 풀 동작처럼 스트렝스 성격의 훈련 전에 진행할 수도 있다. 리프터의 저크 최고 무게의 100% 혹은 더 무겁게 3~5회를 진행할 수 있다.

변형: 걸으면서 스플릿 자세 만들기 동작으로 바꿔서 진행할 수도 있다.

톨 저크

톨 저크에는 하프-프레스 위드 플랫 피드half-press with flat feet, 하프-프레스 온 토즈half-press on toes, 프롬 더 숄더 온 플랫 피드from the shoulders on flat feet, 프롬 더 숄더 온 토즈from the shoulders on toes, 이렇게 4가지 기본적인 변형 동작들이 있다.

어깨에서 시작하는 리프팅은, 양발은 드라이브 자세로 위치시킨 후, 저크 랙 자세에 시작한다. 다리를 위로 드라이브 시켜주는 동작 없이, 발을 움직여서 스플릿 자세를 만들어주는 것이다. 펀치를 강하게 하면서, 바벨 아래로 빠르게 이동해서 스플릿 리시빙 자세를 만들게 된다. 발이 바닥에 닿는 순간에 오버헤드 자세에서 팔 락아웃을 함께 해준다. 리커버리를 하기 전에 오버헤드 자세가 안정적이어야 한다. 리커버리를 할 때는, 앞쪽 다리를 먼저 몸 쪽으로 당긴 후, 뒤쪽 다리를 당기면서 양발을 모으게 된다. 하프-프레스의 경우는, 어느 정도 바벨을 위로 올린 상태에서 동작을 시작한다(대략 머리 윗부분). 나머지는 앞쪽에서 설명한 방식과 동일하게 진행한다. 발끝으로 선 상태에서on toes 프레스를 하는 동작은 말 그대로 발끝으로 선 상태에서 잠시 멈췄다가 프레스 동작을 하는 것이다.

AKA: Jerk punch under, jerk push under.

주의: 하프-프레스의 시작 자세에서는, 실제 저크 혹은 프레스 동작처럼, 머리를 뒤로 당겨서 바벨이 어깨에서 수직 방향 위로 이동할 수 있게 해야 한다.

목적: 톨 저크는 저크 오버헤드 자세와 스플릿 자세에서의 정확성, 타이밍 연습에 도움이 되는 기술 훈련으로 진행할 수 있다.

프로그램 설계: 3~5회를 한 세트로 진행하는 것을 추천한다. 톨 저크는 바벨 아래로 빠르고 적절한 타이밍에 이동하는 연습과 발 움직임의 정확성, 스피드 그리고 타이밍 연습에 가장 좋은 기술 훈련이다.

변형: 목 뒤에서 동작을 시작할 수 있으며, 파워 저크, 푸시 저크 혹은 스쿼트 저크 동작으로도 진행할 수도 있다.

걸으면서 스플릿 자세

스플릿 자세에서 앞쪽 발을 몸 쪽으로 당겨서 시작 자세를 만들기보다는, 뒤쪽에 있는 발을 앞쪽으로 당겨서 다시 스플릿 자세를 만드는 것이다. 이렇게 계속 발을 바꿔가면서 스플릿 자세를 만드는 연습을 원하는 횟수만큼 하는 것이다. 리커버리 동작을 함께 연습하기 위해서, 스플릿 자세에서 앞쪽에 있는 발을 몸 쪽으로 조금만 당기면서 리커버리를 살짝 한 후에, 뒤쪽에 있는 발을 앞으로 옮기면서 다시 스플릿 자세를 만들 수도 있다. 필요하다면, 뒤쪽에 있던 발을 한 번만에 앞으로 내밀기보다는 앞쪽에 있던 발과 나란히 모은 상태에서 앞으로 내밀어서 스플릿 자세를 만들 수도 있다. 스쿼트 랙 두 개를 서로 마주보게 설치한 후에, 이 스쿼트 랙 사이를 왕복하면서 세트를 진행하는 것이 편하다.

AKA: Walking split lunge.

주의: 리프터가 스플릿 자세가 얼마나 강하느냐에 따라서 바벨 무게는 상당히 달라질 수 있다. 올바른 스플릿 자세의 유지가 불가능할 정도로 무거운 무게로 훈련을 해서는 안된다.

목적: 저크 스플릿 리시빙 자세를 강화시켜주는 훈련이다. 리시빙 자세가 약해서 저크를 실패하는 경우도 있다. 어느 정도까지는 스플릿 자세를 만들 때의 앞발의 움직임에 도움이 될 수도 있으며, 몸을 곧게 세운 자세를 유지하는 훈련도 된다. 발을 움직여서 스플릿 자세 만들기 동작에 비해서 장점은 양쪽 다리 모두를 골고루 발달시킬 수 있다는 점이다.

프로그램 설계: 일반적인 리프팅 훈련 후에 진행하는 것이 좋다. 스쿼트나 풀 동작처럼 스트렝스 성격의 훈련 전에 진행할 수도 있다. 리프터의 저크 최고 무게의 100% 혹은 더 무겁게 3~5회를 진행할 수 있다.

변형: 다음 동작을 반복하기 전에 앞쪽으로 내민 발을 다시 몸 쪽으로 당긴 후에 시작할 수도 있다. 그러면 발을 움직여서 스플릿 자세 만들기 동작으로 바꿔서 진행하게 되는 것이다.

공통 훈련

1¼ 스쿼트

1¼ 스쿼트는 아래 구간에서의 움직임에 집중하는 프론트 스쿼트 혹은 백 스쿼트 변형 동작이다. 신장성 수축 구간(내려가는 스쿼트 구간)에서는 정상적으로 움직이며, 가장 아래 구간까지 내려갔다가 올라올 때는 살짝만 올라왔다가(엉덩이와 무릎이 같은 높이에 있는 위치 혹은 무릎보다 약간 아래에 있는 위치) 다시 스쿼트 아래 구간으로 내려간다. 그러고 나서 완전히 일어선다. 움직임을 하는 동안에 다리에 항상 장력을 유지한다.

목적: 1¼ 스쿼트는 가장 아래 구간을 강화시켜서 적절한 스쿼트, 클린 혹은 스내치 리시빙 자세를 연습하기 위한 동작이다. 또한, 내측광근과 둔근의 활성화 및 스트렝스 발달에도 사용될 수 있다.

프로그램 설계: 일반적으로 1¼ 스쿼트는 중간 정도의 무게 혹은 이보다 약간 무거운 무게로 진행한다. 최대 무게로 훈련하기에 적절한 동작은 아니다. 만약 자세가 올바르지 않다면, 운동 효과가 없을 것이다. 2~5회를 한 세트로 주로 진행하며, 백 스쿼트 혹은 프론트 스쿼트 보조 운동으로 일주일에 한 번 정도로 진행한다.

변형: 스트렝스 훈련 효과를 극대화하기 위해서, 느린 템포로 진행할 수도 있으며 스쿼트 혹은 클린의 아래 구간에서의 바운스를 연습하기 위해서 빠르게 동작을 진행할 수도 있다. 또한 오버헤드 스쿼트를 1¼ 스쿼트로 진행할 수도 있다.

백 스쿼트

백 스쿼트는 웨이트리프팅에서 가장 기본적인 스트렝스 훈련이며, 시합용 동작인 스내치, 클린 앤 저크 동작을 제외하고는 선수들이 가장 많이 하는 훈련 중 하나이다. 스쿼트 움직임과 올바른 바벨 동선은 스쿼트 챕터에서 자세히 설명했다.

AKA: Squat.

목적: 백 스쿼트는 웨이트리프팅에 있어서 기본적인 스트렝스, 특히 다리와 몸통의 스트렝스를 키우기에 가장 효과적인 훈련이다. 비록 웨이트리프팅 스트렝스 훈련으로 프론트 스쿼트와 거의 함께 진행하지만, 일반적으로 다리 스트렝스를 키우기 위해서 우선적으로 백 스쿼트를 많이 사용한다.

프로그램 설계: 백 스쿼트 프로그램과 관련해서 상당히 많은 방법이 존재한다. 1~6회를 한 세트로 가장 많이 진행하며, 그러나 가끔씩 10회 정도로 진행하는 경우도 있다.

변형: 백 스쿼트를 미리 정해진 템포(보통 신장성 수축 구간에서 속도를 늦춘다.)로 퍼즈 스쿼트, 패러렐 스쿼트(엉덩이와 무릎 높이가 같은 스쿼트)로 진행할 수도 있으며, 1¼ 스쿼트로 진행할 수도 있다.

벤트 로우

클린 그립으로 바벨을 잡은 후에, 등에 단단히 힘을 주고 평평하게 만들어준다. 무릎과 관절을 접어서 앞으로 숙여서 몸통과 지면이 수평이 되도록 한다. 바벨을 다리에 가까이 위치시킨 상태를 유지해주며, 견갑골을 뒤로 그리고 아래로 당겨주면서 팔꿈치를 위로 당겨준다. 이렇게 하면서 바벨을 배 쪽으로 당기게 된다. 매번 동작을 하면서 바벨이 가장 높이 당긴 상태에서 등 상부 전체를 강하게 쥐어짜줘야 하며, 척추를 중립 상태로 만든 상태에서, 견갑골을 뒤로 그리고 아래로 당겨줘야 한다. 척추 중립 상태를 계속 유지한 상태에서 바벨을 통제하면서 움직여야 하며, 팔을 완전히 신전시키면서 바벨을 아래로 내린다.

AKA: Bent-over row, bent forward row.

주의: 템포를 조절하면서 진행할 수도 있으며, 바벨 움직임의 스피드를 높여서 가장 높이 바벨이 왔을 때 몸통을 바벨에 닿게 할 수도 있다.

목적: 벤트 로우 동작은 등 상부, 중부의 발달에 도움이 되는 가장 기본적인 등 스트렝스 동 운동이며, 움직임 동안에 자세를 유지해주는 것이 등 하부이기 때문에, 등 하부의 스트렝스 발달에도 도움이 된다. 어깨와 팔 운동도 된다. 클린과 스내치의 풀 동작 자세를 유지할 때 필요한 스트렝스, 어깨 안정성, 팔 스트렝스, 특히 등 스트렝스를 발달에 도움이 된다.

프로그램 설계: 보통 벤트 로우 동작을 할 때, 올바른 자세를 유지한 상태에서 가동범위가 완전히 가능한 정도의 무게로 5~10회를 한 세트로 진행한다.

변형: 손바닥이 앞쪽으로 향하도록 바벨을 잡을 수도 있으며, 스내치 그립으로 동작을 진행할 수도 있다. 그리고 몸통의 각도를 다르게 할 수도 있다. 또한 펜들레이 로우Pendlay row 동작으로 진행할 수도 있다. 펜들레이 로우 동작은 바벨이 바닥에 놓여 있는 상태에서 동작을 시작하는 것이다. 이때는 등 상부를 둥글게 만든 상태에서, 로우 동작을 할 때는 등 상부를 신전시켜주는 것이다.

불가리안 스플릿 스쿼트

불가리안 스플릿 스쿼트는 뒷발을 벤치, 박스 혹은 비슷한 물체 위에 올린 상태에서 한 발로 스쿼트를 하는 것이다. 리프터는 백 스쿼트처럼 바벨을 목 뒤에 놓은 상태에서 뒷발을 올려놓은 물체(벤치, 박스 등)에서 3발자국 정도 앞에 앞발을 놓는다. 이것이 시작 자세이다. 박스에서 앞발까지의 거리는 스쿼트를 했을 때 앞 다리의 정강이가 수직에 가까운 상태가 될 수 있도록 조정한다. 스쿼트 움직임의 스피드를 조절하면서, 몸통은 곧게 세운 상태를 유지한 상태에서 무릎을 굽힌다. 이때 뒷발의 무릎이 바닥에 가볍게 닿을 정도의 깊이까지 스쿼트를 하는 것이다. 그리고 발볼 쪽보다는 뒤꿈치 쪽으로 바닥을 밀면서 다시 일어서는 것이다. 앞쪽 발의 무릎 위치는 발 위쪽에 있어야 하며, 안쪽 혹은 바깥쪽으로 무릎이 무너져서는 안 된다.

AKA: RLERear leg elevated squat.

주의: 조금 다른 운동 효과를 얻기 위해서 앞뒤 다리 간의 거리를 조정할 수 있다. 앞쪽 발이 더 앞으로 이동할수록, 후면 사슬 근육에 더 의존하게 되면, 뒷다리의 고관절 굴곡근을 더 스트레칭 해주는 효과가 있다. 앞쪽 다리를 더 뒤로 이동시킬수록, 대퇴사두근을 더 사용하게 된다.

목적: 불가리안 스플릿 스쿼트는 약한 한쪽 다리 혹은 엉덩이를 강화시켜주기 위해서 사용될 수도 있으며, 둔근 스트렝스과 고관절 안정성을 더 발달시키기 위해서 할 수도 있다. 혹은 고반복으로 근비대 훈련으로도 사용될 수 있다.

프로그램 설계: 가장 아래 구간에서 자세가 무너지지 않고, 부드러운 움직임이 가능한 적절한 무게로 5~10회를 한 세트로 진행하는 것이 좋다.

변형: 불가리안 스플릿 스쿼트는 바벨, 싱글 덤벨, 더블 덤벨, 케틀벨 등 어떤 도구를 이용해서라도(어떤 위치로 들어있어도 된다.) 가능하다. 웨이트리프팅의 경우에는, 바벨을 백 스쿼트처럼 목 뒤에 놓고 하는 것이 가장 일반적이다.

친업Chin-up

손바닥이 자신을 바라보도록 해서 풀업바를 어깨보다 조금 넓게 잡는다. 견갑골을 뒤로 그리고 아래로 쥐어짜주면서 팔을 이용해서 턱이 풀업바를 넘어가는 높이까지 당겨준다. 다 올라간 상태에서도 등 상부를 단단하게 중립 상태로 만들어주기 위해서 팔과 어깨를 계속 당겨준다. 그러고 난 후에, 움직임을 통제하면서 천천히 팔꿈치가 다 펴질 때까지 내려온다. 이렇게 다 내려온 상태에서 다음 동작을 반복한다.

AKA: Chin, pull-up.

주의: 턱이 풀업바를 넘어간 상태에서 등이 자연스럽게 둥글게 말리는 경향이 있다. 하지만 모든 등 근육을 개입시키고, 올바른 어깨 움직임을 유지하기 위해서 중립 상태를 만들어주는 것은 중요하다.

목적: 친업은 웨이트리프팅 훈련에 주로 있는 수직 방향으로 미는 동작과는 반대되는 동작으로 등과 팔을 강화시키는 동작이며, 등 상부와 어깨를 균형 잡힌 상태로 유지하는 데 도움이 된다. 그리고 풀업 동작보다 이두근을 조금 더 사용하는 동작이며, 풀업 동작을 할 때 통증이 있는 경우에는 친업으로 대체할 수도 있으며, 이 반대도 가능하다.

프로그램 설계: 5~10회 혹은 이 이상을 한 세트로 진행하는 것이 보통 적절하며, 전체 친업 반복 횟수를 정해두고 최대한 빨리 수행하는 것도 좋은 방법이다(예를 들면 목표 횟수를

정해두고 동작을 할 때마다 최대한 많이 하면서 목표 횟수를 빨리 달성하는 것). 맨몸으로는 친업을 할 수 없는 사람이라면 탄력 밴드를 이용해서 저항 정도를 줄여줄 수도 있으며, 혹은 박스에 올라간 상태에서 다리를 약간 사용해서 저항을 줄여주는 방법도 있다.

변형: 비록 저크와 프레스와 동일한 그립으로 친업을 하는 것이 가장 좋지만, 더 넓은 그립 혹은 더 좁은 그립으로 진행할 수도 있다. 손바닥을 앞으로 향하도록 풀업바를 잡고 일반적인 풀업처럼 진행해도 된다.

클린-그립 오버헤드 스쿼트

클린-그립 오버헤드 스쿼트는 단순히 말해서 좁은 그립으로 바벨을 잡고 오버헤드 스쿼트를 하는 것이다. 오버헤드 자세는 저크와 동일해야 하며, 템포를 조절하면서 자세를 유지하기 위한 장력을 최대한으로 한 상태에서 진행하는 것이 좋다. 리프터는 푸시 프레스 혹은 저크 등 자신이 원하는 방식으로 오버헤드 자세를 만들 수 있다(목 뒤에서 푸시 프레스 혹은 파워 저크를 하는 것이 가장 일반적).

AKA: Jerk-grip overhead squat, narrow-grip overhead squat, close-grip overhead squat.

목적: 클린-그립 오버헤드 스쿼트는 발목, 고관절, 어깨 그리고 흉추 가동성 운동으로 사용될 수 있으며, 등 상부 신전의 스트렝스 운동도 된다. 이런 훈련을 통해서 스내치와 클린 자세와 오버헤드 자세의 안정성에 도움이 되는 것이다.

프로그램 설계: 클린-그립 오버헤드 스쿼트는 일반적으로 2~5회를 한 세트로 진행된다. 만약 스트렝스 훈련으로 사용된다면, 스피드와 기술 기반의 동작을 한 후에, 훈련 마지막에 진행하는 것이 좋다. 등 상부를 활성화시키기 위해서, 혹은 준비 운동으로 스내치, 클린 운동 전에 가벼운 무게로 진행할 수도 있다.

변형: 클린-그립 오버헤드 스쿼트의 가장 흔한 변형 동작은 안정성, 스트렝스 그리고 균형을 더 발달시키기 위해서 스쿼트 가장 아래 구간에서 동작을 멈추는 것이다. 또한, 푸시 프레스 동작과 함께 콤플렉스로 진행할 수도 있다.

프론트 스쿼트

프론트 스쿼트는 웨이트리프팅에서 가장 기본적인 스트렝스 훈련이며, 시합용 동작인 스내치, 클린 앤 저크 동작을 제외하고는 선수들이 가장 많이 하는 훈련 중 하나이다. 스쿼트 움직임과 올바른 바벨 동선은 스쿼트와 클린 리시빙 자세 챕터에서 자세히 설명했다.

목적: 프론트 스쿼트는 클린에 매우 특화된 다리 스트렝스 운동일 뿐만 아니라, 대퇴사두근 스트렝스를 주로 사용함으로써 저크 동작에도 도움이 된다. 그리고 자세를 곧게 세운 상태에서 바닥에서 바벨을 당기는 능력도 향상시켜준다. 등과 몸통 스트렝스에도 매우 효과적인 운동(특히 상부, 중부 등에 좋은 운동)이다. 보통 백 스쿼트 동작과 함께 진행하기도 한다.

프로그램 설계: 프론트 스쿼트 프로그램과 관련해서 상당히 많은 방법이 존재한다. 1~5회를 한 세트로 많이 진행하지만, 1~3회를 한 세트로 진행하는 경우가 더 많다. 스트렝스 목적의 훈련이라면, 최대 무게에 가까운 아주 무거운 무게로 진행할 수도 있으며, 클린의 스피드, 타이밍 그리고 자세 연습을 위한 것이라면 중간 정도의 무게로 진행할 수 있다. 메조사이클 준비 기간 동안에는, 더 가벼운 무게로 스쿼트를 훈련하는 날 진행할 수도 있다.

변형: 프론트 스쿼트를 미리 정해진 템포(보통 신장성 수축 구간에서 속도를 늦춘다.)로 퍼즈 스쿼트, 패러럴 스쿼트(엉덩이와 무릎 높이가 같은 스쿼트)로 진행할 수도 있으며, 1¼ 스쿼트로 진행할 수도 있다.

굿모닝

백 스쿼트처럼 바벨을 목 뒤에 놓은 상태에서, 풀 자세와 스쿼트 자세의 중간 정도로 발을 위치시킨다. 등에 힘을 줘서 완전한 척추 중립 상태를 만들어준 상태에서, 복부도 힘을 줘서 탄탄하게 만들어준다. 무릎을 약간 접어주면서, 고관절을 접어준다. 등에 힘을 줘서 평평한 상태를 만들어준 후, 이 등의 상태를 유지할 수 있을 정도로만 앞으로 몸을 숙여준다. 동작을 반복하면서 등의 장력이 풀리지 않도록 신경써야 한다.

AKA: Bend over.

주의: 굿모닝 동작이 효과적이기 위해서는 너무 무거운 무게로 진행할 필요는 없다. 등의 장력 상태를 유지한 상태에서 가동범위를 최대한 활용하는 것에 집중해야 한다. 무릎을 더 접어주게 되면, 등의 신전 상태를 더 잘 만들어줄 수 있으며, 더 무거운 무게를 들 수 있다. 특히 상대적으로 가동범위가 제한되는 리프터들이라면 무릎을 더 접는 것이 도

움이 될 수 있다. 그러나 무릎은 최소한으로 필요한 만큼만 접어주는 것이 좋다. 벨트는 사용하지 않는 것이 좋다.

목적: 굿모닝 동작은 스내치, 클린, 그리고 다른 관련 동작에서의 리프터의 안정성, 파워 전이성 그리고 안전성을 개선해주기 위해서 등의 등척성 자세를 강화시켜준다. 이차적으로, 둔근, 햄스트링을 강화시켜주고, 고관절의 가동성을 개선시킬 수도 있다.

프로그램 설계: 3~6회를 한 세트로 진행하는 것이 가장 일반적이며, 10회 정도까지도 진행할 수도 있다. 무게는 보통 리프터 백 스쿼트 최대 무게의 20~40% 정도로 진행할 수 있다.

변형: 약간씩 변형해서 굿모닝 동작을 진행할 수 있다. 무릎을 완전히 편 상태에서(햄스트링이 더 많이 개입) 진행할 수도 있으며, 다리를 더 옆으로 넓게 벌린 상태(햄스트링과 내전근이 더 개입)로 진행할 수도 있다. 혹은 다리를 더 좁게 벌린 상태(둔근이 더 개입)나 무릎을 더 굽혀서(더 많은 무게를 들거나 등 자세에 더 집중하고 싶을 때) 혹은 앉아서 진행할 수도 있다.

런지

백 스쿼트처럼 목 뒤에 바벨을 얹어서, 몸통에 압력을 줘서 단단한 상태를 만들어준다. 그러고 나서 런지 자세를 하려고 내렸을 때 앞으로 내민 정강이가 수직에 가까워질 수 있도록 충분히 앞으로 한 발을 내밀어준다. 런지 동작을 할 때 앞뒤 발에 무게중심이 골고루 분산되어 균형 상태를 유지하고, 몸통도 곧게 세운 상태를 최대한 유지해줘야 한다. 런지를 할 때는 뒤쪽 발의 무릎이 바닥에 가볍게 닿을 정도로 깊이 내려가야 하며, 그렇다고 바닥에 무릎이 충돌할 정도로 내려갈 필요는 없다. 내려갔다가 다시 올라올 때는 거의 뒤꿈치로 바닥을 밀어주면서 다시 시작 자세로 돌아오면 된다. 한 발로 정해진 횟수를 다 채우고 다른 발로 런지를 해도 괜찮으며, 아니면 매번 한 발씩 바꿔가면서 진행해도 된다.

AKA: Barbell lunge.

주의: 많은 사람들이 너무 무거운 무게로 런지 동작을 하면서, 가장 효과적인 런지 자세를 유지하지 못하는 경우가 많다. 만약 런지를 하면서 내려갈 때의 자세를 제대로 통제할 수 없거나, 곧게 세운 상태를 유지하지 못하거나, 양발의 균형 상태를 유지하지 못한다면, 무게를 줄이는 것이 좋다.

목적: 런지는 가장 간단한 편측 다리 운동이며, 엉덩이 스트렝스와 고관절 가동성 균형, 저크 스플릿 자세의 스트렝스 그리고 근비대에도 활용될 수 있다.

프로그램 설계: 보통 한 발에 3~10회씩을 한 세트로 진행할 수 있으며, 런지를 하면서 바닥에 무릎이 충돌하지 않을 정도로 부드럽게 움직임을 통제하는 것이 가능할 정도의 무게로 진행하는 것이 적절하다.

변형: 클린 랙 자세로 런지를 진행할 수도 있으며, 다른 기구를 이용해서 무게를 더 올릴 수도 있다. 런지를 하면서 앞으로 내민 발을 다시 당긴 후 뒤쪽에 있던 발을 다시 앞으로 내밀면서 다음 런지를 진행하는 방식이 아니라, 워킹 런지로 진행할 수도 있다.

오버헤드 스플릿 스쿼트

오버헤드 스플릿 스쿼트는 저크 오버헤드 자세로 바벨을 안정적으로 고정시킨 상태에서 스플릿 스쿼트를 하는 것이다. 리프터는 푸시 프레스 혹은 저크 등 자신이 원하는 방식으로 오버헤드 자세를 만들 수 있다. 이 운동은 핵심은 스플릿 자세에서의 바벨의 안정성, 올바른 자세와 균형 상태를 유지하는 것이다.

주의: 스플릿에서 앞뒤 다리의 간격에 따라서 운동 효과는 달라질 수 있다. 앞쪽 발이 더 앞으로 이동할수록, 후면 사슬 근육에 더 의존하게 되며, 뒷다리의 고관절 굴곡근을 더 스트레칭 해주는 효과가 있다. 앞쪽 다리를 더 뒤로 이동시킬수록, 대퇴사두근을 더 사용하게 된다. 그러나 만약 스플릿 저크 리시빙 자세 연습을 한다면, 스플릿 저크 리시빙 자세와 동일한 발 넓이로 진행하면 된다.

목적: 스플릿 스쿼트와 마찬가지로, 오버헤드 스플릿 스쿼트는 스플릿 저크 리시빙 자세에서 다리, 엉덩이 그리고 몸통을 강화시킬 뿐만 아니라, 상체 스트렝스와 안정성을 발달시키기도 한다.

프로그램 설계: 보통 3~6회씩을 한 세트로 진행할 수 있으며, 런지를 하면서 바닥에 무릎이 충돌하지 않을 정도로 부드럽게 움직임을 통제하는 것이 가능할 정도의 무게로 진행하는 것이 적절하다. 그리고 동작을 진행할 때 완전히 락아웃시킨 상태에서 안정적인 오버헤드 자세를 유지할 수 있어야 한다.

변형: 오버헤드 스플릿 스쿼트는 최대한 깊이 앉으면서(뒤쪽 다리가 바닥에 가볍게 닿을 정도로) 진행할 수도 있으며, 혹

은 리프터의 스플릿 저크 리시빙 자세만큼만 내려갈 수도 있다. 후자의 경우는 더 무거운 무게로 동작을 진행할 수도 있다.

패러렐 스쿼트

어떤 형태의 스쿼트(백 스쿼트, 프론트 스쿼트, 오버헤드 스쿼트)라도 패러렐 스쿼트로 진행할 수 있다. 일반적인 스쿼트와 유일한 차이점은 지면과 수평이 되는 깊이까지만 스쿼트를 한다는 것이다. 이외의 다른 부분들은 모두 동일하다. 패러렐 스쿼트를 할 때는 엉덩이를 더 뒤로 빼면서 엉덩이를 더 많이 사용하기 때문에, 특히 적절한 자세를 유지하는 것이 중요하다.

주의: 패러렐 스쿼트를할 때 무릎과 슬개건에 더 많은 압력이 가해진다. 그리고 과도하게 무릎과 슬개건을 사용하게 되면, 염증이 발생할 수 있다. 볼륨과 빈도는 이 부분을 고려해서 결정되어야 한다.

목적: 패러렐 스쿼트는 스쿼트에서 역학적으로 가장 불리한 지점에서의 스트렝스를 발달시키는 것을 도와준다. 이 지점은 역학적으로 가장 힘든 구간이여서 스쿼트를 하고 일어설 때 가장 속도가 줄어드는 구간이기도 한다. 패러렐 스쿼트를 통해서 클린과 다른 스쿼트를 할 때 이 구간에서 더 빠르고 쉽게 올라올 수 있도록 해주는 스트렝스를 키울 수 있다.

프로그램 설계: 일반적으로 패러렐 스쿼트는 3~6회를 한 세트로 진행하는 것이 가장 이상적이다. 너무 무거운 무게로 1~2회 정도 진행하는 것은 오히려 자세를 망가트릴 수도 있다. 무거운 무게로 스쿼트 훈련을 한 후에 강도를 줄여서 진행할 수도 있다.

변형: 패러렐 스쿼트는 패러렐 위치에서(엉덩이가 무릎이 같은 높이에 있는 위치) 동작을 멈추면서 진행할 수도 있다.

퍼즈 스쿼트

어떤 형태의 스쿼트(백 스쿼트, 프론트 스쿼트, 오버헤드 스쿼트)라도 퍼즈 스쿼트로 진행할 수 있다. 보통 스쿼트처럼 시작하는데, 스쿼트 가장 아래 구간에서 3초 혹은 그 이상 동작을 멈췄다가 어떠한 반동도 없이 일어나는 것이다. 즉, 스쿼트 리커버리 동작은 움직임이 없는 상태에서 진행하는 것이다. 이렇게 움직임이 없는 상태에서도 일어날 때는 최대한 가속을 하면서 즉시 일어날 수 있도록 해야 한다.

AKA: Stop squat.

주의: 신장반사를 없애기 위해서는 스쿼트 가장 아래 구간에서 3초 동안 동작을 멈춰 있으면 충분하지만, 자세를 유지하기 위한 스트렝스를 발달시키고 싶다면 더 길게 멈춰 있어도 된다. 하지만 더 길게 멈춰 있어도 힘을 만들어내는 속도를 향상시키지는 않는다. 이 운동의 효과를 극대화하기 위해서는, 리커버리를 할 때 조금이라도 더 쉽게 일어서기 위해서, 약간의 반동이라도 만들지 않는 것이 중요하다.

목적: 퍼즈 스쿼트를 하는 데는 몇 가지 목적이 있다. 첫 번째로, 정상적인 스쿼트에서는 발생하는 신장반사를 없애면서, 스쿼트에서 힘을 만드는 속도를 연습할 수 있다. 또한 스쿼트의 올바른 자세를 유지할 수 있는 스트렝스를 향상시킬 수도 있으며, 스쿼트를 할 때 엉덩이를 먼저 들리거나 하는 좋지 못한 움직임을 교정하는 데도 도움이 된다.

프로그램 설계: 퍼즈 스쿼트는 일반적인 스쿼트와 동일한 방식으로 진행할 수 있다. 하지만 5회 이상의 반복 횟수는 보통은 추천하지 않는다. 당연히 무게는 일반적인 스쿼트를 고려해서 결정해야 하며, 스쿼트를 할 때 탄성에 어느 정도 의존하느냐에 따라서 달라질 수는 있다.

풀링-스탠스 백 스쿼트

풀링-스탠스 백 스쿼트는 스내치와 클린 풀 동작에서의 발 넓이로 백 스쿼트를 하는 것이다.

AKA: Narrow-stance squat, close-stance squat.

주의: 만약 클린과 스내치에서의 풀 스트렝스를 향상시키기 위해서 이 동작을 진행하는 경우라면, 원래 자신의 클린, 스내치 풀 동작을 할 때와 동일하게 무릎을 향하게 하면 되지만, 무릎을 거의 정면으로 향하게 해서 진행하는 경우도 있다.

목적: 풀링-스탠스 백 스쿼트는 클린과 스내치에서의 첫 번째 풀 동작의 스트렝스를 향상시키기 위해서, 혹은 대퇴사두근의 스트렝스를 키우기 위해서 사용할 수도 있다.

프로그램 설계: 풀링-스탠스 백 스쿼트는 일반적인 백 스쿼트와 프론트 스쿼트와 함께 일주일에 한 번 진행하는 경우가 가장 많다. 일반적으로 리프터의 최고 백 스쿼트의 70% 혹은 조금 더 무겁게 3~5회를 한 세트로 진행하는 것이 가장 효과적이다.

변형: 정해진 템포(보통은 신장성 수축 구간에서 속도를 늦춘

다.)로, 퍼즈 스쿼트로 진행할 수도 있으며, 1¼ 스쿼트도 가능하다. 다리를 더 좁게 해서 혹은 무릎이 거의 정면으로 향하도록 해서 진행할 수도 있다.

풀업

풀업은 간단하고, 효과적인 당기는 동작의 상체 스트렝스 훈련이며, 어깨 가동성에도 좋은 운동이다. 손바닥이 앞쪽을 향하도록 해서 풀업바를 어깨보다 조금 넓게 잡는다. 견갑골을 뒤로 그리고 아래로 쥐어짜주면서 팔을 이용해서 턱이 풀업바를 넘어가는 높이까지 당겨준다. 다 올라간 상태에서도 등 상부를 단단하게 중립 상태로 만들어주기 위해서 팔과 어깨를 계속 당겨준다. 그런 후 움직임을 통제하면서 천천히 팔꿈치가 다 펴질 때까지 내려온다. 이렇게 다 내려온 상태에서 다음 동작을 반복한다.

AKA: Chin-up, chin.

주의: 턱이 풀업바를 넘어간 상태에서 등이 자연스럽게 둥글게 말리는 경향이 있다. 하지만 모든 등 근육을 개입시키고, 올바른 어깨 움직임을 유지하기 위해서 중립 상태를 만들어주는 것은 중요하다. 매번 어깨를 제대로 편 상태에서 동작을 시작하는 것 역시 중요하다. 그래야지 어깨 가동성을 정확하고 확실히 사용할 수 있게 된다.

목적: 풀업은 웨이트리프팅 훈련에 주로 있는 수직 방향으로 미는 동작과는 반대되는 동작으로 등과 팔을 강화시키는 동작이며, 등 상부와 어깨를 균형 잡힌 상태로 유지하는 데 도움이 된다.

프로그램 설계: 5~10회 혹은 이 이상을 한 세트로 진행하는 것이 보통 적절하며, 전체 풀업 반복 횟수를 정해두고 최대한 빨리 수행하는 것도 좋은 방법이다(예를 들면 목표 횟수를 정해두고 동작을 할 때마다 최대한 많이 하면서 목표 횟수를 빨리 달성하는 것). 맨몸으로는 풀업을 할 수 없는 사람이라면 탄력 밴드를 이용해서 저항 정도를 줄여줄 수도 있으며, 혹은 박스에 올라간 상태에서 다리를 약간 사용해서 저항을 줄여주는 방법도 있다.

변형: 비록 저크와 프레스와 동일한 그립으로 풀업을 하는 것이 가장 좋지만, 더 넓은 그립 혹은 더 좁은 그립으로 진행할 수도 있다. 손바닥을 몸 쪽으로 향하도록 풀업바를 잡고 친업처럼 진행해도 된다.

루마니안 데드리프트

루마니안 데드리프트(RDL Romanian deadlift) 동작의 기원에 대해서는 논쟁이 있다. 니쿠 블라드 Nicu Vlad라는 루마니아 선수와 그의 코치 드라고미르 시로슬란 Dragomir Cioroslan이 1990년 굿윌 게임즈 Goodwill Games 참가를 위해서 미국에 방문했을 때 처음 시작되었다. 블라드는 다른 선수들은 본 적이 없는 동작으로 훈련을 하고 있었으며, 옆에서 보고 있던 짐 슈미츠 Jim Schmitz 미국 대표 코치가 그 동작을 보게 되었다. 그리고 드라고미르 코치에게서 아직 이 동작 이름이 없다는 것을 전해 듣고서는 짐 슈미츠 코치가 루마니안 데드리프트라고 이름을 지었다.

풀 자세로 다리를 벌려서, 클린 그립으로 바벨을 잡은 상태로 선다. 몸통을 곧게 세운 자세를 유지하고 무릎을 살짝 접어준다. 이 자세가 시작이자, 마무리 자세이다. 무릎을 살짝 접은 상태를 유지한 상태에서, 등을 신전시킨 상태가 무너지지 않는 범위 내에서 고관절을 최대한 많이 접어주도록 한다. 고관절을 가장 많이 접은 상태에 도달하게 되면, 다시 몸을 펴서 일어선다. 이때 무릎을 살짝 접은 상태는 계속 유지한다. 스트랩은 사용하는 것이 좋다.

AKA: RDL, Stiff-Legged Deadlift.

주의: 루마니안 데드리프트와 스티프-레그 데드리프트 이 두 가지 동작을 가끔 동일한 동작으로 보는 경우도 있다. 하지만 이 두 동작은 무릎의 움직임에서 확실한 차이점이 존재한다. 스티프-레그 데드리프트 동작은, 무릎을 완전히 신전시킨 상태에서 시작하며, 항상 무릎을 락아웃시킨 상태로 유지하기보다는, 고관절을 접을 때는 약간 함께 접히게 된다.

목적: 루마니안 데드리프트는 둔근과 햄스트링을 강화시켜줌과 동시에, 등의 신전 상태를 강화시키기도 한다. 하지만 무릎은 살짝 접은 상태로 있기 때문에, 햄스트링은 비교적 적게 사용된다. 이렇게 무릎을 살짝 접어주는 동작 때문에, 클린과 스내치 풀 동작에서 발생하는 바벨 아래에서의 무릎 움직임을 연습할 때 사용되기도 한다. 게다가 루마니안 데드리프트를 진행할 때는, 어깨가 바벨을 넘어간 상태에서 최대한 바벨이 다리에 가까이 붙어 있는 상태를 유지해야 한다. 이렇게 바벨을 다리에 최대한 가까이 붙어 있는 상태를 유지하기 위해서는 어깨와 광배근을 사용해야 하기 때문에, 어깨와 광배근을 발달시키기 위해서 루마니안 데드리프트를 활용할 수도 있다.

프로그램 설계: 3~6회를 한 세트로 진행하는 것이 가장 일반적이다. 무게는 보통 리프터 백 스쿼트의 대략 50%로 정도로 시작을 하면, 매우 무거운 무게로 할 수도 있다. 백 스쿼트의 70~80% 정도로 진행하는 경우도 있다.

변형: 스내치 그립으로 바벨을 잡고 동작을 진행할 수도 있으며, 등 신전을 더 강하게 하면서 더 무거운 무게로 동작을 진행하기 위해서, 무릎을 더 굽혀서 동작을 진행할 수도 있다. 그립 스트렝스 훈련을 위해서 스트랩을 사용하지 않을 수도 있다.

시티드 굿모닝

시티드 굿모닝 동작은 고관절 가동성이 많이 요구되는 굿모닝 변형 동작으로, 그렇게 사람들이 많이 하는 운동은 아니다. 백 스쿼트처럼 바벨을 목 뒤에 놓은 상태에서, 다리 사이에 벤치를 놓고 앉도록 한다. 무릎은 굽혀주고, 발바닥이 완전히 바닥에 닿은 상태에서 무릎보다는 앞쪽에 위치시킨다. 등에 힘을 줘서 완전한 척추 중립 상태를 만들어준 상태에서, 복부도 힘을 줘서 탄탄하게 만들어준다. 이 상태에서, 그대로 고관절을 접어준다. 등에 힘을 줘서 평평한 상태를 만들어준 다음에, 이 등의 상태를 유지할 수 있을 정도로만 앞으로 몸을 숙여줬다가 다시 돌아온다. 동작을 반복하면서 등의 장력이 풀리지 않도록 신경 써야 한다.

주의: 동작이 효과적이기 위해서는 너무 무거운 무게로 진행할 필요는 없다. 등의 장력 상태를 유지한 상태에서 가동범위를 최대한 활용하는 것에 집중해야 한다. 이 완벽한 자세와 움직임이 가능한 범위 내에서만 무게를 정해야 한다.

목적: 시티드 굿모닝 동작은 스내치, 클린, 그리고 다른 관련 동작에서의 리프터의 안정성, 파워 전이성 그리고 안전성을 개선해주기 위해서 등의 등척성 자세를 강화시켜준다. 이차적으로, 둔근, 햄스트링을 강화시켜주고, 고관절의 가동성을 개선시킬 수도 있다. 시티드 굿모닝 동작은 그냥 굿모닝 동작보다 스쿼트 자세와 스내치 클린의 시작 자세에 더 많은 도움이 되는 동작이다. 부상 때문에 서서 굿모닝 동작을 하기 힘든 리프터가 시티드 굿모닝 동작으로 대체해서 훈련을 진행할 수도 있다.

프로그램 설계: 3~6회를 한 세트로 진행하는 것이 가장 일반적이며, 10회 정도까지 진행할 수도 있다. 무게는 보통 리프터 백 스쿼트 최대 무게의 20~40% 정도로 진행할 수 있다.

스플릿 스쿼트

백 스쿼트처럼 바벨을 목 뒤에 놓은 상태에, 런지 동작처럼 발을 위치시킨다. 앞발의 정강이는 가장 아래로 내려갔을 때 수직 상태에 가까워질 정도로 앞발을 앞으로 내밀어준다. 앞뒤 발의 무게중심이 골고루 분산되어서 균형 상태를 이뤄야 한다. 스피드를 통제하면서, 몸을 곧게 세운 상태를 유지한 상태에서 뒤쪽 발의 무릎이 가볍게 바닥에 닿을 정도로 내려간다(그렇다고 바닥에 무릎이 충돌할 정도로 내려갈 필요는 없다). 그러고 나서는, 양발의 균형 상태를 유지하면서 다시 일어선다. 앞발의 무릎은 안쪽이나 바깥쪽으로 무너지지 않도록 반드시 신경 써야 한다. 한 발로 반복 횟수를 모두 채운 후에, 다른 다리로 동작을 진행할 수도 있다.

주의: 스플릿에서 앞뒤 다리의 간격에 따라서 운동 효과는 달라질 수 있다. 앞쪽 발이 더 앞으로 이동할수록, 후면 사슬 근육에 더 의존하게 되며, 뒷다리의 고관절 굴곡근을 더 스트레칭 해주는 효과가 있다. 앞쪽 다리를 더 뒤로 이동시킬수록, 대퇴사두근을 더 사용하게 된다. 그러나 만약 스플릿 저크 리시빙 자세 연습을 한다면, 스플릿 저크 리시빙 자세와 동일한 발 넓이로 진행하면 된다.

목적: 스플릿 스쿼트는 스플릿 저크 리시빙 자세를 강화시킬 뿐만 아니라, 약한 한쪽 다리 혹은 엉덩이를 강화시켜주기 위해서 사용될 수도 있으며, 둔근 스트렝스와 고관절 안정성을 더 발달시키기 위해서 할 수도 있다. 혹은 고반복으로 근비대 훈련으로도 사용될 수 있다.

프로그램 설계: 보통 5~10회씩을 한 세트로 진행할 수 있으며, 동작을 하면서 바닥에 무릎이 충돌하지 않을 정도로 부드럽게 움직임을 통제하는 것이 가능할 정도의 무게로 진행하는 것이 적절하다.

변형: 스플릿 스쿼트는 바벨, 싱글 덤벨, 더블 덤벨, 케틀벨 등 어떤 도구를 이용해서라도(어떤 위치로 들고 있어도 된다.) 가능하다. 웨이트리프팅의 경우에는, 바벨을 백 스쿼트처럼 목 뒤에 놓고 하는 것이 가장 일반적이다.

스티프-레그 데드리프트

스티프-레그 데드리프트Stiff-legged deadlift는 매우 효과적인 등 스트렝스 동작이며, 루마니안 데드리프트와 같은 동작으로 여겨지는 경우도 있다. 풀 자세로 발을 위치시키고, 클립 그립으로 바벨을 잡은 상태에서, 등을 완전히 신전시켜서 단단히 만들어준다. 신전시킨 등 상태를 유지하면서, 최대한 고관절을 접는다. 고관절을 접어주면서 무릎도 함께 접으며, 다시 일어설 때까지 무릎은 살짝 접은 상태를 유지해준다. 고관절을 완전히 다 펴줄 때 무릎도 함께 펴준다. 스트랩은 사용하는 것이 좋다.

AKA: Romanian deadlift.

주의: 루마니안 데드리프트와 스티프-레그 데드리프트 이 두 가지 동작을 가끔 동일한 동작으로 보는 경우도 있다. 하지만 이 두 가지 동작은 무릎의 움직임에서 확실한 차이점이 존재한다. 스티프-레그 데드리프트 동작은, 무릎을 완전히 편 상태에서 시작하며, 루마니안 데드리프트에서처럼 항상 무릎을 락아웃시킨 상태로 유지하기보다는, 고관절을 접을 때는 약간 함께 접어준다. 그리고 고관절을 완전 펴줄 때 함께 무릎도 펴준다.

목적: 스티프-레그 데드리프트는 둔근과 햄스트링을 강화시켜줌과 동시에, 등의 신전 상태를 강화시키기도 한다. 스티프-레그 데드리프트 동작을 진행할 때는, 어깨가 바벨을 넘어간 상태에서 최대한 바벨이 다리에 가까이 붙어 있는 상태를 유지해야 한다. 이렇게 바벨을 다리에 최대한 가까이 붙어 있는 상태를 유지하기 위해서는 어깨와 광배근을 사용해야 하기 때문에, 어깨와 광배근을 발달시키기 위해서 스티프-레그 데드리프트를 활용할 수도 있다.

프로그램 설계: 3~6회를 한 세트로 진행하는 것이 가장 일반적이다. 무게는 보통 리프터 백 스쿼트의 대략 50%로 정도로 시작을 하면, 매우 무거운 무게로 할 수도 있다. 백 스쿼트의 70~80% 정도로 진행하는 경우도 있다.

변형: 스내치 그립으로 바벨을 잡고 동작을 진행할 수도 있으며, 등 신전을 더 강하게 하면서 더 무거운 무게로 동작을 진행하기 위해서, 무릎을 더 굽혀서 동작을 진행할 수도 있다. 그립 스트렝스 훈련을 위해서 스트랩을 사용하지 않을 수도 있다.

스트레이트-레그 데드리프트

스트레이트-레그 데드리프트Straight-legged deadlift는 등이 정적인 신전 상태로 있기보다는 실제로 굽힘과 신전이 일어나는 웨이트리프팅의 몇몇 동작들 중에 하나이다. 리프터는 박스 위에서 풀 자세로 발을 위치시키고, 클린 그립으로 바벨을 잡은 상태에서, 다리에 힘을 줘서 무릎을 완전히 신전시켜준다. 등을 앞쪽으로 말아주면서, 최대한 고관절을 접는다. 무릎은 계속 신전시킨 상태를 유지해주며, 바벨은 최대한 다리에 가까이 붙어 있도록 해야 한다. 고관절을 최대한 굽힌 후에 다시 몸을 신전시킨다. 몸을 신전시키면서 앞으로 말렸던 등도 함께 신전시켜서 곧게 세운 상태를 만들어준다.

AKA: Stiff-legged deadlift.

주의: 등 부상의 위험 때문에 스트레이트-레그 데드리프트 동작을 피하는 경우도 많다. 현재 등 부상이나 통증이 있는 선수들은 피하는 것이 좋으며, 고관절 가동성이 좋은 선수만 활용하는 것이 좋다. 이 동작은 매우 가벼운 무게로 아주 조금만 하는 것이 좋다.

목적: 스티프-레그 데드리프트는 웨이트리프팅에서 주로 훈련하는 등척성 운동보다는 동적인 운동으로 등을 강화시켜준다. 또한 가동성 훈련으로 사용될 수 있으며, 훈련의 다양성을 위해서 진행될 수도 있다.

프로그램 설계: 5~10회를 한 세트로 진행하는 것이 가장 일반적이다. 비교적 가벼운 무게로 진행해야 하며, 리프터에게 부담이 될 정도의 무게로 진행해서는 안 된다. 허리에 뭔가 불편함이나 통증이 느껴진다면 바로 멈춰야 한다.

변형: 스내치 그립으로 바벨을 잡고 동작을 진행할 수도 있으며, 그립 스트렝스 훈련을 위해서 스트랩을 사용하지 않을 수도 있다.

어퍼 백 익스텐션

어퍼 백 익스텐션Upper back extensions 동작은 흉추 신전 스트렝스를 강화시킬 수 있는 가동범위가 그렇게 많이 요구되지 않는 간단한 동작이다. 바닥을 바라본 상태로 누워서 어떤 물체로 발을 고정시킨다. 파트너가 발을 아래로 고정시켜줄 수도 있다. 덤벨이나 플레이트를 목 뒤로 잡은 상태에서, 등 상부에 힘을 강하게 주면서 템포를 조정하면서 등 상부를 들어올리도록 한다. 등 상부만 들어올리기 때문에 가동범위가 크지는 않을 것이다. 움직임 동안에 계속 장력이 유지되어야 하며, 동작이 끝나면 다시 내려가서 바닥에 평평하게 눕도록 한다. 허리보다는 등 상부를 들어올릴 수 있도록 집중하는 것이 중요하다. 머리를 들어올린 상태를 유지하게 되면 도움이 된다.

목적: 어퍼 백 익스텐션 동작은 흉추 가동성 동작과 함께 스트렝스, 근육 활성화가 바탕이 된 상태에서 새로운 가동범위를 확보하는 데 도움이 된다. 또한, 스내치와 클린의 오버

헤드 자세에서의 안정성에도 도움이 되면, 스내치와 클린의 자세를 유지하는 스트렝스의 향상에도 도움이 된다.

프로그램 설계: 8~10회를 한 세트로 3~4세트 정도 진행할 수 있다. 템포를 조절한 상태에서, 완전히 등 상부를 신전시킬 수 있는 범위 내에서 최대한 무거운 무게로 진행할 수도 있다. 다른 몸통 스트렝스 동작과 보조 운동으로 훈련 마지막에 함께 진행할 수도 있다.

영양

선수들이 영양을 신경 쓰는 가장 근본적인 목표는 꾸준히 퍼포먼스를 향상시키기 위한 것이다. 스포츠에 따라서 퍼포먼스를 향상시킬 수 있는 영양은 건강에 이로울 수도 그렇지 않을 수도 있다. 그러나 웨이트리프팅을 위한 영양은 일반적으로 높은 질의 음식을 포함해야 하며, 이후에 건강 문제를 발생시킬 수 있을 정도로 특정한 다량 영양소macronutrient를 과도하게 포함하고 있어서는 안 된다. 체급이 아주 높은 선수들의 경우는 건강한 영양 섭취 수준을 넘어서 추가적으로 칼로리 섭취가 필요하기 때문에 대부분은 예외라고 할 수 있다. 이런 경우는 대부분 건강한 영상 섭취 방법이라고 하기 힘든 경우가 많다.

영양과 관련해서 신경 써야 할 양, 질, 그리고 다량 영양소의 성분, 이렇게 3가지 기본적인 요소가 있다. 최적의 퍼포먼스를 위해서는 이 중 어느 하나도 간과해서는 안 된다. 하지만 장기적이 관점에서 봤을 때, 훈련 기간이나 시기에 따라서 구체적인 영양 목표는 달라질 수 있으며, 상대적 중요성도 달라질 수 있다. 여기서 추가적으로 고려해야 할 2가지 요소가 있다. 하나는 다량 영양소 섭취 타이밍이며, 다른 하나는 보충제이다. 후자의 경우는 따로 챕터를 구성해서 이후에 자세하게 설명할 것이다.

양

양quantity은 우리가 이해할 수 있는 가장 간단한 부분이다. 특정 기간 동안에 섭취한 음식 총량을 생각하면 된다. 칼로리, 혹은 더 정확하게는 킬로칼로리Kcal로 측정할 수도 있다. 이것을 통해서 우리가 섭취한 에너지량을 측정할 수 있으며, 체중 증가 혹은 체중 감소 정도와 같은 몸의 변화를 통해서 전체적으로 어느 정도 조절을 해야 하는지 결정할 수 있다.

질

영양의 질quality에 관해서는 의견 충돌이 상당히 많이 있기 때문에, 양보다도 더 복잡하다. 음식 질에 있어서 원칙은 아주 간단하다. 자연 음식이 기본적인 건강을 유지해주는 측면에서 더 뛰어나다. 고기, 생선, 달걀, 야채, 과일, 덩이줄기, 견과류와 씨앗, 특정 오일 및 유제품 등이 여기에 포함될 수 있다.

이 부분을 뒷받침해주는 과학적 내용에 대해서 깊이 언급하기보다는 분야의 전문가들에게 맡겨두기로 하자. 우리가 명심해야 할 것 같은 가공된 음식은 영양 밀도 측면에서 자연 음식과 비교가 되지 않는다는 점이다. 그리고 비록 질이 낮은 음식으로도 원하는 퍼포먼스와 체성분을 달성할 수 있다 하더라도, 가공된 음식은 건강상 위험한 상황을 발생시킬 수도 있다. 자연 음식을 통해서 필요한 미량 영양소micronutrient를 얻을 수 있으며, 자가면역질환을 예방할 수도 있고, 장기적으로 건강해질 수 있다.

또한 크게는 선수의 퍼포먼스를 향상시키는 데 도움이 되기도 한다. 물론 상황에 따라서 건강과 퍼포먼스의 영양에 대한 각각의 방향이 완전히 달라질 수도 있다. 예를 들어, 특정 시기(운동 후에 글리코겐 저장소를 다시 채우거나, 몸의 회복을 돕기 위해서)에는 많은 탄수화물 섭취가 필요한데, 좀 더 가공된 음식으로 탄수화물을 섭취하는 것이 훨씬 더 쉬울 수도 있다(운동 후에는 가공된 음식을 통해서 섭취하는 것이 더 효과적). 그런데 운동 후가 아니라, 평소라면 이 가공된 음식들은 일반적으로 건강을 위해서 피했을 것이다.

다량 영양소 성분

영양의 기본 요소 중 마지막은 다량 영양소의 성분이다. 다량 영양소의 성분은 전체 칼로리 섭취량에 있어서 탄수화물, 지방, 단백질의 상대적 비율이다. 영양의 기본 요소 중에 양은 전체적인 측면에서 어느 정도 조절해야 하는지 알려준다면, 다량 영양소 성분은 일반적으로 더 자세하지만 잠재적으로 더 많은 조절을 하도록 하는 도구이다. 목적에 따라서 매 식사마다 다량 영양소를 고려할 수도 있으며, 하루 전체 식사를 기준으로 다량 영양소를 고려할 수도 있다.

단백질은 다량 영양소에 있어서 가장 우선순위로 신경 써야 하는 부분이다. 특히 스트렝스 훈련을 하는 선수라면 더욱 그렇다. 단백질을 어느 정도로 섭취를 해야 하는지는 상황에 따라서 상당히 다를 수 있다. 의학 단체나 정부에서 권장하는 단백질 섭취량은 일상생활을 유지하기 위한 최소한의 양만을 반영한 것인데, 이것은 선수들의 퍼포먼스를 향상시키거나, 건강, 장수를 위한 최적의 양은 아니다.

권장하는 단백질 섭취량은 자신의 체중의 1파운드당 1그램이며, 혹은 대략 1kg당 2g 정도이다(Zatsiorksy, 1995). 이 기준은 추상적이기는 하지만, 이 효과에 대해서는 수년에 걸쳐서 스트렝스 분야에서 증명이 된 부분이기도 하다. 이것을 기준으로 삼아서, 개인 상황에 맞게 조금씩 조정할 수 있다. 많은 사람들이 가끔씩 이것의 두 배로 섭취를 했을 때 더 효과가 있는 경우도 경험하게 될 것이다(체중을 증량하는 기간에는 두 배보다 훨씬 더 많이 섭취한다). 하루 기준 섭취량에서 너무 차이가 날 정도로 큰 변화를 주지 않는 범위 내에서 조정하면서 자신에게 맞는 섭취량을 계속 찾아보는 것을 추천한다.

단백질 질은 어떤 단백질이냐에 따라서 많이 달라진다. 고기, 생선, 달걀 그리고 유청 단백질은 엄청나게 생물학적 이용 가능성이 높으며, 아미노산 공급도 높은 단백질들이다. 견과류, 콩, 곡물과 같은 음식들의 단백질 내용물은 양과 질의 측면에서 그렇게 높은 수준은 아니다. 그렇기 때문에 앞에서 언급한 단백질 음식들을 완전히 대체할 수 있는 음식들은 아니다. 대두가 몇 년 동안 높은 질의 단백질 음식으로 소개되기도 했지만, 대부분의 내용들이 근거가 없는 것들이었으며, 대두가 건강에 미치는 영향에 대한 더 많은 연구들에서 놀랄 만한 내용들이 확인되었다. 식단에서 대두를 많이 먹는 것은 오히려 좋지 않다는 것이다. 간장과 같은 발효된 상태로 가끔씩 섭취하는 것은 예외가 될 수 있다. 단백질 보충제에 대해서는 보충제 챕터에서 자세하게 다룰 것이다.

지방은 항상 나쁜 영양소로 많이 여겨졌다. 하지만 지방은 건강에 위협이 되는 존재가 아니며, 오히려 반드시 필요한 영양소이다. 지방 섭취의 대부분은 단일불포화지방인 것이 좋으며, 견과류, 씨앗, 아보카도, 올리브 오일, 그리고 많은 고기들(소고기에 있는 지방 중에서 대략 50%가 단일 불포화지방)로 단일불포화지방을 공급받을 수 있다. 식물성 기름과 같은 다불포화지방은 최소한으로 사용하는 것이 좋다. 특히 튀긴 음식을 만들 때와 같이 높은 온도에서 요리하기 위해서 기름을 사용할 때 주로 사용할 수 있다. 다불포화지방은 분자 결합 상태가 아주 불안정하기 때문에 쉽게 끊어질 수도 있다. 그러면서 트랜스 지방과 과산화지방질과 같은 건강하지 못한 물질들이 만들어질 수도 있다. 동물성 식품에 주로 있는 포화지방은 너무 많이 섭취하는 것은 좋지 않다. 포화지방은 식이성 콜레스테롤과 크게 관련 있으며, 이것은 다시 심장병과 크게 관련이 있다. 최근까지도 그 어떤 연구도 지방 혹은 식이성 콜레스테롤과 심장병 간의 인과관계에 대해서 정확하게 알려주고 있지는 않다. 더 연구를 진행하면 할수록, 콜레스테롤 수치와 심장병 위험 간의 관계가 그렇게 간단하지 않다는 것만 확인되고 있다. 다시 말하자면, 이런 깊은 내용은 이 책에서 다룰 내용에서 벗어나게 된다. 그러나 만약 포화지방과 콜레스테롤 섭취와 관련해서 관심이 있다면, 개인적으로 공부를 해보는 것을 적극적으로 추천하는 바이다. 대부분의 우리가 그러하듯이, 포화지방과 콜레스테롤에 대한 두려움 때문에 걱정이 많이 된다면, 콜레스테롤이 체내에서 모든 세포와 세막을 구성하는 주요 성분이며, 테스토스테론과 같은 스테로이드 호르몬을 생산하는 데 있어서도 필요하다는 사실을 명심해야 한다. 우리가 살아가는 데 있어서도 반드시 필요하며, 우리 몸안에 있는 대부분의 콜레스테롤은 우리 간에서 만들어진다. 그래서 식이성 콜레스테롤을 아주 많이 낮추더라도 콜레스트롤 수치가 많이 낮아지지 않는 것이다. 식이성 콜레스테롤이 충분하면, 우리 몸에서 콜레스테롤 생산을 감소시키듯이, 만약에 식이성 콜레스테롤이 충분하지 않으면, 부족한 만큼 우리 몸에서 스스로 콜레스테롤을 생산하는 것이다.

오메가-3 지방산은 필수 지방산이지만, 일반 식단에서 섭취하는 것은 쉽지 않다. 물론 최근에는 오메가-3 지방산에 대한 관심이 증가하면서, 오메가-3 지방산 보충제, 오메가-3 지방산을 포함하고 있는 달걀 등 오메가-3 지방산 제품이 많이 나오고 있지만, 여전히 쉽게 섭취하기는 힘들다. 오메가-6 지방산 역시 필수 지방산이지만, 고기, 달걀, 그리고 견과류에 들어있기 때문에, 오메가-3 지방산과 비교해서 충분하며, 과한 경우도 있다. 오메가-6 지방산은 과하게 섭취하게 되면 염증을 유발하기도 한다. 오메가-3 지방산을 위해서 내장육을 식단에 포함시키려는 사람과 생선 섭취를 충분히 하려는 사람은 거의 없다. 그래서 오메가-3 지방산을 다른 방식으로 섭취할 필요가 있다. 오메가-3가 풍부한 달걀을 먹는 것이 아주 좋은 방법이 될 수 있다. 곡물로

사육한 동물보다는 목초로 사용한 동물이 낳은 달걀이 오메가-3가 더욱 풍부하기 때문에, 이 달걀을 먹게 되면, 원래 달걀에 풍부한 오메가-6와 오메가-3의 균형을 자연스럽게 맞출 수 있다. 이 둘의 비율을 맞추는 데 있어서, 오메가-3 지방산의 양을 급격하게 증가시키기보다는 오메가-6 지방산 양을 줄이는 것이 더 좋은 방법이다.

지방은 건강에 유익할 뿐만 아니라, 칼로리 밀도 측면에서도 탄수화물, 단백질과 비교해서 훨씬 더 뛰어나기 때문에, 만약에 에너지가 많이 필요한 상태라면, 지방을 섭취하면서 많은 칼로리를 확보할 수도 있다. 이런 사실에도 불구하고, 많은 사람들은 지방보다는 탄수화물을 더 많이 섭취하는 경향이 있다. 왜냐하면, 탄수화물이 더 맛있으며, 실제로 식욕도 많이 돋우기 때문이다. 반면에 지방은 포만감이 더 크다.

마지막 다량 영양소는 탄수화물이다. 탄수화물은 지방만큼이나 논란이 되는 부분이며, 건강을 얘기할 때 가장 먼저 언급되는 부분이 기도 하다. 절대로 쉽지 않은 내용이지만, 이 책에서는 건강 측면에서의 탄수화물의 역할에 대한 내용을 다룰 것이다. 탄수화물의 역할은 가끔씩 과장된 경우가 있다. 탄수화물은 3가지 다량 영양소 중에 하나이며, 인간이 살아 있기 위해서 필요한 영양소는 아니다. 그렇다고 탄수화물이 나쁘거나 건강하지 않은 영양소라는 의미는 아니다. 다른 두 가지 다량 영양소처럼, 정확하게 이해하고 자신의 상황에 따라서 적절히 활용하면 되는 것이다.

탄수화물이 필요한 정도는 선수들마다, 그리고 훈련 기간에 따라서 상당히 다르다. 낮은 반복 횟수로, 고강도의 리프팅을 하는 경우는 당분해촉진성 대사를 필요로 하지는 않기 때문에, 이런 훈련의 경우에는 보통 퍼포먼스에 영향을 주지 않을 범위 내에서 상대적으로 탄수화물 섭취를 적게 하는 것이 좋다(하지만 절대로 극도로 적은 양의 탄수화물을 섭취해야 한다는 것을 의미하는 것은 아니다). 그러나 체중을 증가하려거나, 더 높은 볼륨의 훈련을 진행하는 경우라며, 탄수화물 섭취를 늘리는 것이 좋다. 어느 정도로 늘려야 할지에 대한 정답은 없기 때문에 시행착오를 겪으면서 자신에게 맞는 수준을 찾는 것이 좋다. 어떤 경우든, 지구력 성격의 스포츠 선수 혹은 축구와 같은 스프린팅 성격의 스포츠 선수들의 탄수화물을 섭취 기준을 따라가서는 안 된다. 아주 높은 체급의 선수들은 자신의 체급을 유지하기 위해서 탄수화물을 섭취량이 일반적으로 높다.

야채와 과일은 미량 영양소 밀도가 높기 때문에 탄수화물 섭취에 있어서 야채와 과일이 기본이 되는 것이 좋다. 전체 탄수화물의 필요량을 채우기 위해서, 에너지 밀도가 높은 덩이줄기, 옥수수 식품 그리고 쌀과 같은 탄수화물 음식을 섭취하는 것도 좋다. 선수가 괜찮다면, 밀을 원료로 만든 식품도 활용할 수 있다.

다량 영양소 섭취 타이밍

다량 영양소 섭취 타이밍은 음식의 양과 질 그리고 다량 영양소의 성분만큼이나 퍼포먼스, 체성분과 건강에 큰 영향을 미치지는 않는다. 그러나 훈련에 있어서 다량 영양소 섭취 타이밍을 신경 쓰게 된다면, 도움이 될 수도 있다. 대부분이 그렇듯이, 이 부분 역시도 추측과 자신의 경험에 기반한 경우가 많다. 그렇기 때문에, 정확한 평가를 위해서 확실히 기록을 다 해두는 것이 좋다.

운동 전: 운동 전에는 정상적 식단을 챙기면 된다. 단백질, 지방, 탄수화물을 균형 잡힌 비율로 식단을 구성하면 된다. 식단이 어떻게 구성되어 있느냐와 운동 중에 그 음식을 어느 정도 감당할 수 있느냐에 따라서 운동 전 마지막 식사 시간이 달라질 수 있다. 그러나 일반적으로는 운동 전 1~2시간 전에 식사를 하는 것이 적절하다. 그래야만, 섭취한 음식을 소화하고 흡수할 충분한 시간이 확보되면서 훈련 때 에너지로 사용할 수 있는 것이다. 그리고 운동 중에 배가 터질 것 같은 느낌을 느끼면서 불편해하지 않을 수 있다.

체중을 증가시키고 싶은 선수라면, 쉽게 소화될 수 있는 단백질(유청 단백질 보충제) 20~40g을 운동 시작 전 10~20분 전에 섭취하게 되면 동화작용이 일어나면서 근성장을 돕게 된다. 대신에 혹은 추가해서 BCAA 보충제를 섭취하게 되면 비슷한 효과를 얻을 수 있다. 하지만 개인에 따라서 종종 소화기관이 불편해지는 경우도 있다.

운동 전에 에너지를 섭취하는 경우는 흔하다. 카페인이나 아미노산 그리고 선수에게 더 많은 에너지를 공급하는 것을 도와주는 다른 물질을 포함한 식품을 섭취한다. 블랙 커피부터해서 비싼 파우더 등이 여기에 속한다. 동일한 보충제에 대한 선수들의 반응은 각기 다르다. 그렇기 때문에 여러 가지 시도를 해보면서 자신에게 맞는 방법을 찾는 것이 좋다. 그러나 모든 보충제가 마찬가지겠지만, 시합에 참가하는 선수들이라면 자신이 섭취하고 있는 음식이 세계반도핑기구(WADA)/미국반도핑위원회(USADA)에 의해서 금지된 성분을 포함하고 있는 것은 아닌지 항상 주의해야 한다.

선수들은 또한 항상 훈련을 준비하기 위해서 충분히 수분 공급이 되었는지 확실히 하는 것이 좋다. 간단한 방법은 체육관으로 이동하는 중이거나, 준비 운동을 할 때 220~450g 정도 물을 항상 마시는 습관을 만드는 것이다. 운동 전에 에너지 드링크를 마실 때 함께 물을 마셔도 된다.

운동 중: 운동을 하고 있는 동안에는, 영양 자체가 문제가 되는 경우는 거의 없다. 운동 시간이 상당히 긴 경우라면, 원래 그날 섭취하는 동일한 질의 음식을 운동 중간 휴식 시간에 섭취할 수 있다. 조리된 고기, 견과류 그리고 과일이 운동 중 섭취하기에 편리하다. 탄수화물 드링크가 몇몇 개인에게는 효과가 좋을 수도 있다. 그러나 지나치게 운동 볼륨이 높은 경우나 혈당 수치가 급격하게 떨어지는 사람을 제외하고는 보통은 불필요하다.

충분한 수분 상태를 유지하는 것은 가장 우선으로 생각해야 하는 부분이다. 1년 중 가장 더운 시기에 운동을 하는 경우는 수분량이 상당히 부족할 수 있기 때문에 특히 신경 써야 한다. 이런 상황에서는, 전해질이 들어 있는 음료를 물과 섞어서 마시는 것이 도움이 될 수 있다(전해질에 대해서는 보충제 챕터에서 다룬다). 체중을 증가시키려는 경우라면, 소화기관이 불편해지지만 않는다면, 운동 중에 BCAA 혹은 단백질 보충제를 마실 수도 있다.

운동 후: 운동 후 섭취하는 영양은 운동 중에 사용한 영양소를 보충하고, 선수의 회복을 극대화시키는 것을 목표로 한다. 일반적으로는 탄수화물과 단백질을 3:1 비율로 섭취하는 것이다. 이 비율은 개인마다 탄수화물이 필요한 정도와 훈련 볼륨에 따라서 조정될 수 있다. 볼륨이 낮을수록 섭취해야 하는 탄수화물도 적어질 것이다. 식사에서 지방 섭취는 소화가 늦어지는 것을 막기 위해서 최소화하는 것이 좋다(가능한 한 0에 가깝게).

운동 후 식사는 구운 치킨과 고구마와 같은 유기농 음식으로 구성하는 것이 좋다. 혹은 단백질과 탄수화물이 섞여 있는 파우더 형태의 보충제, 아니면 단백질 파우더 보충제, 탄수화물 드링크를 섭취해도 된다. 운동 후에는 식욕이 그렇게 많지 않기도 하며, 빠른 소화와 흡수를 위해서 보충제를 보통 많이 사용한다. 어떤 식으로 영양 섭취를 하든, 운동 직후에 바로 섭취되는 것이 좋다.

운동 후의 식사는 동화 작용을 돕기도 한다. 최근 연구는 운동 전에 섭취하는 단백질이 더 효과적이라고 하지만, 대부분의 경우에는, 운동 전후에 단백질 섭취는 모두 권장하는 바이다. 완전히 균형 잡힌 식사라면 운동 후 1~2시간 내에 하는 것이 좋다.

영양 계획

실제로 영양을 실행하기 위해서는, 첫 번째로, 단백질과 탄수화물은 g당 대략 4kcal를 공급하며, 지방은 9kcal를 제공한다는 것을 알 필요가 있다. 다음으로, 선수가 하루에 필요한 대략적인 칼로리를 알아야 한다. 이 부분을 알기 위해서, 우리는 어떤 공식을 사용할 수도 있지만, 어떤 공식도 정확하지 않다. 아니면, 일지를 작성하면서 섭취하는 모든 음식과 체중을 확인하는 것이다. 다른 도구를 이용해서, 섭취하는 음식의 칼로리가 어느 정도인지 확인하면서, 하루 총칼로리량도 확인할 수 있다. 이렇게 일정 기간 기록을 하면서 하루 평균 칼로리 섭취량을 계산할 수 있다. 이 하루 평균 칼로리가 바로 하루 섭취 칼로리의 기준이 되는 것이다(여기서 체중에는 변화가 없는 것이 전제되어 있다. 체중 감소, 증가, 유지에 대해서는 다음 챕터에서 다룬다).

우리가 단백질을 가장 중요한 영양소라고 말했으며, 질 높은 단백질을 어떻게 섭취할 수 있는지에 대해서도 분명히 설명했기에, 우선은 단백질 섭취량을 결정할 수 있다. 하루 체중 1파운드에 1그램의 단백질을 섭취하는 것이다. 그래서 85kg 체중의 선수라면, 하루에 187g의 단백질을 섭취할 수 있다(749kcal).

다음으로, 탄수화물 섭취량을 계산할 수 있다. 이때는 체중, 활동량 그리고 활동의 성격도 고려해야 한다. 활동 수준이 높을수록, 세트당 평균 반복 횟수가 더 높다. 그러면 탄수화물 섭취량도 더 증가하게 되는 것이다. 예를 들어, 메조사이클 준비 기간과 같이 높은 볼륨으로 훈련하는 기간에는, 근육과 간의 글리코겐을 보충해줄 뿐만 아니라, 운동을 하는 데 필요한 연료로 사용하기 위해서 더 많은 탄수화물이 필요하다. 또한 그날 훈련 운동량에 따라서 탄수화물 섭취량을 조절할 수도 있다(표 48.1). 이런 방식으로, 우리는 불필요하게 과도한 탄수화물 섭취를 하지 않고, 평균적으로 적정량의 탄수화물을 확실히 섭취할 수도 있다. 그리고 체성분에 잠재적으로 부정적인 영향을 끼치지 않으면서, 퍼포

표 48.1 최적의 탄수화물 섭취 지침표

휴식 및 운동하는 날	탄수화물 일섭취량
휴식	〈 1.1g/kg (0.5g/lb)
낮은 볼륨으로 운동	2.2g/kg (1.0g/lb)
중간 볼륨으로 운동	3.3g/kg (1.5g/lb)
높은 볼륨으로 운동	4.4g/kg (2.0g/lb)

(Israetel, Case, Hoffman, 2014)

먼스를 극대화할 수 있다(건강 상태에도 긍정적인 영향을 끼칠 수 있다).

85kg의 리프터의 탄수화물 섭취량은 다음과 같을 것이다.

휴식 및 운동하는 날	탄수화물 일섭취량
휴식	〈 96g (384kcal)
낮은 볼륨으로 운동	187g (748kcal)
중간 볼륨으로 운동	281g (1124kcal)
높은 볼륨으로 운동	374g (1497kcal)

다음으로, 하루 전체 칼로리 섭취량에서 남은 부분을 지방으로 채우면 되는 것이다. 체중이 일정한 기간 동안 안에서, 2주 동안의 일지를 확인해서, 매일 매일의 칼로리 섭취량을 전부 더한 상태에서 14일(2주)로 나누게 되면, 하루 평균 칼로리 섭취량을 확인할 수 있다. 그러면 현재 체중 기준으로 칼로리 섭취량을 확인할 수 있게 되는 것이며, 혹시나 체중이 증가했거나, 감소했다면 이 부분을 참고해서 조정하면 된다. 그러나 그날 운동량에 따라서 탄수화물의 섭취량을 조정한 것처럼 하루 칼로리 섭취량을 조정할 수도 있다. 그래서 간단한 수학 계산을 할 필요가 있다.

우선, 훈련량에 따라서 계획했던 단백질, 탄수화물 섭취량을 더한다. 예를 들어,

요일	훈련	단백질/탄수화물
월요일	고강도	2,244kcal
화요일	중간강도	1,872kcal
수요일	고강도	2,244kcal
목요일	중간강도	1,872kcal
금요일	휴식	1,132kcal
토요일	고강도	2,244kcal
일요일	휴식	1,132kcal

여기서 우리는 일주일에 총 12,710kcal를 섭취한다는 것을 확인할 수 있으며, 하루 평균 1,820kcal(일주일 총 칼로리 섭취량을 7일로 나눈 것)를 섭취한다는 것을 계산할 수 있다. 다음으로, 일지로부터 알게 된 하루 평균 섭취량 값을 위에서 계산한 평균값으로 나눠서 승수를 구하게 된다. 만약 일지 내용으로부터 85kg의 리프터가 자신의 체중을 유지하기 위해서 하루 평균 대략 2,500kcal 필요하다고 결정했다. 2,500kcal를 1,820kcal로 나누는 것이다. 그러면 1.37이라는 승수를 구할 수 있다.

그러고 나서 우리는 이 승수와 단백질/탄수화물을 합한 값을 이용해서 하루 총 칼로리 섭취량을 계산하는 것이다. 이 값은 탄수화물 섭취량과 비례하며, 이후에 큰 섭취량의 편차를 없애기 위해서 조정이 될 가능성이 높다.

요일	훈련	단백질/탄수화물	총 일섭취량
월요일	고강도	2,244kcal	3,074kcal
화요일	중간강도	1,872kcal	2,565kcal
수요일	고강도	2,244kcal	3,074kcal
목요일	중간강도	1,872kcal	2,565kcal
금요일	휴식	1,132kcal	1,551kcal
토요일	고강도	2,244kcal	3,074kcal
일요일	휴식	1,132kcal	1,551kcal

이렇게 계산하면 일주일 기준으로 하루 평균 칼로리 섭취량은 2493kcal라는 것을 확인할 수 있으며, 이것은 우리가 원하는 수치에 근접해 있다. 만약 하루 총 칼로리 섭취량 간의 편차를 줄이고 싶다면, 고강로 운동하는 날의 칼로리를 가벼운 무게로 운동하는 날 혹은 휴식하는 날로 옮기면 되는 것이다. 예를 들어, 고강도로 운동하는 날의 칼로리 섭취량에서 200kcal를 빼고 싶다면, 총 600kcal를 빼게 되는 것이다(고강도 훈련이 3일이기 때문에). 그러면 이 600kcal를 휴식하는 날에 나눠서 더한다. 그러면 고강도로 운동하는 날은 2,874kcal가 되고, 휴식하는 날에는 1,851kcal가 되는 것이다. 이렇게 하면 계획을 세우기가 더 쉬워지고 휴식하는 날에 회복에도 도움이 되기 때문에 많은 선수들이 선호하는 방식이다.

마지막으로, 단백질/탄수화물을 합한 값과 총 섭취량 값의 차이를 9kcal(지방 1g당 kcal)로 나눠서 하루 지방 섭취량 값을 구하는 것이다. 예를 들어, 중간 강도로 훈련하는 날 총 칼로리 섭취량 2,562kcal에서 단백질/탄수화물 섭취량 1,872kcal를 빼고, 9로 나누게 되면 지방 77g이란 것을 확인하게 된다.

다시 말하지만, 이 수치들은 처음 시작할 때 기준점이 될 뿐이며, 그날 리프터의 상태나 퍼포먼스에 따라서 조정될 필요가 있다. 예를 들어, 누군가는 단백질 섭취량을 늘리고 싶을 수도 있고, 그렇다면 지방 섭취량을 그만큼 줄여야

하는 것이다. 혹은, 탄수화물 섭취를 줄이는 것이 더 낫다고 판단될 때는, 그만큼 단백질이나 지방 섭취량을 늘리는 것이다.

훈련의 성격이나 볼륨 그리고 선수 개인의 회복 능력에 따라서 휴식하는 날에 탄수화물 섭취량을 급격하게 줄이는 것만 아니라면, 회복이 더 잘될 수도 있다. 특히 운동 볼륨이 더 높거나, 휴식하는 전날에 늦게까지 운동을 해서 결과적으로 운동 후에 글리코겐을 다시 충전시키기 위해서 탄수화물을 더 적게 섭취했다면 더 그럴 수도 있다.

만약, 일지를 이용해서 하루 평균 칼로리 섭취량을 결정할 수 없는 경우라면(체중이 바뀌는 경우와 같은), 대략적인 기초대사율(BMR Basal Metabolic Rate)과 운동 강도나 볼륨을 반영한 승수를 이용해서 하루 평균 칼로리 섭취량 예측치를 계산할 수 있다. 이 방법은 여러 가지 온라인 자료를 활용해서 빠르고 쉽게 진행할 수 있다. 하지만 이 계산법은 예측과 추측을 많이 하기 때문에, 실제 개인의 기초 대사활동을 반영하는 일지를 작성하는 것만큼은 정확하지 않다는 점을 명심해야 한다. 하지만 이 방법 역시 처음 시작의 기준점이 될 뿐이면, 이후에 체중이나 퍼포먼스 변화에 따라서 조정을 할 필요가 있다. 일지를 이용해서 2주 동안의 체중이나 퍼포먼스 내용을 확인하게 되면, 수치가 너무 높았는지, 너무 낮았는지 알 수 있게 되며, 그에 따라서 조정을 하면 된다.

이렇게 하면 양, 질 그리고 다량 영양소 성분 요소를 모두 챙기게 되는 것이다. 요즘에는 온라인 자료를 활용해서 음식의 양과 다량 영양소 그리고 하루 섭취량을 확인하는 것이 쉽다. 그리고 현재 섭취하고 있는 어떠한 보충제(운동 전에 먹는 것 포함)라도 칼로리가 있다면, 하루 다량 영양소와 칼로리 계산에 반영시킬 필요가 있다.

수분 섭취

사실 충분한 수분 섭취에 관해서 여기서 설명할 필요는 없다. 자연스럽게 진행하면 되는 부분이다. 수분 섭취 권장량은 선수나 상황에 따라서 상당히 많이 달라지며, 최근에는 수분량을 줄이는 추세이다. 처음 시작하는 기준점은 아래와 같다.

체중(kg)×0.026 = L
또는
체중(lbs)×0.4 = oz(ounce)

체중 85kg(187lb)의 선수라면, 하루에 2.2L(75oz)를 섭취하면 된다. 이게 시작점이 되는 것이며, 실제로 운동을 하면서 잃게 되는 수분량을 고려하지 않는다. 운동 전, 운동 중, 운동 후에, 운동 강도, 운동 시간, 그리고 땀을 흘리면서 손실된 수분량을 고려해서 수시로 수분을 섭취해주면 된다. 더 정확하게 수분 공급을 하기 위해서, 체중 변화를 기준으로 수분을 섭취하는 것이다. 1kg당 1L의 물을 섭취하는 것이다(혹은 lbs당 16oz의 수분을 섭취하는 것이다).

체중

대부분의 선수들이 자신의 퍼포먼스와 체성분을 최적화하기 위한 수준으로 체중 관리를 하고 있기는 하지만, 시합에 참가하는 선수들의 경우는 특히 체중 관리가 가장 신경을 쓰는 부분이다. 체중 관리에는, 체중 유지, 체중 감소, 체중 증가 이렇게 3가지 시나리오가 있다. 이 3가지 시나리오 모두 자신의 체중에서의 기능적 근육량을 최대화하려는 확실한 목표를 가지고 있다. 이것은 상대적으로 낮은 체지방 수준을 유지한다는 것을 의미하기도 한다. 그렇다고 무조건 극도로 낮은 체지방률을 반드시 달성해야 한다는 것을 의미하는 것은 아니다. 사실 선천적으로 타고난 것이 아니라면, 너무 마른 상태를 유지하게 되면 오히려 최대 퍼포먼스가 힘들 수도 있다.

체중은 훈련과 영양을 통해서 관리해야 한다. 그러나 훈련은 선수의 특수성과 운동의 기능적 목표에 최대한 집중해야 한다. 다시 말해서, 훈련 프로그램은 웨이트리프팅 능력치를 향상시킬 수 있는 방향으로 설계되어야지, 이 수준을 벗어나서 단순히 체중의 변화에만 집중해서는 안 된다. 근비대를 위해서 영양과 함께 일시적으로 특정 운동에서 훈련의 볼륨이 증가하고 세트당 반복 횟수가 증가하면서 체중이 증가하는 경우는 예외이다. 게다가 훈련이 체중 증가 혹은 감소에 어느 정도 영향을 주기는 하지만(상대적 체지방, 제지방 수준), 영양이 체중 변화에 가장 큰 영향을 준다.

체중의 기본적인 원칙은 바로 열역학 제1규칙이다. 물질과 에너지는 절대로 사라지거나 만들어지지 않는다는 내용이다. 이 둘은 서로 전환될 수는 있으나, 총량에 있어서 어떠한 변화도 발생하지 않는다. 이것을 체중 조정의 측면에서 생각해본다면, 에너지가 부족한 상태가 되어야지만 체중이 감소할 수 있다는 말이며, 에너지가 넘치는 상태가 되어야지만 체중이 증가할 수 있다는 말이다. 마른 어린 아이가 생존을 위해서 필요한 에너지량보다 더 많은 에너지량을 섭취하지 않은 상태에서 백 스쿼트를 무겁게 한다고 해서 몸이 커질 수는 없는 것이다. 이것은 어떠한 새로운 재료나 작업 없이 집을 추가로 증축한다는 것과 유사하다. 그냥 불가능한 것이다.

마찬가지로, 주어진 기간 동안에, 소비하는 에너지보다 더 많은 에너지를 섭취하고 있다면, 어떠한 육체적 활동으로도 체중을 감소시킬 수 없다. 체중 조절 계획을 세울 때는, 항상 이런 기본적인 원칙으로 돌아가서 고민을 해서 결정을 해야 한다.

그런데, 안타깝게도, 실제로는 앞에서 설명한 것처럼 그렇게 간단하지는 않다. 인간의 신진대사는 상당히 복잡하며, 심지어 분야의 전문가들도 체중과 체성분 측면에서 확실히 이해할 수 없는 부분들도 있다. 첫 번째 복잡한 부분은 바로 열역학 제2규칙이다. 엔트로피의 법칙이라고 하기도 한다. 엔트로피는 화학적 반응이 일어나는 동안에 인위적인 외력이 있지 않은 상태에서 자연스럽게 일어나는 에너지 흐름이라고 볼 수 있다. 보통 이 에너지 흐름은 손실인 경우가 대부분이다. 하지만 열역학 제 1규칙에 따르면 이 손실은 실제로 손실이 아니라, 어딘가로 열의 형태로 재이동한 것이다. 다량 영양소들은 서로 대사 효율성이 다르기 때문에, 궁극적으로 제공하는 칼로리량이 다르다. 예를 들어, 단백질은 탄수화물보다 사용 가능한 g당 칼로리가 더 적다. 왜냐하면, 단백질은 에너지 형태로 사용하기 위해서는 훨씬 더 많은 화학 반응이 필요하기 때문에 결국은 엔트로피의 증가와 함께 실제로 사용 가능한 순에너지량이 더 적어지는 것이다(물론 이 차이가 엄청 크지는 않다). 그렇다고 칼로리는 결국 칼로리라는 사실이 바뀌지는 않는다. 단순히 눈에 보이는 칼로리 총량보다는 실제로 사용 가능한 순칼로리 총량에 대해서 고민하게 되는 것이다. 그리고 실제 순칼로리량이 잉여 상태가 아니라면 체중이 증가할 수 없으며, 순칼로리량이 부족 상태가 아니라면 체중이 감소할 수 없다는 사실도 바뀌지 않는다.

하지만 우리를 더 복잡하게 만드는 것은, 체중 관리 측면에서 많이 참고하는 에너지 균형 등식을 잘못 해석하는 경우가 많다는 것이다(Taubes, 2007).

에너지 변화 = 에너지 섭취 − 에너지 소비

이 등식은 체중의 변화는 완전히 섭취한 칼로리와 소비한 칼로리 간의 관계의 결과라고 일반적으로 이해되고 있다. 다시 말해서, 에너지 섭취가 증가하면서 체중이 증가하고, 에너지 섭취가 줄어들게 되면, 체중도 감소한다는 것이다. 왜냐하면 이 등식은 항상 균형을 맞춰야 하기 때문이다.

그러나 현실에서는 칼로리 섭취 변화에 따른 반응이나 결과를 완벽하게 예측하기 힘들다. 즉, 모든 사람이 칼로리 섭취가 감소했다고 해서 반드시 체중이 감소하지는 않는다는 것이다.

대신에, 에너지 섭취에 있어서 변화가 생기게 되면 몸이 등식을 최대한 맞추기 위해서 에너지 소비를 조정하게 된다. 예를 들어, 만약 칼로리 섭취가 증가하게 되면, 우리 몸은 에너지를 더 소비할 수 있는 방법을 찾게 된다. 그리고 이 방법은 일반적으로는 잘 보이지는 않은 방식으로 남는 에너지를 열로 전환하는 것이다. 그래서 보통 칼로리 섭취를 줄여서 체중을 감소하려는 사람들이 실패를 하는 것이다. 만약 칼로리 섭취를 그냥 줄이게 되면, 몸이 자연스럽게 에너지 소비도 함께 줄이면서 균형을 최대한 맞추려고 하기 때문이다(Taubes, 2007).

그렇다고 체중 변화가 희망이 없는 것이 아니다. 단지 생각보다 더 복잡하고 능숙한 기술이 필요할 뿐이다. 체중 증가의 경우, 칼로리 섭취를 늘리게 되면 그만큼 에너지 소비도 증가하게 된다. 그렇기 때문에, 이렇게 반응하는 몸의 능력치를 능가할 정도로 훨씬 더 많이 칼로리를 섭취해줘야 할 필요가 있다. 체중이 증가한 상태로 일정 기간 동안 지낸 후에는, 몸이 적응을 했기 때문에, 증가된 체중을 유지하거나 증가시키는 것이 더 수월하다.

체중 감소의 경우, 다량 영양소의 성분과 이 다량 영양소가 대사에 미치는 영향이 중요하다. 즉, 극단적으로 칼로리 섭취를 제한하는 것보다는, 적절한 호르몬 수치, 소화기관의 건강 상태 그리고 전신 염증을 관리하면서 칼로리를 점진적으로 줄여가는 것이 훨씬 더 효과적이다. 다시 말하지만, 새로운 체중에 대해서는 적응하는 시간이 필요하다. 항상, 한 번에 큰 변화를 추구하기보다는 천천히 조금씩 변화하는 것이 더 효과적이다.

당연히 모든 선수들은 칼로리 섭취와 다량 영양소 비율에 대해서 각기 다르게 반응할 것이다. 그리고 그 반응에 따라서 조정될 필요가 있다. 게다가 각 선수들은 자신의 유전적 요인에 의해서 이미 결정된 퍼포먼스 한계치가 존재하기 때문에, 체중 조절과 체성분 변화도 각 선수들의 유전적 요인에 의해서 많이 결정된다. 예를 들어, 아무리 정확하게 영양을 신경 쓴다고 하더라도, 자신이 원하는 수준에 도달하지 못할 수도 있다. 다시 말하지만, 훈련과 마찬가지로, 영양을 통해서 자신이 가진 유전적 잠재력을 실현시킬 수는 있지만, 이미 타고난 부분을 실제로 바꿀 수는 없다. 유전적인 요인을 바꾸는 것은 우리가 능력치를 벗어난 제약 회사의 영역이라고 볼 수 있다.

체중 유지

체중을 유지하는 것이 아무런 노력을 하지 않고 가능한 경우도 있고, 반대로 상당한 노력을 통해서만 가능한 경우도 있다. 크게 신경을 쓰지 않고 체중을 유지하고 있는 사람이라면, 체성분만 더 신경 쓰면 된다.

체중 유지는 음식을 통해서 섭취한 에너지와 대사를 통해서 소비한 에너지 간의 균형 상태를 유지하는 것이다. 체중이 계속해서 변동하는 사람이라면, 원하는 체중과 체성분에 적응하고 유지를 하기 위해서, 음식 섭취와 신체적 활동을 지속적으로 기복 없이 유지하는 것을 목표로 해야 한다.

첫 번째 단계는 현재 상황을 평가하는 것이다. 상세한 일지를 최소한 일주일 혹은 2주 동안 작성하는 것이 좋다. 이때 정확한 음식량과 음료를 포함한 모든 음식을 기록해야 한다. 하루 중에 체중이 많이 변동하는 것은 수분 상태가 수시로 달라져서 그런 것이다. 온라인 프로그램을 이용해서 하루 칼로리와 다량 영양소를 계산할 수 있다. 일지에 체중도 기록을 해둬야 한다. 체중은 항상 똑같은 환경이나 상황에서 동일한 시간대에 측정해야 한다. 일반적으로 추천하는 방식은 아침에 공복으로 체중을 측정하는 것이다. 하지만 시합에 참가하는 경우는 시합 시작 2시간 전에 계체를 하기 때문에, 이 부분을 고려해서, 매일 오후에도 동일한 시간대에 체중을 측정하는 것이다. 전체적인 성과를 보기 위해서 음식과 체중에 관한 일지는 훈련 기록과 함께 작성하는 것이 좋다.

우선적으로 살펴봐야 할 부분은 바로 수분 섭취이다. 물 1L는 1kg 정도 무게가 된다(16ounces는 1lbs 정도). 체중 변동이 심한 경우는 수분 상태가 불규칙하기 때문일 수도 있다. 특히 대부분의 사람들은 수분 섭취와 관련한 훈련을 하지 않기 때문에 더욱 그렇다. 만약 일지를 통해서 수분 상태의 변화와 체중 변화가 일치한다는 것을 확인하게 된다면(즉, 수분 섭취량이 줄어들게 되면 체중도 줄어드는 것이며, 반대로 수분 섭취량을 늘리면 체중도 느는 것), 일정 기간 동안에 수분 섭취량을 동일하게 유지하고, 이 부분이 체중의 변화에 어떤 영향을 끼치는지 평가해보는 것이다.

만약 수분 섭취량을 일정하게 유지했는데도, 체중이 만족할 정도로 일정하게 유지되지 않는다면, 추가적으로 뭔가 변화를 줘야 하는 것이다. 일지 내용을 바탕으로 하루 섭취 칼로리량을 평균적으로 조정해보는 것이다. 만약 체중이 증가하면서 변동하는 경우라면, 5~10% 더 적게 칼로리 섭취를 해보는 것이며, 체중이 감소하면서 변동하는 경우라면, 5~10% 더 많이 칼로리 섭취를 해보는 것이다. 이렇게 일주일 동안 진행한 후에, 체중 변화를 다시 확인해보는 것이다. 이렇게 원하는 체중에 도달해서 유지가 가능할 때까지 조금씩 계속 조정해가는 것이다. 이렇게 조정을 할 때는 최소한 일주일은 기존 방식으로 인내심을 가지고 칼로리 섭취량을 유지해보고 난 후에 결정하는 것이 좋다. 다시 강조하지만, 한 번에 급격한 변화를 시도하기보다는, 조금씩 점진적으로 변화를 시도하는 것이 더 효과적이다. 한 번에 급격한 변화를 시도하다 보면 몸이 에너지 소비를 조정하기 시작하면서 저항을 하게 될 것이다. 그렇게 되면, 믿을 수 있는 결과를 확인하기가 힘들어진다.

원하는 체중에 도달한 후에는, 다량 영양소 비율과 음식 섭취 타이밍을 통해서 체성분을 개선하는 데 더 집중을 할 수 있다. 만약 원하는 체중에 도달하기 위해서 평소와는 너무 다른 음식 섭취 방법이 요구되는 상황이라면, 퍼포먼스에 큰 영향이 없다면, 자신의 원래 체중에 최대한 가까운 체급으로 조정하는 것이 좋다. 시간이 꽤나 걸리기 작업이기 때문에 인내심이 상당히 중요하며, 시간이 지나면 그 체중에 몸이 더 적응을 잘하게 될 것이며, 적응하게 되면, 그 체중을 유지하는 것은 비교적 수월해질 것이다.

체중 감소

적절한 호르몬 수치, 소화기관의 건강 상태 그리고 전신염증의 관리를 통해서, 건강한 대사 활동을 유지한 상태에서, 칼로리 부족 상태를 만들게 되면 체중이 감소한다. 체중 감소는 칼로리 섭취를 점진적으로 줄이고, 음식의 질을 개선하고, 충분한 수면과 스트레스의 감소와 같은 일상생활 관리를 통해서 가능하다. 몸이 변화에 대해서 적응을 적절히 하기 위해서, 더 점진적으로 체중을 감소시킬수록, 퍼포먼스에 미치는 부정적인 영향도 더 적어지게 된다. 갑작스럽게 칼로리 섭취량을 많이 줄이게 되면, 전체적인 피로도가 높아지며, 스트렝스와 체력도 감소하고, 정신적으로도 부담이 된다. 그러면서 결국은 예상한 것보다 체중이 많이 감소되지 않게 된다.

체중 감량을 하면서도 꾸준히 훈련을 성공적으로 하기 위해서 최대한 시합과 시간적 거리를 두고 체중 감량 계획을 세우는 것이 좋다. 너무 많은 선수들이 체중 감량 후에 너무 빨리 이전 체중으로 돌아와서 시합을 위해서 다시 체중 감량하는 것을 힘들어하는 경우가 많다. 이것은 선수들의 퍼포먼스에도 악영향을 미치게 된다. 이런 스트레스, 퍼포먼스 감소 등은 계획을 더 잘 세워서 체중을 관리하면 피할 수 있는 부분들이다.

체중 감량 계획은 체중 유지하는 계획과 동일한 방식으로 시작한다. 일주일 동안의 하루 평균 섭취량을 기록한다. 그러고는 1~2주 동안에 칼로리를 줄여서 섭취하고, 그 과정을 평가한 뒤, 필요하다면 조정한다. 어느 정도로 칼로리 섭취량을 줄일지는 두 가지에 따라서 달라진다. 첫 번째는 현재 체중이 유지가 되고 있는 상태인지 아니면 증가, 감소하고 상태인지 그리고 두 번째는 얼마나 빨리 그 체중을 달성해야 하는지이다.

만약 체중이 현재 유지되고 있으며, 시간 제약이 없는 상황이라면, 10~15% 정도 칼로리 섭취를 줄이고 1~2주 동안 체중과 퍼포먼스를 살펴보는 것이다. 만약 체중이 일주일에 자신의 체중 0.25~1% 정도로 괜찮은 속도로 감소되고 있고, 퍼포먼스에도 나쁜 영향을 주지 않고 있다면, 체중 감량 속도가 늦어질 때까지 이 칼로리 섭취 수준을 유지하도록 한다. 그리고 이 지점에 도달하게 되면, 다시 체중 감량을 더 하기 위해서 칼로리 섭취를 더 줄이는 것이다. 이런 방식으로, 점진적으로 그리고 꾸준한 속도로 체중 감량을 하게 되면 퍼포먼스에도 거의 영향을 주지 않을 수 있다.

만약 체중이 이미 감소하고 있는 경우라면, 현재 감소 속도를 유지하거나 필요하다면 현재 감소 속도를 더 가속시키는 것이 목표가 될 것이다. 동일한 방식으로, 하루 평균 칼로리 섭취량을 계산해서 체중 감소 속도가 느려질 때까지 유지하도록 한다. 체중 감소 속도가 느려지게 되면 다시 10% 정도 칼로리 섭취량을 감소시킨다.

만약 현재 체중이 증가하고 있는 상태라면, 처음 칼로리 섭취 감소는 상당히 클 필요가 있다. 얼마나 빠르게 체중이 증가하고 있는지에 따라서 처음에 20% 정도 줄일 수도 있다. 하지만 너무 비정상적으로 칼로리 섭취를 감소시키게 되면 대사와 퍼포먼스에 역효과를 가져올 수도 있기 때문에 추천하지는 않는다.

만약 체중 감량에 시간 제한이 있다면, 더 공격적으로 칼로리 부족 상태를 만들 수 있다. 그러나 칼로리 부족 상태가 크면 클수록, 퍼포먼스에 더 큰 영향을 줄 수 있다는 점과 몸이 적응하지 못해서 거부 반응을 일으켜서 결국은 체중 감량을 성공하지 못할 수도 있다는 점을 명심해야 한다. 그렇기 때문에, 가능한 한 이런 상황은 피하는 것이 좋다.

시합을 준비하는 선수들이 마지막 순간에 체중 감량하는 방법은 이후에 시합과 관련된 챕터에서 다룬다.

체중 증가

이론상 체중 증가는 체중 유지 혹은 체중 감소보다 특히 어렵지는 않지만, 실제로는 다양한 이유로 인해서 절대로 쉽지 않다. 이 중에서 가장 큰 이유는, 기능적 근력 증가를 동반하는 체중 증가는 체중 감소보다 더 많은 훈련이 필요하기 때문이다.

체중 증가의 기본적인 원칙은 체중 감소와 반대이다. 현재 체중을 계속 유지하려는 몸의 대사 조절을 최대한 막고, 지방 대비 근력량을 더 축적하면서, 에너지 잉여 상태를 만드는 것이다. 체중 증가는 단순히 필요한 음식량을 섭취하는 것이 아니라, 음식의 질과 다량 영양소의 성분을 함께 고려해야 하기 때문에 힘든 것이다. 어떤 음식이나 성분이라도 많이 섭취하게 되면 체중은 어떻게라도 증가하게 될 것이다. 하지만 우리가 원하는 체중 증가는 단순히 체중이 증가하는 것이 아니라 기능적 능력치가 추가적으로 향상되는 것이다. 단순히 몸이 커지는 것이 아니라, 기능적인 근비대를 달성해야 하기 때문에 쉽지 않은 것이다. 그러기 위해서는 음식의 질, 다량 영양소의 성분뿐만 아니라, 수면의 질과 양 그리고 호르몬 상태까지도 통제를 해야 하는 것이다.

체중 감소와 마찬가지로, 체중이 증가하는 기간이 더 길수록, 기능적 근비대가 더 수월해진다. 제지방이 느는 속도에는 한계가 있다. 그런데 이 한계를 넘어서서 체중을 계속 늘리게 되면 틀림없이 근육에 비해서 체지방이 더 증가하게 된다.

웨이트리프팅은 체급의 폭이 아주 넓으며, 비시즌이 따로 존재하지 않는다. 그리고 선수가 시합에서 경쟁력을 갖추기 위해서 체급을 변경하면서 갑자기 체중 증가를 해야 하는 경우도 종종 있다. 이런 경우라면, 잠시 음식의 질보다는 양을 우선으로 하는 것이다. 이렇게 해서 우선은 원하는 체중이 되고 적응을 한 후, 다시 노력을 해서 음식의 질에 더 신경을 쓰는 것이다.

점진적으로 조금씩 체중을 늘리는 경우는, 체중을 감소하는 경우랑 과정이 다르지 않다. 단지 하루 칼로리 섭취량을 줄이지 않고 늘린다는 점만 다르다. 일지를 통해서 정확하게 기록하는 것은 역시나 똑같이 중요하다. 단백질 하루 섭취량은 체중 기준으로 lbs당 2~3g까지 증가시킬 수 있다. 이렇게 단백질 섭취량을 늘리는 것이 어느 정도로 근육량 증가를 도와줄지는 개개인마다 다르겠지만, 절대로 해가 되지는 않을 것이다. 총 칼로리 섭취량을 늘릴 뿐만 아니라, 근비대를 위해서 증가된 훈련 볼륨을 유지하기 위해서 탄수화물 섭취량도 증가시켜야 한다. 그러고 나서, 계획된 하루 칼로릴 섭취량을 달성하기 위해서 필요한 경우에 지방 섭취량도 증가시키는 것이다.

더 공격적으로 체증 증가가 필요한 경우라면, 조금 달라져야 한다. 이때 가장 중요한 것이 그냥 '더 많이 먹는 것'이다. 이전에 먹었던 것보다 더 먹고, 원하는 수준보다 더 먹고, 내가 생각하기에 먹을 수 있겠다 싶은 정도보다 더 먹는 것이다. 이 경우에는 훨씬 더 많이 먹을 수 있는 상태에 도달하기 전까지는, 음식의 질과 다량 영양소의 성분을 크게 신경 쓸 필요가 없다. 그렇다고 질과 다량 영양소에 성분에 대해서 아예 신경을 쓰지 말라는 것이 아니라, 단지 현재 상황은 이 두 가지보다는 단순히 많이 먹어서 칼로리 잉여 상태를 만드는 것이 더 중요한 시점이라는 것이다. 즉, 만약 현재 먹을 수 있는 음식이 패스트푸드밖에 없다면, 패스트푸드 음식을 먹어야만 한다. 많이 먹을수록 좋다. 만약 불편함이 느껴지지 않는다면, 충분히 먹지 않았다는 것이며, 만약 여전히 배고프다면, 완전 실패했다는 것을 항상 기억하자.

점진적으로 체중 증가를 하는 경우라면, 점점 증가하는 음식량에 몸이 적응할 수 있는 충분한 시간이 있다. 갑자기 체중 증가를 해야 하는 경우라면, 이런 시간적 여유는 사치이다. 이 시간적 문제를 해결하기 위해서, 칼로리 밀도가 높은 음식을 반드시 먹어야 한다. 지방 음식이 좋은 선택이 될 수 있다. 왜냐하면, 지방은 단백질과 탄수화물과 비교했을 때, 같은 양에서 두 배의 칼로리를 포함하고 있기 때문이다. 호두 버터, 올리브 오일, 그리고 코코넛 우유는 칼로리 밀도는 높은 반면에 상대적으로 소화가 잘 되는 음식들이다. 유제품을 잘 먹는 사람이라면, 지방이 상대적으로 적은 우유보다는 전유를 먹는 것이 좋다. 엄청난 양의 고기를 먹는 것은 힘들기 때문에, 대신에 단백질 보충제를 먹는 것도 매우 도움이 될 수 있다. 보충제 챕터에서 더 자세하게 다룰 것이다.

한밤중에 식사를 한 번 더 하는 것도 좋은 전략이 될 수 있다. 일반적으로 이 식사는 단백질 보충제, 우유, 호두 버터, 코코넛 우유, 그리고 과일을 쉐이크 형태로 섭취하는 것이다. 이렇게 식사를 하게 되면 24시간 기준으로 질 높은 칼로리도 상당히 증가시킬 수 있으며, 나머지 식사들도 순서대로 잘 해주면, 결과적으로 성공적으로 칼로리 섭취가 가능한 것이다. 그러나 수면의 질과 양은 특히 체중을 증가시키는 기간에는, 상당히 중요하다. 그래서 쉐이크 상태로 식사를 준비해서, 냉장고에 넣어두었다가, 한밤중에 자연스럽게 일어나게 되면, 그 쉐이크를 그냥 편리하게 마시는 것이다. 이렇게 할 수 없다면, 다음 날 아침에 마시면 된다. 의도적으로 일부러 한밤중에 일어나게 되면, 수면을 방해하기 때문에, 오히려 한밤중에 식사를 챙겨 먹는 것이 이로운 것 이상으로 몸에 해롭다. 만약 한밤중에 잘 일어나는 사람이라면, 일어나서 쉐이크를 마시고 바로 잠들면 된다. 크게 문제가 되지 않을 것이다. 하지만 누군가는 한밤중에 단지 5분 깨는 것이 수면 시간이 몇 시간 줄어드는 것과 비슷한 영향이 있을 수도 있다.

체중 감량과 마찬가지로, 체중이 증가할 때의 몸의 반응은 사람마다 다를 것이다. 즉, 유전적으로 타고난 부분에 따라서 똑같이 칼로리 잉여 상태라고 했을 때도, 체중 증가의 정도가 다를 것이다. 다시 말하지만, 체중이 늘지 않고 있다는 말은, 아직 충분히 먹은 상태가 아니라는 것이다.

우유

우유는 이전부터 스트렝스 코치와 선수들 사이에서 체중 증가에 좋은 음식으로 알려져 있다. 우유는 많은 양의 단백질과 칼로리를 포함하고 있어서 빠른 체중 증가에 도움이 되며, 심지어 쉽게 섭취할 수 있는 비싸지 않은 음식이다. 우유가 실제로 동일한 단백질량을 포함하고 있는 다른 음식보다 근력량 향상에 더 좋은 것은 사실이지만, 지방과 탄수화물의 경우는 단백질만큼은 확실하지 않다. 많은 사람들의 경험에 따르면, 효과가 있는 것 같다. 어떤 경우든, 우유만큼 편리하고, 가성비 좋은 음식은 쉽게 찾기 힘들다.

유당분해효소결핍증이 있는 경우는 유당분해효소 보충제를 활용할 수도 있다. 가공하지 않은 우유Raw milk는 유당분해효소뿐만 아니라 초유도 들어 있기 때문에 다른 대안이 될 수도 있다. 유당을 100% 제거한 전지우유Whole milk를 마시는 방법도 있다.

슈퍼헤비급 선수

앞에서 잠시 언급했듯이, 슈퍼헤비급 선수는 영양 측면에서 다소 특별한 경우라고 볼 수 있다. 이미 근력량이 엄청난 상태에서도, 기본적으로 끊임없이 체중을 증가시키려고 한다.

기본적으로 다른 체급의 선수들과 영양에 있어서 동일한 원칙을 따른다. 즉, 양질의 동물성 단백질과 야채와 과일, 질 높은 지방을 기본으로 하며, 모든 다량 영양소를 포함하고 있는 음식을 추가적으로 섭취해서 칼로리 수준을 보충하게 된다. 그리고 탄수화물 밀도가 높은 음식의 비율이 더 높아진다.

순수 칼로리 측면에서 탄수화물이 단백질보다 에너지 밀도가 조금 더 높으며, 지방보다는 낮다. 그러나 이런 부분을 신경 쓰기보다는 그냥 많은 음식량을 많이 섭취하는 것이 확실히 훨씬 쉽다. 그러면서 인슐린 분비를 유도하면서 영양소를 저장하고 배고픔이 생기면서 체중 증가를 도울 수도 있다. 이런 이유 때문에, 슈퍼헤비급 선수들은 일반적으로 탄수화물 섭취량이 섭취가 필요한 정도보다 상당히 높다. 하지만 슈퍼헤비급 선수라고 해서 음식의 질을 신경 쓰지 않으면 절대 안 된다.

유전적 요인

눈으로 확인할 수 있는 모든 몸의 변화에 있어서, 근육량을 늘리든, 지방량을 감소시키든, 유전적인 요인들이 많은 영향을 준다. 결과적으로, 동일한 방법으로 진행하더라도 이런 유전적인 다양성 때문에 서로 다른 결과를 확인할 수도 있다. 이런 유전적인 요인을 고려한 상황에서 개개인의 목표를 달성하고 효과를 극대화할 수 있도록 노력해야 한다. 이런 부분을 염두에 두고, 체중과 체성분 변화에 대한 기대를 현실적으로 해야 할 것이다. 개인 특수성을 고려해서 영양도 조정해야 할 것이다.

보충제

영양 보충제 산업은 현재 부정확하고, 조작되고, 가끔씩은 존재하지도 않는 과학적 근거에 의해 거품과 좋지 못한 술책이 난무하는 거대한 산업이 되었다. 그럼에도 불구하고 충분히 함께 토론할 만한 영역이며, 여전히 추천해줄, 앞으로 알아가야 할 보충제들도 있다. 다음 보충제들은 어느 정도 검증된 것으로 충분히 효과적이고 유용한 것들이라고 할 수 있다.

시합에 참가하는 선수들의 경우는 보충제를 사용하기 전에, 세계반도핑기구(WADA)/미국반도핑위원회(USADA) 혹은 다른 관련 기구에서 사용을 금지하고 있는 보충제인지 혹은 물질을 포함하고 있는 것은 아닌지 반드시 확인해야 한다. 이런 보충제 사용 관련 규제에 대해서 모르고 있었다고 하더라도 이런 규제의 면제 사유가 되는 것은 아니다.

게다가 동일한 공장에서 똑같은 장비를 이용해서 여러 종류의 보충제를 만드는 경우가 종종 있기 때문에, 시합에 참가하는 선수들이라면 특히 자신이 섭취하는 보충제의 성분에 대해서 주의를 기울여야 한다. 그렇기 때문에, 자신이 섭취하는 보충제가 금지된 성분을 함유하고 있지 않은 상태라고 하더라도, 다른 보충제를 만들다가 장비에 남은 잔여물이 자신의 보충제에 들어가는 경우가 있어서 실제로 약물 검사에서 양성으로 나오는 경우도 있다. 몇몇 회사들은 금지된 약물을 절대로 사용하지 않는다고 보증하고 있는 경우가 있는데, 이런 회사들의 제품을 사용하는 것이 좋다.

단백질

선수들은 질 높은 단백질을 섭취할 필요가 있으며, 유기농 음식으로는 다량의 단백질을 섭취하는 것은 쉽지 않다. 그리고 운동 후에 빠르게 소화, 흡수되는 단백질이 필요하다. 그렇기 때문에 단백질 보충제를 활용하는 경우가 많다. 단백질 보충제를 많이 사용할 수 있다는 것은 보충제 형태와 질 측면에서 접근성이 좋다는 의미이기도 하다.

단백질 보충제에는 유청 단백질, 에그 단백질, 카제인 단백질 보충제 이렇게 3가지가 존재 한다. 각 단백질 보충제의 흡수율을 고려해서, 상황에 따라서 필요한 보충제를 섭취할 수 있다. 예를 들어, 유청 단백질은 흡수가 아주 빠르기 때문에, 운동 후에 섭취하기 좋으며, 카제인 단백질은 흡수가 느리기 때문에, 당일 다른 시간대에 섭취하는 것이 좋다(유청 단백질과 섞어서 섭취하는 경우도 있다).

단백질 보충제는 이름 그대로 단백질을 정확하게 포함하고 있어야 한다. 단백질 보충제에 지방과 탄수화물이 포함되어 있는 경우도 있으나, 비율이 최소로 유지되어야 한다. 왜냐하면, 단백질 보충제에 추가된 지방과 탄수화물의 질이 일반적으로 그렇게 좋지 않기 때문에, 지방과 탄수화물은 다른 음식을 통해서 섭취하는 것이 더 좋다(운동 후 단백질과 탄수화물을 원하는 비율로 섞어서 섭취하는 것을 의도한 경우는 예외가 될 수 있다. 인공 감미료나 불필요한 첨가물이 들어 있지 않거나 최소한으로 들어 있는 다른 보충제를 찾아 볼 수도 있다).

더 많은 양의 단백질을 섭취해야 하는 선수들이라면, 가수분해된 보충제를 먹는 방법도 있다. 가수분해를 통해서 더 작은 펩타이드로 단백질이 분해되면서, 보충제가 더 쉽게 소화, 흡수된다. 만약 가수분해로도 소화 문제를 해결하기에 충분하지 않다면, 다른 소화 효소를 추가적으로 활용할 수도 있다.

그리고 단백질 쉐이크를 섭취할 때 씹는 것을 잊지 말자. 바보처럼 느껴질지도 모르겠지만, 실제로 이렇게 씹는 행위가 소화작용을 자극하는 것을 도와주면서 단백질이 더 잘 흡수될 수 있게 해준다.

비타민 D

선수들이 자신이 비타민 D가 부족한 상태라는 것을 많이 깨달으면서 최근 들어서 점점 신경 쓰는 영양소이다. 많은 사람들이 대부분의 시간을 실내에서 보내기 때문에 햇빛에 거의 노출되고 있지 않다. 현재 자신의 비타민 D 상태는 일반적인 혈액검사를 통해서 확인할 수 있으며, 이 검사 결과에 따라서 보충제를 섭취하면 된다. 비타민 D가 부족한 상태라면 일반적으로 더 많이 비타민 D를 우선 섭취하고 한 달 정도 지난 후에, 유지할 수 있는 수준으로 낮추도록 한다. 비타민 D가 부족해서 보충제를 섭취한 경우는 에너지, 기분 그리고 회복에 있어서 큰 변화가 생길 것이다.

크레아틴

크레아틴Creatine의 효과는 다른 보충제들보다도 더 개인차가 심하다. 대략 20~25%의 경우는 크레아틴의 효과가 즉각적이고 정확하게 확인 가능하다. 섭취 후 그 효과가 미미해서, 보충제를 챙겨서 마시는 데 드는 비용과 노력이 가치도 없다고 느끼는 사람도 많다. 그리고 아예 효과가 없다고 하는 경우도 있다. 함께 마시는 수분 때문에 체중의 변화는 약간 있을 수 있지만, 퍼포먼스 측면에서도 아무런 변화가 없는 것이다.

크레아틴은 비싸지 않고 접근성이 용이하기 때문에 확실히 개인적으로 사용해볼 만하다. 비록 퍼포먼스 측면에서 두드러지는 변화가 없다 하더라도, 크레아틴은 코티솔 수치와 산화적 손상을 줄여줄 수 있으며, 취침 전에 섭취하게 되면, 수면 동안에 성장 호르몬 분비를 증가시킬 수도 있다. 이런 이유들 때문에, 실제로 퍼포먼스적인 향상이 없더라도 크레아틴 보충제 섭취를 고려해볼 수 있다.

크레아틴 섭취에 있어서 로딩 기간이 필요하지는 않다. 그냥 하루 섭취량 5~10g 정도를 물이나 단백질 쉐이크와 함께 섭취하면 된다. 체급이 높아서 더 많은 양을 섭취해야 하는 선수들의 경우는, 다른 시간대로 나눠서 섭취하면 된다. 보통은 운동 전후, 아니면 운동 후 그리고 취침 전에 섭취한다.

우리 몸은 포화점이 있어서, 이 포화를 넘게 되면, 크레아틴이 더 이상 생산되지 않고 정상 수치보다 떨어지는 경우도 있다. 2~6주 사이클로 진행한 뒤에 1주는 쉬어주면 크레아틴 수치가 평균 이상으로 올라갈 수 있도록 도와줄 수도 있다. 가장 간단하고 효과적인 방법은 훈련 사이클과 동일하게 진행하는 것이다. 즉, 낮은 강도와 볼륨으로 진행하는 기간에는, 클레아틴 섭취를 멈췄다가, 강도와 볼륨이 정상으로 돌아가면 크레아틴 섭취를 다시 시작하는 것이다. 어떤 경우든, 시합 기간도 반드시 고려해서 진행해야 하며, 이전에 경험이 없다면, 시합 전에는 섭취하지 않는 것이 좋다.

피쉬 오일

캡슐 혹은 액체로도 섭취 가능한 피쉬 오일fish oil은 오메가-3 지방산을 공급해준다. 오메가-3 지방산은 건강, 퍼포먼스에 있어서 반드시 필요하다. 하지만 일반적인 식단에서 섭취하는 것이 쉽지 않다. 피쉬 오일은 단백질 합성과 테스토스테론을 향상시키고, 코티솔 수치와 염증을 감소시키는 것을 포함해서 퍼포먼스 측면에서 많은 이점들이 있다.

우리가 관심 있는 성분은 바로 EPA와 DHA이며, 피쉬 오일에서 이 성분들이 얼마나 많이 함유되어 있는지가 중요하다. 예를 들어, 몇몇 피쉬 오일 보충제는 1000mg당 EPA와 DHA가 합쳐서 300mg가 함유되어 있으며, 다른 보충제는 1000mg당 EPA와 DHA가 합쳐서 600mg을 함유하고 있다. 전자의 보충제가 더 저렴할 수는 있지만, 후자 보충제의 EPA와 DHA 함유량을 고려한다면, 이 두 보충제의 가격 차이는 큰 의미가 없는 것이다.

처음 섭취하는 양은 하루에 EPA와 DHA를 합쳐서 1~2g 정도이면 된다. 소화와 흡수를 돕기 위해서 지방이 포함된 식사와 함께 섭취하는 것이 좋다. 1~2주 정도가 지나면, 500mg~1g 정도 더 늘릴 수도 있다. 더 이상 섭취량을 늘려도 큰 효과가 없거나 소화가 불편해지는 시점이 오면 더 이상 섭취량을 늘리지 않도록 한다. 과도한 오메가 -6 지방산 섭취는 하지 않을 것을 권한다. 하루 최고 섭취량은 4~6g 정도를 넘지는 않는 것이 좋다. 만약 피쉬 오일 때문에 소화에 문제가 생긴다면, 지방 분해를 도와주는 소쓸개ox bile를 함께 섭취할 수도 있다. 산화되는 것을 막기 위해서 반드시 냉장, 냉동 보관해야 한다는 것을 명심하자.

종합 비타민/무기질

꾸준히 섭취하고 있는 음식의 질에 따라서 종합 비타민을 섭취하는 것이 필요하거나 유익할 수도 그렇지 않을 수도 있다. 일반적으로 영양소를 꾸준히 잘 섭취하는 선수들의 경우는 종합 비타민을 매일 혹은 이보다 더 드물게 섭취해도 괜찮다. 섭취하는 음식의 질이 꾸준하지 못한 경우라면, 조금 더 자주 섭취해주는 것이 좋다. 종합비티민과 무기질 보충제의 경우는 현재 부족한 상태라면 그 부족한 부분을 채워주면 되는 것이다. 이 이상으로 과도하게 섭취하게 되면 오히려 건강에 좋지 않다는 최근 연구 결과가 있다.

소화 효소

체중을 빠르게 증가시키고 싶을 때, 성공과 실패는 소화 효소에 의해서 달라질 수 있다. 일반적으로 빠르게 체중을 증가시키는 경우라면, 몸이 소화시킬 수 있는 능력보다 더 많이 음식을 섭취하는 경우가 대부분이기 때문에, 속이 불편해지거나, 심한 경우는 혈당 지수에도 문제가 생길 수 있다. 효소는 상대적으로 그리 비싸지도 않으며, 섭취하는 음식의 소화, 흡수에도 상당히 도움이 된다. 식사할 때 함께 섭취하는 것이 좋다.

소 쓸개 역시 그렇게 비싸지 않으며, 지방을 분해하고 소화를 도와주는 보충제이다. 소화를 돕기 위해서, 지방 함유량이 많은 음식을 먹을 때나 피쉬 오일을 섭취할 때 함께 먹을 수 있다.

BCAA

BCAA는 발린Valine, 류신Leucine, 이소류신Isoleucine을 말하는 것이다. 비록 BCAA의 효능이 많이 과장되어 있다고 하지만, 근성장에 어느 정도 도움을 줄 수 있다. 근육량을 증가시키는 기간 중에 BCAA 많이 섭취해보면서 직접 확인해볼 수도 있다. 몇몇 사람들은 이렇게 BCAA를 많이 섭취하게 되면 혈당 지수에 도 좋지 않기 때문에 섭취량을 줄여야 한다고 주장하는 사람들도 있다.

BCAA를 클루타민과 함께 섭취해서, 근성장을 도울 수도 있다. 그리고 비용을 아끼기 위해서 캡슐보다는 파우더 형태가 좋다. 단백질 보충제 중에서 BCAA 혹은 클루타민을 추가적으로 함유하고 있는 경우도 있다. 이렇게 단백질 보충제로 함께 섭취하게 되면 소화 측면에서 불리하기는 하지만, 섭취량을 증가시키기에는 편리하다.

비타민 C

비타민 C는 여러 측면에서 도움이 되는 비용적으로 부담이 되지 않는 보충제이다. 면역 기능을 도와줌으로써, 선수의 건강과 훈련에 확실히 도움이 된다. 코티솔 수치도 낮춰주기 때문에, 운동 후 혹은 취침 전에 섭취하기도 한다. 단지 아스코르빈산Ascorbic acid만을 포함하고 있기보다는 바이오플라보노이드Bioflavanoids를 포함하고 있는 보충제가 일반적으로 더 효과가 좋다. 특히 부신 기능에 좋다.

종합 비티만과 무기질에서 이미 설명했듯이, 과도한 양을 섭취하는 것은 추천하지 않는다. 면역 기능이 가장 예민해지는 매우 힘든 훈련 기간이나, 몸이 좋지 않거나, 시합이 다가오는 것과 같은 중요한 시기에는 몸이 안 좋아지는 상황을 미리 막기 위해서, 단지 비타민 C만 추가로 섭취하는 것이 좋은 방법일 수도 있다.

프로바이오틱스

프로바이오틱스Probiotics 보충제는 우리 몸속의 천연 미생물의 확산과 유지를 돕는다. 이 부분은 건강과 선수 퍼포먼스에 있어서 과소평가된 부분도 있다. 프로바이오틱스는 캡슐부터 파우더까지 다양한 형태로 섭취할 수 있으며, 원한다면 발효 음식으로도 섭취할 수도 있다.

글루타민

단백질을 구성하는 아미노산의 일종으로, 종종 BCAA에 첨가되는 경우도 있다. 글루타민Glutamine은 성장 호르몬 수치를 증가시키고, 단백질 합성과 면역 체계 기능을 개선하는 것으로 연구에서 밝혀졌다. 크레아틴과 BCAA와 마찬가지로, 섭취 후 반응은 개개인별로 상당히 다르게 나타난다. 누군가는 훈련 후 회복하는 데 상당한 도움을 받는 경우도 있으며, 누군가는 눈에 두드러지는 효과를 경험하지 못하는 경우도 있다. 글루타민은 파우더 형태로 구입해야지, 자신에게 가장 도움이 되는 g 단위로 섭취하는 것이 편하다. 일반적으로, 운동 후 단백질과 탄수화물이 섞여 있는 드링크에 함께 첨가해서 섭취하는 것이 좋다.

글루코사민/콘드로이틴/MSM

클루코사민Glucosamine, 콘드로이틴Chondroitin 그리고 MSM(식이유황)은 모두 결합조직의 회복과 관절 건강에 좋은 것으로 널리 알려져 있다. 그리고 일반적으로 함께 섭취한다. 웨이트리프팅을 오랫동안 하다 보면 관절을 많이 사용하기 때문에, 영양 계획을 세울 때 함께 섭취해주는 것은 아주 좋은 선택이다.

초유

소의 초유Colostrum는 일반적으로 면역체계 기능을 향상시키기 위해서 사용된다. 하지만 실제로 현장에서 그리고 몇몇 연구에서도 많이 섭취했을 때, 근성장에서 도움이 된다고 증명되었다. 제지방을 향상시키기 위해서 섭취를 하는 것이라면 더 많은 양의 초유를 섭취해야 하기 때문에 비용이 부담될 수 있지만, 현재 체중을 늘리는 데 어려움이 있는 사람이라면 한번 사용해 볼만하다. 관련 연구에서는 하루 섭취량 20g을 추천하고 있다. 선수들의 경우는 자신의 체중의(파운드 기준) 10% 정도를 하루에 섭취하면 된다(g 기준). 예를 들어, 230lb 체중의 선수라면 하루에 23g을 섭취하는 것이다.

카페인

카페인에 대해서는 아주 다양한 의견이 존재한다. 하지만 단기적인 측면에서 선수들의 퍼포먼스 향상에 도움이 된다는 점에 대해서 거의 이견이 없다. 장기적인 측면에서의 성과에 대해서는 논쟁이 더 많으며, 부신 기능에 대한 영향에 대해서는 더 이견이 많다. 현재 부신 기능에 문제가 있는 상태가 아니며, 카페인 때문에 수면의 양과 질이 크게 영향을 받는 것이 아니라면, 적절한 양으로 섭취만 해준다면 크게 염려할 부분은 없을 것이다.

개개인마다 카페인의 효과는 상당히 다르기 때문에, 실제로 시합 시즌이 되기 전에, 직접 카페인을 섭취하면서 훈련을 하는 시간을 가질 필요가 있다. 그리고 어느 정도 섭취량에 도달하게 되면 퍼포먼스를 향상시키기보다는 오히려 떨어뜨릴 수도 있기 때문에, 이 부분을 고려해서 자신에게 적절한 섭취량을 결정해야 한다. 게다가 지나친 카페인 섭취는 훈련 동안에 높은 수준의 각성 상태를 만들면서 피로도를 높이거나, 오버트레이닝을 초래할 수도 있기 때문에, 조심해야 한다.

사이클로 카페인을 섭취하는 것이 좋은 방법일 수 있다. 정상적인 카페인 섭취 기간 후에, 1~2주 정도 카페인 섭취량을 상당이 줄이거나 아예 하지 않는 것이다. 그러면서 카페인 섭취를 통해서 증가한 몸의 각성 상태 때문에 누적된 피로에서 몸이 회복하고, 카페인 민감도를 다시 낮출 수 있는 시간을 가지는 것이다. 이 시기는 시합 1~2주 전에 가지면서 대회 직전에 다시 카페인을 섭취하는 것이다. 그리고 시합 후에 훈련 강도가 그렇게 높지 않고 회복을 위해 필요한 1~2주 동안 다시 카페인 섭취를 줄이거나 하지 않는 것이다. 실제 몸의 반응이 예상과 상당히 다를 수 있기 때문에, 몸이 카페인에 대해서 어떻게 반응하는지 시합 전에 경험해보는 것이 좋다.

전해질

여름에 고강도 운동을 하다 보면, 상당히 많은 수분량과 함께 나트륨, 칼륨, 염화물이 전해질Electrolytes 형태로 몸 밖으로 분출된다. 선수가 훈련 중 혹은 훈련 후에 섭취를 해서 도움이 된다면, 당이 포함된 전해질 음료나 파우더를 구입하는 것이 좋다. 만약 당 없이 전해질을 섭취하고 싶다면, 물 1L당 소금 반 스푼과 염화칼륨 반 스푼을 첨가해서 마실 수도 있다.

프리 워크아웃 드링크

프리 워크아웃pre-workouts 에너지 드링크에 대해서 염려하는 여러 이유가 있다. 첫 번째는, 이 에너지 드링크가 금지된 성분을 포함하고 있을 수도 있다는 것이다. 제조에 사용된 재료 자체가 금지된 것일 수도 있으며, 다른 제품을 만들 때 사용된 금지된 재료가 의도치 않게 들어간 경우도 있을 수 있다. 두 번째로 염려하는 부분은 과잉 자극을 통해서 과도한 신경계 피로를 유발할 수도 있다는 것이다. 장기적으로 자주 섭취하게 되면 훈련 피로도를 상당히 높이게 되면서 심각한 문제를 발생시킬 수 있으며, 오버트레이닝을 가속화시킬 수도 있다. 그렇기 때문에 훈련을 위해서 섭취할 때는 항상 신중해야 하면, 과도하게 섭취하지 않도록 주의해야 한다. 훈련 사이클에서 가볍게 훈련하는 기간에는 1주일 정도 섭취를 하지 않아서 몸이 회복할 수 있는 시간을 주는 것도 좋다. 그러면 이후에, 더 낮은 양으로 섭취했음에도 불구하고, 더 효과적일 수도 있다.

가동성 & 유연성 운동 시작하기

웨이트리프팅은 다른 스포츠(스트렝스 성격의 스포츠 포함)와 비교해서 상대적으로 더 높은 수준의 가동성을 필요로 한다. 올바른 리프팅을 위해서 그리고 불필요한 부상과 스트레스를 피하기 위해서, 고관절, 어깨, 손목 그리고 발목의 가동범위가 아무런 제약 없이 부드럽게 잘 움직일 수 있어야 한다. 게다가 최적의 리프팅 자세를 위해서는 평균 이상의 흉추 가동성이 요구된다.

만약 이상적인 어린 나이에 웨이트리프팅을 시작하게 되면 가동성과 관련된 문제는 거의 없기 때문에 최적의 가동성을 확보하기 위한 훈련을 많이 할 필요는 없다. 이런 경우라면, 기존의 가동성을 꾸준히 유지하고, 타고난 가동성에서 추가적으로 필요한 부분만 개선하는 것을 목표로 하는 것이다. 그리고 이 가동성에 필요한 안정성과 스트렝스도 함께 향상시켜주는 것이다. 이 나이대에는 굳이 가동성에 특화된 훈련 없이 일반적인 훈련 프로그램을 진행하기만 해도 간접적으로 원하는 목표를 달성할 수 있다. 이 단계에서는 무엇에 특화된 훈련보다는, 다양한 종류의 운동과 체조 형태의 맨 몸의 움직임을 많이 접하는 것이 좋다.

웨이트리프팅을 비교적 늦은 시기에 시작한 사람들이라면, 웨이트리프팅의 자세와 움직임에 필요한 가동성이 비교적 충분하지 못한 경우가 많다. 그렇기 때문에, 효과적으로 안전하게 훈련을 하기 위해서 가동성을 개선할 필요가 있다. 이런 사람들에게는 바벨 훈련 자체로도 어느 정도까지는 가동성을 개선시킬 수도 있지만, 가동성을 빨리 최대한 개선하기 위해서, 가동성만을 위한 훈련을 진행할 필요가 있다.

유연성flexibility과 가동성mobility을 서로 동일한 용어로 사용하는 경우도 종종 있으며, 물론 논란이 될 수도 있지만, 이 두 가지를 정확하게 구분해서 정의를 내리는 것은 현장에서는 그렇게 중요하지가 않다. 유연성은 일반적으로 특정 근육이 어느 정도로 늘어날 수 있는지를 의미하는 반면에, 가동성은 특정 관절(관련 근육들의 가동성에도 어느 정도 영향을 받는다.)의 잠재적인 움직임 범위를 말하는 것이다.

여기에 추가되는 부분이 바로 안정성Stability이다. 안정성은 가능한 가동범위 내에서 모든 자세를 안정적으로 유지할 수 있는 능력이다. 이것은 스트렝스와 운동 조절 능력과 관련된 부분이다. 특정 자세 혹은 가동범위에서 안정성 부족이 가동성 부족으로 인한 것처럼 나타날 수도 있다. 왜냐하면 우리 몸은 안정적인 상태를 유지할 수 없는 움직임이나 자세에 대해서는 피하려는 경향이 있기 때문이다. 그래서 스트렝스와 기술 훈련이 가동성 향상에 있어서 중요한 역할을 할 수밖에 없는 것이다. 이런 요소들이 가동범위를 향상시켜줄 뿐만 아니라, 관련 자세와 움직임을 효과적으로 안전하게 조절할 수 있는 운동 능력도 함께 발달시켜준다. 유연성 혹은 가동성보다는 안정성이 부족해서 움직임에 제한이 발생하는 경우는 안정성이 크게 필요하지 않는 정적인 스트레칭과 안정성과 스트렝스가 필요한 스쿼트와 같은 동작에서의 움직임 차이를 통해서 확인할 수 있다. 그러나 저항이 없는 상태에서는, 상당한 수준의 가동성이 안정성이 부족해서 발생할 수 있는 움직임 제한을 어느 정도 해소시켜줄 수 있다. 그렇다고 반드시 선수가 엄청난 가동성을 가지는 데 있어서 집착할 필요는 없다. 단지, 훈련할 때 유연성과 가동성을 간과하지 않고 신경써줄 수 있으면 된다.

최적의 가동성

선수 훈련의 영역에서는 가동성과 스트레칭과 관련해서 의견 충돌이 상당히 많다. 가동성과 스트레칭과 관련해서 현재 가장 널리 퍼져 있는 의견은 이 두 가지와 선수의 퍼포먼스 그리고 부상 방지는 서로 직선의 비례 관계에 있다는 것이다. 즉, 가동성이 좋을수록, 스트레칭을 많이 할수록, 선수의 퍼포먼스가 더욱 증가하고 부상 방지에도 더 도움이 된다는 것이다. 그러나 실제 연구와 많은 코치와 선수들의 경험들은 이 비례 관계를 증명하지 못했다. 이것과 함께 다른 많은 근거들이 가동성과 선수들의 퍼포먼스, 부상 방지 사이에 다른 관계가 존재한다는 것을 발견했다.

가동성과 부상/퍼포먼스 간의 관계는 변형 종형 곡선의 모양을 보여주는 경우가 많다. 즉, 가동성이 부족하거나, 과하면 부상의 가능성이 더 높아지고, 퍼포먼스를 제한할 가능성도 높아진다. 그러나 곡선의 꼭대기에 가까울수록 부상의 위험을 최소화할 수 있고, 퍼포먼스는 극대화시킬 수 있는 최적의 가동성 상태에 가까워지는 것이다. 가동성이 부족한 경우가 가동성이 과한 경우보다 선수의 부상/퍼포먼스와 더 큰 관련성이 있다(그림 51.1). 다시 말해서, 가동성이 충분하지 못한 것보다는 가동성이 과한 것이 차라리 조금 더 낫다는 것이다.

퍼포먼스를 제한하는 요소를 완전히 제거하거나 줄이는 것과 실제로 퍼포먼스를 향상시키는 것과의 차이점을 이해하는 것이 중요하다. 또한, 그림 51.1에 나와 있는 종형 곡선에 이 부분을 한번 상상으로 그려보는 것과 가동성이 증가함에 따라서 퍼포먼스가 같이 증가하다가 어느 순간에 오히려 퍼포먼스에 부정적인 영향을 미치는 시점을 체크하는 것이 중요하다. 선수의 퍼포먼스 측면에서, 최적의 가동성이 스트렝스, 파워, 혹은 다른 운동 능력을 향상시켜주지는 않는다. 단지 가동성 부족으로 인해서 퍼포먼스가 제한되는 부분을 해결해줄 뿐이다. 그러나 만약 특정 선수가 가동성 부족으로 인한 퍼포먼스가 제한되는 정도가 많이 크다면, 가동성을 개선했을 때 퍼포먼스도 향상되는 정도가 훨씬 크다.

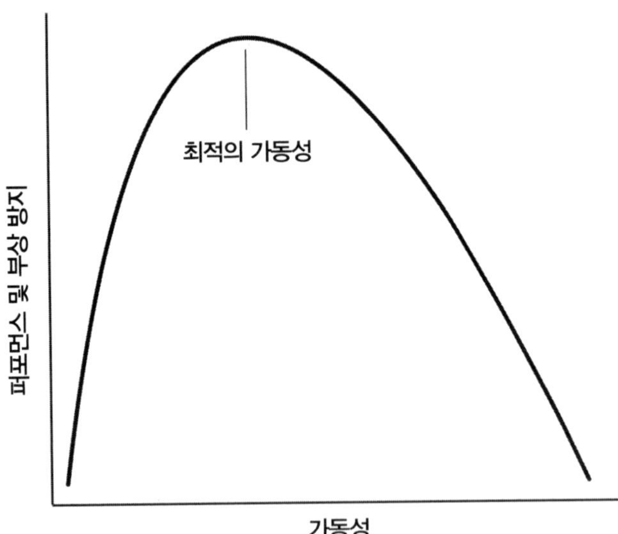

그림 51.1 가동성과 퍼포먼스/부상 방지와의 관계는 변형 종형 곡선에서 나타나 있다. 곡선의 꼭대기가 가동성이 최적인 지점이다. 이 지점에서의 가동성으로 가장 좋은 퍼포먼스가 가능하며, 부상 방지에도 가장 큰 효과가 있다. 이 곡선의 가동성이 부족한 지점(왼쪽)에서 기울기가 더 가파르기 때문에, 가동성이 부족해서 퍼포먼스가 감소하고 부상의 위험이 더 커지는 정도가, 가동성이 과해서 퍼포먼스가 감소하고 부상의 위험이 더 커지는 정도보다 더 크다는 것을 알 필요가 있다.

따라서 엄밀히 따지면, 최적의 가동성 자체가 퍼포먼스가 향상시켜주지는 않는다. 하지만 퍼포먼스를 제약하는 요소가 될 수는 있다. 현재 가동성이 부족한 상태라면, 가동성을 향상시킬수록 퍼포먼스가 증가하고 부상의 위험도 감소하지만, 영원히 이런 비례 관계가 지속되는 것은 아니라는 것을 명심할 필요가 있다. 종형 곡선의 꼭대기의 최적의 가동성 상태를 넘어서게 되면, 이 추이는 전환되면서, 가동성이 증가하더라도 오히려 퍼포먼스가 감소하고 부상의 위험도 높아지게 된다.

예를 들어, 저크 동작에서 흉추와 어깨의 가동범위가 제한되는 경우를 한번 살펴보자. 가동성이 부족해서 적절한 랙 자세가 불가능하다면, 바벨이 몸통의 올바른 위치에 오기 힘들어서, 바벨을 위로 적절히 가속시켜주는 것이 제한된다. 랙 자세에서 바벨이 너무 몸 앞쪽에 위치하게 되면, 바벨과 척추 간의 거리가 멀어지게 되면서, 딥 동작에서 앞쪽으로 자세가 무너질 가능성이 높아지면, 원래의 바벨 동선에서 바벨이 앞쪽으로 이탈될 수도 있다. 그리고 바벨 아래로 이동해서 바벨을 위로 밀어주는 데 있어서 팔이 아주 불리한 위치에 있게 된다. 그리고 가동성이 제한된다면, 구조적으로 안정적인 오버헤드 자세를 만드는 것이 힘들어진다. 이러한 모든 것들이 의심할 여지없이 최대 무게로 저크 동작을 하는 것을 제한하게 된다. 올바른 자세를 힘들게 하는 가동선 제한이 개선될수록, 자신의 스트렝스, 폭발력 그리고 기술적 능력치 범위 내에서 저크 능력치도 함께 증가하게 될 것이다. 완벽한 저크 자세와 움직임을 가능하게 하는 가동성이 일단 확보되면, 이 상태에서 더 가동성이 증가한다고 하더라도 저크 퍼포먼스에 추가적으로 득이 되지는 않는다. 사실 오히려 안정성이 더 감소할 가능성이 높다.

안정적인 가동범위 & 불안정한 가동범위

가동범위에 대해서 생각할 때 안정성도 함께 고려해야 한다. 안정적인 가동범위라는 것은 움직임의 어떤 구간에서 근육과 신경계 반응을 동원해서 안정성을 유지할 수 있는 것을 말하는 것이다. 반대로, 불안정한 가동범위는 여전히 움직이는 것은 가능하지만, 안정성이 충분하지 못한 것이다.

웨이트리프팅 선수들의 가동성 훈련 목표는 불안정한 가동범위를 줄이거나, 완전히 제거해서 잠재적인 부상 위험을 줄이려는 것이다. 이 과정에서 안정성이 증가하면서, 실제 가동성이 줄어들 수도 있다. 훈련을 통해서 안정성과, 가동성에 어느 정도 변화가 있을지는 최적의 상태와 비교했을 때 현재 안정성과 가동성 수준이 어느 정도인지에 따라서 달라진다.

예를 들어 이제 리프팅을 막 시작한 사람이 최소한의 가동성 수준까지 아직 도달하지 못한 상태라면, 안정적인 가동범위가 당연히 불가능할 것이다. 이 선수의 경우는 가동범위를 확보하기 위해서 구체적인 유연성 및 가동성 훈련을 할 필요가 있다. 가동성이 증가할수록, 웨이트리프팅 훈련 자체가 가동성과 안정성 간의 균형을 유지하는 것을 도와주게 된다. 그러면서 움직임을 최적으로 점점 조절할 수 있는 능력이 계속적으로 생기게 된다.

반면에, 가동성이 과한 선수의 경우에는, 웨이트리프팅에 필요한 수준 이상으로 과도한 가동범위를 가지고 있을 가능성이 있다. 이렇게 필요 이상으로 과도한 가동성을 가진 선수들은 안정성이 떨어질 가능성이 높으며, 이렇게 안정성이 떨어지는 부분은 가동성 훈련으로 해결할 수 없다. 이런 경우는 리프팅에 필요한 가동범위 내에서만 안정적인 상태를 유지할 수 있으며, 이 이상의 가동범위는 오히려 원치 않는 움직임을 만들어낼 수 있기 때문에, 가동범위를 줄여야 안정성을 개선할 수 있게 된다. 마지막으로, 웨이트리프팅에 있어서 최적의 가동성을 가진 선수들 중에서 안정성이 부족한 경우가 있을 수 있다. 이런 경우는 안정성 훈련만 추가로 해주면 된다. 가동성이 과한 경우와, 가동성은 충분하지만 안정성이 떨어지는 경우 모두 스트렝스 훈련이 중요한 역할을 하며, 과도한 가동범위를 가지고 있는 관절에 대해서는 가동성과 유연성 훈련을 하지 않는 것이 좋다.

어느 정도로 가동성이 필요한지 결정

스포츠에 따라서 요구되는 가동성의 수준은 상당히 다를 수 있다. 가동성 훈련을 하는 첫 단계는 바로 어느 정도의 가동성을 선수가 필요로 하는지를 결정하는 것이다. 어느 정도로 가동성이 필요한지 결정하는 기준은 두 가지가 있다. 하나는 일반적인 가동성이며, 다른 하나는 특정 스포츠에 필요한 가동성이다. 즉, 특정 신체 활동에 국한되지 않고 전반적인 몸의 기능과 건강을 위해서 반드시 필요한 가동범위와 특정 스포츠에 요구되는 가동범위가 있다는 것이다.

일반적인 가동성은 척추 중립을 만든 상태에서, 엉덩이가 무릎보다 아래로 내려가면서 스쿼트를 할 수 있어야 한다. 이때 무릎과 바닥에 평평하게 닿아 있는 발이 적절히 정렬된 상태를 유지해야 한다. 특정 스포츠에 요구 되는 가동성은 스포츠 특성에 따라서 달라지기 때문에 일반적인 가동성과는 많이 다르다. 대부분의 경우에, 특정 스포츠에 요구되는 가동범위가 일반적인 가동범위보다 훨씬 더 큰 경우가 많다. 하지만 여기에도 예외가 존재하기도 한다. 예를 들어, 장거리 육상 선수들의 경우는 종목 성격이 모든 관절에 대해서 제한된 가동범위를 요구하기 때문에, 상대적으로 요구되는 가동범위가 그리 크지 않다. 하지만 체조의 경우는, 일반적인 가동성보다 훨씬 더 높은 수준의 가동성을 통해서 움직임이나 저항을 조절해야 한다. 웨이트리프팅의 경우는 체조와 마찬가지로 가동성이 많이 요구되는 스포츠 종목에 훨씬 더 가깝다.

웨이트리프팅에서 필요한 가동성 수준

특정 스포츠에서 요구되는 가동성 수준은 스포츠에서 필요로 하는 움직임과 자세가 가능한 정도이다. 경험이 많은 코치와 선수의 경우는 큰 노력을 들이지 않고 이 부분을 빠르고 쉽게 확인할 수 있다. 웨이트리프팅에서 필수적인 움직임이나 자세에 대해서는 이 책에서 계속 언급해왔다. 웨이트리프팅을 하는 사람들은 이 책의 관련 챕터에서 설명한 대로 아래에 나와 있는 자세가 가능해야 한다.

- 프론트 스쿼트
- 오버헤드 스쿼트
- 클린 랙 자세
- 저크 랙 자세
- 저크 오버헤드 자세
- 저크 스플릿 자세
- 스내치 & 클린 시작 자세

성인이 리프팅을 처음 시작한 경우에, 가동성이 제한되는 부분은 거의 동일하다. 보통은 스내치와 저크의 오버헤드 자세에서의 흉추와 어깨 가동성이 부족한 경우가 많다. 스쿼트 가장 아래 구간과 스내치와 클린의 시작 자세에서의 고관절, 스쿼트 가장 아래 구간에서의 발목, 그리고 클린과 저크 랙 자세의 어깨와 손목에서도 가동성이 제한되는 정도를 확인할 수 있다. 이런 가동성의 부족은 사람들마다 다른 모습으로 나타날 수 있기 때문에, 다른 훈련과 마찬가지로, 가동성 훈련도 효율성과 효과를 극대화하기 위해서 개개인에게 최적화된 방식으로 진행되어야 한다.

기대치

가동성이 매주 좋은 선수들의 경우는 어린 시절의 타고난 가동성을 그대로 보유하고 있거나, 이보다 더 좋아진 경우도 있다. 이런 경우라면, 대부분 필요로 하는 최대 가동범위가 해부학적으로 가능한 상태이다. 성인의 경우에는 확실히 가동성이 개선되는 데 있어서 한계가 있으며, 이 부분은 장기적인 훈련을 통해서 개선이 될 수는 있다. 하지만 충분히 몸을 움직이지 않아서 어린 시절의 가동성을 잃은 선수들의 경우는 노력을 하더라도 어린 시절부터 꾸준히 가동성 훈련을 통해서 가동성을 유지하고 개선해온 선수들 수준만큼 좋아지기는 힘들 것이다. 그렇기 때문에, 자신의 상황에 맞게 가동성 훈련을 통해서 얻을 수 있는 성과에 대한 기대치를 조정할 필요가 있다. 그러나 성인의 경우는 훈련을 통한 가동성 개선을 항상 신경 쓸 필요가 있다.

가동성 훈련 방법

효과적으로 가동성을 향상시키기 위해서, 훈련의 효율과 효과 그리고 접근성을 고려해서, 이용 가능한 방법이 무엇이며, 어떤 방법이 가장 적절한지를 결정할 필요가 있다. 가장 효과적인 스트레칭은 충분히 자주, 규칙적으로 하는 스트레칭이다.

스트레칭이 필요한 실제 근육을 찾는 것은 불필요하다. 이런 근육을 찾는 것 자체가 부정확하며, 불완전하다. 우리 몸 안에는 골격에 붙어서 움직임을 들어내는 골격근의 수는 대략 640개이다. 이렇게 많은 골격근 중에서 10% 이상을 정확히 아는 코치와 선수는 매우 드물며, 이런 10%의 골격근 중에서 가동성이 부족한 부분을 찾아낼 수 있는 코치와 선수는 더 드물다. 게다가 관절의 가동성은 그 관절에 주위에 붙어서 움직임을 만들어내는 근육들이 신장되는 정도 그 이상의 요소들이 함께 작용하는 것이다. 그렇기 때문에, 개별적인 근육으로 접근하기보다는 종합적이고 전체적인 관점에서 관절의 가동성을 개선하는 것이 훨씬 더 쉽다.

리프팅 훈련에 있어서도 개별적인 근육을 발달시키기보다는, 더 큰 관점에서 움직임과 자세를 중심으로 접근하는 것처럼, 가동성 훈련도 특정 근육이나 구조보다는 움직임이나 자세 관점에서 접근하는 것이 좋다. 즉, 선수가 가동성이 부족한 움직임을 우선 확인할 필요가 있으며, 그러고 나서 이런 부족한 가동범위를 개선시켜줄 수 있는 운동을 찾거나 만드는 것이다.

이에 도움이 되는 스트레칭은 크게 정적인 스트레칭과 동적인 스트레칭으로 나눌 수 있다. 일반적으로, 정적인 스트레칭은 부족한 가동성을 교정하는 데 주로 사용되며, 동적인 스트레칭은 가동성 교정 및 유지 모두에 사용될 수 있다. 또한 동적인 스트레칭은 훈련을 준비할 때와 준비 운동에서도 중요한 역할을 한다.

스트레칭과 더불어서, 폼롤러, 라크로스볼과 같은 도구를 이용해서 연부조직, 트리거 포인트, 근막 이완을 이완하거나, 근육 유착 문제를 해결해서 근육의 움직임을 부드럽게 만들어주는 것도 가동성을 개선하는 데 있어서 중요한 역할을 한다. 이 부분에 대해서는 다음 챕터에서 더 자세하게 다룰 것이다.

정적인 스트레칭

정적-수동 스트레칭: 가장 일반적인 형태의 가동성 운동은 정적-수동 스트레칭이다. 이 스트레칭은 일정한 시간 동안 원하는 자세를 만들어서 그 자세를 유지하는 것이다. 이때, 스트레칭된 근육의 길항근은 사용하지 않는다. 예를 들어, 햄스트링을 스트레칭 하기 위해서 몸을 앞으로 숙여서 다리 뒤쪽을 늘려주는 자세를 만든다. 이때 팔로 다리를 잡고 당긴 상태로 스트레칭 자세를 만들어서 움직이지 않고 이 자세를 유지해준다.

정적인 스트레칭은 가동성을 늘려줄 가능성이 가장 높으며, 가장 쉽게 이용 가능한 방법이지만, 일반적인 운동보다는 교정 도구로 먼저 고려하는 것이 좋다. 즉, 최대한 빨리 가동성을 최적의 상태로 만들기 위해서 적극적으로 정적인 스트레칭을 할 필요가 있다. 그러나 일단 최적의 가동성이 확보되면, 현재 가동성을 필요한 수준으로 유지할 수 있을 정도로만, 정적인 스트레칭은 좀 더 부드럽게 해줄 수 있다. 그리고 이전만큼 자주 해줄 필요도 없다(아니면 훈련 사이에 회복을 위해서 진행할 수도 있다).

정적인 스트레칭은 일시적으로 신경 반응을 방해해서, 힘을 만들어내는 능력과, 고유수용성감각의 반응을 감소시킨다는 연구 결과가 있다. 이것은 운동 직전에 정적인 스트레칭을 하게 되면, 스트렝스와 스피드가 다소 감소하고 부상의 위험이 증가할 수도 있다는 것을 의미하기도 한다. 이런 이유 때문에, 근육을 풀어주고, 근육의 유연성을 극대화해주는 정적인 스트레칭을 운동 전에 하는 것이 특별히 효과적이지 않다는 사실과 더불어서, 훈련이나 시합 전에 상당한 시간 동안 그리고 강하게 정적인 스트레칭을 하는 것 역시도 일반적으로 추천하지 않는다.

그러나 운동 전에 정적인 스트레칭을 한다고 해서 기능

성이 감소하다는 경우는 그렇게 많지 않다. 게다가 운동 전에 정적인 스트레칭을 해야만 할 정도로 가동성이 제한된 사람이라면 아직까지 높은 수준의 퍼포먼스는 불가능한 상태이기 때문에, 이런 사람에게 운동 전에 정적인 스트레칭을 한다고 해서 큰 문제가 생기지는 않을 것이다. 이 단계에 있는 사람이라면, 정적인 스트레칭을 통한 추가적인 가동성 운동이 스트렝스와 파워 훈련보다 확실히 더 도움이 될 것이다.

운동 전 정적인 스트레칭이 필요한 상황들이 있다. 가동성이 너무 부족해서 충분한 가동범위로 필요한 자세를 안정적으로 유지하기 힘들 때에 정적인 스트레칭을 추천하다. 예를 들어, 고관절이 지나치게 뻣뻣한 경우에, 적절히 허리를 신전시킨 상태로 풀 스쿼트가 힘들 수도 있다. 이런 경우에는, 스쿼트 훈련을 하기 전에 스트레칭에 시간을 투자하게 되면, 더 안전한 자세로 스쿼트가 가능할 정도로 뻣뻣했던 근육이 충분히 이완될 수 있다. 그리고 이렇게 가동성이 개선되면서 더 많은 힘을 만들어내는 데 도움이 될 수 있다. 이런 운동 전 정적인 스트레칭은 안전성과 효과를 극대화하기 위해서 완벽한 준비 운동과 함께 진행하는 것이 좋다. 이 부분에 대해서는 준비 운동 챕터에서 자세하게 다루었다.

훈련이 있는 날에는, 근육이 가장 유연하고 스트레칭 효과가 있는 훈련 직후에 정적인 스트레칭을 하는 것이 좋다(만약 폼롤러와 같은 도구를 이용해서 연부 조직을 이완시킨다면, 이 이후에 정적인 스트레칭을 하도록 한다). 휴식하는 날에는, 정적인 스트레칭은 따뜻한 물로 샤워 혹은 목욕을 한 후에 하는 것이 가장 좋다. 혹은 적어도 다른 육체적 활동이 끝난 이후에 진행하는 것이 좋다. 그리고 하루 중 비교적 이른 시간에 정적인 스트레칭을 하게 되면, 가동성이 제한되고 효과가 떨어지기 때문에 이른 시간에 스트레칭을 하는 것은 피하는 것이 좋다.

필요한 가동범위가 확보될 때까지 점진적으로 정적인 스트레칭을 늘려가면 된다. 만약 이전보다 더 긴 시간 동안 스트레칭 한 상태로 유지하게 되면, 근육이 이완되면서, 조금씩 가동범위가 증가하게 된다. 길항근을 수축시키게 되면, 상호억제를 통해서 스트레칭 되는 근육의 이완을 향상시킬 수 있다. 예를 들어, 대퇴사두근을 수축시키면, 햄스트링 스트레칭에 더 효과적이다.

정적인 스트레칭은 2~120초 정도 사이에서 진행할 것을 추천한다. 좀 더 확실한 것은 30~90초 정도로 진행하는 것이다. 필요해서 선택한 스트레칭 동작들을 동작당 20~30초씩 돌아가면서 2~3번 순환하게 되면 스트레칭이 더 효과적이라는 것을 알게 될 것이다.

앞에서 스트레칭 하는 시간을 아주 다양하게 설명했지만, 사실 어떤 방식으로 해도 가동성은 개선될 것이다. 하지만 정적인 스트레칭의 효과를 결정하는 진짜 중요한 요인은 실제 스트레칭 방법이 아니라, 충분히 긴 기간 동안 적절한 빈도로 꾸준히 지속적으로 할 수 있는지이다(물론 스트레칭 방법이 상당히 믿을 만한 수준은 된다는 것을 전제로 하고 있다).

PNF 스트레칭: PNFProprioceptive Neuromuscular Facilitation(고유수용성 신경근육 촉진법) 스트레칭은 비교적 짧은 시간에 가동성을 개선시킬 수 있는 더 공격적이고, 적극적인 정적인 스트레칭 형태이다. 어려운 스트레칭 방법이기는 하지만, 스트레칭에 많이 사용된다. 그리고 일반적으로 파트너와 함께 진행하는 것이 가장 좋다. 보통의 정적인 스트레칭처럼 처음에 시작한다. 우선 정적인 스트레칭 자세로 대략 30초 정도 유지한다. 그리고 스트레칭 하고 있는 근육에 저항을 줘서 5초 동안 등척성 수축 상태로 활성화시키도록 한다(직접 할 수도 있고, 파트너가 도와줄 수도 있다). 그리고 5초가 지나면, 근육 활성화를 즉시 멈추고, 이전보다 더 많이 스트레칭 시켜준 상태에서 다시 5초 동안 버틴다(파트너가 스트레칭시키는 부분을 도와줄 수 있다).

이런 수축-이완 사이클을 5번 반복하면서, 매번 스트레칭 정도를 높이도록 한다. 그리고 마지막 자세에서 마지막으로 30초 정도 정적인 스트레칭을 진행하도록 한다. 수축 단계에서는 호흡을 참고, 더 근육을 늘려서 스트레칭 하면서 즉시 다시 숨을 내쉰다. 최대 강도로 수축을 하지는 않는다. 20~50% 정도의 강도로 진행하는 것이 효과적이고, 부상 위험을 줄일 수 있다는 것으로 밝혀졌다.

펄스 스트레칭: 펄스 스트레칭Pulse stretching은 비교적 긴 시간 동안 이어서 스트레칭 하기보다는 짧게(2초) 멈추는 것이다. 탄력을 이용한 스트레칭처럼 강하고 힘이 있게 움직이는 것이 아니라, 스트레칭 한 동작에서 매우 짧게 멈춰 있는 것이다. 이후의 스트레칭 동작은 이전보다 가동범위를 좀 더 활용하는 것이다. 펄스 스트레칭은 스트레칭의 다양성과 가동성 훈련의 단조로움을 감소시키기 위해서 정적-수동 스트레칭 대신에 할 수도 있다

정적-능동 스트레칭: 정적-능동 스트레칭은 길항근을 통제해서 주동근을 더 늘리는 정적 스트레칭의 한 형태다. 길항근을 수축시키게 되면, 상호억제 반응을 통해서 주동근이 이완되는 것을 도울 수 있다. 간단한 예가, 서 있는 자세에서 고관절 신전근을 스트레칭 하고 늘리기 위해서 고관절을 굴곡근을 이용해서 다리를 앞으로 드는 동작이다. 이렇게

특정 부분을 분리해서 진행하는 능동적 스트레칭은 적어도 웨이트리프팅에 있어서는 많이 활용되지는 않는다.

그러나 능동적 스트레칭은 웨이트리프팅 훈련 동안에 자연스럽게 진행된다. 예를 들어, 스쿼트 자세로 앉아 있거나, 적절한 스내치 혹은 클린 시작 자세를 만들게 되면 다양한 근육들이 능동적 스트레칭이 된다. 모든 웨이트리프터들이 매일 매일의 훈련을 진행하는 과정에서 피할 수 없이 능동적 스트레칭이 될 수밖에 없으며, 특별한 상황이 아니면, 추가적으로 능동적 스트레칭을 진행할 필요는 없다.

동적인 스트레칭

동적인 가동범위 훈련(DROMs Dynamic Range of Motion Drills): 동적인 가동범위 훈련은 현재 가동성 상태와 상관없이 반드시 도움이 되는 스트레칭 형태이다. 준비 운동 챕터에서 다뤘던 훈련들이 여기에 해당된다.

올바르게 가동범위를 완전히 활용한다는 전제하에서, 리프팅 훈련을 통해서 가동범위를 확보하고, 어느 정도까지 향상되기도 하기 때문에, 훈련 자체로도 동적인 가동성 훈련이 되기도 한다. 추가적으로 동적인 가동성 훈련을 진행하게 되면 준비 운동으로 진행하는 여러 가지 동작에도 도움이 되며, 선수의 가동성을 더 균형 잡힌 상태로 만들 수 있다.

아침에 일어나자마자 동적인 가동범위 훈련을 하게 되면, 잠을 자는 동안에 몸을 움직이지 않아서 짧아진 근육을 신경학적으로 원래 근육 상태로 되돌리면서, 그날의 가동성을 향상시키는 데 도움이 된다. 아침은 광범위하게 가동범위를 활용하기에 좋은 시간대는 아니다. 부드럽게, 가능한 범위 내에서 조금씩 몸을 풀면서 늘려가야 한다. 이 정도로 진행하는 것은 시간이 거의 걸리지 않지만, 가동성과 관절의 편안함에 상당히 도움이 된다. 팔로 앞뒤로 원을 그려주고, 몸통을 회전시켜주고, 다리를 앞뒤로 흔들어주는 정도면 충분하다. 가벼운 맨몸 체조 동작도 도움이 될 수 있다.

리프팅: 재미있게도 우리가 목표로 하는 리프팅 움직임이나 자세를 훈련하는 것 자체가 효과적인 가동성 훈련이기도 하다. 리프팅 동작을 통한 훈련의 장점은 가동성과 안정성을 동시에 키우면서, 불안정한 가동범위를 줄이는 데 도움이 되기도 한다. 그러나 그렇다고 추가적인 가동성 훈련이 절대로 필요하지 않다고 이해해서는 안 된다.

가동성 훈련 프로그램 설계

개인의 가동성 훈련 프로그램을 설계하는 과정에는 몇 가지 단계가 있다. 첫 번째로, 프로그램의 목표를 정확히 하고 이해할 필요가 있다. 우리의 목표는 퍼포먼스를 방해하는 요소와 부상 위험을 최대한 감소시키는 것이다.

다음으로, 선수가 필요한 최적의 가동성 수준이 어느 정도인지 결정해야 한다. 그리고 웨이트리프팅을 하는 데 있어서 현재 선수의 가동성 수준과 필요한 최적의 가동성 수준을 비교해봐야 한다. 이 부분을 고려해서, 구체적인 스트레칭 동작을 포함한 실제로 선수에게 도움이 되는 훈련 프로그램 설계할 수 있다. 하지만 더 중요한 것은, 선수에게 맞는 올바른 스트레칭 방법을 선택하는 것뿐만 아니라, 꾸준히, 지속적으로 가동성 훈련을 필요한 빈도로 진행하는 것이다. 마지막으로, 수시로 선수의 가동성을 재평가한 후에, 이에 따라서 가동성 훈련 프로그램을 계속 조정해나가야 한다.

프로그램 효과 증가

어떤 가동성 훈련 프로그램이더라도 규칙적으로 필요한 빈도로 올바르게 진행되었을 때만 효과적이다. 사실 이 부분이 가동성 개선을 방해하는 가장 일반적인 이유이기도 하다. 훈련 프로그램 자체의 문제이기보다는 이 부분을 지키지 못해서 실패하는 경우가 적지 않다.

스트레칭 자체를 즐기는 선수는 없다. 특히 힘든 훈련 후나 시간이 부족한 경우는 더욱 그렇다. 만약 코치가 퍼포먼스에 실제로 도움이 되면서도, 선수가 최소한의 시간과 노력을 들여서 진행할 수 있는 가동성 훈련 프로그램을 설계할 수 있다면, 선수가 지속적으로 가동성 훈련을 진행하면서, 잠재적으로 큰 도움을 받을 수 있는 가능성은 더 커질 것이다. 선수가 필요 이상으로 혹은 적절하지 않은 방식으로 스트레칭을 하도록 하는 것은 오히려 역효과가 발생할 수 있으며, 프로그램을 지속하는 것을 힘들게 만들 수도 있다.

가능하다면, 코치가 파트너로 스트레칭을 함께 하면서 선수의 스트레칭을 도와주는 것도 좋은 방법이 될 수 있다. 비슷하게, 개인별로 스트레칭을 하는 것보다 팀 전체가 함께 스트레칭을 하게 되면 책임감, 선수들 간의 상호 작용 때문에 훈련이 훨씬 더 효과적일 수 있다. 그리고 훈련 프로그램 내용이 더 구체적일수록, 선수들이 그 프로그램을 수행할 가능성이 더욱 높아진다. 반면에, 훈련 프로그램 내용이 애매한데, 선수들이 직감적으로 훈련 시간, 방법, 스트레칭 종류 등의 측면에서 알아서 진행할 것이라고 막연하게 기대하게 되면, 선수들이 하지 않을 가능성이 높아질 것이다. 그렇게 되면 결과적으로 선수가 성과를 얻지 못하게 되면서 가동성 훈련의 필요성을 느끼지 못할 것이며, 그러면 결국 또 선수가 성장하지 못하게 되는 것이다.

다음 챕터에서 웨이트리프팅과 관련해서 발생하는 일반적인 가동성 제한 문제의 해결에 도움이 되는 스트레칭을 소개할 것이다.

스트레칭

이제부터 소개할 스트레칭 동작들은 이제 웨이트리프팅을 시작하는 선수들이 가장 일반적으로 가지고 있는 가동성 문제를 해결해줄 수 있을 것이다. 가동성 개선이 필요한 부분에 따라서 스트레칭 동작을 선별해서 진행할 수도 있으며, 모든 동작을 전체적으로 함께 진행할 수도 있다.

일반적으로, 스트레칭 동작을 직관적으로 쉽게 만들 수도 있다. 만약 다음 스트레칭 동작으로도 선수가 원하는 가동성 제한 문제가 해결되지 않는다면, 스트레칭이 필요한 부분에 도움이 될 수 있도록 동작을 조금씩 조정해서 변형해보는 것이다. 이런 과정을 통해서 자신에게 맞는 스트레칭 동작을 만드는 것이다. 하지만 동작을 진행하는 과정에서 직접적으로 관절에 무리가 가지 않도록, 필요한 근육에만 장력이 발생하도록 주의를 해야 한다.

이전 챕터에서 설명했듯이, 가동성이 부족한 선수가 최적의 가동성을 최대한 빨리 가질 수 있도록 스트레칭 동작을 자주, 적극적으로 해줘야 한다. 충분한 가동성이 일단 확보가 되면, 정적인 스트레칭은 최소한으로 필요한 정도로 줄일 수 있도록 하고, 동적인 가동성과 리프팅 동작 훈련을 통해서 가동성을 유지할 수 있도록 신경 써야 한다. 적극적으로 스트레칭을 했을 때, 불편함은 느껴질 수 있지만, 통증이 느껴져서는 안 된다는 것을 분명히 이해해야 한다. 스트레칭을 한 후에 아프거나, 불편함이 심해서 부상을 당한 것 같은 느낌이 든다면, 스트레칭 강도가 너무 세다는 것이다.

손목 스트레칭

클린 앤 저크 랙 자세와 스내치와 저크의 오버헤드 자세에 도움이 된다.

웨이트리프팅에 있어서 손목은 상당히 중요하며, 손목 가동성이 제한되면, 선수가 부상이나 통증을 느낄 가능성이 높아지며, 퍼포먼스도 함께 제한하게 된다. 리프팅을 하면서 계속 바벨을 세게 잡으면, 손목 가동성에도 영향을 줄 수 있다. 시간이 지나면서, 선수들은 손바닥에 남아 있는 장력을 풀어주기 위해서 습관적으로 하루 종일 손목을 스트레칭 하는 자신을 발견하게 될 것이다. 손목 가동성을 향상시키기 위해서, 훈련 전후에 최소한으로 진행하는 것이 좋다.

가장 우선적으로 챙겨하는 부분은 바로 손가락, 손목 굴곡근이다. 이 근육들이 주로 클린 앤 저크 랙 자세와 오버헤드 자세로 올바르게 바벨을 유지하는 능력을 제한한다. 나머지 스트레칭 동작들은 이 자세에 직접적으로 영향을 주기보다는 균형 잡힌 가동성에 더 도움이 된다.

손목은 아주 많은 작은 뼈들로 구성되어 있으며, 아주 자주 심하게 압박되는 경우가 많다. 압박이 된 후에 손목의 가동성이 제한되는 경우가 있다. 효과적으로 손목을 스트레칭 하기 위해서는, 우선 손목을 압박되지 않은 상태로 만들어야지, 완전히 손목을 스트레칭 할 수 있으며, 압박으로 인한 불필요한 스트레스를 손목뼈에 주지 않을 수 있다. 스트레칭을 시작할 때, 손은 팔뚝에서 바깥쪽으로 그대로 당겨주는 것이다. 스트레칭을 하는 동안에 이렇게 당기는 동작은 계속해줘야 하며, 스트레칭 전후에 손목을 느슨하게 해주기 위해서 그냥 단순히 바깥쪽으로 손을 흔들어주는 것도 효과적이다.

손목 굴곡근과 신전근을 스트레칭 해주는 방법에는 여러 가지가 있다. 다양한 스트레칭 방법들 중에서 자신에게 가장 효과가 있고, 편리하다고 생각이 드는 방법을 선택하면 된다. 기본적이고 효과적인 동작들은 아래에 설명되어 있다.

굴곡근 스트레칭: 손목 굴곡근을 스트레칭 해줄 수도 있으며, 손가락 굴곡근을 스트레칭 해줄 수도 있다. 손가락 굴곡근 유연성을 위해서는 손목 굴곡근 유연성도 항상 필요하다. 예를 들어, 클린 앤 저크 랙 자세에서는, 손가락, 손목 굴곡근 유연성 모두 필요하다. 하지만 저크 랙 자세와 같이 손가락을 접어서 바벨을 잡는 있는 상태에서는, 손목 굴곡근의 유연성만으로도 충분하다.

손목 굴곡근 스트레칭에 집중하기 위해서는, 손가락보다는 손바닥을 누르면서 스트레칭 하는 것이 좋다. 이렇게 하면 손목을 최대한 늘려줄 수 있다(그림 52.1a). 손가락 굴곡근 스트레칭을 해주기 위해서는, 손바닥이 아니라 손가락을 누르면서 손가락과 손목 둘 다 늘려주면서 스트레칭 해주면 된다(그림 52.1b). 하지만 이렇게 하면 손가락, 손목 굴곡근 모두를 자극하기 때문에, 잘못된 스트레칭 방법이 될 수도 있다. 그리고 손가락이 손목의 가동범위를 제한하는 경우도 종종 있다. 그렇기 때문에 손목 굴곡근 스트레칭은 더 직접적인 방법을 사용할 필요가 있다.

굴곡근 스트레칭은 한 손으로 다른 손을 누르면서 진행할 수도 있지만, 무릎을 꿇은 상태에서 바닥에 손을 대고 누르거나, 서 있는 상태에서 벽에 손을 대고 누르는 방법이 더 쉬울 수도 있다. 팔을 외회전, 내회전(손가락을 위로, 아래로, 바깥쪽으로 향하게)시키면서, 다양한 방법으로 스트레칭을 할 수도 있다. 굴곡근 스트레칭은 스쿼트 랙에 있는 바벨을 이용해서 진행할 수도 있다. 한 손으로 바벨을 잡고 고정시켜주고, 다른 손으로 바벨을 밀어주면서 스트레칭을 해준다.

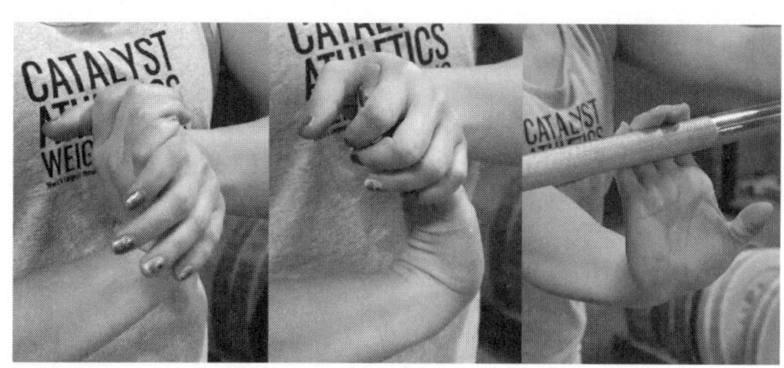

그림 52.1 손목 굴곡근 스트레칭

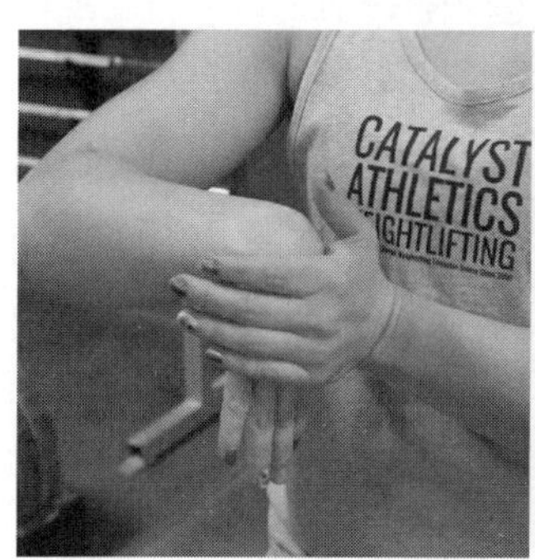

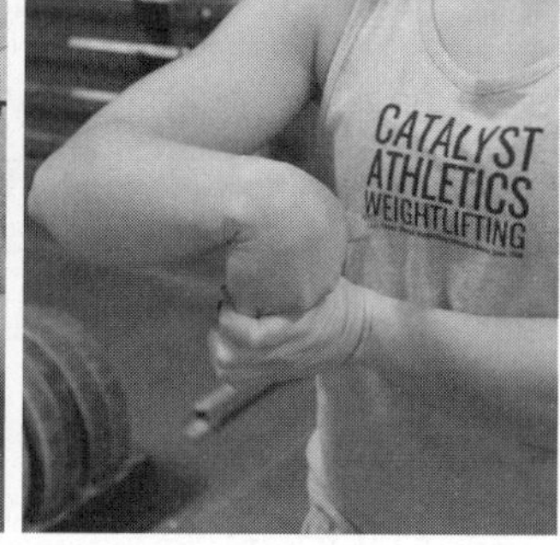

그림 52.2 손목 신전근 스트레칭

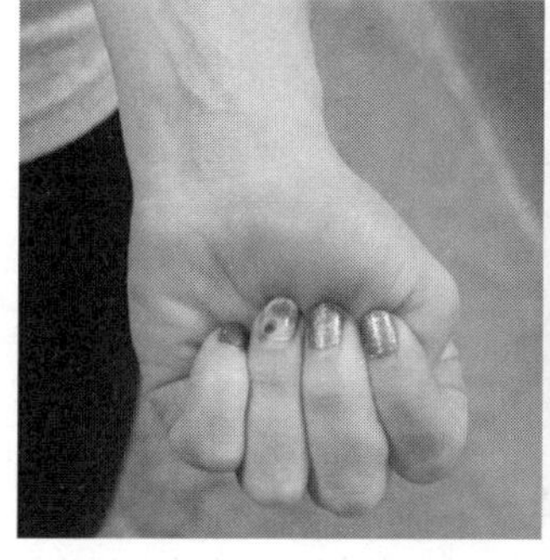
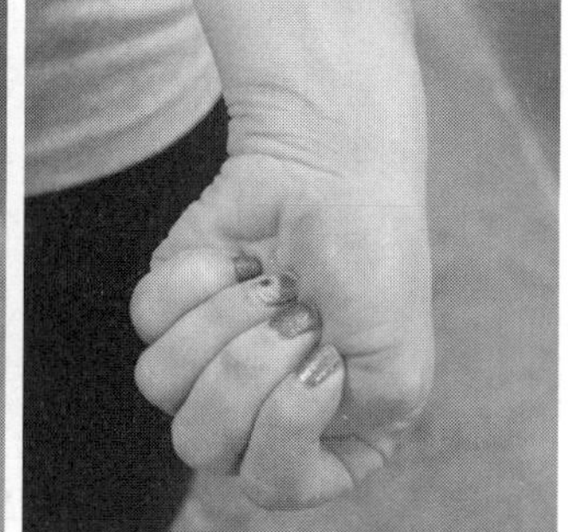
그림 52.3 훅 그립 스트레칭

신전근 스트레칭: 균형 있는 가동성을 갖추기 위해서는, 신전근 스트레칭도 함께 해줘야 한다. 굴곡근 스트레칭 동작과 반대로 진행하면 된다. 손목을 굽혀주면서 손등을 눌러주는 것이다(그림 52.2). 굴곡근 스트레칭을 하면서, 동작을 반대로도 해주면서 손목과 손을 돌아가면서 눌러주면서 신전근 스트레칭을 할 수 있다.

훅 그립 스트레칭: 마지막으로 유용한 스트레칭은 엄지손가락과 관련 부위를 스트레칭 하는 것이다. 웨이트리프팅을 이제 막 시작한 사람이 불편함이나 통증을 느끼는 경우에 종종 도움이 된다. 마치 훅 그립처럼, 엄지손가락을 안으로 넣어서 주먹을 쥔다. 그리고 다섯째손가락 방향으로 주먹을 구부린 상태에서 잠시 버티도록 한다(그림 52.3).

리닝 바 행

스내치와 저크 오버헤드 자세에 도움이 된다.

리닝 바 행Leaning bar hang 동작은 견갑대와 팔 내전근을 위한 간단한 스트레칭 동작이다. 완전한 오버헤드 자세를 제한하는 모든 근육의 스트레칭에 도움이 된다. 선수는 풀업바를 저크 그립 넓이로 잡고, 발끝은 풀업바보다 1~2피트 뒤쪽에 오도록 위치시킨다. 만약 풀업바가 너무 높으면 박스나 벤치를 이용할 수도 있다. 발끝이 바닥에 닿아 있는 상태에서, 풀업바에 매달려서 앞으로 몸을 기울여주도록 한다. 가슴이 팔을 지나서 이동할 수 있도록, 앞으로 밀어준다. 자연스럽게 중력 때문에 몸이 아래 방향으로 당겨지게 된다. 발이 계속 풀업바 뒤쪽 바닥에 붙어 있는 상태로 몸을 앞으로 기울이게 되면, 견갑대를 스트레칭 해주면서, 근육들이 더 이완될 수 있도록 해준다. 다양한 효과를 경험하기 위해서 그립 넓이를 다르게 할 수도 있다(그림 52.4).

견갑대 스트레칭

스내치와 저크 오버헤드 자세에 도움이 된다.

스내치와 저크에서 더 나은 오버헤드 자세를 만들기 위해서 진행할 수 있는 또 다른 간단하고 효과적인 스트레칭 방법이다. 팔꿈치를 구부린 상태에서 어깨보다 높게 들어준

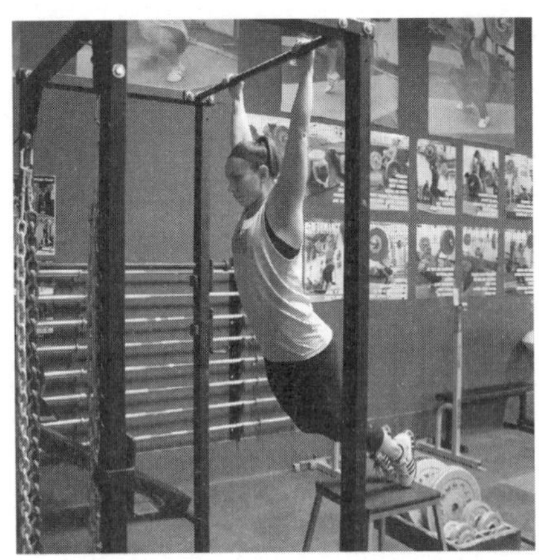

그림 52.4 리닝 바 행

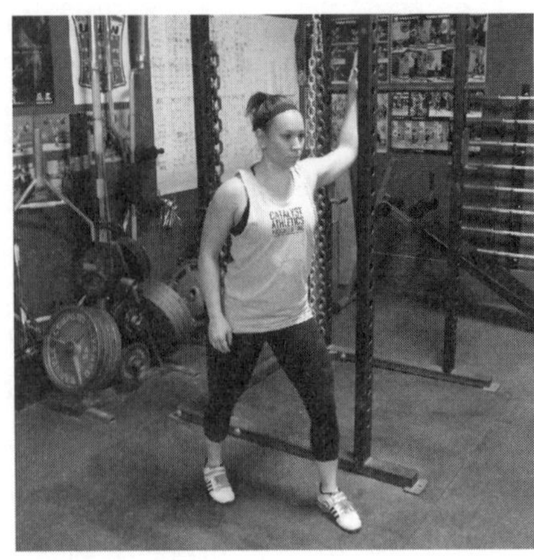

그림 52.5 견갑대 스트레칭

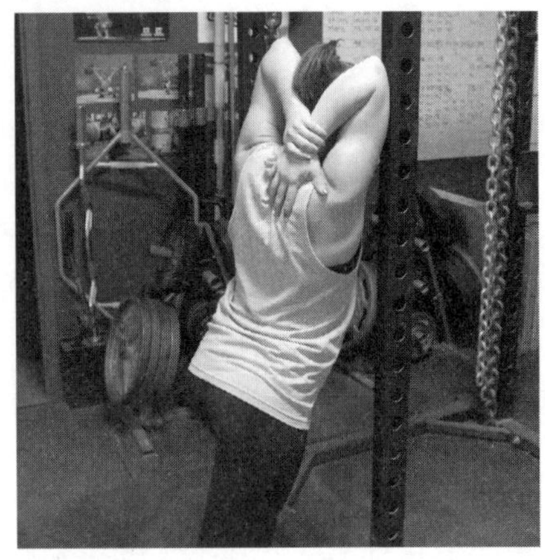

그림 52.6 겨드랑이 부위 스트레칭

다. 그리고 실내 문틀이나 파워 랙의 기둥 혹은 비슷한 구조물에 아래팔(전완)을 수직 방향으로 놓고 가슴을 앞쪽으로 보내주면서 기대도록 한다. 가슴을 앞으로 보내준 상태에서(수직 상태로 계속 유지하기보다는 앞으로 계속 기울여주는 것이 좋다), 어깨 기준으로 팔꿈치 높이를 조정하면서 다양하게 스트레칭을 진행할 수도 있다(그림 52.5).

겨드랑이 부위 스트레칭

스내치와 저크 오버헤드 자세, 클린과 저크 랙 자세에 도움이 된다.

이 스트레칭은 오버헤드 자세를 만들 때, 어깨를 펴는 것을 제한할 수도 있는 광배근과 삼두근과 같은 근육을 직접적으로 스트레칭 하는 동작이다. 팔꿈치를 구부리고 머리 위쪽으로 들어올려서, 위팔의 아래쪽 중에서 팔꿈치 근처 부위를 파워 랙 기둥이나 비슷한 구조물에 위치시킨다. 팔꿈치가 뒤쪽으로 가도록 밀어주면서 앞쪽으로 몸을 보내준다. 이때 살짝 바깥쪽으로 밀어주기 위해서 다른 한 손으로 손목을 잡아준다(그림 52.6).

백 스쿼트 푸시 쓰로우

스내치와 저크 오버헤드 자세, 클린과 저크 랙 자세에 도움이 된다.

백 스쿼트 푸시 쓰로우Back squat push through 동작은 몇몇 리프터들의 어깨와 팔꿈치 스트레칭에 유용하고 도움이 되는 독특한 스트레칭 방법이다. 이 동작을 굳이 할 필요가 없는 선수들도 있다. 이 스트레칭 동작을 할 때 불편함이 느껴지면 하지 않는 것이 좋다. 이 동작은 견갑대뿐만 아니라, 위팔의 내회전에도 도움이 된다.

저크 그립으로 바벨을 백 스쿼트로 자세를 잡는다. 바벨 아래에서 진짜 백 스쿼트를 하는 것처럼 자세를 잡고 바벨에서 멀어지도록 가슴을 앞쪽으로 밀어준다. 이때 팔꿈치는 아래쪽으로 계속 향하도록 유지해준다. 그립 넓이를 다르게 해서 다양하게 스트레칭을 진행할 수도 있다(그림 52.7).

애플리 푸시

클린과 저크 랙 자세에 도움이 된다.

이 애플리 푸시Apley push 동작은 물리 치료사들이 어깨 가동성 평가를 위해서 주로 사용하는 애플리 스크라치 테스트와 비슷하다고 해서 애플리 푸시라고 이름을 붙였다. 한쪽 팔의 팔꿈치를 90도 정도로 구부려서 허리 쪽으로 위치시킨다. 이때 팔꿈치를 구부린 팔로 몸을 가로질러 반대쪽 팔꿈치는 잡는 것이 아니라, 팔꿈치 뒷부분으로 실내 문틀, 파워 랙의 기둥, 혹은 벽 등을 몸을 회전시키면서 밀어낸다(그림 52.8).

누워서 내회전

스내치와 클린의 세 번째 풀 동작에 도움이 된다.

이 스트레칭 동작은 팔의 내회전을 향상시키는 간단한 방법이다. 내회전이 향상되면서, 스내치와 클린의 세 번째 풀 동작을 시작할 때 팔꿈치 움직임이 편해진다. 그러면서 바벨을 최대한 몸에 가까이 붙인 상태에서 팔꿈치를 더 높이 올리는 것이 가능해진다.

측면으로 바닥에 누운 상태에서, 위팔과 몸이 90도 각도로 편안하게 바닥에 내려놓는다. 그리고 팔꿈치를 90도로 접은 상태에서, 아래팔이 수직 상태가 되도록 세운다. 위팔은 동일한 자세를 유지한 상태에서, 반대쪽 팔을 이용해서

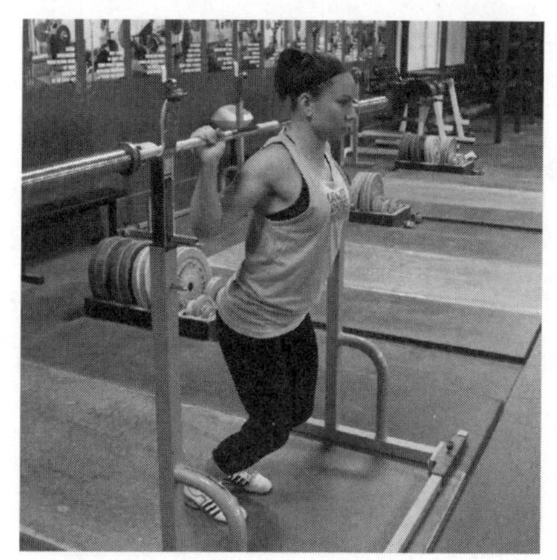

그림 52.7 백 스쿼트 푸시 쓰로우

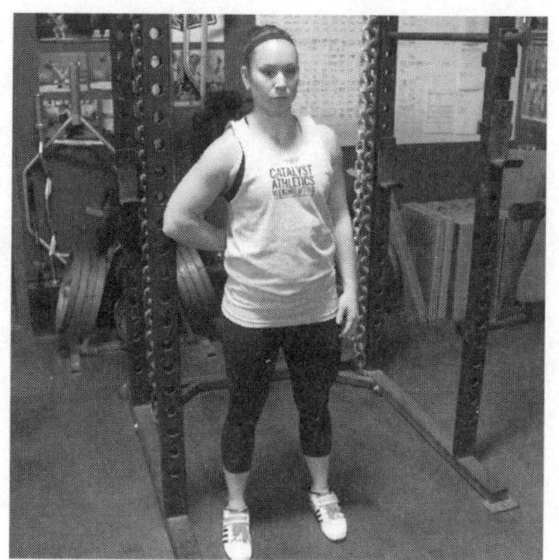

그림 52.8 애플리 푸시

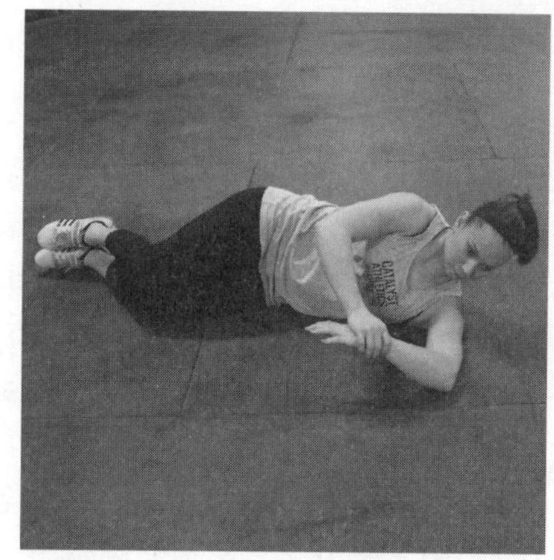

그림 52.9 누워서 내회전시키기

손바닥이 바닥으로 향하도록 밀어낸다(그림 52.9).

PVC를 이용해서 외회전

클린과 저크 랙 자세에 도움이 된다.

이 스트레칭은 위팔이 더 많이 외회전할 수 있도록 도와줌으로써, 더 안정적이고 편안한 클린, 저크 랙 자세가 가능해진다.

서 있는 상태로, 한 팔의 팔꿈치를 접어주면서 위팔이 지면과 수평이 되도록 만들어준다. 그리고 PVC 파이프가 팔꿈치를 접은 팔 바깥쪽에서 아래로 향하도록 잡는다. 반대 손으로, PVC 파이프 아래쪽을 잡고 몸을 가로 질러서 당기면서 팔꿈치를 접은 팔의 위팔이 외회전하도록 한다(그림 52.10).

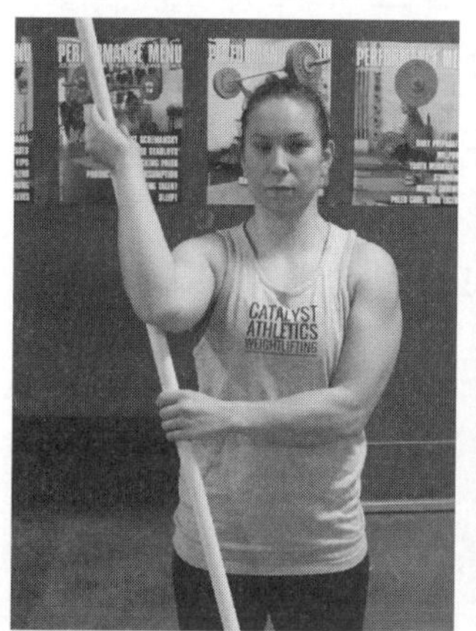

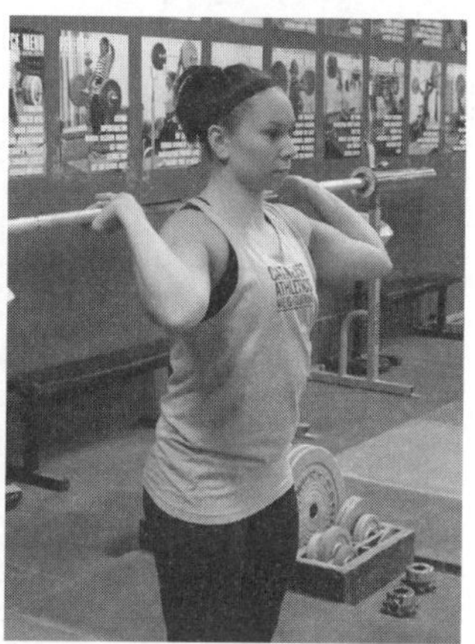

그림 52.10 PVC를 이용해서 외회전시키기

그림 52.11 버거너 바 스트레칭

버거너 바 스트레칭

클린과 저크 랙 자세에 도움이 된다.

버거너 바 스트레칭Burgener bar stretch은 마이크 버거너 코치의 이름에서 만들어졌으며, 클린과 저크 랙 자세에서의 팔꿈치와 어깨의 가동성을 향상시킬 수 있는 쉬운 방법이다. 저크 그립 넓이로 바벨을 잡고 마치 백 스쿼트를 하는 것처럼 바벨을 목 뒤에 위치시킨다. 완전한 풀 그립으로 바벨을 잡은 상태에서, 팔꿈치를 앞으로 그리고 위로 최대한 높이 들어올리도록 한다. 어깨와 팔꿈치에 대한 스트레칭을 다양하게 하기 위해서 그립 넓이를 조정할 수 있다(그림 52.11).

랙 엘리베이터

클린과 저크 랙 자세에 도움이 된다.

랙 엘리베이터Rack elevator 스트레칭은 클린 랙 자세와 저크 랙 자세 모두 도움이 된다. 어느 정도 중량의 플레이트를 끼운 바벨을 스쿼트 랙에 올려놓는다. 그리고 발이 바로 바벨 아래에 오도록 서서, 클린 혹은 저크 랙 자세를 만든다. 이때, 현재 자신의 가동성이 허락하는 범위 내에서, 바벨과 어깨 사이에 공간을 어느 정도 만들도록 한다. 이 상태로 어깨를 바벨 쪽으로 올려주면서 다리를 이용해서 일어선다. 이렇게 일어서면서 정확한 랙 자세를 만들어주는 것이다. 이 자세로 원하는 시간 동안 멈출 수도 있다(그림 52.12).

파트너 클린 랙 스트레칭

클린 랙 자세에 도움이 된다.

가동성이 부족해서 팔꿈치를 충분히 들어올려서 클린 랙 자세를 만들 수 없다면(신체 비율이나, 적절하지 못한 그립 넓이 등과 같은 이유가 아니라), 어느 정도 중량의 플레이트를 끼운 바벨을 스쿼트 랙에 올려놓은 상태에서, 클린 랙 자세를 만든다. 그리고 파트너가 조금씩 리프터의 팔꿈치를 위로 들어올리면서 스트레칭을 해준다. 그리고 클린 랙 자세에서 그립을 풀었던 사람이 풀 그립으로 전환하고 싶을 때 혹은 추가적인 가동성 훈련을 원할 때 이 동작을 진행할 수도 있다(그림 52.13).

파트너와 함께 흉추 가동범위 확보

오버헤드 자세와 시작 자세에 도움이 된다.

흉추 가동성은 적절한 오버헤드 자세에도 중요하며, 비교적 늦은 나이에 웨이트리프팅을 시작하면서 가동성이 부족한 사람에게도 중요하다. 준비 운동이나 본 운동 후에 코치나 파트너가 이 스트레칭 하는 것을 도와줄 수 있다. 바닥에 무릎을 꿇은 상태에서 팔꿈치를 머리 위로 들어올려 벤치나 박스에 올려놓는다. 그리고 지면과 등이 수평이 되도록 만들어준다. 그리고 파트너가 손가락으로 흉추의 양쪽 척추기립근에 위치시켜서 아래 방향으로 밀어준다. 그리고 위 혹은 아래로 조금씩 이동하면서 2~5번 정도 동일하게 반복해준다. 통증이 발생하지 않는 범위 내에서 조금씩 더 세게 누를 수도 있다(그림 52.14).

파트너와 함께 견갑대 스트레칭

스내치와 저크 오버헤드 자세에 도움이 된다.

파트너와 함께 양쪽 견갑대 스트레칭을 한 번에 스트레칭 할 수 있는 효과적인 동작이다. 바닥에 무릎을 꿇고 양손은 머리 뒤에 위치시킨다. 코치나 파트너가 한쪽 무릎으로 리프터의 등 상부 쪽을 지지하고, 리프터의 팔꿈치를 잡고 뒤로 당기면서 견갑대를 스트레칭 하도록 한다. 이때, 리프터는 복부에 힘을 줘서 과도하게 허리가 신전되지 않도록 해야 한다. 스트렝치를 하고 멈춰 있는 시간은 조금씩 늘려가

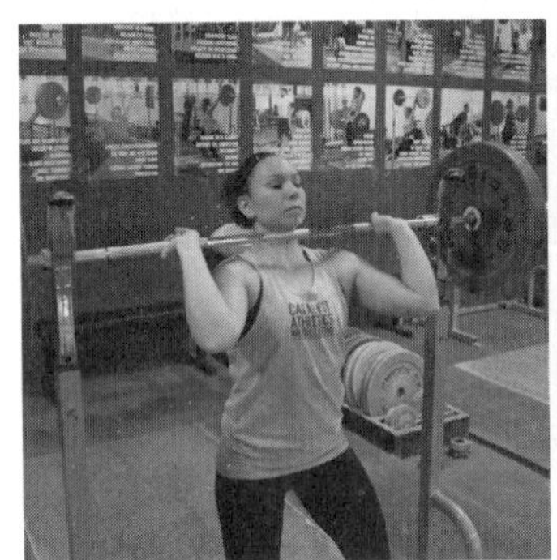
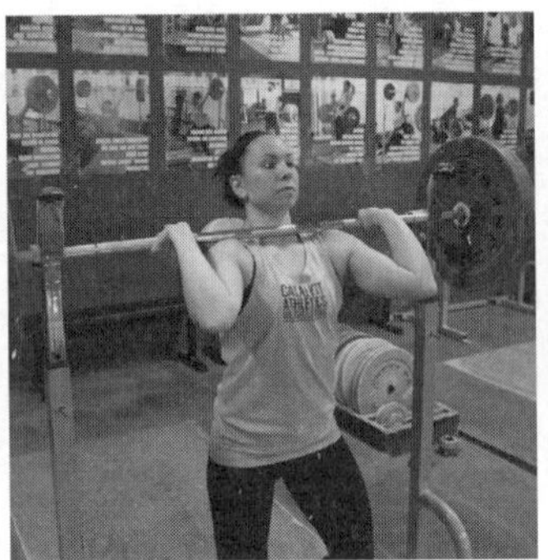
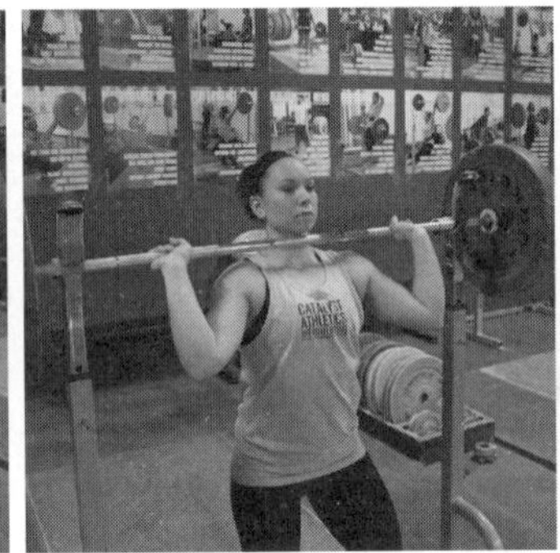
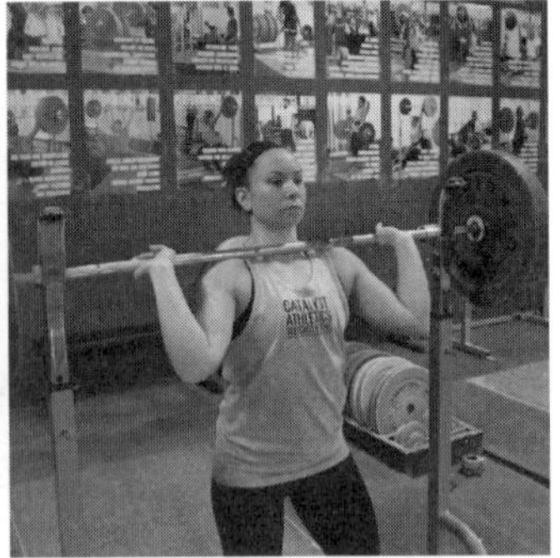

그림 52.12 랙 엘리베이터. 클린(왼쪽), 저크(오른쪽)

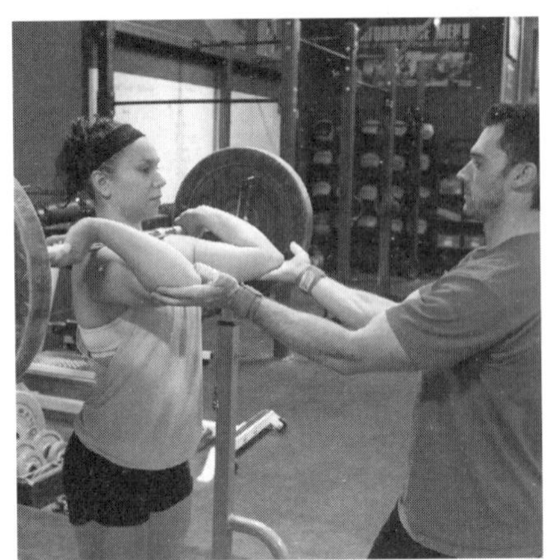

그림 52.13 파트너 클린 랙 스트레칭

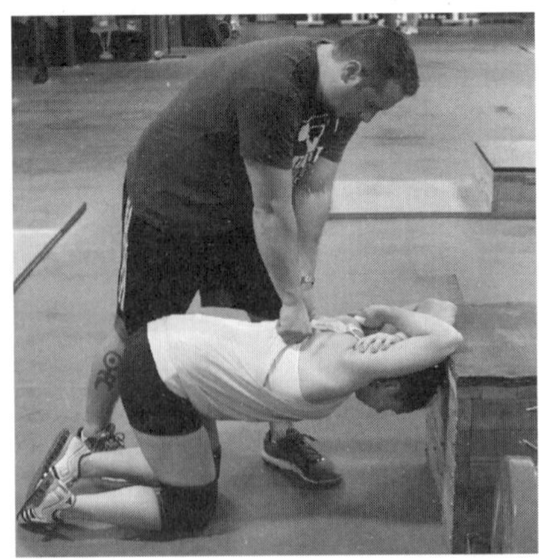

그림 52.14 파트너와 함께 흉추 가동범위 확보하기

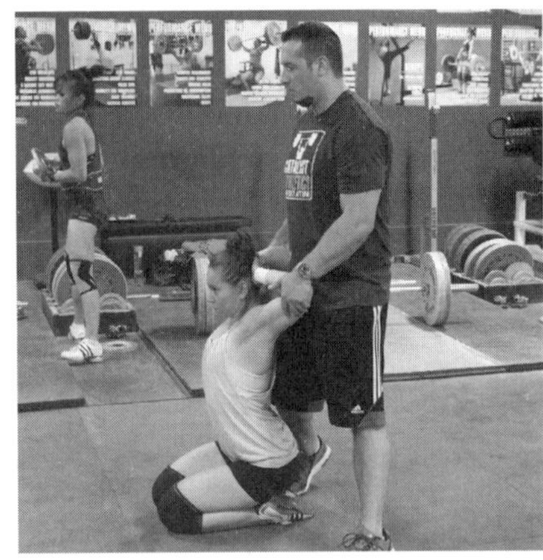

그림 52.15 파트너와 함께 견갑대 스트레칭하기

도 된다. 20~60초 정도가 적절하다. PNF 스트레칭도 함께 진행할 수도 있다(그림 52.15).

러시안 베이비 메이커Russian baby maker

스쿼트에 도움이 된다.

러시안 베이비 메이커 동작(이 이름이 만들어진 뒷이야기가 우습게 들릴 수도 있다.)은 고관절을 열어주면서 스쿼트 가장 아래 구간에서의 자세를 개선하는 데 좋은 스트레칭 방법이다. 정상적인 스쿼트 발 넓이보다 더 넓게 벌린 상태에서, 팔꿈치가 허벅지 안쪽으로 오도록 해서 양손을 양발 위쪽에 위치시킨다. 이때 팔꿈치가 사타구니 쪽으로 최대한 깊숙이 들어갈 수 있도록 한다. 그리고 팔꿈치로 양쪽 무릎을 최대한 밖으로 밀어주면서 엉덩이를 낮춰서 스쿼트 자세를 만든다. 이때 척추 중립 상태나 상체가 곧게 세운 상태를 유지할 필요는 없다. 사실, 스트레칭을 하다 보면 오히려 몸통은 지면과 수평에 가까운 상태가 될 것이다. 가장 낮은 자세에서는, 일부 체중이 팔꿈치 쪽으로 이동할 수도 있다(그림 52.16).

무릎을 밖으로 밀어주면서 스쿼트

스쿼트에 도움이 된다.

스쿼트 자세로 앉아 있는 상태에서 무릎을 밖으로 밀어주는 동작은 내전근을 스트레칭시켜주는 효과를 통해서 스쿼트 자세에서 무릎을 충분히 밖으로 밀어줘서, 무릎과 발의 정렬을 유지할 수 있도록 해준다. 무릎을 밖으로 밀어내지 못해서 무릎과 발의 올바른 정렬이 힘든 사람에게 좋은 동작이다. 이 스트레칭 동작은 최대한 적절한 스쿼트 자세를 유지한 상태에서 진행하는 것이 좋다. 풀 스쿼트로 앉은 상태에서, 양발의 균형 상태가 무너지지 않고, 등은 안정적으로 신전시킨 상태를 유지해야 한다(그림 52.17).

누워서 햄스트링 스트레칭

스쿼트, 스내치와 클린 시작 자세에 도움이 된다.

햄스트링은 스트레칭 동작에 대한 거부 반응이 상당히 심하기 때문에, 결과적으로 뻣뻣한 경우가 많다. 웨이트리프팅을 하는 사람들에게는, 스쿼트나 바닥에서 스내치 혹은 클린 동작을 처음 시작할 때, 올바른 척추 신전 상태를 유지하기 힘들다면 퍼포먼스에도 영향을 줄 뿐만 아니라, 부상의 위험도 있다.

햄스트링이 유연하지 못한 이유에 대해서는 아직 많이 간과되고 있는 것이 사실이다. 그래서 많은 햄스트링 스트레칭을 잘못된 방식으로 진행하는 경우도 많아서, 충분한 스트레칭 효과를 얻지 못하는 경우가 있다. 이렇게 되면 가동범위를 더 확보하기 위해서 요추 굴곡에 더 의존하게 되면서 햄스트링이 늘어나는 것을 제한하게 된다. 이 요추의 굴곡 때문에 골반이 뒤로 회전하게 되면서 결과적으로 햄스트링의 정지점이 기시점에서 충분히 이동하지 못하게 되는 것이다. 이렇게 되면 요추의 가동성이 과해지면서, 짧아진 햄스트링과 함께 부상 위험을 초래할 가능성이 상당히 높아진다.

모든 햄스트링 스트레칭에서 핵심이 되는 부분은 바로 햄스트링이 골반에서 시작된다는 것을 이해하는 것이다. 골반과 척추가 서로 붙어 있다는 사실 말고는 척추와는 아무런 관련이 없다. 이것은 햄스트링을 스트레칭 하기 위해서는, 허벅지를 척추가 아니라 골반기준으로 움직여야 한다는 것을 의미한다.

요추의 전만과 안정성을 유지하면서 햄스트링을 확실히 스트레칭 하기에 이상적이 자세는 바닥에 등을 대고 눕는 것이다. 정상적인 요추 전만을 유지하고 고관절 굴곡 움직임을 분리시키기 위해서, 수건이나 다른 비슷한 물건을 말아서 허리 쪽에 넣을 수도 있다. 다리 하나는 바닥에 편 상태로 내려놓아서 골반이 뒤로 회전하지 않도록 한다. 다른

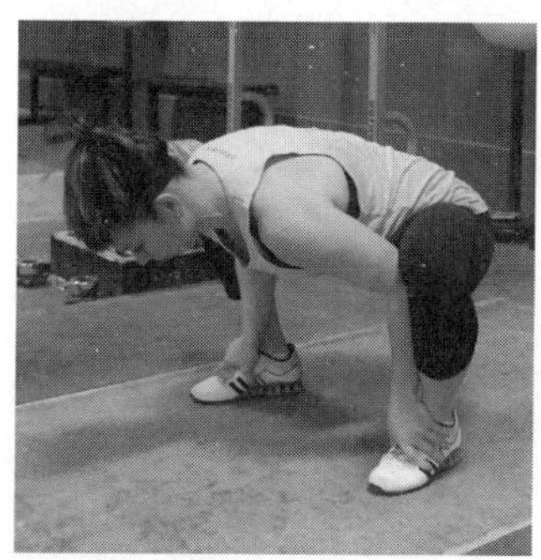

그림 52.16 러시안 베이비 메이커

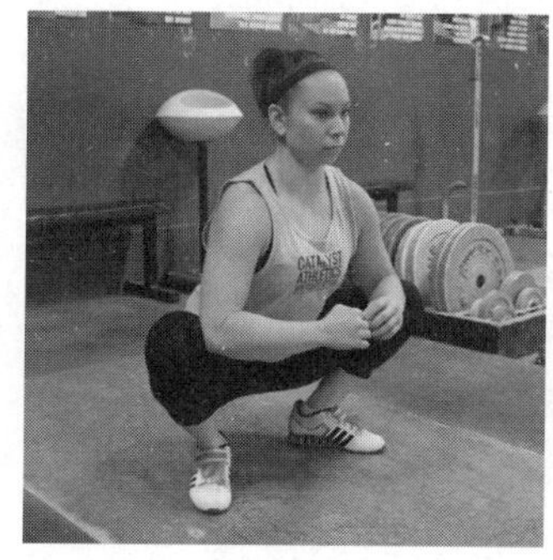

그림 52.17 무릎을 밖으로 밀어주면서 스쿼트 하기

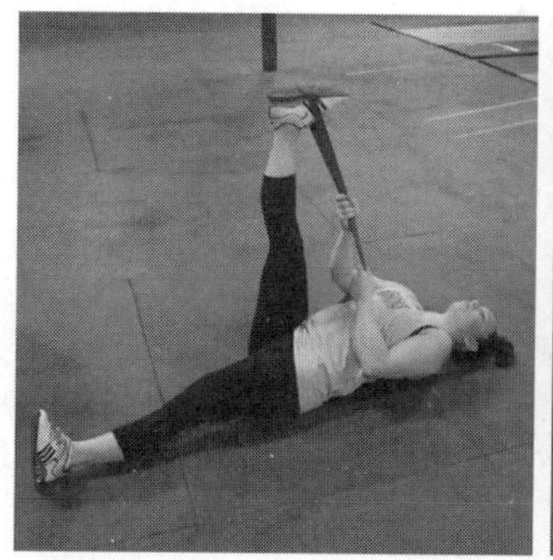

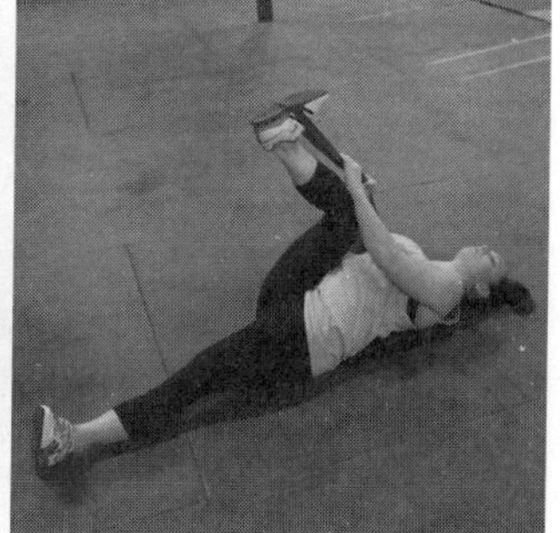

그림 52.18 누워서 햄스트링 스트레칭 하기

나머지는 다리는 고관절을 접으면서 들어올려 스트레칭 할 자세를 만든다. 스트레칭 동작은 무릎을 편 상태에서 그리고 무릎을 약간 구부린 상태에서 모두 진행한다. 무릎을 편 상태로 진행할 때는, 무릎을 정확하게 락아웃시킨 상태에서 조금씩 고관절을 접어주도록 한다. 무릎을 구부린 상태로 진행할 때는, 고관절을 완전히 접은 상태에서 시작해서(무릎을 가슴 쪽으로 가져온다.) 고관절을 접은 상태를 유지하면서, 조금씩 무릎을 펴주도록 한다. 어떤 자세에서든, 햄스트링 안쪽, 바깥쪽도 스트레칭 해주기 위해서 측면으로 다리를 움직이면서 동작을 진행할 수도 있다.

무릎을 편 상태로 진행할 때, 발끝을 잡게 되면 다리 신경에 과도한 스트레스를 줄 수 있기 때문에 발끝을 잡는 것은 피하는 것이 좋다. 편하게 다리를 가슴 쪽으로 당기기 위해서, 나일론 재질의 띠(혹은 유사한 물건)를 발 한 가운데 걸어서 동작을 진행한다. 이 스트레칭 동작은 PNF 스트레칭 방법을 사용하기에도 완벽하다(그림 52.18).

앉아서 다리 벌려 스트레칭

스쿼트, 스내치와 클린 시작 자세에 도움이 된다.

앉아서 하는 이 스트레칭 동작은 상체를 세운 상태에서 양쪽으로 다리를 최대한 넓게 벌려서 진행한다. 앞으로 몸을 숙이게 되면 좀 더 스트레칭이 되기도 한다. 그러나 이때 앞으로 몸을 숙이는 것을 요추가 굽혀지는 것과 혼동해서는 안 된다. 우선 유연성이 허락하는 범위 내에서, 요추를 적절히 신전시켜서, 몸통을 곧게 세운 상태로 앉는다. 골반과 척추의 올바른 상태를 유지한 상태에서 앞으로 숙인다. 바로 앞으로 몸을 숙인 이후에, 방향을 바꿔서 다리 쪽으로 몸을 숙이면서 양손을 뻗어서 발을 잡으면서 스트레칭 할 수도 있다(그림 52.19).

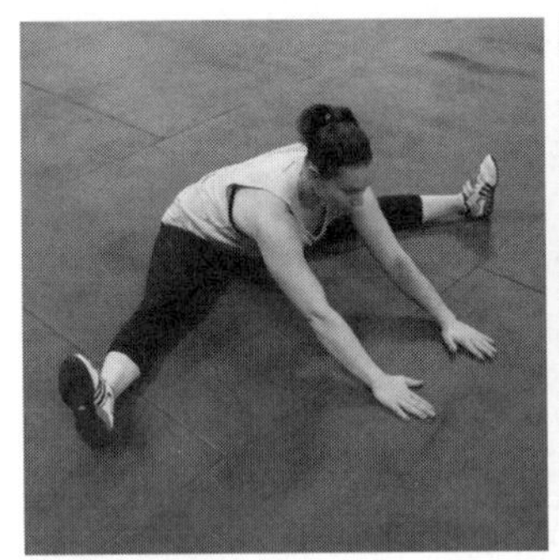
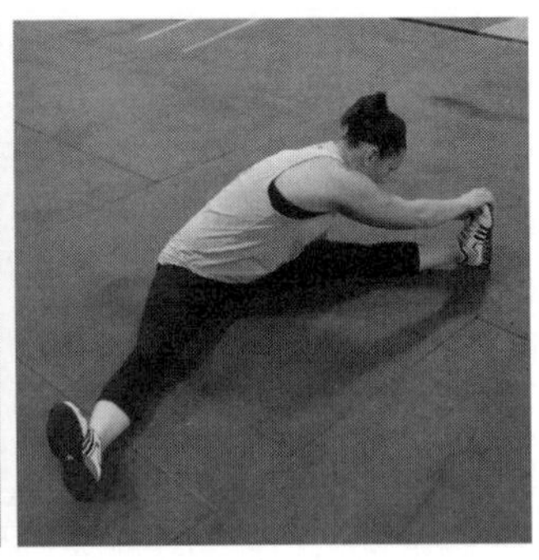

그림 52.19 앉아서 다리 벌려 스트레칭 하기

버터플라이 스트레칭

스쿼트, 스내치와 클린 시작 자세에 도움이 된다.

버터플라이 스트레칭 동작은 무릎을 접어서 양발의 발바닥이 서로 닿도록 해서 최대한 몸 쪽으로 당긴 상태로 앉아서 진행하는 동작이다. 양손으로 발을 잡고 고정시킨 상태에서 팔꿈치로 무릎을 바닥 쪽으로 밀어주도록 한다. 정상적인 요추 신전 상태를 유지한 상태로, 몸통을 세우고 골반을 앞 전방 경사시킨다(그림 52.20).

런지 스트레칭

저크 스플릿 자세, 스쿼트, 스내치와 클린 시작 자세에 도움이 된다.

런지 자세로 고관절 굴곡근을 스트레칭 시켜주는 것이다. 런지 자세에서 곧세 세운 몸통을 앞발 방향으로 밀면 고관절 굴곡근이 더 스트레칭 된다. 고관절 굴곡근을 스트레칭 하는 모든 동작에서, 스트레칭 하는 다리의 둔부는 고관절 굴곡근을 이완시켜주고, 요추가 과도하게 신전되는 것을 막

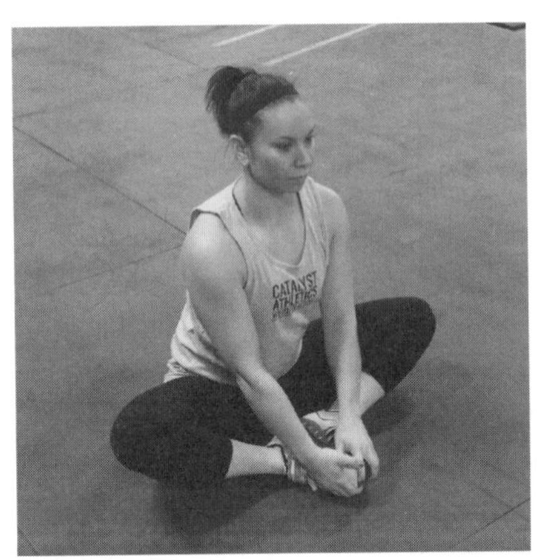

그림 52.20 버터플라이 스트레칭

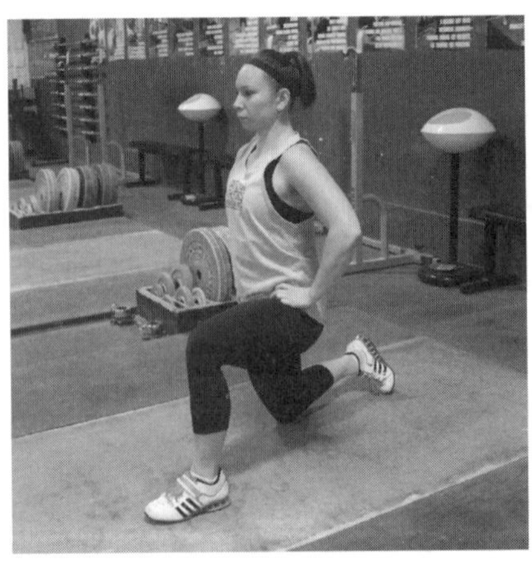

그림 52.21 런지 스트레칭

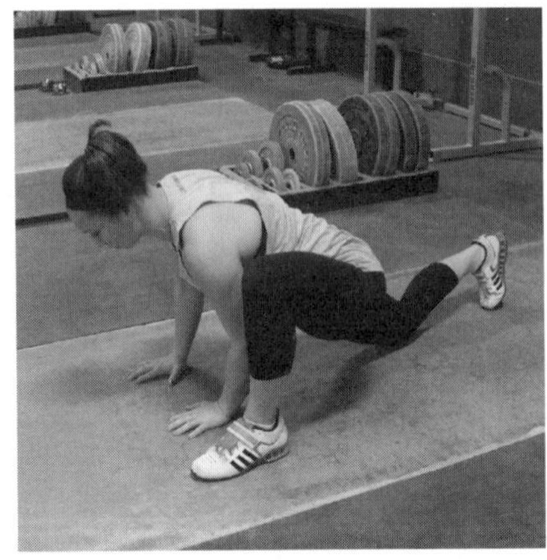

그림 52.22 스파이더맨 런지

기 위해서 수축되어야 한다(그래야만 고관절 굴곡근이 더 스트레칭 될 뿐만 아니라, 척추의 안전에도 좋다.)(그림 52.21).

스파이더맨 런지

스쿼트, 스내치와 클린 시작 자세에 도움이 된다.

스파이더맨 런지는 다리를 더 길게 벌린 런지 자세로, 무릎 안쪽으로 몸통을 아래로 낮추는 동작이다. 그리고 엉덩이도 최대한 바닥에 가깝도록 낮춘다. 팔꿈치도 앞쪽 발의 무릎 안쪽에 있어야 하며, 가장 신경을 써야 하는 부분은 엉덩이를 최대한 낮추는 것이다. 이 동작은 스쿼트 동작을 방해하는 모든 고관절 굴곡근과 내전근에 좋으며, 일반적으로 고관절낭에서의 움직임을 향상시키기도 한다. 몸통을 아래로 낮출 때, 단순히 등을 구부리기보다는 골반을 전방 경사시키는 것이 좋다(그림 52.22).

데스 스트레칭Death stretch

저크 스플릿 자세와 스쿼트에 도움이 된다.

웨이트리프팅을 할 때, 대퇴사두근과 고관절 굴곡근이 매우 뻣뻣해서 무릎에 통증이 발생하는 경우가 많다. 짧게라도 유연성 동작이나 SMR(자가근막이완. 다음 챕터에서 다룬다.)을 통해서 무릎의 불편함이 사라지는 것을 확인할 수 있다. 마찬가지로, 고관절 굴곡근이 뻣뻣해서 허리 통증이 발생하는 경우도 있다. 스플릿 자세에서 뒷다리를 제외하고는, 대퇴직근(고관절과 무릎 모두를 지나고 있는 대퇴사두근 근육)은 항상 상대적으로 짧아진 상태로 있기 때문에, 적절한 스트레칭을 하지 않고 엄청난 양의 고관절 굴곡을 포함한 복부 운동을 하다 보면 더 짧아지기도 한다. 고관절 굴곡근과 대퇴사두근이 적절하게 유연한 상태가 되기만 해도 리프팅 자세와 움직임이 상당히 개선될 수 있다.

하나의 자세로도, 대퇴사두근과 고관절 굴곡근 모두 잘 스트레칭 할 수 있으며, 약간만 자세를 변형하게 되면, 다른 쪽을 더 스트레칭 할 수도 있다. 무릎 높이의 박스나 의자 혹은 유사한 물체를 뒤에 놓고 발을 그 위에 올리도록 한다. 런지를 하면서, 뒤쪽 다리의 무릎을 완전히 굽힘과 동시에 고관절도 완전히 펴줄 수 있도록 한다. 이 자세가 가장 난이도가 높으며, 대퇴사두근과 고관절 굴곡근 모두를 동일하게 동시에 스트레칭 할 수 있다. 만약 대퇴사두근은 동일하게 스트레칭 하면서, 고관절 굴곡근 스트레칭을 줄이고 싶다면, 무릎은 동일하게 완전히 접은 상태에서, 고관절을 살짝 접어주도록 한다. 반대로 고관절 굴곡근 스트레칭을 더하고 대퇴사두근 스트레칭은 줄이고 싶다면, 앞 다리를 더 멀리 내밀면서 무릎 각도를 좀 더 크게 만들어준 상태에서 고관절 굴곡근을 완전히 펴주도록 한다.

어떤 자세에서든, 고관절 굴곡근을 더 스트레칭 해주기 위해서, 몸통을 앞쪽 다리 방향으로 밀어줄 수도 있다(그림 52.23).

피죤 스트레칭Pigeon stretch

스쿼트, 스내치와 클린 시작 자세에 도움이 된다.

피죤 스트레칭 동작은 웨이트리프팅에서 항상 짧아져 있는 자세로 있다 보니 뻣뻣해지는 측면 둔근과 엉덩이에 좋은 동작이다. 앞쪽 다리 정강이가 몸과 수평이 되도록 바닥에 완전히 닿게 한다. 그리고 뒤쪽 다리는 뒤 방향으로 완전히 펴준 상태에서, 앞쪽으로 몸을 숙여주도록 한다. 앞쪽에 있는 다리는 바닥에 완전히 평평히 닿아 있는 상태를 유지해

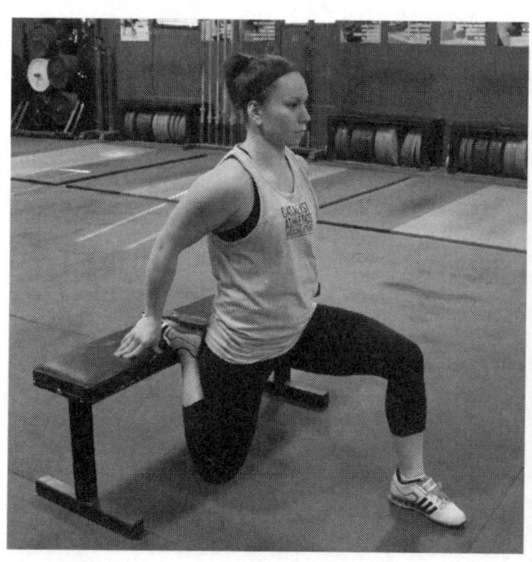
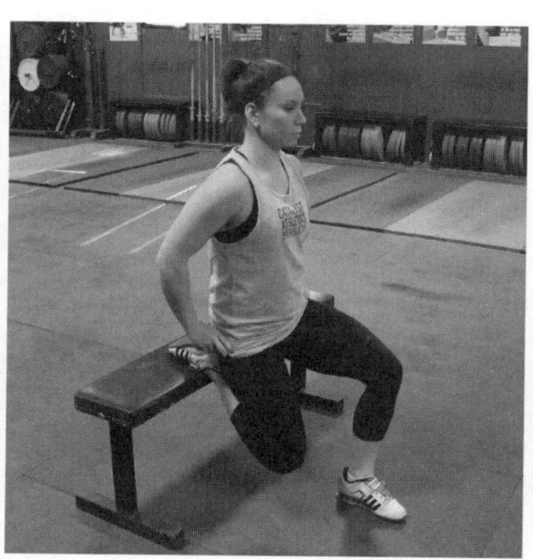
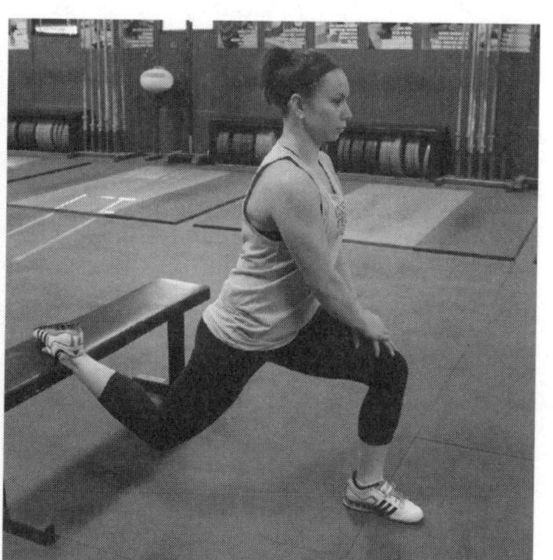

그림 52.23 데스 스트레칭

야 하며, 손이나 팔꿈치를 이용해서 무릎과 발목을 바닥 쪽으로 누를 수도 있다.

몸을 앞쪽으로 숙이는 것에 추가해서, 손을 뻗어서 앞쪽 다리 반대쪽으로 몸을 가로질러서 보내줄 수도 있으며, 고관절에서 약간의 회전을 만들어줄 수도 있다(그림 52.24).

앉은 상태로 다리 꼬아서 스트레칭

스쿼트, 스내치와 클린 시작 자세에 도움이 된다.

한쪽 다리를 완전히 앞쪽으로 펴서 바닥에 닿게 한 상태로 앉는다. 그리고 다른 다리의 무릎을 접어서 반대편 다리 바깥쪽으로 가져온다. 팔로 무릎을 감싼 상태에서(무릎을 팔꿈치 안쪽으로 거는 것이 더 쉽다), 반대쪽 어깨 쪽으로 당겨준다(그림 52.25).

종아리 스트레칭

스쿼트와 저크 스플릿 자세에 도움이 된다.

종아리는 발목과 무릎을 가로지르는 비복근과 단지 발목만 가로지르는 비장근으로 구성되어 있다. 스쿼트 자세에서 발목이 최대로 굴곡되면서 비장근에서 생기는 장력은 최소화되기 때문에, 웨이트리프팅과 관련한 대부분은 문제들은 비장근에서 발생한다.

비장근을 스트레칭 해주기 위해서, 스쿼트로 가장 깊이 앉은 상태에서, 팔꿈치를 무릎에 대면서 앞으로 무게중심을 옮겨준다. 그리고 최대한 많이 발목을 굴곡시키도록 한다. 발바닥 중앙 부분이 함께 스트레칭 되지 않고, 종아리만 스트레칭 되도록 하기 위해서, 발바닥을 완전히 바닥에 닿았도록 하는 것이 중요하다. 발의 아치를 유지하기 위해서 역도화를 신을 수도 있다. 똑같이 스쿼트로 앉은 상태에서, 무

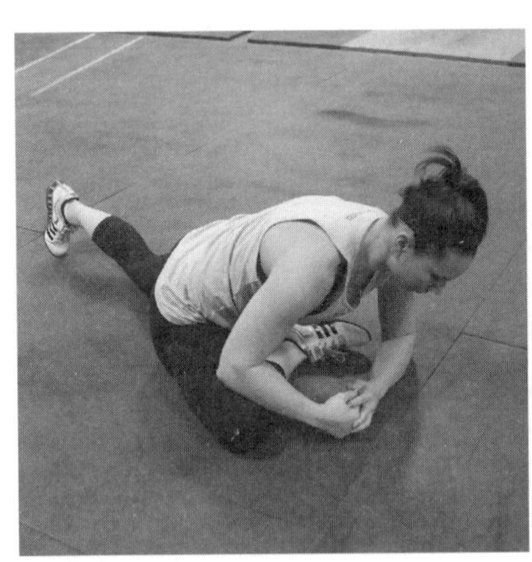
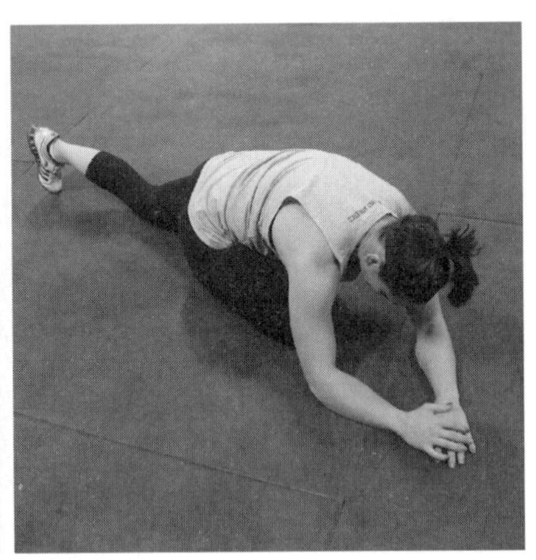

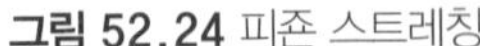
그림 52.24 피죤 스트레칭

그림 52.25 앉은 상태로 다리 꼬아서 스트레칭하기

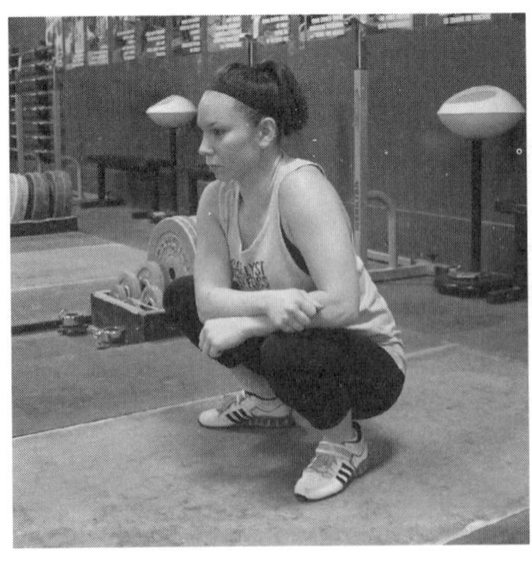
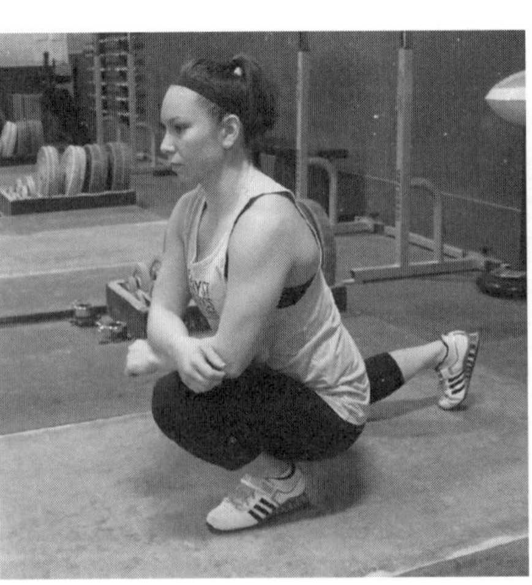
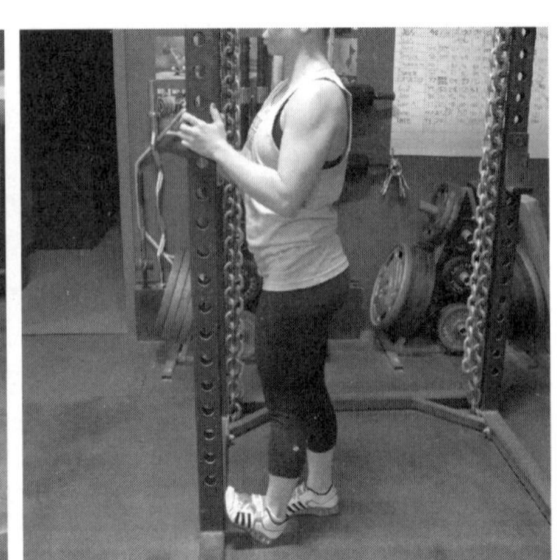

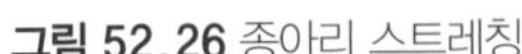
그림 52.26 종아리 스트레칭

릎 근처 허벅지에 바벨을 얹어놓고 바벨을 눌러주면서 스트레칭을 할 수도 있다. 이 동작은 매우 좋은 스트레칭이기는 하지만, 각각의 발목 가동성에 최대한 집중하는 것이 쉽지 않다. 만약에 이 스트레칭 동작을 하기 위한 충분한 스쿼트 자세가 힘들다면, 런지 자세로 바꿔서 진행할 수도 있다.

만약 비복근을 스트레칭 하고 싶다면, 무릎을 편 상태에서 진행하면 된다. 뒤꿈치를 바닥에 붙인 상태에서 발끝을 벽에 올려놓고 앞으로 몸을 숙여서 발목을 굴곡시키는 것이다. 발볼 쪽이 벽에서 떨어진다는 것은 체중을 지탱하기 위해서 종아리를 근육을 써야만 한다는 것이며, 그렇게 되면 종아리를 이완시켜서 스트레칭시킬 수 없다는 것을 의미한다. 그렇기 때문에, 바닥에 지지되고 있는 뒤꿈치는 중심으로 발의 위치는 중요하다. 벽보다는 파워 랙을 사용하는 것이 더 좋다. 파워 랙을 사용하게 되면, 발을 대고 있는 표면이 스트레칭 하기에 더 좋으며, 손으로 파워 랙을 잡고 필요한 만큼 잡고 당길 수 있어서 스트레칭 효과가 더 있을 수 있다(그림 52.26).

자가근막이완

자가근막이완(SMR Self Myofascial Release)이라고 하면 주로 폼롤링으로 많이 생각하고(다른 도구들을 사용하는 경우도 있다.) 있으며, 교정 운동과 현재 자신의 운동 능력을 유지하는 데 모두 상당한 도움이 된다. 원통 모양의 폼롤러를 이용해서 대략 30분 정도 진행하는 폼롤링은 도수 치료사가 해주는 연부 조직 이완만큼의 효과가 있을 수도 있으며, 금전적인 측면에서 절대로 불가능한 빈도의 연부 조직 이완을 경험하게 되는 것이다. 실제 치료를 받는다면 재정적으로 절대로 불가능한 빈도의 연부 조직 이완을 폼롤러를 이용해서 할 수도 있다.

사실 자가근막이완과 관련된 과학적 근거와 관련된 원리 그리고 방법에 대해서는 의견 충돌이 많이 일어나고 있다. 하지만 자가근막이완의 효과와 장점에 대해서는 거의 이견이 없다. 다른 훈련 방법들과 마찬가지로, 실제 현장에서 효과가 있는 것으로 밝혀졌다면, 과학적 이론 배경에 대해서 완전히 이해할 필요는 없다.

자가근막이완은 두 가지 기본적이 기능이 있다. 하나는 근막 조직의 유착을 제거하는 데 도움이 되며, 나머지 하나는 자가억제를 통해서 근육의 과도한 장력을 이완시키는 것이다.

근육은 근막이라고 불리는 결합조직으로 둘러싸여 있다. 하지만 여러 가지 원인(너무 많이 움직여주지 않거나, 특정 부위만 유난히 많이 사용하는 경우 등)으로 인해서 이 근막의 복원성을 잃게 되면서 근막이 변형되는 근막 유착 현상이 발생한다. 이 근막 유착으로 인해서 근막간의 마찰이 생기면서 움직임이 원활하게 일어나지 않게 된다. 그러면서 통증을 포함해서 적지 않은 문제들이 발생할 수 있다. 이런 근막 유착을 자가근막이완을 통해서 어느 정도 해결할 수 있다.

심부조직 마사지처럼, 폼롤링과 유사한 다른 자가근막이완으로 결합조직 내의 유착을 제거하고 근육 움직임을 더 부드럽게 만들 수도 있으며(Robertson, 2008). 기능과 관절 가동범위를 향상시킬 수도 있다. 그러면서 부상 위험도 줄일 수 있다.

자가억제는 골지건기관(GTOs)을 통해서 근육의 장력을 이완시키는 것이다. 근육과 힘줄tendon(건) 접합부 쪽에 있는 기계적 감각 수용기이며, 어느 정도의 장력이 발생하는지 감지한다. 과도한 근육과 힘줄의 장력이 골지건기관을 자극할 때, 근육의 힘 생산이 억제된다. 골지건기관은 과도한 힘이 만들어져서 근육 부상이 발새하지 않도록 억제를 통해서 조절해준다. 폼롤러나 다른 도구를 이용해서 과도한 장력이 남아 있는 근육에 압박을 가해서 추가적인 장력을 만들어서, 골지건기관이 근육을 이완하도록 만드는 것이다. 이렇게 근육을 이완시키기 위해서는 20초 혹은 이 이상 압박을 유지해줄 필요가 있다(Alexander, 2011).

자가근막이완 방법

대부분의 선수들은 폼롤링을 하면 적지 않은 통증을 느낄 것이며, 특정 부위에서는 견딜 수 없을 정도의 통증을 느낄 수도 있다. 비록 통증이 완전히 사라지지는 않겠지만, 자꾸 반복하다 보면 이 통증은 어느 정도까지 줄어들 것이다.

단단한 정도와 크기에 따라서 폼롤러를 선택할 수 있다. 6인치 지름의 가장 단단한 폼롤러가 일반적으로 적절하며(보통 검은색), 내구성도 좋다. 흰색의 부드러운 폼롤러로는 근육에 충분한 압박을 주기 힘들다. 특히 체중이 많이 나가는 선수들에게 더욱 그렇다. 통증이 심해서 처음에는 부드러운 폼롤러로 시작하는 게 좋은 선수들도 있다. 이 선수들은 우선은 부드러운 폼롤러로 진행하면서 적응되면, 이후에 더 단단한 폼롤러를 사용하면 된다.

기본적인 자가근막이완법은 매우 간단하다. 바닥에 폼롤러를 놓은 상태에서, 압박을 주고 싶은 부위를 폼롤러에 대고 누우면 된다. 그리고 부드럽게 원하는 부위 근처를 폼롤링 하도록 한다. 이렇게 폼롤링을 할 때, 팔이나 다리를 이용해서 체중을 어느 정도 함께 지탱해주면서 압박을 좀 줄여준다. 15~30초 정도 폼롤링 하는 부위를 바꿔가면서 진행한다. 진행하다가 특히 통증이 심한 부위에서 멈춰서, 트리거포인트(통증유발점)를 이완시킬 수 있도록 압박을 가한다(20초 혹은 더 길게). 이런 한 부위에서 진행하고 다른 지점으로 넘어가서 똑같이 진행할 수 있다.

어떤 부위에서는 폼롤러가 커서 정확하게 압박을 주기 힘들 수도 있다. 이런 경우는 라코로스 볼이나 소프트 볼을 사용할 수도 있다(이런 경우에 사용할 수 있도록 만들어진 어떤 도구라도 괜찮다). 이런 도구를 이용하면, 견갑골 주위 근육이나 팔 아래쪽 지점과 같은 아주 좁은 부위에 효과적으로 압박을 줄 수 있다.

훈련 전후에 정적인 스트레칭과 함께 적극적으로 집중해서 자가근막이완을 할 수도 있다. 또한, 훈련이 없는 휴식날에도, 필요한 정적인 스트레칭과 함께 진행할 수 있다. 그러나 정적인 스트레칭과 마찬가지로, 효과를 높이기 위해서, 따뜻한 물로 샤워나 목욕을 하고 난 뒤에 진행하는 것이 좋으며, 적어도 간단한 육체적 활동을 한 후가 좋다. 준비 운동 챕터에서 언급했듯이, 특정 부위를 정하지 않고 너무 강하지 않게 부드럽게 폼롤러를 훈련 전에 하는 것도 효과적일 수 있다.

가장 도움이 되는 폼롤러 위치와 자세는 준비 운동 챕터에서 설명했다. 그 동작을 항상 운동 후 진행하는 자가근막이완 루틴으로 만들어도 된다.

흉추 가동성

실제 자가근막이완은 아니지만, 폼롤러는 운동 전후에 흉추 가동성을 향상시키는 데 많은 도움이 된다. 등 상부는 과도한 후만으로 인해서 가동성이 많이 제한되는 경우가 있다. 흉추 가동성이 제한되게 되면, 스내치와 저크에서 올바른 오버헤드 자세와 클린 랙 자세가 힘들어진다. 구조적인 안정성도 감소하면서 결국은 퍼포먼스와 안정성 모두 안 좋은 영향을 받게 된다.

일단 폼롤러 위에 편안하게 눕는다. 양손은 가슴에서 서로 교차하도록 두고, 등은 편안하게 편 상태를 만든다. 이 상태에서 흉추 위, 아래를 폼롤링 하는 것이다. 폼롤러에 닿는 부위가 곡선이 만들어질 수 있도록 롤링한다. 폼롤링을 하다 보면 뭔가 갈라지는 소리를 들을 수도 있다. 하지만 이건 일시적으로 발생하는 것이며, 자꾸 반복해서 하다 보면, 이 소리는 감소할 수도 있고 완전히 사라질 수도 있다.

기본적인 폼롤링을 하면서, 양손을 머리 위로 올려서, 흉추를 더욱 신전시키면서, 동시에 견갑대도 스트레칭 해줄 수도 있다. 그러다가 필요한 지점에 멈춰서 10~30초 정도 있으면서 이완시켜줄 수 있다.

대회

웨이트리프팅 대회는 이론적으로 아주 간단한다. 선수는 스내치와 클린 앤 저크를 각각 3번씩 시도하며, 각 동작에서 성공한 최고 무게를 서로 합산하는 것이다. 그러나 이런 부분들이 실제로 어떻게 일어나는지에 대한 자세한 내용들은 겉으로 보이는 것만큼 절대로 간단하지 않다. 모든 것이 그러하듯이, 지식은 코치와 선수에게 그 일에 대한 기본적인 도구를 제공해주는 것일 뿐이며, 경험만이 높은 수준의 성공을 가능하게 해주는 것이다.

미국 내의 모든 웨이트리프팅 대회의 규칙은 국제역도연맹(IWF)에서 발표한 규칙을 따르고 있다. 국제역도연맹과 미국 웨이트리프팅 대회 규칙 모두 각 기관 웹사이트에서 무료로 받아볼 수 있다. 모든 나라에는 올림픽 위원회와 국제역도연맹과 관계를 맺고 있는 연맹이 최소한 하나씩은 존재한다.

나이 카테고리

적절한 대회 진행을 위해서 웨이트리프팅에는 나이 카테고리를 아주 다양하게 나누고 있다. 대회가 열리는 연도에서 자신이 태어난 연도를 빼서, 자신이 참가할 수 있는 나이 카테고리를 확인할 수 있다. 예를 들어, 1998년에 태어난 선수는 2015년 주니어 챔피언십 대회에 참가할 수 있다. 즉, 2015-1998=17. 태어난 달은 상관없다.

시니어급은 특정 대회의 참가 자격 요건이 되는 무게를 들 수 있다면, 15세 이상 모든 사람들이 참가할 수는 있다. 예를 들어, 21세 이하의 선수와 35세 이상의 선수가 그 대회의 참가 자격 요건이 되는 무게를 들 수만 있다면 함께 경쟁할 수 있는 것이다. 국내 대회 유소년 카테고리는 일반적으로 13세와 이하, 14~15세, 그리고 16~17세로 나눠진다.

시니어, 주니어, 유니버시티 월드 챔피언십에 참가할 수 있는 최소 나이는 15살이며, 올림픽에 참가할 수 있는 최소 나이는 16살이다.

표 54.1 국제역도연맹(IWF) 나이 카테고리

카테고리	나이(세)
유소년(Youth)	13~17
주니어(Junior)	15~20
시니어(Senior)	15 이상
마스터(Master)	35 이상

체중 카테고리

2018년 8월부터, 모든 국제역도연맹(IWF) 대회의 남녀, 시니어, 주니어 각 체급은 새로운 10개의 체급으로 개편되었으며, 유소년 카테고리에서도 각 성별마다 10개의 체급으로 나누어졌다. 올림픽 중에서는 2020년 올림픽에서 처음으로 새롭게 바뀐 체급으로 대회가 진행되었다.

각 체급의 무게는 참여할 수 있는 선수들의 최대 체중을 적어 놓은 것이다. 예를 들어, 96kg 체급이라면 96kg 체중의 선수까지만 참여 가능한 것이다. 슈퍼헤비급 체급은 이런 최대 체중 제한이 없다(남자 109kg+, 여자 87kg+).

선수들은 자신이 속한 체급의 최대 체중이 넘지 않도록 해서 훈련과 경쟁을 하는 것이며, 성공한 리프팅 무게의 합이 동일하다면, 체중이 더 가벼운 사람이 이기는 것이다. 하지만 그렇다고 체중을 줄이는 것은 좋은 전략은 아니다. 자신이 속한 체급의 최대 체중에 최대한 근접하게 체중을 관리하면서, 이 체중을 최대한 활용해서 자신의 퍼포먼스를 극대화하는 것이 좋다.

대회 신청을 할 때, 자신의 체급을 정해야 한다(선수는 새로운 체급이나 기존 체급으로 경쟁하든, 대회에서 요구되는 리프

표 54.2 시니어 & 주니어 체중 카테고리

시니어 & 주니어 남자	
kg	lbs
55*	121
61	134
67	148
73	161
81	179
89*	196
96	212
102*	225
109	240
109+	240+

시니어 & 주니어 여자	
kg	lbs
45*	99
49	108
55	121
59	130
64	141
71*	157
76	168
81*	179
87	192
87+	192+

*올림픽에 진행되지 않는 체급이다.

표 54.3 유소년 체중 카테고리

유소년 남자	
kg	lbs
49	108
55	121
61	134
67	148
73	161
81	179
89	196
96	212
102	225
102+	225+

유소년 여자	
kg	lbs
40	88
45	99
49	108
55	121
59	130
64	141
71	157
76	168
81	179
81+	179+

팅 무게를 이미 충족시키고 있다는 것을 전제로 하고 있다). 체급은 계체를 하기 전까지 변경 가능하다.

국내 전국 대회 및 국제 대회에서 자신의 체급 계체에 실패했다면, 대회에 참가할 수 없게 된다. 일반적으로, 지역

표 54.4 유소년 14~15세 체중 카테고리

유소년 14~15세 남자	
kg	lbs
39	86
44	97
49	108
55	121
61	134
67	148
73	161
81	179
89	196
89+	196+

유소년 14~15세 여자	
kg	lbs
36	79
40	88
45	99
49	108
55	121
59	130
64	141
71	157
76	168
76+	168+

표 54.5 유소년 13세 & 이하 체중 카테고리

유소년 13세 & 이하 남자	
kg	lbs
32	65
36	79
39	86
44	97
49	108
55	121
61	134
67	148
73	161
73+	161+

유소년 13세 & 이하 여자	
kg	lbs
30	66
33	73
36	79
40	88
45	99
49	108
55	121
59	130
64	141
64+	141+

대회에서는 자신이 신청한 계체에 실패하더라도, 현재 자신이 체중이 속하는 체급에서 경쟁하도록 허락해주는 경우도 있다.

대회 참가 자격을 위한 리프팅 기록

특정 대회(지역 및 전국 대회)는 선수들에게 대회 참가 자격으로 특정 기간 동안 승인된 대회에서 정해진 무게 이상의 기록을 달성한 것을 요구한다. 이 기간은 일반적으로 대회 시작하기 전 1년 혹은 한 달이 될 수도 있다. 혹은 마지막 참가 대회가 기준이 될 수도 있다. 구체적인 기간이나 무게에 대해서는 각 대회를 주관하는 단체에서 공지를 할 것이다. 대회 참가 자격을 위한 기록은 자신이 경쟁하는 체급에서 정확하게 이뤄져야 한다(만약 체급을 올리는 경우는 그만큼 무게 기록을 함께 높여야 하며, 체급을 낮추는 경우는 상관없다).

국제 대회 참가 자격은 대회에서 선수들의 랭킹을 고려해서 결정하게 된다. 대표팀 합류도 선수들의 랭킹을 고려해서 진행되며, 대회마다 국가별 참가 인원, 체급별 참가 인원이 제한된다. 이런 제한 때문에, 자신의 체급에서 출전할 수 있는 인원이 이 다 채워진 상황이라서 자신은 출전하지 못하지만, 다른 체급에서 자신보다 전체 랭킹이 낮은 선수가 그 체급에서는 정해진 제한 인원 순위에 들어서 출전하는 경우가 발생하기도 한다. 이런 선수 선발 절차는 나라마다 다를 수 있으며, 연맹 내에서 주기적으로 변경되기도 한다. 모든 연맹은 매년 관련 정보를 공지한다.

복장과 개인 장비

대회에 참가하는 복장도 규칙을 따라야 한다. 선수는 대회에 참가할 때 몸에 달라붙는 상하의가 하나로 붙어 있는 싱글렛을 입어야 하며, 옷이 팔꿈치와 무릎을 덮어서는 안 된다. 상의 옷깃이 있어서도 안 된다. 팔꿈치와 무릎을 덮지만 않는다면, 싱글렛 안에 티셔츠 등을 착용해도 된다. 싱글렛은 다양한 웨이트리프팅 장비 업체에서 구입할 수 있다.

최근에는 국제역도연맹에서 무슬림 출신 선수들에게는 그들의 지역적 특수성을 인정해서, 전신을 덮는 유니타드Unitard를 싱글렛 안에 입는 것을 허락했다. 하지만 반드시 패턴이 없는 단색의 유니타를 착용해야 한다.

신발과 관련해서는 규칙이 애매하지만, 훈련 때처럼 역도화를 착용하는 것이 좋다. 이 신발은 바닥에서 측정한 높이가 130mm를 넘어서는 안 된다. 신발의 재질과 뒤꿈치 높이에 대한 제한은 없다. 착용하는 양말 길이에도 제한은 없지만, 무릎을 덮거나, 무릎 보호대나 밴드에 닿아서도 안 된다.

어떤 형태의 벨트도 싱글렛 위에 착용할 수 있으며, 넓이가 120mm를 초과해서는 안 된다. 무릎에 착용하는 니랩이나 보호대는 넓이가 300mm까지 가능하며, 손목에 착용하는 밴드나 보호대는 100mm를 넘어서는 안 된다.

출혈을 막기 위한 것이 아니라면, 테이핑이나 붕대로 팔꿈치, 허벅지, 정강이 혹은 팔을 감아서는 안 된다. 신체 부위에는 한 가지 형태의 붕대나 테이핑만 사용 가능하다. 예를 들어 테이핑을 한 부위에 다시 붕대를 감을 수는 없다는 것이다.

선수들이 클린 앤 저크 동작을 할 때, 땀 때문에 제대로 클린 랙 자세를 못할 수 있는 상황을 방지하기 위해서 싱글렛 안에 반팔티셔츠를 입는 경우는 상당히 흔하다. 대회 플랫폼에서는 아이팟IPods과 같은 개인 전자 기기를 착용할 수 없다. 만약 모자를 착용한 상태라면(절대로 추천하지 않는다), 이 모자를 신체 일부로 판단하기 때문에, 절대로 리프팅을 할 때, 바벨로 터치해서는 안 된다.

영양

대회 전 혹은 대회 중에 영양은 선수가 진행해온 방식과 거의 다르지 않다. 선수들의 매일 매일의 영양은 회복과 퍼포먼스에 이미 최적화된 상태이기 때문에, 시합 직전에 변화를 주더라도 두드러지게 뭔가 나아지지는 않을 것이다. 가장 좋지 않은 경우는 대회 중에 자신이 익숙하지 않은 방식으로 진행하는 것이다. 자신이 원하는, 목표로 하는 방식이 있다면, 대회 전에 충분한 시간을 가지고 자신에게 어느 정도로 맞는지를 확인하기 위해서 테스트를 해보는 것이 중요하다. 성공적인 대회를 위해서 핵심이 되는 것은 평소에 훈련과 최대한 일관성을 유지하는 것이다. 변수를 최소화하면서, 다른 무엇보다 리프팅 자체에 집중을 하는 것이다.

일반적으로 선수들은 스내치와 클린 앤 저크 세션 사이에 뭔가를 섭취할 것이다. 약간의 단백질 쉐이크나 단백질바, 가공된 먹기 편한 고기, 견과류, 과일이 섭취하기 편리한 것들이며, 대회를 진행하는 데 있어서 불편하지 않을 정도의 최소한의 양만 섭취하는 것이 좋다. 소화나 흡수가 되지 않을 정도로는 섭취하지 않도록 하자.

예전부터 선수들이 스내치와 클린 앤 저크 사이에 일반적으로 섭취하는 것은 스니커즈바다. 이 스니커즈바는 당에 민감하지 않는 선수들과 먹을 때 어떻게 몸이 반응하는지 정확히 알고 있는 선수들만 먹는 것이 좋다.

대회 중에 충분한 수분량을 유지할 수 있도록 수분 섭취에 대해서도 신경을 써야 한다. 피로도가 높아지면서 탈수까지 발생하게 되면, 선수가 리프팅을 하는 것이 더 많이 힘들어진다.

이동

시합에 참가하기 위해서 반드시 이동해야 하는 경우라면, 몇 가지를 반드시 명심해야 한다. 시차는 선수의 수면과 에너지에 영향을 주며, 상당한 기후 변화도 선수의 퍼포먼스에 부정적인 영향을 주게 된다. 이동 때문에 일반적으로 발생하는 스트레스와 피로를 고려해서, 대회 전에 최소한 하루 정도는 완전히 새로운 환경에 적응하고 휴식에 활용할 수 있도록 일정을 계획하는 것이 좋다. 예를 들어, 만약 대회가 토요일이라면, 최소한 목요일에는 도착을 해서, 금요일에는 새로운 환경에 적응하고 휴식을 하는 것이다. 토요일에 일찍 대회가 있는 경우라는 이 부분은 특히 더 중요하다.

시합에 필요한 모든 개인 장비는 직접 들고 다니는 가방 안에 소지하고 있어야 한다. 그래야지, 혹시나 다른 가방을 분실하더라도 대회를 무사히 치르는 데 전혀 지장이 없다. 마지막으로, 비행 이동을 하는 경우는 체중이 감소할 수도 있다는 것을 알고 있어야 한다. 대략 한밤중에 체중이 감소하는 것만큼 체중 변화가 있을 수 있다. 이것은 탈수의 결과일 수도 있으면, 탈수의 경우는 수분 섭취를 통해서 쉽게 회복할 수 있다. 체중의 변화가 이동으로 인한 스트레스 때문일 수도 있다.

체중 조절

대부분의 선수들은 자신의 체급에서 가장 높은 체중에 최대한 근접하도록 체중을 유지하려고 한다. 이 정도의 체중을 유지하기 위해서, 그냥 신경만 쓰면 되는 정도로 관리하는 선수들도 있지만, 의도치 않게 이 이상으로 체중이 많이 느는 선수들도 있다. 어떤 선수들은 더 무거운 무게로 훈련을 진행하기 위해서, 의도적으로 자신의 체급 이상으로 체중을 유지하면서 훈련하는 경우도 있다. 대회 때는 원래 자기 체급의 체중으로 감량하는 데 큰 어려움이 없다면, 이렇게 해도 괜찮다. 하지만 대회가 다가오면서 너무 급격하게 체중 감량을 해야 하는 상황이 발생하지 않는 범위 내에서 체중을 늘려야 한다. 그리고 체중 감량으로 인해서 퍼포먼스에 어느 정도 영향을 미칠 수 있는지도 어느 정도 예측 가능해야 한다. 체급에 따라서 자신의 체중의 1~3% 정도가 괜찮다.

일반적으로 시합이 다가오면서 신경이 예민해짐에 따라서 체중이 3kg까지도 감소하는 경우도 있다. 경험이 쌓이면서, 선수들은 이런 부분까지 감안해서 계획을 세울 수도 있다. 만약 어느 정도 체중 감량이 있을 것이라고 예상한다면, 대회가 다가올수록 감량되는 체중만큼 체중을 미리 늘리는 계획을 세우는 것이다. 이런 선수들은 대회가 다가오면서, 수면의 질과 충분한 영양을 챙기는 것이 특히 중요한다. 게다가 일반적으로 선수들은 한밤중 수면을 하면서도 지속적으로 체중이 감소하기 때문에(보통 체중의 대략 1%까지 빠지는 경우도 있다), 이 부분도 체중 감량하는 전략에 포함되어야 한다. 예를 들어, 이른 아침에 체중을 확인했는데, 전날보다 0.5kg 증가했더라도, 다시 한밤중에 수면을 하면서 체중이 감소할 것이기 때문에, 이 부분을 고려하지 않고 체중을 급하게 감량하게 되면, 최종적으로 목표치보다 더 많이 감량하게 되는 것이다. 당연히 리프터는 자신의 수면 시간과 기상 후의 체중을 주기적으로 확인해서 체중 감량을 할 때 어느 정도 감안해야 할지를 고려해서 계획을 세울 수 있다. 대회를 얼마 남기지 않은 상황에서는 더 면밀히 체중을 확인하면서, 이에 따라서 음식과 음료를 관리해야 한다. 대회 직전에 급격한 체중 감량으로 인해서 퍼포먼스에 큰 영향을 주지 않도록, 대회가 날짜가 다가올수록 목표로 하는 체중도 함께 달성할 수 있도록 해야 한다.

체중을 증량한 이유가 무엇이든 간에, 계체에 통과하기 위해서, 대회 직전에 상당한 체중 감량을 해야 하는 경우도 가끔씩 있을 수 있다. 이렇게 단기간에 체중 감량을 할 때의 이점이 있다고 생각해서, 몇몇 선수들은 의도적으로 이런 방식으로 단기간에 체중 감량을 하는 경우도 있다. 하지만 웨이트리프팅의 경우는, 계체 시간과 실제 시합 시간 사이에 시간차가 그리 크지 않다는 점을 고려했을 때, 급하게 체중 감량하는 방법에 이점이 없다는 것을 거의 모든 증거들이 밝혀주고 있다. 사실 이 부분은 스포츠 특성마다 다를 수 있다. 복싱과 같이 계체를 시합 하루 전에 진행하는 경우는, 퍼포먼스에 큰 영향을 주지 않는 상태로, 급하게 체중을 감량했다가, 계체 이후에 다시 수분을 보충하고 회복할 수 있는 충분한 시간이 있다. 그렇기 때문에 경험이 풍부한 선수가, 적절한 방법으로 체중 감량을 진행만 한다면, 상대적으로 그렇게 크지 않은 체중 감량은 퍼포먼스에 거의 영향을 주지 않는다.

어떤 선수라도 선수 생활 중에 최소한 한 번쯤은 대회 직전 갑자기 체중 감량을 해야만 하는 상황을 직면할 가능성이 높다. 이유가 무엇이든 간에, 여러 가지 전략이 존재할 수 있으니 함께 고려해야 하지만, 대부분은 수분을 줄이는 것이다. 하지만 지금 아무리 건강해서, 당장은 문제가 발생하지 않는다고 하더라도, 체내 수분량을 갑자기 많이 줄이는 것 자체가 건강하지 않은 방법이기 때문에 피하는 것이 좋다. 건강상의 문제가 현재 있는 선수라면 당연히 피하는 것이 좋으며, 진행해야만 하는 상황이라면 최소한 시작 전에 전문가와 상의를 해봐야 한다.

아주 기본적이고 명백한 규칙이지만, 선수들이 이에 관해서 생각해보지 않아서 잘 지키지 않는 것이 있는데 그것은 체중 감량을 한 후에 계체를 하기 전까지는 샤워를 하지 않는 것이다. 샤워를 하지 않는 이유는 건조해진 피부가 샤워를 통해서 수분을 흡수하게 되면 체중도 함께 증가할 수도 있다고 생각해서이다. 마시는 물뿐만 아니라, 모든 수분은 중요하다. 계체가 끝난 후에는 바로 수분을 보충할 수 있도록 준비하자.

사우나: 수분량을 줄여서 체중 감량하는 가장 전통적인 방법은 사우나를 통해서 땀을 더 많이 흘리는 것이다. 공기가 통하지 않아서 땀을 더 많이 흘리게 만들어주는 옷을 입게 되면 더 효과가 있을 수 있다. 공기가 통하지 않으면 열이 증발하거나 식지 못해서 더 많은 땀을 흘리게 해준다. 상당히 불편하다는 점 이외에도, 이렇게 갑자기 체중 감량하는 방식은 선수를 정신적으로 육체적으로 상당히 힘들게 만든다. 더 많은 땀을 흘리기 위해서, 사우나에서 줄넘기나 체조 동작을 하는 경우도 흔하다. 하지만 이렇게까지 하는 것은 웨이트리프팅 선수들이 감당하기는 힘들다. 계체와 시합사이에 시간이 짧다는 것을 고려한다면, 비교적 감량해야 하는 체중이 적은 경우에만 제한하는 것이 좋으며, 이 감량도 이런 힘든 방법을 통하지 않고서는 힘든 경우에만 진행해야 한다.

뜨거운 욕조에 들어가 있기: 사우나는 없지만, 대회장 호텔에 욕조가 있는 경우에, 최대한 사우나와 비슷한 효과를 얻을 수 있는 방법이다. 견딜 수 있는 가장 뜨거운 물을 욕조에 채운 후 들어가서 앉는다. 그리고 체온을 더 올리기 위해서 머리에 수건이나 비슷한 것을 쓰고 있을 수도 있다. 욕조에 들어가서 뜨거운 물로 최대한 체온을 올린 후에 나와서 땀복 혹은 비슷한 기능의 옷을 입은 후에 올라간 체온으로 최대한 땀을 많이 흘릴 수 있도록 한다. 땀을 흘리는 속도가 늦어지게 되면, 다시 새로운 뜨거운 물로 채워진 욕조에 들어가는 과정을 반복한다. 닫힌 욕실에서 뜨거운 물을 샤워기로 틀게 되면 증기로 공간을 채울 수 있어서 사우나와 비슷한 효과를 얻을 수 있다.

히터기 이용: 사우나, 욕조 혹은 샤워기가 없는 경우에, 땀복을 입고 집, 호텔방, 차에 있는 히터기를 틀어서 땀을 많이 흘리는 것이다. 주기적으로 땀을 말리고 마른 옷으로 바꿔 입으면서, 땀이 식는 것을 최소화할 수 있도록 한다.

침 뱉기: 침 뱉기는 체중 감량하기에 아주 간단한 방법이다. 침을 뱉을 컵 외에는 어떤 것도 필요하지 않다. 게다가 껌을 씹거나, 신맛의 단단한 사탕을 빨게 되면 뱉을 수 있는 침이 더 많이 생기게 된다. 물1L는 1kg과 동일하다. 그렇기 때문에, 그것이 무엇이든 리프터가 뱉는 양만큼 체중이 감소하는 것이다. 예를 들어, 0.1L를 뱉으면, 0.1kg 체중이 감소하게 되는 것이다.

과수분 섭취: 비록 과수분 섭취 방법은 대회 직전에 갑자기 체중을 감량하는 방법은 아니지만, 육체적으로 비교적 부담이 적은 방법으로 선수가 수분량을 줄일 수 있도록 도와주는 것이다. 그렇기 때문에 다른 방법과 비교해서 자신의 체중에서 더 나은 퍼포먼스를 기대할 수 있다. 처음에는 과도하게 수분을 섭취를 하고, 이후에 일정하게 수분 섭취량을 줄여감으로써, 인위적인 방법을 사용하지 않고 몸이 수분량을 줄여갈 수 있도록 하는 방법이다. 수분 섭취 방법은 간단하며, 선수들의 체급에 따라서 조금씩 조정할 수 있다. 기본적인 방법은 표 54.6에 나와 있다.

재수분 섭취는 꽤 빨리 진행해야 하며, 게토레이, 페디얼라이트와 같은 전해질과 등장액 혹은 물 1L당 소금 반 스푼과 염화칼륨 반 스푼을 물에 첨가해서 마시게 되면 더욱 효

표 54.6 기본적인 과수분 섭취 방법

대회까지 남은 시간	수분 섭취량
5일	5리터
4일	4리터
3일	3리터
2일	2리터
1일	수분 섭취 없음
대회 당일	계체 후에 다시 수분 섭취

과적이다. 만약 체중 감량을 위해서 탄수화물 섭취량을 많이 줄인 상태라면, 충분한 탄수화물량을 빠르게 확보하기 위해서 게토레이를 마시는 것이 좋은 선택이 될 수 있다.

계체에서 대회까지 시간이 그렇게 넉넉하지 않기 때문에, 계체가 끝난 후에 바로 수분 섭취를 해줘야 한다. 보충되어야할 수분량은 체중 감량에 따라서 예측할 수 있다. 체중 1kg당 대략 1L의 물이 필요하다. 그러나 리프터가 재수분 섭취를 하면서 배뇨현상이 발생하기 때문에, 이보다 더 만은 수분을 섭취해야 한다.

이 방법으로 진행했을 때, 실제로 어떤 결과가 발생하며, 퍼포먼스에는 어느 정도 영향을 주는지 확인하기 위해서, 시합 전에 적어도 한 번은 직접 테스트를 해보는 것이 좋다. 이 과정을 매일 매일 기록해서 이후에 실제로 대회를 준비할 때, 자신이 제대로 잘하고 있는지 최초에 예상한 것이 실제로 실현될 수 있는지 평가해볼 수 있다. 과수분 섭취 방법은 필요한 체중을 감량할 수 있도록 도와줄 수 있으며, 앞에서 설명한 방법 중에 하나를 병행해서 진행할 수도 있다.

사례: 표 54.7과 표 54.8은 두 선수의 실제 체중과 섭취해야 하는 수분량을 보여주는 과수분 섭취 방법에 관한 표이다. 어느 정도로 체중이 감소하는지는 어느 정도의 수분을 규칙적으로 섭취할 수 있는지, 나트륨이나 탄수화물이 일주일 동안 어느 정도 감소하거나 부족한지, 칼로리 섭취 방법 변경 등 몇 가지 요소에 따라서 달라질 수 있다. 이 방법을 진행하면서 체중이 줄지 않아서 안절부절못하는 리프터들이 많다. 하지만 마지막 1~2일이 되기 전까지는 체중이 갑자기 많이 감소하지 않는다는 것을 이해해야 한다. 이런 상황이 발생할 수 있기 때문에, 대회 전에 연습을 해보면서 기록을 해보는 것이 중요하다. 그래야지 진행하는 과정에서 대해서 더 확신을 가질 수 있는 것이다.

표 54.7 53kg 체중의 여자가 과수분 섭취 방법을 진행하는 동안의 체중과 하루 수분 섭취량

월요일	2gal	54.7kg
화요일	2gal	54.5kg
수요일	2gal	53.7kg
목요일	1gal	53.8kg
금요일	1gal	53.7kg
토요일	1/2gal	52.8kg
일요일(대회)	0	52.66kg(계체)

표 54.8 105kg 체중의 남자가 과수분 섭취 방법을 진행하는 동안의 체중과 하루 수분 섭취량

월요일	6L	105.9kg
화요일	5L	106.1kg
수요일	4L	106.5kg
목요일	3L	105.8kg
금요일	1L	105.5kg
토요일	0	104.5kg(계체)

대회 준비

웨이트리프팅 대회를 준비하기 위해서 선수는 수개월 혹은 수년 동안 아주 중요한 6번의 리프팅 기회를 위해서 훈련을 해야 하기 때문에 상당히 스트레스 받는 일이다. 대회의 퍼포먼스에 영향을 주는 요소는 상당히 많으며, 이 중에서 훈련과 관계없는 스트레스와 대회장에서 혹은 대회를 위해서 이동하는 과정에서 발생하는 문제와 같이 선수가 통제할 수 없는 부분들도 많다.

그러나 코치와 선수가 통제할 수 있는 요소들도 많이 있다. 다음에 설명할 부분들이 아주 사소한 것이지만 큰 변화를 만들 수도 있는 것들이다. 이런 섬세한 것들에 주의를 기울이면서, 더 상황을 통제하고 겁을 먹지 않으면서 대회에 참가할 수 있는 것이다. 그리고 경험이 가장 좋은 선생이라는 것을 항상 기억하고, 무엇인가를 경험하는 것에 대해서 두려워하지 말자.

조임쇠 사용: 웨이터리프터들은 일반적으로 체육관에서 조임쇠를 사용하지 않으면서 훈련한다. 조임쇠를 사용하는 것이 귀찮을 뿐만 아니라, 종종 체육관에서 선수들이 사용할 충분한 수량의 시합용 조임쇠가 없는 경우도 있다. 그러나 조임쇠를 사용하지 않고 바벨로 훈련할 때의 느낌은 조임쇠를 사용할 때와는 상당히 다르다. 이런 사소한 부분이 대회에서의 퍼포먼스에 영향을 줄 수 있다. 대회 날짜가 다가올수록, 무거운 무게로 스내치와 클린 앤 저크을 할 때는 항상 조임쇠를 사용하는 습관을 만들자. 이렇게 습관이 되면, 이 부분에 대해서 크게 신경 쓰지 않아도 된다.

바로 무게 올리기: 대부분의 선수들이 힘들어하는 부분이

바로 익숙하지 않은 색상의 플레이트를 사용하는 것이다(빨간색 플레이트와 같은). 특히 여자 선수들 중에서 빨간색 플레이트를 절대로 사용하지 않는 경우가 있다. 그러고 이런 상태로 시간이 지나게 되면, 무의식적으로 빨간색 플레이트가 그 어떤 다른 플레이트보다 훨씬 더 무겁다고 믿게 된다. 빨간색 플레이트가 바벨이 끼워진 상태로 바닥에 놓여 있는 것을 보면, 리프터는 실제 무게보다 훨씬 더 무거울 것이라고 믿게 된다. 이 방법은 앞에서 설명한 조임쇠 사용과 함께 진행하는 것이 좋다. 실제로 시합에서 플레이트가 끼워지는 방식과 동일하게 바벨과 플레이트를 준비해서 훈련하는 것이 좋다. 이 말은 여자는 65kg, 남자는 70kg 무게의 바벨로 훈련하게 된다면, 빨간색 플레이트를 사용해야 한다는 것을 의미한다.

휴식 시간 조절: 일반적으로 웨이트리프터는 훈련 중에 자신의 주관적인 컨디션에 따라서 휴식을 한다. 그래서 몇몇 선수들의 경우는 불행하게도 과도하게 휴식을 하게 된다. 이런 상태로 훈련하는 데 익숙해져 있다가 대회에 참가해서는 준비 운동과 실제 대회 리프팅을 성급하게 진행하는 경우가 종종 있다. 대회 시작 몇 주 전부터는 대략 2분 정도로 휴식하는 것을 연습하는 것이 좋다. 이렇게 하면 리프터가 육체적으로 정신적으로 더 준비가 잘된 상태를 유지할 수 있다.

무게 조정해서 훈련하기: 일반적으로 무게를 바꿔가면서 리프팅 부하를 다르게 하는 것은 좋은 훈련 방법일 뿐만 아니라, 시합 준비에도 매우 도움이 된다. 실제로 시합장에서 동일한 혹은 비슷한 무게로 시도하는 선수들이 많을 수도 있다. 그렇게 되면 다음 시도까지 대기 시간이 길어질 수도 있다. 어떤 경우에는 원래 계획한 무게보다 더 낮춰서 시도했다가, 준비 운동을 할 때 다시 다음 무게로 올릴 수도 있다. 만약 자신의 체육관에서 이렇게 무게를 바꿔가면서 훈련한 경험이 없다면, 육체적으로 정신적으로 부담이 될 수도 있다.

평소와 동일한 준비 운동 무게로 진행: 어느 정도의 무게로 준비 운동을 할 것인지 정확하게 정하지 않고 대회 참가해서는 안 된다. 준비 운동 무게는 사전에 계획해야 할 뿐만 아니라, 리프터가 상당히 익숙한 무게들이어야 한다. 다시 말하지만, 훈련과 대회의 준비 운동 시 사용하는 무게는 크게 달라서는 안 된다. 평소에 체육관에서 준비 운동으로 매일 하던 무게와 완전히 다른 무게로 대회 준비 운동에서 하게 되면 심리적으로 흔들릴 수도 있다. 만약 대회 준비 운동할 때의 무게가 편안하게 느껴진다면, 실제로 대회에서 리프팅을 진행할 때도 훨씬 더 편안하게 느껴질 것이다. 대회가 다가오게 되면, 대회에서 진행하기로 한 스내치와 클린 앤 저크 준비 운동 무게로 동일하게 평소 준비 운동하는 것이 좋다. 이런 방식으로 진행하게 되면 평소와 비교해서 혹시나 뭔가 문제가 있는지 확인하기에도 좋다.

스내치와 클린 앤 저크는 동일한 날에 함께 연습: 훈련을 할 때, 스내치와 클린 앤 저크 혹은 관련 동작들을 서로 다른 날에 진행하는 경우가 있다. 물론 운동 학습 효과 측면에서는 도움이 될 수 있다. 하지만 만약 스내치와 클린 앤 저크 동작을 같은 날에 함께 훈련하지 않으면, 대회 당일에 육체적으로 정신적으로 상당히 힘들 수도 있다.

스내치와 클린 앤 저크 사이에 휴식: 대회 당일에는, 스내치의 마지막 시도를 한 후 클린 앤 저크 첫 번째 시도를 하는 사이에 짧게 휴식 시간이 있으며, 어떤 무게로 스내치 마지막 시도를 했으며, 어떤 무게로 클린 앤 저크를 시도하는지에 따라서 이 둘 사이에 휴식시간이 상당히 길 수도 있다. 시합 전 최소한 며칠 정도는, 스내치와 클린 앤 저크 사이에 대략 10분 정도는 휴식하는 연습을 하면서, 실제 대회와 비슷한 환경을 만들어서 경험해볼 수도 있으며, 이 시간 동안 어떻게 체온을 유지할 수 있는지 연습할 수도 있다. 또한 집중력을 잃지 않고 다음 클린 앤 저크 시도에 대한 각성 상태를 유지하는 연습도 할 수 있다.

리프팅 하는 환경 바꾸기: 대회에서는 훈련과는 완전히 다른 장소에서 익숙하지 않는 것들을 직접 눈으로 보는 상태에서 리프팅을 해야 하기 때문에 상당히 겁이 나는 상황일 수도 있다. 적지 않은 선수들이 다른 이유 없이 단순히 시선을 어디다 둬야 할지 몰라서 리프팅을 실패하는 경우도 있다. 그렇다고 연습을 할 때마다 자신이 원래 운동하던 체육관을 떠나서 다른 곳으로 이동할 필요는 없다(물론 이것도 선택 사항이 될 수 있다). 단지 자신이 훈련하던 플랫폼이 아닌 다른 플랫폼에서 훈련해보는 것도 괜찮으며, 바라보는 방향을 바꿔서 훈련을 진행해도 된다. 바벨을 바꿔서 훈련해볼 수도 있다. 마치 실제 대회에서는 준비 운동할 때 사용하는 바벨과 실제 대회에서 사용하는 바벨이 다른 것처럼, 세트마다 바벨을 바꿔볼 수도 있다.

주위 산만함을 받아들이기: 대회에서는 웨이트리프팅 선수들 자체가 서로의 관중이기도 하며, 서로 지켜야 하는 예의도 정확히 알고 있다. 그리고 그렇지 못한 사람들도 많다.

대회에서는 항상 소음과 집중을 방해하는 요소들이 존재한다. 일부는 어쩔 수 없이 자연스럽게 발생하는 것들이기도 하다. 만약 선수가 훈련할 때, 자신의 훈련을 방해할 수 있는 아주 사소한 부분들까지 통제하게 되면, 실제로 대회에서 아주 많은 문제가 발생할 수도 있다. 훈련할 때 많은 사람들의 주위를 걷고, 자신을 바라보도록 하며, 주위에서 시끄럽게 얘기를 나누도록 하자. 그리고 전화도 여기저기서 울리더라도 그대로 훈련하자. 물론 항상 이렇게 산만하고 어지러운 상황을 만들 필요는 없다(실제로 그래서도 안 된다). 그러나 이런 환경에 노출되고 적응해야만, 실제로 완벽하지 못한 환경에서 시합을 잘 치를 수 있다.

평소대로 카페인 섭취: 만약 훈련이나 시합 전에 카페인을 섭취한다면, 매번 동일한 방식으로 훈련할 때마다 그리고 시합에서도 동일하게 섭취하는 것이 좋다. 이 카페인을 섭취하는 형태, 방법, 양, 타이밍 모두 동일해야 한다. 훈련 시작 1시간 전에 보통 커피 한 잔을 마시면서, 실제로 시합에서는 스내치를 하기 전에 레드불 2개를 마시게 되면, 큰 문제가 생길 수도 있다. 이 반대도 마찬가지이다. 만약 카페인을 섭취한 상태로 훈련하는 것에 익숙하다면, 시합에서도 동일한 상태로 참가하는 것이 좋다. 대회가 다가오면서는 카페인 섭취를 줄여서 회복이나 카페인에 대한 몸의 민감성을 다시 증가시킬 수도 있다. 그러나 이 부분도 시합 시즌이 아닐 때 미리 한번 연습을 해보는 것이 좋다.

대회 일정과 연습 시간 맞추기: 만약 대회에서 리프팅을 하는 시간대가 선수가 익숙하지 않은 시간대이면, 이 시간대에 최대한 맞춰서 어떤 훈련이라도 해보는 것이 좋다. 예를 들어, 원래 오후에 훈련하는 선수인데, 시합은 더 이른 시간에 진행한다면, 선수 당사자가 어떤 변화가 필요한지 더 잘 알 것이며, 어떤 느낌일지도 알 것이다. 누군가에는 이런 부분들이 퍼포먼스에 큰 영향을 주지 않을 수도 있지만, 누군가는 이런 부분 때문에 대회 결과가 완전히 달라질 수 있다.

더운 환경에서 훈련: 만약 체육관에서 에어컨과 선풍기가 있다고 하더라도, 가끔씩은 에어컨과 선풍기가 없는 환경에서 훈련할 필요가 있다. 대회장 준비 운동을 하는 곳은 사람들도 많이 붐비고, 덥고, 답답한 경우가 많다. 이런 환경에서 무거운 무게로 클린 앤 저크를 하게 되면 평소 편안한 환경에서 훈련할 때랑 상당히 느낌이 다를 수 있다.

체중 자주 확인: 많은 리프터들이 체중에 대해서 아주 민감하다. 그리고 많은 선수들이 반드시 신경을 써야 하는 상황이 되기 전까지는 자신의 체중을 챙기지 않는 경우도 많다. 이러면 정신적으로 육체적으로 상당히 큰 문제가 발생할 수도 있다. 리프터는 자주 자신의 체중을 확인해야 한다. 거의 매일 하는 것이 좋다. 이렇게 하면 자신의 체중과 수분을 신경 쓰면서 조절하면서 평소처럼 편안하게 관리할 수 있다. 그리고 자신의 체중을 일지로 작성해두면 이후에 아주 중요한 자료가 될 수도 있다.

대회 시작 전 준비

대회 전에 선수의 활동은 대회 퍼포먼스에 상당한 영향을 줄 수 있다. 기본적으로, 우리는 피로도를 최소화하고, 육체적으로, 정신적으로 자신감을 최대로 높이고 싶어 한다.

지역의 작은 대회들은 몇 시간에 걸쳐서 진행되며, 국내 전국 대회 혹은 국제 대회는 일반적으로 3일 혹은 이 이상 동안 진행되기도 한다. 선수의 체급에 따라서 대기 시간이 상당히 길 수도 있다는 것을 의미한다. 대회장에서 대기할 수도 있으며, 장거리 이동의 경우는 호텔에서도 긴 대기 시간을 보낼 수도 있다. 대부분의 선수들이 다른 선수들의 리프팅 모습을 보고 싶어 하는 것이 당연하다. 특히 자신의 친구나 팀 동료라면 더욱 그렇다. 하지만 최대한 이런 행동은 피하는 것이 좋다. 다른 선수들의 대회 장면을 보는 것은 정신적으로 상당히 지치는 일이며, 다가오는 자신의 순서에 집중하지 못하게 하고, 심하게는 퍼포먼스에도 영향을 주게 된다. 가능하다면, 시간이 날 때마다 자신의 호텔방이나 편안하게 집중할 수 있는 대회장 내의 다른 장소에서 시간을 혼자 보내는 것이 좋다.

휴식하면서 쉬는 것이 이상적이지만, 준비 운동에서 주로 하는 동적인 가동성 운동과 같은 가벼운 움직임을 수시로 해주게 되면 이후에 자신의 퍼포먼스에 도움이 될 수도 있다.

게다가 다가오는 대회에 대해서 머릿속으로 시각화해보는 것도 도움이 될 수 있다. 당연히 성공하는 리프팅에 대한 시각화를 해야 한다. 이렇게 시각화를 할 때는 흥분하지 않는 것이 좋다. 이렇게 정신적인 흥분 상태는 몸을 더 피곤하게 만들 수도 있으며, 실제 선수의 퍼포먼스를 방해할 수도 있다. 시각화는 평정심의 상태로 집중해서 자신감 있게 연습하는 것이 좋다. 더 포괄적이고 정확하게 시각화할수록, 더 효과가 있을 것이다. 웨이트리프팅에 도움이 되는 일반적인 방법은 준비 운동부터 시작해서 마지막 리프팅 시도까지 전체적인 대회를 시각화하는 것이다. 이것은 모든 감각을 동원해서 선수가 보는 것, 듣는 것, 냄새 맡는 것 등 모든 현실적인 요소들을 시각화하는 것이다. 이렇게 하면서, 선수는 실제로 대회가 시작되기도 전에, 대회 전체를 정신적으로 경험하고 성공적인 결과를 보고 느끼는 것이다.

대회 절차

지역의 웨이트리프팅 대회들은 운영되는 형태가 서로 상당히 많이 다르다. 비록 기본적인 절차는 따르고 있지만, 일반적으로 더 즉흥적으로 운영되는 부분도 있다. 전국구 대회들은 더 복잡하고 조직적으로 운영되는 경향이 있다.

선수와 코치 체크인: 선수와 코치가 해야 하는 첫 번째 단계는 대회에 체크인을 하는 것이다. 지역 대회에서는 반드시 필요한 부분은 아니지만, 그 이상 급의 대회에서는 준비 운동하는 공간에 입장하기 위한 승인을 받아야 한다.

대회 사전 미팅: 보통 대회 사전 미팅은 대회 하루 전날에 열린다. 대회 관계자가 기술적으로 변경된 내용이나 조심해야 할 부분을 모든 코치들에게 전달해준다. 그리고 이 사전 미팅 때, 선수는 마지막으로 자신의 체급의 변경할 수 있다. 코치와 선수가 반드시 참가할 필요는 없으나, 가능하다면 경험 삼아 참가해보는 것이 좋다.

사전 준비: 계체를 하기 전에, 선수는 시합에 대해서 잘 준비되었는지 모든 면에서 확인해볼 필요가 있다. 계체와 실제 대회 시작 사이 시간은 제한되어 있고, 스트레스를 최소화할 필요가 있기 때문에 미리 준비를 하는 것이다. 이 말은 대회에 필요한 모든 물, 에너지 드링크, 게토레이, 음식 그리고 모든 개인 장비를 미리 챙겨서 언제든지 대회에 바로 나갈 수 있도록 준비해둬야 한다는 것이다. 그리고 계체 직후에 음식 및 수분 섭취와 관련한 정확한 계획이 다 있어야 한다. 계체 이후에 바로 진행할 수분 섭취 방법을 미리 결정해서, 계체 직후에 수분 섭취를 시작할 수 있어야 한다. 음식도 준비했다가 계체 직후에 최대한 빨리 먹어야 한다. 그래야만 충분히 소화하고 흡수할 시간이 확보가 되어서 이후에 퍼포먼스에 기여할 수 있으며, 혈당 지수에도 나쁜 영향을 주지 않을 수 있다.

게다가 준비 운동의 일환으로써, 계체 전에 동적인 가동성 운동을 빠르게 진행하는 것을 권한다. 이렇게 하는 것이 대회 전에 진행하는 준비 운동을 대체하는 것은 아니다. 단지, 1~3일 동안 앉아 있으면서 굳어 있는 몸을 편안하게 풀어주기 위한 것이다. 이러면서 조금씩 신경학적으로 근육의 길이와 장력을 다시 세팅하는 것이다. 이렇게 진행하게 되면 이후의 진짜 준비 운동이 더 효과적이며, 선수의 컨디션도 좋은 상태로 만들 수 있다.

대회가 다가오면서 자신의 체중을 주기적으로 확인하면서 음식과 수분을 적절히 조절하도록 한다. 그리고 필요하다면 체중 감량에 대한 계획도 세운다. 대회에서는 실제 계체에 사용되는 저울 이외에도 선수들이 자신의 체중을 확인할 수 있게 눈금 저울도 제공한다. 눈금 저울은 완벽하게 정확하지 않는 경우도 있다.

계체: 본격적인 대회 진행의 가장 첫 단계가 바로 계체이다. 계체는 리프터의 세션 2시간 전에 시작한다. 선수들은 정해진 순서대로 호명되어서 계체를 진행하며, 계체를 할 때는 체급별로 진행하지만, 국내 대회에서는 두 개의 체급을 함께 계체하는 경우도 있다. 지역 대회에서는 선착순으로 진행하는 경우도 있다. 선수들은 대회에서 발급한 허가증과 자신의 신분증(운전면허증 혹은 동일한 효력이 있는 다른 신분증)을 반드시 소지하고 있어야 한다. 시간이 낭비되는 일이 없도록, 계체 전에 정확하게 무엇이 필요한지를 확인해야 한다.

계체는 속옷만 입은 상태로 진행하거나, 완전히 옷을 다 벗어야 한다. 관계자가 체중을 확인하고 시스템에 입력하면서 어템트 카드Attempt card에 기록한다. 리프터는 자신의 무게를 확인할 수 있는 기회가 있다. 그리고 관계자에게 스내치와 클린 앤 저크를 처음 시도하는 무게를 준다. 이 무게는 이후에 변경할 수도 있지만, 처음 알려준 무게를 기준으로 리프팅 순서를 정하게 된다. 그러고 나서 선수들은 자신이 알려준 무게가 맞는지 확인하고 사인을 한다. 리프터는 숫자를 부여받는데 이후에 리프팅 순서를 정할 때 사용된다.

대회

지역 대회인지, 전국 대회인지, 국제 대회인지에 따라서 사소한 내용들이 다른 경우도 있다. 그러나 기본적인 구조는 동일하다. 전국 대회 혹은 국제 대회에서는, 선수들이 스테이지 호명되어 올라온 뒤에, 세션을 시작을 한다. 마무리되며, 10분 타이머가 흘러간다. 10분 모두 흘러가면 첫 번째 리프터가 세션을 위해서 다시 호명된다. 일반적으로 지역 대회는 이렇게 선수를 호명하지 않는다.

스내치를 먼저 하고 두 번째로 클린 앤 저크를 한다. 각 동작을 3번씩 시도할 수 있다. 각 리프터가 세션을 시작하기 위해서는, 계체 때 적어낸 가장 가벼운 첫 번째 무게가 준비되어 있어야 한다. 3번의 시도가 모두 끝날 때까지, 리프터가 제출한 대로 무게를 올려가는 것이다.

각 선수들의 최고 스내치 무게와 최고 클린 앤 저크 무게를 합산해서 순위가 결정된다. 체급에서 가장 높은 합산 점수를 받은 사람이 이기는 것이다. 만약 2명 혹은 이 이상의 선수들이 합산 무게가 같다면, 합산 무게를 먼저 성공한 사람이 이기는 것이다. 2016년부터 합산 점수가 동일한 경우에는 체중이 적게 나가는 사람이 이기는 방식이 사라졌다. 합산 점수 이외에, 다른 이벤트로 스내치와 클린 앤 저크 상위 3명에게 메달을 준다.

리프팅 순서: 세션에서의 리프터들의 순서는 아래의 4가지 요소에 의해서 결정된다. 우선적으로 고려하는 것부터 적어보면, 시도하는 무게, 현재 몇 번째 시도인지, 지난 시도에서 얼마만큼 증량했는지, 랏 넘버 이렇게 된다.

리프터는 우선적으로 자신이 시도하는 무게로 순위가 정해진다. 즉, 가장 낮은 무게부터 시작해서 계속해서 가장 높은 무게까지 올려간다. 바벨의 무게와 시도하는 무게와 동일할 때까지 시도하게 된다. 만약 두 리프터가 동일한 무게를 제출했다면, 지금까지 시도한 횟수가 적은 리프터가 먼저 한다. 예를 들어, 둘 다 120kg을 시도하는데, 이 시도가 두 번째, 세 번째인 리프터보다 첫 번째인 리프터가 먼저 시도하는 것이다. 만약 시도하는 무게와 횟수가 모두 동일하다면, 지난 시도보다 더 많이 증량한 리프터가 먼저 시도할 수 있다. 만약 A리프터의 첫 번째 시도가 110kg이었고 B리프터의 첫 번째 시도가 115kg이었다면, 리프터 A가 더 많이 증량했기 때문에, 먼저 시도하는 것이다. 만약 위 3가지가 모두 동일하다면, 가장 낮은 랏 넘버를 가지고 있는 리프터가 먼저 시도한다.

무게 변경과 시간: 첫 번째 리프터의 이름이 호명되면, 그 리프터는 1분 이내에서 리프팅을 시도해야 한다(바벨을 바닥에서 들어올려야 한다). 1분 중 30초가 남은 시점까지는 시도하는 무게를 변경할 수 있다. 만약 120kg을 제출했다면 이미 제출한 무게에서 2번 변경이 허용된다. 만약 최초에 제출한 기록이 120kg이라면, 이후에 122kg으로 변경하고 다시 123kg으로 변경 가능하다. 최소한 30초는 남아 있는 상황에서 무게를 변경할 수 있다. 무게를 변경할 때 시간은 멈추게 되고, 무게 변경 후 플랫폼에 다시 올라서게 되면 시간이 다시 흘러가게 된다.

그러나 첫 번째로 호명된 선수가 무게 조정을 한 후에, 가장 가벼운 무게로 시도하는 선수가 바뀌게 되면, 그 시점에 가장 가벼운 무게로 시도하는 선수가 먼저 시도하게 되면서 1분이 다시 새롭게 흘러가게 된다.

선수가 시도를 한 후에, 다음 시도하는 무게를 선수 혹은 코치가 관계자에게 말할 수도 있다. 리프팅을 성공한 경우, 선수는 마지막 시도한 무게보다는 무겁기만 한다면 어떤 무게라도 시도할 수 있으며, 실패한 경우라면 동일한 무게를 다시 시도할 수도 있다.

만약 한 선수가 첫 번째 시도하는 무게와 두 번째 시도하는 무게 사이 범위에 들어가는 무게로 시도하는 다른 선수가 없다면, 자신이 리프팅을 연속으로 시도하게 된다(예를 들어서 첫 번째 시도가 120kg이고 두 번째 시도가 123kg인데 120kg과 123kg 범위 안의 무게로 시도하는 다른 선수가 없는 경우). 이 경우에는 바벨 무게를 변경한 후로부터 2분의 시간이 주어지게 되며, 이 사이에 반드시 시도해야 한다. 하지만 이때 조심해야 하는 부분이 있다. 만약 리프팅 순서가 리프터 A, 리프터 B, 그러고 나서 리프터 A인데, 리프터 B가 자신의 이름이 호명된 후에 무게를 변경했는데 그 무게가 리프터 A가 두 번째로 시도하는 무게보다는 무겁다면, 리프터 A가 다시 시도해야 하는 것이다. 하지만 무게 변경보다 리프터 B의 이름이 먼저 호명된 것이기에, 리프터 A가 다시 먼저 시도하지 않아도 된다. 실제로 시합에서 특정 선수를 견제하기 위해서 이 규칙을 악용하는 하는 경우도 있으며, 정말 부주의로 이런 상황이 발생하기도 한다. 코치와 선수는 이런 부분에 대해서도 준비를 해야 한다.

무게를 변경할 때는 시간이 멈추기 때문에, 무거운 무게를 들기 전에 쉬는 시간을 더 확보하기 위한 전략으로 무게를 변경하는 경우도 있다. 예를 들어서, 만약 한 선수가 120kg을 시도하고 나서 다른 선수가 아니라 자신이 다시 125kg을 시도해야 하는 경우, 120kg을 시도한 후에 바로 122kg으로 다음 시도를 하겠다고 말하는 것이다. 그리고 122kg으로 바벨 무게가 준비된 직후에 124kg으로 무게를 변경하는 것이다(첫 번째 변경). 그러고 나서 다시 125kg으로 마지막 무게 변경을 하는 것이다(두 번째 변경). 대회 관계자가 바벨 무게를 변경하는 속도가 그렇게 빠르지 않다면, 상당한 휴식 시간이 보장될 수도 있다. 그렇지 않더라도 변경을 하지 않는 것보다는 더 쉴 수 있다.

선수는 현재 준비된 바벨의 무게와 동일하거나 무거운 경우에 한해서는 무게를 줄일 수 있다. 다시 말해서, 현재 준비된 바벨의 무게보다 낮은 무게로 줄일 수는 없다는 것이다.

휴식 그리고 클린 앤 저크: 이렇게 무게를 올려가면서 리프팅 하는 과정은 모든 선수들이 스내치를 3번씩 시도할 때까지 계속된다(부상 등의 이유로 시도하지 않거나 대회 포기를 하는 경우를 제외하고).

모든 스내치가 마무리되면, 클린 앤 저크 시도를 시작할 때까지 10분의 휴식 시간이 주어진다(가끔씩 대회 일정이 밀리게 되면, 관계자의 신중한 판단하에, 10분의 휴식 시간이 줄어들거나 없어지는 경우도 있다). 이 시간을 통해서 자기 순서가 되기 전에 충분히 준비 운동을 할 수 있는 것이다. 순서가 빠른 사람들의 경우는, 스내치 세션이 진행되는 동안에 벌써 클린 앤 저크 준비 운동을 시작할 수도 있다.

휴식 동안에, 클린 앤 저크 첫 번째 시도하는 무게를 준비할 수 있다. 스내치 때 진행되었던 방식이 그대로 동일하게 클린 앤 저크 때에도 적용된다. 모든 시도가 마무리되면, 각 선수들의 최고 스내치 무게와 최고 클린 앤 저크 무게를 합산한다. 메달은 각 체급별로 스내치 최고 기록자, 클린 앤 저크 최고 기록자, 그리고 스내치와 클린 앤 저크 합산 최고 기록자에게 주어진다. 지역 대회에서는 일반적으로 두 동작 합산 기록으로만 순위를 정한다.

약물 검사: 전국 대회 혹은 국제 대회에서, 마지막 시도를 하고 난 후에, 리프터는 약물 검사를 받는다(보통은 메달리스트나 각 세션별로 무작위로 여러 명 검사). 세계반도핑기구(WADA)/미국반도핑위원회(USADA)의 실무자가 리프터에게 테스트를 진행한다고 알려준다. 그리고 테스트가 완료될 때까지 리프터와 함께 있는다. 선수들은 시합이 끝난 다음에 준비 운동하는 곳에서 10분 정도 머물면서 자신이 약물 검사를 받는 건 아닌지 확실히 하고 대회장을 떠나는 것이 좋다.

기술적 규칙과 진행 순서: 대회 전에, 선수와 코치는 리프팅을 수행하는 데 있어서의 기술적 규칙, 대회장에서의 예절, 그리고 대회 플랫폼에서 해야 할 행동들에 대해서 미리 숙지하고 익숙해져 있어야 한다. 이런 부분에 대해서는 경험을 많이 해봐야 더 정확하게 이해할 수 있지만, 기본적인 지식을 먼저 가지고 있는 것도 중요하다. 대회장에서 다른 선수들과 코치 그리고 관계자들을 존중해야 하는 부분은 웨이트리프팅 입문자나 코치에게 동일하게 적용된다. 그리고 대회 규칙이나 진행 순서에 대해서도 잘 숙지하고 있어야 한다. 경험이 많은 선수들에게 도움을 받을 수도 있다. 대부분의 코치와 리프터들은 경험이 부족한 선수나 코치들을 기꺼이 즐거운 마음으로 도와준다. 하지만 이들이 거만하거나 다른 이들을 존중하지 않는 모습을 보여준다면 절대로 호의적인 태도를 보여주지 않을 것이다. 선수와 코치로서의 커리어를 쌓는 초반에는 다른 사람들에게 귀 기울이고, 많이 보고 배우는 단계이지, 절대로 자신의 관심을 받으려고 해서는 안 된다는 것을 명심하자.

대회 플랫폼은 4×4m로 일반적인 훈련 플랫폼보다 상당히 더 크다. 리프터는 앞을 바라본 상태에서 시작해야 한다. 하지만 리프팅을 하는 과정에서 시선이 바뀔 수도 있기 때문에, 어떤 방향을 보면서도 혹은 플랫폼 어느 지점에서든 리프팅을 마무리할 수 있다. 만약 전자 타이머를 사용한다면, 플랫폼에서 리프터가 시계를 볼 수 있기 때문에, 리프팅을 시작하기까지 남아 있는 시간을 확인할 수 있다. 신발을 위한 초크나 송진이 대회 플랫폼 근처 어딘가에 있을 것이다.

각 세션마다 3명의 공식적인 심판이 있는데, 한 명은 플랫폼 바로 앞쪽, 나머지 두 명은 서로 다른 사선 방향에 있다. 지역 대회에서는 플랫폼이 바닥에 있는 경우가 흔하며, 심판 한 명이 플랫폼 앞쪽에 있다. 리프터는 시선을 심판 머리 혹은 가슴 쪽으로 향하게 해서 최대한 시선이 방해받지 않도록 할 수 있다.

리프팅 후에, 모든 심판은 리프팅이 성공인지 실패인지 결정하게 된다. 흰색 불이 들어오면 성공했다는 것이며, 빨간불이 들어오면 실패했다는 것이다. 작은 지역 대회에서는, 흰색, 빨간색 깃발 혹은 깃발과 유사한 것을 사용하기도 한다. 심지어 엄지손가락을 위(성공),아래로(실패)드는 경우도 있다. 리프팅이 성공으로 판정되기 위해서는, 적어도 3명 중에 2명의 심판이 성공이라고 해야 한다. 전자 시스템으로 진행하는 경우는, 모든 심판이 결정을 하게 되면, 기계에 불빛과 소리가 나온 뒤에 바벨을 바닥에 내려놓을 수 있다. 만약 기계가 고장 나면, 중앙에 있는 심판이 직접 절차대로 선수가 들리도록 신호를 줄 것이다. 리프터가 완전히 서서 양다리를 모은 상태에서 오버헤드 자세로 무게를 제대로 통제하고 있지 않으면 신호를 주지 않을 것이다. 만약 신호를 주기도전에 선수가 바벨을 내려놓게 되면, 비록 바벨 무게를 안정적으로 통제했다고 하더라도, 실패가 된다.

바벨은 제대로 동작을 통제하면서 선수 앞쪽으로 내려놓아야 한다. 바벨이 내려오면서 어깨를 지나기 전까지는 바벨에서 손을 떼면 안 된다. 그리고 바벨은 반드시 플랫폼 안에 떨어져야 한다. USAWUSA Weightlifting은 리프팅을 한 후에, 의도적으로 바벨을 플랫폼에 세게 던지는 상황을 방지하기 위해서 승인 대회 관계자들에게 관련 규칙을 제공해주고 있다. 이렇게 하는 바벨을 내던지는 것은 무례하고 예의가 없는 행동이기 때문에 대회에서 이런 해동은 피해야 한다. 그렇다고 리프팅을 성공한 후에 기뻐하지 마라는 것이 아니다. 대회 관계자와 코치와 선수 모두를 존중하는 방식으로 기뻐하라는 것이다.

전국 대회나 국제 대회에는, 심판 이외에도 심사위원이 3명 혹은 5명이 더 있다. 만약 심사위원 모두가 만장일치로 동의한다면, 심판의 결정을 뒤집을 수도 있다.

리프터의 시간이 다 지나기 전에 바벨을 반드시 바닥에서 들어올려야 하는데, 실제로 바벨이 무릎까지는 도달했을 때, 공식적으로 리프팅이 시작했다고 인정하는 것이다. 즉, 시간이 남아 있는 한, 리프터는 바벨을 살짝 들었다가 내려놓은 다음에 다시 동작을 시작해도 괜찮다는 것이다. 바벨은 바닥에서 움직이지 않는 상태에서 리프팅을 시작해야 한다. 남아 있는 시간에 상관없이, 플랫폼에 올라오면, 항상 리프팅당 한 번씩만 시도할 수 있다.

스내치와 클린 앤 저크 모두 양발은 나란히 바벨과 평행하도록 모아서 서야만이 동작이 마무리된 것으로 본다. 즉, 똑바로 서지 못하고, 비틀거리면 안 된다는 것이다, 팔꿈치를 편 상태로 바벨을 오버헤드 자세로 안정적으로 유지하고 있어야 한다.

발을 제외하고는 어떤 신체 부위도 바닥에 닿아서는 안된다. 예를 들어, 스플릿 자세에서 무릎이 바닥에 닿으면 안되고, 스쿼트 자세에서 둔근이 바닥에 닿으면 안 된다. 클린 리시빙 자세에서 팔이 다리에 닿으면 안 되고, 바벨이 머리를 건드려서도 안 된다(머리카락이나 쓰고 있는 모자 포함).

클린에서는, 처음 바벨을 받은 자세에서 바벨을 이동시켜서는 안 된다. 즉, 만약 리프터가 가슴 아래쪽에서 바벨을 받았다면, 이후에 어깨까지 바벨을 들어올릴 수 없다. 클린 동작 이후에, 저크를 시작하기 전에 움직여서는 안 된다. 저크를 하기 전에 드라이브 기회는 단 한 번만 있으며, 선수는 무릎을 굽혀서 반동을 주면서 손과 팔의 위치를 조정할 수 있다. 저크를 하기 위해서 딥 동작을 시작하게 되면, 동작을 멈추거나 반복할 수 없다.

스내치와 저크는, 팔꿈치를 정확하게 편 상태에서 바벨을 받아야 하며, 리프팅이 마무리될 때까지 이 자세를 유지해야 한다. 프레스아웃 동작은 가장 낮은 위치에서 바벨을 받은 자세에서 편 팔꿈치를 상태를 끝까지 유지한 상태를 말하는데, 이 프레스아웃 자세는 끝까지 유지해야 한다. 만약 해부학적으로 팔꿈치를 완전히 펼수 없는 선수라면, 리프팅을 시작하기 전에 관계자에게 정확하게 상황 설명을 해야 한다.

심판은 항상 완벽할 수 없기 때문에, 그들의 판단이 가끔씩 일관성이 없게 보일 수도 있다. 그렇기 때문에 명백히 실수인 경우를 제외하고는 선수와 코치는 관계자와 다투는 상황은 피하는 것이 좋다.

심판이 기술적인 오류를 놓칠 가능성이 있다는 것을 알고 있더라도, 선수는 절대로 기술적이 오류가 있다고 심판에게 먼저 나서서 말하지 않고 마치 성공한 것처럼 리프팅을 마무리하는 것이 좋다. 예를 들어, 리프터는 제대로 프레스아웃 동작을 했다고 느꼈을 수도 있지만, 심판의 위치에서는 이 부분이 정확하게 보이지 않을 수도 있다. 정리하자면, 심판이 뭐라고 하기 전까지는 리프팅을 성공했다고 생각하면 되는 것이다.

시합 전 준비 운동 리프팅 타이밍

체육관에서 준비 운동을 하는 것과 실제로 시합에서 리프팅 시도를 대비하기 위한 준비 운동은 상당히 다르다. 왜냐하면 자신이 이름이 호명되어서 리프팅을 시도하는 시점을 고려해서 최적의 타이밍에 준비 운동을 해야 하기 때문이다. 하지만, 안타깝게도 실제 시합에서의 완벽한 준비 운동은 절대로 간단하지도 그리고 완벽할 수도 없다. 하지만 경험이 쌓이면서 이 준비 운동 타이밍의 정확성을 더 높일 수는 있다.

앞으로 자신의 선수 혹은 자신이 첫 시도하기까지 얼마만큼 앞에 다른 선수들의 리프팅 시도 횟수가 남아 있는지에 따라서 달라질 수 있지만, 어느 정도의 예측 불가능한 부분들이 존재하기 때문에 정확하지 않을 수 있다. 그리고 이렇게 예측 불가능한 부분들은 리프팅을 시도할 때마다 어느 정도 무게를 증량할지 확실할 수 없기 때문에 주로 발생하는 것이다. 그렇기 때문에 코치는 상황을 반드시 계속 확인하고 변수가 발생하지 않는지 지켜봐야 한다.

준비 운동 리프팅 결정: 우선, 선수와 코치는 첫 번째로 시도하는 무게에 따라서, 스내치 혹은 클린 앤 저크를 위한 준비 운동 동작 순서를 결정할 필요가 있다. 이렇게 하면 실제로 첫 번째 리프팅 시도를 하기 전까지 어느 정도의 횟수로 리프팅을 할지가 결정되면서 준비 운동 시간 분배를 적절히 할 수 있다.

준비 운동의 목표는 불필요한 피로도를 최소화하면서 시합을 최대한 완벽하게 준비하는 것이다. 보통은 대략 6~9세트로 진행이 되며, 스내치 보다는 클린 앤 저크 준비 운동에서 더 적은 세트로 진행할 것을 추천한다. 왜냐하면 클린 앤 저크 준비 운동에서 피로도가 더 쌓이기 때문이다.

피로도가 비교적 높은 선수의 경우, 준비 운동을 시작하는 처음 리프팅 무게로 추가적인 세트를 진행하게 되면 더 포괄적인 준비 운동 효과를 경험할 수 있다. 예를 들어서, 스내치 준비 운동을 하는 처음 무게가 50kg이라면, 다음 무게로 증량하기 전에, 2~3세트 더 진행할 수 있다.

리프터가 경험이 적은 선수일수록, 준비 운동 마지막 무게가 그 선수의 첫 번째 시합 시도 무게와 최대한 근접한 것이 좋다. 실제로 준비 운동 마지막 무게와 첫 번째 시도 무게가 완전히 동일한 경우도 있다. 이렇게 진행하게 되면, 무게 자체가 육체적으로 많은 부담이 되지 않기 때문에, 실제로 시합에서도 부정적인 영향이 거의 없거나, 아예 없기 때문에, 경험이 부족한 선수가 시합에서 자신감을 쌓는 데 많은 도움이 된다.

시합 처음 스내치 시도하는 무게가 140kg인 스내치 준비 운동의 순서는 다음과 같다.

바벨(20kg)
50kg
50kg
50kg
70kg
90kg
110kg
120kg
130kg
135kg

시합 처음 클린 앤 저크 시도하는 무게가 140kg인 스내치 준비 운동의 순서는 다음과 같다.

바벨(20kg)
70kg
70kg
70kg
110kg
140kg
155kg
165kg

앞에 남아 있는 다른 선수들의 시도 횟수 확인: 준비 운동을 하면서 자신의 선수 혹은 자신 앞에 어느 정도의 시도 횟수가 남아 있는지 확인해야 한다. 국제 대회 혹은 비교적 규모가 있는 국내 대회에서는 모든 선수들의 이름과 그 선수들이 시도할 무게를 적어서 제출한 내용을 확인할 수 있는 스코어보드가 있다. 하지만 처음 시도하는 무게만 기록되어 있다. 지역 대회에서는, 시합을 진행하는 스텝들의 테이블에 카드가 정리되어 있다. 보통은 이 카드는 시도하는 순서대로 정리되어 있으며, 순서가 바뀌면서 수시로 카드 위치도 바뀌게 된다. 어떤 대회에서는 정해진 위치에 카드를 붙여놓는 경우도 있다.

이 스코어보드와 카드를 통해서 자신의 순서가 될 때까지 어느 정도 앞에 다른 선수들의 시도 횟수가 남아 있는지 확인할 수 있다. 일반적으로, 다른 선수의 처음 시도하는 무게가 우리의 처음 시도하는 무게가 차이가 많이 날수록 예측하기가 비교적 더 수월해진다.

만약 우리의 스내치 처음 시도하는 무게가 120kg이고, 다른 선수의 처음 시도하는 무게가 100kg라면, 20kg이나 차이가 나기 때문에, 우리 선수가 처음 스내치를 시도하기까지 다른 선수가 3번 정도 시도할 것이라고 어느 정도 예측할 수 있다. 만약 다른 선수가 처음 시도하는 무게가 119kg이라면, 1번 정도의 시도만 할 것이라고 예측할 수 있다. 당연히, 리프터가 리프팅을 실패하는 것과 같은 변수가

							SNATCH					CLEAN & JERK					TOTAL		
	LOT	NAME	Y-O-B	TEAM	BDWT	NEXT	1	2	3	Res	Pl	1	2	3	Res	Pl	Res	Pl	Sinclair Formula
On the Clock	1	BARARI Mohammadreza	1988	IRI	104.56	221	170	-175	-175	170	11	211			211	10	381	10	416.183057
On Deck	4	BONK Bartlomiej	1984	POL	104.25	221	185	-189	-190	185	4	215			215	5	400	4	437.389333
In the Hole	6	KLOKOV Dmitry	1983	RUS	104.60	221	187	192	196	196	2	220			220	2	416	1	454.354811
	8	KIM Chul-Min	1986	KOR	104.62	221	172	-178	-178	172	10	213			213	8	385	9	420.468770
	10	TOROKHTIY Oleksiy	1986	UKR	104.27	221	176	181	-185	181	5	220			220	1	401	3	438.453455
	11	EFREMOV Ivan	1986	UZB	103.35	221	175	-180	-185	175	9	215			215	4	390	8	427.758100
	5	ISTOMIN Sergey	1986	KAZ	104.41	221	178	-182	-182	178	8	210	215		215	6	393	6	429.505400
	3	AKKAEV Khadzhimurat	1985	RUS	104.44	222	190	195	198	198	1				0	11	0	11	0.000000
	9	MACHAVARIANI Gia	1985	GEO	104.00	222	180	184	187	187	3	212	218		218	3	405	2	443.228846
	2	NASIRSHELAL Navab	1989	IRI	103.91	223	175	180	-185	180	6	-211	211		211	9	391	7	428.037395
	7	AUDZEYEU Mikhail	1982	BLR	104.71	215	175	-180	180	180	7	-210	210	215	215	7	395	5	431.261588

그림 54.1 국제 대회 혹은 비교적 규모가 있는 국내 대회에서는 모든 선수들의 이름과 그 선수들이 시도할 무게를 적어서 제출한 내용을 확인할 수 있는 스코어보드가 있다.

생길 수도 있다. 하지만 이런 구체적인 변수들은 준비 운동을 하면서 확인할 수 있다. 만약 다른 선수가 115kg로 첫 시도를 한다면, 우리 스스로 고민하고 결론을 내려야 한다.

일반적으로, 선수들은 스내치에서 5kg 이상 무게를 증량하지는 않는다. 만약 다른 선수가 115kg을 시도하고, 120kg을 다음에 시도한다면, 동일한 120kg이라도 우리 선수는 첫 번째 시도이고 다른 선수는 두 번째 시도이기 때문에 우리 선수가 먼저 시도하게 된다. 그러면 우리 앞에 한 번의 시도(다른 선수가 시도하는 115kg)가 있다고 생각할 수 있다. 그러나 다른 선수가 115kg을 시도하고 나서 117~119kg 정도의 무게로 두 번째 시도를 할 수도 있다. 그렇다면 이런 경우는 우리 선수 앞에 두 번의 시도가 있다고 볼 수 있다.

대부분 스내치에서는 2~5kg씩 정도로 증량하며, 클린 앤 저크에서는 3~8kg씩 정도로 증량하기 때문에, 이 부분을 고려해서 앞에 남아 있는 시도 횟수를 예측할 수 있다. (일반적으로 여자 선수들은 뒤로 갈수록 시도 무게 간의 차이가 줄어들며, 남자 선수들은 뒤로 갈수록 더 시도 무게 간의 차이가 커지는 경우가 있다.) 추가적인 정보가 있다면 이 부분을 활용해서 더욱 정확하게 남은 시도 횟수를 예측할 수 있다. 예를 들면 다른 선수들에 대한 정보가 많으며, 그 선수의 능력을 잘 알고 있는 상태라면, 매 시도마다 어느 정도로 무게를 증량할지를 더욱 정확하게 예측할 수 있다.

이런 정보들이 자신의 선수가 처음 시도를 하기 전까지 어느 정도의 시도 횟수가 남아 있는지 계산하는 데 도움이 된다. 이에 따라서 적절한 타이밍에 준비 운동을 진행할 수 있다.

고려해야 하는 또 다른 것은 앞에서 언급한 것처럼, 동일한 선수가 연속으로 두 번 시도하게 되면 2분이 주어지는 부분이다. 자신보다 앞 순서의 선수들이 연속으로 시도를 하게 되면 2분이 주어지기 때문에 자신의 순서까지 시간이 더 길어질 수 있다.

이런 상황들에 대한 예외가 될 수 있는 경우는 자신의 선수의 순서가 처음이거나 초반인 경우이다. 이런 경우라면, 실제 시합 리프팅을 하기 전에 바로 준비 운동을 하거나 자기 앞 순서의 선수가 플랫폼에 올라갔을 때 바로 준비 운동을 시작해야 한다. 이런 경우라면, 시계를 반드시 사용하거나, 함께 사용해서 선수가 3분 단위로 준비 운동을 할 수 있도록 한다. 클린 앤 저크의 경우는 스내치와 클린 앤 저크 사이에 충분한 시간이 없기 때문에 다른 선수들이 여전히 스내치를 시도하고 있을 때, 빨리 클린 앤 저크 준비 운동을 시작해야 한다. 이런 경우라면, 여전히 진행되고 있는 스내치의 남아 있는 시도 횟수, 휴식 시간 그리고 클린 앤 저크에서의 남아 있는 시도 횟수를 확인할 필요가 있다.

준비 운동 시작 타이밍: 코치가 앞에 어느 정도 시도가 남아 있는지 확인한 후에는, 선수의 준비 운동을 계획할 수 있다. 일반적으로 리프터는 다른 3명의 선수들이 시도가 끝날 때마다 준비 운동 리프팅을 한다. 그렇기 때문에 리프팅 세트 사이에 대략 3분의 휴식 시간(선수가 한 번 시도할 때마다 1분의 시간이 주어진다)이 있다고 볼 수 있다.

시합 세션 시작 전에, 코치는 선수가 진행할 준비 운동 리프팅을 결정했어야 하며, 그 이후에 실제로 준비 운동으로 진행하는 전체 횟수를 결정해서 확인하면서 진행한다. 각 세트당 연속해서 3번씩 진행을 하게 되면, 마지막 세트에 진행해야 하는 리프팅 횟수도 3회가 남아 있게 되는 것이며,

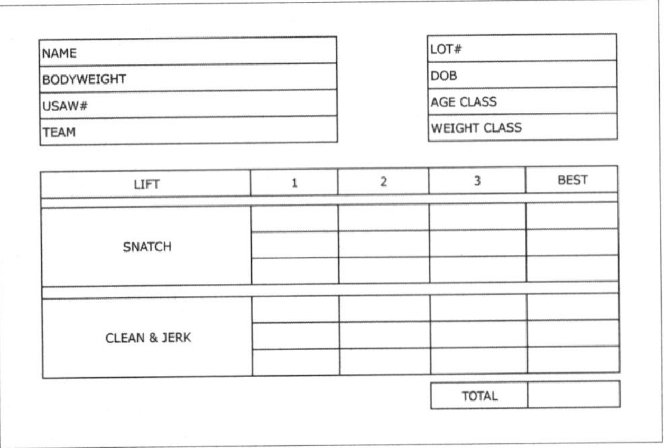

NAME			LOT#	
BODYWEIGHT			DOB	
USAW#			AGE CLASS	
TEAM			WEIGHT CLASS	

LIFT	1	2	3	BEST
SNATCH				
CLEAN & JERK				
			TOTAL	

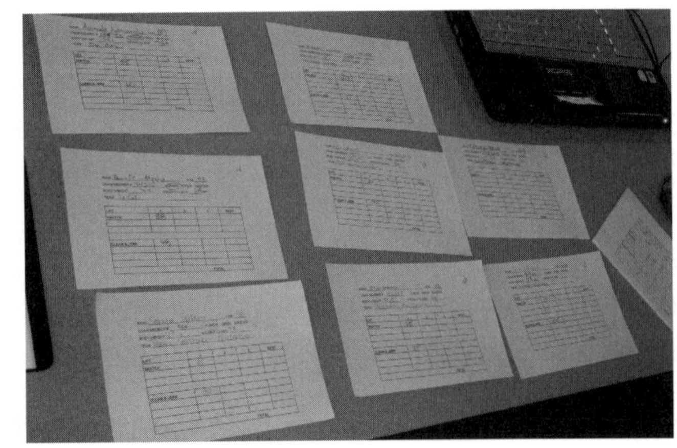

그림 54.2 스텝들이 대회를 원활하게 진행하기 위해서 카드를 사용하기도 한다. 주로 지역 대회에서 이런 카드를 사용하며, 시합을 진행하는 스텝들의 테이블에 카드가 정리되어 있다. 국제 대회나 비교적 규모가 큰 국내 대회에서는 스코어보드를 사용한다.

끝에서 2번째 세트에서는 6회, 끝에서 3번째 세트에서는 9회가 남게 되는 것이다.

준비 운동으로 계획한 횟수가 30회이며, 선수가 몸을 풀기 위해서 총 36회를 생각하고 있다면, 6회를 반복하고 나서 30회만 남았을 때, 본격적인 준비 운동 세트를 시작하면 된다.

앞에서 설명한 스내치 준비 운동 무게를 이용해서 세트를 정리해보면 다음과 같다.

바벨(20kg) – 30회
50kg – 27회
50kg – 24회
50kg – 21회
70kg – 18회
90kg – 15회
110kg – 12회
120kg – 9회
130kg – 6회
135kg – 3회

이 순서대로 진행한다면, 선수는 30회가 남아 있을 때 빈 바벨로 준비 운동을 시작하게 되는 것이다. 110kg로 준비 운동을 할 때는 총 12회가 남아 있는 상태이다.

하지만 앞에서 언급했듯이, 선수의 순서가 너무 빠른 경우는 시간이 충분하지 못할 수도 있다. 이런 경우, 실제로 대회 세션이 시작되기도 전에 준비 운동을 시작해야 하는 경우도 있다. 예를 들면 세션이 시작되기 전에 15회 정도밖에 준비 운동을 할 수 있는 시간밖에 없다면, 이에 맞춰서 조정해서 준비 운동을 진행해야 한다. 이런 경우라면 단순히 횟수로만 준비 운동 세트를 구성하기보다는 시간적 제한을 함께 두면서 진행할 수도 있다.

바벨(20kg) – 15분
50kg – 12분
50kg – 9분
50kg – 6분
70kg – 3분
90kg – 15회(대회 세션 시작)
110kg – 12회
120kg – 9회
130kg – 6회
135kg – 3회

코치는 메모지나 카드를 준비해서 간단히 표시를 하면서 선수의 준비 운동을 계속적으로 확인하고 체크할 수 있다. 이 준비 운동 카드에 선수의 준비 운동 리프팅을 순서대로 정리해둘 뿐만 아니라, 다른 준비된 내용들도 (바벨 준비 운동 전에 진행하는 동작들 포함해서) 적어놓는다. 그리고 앞으로 얼마만큼의 횟수를 더 진행해야 하는지도 적어놓는다(그림 54.3).

코치가 선수들의 준비 운동 상태를 체크하는 데 도움이 되는 다른 목적의 카드나 노트를 활용할 수도 있다. 왜냐하면, 다양한 요인으로 인해서 준비 운동을 진행하면서 혼동되는 경우가 있기 때문이다. 특히나 2명 이상의 선수를 관리하고 있다면 더욱 그렇다. 예를 들면 일정 관리를 위해서 다른 선수들의 시도가 끝날 때마다 카드나 노트에 표시를 하게 되면, 남은 횟수를 확인하기 위해서 왔다 갔다 할 필요가 없다. 물론, 어떤 변수가 생길지 모르니 주기적으로 직접 확인할 필요는 있다. 이렇게 직접 확인하면서, 혹시나 앞에 선수들이 실수를 하면서 발생하는 변수들에 따라서 계획을 조정할 수도 있다.

코치가 선수에게 준비 운동을 지시할 때는 추가적으로 발생할 수 있는 시간에 대해서도 고려해야 한다. 예를 들어

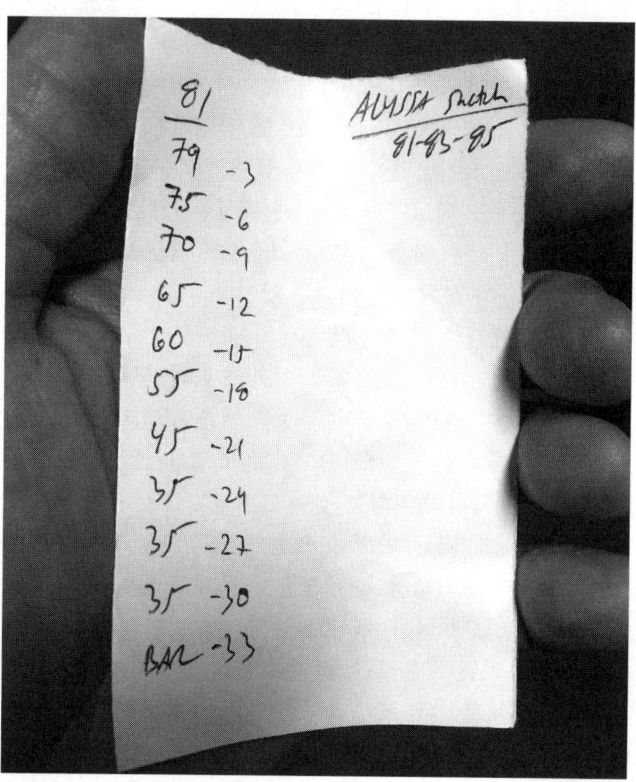

그림 54.3 선수의 준비 운동과 대회에 시도할 리프팅을 체크하면서 확인할 수 있는 준비 운동 카드

서, 다른 선수와 바벨을 함께 사용하게 된다면, 무게가 달라질 수도 있다. 그리고 준비 운동을 하는 곳이 넓은 곳이라면, 초크를 이용하기 위해서는 왔다 갔다 하는 시간이 추가적으로 발생할 수도 있다. 그리고 긴장을 많이 하는 선수들의 경우는 준비 운동을 하는 도중에 화장실에 자주 다녀와야 할 수도 있다.

준비 운동을 하면서 한 세트가 끝난 후에는 바로 다음 세트 무게로 세팅을 하는 것이 좋다. 바벨을 다른 선수와 함께 쓰는 경우라면, 다른 선수가 세트를 끝내자마자 다음 무게로 세팅하는 것이다. 가능하다면, 보조해주는 사람이나 코치가 바벨 무게를 직접 세팅해주면서, 선수는 쉴 수 있도록 해주는 것이 좋다. 선수가 제시간에 리프팅을 할 수 있도록, 초크가 필요한 리프팅 세트 앞 세트에서 미리 초크를 바르고 오라고 선수에게 지시할 수도 있다. 화장실을 갈 때는, 제한된 시간을 최대한 활용하기 위해서, 리프팅을 마무리하자마자 바로 다녀오는 것이 좋다.

전혀 예상치 못한 다른 선수의 무게 변경, 리프팅을 실패해서 다시 시도하는 경우, 혹은 코치가 실수를 하는 경우와 같은 변수들 때문에, 자신에게 더 많은 시간이 생길 수도 시간이 더 줄어들 수도 있다. 코치는 이런 부분들을 항상 체크하면서, 상황에 맞게 준비 운동을 변경하고 조정해야 한다. 만약 상당한 변화가 생기는 경우라면, 일부 준비 운동 세트를 완전히 생략하거나, 반대로 추가해야 할 수도 있는데, 어떤 경우라도 최대한 빨리 상황에 맞게 변경하는 것이 좋다.

만약 실수해서 생각보다 더 많은 시간이 주어진 상황이라면, 현재 진행하는 무게로 세트를 진행하면서 발생한 시간 차이를 조정하는 것이다. 예를 들면 현재 선수가 60kg으로 준비 운동을 하고 있는데 원래 예상한 것보다 6회나 더 많은 시도가 남은 상황이라면, 60kg 2회 정도 더 리프팅을 하고 나서 다음 무게로 넘어가는 것이다.

만약 무게가 이미 선수가 편안하게 시도할 수 있는 무게를 넘어섰다면, 다시 무게를 줄이고 증량하면서 준비 운동을 하도록 한다. 이렇게 준비 운동을 하는 것이 이상적인 것은 아니기 때문에, 자신의 순서가 돌아오기 전까지의 상황을 최대한 정확히 파악하는 것이 그만큼 중요한 것이다.

반대로, 코치가 앞에 남아 있는 시도 횟수를 착각했거나, 앞에 선수가 포기하거나, 예상보다 무게를 많이 증량하는 상황이 발생하게 되면, 예상보다 시간이 많이 줄어들게 되는 것이다. 이런 경우라면, 당연히 준비 운동이 더 짧게 조정되어야 할 것이다. 조정되는 방법은 선수에 따라서 달라질 수 있다. 어떤 선수들은 일부 준비 운동 세트를 완전히 생략하거나, 무게 조정을 할 수도 있다. 만약 비교적 시간이 충분한 경우라면, 세트당 횟수를 줄여서 계획대로 준비 운동을 진행하는 것이다. 예를 들면 무게당 3회씩 진행하기보다는 2회씩 진행하는 것이다.

계속 앞의 시도 횟수를 확인

다른 선수들의 세션이 진행되고, 자신의 선수의 순서가 다가올수록, 자신의 앞에 있는 선수들의 수가 줄어들면서 불확실성이 더 줄어들게 되고, 두 번째로 시도할 무게를 적어서 신청하는 선수들을 보면서 어느 정도로 다음 무게를 증량할지에 대해서 더 정확하게 예측할 수 있게 된다. 이런 내용들을 바탕으로 앞에 남은 다른 선수들의 시도 횟수를 계속해서 더욱 정확하게 확인할 수 있어야 한다. 그리고 일반적으로는 두 번째 시도와 세 번째 시도와의 중량 차이가 첫 번째 시도와 두 번째 시도의 중량 차이보다 더 적다는 것도 명심해야 한다.

시도하는 무게를 적어 내는 카드와 스코어보드뿐만 아니라, 실제 준비 운동을 하는 공간에서 일어나는 상황에서도 최대한 주의를 기울이는 것이 좋다. 이유는 다른 선수들이 다음 시도에 어느 정도의 무게를 시도할지를 예측하는데 도움이 되는 많은 정보를 주기도 하기 때문이다. 예를 들면 선수가 부상을 당해서 포기하는 부분에 대해서 코치와 얘기를 하는 것을 우연히 듣게 된다면, 실제로 그 선수가 포기를 하더라도 절대로 놀라지 않을 것이다. 다른 예는 그 선수의 처음 시도하는 무게와 남은 시간과 현재 준비 운동하는 무게를 함께 확인하는 것이다. 그 선수가 처음 시도하는 무게를 100kg으로 신청을 했는데 준비 운동을 이미 100kg으로 진행하고 있다면, 실제로 그 선수가 현장에서 무게를 올릴 가능성이 거의 100%이다. 반대로, 선수가 컨디션이 좋아 보이지 않고, 자꾸 준비 운동에서 리프팅을 실패한다면, 처음 시도하는 무게를 낮출 가능성이 높다. 시합 전 혹은 시합 중에 얻을 수 있는 다른 선수들에 관한 모든 정보가 도움이 될 수 있다.

대회에서 무게 시도

실제 대회에서는 매번 시도를 한 후에는, 자동적으로 1kg 증량이 된다. 다음 시도하는 무게는 반드시 30초 내로 코치나 선수에 의해서 신청되어야 한다. 그렇지 않으면 1kg 증량한 무게가 다음 시도 무게가 된다. 혼선이나 어떤 문제가 발생하는 것을 피하기 위해서, 비록 1kg을 증량하는 것이라도 항상 최대한 빨리 시도할 무게를 알려주는 것이 좋다. 무게 변경이 두 번만 가능하기도 하며, 대회를 진행하는 스텝들이나 다른 코치들이 더 쉽게 자신의 일을 하는 데도 도움이 되기 때문이다.

무게 선택: 각 시도에 도전할 무게는 선수나 코치에 의해서 결정될 것이다. 처음 시도하는 무게는 대회 전에 적절히 결정되지만, 준비 운동을 하는 동안의 상황에 따라서 필요하다면 조정되기도 한다. 일반적으로, 처음 시도하는 무게는 선수가 완전히 자신 있는 무게여야 한다. 처음 시도를 성공해야 다음 시도에 대해서 선수가 자신감을 가질 수 있게 되며, 실패를 하게 되면, 심리적으로 부담을 느끼게 되면서, 다음 시도에서 분명 육체적으로 성공할 수 있는 무게임에도 불구하고 실패할 가능성이 높아지게 된다.

두 번째, 세 번째 시도할 무게는 그 앞에서 시도할 무게와 전체적인 대회 전략에 따라서 달라질 수 있다. 물론 일반적으로 가장 무거운 무게를 들기 위해서 성공할 수 있을 것이라고 믿는 가능한 한 많은 무게를 올려야 한다. 앞에 시도에서 얼마나 쉽게 무게를 들 수 있느냐가 다음 시도할 무게를 결정하는 데 가장 좋은 지표가 된다.

그러나 다른 경쟁 선수를 이기기 위해서 아주 약간의 무게만 증량하는 경우도 있다. 예를 들면 어떤 선수가 경쟁 선수보다 1kg 뒤쳐져 있는 있고, 경쟁 선수는 더 이상 시도할 기회가 남아 있지 않는 상태라면, 비록 선수가 더 많은 무게를 들 수 있다는 확신이 있더라도 단지 2kg만 증량을 해서 경쟁 선수를 비교적 쉽게 이길 수 있는 것이다. 이런 전략은 특히나 팀 단위로 경쟁하는 대회에서 중요하다. 이때는 개인 목표보다는 팀에 필요한 포인트에 기초해서 일반적으로 시도할 무게를 결정하는 것이다.

대회 전략은 선수와 코치마다 많이 다양할 수 있다. 한 가지 전략은 대회를 개인 기록을 갱신하는 기회로 삼는 경우이다. 선수가 부상에서 회복했거나, 최대 무게를 들 수 있도록 훈련을 해왔거나, 정신적으로나 육체적으로나 가장 자극이 된 상태에서 시도하기에 좋은 전략이다. 당연히, 선수가 대회에서의 압박을 잘 견뎌내지 못하거나, 실제 대회에서는 실력을 제대로 잘 발휘하지 못하거나, 혹은 평소에 불가리안 방식으로 훈련해 와서, 훈련 시에 성공한 무게보다 더 높은 무게를 대회에서 시도하기 힘든 경우는 예외이다. 이런 경우라면, 대회 목표가 대회에서의 개인 기록을 계속적으로 갱신하는 데 목표를 두는 것이 좋다.

다른 전략은 훈련 시 성공한 무게를 대회에서 그대로 시도해서 성공하는 것이다. 다시 말해서, 대회에서는 최대한 많은 시도를 성공하는 것을 목표로 하는 것이다. 이렇게 성공률을 높이기 위해서는 대회에서 시도하는 무게가 훈련 시에 성공한 최대 무게를 넘지 않아야 한다. 이렇게 하면서 선수의 대회에서의 시도 성공률을 높일 수는 있지만. 선수의 잠재력을 제한할 가능성도 높다. 이런 방식은 상당한 체중 감량을 한 선수에게는 반드시 필요한 전략이기도 하다.

결국은 이기기 위해서는 스내치와 클린 앤 저크에서 목표한 무게를 단 한 번만 성공해도 된다. 하지만 이런 전략은 위험 부담이 크다. 그렇기 때문에, 일반적으로 두 가지 전략을 적절히 활용하는 것이 좋다.

당연히, 모든 대회를 동일한 전략으로 접근할 필요는 없다. 국제 대회나 비교적 규모가 큰 국내 대회를 주로 목표로 하는 선수들의 경우는, 비교적 규모가 작은 지역 대회를 연습으로 생각하고 참가해서 다른 중요한 대회만큼 높은 무게를 시도할 필요는 없다. 이런 대회에 참가할 때는 단순히 개인 기록을 갱신하는 데 신경 쓰기보다는, 선수가 목표로 하는 대회를 준비하는 단계로 꾸준히 기복 없이 6번 시도를 모두 성공 시키는 것에 집중하는 것이 효과적이다.

무게 변경과 시간 확보: 앞에서 언급했듯이, 이미 신청한 무게를 변경할 수도 있다. 계체를 하면서 무게를 신청할 때, 선수가 예상치 못하게 피로도가 높거나, 리프팅이 평소와 다르다면, 목표한 무게보다 약간 낮게 신청을 하는 것이 좋다. 이후에 괜찮아진다면, 다시 원래 무게로 올릴 수 있다. 그러나 선수가 준비 운동을 할 때 원하는 대로 리프팅이 잘 되지 않는다면, 무게를 낮추는 것이 선수에게도 더 안정감을 줄 것이다. 전략 차원에서 무게를 변경하는 경우도 있지만, 그렇지 않다면 이렇게 무게를 변경하게 되면 준비 운동도 달라질 수 있기 때문에 피하는 것이 좋다.

선수의 회복을 위해서 더 많은 시간이 필요한 경우에도 무게 변경을 할 수 있다. 선수의 이름이 호명된 상태에서 2번의 무게 변경이 가능한데, 이렇게 무게를 신청하게 되면 시간을 멈추게 되면서 좀 더 휴식을 할 수 있는 것이다. 만약에 변경한 무게 때문에 플레이트를 교체까지 해야 한다면, 더 많은 시간 동안 휴식할 수도 있다.

다음 시도를 위한 준비 운동: 일반적으로, 준비 운동에 대한 부담은 첫 번째 시도 이후에는 대부분은 없다. 그러나 몇몇 대회의 경우는, 각 선수들의 3번 시도를 하는 시간이 예상치 못하게 길어지는 경우에는 준비 운동에 대한 부담이 있기도 하다. 동일한 무게나 비슷한 무게를 신청하는 선수들이 많을수록 길게 기다려야 한다. 게다가, 앞에 선수가 실패를 해서 동일한 무게를 다음에 시도하거나, 한 선수가 연속으로 시도하게 되는 상황이 발생하면서 1분이 아니라 2분의 시간이 흘러가는 경우도 있다. 그리고 실패한 선수가 동일한 무게로 시도했는데 또다시 실패해서 3번째 시도에서도 동일한 무게를 시도하게 된다면 더 큰 변수가 될 수도 있다. 이런 여러 가지 상황들이 선수의 준비 운동 시간에 영향을 주는 변수가 될 수 있는 것이다.

어떤 경우든, 다음 시도까지 아무것도 하지 않고 기다릴 수만은 없기 때문에, 이 기다리는 시간을 활용할 수 있는 방법이 있어야 한다. 여기에는 다양한 방법이 존재할 수 있으며, 기다리는 시간이 어느 정도인지 그리고 각 선수의 성향에 따라서 가장 잘 맞는 방법을 선택하면 된다. 어떤 방법이든 우리의 목적은 피로도를 최소화하는 동시에, 선수의 몸을 준비 된 상태로 계속 유지시키는 것이다.

그러기 위해서, 준비 운동시 각 리프팅 사이의 휴식 시간을 더 늘릴 수도 있다. 사실 선수들은 이렇게 휴식 시간을 조금 더 늘려도 크게 큰 문제가 발생하지는 않는다. 그러나 5~6분이 지나면, 선수의 몸이 굳게 되면서 집중력을 잃게 된다. 그렇기 때문에 5~6분 이상 쉬지 않도록 리프팅을 좀 해주는 것이 좋다. 예를 들어서, 대략 10분 정도 기다리거나, 10번의 시도를 기다려야 하는 상황이라면, 중간 정도에 리프팅을 한 번 해주는 것이 좋다. 혹은 10분을 나눠서 2번 정도 리프팅을 할 수도 있다. 다시 말하지만, 코치와 선수가 서로 소통을 해서 전략을 만들어야 빠르게 결정해서 진행할 수 있다. 경험이 많은 코치와 선수일수록, 이런 상황에서 더 나은 전략과 결정을 할 수 있다.

준비 운동하는 첫 번째 방법은 가벼운 무게로 완벽한 동작으로 리프팅을 진행하는 것이다. 예를 들어 125kg으로 스내치 두 번째 시도를 하기 위해서 대기하는 중이라면, 80~90kg 정도의 무게로 스내치 동작을 해보는 것이다. 이렇게 하게 되면 무게 자체가 부담되지 않는 상태에서 완벽한 동작을 연습해볼 수 있게 되는 이점이 있다. 하지만 이 방법의 단점은 실제로 플랫폼에 올라가서 원래의 무거운 무게로 시도하게 되면, 정신적으로 부담이 될 수도 있다.

다음 방법은 줄인 무게로, 파워 스내치 혹은 파워 클린 앤 저크를 하는 것이다. 이 방법의 이점은 앞의 방법과 동일하지만, 다리를 조금 적게 사용한다는 특징이 있다. 그러나 이 방법의 단점은 다시 완전한 리프팅 동작으로 조정하면서 연습해야 한다는 것이다.

다음은 완전한 리프팅보다는 스내치 풀 혹은 클린 풀 동작을 연습하는 것이다. 이것이 가장 흔한 방법이지만, 당연히 단점도 있다. 동일한 무게로 진행하다고 하더라도, 완전한 동작으로 리프팅을 할 때와 비교해서 풀 동작에서 비교적 더 무겁게 느껴진다. 특히나 스트랩 없이 진행하면 특히나 더욱 그렇다. 그렇기 때문에, 결과적으로 정신적으로 부담이 될 수 있다. 또 다른 단점은 앞의 방법과 마찬가지로 완전한 동작의 리프팅으로 연습하지 못한다는 것이다.

마지막으로 매우 길게 기다려야 하는 경우에 준비 운동하는 최고의 방법은, 무게를 변경하면서 리프팅을 하는 것이다. 예를 들면 125kg으로 두 번째 시도를 하는 선수라면, 준비 운동으로 110-115-120으로 진행하고 실제로 플랫폼에서 두 번째 시도는 125kg으로 리프팅 하는 것이다. 처음 시도를 하기 전에 진행한 준비 운동 방식으로 줄여서 진행한 것이라고 생각하면 된다. 이런 상황에서는 최고의 접근법이기는 하지만, 여전히 선수에게는 육체적으로 정신적으로 부담이 될 수 있다. 그렇기 때문에 대회에서 발생할 수 있는 이런 상황에 적절히 대처하기 위해서 평소에 체육관에서도 이런 방식으로 훈련하는 것이 좋다.

기다리는 동안에 체온을 따뜻하게 유지하기 위해서, 담요나 타올 등을 덮고 있는 것이 좋다. 앉아서 기다렸다면, 자신의 순서가 돌아왔을 때 플랫폼에 올라가기 직전에 1~2회 스쿼트 점프를 해주는 것도 도움이 될 수 있다.

준비 운동 예절

준비 운동을 할 때 지켜야 할 예절은 우리가 일반적으로 생활하면서 지켜야 할 예절과 크게 다르지 않다. 하지만 웨이트리프팅에서 특히나 지켜야 하는 예절이 있으며, 너무 당연한 것들이라도 신경 쓰고 반복해서 연습할 필요가 있다.

첫 번째로 그리고 가장 중요한 것은 다른 사람들에게 예의 바르게 행동해야 하며, 존중해야 한다는 것이다. 경험이 많고 적고에 상관없이, 다른 선수, 코치 그리고 관계자들에게 무례하게 행동하거나 존중하지 않는다면, 당신에 대한 나쁜 평판은 이 스포츠에서 평생 따라다니게 될 것이다. 기본적인 예의를 갖추는 것은 절대로 어려운 일이 아니다. 항상 주위 사람들에게 감사해할 수 있는 사람이 되도록 하자.

준비 운동을 하는 공간이 사람이 많아서 아주 복잡할 수도 있다. 이런 상황에서는 자신만이 이 공간에 있다고 절대로 생각하지 말자. 일반적으로 의자를 가져다놓으면서 이 플랫폼을 자신이 현재 사용하고 있다는 것을 표시한다. 만약 의자가 보인다면, 누군가 당신보다 먼저 와서 이미 사용하고 있다고 생각하면 된다. 만약 누군가 사용하고 있는지 정확히 모르겠다면, 주위 사람들에게 물어보도록 하자.

반대로, 만약 당신이 의자를 혹은 가방을 두고 어디를 갔다가 다시 돌왔을 때, 다른 누군가가 이 플랫폼을 사용하고 있다면, 절대로 놀라지 말자. 그 사람에게 상황을 충분히 설명할 수도 있으며, 필요하다면 함께 플랫폼을 사용할 수도 있다. 가장 좋은 방법은 자신이 자리를 비웠을 때, 코치나 다른 사람이 그 자리에 있도록 하는 것이다.

준비 운동을 하는 공간에 사람이 많을 때 발생할 수 있는 또 다른 상황은 바로 장비 부족이다. 대부분의 경우는 플레이트가 부족하다. 다른 플랫폼에서 준비 운동을 하고 있는 다른 선수와 플레이트를 함께 사용해야 할 수도 있다. 절대로 다른 플랫폼에서 그냥 말없이 가져오지 말고 물어보도록 하자. 예의를 갖추고 요청한다면, 대부분의 선수와 코치들은 플레이트를 함께 사용할 수 있도록 해줄 것이다. 빌린 플레이트를 다 사용하게 되면 바로 돌려줄 수 있도록 하자.

플레이트뿐만 아니라, 플랫폼을 다른 선수들과 함께 사용해야 하는 경우도 꽤 많다. 이런 상황이 그렇게 반갑지만은 않고, 준비 운동이 더 힘들어질 수도 있다. 하지만 당신만 이렇게 느끼는 것은 아니라는 것을 명심하자. 다른 선수들과 코치들 역시도 당신만큼이나 장비를 함께 사용하고 싶어 하지는 않을 것이다. 이런 좋지 않은 상황에서도 최대한 준비 운동을 원활하게 진행할 수 있도록 서로 협조하도록 하자. 서로 사용해야 하는 타이밍에 대해서 충분히 소통하도록 하자.

그리고 리프팅을 하는 선수 바로 앞에 서 있거나 앞으로 돌아다니지 않도록 하자. 매우 가벼운 무게라면 크게 걱정할 것이 없지만, 그렇지 않다면, 플랫폼 뒤쪽으로 이동할 수 있도록 하자.

비슷한 이유로, 지나치게 큰 소음을 만들어서 다른 선수들이나 코치들을 방해하지 않도록 하자. 소음을 적절한 수준으로 유지하고, 주위에 일어나고 있는 상황에 대해서도 항상 주시하도록 하자.

준비 운동을 하는 공간에 코치 이외 다른 사람들은 동반하지 않도록 하자. 이 공간이 제한이 있기 때문에, 당신 친구들이 함께 와서 차지할 공간은 없다. 이들은 관중석에 앉아서 당신을 응원할 수 있다.

항상 의자나 앉을 수 있는 공간을 마련해두자. 장비와 마찬가지로 다른 플랫폼에서 그냥 훔쳐오지 말고 반드시 먼저 물어보자,

장비를 신경 써서 다루도록 하자. 대회에서 사용되는 장비는 대부분은 대회를 위해서 체육관이나 코치들이 대여를 해주는 경우가 많다. 이들은 뭐가 보상을 받는 것이 아니다. 그렇기 때문에 장비를 조심스럽게 다루면서 파손시키지 않도록 하자.

대회가 시작되면, 관계자와 스텝들에 대한 행동도 신경쓰도록 하자. 다시 말하지만, 대부분의 것들은 일반적인 예절과 관련된 것들이다. 항상 예의 바르고 존경심을 보여줄 수 있도록 하며, 혹시나 그들이 대응이 늦거나 실수를 했다고 하더라도, 너무 꾸짖거나 야단치지 않도록 하자. 그들은 엄청 많은 것들을 관리하고 처리하면서 최선을 다하고 있는 것이다. 만약 실수를 했다면, 그 부분에 대해서 언급하고 시정될 수 있도록 정중하게 요청하도록 하자.

당신 혹은 당신의 선수가 다음에 시도할 무게를 즉시 알려줄 수 있도록 하자. 엄밀히 따지면 무게를 변경할 30초의 시간이 있기는 하지만, 불필요하게 시간을 끌면 모든 사람을 혼란스럽게 하면서 대회 자체를 길어지게 만들 수도 있다. 전략적으로 중요한 이유가 있어서 필요한 경우가 아니라면, 바로 무게를 알려줄 수 있도록 하자.

전략적인 측면에서는 아주 현명하게 상황을 이용할 필요가 있다. 메달이나 기록 갱신을 목표로 하는 경우라면, 시도하는 무게를 결정하거나 변경을 할 때 서로 속고 속이는 눈치 싸움을 상당히 많이 한다. 불필요하게 낮은 무게로 첫 번째 시도를 하거나, 무게 변경을 하면서 다른 선수들의 준비 운동을 혼란스럽게 만들지 않도록 하자. 마찬가지로, 다른 코치나 선수들이 당신에게 다가와서 자신들의 준비 운동을 위해서 다음에 무게를 어떻게 할 것인지를 물어볼 수도 있다. 만약 당신 혹은 당신의 선수와 직접적으로 경쟁을 하는 선수라면, 이런 정보 제공 요청에 대해서 정중하게 거절을 할 수 있도록 하자.

대회가 진행되는 상황에서 당신이 어디에 서 있는지도 제대로 확인하도록 하자. 만약 시도 무게를 적은 카드나 스코어보드를 보고 있는 것이 아니라면, 그 자리에서 비켜서 다른 선수들이나 코치가 볼 수 있도록 하자. 마찬가지로, 선수나 코치들이 대회 플랫폼으로 이동하는 길목에도 서 있지 않도록 하자.

규모가 비교적 큰 대회에서는, 각 대회 세션을 시작할 때마다 시도하는 선수를 소개하기도 한다. 준비 운동을 하면서 자신이 호명되는 것을 기다릴 수 있도록 하자. 그리고 자신이 호명된 것도 모를 정도로 집중하지 않아서 다른 사람들을 기다리게 하는 상황을 만들지 않도록 하자.

플랫폼 예절

준비 운동을 할 때 지켜야 하는 예절과 마찬가지로, 대회 플랫폼에서의 예절도 지극히 상식적이며, 기본적인 스포츠맨십과 관련 있는 것들이다. 다른 선수들을 존중해주면 그 선수도 당신을 존중해줄 것이다. 앞에서 언급했듯이, 잘못된 행동으로 인해서 얻게 되는 좋지 못한 평판은 당신을 평생 따라다닐 것이다.

당신의 행동이 당신뿐만 아니라, 코치 혹은 팀 크게는 이 스포츠의 평판에 영향을 줄 수 있다. 플랫폼에서 과도한 행동을 하지 않도록 하자. 당신의 리프팅이 당신을 말해주는 것이다. 아무리 엄청난 리프팅을 성공하더라도, 플랫폼에서

의 유치하고 무례한 행동으로 인해서 그 리프팅은 쉽고 빠르게 잊힐 수도 있다.

당신은 이 대회에 참가한 많은 선수들 중 한명일 뿐이기 때문에, 리프팅을 한 후에 지나치게 오랜 시간 플랫폼에 남아 있지는 않도록 하자. 그렇게 되면 대회가 지연될 수 있다.

자신의 이름이 호명되면 플랫폼으로 올라갈 수 있도록 하며, 앞에 선수가 내려올 때까지는 기다리도록 하자.

심판의 판단이나 결정을 존중할 수 있도록 하자. 불평하는 아이처럼 계속 항의를 해도 결과가 달라질 가능성의 거의 없다. 그렇게 되면 당신의 리프팅이 얼마나 훌륭했는지와 상관없이 당신의 평판도 나빠지게 되는 것이다.

다른 선수나 코치들에 대한 험담을 절대로 하지 않도록 하자. 당신이 뛰어나다는 것을 증명하고 싶다면, 플랫폼에서의 퍼포먼스를 통해서 이 부분을 증명할 수 있다. 다른 선수 혹은 코치와 문제가 좀 있다면, 적절한 시기에 따로 해결하는 것이 좋다.

코치 역시 선수와 마찬가지로 기본적인 예의를 갖출 필요가 있다. 코치가 예의를 갖추지 않게 되면, 이 스포츠에서 코치의 평판뿐만 아니라, 선수의 평판에도 좋지 못한 영향을 주게 된다. 대회장에서 어떻게 행동해야 하는지 선수에게 알려주고 그렇게 실제로 할 수 있도록 하는 것도 코치의 책임이다.

코치로서 당신의 선수와 그 선수의 퍼포먼스를 챙겨야 하는 당신의 일에 집중하자. 다른 선수나 코치들이 먼저 다가와서 당신에게 도움을 요청하는 것이 아니라면, 그들을 방해하지 않도록 하자. 만약 어떤 선수가 코치 없이 혼자서 대회에 참가했다면, 당신이 편안하게 다가가서 도움을 줄 수도 있다. 하지만 코치가 함께 있는 경우라면 절대로 간섭하지 않도록 하자. 그들이 방식에 대해서 당신이 동의하지 않고 틀렸다는 생각이 들더라도, 그것은 그들이 책임져야 할 부분이다.

마지막은 예절과 관련된 부분은 아닐 수도 있다. 대회장에서는 지나치게 선수를 코칭하려고 하지 말자. 실제 대회장에서 기술적으로 뭔가를 알려주기에는 너무 늦은 시점이다. 현장에서 코치가 할 수 있는 부분은 이미 알려준 부분에 대해서 선수들에게 상기시켜주는 것이다. 체육관에서 훈련을 할 때도, 선수에게 너무 많은 정보를 주는 것이 힘든 것처럼, 대회에서도 코치가 알려주는 많은 것들을 감당하기는 쉽지 않다. 실제로 훈련 때보다 시합에서 더욱 그렇다. 대회는 선수가 연습하고 알고 있는 것을 실행해보는 기회이지, 리프팅을 어떻게 하는지 배우는 것이 아니다. 가르쳐주고 싶은 것이 있다면, 대회가 끝나고 훈련을 다시 시작할 때까지 아껴주도록 하자.

부록

동작 요약 설명

1 동작 요약 설명 / 62쪽

호흡과 몸통 안정화

복부 근처 근육을 편안하게 한다.

코로 호흡을 시작해서 아래에서 위로 몸통을 공기로 채운다.

지나치게 숨을 들이마시지 않고 몸통 주위의 근육을 단단하게 만든다.

2 동작 요약 설명 / 78쪽

스쿼트

엉덩이보다 살짝 넓게 양발의 뒤꿈치를 위치시킨다. 그리고 발끝은 편안하게 바깥쪽으로 돌린다.

엉덩이를 아래로 이동시키면서 스쿼트 가장 아래 구간에서 편안하게 앉는다. 그리고 발과 허벅지가 수평이 되고 고관절이 편안해질 때까지 발의 위치를 조정한다.

이 상태로 일어나서 등에 아치를 만들고 몸통을 견고한 상태로 유지하면서 천천히 스쿼트를 하면서 최대한 깊이 앉아본다. 등의 아치와 몸통을 곧게 편 상태를 유지해야 한다.

발이 뜨지 않고 평평한 상태를 유지하며, 뒤꿈치 앞 가장자리에 무게중심이 잡힐 수 있도록 한다.

3 동작 요약 설명 / 82쪽

발 트랜지션

발을 대략 엉덩이 아래쪽에 위치시키고 편안하게 발끝을 바깥쪽으로 돌린다.

발볼 쪽보다는 뒤꿈치 쪽으로 살짝 무게중심을 옮긴다.

발볼 쪽으로 설 수 있도록 발을 들어올리면서 빠르게 발을 움직이면서 스쿼트 자세를 취하면서 발 전체로 착지한다.

처음에는 쿼터 스쿼트로 자세로 착지한다.

트랜지션 연습을 하면서 최종적으로 최대한 빨리 풀 스쿼트 자세를 취할 수 있는 상태가 될 때까지 조금씩 깊이 앉으면서 연습을 한다.

4 동작 요약 설명 / 99쪽

스내치 그립

훅 그립으로 넓은 그립으로 바벨을 잡는다.

똑바로 선 상태에서 바벨이 치골 바로 위 고관절이 접히는 부분에 위치할 때까지 손의 위치를 조절한다.

이렇게 시작해서 조절한 뒤에도 자신의 신체 비율을 고려해서도 계속 조절한다.

5 동작 요약 설명 / 103쪽

스내치 오버헤드 자세

견갑골 안쪽 위 모서리 부분에 함께 힘을 준다.

팔꿈치를 세게 완전 신전시킨다.

팔꿈치 뼈 부분이 뒤쪽 아래를 향하도록 한다.

상대적으로 편안한 그립 상태가 가능하도록 손과 손목 상태를 유지한다. 바벨은 팔뚝이 있는 중심 부분에서 약간 뒤쪽에 있도록 손바닥에 위치시킨다.

고개를 들고 양팔 앞쪽으로 살짝 밀어준다.

목의 맨 아랫부분에서 수직에 바벨이 있도록 유지한다.

6 동작 요약 설명 / 105쪽

오버헤드 스쿼트

적절한 스내치 오버헤드 자세로 바벨을 고정시킨다.

스쿼트와 같은 발 넓이를 만들 수 있도록 발을 위치시킨다.

몸통에 압력을 주면서 안정화시킨다.

수직 상태를 유지하면서 무릎과 고관절을 함께 접으면서 스쿼트를 한다.

리커버리 동작을 위해서 바벨을 위로 밀어내면서 그 동선을 몸으로 함께 따라간다. 이때 몸은 수직처럼 곧은 상태를 유지한다.

7 동작 요약 설명 / 106쪽

프레싱 스내치 밸런스

리시빙 자세로 양발을 위치시키고 바벨을 목 뒤쪽에 놓는다.

스내치 그립으로 바벨을 잡고, 양 견갑골 안쪽 위 가장자리에 힘을 세게 준다.

몸통에 압력을 주면서 안정화시킨다.

천천히 바벨 아래로 스쿼트를 하면서 바벨을 밀어낸다.

스쿼트를 하면서 팔꿈치를 펴서 오버헤드 자세를 만든다.

바벨을 머리 위로 단단하게 고정시킨 상태에서 일어선다.

8 동작 요약 설명 / 107쪽

드롭 스내치

풀 자세처럼 발을 위치시키고 바벨은 목 뒤에 놓는다.

스내치 그립으로 바벨을 잡고, 양 견갑골 안쪽 위 가장자리에 힘을 세게 준다.

몸통에 압력을 주면서 안정화시킨다.

발을 들어올리면서 바벨 방향으로 펀치를 하면서 바벨 아래로 내려가서 스쿼트 자세를 만든다.

발이 바닥을 다시 접촉하는 타이밍과 동일하게 오버헤드 자세로 팔꿈치를 락아웃 한다.

오버헤드 자세로 락아웃시킨 상태를 유지하면서 일어선다.

9 동작 요약 설명 / 108쪽

히빙 스내치 밸런스

리시빙 자세처럼 발을 위치시키고 바벨은 목 뒤에 놓는다.

스내치 그립으로 바벨을 잡고, 양 견갑골 안쪽 위 가장자리에 힘을 세게 준다.

몸통에 압력을 주면서 안정화시킨다.

무릎을 편안하게 구부리고 다리로 드라이브를 하면서 바벨을 밀어 무게감이 느껴지지 않도록 공중에 띄운다. 이때 바벨이 위쪽으로 많이 올라가서는 안 된다.

바벨이 위로 이동할 때, 스쿼트 자세로 앉으면서 바벨 방향으로 펀치를 한다. 발은 바닥에 평평하게 붙을 수 있도록 한다.

오버헤드 자세로 팔꿈치를 락아웃시키면서 최대한 빠르게 스쿼트 자세로 깊이 앉는다.

오버헤드 자세로 락아웃시킨 상태를 유지하면서 일어선다.

10 동작 요약 설명 / 109쪽

스내치 밸런스

풀 자세처럼 발을 위치시키고 바벨은 목 뒤에 놓는다.

스내치 그립으로 바벨을 잡고, 양 견갑골 안쪽 위 가장자리에 힘을 세게 준다.

몸통에 압력을 주면서 안정화시킨다.

무릎을 편안하게 구부리고 다리로 드라이브를 하면서 바벨을 밀어 무게감이 느껴지지 않도록 공중에 띄운다. 이때 바벨이 위쪽으로 많이 올라가서는 안 된다.

바벨이 위로 이동할 때, 발을 들어올려서 트랜지션 해서 리시빙 자세를 만든다. 그리고 발을 바닥에 완전히 평평하게 접촉시키면서 착지한다.

발이 움직이기 시작하면서, 바벨 방향으로 펀치를 하면서 스쿼트 자세로 앉는다. 발이 바닥에 착지하는 타이밍에 오버헤드 자세로 팔을 락아웃한다.

오버헤드 자세로 락아웃시킨 상태를 유지하면서 일어선다.

11 동작 요약 설명 / 111쪽

미드-행 자세

풀 동작에서처럼 다리를 위치시킨 상태에서 무게중심이 뒤꿈치 앞 가장자리에 오도록 한다.

정강이는 수직에 가까운 상태를 만든다.

무릎은 살짝 굽혀져 있으며, 몸통을 견고하게 유지한 상태에서 등을 편다.

어깨는 바벨과 무릎보다 약간 앞에 위치한다.

바벨은 허벅지 가운데 지점에 살짝 닿도록 한다.

팔은 편안하고 길게 편 상태에서 팔꿈치를 측면으로 회전시킨다.

머리와 시선은 앞을 향하도록 한다.

12 동작 요약 설명 / 112쪽

미드 행 스내치 점프

미드 행 자세에서 무게중심이 발뒤꿈치 앞 가장자리에 올 수 있도록 한다.

어떠한 사전 움직임도 없는 상태에서, 최대한 높이 수직 방향으로 점프한다.

동작을 하는 동안에 몸에 바벨이 살짝 닿을 수 있는 상태를 유지한다.

13 동작 요약 설명 / 114쪽

미드 행 스내치 풀

미드 행 자세로 서서 스내치 그립 넓이로 훅 그립을 잡는다.

다리로 세게 지면을 누른다. 그리고 광배근과 어깨를 이용해서 바벨이 허벅지에 근접한 상태를 유지한다.

다리가 수직 상태를 유지하면서 몸을 완전히 신전시킨다. 몸을 완전히 신전시킨 상태에서 어깨는 엉덩이보다 살짝 뒤에 있다.

고관절 쪽에 바벨이 살짝 닿을 수 있도록 몸 쪽으로 바벨을 밀어낸다.

어깨를 으쓱하면서 바벨이 몸 앞쪽으로 멀어지지 않고 탄력을 받아서 위로 계속 이동할 수 있도록 한다.

몸이 신전된 상태를 너무 오래 유지하지 마라.

14 동작 요약 설명 / 116쪽

톨 머슬 스내치

팔을 편 상태로 바벨을 잡고 선다. 팔꿈치는 바깥쪽으로 향하도록 돌리고 뒤꿈치 앞 가장자리에서 균형 상태를 유지한다.

측면으로 팔꿈치를 최대한 높이 당기면서 견갑골에 힘을 준다. 그리고 자연스럽게 어깨를 으쓱하면서(슈러그) 바벨을 최대한 몸에 가까운 상태로 유지한다.

팔꿈치가 최대 높이에 도달하면 바벨을 머리 위로 올리기 위해서 팔을 회전시킨다. 바벨이 이동하면서 얼굴에 최대한 가까이 지나도록 한다.

바벨이 머리 위로 올라가게 되면 훅 그립을 빠르게 풀도록 한다. 그리고 손과 손목을 오버헤드 자세에 적합한 자세로 고정시킨다.

수직으로 바벨을 향해서 펀치를 한다. 그리고 오버헤드 자세를 단단하게 고정시킨다.

15 동작 요약 설명 / 118쪽

스케어크로우 스내치

스내치 그립으로 바벨을 잡고 몸을 완전히 편 상태로 선다. 팔꿈치는 측면으로 최대한 높이 올리면서 바벨은 몸에 가볍게 접촉된다.

발을 들어올리면서 움직여 리시빙 자세를 만드는 동시에 바벨을 머리 위로 들어올리면서 빠르게 스쿼트 자세를 취한다.

발이 바닥을 다시 완전히 접촉시키는 동시에 오버헤드 자세로 바벨을 락아웃시킨다.

오버헤드 자세로 바벨을 안정적으로 고정시킨 상태 그대로 일어선다.

16 동작 요약 설명 / 119쪽

톨 스내치

스내치 그립으로 바벨을 잡고 몸을 완전히 편 상태로 선다. 팔을 편안하게 편 상태에서 바벨을 잡는데 이때 바벨은 몸에 가볍게 접촉된 상태이다.

발을 들어올리면서 움직여 리시빙 자세를 만들면서 팔꿈치를 측면에서 위로 최대한 높이 들어올린다. 동시에 바벨을 머리 위로 들어올리면서 빠르게 스쿼트 자세를 취한다.

발이 바닥을 다시 완전히 접촉되는 동시에 오버헤드 자세로 바벨을 락아웃시킨다.

오버헤드 자세로 바벨을 안정적으로 고정시킨 상태로 그대로 일어선다.

17 동작 요약 설명 / 120쪽

미드 행 스내치

스내치 그립으로 바벨을 잡고 미드 행 자세로 선다.

다리로 바닥을 세게 밀면서 동작을 시작한다.

광배근과 어깨를 이용해서 바벨이 최대한 몸에 가까이 붙어 있는 상태를 유지한다.

고관절을 빨리 펴면서 다리로 바닥을 계속 밀어내서 몸이 완전히 펴진 상태를 만들 수 있도록 한다. 이때 다리는 수직에 가까워야 하며, 몸을 다 폈을 때 어깨는 엉덩이보다 약간 뒤쪽에, 바벨은 고관절 쪽으로 위치한다. 그러면서 자연스럽게 발볼 쪽으로 서게 된다.

발을 들어올리면서 팔꿈치를 최대한 높이 들어올린다. 그러면서 바벨을 최대한 몸에 가까이 붙인 상태를 유지하면서 바벨 아래로 이동한다.

바벨을 오버헤드 자세로 락아웃시키는 동시에 발은 바닥을 다시 완전히 평평하게 접촉하게 된다.

머리 위로 바벨을 안정적으로 고정시킨 상태에서 일어선다.

18 동작 요약 설명 / 126쪽

스내치 시작 자세

바벨을 대략 발볼 위에 오도록 위치시킨다.

발끝은 약간 바깥쪽으로 돌려서 발 전체에 골고루 무게가 분산되도록 서서 균형 상태를 유지한다.

스내치 그립 넓이로 훅 그립을 잡는다.

몸통이 수직으로 곧게 선 상태를 만들고, 팔은 측면에서 봤을 때 거의 수직 상태가 되도록 한다.

몸통에 압력을 줘서 단단하게 만들고 등은 아치 상태를 만들어준다.

고개는 들어서 시선은 정면 혹은 정면보다 약간 위를 바라보도록 한다.

무릎은 양팔 쪽으로 향해서 바깥으로 밀어주고 바벨보다 약간 앞에 위치한다.

팔은 내회전시키고 바벨을 세게 잡기보다는 편안하게 편 상태로 잡는다.

19 동작 요약 설명 / 128쪽

스내치 세그멘트 데드리프트

시작 자세를 견고하게 만든 상태에서 잠시 멈춘다.

다리로 바닥을 밀면서 바벨을 바닥에서 1인치 정도 들어서 3초 동안 멈춘다.

바벨이 무릎 높이까지 올 수 있도록 다리로 바닥을 밀면서 일어선다. 이때 무게중심은 뒤꿈치 앞 가장자리 쪽으로 향해서 뒤로 이동시킨다. 그리고 등의 각도는 최초의 각도와 거의 동일하게 유지를 하고 3초 동안 멈춘다.

미드 행 자세가 될 때까지 다리로 바닥을 밀면서 일어선다. 마찬가지로 3초 동안 멈추며, 뒤꿈치 앞 가장자리에 무게중심이 있도록 유지한다.

올바른 자세를 유지하면서 역순으로 천천히 바벨을 바닥에 내려놓도록 한다.

20 동작 요약 설명 / 129쪽

홀팅 스내치 데드리프트

시작 자세를 견고하게 만든 상태에서 잠시 멈춘다.

다리로 바닥을 밀면서 부드럽게 바벨을 바닥에서 들어올린다.

바벨이 무릎 방향으로 이동하면서 거의 동일한 등의 각도를 유지하며, 무게중심은 뒤꿈치 앞 가장자리 쪽으로 조금씩 이동시킨다.

다리로 바닥을 계속 밀면서, 뒤꿈치 앞 가장자리에 있는 균형 상태를 유지한다. 미드 행 자세를 만들면서 어깨를 약간 앞으로 이동시켜준다.

미드 행 자세에서 3초 동안 멈춘다.

올바른 자세를 유지하면서 역순으로 천천히 바벨을 바닥에 내려놓도록 한다.

21 동작 요약 설명 / 129쪽

세그멘트 스내치+스내치

시작 자세를 견고하게 만든 상태에서 잠시 멈춘다.

홀팅 스내치 데드리프트를 진행하면서 미드 행 자세에서 3초 동안 멈춘다.

멈춘 동작에서 바로 미드 행 스내치 동작을 한다.

바벨을 다시 바닥에 내려놓고, 다시 시작 자세를 잡는다.

이번에는 멈추는 동작 없이 스내치를 한다. 하지만 올바른 자세와 균형 상태, 타이밍을 위해서 미드 행 자세까지 천천히 바벨을 당기면서 움직인다.

22 동작 요약 설명 / 130쪽

스내치

시작 자세를 견고하게 만든 상태에서 잠시 멈춘다.

다리로 바닥을 밀면서 리프팅을 시작한다.

바벨이 무릎 위치까지 올라가면서 무게중심을 뒤꿈치 앞 가장자리로 이동시킨다.

미드 행 자세가 될 때까지 다리로 바닥을 계속 밀어준다. 그러면서 뒤꿈치 앞 가장자리에서 균형 상태를 유지해준다.

다리로 바닥을 세게 밀면서 최종적으로 몸을 세게 완전히 펴준다. 이때 바벨이 몸에서 멀어지지 않도록 몸에 가까이 붙여놓는다.

다리는 수직 상태, 바벨은 골반에 위치하도록 하며, 어깨는 약간 엉덩이보다 뒤쪽에 있는 상태로 몸을 다 펴준 상태에서, 발을 들어올리면서 팔꿈치를 측면 위로 들어올린다.

바벨은 항상 몸에 가까이 위치시키도록 하며, 팔을 들어올려 바벨이 오버헤드 위치에 올 수 있도록 한다. 리시빙 자세를 만들기 위해서 발이 바닥에 완전히 평평하게 닿는 시점에 바벨을 들고 있는 팔을 완전히 락아웃시킨다.

오버헤드 자세로 바벨을 단단히 고정시킨 상태에서 자연스럽게 스쿼트 자세로 앉는다.

바벨을 여전히 오버헤드 자세로 단단히 고정시킨 상태로 일어선다.

23 동작 요약 설명 / 166쪽

클린 그립

훅 그립으로 어깨에서 한 주먹 혹은 반 주먹 정도 거리를 두고 바벨을 잡는다.

이 정도 넓이에서 필요에 따라서 자신에게 적절한 넓이로 조정한다.

24 동작 요약 설명 / 169쪽

클린 랙 자세

클린 그립 넓이로 바벨을 잡는다.

등을 펴도록 한다.

어깨를 앞으로 최대한 밀어내고 위로도 살짝 올린다.

바벨을 목과 어깨의 가장 높은 지점 사이에 위치시킨다.

너무 바벨을 세게 잡지 않으면서 완전한 그립 상태를 유지한다.

어깨나 바벨의 어떤 움직임 변화도 없는 상태로 팔꿈치를 최대한 높이 올린다.

25 동작 요약 설명 / 170쪽

프론트 스쿼트

클린 랙 자세로 바벨을 안정적인 상태로 유지한다.

적절한 스쿼트 넓이로 발을 위치시킨다.

호흡을 통해서 몸통을 단단하고 견고하게 만든다.

몸통이 곧은 상태를 유지할 수 있게 무릎과 고관절을 동시에 접으면서 스쿼트를 한다.

탄성이 있는 바운스를 이용해서 스쿼트 가장 밑에서 구간에서 빠르게 일어나면서 가속시킨다.

어깨와 팔꿈치를 위로 밀면서 일어선다. 이때 곧은 자세를 유지한다.

26 동작 요약 설명 / 172쪽

클린 미드 행 자세

무게중심은 양발의 뒤꿈치 앞 가장자리에 오도록 해서 풀 자세로 양발을 위치시킨다.

정강이는 수직 상태에 가까워야 한다.

무릎은 살짝 구부리고, 몸통에 압력을 준 상태로 등은 완전히 펴진 상태로 견고하게 만들어준다.

어깨는 바벨과 무릎보다 살짝 앞쪽에 오도록 한다.

바벨은 허벅지 가운데 지점에 가볍게 닿도록 한다.

양팔은 팔꿈치가 바깥쪽으로 돌린 상태로 길고 편안하게 편 상태를 유지한다.

머리와 시선은 정면을 향하도록 한다.

27 동작 요약 설명 / 173쪽

미드 행 클린 점프

발뒤꿈치 앞 가장자리 부분으로 적절하게 균형 상태를 유지한 상태로 미드 행 자세를 만든다.

미드 행 자세에서 수직 방향으로 최대한 높이 점프한다. 점프를 하기 전에는 어떠한 다른 동작도 발생해서 안 된다.

움직임이 일어나는 동안 바벨이 몸에 가볍게 접촉된 상태를 유지한다.

28 동작 요약 설명 / 174쪽

미드 행 클린 풀

클린 넓이로 훅 그립을 해서 미드 행 자세를 만든다.

다리로 지면을 세게 밀어내면서, 광배근과 어깨를 이용해서 허벅지 가까이 있는 상태를 유지한다.

다리를 수직으로 펴면서 몸을 최종적으로 신전시킨다. 이때 어깨는 엉덩이보다 약간 뒤쪽에 위치한다.

바벨을 몸 쪽으로 밀면서 고관절 부근에 가볍게 닿을 수 있게 한다.

바벨이 앞으로 이동하는 것이 아니라 탄성이 작용하는 방향으로 바벨이 이동할 수 있도록 슈러그 동작을 한다.

몸을 신전시킨 상태를 너무 오래 지속하지는 않는다.

29 동작 요약 설명 / 176쪽

랙 딜리버리

팔꿈치를 최대한 측면 위쪽으로 올린 상태로 똑바로 선다.

바벨이 목 쪽으로 올 수 있도록 위쪽 그리고 목 쪽을 향해서 바벨을 뒤쪽으로 당긴다. 그리고 바벨을 중심축으로 빠르게 팔꿈치를 회전시킨다.

팔꿈치를 회전시킨 후 위로 올리면서 부드럽게 바벨을 제 위치에 올 수 있도록 한다. 이때 어깨를 앞쪽으로 그리고 약간 위쪽으로 올려서 정확한 랙 자세를 만든다.

30 동작 요약 설명 / 177쪽

톨 머슬 클린

바벨을 잡고 팔을 편 상태에서 편안하게 선다. 팔꿈치는 바깥쪽을 향하도록 내회전시키고, 뒤꿈치 앞 가장자리에 무게중심이 올 수 있도록 한다.

최대한 높이 팔꿈치를 위로 그리고 측면으로 올리면서 자연스럽게 슈러그 동작을 해서 바벨을 몸에 최대한 가까이 붙일 수 있도록 한다.

팔꿈치를 접은 상태에서 멈추지 않고, 바벨을 부드럽게 움직여서 클린 랙 자세를 만들 수 있도록 빠르게 랙 딜리버리 동작을 한다.

31 동작 요약 설명 / 178쪽

톨 클린

클린 그립 넓이로 바벨을 잡고 서서 바벨이 몸에 가볍게 닿을 수 있도록 팔을 편 상태를 유지한다.

리시빙 자세를 만들기 위해서 발을 들어서 이동시키는 동시에, 팔꿈치를 위로 그리고 측면으로 들어올린다. 그러고 나서 턴오버 동작을 해서 클린 랙 자세를 만들고 아래로 이동하면서 스쿼트 자세를 만든다.

발이 바닥에 재접촉되는 동시에 랙 자세에서 바벨을 안정적인 상태로 유지한다.

머리, 어깨 그리고 팔꿈치를 위로 밀면서 일어선다.

32 동작 요약 설명 / 179쪽

미드 행 클린

클린 그립으로 바벨을 잡고 미드 행 자세를 만든다.

다리로 바닥을 세게 밀면서 동작을 시작한다.

광배근과 어깨를 이용해서 바벨을 최대한 몸에 가까이 붙이도록 한다.

고관절을 신전시키면서 몸을 완전히 신전시킬 수 있도록 다리로 계속 바닥을 밀어준다. 이때 다리는 수직 상태, 어깨는 엉덩이보다 약간 뒤쪽에 그리고 바벨은 허벅지 위쪽에 있도록 한다. 그러면서 자연스럽게 뒤꿈치를 들어올려서 발볼로 서게 된다.

발을 들어올리고 팔꿈치를 최대한 높이 위로 그리고 측면으로 당겨서 밑으로 이동시킨다. 이때도 바벨을 몸에 최대한 가까이 붙이도록 한다.

턴오버 동작을 해서 부드럽게 클린 랙 자세를 만들고 동시에, 발바닥 전체가 평평하게 바닥에 재접촉되도록 한다.

바벨을 스쿼트 자세로 받자마자 바로 반동을 주면서 일어설 수 있도록 한다. 이때 머리, 어깨 그리고 팔꿈치를 위로 밀면서 일어서도록 한다.

33 동작 요약 설명 / 183쪽

클린 시작 자세

대략 발볼 위쪽에 바벨이 오도록 한다.

약간 발끝을 바깥쪽으로 돌려주고 발 전체로 균형 상태를 유지한다.

클린 넓이의 훅 그립으로 바벨을 잡는다.

측면에서 봤을 때 팔이 거의 수직 상태가 되도록 곧은 자세를 잡는다.

몸통에 힘을 주고 등에 아치 상태를 단단하게 만들어준다.

고개를 들어서 시선은 정면 혹은 그보다 약간 위쪽을 향하도록 한다.

팔을 벗어나지 않도록 무릎을 바깥쪽으로 밀어주고 바벨보다 살짝 위쪽에 있도록 한다.

팔을 내회전시킨 상태에서 편안하게 팔을 편 상태를 만든다.

34 동작 요약 설명 / 185쪽

클린 세그멘트 데드리프트

안정적인 시작 자세로 잠시 동안 멈춘다.

다리로 바닥을 밀어서 바벨을 바닥에서 1인치 높이로 들어서 3초 동안 멈춘다.

다리로 바닥을 다시 밀어서 바벨이 무릎 높이까지 도달할 수 있도록 일어선다. 일어서면서 무게중심을 뒤로 이동시키면서 발뒤꿈치 앞 가장자리에 오도록 한다. 이때도 등의 각도는 거의 동일하게 유지해야 하고, 이 상태로 3초 동안 멈춘다.

다리를 밀어서 미드 행 자세로 3초 동안 멈춰 뒤꿈치 앞 가장자리로 균형 상태를 유지한다.

움직임의 스피드를 통제하면서 올바른 자세를 유지한 상태에서 바벨을 다시 바닥에 내려놓는다.

35 동작 요약 설명 / 186쪽

홀팅 클린 데드리프트

안정적인 시작 자세로 잠시 동안 멈춘다.

다리로 바닥을 밀면서 바벨을 바닥에서 부드럽게 들어올린다.

바벨이 무릎 앞을 지나면서, 거의 동일한 등의 각도를 유지하는 동시에 무게중심을 점점 뒤로 옮기면서 뒤꿈치 앞 가장자리에 오도록 한다.

다리로 계속 바닥을 밀면서, 뒤꿈치 앞 가장자리로 균형 상태를 유지한다. 그리고 어깨는 약간 앞쪽으로 이동하면서 미드 행 자세에 도달하게 된다.

미드 행 자세에서 3초 동안 멈춘다.

움직임의 스피드를 통제하면서 올바른 자세를 유지한 상태에서 바벨을 다시 바닥에 내려놓는다.

36 동작 요약 설명 / 186쪽

세그멘트 클린+클린

안정적인 시작 자세로 잠시 만든다.

홀팅 클린 데드리프트 동작을 하면서 미드 행 자세에서 3초 동안 멈춘다.

이렇게 멈춰 있는 상태에서, 바로 미드 행 클린을 한다.

미드 행 클린 동작을 한 후에, 바닥에 바벨을 내려놓고 다시 시작 자세를 만든다.

멈추는 동작 없이 바로 클린을 한다. 그러나 바벨이 바닥에서 미드 행 자세로 이동할 때는 올바른 자세, 균형 상태 그리고 타이밍을 위해서 비교적 천천히 동작을 수행한다.

37 동작 요약 설명 / 188쪽

클린

안정적인 시작 자세를 만들고 잠시 멈춘다.

바닥을 발로 밀면서 리프팅 동작을 시작한다.

바벨이 무릎 높이까지 도달할 때 무게중심을 뒤꿈치 앞 가장자리로 이동시킨다.

미드 행 자세가 될 때까지 계속 바닥을 발로 밀면서 무게중심을 뒤꿈치 앞 가장자리에 유지한다.

다리로 바닥을 세게 밀고, 고관절을 강하게 신전시키면서 최종적으로 몸을 위로 펴면서 폭발적인 힘을 내는 동작을 마무리한다. 이때 바벨은 최대한 몸에 가까이 붙이도록 한다.

다리가 수직 상태가 되고, 바벨을 허벅지 위쪽에 위치하고, 어깨는 약간 엉덩이보다 뒤쪽에 있는 상태로 완전히 몸을 신전시킨 상태가 되었을 때, 발을 들어올리면서 팔꿈치도 측면 위쪽으로 들어올린다.

바벨을 몸에 최대한 가까이 유지한 상태에서, 팔을 들어올려서 랙 자세로 바벨을 어깨 위에 안정적으로 위치시킨다. 동시에 리시빙 자세를 만들면서 양발이 평평하게 바닥에 완전히 닿도록 한다.

리시빙 자세에서 바벨을 받으면서 부드럽게 스쿼트로 앉았다가 가장 아래 구간에서 바로 반동을 준다.

바벨의 안정적인 상태와 몸이 곧게 서 있는 자세를 유지하기 위해서 머리, 어깨 그리고 팔꿈치를 위로 밀면서 일어서도록 한다.

38 동작 요약 설명 / 202쪽

저크 그립

어깨에서 주먹 한 개 혹은 반 개 정도로 거리를 둔 넓이로 바벨을 잡는데 이때는 훅 그립은 잡지 않도록 한다.

이 넓이에서 자신의 상황에 맞게 편안한 넓이로 조정해서 그립을 조정한다.

39 동작 요약 설명 / 202쪽

저크 오버헤드 자세

견갑골의 안쪽 위 모서리 부분에 힘을 세게 준다.

힘을 줘서 팔꿈치는 완전히 신전시킨다.

바벨은 손바닥에서 팔뚝 바로 뒤 부분에 위치시킨 상태에서 바벨을 잡고 있는 손과 손목은 편안한 상태를 유지한다.

머리를 들고 팔보다 약간 앞쪽에 오도록 앞으로 밀어낸다.

목 아랫부분에서 바로 수직 위에 바벨이 위치할 수 있도록 한다.

40 동작 요약 설명 / 204쪽

저크 스플릿 자세

양발로 무게중심을 분산시킨 상태에서 런지 자세를 만든다.

앞으로 내민 발은 바닥에 완전히 평평하게 닿아 있어야 하며, 발끝은 정면 혹은 약간 안쪽으로 향하도록 한다.

뒤쪽 발은 하퇴와 정렬 상태를 만들기 위해서 약간 안쪽을 향하도록 한다. 뒤꿈치는 들어야 하며, 발볼 쪽에 힘이 실리도록 한다.

발은 넓이는 스쿼트와 비슷하게 혹은 약간 더 넓게 한다.

앞으로 내민 다리의 정강이는 수직이어야 하며, 바닥을 기준으로 허벅지의 각도는 대략 20~40도 정도이다.

몸통은 힘을 주고 견고하게 만든 상태에서 수직에 가깝도록 만든다.

41 동작 요약 설명 / 206쪽

점프해서 스플릿 자세 만들기

양발이 엉덩이 밑에 오도록 선다.

무릎을 살짝 구부리고 위로 가볍게 점프를 한다.

몸통을 수직 상태로 유지하면서, 양발에 균등하게 무게가 분산되도록 빠르게 발을 움직여 착지한다.

필요한 경우에는 자세를 조정해서 균형을 유지한 상태에서 3초 동안 멈춘다.

앞뒤 발이 벌어진 거리의 1/3 정도를 앞으로 당겨서 가져온다. 그러고 나서 뒤쪽 발을 가져와서 양발을 모은다.

42 동작 요약 설명 / 208쪽

저크 랙 자세

저크 동작 그립 넓이로 바벨을 잡는다.

등을 신전시킨다.

어깨를 앞쪽으로 최대한 많은 밀어주면서 위로도 살짝 올려준다.

어깨와 목 사이에 만들어진 공간에 바벨을 위치시킨다.

최대한 풀 그립 상태를 유지하도록 하는데, 너무 세게 바벨을 잡지 않도록 한다.

바벨 약간 앞쪽에 위치할 정도로 팔꿈치를 밑으로 내린다. 그리고 바벨과 어깨 자세가 바뀌지 않는 범위 내에서 팔꿈치를 바깥쪽으로 벌린다.

43 동작 요약 설명 / 211쪽

저크 딥

발의 엉덩이보다 약간 더 넓게 벌리며, 발끝은 10~20도 정도 바깥쪽으로 벌린다. 무게중심은 발바닥이 바닥에 완전히 닿은 상태에서 뒤꿈치에 오도록 한다.

자신의 키의 8~10% 정도 될 수 있도록 무릎을 접도록 한다.

무릎은 발과 정렬될 수 있도록 바깥쪽으로 밀어준다.

측면에서 봤을 때 바벨, 엉덩이 그리고 발목이 수직선상에 위치한 상태에서, 몸통은 수직 상태를 만들어준다.

44 동작 요약 설명 / 213쪽

프레스

드라이브 자세로 양발을 벌리고 선다. 바벨은 랙 자세에 있고, 몸통에 힘을 주고 단단한 상태를 만든다.

바벨이 어깨에서 떨어지면서 약간 뒤쪽으로 바벨을 밀어낸다. 바벨이 위로 이동하면서 팔꿈치는 바깥쪽으로 벌려주면서 바벨 아래에 위치하게 된다.

바벨이 이동할 때 얼굴을 뒤쪽으로 당겼다가, 바벨이 얼굴을 지나간 이후에 다시 얼굴을 다시 팔을 지나서 제 위치에 오게 한다.

오버헤드 자세로 바벨을 견고하게 고정시킨다.

45 동작 요약 설명 / 214쪽

푸시 프레스

드라이브 자세로 양발을 벌리고 선다. 바벨은 랙 자세에 있고, 몸통에 힘을 주고 단단한 상태를 만든다.

발바닥이 바닥에 완전히 닿은 상태로, 대퇴사두근에 힘이 들어가 있고, 무게중심은 뒤꿈치 쪽에 온 상태를 유지한다.

자신의 키의 대략 8~10% 정도로 무릎을 부드럽게 굽히면서 딥 자세를 만든다. 그리고 즉시 강하게 드라이브 동작을 해서 돌아온다.

완전히 다리가 다 펴지게 될 때, 무릎도 펴면서, 팔을 이용해서 빠르게 바벨을 위로 밀면서 어깨에서 떨어지게 한다.

바벨이 위로 이동할 때 얼굴을 뒤로 당기고 팔꿈치는 바깥쪽으로 그리고 바벨 아래에 위치할 수 있도록 한다.

바벨이 이동한 후에 얼굴을 다시 팔을 지나서 앞으로 당기고, 올바른 오버헤드 자세로 바벨을 안정적인 상태로 유지한다.

46 동작 요약 설명 / 216쪽

톨 파워 저크

드라이브 자세로 똑바로 선 상태에서, 저크 넓이의 그립으로 바벨을 잡고, 얼굴을 뒤로 당겨서 바벨을 이동시켜서 이마 윗부분에 위치하도록 한다.

발을 들었다가 다시 파워 리시빙 자세로 발을 다시 바닥에 완전히 접촉시킨다.

발의 위치가 바뀌면서, 팔로 바벨을 향해서 펀치를 하면서 쿼터 스쿼트 깊이로 앉는다.

머리가 팔을 지나도록 해서, 적절한 오버헤드 자세로 바벨을 단단하게 고정시킨다.

오버헤드 자세로 바벨을 고정시키는 동시에 바닥에 양발이 완전히 재접촉되도록 한다.

리커버리 동작을 하면서 다시 일어서기 전에 리시빙 자세로 3초 동안 멈춘다. 바벨은 여전히 오버헤드 자세로 안정적으로 고정되어 있어야 한다.

47 동작 요약 설명 / 218쪽

파워 저크

저크 랙 자세를 만들고, 드라이브 자세로 발을 벌리고 선다.

몸통에 힘을 주고 견고하게 만든다. 바닥에 발이 완전히 닿은 상태에서 뒤꿈치 쪽에 무게중심이 오도록 한다. 그리고 무릎은 편 상태에서 완전히 락아웃시키지는 않도록 한다.

바벨이 몸에 계속 닿아 있는 상태를 유지하면서 무릎만 접어서 딥 자세를 만들도록 한다. 딥 동작을 하면서 자세를 낮추다가 빠르게 동작을 멈췄다가 바로 강하게 다시 일어선다.

다리가 거의 펴진 상태가 될 때, 오버헤드 자세를 만들기 위해서 팔을 이용해서 바벨을 위로 밀어내도록 한다. 바벨을 밀어낼 때 얼굴을 뒤로 당기도록 한다.

팔로 바벨을 밀어내면서, 발을 들어올려서 파워 저크 리시빙 자세를 만들면서 바닥에 세게 접촉이 되도록 한다.

쿼터 스쿼트 깊이에서 오버헤드 자세로 바벨을 강하게 락아웃시키는 동시에 발이 바닥에 재접촉되도록 한다.

리시빙 자세로 3초 동안 멈췄다가, 여전히 오버헤드 자세를 안정적으로 유지한 상태로 일어선다.

48 동작 요약 설명 / 219쪽

목 뒤에서 스플릿 저크 하기

드라이브 자세로 발을 벌리고 선다. 바벨은 목 뒤에 놓고 팔꿈치는 내리도록 한다.

몸통에 힘을 주고 견고하게 만든다. 바닥에 발이 완전히 닿은 상태에서 뒤꿈치 쪽에 무게중심이 오도록 한다. 그리고 무릎은 편 상태에서 완전히 락아웃시키지는 않도록 한다.

바벨이 몸에 계속 닿아 있는 상태를 유지하면서 무릎만 접어서 딥 자세를 만들도록 한다. 딥 동작을 하면서 자세를 낮추다가 빠르게 동작을 멈췄다가 바로 강하게 다시 일어선다.

다리가 거의 펴진 상태가 될 때, 오버헤드 자세를 만들기 위해서 팔을 이용해서 바벨을 위로 밀어내도록 한다. 바벨을 밀어낼 때 얼굴을 뒤로 당기도록 한다.

팔로 바벨을 밀어내면서, 발을 들어서 움직이면서 스플릿 리시빙 자세를 빠르고 강하게 만든다. 엉덩이와 몸통은 바로 아래로 움직이면서 바벨 아래에 오도록 한다.

오버헤드 자세로 바벨을 강하게 락아웃시키는 동시에 발은 바닥에 재접촉하도록 한다.

리시빙 자세로 3초 동안 멈췄다가, 앞발을 1/3 정도 당기고 나서 뒤발을 당겨서 양발을 나란히 놓으면서 일어선다. 이때도 바벨은 여전히 오버헤드 자세로 단단히 락아웃되어 있어야 한다.

49 동작 요약 설명 / 220쪽

저크 밸런스

원래 스플릿 저크 자세의 앞뒤 다리 거리보다 대략 2/3 정도만 벌린 상태의 변형된 스플릿 자세를 만든다. 이때 바벨은 저크 랙 자세에 있다.

딥 동작을 하면서 앉았다가 바벨을 가속하기 위해서 드라이브 동작을 하면서 다시 일어선다.

바벨이 어깨에서 떨어지는 시점에, 뒤쪽 발은 그대로 바닥에 접촉된 상태에서 앞쪽 발만 움직여서 원래의 스플릿 자세를 만든다.

몸통은 수직 상태로, 양발에 골고루 무게중심이 분산된 상태를 유지하면서, 원래의 스플릿 자세를 만든다.

스플릿 자세를 만들기 위해서 앞쪽 발을 옮겨서 다시 바닥에 접촉되는 시점에 바벨을 향해서 펀치를 하면서 오버헤드 자세로 락아웃을 하도록 한다.

50 동작 요약 설명 / 222쪽

스플릿 저크

드라이브 자세로 발을 벌리고 서서, 저크 랙 자세를 만든다.

몸통에 힘을 주고 견고하게 만든다. 바닥에 발이 완전히 닿은 상태에서 뒤꿈치 쪽에 무게중심이 오도록 한다. 그리고 무릎은 편 상태에서 락아웃시키지 않도록 한다.

바벨이 몸에 계속 닿아 있는 상태를 유지하면서 무릎만 접어서 딥 자세를 만들도록 한다. 딥 동작을 하면서 자세를 낮추다가 빠르게 동작을 멈췄다가 바로 강하게 다시 일어선다.

다리가 거의 펴진 상태가 될 때, 오버헤드 자세를 만들기 위해서 팔을 이용해서 바벨을 위로 밀어내도록 한다. 바벨을 밀어낼 때 얼굴을 뒤로 당기도록 한다.

팔로 바벨을 밀어내면서, 발을 들어서 움직이면서 스플릿 리시빙 자세를 빠르고 강하게 만든다. 엉덩이와 몸통은 바로 아래로 움직이면서 바벨 아래에 오도록 한다.

오버헤드 자세로 바벨을 강하게 락아웃시키면서 쿼터 스쿼트 깊이로 앉는 동시에 발은 바닥에 재접촉하도록 한다.

리시빙 자세로 3초 동안 멈췄다가, 앞발을 1/3 정도 당기고 나서 뒤발을 당겨서 양발을 나란히 놓으면서 일어선다. 이때도 바벨은 여전히 오버헤드 자세로 단단히 락아웃되어 있어야 한다.

용어 정리

강도Intensity: 리프팅이 어느 정도 힘든지를 나타내는 측정치이다. 절대적 기준(kg, lb와 같이 실제 무게)과 상대적 기준(리프터의 최대 무게의 %)으로 나타낼 수 있다. 이외에도 주관적인 방법의 강도도 존재한다(무거운 혹은 가벼운 무게라고 주관적으로 표현).

단축성 수축 Concentric: 단축성 수축은 근육이 짧아지면서 수축하는 것이다. 예를 들면 스쿼트에서 단축성 수축 구간은 스쿼트 가장 아래 구간에서 몸을 펴면서 일어설 때이다.

동적인 시작 자세 Dynamic Start: 동적인 시작 자세는 스내치나 클린을 하면서 바벨을 처음 바닥에서 들어 올리는 동작을 시작하는 방법 중에 하나이다. 몸을 움직이다가 멈추지 않고 바벨을 바닥에서 들어올리는 시작 자세를 바로 만들면서 동작을 이어가는 것이다 .

두 번째 풀 Second Pull: 스내치 혹은 클린의 두 번째 풀은 바벨이 대략 허벅지 가운데 지점에 도달했을 때 동작이 시작되어서 고관절과 무릎을 완전히 신전시켜주면서 동작을 마무리하게 된다. 두 번째 풀 동작에서 몸을 완전히 신전시켜주면서 위로 향하는 폭발적인 힘을 만들게 된다.

드라이브 자세 Drive Position: 저크 드라이브를 할 때의 발의 위치를 말한다.

리시빙 자세 Receiving Position: 스내치, 클린 혹은 파워 저크 동작에서 바벨을 받을 때의 발의 위치를 말한다. 스쿼트를 할 때의 발의 위치와 비슷한 경우가 많다.

바운스Bounce: 스쿼트나 클린의 가장 아래 구간에서 더 쉽고 빠르게 일어서기(리커버리 동작) 위해서 탄성을 이용하는 동작을 말한다. 바운스는 다리와 엉덩이 근육의 신장반사, 위쪽 다리와 아래쪽 다리가 서로 밀어내는 힘, 그리고 바벨이 휘어지면서 발생하는 탄성, 이렇게 세 가지 요소로 구성된다. 바운스는 보통 프론트 스쿼트와 클린 동작에서의 반사작용과 타이밍 연습을 할 때 사용된다.

빈도Frequency: 웨이트리프터가 얼마나 자주 훈련하는지를 말하는 것이며, 주로 주당 세션으로 나타낸다.

상대적 강도 Relative Intensity: 리프터의 최대 무게를 기준으로 나타내는 강도이다. 보통은 한 번 가능한 무게를 기준으로 하며, %로 나타낸다.

세 번째 풀 Third Pull: 스내치 혹은 클린의 세 번째 풀은 두 번째 풀 동작에서 최종적으로 몸을 완전히 펴준 다음에, 바벨 아래로 이동하는 움직임이다.

스쿱Scoop: 트랜지션 혹은 이중 무릎 굽힘이라고 불리기도 한다. 스내치 혹은 클린의 이중 무릎 굽힘 동작에서 무릎이 살짝 굽혀지면서 바벨 아래에 위치하기 위해서 앞으로 움직이는 것이다.

스트랩Strap: 리프팅 스트랩이라고도 불리며, 그립을 더 안정적으로 만들기 위해서 손과 바벨을 함께 감싸는 천이나 가죽 재질의 끈이다. 스내치, 클린 풀 동작이나, 행 자세에서도 주로 많이 사용된다.

스플릿Split: 스플릿 저크의 리시빙 자세이며, 런지보다 조금 덜 내려간 자세이며, 스플릿 스내치와 스플릿 클린에서도 사용된다.

시작 자세 Starting Position: 스내치 혹은 클린을 할 때, 바닥에 있는 바벨을 들기 위해서 만든 자세이다.

신장성 수축 Eccentric: 신장성 수축은 근육이 길어지면서 수축하는 것이다. 신장성 수축은 네거티브Negative라고 불리기도 한다. 예를 들어서, 스쿼트에서 신장성 수축 구간은 서 있는 상태에서 아래로 스쿼트를 하면서 앉을 때이다.

압력의 중심(COPCenter Of Pressure): 물체의 지지면의 위치는 그 물체의 무게에 대한 압력이 집중되어 있는 곳이다.

이중 무릎 굽힘 Double Knee Bend: 스쿱 혹은 트랜지션이라고 불리기도 한다. 스내치 혹은 클린 동작에서 마지막으로 폭발적으로 몸을 신전시키는 구간에서 일시적으로 몸의 신전과 앞으로 이동하는 무릎의 움직임이 멈추는 것이다. 올바른 자세로 동작을 하다 보면 자연스럽게 일어나기 때문에 굳이 의도적으로 이 동작을 만들려고 할 필요는 없다.

인체 계측 Anthropometry, Anthropometrics: 신체 비율을 의미하는 것이며, 선수들의 상대적인 팔, 다리, 몸통의 길이에 다른 리프팅 자세나 동작을 설명하면서 언급되는 개념이다.

절대 근력 Absolute Intensity: 리프팅 하는 실제 무게에 대한 객관적인 측정치이다(예: kg, pound 등).

정적인 시작 자세 Static Start: 정적인 시작 자세는 스내치나 클린을 하면서 바벨을 처음 바닥에서 들어올리는 동작을 시작하는 방법 중에 하나이다. 시작 자세 전에 계속적으로 몸을 움직이다가 실제로 바닥에서 바벨을 들어올리기 직전에 시작 자세를 잠깐 만들었다가 리리프팅을 시작하는 것이다.

준비 자세 Preparatory Position: 리프팅 시작 자세를 세팅하기 전에 바벨 앞에서 갖추는 자세이다. 본격적으로 리프팅을 시작하기 전에 정신적으로 준비하는 단계이며, 습관적으로 잠시 바벨을 가볍게 잡거나, 바벨 앞쪽으로 몸을 기울이거나 뒤쪽으로 살짝 앉으면서 스쿼트 자세를 취하기도 한다.

중력선Line Of Gravity: 질량의 중심의 균형점을 통과하는 가상의 수직선이다. 이 지점은 질량의 중심점이기도 하며, 리프터가 발바닥 전체로 균형 상태를 유지하는 지점이다.

중력의 중심(COGCenter Of Gravity): 웨이트리프팅에서는 중력의 중심과 질량의 중심Center Of Mass의 개념은 서로 혼용될 수도 있다. 이 두 개념은 어떤 물체에 대한 중력이 균일하게 발생하지 않을 때만 구분해서 사용된다. 그렇기 때문에 중력이 항상 발생하는 웨이트리프팅에서는 거의 같은 개념으로 사용된다.

질량의 중심(COMCenter Of Mass): 선수의 전체 질량이 모든 방향으로 균등하게 분산되는 지점이다. 물체는 이 질량의 중심 수직 아래의 지지면에서 균형 상태를 유지할 수 있다. 웨이트리프팅에서는 중력의 중심 개념과 혼용된다.

첫 번째 풀 First Pull: 스내치 혹은 클린의 첫 번째 풀은 바벨이 바닥의 처음 지점에서 대략 허벅지 가운데 지점까지 도달하는 움직임을 말한다. 이 허벅지 가운데 지점이 바로 폭발적인 힘을 내면서 최종적으로 위로 몸을 펴주는 동작이 시작되는 지점이다.

콤플렉스Complex: 콤플렉스는 두 개 혹은 그 이상의 운동 동작을 하나의 시리즈로 묶은 것이다. 콤플렉스는 스피드, 폭발력 혹은 스트렝스와 같은 훈련 요소 혹은 기술적 이유 때문에 사용된다.

파워 자세 Power Position: 이중 무릎 굽힘 동작에서 무릎이 앞으로 이동할 때, 스내치 혹은 클린 풀 동작에서의 자세이다. 바벨은 몸에 닿아 있는 상태이며, 몸통은 대략 수직 상태로 유지된다.

파워Power: (1) 파워는 스내치, 클린, 그리고 저크의 리시빙 자세 중에 하나이며, 엉덩이가 무릎보다 아래로 내려가지 않는 스쿼트보다 높은 자세이다. 만약 리프터가 엉덩이가 무릎보다 아래로 내려가기 전에 동작을 멈추면서 바벨을 리시빙한다면, 그 동작은 파워 스내치, 파워 클린, 혹은 파워 저크가 되는 것이다. (2) 스트렝스와 스피드의 합쳐진 개념이기도 하다. 단위 시간당 만들어진 힘을 말하는 것이다. 즉, 빠르게 힘을 발휘해서 무거운 무게를 드는 움직임이라고 볼 수 있다.

풀 자세 Pulling Position: 스내치와 클린 두 번째 풀 동작을 할 때의 발의 위치를 말한다.

플로팅Floating: 플로팅은 주어진 세트에서 동작을 반복할 때 바벨이 바닥에 닿지 않는 것이다. 예를 들면 플로팅 클린 풀 Floating clean pull이라고 하면, 클린 풀 동작을 반복하면서 바벨의 플레이트가 닿지 않는 범위에서 최대한 바닥에 가깝게 내려가는 것이다.

행Hang: 리프터가 바벨을 바닥보다 높은 곳에서 잡고서 시작 자세를 만드는 것이다. 하지만 행 자세에도 여러 가지가 있기 때문에, 정확하게 어떤 행 자세인지 정할 필요가 있다. 허벅지 가운데, 무릎, 무릎 아래, 이렇게 3가지 행 자세가 있다.

홀팅Halting: 홀팅은 완전히 몸을 신전시키기 전 특정 지점에서 동작을 멈추는 당기는 동작들 중에 하나이다. 예를 들면 홀팅 스내치 데드리프트Halting snatch deadlift라고 하면, 허벅지 가운데 지점까지 스내치 데드리프트한 후에, 이 지점에서 2~3초 동안 동작을 멈추고 버티는 것이다.

훅 그립 Hook Grip: 훅 그립은 바벨을 가속 시키는 과정에서 안정적인 그립 상태를 유지하기 위해서 스내치 혹은 클린 풀 동작에서 사용된다. 리프터는 우선 엄지손가락으로 바벨을 감싼 후에 첫 번째, 두 번째 손가락으로 다시 이 엄지손가락과 함께 바벨 전체를 감싸면서 강하게 당기는 것이다.

참고 문헌

Alexander, J. (2011) *The Alexander Method: The Fundamentals.* Costa Mesa, CA: Network Fitness.

Bompa, Tudor O. (1999) *Periodization: Theory & Methodology of Training.* Champaign, IL: Human Kinetics.

Dvorkin, L.S. (1992) *The Junior Weightlifter.* (A. Charniga, Trans.) Moscow, Russia: Fizkultura i Sport. (Original work published 1982)

Eades, M.R. & Eades M.D. (2001) *The Protein Power Lifeplan.* New York, NY: Grand Central Publishing.

Glyadkovsky, V.S. & Rodionov, V.I. (1992) *Variations of the Dynamic Start for the Snatch.* (A. Charniga, Trans.) Tyazhelaya Atletika. Sbornik Statei. Fizkultura i Sport, Moscow, Russia. (Original work published 1971)

Hatfield, F.C. (1989). *Power: A Scientific Approach.* New York, NY: Contemporary Books.

Israetel, M, Case, J., Hoffmann, J. (2014) *The Renaissance Diet.* Charlotte, NC: Renaissance Periodization.

Kanyevsky, V.B. (1992) *Teaching the Starting Position of the Snatch and the Clean & Jerk to Novice Weightlifters.* (A. Charniga, Trans.) Moscow, Russia: Lenin State Institute of Physical Culture. (Original work published 1982)

Laputin, N.P., Oleshko V.G. (2007) *Managing the Training of Weightlifters.* (A. Charniga, Trans.) Kiev, Russia: Zdorov'ya. (Original work published 1982)

Lorenz, D. (2011) *Postactivation Potentiation: An Introduction.* International Journal of Sports Physical Therapy. 2011 Sep; 6(3): 234–240.
Medvedyev, A.S. (1995) *A Program of Multi-Year Training in Weightlifting.* (A. Charniga, Trans.) Moscow, Russia: Fitzkultura i Sport. (Original work published 1986)

Medvedyev, A.S. (1989) *A System of Multi-Year Training in Weightlifting.* (A. Charniga, Trans.) Moscow, Russia: Fitzkultura i Sport. (Original work published 1986)

Robertson, M. (2008) *Self-Myofascial Release: Purpose, Methods and Techniques.* Indianapolis, IN: Robertson Training Systems.

Takano, B. (2012) *Weightlifting Programming: A Winning Coach's Guide.* Sunnyvale, CA: Catalyst Athletics.

Taubes, G. (2007) *Good Calories, Bad Calories.* New York, NY: Alfred A. Knopf.

Vector Forces. (2011, August 12). Retrieved from http://www.ropebook.com/information/vector-forces

Zatsiorsky, V. (1995) *Science and Practice of Strength Training.* Champaign, IL: Human Kinetics.

Zhekov, I.P. (1992) *Biomechanics of the Weightlifting Exercises.* (A. Charniga, Trans.) Moscow, Russia: Fitzkultura i Sport. (Original work published 1976)

Zhongshan Camry Electronic Co. Ltd (2015) *Camry Hand Dynamometer EH101-17: User Manual.* Guangdong, China: Zhongshan Camry Electronic Co. Ltd.